I0042129

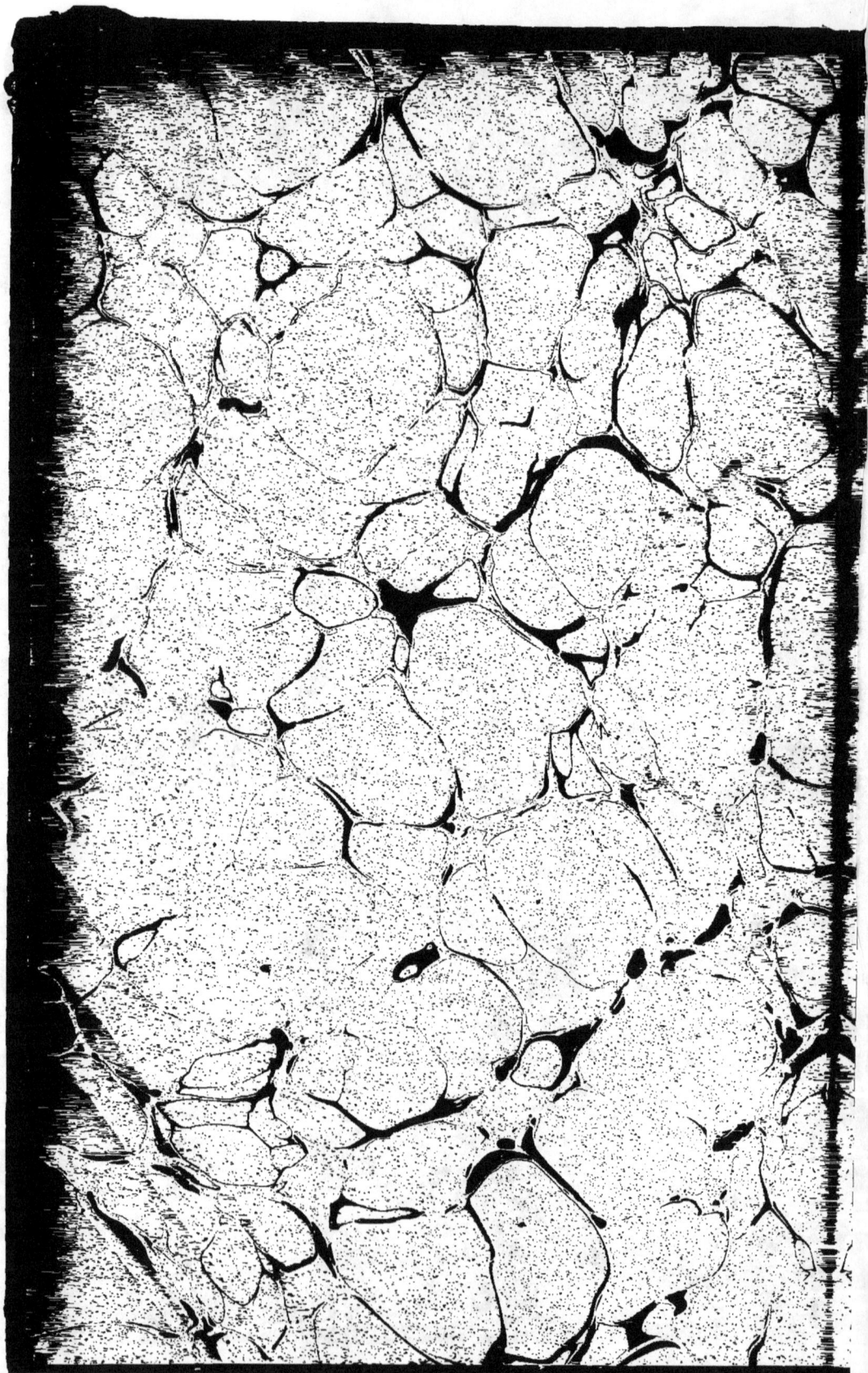

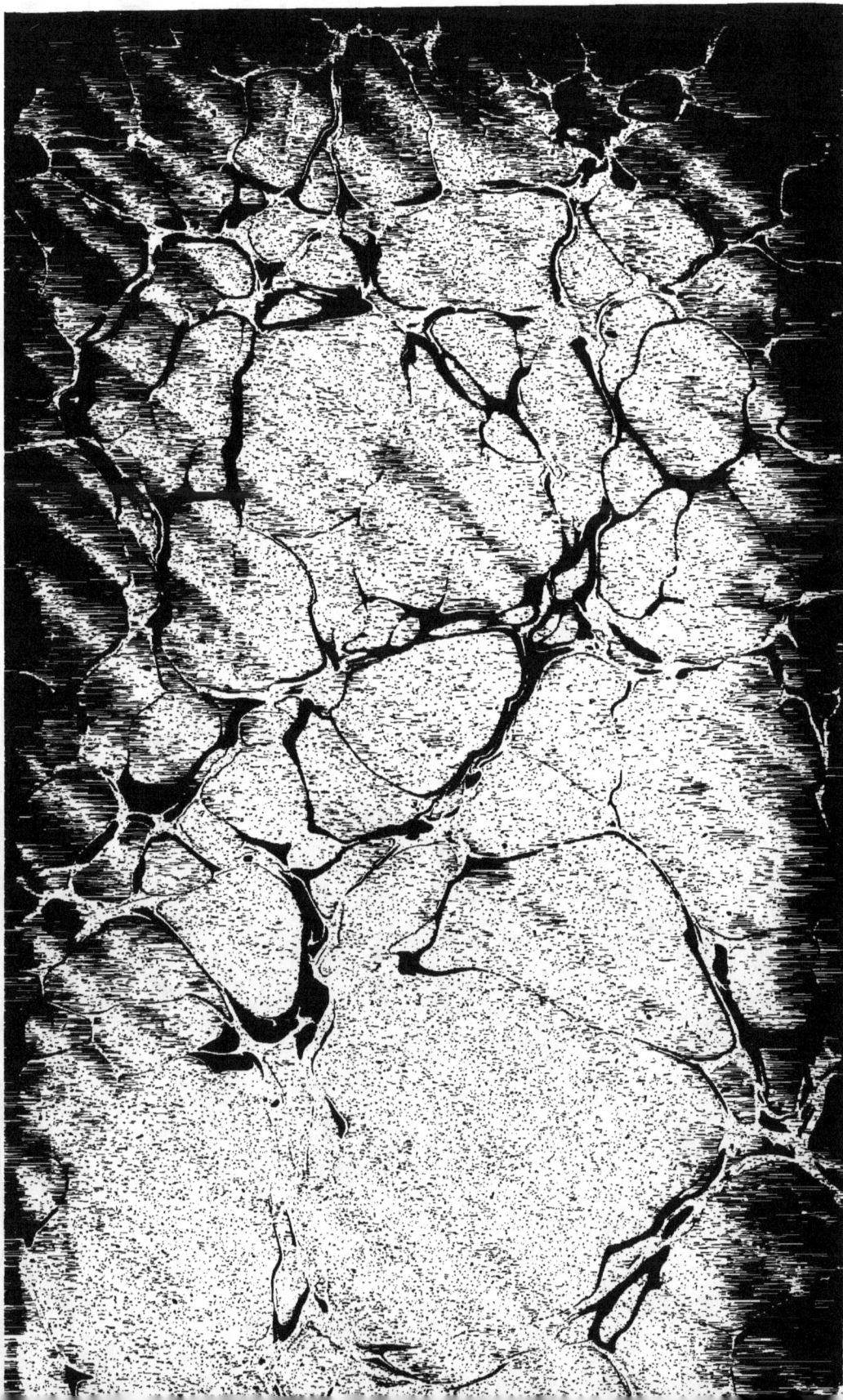

Consic la Couverture 16?8

TRAITÉ
D'ANATOMIE
HUMAINE

ANATOMIE DESCRIPTIVE — HISTOLOGIE — DÉVELOPPEMENT

PAR

L. TESTUT

PROFESSEUR D'ANATOMIE A LA FACULTÉ DE MÉDECINE DE LYON

Troisième édition, revue, corrigée et augmentée

TOME TROISIÈME

APPAREIL DE LA DIGESTION (Histologie par G. FERRÉ) —
**APPAREIL DE LA RESPIRATION — APPAREIL URO-GÉNITAL —
EMBRYOLOGIE** (par L. VIALLETON)

AVEC 481 FIGURES DANS LE TEXTE
DESSINÉES PAR G. DEVY, DESSINATEUR DE LA FACULTÉ DE PARIS
DONT 260 TIRÉES EN PLUSIEURS COULEURS

PARIS
OCTAVE DOIN, ÉDITEUR
8, PLACE DE L'ODÉON, 8
—
1895

Tous droits réservés.

Un « Index alphabétique des matières contenues dans les trois volumes », complétant le Tome III, sera remis
aux souscripteurs en même temps que le Tome II.

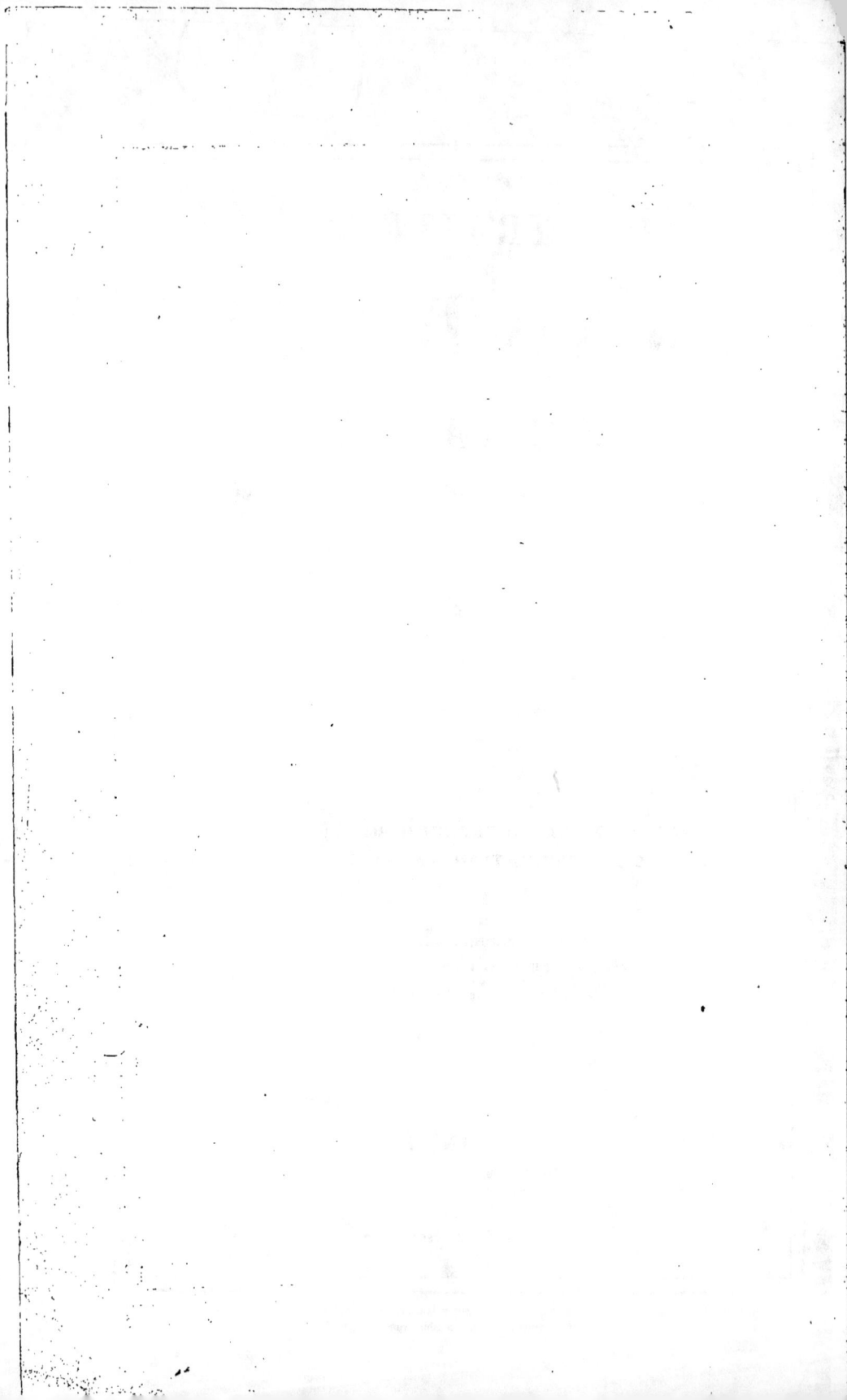

TRAITÉ
D'ANATOMIE HUMAINE

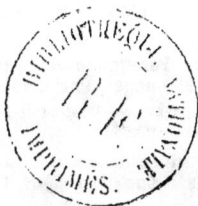

Io 9
a.
106
3

TRAVAUX DU MÊME AUTEUR

De l'action topique de l'hydrate de chloral sur la muqueuse de l'estomac; Mémoire in-8° de 60 pages, Bordeaux, 1875, avec une planche en chromolithographie.

Recherches expérimentales sur le M'Boundou au Gabon; in-8° de 60 pages, Paris, 1878, avec 13 gravures sur bois.

De la symétrie dans les affections de la peau, étude physiologique et clinique sur la solidarité des régions homologues et des organes pairs; Thèse inaugurale, in-4° de 500 pages, Paris, 1876.
> Couronné (médaille d'argent) par la Faculté de médecine de Paris.

Vaisseaux et nerfs des tissus conjonctif, fibreux, séreux et osseux; Thèse présentée pour le concours d'agrégation (Section d'Anatomie et de Physiologie); Paris, 1880, in-4° de 250 pages, avec 4 planches en lithographie.

De l'action du chloral dans le traitement de l'éclampsie puerpérale; in-4° de 200 pages, Paris, 1877, avec une planche en chromolithographie.
> Mémoire couronné par l'Académie de médecine de Paris.

Mémoires sur la portion brachiale du nerf musculo-cutané; in-4° de 60 pages, tirage à part des Mémoires de l'Académie de médecine de Paris, 1884.

Contribution à l'anatomie des races nègres : dissection d'un Boschiman; in-4° de 48 pages, tirage à part des Nouvelles Archives du Muséum d'histoire naturelle de Paris, 1884, avec 3 planches en lithographie.

Le long fléchisseur propre du pouce chez l'homme et chez les singes; tirage à part du Bull. de la Soc. zoologique de France, 1883, avec une planche en chromolithographie.

Les anomalies musculaires chez l'homme expliquées par l'anatomie comparée, leur importance en anthropologie; un volume in-8° de 858 pages, Paris, 1884.
> Ouvrage couronné par la Société d'Anthropologie de Paris (Prix Broca, 1883), par l'Institut de France (Prix Montyon, 1885) et par la Faculté de médecine de Paris (Prix Chateauvillars, 1885).

Qu'est-ce que l'homme pour un anatomiste; leçon d'ouverture du cours d'Anatomie à la Faculté de médecine de Lyon, tirage à part de la Revue scientifique, 1887.

L'apophyse sus-épitrochléenne chez l'homme; vingt-deux observations nouvelles, tirage à part du Journ. internat. d'Anatomie et de Physiologie, 1889, gr. in-8° de 60 pages, avec deux planches en chromolithographie.

Myologie des Fuégiens; in-4° de 50 pages, tirage à part de la Mission du cap Horn (en collaboration avec le Dr Hyades).

Recherches anthropologiques sur le squelette quaternaire de Chancelade (Dordogne); tirage à part du Bull. de la Soc. d'Anthropologie de Lyon, 1889, gr. in-8° de 122 pages, avec quatorze planches, dont quatre en photogravure [O. Doin, éditeur].

Anatomie appliquée à la médecine opératoire : les anomalies musculaires considérées au point de vue de la ligature des artères; in-4° de 60 pages, avec douze planches en chromolithographie, Paris, 1892 [O. Doin, éditeur].

Anatomie de l'utérus pendant la grossesse et l'accouchement : section vertico-médiane d'un sujet congelé au sixième mois de la gestation, grand in-folio de 24 pages, avec six planches en chromolithographie, grandeur nature, Paris, 1893 (en collaboration avec M. Blanc) [O. Doin, éditeur].

ÉVREUX, IMPRIMERIE DE CHARLES HÉRISSEY

TRAITÉ
D'ANATOMIE
HUMAINE

ANATOMIE DESCRIPTIVE — HISTOLOGIE — DÉVELOPPEMENT

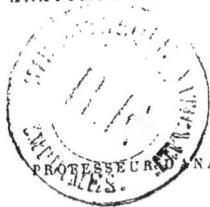

PAR

L. TESTUT

PROFESSEUR D'ANATOMIE A LA FACULTÉ DE MÉDECINE DE LYON

Troisième édition, revue, corrigée et augmentée

TOME TROISIÈME

APPAREIL DE LA DIGESTION (Histologie, par G. FERRÉ) —
APPAREIL DE LA RESPIRATION — APPAREIL URO-GÉNITAL —
EMBRYOLOGIE (par L. VIALLETON)

AVEC 481 FIGURES DANS LE TEXTE
DESSINÉES PAR G. DEVY, DESSINATEUR DE LA FACULTÉ DE PARIS
DONT 260 TIRÉES EN PLUSIEURS COULEURS

PARIS
OCTAVE DOIN, ÉDITEUR
8, PLACE DE L'ODÉON, 8

1895

Tous droits réservés.

TRAITÉ
D'ANATOMIE HUMAINE

LIVRE VII

APPAREIL DE LA DIGESTION

La machine animale, comme toute autre machine, s'use au fur et à mesure qu'elle fonctionne. Pour réparer les pertes incessantes qu'elle subit du fait de ce fonctionnement et pour se maintenir constamment dans ses conditions normales, elle emprunte au monde extérieur un certain nombre de substances, dites alimentaires. Mais ces substances, telles qu'elles existent dans la nature, ne sont pas aptes à être absorbées, c'est-à-dire à passer dans le torrent circulatoire, qui les distribuera ensuite dans toutes les régions du corps. Elles ont besoin pour cela de subir une préparation préalable, qui a pour but et pour résultat de les diviser, de les liquéfier, en un mot de les rendre absorbables et assimilables. Ces transformations, à la fois physico-chimiques et biologiques, constituent ce qu'en physiologie on appelle l'acte digestif, et l'on désigne, en anatomie, sous le nom d'appareil de la digestion, l'ensemble des organes où elles s'accomplissent.

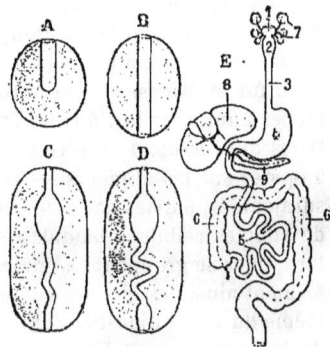

Fig. 1.

Développement graduel du tube digestif.

A, cavité digestive en cæcum. — B, tube digestif à deux orifices. — C, tube digestif avec renflement stomacal. — D, tube digestif avec différenciation des deux intestins. — E, appareil digestif de l'homme, avec : 1, bouche ; 2, pharynx ; 3, œsophage ; 4, estomac ; 5, intestin grêle ; 6, gros intestin ; 7, glandes salivaires ; 8, foie ; 9, pancréas.

L'appareil digestif manque chez les protozoaires : chez certains d'entre eux, parasites, les aliments liquides sont absorbés par endosmose sur tous les points du corps (grégarines) ; chez d'autres, les particules alimentaires, à l'état solide, sont ingérées directement sur un point quelconque de cette surface, comme cela s'observe chez les monères et chez les amibes.

Chez les cœlentérés, nous voyons apparaître une cavité digestive, mais elle est encore bien simple : c'est une simple dépression en cæcum (fig. 1, A), dont l'orifice unique sert à la fois à l'introduction des aliments et à l'expulsion de leurs résidus. Peu à peu ce cul-de-sac s'étend en longueur. Son extrémité fermée se rapproche de plus en plus de la surface du corps et, finalement s'ouvre à l'extérieur : le cæcum de tout à l'heure est remplacé maintenant par un tube ouvert à ses deux bouts (fig. 1, B) De ses deux orifices, l'un, appelé bouche, sert à la réception des substances alimentaires ; par l'autre, appelé anus, s'échappent les résidus des actes digestifs, les matières fécales.

Ce tube digestif, que nous rencontrons pour la première fois chez les vers, persistera désormais jusque chez les mammifères supérieurs. Mais, au fur et à mesure qu'on s'élève dans la série, il se complique et se perfectionne. Tout d'abord il se renfle en son milieu pour former l'estomac. La portion sus-stomacale du tube, conservant sa direction rectiligne et médiane, représente l'œsophage, le pharynx et la cavité buccale. La portion sous-stomacale s'allongeant et se contournant plus ou moins sur elle-même, constitue l'intestin. Celui-ci se renfle à son tour dans sa portion terminale et se différencie ainsi en deux segments morphologiquement distincts : un premier segment, plus long, mais plus étroit, qui fait suite immédiatement à l'estomac et qui prend le nom d'intestin grêle ; un deuxième segment, plus court, mais beaucoup plus large, qui constitue le gros intestin, lequel se termine par l'anus (fig. 1, C, D, E).

Avec ces différenciations morphologiques se montre tout naturellement la division du travail. — La portion sus-stomacale du tube digestif sert tout simplement à conduire les aliments du milieu extérieur dans l'estomac : c'est la *portion ingestive*. — L'estomac et l'intestin grêle, plus hautement différenciés, sont des sortes de laboratoires où les sucs digestifs exercent leur action sur les aliments et les transforment en une masse molle, semi-liquide, facilement absorbable : c'est la *portion digestive*. — Enfin, le gros intestin ou *portion éjective* reçoit de l'intestin grêle les résidus de la digestion, les charrie vers l'anus et, sous le nom de matières fécales, les rejette au dehors.

Au fur et à mesure que le tube digestif se perfectionne, nous voyons se développer autour de lui, à titre d'annexes, un certain nombre de formations glandulaires qui sécrètent et déversent dans sa cavité des liquides particuliers, destinés à opérer sur les aliments les transformations signalées plus haut. Ces formations surajoutées, suivies dans leurs complications graduelles, ne sont tout d'abord que de simples cellules glandulaires isolées, situées çà et là dans l'épithélium. Plus tard, elles se groupent en une couche continue dans des dépressions en cul-de-sac, formant ainsi des glandes rudimentaires plus ou moins incorporées dans la paroi même du canal digestif. Enfin, à un degré de développement plus complet, elles deviennent de véritables organes autonomes (glandes salivaires, foie, pancréas), plus ou moins éloignés de la cavité digestive et reliés à cette dernière par des canaux excréteurs.

L'appareil de la digestion, considéré dans son ensemble, se compose donc :
1° D'un long tube, irrégulièrement cylindrique, le *tube digestif* ;
2° D'une série de formations glandulaires, qui se développent autour de lui et que nous désignerons sous le nom collectif d'*annexes du tube digestif*.
Le tube digestif et ses annexes feront l'objet de deux chapitres distincts.

CHAPITRE PREMIER

TUBE DIGESTIF

Le tube digestif, encore appelé canal alimentaire, commence à l'orifice buccal et s'étend de là jusqu'à l'anus. Sa longueur, chez l'homme, est de 10 à 12 mètres : il représente ordinairement six ou sept fois la longueur totale du corps. — Dans son long trajet, le tube digestif est constamment situé sur le plan antérieur ou ventral de la colonne vertébrale, qui le sépare du névraxe. Il occupe tout d'abord la face, où il prend naissance. Puis, il descend dans le cou, traverse successivement les trois grandes cavités thoracique, abdominale et pelvienne, et finalement vient s'ouvrir à la surface extérieure, un peu au-dessous du coccyx. — Au cou, il entre en relation avec le conduit aérifère et tout particulièrement avec la portion de ce conduit qui est destinée à la phonation. Dans le thorax, il est situé dans le médiastin postérieur, entre les deux poumons et en arrière du cœur. Enfin, dans l'abdomen et dans le bassin, il entre en rapport avec les différentes formations de l'appareil génito-urinaire.

Le tube digestif se compose de trois tuniques concentriques : 1° une tunique interne ou muqueuse ; 2° une tunique moyenne ou celluleuse ; 3° une tunique externe ou musculeuse, cette dernière comprenant à son tour deux couches de fibres, les unes circulaires, les autres longitudinales. Ces trois tuniques existent dans toute la hauteur du canal alimentaire et elles existent seules dans toute la portion de ce canal qui est située au-dessus du diaphragme. Plus bas, au-dessous du diaphragme, aux trois tuniques précitées s'en ajoute une quatrième, celle-là séreuse, formée par le péritoine.

Envisagé maintenant au point de vue topographique, le tube digestif comprend sept segments, savoir : 1° la *bouche* ; 2° le *pharynx* ; 3° l'*œsophage* ; 4° l'*estomac* ; 5°. l'*intestin grêle* ; 6° le *gros intestin* ; 7° l'*anus*.

ARTICLE I

BOUCHE ET SES DÉPENDANCES

La première portion du tube digestif, la bouche, est une cavité fort irrégulière où s'accomplissent les importantes fonctions de la mastication et de l'insalivation. C'est encore dans la bouche que se disposent les appareils terminaux du goût et que se produisent en grande partie ces modifications du son laryngien d'où résulte la voix articulée.

Située à la partie inférieure de la face, entre les fosses nasales et la région sus-hyoïdienne, la cavité buccale a la forme d'un ovale à grand diamètre antéro-postérieur et à petite extrémité dirigée en arrière. Le plan suivant lequel est creusée cette cavité est à peu près horizontal chez l'homme. On sait que, chez les animaux quadrupèdes, ce plan se dirige obliquement de haut en bas et d'avant en arrière, en se rapprochant plus ou moins de la verticale.

Les arcades dentaires divisent la bouche en deux parties : une partie antérieure

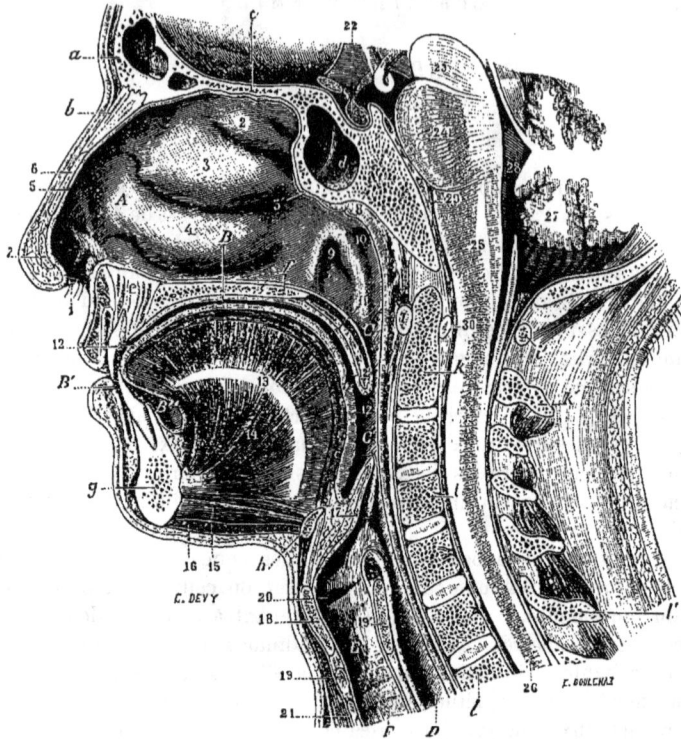

Fig. 2.

Coupe sagittale de la face et du cou pour montrer la portion initiale des deux conduits digestif et aérifère (segment droit de la coupe).

A, fosse nasale droite. — B, cavité buccale. — B', vestibule de la bouche. — B'', région sublinguale de la bouche. — C, pharynx nasal. — C', pharynx buccal. — D, œsophage. — E, larynx. — F, trachée-artère.

1, narine droite. — 2, cornet supérieur. — 3, cornet moyen. — 4, cornet inférieur. — 5, 5', muqueuse des fosses nasales. — 6, cartilage latéral du nez. — 7, cartilage de l'aile du nez. — 8, amygdale pharyngienne. — 9, orifice pharyngien de la trompe d'Eustache. — 10, fossette de Rosenmüller. — 11, voile du palais et luette. — 12, muqueuse linguale, avec 12', foramen cæcum. — 13, septum lingual. — 14, muscle génio-glosse. — 15, muscle génio-hyoïdien. — 16, muscle mylo-hyoïdien. — 17, épiglotte. — 18, cartilage thyroïde. — 19, 19', cartilage cricoïde. — 20, ventricule du larynx. — 21, premier cerceau de la trachée. — 22, corps pituitaire. — 23, pédoncule cérébral. — 24, protubérance annulaire. — 25, bulbe rachidien. — 26, moelle épinière. — 27, cervelet. — 28, quatrième ventricule. — 29, dure-mère. — 30, ligament transverse.

a, os frontal. — b, os propre du nez. — c, ethmoïde. — d, sphénoïde. — e, maxillaire supérieur. — f, palatin. — g, maxillaire inférieur. — h, os hyoïde. — i, atlas, avec i' son tubercule postérieur. — k, axis, avec k', son apophyse épineuse. — l, vertèbres cervicales, avec l' leurs apophyses épineuses.

et latérale, située en dehors de ces arcades, le *vestibule de la bouche ;* une partie, située en dedans, la *bouche proprement dite.* La bouche proprement dite et son vestibule communiquent entre eux par les nombreux interstices qui séparent les dents les unes des autres, et aussi par un intervalle plus large qui est situé entre les dernières molaires et la branche du maxillaire. Cet intervalle est limité en arrière par un repli muqueux qui descend de la mâchoire supérieure sur l'inférieure : il est suffisant, dans la plupart des cas, pour laisser passer une sonde, ce qui permet au chirurgien de porter dans la bouche des substances médicamenteuses ou alimentaires dans les cas de constriction permanente des mâchoires, comme cela s'observe dans le tétanos.

Lorsque les deux mâchoires sont rapprochées et qu'aucun aliment ou corps étranger n'a été introduit dans la bouche, cette cavité est pour ainsi dire une *cavité virtuelle* (fig. 2). Elle devient *cavité réelle* et acquiert alors des dimensions plus ou moins considérables : 1° par l'écartement des joues, agrandissant transversalement le vestibule ; 2° par la projection en avant des lèvres, agrandissant ce même vestibule dans le sens antéro-postérieur ; 3° par l'abaissement du maxillaire inférieur, agrandissant le diamètre vertical de la cavité. A l'état ordinaire, je veux dire à l'état de vacuité, les dimensions de la bouche sont indiquées par les chiffres suivants :

Diam. transversal (d'une joue à l'autre)	50 à 65 mill.	
Diam. antéro-postérieur (de l'orifice buccal à la luette).	70 à 75	—
Diam. vertical { de la voûte palatine à la face sup^re de la langue. . .	0	—
{ de la voûte palatine au plancher de la bouche . . .	20 à 25	—

Ces chiffres proviennent de mensurations que j'ai pratiquées sur un grand nombre de coupes de sujets congelés ; elles présentent, par conséquent, toutes les garanties désirables au point de vue de l'exactitude.

Considérée maintenant au point de vue de sa constitution anatomique, la bouche nous offre à étudier :

1° Ses *différentes parois* ;
2° Les *dents*.

§ I. — Parois de la bouche

Abstraction faite des arcades dentaires, auxquelles nous consacrons un paragraphe à part, la cavité buccale nous présente six parois, savoir : 1° une paroi antérieure, constituée par les *lèvres* ; 2° deux parois latérales, formées par les *joues* ; 3° une paroi inférieure, formée en majeure partie par la *langue* et, au-dessous de ce dernier organe, par une petite région, appelée *plancher de la bouche* ; 4° une paroi supérieure constituée en majeure partie par la *voûte palatine* ; 5° une paroi postérieure ou mieux postéro-supérieure, comprenant le *voile du palais* et un orifice fort irrégulier qui, sous le nom d'*isthme du gosier*, fait communiquer la bouche avec le pharynx.

A. — Paroi antérieure : lèvres

Les lèvres sont des replis musculo-membraneux situés à la partie antérieure de la bouche et constituant la paroi antérieure de cette cavité. Au nombre de deux, elles se distinguent en supérieure et inférieure. Rapprochées, elles ferment le canal digestif à son extrémité supérieure. Ecartées l'une de l'autre, elles délimitent un large orifice, l'orifice buccal, par lequel ce même tube digestif communique avec le milieu extérieur.

Nous étudierons successivement leur conformation extérieure, leur constitution anatomique. leurs vaisseaux et leurs nerfs.

1° Conformation extérieure. — Les lèvres reproduisent exactement la direction curviligne des arcades dentaires contre lesquelles elles sont appliquées. Comme ces dernières, elles sont concaves en arrière, convexes en avant. A peu près verticales chez les sujets de race blanche, elles présentent chez le nègre une obliquité plus ou moins prononcée. Cette obliquité dépend à la fois d'un développement exagéré des lèvres et du prognathisme alvéolo-dentaire, qui, comme on le sait, caractérise les races nègres. Quoique constituées sur un même type, les deux lèvres ne présentent pas une conformation absolument identique et, à ce sujet, nous considérerons à chacune d'elles une face antérieure, une face postérieure, un bord adhérent, un bord libre et deux extrémités.

a. *Face antérieure.* — La face antérieure ou cutanée regarde en avant pour la lèvre supérieure, en bas et en avant pour la lèvre inférieure. — Sur la lèvre supérieure, elle nous présente tout d'abord un sillon médian, le *sillon sous-nasal*, qui, de la sous-cloison, descend sur le bord libre de la lèvre et s'y termine par un tubercule plus ou moins marqué suivant les sujets. De chaque côté du sillon sous-nasal, se trouvent deux surfaces triangulaires et à peu près planes : recouvertes d'un léger duvet chez la femme et chez l'enfant, elles donnent naissance, chez l'homme adulte, à ces poils longs et roides, dont l'ensemble constitue la moustache. — Sur la lèvre inférieure, nous trouvons tout d'abord, sur la ligne médiane, une petite dépression ou fossette, dans laquelle s'implante, chez l'homme adulte, ce bouquet de poils qu'on désigne vulgairement sous le nom de mouche. A droite et à gauche de cette fossette, la lèvre est constituée par deux surfaces planes ou légèrement concaves, où ne croissent que des poils rares et courts.

b. *Face postérieure.* — La face postérieure ou muqueuse répond à la face antérieure des gencives et des arcades dentaires. Elle est lisse et constamment humectée par la salive.

c. *Bord adhérent.* — Le bord adhérent marque la limite des lèvres et doit être examiné séparément du côté de la face et du côté de la bouche :
1° Du côté de la face, le bord adhérent de la lèvre supérieure répond successivement à l'extrémité postérieure de la cloison nasale, au bord postérieur des narines, à l'extrémité postérieure de l'aile du nez et, enfin, à un sillon oblique qui le sépare de la joue et que nous désignerons sous le nom de *sillon génio-labial* ou *labio-génien*. Le bord adhérent de la lèvre inférieure est marqué à la partie moyenne par un sillon curviligne, à concavité dirigée en bas, le *sillon mento-labial*. De chaque côté de ce sillon, la lèvre inférieure se confond sans ligne de démarcation aucune avec les parties molles de la région mentonnière.
2° Du côté de la cavité buccale, le bord adhérent des lèvres est indiqué, tant pour la supérieure que pour l'inférieure, par le sillon horizontal que forme la muqueuse en se réfléchissant de la face postérieure des lèvres sur les gencives (*sillon gingivo-labial*). Ce sillon est interrompu sur la ligne médiane par un repli muqueux triangulaire, à direction sagittale, qui est très visible quand on porte les lèvres en avant, en les écartant des gencives : c'est le *frein de la lèvre*, toujours plus développé sur la lèvre supérieure que sur l'inférieure.

d. *Bord libre.* — Le bord libre des lèvres, arrondi d'avant en arrière, irrégulièrement plissé dans le sens transversal, est remarquable par sa coloration rouge ou rosée. Cette coloration, qui se confond peu à peu en arrière avec la muqueuse buccale, cesse brusquement en avant suivant une ligne régulièrement courbe qui la sépare nettement de la peau. Ici encore, les deux lèvres ne se ressemblent pas entièrement : tandis que la lèvre supérieure possède une saillie médiane, délimitée latéralement par deux dépressions, la lèvre inférieure, qui s'adapte exactement à elle, nous présente au contraire une dépression médiane et de chaque côté une légère convexité. C'est au niveau de leur bord libre que les lèvres présentent leur maximum d'épaisseur. Cette épaisseur est du reste très variable suivant les races et suivant les sujets : elle mesure d'ordinaire de 10 à 12 millimètres dans nos races européennes. Au niveau de leur bord adhérent, l'épaisseur des lèvres n'est plus que de 6 ou 7 millimètres.

e. *Extrémités, commissures, orifice buccal.* — Les deux lèvres s'unissent, à l'une et à l'autre de leurs extrémités, pour former ce qu'on est convenu d'appeler les *commissures des lèvres.* Il existe donc deux commissures, l'une droite, l'autre gauche.

En se réunissant ainsi l'une à l'autre au niveau des commissures, les deux lèvres circonscrivent entre elles un orifice, l'*orifice buccal.* Cet orifice, qui est la voie d'introduction des aliments, peut, comme l'orifice palpébral avec lequel il présente la plus grande analogie, être ouvert ou fermé. — Largement ouvert à la suite de l'écartement maximum des deux maxillaires, il permet à l'œil et au doigt d'explorer dans tous leurs détails les parois de la bouche. Il mesure, en moyenne, chez l'homme, 50 millimètres de largeur sur 55 millimètres de hauteur. Chez la femme, dont la bouche est ordinairement plus petite, ces mêmes dimensions descendent à 40 millimètres et 48 millimètres. — A l'état d'occlusion, lorsque les deux lèvres sont rapprochées, l'orifice buccal n'est plus qu'une simple fente transversale, la *fente buccale* allant d'une commissure à l'autre et répondant exactement à la ligne de contact des deux lèvres. Cette fente, qui joue un rôle si important dans l'expression de la physionomie, varie beaucoup, suivant les sujets, dans sa forme et sa direction. Ses dimensions ne sont pas moins variables et depuis longtemps déjà le langage usuel a distingué des bouches grandes, moyennes et petites. En mesurant sur quarante sujets (vingt hommes et vingt femmes) la longueur de la fente buccale, j'ai obtenu, comme chiffres moyens, 53 millimètres pour l'homme et 47 millimètres pour la femme.

2° Constitution anatomique. — Considérées au point de vue de leur constitution anatomique, les lèvres se composent de quatre couches qui sont, en allant d'avant en arrière : la peau, la couche musculeuse, la couche glanduleuse, la couche muqueuse.

a. *Peau.* — La peau des lèvres est remarquable par son épaisseur, par sa résistance et surtout par son adhérence intime aux faisceaux musculaires sous-jacents, qui viennent prendre sur sa face profonde la plus grande partie de leurs insertions. Elle est très riche en follicules pileux et, par suite, possède de nombreuses glandes sébacées annexées à ces follicules.

b. *Couche musculeuse.* — La couche musculeuse est constituée en majeure partie par le muscle orbiculaire des lèvres. Ce muscle, comme nous l'avons déjà vu en myologie, se dispose autour de l'orifice buccal à la manière d'un anneau aplati ou plutôt d'une ellipse dont le grand diamètre se dirige transversalement d'une commissure à l'autre. — A l'orbiculaire, muscle essentiel des lèvres, viennent se joindre, à titre de faisceaux accessoires, les extrémités d'une foule d'autres muscles qui, partant des différentes régions de la face, viennent s'insérer sur le pourtour de l'orifice buccal, comme autant de rayons convergents. Ces muscles nous sont déjà connus et nous ne ferons que les énumérer. Ce sont : 1° pour la lèvre supérieure, les élévateurs communs de l'aile du nez et de la lèvre supérieure, les élévateurs propres à la lèvre supérieure, les canins et les petits zygomatiques ; 2° pour la lèvre inférieure, les carrés du menton ; 3° pour les commissures, les buccinateurs, les grands zygomatiques, les triangulaires des lèvres et les risorius de Santorini. — De tous ces muscles disposés autour de l'orifice buccal, les uns s'insèrent à la face profonde de la peau, les autres à la face profonde de la

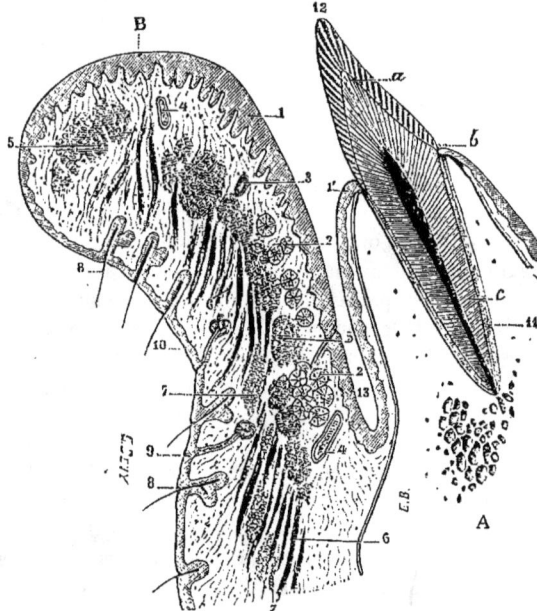

Fig. 3.
Coupe sagittale de la lèvre inférieure et du vestibule de la bouche.

A, maxillaire inférieur. — B, lèvre inférieure. — 1, épithélium de la muqueuse labiale. — 1', épithélium de la muqueuse gingivale. — 2, 2, glandes labiales. — 3, artère coronaire. — 4, 4, veines. — 5, 5, faisceaux du muscle orbiculaire. — 6, 6, faisceaux musculaires longitudinaux (carré du menton). — 7, 7, pelotons adipeux. — 8, 8, poils avec leur glande sébacée. — 9, glande sudoripare. — 10, épiderme. — 11, périoste alvéolo-dentaire. — 12, dent incisive externe, avec a, sa couronne ; b, son collet ; c, sa racine. — 13, cul-de-sac gingivo-labial.

muqueuse. Au point de vue de leur rôle, un seul est constricteur de l'orifice buccal, c'est l'orbiculaire ; tous les autres sont dilatateurs.

c. *Couche glanduleuse.* — La couche glanduleuse est constituée par une multitude de petites glandes, les *glandes labiales*, tassées les unes contre les autres de façon à former, en arrière de la couche musculeuse, une nappe à peu près continue. On les sent très nettement, en dehors de toute altération pathologique, en promenant simplement le doigt sur la face postérieure des lèvres : elles se traduisent alors sous la forme de petites masses saillantes, dures et irrégulières. Ces glandes sont des glandes salivaires et présentent tous les caractères histologiques de ces dernières. Elles sont unies les unes aux autres par un tissu conjonctif lâche. Chacune d'elles possède un canal excréteur, lequel vient s'ouvrir, après un trajet naturellement fort court, à la face postérieure de la muqueuse des lèvres, dans le vestibule de la bouche par conséquent.

d. Couche muqueuse. — La muqueuse labiale revêt à la fois la face postérieure des lèvres et leur bord libre. — Sur la face postérieure, elle présente une coloration grisâtre et un aspect bosselé, dû aux glandules sous-jacentes qui la soulèvent par places. Latéralement, elle se continue sans ligne de démarcation aucune avec la muqueuse des joues. Au niveau du bord adhérent des lèvres, elle se réfléchit sur elle-même, pour se jeter sur les bords alvéolaires des maxillaires et devenir la muqueuse gingivale : elle forme ainsi, en haut et en bas, le long sillon que nous avons déjà signalé plus haut sous le nom de sillon gingivo-labial. — Sur le bord libre des lèvres, la muqueuse est à la fois plus mince et plus adhérente que sur la face postérieure. Elle est remarquable par sa coloration rouge ou simplement rosée : cette coloration résulte en grande partie sans doute de sa richesse vasculaire ; mais elle est due aussi à sa transparence, qui permet d'entrevoir les faisceaux musculaires situés au-dessous.

La structure de la muqueuse labiale varie suivant qu'on la considère dans sa zone antérieure ou postérieure, c'est-à-dire en avant ou en arrière de la ligne que détermine l'application des deux lèvres l'une contre l'autre lorsque la bouche est fermée. — Dans la *zone antérieure*, désignée par certains auteurs sous le nom de zone intermédiaire ou de transition, et qui commence au point où disparaissent les follicules pileux et les glandes sébacées de la face antérieure ou cutanée, l'épithélium est pavimenteux stratifié : les cellules superficielles en sont très aplaties, unies fortement les unes aux autres et ne possèdent pas de noyaux. Dans les couches moyennes et profondes, les cellules perdent cette forme aplatie, tendent à devenir sphériques ou columnaires et possèdent des noyaux nettement marqués. Cet épithélium recouvre des papilles obliques et très allongées. — Dans la *zone postérieure*, c'est-à-dire dans la partie qui correspond à la moitié postérieure du bord libre et à la face postérieure proprement dite des lèvres, la muqueuse prend tous les caractères des muqueuses dermo-papillaires. Les couches superficielles de l'épithélium sont certainement formées de cellules aplaties, mais ces cellules possèdent des noyaux : la couche cornée épidermique que l'on retrouvait encore sur la zone antérieure a donc complètement disparu.

Le derme, constitué par des fibres solides dans la zone antérieure, présente dans la zone postérieure des fibres plus fines, mêlées de nombreuses fibres élastiques. Les papilles deviennent ici coniques : la plupart du temps sans division, elles sont quelquefois cependant bifides ou trifides.

Dans le frein de la lèvre, la muqueuse est excessivement fine, l'épithélium y est plus mince que partout ailleurs, les papilles y sont plus petites et moins nombreuses. Les vaisseaux y sont cependant très développés et le derme contient de très nombreuses fibres élastiques.

3° Vaisseaux et nerfs. — *a.* Les *artères* des lèvres proviennent en grande partie des deux coronaires, lesquelles, comme nous l'avons déjà dit en angéiologie, se détachent de la faciale au niveau des commissures. — La *coronaire inférieure* se porte horizontalement en dedans dans l'épaisseur de la lèvre inférieure et s'anastomose à plein canal sur la ligne médiane avec la coronaire inférieure du côté opposé. — La *coronaire supérieure* se porte de même dans la lèvre supérieure et se réunit sur la ligne médiane avec son homonyme du côté opposé. — Il résulte de cette double anastomose que les quatre coronaires, les deux coronaires gauches et les deux coronaires droites, constituent autour de l'orifice buccal un cercle artériel complet. Ce cercle artériel est situé tout près du bord libre des lèvres, entre

la couche musculeuse et la couche glanduleuse (fig. 3,3). Il décrit de nombreuses
flexuosités et abandonne un peu partout sur son parcours des rameaux et
ramuscules plus ou moins grêles, destinés aux muscles, aux glandes, à la peau
et à la muqueuse des deux lèvres.

Indépendamment des coronaires, les lèvres reçoivent encore, à titre d'artères
accessoires, un certain nombre de ramuscules terminaux de la sous-orbitaire, de
la transversale de la face, de la buccale, de la mentonnière et même de la sous-
mentale, laquelle, dans bien des cas, remonte jusque dans la lèvre inférieure.

b. Les *veines*, indépendantes des artères, cheminent pour la plupart au-dessous
de la peau, où elles forment un réseau plus ou moins riche. Elles présentent de
nombreuses valvules et viennent se jeter, en partie dans la veine faciale, en partie
dans les veines sous-mentales.

c. Les *lymphatiques* forment sur le bord libre des lèvres un réseau d'une extrême
ténuité, très difficile à injecter (Sappey). Les troncules et les troncs qui en émanent
se comportent différemment sur la lèvre supérieure et sur la lèvre inférieure.—Ceux
de la lèvre supérieure se dirigent en dehors vers les commissures. Là ils s'infléchissent en bas et, suivant alors le même trajet que la veine faciale, ils viennent
se jeter dans les ganglions sous-maxillaires. — Les lymphatiques de la lèvre inférieure se divisent en latéraux et médians : les premiers se rendent, comme les
précédents, aux ganglions sous-maxillaires ; les seconds descendent vers la symphyse mentonnière et aboutissent à deux ou trois ganglions qui sont placés dans
la région sus-hyoïdienne un peu au-dessus de l'os hyoïde.

d. Les *nerfs* se distinguent en moteurs et sensitifs. — Les *rameaux moteurs*
émanent du facial et se perdent dans les faisceaux musculaires. — Les *rameaux
sensitifs* proviennent du sous-orbitaire et du mentonnier, branches du trijumeau.
Ils sont toujours très grêles et se distribuent à la peau, à la muqueuse et à la
couche glanduleuse. Ils se terminent en grande partie dans des corpuscules de
Krause. Cependant Kölliker et Gerlach, le premier dans la peau, le second dans
la muqueuse du bord libre, ont décrit de véritables corpuscules du tact.

B. — Parois latérales : joues

Les joues, qui constituent les parois latérales de la bouche, dépassent de beaucoup les limites de cette cavité. Elles s'étendent en hauteur du rebord inférieur de
l'orbite au bord inférieur du maxillaire, et, en largeur, du bord postérieur du
masséter à la commissure des lèvres et aux parties latérales du nez. Un sillon
oblique en bas et en dehors, généralement très marqué, les sépare du nez et des
lèvres : il porte en haut le nom de *sillon naso-génien*, en bas celui de *sillon labio-
génien*.

1° **Conformation extérieure**. — Ainsi délimitées les joues occupent la plus
grande partie de la face : elles répondent à la fois à la région malaire, à la région
massétérine et à la région génienne proprement dite de l'anatomie topographique.
Leur épaisseur, un peu plus considérable que celle des lèvres, varie, suivant l'état
d'embonpoint des sujets, de 10 millimètres à 3 centimètres et même au delà. Chacune d'elles a une forme irrégulièrement quadrilatère et nous présente deux faces,
l'une externe, l'autre interne :

a. La *face externe* est régulièrement bombée chez l'enfant et aussi chez l'adulte
qui possède un certain embonpoint. Chez les sujets amaigris, au contraire, elle

est plus ou moins déprimée du côté de la cavité buccale. Chez les vieillards, par suite de la chute des dents et de l'usure plus ou moins prononcée des deux bords alvéolaires, les joues, devenues trop longues pour l'espace qu'elles ont à recouvrir, se plissent dans le sens de la fente buccale et présentent alors, sur leur face externe, un système de sillons rayonnés caractéristique (*joues séniles*).

b. La *face interne* des joues repose, dans la plus grande partie de son étendue, sur le massif osseux de la face et lui adhère intimement. Seule, sa portion centrale est libre et tapissée par la muqueuse : c'est elle qui forme à proprement parler la paroi latérale de la bouche. Elle est nettement délimitée, en haut et en bas, par le sillon horizontal qui fait suite au sillon gingivo-labial et que forme la muqueuse buccale en se réfléchissant de la face interne des joues sur les bords alvéolaires du maxillaire supérieur et du maxillaire inférieur. En arrière, elle s'étend jusqu'au pilier antérieur du voile du palais. En avant, enfin, elle se confond avec la face postérieure des lèvres.

2° Constitution anatomique. — Les joues comprennent cinq couches distinctes qui se superposent dans l'ordre suivant, en allant de dehors en dedans : la peau, le tissu cellulaire sous-cutané, la couche aponévrotique, la couche musculeuse et la couche muqueuse.

a. *Peau.* — La peau des joues est remarquable par sa finesse et par sa vascularisation : chacun sait avec quelle rapidité elle se colore ou pâlit sous l'influence des émotions même les plus légères. Glabre chez l'enfant et chez la femme, elle est recouverte, chez l'homme adulte, de longs poils qui se développent principalement à sa partie postérieure et inférieure. Elle est, enfin, très riche en glandes sudoripares et en glandes sébacées.

b. *Tissu cellulaire sous-cutané.* — Le tissu cellulaire sous-cutané est plus ou moins chargé de graisse, suivant les sujets. Sa plus grande épaisseur répond toujours à la partie centrale de la joue et à la région qui avoisine le trou sous-orbitaire. En dedans du masséter, dans l'intervalle compris entre le bord antérieur de ce muscle et le buccinateur, on trouve constamment une petite masse adipeuse, connue sous le nom de *boule graisseuse de Bichat*. Cette masse graisseuse est surtout très développée chez l'enfant ; mais on la rencontre aussi chez l'adulte et chez le vieillard, quoique avec des proportions moindres et une consistance plus faible. Au point de vue de sa signification anatomique, la boule graisseuse de Bichat n'est qu'un simple organe de remplissage au même titre que le tissu adipeux de l'orbite et ne mérite certainement pas l'importance que lui accordent certains auteurs.

Dans le tissu cellulaire sous-cutané se trouvent çà et là un certain nombre de faisceaux musculaires, appartenant aux muscles peauciers de la face. Tels sont : les faisceaux inférieurs de l'orbiculaire des paupières, le grand et le petit zygomatique, le canin, le risorius de Santorini, etc.

c. *Couche aponévrotique.* — Elle est formée par l'aponévrose massétérine et par l'aponévrose du buccinateur, déjà décrites en myologie (voy. *Muscles de la tête*).

d. *Couche musculeuse.* — Au-dessous de la couche aponévrotique et recouverts par elle, se trouvent deux muscles importants : en arrière, le masséter, l'un des principaux élévateurs du maxillaire ; en avant, le buccinateur, qui s'étend de la partie la plus reculée de la joue à la commissure des lèvres. Ces deux muscles ont été déjà étudiés en myologie. Nous ne saurions y revenir ici sans tomber dans des redites.

c. *Couche muqueuse.* — La muqueuse des joues fait suite à celle des lèvres et présente à peu près les mêmes caractères que cette dernière. Elle en diffère, cependant, d'une part, en ce qu'elle est plus lisse et plus unie et, d'autre part, en ce qu'elle repose directement sur le muscle sous-jacent, sans interposition de cette nappe glanduleuse que nous avons vue, au niveau des lèvres, s'étaler entre la muqueuse et l'orbiculaire.

Les joues ne sont pourtant pas dépourvues de glandes. Elles en possèdent tout comme les lèvres ; seulement, au lieu d'être placées entre la muqueuse et le buccinateur, elles s'étalent sur la face externe du muscle, immédiatement au-dessous de l'aponévrose buccinatrice. Ces glandes, connues sous le nom de *glandes molaires*, forment là une traînée plus ou moins continue qui s'étend en arrière jusqu'aux glandes palatines. Chacune d'elles donne naissance à un petit canal excréteur, qui se dirige en dedans, traverse le muscle buccinateur et vient s'ouvrir à la face libre de la muqueuse.

Nous devons signaler encore comme appartenant à la région des joues, le *canal de Sténon* que nous étudierons plus tard à propos de la parotide (voy. p. 164). Nous nous contenterons de rappeler ici qu'il chemine tout d'abord sur la face externe du masséter, contourne ensuite le bord antérieur de ce muscle, descend sur le buccinateur et, finalement, le perfore pour aller s'ouvrir dans la cavité buccale un peu en avant du collet de la deuxième grosse molaire supérieure.

3° **Vaisseaux et nerfs.** — *a.* Les *artères* de la joue proviennent de quatre sources différentes : 1° de la faciale qui parcourt la région en suivant un trajet oblique en haut et en dedans ; 2° de la temporale superficielle, qui envoie à la région une branche importante, la transversale de la face ; 3° de la lacrymale, branche de l'ophthalmique, qui jette quelques rameaux dans la région malaire ; 4° de la maxillaire interne, enfin, dont les branches massétérine, buccale, sous-orbitaire, dentaire inférieure et alvéolaire se terminent dans les différentes couches de la région.

b. Les *veines* aboutissent à trois troncs principaux : en dedans, à la veine faciale ; en dehors, à la veine temporale superficielle et, par son intermédiaire, à la veine jugulaire externe ; profondément, au plexus veineux ptérygoïdien.

c. Les *lymphatiques* forment à leur origine deux réseaux très déliés, l'un sur la peau, l'autre sur la muqueuse. — Les troncules et les troncs qui naissent de ce réseau se rendent, en partie aux ganglions parotidiens, en partie aux ganglions sous-maxillaires. — Ceux qui émanent du réseau muqueux aboutissent tous, après un trajet descendant, aux ganglions sous-maxillaires.

d. Les *nerfs* de la joue se distinguent comme ceux des lèvres en moteurs et sensitifs. — Les *rameaux moteurs* proviennent de deux sources : du maxillaire inférieur, qui innerve le masséter ; du facial, qui tient sous sa dépendance tous les autres muscles. — Les *rameaux sensitifs*, destinés à la fois à la peau et à la muqueuse, sont fournis en majeure partie par l'auriculo-temporal, le lacrymal, le buccal, le sous-orbitaire et le mentonnier. Toutes ces branches émanent directement du nerf de la cinquième paire.

C. — PAROI SUPÉRIEURE : VOUTE PALATINE

Le paroi supérieure de la bouche est formée, dans ses deux tiers antérieurs par la voûte palatine, dans son tiers postérieur par une portion du voile du palais.

Nous ne nous occuperons ici que de la voûte palatine, le voile du palais devant être décrit à propos de la paroi postérieure.

1° **Conformation extérieure.** — La voûte palatine présente, sur le sujet revêtu de ses parties molles, la même configuration que sur le squelette (voy. t. I, Ostéo-logie) : c'est une région en forme de fer à cheval, circonscrite en avant et sur les côtés par le rebord alvéolaire des deux maxillaires supérieurs.

Sur la ligne médiane, elle nous offre un raphé fibreux, dirigé d'avant en arrière et partageant la région en deux moitiés exactement symétriques. Ce raphé médian, plus ou moins marqué suivant les sujets, est tantôt en saillie, tantôt en creux. Quelquefois encore il est sur le même plan que les parties qui l'avoisinent et ne se distingue alors de ces dernières que par sa coloration plus blanche. Il se termine à sa partie antérieure par un petit tubercule, arrondi ou ovalaire, qui répond à l'orifice inférieur du conduit palatin antérieur (fig. 4, 2).

A droite et à gauche du raphé précité, la voûte palatine diffère d'aspect dans son tiers antérieur et dans ses deux tiers postérieurs. — Dans son tiers antérieur, elle est fort irrégulière : elle nous présente, en effet, tout un système de crêtes rugueuses, transversales ou plus ou moins obliques, rectilignes ou arciformes. — Dans ses deux tiers postérieurs, la voûte palatine est plus lisse, plus unie. On y observe à l'aide d'une loupe, ou même à l'œil nu, des saillies ou papilles

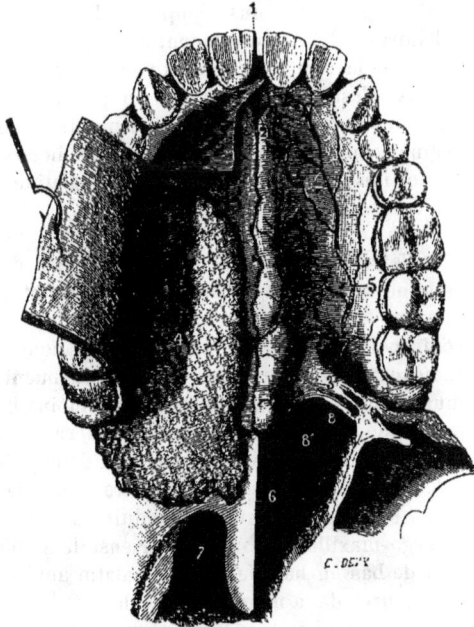

Fig. 4.
Glandes et artères de la voûte palatine.

(La muqueuse a été soulevée, du côté droit, pour montrer les glandes salivaires sous-muqueuses ; à gauche, les parties molles ont été enlevées à l'exception des artères.)

1, arcade dentaire supérieure. — 2, canal palatin antérieur. — 3, canal palatin postérieur. — 4, glandes palatines du côté droit. — 5, artère palatine postérieure, fournissant aux alvéoles et s'anastomosant en avant avec une branche de la palatine antérieure. — 6, luette. — 7, fosse nasale du côté droit. — 8 et 8', méat inférieur et méat moyen du côté gauche.

et, entre ces papilles, des orifices glandulaires, qui sont tantôt isolés, tantôt réunis par groupes.

A sa partie postérieure, la voûte palatine se continue, sans ligne de démarcation extérieure bien tranchée, avec le voile du palais.

2° **Constitution anatomique.** — La voûte palatine se compose de trois couches, qui sont, en allant de haut en bas : une couche osseuse, une couche glanduleuse, une couche muqueuse.

a. La *couche osseuse* a été déjà décrite en ostéologie (voy. t. I, Ostéologie).

b. La *couche muqueuse* ou *muqueuse palatine*, d'une coloration blanchâtre ou blanc rosé, recouvre la région dans toute son étendue. Elle est remarquable à la fois par son épaisseur, par sa résistance et par son adhérence au périoste sous-jacent. Cette adhérence est tellement intime qu'on ne peut séparer les deux membranes l'une de l'autre que par une dissection tout à fait artificielle.

c. La *couche glanduleuse* est formée par deux amas de glandes, les *glandes palatines*, qui se disposent de chaque côté de la ligne médiane entre la muqueuse palatine et le périoste sus-jacent (fig. 4,4). Ce sont des glandes salivaires, analogues à celles que nous avons déjà décrites sur les lèvres et sur les joues. Chacune d'elles possède un canal excréteur qui vient s'ouvrir, après un trajet vertical ou plus ou moins oblique, à la surface libre de la muqueuse. Les glandes salivaires palatines présentent leur maximum de développement à la partie postérieure de la région, où on les voit non seulement juxtaposées, mais encore superposées, c'est-à-dire disposées en plusieurs couches. Elles deviennent de moins en moins nombreuses au fur et à mesure qu'on se porte en avant et disparaissent ordinairement au niveau d'une ligne horizontale passant par les deux canines. La portion antérieure de la voûte palatine, celle qui répond aux incisives, en est donc dépourvue.

3° **Vaisseaux et nerfs.** — *a.* Les *artères* de la voûte palatine proviennent de la palatine supérieure et de la sphéno-palatine, deux branches de la maxillaire interne. — La première descend dans le conduit palatin postérieur. Arrivée à la voûte palatine, elle s'infléchit en avant pour couvrir la région d'une multitude de rameaux et de ramuscules, qui se distribuent à la fois à l'os, aux glandes et à la muqueuse. — La seconde, beaucoup moins importante, arrive à la voûte palatine par le conduit-palatin antérieur et se termine dans la partie antérieure de la région en s'anastomosant avec les rameaux de la précédente.

b. Les *veines* suivent le même trajet que les artères, mais en sens inverse : les unes, s'engageant dans le conduit palatin postérieur, remontent dans la fosse ptérygo-maxillaire, pour aboutir ensuite au plexus ptérygoïdien ; les autres traversent de bas en haut le conduit palatin antérieur et viennent se réunir aux veines antérieures de la muqueuse nasale.

c. Les *lymphatiques* forment sur la muqueuse un riche réseau qui se continue, d'une part avec le réseau des gencives, d'autre part avec celui du voile du palais. Les canaux qui en naissent se dirigent en arrière, passent entre l'amygdale et le pilier postérieur du voile du palais et, finalement, viennent se jeter dans les ganglions qui sont placés sur les côtés de la membrane thyro-hyoïdienne.

d. Les *nerfs*, exclusivement sensitifs et vasculaires, sont fournis par le palatin antérieur et par le sphéno-palatin interne, deux branches du ganglion sphéno-palatin (voy. NÉVROLOGIE, t. II). Le premier arrive à la voûte palatine par le conduit palatin postérieur, le second par le conduit palatin antérieur. Ils s'anastomosent entre eux dans le tiers antérieur de la région et se distribuent à la fois aux éléments propres de la muqueuse et aux glandes.

D. — PAROI INFÉRIEURE : LANGUE ET RÉGION SUBLINGUALE

La paroi inférieure de la bouche, encore appelée plancher de la bouche ou plancher buccal, est formée : 1° en arrière et dans la plus grande partie de son étendue, par la face supérieure de la langue ; 2° en avant, par une petite région de forme triangulaire qui répond exactement à la face inférieure de ce dernier organe et que nous désignerons sous le nom de région sublinguale.

1° Langue. — La langue a été déjà décrite, tant dans sa configuration extérieure que dans sa constitution anatomique, à propos du sens du goût (voy. t. II, ORGANES DES SENS).

2° Région sublinguale. — A l'état d'occlusion de la bouche, lorsque les arcades dentaires sont au contact l'une de l'autre, la face inférieure de la langue repose (fig. 1, B″) sur une surface oblique en bas et en arrière, qui s'étend tout naturellement depuis les gencives jusqu'à la base de la langue : c'est la *région sublinguale*, la *portion libre du plancher buccal*, le *plancher de la bouche proprement dit*.

Pour prendre de cette région une notion exacte, il faut ouvrir la bouche, saisir la pointe de la langue et la porter en haut. On constate alors (fig. 5) : 1° que le plancher buccal a la forme d'un triangle ; 2° que son sommet, dirigé en avant, est placé immédiatement en arrière des incisives ; 3° que ses deux côtés sont délimités par les arcades dentaires ; 4° que sa base enfin, dirigée en arrière, répond exactement à la partie la plus reculée de la face inférieure de la langue.

Dans ce triangle, nous apercevons tout d'abord, sur la ligne médiane, un repli de la muqueuse, de forme semilunaire, qui relie la face inférieure de la langue au plancher de la bouche : c'est le *frein* ou *filet*. — De chaque côté du frein et à la partie toute postérieure de la région, se dresse un petit tubercule, percé à son sommet d'un orifice arrondi : cet orifice n'est autre que l'embouchure du canal excréteur de la glande sous-maxillaire ou canal de Wharton. — Un peu en dehors et en arrière de ce tubercule, se voit un groupe d'orifices beaucoup plus petits : ce sont les canaux excréteurs de la glande sublinguale. — Enfin, entre les orifices glandulaires précités et les arcades alvéolaires, le plancher buccal nous présente deux saillies oblongues, l'une droite, l'autre gauche, dont le grand axe se dirige obliquement en arrière et en dehors. Ces deux saillies, que l'on désigne quelquefois sous le nom de *caroncules sublinguales*, sont déterminées par les glandes sublinguales, lesquelles sont placées immédiatement au-dessous

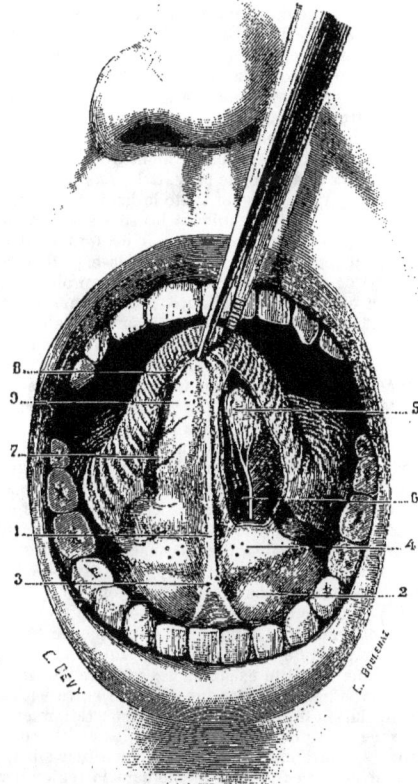

Fig. 5.

La langue fortement érigée en haut, pour montrer sa face inférieure et le plancher buccal.

(Du côté gauche, la muqueuse a été excisée, ainsi que les fibres musculaires les plus superficielles, pour mettre à découvert la glande de Nühn.)

1, frein de la langue ou filet. — 2, muqueuse du plancher buccal, irrégulièrement soulevée par les lobules de la glande sublinguale. — 3, petite éminence où débouche le conduit de Wharton. — 4, embouchure des conduits de la glande sublinguale. — 5, glande de Nühn ou de Blandin. — 6, artère ranine et nerf lingual, longeant le bord interne de cet amas glandulaire. — 7, veine ranine. — 8, frange sublinguale ou plica fimbriaca. — 9, conduits excréteurs de la glande de Nühn.

de la muqueuse et soulèvent cette dernière dans toute l'étendue qui répond à leur face supérieure.

Espace sublingual. — Si nous suivons les faisceaux antérieurs du muscle génio-glosse de la pointe de la langue à leur extrémité opposée (voy. *Langue*), nous les voyons tout d'abord se porter d'avant en arrière ; puis, s'infléchir en avant en décrivant une courbe à concavité antérieure et venir se fixer aux apophyses géni supérieures, à 15 millimètres environ au-dessous du rebord alvéolaire. A son tour, la muqueuse suit un trajet à peu près analogue : partie de la pointe de la langue, elle tapisse d'avant en arrière la face inférieure de cet organe ; puis, changeant de direction, elle se réfléchit en avant pour former le plancher buccal et venir se continuer avec les gencives, tout près du rebord alvéolaire. Dans la plus grande partie de la face inférieure de la langue, les deux plans, plan musculaire et plan muqueux, sont directement appliqués l'un contre l'autre. Mais, au voisinage de la base, ils commencent à s'écarter l'un de l'autre et cet écartement augmente ensuite graduellement jusqu'au maxillaire : en effet, tandis que le muscle descend au-dessous de la glande sublinguale pour gagner les apophyses géni, la muqueuse passe au-dessus de cette même glande pour rejoindre les gencives et le rebord alvéolaire.

Il existe donc, entre le muscle et la muqueuse, et cela par le seul fait de leur écartement réciproque, un espace libre qui sur une coupe sagittale de la région revêt l'aspect d'un triangle. — Sa *base*, comme nous le montre nettement la figure où nous avons représenté les muscles superficiels de la langue (voy. t. II, *Langue*), répond à la symphyse mentonnière et occupe, sur cette symphyse, presque toute la hauteur qui sépare les apophyses géni du rebord alvéolaire. — Son *sommet*, variable suivant les sujets, répond au point où la muqueuse commence à s'écarter du muscle. — Son *bord supérieur* est formé par la muqueuse du plancher buccal ; son *bord inférieur*, par les faisceaux du génio-glosse. — *Sur les côtés*, il s'étend en arrière de la glande sublinguale et de ses canaux excréteurs et se prolonge ainsi jusqu'à la région des grosses molaires.

A cet espace, ainsi délimité, nous donnerons le nom d'*espace sublingual*, dénomination qui a l'avantage de ne rien préjuger sur sa nature et sa constitution anatomique. Il est comblé, comme tous les espaces qui séparent deux ou plusieurs organes voisins, par du tissu conjonctif.

FLEISCHMANN, en 1841, a signalé dans l'espace sublingual l'existence de deux bourses séreuses, situées de chaque côté du frein : ce sont les *bourses de Fleischmann*. Ces bourses séreuses, rejetées successivement par RICHET, par SAPPEY, par PAULET, ont été décrites à nouveau par TILLAUX, qui modifiant assez profondément les données de FLEISCHMANN, a admis, au lieu de deux bourses latérales accolées sur la ligne médiane, une bourse unique, impaire et médiane, simplement divisée en bissac par le frein de la langue. Du reste, toujours pour TILLAUX, la bourse sublinguale se prolongerait latéralement jusqu'à la deuxième grosse molaire et serait tapissée dans toute son étendue par une membrane recouverte d'une couche endothéliale.

Comme RICHET, SAPPEY et PAULET, j'ai vainement cherché dans mes dissections la bourse ou les bourses sublinguales. Dans l'espace en question, je n'ai jamais trouvé qu'une nappe non interrompue de tissu conjonctif, appartenant ici à la variété de tissu conjonctif lâche et à larges mailles, comme dans toutes les régions où il se trouve en contact avec des organes très mobiles.

Est-ce à dire que des bourses séreuses ne puissent pas exister dans cette région. Bien certainement non. Nous savons, en effet, que les bourses séreuses dérivent du tissu conjonctif lâche, par une série de transformations aujourd'hui bien connues qui, pour s'accomplir, n'ont besoin que d'une mobilité exagérée des organes voisins. Nous savons d'autre part qu'il est peu d'organes aussi mobiles que la langue, laquelle entre en jeu dans la mastication, la déglutition, la succion, l'articulation des sons, etc. Il est donc rationnel d'admettre que, sous l'influence des mouvements presque continuels de cet organe, les aréoles du tissu cellulaire sublingual puissent, ici comme ailleurs, s'agrandir par places et constituer ainsi, soit dans la région rétro-symphysienne, soit de chaque côté du frein, ou même dans la région des molaires, de petites cavités nettement circonscrites, véritables séreuses en miniatures. On conçoit encore que ces bourses rudimentaires puissent s'agrandir, soit par résorption graduelle de leurs parois, soit par fusion avec les bourses voisines, et arriver ainsi à atteindre ces grandes dimensions qui ont été constatées par FLEISCHMANN, par TILLAUX et plus récemment par ALEZAIS. Mais, je le répète, ce n'est pas là l'état normal ; les bourses sublinguales nettement différenciées, les bourses séreuses à grandes dimensions sont tout à fait exceptionnelles.

Voyez, au sujet de la région sublinguale, un excellent article d'ALEZAIS, *De la bourse séreuse de Fleischmann ou bourse sublinguale*, in Journ. de l'Anat. et de la Physiol., 1884, p. 441.

E. — PAROI POSTÉRIEURE : VOILE DU PALAIS, AMYGDALES

Le voile du palais est une cloison musculo-membraneuse qui prolonge en arrière la voûte palatine, d'où le nom de portion molle du palais (*palatum molle*) sous lequel l'ont désigné certains auteurs. Cette cloison, tout en formant la paroi postérieure de la bouche, ne descend pas jusque sur la paroi inférieure de cette cavité :

entre son bord inférieur et la base de la langue existe une ouverture relativement étroite, qui, en raison même de son étroitesse, a reçu le nom d'*isthme du gosier*. Nous y reviendrons dans un instant.

Essentiellement mobile et contractile, le voile du palais peut s'abaisser ou s'élever. En s'abaissant, il arrive au contact de la langue et intercepte alors toute communication entre les deux cavités buccale et pharyngienne, comme cela se voit dans la succion. En s'élevant, comme cela s'observe dans la déglutition, il s'étale à la manière d'une cloison horizontale entre le pharynx buccal et l'arrière-cavité des fosses nasales et s'oppose ainsi à ce que le bol alimentaire remonte vers cette dernière cavité.

Nous étudierons successivement, dans le voile du palais, sa conformation extérieure, sa constitution anatomique, ses vaisseaux et ses nerfs. Nous décrirons ensuite l'amygdale qui, par sa situation topographique, se rattache nettement au voile du palais.

1° Conformation extérieure. — Le voile du palais est d'abord horizontal, comme la voûte palatine à laquelle il fait suite ; puis, il s'infléchit en bas et en arrière et finit par devenir à peu près vertical. Au point de vue de sa forme, il est irrégulièrement quadrilatère et nous présente en conséquence deux faces et quatre bords. De ses deux faces, l'une est antéro-inférieure, l'autre postéro-supérieure. Ses quatre bords se distinguent en antérieur, inférieur et latéraux :

a. *Face antéro-inférieure*. — La face antéro-inférieure, encore appelée face buccale, mesure en moyenne 4 centimètres de longueur sur 5 centimètres de largeur. Elle est concave, lisse, d'une coloration rosée. On voit sur cette face : 1° sur la ligne médiane, une crête antéro-postérieure ou raphé, qui fait suite à celui de la voûte palatine ; 2° de chaque côté du raphé, un grand nombre de petits orifices, plus ou moins visibles, répondant à l'embouchure des glandes sous-jacentes.

b. *Face postéro-supérieure*. — La face postéro-supérieure ou nasale fait suite au plancher des fosses nasales. Elle diffère de la précédente en ce qu'elle est convexe, plus colorée et plus inégale. Elle en diffère aussi par ses dimensions transversales, qui sont beaucoup moindres : 3 centimètres à 3 centimètres et demi seulement. On remarque sur le milieu de cette face une saillie longitudinale, mousse et souvent peu marquée : elle est due à la présence des deux muscles palato-staphylins qui soulèvent la muqueuse.

c. *Bord antérieur*. — Le bord antérieur du voile du palais se continue avec le bord postérieur de la voûte palatine.

d. *Bords latéraux*. — Les bords latéraux, assez mal délimités, se confondent avec les parties voisines. Ils répondent successivement, en allant d'avant en arrière, à la partie la plus reculée des gencives supérieures, au sommet de l'apophyse ptérygoïde et, enfin, aux parois latérales du pharynx.

e. *Bord inférieur*. — Le bord inférieur, libre, nous présente à sa partie moyenne un prolongement vertical, de forme cylindrique ou conique, appelé *uvula* ou *luette*. — On considère à la luette : une base, qui fait corps avec le voile du palais proprement dit ; un sommet, arrondi et mousse, qui surplombe l'espace angulaire formé par l'épiglotte et la base de la langue ; une face antérieure, lisse et rosée, comme la face antérieure du voile à laquelle elle fait suite ; une face postérieure, enfin, qui présente de nombreuses aspérités, dues aux glandules sous-jacentes. — La longueur de la luette varie beaucoup suivant les sujets : elle mesure en moyenne de 10 à 15 millimètres ; mais elle peut atteindre 20 et 25 millimètres. Dans ce dernier cas, sa pointe peut descendre jusqu'au contact, soit de la langue, soit de l'épiglotte, et déterminer alors un chatouillement d'autant plus incommode qu'il est pour ainsi dire incessant.

De la base de la luette partent quatre replis muqueux qui divergent ensuite à la manière des arceaux d'une voûte, et viennent se terminer sur la langue et sur le

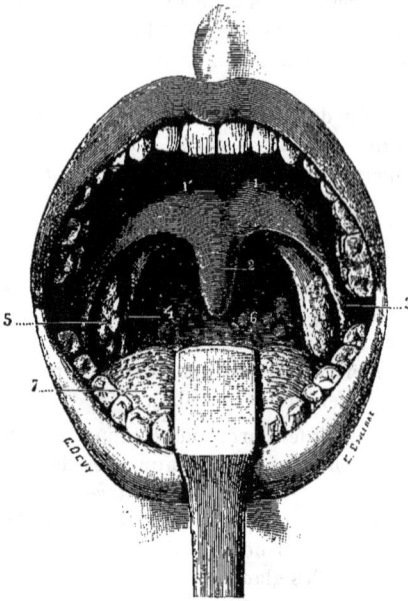

Fig. 6.

L'isthme du gosier, vu par sa face antérieure.

1, voile du palais, avec 1', son raphé. — 2, luette. — 3, pilier antérieur du voile. — 4, pilier postérieur. — 5, amygdale. — 6, paroi postérieure du pharynx. — 7, langue, déprimée fortement au moyen d'un abaisseur.

pharynx. Ces replis ont reçu le nom de *piliers du voile du palais*. On les distingue, d'après leur direction, en antérieurs et postérieurs. — Les *piliers antérieurs*, partis de la base de la luette, se portent d'abord en dehors, puis en bas et en avant, pour venir se terminer à la base de la langue, immédiatement en arrière de l'extrémité antérieure du V lingual. Chacun d'eux renferme dans son épaisseur un muscle que nous décrirons dans un instant, le muscle glosso-staphylin. Les deux piliers antérieurs, réunis l'un à l'autre, forment une longue arcade, dont la concavité regarde en bas, et qui serait très régulière, si elle n'était interrompue à son milieu par la luette. Cette arcade d'une part et, d'autre part, la base de la langue circonscrivent une ouverture en gueule de four, l'*isthme du gosier*, par lequel la bouche communique avec le pharynx. L'isthme du gosier devient ainsi la limite séparative entre les deux cavités précitées : tout ce qui est en avant de l'isthme appartient à la bouche ; tout ce qui est en arrière

fait partie du pharynx. — Les *piliers postérieurs*, nés comme les précédents de la base de la luette, se dirigent obliquement en bas, en dehors et en arrière pour venir se terminer sur les côtés du pharynx. Ils contiennent dans leur épaisseur le muscle pharyngo-staphylin. Il est à remarquer que chacun des piliers postérieurs déborde en dedans le pilier antérieur correspondant, de telle sorte que lorsqu'on ouvre la bouche et qu'on abaisse la langue sur un individu vivant, on aperçoit avec la plus grande facilité les quatre piliers (fig. 6). Chacun des piliers postérieurs décrit une courbe à concavité dirigée en dedans et en arrière. Réunis l'un à l'autre, celui du côté droit et celui du côté gauche circonscrivent, dans leur ensemble, un orifice dont la forme et les dimensions varient naturellement suivant que le muscle pharyngo-staphylin est à l'état de repos ou en contraction. Cet orifice fait communiquer le pharynx buccal avec l'arrière-cavité des fosses nasales : on pourrait l'appeler, par opposition avec l'isthme du gosier, l'*isthme nasopharyngien*.

Nous ajouterons un dernier détail. Entre les piliers antérieurs et les piliers postérieurs se trouve, de chaque côté, une dépression profonde et de forme triangulaire, dont la base dirigée en bas répond au bord de la langue et à la paroi latérale du pharynx : c'est la *fossette amygdalienne*, dans laquelle vient se loger l'amygdale (fig. 6,5).

2° Constitution anatomique. — Le voile du palais comprend dans sa structure : 1° une lame aponévrotique, qui en constitue pour ainsi dire le squelette ; 2° des muscles ; 3° une muqueuse ; 4° des glandes.

A. Aponévrose du voile du palais. — L'aponévrose du voile du palais n'occupe que le tiers antérieur de la longueur totale du voile. De forme quadrilatère, elle s'attache, en avant, au bord postérieur de la voûte palatine ; latéralement, elle se fixe encore sur le crochet de l'apophyse ptérygoïde et paraît se confondre, à ce niveau, avec le tendon réfléchi du muscle péristaphylin externe ; en arrière, enfin, elle se perd insensiblement au milieu des faisceaux musculaires qui viennent s'insérer sur elle. L'aponévrose palatine est très résistante, quoique fort mince. Tillaux fait remarquer avec raison qu'elle est, par le seul fait de ses insertions osseuses, parfaitement tendue : il en résulte qu'il n'est pas toujours facile dans la pratique de retrouver par le toucher le bord postérieur de la voûte palatine, la sensation fournie au doigt par le palais osseux se continuant, grâce à la tension de la lame fibreuse précitée, sur la partie antérieure du palais membraneux.

B. Muscles du voile du palais. — Les muscles moteurs du voile du palais sont au nombre de dix, cinq de chaque côté. Dans la nomenclature anatomique on désigne ces muscles par un nom qui se compose de deux mots : le premier rappelle leur origine ; le second est le mot staphylin, de σταφυλή qui signifie luette. Ce sont : le palato-staphylin, le pétro-staphylin ou péristaphylin interne, le sphéno-staphylin ou péristaphylin externe, le glosso-staphylin et le pharyngo-staphylin.

1° *Palato-staphylin.* — Le palato-staphylin (fig. 7,3) se présente sous la forme d'un petit faisceau cylindrique, situé sur la face postérieure du voile du palais, de chaque côté de la ligne médiane. — Il naît, en avant, sur l'aponévrose palatine, immédiatement en arrière de l'épine nasale postérieure. De là, il se porte en arrière et en bas, jusqu'au sommet de la luette où il se termine. — Recouvert par la muqueuse de la face postérieure du voile du palais, le palato-staphylin recouvre à son tour le tendon terminal du péristaphylin interne. Par son côté interne, il est contigu à son homonyme du côté opposé dans toute son étendue. Ce rapport de contiguïté est tel que, dans bien des cas, les deux palato-staphylins paraissent se confondre et ne former qu'un seul muscle, impair et médian, auquel les anciens anatomistes avaient donné le nom d'*azygos de la luette* (*azygos uvulæ*). — Quand il se contracte, le palato-staphylin élève la luette et raccourcit le voile du palais dans le sens de sa longueur.

2° *Pétro-staphylin.* — Le pétro-staphylin, encore appelé *péristaphylin interne* (fig. 7,4), s'insère en haut, à l'aide de fibres aponévrotiques très courtes, sur la face inférieure du rocher, en avant de l'orifice d'entrée du canal carotidien. De là, il se porte obliquement en bas et en dedans et s'épanouit en un large éventail, dont les faisceaux divergents recouvrent toute la face postérieure du voile du palais. De ces faisceaux terminaux du muscle, les antérieurs se fixent à l'aponévrose palatine ci-dessus décrite ; les postérieurs s'entre-croisent sur la ligne médiane avec ceux du côté opposé, en formant une espèce de raphé qui est placé immédiatement au-dessous des palato-staphylins. — Tout près de son origine, le muscle pétro-staphylin est en rapport avec la portion fibro-cartilagineuse de la trompe

d'Eustache : une couche de tissu conjonctif très dense l'unit à cette portion molle
de la trompe et tout particulière-
ment à son plancher. Plus bas, le
pétro-staphylin est recouvert, en
dedans, par la muqueuse du pharynx d'abord, puis par la muqueuse
postérieure du voile du palais ; en
dehors, il répond successivement,
dans sa portion descendante, aux
muscles constricteur supérieur du
pharynx et péristaphylin externe,
dans sa portion horizontale au pharyngo-staphylin. — Au point de
vue de l'action des pétro-staphylins,
il est à considérer que ces deux
muscles forment dans leur ensemble une sorte de sangle dont les
deux extrémités sont fixées à la
base du crâne et dont la partie
moyenne, mobile, répond au voile
du palais. Ils portent donc en haut,
quand ils se contractent, cette partie moyenne de la sangle musculaire et, en même temps, le voile du
palais qui lui est intimement uni.
Mais ce n'est pas tout : en raison
des relations intimes, ci-dessus
décrites, qui unissent les faisceaux
d'origine du muscle à la trompe
d'Eustache, le pétro-staphylin agit
aussi sur ce conduit : à chacune de
ses contractions, il soulève son
plancher et rétrécit ainsi son orifice pharyngien. Au total, le muscle
pétro-staphylin est *élévateur du
voile du palais et constricteur de
la trompe.*

3° *Sphéno-staphylin.* — Le sphéno-staphylin ou *péristaphylin externe* prend naissance en haut :
1° dans une fossette allongée, la
fossette scaphoïde (voy. *Sphénoïde*), située sur le côté interne
de la base de l'apophyse ptérygoïde ; 2° sur cette partie de la
grande aile du sphénoïde qui est
placée en avant du trou ovale ;

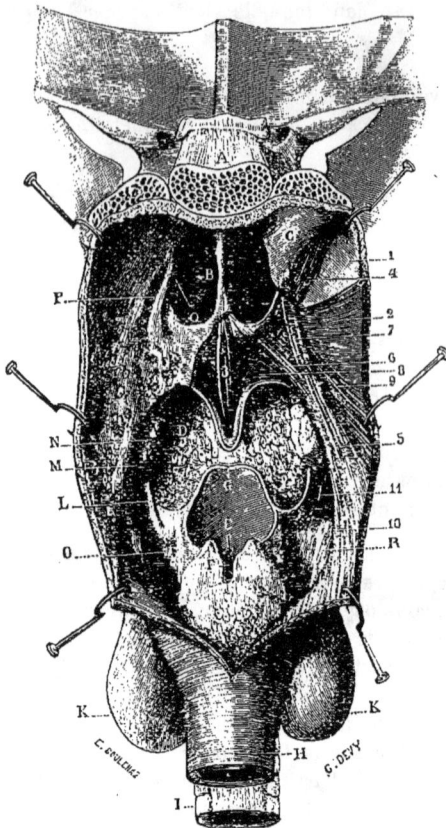

Fig. 7.
Les muscles du voile du palais, vus par leur
face postérieure.

(Le pharynx a été divisé en arrière sur la ligne médiane et sa
paroi postérieure rejetée en dehors ; sa muqueuse et celle du voile
du palais ont été réséquées à droite pour mettre à nu la couche
musculaire qui est vue par sa face profonde.)

A, apophyse basilaire. — B, ouverture postérieure des fosses
nasales. — C, cartilage de la trompe. — D, portion verticale de la
langue. — E, ouverture du larynx. — F, glotte respiratoire ou
inter-aryténoïdienne. — G, bord supérieur de l'épiglotte. — H, œsophage. — I, trachée-artère. — K, corps thyroïde. — L, pilier antérieur du voile du palais. — M, pilier postérieur. — N, amygdale.
— O, gouttières pharyngo-laryngées, situées à droite et à gauche
du larynx. — P, fossette de Rosenmüller. — Q, orifice de la
trompe. — R, bord postérieur du cartilage thyroïde.
1, aponévrose du pharynx. — 2, constricteur supérieur. — 3, palato-staphylin ou azygos de la luette. — 4, péristaphylin interne.
— 5, pharyngo-staphylin, avec 6, son faisceau accessoire interne
et 7, son faisceau accessoire externe. — 8, fibres provenant de la
partie médiane du voile du palais et se perdant dans le pharyngo-
staphylin. — 9, fibres internes de ce muscle, s'entre-croisant en
arrière avec les fibres du côté gauche. — 10, fibres externes,
s'insérant sur le bord postérieur du cartilage thyroïde. — 11, fibres
antérieures du stylo-pharyngien, s'attachant au prolongement
latéral de l'épiglotte et au bord supérieur du cartilage thyroïde.

3° sur la face antéro-externe de la trompe d'Eustache, à la fois sur le crochet cartilagineux et sur la lame fibreuse qui lui fait suite. — De cette triple origine, les

faisceaux musculaires se portent verticalement en bas en suivant l'aile interne de l'apophyse ptérygoïde. Arrivés au crochet qui termine cette aile, un certain nombre de ces faisceaux (ceux qui proviennent de la trompe, Tröltsch) se fixent à l'apophyse ptérygoïde ; les autres, et c'est le plus grand nombre, se jettent sur un tendon, lequel se réfléchit sur le crochet ptérygoïdien, se porte alors transversalement en dedans et finalement vient se terminer, en s'élargissant en éventail, sur la face inférieure de l'aponévrose du voile du palais. Une petite synoviale favorise le glissement du tendon précité sur le crochet ptérygoïdien, qui devient ainsi une véritable poulie de réflexion. — Ainsi entendu, le muscle sphéno-staphylin nous présente deux portions, l'une verticale ou descendante, l'autre horizontale. Dans sa portion verticale, il est en rapport : en dehors, avec le muscle ptérygoïdien interne ; en dedans, avec le muscle pétro-staphylin, dont il est séparé par le constricteur supérieur du pharynx. Dans sa portion horizontale ou tendineuse, il répond, en haut, à l'aponévrose du voile du palais, en bas à sa muqueuse inférieure. — Le muscle sphéno-staphylin, comme le précédent, exerce à la fois son action sur le voile du palais et sur la trompe d'Eustache. Par la grande majorité de ses fibres, il attire en dehors la lame aponévrotique sur laquelle il s'insère : il est *tenseur du voile du palais.* Par celles de ses fibres qui se détachent de la trompe (fibres tubaires), il attire en avant et en dehors la paroi antéro-externe ; il l'écarte ainsi de la paroi opposée et, du même coup, il agrandit la lumière du canal : il est donc *dilatateur de la trompe.*

4° *Pharyngo-staphylin.* — Le pharyngo-staphylin (fig. 7,5) naît à la face postérieure du voile du palais, par une extrémité large et mince qui s'entre-croise sur la ligne médiane avec celle du côté opposé. De là, il se porte obliquement en dehors et en arrière vers les parties latérales du voile, où il est rejoint et renforcé par deux faisceaux plus petits : l'un de ces faisceaux accessoires se détache de l'aponévrose du voile du palais, tout près de la voûte palatine ; l'autre, sous le nom de *faisceau salpingo-pharyngien* (voy. t. II, *Trompe d'Eustache*), descend de la portion fibro-cartilagineuse de la trompe d'Eustache. — Ainsi formé, le pharyngo-staphylin s'engage dans le pilier postérieur du voile du palais, dont il constitue pour ainsi dire le squelette, et gagne avec lui la paroi latérale du pharynx où il se termine de la façon suivante : ses faisceaux internes se prolongent jusqu'à la ligne médiane et s'y entre-croisent avec leurs homologues du côté opposé ; ses faisceaux externes, enfin, descendent vers le larynx et se fixent au bord postérieur du cartilage thyroïde. — Sur le voile du palais, le pharyngo-staphylin est situé immédiatement au-dessous du péristaphylin interne. Plus loin, au niveau du pharynx, il répond en dedans à la muqueuse pharyngienne, en dehors aux faisceaux musculaires des constricteurs. — Son action est complexe : 1° par l'ensemble de ses fibres, il élève le pharynx et le larynx ; 2° par ses fibres internes, qui sont situées sur la ligne médiane par leurs deux extrémités et qui décrivent dans leur ensemble une courbe à concavité interne, il rétrécit cette ouverture en forme de boutonnière qui fait communiquer le pharynx avec l'arrière-cavité des fosses nasales et que nous avons appelée l'isthme naso-pharyngien ; 3° enfin, par son faisceau accessoire salpingo-pharyngien, il écarte la paroi postérieure de la trompe de la paroi opposée et, comme le péristaphylin externe, il devient un dilatateur de ce conduit. Au total, le muscle pharyngo-staphylin est *élévateur du larynx et du pharynx, constricteur de l'isthme naso-pharyngien et dilatateur de la trompe.*

5° *Glosso-staphylin.* — Le glosso-staphylin s'étend de la face inférieure du voile du palais à la base de la langue en suivant le pilier antérieur. Nous l'avons déjà décrit à propos des muscles de la langue (voy. t. II, *Langue*). Quand il se contracte, il porte la langue en haut et en arrière. En même temps, il abaisse le voile du palais et, de ce fait, rétrécit l'ouverture qui fait communiquer la bouche avec le pharynx.

C. Muqueuse du voile du palais. — La face supérieure et la face inférieure du voile du palais sont revêtues l'une et l'autre par une membrane muqueuse. Ces deux feuillets muqueux, *muqueuse supérieure* et *muqueuse inférieure du voile*, qui se réunissent au niveau du bord libre, sont remarquables en ce que chacun d'eux présente les caractères de la muqueuse avec laquelle il se continue et dont il dérive. C'est ainsi que la muqueuse inférieure, qui fait suite à la muqueuse buccale, est, comme cette dernière, rosée, lisse, épaisse et possède un épithélium pavimenteux stratifié. De même, la muqueuse supérieure, qui n'est que la continuation de la muqueuse nasale, est rouge, inégale, mince et surmontée d'un épithélium cylindrique à cils vibratiles. Il convient d'ajouter que cet épithélium cylindrique n'occupe toute l'étendue de la muqueuse supérieure que chez le nouveau-né. Chez l'adulte, on ne le rencontre qu'à la partie antérieure ; il est remplacé, à la partie postérieure, par de l'épithélium pavimenteux stratifié.

D. Glandes du voile du palais. — Le voile du palais possède de nombreuses glandes, qui se trouvent disséminées sur ses deux faces. Elles forment ainsi deux couches, l'une supérieure, l'autre inférieure. — La *couche supérieure* est formée par des glandes qui, morphologiquement, rappellent celles de la pituitaire. Elles sont relativement rares et isolées, plus nombreuses cependant sur les parties latérales qu'à la partie moyenne. — La *couche inférieure*, beaucoup plus riche et pour ainsi dire continue, atteint jusqu'à 4 et même 5 millimètres d'épaisseur à sa partie antérieure. De là, elle va en diminuant et ne mesure plus, au voisinage de la luette, que 1 millimètre. Elle comprend des glandes en grappe, en tout semblables aux glandules salivaires que nous avons déjà décrites sur les lèvres, les joues et la voûte palatine. — Toutes ces glandes sont réunies les unes aux autres par une nappe de tissu conjonctif, le *tissu conjonctif sous-muqueux*, relativement dense sur la face inférieure, plus lâche sur la face supérieure, beaucoup plus lâche encore au niveau de la luette, qui, pour cette raison, présente une prédisposition toute particulière aux infiltrations séreuses.

3° **Vaisseaux et nerfs.** — *a.* Les *artères* du voile du palais proviennent de trois sources : 1° de la *palatine supérieure* ou *descendante*, branche de la maxillaire interne, qui arrive à la voûte palatine en suivant le conduit palatin postérieur ; 2° de la *palatine inférieure* ou *ascendante*, branche de la faciale, dont les ramuscules terminaux s'anastomosent avec ceux de l'artère précédente ; 3° de la *pharyngienne inférieure*, branche de la carotide externe, qui envoie quelques rameaux aux piliers postérieurs.

b. Les *veines* se divisent en deux groupes. — Les unes, *veines supérieures*, se mêlent aux veines postérieures de la pituitaire et, avec elles, aboutissent aux plexus veineux de la fosse zygomatique. — Les autres, *veines inférieures*, beaucoup plus importantes que les précédentes, se dirigent tout d'abord vers les parties latérales du voile du palais et s'unissent alors, soit aux veines des amygdales, soit à celles de la base de la langue. Finalement, elles viennent se jeter, comme ces dernières, dans la veine jugulaire interne ou l'un de ses affluents.

c. Les *lymphatiques* se distinguent de même en supérieurs et inférieurs, les premiers relativement peu développés, les seconds beaucoup plus riches et formant à la face inférieure du voile du palais un réseau qui, par la multiplicité et le volume des vaisseaux qui le composent, peut être comparé à celui de la face dorsale de la langue (SAPPEY). Les uns et les autres se rendent aux ganglions profonds du cou

d. Les nerfs sont moteurs ou sensitifs. — Les *nerfs moteurs* destinés aux muscles proviennent de diverses sources, savoir : pour le péristaphylin externe, de la racine motrice du trijumeau ; pour le péristaphylin interne et le palato-sta-phylin, du facial par l'intermédiaire du grand nerf pétreux superficiel et du ganglion sphéno-palatin ; pour le glosso-staphylin, également du facial par son rameau lingual ; pour le pharyngo-staphylin, du plexus pharyngien. — Quant aux *nerfs sensitifs*, ils sont fournis par le ganglion sphéno-palatin qui, comme on le sait, est annexé au maxillaire supérieur ou deuxième branche du trijumeau (voy. t. II, *Nerf trijumeau*).

4° Amygdales. — L'amygdale (de ἀμυγδάλη, amande) ou tonsille est une glande vasculaire sanguine située sur la paroi latérale du pharynx, immédiatement en arrière de l'isthme du gosier. Plus explicitement, elle occupe l'excavation, ci-dessus décrite sous le nom de fossette amygdalienne, qui résulte, à droite et à gauche, de l'écartement du pilier antérieur et du pilier postérieur du voile du palais.

a. *Forme et dimensions.* — L'amygdale a la forme d'un ovoïde aplati ou, si l'on veut, d'une grosse amande, qui serait appliquée par l'une de ses faces contre le fond de l'excavation précitée, et dont le grand axe serait légèrement oblique de haut en bas et d'avant en arrière. Ses dimensions, en dehors de toute influence pathologique, varient beaucoup suivant les sujets : entre l'amygdale rudimentaire, simple plaque à peine saillante sur la paroi pharyngienne, et ces amygdales volumineuses qui débordent les piliers et s'avancent plus ou moins du côté de la ligne médiane, se trouvent tous les intermédiaires. A l'état de développement ordinaire, l'amygdale mesure de 20 à 25 millimètres de hauteur, sur 15 millimètres de largeur et 10 millimètres d'épaisseur.

b. *Rapports.* — On considère à l'amygdale, comme à une amande, deux faces, deux bords et deux extrémités :

Ses *deux faces* se distinguent en interne et externe. — La *face interne*, libre, tantôt plane, tantôt convexe, est recouverte dans toute son étendue par la muqueuse pharyngienne. Elle nous présente un grand nombre d'orifices qui, suivant les cas, sont arrondis, ovalaires, triangulaires, en forme de simples fentes. Ces orifices, tout aussi variables par leurs dimensions que par leur forme, nous conduisent dans des cavités anfractueuses, les *cryptes amygdaliens*, qui s'avancent plus ou moins dans l'épaisseur de la masse glandulaire : on en rencontre souvent qui s'étendent jusqu'au centre et même jusqu'à la face externe. Dans ces anfractuosités en culs-de-sac s'amassent des mucosités, se concrétant parfois en des grumeaux blanchâtres, d'une consistance dure, d'une odeur plus ou moins fétide. — La *face externe* de l'amygdale s'applique directement contre un petit muscle de la langue, l'amygdalo-glosse ; par l'intermédiaire de ce muscle, elle répond à l'aponévrose du pharynx que doublent en dehors les faisceaux du constricteur supérieur. Au delà, se trouve l'*espace maxillo-pharyngien*, espèce d'angle dièdre à sommet antérieur (fig. 27), dans lequel cheminent de haut en bas les organes les plus importants : la carotide interne, la jugulaire interne, le pneumogastrique, etc. Les rapports respectifs de ces trois organes nous sont déjà connus. Rappelons ici seulement, comme donnée utile en pratique : 1° que la carotide interne s'applique contre la face externe du pharynx ; 2° qu'elle est séparée de l'amygdale, par conséquent, par toute l'épaisseur de la paroi pharyngienne, à laquelle vient s'ajouter le muscle amygdalo-glosse ; 3° qu'elle est située, non pas directement en dehors de l'amygdale, mais bien en dehors et en arrière; un intervalle de 20 à 25 millimètres sépare ordinairement le vaisseau de la glande.

Des *deux bords* de l'amygdale, l'un est antérieur, l'autre postérieur. Le premier est en rapport avec le pilier antérieur du voile du palais, qui le recouvre et s'étend même sur une partie de la face interne de la glande. Le second répond au pilier postérieur.

Des *deux extrémités* de l'amygdale, l'inférieure regarde la base de la langue, dont elle est séparée par un intervalle de 5 ou 6 millimètres. Cet intervalle est

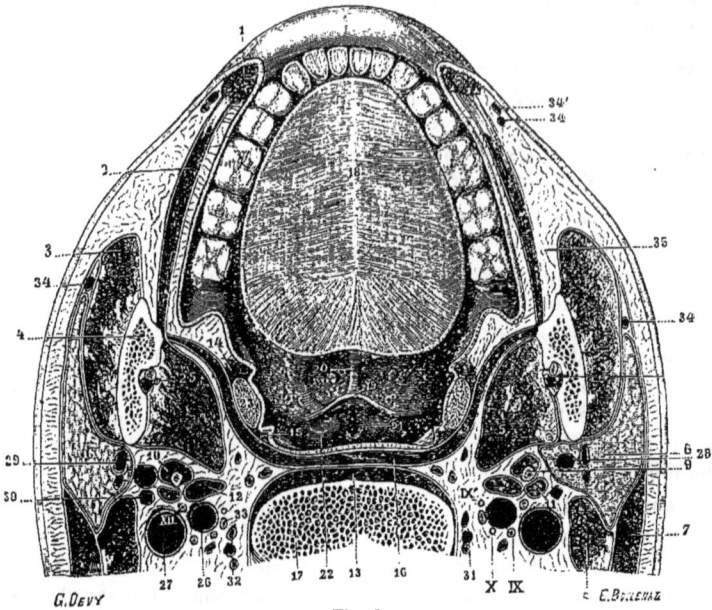

Fig. 8.

Coupe horizontale de la tête passant, en avant par la commissure des lèvres, en arrière à 5 millimètres au-dessous de l'articulation de l'axis avec les masses latérales de l'atlas (cadavre congelé, segment inférieur de la coupe, vu d'en haut).

1, orbiculaire des lèvres. — 2, buccinateur. — 3, masséter. — 4, branche montante du maxillaire inférieur, sectionnée au niveau de l'entrée du canal dentaire. — 5, ptérygoïdien interne. — 6, parotide. — 7, sterno-cléido-mastoïdien. — 8, ventre postérieur du digastrique. — 9, apophyse styloïde. — 10, stylo-glosse. — 11, stylo-hyoïdien. — 12, stylo-pharyngien. — 13, muscles prévertébraux. — 14, glosso-staphylin. — 15, pharyngo-staphylin. — 16, constricteur du pharynx. — 17, corps de l'axis. — 18, langue, dont le dos a été abrasé par la scie. — 19, bord supérieur de l'épiglotte. — 20, repli glosso-épiglottique médian. — 21, ouverture du larynx. — 22, sommet des cartilages aryténoïdes. — 23, amygdale. — 24, vaisseaux et nerf dentaires inférieurs. — 25, nerf mylo-hyoïdien. — 26, artère carotide interne. — 27, veine jugulaire interne. — 28, artère carotide externe du côté droit, passant dans le tissu parotidien (à gauche, l'artère est encore située en dehors de la glande). — 29, veine maxillaire interne. — 30, artère occipitale. — 31 et 32, artère et veine vertébrales. — 33, grand sympathique. — 34 et 34', artère et veine faciales. — 35, boule graisseuse de Bichat. — IX, glosso-pharyngien, avec IX' son rameau pharyngien. — X, pneumogastrique. — XII, grand hypoglosse.

rempli de glandes folliculeuses qui relient manifestement l'amygdale aux glandes folliculeuses de la langue (*amygdale linguale*). — L'extrémité supérieure répond à l'angle d'écartement des deux piliers du voile du palais. Mais elle ne remonte pas jusqu'au sommet de cet angle : il existe là, entre l'amygdale et la portion initiale des deux piliers, une petite dépression de forme triangulaire, que l'on désigne sous le nom de *fossette sus-amygdalienne*.

c. *Structure.* — Sur des coupes de l'amygdale, on reconnaît que les cryptes décrits plus haut sont nettement tapissés par la muqueuse pharyngienne qui suit tous les accidents de la surface de l'organe. Suivant la profondeur des cryptes, cette muqueuse forme des espèces de culs-de-sac plus ou moins profonds qui, en pénétrant dans le tissu conjonctif sous-jacent, donnent à l'amygdale un aspect irrégulièrement lobulé.

L'*épithélium* qui revêt la surface et les cryptes de l'amygdale est, comme celui des régions voisines, pavimenteux stratifié.

Le *derme* possède des papilles à peine visibles. Il est constitué par du tissu adénoïde présentant des follicules clos disposés par séries autour des diverticules de l'organe. Entre ces follicules pénètrent des éléments conjonctifs venus du tissu sous-muqueux.

Dans le *tissu sous-muqueux* se trouvent des glandes acineuses dont quelques-unes, pour certains auteurs, viendraient s'ouvrir dans la cavité des cryptes.

D'après ce qui précède, l'amygdale paraît formée par une accumulation des éléments que l'on trouve dans les régions voisines et notamment sur la base de la langue. Cependant tous les auteurs ne sont pas d'accord au sujet de la nature des follicules clos, que l'on observe sur les parois des cryptes. Tandis que Th. Schmidt, Kölliker, His, considèrent ces éléments comme des épaississements du tissu adénoïde sous-jacent, comme de véritables follicules clos, analogues à ceux que l'on retrouve dans la paroi intestinale, Retterer, qui a étudié la disposition des amygdales aux différents âges et qui en a suivi le développement dans ses divers stades, pense que ces follicules ne sont autre chose que des proliférations épithéliales issues de la muqueuse qui tapisse les cryptes.

d. *Vaisseaux et nerfs.* — Les *artères* de l'amygdale proviennent de la linguale, de la pharyngienne inférieure et des deux palatines supérieure et inférieure. Elles se résolvent, dans l'épaisseur de la glande, en d'élégants réseaux capillaires dont les mailles entourent les follicules et pénètrent même dans leur intérieur. — Les *veines*, issues de ces réseaux, se portent en dehors et forment sur la face externe de l'amygdale un petit plexus veineux, le *plexus tonsillaire*, qui est une dépendance du plexus pharyngien. — Les *lymphatiques*, étudiés d'abord par Schmidt (1863), puis par Frey et par Retterer, proviennent des follicules, où ils forment des réseaux dont les mailles mesurent $0^{mm},09$ de longueur sur $0^{mm},06$ à $0^{mm},08$ de largeur. Les plus forts capillaires ne descendent pas au-dessous d'un diamètre de $0^{mm},010$ à $0^{mm},017$ (Retterer). Les troncules et les troncs, issus des réseaux gloméru-laires, se dirigent, les uns en dedans, les autres en dehors, vers les lymphatiques de la face dorsale de la langue auxquels ils s'unissent (Sappey). D'après Cruveilhier, ils se rendent tout particulièrement aux ganglions qui occupent l'angle de la mâchoire, d'où l'engorgement de ces ganglions consécutivement à l'inflammation de l'amygdale. — Les *nerfs* de l'amygdale émanent d'un petit plexus, qui est situé sur sa face externe et à la constitution duquel participent à la fois le lingual et le glosso-pharyngien. Leur mode de terminaison n'est pas encore bien connu.

A consulter parmi les mémoires récents sur la bouche : Leboucq, *Note sur les parties épithéliales de la voûte palatine,* Arch. de Biol., 1881 ; — Reichel, *Beitrag zur Morphologie der Mundhöhlen-drüsen der Wirbelthiere,* Morph. Jahrb., 1882 ; — Loewe, *Beitræge zur Anat. der Nase u. Mundhöhle,* 1883 ; — Ostmann, *Neue Beitræge zu den Untersuch. über die Balgdrüsen der Zungenwurzel,* Virchow's Arch., 1883 ; — Alezais, *loc. cit.* (voy. p. 426) ; — Ellenberger u. Kuntze, *Bau der Drüsen der Mundhæhle der Haussäugethiere,* etc., 1884 ; — Rex, *Ein Beitrag zur Kenntniss der Muskulatur der Mundspalte der Affen,* Morphol. Jahrb., 1886 ; — Suzanne, *Rech. anat. sur le plancher de la bouche,* etc., Arch. de Physiol., 1887 ; — Breglia, *Nota anatomica sulla capacità del cavo buccale,* Progresso medico, 1891 ; — Marschall, *Thyreo-glossal duct or canal of His,* Journ of Anat. and Physiol., 1891, vol. XVI ; — Charon, *Contribution à l'étude des anomalies de la voûte palatine dans leurs rapports avec la dégénérescence,* Th. Paris, 1891 ; — Gillet, *Particularités anatomiques du frein de la lèvre supérieure,* Ann. de la Polycl. de Paris, 1892.

Voyez, au sujet des amygdales : Stœhr, *Ueber Mandeln und Balgdrüsen*, Virchow's Arch., 1884, p. 211 ; — Drews, *Zellvermehrung in der Torsilla palatina beim Erwachsenen*, Arch. f. mikr. Anat., 1884, p. 338 ; — Retterer, *Dispositions et connexions du réseau lymphatique dans les amygdales*, C. R. Soc. de Biologie, 1886 ; — Du même, *Sur le développement des tonsilles chez les mammifères*, C. R. Acad. des Sc., 1885 ; — Du même, *Du tissu angiothélial des amygdales et des plaques de Peyer*, Mém. Soc. de Biol., 1892 ; — Zawarykin, *Ueber das Epithel der Tonsillen*, Anat. Anzeiger, 1889, p. 467 ; — Stœhr, *Ueber Mandeln und deren Entwickelung*, Anat. Anzeiger, 1891, p. 545.

§ II. — Dents

Les dents sont des organes blanchâtres, durs, de consistance pierreuse, implantés sur le bord libre ou alvéolaire des deux maxillaires supérieur et inférieur. Instruments immédiats de la mastication, elles ont pour fonction de diviser les aliments pour les rendre plus accessibles à l'action des sucs digestifs. Par leurs caractères extérieurs, les dents ont beaucoup d'analogie avec les os et pendant longtemps elles ont été décrites avec le squelette. Mais cette analogie n'est qu'apparente : nous savons aujourd'hui, par leur développement (voy. Embryologie), qu'elles dérivent de la muqueuse buccale et qu'elles constituent des productions épidermiques au même titre que les ongles et les poils.

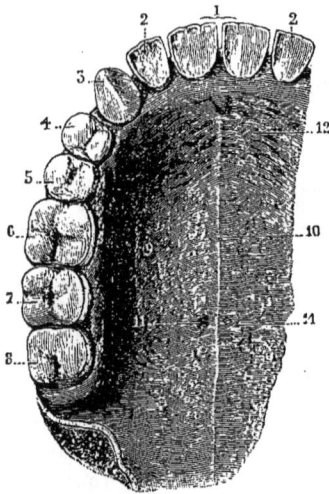

Fig. 9.

La voûte palatine et l'arcade dentaire supérieure du côté droit.

1, incisives médianes. — 2, incisives latérales. — 3, canine. — 4, première prémolaire. — 5, deuxième prémolaire. — 6, première grosse molaire. — 7, deuxième grosse molaire. — 8, dent de sagesse. — 9, muqueuse de la voûte palatine, se continuant en arrière avec celle du voile du palais. — 10, son raphé médian. — 11, fossettes situées de chaque côté du raphé et criblées d'orifices glandulaires. — 12, rugosités antérieures de la muqueuse.

A. — Nombre, situation, moyens de fixité

1° **Nombre.** — Dans la première enfance, jusqu'à l'âge de six ou sept ans, les dents sont au nombre de 20, dont 10 pour la mâchoire supérieure, 10 pour la mâchoire inférieure : ces dents tombent après un certain temps et sont appelées, pour cette raison, *dents temporaires*, *dents de la première dentition*. Chez l'adulte, le nombre des dents s'élève à 32, soit 16 pour chacune des deux mâchoires : ce sont les *dents permanentes* ou *dents de la deuxième dentition*. Comme nous le verrons dans un instant, les dents se divisent, d'après leur situation et leur forme, en incisives, canines, prémolaires et molaires. Le nombre de chacun de ces groupes varie suivant les espèces animales que l'on considère ; mais il est fixe pour chacune d'elles et se représente par un tableau sommaire que l'on désigne en zoologie sous le nom de *formule dentaire*. La formule dentaire dans l'espèce humaine est la suivante, pour l'une et l'autre des deux dentitions :

FORMULE DENTAIRE DE L'ENFANT

$$\text{Mâch. sup}^{re}. \atop \text{Mâch. inf}^{re}. \quad \text{Molaires } \frac{2}{2} \text{ Canines } \frac{1}{1} \text{ Incisives } {\frac{2}{2} = 5 \atop = 5} \Big\} \ 10 \times 2 = 20.$$

FORMULE DENTAIRE DE L'ADULTE

$$\text{Mâch. sup}^{re}. \atop \text{Mâch. inf}^{re}. \quad \text{Mol. } \frac{3}{3} \text{ Prémol. } \frac{2}{2} \text{ Can. } \frac{1}{1} \text{ Incis. } {\frac{2}{2} = 8 \atop = 8} \Big\} \ 16 \times 2 = 32.$$

2° Situation et moyens de fixité, gencives. — Les dents, qu'elles soient temporaires ou permanentes, s'implantent verticalement dans les alvéoles du maxillaire. Ces alvéoles, qui sont uniloculaires pour les dents à racine unique, multiloculaires pour les dents à racines multiples, sont exactement égales, comme forme et comme dimensions, à la partie de la dent qu'elles sont destinées à recevoir. Une pareille adaptation entre le contenant et le contenu constitue déjà, pour la dent, un moyen de fixité : on connaît les difficultés qu'on éprouve parfois à arracher une dent, même sur le squelette. La fixation de la dent à son alvéole est complétée par les *gencives*.

On donne le nom de gencives à la portion de la muqueuse buccale qui recouvre le rebord alvéolaire des deux maxillaires. Cette muqueuse, remarquable par son épaisseur, sa densité, sa résistance, adhère intimement au périoste sous-jacent : c'est une fibro-muqueuse. La muqueuse des gencives se divise naturellement en deux feuillets, l'un antérieur qui revêt la face antérieure du rebord alvéolaire, l'autre postérieur qui s'étale sur sa face postérieure. Ces deux feuillets muqueux, la muqueuse gingivale antérieure et la muqueuse gingivale postérieure, ne sont pas isolés l'un de l'autre. Ils s'unissent et se continuent réciproquement à travers les espaces interdentaires et, à ce niveau, ils enserrent le collet de chaque dent dans une espèce d'anneau qui retient la dent dans son alvéole. Mais ce n'est pas tout : la fibro-muqueuse gingivale envoie dans l'alvéole elle-même un prolongement qui, sous le nom de *périoste alvéolo-dentaire*, descend jusqu'au fond de la cavité, adhérant intimement, d'une part à la paroi alvéolaire, d'autre part à la racine de la dent. Le périoste alvéolo-dentaire a pour fonction sans doute d'amener des vaisseaux à l'alvéole et d'assurer ainsi sa nutrition ; mais il contribue encore à rendre plus complète l'adaptation de l'alvéole à la racine de la dent et, du même coup, à consolider cette dernière.

Ainsi implantée dans le sac que lui forme le périoste alvéolo-dentaire, la dent rappelle assez bien le poil dans son follicule, l'ongle dans sa rainure périunguéale.

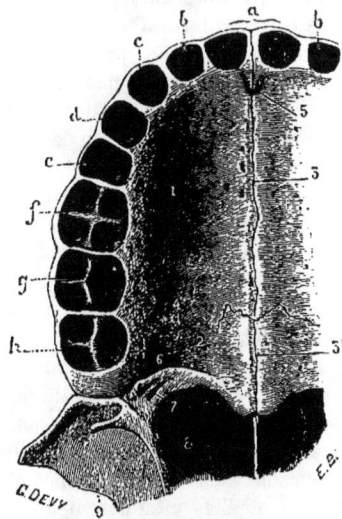

Fig. 10.

La voûte palatine, dépouillée de ses parties molles et de ses dents, pour montrer les alvéoles dentaires.

1, apophyse palatine du maxillaire supérieur. — 2, apophyse palatine du palatin. — 3, 3', sutures médianes inter-maxillaire et inter-palatine. — 4, suture palato-maxillaire. — 5, canal palatin antérieur. — 6, canal palatin postérieur. — 7, canaux palatins postérieurs accessoires. — 8, orifice postérieur des fosses nasales. — 9, apophyse ptérygoïde.

a, alvéoles des incisives médianes. — b, alvéoles des incisives latérales. — c, alvéole de la canine.— d, alvéole de la première prémolaire. — e, alvéole de la deuxième prémolaire. — f, alvéole de la première grosse molaire. — g, alvéole de la deuxième grosse molaire. — h, alvéole de la dent de sagesse.

B. — CONFORMATION EXTÉRIEURE DES DENTS

Les dents s'implantent verticalement sur les maxillaires, du moins chez le blanc. Dans les races nègres, en effet (et cette disposition s'accentue en passant de l'homme aux anthropoïdes), les incisives se projettent plus ou moins en avant, constituant une espèce de prognathisme alvéolo-dentaire.

1° Morphologie générale. — Morphologiquement, toutes les dents se rattachent à un même type primordial, qui est le type conique. Chacune d'elles possède : 1° une partie visible qui déborde l'alvéole, c'est la *couronne* ou *corps* de la dent ; 2° une partie cachée dans l'alvéole, c'est la *racine*. On désigne sous le nom de *collet* la partie, plus ou moins rétrécie mais généralement fictive, qui réunit la couronne à la racine.

La *racine* est jaunâtre. Simple pour les dents antérieures, elle est le plus souvent multiple pour les dents latérales. Elle possède dans ce dernier cas deux, trois et même quatre prolongements. Qu'elles soient uniques ou multiples, les racines sont coniques, et plus ou moins aplaties sur les faces suivant lesquelles elles se regardent. Elles vont en diminuant de leur extrémité adhérente à leur extrémité libre, et cette dernière est toujours percée à son sommet d'un petit orifice pour le passage des vaisseaux et des nerfs destinés à la pulpe dentaire.

Le *collet*, intermédiaire à la couronne et à la racine, est nettement délimité, du côté de la couronne, par une ligne irrégulière qui répond à la limite même de l'émail. Mais il n'en est pas de même du côté de la racine : il se continue avec celle-ci sans ligne de démarcation aucune. Le collet est recouvert, dans les conditions normales, par la muqueuse des gencives.

La *couronne* est remarquable par sa coloration blanche, qui tranche nettement sur la teinte jaunâtre de la racine. Elle représente la partie la plus dure et la plus résistante de la dent. Tantôt massives et franchement cuboïdales, tantôt plus minces et taillées en pointe ou en biseau, les couronnes vont en s'élargissant du collet à leur surface libre ou triturante. Il en résulte que si les dents arrivent au contact de leurs voisines au niveau de leur surface triturante, elles en sont séparées au-dessous, dans presque toute la hauteur de la couronne, par des intervalles triangulaires dont la base répond à la gencive : ce sont les *espaces interdentaires*, à travers lesquels le vestibule de la bouche communique avec la cavité buccale proprement dite. Durant le repas, les particules alimentaires, plus ou moins divisées par la mastication, remplissent ces espaces interdentaires. Mais elles y séjournent aussi après le repas chez les personnes qui n'ont pas le soin de les en chasser et elles y subissent alors une décomposition rapide, qui rend l'haleine fétide, provoque l'inflammation des gencives et n'est certainement pas sans influence sur le développement de la carie dentaire.

2° Morphologie spéciale. — Tout en se rattachant à un type commun, tout en présentant les caractères généraux que nous venons d'indiquer, les dents sont loin de se ressembler. Elles diffèrent, au contraire, sensiblement les unes des autres et, à cet effet, on les a divisées en quatre groupes, qui sont en allant de la ligne médiane à la partie postérieure du maxillaire : les *incisives*, les *canines*, les *petites molaires* ou *prémolaires*, les *grosses molaires* ou tout simplement les *molaires*. Dans chacun de ces groupes, les dents présentent des caractères généraux et des caractères particuliers ou différentiels : des caractères généraux, qui conviennent à toutes les dents du même groupe ; des caractères différentiels, qui permettent de reconnaître, une dent quelconque étant donnée : 1° l'ordre numérique qu'elle occupe dans le groupe ; 2° celle des deux mâchoires sur laquelle elle est implantée ; 3° enfin, celui des deux côtés, côté gauche ou côté droit, à laquelle elle appartient.

A. INCISIVES. — Les incisives, ainsi appelées (du latin *incidere*, couper) parce qu'elles servent surtout à couper les aliments, occupent la partie antérieure des maxillaires. Elles présentent leur maximum de développement chez les rongeurs.

Chez l'homme, elles sont au nombre de huit, quatre pour la mâchoire supérieure, quatre pour la mâchoire inférieure. A gauche et à droite, les deux incisives, les supérieures comme les inférieures, se distinguent en *incisive interne* ou *moyenne*, *incisive externe* ou *latérale*.

1° *Caractères généraux.* — Leur couronne, fortement taillée en biseau, revêt la forme d'un coin et nous présente par conséquent une base, un sommet et quatre faces. — La base, tournée du côté de l'alvéole, répond à la partie la plus épaisse de la dent. — Son sommet ou bord répond à l'extrémité libre ou triturante : il est dirigé

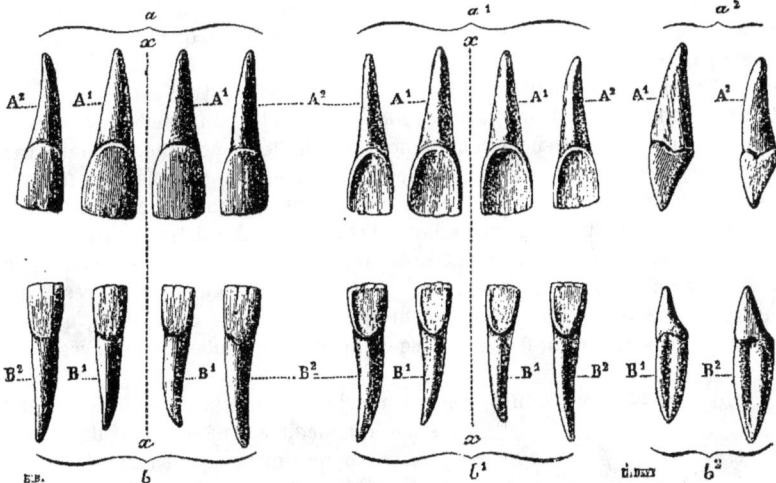

Fig. 11.

Les incisives supérieures et inférieures.

A¹, A², incisives moyenne et latérale supérieures, vues : *a*, par leur face antérieure ; *a¹*, par leur face postérieure ; *a²*, par leur face latérale. — B¹, B², incisives moyenne et latérale inférieures, vues : *b*, par leur face antérieure ; *b¹*, par leur face postérieure ; *b²*, par leur face latérale.

dans le sens transversal, nettement tranchant et surmonté dans les premières années de la vie de trois petits mamelons, un moyen et deux latéraux. — Les quatre faces se distinguent en antérieure, postérieure et latérales : la face antérieure est convexe et verticale ; la face postérieure est concave et fortement oblique, en haut et en arrière pour les incisives supérieures, en bas et en arrière pour les inférieures ; les deux faces latérales sont triangulaires, à base dirigée du côté de l'alvéole.

La racine, plus ou moins rectiligne, a la forme d'un cône aplati dans le sens transversal. Ses deux faces regardent donc, l'une en dedans, l'autre en dehors. De ses deux bords, l'antérieur est toujours plus épais que le postérieur. Le sommet est quelquefois bifide ; mais cette disposition est fort rare.

La couronne et la racine sont séparées l'une de l'autre par deux lignes courbes, l'une antérieure, l'autre postérieure, dont la convexité regarde la racine. Ces deux lignes courbes se réunissent sur les côtés de la dent, en formant un angle plus ou moins ouvert.

2° *Caractères différentiels.* — *a*. Les incisives supérieures se distinguent des inférieures par leur volume qui est presque le double de celui des inférieures. Les incisives supérieures et les incisives inférieures se distinguent encore les unes des autres par la conformation de leur racine, qui est plutôt arrondie pour les supérieures, plutôt aplatie pour les inférieures.

b. Pour les incisives supérieures, on distinguera l'interne de l'externe, en ce que la première est beaucoup plus volumineuse que l'autre. — Pour les incisives inférieures, au contraire, c'est l'externe qui est plus forte que l'interne. Mais cette différence de volume en faveur de l'incisive externe est peu considérable et, comme d'autre part les deux incisives inférieures ont à peu près la même configuration, il est ordinairement très difficile de les distinguer l'une de l'autre : pour résoudre le problème, on considérera avant tout la face postérieure de la couronne, laquelle est plane pour l'incisive interne, convexe transversalement pour l'incisive externe. Nous devons reconnaître, cependant, que ce caractère distinctif entre les deux incisives est souvent peu marqué et parfois même n'existe pas.

c. Enfin, pour reconnaître si les incisives appartiennent au côté gauche ou au côté droit, on se basera sur la direction que prend le sommet de la racine, ce sommet s'inclinant en dehors comme pour fuir la ligne médiane. Un autre caractère distinctif entre les incisives droites et les incisives gauches sera fourni par l'aspect de leur bord tranchant. L'observation nous apprend, en effet, que l'usure, au lieu de frapper uniformément toute l'étendue du bord tranchant, porte tout d'abord sur son angle externe. Il en résulte, on le conçoit, que cet angle externe est émoussé et plus ou moins arrondi, tandis que l'angle interne, resté intact, conserve sa configuration en angle droit : cette double disposition, quand elle sera bien accusée, rendra facile la mise en position de toutes les incisives.

B. CANINES. — Les canines, encore appelées *laniaires* ou *unicuspidées*, sont situées immédiatement en dehors des incisives. On en compte quatre seulement, deux pour la mâchoire supérieure, deux pour la mâchoire inférieure. Rudimentaires, chez l'homme, les canines présentent des dimensions considérables chez les carnassiers où elles constituent non seulement un instrument puissant pour la mastication, mais encore une arme souvent redoutable. Mais c'est chez les pachydermes qu'elles atteignent leur maximum de développement : les défenses de l'éléphant, on le sait, ne sont que des canines gigantesques.

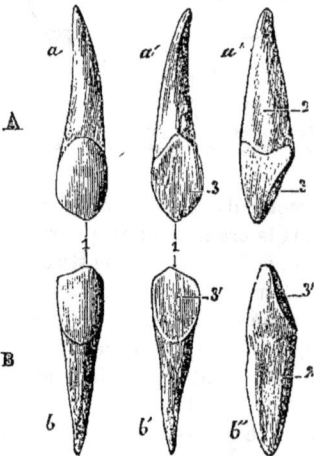

Fig. 12.

Les deux canines du côté droit.

A, canine supérieure : *a*, vue par sa face antérieure ; *a'*, vue par sa face postérieure ; *a''*, vue par sa face latérale.
B, canine inférieure : *b*, vue par sa face antérieure ; *b'*, vue par sa face postérieure ; *b''*, vue par sa face latérale.
1, tubercule du sommet de la couronne. — 2, 2', gouttières latérales de la racine. — 3, 3', saillies de la face postérieure de la couronne.

1° *Caractères généraux.* — Les canines ont pour caractère essentiel, outre leur longueur qui dépasse celle de toutes les autres dents, la forme conoïde de leur couronne. On peut cependant leur distinguer, comme aux incisives, quatre faces : deux faces latérales, de forme triangulaire ; une face antérieure convexe ; une face postérieure, concave. Sur cette dernière, se voit une petite crête mousse et verticale qui s'étend jusqu'à la surface triturante et qui constitue à ce niveau le sommet de la dent. De ce sommet, comme du sommet d'un angle, partent deux petits bords tranchants, à direction oblique, l'un interne, l'autre externe. Il est à remarquer que le bord externe est un peu plus long que l'interne, comme le montrent nettement les deux canines représentées dans la figure 12.

La racine des canines est unique, volumineuse, soulevant la surface du maxillaire supérieur en une saillie verticale, que nous avons déjà décrite, en ostéologie, sous le nom de bosse canine. Elle est légèrement aplatie dans le sens transversal et présente, sur chacune de ses deux faces, un sillon plus ou moins accusé, dirigé dans le sens de la longueur.

2° *Caractères différentiels.* — *a.* Les canines supérieures se distinguent des inférieures en ce qu'elles sont plus volumineuses et qu'elles possèdent à la fois : 1° une couronne plus large; 2° une racine plus longue, moins aplatie, ayant des sillons latéraux moins accusés. Nous ajouterons que l'usure de la pointe de la dent canine se fait aux dépens de sa face postérieure pour les canines supérieures, aux dépens de sa face antérieure pour les canines inférieures.

b. Pour distinguer les canines droites des canines gauches, et vice versa, on considère surtout le tubercule du sommet de la couronne qui, comme nous l'avons dit, est plus rapproché de la face interne de la dent que de sa face externe. Il s'en-suit que si l'on abaisse une verticale par ce sommet, cette verticale divise la face antérieure de la dent en deux parties inégales : une partie, plus grande, qui regarde en dehors; une partie plus petite, qui doit être tournée en dedans. Ce fait étant connu, il suffira, pour mettre une canine en position, de la disposer sur le maxillaire d'une façon telle que celle de ses deux faces latérales qui est la plus rapprochée du tubercule du sommet regarde la ligne médiane.

C. PRÉMOLAIRES. — Les prémolaires ou *bicuspidées* sont situées en arrière des canines. Elles sont au nombre de huit, quatre pour chacune des deux mâchoires, deux à droite et deux à gauche. On les distingue en *première* et en *deuxième*, en allant d'avant en arrière.

1° *Caractères généraux.* — Les prémolaires ont une couronne cylindroïde, à laquelle nous pouvons distinguer quatre faces : une face antérieure et une face postérieure, qui répondent aux dents adjacentes et qui sont planes; une face interne et une face externe, qui regardent l'une la langue, l'autre la joue, toutes les deux convexes et arrondies. Mais ce qui caractérise avant tout les prémolaires, c'est la présence, sur leur face triturante, de deux tubercules ou *cuspides*, situés l'un en dedans, l'autre en dehors et séparés l'un de l'autre par un sillon fort irrégulier à direction antéro-postérieure. De ces deux tubercules, l'externe est toujours plus développé que l'interne.

La racine des prémolaires est le plus souvent unique. Elle est aplatie d'avant en arrière et, sur chacune de ses deux faces, se voit un sillon vertical, indice de la tendance qu'a cette racine à se bifurquer. La bifurcation est rare, et, quand elle existe, elle est presque toujours limitée à son sommet : l'une des pointes se dirige en dedans, l'autre, en dehors.

2° *Caractères différentiels.* — *a.* Les prémolaires supérieures et les prémolaires inférieures se distinguent les unes des autres : 1° par la forme de la couronne, qui est aplatie d'avant en arrière pour les supérieures, plutôt cylindrique pour les inférieures; 2° par le développement de leurs cuspides, qui, sur les pré molaires supérieures, sont plus volumineux et séparés l'un de l'autre par une rainure plus profonde, sur les prémolaires inférieures plus petits et moins nette-ment isolés; 3° par la tendance qu'a la racine à devenir bifide, tendance qui est tou-jours plus marquée pour les prémolaires du haut que pour les prémolaires du bas.

b. Dans le groupe des prémolaires supérieures, on distinguera la première de la seconde par l'examen des cuspides : sur la première, les deux cuspides occupent des niveaux différents, l'externe étant plus saillant que l'interne ; sur la deuxième, au contraire, les deux cuspides sont situés l'un et l'autre sur le même plan horizontal. — Même caractère distinctif pour le groupe des prémolaires inférieures : les deux cuspides occupent le même niveau pour la deuxième, un niveau différent pour la première.

c. C'est toujours une opération très délicate que de reconnaître si l'on a affaire à des prémolaires du côté droit ou à des prémolaires du côté gauche. On trouve

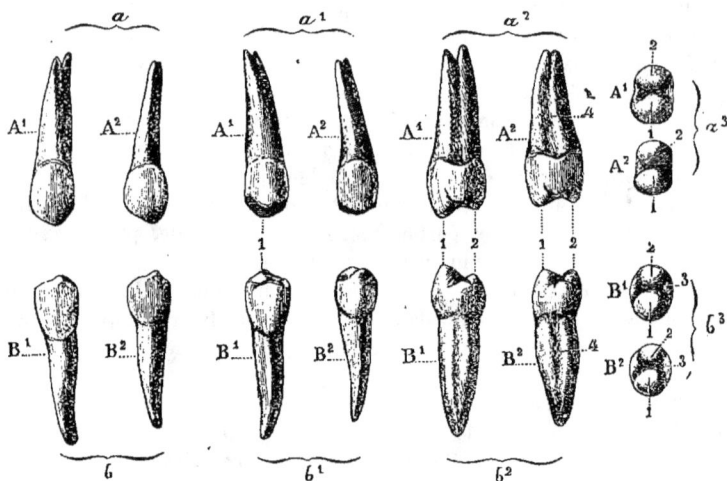

Fig. 13.

Les quatre prémolaires du côté droit.

A¹, A², la première et la deuxième prémolaires supérieures : *a*, vues par leur côté externe ; *a¹*, vues par leur côté interne ; *a²*, vues par leur côté antérieur ; *a³*, vues par leur surface triturante.

B¹, B², la première et la deuxième prémolaires inférieures : *b*, vues par leur côté externe ; *b¹*, vues par leur côté interne ; *b²*, vues par leur côté antérieur ; *b³* par leur surface triturante.

1, tubercule externe. — 2, tubercule interne. — 3, sillon antéro-postérieur qui sépare ces deux tubercules. — 4, 4', gouttières de la racine.

écrit partout que des deux bords du cuspide externe, le bord antérieur est plus petit que le postérieur ; que, dès lors, pour mettre en position une dent donnée, il suffit de considérer la face externe ou génienne de son cuspide externe et de la disposer de façon que le plus petit des deux bords du cuspide précité soit dirigé en avant. En théorie, il n'est rien de plus simple ; mais on doit avouer qu'en pratique le problème est autrement difficile, si tant est qu'il soit toujours soluble.

D. Grosses molaires. — Les grosses molaires ou *multicuspidées* occupent la partie la plus reculée du rebord alvéolaire. Elles atteignent leur plus haut degré de développement chez les ruminants et chez les pachydermes. Chez l'homme, on en compte douze, six pour chaque mâchoire, trois à droite, et trois à gauche On les désigne sous les noms numériques de *première*, *deuxième*, *troisième*, en allant d'avant en arrière. La troisième, qui apparaît longtemps après les autres, est encore appelée *dent de sagesse.*

1° *Caractères généraux.* — La couronne des grosses molaires, assez régulièrement cuboïde, nous présente quatre faces, comme pour les prémolaires. Les faces antérieure et postérieure, suivant lesquelles ces dents se correspondent, sont planes; les deux autres, interne et externe, sont convexes, lisses, arrondies. Leur surface triturante, véritables meules sur lesquelles se broient les aliments, sont armées de quatre cuspides, que sépare un double sillon disposé en croix. Toutefois, le nombre de ces cuspides n'est pas constant : il peut, suivant les cas, descendre à trois ou s'élever à cinq.

La racine des grosses molaires est toujours multiple; on en compte deux ou trois, plus rarement quatre. Quand il existe deux racines seulement, l'une est

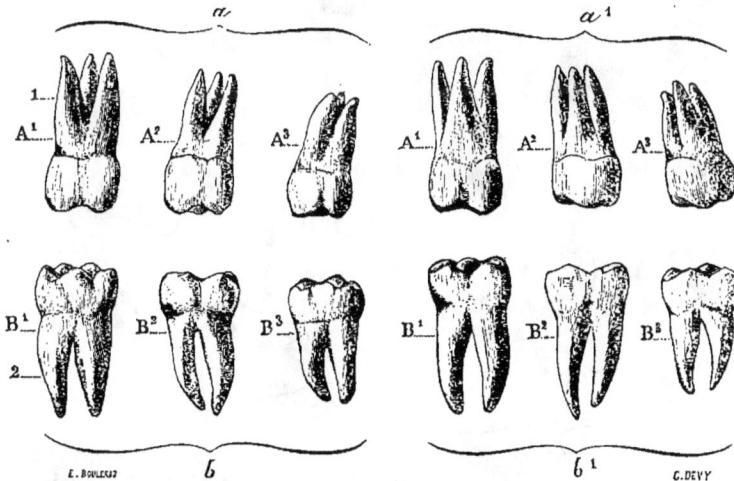

Fig. 14.

Les six grosses molaires du côté droit, vues : *a* et *b*, par leur face externe ; *a'* et *b'*, par leur face interne.

A', A², A³, les trois grosses molaires supérieures. — B', B², B³, les trois grosses molaires inférieures. — 1, racine triple des molaires supérieures. — 2, racine double des molaires inférieures.

antérieure, l'autre postérieure et toutes les deux sont aplaties d'avant en arrière. Lorsqu'il en existe trois ou quatre, on en rencontre deux en dehors : la troisième ou les deux autres sont en dedans. Exceptionnellement, on observe des molaires avec cinq racines.

En ce qui concerne leur direction, les racines des grosses molaires sont parallèles ou plus ou moins divergentes. Dans certains cas, après s'être écartées de l'axe de la dent, elles reviennent vers cet axe en formant un crochet. Les dents qui présentent une pareille disposition sont dites *dents barrées*. On conçoit sans peine qu'on ne pourra en pratiquer l'avulsion qu'à la condition d'enlever en même temps la portion du maxillaire qu'elles embrassent par leurs racines.

2° *Caractères différentiels.* — *a.* Les grosses molaires supérieures se distinguent des grosses molaires inférieures par leur volume qui, contrairement à ce qu'on observe pour les autres dents, est moins considérable. A ce premier caractère distinctif vient s'en ajouter un autre, tiré du nombre des racines : les molaires supérieures, en effet, présentent trois ou quatre racines, tandis que les molaires inférieures n'en possèdent que deux.

b. Les trois molaires supérieures se distinguent d'abord les unes des autres par leur volume, qui va en décroissant de la première à la troisième (fig. 14 *bis*). Il en

résulte que leurs faces triturantes forment dans leur ensemble une surface triangulaire dont la base est formée par la première molaire et dont le sommet, plus
ou moins fortement tronqué, répond à la partie postérieure de la troisième. Elles
se distinguent ensuite par le nombre et la disposition de leurs cuspides La première molaire supérieure possède ordinairement quatre cuspides, un à chaque
coin. La deuxième en présente trois, deux externes, le troisième interne. La
troisième ou dent de sagesse, la plus petite des trois, en possède également trois ;
mais ils sont généralement moins volumineux et moins distincts que pour la

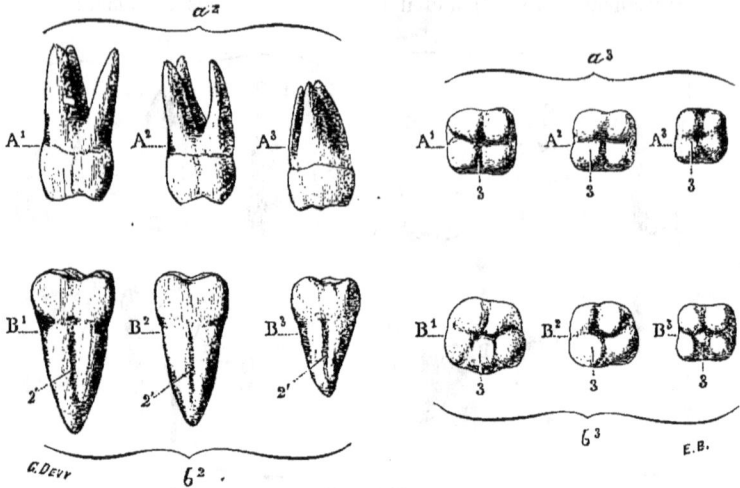

Fig. 14 bis.
Les six grosses molaires du côté droit, vues : a^2 et b^2, par leur face antérieure ;
a^3 et b^3 par leur face triturante.

A¹, A², A³, les trois grosses molaires supérieures. — B¹, B², B³, les trois grosses molaires inférieures. — 1, racine
triple des molaires supérieures. — 2, sillon situé sur la face antérieure de la racine des molaires inférieures. —
3, tubercules antérieurs de la couronne.

dent précédente. En même temps, ses trois racines semblent s'être ramassées sur
elles-mêmes et sont plus ou moins soudées.

c. Les trois molaires inférieures décroissent comme les supérieures de la première à la troisième. La première, qui est la plus volumineuse de toutes les dents,
nous présente cinq cuspides, trois externes et deux internes. La seconde n'en
possède que quatre, un pour chaque coin, séparés par un sillon en croix. La dent
de sagesse, enfin, très variable dans sa forme comme tous les organes rudimentaires, en possède suivant les cas trois, quatre ou cinq ; mais ils sont toujours plus
petits et moins bien délimités que sur les deux dents précédentes.

d. Pour reconnaître le côté auquel appartiennent les grosses molaires, il convient
de se baser sur la disposition et le volume respectif des racines. Nous avons vu que
les molaires supérieures possédaient trois racines, dont deux externes et l'autre
interne. Or, des deux racines externes, l'antérieure est plus volumineuse que la
postérieure : il faudra donc, une molaire supérieure étant donnée, la disposer d'une
façon telle que, de ses deux racines externes, la plus grosse soit placée en avant,
la plus petite en arrière. De même pour les molaires inférieures, nous savons
qu'elles ne présentent que deux racines, l'une antérieure plus forte et plus large,
l'autre postérieure plus petite : ceci connu, il suffira, pour mettre en position une

molaire inférieure, d'avoir l'œil sur ses deux racines et de la disposer sur le côté du maxillaire où la racine la plus développée sera en avant et la moins développée en arrière.

Le volume des grosses molaires, avons-nous dit plus haut, décroît de la première à la seconde et de la seconde à la dent de sagesse : c'est là l'un des traits caractéristiques de l'appareil dentaire dans nos races européennes. Chez les singes, au contraire, les molaires augmentent de volume dans le même sens : la première est plus petite que la seconde et celle-ci est plus petite que la troisième.

Entre ces deux types extrêmes, viennent se placer les Australiens (BROCA) qui ont leurs trois molaires très développées et égales entre elles. Dans les races préhistoriques, nous rencontrons assez fréquemment cette dernière disposition, mais nous observons aussi la disposition simienne : cette disposition est très nette, par exemple, sur la célèbre mâchoire de la Naulette et chez l'homme de Spy, qui sont franchement quaternaires.

L'homme de Chancelade qui remonte, lui aussi, à la période quaternaire (voy. TESTUT, Bull. Soc. d'Anthropologie de Lyon, 1889), se rapproche beaucoup, à cet égard, des sujets recueillis à la Naulette et à Spy. En mesurant comparativement la deuxième et la troisième molaire (la première manquait des deux côtés), j'ai obtenu les résultats suivants :

DENTS	DIAMÈTRE		
	ANTÉRO-POST.	TRANSVERSE	MOYEN
Deuxième molaire.	9,5	12	10,75
Troisième molaire droite	11	11,25	11,12
Troisième molaire gauche.	12	12	12

Ces chiffres nous montrent clairement que la troisième molaire ou dent de sagesse, tant à droite qu'à gauche, se trouve plus développée que la deuxième. J'ajouterai que, sur ce même sujet, la dent de sagesse était séparée de la branche du maxillaire par un intervalle de 1 centimètre. Je considère encore cette disposition comme un caractère d'infériorité. Si nous examinons, en effet, le mode de conformation des arcades dentaires sur les mandibules de nos races civilisées, nous voyons la dent en question, la troisième molaire, s'appliquer le plus souvent contre la branche du maxillaire et même, chez quelques sujets, ne pas trouver l'espace nécessaire à son évolution.

Comme on le voit, et probablement sous l'influence de modifications apportées au régime alimentaire, la dent de sagesse diminue d'importance, en passant des espèces simiennes aux races inférieures, soit quaternaires, soit actuelles, et de ces dernières aux races civilisées. Aujourd'hui la dent de sagesse n'est plus, dans nos races européennes, qu'un organe rudimentaire, un de ces organes que nous sommes en train de perdre. De là bien certainement les variations si fréquentes qu'on observe dans son mode d'apparition, dans son volume et dans sa destinée.

C. — DISPOSITION GÉNÉRALE DES DENTS, ARCADES DENTAIRES

Les différentes dents que nous venons de décrire se disposent régulièrement à la suite les unes des autres, de façon à former dans leur ensemble deux rangées paraboliques et nulle part interrompues : ce sont les *arcades dentaires*, que l'on distingue en supérieure et inférieure.

1° Arcades dentaires. — Chacune des arcades dentaires nous présente une face antérieure, une face postérieure, un bord adhérent et un bord libre. — La *face antérieure*, convexe, répond aux lèvres et aux joues. Elle se développe suivant une courbe très régulière : aucune dent ne dépasse la rangée et c'est là, disons-le en passant, une disposition qui est propre à l'espèce humaine. Déjà, chez les anthropoïdes, les canines se projettent en avant, accentuant la forme carrée du maxillaire et justifiant ainsi pleinement le nom de *dents de coin* que leur donnent certains zoologistes. — La *face postérieure*, concave, est en rapport avec la langue, qui se moule exactement sur elle. — Le *bord adhérent* ou *alvéolaire*, régulièrement festonné, répond aux collets des dents que recouvre la muqueuse gingivale. — Le *bord libre*, enfin, répond au bord libre de l'arcade opposée. Il est horizontal chez l'homme, toutes les dents, depuis la première jusqu'à la dernière, s'arrêtant chez lui au même niveau.

2° Rapports réciproques des deux arcades supérieure et inférieure. — Si nous examinons maintenant les rapports réciproques des deux arcades dentaires,

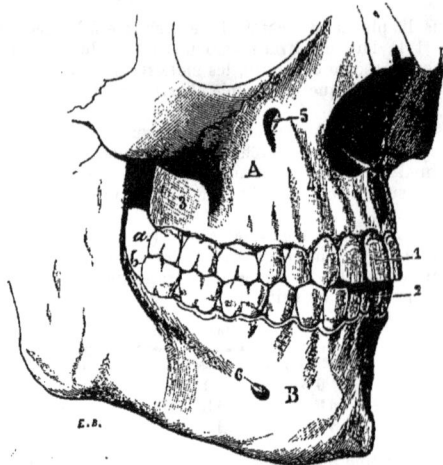

Fig. 15.

Les deux arcades dentaires du côté droit, dans leurs rapports entre elles et avec le squelette.

A, maxillaire supérieur, avec *a*, son arcade dentaire. — B, maxillaire inférieur, avec *b*, son arcade dentaire. — 1, les incisives supérieures. — 2, les incisives inférieures. — 3, tubérosité du maxillaire supérieur. — 4, saillie de la canine. — 5, trou sous-orbitaire, placé au-dessus de la deuxième prémolaire supérieure. — 6, trou mentonnier, placé au-dessous de l'espace qui sépare la deuxième prémolaire et la première molaire inférieure.

nous constatons tout d'abord que l'arcade supérieure se développe suivant un rayon plus grand que celui de l'arcade inférieure et, par conséquent, déborde celle-ci sur tout son pourtour. — A la partie antérieure des arcades, les incisives d'en haut descendent au-devant des incisives d'en bas : ces deux rangées de dents, dans la mastication, glissent mutuellement l'une sur l'autre à la manière des lames d'une paire de ciseaux. — Sur les côtés, les petites et les grosses molaires de l'une des deux arcades s'opposent à leurs homonymes de l'autre arcade, d'une façon telle que les cuspides externes des molaires inférieures viennent se loger dans la rainure qui, sur les molaires supérieures, sépare les cuspides externes des cuspides internes. Il y a là une sorte d'engrènement où les saillies répondent aux creux et réciproquement, comme cela s'observe entre les deux mors d'une pince.

Il convient d'ajouter que, les dents supérieures étant plus volumineuses que les dents inférieures, les dents homonymes ne se correspondent pas exactement corps pour corps, mais que chacune d'elles, considérée isolément, prend contact avec les deux dents adjacentes de l'arcade opposée.

La correspondance entre l'arcade dentaire supérieure et l'inférieure s'établit généralement de la façon suivante (fig. 16). — L'*incisive supérieure moyenne* repose à la fois sur l'incisive inférieure moyenne et sur la moitié interne de l'incisive inférieure latérale. — L'*incisive supérieure latérale* répond à la moitié externe de l'incisive inférieure latérale et à la moitié interne de la canine inférieure. — La *canine supérieure* s'enfonce, à la manière

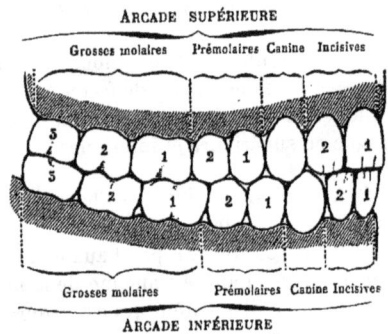

Fig. 16.

Schéma représentant les deux arcades dentaires, vues par leur face externe avec leurs rapports réciproques (côté droit).

d'un coin, dans l'angle dièdre que forment la moitié externe de la canine inférieure et la moitié antérieure de la première prémolaire. — La *première prémolaire supérieure* repose sur la moitié postérieure de la première prémolaire inférieure et sur la moitié antérieure de la seconde. — La *deuxième prémolaire supérieure*, à son tour, répond à la moitié postérieure de la deuxième prémolaire inférieure et au tiers antérieur de la première molaire. — La *première molaire supérieure* repose sur les deux tiers postérieurs de la première molaire inférieure, ainsi que sur le tiers antérieur de la deuxième. — La *deuxième molaire supérieure* s'oppose aux deux tiers postérieurs de la deuxième molaire inférieure et au tiers antérieur de la troisième. — Enfin, la *troisième molaire* ou *dent de sagesse supérieure*, plus petite que la dent de sagesse inférieure, repose sur les deux tiers postérieurs de cette dernière.

D. — CONFORMATION INTÉRIEURE, STRUCTURE

La couronne des dents est creusée à son centre d'une cavité, allongée de bas en haut pour les incisives et les canines, ovoïde pour les prémolaires, cuboïde pour les grosses molaires. Cette cavité, qui se réduit progressivement au fur et à mesure que le sujet avance en âge, se prolonge en se rétrécissant dans toute la longueur de la racine et aboutit à l'orifice, signalé ci-dessus, qui occupe le sommet de cette dernière. La cavité centrale de la dent, tant dans sa portion radiculaire que dans sa portion coronaire, est comblée à l'état frais par une substance molle, que l'on désigne sous le nom de *pulpe dentaire*.

La dent, considérée au point de vue de sa constitution anatomique, se compose donc de deux parties (fig. 17) : une partie molle, occupant le centre, la *pulpe dentaire;* une portion dure, constituant sa périphérie. Cette portion dure est formée en majeure partie par une substance particulière, appelée *dentine* ou *ivoire* (b). De plus, la couronne et la racine sont recouvertes à leur surface extérieure, la première par l'*émail* (a), la seconde par le *cément* (c).

1° Pulpe dentaire. — Pour prendre une notion exacte de la pulpe de la dent, il convient de l'étudier dans les organes dentaires jeunes : elle est, en effet, fortement réduite dans les vieilles dents. Le tissu qui la constitue est de consistance molle, d'aspect rougeâtre, d'une sensibilité extrême. Il est formé de tissu conjonctif et contient de nombreux vaisseaux et

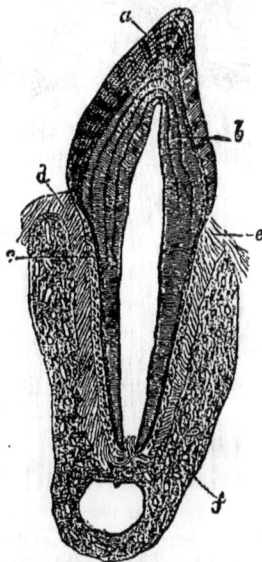

Fig. 17.

Coupe longitudinale de la première molaire du chat (KLEIN).

a, émail. — *b*, dentine. — *c*, cément. — *e*, périoste. — *f*, os de l'alvéole.

nerfs Ce tissu conjonctif renferme peu de fibres, les cellules sont assez peu nombreuses au centre; mais en revanche, à la périphérie, au voisinage de l'ivoire, elles sont assez nombreuses pour constituer une sorte de membrane, à laquelle KÖLLIKER avait donné le nom de *membrane de la dentine*. Ces cellules, que l'on désigne sous le nom d'*odontoblastes*, allongées dans le sens radial, formant un cône dont la base regarde l'ivoire, de 20 à 30 μ de long sur 5 μ de large, finement granuleuses, possèdent un noyau dans la partie qui avoisine le centre de la pulpe. Elles présentent : 1° un prolongement central, qui va s'anastomoser avec les prolongements des cellules du centre de la pulpe ; 2° des prolongements latéraux, qui vont s'unir avec les prolongements de même nature issus des odontoblastes voisins ; 3° enfin, des prolongements périphériques, qui, partis en nombre variable (jusqu'à six d'après Boll) de la partie élargie de la cellule, se rendent dans les tubes de l'ivoire.

Weil avait décrit entre les odontoblastes et les cellules de la pulpe une sorte de membrane homogène, large de 25 μ, la *membrane de l'ivoire*. Ebner ne l'ayant rencontrée ni sur les dents fraîches, ni sur les dents décalcifiées, en conclut qu'elle n'est qu'un produit artificiel. Tel est également l'avis de C. Rose (*Anat. Anzeiger*, 1892). Cependant, Weil et Partsch maintiennent la réalité de son existence. Partsch a décrit, en outre, sur les dents traitées par le liquide de Müller et l'alcool une couche placée au-dessus des odontoblastes et contenant quelques cellules isolées.

2° Ivoire.

— L'ivoire ou dentine est une substance dure, compacte, de couleur

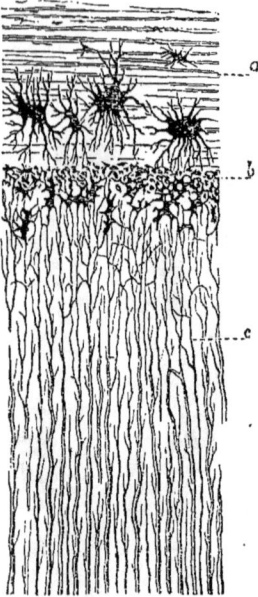

Fig. 18.

Coupe transversale d'une dent canine de l'homme (Klein).

a, cément avec de larges corpuscules osseux. — *b*, substance interglobulaire. — *c* tubes de la dentine.

blanche ou jaunâtre, réfléchissant la lumière sur une section nette, transparente sous une faible épaisseur. Examinée au microscope, par des procédés analogues à ceux qu'on emploie pour étudier l'os, elle paraît formée d'une substance fondamentale, dans laquelle sont placés des tubes dits *tubes de dentine* ou *de l'ivoire* (fig. 18, c).

La substance fondamentale paraît, d'après Ebner, posséder, comme la substance osseuse, une structure fibrillaire. Nous nous sommes déjà expliqués à ce sujet, nous n'y reviendrons pas. Décalcifiée, elle se décompose, comme l'a indiqué Sharpey, en lames concentriques parallèles à la surface de la pulpe dentaire, et perpendiculaires à la direction des tubes de l'ivoire.

En certains points, la dentine présente des solutions de continuité, dues à un défaut de cohésion de la masse. En effet à ce niveau, au lieu d'être compacte, la dentine est formée de masses globuleuses réfringentes, laissant entre elles des espaces dits *espaces interglobulaires*. Ces solutions de continuité qui, sur les dents montées dans le baume sec, paraissent noires, en vertu de l'air qui les remplit (Lepkowski), sont parallèles à la stratification que nous venons de signaler dans la dentine et forment une série de lignes désignées sous le nom de *lignes incrémentales de Salter* (fig. 18, b). Elles sont variables en nombre et en épaisseur ; mais il existe presque constamment une de ces lignes à la surface externe de l'ivoire immédiatement au-dessous du cément (fig. 18, b). Ces espaces sont, pour Lepkowski, formés par des canaux élargis de l'ivoire se coupant entre eux, constituant, par conséquent, des cavités à surfaces concaves vers leur centre.

Les tubes de dentine (fig. 18, c) s'étendent de la face interne près de la pulpe, jusqu'à la face externe, sous le cément dans la racine, sous l'émail dans la couronne. Creux dès leur origine centrale, ils vont, en se divisant par dichotomisation, sans cependant diminuer beaucoup de volume, rejoindre les canalicules osseux ou les lacunes du cément (fig. 20) et même, d'après Tomes, se perdre dans l'émail chez certains animaux, chez les marsupiaux en particulier. Chez l'homme, les canaux se prolongent pour la plupart dans l'émail, mais dans une longueur très faible.

D'après Lepkowski, ces tubes, étudiés au moyen du chlorure d'or et de l'acide formique se terminent en pointe ou bien en massue. Ils présentent dans la région voisine du cément, étant donné la disposition de leurs ramifications, l'aspect d'un

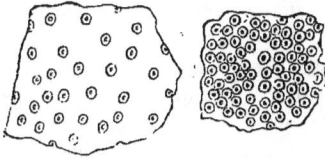

Fig. 19.

Tubes de l'ivoire, vus sur une coupe transversale (Tomes).

(Le double contour est, à dessein, d'une netteté exagérée
pour rendre la figure plus démonstrative.)

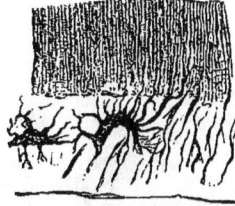

Fig. 20.

Lacunes du cément, s'anastomosant avec
les terminaisons des tubes dentinaires
(Tomes).

sapin. Ajoutons qu'ils envoient sur leur trajet, par leur partie latérale, un certain nombre de fines ramifications anastomotiques ou terminées comme les tubes eux-mêmes. Verticaux au sommet de la couronne, ils tendent à devenir horizontaux vers le collet, et s'inclinent en bas vers la pointe de la racine.

A leur origine près de la pulpe, ils décrivent deux ou trois courbes (courbures principales) qui par leur réunion donnent à l'ivoire un aspect ondulé sur les coupes ; de plus, ils sont tordus en spirale sur leur axe et ces torsions constituent leurs courbures secondaires. Leurs courbures principales, toutes parallèles entre elles et peu distantes, déterminent par la ma-nière dont elles réfléchissent la lumière des ondulations que l'on désigne sous le nom de *lignes de Schreger*.

Chaque tube possède, comme l'ostéoplaste, une sorte de paroi cuticulaire que l'on met en évidence par la décalcification et la dissociation. A l'état frais et dans les dents jeunes, il contient un prolongement des odontoblastes, prolongement qui est quel-quefois désigné sous le nom de *fibre de l'ivoire* (fig. 19 et 21).

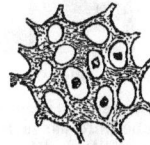

Fig. 21.

Coupe transversale
de l'ivoire (Tomes).

(Cette coupe nous
montre un certain nom-
bre de tubes : dans quatre
d'entre eux, on voit les
fibrilles coupées en tra-
vers comme les tubes
eux-mêmes ; ces fibrilles
sont légèrement rétré-
cies par l'action de la
glycérine dans laquelle
la coupe a été plongée.)

La dentine est formée, au point de vue de sa constitution chimique, d'une substance animale (28 p. 100) réductible par l'ébullition en gélatine, et de matières inorganiques (72 p. 100). Ces dernières sont, d'après Bibra, du phosphate de chaux (66,7 p. 100), du carbonate de chaux (3,3 p. 100), du phosphate de magnésie et autres avec des traces de fluorure de cal-cium (1,8 p. 100).

3° **Email**. — L'émail, substance d'une dureté extrême, le plus dur de tous les éléments constitutifs de la dent, recouvre la couronne dentaire. Relativement épais au niveau des parties saillantes de la couronne, il s'amincit graduellement jusqu'au sommet. Il se détruit par l'usage et ne se reproduit pas : il diffère en cela d'autres produits de même nature, de nature épithéliale. Cette origine qui peut surprendre de prime abord, étant donné les propriétés physiques de l'émail, est cependant réelle et nous verrons, en étudiant le développement des dents, qu'il dérive de l'épithélium buccal.

Il est constitué par deux couches, l'une externe désignée sous le nom de couche cuticulaire (*capsule persistante de Nasmyth*), l'autre interne formée de prismes dits prismes de l'émail. — La *couche cuticulaire* (fig. 22, a) que l'on ne voit bien que sur les dents jeunes, après traitement par les acides, est excessivement fine. Elle est, comme toutes les cuticules, très résistante et n'est détruite ni par l'ébullition, ni par les acides minéraux. Sous l'influence du nitrate d'argent, elle présente dans les jeunes dents un aspect pavimenteux. — La *couche des prismes* est de beaucoup la plus importante. Elle présente des stries radiales, verticales près du sommet des dents, horizontales vers les parties latérales de la couronne, alternativement claires et obscures. Des lignes pigmentées, concentriques, presque parallèles à la surface dentaire, existent dans l'épaisseur de l'émail. Ces lignes, *lignes parallèles brunes de Retzius*, seraient dues à de l'air emprisonné entre les rangées de prismes, car elles disparaissent dans les coupes qui ne sont pas sèches (VON EBNER). Enfin, dans la partie profonde, près de la dentine, on trouve des fissures qui communiquent parfois avec les canalicules de la dentine.

L'émail est constitué par des prismes à six pans que l'on peut bien examiner après dissociation et décalcification des dents jeunes. Réunis par une substance intermédiaire calcifiée excessivement mince, ils se croisent près de l'ivoire, dans des couches alternées, ce qui produit la succession des couches claires et des couches sombres. Près de la périphérie, tous les prismes deviennent parallèles et constituent par leurs extrémités superficielles juxtaposées une véritable mosaïque hexagonale (fig. 23, B). Du reste, la disposition des prismes varie suivant les espèces animales et semble adaptée au

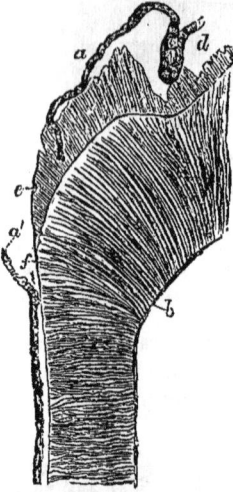

Fig. 22.

Membrane de Nasmith, devenue libre par la destruction partielle de l'émail au-dessous d'elle (TOMES).

a, membrane de Nasmith, avec a', extrémité détachée de cette membrane. — b, dentine. — d, masse occupant une cavité de l'émail. — c, émail.

mode de fonctionnement des dents (L. GRASSET). Dans la partie profonde, chaque prisme se creuse une véritable cupule dans la dentine. Il existe en outre, à la surface de chaque prisme, des étranglements qui leur donnent un aspect strié

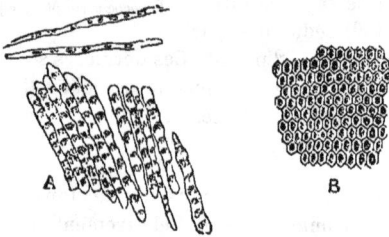

Fig. 23.

Les prismes de l'émail : A, vus longitudinalement ; B, vus en coupe transversale (KLEIN).

dans le sens perpendiculaire à leur grand axe (fig. 23, A). D'après VON EBNER, ces stries qui n'existent pas dans l'émail des dents saines ou bien chez les jeunes sujets deviennent bien apparentes par l'emploi des acides et résultent de la corrosion des prismes.

Les prismes de l'émail sont composés de sels calcaires et d'une substance organique fondamentale, apparente seulement dans les jeunes dents. L'analyse chimique donne d'après BIBRA : matière animale, 3,5 p. 100 ; phosphate de chaux et traces de fluorure de calcium, 89,8 p. 100 ; carbonate de chaux, 4,4 p. 100 ; phosphate de magnésie et autres sels, 1,3 p. 100.

4° **Cément.** — Le cément est la substance qui recouvre la racine des dents, de la pointe au collet. Plus épais au niveau des pointes, où avec l'âge il peut s'accroître au point d'obturer l'orifice qui conduit les vaisseaux et les nerfs à la pulpe, il s'amincit jusqu'au niveau de la couronne. Il est constitué par du tissu osseux vrai, très légèrement modifié. On y reconnaît l'existence de lamelles osseuses avec ostéoplastes et canalicules osseux; on y retrouve même, quand il est épais, des canaux de Havers et des fibres de Sharpey.

Comme on le voit, la disposition générale des différentes parties constitutives de la dent est assez simple chez l'homme. Il n'en est pas de même dans certaines espèces animales. Chez les rongeurs, chez les solipèdes, on trouve des dents à *émail folié*, organes dans lesquels la dentine forme une série de plis au-dessus d'une pulpe simple, l'émail et le cément s'introduisant dans les interstices de la dentine. Chez d'autres espèces animales, on trouve des *dents composées*, formées d'un tronc commun d'où partent des dents plus petites séparées, ou bien constituées par de nombreuses petites dents indépendantes, réunies pour former une dent commune. Les dents de beaucoup de poissons appartiennent au second de ces deux types. Les dents de quelques poissons, les dents de certains reptiles fossiles (Labyrinthodon), les dents postérieures de l'éléphant appartiennent au premier, et encore, chez l'éléphant, la complexité est plus grande encore, car chaque dent partielle est une dent à émail folié.

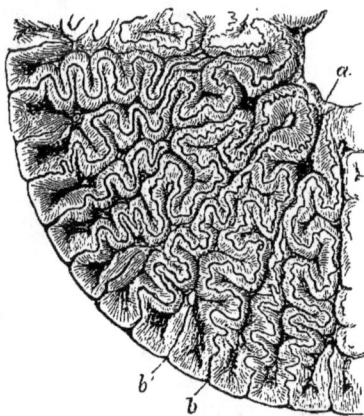

Fig. 24.

Coupe transversale d'une dent du labyrinthodon
(d'après Owen).

La lettre *a* indique la cavité pulpaire centrale. — La lettre *b* marque les lignes de séparation des systèmes du tube dentaire appartenant à chaque lamelle de pulpe.

Des particularités de structure histologique peuvent s'observer chez quelques animaux : les défenses de l'éléphant et les dents des édentés n'ont pas d'émail ; il en est de même de la surface active des dents incisives des rongeurs. Chez certains poissons (Esox lucius), les dents sont uniquement composées de dentine.

La dent, comme nous l'avons vu plus haut, est implantée dans l'alvéole et se trouve séparée du maxillaire proprement dit par une couche conjonctive que l'on a désignée sous le nom de *périoste alvéolo-dentaire*. Comme l'a fait remarquer MALASSEZ, cette couche conjonctive ne joue nullement le rôle de périoste et peut être considérée comme un ligament étendu de l'os maxillaire au cément ; car on voit les fibres qui le constituent pénétrer à la fois et l'os maxillaire et le cément sous forme de fibres de Sharpey. Aussi MALASSEZ donne-t-il à cette couche le nom de *ligament alvéolo-dentaire*, nom que nous adopterons.

MALASSEZ a signalé également l'existence, sur différents points de ce ligament, de débris épithéliaux, restes de l'invagination épithéliale qui, chez l'embryon, donnent lieu à la formation des dents. Il est important au point de vue de la pathogénie des tumeurs du maxillaire de connaître l'existence de ces amas épithéliaux, auxquels MALASSEZ a donné le nom d'*amas épithéliaux paradentaires*.

E. — VAISSEAUX ET NERFS DES DENTS

1° Artères. — Les artères des dents proviennent de plusieurs sources : 1° pour la mâchoire inférieure, de la dentaire inférieure, branche de la maxillaire interne ; 2° pour la mâchoire supérieure, de l'alvéolaire et de la sous-orbitaire : l'alvéolaire, branche de la maxillaire interne, fournit deux ou trois rameaux qui, sous le nom d'*artères dentaires postérieures*, pénètrent dans les trous dentaires postérieurs et vont se distribuer aux molaires et aux prémolaires ; la sous-orbitaire, autre branche de la maxillaire interne, émet un rameau descendant, l'*artère dentaire antérieure*, laquelle s'engage dans le canal du même nom (voy. OSTÉOLOGIE) et se rend aux deux incisives et à la canine.

Les artères précitées, en passant devant les racines des dents, abandonnent à chacune d'elles un rameau que l'on désigne sous le nom d'*artère pulpeuse*. Chaque dent reçoit donc autant d'artères pulpeuses qu'elle possède de racines. Ces artères pulpeuses s'engagent ensuite dans le canal de la racine et gagnent ainsi la pulpe dentaire, où elles se résolvent en un riche réseau capillaire.

On rencontre ordinairement à la base de la pulpe deux ou trois artérioles et autant de veinules qui, assez fréquemment, affectent après un certain trajet une disposition en anse ou en crosse, de la convexité de laquelle s'échappent les vaisseaux qui se ramifient au sein du tissu (MAGITOT).

2° **Veines.** — Les veines, issues du réseau capillaire de la pulpe, suivent, mais en sens inverse, le même trajet que les artères. Elles s'échappent des dents au niveau du sommet des racines et viennent se jeter : pour la mâchoire inférieure, dans la veine dentaire inférieure; pour la mâchoire supérieure dans les veines alvéolaire et sous-orbitaire.

3° **Lymphatiques.** — On n'a pas encore rencontré de vaisseaux lymphatiques dans les différentes parties qui entrent dans la constitution des dents. MAGITOT fait remarquer, à ce sujet, que les lésions inflammatoires de ces organes n'ont aucun retentissement dans les ganglions du voisinage.

4° **Nerfs.** — Les nerfs des dents proviennent du trijumeau, qui donne d'ailleurs la sensibilité à toute la face. Par sa branche moyenne, le maxillaire supérieur, il émet les rameaux *dentaires postérieurs* et le *rameau dentaire antérieur*, qui se distribuent à toutes les dents de la mâchoire supérieure. Par sa branche inférieure, le maxillaire inférieur, il fournit le *nerf dentaire inférieur*, qui innerve les dents de la mâchoire inférieure (voy. NÉVROLOGIE).

Ces diverses branches nerveuses, destinées aux dents, se divisent en autant de rameaux qu'il y a de racines et se portent vers la pulpe, en suivant, comme les vaisseaux, le canal creusé au centre de la racine. Arrivés dans la pulpe, les rameaux nerveux se divisent et s'anastomosent de façon à former un plexus très serré dont les mailles occupent la région toute superficielle de la masse pulpaire. De ce plexus s'échappent ensuite en sens radiaire de nombreuses fibrilles, de 2 à 3 μ de largeur, qui se dirigent vers l'ivoire. Leur mode de terminaison n'est pas encore bien élucidé. ROBIN et MAGITOT avaient cru tout d'abord qu'elles ne sortaient pas de l'espace occupé par la pulpe et qu'elles se terminaient à la surface de cette dernière, soit par des extrémités coniques, soit par de petits renflements en bouton. Mais à la suite de recherches plus récentes qu'il a entreprises et poursuivies de concert avec LEGROS, MAGITOT a émis l'opinion que les fibrilles en question pénétraient jusque dans les tubes de dentine, ce qui nous expliquerait la sensibilité particulière dont jouit l'ivoire. Nous devons ajouter toutefois que RENAUT dans son travail sur les phanères (*Ann. de dermat. et de syphil.*, 1880-1881) a contesté la nature nerveuse des éléments qui, dans les premiers stades du développement, se rendent aux cellules épithéliales de l'ivoire. La question, on le voit, n'est pas encore tranchée et appelle de nouvelles recherches.

F. — DÉVELOPPEMENT DES DENTS

Les dents, avons-nous dit plus haut, sont des dérivés de la muqueuse buccale. Nous verrons plus tard (voy. EMBRYOLOGIE) les phases diverses que suivent les éléments histologiques de la muqueuse pour constituer les parties essentielles de la dent. Nous ne nous occuperons ici que de l'éruption dentaire et des lois qui président à ce phénomène.

1° Première dentition. — Chez le fœtus à terme, toutes les dents sont encore emprisonnées dans leurs alvéoles, au-dessous de la muqueuse. On a bien vu des enfants apporter en naissant une ou plusieurs dents, mais ces faits sont tout à fait exceptionnels. Peu après la naissance, du sixième au septième mois, les dents se développant en dehors soulèvent la muqueuse, l'usent peu à peu au point de contact, la traversent et s'élèvent progressivement sur le bord alvéolaire. Quant à la muqueuse, elle descend peu à peu le long de la couronne et s'arrête sur e collet, avec lequel elle contracte une étroite union.

Cette éruption des dents n'a pas lieu simultanément. Elle est successive et l'ordre suivant lequel elle s'effectue est assujetti à des lois qui sont à peu près constantes : 1° les dents homonymes apparaissent par paire sur chaque mâchoire, l'une à droite, l'autre à gauche ; 2° les dents de la mâchoire inférieure précèdent dans leur apparition les dents correspondantes de la mâchoire supérieure, mais cellesci les suivent de très près ;

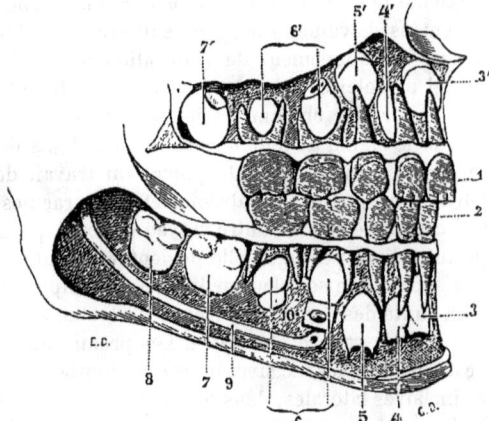

Fig. 25.

Schéma montrant les dents temporaires et les dents permanentes chez un enfant de cinq ans (*côté droit*).

(Les dents temporaires sont teintées en *bleu ;* les dents de remplacement, *en jaune.*)

1, les dents temporaires droites de la mâchoire supérieure. — 2. les cinq dents temporaires droites de la mâchoire inférieure. — 3, 3', incisives médianes de remplacement. — 4, 4', incisives latérales de remplacement. — 5, 5'. canines de remplacement. — 6, 6', les quatre prémolaires de remplacement. — 7, 7', première grosse molaire. — 8, la deuxième grosse molaire inférieure dans son alvéole (en haut la deuxième grosse molaire n'est pas encore formée). — 9, canal dentaire inférieur. — 10, orifice de ce canal.

3° on voit apparaître successivement sur le rebord alvéolaire les incisives moyennes, puis les incisives latérales, les premières molaires, les canines et, enfin, les deuxièmes molaires.

Les époques diverses auxquelles les premières dents font leur apparition se trouvent indiquées dans le tableau synoptique suivant :

Du 6e au 8e mois.	Incisives moyennes inférieures.
Du 7e au 10e mois.	Incisives moyennes supérieures.
Du 8e au 16e mois.	Incisives latérales inférieures.
Du 10e au 18e mois.	Incisives latérales supérieures.
Du 22e au 24e mois.	Premières molaires inférieures.
Du 24e au 26e mois.	Premières molaires supérieures.
Du 28e au 30e mois.	Canines inférieures.
Du 30e au 34e mois.	Canines supérieures.
Du 32e au 36e mois.	Deuxièmes molaires inférieures. Deuxièmes molaires supérieures.

A l'âge de deux ans et demi ou de trois ans, l'enfant est donc pourvu des vingt dents, qui constituent la première dentition. Ces dents, *dents primitives, dents temporaires, dents de lait,* se distinguent des dents de la deuxième dentition ou *dents permanentes* par leur petitesse d'abord et puis par leur coloration qui est d'un blanc bleuâtre. Les incisives et les canines ont à peu près le même aspect que leurs homologues de la deuxième dentition. Quant aux molaires qui leur font suite, elles sont toujours multicuspidées et à racines multiples : elles présentent par conséquent tous les attributs, non pas des prémolaires, mais des grosses molaires.

Le travail d'éruption une fois terminé, les racines des dents temporaires continuent à s'accroître au sein de l'alvéole et n'atteignent guère leur complet développement que vers la fin de la cinquième année. A ce moment, les dents de la deuxième dentition, qui sont placées au-dessous d'elles et qui jusque-là se sont contentées d'évoluer sur place, suffisamment développées maintenant, vont commencer le mouvement de translation qui doit les conduire, elles aussi, sur le rebord alvéolaire. Elles se portent donc du côté de la muqueuse et rencontrent bientôt sur leur chemin les dents de la première dentition. A ce contact, qui est comme le signal de leur déchéance, les dents de lait, dont le rôle est maintenant fini, vont rapidement s'atrophier. Un travail de résorption, encore mal défini, détruit peu à peu leurs alvéoles et leurs racines. La dent se trouve alors réduite à sa couronne et n'a d'autre moyen de fixité que son adhérence à l'anneau gingival qui lui a livré passage. Elle devient vacillante et finit par tomber, débarrassée le plus souvent de son dernier lien par la simple pression de la langue ou des lèvres.

La chute des dents temporaires s'effectue suivant le même ordre que leur apparition sur le rebord alvéolaire. Les premières venues disparaissent les premières. C'est ainsi que les incisives moyennes tombent de sept ans à sept ans et demi ; puis, les incisives latérales, dans le cours de la huitième année ; les premières molaires, de dix ans à dix ans et demi ; et enfin, les deuxièmes molaires et les canines, de la dixième à la douzième année.

Plusieurs hypothèses ont été émises pour expliquer ce phénomène de résorption qui détruit les racines des dents temporaires et détermine leur chute.

Les uns font intervenir la compression elle-même qu'exerce la dent de remplacement sur la dent temporaire qui lui barre le chemin, compression entraînant, pour cette dernière, une atrophie que l'on pourrait appeler mécanique. Cette théorie mécanique a pour elle ce fait bien connu que, lorsqu'une dent de remplacement est déviée, la dent de lait qu'elle est destinée à remplacer persiste à l'état de dent surnuméraire. Mais elle n'est pas conciliable avec cet autre fait, observé quelquefois, qu'une dent de lait perd ses racines et tombe, alors même qu'il n'existe au-dessous d'elle aucune dent de remplacement.

D'autres auteurs rattachent l'atrophie de la racine à un arrêt de la circulation sanguine. Mais ce n'est là que reculer la question : l'hypothèse ci-dessus ne nous explique nullement, en effet, par quel mécanisme se sont rétrécies et oblitérées les artères nourricières des dents.

TOMES admet un organe absorbant, auquel il donne le nom de *fongus*, qui apparaît dans les alvéoles tout autour des racines et résorbe peu à peu ces dernières, grâce à certaines cellules géantes, dites *ostéoclastiques*, qui revêtent sa surface. Mais encore ici nous ne savons quelle est la provenance de ce fongus et nous ne savons pas davantage quel est son mode d'action sur la destruction progressive des racines des dents temporaires.

Plus récemment (REDIER, en 1883 et ALBARRAN, en 1887) ont considéré cette destruction comme la conséquence d'une ostéite raréfiante. « Le processus, dit REDIER, qui accompagne la chute des dents temporaires par résorption de leurs racines est analogue au processus de l'ostéite simple, qui se traduit constamment par des phénomènes alternatifs de résorption et de production osseuse avec prédominance définitive de l'un ou de l'autre. Ce processus a pour point de départ l'irritation physiologique, déterminée par l'éruption, l'évolution et le développement du germe ossifié de la dent permanente. Le périoste de la dent caduque et les éléments conjonctifs de la cloison folliculaire deviennent le siège d'une prolifération très active aboutissant à la formation d'un tissu semblable à la moelle embryonnaire (papille absorbante, corps fongiforme). Ce nouveau tissu sera agent de formation suivant le degré de l'irritation ; mais quand les choses se passent d'une façon normale, il y a évidemment prédominance du processus destructif. La cloison alvéolaire est d'abord atteinte, puis le cément de la racine de la dent caduque, enfin l'ivoire, même l'émail. »

2° Deuxième dentition.

La deuxième dentition comprend trente-deux dents. De ces trente-deux dents, les vingt premières, en procédant d'avant en arrière, prennent la place des vingt dents de lait : on les désigne, pour cette raison, sous le nom de *dents de remplacement*. Les douze dernières ou grosses molaires sont des dents nouvelles, qui n'ont pas leurs représentants dans la première dentition et qui apparaissent sur la partie la plus reculée des maxillaires, dans un espace encore inoccupé.

Les premières dents permanentes qui se montrent sur le rebord alvéolaire sont les premières grosses molaires : leur éruption s'effectue ordinairement de six à sept ans, d'où le nom de *dents de sept ans* qu'on donne vulgairement à la première grosse molaire. Viennent ensuite les vingt dents de remplacement, dans le même ordre que les dents de lait, et, enfin, les secondes et les troisièmes grosses molaires. La chronologie de l'éruption des dents permanentes est résumée dans le tableau synoptique suivant :

De 5 à 7 ans. . . . . Les quatre premières molaires.
De 6 à 8 ans. . . . . Les quatre incisives moyennes.
De 8 à 9 ans. . . . . Les quatre incisives latérales.
De 10 à 12 ans. . . . . Les quatre canines.
De 11 à 12 ans. . . . . Les quatre secondes prémolaires.
De 12 à 14 ans. . . . . Les quatre deuxièmes molaires.
De 19 à 30 ans. . . . . Les quatre troisièmes molaires.

Nous remarquons, dans ce tableau, l'apparition tardive de la dent de sagesse qui, sur bien des sujets, n'apparaît sur le rebord alvéolaire que vers la trentième année. Dans bien des cas encore, elle ne se montre pas du tout et reste, durant toute la vie, emprisonnée dans son alvéole.

3° Usure et chute des dents. — Les dents s'usent peu à peu sous l'influence des frottements incessants que subit leur surface triturante au moment de la mastication. Cette usure porte tout naturellement sur le bord libre de la dent. Elle fait disparaître tout d'abord les trois dentelures que nous avons signalées sur le bord tranchant des jeunes incisives. Elle émousse ensuite le tranchant lui-même des incisives, la pointe des canines et les cuspides des petites et des grosses molaires. Au début, l'émail seul est entamé ;

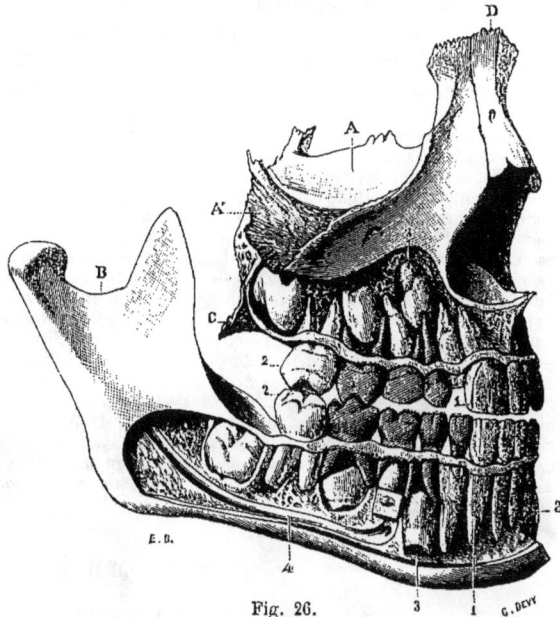

Fig. 26.

Les deux mâchoires d'un enfant de sept ans et demi, évidées pour montrer l'état de la deuxième dentition.

(Les dents temporaires sont teintées *en bleu ;* les dents de remplacement sont teintées *en jaune.*)

Sur ce sujet, les quatre incisives temporaires ont disparu et fait place aux dents permanentes. A droite et en haut, l'incisive latérale de première dentition est tombée ; on voit la dent de remplacement qui commence à saillir hors de l'alvéole. En bas, la dent primitive existe encore. Il en est de même des deux canines et des quatre prémolaires de ce côté. L'éruption des premières grosses molaires est accomplie. Les secondes sont toujours emprisonnées dans l'alvéole.

A, maxillaire supérieur, avec A' son apophyse pyramidale. — B, maxillaire inférieur. — C, palatin. — D, os propres du nez.

1, 1, incisives primitives moyennes. — 2, 2, premières grosses molaires (*dents de sept ans*). — 3, 3, canines de remplacement. — 4, canal dentaire inférieur.

mais plus tard les progrès de l'usure ont mis à nu l'ivoire lui-même et la surface masticatrice de la dent se trouve alors constituée par deux zones bien distinctes : une zone centrale, de coloration jaunâtre, répondant à l'ivoire ; une zone périphérique, blanche et brillante, formée par l'émail et disposée tout autour de la précédente à la manière d'une couronne.

En même temps que la couronne de la dent perd extérieurement des portions de son émail et de son ivoire, son canal central se rétrécit peu à peu par l'apposition incessante sur ses parois de nouvelles couches d'ivoire. La pulpe, à son tour, perd ses vaisseaux et ses nerfs et dégénère peu à peu en une simple formation conjonctive. Ainsi privées de l'apport de leur liquide nourricier, les dents deviennent de véritables corps étrangers : à ce titre, elles dépérissent, s'ébranlent et tombent. Leurs alvéoles se résorbent ensuite et sur le rebord du maxillaire ainsi modifié s'étale la muqueuse des gencives, lisse, unie et partout continue comme dans la période fœtale.

La chute des dents permanentes, en dehors de toute atteinte pathologique, n'est assujettie à aucune règle fixe. L'époque à laquelle elle se produit varie beaucoup suivant les individus : à côté de jeunes sujets, qui sont édentés d'une façon plus ou moins complète, se voient des vieillards de soixante-dix et même de quatrevingts ans qui sont encore en possession de toutes leurs dents. Elle varie aussi certainement suivant les races et, à ce sujet, les anthropologistes s'accordent à admettre que les blancs perdent leurs dents plus tôt que les nègres.

A consulter, au sujet des dents, parmi les publications récentes : Magitot, *Traité des anomalies dentaires chez les mammifères*, Paris, 1879 ; — Legros et Magitot, *Morphologie du follicule dentaire chez les vertébrés*, Journ. de l'Anat., 1879; — Des mêmes, *Développement de l'organe dentaire chez les mammifères*, ibid., 1881 ; — Magitot, *Des lois de la dentition*, ibid., 1883 ; — Tomes, *Anatomie dentaire*, trad. fr., Paris, 1883 ; — Pouchet et Chabry, *Contribution à l'odontologie des mammifères*, Journ. de l'Anat., 1884 ; — Malassez, *Sur l'existence d'amas épithéliaux autour de la racine des dents (débris paradentaires)*, Arch. de Phys., 1884, p. 129; — Du même, *Sur le rôle des débris paradentaires*, ibid., p. 309; — Beauregard, *Sur les deux dentitions des mammifères*, Bull. Soc. de Biol., 1888 ; — Magitot, *Sur les deux dentitions des mammifères*, ibid., 1888 ; — Lataste, *Considérations sur les deux dentitions des mammifères*, Journ. de l'Anat., 1889 ; — von Ebner, *Strittige Fragen über den Bau des Zahnschmelzes*, Sitz. d. k. Akad. d. Wiss., Wien, 1890 ; — Hedues, *Sur le point de départ de l'unité et de la diversité dans quelques systèmes dentaires des mammifères*, C. R. Acad. des Sc., Paris, 1891 ; — Troitzky, *De la deuxième dentition et de l'apparition des premières grosses molaires*, etc., Paris, 1890 ; — Callaud, *Etude sur le ligament alvéolo-dentaire*, Journ. intern. d'Anat. et de Phys., 1890 ; — Dubois, *Instruction et questionnaire pour l'étude du système dentaire chez les différents peuples*, Odontologie, Paris, 1890 ; — Zuckerkandl, *Ueber das epitheliale Rudiment eines vierten Mahlzahns beim Menschen*, Sitzungsb. d. k. Akad. d. Wiss., Wien, 1891 ; — Du même, *Anatomie der Mundhöhle mit Berücksichtigung der Zähne*, Wien, 1891.

ARTICLE II

PHARYNX

Le pharynx, deuxième portion du tube digestif, est un conduit musculo-membraneux, à direction verticale, situé en arrière des fosses nasales et de la bouche et aboutissant en bas, d'une part au larynx et à la trachée, d'autre part à l'œsophage. Conduit mixte au point de vue physiologique, il livre passage à la fois, mais jamais simultanément, au bol alimentaire et à l'air de la respiration : au bol alimentaire, qui de la cavité buccale se projette dans l'œsophage ; à l'air de la respiration, qui des fosses nasales descend vers le larynx (inspiration) ou du larynx remonte vers les fosses nasales (expiration). La voie digestive et la voie aérienne se rencontrent l'une et l'autre dans cette portion du pharynx qui répond à la bouche, et comme le conduit œsophagien est placé en arrière du conduit laryngo-trachéal, elles s'entre-croisent en X dans le plan antéro-postérieur, la voie digestive passant en arrière de la voie aérienne, et vice versa.

Après quelques considérations générales sur la *situation*, les *limites*, la *division* et les *dimensions* du pharynx, nous étudierons successivement, dans cet organe : 1° sa *forme* et ses *rapports;* 2° sa *constitution anatomique;* 3° ses *vaisseaux* et ses *nerfs.*

§ I. — Considérations générales

1° Situation. — Le pharynx, organe impair et parfaitement symétrique, est situé en avant de la colonne cervicale, en arrière des fosses nasales, de la bouche et du larynx, immédiatement au-dessous de l'apophyse basilaire de l'occipital, entre les deux branches des maxillaires que doublent en dedans les muscles ptérygoïdiens internes. Il occupe la partie profonde du cou et constitue, à lui tout seul, la *région pharyngienne* de l'anatomie topographique.

2° Limites. — Le pharynx s'étend, en hauteur, de la base du crâne au corps de la sixième vertèbre cervicale. Nous devons faire remarquer toutefois que sa limite inférieure n'est pas fixe. Le pharynx, en effet, se raccourcissant de bas en haut dans la déglutition et dans la modulation des sons, son extrémité inférieure s'élève le long de la colonne vertébrale et peut remonter ainsi jusqu'à la partie moyenne de la cinquième vertèbre cervicale.

3° Division et dimensions. — Suivi de haut en bas, le pharynx répond successivement aux fosses nasales, à la bouche, au larynx. De là, sa division en trois portions, savoir : 1° une *portion supérieure* ou *nasale*, qui s'étend de l'extrémité supérieure de l'organe au voile du palais et que l'on désigne encore, en raison de ses relations, sous le nom d'arrière-cavité des fosses nasales; 2° une *portion moyenne* ou *buccale*, qui est limitée, en haut par le voile du palais, en bas par une ligne horizontale passant par l'os hyoïde; 3° enfin, une *portion inférieure* ou *laryngienne*, qui fait suite à la précédente et s'étend jusqu'à l'extrémité supérieure de l'œsophage.

La *longueur* totale du pharynx, mesurée à l'état de repos de cet organe, est en moyenne de 13 ou 14 centimètres, dont 4 et demi pour la portion nasale, 4 pour la portion buccale et 5 pour la portion laryngienne. Au moment de la déglutition, quand l'extrémité inférieure du pharynx s'élève à la rencontre du bol alimentaire, il ne mesure plus que 10 ou 11 centimètres de hauteur : il a donc perdu 3 ou 4 centimètres, soit le quart de sa hauteur totale.

Le *diamètre transverse* est de 4 centimètres au niveau de la portion nasale. Il atteint 5 centimètres à la partie moyenne de la portion buccale et descend graduellement, dans la portion laryngienne, à 3 centimètres, 2 centimètres et demi et même 2 centimètres.

Le *diamètre antéro-postérieur* est de 2 centimètres pour la portion nasale. Il s'élève à 4 centimètres au niveau de la portion buccale et redescend de nouveau à 2 centimètres au niveau de la portion laryngienne.

On a l'habitude de considérer le pharynx comme ayant une disposition infundibuliforme. Si nous comparons entre eux les chiffres précités, nous voyons que cette assimilation du pharynx à un entonnoir n'est exacte que pour ses deux portions inférieures et que le conduit, dans son ensemble, revêt plutôt une forme urcéolée, c'est-à-dire que, relativement étroit à sa partie supérieure, il s'élargit dans tous les sens à sa partie moyenne et se rétrécit de nouveau à sa partie inférieure.

§ II. — Mode de conformation et rapports

Le pharynx est un conduit cylindroïde, aplati d'avant en arrière, plus large à sa partie moyenne qu'à ses deux extrémités. Il apparaît, sur les coupes transversales du cou et à quelque hauteur que soient faites les coupes (fig. 8), sous la forme d'une ellipse à grand axe transversal. On lui considère une surface extérieure, une surface intérieure et deux extrémités.

1° Surface extérieure. — La surface extérieure nous présente des rapports importants. Nous les examinerons successivement en arrière, sur les côtés et en avant :

a. *En arrière,* le pharynx repose sur l'aponévrose prévertébrale, qui le sépare des muscles prévertébraux et de la colonne cervicale. Une nappe de tissu cellulaire lâche, le *tissu cellulaire rétro-pharyngien,* l'unit à cette aponévrose, tout en lui permettant de glisser facilement sur elle.

b. *Sur les côtés,* le pharynx nous présente des rapports à la fois plus nombreux et plus importants (fig. 27). — Dans son tiers inférieur, tout d'abord, il répond à la carotide primitive et à la veine jugulaire interne qui l'accompagne. — Plus haut, dans son tiers moyen, la paroi latérale du pharynx répond successivement, en allant de dedans en dehors : 1° à la carotide externe et à quelques-unes de ses branches collatérales, la thyroïdienne supérieure, la linguale et la pharyngienne inférieure ; 2° à la carotide interne, qui, à ce niveau, est placée en dehors de l'externe ; 3° à la jugulaire interne, qui longe le côté externe de ce dernier vaisseau et qui nous présente sur son pourtour, principalement sur sa face antérieure et sur sa face externe, un grand nombre de ganglions lymphatiques. — Plus haut encore, dans son tiers supérieur, le pharynx est séparé de la branche du maxillaire et du muscle ptérygoïdien interne par un espace angulaire à sommet antérieur que nous avons déjà décrit à propos de l'amygdale (p. 23), sous le nom d'*espace maxillo-pharyngien.* Dans cet espace et baignant dans une atmosphère cellulo-graisseuse, nous retrouvons notre carotide interne et notre jugulaire qui s'élèvent verticalement vers la base du crâne. Nous rencontrons ensuite cinq cordons nerveux, le grand sympathique, le pneumogastrique, le spinal, le glosso-pharyngien et le grand hypoglosse, qui présentent avec le pharynx des relations plus ou moins immédiates. Nous trouvons enfin dans cette même région un prolongement de la parotide (voy. *Parotide*) qui, sous le nom de *prolongement interne* ou *prolongement pharyngien,* sort de la loge parotidienne, et, passant en avant des vaisseaux précités, s'étend jusqu'à la paroi latérale du pharynx ou à son voisinage.

c. *En avant,* la paroi antérieure du pharynx n'est pas libre comme sa paroi postérieure et ses parois latérales. Elle se confond avec la partie la plus reculée des fosses nasales, de la bouche et du larynx. Nous allons revenir sur ces connexions, en étudiant la surface intérieure.

2° Surface intérieure. — La surface intérieure du pharynx est revêtue dans toute son étendue par une muqueuse. Cette membrane est rosée, irrégulière, recouverte de petites saillies arrondies et plus ou moins confluentes, dues au soulèvement de la muqueuse par des glandules sous-jacentes.

a. La *paroi postérieure* de cette surface, que l'on aperçoit en partie à travers l'isthme du gosier, est plane, verticale, moins plissée, et par conséquent plus régulière que les parois voisines.

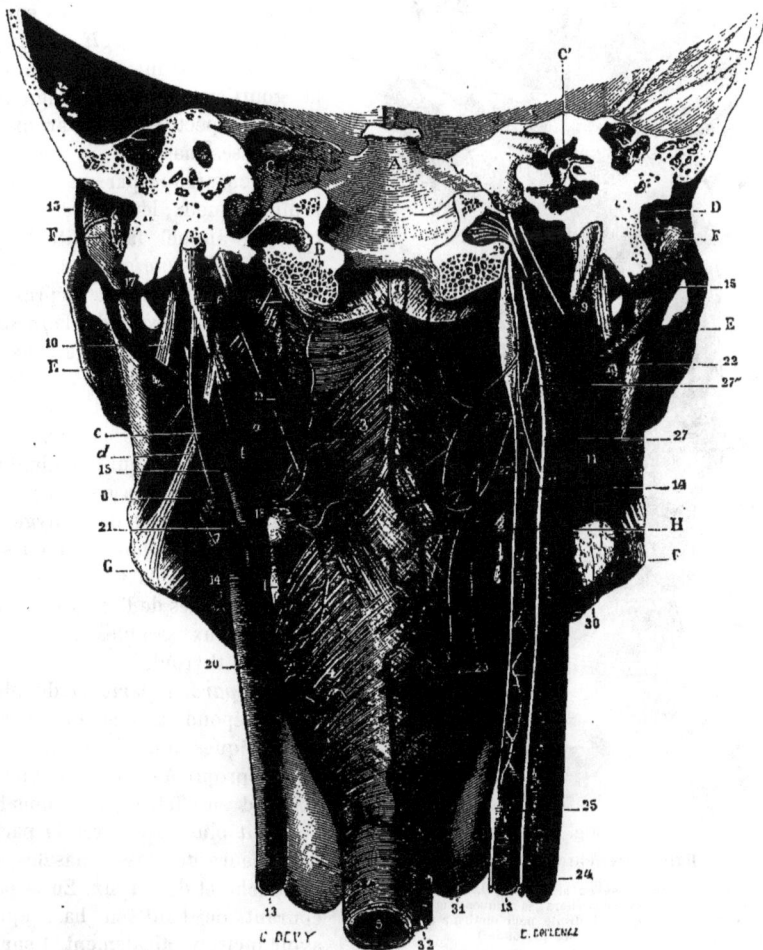

Fig. 27.

Le pharynx, vu par sa face postérieure.

A, gouttière basilaire. — B, condyles de l'occipital. — C, face postéro-interne du rocher avec C', le vestibule — D, conduit auditif externe. — E, arcade zygomatique. — F, condyles du maxillaire inférieur. — G, angle de la mâchoire. — H, extrémité de la grande corne de l'os hyoïde. — I, corne supérieure du cartilage thyroïde. 1, aponévrose pharyngienne. — 2, constricteur supérieur du pharynx. — 3, constricteur moyen. — 4, constricteur inférieur. — 5, œsophage. — 6, apophyse styloïde, avec le bouquet de Riolan formé par : a, le muscle stylopharyngien ; b, le muscle stylo-glosse ; c, le muscle stylo-hyoïdien ; d, le ligament stylo-maxillaire. — 7, ventre postérieur du digastrique. — 8, muscle ptérygoïdien interne. — 9, muscle ptérygoïdien externe. — 10, ligament sphéno-maxillaire. — 11, espace maxillo-pharyngien. — 12, muscle pétro-pharyngien (anormal), dont les fibres se continuent en bas avec le constricteur inférieur. — 13, artère carotide primitive. — 14, artère carotide interne. — 15, artère carotide externe. — 16, artère temporale superficielle. — 17, artère maxillaire interne. — 18, artère pharyngienne inférieure. — 19, artère méningée postérieure. — 20, artère thyroïdienne supérieure. — 21, artère occipitale. — 22, artère auriculaire postérieure. — 23, plexus veineux pharyngien. — 24, veine jugulaire interne. — 25, grand sympathique. — 26, glosso-pharyngien. — 27, pneumogastrique, avec 27' son rameau laryngé supérieur, 27" son rameau pharyngien. — 28, grand hypoglosse. — 29, spinal. — 30, glande sous-maxillaire. — 31, corps thyroïde. — 32, trachée-artère.

b. Les *parois latérales* nous présentent, à leur partie supérieure, l'orifice interne de la trompe d'Eustache. Cet orifice a été déjà décrit en détail à propos de l'oreille moyenne (voy. t. II). Nous rappellerons ici seulement : 1° qu'il a le plus souvent une forme triangulaire ; 2° qu'il est limité à sa partie antérieure par un repli muqueux, le *pli salpingo-palatin*, en avant duquel se voit la gouttière naso-pharyngienne, limite respective du pharynx et des fosses nasales ; 3° qu'il est limité en arrière par un nouveau repli muqueux, le *bourrelet de la trompe*, auquel fait suite le *pli salpingo-pharyngien* et en arrière duquel se trouve une dépression plus ou moins profonde, la *fossette de Rosenmüller*. Au-dessous de l'orifice de la trompe, nous rencontrons tout d'abord l'*excavation amygdalienne*, avec les deux piliers du voile du palais qui la délimitent et l'amygdale qui la comble ; puis, un peu au-dessous de l'amygdale, deux saillies arrondies et mousses, qui répondent, la supérieure aux grandes cornes de l'os hyoïde, l'inférieure aux grandes cornes du cartilage thyroïde.

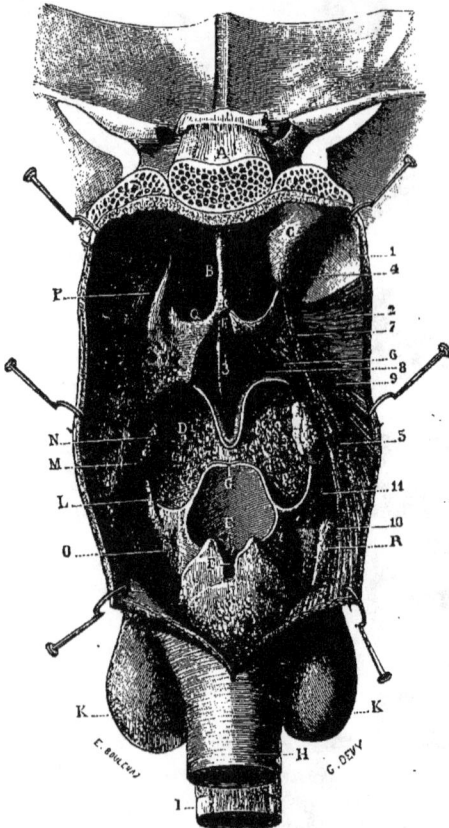

Fig. 28.

Paroi antérieure du pharynx.

(Le pharynx a été divisé en arrière sur la ligne médiane et sa paroi postérieure rejetée en dehors ; sa muqueuse et celle du voile du palais ont été réséquées à droite pour mettre à nu la couche musculaire qui est vue par sa face profonde.)

A, apophyse basilaire. — B, ouverture postérieure des fosses nasales. — C, cartilage de la trompe. — D, portion verticale de la langue. — E, ouverture du larynx. — F, glotte respiratoire ou inter-aryténoïdienne. — G, bord supérieur de l'épiglotte. — H, œsophage. — I, trachée-artère. — K, corps thyroïde. — L, pilier antérieur du voile du palais. — M, pilier postérieur. — N, amygdale. — O, gouttières pharyngo-laryngées, situées à droite et à gauche du larynx. — P, fossette de Rosenmüller. — Q, orifice de la trompe. — R, bord postérieur du cartilage thyroïde.

1, aponévrose du pharynx. — 2, constricteur supérieur. — 3, palato-staphylin ou azygos de la luette. — 4, péristaphylin interne. — 5, pharyngo-staphylin, avec 6, son faisceau accessoire interne et 7, son faisceau accessoire externe. — 8, fibres provenant de la partie médiane du voile du palais et se perdant dans le pharyngo-staphylin. — 9, fibres internes de ce muscle, s'entre-croisant en arrière avec les fibres du côté gauche. — 10, fibres externes, s'insérant sur le bord postérieur du cartilage thyroïde. — 11, fibres antérieures du stylo-pharyngien, s'attachant au prolongement latéral de l'épiglotte et au bord supérieur du cartilage thyroïde.

c. La *paroi antérieure* du pharynx répond à des formations anatomiques qui n'appartiennent pas en propre à cet organe. Elle se confond en effet, comme nous l'avons dit plus haut, avec la partie postérieure des fosses nasales, de la bouche et du larynx. En la parcourant de haut en bas, après avoir incisé verticalement et sur la ligne médiane la paroi postérieure (fig. 28), nous apercevons successivement : 1° les deux orifices postérieurs des fosses nasales, orifices ovalaires à grand axe vertical, séparés l'un de l'autre par une mince cloison médiane, le vomer ; 2° la face postérieure du voile du palais, disposée en plan incliné, avec son prolongement médian, la luette ; 3° l'isthme du gosier, entièrement comblé par la portion verticale de la face dorsale de la langue ; 4° la face postérieure de l'épiglotte, avec les deux replis aryténo-épiglottiques qui lui font

suite ; 5° l'orifice supérieur du larynx et, de chaque côté de cet orifice, deux gouttières verticales plus larges en haut qu'en bas, les *gouttières pharyngo-laryngées*
(fig. 7, O), le long desquelles s'écoulent plus spécialement, dans l'acte de la déglu-
tion, les masses liquides ou semi-liquides ; 6° enfin, la face postérieure du larynx,
qui nous conduit jusqu'à l'entrée de l'œsophage.

3° **Extrémité supérieure.** — L'extrémité supérieure ou voûte du pharynx
répond à l'apophyse basilaire de l'occipital. Comme la surface osseuse contre
laquelle elle est appliquée, elle s'incline en bas et en arrière et se continue insensiblement avec la paroi postérieure.

4° **Extrémité inférieure.** — L'extrémité inférieure du pharynx n'est autre que
l'orifice elliptique par lequel l'entonnoir pharyngien se continue avec l'œsophage.
Aucune ligne de démarcation bien nette, soit à l'extérieur, soit à l'intérieur, ne
sépare les deux organes. Leur limite respective, limite pour ainsi dire conventionnelle, est établie par un plan horizontal, qui serait tangent au bord inférieur
du cartilage cricoïde. Ce plan, on le sait, rencontre en arrière le corps de la
sixième cervicale. La distance qui sépare l'extrémité inférieure du pharynx des
arcades dentaires est de 15 centimètres, d'après les mensurations de MOUTON.
En opérant sur des coupes sagittales de sujets congelés, j'ai trouvé moi-même
12 et 14 centimètres sur deux sujets féminins, 15 et 16 centimètres sur deux
sujets masculins ; soit, en moyenne, 13 centimètres chez la femme et 15 centimètres et demi chez l'homme.

§ III. — CONSTITUTION ANATOMIQUE

Le pharynx se compose essentiellement de trois couches superposées : 1° une
couche moyenne ou fibreuse, plus connue sous le nom d'aponévrose du pharynx ;
2° une couche extérieure ou musculeuse ; 3° une couche intérieure ou muqueuse.
Nous étudierons tout d'abord chacune de ces couches ; puis, nous donnerons une
description succincte de ce qu'on désigne sous les noms d'amygdale pharyngienne
et de poche pharyngienne.

1° **Aponévrose du pharynx.** — Cette aponévrose, qui constitue la charpente
du pharynx, s'étend sans interruption de l'extrémité supérieure de cet organe à
son extrémité inférieure. Mais elle n'occupe qu'une partie de son pourtour : sa
paroi postérieure et ses parois latérales. Elle fait défaut sur sa partie antérieure.
L'aponévrose pharyngienne revêt donc dans son ensemble la forme d'un demi-
cylindre ou, si l'on veut, d'une simple gouttière à direction verticale et à concavité
tournée en avant. Ainsi entendue, l'aponévrose pharyngienne nous présente une
extrémité supérieure, une extrémité inférieure, un bord antérieur et enfin deux
surfaces, l'une intérieure, l'autre extérieure :

a. L'*extrémité supérieure* répond à la base du crâne et s'y fixe solidement.
Sur les côtés, l'aponévrose s'attache à la face inférieure du rocher, tout près de
son sommet. Sur le milieu, elle s'insère sur la surface basilaire, un peu en avant
du trou occipital, tout particulièrement sur un tubercule osseux médian, qui
prend pour cette raison le nom de *tubercule pharyngien*. Sur toute sa ligne
d'insertion cranienne, l'aponévrose du pharynx se confond avec le périoste.

b. L'*extrémité inférieure* s'amincit peu à peu et finit par dégénérer en une
simple couche celluleuse, qui se continue avec la tunique moyenne ou tunique
celluleuse de l'œsophage.

c. Le *bord antérieur*, fort irrégulier, a naturellement la même hauteur que le pharynx lui-même : il s'étend depuis la base du crâne jusqu'à l'œsophage. Dans ce long trajet, il s'attache sur les parties osseuses, fibreuses ou cartilagineuses qu'il rencontre et qui sont susceptibles de devenir pour l'aponévrose pharyngienne un support suffisamment solide. C'est ainsi que nous le voyons se fixer successivement, en allant de haut en bas : 1° au bord postérieur de l'aile interne de l'apophyse ptérygoïde ; 2° au cordon fibreux qui, sous le nom de ligament ptérygo-maxillaire, unit le crochet de l'apophyse ptérygoïde à l'épine de Spix ; 3° à la partie postérieure de la ligne mylo-hyoïdienne ; 4° au ligament stylo-hyoïdien ; 5° aux petites et aux grandes cornes de l'os hyoïde ; 6° au ligament thyro-hyoïdien latéral ; 7° au bord postérieur du cartilage thyroïde ; 8° enfin à la face postérieure du cartilage cricoïde.

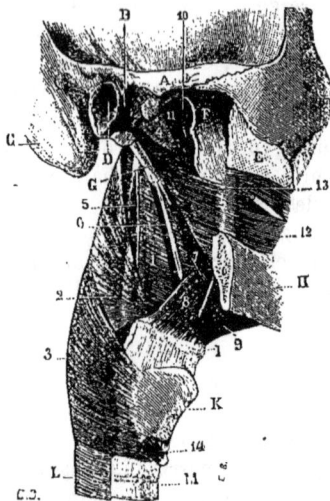

Fig. 29.

Les muscles du pharynx, vus latéralement (*côté droit*).

(La branche montante du maxillaire inférieur a été réséquée au niveau de son union avec le corps de l'os. La couche superficielle des muscles de la région a été également enlevée.)

A, arcade zygomatique. — B, cavité glénoïde. — C, apophyse mastoïde. — D, conduit auditif externe. — E, tubérosité du maxillaire supérieur. — F, apophyse ptérygoïde. — G, apophyse styloïde. — H, maxillaire supérieur. — I, os hyoïde. — K, cartilage thyroïde. — L, œsophage. — M, trachée-artère.
1, constricteur supérieur du pharynx. — 2, constricteur moyen. — 3, constricteur inférieur. — 4, aponévrose pharyngienne. — 5, stylopharyngien. — 6, stylo-hyoïdien profond (anormal) et ligament stylo-hyoïdien. — 7, stylo-glosse. — 8, hyo-glosse. — 9, mylo-hyoïdien. — 10, péristaphylin externe. — 11, péristaphylin interne. — 12, buccinateur. — 13, aponévrose buccinato-pharyngienne. — 14, crico-thyroïdien.

d. Des *deux surfaces* de l'aponévrose pharyngienne, la *surface intérieure*, concave, répond à la muqueuse. La *surface extérieure*, convexe, sert de substratum à la couche des fibres musculaires, qui lui sont unies par du tissu conjonctif lâche et prennent même sur elle, comme nous allons le voir, un certain nombre de leurs insertions.

2° Muscles du pharynx. — Les muscles du pharynx, pairs et symétriquement disposés, sont au nombre de dix, cinq de chaque côté. Au point de vue de leur fonction comme au point de vue de leur forme, ils se répartissent en deux groupes. Les uns, larges et minces, formés par des fibres transversales ou obliques, sont principalement destinés à rétrécir le pharynx : ce sont les *muscles constricteurs*. Les autres, étroits et allongés, caractérisés par la direction longitudinale de leurs fibres, ont pour effet de l'élever et par suite de le raccourcir : ce sont les *muscles élévateurs*.

A. MUSCLES CONSTRICTEURS. — Les muscles constricteurs sont au nombre de trois, que l'on distingue en supérieur, moyen et inférieur. Ils se disposent suivant des plans différents et s'imbriquent de bas en haut à la manière des tuiles d'un toit. L'inférieur est le plus superficiel ; il recouvre en partie le moyen qui est placé en avant de lui ; le moyen, à son tour, recouvre en partie le supérieur qui est le plus profond des trois.

1° *Constricteur supérieur.* — Le constricteur supérieur (fig. 27,2), de forme quadrilatère, occupe le tiers supérieur du pharynx. Il prend naissance en dehors : 1° sur la partie inférieure du bord postérieur de l'aile interne de l'apophyse ptérygoïde et sur le crochet qui la termine ; 2° sur le ligament ptérygo-maxillaire, qui s'étend du crochet ptérygoïdien à l'épine de Spix et qui donne insertion, d'autre part, aux faisceaux moyens du buccinateur ; 3° sur la partie postérieure de la ligne mylo-hyoïdienne. — Parties de ces différents points, les fibres constitutives du constricteur supérieur, grossies de quelques faisceaux venus de la langue (voy. t. II, *Pharyngo-glosse*), se dirigent horizontalement en dedans et arrivent à la ligne médiane où elles se terminent : les unes, en s'insérant sur l'aponévrose pharyngienne et en formant ce qu'on est convenu d'appeler le *raphé pharyngien* ; les autres, en s'entre-croisant avec leurs homologues du côté opposé. — Il est à remarquer que le bord supérieur du muscle ne remonte pas jusqu'au crâne : il en est séparé par un intervalle de 10 à 12 millimètres de hauteur, intervalle qui est comblé par la partie la plus élevée de l'aponévrose pharyngienne (fig. 27,1).

2° *Constricteur moyen.* — Le constricteur moyen (fig. 27,3) revêt la forme d'un large triangle, dont le sommet tronqué répond à l'os hyoïde et dont la base longe le raphé pharyngien. — Il s'insère, par son sommet, sur le bord supérieur de la grande corne de l'hyoïde. De là, il se porte en arrière et en dedans en s'irradiant à la manière d'un éventail : ses faisceaux supérieurs, obliquement ascendants, remontent jusqu'au voisinage de l'apophyse basilaire ; ses faisceaux moyens suivent un trajet horizontal ; ses faisceaux inférieurs, un trajet obliquement descendant. — Mais quelle que soit leur direction, ces faisceaux arrivent tous à la ligne médiane et s'y terminent, comme ceux du constricteur supérieur, soit en se fixant à l'aponévrose du raphé, soit en s'entre-croisant avec leurs homologues du côté opposé.

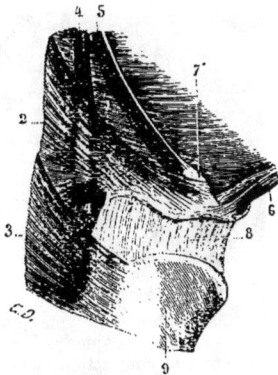

Fig. 30.

Insertion hyoïdienne du constricteur moyen du pharynx.

(L'hyo-glosse, qui masque en grande partie ces insertions, a été réséqué.)

1, constricteur supérieur, dont les fibres les plus inférieures et les plus profondes (pharyngo-glosse) se continuent en avant avec celles du génio-glosse. — 2, constricteur moyen, s'attachant au bord supérieur de la grande corne de l'os hyoïde et à la petite corne. — 3, constricteur inférieur. — 4, stylo-pharyngien. — 5, muscle stylo-hyoïdien profond (anormal , situé derrière le ligament stylo-hyoïdien. — 6, génio-hyoïdien. — 7, grande corne de l'os hyoïde. — 7', sa petite corne. — 8, membrane thyro-hyoïdienne. — 9, cartilage thyroïde.

3° *Constricteur inférieur.* — Le constricteur inférieur (fig. 27,4), de forme trapézoïde, occupe la partie inférieure du pharynx. Il prend naissance, en avant : 1° sur le bord supérieur et le bord postérieur du cartilage thyroïde ; 2° sur la ligne oblique de ce même cartilage et sur la petite surface quadrilatère qui est située en arrière de cette ligne ; 3° sur la face latérale du cartilage cricoïde. — De cette longue ligne d'insertion les fibres du constricteur inférieur se dirigent toutes vers la face postérieure du pharynx, en suivant, les supérieures un trajet obliquement ascendant, les inférieures un trajet horizontal. Elles se terminent de la même façon que celles des deux autres constricteurs : les unes se fixent au raphé ; les autres passent du côté opposé en s'entre-croisant avec leurs homologues.

Les trois constricteurs, on le voit, recouvrent régulièrement les faces latérales et postérieures du pharynx et, réunis à ceux du côté opposé, forment une gouttière musculaire doublant extérieurement la gouttière aponévrotique. Cette gouttière musculaire s'insère en avant sur cette même ligne, irrégulièrement brisée, qui donne attache à l'aponévrose et qui s'étend depuis la base du crâne jusqu'à la partie inférieure du larynx. En raison même de la multiplicité de ses origines, les anciens anatomistes, à la suite de SANTORINI, décrivaient dans la couche musculaire

du pharynx un grand nombre de faisceaux, qu'ils désignaient d'après leurs insertions, sous les noms de *ptérygo-pharyngien, buccinato-pharyngien, mylo-pharyn-
gien, hyo-pharyngien, thyro-pharyngien,* etc. Un pareil morcellement des constricteurs, outre qu'il complique inutilement la nomenclature, n'est nullement
justifié par la dissection, chacun de ces trois muscles constituant une lame
indivise.

Les *rapports* des muscles constricteurs sont les mêmes que ceux que nous avons
décrits ci-dessus pour la surface extérieure du pharynx (p. 48).

Quant à leur *action*, elle se dégage nettement de la disposition même de leurs
fibres. Chacune de ces fibres forme avec son homologue du côté opposé une longue
courbe à concavité antérieure, qui est fixe à ses deux extrémités, mobile sur tous
ses autres points. Or, comme la contraction a pour effet d'atténuer cette courbe en
portant en avant sa partie moyenne et en dedans
ses parties latérales, il en résulte que lorsque les
trois constricteurs se contractent, la paroi postérieure du pharynx se porte vers sa paroi antérieure, en même temps que les parois latérales se
rapprochent l'une de l'autre. Le calibre du pharynx
est donc rétréci dans ses deux diamètres antéro-
postérieur et transversal. — Ce rôle de constricteur est commun aux trois muscles et il est le
seul que puisse remplir le constricteur supérieur,
uniquement constitué par des fibres transversales.
Les deux autres constricteurs ont, en outre, pour
fonction de rétrécir le pharynx dans le sens de sa
longueur et, cela, en raison de la direction obliquement ascendante de quelques-unes de leurs
fibres. Chacune de ces fibres, en effet, possède
une extrémité fixe qui est située sur le raphé,
une extrémité mobile qui répond à l'os hyoïde
ou au larynx. Or, comme l'extrémité mobile est
située au-dessous de l'extrémité fixe, il s'ensuit

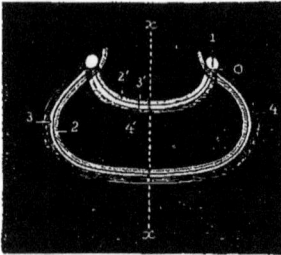

Fig. 31.

Schéma représentant une coupe
transversale du pharynx avant
et après la contraction des constricteurs.

1, point fixe des muscles. — 2, 2', muqueuse. — 3, 3', aponévrose. — 4, 4', muscles constricteurs.

(Les traits noirs indiquent la position
qu'occupe le pharynx au repos ; les traits
rouges, celle qu'il occupe après la contraction de ses constricteurs.)

que, lorsque les deux constricteurs inférieurs se contractent, l'os hyoïde et le
larynx se portent en haut, entraînant avec eux dans leur mouvement d'ascension
la partie inférieure du pharynx qui leur est intimement unie.

B. MUSCLES ÉLÉVATEURS. — Les muscles élévateurs sont au nombre de deux, le
pharyngo-staphylin et le stylo-pharyngien :

1° *Pharyngo-staphylin.* — Le pharyngo-staphylin, qui fait également partie du
voile du palais, a été déjà décrit, à propos de ce dernier organe (voy. p. 21).

2° *Stylo-pharyngien.* — Le stylo-pharyngien (fig. 27, *a*), muscle long et grêle,
étroit et arrondi à sa partie supérieure, large et mince à sa partie inférieure,
prend naissance sur le côté interne de la base de l'apophyse styloïde. De là, il se
porte obliquement en bas et en dedans et arrive bientôt sur la paroi externe du
pharynx. Il glisse quelque temps contre le constricteur supérieur, s'engage ensuite
entre le constricteur supérieur et le constricteur moyen et se termine au-dessous
de ce dernier muscle en formant un large éventail : ses faisceaux postérieurs se
fixent à l'aponévrose pharyngienne ; ses faisceaux antérieurs s'insèrent, en partie
sur le bord externe de l'épiglotte, en partie sur le bord postérieur du cartilage

thyroïde. — Ce muscle fait partie du bouquet de Riolan, avec le stylo-glosse et le stylo-hyoïdien qui sont placés en avant de lui. En arrière, il est en rapport avec la carotide interne, la jugulaire interne et le glosso-pharyngien. — Au point de vue de ses fonctions, il est élévateur du larynx et du pharynx.

3° Muqueuse du pharynx. — La muqueuse du pharynx revêt sans interruption toute la surface intérieure de cet organe. Elle se continue, sans ligne de démarcation bien nette, avec la muqueuse des cavités voisines : en haut, avec la muqueuse des fosses nasales et celle de la trompe d'Eustache ; à sa partie moyenne, avec la muqueuse buccale ; en bas, avec les muqueuses laryngienne et œsophagienne.

A sa partie supérieure, la muqueuse pharyngienne, d'une coloration rougeâtre ou simplement rosée, est remarquable par son épaisseur et son adhérence à la couche fibreuse sous-jacente. Partout ailleurs, elle est plus mince, d'une coloration plus pâle, et doublée sur sa surface extérieure d'une couche de tissu cellulaire lâche, qui ne l'unit que faiblement aux parties sur lesquelles elle repose.

Considérée au point de vue de sa structure, la muqueuse du pharynx, comme toutes les muqueuses, se compose de deux couches : une couche superficielle ou épithélium, une couche profonde ou derme :

1° *Epithélium.* — Chez le nouveau-né, l'épithélium est cylindrique à cils vibratiles sur toute la partie du pharynx que l'on désigne sous le nom de cavité naso-pharyngienne ; dans le reste de la surface, il est pavimenteux stratifié. Chez l'adulte, la portion qui avoisine les fosses nasales est, d'après SCHMIDT et KLEIN, pavimenteuse stratifiée. Cette forme d'épithélium persiste jusque sur le bord postérieur d'une saillie de la muqueuse que nous étudierons plus bas sous le nom d'*amygdale pharyngienne.* Cependant, d'après les mêmes auteurs, le bord antérieur de cette saillie jusqu'aux orifices de la trompe d'Eustache serait recouvert d'épithélium cilié. A partir du bord postérieur de l'amygdale pharyngienne jusqu'à la jonction du tiers supérieur avec le tiers moyen du pharynx, l'épithélium est cylindrique à cils vibratiles et au-dessous de cette ligne il redevient pavimenteux stratifié.

Comme dépendances de l'épithélium, on distingue dans la couche sous-muqueuse du pharynx des glandes dont les conduits excréteurs viennent s'ouvrir à la surface du pharynx ou bien dans les cryptes et les recessus que présente la muqueuse : ce sont des *glandes muqueuses.* Leur conduit excréteur est, vestige embryonnaire, tapissé d'épithélium cylindrique à cils vibratiles. Très nombreuses dans les régions supérieures du pharynx, surtout dans le milieu et vers la partie inférieure de son tiers supérieur où elles forment une couche continue, elles diminuent de nombre dans les régions inférieures et dans le tiers inférieur elles sont nettement isolées.

Les glandes diminuent rapidement de nombre également sur la muqueuse pharyngienne qui tapisse la face postérieure du larynx, à tel point qu'elles deviennent très rares sur la paroi antérieure de l'œsophage.

2° *Derme.* — Le derme de la muqueuse du pharynx nous présente tout d'abord quelques variations structurales qui sont en rapport avec l'âge du sujet. — Chez l'enfant, le derme présente des papilles peu développées dans les parties recouvertes d'épithélium pavimenteux stratifié et n'en possède pas du tout dans la portion recouverte d'épithélium à cils vibratiles. — Chez l'adulte, les papilles sont bien marquées dans les parties recouvertes également d'épithélium pavimenteux stratifié ; elles font défaut, comme chez l'enfant, au niveau de l'épithélium cilié.

Ce qui caractérise surtout le derme de la muqueuse pharyngée, c'est sa richesse en tissu lymphoïde. Diffus dans la région inférieure, dans le tiers moyen et surtout dans le tiers supérieur, ce tissu devient extrêmement abondant et forme une quantité considérable de follicules clos. Dans le tiers supérieur et sur la ligne médiane, sa richesse en follicules clos est telle que la muqueuse présente une saillie entrecoupée de cavités et d'orifices, saillie à laquelle, en vertu même de sa ressemblance avec les amygdales, on a donné le nom d'*amygdale pharyngienne* (fig. 2,8).

4° **Amygdale pharyngienne.** — L'amygdale pharyngienne, signalée depuis long-temps par Santorini, par Tourtual, par Lacauchie et bien étudiée plus tard par Luschka, par Kölliker et par d'autres histologistes, est située sur la ligne médiane entre les orifices des deux trompes d'Eustache, dans une longueur de 2 ou 3 centi-mètres à partir de l'extrémité postérieure des fosses nasales. Faisant son apparition dès les premiers stades embryonnaires (voy. Embryologie), elle se développe ensuite jusqu'à l'âge de seize ans en moyenne, époque où elle atteint son développement maximum. Elle mesure alors plus exactement, d'après Trautmann, 25 millimètres de longueur sur 20 millimètres de largeur et 7 millimètres d'épaisseur. Après seize ans, elle n'augmente généralement pas de volume et subit même, d'après les laryngologistes (Moure), des phénomènes de régression. Cette saillie présente une surface mamelonnée dans laquelle on reconnaît des sillons longitudinaux inter-rompus par des plis de passage : il existe souvent un sillon médian antéro-posté-rieur avec deux replis latéraux d'où partent des replis secondaires ; l'aspect est assez souvent plexiforme. A la surface des replis on voit des ouvertures plus ou moins profondes qui mènent à des cryptes : cet aspect rappelle absolument la forme des amygdales. Sur les replis se voient également de légères saillies et des orifices qui ne sont autre chose que des orifices glandulaires.

Si l'on pratique une coupe dans l'organe, on constate que la structure histolo-gique est analogue, au point de vue général, à celle des amygdales palatines. L'épithélium est cylindrique à cils vibratiles, sauf en quelques points où il est pavimenteux ou cubique. Au-dessous de l'épithélium, il existe une fine couche hyaline, qui peut être considérée comme une membrane basale. Au-dessous se trouvent de nombreux vaisseaux qui parcourent le derme. Ce dernier est formé de tissu lymphoïde dans lequel on rencontre de nombreux follicules clos sans membrane isolante. Plus profondément, de nombreuses glandes acineuses muci-pares, qui viennent s'ouvrir à la surface de l'amygdale pharyngienne ou bien dans la cavité des cryptes, constituent des amas lamelleux ou sacculaires.

5° **Poche pharyngienne.** — Immédiatement en arrière de l'amygdale pharyn-gienne, à mi-chemin entre l'arc antérieur de l'atlas et l'orifice postérieur des fosses nasales, on observe assez fréquemment une espèce d'invagination de la muqueuse qui revêt, suivant les cas, la forme d'une simple dépression linéaire, d'une fossette en entonnoir, d'une véritable poche plus ou moins profonde et ne communiquant avec le cavum pharyngien que par un tout petit orifice arrondi ou elliptique : c'est le *recessus médian du pharynx* ou *poche pharyngienne* de Luschka. D'après Ganghofner, la couche des glandes muqueuses fait défaut au niveau du fond de la bourse ; en revanche, il en existe tout autour d'elle une riche couronne dont les orifices se voient, soit dans la cavité de la bourse elle-même, soit au voi-sinage de son ouverture.

Le diverticulum pharyngien que nous venons de signaler a été entrevu dès 1842 par Mayer (de Bonn). Mais il a été bien décrit pour la première fois, en 1868, par Luschka, d'où le nom de *bourse de Luschka*, sous lequel le désignent la plupart des auteurs. « On trouve bien souvent, dit Luschka, pour ne pas dire toujours, à la limite du tissu adénoïde du pharynx, un orifice de dimension plus grande que ceux des glandes ordinaires et d'une tout autre signification. Tantôt arrondi et du diamètre d'une tête d'épingle, tantôt plus grand et limité en haut seulement par un rebord saillant, cet orifice donne accès dans un cul-de-sac d'un centimètre et demi de longueur au maximum et large au plus de 6 millimètres. Il remonte jusqu'à l'apophyse basilaire de l'occipital, pour finir en se rétrécissant quelquefois en pointe dans le tissu fibreux de la région. »

Une pareille disposition, restée longtemps à l'état de simple curiosité anatomique, a acquis dans ces dernières années une importance considérable, en raison de la pathologie spéciale que lui a attribuée Tornwaldt (de Dantzig). Au cours d'une pharyngite chronique, le diverticulum en question s'engorge, ses parois se gonflent et s'épaississent, sa cavité se remplit et se dilate. Il forme ainsi sur la paroi pharyngienne une saillie plus ou moins considérable et peut même, par suite de l'oblitération de son orifice, se transformer en un véritable kyste : telle est, au point de vue anatomique, ce qu'on appelle la *maladie de Tornwaldt*.

La bourse pharyngienne à l'état de développement complet, telle que l'a décrite Luschka, est tout à fait exceptionnelle chez l'adulte. A ses lieu et place, on ne rencontre, le plus souvent, qu'une petite dépression en cæcum ou en entonnoir, occupant ordinairement la partie la plus postérieure d'un sillon médian, d'où le nom de *recessus médian du pharynx*, qui a été employé par Ganghofner et Schwabach, de préférence à celui de bourse pharyngienne. Enfin même ce recessus médian fait complètement défaut sur un grand nombre de sujets.

La bourse pharyngienne n'est donc pas constante et, quand elle existe, elle revêt les aspects les plus divers. Mais ce n'est pas là, selon moi, une raison suffisante pour la rejeter et la rayer définitivement de nos descriptions anatomiques. Tout récemment, en effet, Killian l'a rencontrée chez l'embryon et a pu la suivre pas à pas dans ses diverses phases évolutives. Il a même cru, à la suite de nombreuses recherches, devoir distinguer la vraie bourse pharyngienne du simple recessus, le recessus s'arrêtant à la muqueuse, tandis que la bourse vraie remonte jusqu'à la plaque cartilagineuse qui constituera plus tard l'apophyse basilaire.

Mais si la bourse pharyngienne existe avec une signification anatomique propre, cette signification nous est encore mal connue. On a émis l'opinion qu'elle était l'équivalent, plus ou moins modifié, d'un de ces cryptes qui se voient à la surface de l'amygdale pharyngienne; mais une pareille interprétation me paraît peu conciliable avec ce double fait, que la bourse pharyngienne se développe bien avant l'amygdale (Killian) et que, chez l'adulte, elle est située en arrière de ce dernier organe. Luschka avait cru devoir la considérer comme le rudiment du canal embryonnaire qui fait communiquer la muqueuse buccale avec l'hypophyse (voy. Névrologie) : mais il est établi aujourd'hui que ce canal est situé sur un plan plus antérieur et traverse, non pas l'occipital, mais le sphénoïde. Enfin, on a cherché à expliquer la formation du recessus pharyngien, soit par un étranglement de la muqueuse de l'aditus antérieur qui serait produit par l'inflexion de l'extrémité céphalique, soit par une simple adhérence de la portion médiane de la muqueuse au périoste de l'apophyse basilaire : ce ne sont encore là que de pures hypothèses, faciles à émettre, mais plus difficiles à soutenir. La question, on le voit, est encore fort obscure et appelle de nouvelles recherches.

D'après Kilian, la bourse pharyngienne fait défaut chez la plupart des mammifères. Elle existe cependant chez la marmotte et on trouve des invaginations analogues, chez l'ours et chez le porc.

§ IV. — Vaisseaux et nerfs du pharynx

1° **Artères.** — Le pharynx reçoit la plus grande partie de ses artères de la *pharyngienne inférieure*, branche de la carotide externe (voy. Angéiologie). A cette artère principale qui couvre de ses ramifications les parois postérieure et latérales du pharynx, viennent s'ajouter à titre de branches accessoires : 1° la *ptérygo-palatine* (*pharyngienne supérieure* de quelques auteurs), qui se ramifie dans la muqueuse de la voûte; 2° quelques divisions de la *palatine inférieure* et de la *thyroïdienne supérieure* qui proviennent, la première de l'artère faciale, la seconde de la carotide externe. Quelle que soit leur origine, les artères pharyngiennes se distribuent aux muscles, à la muqueuse et aux glandes.

2° **Veines.** — Les veines du pharynx proviennent principalement de la muqueuse et des glandes sous-jacentes. Elles forment au-dessous de la muqueuse un premier plexus, le *plexus sous-muqueux* ou *plexus profond*, qui a été bien étudié en 1887 par Bimar et Lapeyre et qui est particulièrement bien développé sur la partie inférieure de la paroi postérieure du pharynx. Ce plexus profond, qui se continue en bas avec le plexus sous-muqueux de l'œsophage, communique en haut avec les veines vidiennes, ptérygo-palatines et méningées. Les branches qui en partent traversent la couche musculaire et viennent former, à la surface extérieure du pharynx, un deuxième plexus, à mailles larges et irrégulières, que j'ai vu dans certains cas acquérir un développement remarquable. Sur une coupe transversale d'un sujet congelé, que j'ai actuellement sous les yeux, le pharynx, sectionné à sa partie moyenne, présente sur sa paroi postérieure neuf veines, à direction verticale ou oblique, qui mesurent chacune de 2 à 4 millimètres de diamètre. On peut donner à ce deuxième plexus, par opposition au premier, le nom de *plexus superficiel*. Ses branches efférentes, dites *veines pharyngiennes*, vont se jeter dans la jugulaire interne.

3° Lymphatiques. — Les lymphatiques forment dans la muqueuse un réseau d'une extrême richesse, d'où s'échappent deux ordres de troncs (SAPPEY). — Les uns, *troncs supérieurs*, se portent en haut, traversent la paroi du pharynx au voisinage de son attache au rocher et, finalement, viennent se jeter dans un ganglion qui est couché sur la portion la plus élevée du constricteur supérieur. — Les autres, *troncs inférieurs*, se dirigent en bas et en avant vers la membrane thyro-hyoïdienne. Puis ils traversent cette membrane de dedans en dehors et se jettent dans un groupe de ganglions qui se trouvent placés en avant de la carotide primitive, tout près de sa bifurcation.

4° Nerfs. — Abstraction faite de quelques fins rameaux que le laryngé externe et le récurrent envoient à la partie inférieure du pharynx, les nerfs destinés à cet organe proviennent du *plexus pharyngien*, plexus que nous avons déjà décrit sur la face latérale du pharynx (voy. NÉVROLOGIE) et à la constitution duquel concourent à la fois le glosso-pharyngien, le pneumo-spinal et le grand sympathique. Les rameaux efférents de ce plexus se distribuent aux muscles, à la muqueuse, aux glandes et aux vaisseaux. L'analyse physiologique, suppléant ici à l'insuffisance du scalpel, nous apprend que la sensibilité de la muqueuse appartient au pneumogastrique, que les phénomènes vasculaires et sécrétoires sont sous la dépendance du ganglion cervical supérieur du sympathique, que les muscles enfin sont innervés (CHAUVEAU), en partie par le glosso-pharyngien (portion antérieure du constricteur supérieur), en partie par le spinal (les autres constricteurs et le stylo-pharyngien).

Le mode de terminaison des filets nerveux dans les différents éléments constitutifs du pharynx ne nous est pas encore connu.

Voyez au sujet du pharynx, parmi les publications récentes : LUSCHKA, *Der Schlundkopf des Menschen*, Tübingen, 1868 ; — GANGHOFKER, *Ueber Aden-Geschwülste ein Nasenrachenraum*, Prag. med. Woch., 1877 ; DU MÊME, *Ueber die Tonsilla u. Bursa pharyngea*, Sitz. d. Akad. d. Wissensch., 1873 ; — ANDERSON, *The Morphology of the tongue and pharynx*, Journ. of. Anat. and. Phys., 1881, t. XV ; — BICKEL, *Ueber die Ausdehnung und den Zusammenhang des lymphatischen Gewebes in der Rachengegend*, Virchow's Arch., 1884 ; — TORNWALDT, *Ueber die Bedeutung der Bursa pharyngea*, etc., Wiesbaden, 1885 ; — ALBRECHT, *Ueber die morphologische Bedeutung der Pharynxdivertikel*, Berl. klin. Woch., 1885 ; — WALDEYER, *Beitr. zur norm. u. vergl. Anatomie des Pharynx*, etc., Sitz. d. Berl. Akad., 1886 ; — BIMAR et LAPEYRE, *Rech. sur les veines du pharynx*, C. R. Acad. des Sc., 1887 ; — SCHWABACH, *Ueber Bursa pharyngea*, Arch. f. mikr. Anat. 1887 ; — DU MÊME, *Zur Entwickelung der Rachentonsille*, ibid., 1888 ; — BLOCH, *Ueber die Bursa pharyngea*, Berl. klin. Woch., 1888 ; — KILIAN, *Ueber die Bursa und Tonsilla pharyngea*, Morph. Jahrb., 1888 ; — SUCHANNEK, *Beil. zur norm. u. path. Anatomie des Rachengewölbes*, Ziegler u. Nauwerk Beitr. z. pathol. Anat. III, 1888 ; — DU MÊME, *Anat. Beiträge zur Frage über die sogen. Bursa pharyngea*, Zeitschr. f. Ohrenheilk., 1889 ; — KOSTANECKI, *Zur Kenntniss der Pharynxdivertikel des Menschen*, etc., Virchow's Arch., 1890 ; — PŒLCHEN, *Zur Anat. des Nasenrachenraums*, Virchow's

Arch., 1890 ; — Tissier, *Etude sur la bourse pharyngée*, etc., Annales des maladies de l'oreille, 1886 ; — Gellé, *Un cas type de bourse de Luschka*, ibid., 1889 ; — Potiquet, *La bourse pharyngienne ou de Luschka*, Revue de laryngologie, 1889.

ARTICLE III

ŒSOPHAGE

L'œsophage (de οἴζω, je porte et φαγεῖν, manger) est un conduit musculo-membraneux destiné à transmettre les aliments, du pharynx auquel il fait suite, à l'estomac qui le continue. C'est dans le conduit œsophagien que s'effectue le troisième temps de la déglutition.

§ I. — Considérations générales

1° Situation, division. — L'œsophage occupe tout d'abord la partie inférieure du cou. Puis, il descend dans le thorax, le parcourt dans toute son étendue et arrive sur le diaphragme. Il traverse ce muscle, au niveau de l'anneau dit œsophagien, débouche dans l'abdomen et se jette presque immédiatement après dans l'estomac, à la hauteur de la onzième vertèbre dorsale. On peut donc, au point de vue topographique, lui distinguer trois portions : 1° une *portion supérieure* ou *cervicale*, qui s'étend du cartilage cricoïde à un plan horizontal mené par la fourchette sternale ; 2° une *portion moyenne* ou *thoracique*, qui, de ce même plan, s'étend jusqu'au diaphragme ; 3° une *portion inférieure* ou *abdominale*, comprise entre le diaphragme et l'estomac.

2° Direction. — Dans son long trajet descendant, l'œsophage répond dans toute son étendue à la colonne vertébrale. Il en suit régulièrement toutes les inflexions et je ne puis accepter cette opinion, émise par un grand nombre d'anatomistes, que l'œsophage a une direction presque rectiligne. Pour se convaincre du contraire, il suffit de jeter les yeux sur une coupe vertico-médiane d'un sujet congelé : on y voit très nettement le conduit œsophagien descendre parallèlement à la colonne cervico-dorsale et décrire, comme cette dernière, une longue courbe à concavité antérieure. Est-ce à dire que l'œsophage soit directement appliqué contre les corps vertébraux ? Non, il s'en écarte progressivement à partir de la quatrième ou de la cinquième dorsale, mais cet écartement est toujours minime : il ne dépasse pas 10 millimètres.

L'œsophage présente encore des inflexions dans le sens transversal. A son origine, il est situé sur la ligne médiane ; mais, en quittant le pharynx, il se porte à gauche et descend ainsi jusqu'à la troisième vertèbre dorsale. Là, il s'infléchit à droite pour faire place à l'aorte qui, comme on le sait, gagne le côté gauche de la colonne vertébrale ; puis, il se porte de nouveau à gauche et conserve cette situation jusqu'à son entrée dans l'estomac. Il résulte de ces diverses inflexions que l'œsophage nous présente deux courbures latérales : une courbure supérieure, à concavité dirigée à droite ; une courbure inférieure, à concavité dirigée à gauche.

Nous devons ajouter, et tous les chirurgiens sont d'accord sur ce point, que les différentes inflexions que nous venons de décrire dans le trajet de l'œsophage, tant les inflexions latérales que les inflexions antéro-postérieures, sont toujours assez peu prononcées pour ne pas gêner l'introduction d'un cathéter ou d'une sonde en gomme élastique.

3° **Dimensions**. — L'œsophage mesure en moyenne 25 centimètres de *longueur*, dont 5 pour la portion cervicale, 18 pour la portion thoracique, 2 et demi pour la portion abdominale.

Son *calibre* varie naturellement, suivant qu'on le considère à l'état de vacuité ou à l'état de distension. — A l'état de vacuité, ce qui est la condition ordinaire, l'œsophage est aplati d'avant en arrière (fig. 33) et, suivant que les deux parois opposées sont plus ou moins rapprochées l'une de l'autre, la lumière du conduit nous apparaît sur des coupes transversales sous la forme d'une ellipse, sous la forme d'un ovale, sous la forme d'une simple fente à direction transversale. La largeur de cette fente, mesurée sur des coupes transversales de sujets congelés, varie, suivant les niveaux, de 5 à 12 millimètres. Il est à remarquer que cet aplatissement antéro-postérieur de l'œsophage est plus marqué à sa partie supérieure qu'à sa partie inférieure. Au voisinage du diaphragme, en effet, le conduit se rapproche beaucoup plus de la forme cylindrique et sa lumière, grâce aux plis longitudinaux de la muqueuse, prend parfois sur les coupes un aspect plus ou moins étoilé. — A l'état de distension (insufflation, injection dans son intérieur d'une substance liquide, passage du bol alimentaire), l'œsophage est cylindrique. Toutefois c'est un cylindre mal calibré, je veux dire qu'il ne présente pas dans toute sa hauteur un diamètre uniforme. Mouton, en coulant du plâtre dans l'œsophage et en examinant ensuite le moule ainsi obtenu, a parfaitement mis ce fait en évidence. D'après cet observateur, il existe le long du conduit trois rétrécissements ou détroits : le premier, à l'origine même de l'œsophage ; le second, à 7 centimètres au-dessous ; le troisième, à sa terminaison. Sur chacun des détroits, l'œsophage mesure 14 millimètres de diamètre. Entre les détroits, ce même diamètre oscille entre 17 et 21 millimètres, soit une moyenne de 19 millimètres

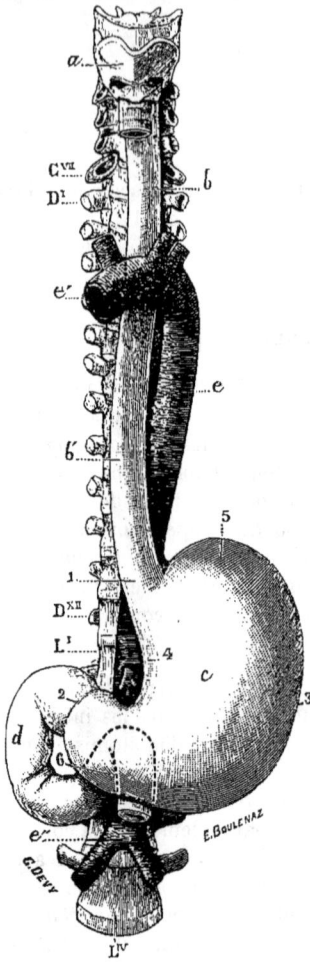

Fig. 32.

L'œsophage et l'estomac en place, pour montrer leur direction et leurs rapports avec le rachis et l'aorte.

a, larynx. — *b*, courbure latérale supérieure de l'œsophage (la concavité regarde à droite). — *b'*, courbure latérale inférieure du même canal (la concavité regarde à gauche). — *c*, estomac, avec : 1, cardia ; 2, pylore ; 3, sa grande courbure ; 4, sa petite courbure ; 5, sa grosse tubérosité ; 6, sa petite tubérosité. — *d*, duodénum. — *e*, aorte, avec *e'* sa crosse, *e''* sa bifurcation au niveau de la quatrième lombaire.

C^VII, septième vertèbre cervicale. — D^I, D^XII, première et douzième vertèbres dorsales. — L^I, L, première et cinquième vertèbres lombaires.

§ II. — MODE DE CONFORMATION ET RAPPORTS

L'œsophage nous présente, comme le pharynx, une surface extérieure, une surface intérieure et deux extrémités, l'une supérieure, l'autre inférieure.

1° **Surface intérieure.** — La surface intérieure de l'œsophage, formée par la muqueuse, a une coloration blanchâtre qui contraste, d'une part avec la couleur rosée du pharynx supérieur, d'autre part avec la couleur cendrée de l'estomac. Elle est sillonnée par de nombreux plis longitudinaux, qui s'atténuent ou s'effacent lors du passage du bol alimentaire. Ces plis sont formés exclusivement par la muqueuse et ils résultent de ce que cette membrane est beaucoup trop large, à l'état de vacuité du conduit, pour recouvrir la surface sur laquelle elle repose.

2° **Surface extérieure et rapports.** — La surface extérieure de l'œsophage, lisse et unie, est reliée par un tissu cellulaire lâche à une foule d'organes qui présentent avec elle des rapports importants. Ces rapports doivent être examinés séparément pour la portion cervicale, pour la portion thoracique et pour la portion abdominale :

A. PORTION CERVICALE. — a *En avant*, l'œsophage est en rapport avec la portion membraneuse de la trachée-artère : un tissu cellulaire, très lâche à la partie inférieure, plus dense à la partie supérieure, unit l'un à l'autre ces deux conduits. Par suite de sa déviation de la ligne médiane, l'œsophage déborde la trachée à gauche et sa partie ainsi débordante (qu'on me permette cette expression) est recouverte par le muscle sterno-thyroïdien, le corps thyroïde et l'artère thyroïdienne inférieure.

b. *En arrière*, l'œsophage répond à la colonne vertébrale dont il est séparé par les muscles prévertébraux et par l'aponévrose prévertébrale. Il est uni à cette aponévrose par une nappe du tissu cellulaire lâche qui se continue, en haut, avec le tissu cellulaire rétro-pharyngien et, en bas, avec celui du médiastin postérieur.

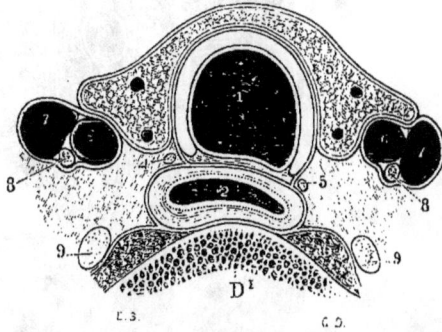

Fig. 33.

Coupe transversale du corps thyroïde, pour montrer ses rapports avec la trachée et le paquet vasculo-nerveux du cou (en partie d'après BRAUNE).

1, trachée. — 2, œsophage. — 3, corps thyroïde avec son enveloppe conjonctive. — 4, nerf récurrent gauche. — 5, nerf récurrent droit. — 6, carotide primitive. — 7, jugulaire interne. — 8, pneumogastrique. — 9, ganglion sympathique. — 10, muscles prévertébraux. — D^I, corps de la première dorsale.

c. *Sur les côtés*, il répond au corps thyroïde, à l'artère carotide primitive, à la veine jugulaire interne et au nerf récurrent. L'œsophage étant dévié à gauche, ces rapports sont tout naturellement plus immédiats du côté gauche que du côté droit. Cette déviation a encore pour effet de modifier la situation des deux nerfs récurrents : tandis que le récurrent droit longe la face latérale droite de l'œsophage, celui du côté gauche chemine sur sa face antérieure dans l'angle dièdre que forme cette face avec la trachée.

B. PORTION THORACIQUE. — Dans sa portion thoracique, l'œsophage occupe le médiastin postérieur.

a. *En avant*, il répond tout d'abord à la portion membraneuse de la trachée, puis à la bifurcation de ce conduit et à l'origine de la bronche gauche. A ce niveau, on observe assez souvent un faisceau musculaire qui s'étend de la face postérieure de la bronche gauche à la face antérieure de l'œsophage : c'est le *muscle broncho-œsophagien.* On rencontre aussi dans cette même région, mais

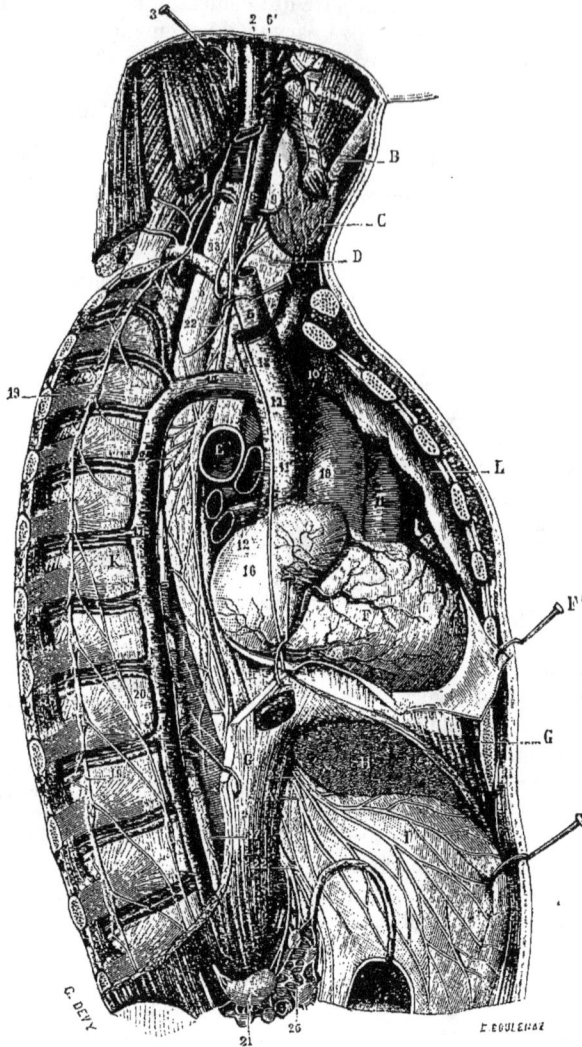

Fig. 34.

L'œsophage, vu par son côté droit, pour montrer ses principaux rapports.

A, portion cervicale de l'œsophage ; A', sa portion thoracique ; A'', sa portion abdominale. — B. larynx. —
C, corps thyroïde. — D, trachée-artère. — E. orifice de la bronche droite. — F, cœur, avec F', son péricarde. —
G, diaphragme. — H. foie. — I, estomac. — K, rachis. — L. poumon gauche.
1, constricteur inférieur du pharynx. — 2. veine jugulaire interne. — 3, sterno-cléido-mastoïdien. — 4. scalène
antérieur. — 5, tronc brachio-céphalique artériel. — 6, carotide primitive droite. avec 6', carotide externe. —
7, artère thyroïdienne supérieure. — 8, artère axillaire. — 9. artère thyroïdienne inférieure. — 10, aorte ascendante ;
10', sa crosse ; 10'', aorte descendante. — 11, artère pulmonaire, avec 11', sa branche droite. — 12, veines pulmonaires droites. — 13, veine cave supérieure. — 14. grande veine azygos. — 15, veine cave inférieure. — 16. oreillette
droite. — 17, 17', canal thoracique. — 18. nerf phrénique. — 19, grand sympathique. — 20, grand splanchnique. —
21, ganglion semi-lunaire droit. — 22. pneumogastrique droit. avec 23. sa branche récurrente. — 24, rameaux qui
contournent l'œsophage pour s'anastomoser avec 25, le pneumogastrique gauche. — 26, plexus solaire.

moins fréquemment, un *faisceau pleuro-œsophagien*, qui se détache de la plèvre

gauche, passe en avant de l'aorte et vient se confondre, comme le précédent, avec
les fibres longitudinales de l'œsophage. Ces deux petits muscles broncho-œsophagien et pleuro-œsophagien, découverts par HYRTL en 1844 et décrits à nouveau par
LUSCHKA et par CUNNINGHAM, se composent exclusivement de fibres lisses. GILLETTE
a encore décrit dans la même région un *faisceau aortico-œsophagien*, qui s'étend
de la crosse aortique à l'œsophage. Ce faisceau est loin d'être constant suivant la
remarque de GILLETTE. Lorsqu'il existe, le faisceau broncho-œsophagien ferait
défaut et réciproquement. Au-dessous de la trachée et des bronches, l'œsophage
est en rapport avec le péricarde qui le sépare des oreillettes du cœur.

b. *En arrière*, l'œsophage répond à la colonne vertébrale. Tout à fait en haut,
il repose directement sur elle. Plus bas, il en est séparé par le canal thoracique,
les veines azygos, les artères intercostales droites et enfin par l'aorte elle-même
qui, à la partie inférieure du thorax, gagne la ligne médiane

c. *Sur les côtés*, les rapports de l'œsophage diffèrent suivant que l'on considère
le côté droit ou le côté gauche. — A droite, il répond dans toute son étendue à la
plèvre médiastine droite qui le sépare du poumon droit. — A gauche, il répond
également à la plèvre et au poumon gauches, mais à la partie supérieure du thorax
seulement. Plus bas, il en est séparé, tout d'abord par la crosse de l'aorte qui se
porte d'avant en arrière vers la troisième vertèbre dorsale, puis par l'aorte descendante qui, comme lui, suit un trajet vertical tout en occupant un plan plus postérieur.
— Les faces latérales de l'œsophage sont longées enfin, à droite et à gauche, par
les deux nerfs pneumogastriques, lesquels changent de position à la partie inférieure
du thorax pour se porter, le gauche sur la face antérieure du conduit digestif, le
droit sur sa face postérieure. Au cours de leur trajet, ces deux nerfs s'envoient
mutuellement de nombreuses anastomoses et enlacent pour ainsi dire l'œsophage
dans une espèce de plexus nerveux, le *plexus péri-œsophagien*. Ce plexus est nécessairement tiraillé toutes les fois que le conduit sur lequel il repose se trouve
distendu au delà de ses limites ordinaires ; ainsi s'explique vraisemblablement la
sensation douloureuse qui accompagne la déglutition d'un corps trop volumineux.

C. PORTION ABDOMINALE. — Dans l'anneau œsophagien du diaphragme, l'œsophage est entouré sur tout son pourtour par les faisceaux charnus du muscle.
Mais il n'y a pas seulement contiguïté entre le conduit alimentaire et l'anneau qui
lui livre passage : on voit, en effet, chacun des piliers du diaphragme donner
naissance à ce niveau à un certain nombre de fibres musculaires, un peu plus pâles
que le reste du muscle, fibres musculaires qui se portent ensuite sur l'œsophage et se
terminent dans ses parois (*muscles phréno-œsophagiens*), ou bien décrivent sur sa
face antérieure des espèces d'anses s'entre-croisant avec celles du côté opposé. Cette
disposition, qui a été parfaitement étudiée par ROUGET en 1851, est constante chez
l'homme et doit être considérée comme le rudiment du sphincter œsophagien que
l'on rencontre, à un état de développement parfait, chez certains rongeurs.

Au-dessous du diaphragme, l'œsophage, situé maintenant en pleine cavité abdominale, est recouvert par le péritoine sur presque toute sa circonférence (voy.
Péritoine). Il est en rapport : *en avant*, avec le pneumogastrique gauche et le bord
postérieur du foie ; *en arrière*, avec le pneumogastrique droit, les piliers du diaphragme et l'aorte abdominale ; *à droite*, avec le lobe de Spigel ; *à gauche*, avec
la grosse tubérosité de l'estomac, qui s'élève ordinairement au-dessus du cardia
en refoulant le diaphragme vers la cavité thoracique.

3° **Extrémité supérieure.** — L'extrémité supérieure de l'œsophage se confond avec l'extrémité inférieure du pharynx : c'est l'orifice de forme elliptique par lequel les deux conduits se continuent réciproquement. Nous avons déjà vu plus haut (p. 51), et nous nous contenterons de le rappeler en passant : 1° que la limite du pharynx et de l'œsophage, toute conventionnelle du reste, est déterminée par un plan horizontal passant par le bord inférieur du cartilage cricoïde ; 2° que ce plan rencontre en arrière le corps de la sixième cervicale ; 3° que l'extrémité supérieure de l'œsophage est séparée des arcades dentaires par une distance de 15 centimètres chez l'homme, de 13 centimètres chez la femme.

4° Extrémité inférieure. — A son extrémité inférieure, l'œsophage s'ouvre dans l'estomac par un orifice auquel on donne le nom de cardia. Nous décrirons cet orifice à propos de l'estomac (voy. p. 72).

§ III. — Constitution anatomique

Envisagé au point de vue de sa constitution anatomique, l'œsophage se compose essentiellement de trois couches ou tuniques, régulièrement superposées : une tunique externe ou musculeuse ; une tunique moyenne ou celluleuse ; une tunique interne ou muqueuse.

1° Tunique musculeuse. — La couche musculeuse de l'œsophage est constituée par deux ordres de fibres, des fibres externes ou longitudinales, des fibres internes ou circulaires :

a. *Fibres longitudinales.* — Chez l'homme, les fibres longitudinales naissent principalement d'un tendon élastique qui va s'insérer, entre les deux muscles crico-aryténoïdiens postérieurs, sur la petite crête verticale et médiane qui se voit à la partie postérieure du cartilage cricoïde. L'extrémité inférieure de ce tendon donne naissance aux fibres verticales. De ses faces latérales partent des fibres obliques qui deviennent de plus en plus obliques au fur et à mesure qu'elles naissent plus près de l'extrémité inférieure du tendon et qui divergent en bas et en arrière. Des fibres longitudinales latérales se détachent encore de la sous-muqueuse qui recouvre les muscles crico-aryténoïdiens postérieurs, des parties latérales du cricoïde et du bord inférieur du constricteur inférieur du pharynx (GILLETTE). — Ces fibres forment une couche à peu près homogène, sauf dans la partie supérieure de l'organe. Elles ne sont pas régulièrement parallèles, mais s'entre-croisent et s'anastomosent dans plusieurs plans ; il en résulte la formation d'espaces losangiques par lesquels pénètrent les vaisseaux et les nerfs.

b. *Fibres circulaires.* — Les fibres internes ou circulaires forment des anneaux tantôt parallèles, tantôt s'entre-croisant sous des angles plus ou moins aigus, tantôt s'envoyant des faisceaux d'union plus ou moins volumineux. Les fibres supérieures sont presque toutes horizontales et paraissent continuer le constricteur inférieur du pharynx ; les moyennes sont obliques et irrégulières ; les inférieures redeviennent circulaires et offrent une épaisseur considérable, sans toutefois former sphincter, comme cela s'observe chez certaines espèces animales (cheval). A la partie tout inférieure de l'œsophage, comme nous le verrons plus loin, ces fibres redeviennent obliques pour contribuer à la formation des deux plans internes de la tunique musculeuse de l'estomac.

A ces faisceaux qui constituent les fibres propres de l'œsophage viennent s'ajouter les faisceaux musculaires accessoires déjà décrits (voy. p. 32 et 33).

.c. *Structure des fibres œsophagiennes.* — Au point de vue histologique, la tunique musculeuse de l'œsophage est constituée à la fois par du tissu musculaire strié et par du tissu musculaire lisse. D'après GILLETTE, l'œsophage dans sa portion cervicale, dans une étendue de 4 à 5 centimètres, ne possède que des fibres striées ; dans les 5 centimètres suivants, on trouve un mélange de fibres striées et de fibres lisses avec prédominance de ces dernières ; dans les 12 centimètres suivants, c'est-à-dire dans la partie moyenne du conduit, il n'y a que des fibres lisses. On retrouve quelques fibres striées mêlées aux fibres lisses dans la partie inférieure de l'œsophage, mais ces fibres proviennent des muscles accessoires de cette région, des phréno-œsophagiens.

Il est à remarquer que les faisceaux formés par l'élément strié et ceux constitués par l'élément lisse n'ont que des rapports de contiguïté ; ils ne sont nullement continus, comme le voulait W. BOWMANN.

Dans la série animale, l'œsophage est loin de présenter la structure que nous venons d'indiquer chez l'homme. Chez le chien par exemple, on ne trouve que des fibres circulaires, toutes striées. Chez le lapin, chez le rat, toutes les fibres sont également striées. Il en est de même chez le mouton, chez le bœuf. Chez les oiseaux et chez les reptiles les fibres sont lisses.

2° **Tunique celluleuse.** — La tunique celluleuse ou sous-muqueuse, la plus épaisse de toutes les couches de l'œsophage, est formée de tissu conjonctif lâche mêlé de fibres élastiques : ces faisceaux conjonctifs, parallèles entre eux, font suite au tissu conjonctif des interstices de la tunique musculeuse et au tissu conjonctif de la muqueuse. Elle contient les glandes de l'œsophage ainsi que les vaisseaux et les nerfs destinés à la muqueuse. C'est en vertu de sa laxité qu'elle permet la formation des plis longitudinaux que nous avons décrits plus haut à la surface interne de la muqueuse lorsque l'œsophage est à l'état de vacuité.

3° **Tunique muqueuse.** — La muqueuse de l'œsophage (fig. 35) est séparée de la couche que nous venons de décrire par une sorte de membrane musculeuse formée de fibres lisses que l'on désigne sous le nom de *muscularis mucosæ* et que l'on rencontre à des degrés variés de développement sur toute la surface du tube digestif. Ici les fibres qui la composent constituent des faisceaux à direction longitudinale. Très espacés dans les régions supérieures de l'œsophage, ces faisceaux, dans le reste de son étendue, se rapprochent et forment une couche continue.

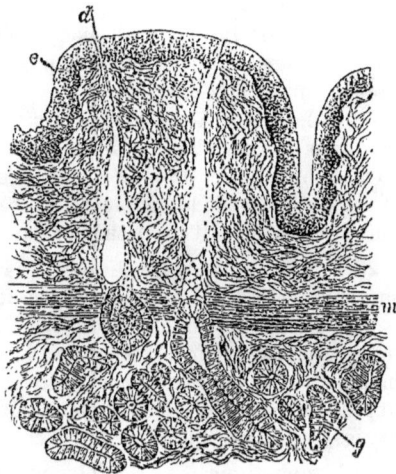

Fig. 35.
Coupe longitudinale de la muqueuse œsophagienne du chien (KLEIN).

e, épithélium pavimenteux de la surface. — m, muscularis mucosæ. — g, glandes muqueuses. — d, leurs conduits excréteurs.

Abstraction faite de ces fibres musculaires, la muqueuse de l'œsophage se compose : 1° d'une couche superficielle ou épithélium ; 2° d'une couche profonde ou derme ; 3° de formations glandulaires. — L'*épithélium*, envisagé chez l'embryon, présente des variations de forme assez considérables ; il est tout d'abord mixte, puis cylindrique à cils vibratiles. Plus tard, il offre des plaques pavimenteuses mêlées à des îlots de cellules à cils vibratiles. Chez l'enfant, il devient pavimenteux stratifié et il garde ce caractère chez l'adulte. — Le *derme* présente en différents points, chez l'enfant nouveau-né, la structure du tissu adénoïde (Klein). Chez l'adulte, le tissu devient conjonctif fasciculé, mais il conserve dans une certaine mesure et par places sa structure de tissu adénoïde. Il forme de courtes papilles coniques qui s'avancent dans l'épithélium. — Les *glandes* de l'œsophage sont assez rares et isolées. Elles sont moins nombreuses dans la région postérieure que dans la région antérieure, moins nombreuses encore dans la portion moyenne que dans les deux autres. Ce sont des glandes acineuses, qui viennent s'ouvrir par un canal rétréci à la surface de l'épithélium. Un certain nombre de ces canaux traversent, avant de se terminer à la surface de la muqueuse, des follicules clos dont ils s'entourent comme d'un anneau (M. Flesch).

§ IV. — Vaisseaux et nerfs

1° Artères. — Les artères de l'œsophage proviennent de plusieurs sources. — Au cou (*artères œsophagiennes supérieures*), elles sont fournies par la thyroïdienne inférieure, branche de la sous-clavière. — Au thorax (*artères œsophagiennes moyennes*), elles tirent leur origine : 1° directement de l'aorte thoracique ; 2° des artères bronchiques ; 3° des artères intercostales. — Dans l'abdomen (*artères œsophagiennes inférieures*), elles naissent en partie des diaphragmatiques inférieures, branches de l'aorte abdominale, en partie de la coronaire stomachique, branche du tronc cœliaque.

Ces différentes artères sont, en général, peu volumineuses. Elles pénètrent dans les parois de l'œsophage et forment des réseaux plus ou moins distincts, dans la couche musculaire, dans la couche sous-muqueuse, dans la muscularis mucosæ et dans le derme de la muqueuse. De ces derniers réseaux naissent des capillaires qui se portent dans l'épaisseur des papilles et sur les glandes.

2° Veines. — Les veines, issues des réseaux capillaires précités, forment dans la sous-muqueuse un riche plexus à mailles longitudinales. Ce plexus, bien qu'occupant toute la hauteur de l'œsophage, est plus spécialement développé à sa partie inférieure. Les branches efférentes du plexus sous-muqueux traversent la couche musculaire, se grossissent des veines que leur envoie cette dernière couche et, finalement, déversent leur contenu dans les veines thyroïdiennes inférieures, les azygos, les diaphragmatiques et la coronaire stomachique.

3° Lymphatiques. — Les lymphatiques de l'œsophage proviennent de la muqueuse et se rendent dans la sous-muqueuse où ils se disposent, comme les veines, en un riche plexus à mailles longitudinales. Les troncs qui en émanent traversent, sur différents points, la tunique musculeuse et viennent se jeter dans les ganglions qui entourent l'œsophage.

4° Nerfs. — Les filets nerveux destinés à l'œsophage proviennent à la fois du pneumogastrique et du grand sympathique. Ils forment entre les deux couches de la zone musculeuse un plexus remarquable par le volume des ganglions qu'il contient et par la présence de fibres à myéline unies aux fibres de Remak. Les cellules de ces ganglions sont des cellules unipolaires qui, comme dans les ganglions spinaux, vont se brancher sur les fibres à myéline en formant ainsi des tubes en **T**. Ces fibres à myéline vont se terminer dans les fibres striées de l'œsophage par des plaques motrices (Ranvier). Un second plexus, formé de fibres pâles avec petits ganglions, se retrouve dans la couche sous-muqueuse. Ces ganglions, comme ceux des plexus de Meissner et d'Auerbach, contiennent des cellules multipolaires dont les prolongements, après s'être ramifiés plusieurs fois, passent dans les plexus destinés aux fibres musculaires lisses et aux cellules glandulaires du voisinage (RAMON Y CAJAL).

A consulter, au sujet de l'œsophage : GILLETTE, *Description et structure de la tunique musculaire de l'œsophage*, etc., Journ. de l'Anatomie, 1872 ; — MOUTON, *Du calibre de l'œsophage et du cathétérisme œsophagien*, Th. Paris, 1874 ; — CUNNINGHAM, *Broncho- and pleuro-œsophageal muscles*, Journ. of. Anat. and Physiol., 1876, t. X ; — NEUMANN. *Flimmerepithel im Œsophagus menschlicher Embryonen*, Arch. f. mikr. Anat., 1876 ; — KLEIN, *Ciliated epithelium of the œsophagus*, Quat. Journ. of. micr. Sc., 1880 ; — RANVIER, *Appareils nerveux terminaux des muscles de la vie organique*, Paris, 1880 ; — LAIMER, *Beitr. zur Anat. des Œsophagus*, Wien. med. Jahrb., 1884 ; — FLESCH, *Ueber Beziehungen zwischen Lymphfollikeln und secernierenden Drüsen im Œsophagus*, Anat. Anzeiger, 1888 ; — STRAHL, *Beiträge zur Kenntniss des Baues des Œsophagus u. der Haut*, Arch. f. Anat. u. Phys., 1889 ; — RUBELI, *Ueber den Œsophagus des Menschen u. verschiedener Hausthiere*, Berne, 1889 ; — MAYER (S.), *Die membrana peri-œsophagealis*. Anat. Anzeiger, 1892 ; — RAMON Y CAJAL, Soc. de Biologie, 1893 ; — POTARKA, *Sur l'œsophagotomie intra-thoracique par le médiastin postérieur*, La Roumanie médicale, 1894.

ARTICLE IV

ESTOMAC

Portion dilatée de l'intestin antérieur de l'embryon, l'estomac est cette vaste poche, intermédiaire à l'œsophage et à l'intestin grêle, dans laquelle s'amassent les aliments, pour y subir ces modifications biologiques importantes qui ont pour résultat de les transformer en chyme. La poche stomacale devient ainsi l'une des parties les plus importantes du tube digestif.

Après quelques considérations générales sur la *situation*, la *forme*, la *direction* et les *dimensions* de l'estomac, nous étudierons successivement dans cet organe : 1° sa *surface extérieure* et ses *rapports* ; 2° sa *surface intérieure* et ses deux *orifices* ; 3° sa *constitution anatomique ;* 4° ses *vaisseaux* et ses *nerfs*.

§ I. — CONSIDÉRATIONS GÉNÉRALES

1° Situation. — L'estomac est situé dans la partie supérieure de la cavité abdominale, au-dessous du foie et du diaphragme qui le recouvrent dans la plus grande partie de son étendue, au-dessus du côlon transverse et de son mésocôlon qui lui servent pour ainsi dire de lit. Il occupe à la fois une grande partie de l'épigastre et presque tout l'hypochondre gauche[1].

Il est maintenu en position : 1° par sa continuité avec l'œsophage, auquel il fait suite ; 2° par sa continuité avec le duodénum, qui le continue ; 3° par plusieurs replis du péritoine, qui, partant des différentes régions de sa surface extérieure, vont d'autre part s'attacher au foie, au diaphragme et à la rate. Grâce à ces nombreux moyens de fixité, l'estomac, quoique très mobile sur place, est l'un des viscères abdominaux qui sont le moins sujets aux déplacements.

2° Forme. — L'estomac a une forme bien connue : c'est une cornemuse ou, si l'on veut, une sorte de cône un peu aplati d'avant en arrière, dont la base serait

[1] Ces deux derniers termes d'épigastre et d'hypochondre gauche, que nous employons pour la première fois, se rapportent à une division ancienne de la cavité abdominale que nous devons

arrondie et dont l'axe, au lieu d'être rectiligne, décrirait une courbe à concavité dirigée en haut et à droite.

On observe parfois, à la partie moyenne de l'estomac, une dépression circulaire plus ou moins profonde, se traduisant sur la surface intérieure de l'organe par un repli saillant également circulaire. Une pareille disposition, on le conçoit, a pour effet de diviser l'estomac en deux poches, l'une supérieure ou cardiaque, l'autre inférieure ou pylorique. L'estomac, dans ce cas, est dit *biloculaire*. J'ai observé très nettement cette biloculation de l'estomac sur trois sujets, un homme et deux femmes, que j'avais congelés et débités ensuite en coupes successives. Sur l'un de ces sujets, le repli séparatif des deux poches cardiaque et pylorique mesurait par places jusqu'à 4 centimètres de hauteur.

La disposition biloculaire de l'estomac a donné lieu à des interprétations différentes. Certains auteurs ont accusé le corset. Il est de fait que l'usage d'un corset démesurément serré comprime l'estomac et peut, quand la constriction dépasse certaines limites, le diviser en deux poches superposées. Tous les médecins qui s'occupent spécialement de la pathologie de l'estomac en ont rapporté des exemples. Mais, dans ce cas, le sillon séparatif est toujours fort large et la saillie qu'il détermine à l'intérieur de l'organe est une saillie arrondie et également fort large plutôt qu'un véritable repli de la paroi stomacale. Il s'agit là bien évidemment d'une déformation acquise, d'une déformation qui n'a rien de commun avec la véritable biloculation, laquelle est congénitale. Du reste, cette biloculation, comme nous l'avons dit plus haut, s'observe chez l'homme, dans des cas par conséquent où l'action du corset ne saurait être mise en cause.

D'autres auteurs, SAPPEY entre autres, considèrent la biloculation comme le résultat d'une contraction énergique et toute fortuite des fibres circulaires corres-

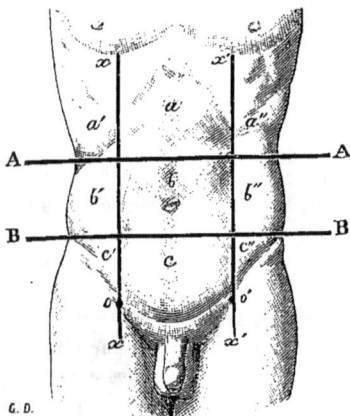

Fig. 36.
Topographie de l'abdomen.

a, épigastre; *a'* et *a''*, hypochondres droit et gauche. — *b*, ombilic, : *b'* et *b''*, flancs droit et gauche. — *c*, hypogastre : *c'*, et *c''*, fosses iliaques droite et gauche.

immédiatement faire connaître. Quoique abandonnée depuis longtemps en anatomie topographique, cette division n'en est pas moins utile en ce sens qu'elle définit géométriquement une série de termes usuels, qu'il sera bien difficile de faire disparaître du langage, soit anatomique, soit clinique. — Conduisons sur la face antérieure de l'abdomen deux horizontales, l'une AA passant immédiatement au-dessous des fausses côtes (*ligne sous-costale*); l'autre BB, tangente au point le plus élevé des deux crêtes iliaques (*ligne sus-iliaque*). Nous partageons ainsi la cavité abdominale en trois zones superposées : une zone supérieure ou *zone épigastrique*, située au-dessus de la ligne AA ; une zone inférieure ou *zone hypogastrique*, située au-dessous de la ligne BB ; une zone moyenne ou *zone ombilicale*, comprise entre les deux zones précédentes, par conséquent entre la ligne sous-costale et la ligne sus-iliaque. — Abaissons maintenant par les points *o* et *o'*, représentant le milieu des arcades fémorales, les deux verticales *xx* et *x' x'* : nous subdivisons ainsi chacune des zones précitées en trois régions secondaires, l'une médiane et les deux autres latérales. — Il existe, au total, neuf régions dont chacune a reçu un nom spécial. C'est ainsi que, dans la zone épigastrique, la région du milieu (*a*) porte le nom d'*épigastre* ; les deux régions latérales (*a'* et *a''*), les noms d'*hypochondre droit* et d'*hypochondre gauche*. De même, dans la zone ombilicale, nous avons au milieu l'*ombilic* (*b*) et sur les côtés, le *flanc droit* (*b'*) et le *flanc gauche* (*b''*). Enfin, la zone épigastrique nous présente à son tour : sur le milieu, l'*hypogastre* (*c*); de chaque côté, la *fosse iliaque droite* (*c'*) et la *fosse iliaque gauche* (*c''*).

pondant à la partie rétrécie. Je ne veux pas nier le fait, ces contractions partielles
ayant été observées, paraît-il, sur des animaux vivants au cours de certaines
vivisections. Mais une pareille interprétation, si elle peut être invoquée dans certains cas, n'est certainement pas applicable à tous, à ceux notamment où le sillon

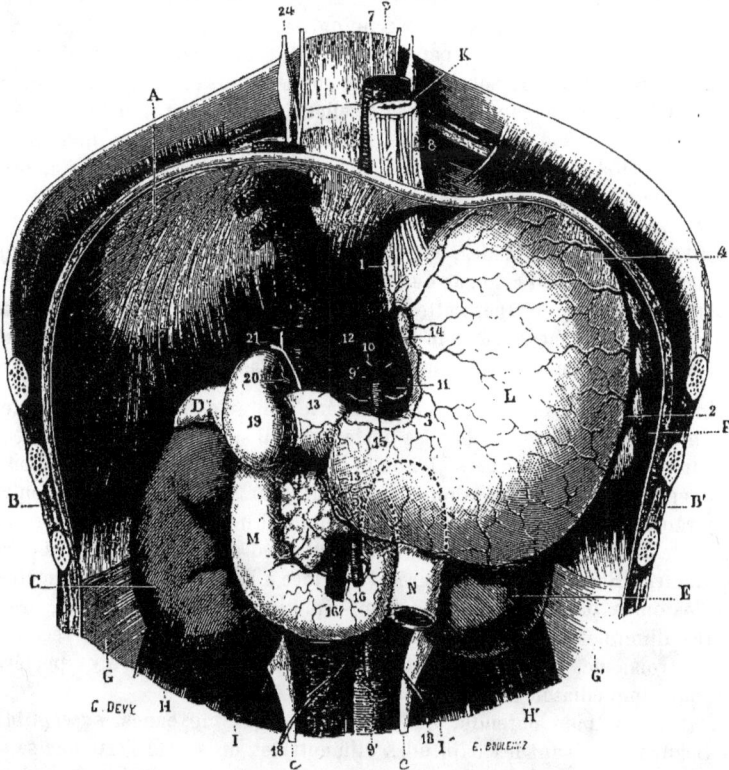

Fig. 37.

L'estomac, vu en place après l'ablation du foie et de la masse intestinale.

A, diaphragme. — B, B', paroi thoraco-abdominale. — C, rein droit, avec c, son uretère. — D, capsule surrénale
droite. — E, rein gauche, avec e, son uretère. — F, rate. — G, G', aponévroses des muscles transverses. — H, H',
carré des lombes. — I, I', grand et petit psoas. — K, œsophage. — L, estomac. — M, duodénum : le trajet rétro-
stomacal de sa portion ascendante et l'angle duodéno-jéjunal sont marqués en pointillé, ainsi que l'origine du
jéjunum N.

1, cardia. — 2, grande courbure de l'estomac. — 3, petite courbure. — 4, grosse tubérosité. — 5, petite tubérosité. — 6, pylore. — 7, nerf pneumogastrique droit, allant se ramifier sur la face postérieure de l'estomac. —
8, nerf pneumogastrique gauche, dont les rameaux ont été coupés à leur arrivée sur la face antérieure de l'estomac. —
9, aorte thoracique. — 9', aorte abdominale. — 10, artères diaphragmatiques inférieures. — 11, tronc cœliaque, avec :
12, artère hépatique ; 13, artère gastro-épiploïque droite. — 14, artère coronaire. — 15, artère splénique. —
16, 16', artère et veine mésentériques supérieures. — 17, artère mésentérique inférieure. — 18, artères spermatiques. —
19, vésicule biliaire. — 20, canal cystique. — 21, canal hépatique. — 22, veine cave inférieure. — 23, veine porte. —
24, grand sympathique.

circulaire en question est permanent, je veux dire persiste après la mort de l'organe
et ne s'efface même pas par l'insufflation. Pour ces derniers faits, il faut demander
l'explication à l'anatomie comparée, et je n'hésite pas, pour ma part, à considérer la
biloculation congénitale de l'estomac chez l'homme, comme la reproduction incomplète et anormale d'une disposition qui existe normalement et à un état de développement plus parfait chez certains mammifères, notamment chez les rongeurs.

3° **Direction**. — Les anatomistes ne sont pas entièrement d'accord sur la direc-

tion qu'il convient d'assigner à l'estomac. Pour CRUVEILHIER, il est obliquement
dirigé de haut en bas, de gauche à droite et un peu d'avant en arrière. SAPPEY, tout
en admettant cette double obliquité, ajoute qu'elle est peu prononcée et, pour lui,
la direction prédominante de l'estomac est à la fois horizontale et transversale. De
son côté, LUSCHKA s'est efforcé d'établir depuis déjà longtemps que l'estomac a une
forme sensiblement verticale et sa description, sur ce point, a été adoptée successivement par BETZ, par HENLE, par LESSHAFT et tout récemment en France par
TILLAUX. Mes recherches personnelles sur ce point important de topographie abdominale sont entièrement confirmatives de celles de LUSCHKA et, à mon tour, je crois
devoir me ranger à son opinion. Dans les nombreuses autopsies que j'ai pratiquées à cet effet sur des sujets des deux sexes et de tout âge, j'ai presque
toujours rencontré l'estomac dans une position voisine de la verticale. De plus,
sur les nombreuses coupes de sujets congelés que j'ai examinées pendant l'hiver
1890-1891, coupes transversales, coupes sagittales et coupes frontales, j'ai toujours
vu l'orifice duodénal de l'estomac ne s'écarter de la ligne médiane que de quelques
centimètres ou même occuper cette ligne. Le cône que représente l'estomac est
donc orienté de telle façon que son axe est à peu près vertical, sa base située en
haut et un peu à gauche, son sommet dirigé en bas et un peu à droite.

4º **Dimensions.** — Considéré dans la série animale, l'estomac présente son
maximum de développement chez les herbivores ; il se trouve, au contraire, fortement réduit chez les carnassiers. L'homme, qui a une alimentation à la fois animale et végétale, possède un estomac qui tient pour ainsi dire le milieu entre ces
deux extrêmes. — A l'état de réplétion moyenne, il mesure 25 centimètres dans sa
plus grande longueur. Sa largeur, mesurée du bord droit au bord gauche, est de
12 centimètres. Son épaisseur, mesurée d'une face à l'autre, est de 8 centimètres. —
Quand l'estomac passe de l'état de demi-réplétion à l'état de vacuité, ces trois
diamètres diminuent naturellement : le premier descend à 18 et le second à 7 ;
quant au troisième, il se réduit à 0, les deux parois antérieure et postérieure
s'appliquant immédiatement l'une contre l'autre.

Ce ne sont là, bien entendu, que des dimensions moyennes, susceptibles de
varier beaucoup suivant les habitudes alimentaires du sujet : l'estomac se réduisant chez les personnes qui mangent peu ; se dilatant, au contraire, dans des proportions souvent considérables chez les gros mangeurs, chez ceux notamment qui
ne font qu'un seul repas, mais un repas très copieux, dans les vingt-quatre heures.

Le volume de l'estomac se modifie aussi sous l'influence de certains états pathologiques, les rétrécissements par exemple, soit de l'œsophage, soit du pylore.
Dans le premier cas, la poche stomacale, ne recevant que peu ou point de nourriture, s'atrophie progressivement et se réduit parfois à des dimensions qui ne
dépassent pas celles du duodénum. Dans le second cas, recevant toujours la même
quantité d'aliments et ne pouvant que difficilement s'en débarrasser à travers un
pylore plus ou moins rétréci, elle se dilate et arrive peu à peu à cet état de distension énorme dans lequel elle occupe le tiers, la moitié ou même les deux tiers
de la cavité abdominale.

§ II. — SURFACE EXTÉRIEURE, RAPPORTS

L'estomac, avons-nous dit plus haut, a la forme d'une cornemuse. On peut, par conséquent, lui considérer deux faces, deux bords, deux extrémités et, enfin, deux renflements connus sous le nom de tubérosités.

1° Faces. — Les deux faces de l'estomac se distinguent, d'après leur situation, en antérieure et postérieure :

a. La *face antérieure*, convexe, regarde en avant et en haut, d'où le nom de *face supérieure* que lui donnent certains auteurs. Elle est en rapport : 1° avec le diaphragme, qui la sépare du thorax ; 2° avec la face inférieure du foie, laquelle s'étale sur elle dans une étendue qui varie naturellement, chez le même sujet, suivant les conditions de vacuité ou de plénitude dans lesquelles se trouve l'estomac ; 3° avec les cinquième, sixième, septième, huitième et neuvième côtes du côté gauche et les espaces intercostaux correspondants, dont elle est séparée par les digitations du diaphragme et du transverse ; 4° enfin, avec la paroi antérieure de l'abdomen.

Ce dernier rapport, le plus important de tous au point de vue pratique à cause de l'opération de la gastrotomie, est établi comme suit par L. LABBÉ : la grande courbure ne remontant jamais au delà d'une ligne horizontale passant par le bord inférieur du cartilage de la neuvième côte, l'estomac vient prendre contact avec la paroi abdominale

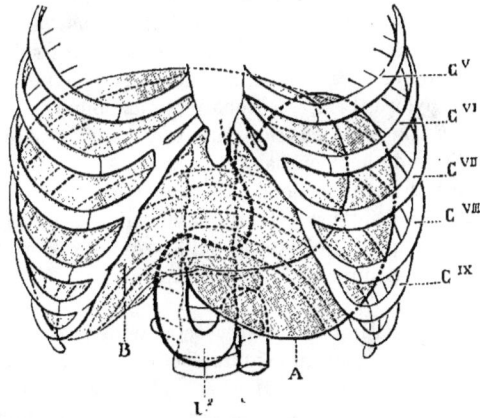

Fig. 38.

Rapports du foie et de l'estomac avec le rebord costal.

A, estomac (*en rouge*). — B, foie (*en bleu*). — C^V, C^{VI}, C^{VII}, C^{VIII}, C^{IX}, cinquième, sixième, septième, huitième et neuvième côtes. — L^2, deuxième vertèbre lombaire.

antérieure suivant une petite région triangulaire (fig. 38), qui se trouve délimitée, en bas par la ligne horizontale précitée, à gauche par le rebord des fausses côtes gauches, à droite par le bord antérieur du foie qui est obliquement ascendant et qui rejoint le bord précédent au niveau du point où le cartilage de la neuvième côte gauche s'unit au cartilage de la huitième.

Une pareille formule aussi nette et aussi précise est exacte pour un certain nombre de cas. Mais, il faut bien le reconnaître, elle ne saurait convenir à tous. Il existe un grand nombre de sujets chez lesquels l'estomac, quand il est complètement vide, se dissimule tout entier au-dessous du foie et ne prend contact, par aucun de ses points, avec la paroi antérieure de l'abdomen. Sur ces sujets, on le conçoit, l'espace triangulaire est occupé non plus par la face antérieure de l'estomac, mais par une portion du canal intestinal, qui est ordinairement le côlon transverse. L'opérateur, dans ce cas, devra tout d'abord récliner l'intestin en bas, puis reconnaître le foie et aller chercher l'estomac au-dessous de cet organe.

b. La *face postérieure* (*face inférieure* de quelques auteurs) regarde en arrière et en bas. Elle est en rapport : 1° avec le côlon transverse et son mésocôlon, qui séparent l'estomac des circonvolutions de l'intestin grêle ; 2° avec les deux dernières portions du duodénum ; 3° avec les vaisseaux spléniques et mésentériques supérieurs ; 4° avec le pancréas, dont elle est séparée par l'arrière-cavité des épiploons et qui, à son tour, la sépare de l'aorte, de la veine cave inférieure et des piliers du diaphragme.

2° **Bords.** — Des deux bords de l'estomac, l'un regarde à droite, l'autre à gauche. On les désigne, en conséquence, sous les noms de bord droit et de bord gauche. Le bord droit est encore appelé petite courbure, le bord gauche grande courbure (fig. 37).

a. Le *bord droit* ou *petite courbure* s'étend du cardia au pylore. Il suit un trajet légèrement oblique de haut en bas et de gauche à droite, décrivant dans son ensemble une courbe à concavité dirigée à droite. Considéré au point de vue de sa situation et de ses rapports, le bord droit est placé sur la ligne médiane ou un peu à gauche de cette ligne, plus rarement à droite. Il répond au tronc cœliaque, au lobe de Spigel et au plexus solaire. C'est le long de la petite courbure que s'attache l'épiploon gastro-hépatique et que chemine, en allant du cardia au pylore, l'artère coronaire stomachique.

b. Le *bord gauche* ou *grande courbure* est fortement convexe, obliquement dirigé de haut en bas, et de gauche à droite. Il répond au côlon transverse dans une grande partie de son étendue, d'où le nom de *bord colique* que lui avait donné CHAUSSIER. Il est parcouru en sens inverse par les deux artères gastro-épiploïques droite et gauche (voy. ANGÉIOLOGIE) et donne insertion à l'épiploon gastro-colique ou grand épiploon.

3° **Extrémités.** — L'estomac nous présente à ses deux extrémités deux orifices qui le mettent en communication, en haut avec l'œsophage, en bas avec le duodénum (fig. 37) :

a. L'*orifice œsophagien*, improprement appelé *cardia* (qui signifie cœur), est situé à l'extrémité supérieure de la petite courbure. — Il répond, en arrière, au côté gauche de la onzième vertèbre dorsale, quelquefois de la dixième, mais ce rapport n'est pas immédiat. Un intervalle de 25 millimètres (fig. 39) sépare le cardia de la vertèbre précitée et dans cet espace se trouve l'aorte. En avant, le cardia est situé en regard du point où le septième cartilage costal gauche vient s'articuler avec le sternum. — Extérieurement, le cardia n'est indiqué à l'œil (fig. 37, 1) que par la différence de calibre qui distingue le conduit œsophagien de la poche stomacale.

b. L'*orifice duodénal*, plus connu sous le nom de *pylore* (de πυλωρός qui signifie portier, le pylore étant considéré comme le portier qui ferme ou ouvre l'entrée du canal intestinal), occupe l'extrémité inférieure de la petite courbure. Il est marqué à l'extérieur (fig. 37, 6) par un léger rétrécissement qui le sépare du duodénum ; mais il se distingue surtout de ce dernier, à la palpation, en ce que la paroi qui le constitue est beaucoup plus épaisse et plus consistante. — Il est en rapport : en avant, avec la face inférieure du foie qui le sépare de la paroi abdominale, plus rarement avec la paroi abdominale elle-même ; en arrière, avec la veine porte et l'artère hépatique ; en haut, avec le petit épiploon ; en bas, avec la tête du pancréas. — Nous ferons remarquer, en terminant, que le pylore n'est pas complètement fixe et que sa situation, par conséquent, varie suivant la quantité de matières que renferme l'estomac : à l'état de vacuité de l'estomac, il est situé sur la ligne médiane, à la hauteur de la douzième vertèbre dorsale ou de la première lombaire, en regard de l'extrémité antérieure de la huitième côte ; lorsqu'au contraire l'estomac est distendu par les aliments, le pylore est ordinairement situé à droite de la ligne médiane, à 3 ou 4 centimètres de cette ligne. Dans les cas de distension considérable, le déplacement pourrait atteindre jusqu'à 7 centimètres, d'après Braune.

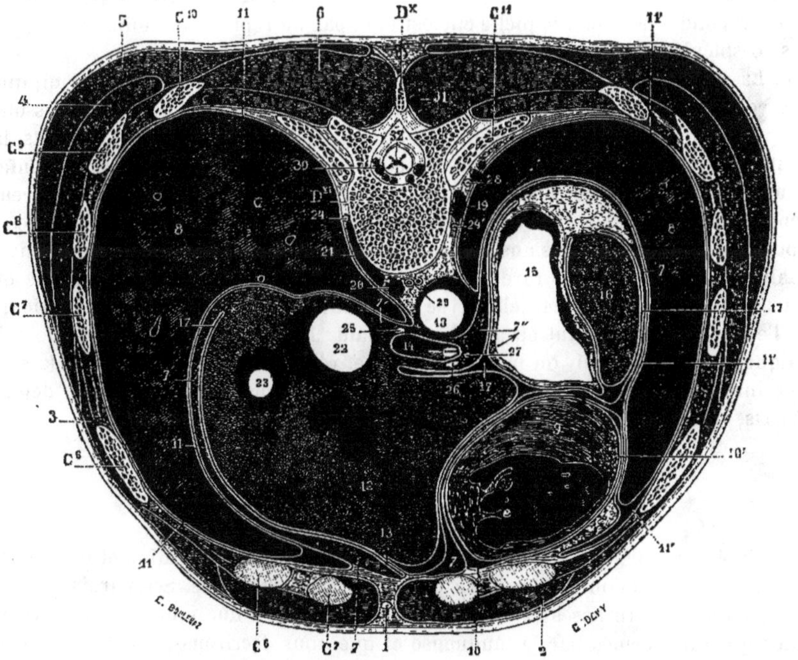

Fig. 39.

Coupe horizontale du tronc, passant par la partie moyenne du corps de la onzième dorsale (cadavre congelé, segment inférieur de la coupe vu d'en haut).

D^{XI}, corps de la onzième dorsale. — D^X, apophyse épineuse de la dixième dorsale. — C^6, C^7, C^8, C^9, C^{10}, sixième, septième, huitième, neuvième et dixième côtes.
1, appendice xiphoïde, coupé à 2 millimètres de sa pointe. — 2, muscle grand droit de l'abdomen. — 3, muscle grand oblique. — 4, muscle grand dentelé. — 5, muscle grand dorsal. — 6, masse sacro-lombaire. — 7, diaphragme, avec 7' et 7'' ses piliers droit et gauche. — 8, 8', poumons droit et gauche. — 9, cœur. — 10, péricarde, avec 10', son adossement à la plèvre gauche. — 11, 11', plèvre droite et gauche. — 12, foie. — 13, son ligament suspenseur. — 14, œsophage, coupé un peu au-dessus du cardia. — 15, estomac, coupé au niveau de sa grosse tubérosité. — 16, rate. — 17, péritoine. — 18, aorte descendante. — 19, petite azygos. — 20, grande azygos. — 21, une veine intercostale. — 22, veine cave inférieure. — 23, veines hépatiques. — 24, 24', grand sympathique droit et gauche. — 25, pneumogastrique droit. — 26, pneumogastrique gauche. — 27, nerf phrénique. — 28, nerf intercostal. — 29, canal thoracique. — 30, plexus veineux intra-rachidien. — 31, plexus veineux extra-rachidien. — 32, moelle épinière.

4° Tubérosités. — Des deux tubérosités de l'estomac, l'une est située à gauche, c'est la grosse tubérosité; l'autre répond à son extrémité droite, c'est la petite tubérosité :

a. La *grosse tubérosité* (fig. 37, 4), située à gauche du cardia, occupe la plus grande partie de l'hypochondre gauche : c'est une sorte de demi-sphère, appliquée contre la base du cône qui représente l'estomac. — Sa *partie supérieure* s'abrite sous la coupole diaphragmatique, qu'elle refoule jusqu'à la cinquième côte, quelquefois même plus haut. Elle entre ainsi en relation presque immédiate (le diaphragme étant fort mince à ce niveau) avec la face postérieure du cœur et de la base du poumon gauche. Ce rapport, qui nous est parfaitement indiqué sur une coupe horizontale passant par le cardia (fig. 39), nous explique l'influence perturbatrice que peut avoir un estomac anormalement dilaté sur la respiration et le fonctionnement du cœur. — Sa *partie inférieure* repose sur l'extrémité gauche du côlon transverse. — Sa *partie antérieure* répond à la face interne des côtes gauches. — Sa *partie postérieure* est en rapport avec les vaisseaux spléniques, la queue du pancréas, le rein gauche et sa capsule surrénale. — Sa *partie externe*, enfin, répond à la rate, à laquelle elle est unie par un repli du péritoine, l'épiploon gastro-splénique.

b. La *petite tubérosité* (fig. 37,5) est ce renflement plus ou moins arrondi, que l'on voit à l'extrémité droite de la grande courbure, immédiatement au-dessous du pylore. Comme ce dernier orifice, dont elle partage à peu près les rapports, la petite tubérosité répond en arrière à la tête du pancréas, en avant à la face inférieure du foie et, sur certains sujets, à la paroi antérieure de l'abdomen. Ce renflement présente dans ses dimensions des variations individuelles considérables : à peine appréciable chez les uns, il acquiert chez d'autres un développement remarquable. Il n'est même pas rare de rencontrer, avec l'ampoule ordinaire, une ou deux ampoules surajoutées, celles-ci se détachant franchement de la face antérieure de l'estomac et se portant en avant et en haut. La petite tubérosité, qu'elle soit unique ou multiple, uni- ou multi-ampullaire, répond toujours, du côté de la surface intérieure de l'estomac, à une excavation ou poche que l'on désigne, depuis WILLIS, sous le nom d'*antre du pylore*.

§ III. — SURFACE INTÉRIEURE, ORIFICES

Vu intérieurement, l'estomac nous présente la même configuration et les mêmes régions que lorsqu'on le considère par sa surface extérieure. Ses parois, cependant, au lieu d'être lisses et unies, sont sillonnées par une multitude de plis ou rides qui sont formés par la muqueuse et que nous décrirons plus tard à propos de cette membrane. Nous retrouvons naturellement sur la surface intérieure de l'estomac, aux extrémités de la petite courbure, les deux orifices œsophagien et duodénal, que nous n'avons fait que signaler en décrivant la surface extérieure et que nous devons étudier maintenant au point de vue de leur forme et de leur mode de constitution anatomique.

1° **Orifice œsophagien ou cardia.** — L'orifice œsophagien ou cardia est horizontal, dépourvu à la fois de valvule et de sphincter et par cela même facilement dilatable. Il est circonscrit par un bord inégalement frangé, d'où partent de nombreux plis rayonnés (*ad stellæ similitudinem*, HALLER), qui s'effacent pendant le passage du bol alimentaire. Le cardia sépare l'œsophage de l'estomac. La limite respective des deux organes est indiquée par la différence de coloration de leur paroi interne, cette coloration étant d'un blanc mat à la partie inférieure de l'œsophage, d'un blanc cendré ou d'un blanc rosé à l'entrée de l'estomac.

2° **Orifice duodénal ou pylore, valvule pylorique.** — Le pylore se présente à l'œil sous un tout autre aspect. Tout d'abord, il n'est pas horizontal, comme le précédent orifice, mais regarde obliquement en haut, en arrière et à droite. Puis, il possède deux éléments qui font défaut au cardia : un sphincter et une valvule. Si l'on examine sur une coupe transversale de la région pylorique (fig. 40) la couche des fibres circulaires de l'estomac, on voit cette couche s'épaissir progressivement en se rapprochant du pylore et présenter, au niveau même de l'orifice, une épaisseur de 3 ou 4 millimètres ; puis, cesser brusquement, de façon à se terminer du côté du duodénum par une surface plane et comme taillée à pic. Cet anneau musculaire, disposé tout autour de l'orifice duodénal, n'est autre que le *sphincter pylorique* et il résulte, comme on le voit, d'un épaississement local de la couche des fibres circulaires de l'estomac.

De son côté, la muqueuse, doublée de sa couche conjonctive, tapisse régulièrement les deux faces du sphincter, en débordant un peu cependant, comme le montre la figure ci-contre, la circonférence interne de cet anneau musculaire. Le sphincter, ainsi revêtu d'une couche conjonctive et d'une couche muqueuse, constitue ce qu'on appelle improprement la *valvule pylorique* : ce petit appareil n'a nullement pour destination, en effet, comme les valvules du cœur, de régler la circulation des aliments dans le conduit gastro-duodénal. On sait, en effet, que la valvule pylorique, quel que soit son développement, n'empêche pas les matières contenues dans le duodénum, la bile par exemple, de refluer vers l'estomac.

Quoi qu'il en soit de sa signification fonctionnelle, la valvule pylorique diffère beaucoup morphologiquement, suivant qu'on l'examine par sa face gastrique ou par sa face duodénale. Vue du côté de l'estomac, elle n'est pour ainsi dire pas

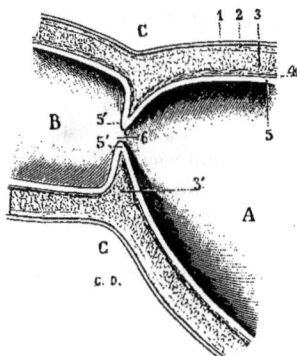

Fig. 40.

Coupe schématique du pylore.

A, antre pylorique. — B, duodénum. — C, étranglement externe répondant au pylore. 1, tunique séreuse. — 2, couche des fibres longitudinales de l'estomac, se continuant avec les fibres longitudinales du duodénum. — 3, couche des fibres musculaires circulaires, dont l'épaississement en 3' constitue la valvule pylorique. — 4, tunique celluleuse. — 5, tunique muqueuse, se réfléchissant en 5', 5', pour tapisser l'épaississement précité des fibres circulaires. — 6, orifice pylorique.

apparente : la région pylorique, en effet, est représentée par une excavation qui se rétrécit progressivement, à la manière d'un entonnoir, et qui se termine par un orifice arrondi ou ovalaire de 1 centimètre de diamètre. Si nous l'examinons, au contraire, par sa face opposée, nous la voyons se dresser, au fond du cylindre duodénal, sous la forme d'une cloison circulaire plane et verticale, percée d'un trou à son centre et rappelant assez bien, par conséquent, l'un de ces diaphragmes de nos instruments d'optique auxquels on l'a si souvent comparée.

§ IV. — Constitution anatomique

Envisagé au point de vue de sa constitution anatomique, l'estomac se compose de quatre couches ou tuniques qui se superposent dans l'ordre suivant, en procédant de dehors en dedans : 1° une *tunique séreuse ;* 2° une *tunique musculeuse ;* 3° une *tunique celluleuse ;* 4° une *tunique muqueuse.*

A. — Tunique séreuse

La tunique séreuse est une dépendance du péritoine qui, comme nous le verrons dans nos descriptions ultérieures, jette une gaine plus ou moins complète sur la plupart des viscères pelviens et abdominaux. En ce qui concerne l'estomac, le péritoine lui fournit deux feuillets qui s'étalent, l'un sur sa face antérieure, l'autre sur sa face postérieure. Ces deux feuillets revêtent, sans discontinuité et dans toute leur étendue, les faces de l'estomac sur lesquelles ils reposent. Arrivés à ce qu'on pourrait appeler la ligne circonférencielle de l'organe, ils s'adossent l'un à l'autre et forment ainsi des membranes qui, fuyant l'estomac, vont se fixer d'autre part sur les viscères voisins. Ces replis péritonéaux, sortes de ligaments qui unissent la circonférence de l'estomac à d'autres viscères, sont désignés sous le nom d'*épiploons*.

On distingue trois épiploons : le premier, *petit épiploon* ou *épiploon gastro-hépatique*, s'étend de la petite courbure de l'estomac à la face inférieure du foie ; le second, *épiploon gastro-splénique*, unit la grosse tubérosité de l'estomac au hile de la rate ; le troisième, *grand épiploon* ou *épiploon gastro-colique*, se sépare de la grande courbure de l'estomac ; de là, il descend tout d'abord vers le pubis, entre la paroi antérieure de l'abdomen et de la masse flottante de l'intestin grêle ; puis, s'infléchissant brusquement sur lui-même, il se porte en haut et en arrière et vient se fixer, comme son nom l'indique, sur la partie antérieure du côlon transverse.

Il est à remarquer que, si les deux feuillets précités du péritoine gastrique adhèrent intimement à la partie moyenne des faces auxquelles ils correspondent, cette adhérence diminue de plus en plus au fur et à mesure qu'on se rapproche de la circonférence. A ce niveau, le feuillet péritonéal n'est uni à la paroi propre de l'estomac que par une couche de tissu cellulaire lâche, qui permet à ce dernier organe de glisser facilement sur sa séreuse. C'est grâce à cette disposition anatomique que l'estomac jouit de cette propriété de pouvoir augmenter de volume tout en conservant sa position. En effet, au fur à mesure qu'il se dilate, ses parties circonférencielles, se déplaçant dans une direction excentrique, s'engagent peu à peu entre les deux feuillets qui constituent les épiploons : elles se rapprochent ainsi du foie, de la rate et du côlon transverse et, du même coup, diminuent d'autant la longueur des épiploons qui unissent l'estomac à ces derniers organes.

Nous nous arrêtons là dans la description des épiploons Nous complèterons plus tard leur étude en décrivant le péritoine (voy. *Péritoine*, livre IX, chap. v):

B. — TUNIQUE MUSCULEUSE

La tunique musculeuse de l'estomac présente 4 millimètres d'épaisseur au voisinage du pylore, 1 millimètre et demi au niveau de la grande courbure, un tiers ou un quart de millimètre seulement sur le point culminant de la grosse tubérosité. Les fibres qui la constituent se disposent sur trois plans : un plan superficiel, un plan moyen et un plan profond. Elles affectent du reste, dans chacun de ces plans, une direction spéciale : c'est ainsi que le plan superficiel est formé par des fibres longitudinales, le plan moyen par des fibres circulaires, le plan profond par des fibres obliques. Toutes ces fibres sont des fibres lisses.

1° **Fibres longitudinales.** — Les fibres longitudinales (fig. 41) font suite aux fibres longitudinales de l'œsophage qui, arrivées au cardia, se séparent en s'irradiant et en s'étalant à la surface de l'estomac. Eparses sur les faces antérieure et postérieure de l'organe, elles forment des tractus au niveau des courbures et notamment au niveau de la petite courbure où elles constituent un faisceau plus ou moins volumineux, appelé *cravate de Suisse*.

Les fibres éparses se réunissent de nouveau vers la région pylorique pour y former une enveloppe musculaire complète et régulière qui va se continuer avec les fibres homologues du duodénum.

2° **Fibres circulaires.** — Les fibres circulaires (fig. 41) enveloppent complètement l'estomac. Situées dans des plans perpendiculaires à son axe longitudinal, elles présentent des circonférences dont le diamètre varie considérablement : très faible au niveau du sommet de la grosse tubérosité, il va en augmentant sur cette dernière et diminue ensuite progressivement jusque dans la région pylorique.

La couche formée par les fibres circulaires est d'épaisseur variable ; mais, au voisinage du pylore, le nombre de ces fibres va en augmentant, et au pylore lui-même, elles sont suffisamment nombreuses pour déterminer des formations que nous avons décrites plus haut (p. 74), le sphincter et la valvule pyloriques.

Un certain nombre des fibres circulaires de l'estomac fait suite aux fibres circulaires de l'œsophage situées du côté droit du cardia. On voit en effet, près de cet orifice et avant de l'atteindre, les fibres circulaires de l'œsophage présenter une tendance de plus en plus accusée à l'obliquité, si bien qu'arrivées sur l'estomac, elles vont se mêler aux fibres circulaires de ce dernier organe, qui paraissent en être la continuité.

3° Fibres obliques. — Les fibres obliques (fig. 41) proviennent des fibres circulaires de l'œsophage. Ces dernières, près du cardia, présentent une obliquité de gauche à droite et de haut

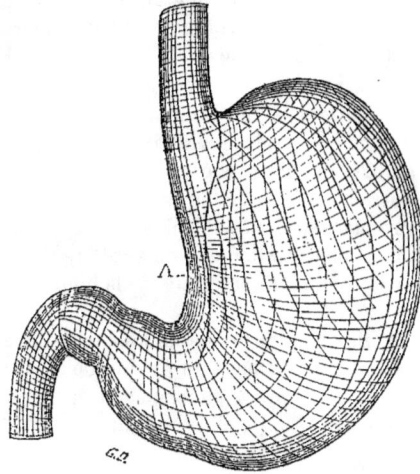

Fig. 41.

Schéma représentant les trois couches de la tunique musculaire de l'estomac.

Couche externe ou longitudinale (en noir). — Couche moyenne ou circulaire (en bleu). — Couche profonde ou oblique (en rouge).

(Les fibres longitudinales de la petite courbure (A), continues avec les fibres longitudinales de l'œsophage et du duodénum, constituent un faisceau connu sous le nom de cravate de Suisse.)

en bas, obliquité dirigée en sens inverse de celle que possèdent les fibres circulaires de l'œsophage qui vont se continuer avec les fibres circulaires de l'estomac. Arrivées au bord gauche du cardia, elles s'en vont obliquement de gauche à droite à la surface interne de l'estomac et forment un relief apparent à une distance de 15 millimètres en moyenne de la petite courbure. Cette obliquité diminue de plus en plus au fur et à mesure que les fibres s'abaissent au-dessous du cardia. Après avoir sillonné la face antérieure et la face postérieure de l'estomac, les fibres précitées changent de direction pour se mêler aux fibres circulaires de la couche moyenne.

C. — TUNIQUE CELLULEUSE

La tunique celluleuse ou couche sous-muqueuse, bien développée chez l'homme (fig. 1326), relie la couche musculaire à la muqueuse. Elle est constituée par du tissu conjonctif lâche mêlé à des fibres élastiques qui facilitent le glissement de la muqueuse sur les tuniques sous-jacentes et permettent ainsi la formation des plis que l'on trouve dans l'estomac à l'état de vacuité. On y trouve des traces de tissu graisseux, des vaisseaux, des nerfs et des ganglions nerveux (voy. plus loin, *Vaisseaux et nerfs de l'estomac*).

D. — TUNIQUE MUQUEUSE

La muqueuse de l'estomac, *tunique veloutée* de FALLOPE, *tunique glanduleuse* de Willis, revêt sans discontinuité toute la surface intérieure de l'organe. Elle fait suite, en haut, à la muqueuse œsophagienne et se continue en bas, au niveau du pylore, avec la muqueuse de l'intestin grêle. Par sa structure, par ses fonctions, par ses maladies, la muqueuse stomacale constitue l'une des membranes les plus importantes de l'économie et son importance justifie pleinement les nombreuses recherches dont elle a été l'objet.

1° **Couleur.** — Sa couleur est d'un blanc mat quand l'estomac est vide, rouge ou simplement rosée quand il est distendu par les aliments. Ces deux colorations, *colorations physiologiques*, qui répondent, l'un à l'état de repos de l'organe, l'autre à son état de fonctionnement, disparaissent rapidement après la mort pour faire place à une teinte plus foncée, moitié rougeâtre, moitié grisâtre. On observe parfois une teinte jaune ou verdâtre : elle est due à une imbibition de la muqueuse par les principes colorants de la bile.

2° **Épaisseur.** — La muqueuse stomacale mesure 2 millimètres d'épaisseur environ, au voisinage du pylore. De là, elle s'amincit peu à peu en allant de bas en haut et de droite à gauche. Son épaisseur n'est plus que de 1 millimètre dans la région cardiaque ; elle se réduit même à 1 demi-millimètre sur certains points de la grosse tubérosité.

3° **Consistance.** — A l'état sain, la muqueuse de l'estomac, sans égaler sous ce rapport les muqueuses pharyngienne et buccale, présente une certaine fermeté et une grande résistance. On peut en effet la laver, l'éponger avec un linge, promener sur elle le dos du scalpel et, cela, sans la déchirer ou même l'entamer superficiellement. Mais cette consistance s'altère rapidement après la mort, surtout quand l'estomac renferme des liquides. La muqueuse alors se ramollit, devient pulpeuse, se laisse enlever avec la plus grande facilité et souvent même s'en va en bouillie sous l'action du moindre frottement.

Une déchéance aussi profonde et aussi rapide de la muqueuse stomacale n'est certainement pas le résultat seulement de la décomposition cadavérique. A cette décomposition est venue se joindre vraisemblablement l'action toute spéciale du suc gastrique et ce liquide, qui respecte les éléments histologiques de la membrane vivante, les ramollit et les liquéfie dès qu'ils sont frappés de mort : c'est une auto-digestion par excellence.

Il est à remarquer que la muqueuse de l'estomac n'a pas une consistance partout uniforme et que, sous ce rapport, elle présente des caractères tout différents, suivant qu'on l'examine dans la région œsophagienne ou dans la région pylorique. Dans la région œsophagienne, au niveau de la grosse tubérosité notamment, la muqueuse est plus mince, plus molle, plus vasculaire et ne s'enlève guère que par lambeaux. La muqueuse de la région pylorique, au contraire, est plus épaisse, plus ferme, plus résistante et peut, avec quelques précautions, être enlevée dans toute son étendue. Si l'on ajoute à cela que les deux régions diffèrent par leur coloration, la région pylorique étant plus blanche, et que leurs limites respectives sont parfois indiquées par une ligne circulaire très nette, on sera amené à distinguer dans la muqueuse de l'estomac deux portions, de valeur morphologique différente : l'une en rapport avec l'orifice d'entrée des aliments, l'autre en rapport avec leur orifice de sortie. Une pareille distinction, qui est plus nettement accusée encore chez certains animaux (cheval, porc, kanguroo) que chez l'homme, est le rudiment de la division en poches multiples qui caractérise l'estomac d'un grand nombre de mammifères : les rongeurs, on le sait, ont un estomac à deux poches, l'une cardiaque, l'autre pylorique ; l'estomac des ruminants en a quatre, la panse, le bonnet, le feuillet et la caillette. Nous rappellerons à ce sujet que, même chez l'homme, l'estomac est parfois biloculaire (voy. plus haut, p. 68).

4° Aspect extérieur. — Examinée sur un estomac à l'état de vacuité ou fortement revenue sur lui-même, la muqueuse nous présente dans toute son étendue des plis onduleux qui se dirigent pour la plu-part parallèlement au grand axe de l'organe, du cardia au pylore par con-séquent. D'autres plis, plus petits et orientés en sens inverse, vont de la petite à la grande courbure, et, en croisant les premiers sous des inci-dences diverses, ils décomposent la surface intérieure de l'estomac en de nombreuses dépressions ou vacuoles, toujours fort irrégulières comme les replis qui les circonscrivent (fig. 42). Ces plis sont d'autant plus prononcés que la capacité de l'estomac se trouve plus réduite. Ils s'effacent peu à peu au fur et à mesure que l'estomac est distendu par les aliments et dispa-raissent d'une façon complète quand celui-ci est arrivé à un état de réplétion moyenne. Il résulte de ce fait que la tunique muqueuse de l'estomac subit un retrait moindre que celui de la tunique musculeuse qui la double : aussi, quand l'estomac est vide, elle est beaucoup plus grande qu'il ne le faudrait pour recouvrir exactement

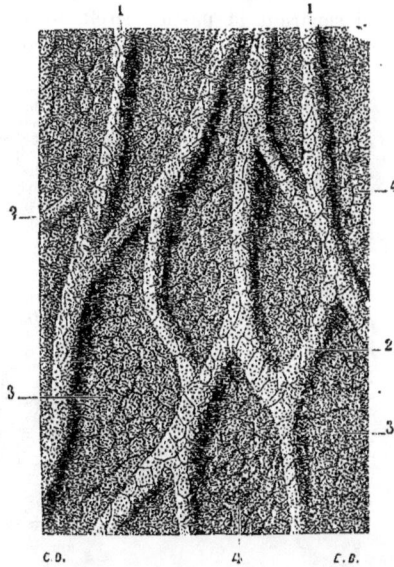

Fig. 42.

Un segment de la muqueuse stomacale, vu par sa surface interne.

1, plis longitudinaux. — 2, plis transversaux. — 3, sillons superficiels, délimitant les mamelons. — 4, les mamelons, per-cés d'une infinité de petits pertuis glandulaires.

la surface sous-jacente et, en conséquence, elle ne peut s'étaler sur elle qu'à la con-dition de former des plis.

La surface libre de la muqueuse nous présente encore des sillons circulaires et tout superficiels, qui ont pour effet de diviser cette surface en une multitude de petits départements, plus ou moins irréguliers, lesquels, en raison de leur aspect plus ou moins saillant, ont reçu le nom de *mamelons* (fig. 42, 4). Les mamelons mesurent de 2 à 4 millimètres de diamètre. Ils présentent, du reste, les formes les plus diverses : les uns sont circulaires, les autres oblongs, polygonaux, losangi-ques, etc. Si nous les examinons attentivement à l'aide d'une loupe, nous constatons que leur surface est criblée de trous : ces trous sont autant de petites fossettes, dans le fond desquelles viennent déboucher en règle générale un certain nombre de tubes glandulaires.

Les mamelons précités sont les seules saillies que possède la muqueuse stomacale. On n'y rencontre ni papilles, ni villosités. Il convient de faire une exception, cepen-dant, pour la portion de la muqueuse qui avoisine le pylore, et sur laquelle Henle a signalé l'existence de fines villosités, filiformes ou lamelleuses, atteignant environ 0^{mm},05 de hauteur.

5° Structure microscopique. — Histologiquement, la muqueuse de l'estomac se compose : 1° d'une couche épithéliale ; 2° d'une couche glanduleuse ; 3° d'un derme ou chorion, au sein duquel se développe une quantité considérable de fibres musculaires lisses.

a. *Épithélium.* — L'épithélium stomacal tapisse la surface des mamelons de la muqueuse et se continue dans la cavité des orifices glandulaires jusqu'en un point rétréci séparant la partie sécrétante du canal excréteur, jusqu'au *collet* de la glande. Né au cardia, il succède à la couche profonde de l'épithélium œsophagien

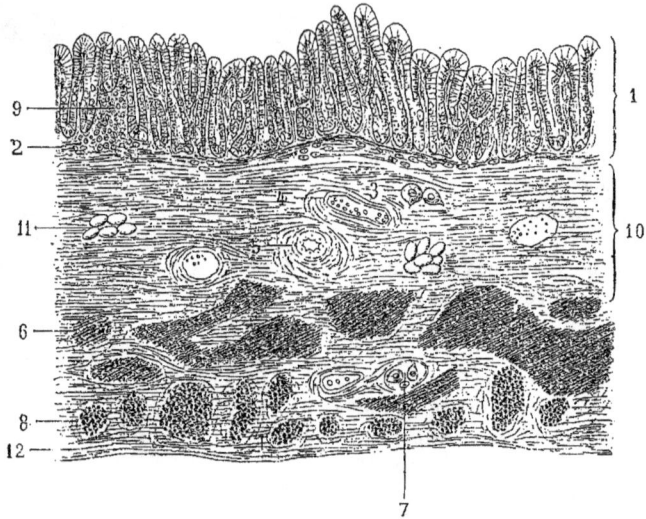

Fig. 43.

Coupe de l'estomac humain.

1, muqueuse. — 2, couche musculaire de la muqueuse. — 3, ganglion nerveux. — 4, veinule. — 5, artériole. — 6, couche des fibres musculaires circulaires, coupées longitudinalement. — 7, ganglion nerveux. — 8, couche des fibres musculaires longitudinales. — 9, corpuscule lymphoïde. — 10, muqueuse. — 11, cellules graisseuses. — 12, couche sous-péritonéale.

dont les autres couches disparaissent brusquement. Après avoir tapissé toute la surface de la muqueuse, il se continue, au niveau du pylore, avec l'épithélium intestinal.

Les cellules qui le composent sont, chez l'homme, cylindro-coniques (fig. 44) : l'extrémité libre est coupée carrément ; l'extrémité profonde est émoussée ; mais, dans certaines espèces animales, elle se prolonge en un filament délié, qui se dirige du côté du derme avec les prolongements similaires des cellules voisines. Elles présentent pour la plupart deux parties bien distinctes : une partie superficielle, adjacente à la cavité stomacale, claire, transparente ; une partie profonde, granuleuse, vivement colorée par les réactifs à l'encontre de la précédente et contenant un noyau ovoïde allongé. Ce sont des cellules muqueuses ; on aperçoit souvent à leur extrémité libre un bouchon léger formé par du mucus. Le mucus stomacal provient en partie de ces éléments.

On a beaucoup discuté pour savoir si ces cellules étaient ouvertes ou fermées, si elles tombaient ou bien si elles restaient adhérentes à la surface du derme : elles sont pleines ou vides suivant leur stade de sécrétion. Pour Bizzozero *(Arch. für mikr. Anat.*, 1893), ces cellules ne sont pas fixes et sont remplacées par des cellules nées par mitose dans les utricules glandulaires. Elles constituent, en outre, un type de cellules tout à fait différent de celui des cellules glandulaires.

On trouve entre les cellules muqueuses et le basement-membrane des éléments cellulaires arrondis ou ovales quelquefois réunis en groupes. La signification de ces éléments n'est pas encore fixée : pour certains auteurs, ce sont des cellules de remplacement ; pour d'autres, ce sont des cellules migratrices.

b. *Glandes.* — Les glandes de l'estomac forment une couche nettement limitée, occupant la plus grande partie de la muqueuse. Pressées les unes contre les autres, elles laissent des intervalles à peine suffisants pour le passage des vaisseaux, des nerfs et des éléments musculaires qu'on rencontre dans le derme muqueux. Elles nous présentent chacune un canal excréteur, un collet et une portion sécrétante. Dans la région pylorique, elles présentent, dans leur portion sécrétante, jusqu'à six et huit ramifications ; les glandes des courbures et du cardia sont simples ou bien ne possèdent que deux ou trois branches. Les premières avaient été désignées sous le nom de *glandes ramifiées*, les autres sous le nom de *glandes simples*, dénomination inacceptable. Les glandes du pylore ont été également désignées sous le nom de *glandes à mucus*, les autres sous le nom de *glandes à pepsine;* il est vrai certainement que les glandes pyloriques sécrètent du mucus, mais elles fournissent également de la pepsine ; cette désignation n'est donc pas meilleure que la précédente. Nous conserverons à ces glandes la désignation de glandes pyloriques et de glandes cardiaques, noms qui ne préjugent en rien de leurs fonctions.

Dans les *glandes cardiaques* (fig. 44) le canal excréteur, peu profond, a la forme d'un entonnoir et s'étend jusqu'au collet de la glande. Il est tapissé par un épithélium semblable à celui que l'on trouve sur la surface stomacale, épithélium appuyé sur une membrane basale. Cette membrane, amorphe pour quelques-uns, est constituée pour d'autres par des cellules juxtaposées qui envoient d'une part des prolongements entre les éléments cellulaires de la glande et, d'autre part, d'autres prolongements allant s'anastomoser avec les prolongements issus des cellules conjonctives du derme.

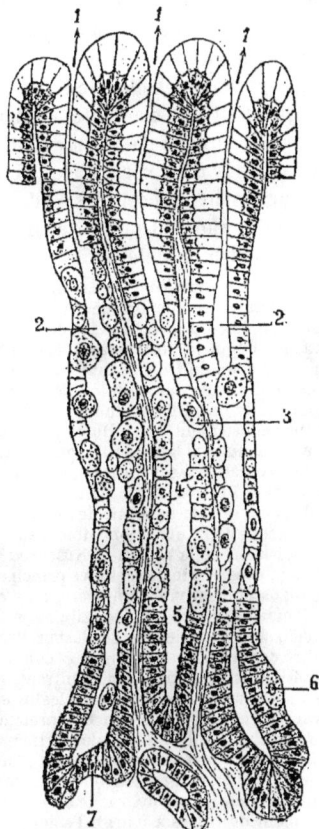

Fig. 44.

Glandes de la région cardiaque de l'estomac humain.

1, orifice glandulaire. — 2, collet de la glande. — 3, 6, cellules bordantes. — 4, 5, 7, cellules principales.

Les cellules que l'on trouve à partir du collet jusqu'au fond du tube glandulaire sont de deux ordres. — Les unes (fig. 44), peu nombreuses au niveau du collet, plus nombreuses dans le corps de la glande, tassées les unes contre les autres à ce niveau, limitant par leur extrémité interne la lumière du conduit, appuyées par leur extrémité externe contre la membrane basale, ont été désignées par Heidenhain sous le nom de *cellules principales*, et comme elles sont mal limitées, sous le nom de *cellules adélomorphes* par ROLLETT. Les autres (fig. 44), bien limitées, placées entre les cellules précédentes et la membrane basale, soulevant cette dernière, aboutissant directement dans certains cas à la lumière du canal, n'arrivant à ce niveau dans d'autres cas que par un conduit minuscule, relativement plus nombreuses au niveau du collet, sont désignées par HEIDENHAIN sous le nom de *cellules bordantes* et par ROLLETT, en vertu de la netteté de leur contour, sous celui de *cellules délomorphes*. Les premières, par rapport à leurs caractères physiologiques, ont été encore appelées *cellules à pepsine ;* les autres, les cellules bordantes, soupçonnées de produire l'acide, ont été nommées *cellules oxyntiques* par LANGLEY. Les cellules principales prennent mal les réactifs colorants ; les autres ont, au contraire, une grande affinité pour eux.

L'aspect de ces éléments glandulaires varie suivant que l'organe est à l'état de repos ou à l'état d'activité. — A l'état de repos, les cellules principales sont entièrement remplies de fines granulations chez certaines espèces et n'en présentent que dans la zone périphérique chez d'autres. — A l'état d'activité ces granulations disparaissent ; les cellules s'affaissent. Les cellules bordantes qui, à l'état de repos, étaient gonflées et présentaient un réticulum très net, s'affaissent à l'état d'activité et perdent la netteté de leur réticulum.

E. MÜLLER d'un côté, GOLGI de l'autre *(Arch. it. de Biol.*, 1893), par l'emploi de la méthode de ce dernier auteur, ont décrit autour des cellules bordantes un réseau de canalicules siégeant à leur surface ou bien dans les couches périphériques du protoplasma : il pourrait, d'après GOLGI, intéresser tout le protoplasma sauf la couche voisine du noyau. Ces canalicules viennent s'aboucher par deux ou trois canaux principaux dans la lumière glandulaire, et cette disposition correspond à la forme des cellules bordantes. Bien plus marqués à l'état de digestion qu'à l'état de jeûne (ce qui semblerait indiquer, d'après GOLGI, que les cellules bordantes sont les plus actives, et, par conséquent, les cellules peptiques par excellence), ces canalicules sont de même ordre que ceux qui ont été décrits par CAJAL, OPPEL, RETZIUS sur le fin réseau biliaire intralobulaire, par FUSARI et PANASCI sur les glandes racémeuses des mammifères, et enfin par CAJAL, VAN GEHUCHTEN, SALA, RETZIUS sur le pancréas.

Quel est le rôle respectif des cellules principales et des cellules bordantes dans la production des agents de la digestion stomacale ? On avait pensé tout d'abord que les cellules bordantes produisaient de la pepsine : NUSSBAUM et EDINGER ont toujours maintenu cette manière de voir. Mais la découverte des cellules principales et des caractères qu'elles présentent pendant les stades de repos et d'activité d'une part, et, d'autre part, les recherches d'HEIDENHAIN ont amené les physiologistes à croire que les cellules principales produisaient la pepsine, et les cellules bordantes, l'acide. Les expériences de CLAUDE BERNARD, montrant que l'acidité s'augmentait au niveau du collet des glandes, tendaient à confirmer cette opinion. HEIDENHAIN se basait, d'abord, sur des expériences personnelles démontrant qu'au niveau du pylore où il n'existe pas de cellules bordantes, le suc gastrique était alcalin et non acide ; il se basait, en outre, sur les recherches de SWIĘCICKI et de PARTSCH qui ont prétendu que dans l'œsophage de la grenouille, où les glandes sont exclusivement à cellules principales, on ne trouvait que de la pepsine, tandis que dans l'estomac du même animal où les glandes sont à cellules bordantes, on ne trouvait qu'un suc acide. Des recherches nouvelles tendent à infirmer ces résultats. CONTEJEAN *(Arch. de Phys.*, 1892) a montré que le suc pylorique du chien était acide : les cellules bordantes ne sont donc pas exclusivement destinées à fournir l'acide. D'autre part, S. FRANKEL *(Arch. f. d. ges. Phys.*, 1890) a constaté que dans l'œsophage de la grenouille il se produit de la pepsine, mais que l'estomac fournit de l'acide et de la pepsine. KLUG *(Ung. Arch. f. Med.*, 1892) démontre que les cellules bordantes des oiseaux granivores donnent de l'acide et de la pepsine. CONTEJEAN *(loc. cit.)* trouve que l'estomac de la grenouille sécrète des sucs digestifs. Ce dernier auteur pense que les cellules principales produisent de la pepsine soluble et les cellules bordantes de la pepsine insoluble se transformant sous l'influence des acides : toutes les cellules des glandes stomacales concourent à la formation de l'acide. La question, on le voit, est loin d'être tranchée. On est donc ramené à penser que les différences de fonction des deux ordres de cellules ne sont pas aussi considérables qu'HEIDENHAIN l'avait indiqué. Du reste, l'identité de nature des cellules principales et des cellules bordantes a été soutenue par PILLIET et, pour cet histologiste, les cellules bordantes ne seraient qu'un degré de développement des cellules principales.

Les *glandes pyloriques* (fig. 45, *g*) ont un aspect très différent des glandes cardiaques. Le tube excréteur, à la fois long et large, tapissé de l'épithélium superficiel, pénètre profondément dans la muqueuse. A partir du collet, dans le corps et dans les culs-de-sac glandulaires l'épithélium change d'aspect : il est moins allongé et prend une forme plus régulièrement cylindrique. A l'état de repos glandulaire, les cellules se remplissent de granulations et prennent l'aspect des cellules principales : du reste, la région pylorique, comme l'a démontré Heidenhain, sécrète de la pepsine. A l'état d'activité, les granulations disparaissent et les cellules s'affaissent. Parmi ces cellules il en est quelques-unes qui se colorent plus vivement en noir sous l'influence de l'acide osmique (Nussbaum) et qui, pour ce fait, pourraient être assimilées aux cellules bordantes.

c. *Derme ou chorion.* — Le derme de la muqueuse est formé d'un tissu conjonctif relativement peu abondant, car les glandes occupent à peu près tout le volume de la muqueuse. Il prend en certains points un aspect réticulé qui le rapproche du tissu lymphoïde : on peut même noter la présence d'amas formés par ce tissu réticulé, amas qui soulèvent la muqueuse et constituent des follicules clos semblables à ceux de l'intestin : c'est dans la région pylorique et surtout chez les jeunes sujets, qu'existent ces amas lymphoïdes (fig. 1326).

On trouve également dans le derme de la muqueuse stomacale un appareil musculaire assez compliqué. Il est constitué par une

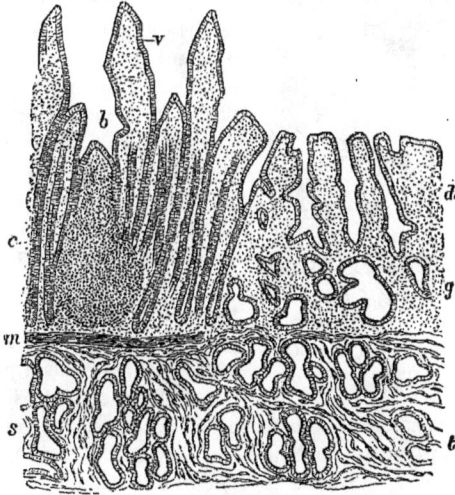

Fig. 45.

Coupe verticale de la membrane muqueuse de l'extrémité de l'estomac et du commencement du duodénum (Klein).

v, villosités du duodénum. — b, un follicule clos. — c, glandes de Lieberkühn. — d, muqueuse de l'extrémité pylorique de l'estomac. — g, les alvéoles des glandes pyloriques. — t, les mêmes dans la sous-muqueuse. — s, les alvéoles des glandes de Brunner. — m, muscularis mucosæ.

nappe de fibres musculaires lisses, qui occupe la partie la plus profonde de la muqueuse et qui sépare cette dernière de la couche sous-muqueuse : c'est la couche musculaire de la muqueuse, *muscularis mucosæ,* faisant suite à celle de l'œsophage. Elle se compose, en réalité, de deux couches : une couche externe, formée par des fibres longitudinales; une couche interne, formée par des fibres circulaires. De la muscularis mucosæ se détachent des faisceaux qui, s'élevant dans la muqueuse, entourent les glandes d'un lacis plus ou moins serré et vont constituer entre les canaux excréteurs, immédiatement au-dessous de la membrane basale, un réseau intermédiaire

§ V. — Vaisseaux et nerfs

1° Artères. — Les artères de l'estomac proviennent des sources les plus diverses : 1° de la *coronaire stomachique,* branche du tronc cœliaque ; 2° de la *pylorique* et de la *gastro-épiploïque droite,* branches de l'hépatique ; 3° de la *gastro-épiploïque gauche* et des *vaisseaux courts,* branches de la splénique.

Les artères précitées, en s'anastomosant entre elles, forment tout autour de l'estomac un cercle complet, le *grand cercle gastrique* (voy. Angéiologie), qui, partant du cardia, longe d'abord la petite courbure, descend ensuite en arrière du pylore, contourne la grande courbure et remonte le long de la grosse tubérosité jusqu'au cardia, son point de départ. Du grand cercle gastrique partent ensuite une multitude de rameaux qui se ramifient, les uns sur la face antérieure de l'es-

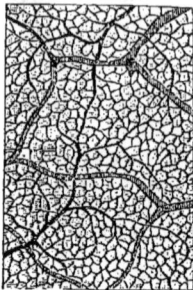

tomac, les autres sur sa face postérieure. Ces rameaux cheminent tout d'abord au-dessous de la tunique séreuse; puis, ils traversent la tunique musculeuse, à laquelle ils abandonnent un certain nombre de ramuscules, et arrivent dans la couche sous-muqueuse où ils forment un riche plexus, le *plexus sous-muqueux.*

Du plexus sous-muqueux s'échappent des ramuscules ascendants qui s'élèvent vers la muscularis mucosæ, la traversent et pénètrent alors dans les intervalles des glandes. Là ils se résolvent en capillaires, lesquels se disposent autour de chaque glande en un riche plexus à mailles rectangulaires. Ces plexus périglandulaires, reliés aux plexus voisins par des anastomoses transversales, s'élèvent jusqu'au-dessous de l'épithélium. A ce niveau, les orifices glandulaires sont entourés chacun par un anneau vasculaire. Or, comme ces orifices sont très rapprochés les uns des autres, les anneaux vasculaires qui les entourent arrivent au contact des anneaux voisins, se confondent partiellement avec eux et forment ainsi dans leur ensemble un riche réseau, le *réseau superficiel*, qui occupe toute l'étendue de la muqueuse (fig. 46).

Fig. 46.

Plexus vasculaire de l'estomac, vu de face (d'après Toldt).

2° Veines. — Les veines naissent des réseaux capillaires de la muqueuse. Elles descendent parallèlement aux tubes glandulaires et viennent former, dans la couche sous-muqueuse, un plexus horizontal à mailles rectangulaires. Les branches qui en partent traversent la tunique musculeuse, reçoivent de cette tunique un certain nombre d'affluents et arrivent alors au-dessous de la séreuse. Finalement, elles se dirigent vers les troncs artériels que nous avons signalés plus haut et, à côté d'eux, forment de grosses branches qui suivent le même trajet et portent le même nom. C'est ainsi que nous avons une *veine coronaire stomachique*, longeant la petite courbure, une *veine pylorique* occupant la région du pylore, deux *veines gastro-épiploïques*, l'une droite, l'autre gauche, cheminant en sens inverse le long de la grande courbure, des *veines courtes* situées sur la grosse tubérosité.

Les veines de l'estomac, d'après Hochstetter, sont munies de valvules, qui s'opposeraient au reflux du sang vers l'organe. Ces valvules toutefois sont très variables dans leur nombre, dans leur disposition et même dans leur existence : il m'est arrivé bien souvent de remplir tout le réseau veineux de l'estomac par une seule injection poussée dans le tronc de la veine porte.

Quant à leur terminaison, la veine gastro-épiploïque gauche et les veines courtes se jettent dans la veine splénique; la gastro-épiploïque droite aboutit à la grande mésaraïque; la coronaire stomachique se jette directement dans le tronc de la veine porte; la pylorique, enfin, se rend également à la veine porte, ou bien, remontant plus haut, pénètre dans le foie et s'y ramifie.

3° Lymphatiques — Les lymphatiques de l'estomac proviennent à la fois de la tunique musculeuse et de la tunique muqueuse :

a. Les *lymphatiques de la tunique musculeuse* tirent leur origine d'un réseau à larges mailles, irrégulièrement quadrilatères, qui occupe toute son épaisseur (SAPPEY). Au sortir de la couche musculeuse, ils cheminent au-dessous de la séreuse et viennent se jeter, les uns dans les ganglions de la petite courbure, les autres dans les ganglions qui sont situés le long de la grande courbure.

b. Les *lymphatiques de la muqueuse*, parfaitement étudiés par LOVÉN en 1873, comprennent trois portions : 1° un premier réseau, *réseau superficiel*, situé au-dessous de l'épithélium ; 2° un deuxième réseau, *réseau sous-glandulaire*, placé sur la muscularis mucosæ, immédiatement au-dessous des glandes ; 3° un système de canaux verticaux (*sinus lymphatiques inter-glandulaires* de LOVÉN), cheminant parallèlement aux tubes glandulaires et reliant l'un à l'autre les deux réseaux pré-cités. Tout cet appareil lymphatique de la muqueuse est en relation avec un sys-tème d'espaces lymphatiques, qui se disposent en forme de gaines, soit autour des vaisseaux, soit autour des glandes (*gaines péri-vasculaires* et *péri-glandulaires*).

Le réseau sous-glandulaire donne naissance à des canaux, toujours très courts, qui perforent la muscularis mucosæ et aboutissent à des vaisseaux lymphatiques, plus volumineux et munis de valvules, qui occupent la couche sous-muqueuse. Ces derniers vaisseaux, qui résument la circulation lymphatique de la muqueuse, se terminent exactement comme les lymphatiques de la tunique musculeuse : les uns, ascendants, se rendent aux ganglions de la petite courbure ; les autres, descen-dants, aboutissent aux ganglions de la grande courbure.

4° Nerfs. — Les nerfs de l'estomac proviennent du pneumogastrique et du grand sympathique (plexus solaire). Ils arrivent à l'estomac, soit isolément, soit en accompagnant les vaisseaux, et forment dans les parois de l'organe deux plexus bien connus, que nous retrouverons dans toute la longueur de l'intestin grêle : 1° le *plexus* d'*Auerbach*, dont les ramifications se distribuent à la tunique muscu-leuse ; 2° le *plexus de Meissner*, qui occupe la couche sous-muqueuse et dont les filets efférents disparaissent dans l'épaisseur de la membrane muqueuse.

Le mode de terminaison de ces derniers filets n'est pas encore complètement élucidé. Mais la science s'est enrichie, dans ces dernières années, d'un certain nombre de faits intéressants que nous allons rapidement énumérer. En 1886, CACCIOLA a vu partir du réseau sous-glandulaire de très fines fibrilles, lesquelles remontaient jusqu'à la surface libre de la muqueuse, après avoir formé autour des tubes glandulaires un plexus à larges mailles. La même année, le professeur NAVALICHIN a vu un filament cylindraxile perforer la membrane propre d'une glande, pénétrer dans l'intérieur d'une cellule pariétale et s'y terminer dans une de ces granulations, qui ont été décrites par LANGLEY comme corps pepsinogènes et qui, pour NAVALICHIN, ne seraient autres que des organes terminaux de fibres nerveuses. Plus récemment, CAPPARELLI en 1890 et E. MÜLLER en 1892, appliquant la méthode de Golgi à l'étude des nerfs dans la muqueuse gastrique de la gre-nouille et du chien, ont pu suivre des fibrilles nerveuses jusque dans l'épithélium de la muqueuse : ces fibrilles s'y terminaient soit en se repliant en anses, soit en formant des renflements en massue, mais jamais dans les cellules. Nous signalerons enfin le travail d'OPENCHOWSKI (1889), qui a décrit, dans la région du cardia et du pylore, des groupes ganglionnaires indépendants du plexus d'Auerbach et rappelant par leur structure les ganglions du cœur.

A consulter, au sujet de l'estomac, parmi les travaux récents : LOVÉN, *Des voies lymphatiques de la muqueuse gastrique*, Nord. medic. Arkiv, 1873 ; — BRAUNE, *Ueber der Beweglichkeit des Pylorus und des Duodenum*, Arch. d. Heilk., 1874 ; — BIEDERMANN, *Unters. über Magenepithel*, Sitz. d. Akad. d. Wiss., Wien, 1875 ; GAREL, *Rech. sur l'anat. génér. comparée et la signification morphologique des glandes de la muqueuse intestinale et gastrique des animaux vertébrés*, Th. Lyon, 1879 ; — EDINGER, *Zur Kenntniss der Drüsenzellen des Magens besonders beim Menschen*, Arch. f. mikr. Anat., 1879 ; — STÖHR, *Zur Kenntniss des feineren Baues der menschl. Magenschleimhaut*, Arch. f. mikr. Anat., 1881 ; — LANGLEY, *On the histology of the mammalian gastric glands*, etc., Journ. of Physiol., 1882 ; — LESSHAFT, *Ueber die Lage des Magens*, etc., Virchow's Arch., 1882 ; — SCHIEFFER-DECKER, *Beitr. zur Kenntniss der Drüsen des Magens u. des Duodenum*, Nachrichten d. Göttinger Gesellsch. d. Wiss., 1884 ; — TRINKLER, *Ueber den Bau der Magenschleimhaut*, Arch. f. mikr. Anat., 1886, t. XXIV ; — NAVALICHIN, *Terminaisons nerveuses dans les cellules pariétales des glandes pepsinifères de l'estomac*, Arch. slaves de Biol., 1886 ; — CACCIOLA, *Sulla distribuzione dei nervi dello strate ghiandulare della mucosa dello stomaco*, Padova, 1886 ; — Gubaroff, *Ueber den Verschluss des menschl. Magens an der Cardia*, Arch. f. Anat. u. Physiol., 1886-87 ; — Hochstetter, *Klappen an den Magenvenen*, Soc. de méd. de Vienne, 1887 ; — Pillet, *Sur l'évolution des cellules glandulaires de l'estomac*, Journ. de l'Anat., 1887 ; — Hamburger, *Beitr. zur Kenntniss der Zellen in den Magendrüsen*, Arch. f. mikr. Anat., 1889 ; — Openkowski, *Ueber die Innervation des Magens*, Berl. Klin. Woch., 1889 ; — Salvioli, *Alcune osservazioni intorno al modo di formazione e di accrescimento delle glandole gastriche*, Atti della R. Accad. delle Sc. di Torino, 1889-90 ; — Montané, *De la dualité des éléments des glandes gastriques*, Soc. de Biol., 1888 et 1889 ; — Bizzozero, *Ueber die schlauchformigen Drüsen des Magendarmkanals*, etc., Arch. f. mikr. Anat., 1889 ; — Bechterew, *Zur Frage über die Innervation des Magens*, Neurol. Centralbl., 1890 ; — Caparelli, *Die nervösen Endigungen in der Magenschleimhaut*, Biol. Centralbl., 1891 ; — Chapotot, *L'estomac et le corset*, Th. Lyon, 1891 ; — Reynier et Souligoux, *Direction de l'estomac*, Bull. Soc. Anat., 1891 ; — Müller, *Zur Kenntniss der Labdrüsen der Magenschleimhaut*, Verhandl. d. biol. Vereines in Stockolm, 1891-92.

ARTICLE V

INTESTIN GRÊLE

L'intestin grêle comprend cette portion du tube digestif qui s'étend de l'estomac au gros intestin : c'est l'organe de la chylification et de l'absorption. Il est limité en haut par une valvule, déjà étudiée à propos de l'estomac, la valvule pylorique (p. 74); en bas, par une autre valvule que nous étudierons avec le cæcum, la valvule iléo-cæcale (p. 117).

Nous envisagerons successivement dans l'intestin grêle :

1° *Sa conformation extérieure* et ses *rapports ;*
2° *Sa conformation intérieure ;*
3° *Sa constitution anatomique ;*
4° *Ses vaisseaux* et ses *nerfs.*

§ I. Conformation extérieure et ses rapports

L'intestin grêle est un conduit musculo-membraneux, plus ou moins aplati à l'état de vacuité, revêtant une forme assez régulièrement cylindrique quand il est distendu par les aliments ou par les gaz. Son développement, considéré dans la série animale, est subordonné en grande partie au genre d'alimentation : chacun sait que ce développement est relativement considérable chez les herbivores, beaucoup moindre chez les carnassiers. — L'anatomie comparée nous apporte une multitude de faits en faveur de cette concordance entre le régime alimentaire d'un animal et la longueur de son intestin. L'un des plus intéressants nous est fourni par la grenouille : à l'état de têtard, la grenouille se nourrit de substances végétales et son intestin nous présente alors *neuf fois* la distance qui sépare la bouche de l'anus ; à l'état adulte, elle devient carnivore et, comme conséquence de ce changement de régime, la longueur de son intestin, considérablement réduite, ne mesure plus que *deux fois* environ la longueur du corps. — Chez l'homme, qui se nourrit à la fois de substances végétales et de substances animales, l'intestin grêle présente un développement intermédiaire entre l'intestin des carnassiers et celui des herbivores : sa longueur mesure de 6 à 8 mètres. Son diamètre est de 3 centimètres à 3 centimètres et demi à sa partie supérieure ; il diminue ensuite graduellement au fur et à mesure qu'on s'éloigne de l'estomac, de telle sorte qu'au voisinage du gros intestin il ne mesure plus que 20 ou même 15 millimètres. L'intestin grêle nous présente donc dans son ensemble une disposition infundibuliforme.

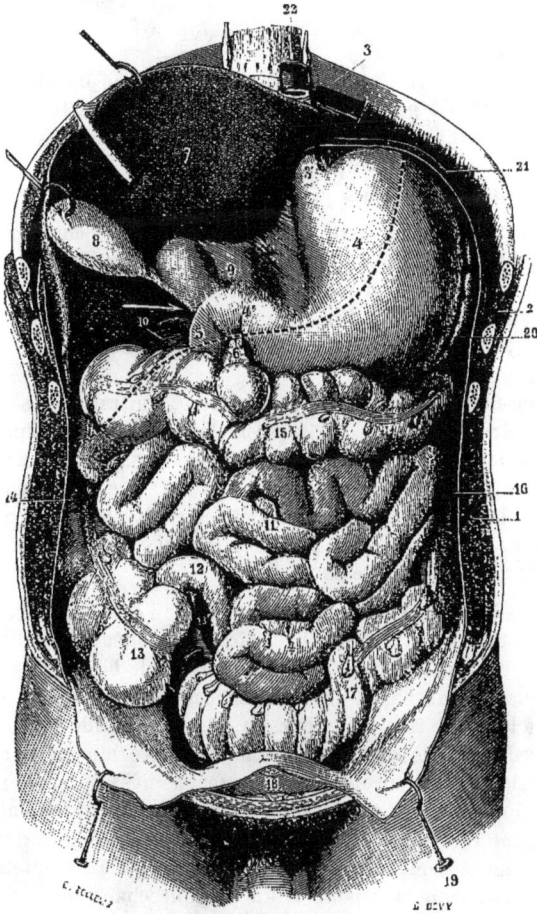

Fig. 47.

La masse intestinale, vue par sa face antérieure après la résection du grand épiploon.

(Le foie est relevé de manière à montrer sa face inférieure et l'épiploon gastro-hépatique ;
la flèche indique l'entrée de l'hiatus de Winslow.)

1, paroi abdominale. — 2, paroi thoracique. — 3, œsophage, avec 3' cardia. — 4, estomac, avec 4', pylore. — 5, duodénum. — 6, tête du pancréas. — 7, foie. — 8, vésicule biliaire. — 9, épiploon gastro-hépatique. — 10, rein droit et capsule surrénale. — 11, iléo-jéjunum. — 12, portion terminale de l'iléon. — 13, cæcum, avec 13', son appendice. — 14, côlon ascendant. — 15, côlon transverse. — 16, côlon descendant. — 17, côlon ilio-pelvien. — 18, vessie. — 19, feuillet pariétal du péritoine. — 20, rate. — 21, diaphragme. — 22, aorte thoracique.

Pendant longtemps on a divisé l'intestin grêle en trois portions, qui sont, en allant de haut en bas : 1° le *duodénum* ; 2° le *jéjunum* ; 3° l'*iléon*. Par sa situation, par sa direction, par sa fixité et par ses rapports, le duodénum a une physionomie toute spéciale et mérite d'être conservé dans nos descriptions. Mais il n'en est pas de même des deux autres portions : aucune démarcation naturelle ne les sépare et, de plus, les limites tout arbitraires qu'on a voulu leur assigner ne sont pas les mêmes pour tous les auteurs. Pour ces deux raisons, nous n'établirons aucune division dans la portion sous-duodénale de l'intestin grêle, que nous décrirons en bloc sous le nom de *jéjuno-iléon* [1].

A. — DUODÉNUM

Le duodénum (fig. 37, M et fig. 48, H) est cette partie de l'intestin grêle qui s'étend du pylore au côté gauche de la deuxième vertèbre lombaire. Il a pour limite inférieure le point précis où le canal intestinal passe dans le mésentère et, de fixe qu'il était, devient flottant. Le duodénum pourrait, par conséquent, être défini : la portion fixe de l'intestin grêle.

1° Situation et moyens de fixité. — Le duodénum occupe la partie postérieure de la cavité abdominale. A son origine, il est situé sur le même plan que le pylore auquel il fait suite : il est relativement superficiel. Mais après un trajet de quelques centimètres seulement, il se rapproche de la colonne vertébrale et devient alors si profond que son exploration à travers la paroi abdominale est tout à fait impossible.

Il est maintenu en position : 1° par le péritoine, qui rattache sa portion pylorique à la face inférieure du foie et à la vésicule biliaire et qui l'applique, dans le reste de son étendue, contre la paroi abdominale postérieure ; 2° par le canal cholédoque et par les canaux excréteurs du pancréas, qui s'abouchent dans sa portion descendante ; 3° par ses vaisseaux et ses nerfs ; 4° enfin par un faisceau musculaire spécial, qui se rend à sa portion terminale et que nous décrirons dans un instant sous le nom de *muscle de Treitz*.

2° Direction. — Parti de l'extrémité pylorique de l'estomac, à la hauteur de la première ou de la deuxième vertèbre lombaire, le duodénum se dirige d'abord à droite, en haut et en arrière, jusqu'au col de la vésicule biliaire (fig. 48, H). Là, il s'infléchit brusquement en bas et descend verticalement le long de la tête du pancréas. Parvenu à la partie inférieure de cette tête, il se coude de nouveau pour se porter transversalement de droite à gauche. Il arrive ainsi sur le milieu de la colonne vertébrale, où il rencontre les vaisseaux mésentériques supérieurs. Il passe au-dessous d'eux et, se coudant une troisième fois, il remonte sur le côté gauche de la colonne vertébrale jusqu'au niveau de la deuxième vertèbre lombaire, où il se termine en se continuant avec le jéjuno-iléon. La limite séparative du duodénum et du jéjuno-iléon répond à un brusque changement de direction de l'intestin : il est marqué par un dernier coude auquel on donne le nom d'*angle duodéno-jéjunal* (fig. 48, K et 49, 8).

Le triple changement de direction que présente le duodénum nous permet de diviser cet organe en quatre portions, savoir : 1° une *première portion* (fig. 48, *a*), légèrement oblique en haut, en arrière et à droite, qui s'étend du pylore au col de la vésicule biliaire ; 2° une *deuxième portion* (*b*), verticale et descendante, qui, du col de la vésicule biliaire, s'étend jusqu'à la partie inférieure de la tête du pancréas ; 3° une *troisième portion* (*c*), horizontale, qui fait suite à la précédente et s'arrête aux vaisseaux mésentériques supérieurs ; 4° une *quatrième portion* (*d*),

---

[1] Le *duodénum*, le δωδεκαδάκτυλον des Grecs (de δώδεκα, douze et δάκτυλον, doigt), est ainsi appelé parce que sa longueur avait été estimée, ce qui est une erreur du reste, à douze travers de doigt. — La deuxième portion de l'intestin grêle avait été appelée *jéjunum*, parce qu'on la trouve ordinairement vide. — Quant à la troisième portion, l'*iléon*, elle tire son nom des nombreuses inflexions qu'elle présente dans son trajet (de εἰλεῖν tourner, entortiller, décrire des circonvolutions), caractère qui lui est commun d'ailleurs avec le jéjunum.

ascendante, qui, des vaisseaux mésentériques supérieurs, s'étend jusqu'à l'angle duodéno-jéjunal.

L'angle duodéno-jéjunal répondant le plus souvent à la deuxième vertèbre lombaire, nous voyons que le duodénum, par son extrémité terminale, se rapproche beaucoup de son extrémité pylorique et que, après avoir fait un long détour,

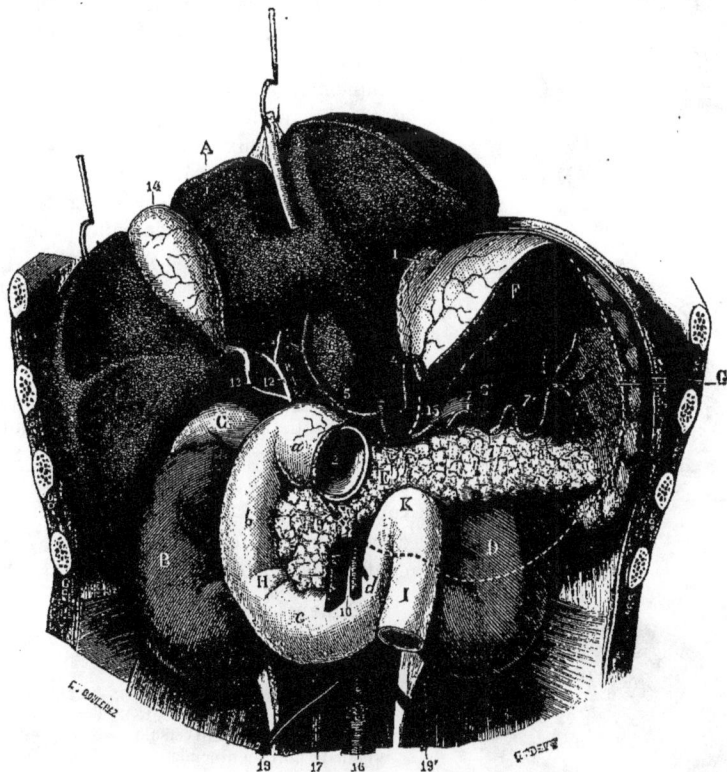

Fig. 48.

Le duodénum et le pancréas, vus en p ace après l'ablation de la plus grande partie de l'estomac.

A, face inférieure du foie. — B, rein droit. — C, C', capsules surrénales. — D, rein gauche. — E, pancréas. — F, partie supérieure de l'estomac. — G, rate. — H, duodénum. avec : *a*, sa première portion ; *b*, sa portion descendante ; *c*, sa portion horizontale ; *d*, sa portion ascendante. — I, jéjunum. — K, angle duodéno-jéjunal.
1, cardia. — 2, pylore. — 3, tronc cœliaque. — 4, artère coronaire stomachique. — 5, artère hépatique, dont la concavité embrasse le lobe de Spigel 6. — 7, 7', vaisseaux spléniques. — 8, artère gastro-épiploïque gauche. — 9, artère gastro-épiploïque droite, coupée au niveau de son entrée dans la base du grand épiploon. — 10, vaisseaux mésentériques supérieurs. — 11, veine porte. — 12, canal hépatique. — 13, canal cystique. — 14, vésicule biliaire. — 15, pilier gauche du diaphragme. — 16, aorte. — 17, veine cave inférieure. — 18, artère mésentérique inférieure. — 19, 19', vaisseaux spermatiques.

il revient pour ainsi dire à son point de départ. Il représente ainsi, dans son ensemble, les 4/5 ou les 5/6 d'un cercle : c'est un anneau ouvert, qui embrasse dans sa concavité la tête du pancréas, d'où les dénominations d'*intestin pancréatique*, d'*anse pancréatique de l'intestin grêle* qu'emploient certains auteurs pour désigner le duodénum.

Il convient d'ajouter que le mode de courbure du duodénum présente quelques variations individuelles et qu'on peut, à ce sujet, établir un certain nombre de

APPAREIL DE LA DIGESTION

types. Si la troisième portion est franchement transversale, et si les deux portions

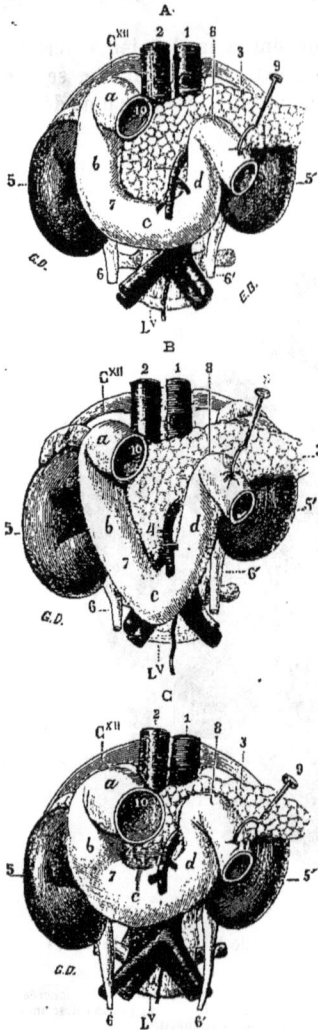

descendante et ascendante tombent perpendiculairement sur elle, on a le *duodénum en U*; les trois dernières portions du duodénum, en effet, se disposent en **U** majuscule (fig. 49, A). — Sur certains sujets, la portion transversale fait défaut. On voit alors les deux portions descendante et ascendante marcher obliquement à la rencontre l'une de l'autre et se réunir en formant un angle aigu, à la manière des deux branches d'un **V** : c'est le *duodénum en V* (fig. 49, B) et le sommet du **V** se trouve situé, tantôt sur la ligne médiane, tantôt un peu à droite de cette ligne, immédiatement en avant de la veine cave inférieure. — Enfin, on peut voir les divers changements de direction du duodénum se faire non pas brusquement, mais graduellement et sans production de coude. Le duodénum, dans ce cas, se développe depuis son origine jusqu'à sa terminaison, suivant une courbe régulière : c'est le *duodénum semi-annulaire*. — Suivant la remarque de JONNESCO, ce dernier type est surtout fréquent chez l'enfant, tandis que le duodénum en **U** et le duodénum en **V** se rencontrent plus particulièrement chez l'adulte.

3° **Dimensions.** — Le duodénum mesure en moyenne 26 centimètres de longueur, ainsi répartis :

Pour la première portion. . . 5 centimètres.
Pour la portion descendante . 8 —
Pour la portion transversale . 6 —
Pour la portion ascendante. . 7 —

4° **Rapports.** — Les rapports du duodénum varient naturellement suivant celle des quatre portions que l'on considère. Nous les examinons séparément pour chacune d'elles :

a. La *première portion*, encore appelée *portion hépatique* (fig. 48, *a*), est en rapport : en *avant*, avec la face inférieure du foie et le col de la vésicule biliaire, à laquelle elle est unie par un repli du péritoine (voy. *Péritoine*); en *arrière*, avec le tronc de la veine porte, l'artère hépatique et la gastro-épiploïque droite, qui la croisent perpendiculairement; *en haut*, avec l'épiploon gastro-hépatique, qui se prolonge sur la petite courbure de l'estomac; *en bas*, avec le grand épiploon, qui se prolonge de même sur la grande courbure de l'estomac.

b. La *deuxième portion* (fig. 48, *b*) répond successivement : *en avant*, à l'extré-

Fig. 49.

Les différentes formes du duodénum :
A, duodénum en **U**; B, duodénum en **V**; C, duodénum semi-annulaire.

1, aorte. — 2, veine cave inférieure. — 3, pancréas. — 4, vaisseaux mésentériques supérieurs. — 5, 5', reins. — 6, 6', uretères. — 7, duodénum, avec *a*, sa première portion ; *b*, sa portion descendante ; *c*. sa portion transversale ; *d*, sa portion ascendante. — 8, angle duodéno-jéjunal. — 9, jéjunum. — 10, antre pylorique. — L^V, cinquième vertèbre lombaire. — C^XII, douzième côte.

mité droite du côlon transverse ; *en arrière*, au canal cholédoque, à la veine cave
inférieure dont elle recouvre la moitié ou les deux tiers externes, à la partie
interne de la face antérieure du rein droit qui lui adhère parfois d'une façon
intime, aux vaisseaux rénaux du côté droit et à la partie supérieure de l'uretère ; *à droite*, au côlon ascendant ; *à gauche*, à la tête du pancréas et aux
canaux excréteurs de cette glande (voy. *Pancréas*).

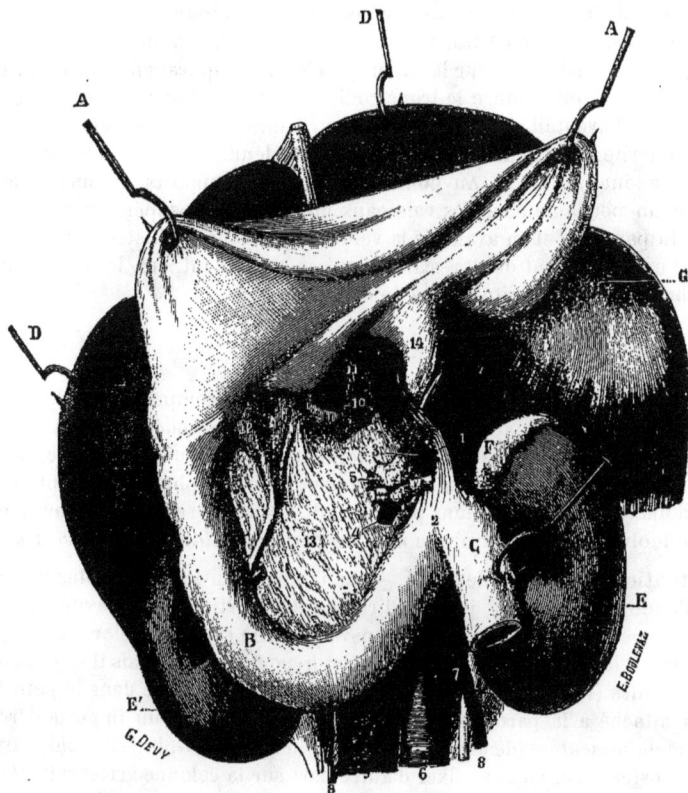

Fig. 50.
Le muscle suspenseur de Treitz (imité de Treitz).

A, estomac érigné en haut. — B, duodénum. — C, jéjunum. — D, foie érigné en haut. — E, E', rein gauche et rein
droit. — F, capsule surrénale gauche. — G. diaphragme.
1, muscle de Treitz. — 2, angle duodéno-jéjunal. — 3, tronc cœliaque. — 4, artère mésentérique supérieure.
— 5, ganglions du plexus solaire. — 6, aorte abdominale. — 7, artère mésentérique inférieure. — 8, vaisseaux
spermatiques. — 9, veine cave inférieure. — 10, veine porte. — 11, lobule de Spigel. — 12, vésicule biliaire. —
13, membrane cellulaire tendue entre le duodénum, les artères, la veine cave et le sillon transverse du foie. —
14, cardia.

c. La *troisième portion* (fig. 48, *c*) est située dans l'épaisseur du bord adhérent du
mésocôlon transverse, à la hauteur de la troisième ou de la quatrième lombaire.
Dans cette portion, le duodénum est en rapport : *en haut*, avec le bord inférieur du
pancréas et avec le feuillet supérieur du mésocôlon transverse, qui recouvre le
quart environ de sa circonférence et qui le sépare de l'arrière-cavité des épiploons
et de l'estomac ; *en bas*, avec le feuillet inférieur de ce même mésocôlon, qu'il
soulève et qui le sépare de la masse flottante de l'intestin grêle ; *en avant*, avec le
mésocôlon transverse, qui le relie à la portion transversale du côlon, au mésentère

et aux vaisseaux mésentériques supérieurs ; *en arrière*, avec l'aorte, la veine cave inférieure et les piliers du diaphragme qui la séparent de la colonne vertébrale.

d. La *quatrième portion* ou *portion ascendante* longe de bas en haut le côté gauche de la colonne lombaire, ayant à sa droite l'aorte, en avant l'estomac, en arrière la partie interne du rein gauche, les vaisseaux rénaux et l'uretère. C'est à cette portion que se fixe le muscle de Treitz, que nous allons maintenant décrire.

5° Muscle de Treitz ou muscle suspenseur du duodénum. — Treitz a décrit sous ce dernier nom, en 1873, un faisceau musculaire, mince, aplati et triangulaire, qui prend naissance sur le pilier gauche du diaphragme, ainsi que dans le tissu conjonctif qui entoure le tronc cœliaque. De là, il se porte en bas et s'étale en une sorte d'éventail, qui vient se fixer sur l'angle duodéno-jéjunal et sur le côté postéro-interne de la quatrième portion du duodénum dans la plus grande partie de son étendue (fig. 50,1). Au point de vue de ses rapports, le muscle de Treitz est situé un peu à gauche des vaisseaux mésentériques supérieurs ; il passe en arrière du pancréas et en avant de la veine rénale gauche. Histologiquement, il se compose exclusivement de fibres lisses qui se continuent, sur le duodénum, avec la couche des fibres longitudinales de cet organe.

B. — JÉJUNO-ILÉON

Le jéjuno-iléon est cette portion de l'intestin grêle, comprise entre le duodénum et le gros intestin. Il a pour limite supérieure l'angle duodéno-jéjunal qui répond au côté gauche de la deuxième vertèbre lombaire ; pour limite inférieure, la valvule iléo-cæcale qui est située dans la fosse iliaque droite. Morphologiquement, le jéjuno-iléon se distingue du duodénum par la multiplicité de ses replis et aussi par son extrême mobilité qui lui a valu le nom de portion *flottante de l'intestin grêle.*

1° Situation et moyens de fixité. — Le jéjuno-iléon remplit la plus grande partie de l'abdomen inférieur, je veux dire de cette portion de la cavité abdominale qui est située au-dessous du côlon transverse et de son mésocôlon. Il occupe plus spécialement les deux régions ombilicale et hypogastrique : mais il se répand aussi dans les flancs (voy. p. 48), dans les fosses iliaques et jusque dans le petit bassin.

Il est attaché à la paroi postérieure de l'abdomen par un important repli du péritoine, le *mésentère* (de μίσος, qui est au milieu et ἔντερον, intestin) qui, partant de sa face postérieure, vient se fixer d'autre part sur la colonne vertébrale. Mais si le repli mésentérique est suffisamment puissant pour maintenir le jéjuno-iléon dans les limites de son enceinte naturelle, il est aussi suffisamment long et suffisamment lâche pour lui permettre d'accomplir sur place toute espèce de mouvements.

Cette grande mobilité est un des traits les plus caractéristiques du jéjuno-iléon. Toujours en équilibre instable, il est pour ainsi dire flottant dans la cavité abdominale, se déplaçant à la moindre sollicitation et sous les influences les plus diverses : contraction de ses propres parois, contraction du diaphragme ou des muscles abdominaux, changements d'attitude du sujet, réplétion et déplétion alternatives des organes creux de l'abdomen, ampliation de l'utérus dans la grossesse, production d'une tumeur, épanchement de sérosité dans le péritoine, etc. Le jéjuno-iléon devient ainsi le plus mobile de tous les viscères ; c'est aussi celui qu'on rencontre le plus fréquemment dans les hernies.

2° Direction. — A partir du duodénum, le jéjuno-iléon se dirige en avant et à gauche. Puis, s'infléchissant sur lui-même, il se porte de gauche à droite, en formant avec sa portion initiale une longue courbe à concavité tournée à droite. Il continue ainsi à décrire un grand nombre de courbes semblables, passant successivement de droite à gauche et de gauche à droite et se rapprochant ainsi peu à peu de la partie inférieure de l'abdomen. Finalement, il arrive sur le côté interne de la fosse iliaque droite. Là, il se porte obliquement de gauche à droite et un peu de bas en haut et vient s'ouvrir perpendiculairement dans le cæcum. Une formation valvulaire que nous décrirons à propos du cæcum, la *valvule iléo-cæcale*, forme la limite respective des deux conduits.

Il convient d'ajouter qu'en se portant d'un côté à l'autre de l'abdomen, les anses grêles sont bien loin de suivre un trajet rectiligne et exactement transversal. Elles s'infléchissent continuellement sur elles-mêmes, devenant successivement descendantes et ascendantes, antéro-postérieures et postéro-antérieures. Il en résulte que, lorsqu'on jette les yeux sur le paquet intestinal en place, après avoir enlevé la paroi antérieure de l'abdomen, on aperçoit à la fois des anses horizontales, d'autres verticales, d'autres enfin, et c'est le plus grand nombre, qui suivent entre les deux directions fondamentales précitées, toutes les directions intermédiaires.

Les mille replis que forme le jéjuno-iléon pour se rendre du duodénum au gros intestin ont reçu le nom de *circonvolutions intestinales* (de *circumvolvere*, s'enrouler). Chacune d'elles peut être comparée à une anse ou à un demi-huit de chiffre, dont la concavité regarde le plus souvent à droite ou à gauche, plus rarement en haut ou en bas. Du reste, en raison même de la mobilité du jéjuno-iléon, ces circonvolutions n'ont rien de fixe : elles roulent les unes sur les autres avec la plus grande facilité, changeant à la fois de forme et d'orientation.

3° Dimensions. — La longueur de l'intestin grêle, avons-nous dit plus haut, mesure de 6 à 8 mètres. Le duodénum ayant une longueur moyenne de 27 centimètres, celle du jéjuno-iléon varie de 5^m,80 à 7^m,80. Son diamètre mesure, dans sa portion initiale, de 25 à 30 millimètres; il diminue ensuite graduellement au fur et à mesure qu'on se rapproche du gros intestin et se trouve réduit, dans sa partie terminale, à 20 ou 25 millimètres.

4° Rapports. — Le jéjuno-iléon a une forme cylindroïde et sa coupe, comme celle du duodénum, est à peu près circulaire. On lui considère : 1° un *bord postérieur* ou *bord adhérent*, concave et légèrement plissé sur lui-même, sur lequel vient s'attacher le mésentère ; 2° un *bord antérieur* ou *bord libre*, convexe et lisse, qui répond aux parois abdominales ; 3° deux *faces*, également convexes, par lesquelles les circonvolutions se correspondent. Ces deux faces se distinguent, suivant l'orientation de l'anse que l'on considère, en supérieure et inférieure, ou bien en face latérale gauche et face latérale droite.

Considérée dans son ensemble, la masse des circonvolutions intestinales présente les rapports suivants.—*En arrière*, elle est en rapport avec la paroi postérieure de l'abdomen, notamment avec l'aorte, la veine cave inférieure et leurs branches de bifurcation. — *En avant*, elle répond à la paroi antérieure de la cavité abdominale, dont elle est séparée par le grand épiploon. — *A droite* et *à gauche*, elle est en rapport avec les deux portions ascendante et descendante du gros intestin, qu'elle recouvre plus ou moins, surtout à leur partie inférieure. — *En haut*, elle répond au côlon transverse et à son mésocôlon, qui la séparent de l'abdomen supérieur et des organes qui y sont contenus, le foie, l'estomac, la rate. — *En bas* et sur la ligne médiane, les anses intestinales descendent jusque dans le petit bassin et viennent s'interposer : chez l'homme, entre la vessie et le rectum ; chez la femme, d'une part entre la vessie et l'utérus, d'autre part entre l'utérus et le rectum. De chaque côté de la ligne médiane, elles viennent se loger dans l'angle dièdre que forment la fosse iliaque et la paroi abdominale antérieure et là elles pèsent de tout leur poids, dans la station verticale, contre les orifices internes du canal inguinal et du canal crural, tendant ainsi à forcer ces orifices pour faire hernie à l'extérieur.

Diverticule de Meckel. — On rencontre parfois, sur la partie inférieure de l'iléon, un peu en amont de la valvule iléo-cæcale, un appendice en forme de cul-de-sac, qui depuis longtemps déjà a été décrit par Meckel sous le nom de *diverticulum ilei* et qu'on appelle, pour cette raison, *diverticule de Meckel*. Morphologiquement, cette formation anormale est un reste du canal omphalo-mésentérique qui, chez l'embryon, unit l'intestin grêle au sac vitellin (voy. Embryologie). Ce canal, de même que le sac vitellin, disparaît ordinairement tout entier : c'est sa persistance partielle qui constitue l'anomalie.

Le diverticule de Meckel est relativement rare : Augier *(Th. de Paris*, 1888), sur 200 cadavres (137 hommes et 63 femmes) qu'il a examinés à ce sujet, ne l'a rencontré que 6 fois, 4 fois chez l'homme et 2 fois chez la femme. Une statistique anglaise, publiée récemment dans le *Journal of Anatomy*, signale 16 cas de diverticule sur 769 sujets. Une nouvelle statistique de Kelynack, publiée encore dans le *Journal of Anatomy* de 1892, porte sur 298 sujets, lesquels ont présenté 4 cas de l'anomalie en question. Ces chiffres, on le voit, sont assez concordants : ils nous apprennent que le diverticule de Meckel se montre chez l'homme avec une fréquence moyenne de 2 p. 100.

Le point où il se détache de l'iléon est toujours situé, comme nous l'avons dit plus haut, au voisinage du cæcum. L'intervalle qui sépare ce point du détroit iléo-cæcal est en moyenne de 80 centimètres à 1 mètre ; on a observé, comme chiffres extrêmes, 35 centimètres et 3 mètres.

Le diverticule de Meckel s'implante presque toujours sur le bord convexe de l'intestin. On le voit parfois, cependant, se détacher de l'une de ses faces, sur un point plus ou moins voisin du bord mésentérique. Ses dimensions sont très variables. Sa longueur moyenne est de 5 ou 6 centimètres ; mais on en a observé de 2 centimètres seulement, comme aussi il en a été signalé qui présentaient une longueur de 25 centimètres. Quant à son calibre, il égale le plus souvent celui de l'anse intestinale sur laquelle il est implanté ; mais il est des cas où il est plus étroit, d'autres où il est notablement plus large.

Sa forme n'est pas moins variable : il est, suivant les sujets, cylindrique, conique, cylindro-conique ; d'autre part, il est tantôt rectiligne, tantôt plus ou moins recourbé en forme de crosse. En tout cas, il présente toujours une base et un sommet. — Sa base répond ordinairement à sa partie la plus large. Quelquefois, cependant, elle est plus ou moins rétrécie ou même présente une sorte de repli valvulaire. — Son sommet, terminé en cul-de-sac, est régulièrement arrondi en forme de coupole ou irrégulièrement convexe, quelquefois plus ou moins bosselé ; il était terminé en marteau dans un cas d'Hudson *(Transact. of path. Soc.*, 1889), renflé en forme de gland dans un cas de Rogie *(Journ. des Sc. méd. de Lille*, 1892), subdivisé en cinq lobes dans un cas de Hyrtl. Sur certains sujets, il donne naissance à un prolongement plus ou moins long qui ressemble à un ligament : ce prolongement, quand il existe, est constitué, soit par les vaisseaux omphalo-mésentériques oblitérés et transformés en de petits cordons conjonctifs, soit par la partie du canal omphalo-mésentérique qui, chez l'embryon, faisait immédiatement suite à la portion qui a persisté.

En ce qui concerne sa structure, le diverticule de Meckel présente exactement les mêmes éléments que l'intestin. Il renferme, selon les cas, des gaz, des matières fécales plus ou moins durcies, des corps étrangers, tels que des calculs ou des paquets de vers. Le péritoine l'entoure sur tout son pourtour, revêtant comme lui la forme d'un cylindre ou d'un cône. Quelquefois, il lui forme une sorte de mésentère plus ou moins développé et connu sous le nom de *mésodiverticule :* cette dernière disposition a été observée par Augier 3 fois sur 7 cas examinés ; Rogie ne l'a rencontrée que 1 fois sur 6.

Le plus souvent le diverticule de Meckel est entièrement libre, flottant comme l'intestin dans la cavité abdominale. D'autres fois, il se fixe par son sommet, soit sur la paroi abdominale, soit sur l'un des viscères voisins, le mésentère, la vessie ou l'intestin lui-même. Libre ou adhérent, il peut déterminer des accidents d'étranglement interne, et cela par des processus variables mais aujourd'hui assez bien connus, dont l'étude appartient à la pathologie. De ce fait, le diverticule de Meckel acquiert en chirurgie une importance considérable. Suivant une statistique de Fitz-Réginald, sur 100 cas d'occlusion intestinale, il y en a 6 qui seraient dus à la présence de la formation anormale que nous venons de décrire.

§ II. — Conformation intérieure et constitution anatomique

Vu intérieurement, l'intestin grêle nous présente tout d'abord, dans la deuxième portion du duodénum, une petite saillie en forme de tubercule : c'est la *grande caroncule de Santorini* ou *ampoule de Vater*, point d'abouchement commun du canal cholédoque et du canal pancréatique. Nous la décrirons ultérieurement à propos du foie et du pancréas. La surface intérieure de l'intestin grêle nous présente ensuite des replis, des saillies et des orifices, qui appartiennent en propre à sa muqueuse et que nous étudierons avec cette membrane.

Au point de vue de sa constitution anatomique, l'intestin grêle se compose de quatre couches ou tuniques qui se superposent dans le même ordre que celles de l'estomac : 1° une *tunique séreuse ;* 2° une *tunique musculeuse ;* 3° une *tunique celluleuse ;* 4° une *tunique muqueuse.*

A. — Tunique séreuse

La tunique séreuse est une dépendance du péritoine. Elle présente une disposition toute différente sur le duodénum et sur le jéjuno-iléon.

1° Péritoine duodénal. — *a.* Sur la première portion du duodénum, le péritoine se comporte exactement comme sur l'estomac. Il existe deux feuillets, qui revêtent, l'un sa face antérieure, l'autre sa face postérieure. Ces deux feuillets, arrivés au niveau du bord inférieur du duodénum, s'adossent l'un à l'autre pour contribuer à la formation du grand épiploon. Ils s'adossent de même au niveau du bord supérieur, pour remonter vers le foie en constituant l'extrémité droite de l'épiploon gastro-hépatique. Ce repli péritonéal qui fixe ainsi la portion initiale du duodénum à la face inférieure du foie a reçu le nom de *ligament duodéno-hépatique.* En dehors de lui, et lui faisant suite, se trouve un nouveau repli qui s'étend de la vésicule biliaire au coude que forme la première portion du duodénum avec sa portion descendante : c'est le *ligament duodéno-cystique.*

b. Sur la deuxième portion, la séreuse ne revêt que la moitié antérieure du duodénum ; sa moitié postérieure, extra-péritonéale, repose directement sur les organes sous-jacents : le rein droit, les vaisseaux rénaux et la veine cave inférieure. On voit assez fréquemment le péritoine, en passant du rein sur le duodénum, se soulever en une sorte de repli triangulaire qui s'étend du sommet du rein droit au premier coude du duodénum. Huschke a donné à ce repli le nom de *ligament duodéno-rénal.*

c. La troisième portion répond, comme nous l'avons vu, au bord adhérent du mésocôlon transverse. Sa face supérieure est revêtue, dans sa partie antérieure seulement, par le feuillet supérieur du mésocôlon transverse. Sa face inférieure est tapissée, dans la plus grande partie de son étendue, par le feuillet inférieur de ce même mésocôlon. Quant à sa partie postéro-supérieure, elle est placée en dehors du péritoine et se trouve en rapport immédiat, d'une part avec le pancréas, d'autre part avec les vaisseaux (aorte et veine cave inférieure) qui descendent le long de la colonne vertébrale.

d. La quatrième portion ou portion ascendante présente avec le péritoine les mêmes rapports que la portion descendante. Elle n'est revêtue par la séreuse (feuillet gauche du mésentère) que dans sa moitié antérieure ou ses deux tiers antérieurs. Sa partie postérieure, extra-péritonéale, s'applique directement sur le flanc gauche de la colonne vertébrale, sur le rein gauche et sur les vaisseaux rénaux du même côté (voy. *Péritoine,* livre IX, chap. v).

2° Péritoine jéjuno-iléal, mésentère. — Le péritoine forme au jéjuno-iléon une gaine à peu près complète. Il revêt d'abord, dans toute leur étendue, l'une et l'autre de ses deux faces. — Arrivé au bord antérieur ou convexe, le feuillet qui recouvre la face supérieure et celui qui revêt la face inférieure, s'unissent et se confondent. — Au niveau du bord postérieur ou convexe, ces deux feuillets s'adossent l'un à l'autre et forment un large repli, qui vient s'attacher d'autre part sur la paroi postérieure de la cavité abdominale. Ce repli péritonéal, que nous avons déjà eu l'occasion de signaler à propos des moyens de fixité du jéjuno-iléon, porte le nom de mésentère (de μέσος, qui est au milieu et ἔντερον, intestin).

Considéré dans son ensemble, le mésentère nous présente deux bords et deux faces. — Ses deux bords se distinguent en postérieur et antérieur : le *bord postérieur* ou *bord adhérent* s'attache à la paroi abdominale postérieure suivant une ligne, oblique de haut en bas et de gauche à droite, qui s'étend depuis le côté gauche de la deuxième vertèbre lombaire jusqu'au côté interne du cæcum ; il croise successivement la troisième portion du duodénum, l'aorte et la veine cave inférieure. Le *bord antérieur*, ou *bord libre ;* beaucoup plus long que le précédent, répond au bord postérieur du jéjuno-iléon et présente exactement la même étendue que cette portion de l'intestin grêle. Il décrit naturellement les mêmes inflexions que l'intestin lui-même ; aussi est-il onduleux, plissé et même tuyauté. — Des deux faces du mésentère, l'une, la *face gauche*, regarde à gauche et en bas ; l'autre, la *face droite*, regarde à droite et en haut.

Il est à remarquer que la longueur du repli mésentérique, c'est-à-dire la distance qui sépare son bord postérieur de son bord antérieur, est plus considérable à sa partie moyenne qu'à ses deux extrémités. Il en résulte que le jéjuno-iléon est beaucoup moins maintenu et partant beaucoup plus mobile dans sa portion moyenne que dans ses portions initiale ou terminale.

Au point de vue de sa constitution anatomique, le mésentère se compose essentiellement de deux feuillets du péritoine adossés l'un à l'autre. Entre les deux feuillets se trouvent les vaisseaux sanguins destinés au jéjuno-iléon, des vaisseaux et des ganglions lymphatiques et une couche plus ou moins développée de tissu cellulo-adipeux.

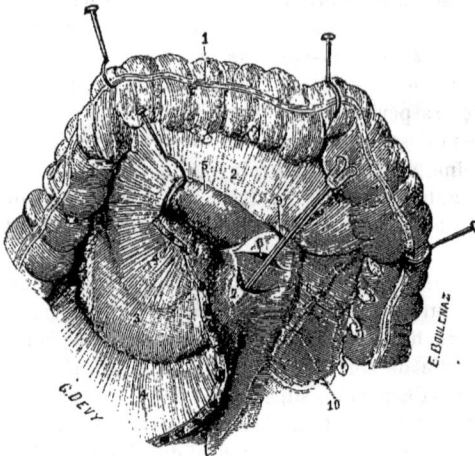

Fig. 51.
Fossettes duodénales supérieure et inférieure.

(Le côlon a été érigné en dehors et en haut ; le jéjunum coupé un peu au-dessous de l'angle duodéno-jéjunal, ainsi que son mésentère, est attiré fortement à droite et en haut.)

1, côlon transverse, avec 2, son méso-côlon. — 3, duodénum. — 4, mésentère. — 4', sa coupe. — 5, jéjunum. — 6, fossette duodénale supérieure. — 7, fossette duodénale inférieure. — 8, artère colique gauche ascendante. — 9, veine mésentérique inférieure. — 10, veine colique gauche.

3° **Fossettes duodénales**. — Le péritoine qui revêt la portion ascendante du duodénum et l'angle duodéno-jéjunal forme, dans la plupart des cas, un certain nombre de replis semi-lunaires au-dessous desquels se trouvent des dépressions plus ou moins distinctes et plus ou moins profondes, que l'on désigne sous le nom de *fossettes duodénales*. Ces fossettes, relativement peu importantes en anatomie descriptive, acquièrent en chirurgie un intérêt tout spécial, en ce qu'elles peuvent devenir le siège de certaines hernies dites rétro-péritonéales ou duodénales.

Les fossettes duodénales, signalées et décrites depuis longtemps par Huschke, par Treitz, par Gruber, par Waldeyer, etc., ont été étudiées à nouveau à une époque plus récente par Treves (1885) et par Jonnesco (1889). On distingue trois fossettes, que l'on désigne, d'après leurs rapports avec la portion ascendante du duodénum et avec l'angle duodéno-jéjunal, sous les noms de fossette duodénale inférieure, fossette duodénale supérieure, fossette duodéno-jéjunale :

a. La *fossette duodénale inférieure,* la plus fréquente des trois, existe environ dans les trois quarts des cas. — Elle est située sur la partie inférieure et externe de la portion ascendante du duodénum (fig. 51,7). Son orifice, dirigé en haut, est limité en avant par un repli falciforme, dont la concavité regarde également en haut et dont les deux extrémités ou cornes se perdent, la droite sur la face antérieure du duodénum, la gauche sur le péritoine prérénal. — Son sommet, dirigé en bas et un peu à droite, est situé sur la face antérieure du duodénum, tout près de la racine du mésentère. — La fossette duodénale inférieure est plus ou moins développée suivant les sujets : dans certains cas, elle est à peine marquée ; dans d'autres, elle atteint jusqu'à 3 centimètres de profondeur.

b. La *fossette duodénale supérieure* (51,6) occupe la partie supérieure et externe de la portion ascendante du duodénum. On ne la rencontre généralement qu'une fois sur deux. Dirigée en sens inverse de la précédente, elle ressemble assez bien à une hotte renversée (Jonnesco). — Son sommet, dirigé en haut du côté du mésocôlon transverse, répond au corps du pancréas. — Son orifice, dirigé en bas, se trouve formé, en avant, par un repli semi-lunaire dont les deux cornes reposent, comme pour la fossette duodénale inférieure, la droite sur le duodénum, la gauche sur le feuillet du péritoine qui recouvre le rein gauche.

c. La *fossette duodéno-jéjunale* est très rare : Jonnesco ne l'a rencontrée que cinq fois sur 30 sujets, soit une proportion de 1 sur 6. Elle est située, comme nous le montre

Fig. 52.

Fossette duodéno-jéjunale.

(Le côlon a été écarté en haut et en dehors par des érignes, de manière à montrer le feuillet inférieur du mésocôlon transverse. Le jéjunum, réséqué à quelques centimètres au-dessous de l'angle duodéno-jéjunal, a été attiré à droite et en avant.)

1, côlon transverse, avec 2, son mésocôlon. — 3, duodénum. — 4, mésentère ; 4', sa coupe. — 5, jéjunum. — 6, fossette duodéno-jéjunale. — 7, artère mésentérique inférieure. — 8, artère colique gauche ascendante. — 9, veine mésentérique inférieure. — 10, veine colique gauche.

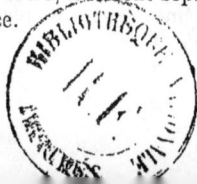

nettement la figure 52, sur le dos de l'angle duodéno-jéjunal. — Son orifice, circonscrit comme pour les autres fossettes par un repli semi-lunaire du péritoine, regarde en bas. — Son sommet, plus ou moins profond, répond à la deuxième vertèbre lombaire ; il se trouve limité, en haut par le pancréas, à droite par l'aorte, à gauche par le rein. — La fossette duodéno-jéjunale peut être double. J'ai observé, tout récemment, un cas de cette duplicité sur un fœtus à terme : les deux fossettes, accolées l'une à l'autre, n'étaient séparées que par un simple repli péritonéal très court et fort mince.

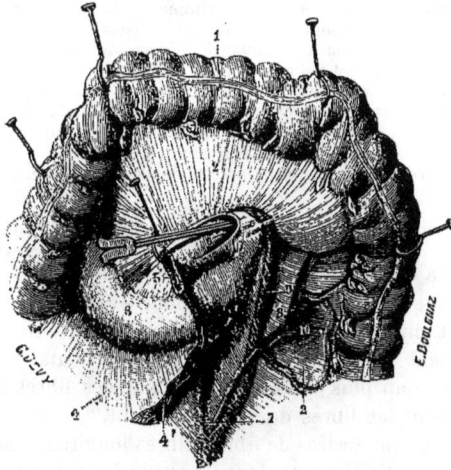

13

Des trois variétés de fossettes duodénales que nous venons de décrire, les deux premières peuvent se développer isolément ou coexister sur le même sujet. Quant à la fossette duodéno-jéjunale, elle est toujours seule et ne coexiste jamais, soit avec la fossette duodénale inférieure, soit avec la fossette duodénale supérieure.

Le mode de développement et la signification anatomique des fossettes duodénales ne sont pas encore bien élucidés. — TREITZ, pour expliquer leur formation, avait invoqué un déplacement embryonnaire du duodénum, déplacement qui s'effectuerait de gauche à droite et entraînerait le péritoine : « sur les points, dit-il, où la portion inférieure et transversale du duodénum n'est unie que lâchement avec le péritoine, ce dernier ne prend aucune part aux déplacements de l'intestin, car il n'y a de déplacé que la couche de tissu cellulaire lâche. Mais sur les points où l'intestin est uni au péritoine d'une façon intime, comme c'est le cas pour l'angle duodéno-jéjunal, ce dernier est forcé de suivre le déplacement de l'intestin et s'invagine en cornet ». Outre qu'une pareille explication ne se recommande pas par une extrême netteté, il n'est pas démontré que l'angle duodéno-jéjunal effectue le mouvement de translation qui sert de base à la théorie de TREITZ. Nous savons, en effet, que cette portion du duodénum est fixée à la colonne vertébrale par son muscle suspenseur (p. 92), et que cette fixation, comme le fait remarquer WALDEYER, se fait de très bonne heure, à une époque où il n'existe encore aucun vestige de repli et de fossette. — WALDEYER, ayant constaté la présence de la veine mésentérique inférieure dans le bord libre du repli qui circonscrit la fossette péritonéale, a été amené à considérer ce repli comme le résultat du soulèvement du péritoine par le vaisseau précité. Cette interprétation est, au premier abord, très rationnelle et elle doit vraisemblablement convenir à un certain nombre de faits. Mais il faut bien le reconnaître, elle ne saurait convenir à tous. Car, si certaines fossettes sont *vasculaires*, c'est-à-dire si le repli péritonéal qui les délimite loge, au voisinage de son bord libre, la veine mésentérique inférieure, il en est d'autres qui n'ont aucun rapport avec ce vaisseau, qui sont *non-vasculaires* par conséquent. De ce nombre est la fossette duodénale inférieure qui, dans la grande majorité des cas, est située en dedans de la veine mésentérique inférieure et des artères coliques gauches. Jusqu'ici, en effet, nous ne connaissons qu'un seul cas (celui qui a été observé par FARABEUF) de fossette duodénale inférieure vasculaire.

B. — TUNIQUE MUSCULEUSE

La tunique musculeuse de l'intestin grêle se compose de deux plans de fibres, l'un superficiel, l'autre profond. — Le *plan superficiel* (fig. 57,8), relativement fort mince, comprend des fibres longitudinales, c'est-à-dire disposées parallèlement à la longueur du canal alimentaire. — Le *plan profond* (fig. 57,7), beaucoup plus épais, est formé par des fibres circulaires, croisant perpendiculairement les fibres du plan précédent.

Ces deux ordres de fibres, fibres longitudinales et fibres circulaires, forment un plan continu dans toute la longueur de l'intestin, et aussi sur toute sa circonférence. Ce plan, toutefois, n'est pas entièrement uniforme ; il est à remarquer, en effet, d'une part qu'il est un peu plus épais sur le bord libre que sur le bord mésentérique et, d'autre part, qu'il s'amincit graduellement au fur et à mesure qu'il se rapproche du cæcum. Nous rappellerons, enfin, que le plan des fibres longitudinales se trouve renforcé, au niveau de la portion ascendante du duodénum, par un petit muscle spécial qui prend naissance au voisinage du tronc cœliaque et que nous avons décrit plus haut, le *muscle de Treitz*.

Histologiquement, les fibres de l'intestin grêle, qu'elles appartiennent au plan superficiel ou au plan profond, sont toutes des fibres lisses.

C. — TUNIQUE CELLULEUSE

La tunique celluleuse (fig. 57,6), encore appelée *sous-muqueuse*, fait suite à la tunique celluleuse de l'estomac, avec laquelle elle présente les plus grandes analogies. Elle en diffère, cependant, en ce que sa résistance est plus considérable et que son adhérence à la tunique musculeuse est plus intime. Du reste, elle a la même destination et la même structure que la sous-muqueuse gastrique.

Comme cette dernière, elle est essentiellement constituée par des faisceaux de tissu conjonctif qui s'entre-croisent dans tous les sens et auxquels vient se joindre un certain nombre de fibres élastiques. Elle renferme, en outre, dans son épaisseur un grand nombre de vaisseaux et de nerfs, qui se rendent à la muqueuse et que nous décrirons plus loin.

D. — TUNIQUE MUQUEUSE

La muqueuse de l'intestin grêle revêt sans discontinuité toute la surface intérieure de l'organe. En haut, elle fait suite à la muqueuse stomacale ; en bas, elle se continue au niveau de la valvule iléo-cæcale avec la muqueuse du gros intestin. Par la complexité de sa structure et surtout par le rôle important qui lui est dévolu dans le phénomène de l'absorption, cette membrane constitue, sans conteste, la partie la plus noble et pour ainsi dire la partie essentielle de l'intestin grêle. Nous l'envisagerons successivement : 1° dans son aspect extérieur ; 2° au point de vue de sa structure.

1° Aspect extérieur. — La muqueuse de l'intestin grêle est un peu moins épaisse que celle de l'estomac. Par contre, elle offre une consistance plus grande et s'altère moins rapidement après la mort. Sa coloration est d'un blanc rosé pour le tiers supérieur, d'un blanc grisâtre pour les deux tiers inférieurs. Comme la muqueuse gastrique, la muqueuse intestinale nous présente deux faces : une face extérieure, qui répond à la tunique celluleuse et lui adhère intimement ; une face intérieure, qui regarde la lumière du canal et sur laquelle nous rencontrons des valvules conniventes, des villosités, des follicules clos et une multitude d'orifices glandulaires :

a. *Valvules conniventes.* — Les valvules conniventes, encore appelées *valvules de Kerkring*, bien que FALLOPE les ait signalées et décrites avant ce dernier anatomiste, sont des replis permanents de la muqueuse intestinale, qui

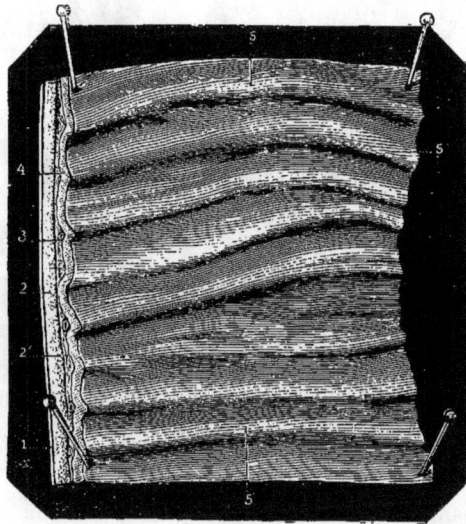

Fig. 53.

Un segment d'intestin grêle, vu par sa face interne, pour montrer les valvules conniventes.

1, couche séreuse ou péritonéale. — 2, couche musculeuse à fibres longitudinales. — 2', couche musculeuse à fibres circulaires. — 3, couche celluleuse. — 4, couche muqueuse. — 5, valvules conniventes ou valvules de Kerkring.

font saillie dans la cavité de l'intestin grêle et qui s'échelonnent dans presque toute la longueur de cet organe (fig. 53,5).

La portion initiale du duodénum en est complètement dépourvue. Elles commencent à apparaître dans sa portion descendante et présentent leur maximum de développement dans ses deux autres portions, ainsi que dans le commencement du jéjuno-iléon. Plus bas, elles s'atténuent graduellement : elles deviennent à la fois plus petites et plus espacées et disparaissent entièrement dans la portion terminale de l'intestin grêle, à 60 ou 80 centimètres en amont de la valvule iléo-cæcale.

Au point de vue morphologique, chaque valvule nous présente un bord adhérent, un bord libre, deux faces et deux extrémités. — Son *bord adhérent* se dispose toujours transversalement, c'est-à-dire perpendiculairement à l'axe longitudinal de l'intestin. Dans certains cas cependant, comme l'ont remarqué Brooks et Kazzander, il s'insère obliquement par rapport à cet axe et la valvule alors présente une disposition spiroïde. — Son *bord libre*, plus ou moins plissé et onduleux, flotte librement dans la cavité du tube intestinal ; grâce à sa mobilité, il se renverse avec la plus grande facilité, soit du côté du gros intestin, soit du côté du pylore. — De ses *deux faces*, l'une regarde la lumière du canal, l'autre s'applique contre la paroi intestinale. — Ses *deux extrémités*, enfin, se fusionnent graduellement avec la portion de paroi sur laquelle s'implante la valvule.

Les dimensions des valvules conniventes sont très variables : elles occupent, suivant les cas, le quart, le tiers, la moitié, les deux tiers, les trois quarts ou même plus de la circonférence de l'intestin. Toutefois, celles qui décrivent un anneau complet sont relativement rares. Sur les points où elles atteignent leurs plus grandes dimensions, les valvules conniventes présentent de 6 à 8 millimètres de hauteur et sont séparées les unes des autres par un intervalle à peu près égal. Dans certains cas, cependant, leur hauteur est plus grande que les intervalles qui les séparent et elles se superposent alors, quand elles sont renversées, à la manière des tuiles d'un toit. D'autre part, on les voit se bifurquer sur des points variables et s'envoyer mutuellement des prolongements anastomotiques, à direction longitudinale ou plus ou moins oblique.

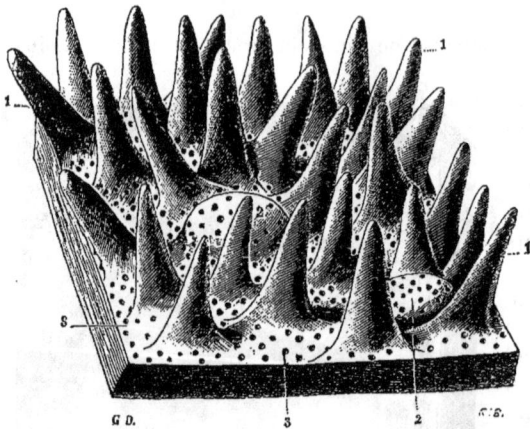

Fig. 54.

Muqueuse de l'intestin grêle, vue à un fort grossissement
(schématique).

1, 1, villosités intestinales. — 2, 2, follicules clos. — 3, 3, orifices des glandes en tube de Lieberkühn.

Leur nombre est toujours très considérable. Sappey en a compté 600 environ dans la première moitié de l'intestin grêle, 200 à 250 dans la deuxième moitié, soit un total de 800 à 900 pour toute la longueur de l'intestin.

Au point de vue de leur constitution anatomique, les valvules conniventes se composent essentiellement de deux feuillets muqueux, qui sont adossés l'un à l'autre et entre lesquels s'insinue une couche de tissu conjonctif, provenant de la tunique celluleuse de l'intestin. Au sein de cette nappe conjonctive, cheminent les vaisseaux et les nerfs destinés à la valvule.

L'apparition des valvules conniventes sur la surface intérieure de la muqueuse de l'intestin grêle a pour résultat d'accroître la superficie de cette muqueuse et, du même coup, d'augmenter dans une proportion énorme le nombre de ses appareils sécréteurs et absorbants. En effet, la muqueuse de l'intestin grêle, une fois déplissée, atteint de 10 à 14 mètres de longueur. Si l'on veut bien se rappeler que la longueur de l'intestin grêle est, en moyenne, de 6 à 8 mètres, on voit que, grâce aux replis valvulaires précités, la surface de la muqueuse est doublée ou tout au moins augmentée d'un bon tiers.

b. *Villosités intestinales*. — Les villosités (fig. 54,1,1) sont de petites saillies qui se dressent à la surface libre de la muqueuse intestinale. Elles sont si nombreuses et si rapprochées les unes des autres qu'elles donnent à cette dernière un aspect velouté caractéristique.

Les villosités intestinales occupent toute la longueur de l'intestin grêle. Elles commencent sur la face duodénale de la valvule pylorique et se terminent sur le bord libre de la valvule iléo-cæcale. Entre ces deux points extrêmes, elles forment une nappe régulière, qui recouvre sans discontinuité les valvules conniventes et les intervalles qui les séparent.

Leur mode de répartition n'est pourtant pas entièrement uniforme : l'observation démontre qu'elles sont plus abondantes dans la portion supérieure de l'intestin grêle que dans sa portion inférieure. D'après KRAUSE, on en compterait de dix à dix-huit par millimètre carré dans le duodénum, de huit à quatorze seulement par millimètre carré dans le jéjunum. SAPPEY admet le chiffre moyen de mille villosités par centimètre carré, ce qui porte à plus de dix millions le nombre total de ces élevures sur toute l'étendue de la muqueuse intestinale.

Au point de vue de leur forme, les villosités sont très variables ; mais elles sont toujours réductibles à deux types : le type conique et le type lamelleux. — Les *villosités lamelliformes* se rencontrent dans le duodénum : elles existent seules dans la première portion de cet organe et présentent à ce niveau leurs plus grandes dimensions. — Les *villosités coniques* occupent la deuxième moitié du duodénum et le jéjuno-iléon. Elles présentent dans leur aspect extérieur des variantes nombreuses, et l'on voit tour à tour, à côté de villosités franchement coniques, des villosités cylindroïdes, filiformes, mamelonnées, rectilignes ou coudées à leur partie moyenne, étranglées et terminées en massue, etc.

Leurs dimensions ne sont pas moins variables. Leur hauteur oscille d'ordinaire entre un cinquième de millimètre (petites villosités) et un millimètre (grandes villosités). Quant à leur largeur, elle présente, suivant les cas, le quart, le tiers ou la moitié de la hauteur.

La description des villosités intestinales, qui précède, est la description dite classique, celle qu'on trouve dans tous les auteurs. A la suite de nombreuses recherches poursuivies successivement chez quelques animaux (chat, cobaye, lapin) et chez l'homme, CHAPUT (*Bull. Soc. anat.*, 1891 et Th. de BENOÎT, Paris, 1891) est arrivé, au sujet de la morphologie des villosités de l'intestin grêle, à des conclusions toute différentes. — Tout d'abord, on n'aperçoit pas à la surface de la muqueuse intestinale la moindre trace d'orifices glandulaires : les villosités sont tellement rapprochées les unes des autres, que la surface intérieure de l'intestin est formée exclusivement par l'extrémité même de ces dernières, revêtant dans leur ensemble l'aspect d'un pavage en mosaïque. — Chacune de ces villosités a la forme d'un prisme à base pentagonale,

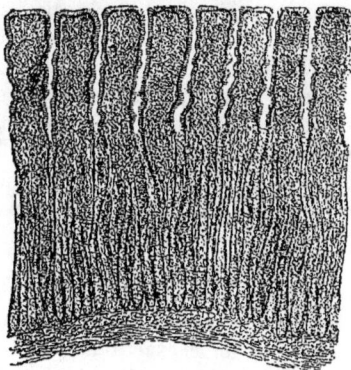

Fig. 55.
Coupe de la muqueuse du chien, faite exactement suivant l'axe des villosités (CHAPUT).

dont les bords, considérés sur des coupes longitudinales, paraissent rectilignes ou plus ou moins plissés. — De plus, et c'est là un des faits les plus intéressants des recherches de CHAPUT, toutes les villosités sont égales comme forme, comme longueur et comme largeur (fig. 55) ; et comme elles se touchent latéralement, elles ne sont séparées les unes des autres que par des espaces linéaires et pour ainsi dire virtuels : c'est dans le fond de ces espaces, dits *intervilleux*, que s'ouvrent les canaux excréteurs des glandes. Par conséquent, c'est dans ces espaces que cheminent les produits de sécrétion glandulaire, pour se porter de la glande dans la cavité de l'intestin. — Cherchant à s'expliquer l'erreur, vraiment singulière, qui s'est ainsi perpétuée jusqu'à nos jours, CHAPUT la trouve dans ce fait, qu'il est extrêmement difficile de pratiquer sur l'intestin grêle des coupes exactement parallèles à l'axe des villosités, que ces coupes sont presque toujours dirigées obliquement et que les observateurs, de ce fait, n'ont eu sous leurs yeux, en rédigeant leur description, que des coupes obliques. Or, comme ces coupes obliques intéressent les villosités sur les points les plus divers, il en résulte que, sur la préparation observée (fig. 55 *bis*), quelques-unes sont entières, tandis que la plupart n'y existent qu'à l'état de tronçons : de là l'irrégularité de leur forme et l'irrégularité de leurs dimensions. CHAPUT pense encore qu'on a pris bien souvent pour des villosités normales de fausses villosités résultant des altérations cadavériques. J'ai pu examiner un certain nombre de dessins représentant d'après nature les préparations de CHAPUT : elles me paraissent légitimer pleinement ses conclusions.

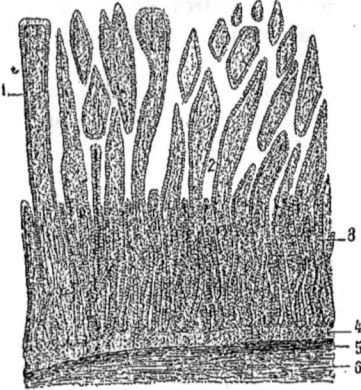

Fig. 55 *bis*.
Coupe oblique de la muqueuse intestinale du chien
(CHAPUT).

1, villosité coupée parallèlement à son axe. — 2, villosités coupées obliquement. — 3, glandes en tube. — 4, derme muqueux. — 5, muscularis mucosæ. — 6, couche sous-muqueuse ou celluleuse.

c. *Folliculcs clos, plaques de Peyer*. — Les follicules clos sont des organes lymphoïdes, situés dans l'épaisseur du chorion muqueux ou au-dessous du chorion dans la tunique celluleuse. Ils se présentent sous deux aspects : ils sont isolés (*follicules solitaires*) ou disposés par groupes plus ou moins considérables (*follicules agminés*) :

Les *follicules solitaires* ou *follicules clos proprement dits* (fig. 56,3 et 59,4) soulèvent le plus souvent la muqueuse sous forme de petites saillies arrondies, de coloration blanchâtre, d'un volume variant d'un quart de millimètre à un millimètre. Plus rarement, la muqueuse se déprime à leur niveau, auquel cas le follicule occupe le fond d'une fossette que circonscrit un petit bourrelet circulaire plus ou moins marqué. — Les follicules solitaires sont uniformément répandus sur toute la longueur de l'intestin ; mais ils occupent de préférence le bord libre ou la portion des deux faces latérales qui avoisine ce bord. Du reste, leur nombre est très variable suivant les sujets : sur certains, ils sont tellement nombreux et tellement serrés que la muqueuse en est pour ainsi dire criblée ; sur d'autres, au contraire, ils sont très clairsemés et disséminés de loin en loin de la façon la plus irrégulière. — En ce qui concerne les rapports des villosités intestinales avec les follicules, on observe les deux modalités suivantes : tantôt, les villosités recouvrent le follicule, tout comme les parties avoisinantes de la muqueuse ; tantôt, ils disparaissent de sa surface et se groupent tout autour de sa base en lui formant comme une sorte de couronne.

Les *follicules agminés* forment des espèces de plaques, dites *plaques de Peyer* (fig. 51,1), du nom de l'anatomiste qui les a, sinon découvertes, décrites du moins avec une grande exactitude. — Ces plaques ont pour siège de prédilection la deuxième moitié du jéjuno-iléon. Elles sont excessivement rares dans la première moitié de cet organe et tout à fait exceptionnelles dans le duodénum. Comme les follicules solitaires, elles occupent le bord libre de l'intestin ou la portion des faces latérales qui avoisine ce bord. On n'en rencontre jamais le long du bord mésentérique. — Le nombre des plaques de Peyer varie, d'ordinaire, de vingt-cinq à trente-cinq. Mais ce n'est là qu'un chiffre moyen, qui peut ne pas être atteint ou être de beaucoup dépassé : certains sujets présentent de dix à quinze plaques seulement; chez d'autres, on peut en compter soixante, quatre-vingts, cent et même davantage. — Leurs dimensions ne sont pas moins variables : les plaques les plus petites mesurent à peine 18 à 15 millimètres de diamètre; les plus grandes, que l'on rencontre toujours vers la fin du jéjuno-iléon, ont une longueur de 10 à 12 centimètres. Exceptionnellement, on observe des plaques de Peyer beaucoup plus développées, dont la longueur peut atteindre 20 à 25 centimètres et jusqu'à 33 centimètres (Bœhm). — Leur forme est, jusqu'à un certain point, subordonnée à leurs dimensions : les plus petites, en effet, sont arrondies; les autres sont ovalaires ou elliptiques, et leur grand diamètre se dirige toujours dans le sens de la longueur de l'intestin. — Vues par leur surface libre, les plaques de Peyer se présentent sous deux aspects principaux : tantôt la muqueuse qui les revêt s'étale régulièrement sur elles, en restant partout mince, lisse et unie ; tantôt cette même muqueuse, en passant sur la plaque, s'épaissit plus ou moins et forme en même temps des milliers de plis, soit rectilignes, soit flexueux, qui s'anastomosent les uns avec les autres sous les incidences les plus variables. Dans le premier cas, les plaques de Peyer sont dites *plaques lisses;* dans le second, elles ont reçu le nom de plaques *gaufrées* (Cruveilhier) ou de *plaques plissées* (Sappey).

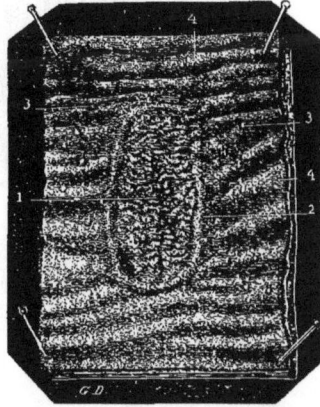

Fig. 56.

Un segment d'intestin grêle étalé pour montrer la disposition des plaques de Peyer et des follicules clos.

1, plaque de Peyer. — 2, son bourrelet. — 3, follicules solitaires. — 4, 4, valvules conniventes.

d. *Orifices glandulaires.* — Ces orifices répondent à l'abouchement dans le canal intestinal des glandes de Lieberkühn et des glandes de Brunner, que nous étudierons dans un instant.

2° **Structure microscopique.** — Considérée au point de vue de sa structure, la muqueuse de l'intestin grêle présente à étudier : 1° une couche épithéliale, qui suit tous les accidents de la surface libre; 2° un chorion muqueux, avec ses follicules clos isolés ou agminés ; 3° une couche musculaire ou *muscularis mucosæ;* 4° les villosités intestinales; 5° des formations glandulaires.

a. *Epithélium.* — L'épithélium intestinal est formé par une couche unique de cellules reposant sur une membrane basale qui n'est, pour Herrmann et Tourneux, qu'un tassement du chorion muqueux. Debove a décrit, interposée à l'épithélium et au chorion, une membrane dite sous-endothéliale formée de cellules pavimenteuses.

Les cellules épithéliales sont prismatiques d'une manière générale (fig. 58). Cependant en certains points, notamment au-dessus des organes lymphoïdes et surtout à leur extrémité basale, ces cellules sont découpées sur les parties latérales (fig. 58) et logent dans leurs interstices des cellules lymphatiques issues du chorion (Recklinghausen, Stöhr), cellules auxquelles Zawarikin a fait jouer un rôle important dans l'absorption des graisses et HOFFMEISTER un rôle non moins important dans l'absorption des peptones. RENAUT a décrit dans l'appendice iléo-cæcal du lapin des éléments cellulaires complètement découpés et transpercés par des éléments lymphatiques. Dans son travail, antérieur à celui de STÖHR, il désigne les cavités ainsi formées sous le nom de *thèques*. Comme on le voit, ce processus de pénétration de l'épithélium intestinal est général.

Les cellules prismatiques possèdent un protoplasma clair, homogène et transparent à l'état frais : à l'état cadavérique, il devient granuleux. Cependant, pendant la digestion des graisses, ce protoplasma renferme des globules graisseux, ainsi que le démontre le traitement par l'acide osmique, ce qui a fait soutenir par nombre d'auteurs et notamment par WIENER et plus récemment par HEIDENHAIN que les petits globules graisseux de l'émulsion étaient absorbés en majeure partie par les cellules prismatiques. Le protoplasma de ces

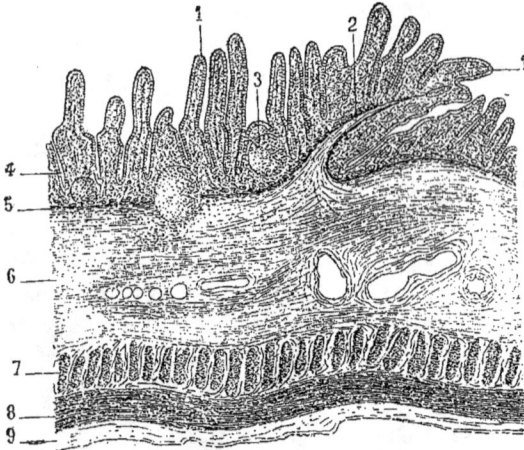

Fig. 57.
Coupe longitudinale de l'intestin grêle de l'homme.

1, villosité intestinale. — 2, valvule connivente. — 3, follicule clos de la muqueuse. — 4, glande de Lieberkühn. — 5, musculaire de la muqueuse. — 6, tunique celluleuse. — 7, couche des fibres circulaires. — 8, couche des fibres longitudinales. — 9, enveloppe sous-séreuse.

éléments est contractile pour les auteurs que nous venons de citer. Il contient un noyau avec réticulum chromatique, noyau situé dans des plans qui ne concordent pas. Les cellules prismatiques de l'intestin sont caractérisées par la présence d'un plateau situé à l'extrémité libre. Il se détache facilement de la cellule sous l'influence des réactifs. Les plateaux juxtaposés forment une véritable mosaïque et paraissent adhérer plus fortement entre eux dans le sens latéral qu'ils n'adhèrent à la cellule ; aussi se détachent-ils souvent tous ensemble dans une certaine étendue, de manière à constituer une véritable membrane.

Le plateau de chaque cellule porte des stries perpendiculaires à sa surface. Ces stries sont pour KÖLLIKER et FUNKE de véritables pores, tandis que pour HENLE, BRETTAUER et STEINACH, elles représenteraient les interstices compris

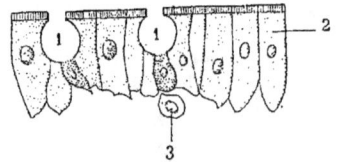

Fig. 58.
Epithélium intestinal de l'homme.
1, cellule caliciforme. — 2, cellule à plateau strié. — 3, cellule lymphatique.

entre de petits bâtonnets arrondis, constituant l'ensemble du plateau. La signification de ces bâtonnets qui peuvent se dissocier après un séjour dans l'eau (HERRMANN et TOURNEUX), n'est pas encore nettement déterminée. Quelques auteurs en ont fait les analogues morphologiques des cils vibratiles que l'on trouve chez les vertébrés les plus inférieurs (amphioxus, petromyzon).

Entre les cellules prismatiques, on trouve des éléments cellulaires caliciformes qui, en vertu de leur aspect particulier, ont été pris pour de simples interstices.

G ʀᴜʙʏ et Dᴇʟᴀꜰᴏɴᴅ, Hᴇɴʟᴇ, Köʟʟɪᴋᴇʀ, Lᴇʏᴅɪɢ et F. Sᴄʜᴜʟᴛᴢᴇ ont montré leur nature muqueuse. Pour la majorité des auteurs, ces cellules ne sont autre chose que le produit d'une transformation muqueuse des cellules prismatiques ordinaires. Pour d'autres (Pᴀɴᴇᴛʜ), elles se transformeraient de nouveau, après évacuation du mucus sous forme de petits grains, en cellules prismatiques.

Nɪᴄᴏʟᴀs a décrit dans les cellules intestinales du triton une série d'enclaves, sous forme de grains et de boules, auxquels il fait jouer un rôle dans l'absorption. Il les assimile à des éléments semblables décrits par quelques histologistes (Hᴇɪᴅᴇɴʜᴀɪɴ, Lᴜᴋᴊᴀɴᴏᴡ, Sᴛᴇɪɴʜᴀᴜs) comme résidus de cellules lymphatiques. Quant aux cellules décrites comme cellules lymphatiques, elles ne seraient, pour Nɪᴄᴏʟᴀs, que des cellules en voie de dégénérescence.

b. *Chorion.* — Le chorion de la muqueuse occupe les interstices glandulaires et contribue à constituer le corps des villosités. Il est formé de tissu conjonctif réticulé, c'est-à-dire de fibrilles paraissant anastomosées et déterminant ainsi un réticulum, dans les mailles duquel on rencontre, mêlées à de la substance amorphe, des petites cellules analogues à celles que l'on rencontre dans les ganglions lymphatiques. Chez l'homme, on trouve dans ce tissu quelques rares fibres conjonctives proprement dites ; chez le chien et chez le chat, ces fibres sont beaucoup plus abondantes. La surface du chorion s'épaissit sous l'épithélium pour former une basement-membrane. Pour certains histologistes (Hᴇʀʀᴍᴀɴɴ et Tᴏᴜʀɴᴇᴜx), la matière amorphe seule participe à cet épaississement ; pour d'autres, le tissu réticulé se condense pour le déterminer.

c. *Follicules clos.* — Au tissu réticulé du chorion viennent s'attacher les follicules clos, lesquels sont compris en partie dans la muqueuse, en partie dans la couche sous-muqueuse. Qu'ils soient isolés ou agminés, ils sont constitués comme nous l'avons déjà dit (t. II, p. 282) par du tissu lymphoïde et représentent les analogues des ganglions lymphatiques. Ils contiennent un riche réseau capillaire sanguin formé de vaisseaux convergents et anastomosés.

Leur continuité avec le chorion est plus ou moins marquée. Tantôt, en effet, elle est presque complète ; tantôt, au contraire, elle est interrompue par l'existence d'un plexus lymphatique qui entoure le follicule. Ce plexus peut même se transformer en un véritable sinus qui environne le follicule sauf en un point voisin de la surface interne de l'intestin, point par lequel le tissu folliculaire se continue avec le chorion.

Les follicules clos sont recouverts par l'épithélium qui, à leur niveau, contient un nombre relativement plus grand de corpuscules lymphatiques. Sur leur pourtour, le chorion muqueux se soulève en un léger repli, de telle sorte qu'ils paraissent contenus dans des espèces de cupules. Ce bourrelet, comme nous l'avons déjà vu, supporte des villosités qui s'étendent rarement jusqu'au sommet de la saillie correspondant au follicule ; il supporte également des glandes de Lɪᴇʙᴇʀᴋüʜɴ.

d. *Plaques de Peyer.* — Les follicules agminés ou plaques de Peyer sont constitués par des éléments moins volumineux que les follicules isolés. Suivant leur étendue, ces plaques contiennent de 3 à 5, ou bien de 20 à 30 ou bien encore de 50 à 60 follicules fondamentaux. Dans l'intervalle des follicules qui constituent chaque plaque se trouvent des villosités et des glandes de Lɪᴇʙᴇʀᴋüʜɴ. Les vaisseaux lymphatiques de leurs interstices sont très développés.

e. *Musculaire de la muqueuse.* — La musculaire de la muqueuse (*muscularis mucosæ*) sépare cette dernière membrane de la couche sous-muqueuse. Bien décrite par Bʀᴜᴄᴋᴇ qui l'a découverte, elle se compose de deux plans de fibres, un plan interne formé par des fibres circulaires, un plan externe formé par des fibres longitudinales. La muscularis mucosæ ne forme pas une couche continue. Sur certains points, en effet, les follicules clos reposent sur elle par leur base ; mais, sur d'autres points, elle présente des ouvertures au niveau de ces mêmes follicules et surtout au niveau des plaques de Peyer, ouvertures par lesquelles les follicules s'étendent jusque dans le tissu sous-muqueux. De la face externe de cette membrane partent de petits faisceaux ascendants qui se rendent dans les villosités où nous allons les retrouver.

f. *Villosités.* — Les villosités intestinales, dont nous connaissons déjà la disposition générale, sont formées par du chorion muqueux dans lequel cheminent des

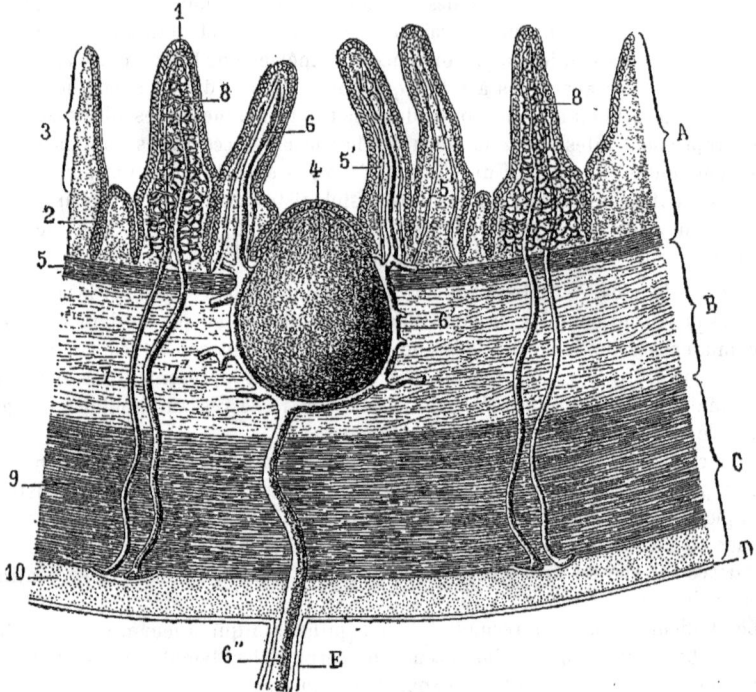

Fig. 59.

Coupe schématique de l'intestin grêle, pratiquée perpendiculairement à son axe
(en partie d'après Heitzmann).

A, tunique muqueuse. — B, tunique celluleuse ou sous-muqueuse. — C, tunique musculeuse. — D, tunique séreuse. — E, mésentère, renfermant un vaisseau chylifère.
1, épithélium de la muqueuse. — 2, glande en tube. — 3, villosité intestinale. — 4, follicule clos. — 5, muscularis mucosæ, avec 5', prolongements que la muscularis mucosæ envoie dans les villosités. — 6, chylifère d'une villosité, s'abouchant dans 6', réseau chylifère entourant un follicule clos. — 6'', chylifère du mésentère. — 7, 7', artère et veine d'une villosité. — 8, réseau capillaire sanguin. — 9, couche des fibres circulaires de la tunique musculeuse. — 10, couche des fibres longitudinales coupées en travers.

vaisseaux, le tout recouvert par l'épithélium. Au centre se trouve un vaisseau lymphatique fermé à son extrémité, représentant l'origine des chylifères (fig 159,6). Il en existe quelquefois deux plus ou moins anastomosés entre eux (Teichmann). Chez le mouton, on observe au centre de la villosité un véritable réseau lymphatique (Teichmann, Frey). A côté du vaisseau lymphatique se trouve une artériole, se divisant en capillaires qui vont former un riche réseau sous l'épithélium : le sang est recueilli par une veine unique partant du sommet de la villosité.

On trouve, en outre, dans ces saillies des fibres lisses issues de la musculaire de la muqueuse. Pour Brucke, ces fibres formeraient une couche à fibres longitudinales autour du chilifère central. Pour Klein, il existerait à la fois, autour du chylifère, une couche de fibres circulaires et une couche de fibres longitudinales. D'après Kultschtziky, les fibres seraient longitudinales, iraient se terminer en s'irradiant dans le tissu de la villosité près de l'épithélium et n'entoureraient nullement le chylifère central.

g. *Glandes.* — Les glandes de la muqueuse intestinale sont de deux ordres : les glandes de Brunner et les glandes de Lieberkühn.

Les *glandes de Brunner* (fig. 45, s) sont des glandes en grappe. Elles occupent exclusivement le duodénum. Très serrées au début de cette partie de l'intestin grêle au point de constituer une couche continue jusqu'au niveau de l'ampoule de Vater, elles s'écartent ensuite peu à peu et disparaissent dans la partie inférieure du duodénum. Elles mesurent de $0^{mm},2$ à 2 millimètres. Renaut, qui les a soigneusement étudiées, les divise d'après leur situation en deux groupes : un groupe superficiel situé dans le derme muqueux, un groupe profond situé dans la couche sous-muqueuse. Pour lui, ce sont des glandes en tube ramifiées à cellules mucipares, ne possédant pas à proprement parler de canal excréteur, puisque l'épithélium du conduit terminal est identique à celui des culs-de-sac. Ce conduit vient fréquemment s'ouvrir dans une glande de Lieberkühn. Les glandes de Brunner, à en juger par leur situation et leur structure, paraissent continuer les glandes pyloriques. Ajoutons que Pilliet (*Bull. Soc. de Biol.*, 1894) a décrit dans ces glandes, chez le chien, des formations lymphoïdes.

Les *glandes de Lieberkühn* (fig. 60) sont des glandes en tube simples. Elles existent sur tous les points de la surface intestinale, sauf au niveau des follicules clos, et viennent s'ouvrir entre les villosités. Leur direction est perpendiculaire à celle de la muqueuse, dont elles sont séparées par une membrane propre et elles reposent par leur extrémité profonde sur la muscularis mucosæ. Leur orifice est circulaire. Elles sont tapissées par un épithélium cylindrique qui ne diffère pas sensiblement de celui de la muqueuse.

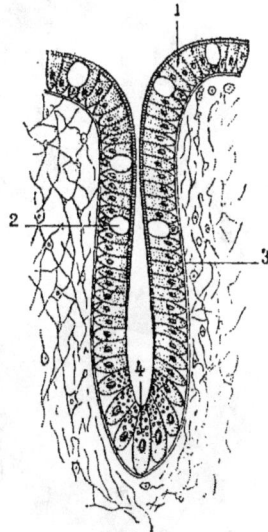

Fig. 60.

Glande de Lieberkühn de l'homme.

1, cellule à plateau strié. — 2, cellule caliciforme. — 3, membrane propre de la glande. — 4, cellules granuleuses du fond.

Paneth a décrit dans le fond des glandes de Lieberkühn de quelques mammifères des cellules sécrétoires identiques aux cellules caliciformes, aux cellules muqueuses et même aux cellules pancréatiques : ces cellules sont remplies de granulations de dimensions variées, quelquefois très volumineuses. Nicolas a rencontré également dans ces glandes des cellules caliciformes, des cellules caractérisées par la densité, l'étroitesse et l'opacité du corps cellulaire, des *cellules intercalaires* (c'est ainsi qu'il les désigne), et enfin des éléments granuleux qu'il compare à ceux qu'il a décrits dans l'épithélium intestinal. Bizzozero (*Arch. f. Mick. Anat.*, 1892) considère les cellules à enclaves décrites par Paneth et Nicolas comme des formes jeunes des cellules muqueuses.

Dans les glandes de Lieberkühn de l'intestin grêle d'un supplicié, intestin fixé par les vapeurs d'acide osmique, nous avons trouvé nous-mêmes (fig. 60) des cellules caliciformes, des cellules analogues à celles de la muqueuse, et enfin des cellules à grosses granulations. Ces derniers éléments cellulaires existent et sont quelquefois très abondants dans le fond des glandes.

§ III. — Vaisseaux et nerfs de l'intestin grêle

1° Artères. — a. Les artères destinées au duodénum proviennent de deux sources : de la gastro-épiploïque droite et de la mésentérique supérieure. — La gastro-épiploïque droite, branche de l'hépatique, jette d'abord quelques rameaux sur la portion initiale du duodénum. Puis, elle fournit une branche plus volumineuse, l'*artère pancréatico-duodénale supérieure*, qui descend sur le côté interne de la deuxième portion du duodénum jusqu'à sa portion transversale, où elle s'anastomose avec une branche de la mésentérique supérieure. — La *mésentérique supérieure*, branche de l'aorte, après avoir fourni un certain nombre de rameaux à la quatrième portion ou portion ascendante du duodénum, émet une *artère pancréatico-duodénale inférieure*, laquelle se porte de gauche à droite en longeant la portion transversale du duodénum, arrive bientôt à la portion descendante, y rencontre l'artère pancréatico-duodénale supérieure et s'anastomose avec elle par inosculation. — De cette anastomose réciproque des deux artères pancréatico-duodénales résulte la formation d'un arc

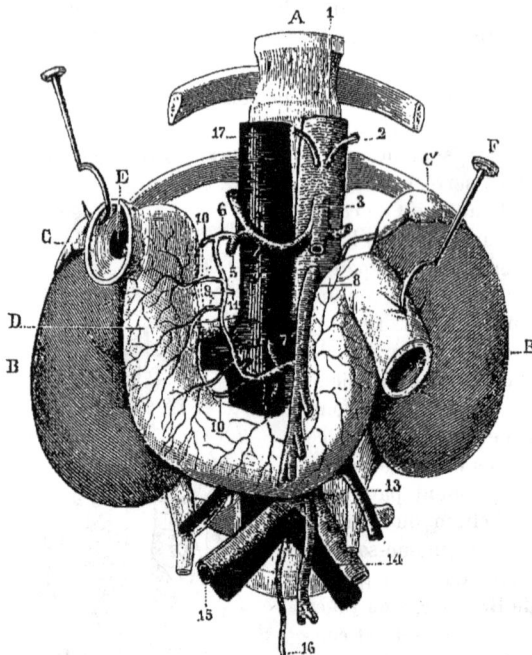

Fig. 61.

Circulation artérielle du duodénum.

A, rachis. — B, B', reins. — C, C', capsules surrénales. — D, duodénum, dont l'extrémité supérieure a été réclinée à droite de manière à montrer sa face postérieure. — E, pylore. — F, jéjunum, récliné à gauche.
    1, aorte. — 2, artères diaphragmatiques inférieures. — 3, tronc cœliaque. — 4, artère hépatique, avec 4' l'artère pylorique. — 5, artère gastro-épiploïque droite. — 6, artère pancréatico-duodénale supérieure. — 7, artère pancréatico-duodénale inférieure, avec 7', artère pancréatique inférieure. — 8, artère mésentérique supérieure. — 9, arcade pancréatico-duodénale antérieure. — 10, 10, arcade pancréatico-duodénale postérieure, coupée près de ses origines pour ne pas charger la figure. — 11, rameaux pancréatiques de l'arcade pancréatico-duodénale antérieure, coupés à un centimètre de leur origine. — 12, vaisseaux rénaux droits. — 13, vaisseaux spermatiques. — 14, artère mésentérique inférieure. — 15, vaisseaux iliaques primitifs. — 16, artère sacrée moyenne. — 17, veine cave inférieure.

artériel, l'*arc pancréatico-duodénal*, qui chemine, parallèlement à la courbure du duodénum, sur la tête du pancréas. — Très fréquemment, les deux artères pancréatico-duodénales supérieure et inférieure émettent, peu après leur origine, chacune une branche collatérale ou parfois même une branche de bifurcation qui se porte en arrière de la tête du pancréas : ces deux branches, en s'anastomosant à plein canal, comme les troncs dont elles émanent, forment en arrière du pancréas un deuxième arc pancréatico-duodénal analogue au précédent. — Quoi qu'il en soit, l'arc pancréatico-duodénal, qu'il soit simple ou double, fournit par sa concavité de nombreux rameaux à la tête du pancréas (voy. *Pancréas* et fig. 143). Par sa convexité, il émet également un grand nombre de rameaux et de ramuscules, qui se portent, les uns sur la face antérieure du duodénum, les autres sur sa face postérieure.

b. Les artères du jéjuno-iléon proviennent de la convexité de la mésentérique supérieure. Ces artères nous sont déjà connues dans leur origine et dans la plus grande partie de leur trajet. Elles cheminent entre les deux feuillets du mésentère et forment, au voisinage du bord adhérent de l'intestin, trois ou quatre séries d'arcades anastomotiques (fig. 62), qui ont évidemment pour effet d'assurer d'une façon plus complète la nutrition de l'organe auquel elles sont destinées. Finalement, nous voyons se détacher des dernières arcades une multitude d'artérioles qui viennent se ramifier sur les deux faces de l'intestin. Sur chacune de ces deux faces, les artères diminuent de calibre au fur et à mesure qu'elles se ramifient ou, ce qui revient au même, au fur et à mesure qu'elles s'éloignent du bord mésentérique. Elles s'anastomosent assez fréquemment

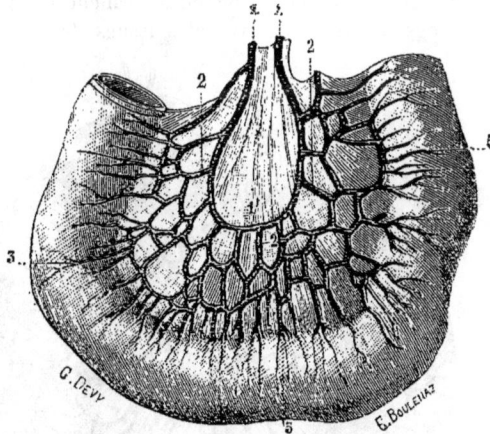

Fig. 62.

Une anse d'intestin grêle, pour montrer le mode de distribution des artères intestinales.

1, 1, deux branches artérielles, s'anastomosant en anse en 1'. — 2, 2, 2, rameaux naissant de la convexité de cette anse pour former un système d'anses plus petites. — 3, 3, 3, branches terminales.

entre elles au cours de leur trajet. De plus, au niveau du bord libre de l'intestin, le réseau de l'une des faces entre en relation avec le réseau de la face opposée, grâce à des rameaux anastomotiques plus ou moins volumineux.

Mode de terminaison. — Les artères intestinales, quelle que soit leur provenance, cheminent tout d'abord entre la tunique séreuse et la tunique musculeuse. Puis, elles traversent cette dernière pour arriver dans la couche sous-muqueuse. En traversant la couche des fibres musculaires, elles lui abandonnent des rameaux qui se résolvent bientôt en des réseaux capillaires à mailles rectangulaires, dont le grand axe est parallèle à la direction des fibres, longitudinal pour les fibres longitudinales, transversal pour les fibres circulaires.

Arrivées dans la couche muqueuse, les artères se divisent en un certain nombre de branches rayonnantes, qui donnent lieu à des figures étoilées remarquables (HELLER). C'est de ces ramuscules horizontaux que se détachent les vaisseaux propres de la muqueuse. Ils se distribuent aux follicules clos, aux glandes et aux villosités. — Au niveau des follicules clos, ils constituent à la surface de ces éléments un riche réseau d'où naissent des capillaires qui se dirigent vers le centre. — Au niveau des plaques de Peyer, les artères pénètrent dans les cloisons qui séparent les follicules et viennent former autour de chacun d'eux un réseau abondant à mailles arrondies d'où partent, comme précédemment, des capillaires qui se dirigent vers l'intérieur du follicule. — Les artérioles destinées aux glandes forment autour de ces dernières un réseau capillaire analogue à celui que l'on rencontre autour des glandes de l'estomac. — Une seule artériole pénètre en général dans chaque villosité. Elle chemine de bas en haut, en suivant sa partie centrale et, arrivée au voisinage du sommet, quelquefois plus tôt, elle se résout en un réseau capillaire, qui est placé au-dessous de la membrane basale.

2° Veines. — Les veines de l'intestin grêle (fig. 63) se constituent toujours à la base de la villosité et non à son sommet, comme l'admettent la plupart des auteurs (HELLER). Elles descendent ensuite, avec les veines glandulaires, dans la couche sous-muqueuse, où elles forment un premier réseau correspondant à celui des artères. Les veinules issues de ce réseau traversent de dedans en

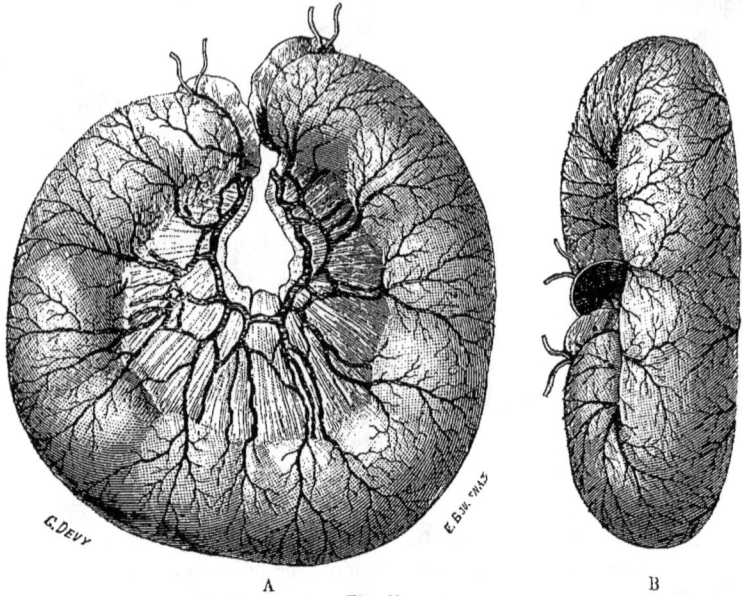

Fig. 63.

Mode de ramification des veines intestinales (*injection au mastic*).

A, une anse d'intestin grêle vue par sa face supérieure.
B, la même, vue par son bord libre, pour montrer les anastomoses que contractent entre elles, au niveau de ce bord libre, les veines de la face supérieure avec celles de la face inférieure.

dehors la tunique musculeuse et arrivent alors, avec les veines qui émanent en propre de cette dernière tunique, dans la couche sous-péritonéale. Elles y forment un deuxième réseau, très riche et très élégant quand il est bien injecté, qui se dispose à peu près suivant le même type que le réseau artériel. Comme on le voit sur les deux figures ci-dessus, les branches veineuses sous-péritonéales présentent entre elles de nombreuses anastomoses et cheminent régulièrement, sur l'une et l'autre face de l'intestin, du bord libre vers le bord adhérent.

Finalement, les veines intestinales s'échappent de l'intestin au niveau de son bord adhérent et pénètrent alors dans l'épaisseur du mésentère, où elles constituent par leur réunion la grande veine mésaraïque, l'une des principales branches de la veine porte.

3° Lymphatiques. — Les vaisseaux lymphatiques de l'intestin grêle ont pour origine les chylifères des villosités. Terminés en culs-de-sac près de l'épithélium et constitués par de l'endothélium lymphatique, ils traversent la villosité dans le sens de son axe et viennent aboutir à un réseau sous-muqueux qu'ils contribuent à former par leur réunion. A ce réseau sous-muqueux aboutissent également les

nombreux vaisseaux issus des plexus ou des sinus lymphatiques qui entourent les follicules clos.

Du réseau sous-muqueux partent deux ordres de vaisseaux : 1° des vaisseaux qui vont rejoindre un réseau situé entre les deux couches de fibres musculaires ; 2° des vaisseaux qui se jettent dans les lymphatiques sous-séreux, abondants surtout au niveau du bord adhérent de l'intestin.

Les lymphatiques intra-musculaires aboutissent également, par des branches volumineuses, à ces vaisseaux du bord mésentérique, pour se répandre alors dans le mésentère sous forme de vaisseaux lactés ou chylifères.

Après avoir traversé les ganglions mésentériques, ils aboutissent, comme nous l'avons vu en angéiologie, aux groupes ganglionnaires préaortiques et, de là, à la citerne de Pecquet.

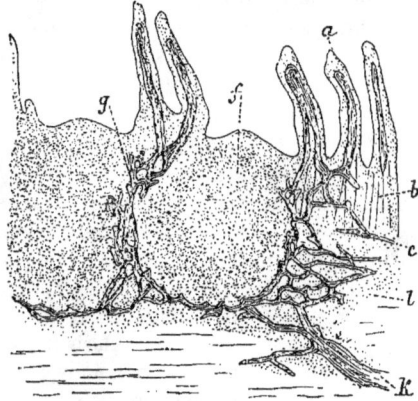

Fig. 64.

Coupe transversale d'une portion d'une plaque de Peyer, montrant la distribution des vaisseaux lymphatiques dans la muqueuse et la sous-muqueuse (KLEIN).

a, villosités avec le chylifère central. — *b*, glandes de Lieberkühn. — *c*, région de la muscularis mucosæ. — *f*, follicule clos. — *g*, réseau lymphatique entourant le follicule clos. — *h*, réseau lymphatique de la sous-muqueuse. — *k*, tronc lymphatique efférent.

4° Nerfs. — Les nerfs de l'intestin grêle émanent du plexus solaire (voy. t. II, *Sympathique*). Ils se portent vers le bord mésentérique de l'intestin, en suivant, les uns le trajet des artères, les autres les intervalles compris entre les vaisseaux. Arrivés sur l'intestin lui-même, ils forment au-dessous du péritoine un premier plexus, le *plexus sous-péritonéal*.

a. Plexus d'Auerbach. — Du plexus sous-péritonéal partent des fibres qui, après avoir traversé la couche des fibres musculaires longitudinales, constituent, entre cette couche et la couche des fibres circulaires, un second plexus désigné sous le nom de *plexus myentericus* ou *plexus d'Auerbach*. Il est formé de mailles rectangulaires, aux nœuds desquelles se trouvent des ganglions. Les filets nerveux, légèrement aplatis, sont constitués surtout par des fibres de Remak, mais ils contiennent aussi quelques fibres à myéline. Les cellules sont multipolaires,

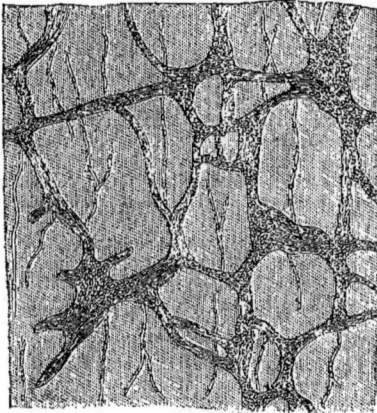

Fig. 65.

Plexus myentérique ou plexus d'Auerbach de l'intestin grêle d'un enfant nouveau-né (KLEIN).

Les petits cercles et ovales indiquent les cellules ganglionnaires.

à membrane, comme les autres cellules multipolaires du grand sympathique. Ces cellules se retrouvent au delà des ganglions sur les filets qui en partent.

Des mailles du plexus d'Auerbach émanent des filets plus grêles, donnant lieu par leurs anastomoses à un plexus de second ordre. De ce nouveau plexus partent des filaments nerveux excessivement ténus formant un *plexus intra-musculaire*. Au niveau des points où les filaments de ce plexus arrivent près de chaque cellule musculaire, il se détache une petite masse brièvement pédiculée, qui n'est autre qu'une tâche motrice, terminaison spéciale au muscle lisse (RANVIER).

b. *Plexus de Meissner.* — Un certain nombre de rameaux, détachés du plexus d'Auerbach, traversent la couche des fibres circulaires et viennent former dans la couche sous-muqueuse un nouveau plexus, le *plexus de Meissner*. Les mailles de ce réseau sont plus étroites et moins régulières que celles du plexus d'Auerbach. A leurs points nodaux se trouvent de petits ganglions microscopiques, dont la nature et les relations ont été bien décrites par CAJAL dans une communication faite à la *Société de biologie* en 1893. — Des fibrilles parties des plexus sous-muqueux se rendent à la muscularis mucosæ et, de là, dans la muqueuse proprement dite où elles forment deux nouveaux plexus entremêlés de cellules ganglionnaires ramifiées, l'un pour les glandes de Lieberkühn, l'autre pour les villosités (DRASCH, E. MÜLLER, BERKLEY). — Leurs ramifications ultimes se terminent à la surface des éléments cellulaires par des extrémités libres et plus ou moins renflées (ARNSTEIN, BERKLEY, CAJAL, MÜLLER, RETZIUS).

Consultez au sujet de l'intestin grêle, parmi les travaux récents : GERLACH, *Ueber den Auerbach'schen Plexus myentericus*, Trav. de l'Inst. physiol. de Leipzig, 1873 ; — HELLER, *Ueber die Blutgefässe des Dünndarms*, ibid., 1873 ; — THANHOFFER, *Beiträge zur Fettresorption u. histol. Structure der Dünndarmzotten*, Pflüger's Arch., 1873 ; — DEFOIS, *Etude anatomo-physiologique sur les vaisseaux sanguins de l'intestin grêle*, Th. Paris, 1874 ; — RENAUT, *Note sur la structure des glandes à mucus du duodénum*, Progr. méd., 1879 ; — HENNING, *Ueber die vergleich. Messung der Darmlänge*, Centr. f. d. med. Wissench., 1881 ; — DRASCH, *Beiträge zur Kenntniss des feineren Bauer des Dünndarms, insbesondere über die Nerven desselben*, Sitz. d. k. Akad. d. Wiss., 1881 ; — TARENETSKY, *Beitrag z. Anat. des Darmkanals*, Mém. de l'Acad. imp. de Saint-Pétersbourg, 1882 ; — BAGINSKY, *Zur Anat. der Darmkanals des menschl. Kindes*, Arch. f. Anat. u. Phys., 1882 ; — THANHOFFER, *Neuer Nervenendapparat in Dünndarm*, Centr. f. d. med. Wiss., 1883 ; — TREVES, *The anatomy of the intestinal canal and peritoneum in man*, Hunterian Lectures, London, 1885 ; — KULTSCHITZKY, *Beitrag z. Frage über die Verbreitung der glatten Muskulatur u. der Dünndarmschleimhaut*, Arch. f. mikr. Anat., 1887 ; — DAVIDOFF, *Unters. über die Beziehungen des Darmepithels zum lymphoiden Gewebe*, ibid., 1887 ; — SCHIEFFERDECKER, *Beiträge zur Topographie des Darmes*, Arch. f. Anat. u. Physiol., 1887 ; — PANETH, *Ueber die secernirenden Zellen des Dünndarmepithels*, Arch. f. mikr. Anat., 1888 ; — STÖHR, *Ueber die Lymphknotchen des Darmes*, Arch. f. mikr. Anat., 1889 ; — OPPEL, *Ueber Pigmentzellen des Wirbeltierdarmes*, Sitz. d. Ges. f. Morphol. u. Physiol., zu München, 1889 ; — HARTMANN, *Sur quelques points de l'anat. du duodénum*, Bull. Soc. anat., Paris, 1889 ; — JONNESCO, *Anat. topographique du duodénum et hernies duodénales*, Paris, 1889 ; — KUCZYNSKI, *Beitrag zur Histol. der Brunner'schen Drüsen*, Intern. Monatsschr. f. Anat. u. Physiol., 1890 ; — ROGIE, *Note sur l'évolution de la partie infra-duodénale du tube digestif et de son mésentère*, Lille, 1890 ; — BROOKS, British med. journ., 1890 ; — CHAPUT, *Anatomie des villosités intestinales*, Bull. Soc. Anat., Paris, 1891 ; — ROLSENN, *Ein Beitr. zur Kenntniss der Längenmassen des deutschen Darms*, Dorpat, 1891 ; — RÜDINGER, *Ueber die Umbildung der Lieberkühn'sche Drüsen, durch die Solitarfollikel im Wurmfortsatz des Menschen*, Verhandl. d. anatom. Ges., 1891 ; — NICOLAS, *La karyokinèse dans l'épithélium intestinal*, Bull. soc. biol., 1887 ; — DU MÊME, *Rech. sur l'épithélium de l'intestin grêle*, Journ. internat. d'Anat. et de Physiol., 1891 ; — BATINIEFF, *Sur la distribution des nerfs dans les parois de l'intestin grêle*, Soc. des Sc. expér., Charkow, 1890 ; — BENOÎT, *Remarques sur les villosités*, Th. de Paris, 1891 ; — KAZZANDER, *Ueber die Falten der Dünndarmschleimhaut beim Menschen*, Anat. Anzeiger, 1892 ; — BIZZOZERO, *Sulle ghiandole tubulari del tubo gastro enterico e sui rapporti del loro epitelio coll epitelio di rivestimento della mucosa*, Atti della R. Accad. delle Sc. di Torino, 1892, vol. XXVII, p. 14, 320 et 891 ; — GUNDOBIN, *Ueber den Bau des Darmkanals bei Kindern*, Jahrb. f. Kinderheilk., 1892 ; — MÜLLER (E.), Arch. für mikr. Anat., 1892 ; — BERKLEY, *The Nerves and Nerve Endings of the mucous layer of the ileum*, Anat. Anzeiger, 1892 ; — RAMON Y CAJAL, *Los ganglios y plexos nerviosos del intestino de los mamiferos*, Madrid, 1893, et Soc. de Biologie de Paris, 1893. — KAZZANDER, *Sulle pliche della mucosa dell' intestino tenue nell' uomo*, Monit. zool. ital. 1892 ; —

Brooks, *On the valvulæ conniventes in Man*, Anat. Anzeiger, 1892; — Klaatsch, *Ueber die Beteiligung von Drüsenbildung am Aufbau der Peyer'schen Plaques*, Morph. Jahrb., 1892; — Retterer, *Des glandes closes de l'épithélium digestif*, Journ. de l'Anat., 1893; — Golgi, *Sur la structure des glandes peptiques des mammifères*, Arch. ital. de Biol., t. XIX, 1893; — Sernow, *Situation et forme du jéjuno-iléon et de son mésentère*, Moscou, 1894.

ARTICLE VI

GROS INTESTIN

Le gros intestin est le segment terminal du tube digestif. En haut, il fait suite à l'intestin grêle, dont il est séparé par une valvule, la valvule iléo-cæcale. En bas, il s'ouvre dans le milieu extérieur par un orifice, muni d'un sphincter, l'orifice anal.

Comme pour l'intestin grêle, nous envisagerons successivement dans le gros intestin : 1° sa *conformation extérieure et intérieure ;* 2° sa *constitution anatomique ;* 3° ses *vaisseaux et ses nerfs.*

§ I. — Configuration extérieure et intérieure

1° **Forme.** — Comme l'intestin grêle auquel il fait suite, le gros intestin a la forme d'un conduit cylindroïde. Comparé à ce dernier, il s'en distingue par sa longueur qui est beaucoup moindre, par son calibre qui est plus considérable, par sa situation qui est plus régulière et plus fixe. Il s'en distingue aussi par la présence de bandes musculeuses, à direction longitudinale, qui se voient très nettement sur sa surface extérieure et qui se poursuivent sans interruption depuis son origine jusqu'au voisinage de sa terminaison.

2° **Bandes longitudinales et bosselures.** — Ces bandes longitudinales, larges de 8 à 12 millimètres, sont au nombre de trois et se distinguent d'après leur situation en antérieure, postéro-interne et postéro-externe. Elles sont lisses et unies. Entre elles, la paroi intestinale se soulève en de nombreuses bosselures, plus ou moins irrégulières, séparées les unes des autres par des sillons anguleux à direction transversale (fig. 66, 4).

La formation de ces bosselures, caractéristiques du gros intestin, semble être la conséquence de l'inégalité de longueur, qui existe entre les bandes musculeuses précitées et le conduit intestinal lui-même : en effet, les bandes musculeuses étant beaucoup plus courtes que le conduit, celui-ci est naturellement obligé, pour se maintenir dans les limites de ces dernières, de se replier sur lui-même, de se froncer, de se bosseler. Une pareille explication est d'autant plus acceptable que lorsqu'on sectionne de distance en distance les bandes longitudinales, on voit les bosselures disparaître et, du même coup, le tube intestinal s'allonger et revêtir une forme plus régulièrement cylindrique. Quant à

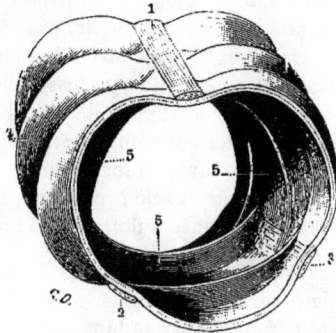

Fig. 66.

Un segment du gros intestin pour montrer sa configuration extérieure et intérieure (*demi-schématique*).

1, 2, 3, les trois bandes musculaires. — 4, bosselures de la surface extérieure, séparées par des sillons anguleux. — 5, 5, 5, les dépressions de la surface intérieure séparées par des crêtes semi-lunaires.

l'origine des bosselures au cours du développement phylogénique, GEGENBAUR croit devoir la rattacher à la nature même des matières qui circulent dans le gros intestin : « On comprend, dit-il, que les masses de matières fécales, plus solides, plus résistantes, s'accumulant dans le cæcum et dans le côlon, ont dû agir mécaniquement sur ses parois et déterminer la formation de dilatations, de bosselures ; elles ont provoqué en même temps un écartement des faisceaux musculaires longitudinaux et leur groupement en bandelettes. » Il convient d'ajouter que ces transformations morphologiques de l'intestin terminal ne s'opèrent plus aujourd'hui au cours du développement ontogénique. Le gros intestin du fœtus est déjà bosselé et possède ses fibres longitudinales groupées en bandelettes distinctes, alors même qu'il n'a jamais contenu de matières fécales durcies. La disposition en question est donc fixée depuis longtemps à l'état de caractère typique et héréditaire.

Le long des bandelettes précitées, sur les points où ces bandelettes s'unissent avec les bosselures, le péritoine se soulève en forme de prolongements plus ou moins considérables, qui flottent librement dans la cavité abdominale. Ces prolongements péritonéaux, remplis de graisse, sont connus sous le nom d'*appendices épiploïques*. Ils manquent chez le fœtus et chez l'enfant. Ils font leur apparition à l'âge adulte et, comme leur formation résulte de l'accumulation de la graisse au-dessous du péritoine, leur développement est toujours en rapport avec le degré d'obésité du sujet.

3° **Dimensions**. — Le gros intestin mesure de 1^m,40 à 1^m,70 de longueur. Son diamètre est de 7 centimètres, en moyenne, dans sa portion initiale ; il diminue peu à peu au fur et à mesure qu'on s'en éloigne et ne mesure plus, dans sa portion terminale, que 25 à 35 millimètres. Le gros intestin nous présente donc, comme l'intestin grêle auquel il fait suite, une disposition infundibuliforme.

4° **Direction**. — Envisagé au point de vue topographique, le gros intestin occupe à son origine la fosse iliaque droite. De là, il se porte verticalement en haut dans le flanc droit. Arrivé au-dessous du foie, il se recourbe à angle droit (*coude droit* ou *hépatique*) et se porte transversalement de droite à gauche jusqu'à la rate. Là, il se recourbe de nouveau (*coude gauche* ou *splénique*) pour devenir descendant et gagner la fosse iliaque gauche, qu'il parcourt obliquement de haut en bas et de dehors en dedans. Finalement, il s'engage dans le petit bassin, longe la face antérieure du sacrum et se termine au périnée par l'orifice anal. Tour à tour ascendant, transversal et descendant, le gros intestin décrit dans son ensemble un cercle à peu près complet, dans lequel se trouve inscrite et comme encadrée la masse flottante de l'intestin grêle (fig. 47, p. 87).

5° **Division**. — Le gros intestin se divise en trois parties : 1° une portion initiale, très courte, en forme de cul-de-sac, le *cæcum ;* 2° une portion moyenne, remarquable par sa longueur et la multiplicité de ses courbures, le *côlon ;* 3° une portion terminale, presque droite, le *rectum*. Nous examinerons séparément, au double point de vue de son mode de conformation et de ses rapports, chacune de ces trois portions.

A. — CÆCUM

Le cæcum (de *cæcus*, aveugle, parce qu'il se termine en bas en forme de cul-de-sac) est la portion initiale du gros intestin, celle dans laquelle s'abouche l'intestin grêle. Cet abouchement réciproque des deux intestins ne se fait pas bout à bout comme celui du duodénum et du jéjuno-iléon. L'intestin grêle s'ouvre presque à angle droit sur la paroi latérale gauche du gros intestin et cet orifice, rétréci par la valvule iléo-cæcale, est justement la limite supérieure du cæcum. Nous pouvons donc définir le cæcum : toute la portion du gros intestin qui est située au-dessous d'un plan transversal, passant immédiatement au-dessus de la valvule iléo-cæcale.

1° Forme, direction et dimensions. — Ainsi entendu, le cæcum revêt la forme d'une ampoule ou cul-de-sac, qui se continue en haut avec le côlon et qui se termine en bas par une extrémité fermée et plus ou moins régulièrement arrondie. Cette extrémité inférieure ou fond (*fundus* de quelques anatomistes) donne naissance à un prolongement cylindrique que l'on désigne sous le nom d'*appendice cæcal* (fig. 68, 5).

Le cæcum se dirige obliquement de bas en haut, de gauche à droite et d'avant en arrière. Sa longueur, très variable suivant les sujets, mesure, en moyenne, de 4 à 8 centimètres. Son diamètre varie de 5 à 7 centimètres. Sa capacité moyenne est de 200 à 300 centimètres cubes.

2° Situation. — Le cæcum est situé dans la fosse iliaque droite qu'il remplit presque entièrement. Il est maintenu en position par deux replis du péritoine que nous désignerons, avec TUFFIER, sous les noms de *ligament supérieur* et *ligament inférieur*. — Le premier (*ligamentum cæci* de HUSCHKE) s'insère en haut sur la

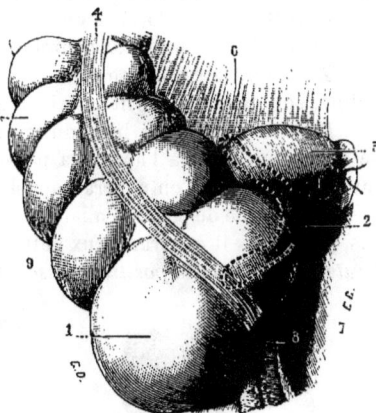

Fig. 67.

Le cæcum, vu par sa face antérieure.

1, cæcum. — 2, appendice cæcal. — 3, côlon ascendant. — 4, bandelette longitudinale antérieure du gros intestin. — 5, portion terminale de l'iléon. — 6, mésentère. — 7, cavité du petit bassin. — 8, vaisseaux iliaques externes. — 9, fosse iliaque interne du côté droit.

paroi abdominale postérieure immédiatement au-dessous du rein, quelquefois même sur l'extrémité inférieure de cet organe. De là, il se porte en bas et en avant et vient se terminer sur la paroi externe du côlon ascendant à son union avec le cæcum. Dirigé de haut en bas, ce ligament supporte le poids du cæcum dans la station verticale et l'empêche ainsi de descendre dans le bassin. — Le ligament inférieur, moins important, n'est autre que l'insertion de la partie inférieure du mésentère à la fosse iliaque : il retient le cæcum en dedans et limite son mouvement de bascule en haut.

Malgré ces ligaments, le cæcum se meut sur place avec la plus grande facilité. Il est, en effet, comme nous le verrons plus tard, entouré par le péritoine sur tout son pourtour et, en raison de cette disposition, ballotte librement dans la fosse iliaque droite.

3° Rapports. — a. *En avant*, le cæcum répond à la paroi antérieure de l'abdomen, à laquelle il est contigu quand il est distendu par des matières fécales ou par des gaz, dont il est séparé, à l'état de vacuité, par les anses de l'intestin grêle.

b. *En arrière*, il repose sur l'aponévrose lombo-iliaque, qui le sépare du muscle psoas-iliaque. Nous avons déjà vu, à propos de cette aponévrose (t. I, MYOLOGIE) qu'elle était doublée sur l'une et l'autre de ses faces par une couche celluleuse plus ou moins chargée de graisse. Le cæcum est donc séparé de la masse musculaire sous-jacente par les trois plans suivants, non compris le péritoine : 1° une couche celluleuse superficielle ; 2° une aponévrose, l'aponévrose lombo-iliaque ; 3° une couche celluleuse profonde.

c. *En dehors*, le cæcum répond encore au muscle iliaque et à la partie anté-rieure de la crête iliaque qu'il croise obliquement.

d. *En dedans*, il longe le côté antéro-interne du psoas, qui le sépare de l'exca-vation pelvienne. Il répond, à ce niveau, aux dernières circonvolutions du jéjuno-iléon avec lequel il se continue. Comme nous l'avons déjà vu plus haut, le segment terminal du jéjuno-iléon se dirige obliquement de gauche à droite et un peu de bas en haut : il rencontre le cæcum sous un angle, *angle iléo-cæcal*, qui le plus souvent est obtus en haut, aigu en bas. Une dépression circulaire, généralement bien marquée, indique extérieurement la limite respective des deux intestins.

e. *En haut*, le cæcum se continue avec le côlon ascendant sans ligne de démar-cation, soit extérieure, soit intérieure.

f. *En bas*, l'extrémité libre du cæcum répond à l'angle dièdre que forment, en se réunissant l'une à l'autre, la paroi abdominale antérieure et la fosse iliaque interne ; c'est ce qu'on pourrait appeler la *position ordinaire* du cæcum. Mais ce n'est pas là une disposition anatomique constante et l'on observe encore, dans des cas, plus rares il est vrai, deux autres positions que nous appellerons la *position haute* ou *élevée* et la *position basse :* dans la position haute, le cæcum est situé à

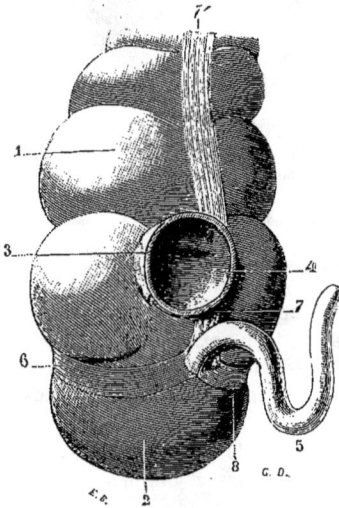

Fig. 68.

Le cæcum, vu par son côté interne, pour montrer l'origine des trois bandelettes musculaires du gros intestin.

1, côlon ascendant. — 2, cæcum. — 3, l'iléon. — 4, la valvule iléo-cæcale, vue du côté de l'iléon. — 5, appendice cæcal. — 6, bandelette antérieure. — 7, 7', bandelette postéro-interne. — 8, bandelette postéro-externe.

6 ou 8 centimètres au-dessus de l'arcade fémorale ; dans la position basse, il s'in-cline en dedans et en bas et descend jus-que dans l'excavation pelvienne. L'obser-vation démontre que la position dite élevée est à peu près constante chez le fœtus et chez l'enfant, tandis que la position basse se rencontre de préférence chez les adultes et surtout chez les vieillards. C'est qu'en effet le cæcum n'est pas entièrement fixe, mais descend peu à peu au cours du déve-loppement ontogénique, au fur et à mesure que le sujet avance en âge. Ce mouvement de descente, qui coïncide presque toujours avec un certain allongement de l'organe, s'effectue vraisemblablement sous l'influence des matières fécaloïdes qui, en s'accumu-lant et en séjournant dans l'ampoule cæcale, rendent celle-ci plus pesante et l'entraînent naturellement vers le bas.

4° Configuration extérieure. — Vue exté-rieurement, l'ampoule cæcale nous présente tout d'abord les trois bandelettes muscu-laires, ci-dessus mentionnées, qui s'étendent sur presque toute la longueur du gros in-testin. Ces trois bandes prennent naissance, non pas sur le point le plus déclive du cæcum, mais sur le point où s'implante l'appendice (fig. 68). De là, elles s'écartent réciproquement les unes des autres pour gagner chacune sa région respective : l'une, la postéro-interne (7), rectiligne dès son origine, s'élève verticalement en haut et passe immédiatement en arrière du point d'abouchement de l'intestin grêle dans le gros intestin ; les deux autres, l'antérieure (6) et la postéro-externe (8), obligées de contourner le fond du cæcum, décrivent à leur origine une courbe à concavité supérieure, puis se dirigent verticalement en haut, en suivant, la première le côté antérieur du cæcum, la seconde son côté postéro-externe.

Tout le long de ces bandes musculaires, la paroi du cæcum est déprimée, formant à leur niveau comme une espèce de gouttière. Entre elles, se voit la triple série de bosselures et de sillons transversaux qui caractérisent les différents segments du gros intestin.

5° **Configuration intérieure.** — Vu en dedans, le cæcum nous présente une configuration dont les détails sont exactement inverses de ceux que nous offre sa surface extérieure. C'est ainsi que les trois bandes musculaires, au lieu de former des gouttières, se traduisent à l'œil par des saillies rubanées, lisses et unies. Aux bosselures de la surface externe, répondent des cavités arrondies en forme d'ampoules. Enfin, aux sillons transversaux qui séparent les saillies, répondent des crêtes semi-lunaires ou falciformes qui séparent les ampoules (fig. 69).

La surface intérieure du cæcum nous présente, en outre : 1° sur sa paroi gauche et un peu en arrière, la valvule iléo-cæcale ; 2° au-dessous de la valvule iléo-cæcale, entre elle et le fond du cæcum, un orifice arrondi, qui conduit dans l'appendice cæcal. Voyons tout d'abord la valvule iléo-cæcale.

6° **Valvule iléo-cæcale.** — La valvule iléo-cæcale, encore appelée *valvule de Bauhin* ou *barrière des apothicaires*, paraît avoir été découverte par Varole en 1573. Bauhin ne la mentionne que six ans plus tard en 1579 et c'est à tort, par conséquent, qu'on lui a donné son nom. Du reste, ni Varole, ni Bauhin n'a décrit cette valvule : tous les deux se sont contentés de la signaler. La première description exacte et quelque peu détaillée de la valvule iléo-cæcale nous est donnée par Morgagni en 1719. Quelques années plus tard, Winslow en 1732 et Albinus en 1754 nous font connaître sa structure avec une précision et une richesse de détails auxquelles on n'a rien ajouté de nos jours.

a. *Aspect extérieur.* — La valvule iléo-cæcale nous apparaît sous un aspect bien différent, suivant qu'on l'examine du côté de l'iléon (côté interne) ou du côté du cæcum (côté externe) :

Vue du côté de l'iléon (fig. 68, 4), c'est une espèce de cavité cunéiforme qui se dirige

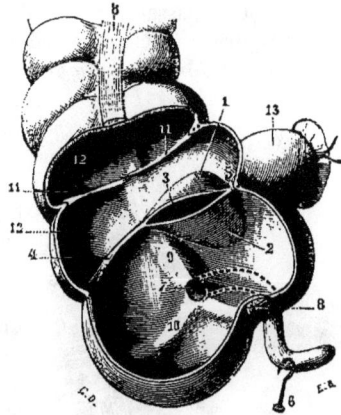

Fig. 69.

Cavité du cæcum.

(On a réséqué la moitié antéro-externe de l'intestin pour montrer l'abouchement de l'iléon dans le gros intestin.)

1, valve supérieure de la valvule iléo-cæcale. — 2, sa valve inférieure. — 3, son orifice. — 4, frein postéro-externe. — 5, frein antéro-interne. — 6, appendice cæcal, récliné en bas. — 7, orifice de l'appendice, situé au confluent des trois bandelettes. — 8, bandelette longitudinale antérieure. — 9, relief formé par la bandelette postéro-interne. — 10, relief formé par la bandelette postéro-externe. — 11, 11', replis falciformes du côlon. — 12, 12, cavités répondant aux bosselures de la surface extérieure. — 13, portion terminale de l'iléon.

de gauche à droite, se rétrécit de plus en plus comme le fait un coin et, finalement, se termine par une simple fente horizontale.

Vue du côté du cæcum (fig. 69), c'est une saillie oblongue, allongée d'avant en arrière, ayant encore la forme d'un coin, dont la base répond à la terminaison de l'intestin grêle, et dont le sommet ou bord tranchant regarde l'axe du cæcum. Cette saillie se compose de deux membranes ou valves superposées : une *valve supérieure*, plus courte, s'inclinant de dedans en dehors et de haut en bas ; une *valve inférieure*, plus longue, inclinée au contraire de dedans en dehors et de bas en haut. Toutes les deux, du reste, revêtent une forme identique : elles sont semi-lunaires, avec un bord convexe fixé à la paroi de l'organe et un bord concave qui regarde sa cavité. — A leur extrémité antérieure et à leur extrémité postérieure, les deux valves précitées s'unissent l'une à l'autre pour former ce qu'on appelle les *commissures* de la valvule. Ces commissures donnent naissance à deux brides membraneuses qui continuent la direction des valves elles-mêmes et se perdent insensiblement sur les parois du cæcum : on les désigne, depuis MORGAGNI, sous le nom de *freins* ou *rênes* de la valvule iléo-cæcale (4 et 5). Il est à remarquer que la bride postérieure est un peu plus longue que l'antérieure. — Les deux valves de la valvule de Bauhin, séparées l'une de l'autre au niveau de leur bord adhérent par toute la hauteur du jéjuno-iléon, s'inclinent graduellement l'une vers l'autre et arrivent au contact au niveau de leur bord libre. Comme les lèvres qui ferment à sa partie antérieure la cavité buccale, elles interceptent entre elles un orifice que nous appellerons l'*orifice iléo-cæcal* : naturellement, cet orifice est linéaire et virtuel quand les deux valves sont rapprochées ; il devient réel lorsque les deux valves, au moment du passage des matières alimentaires, se séparent l'une de l'autre et il affecte alors la forme d'une boutonnière dont les deux bords auraient été écartés.

b. *Constitution anatomique.* — Envisagée maintenant au point de vue de sa constitution anatomique, la valvule iléo-cæcale est le résultat d'une sorte d'invagination de l'intestin grêle dans le cæcum. Chacune des valves en effet, comme nous le montre nettement la figure schématique ci-contre (fig. 70), se compose de deux lames superposées et intimement unies : une lame centrale (par rapport à l'orifice valvulaire), qui est une dépendance de l'intestin grêle ; une lame périphérique, qui appartient au cæcum. — Il est à remarquer, toutefois, que chacune des deux lames précitées ne représente pas toute la paroi de l'intestin, mais une partie seulement de cette paroi, c'est-à-dire la tunique muqueuse, la tunique celluleuse et les fibres circulaires de la tunique musculeuse. La tunique séreuse et les fibres longitudinales de la tunique musculeuse ne prennent aucune part, comme l'ont démontré depuis longtemps WINSLOW et ALBINUS, à la constitution de la valvule iléo-cæcale : les fibres longitudinales de l'iléon, arrivées sur le pourtour de la valvule, au lieu de descendre dans la lame centrale comme le font les fibres circulaires, se

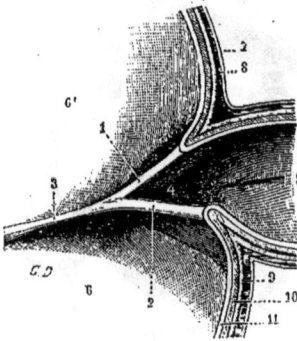

Fig. 70.

Coupe de la valvule iléo-cæcale, pour montrer sa constitution anatomique (*schématique*).

1, valve supérieure de la valvule. — 2, valve inférieure. — 3, frein postéro-externe. — 4, moitié postérieure de l'orifice. — 5, iléon. — 6, cæcum. — 6', côlon ascendant. — 7, péritoine. — 8, couche des fibres musculaires longitudinales. — 9, couche des fibres musculaires circulaires. — 10, tunique celluleuse. — 11, tunique muqueuse.

réfléchissent à angle droit pour se continuer avec les fibres longitudinales du gros intestin ; quant au péritoine, il passe directement lui aussi de la paroi de l'iléon sur la paroi du cæcum. — Il résulte d'une pareille disposition que, si l'on incise, tout autour du point d'abouchement de l'iléon dans le cæcum, le péritoine et les fibres longitudinales et si l'on exerce ensuite des mouvements de traction sur l'iléon, on voit les deux lames de chaque valve se séparer peu à peu l'une de l'autre, l'intestin grêle s'allonger et, du même coup, la valvule s'effacer graduellement et finir par disparaître. A son lieu et place, il n'existe plus maintenant qu'un orifice circulaire.

c. *Fonction.* — La valvule que nous venons de décrire a pour usages de régler le cours des substances solides, liquides et gazeuses dans la traversée iléo-cæcale. Dans les conditions physiologiques ordinaires, son action est soumise à deux influences antagonistes : l'influence des fibres circulaires de l'intestin grêle et celle des fibres musculaires du gros intestin.

Lorsque les fibres musculaires du jéjuno-iléon entrent en contraction, les matières résiduales de la digestion sont chassées du côté du gros intestin. Arrivées à la valvule iléo-cæcale, elles écartent l'une de l'autre la valve supérieure et la valve inférieure et passent librement dans le cæcum.

Lorsque, au contraire, ce sont les fibres du cæcum et du côlon ascendant qui se contractent, les matières fécales, comprimées de toutes parts par cette contraction, refoulent à leur tour les deux valves iléo-cæcales, la supérieure de haut en bas, l'inférieure de bas en haut. En les appliquant ainsi l'une contre l'autre, elles oblitèrent l'orifice valvulaire et, de ce fait, se ferment le chemin de l'iléon. Il est à peine besoin d'ajouter que cette occlusion de l'orifice iléo-cœcal est d'autant plus complète que la pression intra-intestinale, qui en est le point de départ, se trouve plus élevée, ce qui nous explique ce fait expérimental que, si on pousse une injection dans le gros intestin sous une pression de plus en plus considérable, on arrive à rompre le cæcum plutôt qu'à forcer la valvule.

Au total, la valvule iléo-cæcale a pour fonctions : 1º de permettre le libre passage des matières solides, liquides et gazeuses de l'intestin grêle dans le gros intestin ; 2º de s'opposer au retour de ces mêmes matières du gros intestin dans l'intestin grêle.

7º Appendice cæcal. — L'appendice cæcal, encore appelé *appendice vermiculaire du cæcum* (parce qu'on l'a comparé à un ver lombric), se présente sous la forme d'un petit tube cylindrique, presque toujours flexueux, qui s'implante sur la partie inférieure du cæcum et le continue (fig. 68, 5). Sa longueur, très variable suivant les sujets, mesure en moyenne 8 à 10 millimètres. Sa largeur est de 6 à 8 millimètres.

a. *Point d'implantation.* — Primitivement, chez le fœtus, l'appendice vermiculaire s'implante sur le sommet de l'ampoule cæcale. Mais plus tard, par suite de l'extension relativement considérable que prend la paroi externe du cæcum, le fond de l'ampoule est entièrement formé par cette paroi et, de ce fait, le point d'implantation de l'appendice se trouve reporté en haut, en dedans et un peu en arrière : il était d'abord inférieur ; il est maintenant latéral et interne. Il est situé à 2 ou 3 centimètres au-dessous de la valvule iléo-cæcale, exactement au confluent des trois bandes musculaires du cæcum (fig. 69, 7).

b. *Situation et direction.* — Il n'est rien de plus variable que la situation et la direction de l'appendice vermiculaire. Le plus souvent, on le rencontre dans la moitié interne de la fosse iliaque droite, au voisinage du détroit supérieur. Il est maintenu là en position par un repli du péritoine, qui lui forme une sorte de mésentère et qui, de ce fait, a reçu le nom de *méso-appendice.* Nous verrons plus loin (voy. p. 136) que ce méso-appendice est une dépendance du feuillet inférieur du mésentère.

Au point de vue de sa direction, l'appendice cæcal est, suivant les cas, ascendant, descendant, externe et interne. — Quand il est *ascendant,* il s'applique à la face postérieure du cæcum et du côlon et peut remonter ainsi jusqu'au rein et même jusqu'au foie. Dans les cas où il remonte aussi haut, l'appendice est ordinairement peu flexueux ou même entièrement rectiligne. — Quand il est *descendant*, il croise le psoas et s'engage dans le petit bassin où il se met en rapport avec les organes de cette cavité : la vessie, le rectum, l'utérus, l'ovaire. — Quand il est *externe*, il se couche sur la portion du fascia iliaca qui recouvre le muscle iliaque. Je l'ai vu, dans un cas, se porter du côté de l'épine iliaque antéro-supérieure et n'être séparé de cette saillie osseuse que par un intervalle de 12 millimètres. — Quand il est *interne*, il se porte du côté de l'abdomen, vers les anses

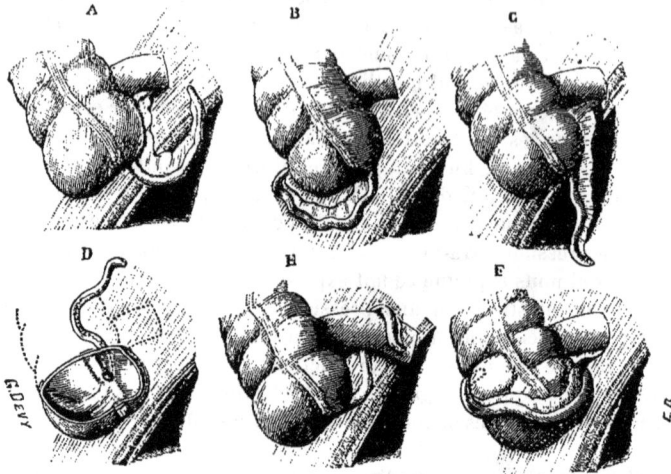

Fig. 71.

Variétés de position de l'appendice cæcal.

A, position interne. — B, position externe. — C, position descendante. — D, position ascendante.
E, appendice enroulé autour de l'iléon. — F, appendice enroulé autour du cæcum.

de l'intestin grêle. Le plus souvent alors il suit le segment terminal de l'iléon, auquel il est parallèle ou bien autour duquel il s'enroule à la manière d'une spirale. On l'a vu se loger tout entier dans l'épaisseur du mésentère.

La fréquence relative de chacune de ces variétés nous est indiquée par les chiffres suivants de l'un de mes élèves, M. LAFFORGUE, qui a soigneusement examiné l'appendice cæcal sur 200 sujets de tout âge et des deux sexes : le type ascendant s'observe avec une proportion de 13 p. 100 ; le type descendant, avec une proportion de 41,5 p. 100 ; le type latéral interne et le type latéral externe, avec une proportion de 26 p. 100 et de 17 p. 100. De toutes ces variétés, le type descendant est, comme on le voit, le plus fréquent ; viennent ensuite par ordre décroissant, le type latéral interne, le type latéral externe et enfin le type ascendant, qui constitue la disposition la plus rare.

c. *Cavité centrale.* — L'appendice cæcal est creusé d'une cavité centrale qui en occupe toute la longueur. Cette cavité est fort étroite, souvent virtuelle. Inférieurement, du côté de l'extrémité libre de l'appendice, elle se termine par un cul-de-sac. Supérieurement, elle s'ouvre dans le cæcum sur un point déjà indiqué. La plupart des anatomistes, après GERLACH, signalent au niveau de l'orifice par lequel l'appendice s'abouche dans le cæcum l'existence d'une valvule, circulaire ou semi-lunaire, qui le rétrécit plus ou moins. Sans rejeter entièrement, comme le fait CLADO, la valvule ostiale de l'appendice, je la considère comme étant tout à fait exceptionnelle. Lafforgue nous déclare ne l'avoir rencontrée que deux fois sur les 200 sujets qu'il a examinés; encore fait-il remarquer que, dans les deux cas, son existence coïncidait avec la présence, dans le canal appendiculaire et un peu en arrière de son abouchement, d'une concrétion intestinale.

. d. *Structure*. — Les parois de l'appendice vermiculaire sont très épaisses quand on les compare au diamètre de sa cavité centrale : cette épais-
seur varie ordinaire-
ment de 4 à 6 milli-
mètres. Elles possè-
dent, du reste, la même
structure que les pa-
rois du cæcum aux-
quelles elles font suite.
Abstraction faite du
péritoine qui lui forme
une enveloppe à peu
près complète, l'ap-
pendice nous présente
(fig. 72) : 1° une tuni-
que musculeuse, cons-
tituée par deux plans
de fibres, les unes lon-
gitudinales, les autres
circulaires; 2° une tu-
nique celluleuse, re-
marquable par son
épaisseur, formée par
du tissu conjonctif très
serré et à peu près

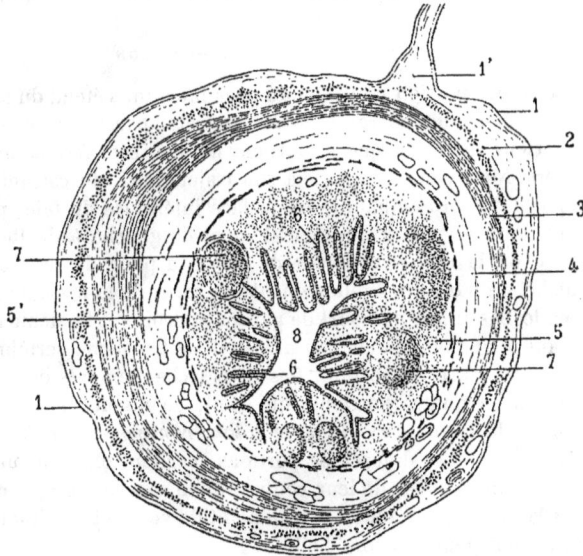

Fig. 72.

Coupe transversale de l'appendice cæcal de l'homme.

1, revêtement péritonéal, avec 1', l'insertion du méso-appendice. — 2, couche des fibres longitudinales. — 3, couche des fibres circulaires. — 4, couche sous-muqueuse. — 5, chorion muqueux; 5', muscularis mucosæ. — 6, 6, glandes de Lieberkühn. — 7, 7, follicules clos. — 8, lumière de l'appendice.

dépourvue de fibres élastiques; 3° une muqueuse, avec un épithélium cylindrique, un stroma adénoïde, une muscularis mucosæ et de nombreuses glandes en tubes. Au niveau de la pointe de l'appendice, on voit la couche celluleuse prendre un développement considérable ; par contre, les deux plans de fibres musculaires y sont à peine visibles et les glandes ont complètement disparu (Clado).

Chez le fœtus, où le canal appendiculaire est relativement plus développé et communique avec l'ampoule cæcale par un orifice plus large, il est ordinairement rempli par du méconium. Chez l'adulte, il ne renferme le plus souvent que du mucus, produit de sécrétion de sa tunique interne. On y rencontre encore, dans certains cas, des corps étrangers, tels que des pépins de fruit, des noyaux de cerise, des grains de plomb, de petites boules de matières fécales durcies.

e. *Signification morphologique*. — La signification morphologique de l'appendice cæcal, restée longtemps obscure, nous est nettement indiquée par le dévelop-
pement. Pendant la période embryonnaire et les premiers temps de la vie fœtale, le cæcum, entièrement dépourvu d'appendice, est relativement beaucoup plus long que chez l'adulte. Mais toutes ses parties n'ont pas la même destinée. Tandis que sa portion supérieure, celle qui avoisine l'orifice iléo-cæcal, se développe et s'é-
largit progressivement pour devenir le cæcum proprement dit, sa portion infé-

rieure subit un arrêt de développement : elle se rétrécit peu à peu et se transforme finalement en un petit tube cylindrique qui n'est autre que notre appendice vermiculaire. Cet appendice est donc un organe rudimentaire rappelant, chez l'homme, une disposition fœtale et probablement aussi une disposition ancestrale aujourd'hui perdue. On l'appelle quelquefois, et cela à juste titre, la *portion non développée du cæcum* ou plus simplement le *cæcum non développé*.

B. — Côlon

Le côlon, portion moyenne du gros intestin, s'étend du cæcum au rectum. Il est ainsi appelé du mot grec κωλύω, j'arrête, parce que c'est principalement dans l'intérieur du côlon que séjournent les matières fécales avant leur expulsion au dehors. Nous connaissons déjà son trajet. Parti du cæcum auquel il fait suite, il se porte d'abord en haut, vers la face inférieure du foie; puis il se coude à angle droit pour se porter transversalement de gauche à droite, atteint la partie inférieure de la rate et se coude de nouveau pour descendre dans la fosse iliaque gauche, qu'il traverse obliquement; au sortir de la fosse iliaque gauche, il s'engage dans le bassin, le parcourt de gauche à droite et finalement s'incline en bas et en dedans pour se continuer, au niveau de la troisième vertèbre sacrée, avec l'extrémité supérieure du rectum. Ces divers changements de direction ont fait diviser le côlon en quatre portions, qui sont, en allant de son origine vers sa terminaison : le *côlon ascendant*, le *côlon transverse*, le *côlon descendant* et le *côlon ilio-pelvien*. Ces différentes portions méritent chacune une description particulière, moins à cause de leur configuration extérieure ou intérieure, qui est à peu près la même pour toutes, qu'au point de vue de leur situation et de leurs rapports qui varient pour chacune d'elles.

1° Côlon ascendant. — Le côlon ascendant, encore appelé *côlon lombaire droit*, fait suite au cæcum et s'étend de là jusqu'à la face inférieure du foie où il se coude à angle droit pour former le côlon transverse.

a. *Situation et moyens de fixité.* — Le côlon ascendant est profondément situé dans la fosse lombaire. Il est maintenu en position par le péritoine qui, tantôt passant au-devant de lui, tantôt lui formant en arrière un méso excessivement court (*mésocôlon ascendant*), le fixe plus ou moins à la paroi postérieure de l'abdomen. Le coude que forme le côlon ascendant pour devenir côlon transverse est parfois relié à la face inférieure du foie par un repli péritonéal, le *ligament hépatocolique*. Ce ligament, quand il existe, supporte le poids du côlon ascendant et maintient dans sa situation comme dans sa forme le coude droit sur lequel il s'insère.

b. *Rapports.* — *En arrière*, le côlon ascendant répond tout d'abord au muscle carré des lombes, puis à la face antérieure du rein droit. Il est relié à ces deux organes par le mésocôlon ascendant (voy. p. 139), lorsque celui-ci existe; mais, lorsque ce repli fait défaut, il repose directement sur eux et leur est uni par une couche de tissu cellulaire extrêmement lâche. Ce rapport immédiat du rein droit et du côlon ascendant nous explique la possibilité, pour un abcès du rein, de s'ouvrir dans la cavité du côlon. — *En dedans*, le côlon ascendant est en rapport avec le paquet des anses grêles et, sur un plan plus profond, avec le muscle psoas. — *En avant* et *en dehors*, il répond encore, dans la plupart des cas, aux circonvolutions intestinales. Toutefois, quand il est distendu soit par des matières liquides ou solides, soit par des gaz, il vient se mettre directement en rapport avec la paroi antéro-latérale de l'abdomen.

c. *Configuration extérieure*. — Extérieurement, le côlon ascendant nous présente les trois bandes musculaires que nous avons déjà vues sur le cæcum. Ces bandes ont exactement la même situation que sur la première portion du gros intestin : l'une est antérieure ; les deux autres sont postéro-interne et postéro-externe. Ici encore, elles dépriment la paroi intestinale en forme de gouttières longitudinales et interceptent entre elles une triple série de bosselures, séparées les unes des autres par des sillons transversaux.

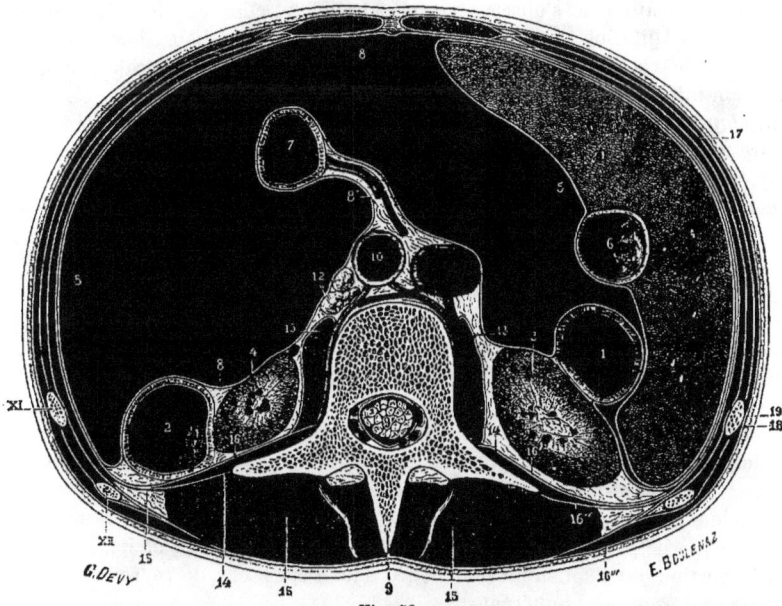

Fig. 73.

Coupe horizontale du tronc, pratiquée au niveau de la troisième vertèbre lombaire
(*demi-schématique*).

1, côlon ascendant. — 2, côlon descendant. — 3, rein droit. — 4, rein gauche. — 5, foie. — 6, vésicule biliaire. — 7, intestin grêle. — 8, péritoine pariétal. — 8', mésentère. — 9, troisième vertèbre lombaire. — 9', queue de cheval. — 10, aorte. — 11, veine cave inférieure. — 12, ganglions lymphatiques. — 13, psoas. — 14, carré des lombes. — 15, masse sacro-lombaire. — 16, aponévrose postérieure de l'abdomen, avec 16', 16'', 16''', ses trois feuillets, antérieur, moyen et postérieur. — 17, muscles larges de l'abdomen. — 18, tissu cellulaire sous-cutané. — 19, peau.

d. *Configuration intérieure*. — Vu en dedans, le côlon ascendant nous présente comme le cæcum (fig. 66) : 1° trois saillies rubanées, lisses et unies, répondant aux trois gouttières longitudinales de la surface extérieure ; 2° entre ces saillies une triple série de cavités ampullaires, séparées les unes des autres par des replis falciformes. Il nous présente encore un certain nombre de plis muqueux, irrégulièrement disposés, qui s'exagèrent quand l'intestin est à l'état de vacuité, qui s'atténuent au contraire et s'effacent même complètement quand il est distendu par des matières ou par des gaz.

2° Côlon transverse. — Le côlon transverse s'étend de l'extrémité supérieure du côlon ascendant à l'extrémité supérieure du côlon descendant.

a. *Direction*. — Comme l'indique son nom, il se porte transversalement de droite à gauche, de la face inférieure du foie vers la partie inférieure de la rate. — Sa direction, toutefois n'est pas exactement horizontale : le côlon transverse se porte un peu obliquement de bas en haut; en d'autres termes, il remonte un peu plus haut dans l'hypochondre gauche que dans l'hypochondre droit. — De plus, il n'est pas rectiligne, mais décrit une courbe à concavité postérieure, d'où le nom d'*arc du côlon* que lui donnent certains anatomistes. — Dans certains cas, qui sont loin d'être rares, on voit le côlon transverse, avant d'atteindre la ligne médiane, s'infléchir en bas, se rapprocher plus ou moins du pubis et remonter ensuite vers l'origine du côlon descendant : il décrit alors dans son ensemble une longue courbure dont la concavité regarde en haut. Il convient d'ajouter qu'une pareille disposition ne s'observe pas chez le fœtus : elle s'acquiert donc au cours de la vie post-utérine et résulte vraisemblablement de la distension que subit la portion transversale du côlon sous l'influence des matières fécales séjournant dans son intérieur trop longtemps et en trop grande quantité.

b. *Moyens de fixité.* — Le côlon transverse est toujours relié à la paroi postérieure de l'abdomen par un repli du péritoine, appelé *mésocôlon transverse* (voy. p. 140). Ce repli, qui forme une cloison horizontale entre l'estomac et la masse flottante de l'intestin grêle, est généralement assez étendu, ce qui explique la grande mobilité dont jouit le côlon transverse.

c. *Rapports.* — L'arc du côlon occupe la limite des deux régions épigastrique et ombilicale. Ses rapports sont les suivants. — *En haut*, il répond successivement : 1° par son extrémité droite ou coude droit, à la face inférieure du foie et à la vésicule biliaire ; 2° par son extrémité gauche ou coude gauche, à la partie inférieure de la face interne de la rate ; 3° par sa portion moyenne, à la grande courbure de l'estomac. — *En bas*, il repose sur les circonvolutions de l'intestin grêle, qui le repoussent en haut quand elles sont distendues par des matières solides ou par des gaz. — *En avant*, il répond à la paroi antérieure de l'abdomen dont il est séparé par le grand épiploon. — *En arrière*, il donne naissance au mésocôlon transverse qui le rattache à la paroi abdominale postérieure; nous avons déjà vu (p. 91), et nous nous contenterons de le rappeler ici, que la troisième portion du duodénum était logée dans l'épaisseur de ce repli péritonéal au niveau de son bord adhérent.

d. *Configuration extérieure et intérieure.* — La configuration soit extérieure soit intérieure du côlon transverse est la même que celle du côlon ascendant. Nous n'y reviendrons pas ici.

3° Côlon descendant. — Le côlon descendant, encore appelé *côlon lombaire gauche*, s'étend de l'extrémité gauche du côlon transverse au commencement du côlon ilio-pelvien. Sa limite inférieure, toute conventionnelle du reste, est un plan horizontal passant par la crête iliaque.

Au point de vue de sa situation, de sa configuration et de ses rapports, le côlon descendant présente la plus grande analogie avec le côlon ascendant : comme lui, il est profondément situé dans la fosse lombaire ; comme lui, il est vertical et presque rectiligne; comme lui encore, il est fixé à la paroi abdominale postérieure par le péritoine qui, le plus souvent, ne fait que passer au-devant de lui, mais qui cependant, dans des cas plus rares, lui forme un méso toujours très court, le *mésocôlon descendant* (voy. plus loin, p. 140).

Le côlon descendant diffère toutefois de l'ascendant par les caractères suivants : 1° il est un peu plus long et cela parce que le coude gauche du côlon est situé plus haut que son coude droit; 2° son calibre est un peu moins considérable que celui du côlon ascendant; 3° sa portion supérieure remonte sur la face antérieure du rein gauche beaucoup plus haut que ne le fait le côlon ascendant sur la face antérieure du rein droit; 4° cette même portion supérieure du côlon descendant est plus profondément située dans l'abdomen ; de plus, elle se rapproche davantage des côtes et, tandis que le côlon ascendant repose sur la face antérieure du rein droit, elle répond plutôt au bord externe du rein gauche (fig. 73); 5° enfin, comme le rein gauche descend moins bas que le droit, le côlon présente avec le muscle carré des lombes des rapports de contiguïté qui sont plus étendus à gauche qu'à droite ; c'est l'une des raisons pour lesquelles les chirurgiens choisissent de préférence le côté gauche pour établir, dans les cas d'imperforation du rectum, un anus artificiel par le procédé de Littre et d'Amussat.

4° **Côlon ilio-pelvien.** — Le côlon ilio-pelvien (*côlon iliaque* ou *S iliaque du côlon* de nos auteurs français, *anse sigmoïde* de quelques anatomistes anglais et allemands, *anse en Ω de* Treves) fait suite au côlon descendant et s'étend de là jusqu'au rectum qui le continue.

a. *Situation et direction.* — A son origine, le côlon ilio-pelvien est situé dans la fosse iliaque interne du côté gauche ; mais il passe bientôt dans le bassin qu'il occupe dans la plus grande partie de son étendue, d'où le nom de *côlon ilio-pelvien* sous lequel nous le désignerons. Nous l'appellerons encore *côlon sigmoïde*, dénomination qui ne préjuge en rien de sa situation et qui, en rappelant ses diverses inflexions, a le grand avantage de convenir à tous les cas.

Le côlon ilio-pelvien est rattaché à la paroi postérieure de l'abdomen et du bassin par un repli du péritoine, le *mésocôlon ilio-pelvien*. Ce repli, sur lequel nous aurons naturellement à revenir à propos du péritoine du gros intestin (p. 140), est toujours très large et, de ce fait, permet à la portion de l'intestin qu'il entoure des excursions très étendues. Le côlon ilio-pelvien devient ainsi la plus mobile des quatre portions du côlon.

Cette extrême mobilité, qui rappelle jusqu'à un certain point celle de l'intestin grêle, nous explique la plupart des variétés que présente le côlon ilio-pelvien dans sa situation, sa direction et ses rapports. Ces variétés sont fort nombreuses et, sans nous attarder ici à exposer les divergences des auteurs sur ce point, nous décrirons la disposition qui nous paraît la plus fréquente. Si nous suivons le côlon sigmoïde de son origine à sa terminaison, nous le voyons tout d'abord se porter verticalement de haut en bas, en suivant à peu de chose près la même direction que le côlon lombaire gauche. Il descend ainsi, le long du bord externe du psoas, jusqu'à 3 ou 4 centimètres au-dessus de l'arcade crurale, quelquefois plus bas, jusqu'au voisinage de cette arcade[1]. S'infléchissant alors en dedans, il croise transversalement le psoas, atteint son bord interne et passe dans l'excavation pelvienne qu'il traverse de gauche à droite. Arrivé au bord droit de cette cavité, à la fosse iliaque droite par conséquent, il s'infléchit une dernière fois sur lui-même et, se portant alors obliquement en bas, en arrière et en dedans, il vient se continuer avec le rectum au niveau de la troisième vertèbre sacrée.

Ainsi délimité, le côlon ilio-pelvien peut être divisé en quatre portions, savoir (fig. 75) : 1° une *première portion*, verticalement descendante, qui s'étend de la crête iliaque au quart inférieur de la fosse iliaque interne ; 2° une *deuxième portion*, tantôt transversale, tantôt légèrement ascendante ou descendante, qui croise le

---

[1] J'ai mesuré sur 15 sujets (10 hommes et 5 femmes) la distance en verticale qui sépare l'arcade crurale du point le plus déclive du côlon iliaque, lequel répond, dans la grande majorité des cas, à la partie interne du psoas. Les chiffres que j'ai obtenus dans ces mensurations m'ont démontré que cette distance est très variable : elle est représentée dans ma statistique par une moyenne de 43 millim., avec un minimum individuel de 11 millim. et un maximum de 52 millim.

psoas ; 3° une *troisième portion*, en forme d'anse, à concavité dirigée en haut, qui s'étend du bord gauche du bassin au bord droit ou, ce qui revient au même, de la fosse iliaque gauche à la fosse iliaque droite ; 4° une *quatrième portion*, oblique en bas et en dedans, qui, partant du bord droit du bassin au voisinage de la symphyse sacro-iliaque droite, aboutit à la partie médiane de la troisième vertèbre sacrée ; cette dernière portion, beaucoup plus courte que la précédente, décrit dans son ensemble une légère courbe dont la concavité regarde en bas et en dehors. Des quatre portions constitutives du côlon ilio-pelvien, les deux premières sont situées dans la fosse iliaque ; les deux autres sont intra-pelviennes.

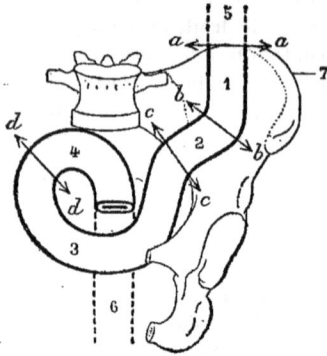

Fig. 74.

Schéma représentant les différentes portions du côlon ilio-pelvien.

1, 2, 3, 4, première, deuxième, troisième et quatrième portions du côlon ilio-pelvien. — *aa*, *bb*, *cc*, *dd*, limites séparatives de ces différentes portions. — 5, côlon descendant. — 6, rectum (en pointillé). — 7, crête iliaque gauche.

Cette description est bien différente de celle que l'on rencontre dans les traités classiques, où l'on voit l'S iliaque du côlon décrire deux courbures dans la fosse iliaque interne et, sans descendre dans le bassin, se continuer avec le rectum au niveau de la symphyse sacro-iliaque gauche. Une pareille disposition, où l'S iliaque se trouve en totalité dans la fosse iliaque gauche et où le rectum commence sur le côté gauche de la ligne médiane, existe sans doute et je l'ai observée moi-même comme tous les anatomistes ; mais elle est relativement rare et, comme telle, ne saurait convenir à la majorité des faits. Il y a longtemps que Huguier avait signalé le passage dans le bassin de l'anse terminale du côlon sigmoïde, ayant rencontré cette disposition 10 fois sur 10 fœtus examinés. Sappey lui-même, qui pourtant fait arrêter l'S iliaque à la symphyse sacro-iliaque gauche, ayant examiné 14 fœtus, l'a vu, sur 11 d'entre eux, franchir les limites de la fosse iliaque gauche et descendre dans le bassin avant de se continuer avec le rectum. A leur tour, Luschka, Treves, Schiefferdecker et plus récemment Jonnesco et Pérignon, à la suite de nombreuses recherches sur le sujet qui nous occupe, tant chez l'adulte que chez le fœtus, s'accordent à considérer comme normale la disposition que nous avons décrite plus haut, dans laquelle la plus grande partie du côlon sigmoïde occupe l'excavation pelvienne. Cette disposition, du reste, est très fréquente : elle se rencontre 9 fois environ sur 10 sujets.

b. *Configuration extérieure et intérieure*. — La configuration extérieure et intérieure du côlon ilio-pelvien est à peu près la même que celle des autres portions du côlon. Nous rappellerons seulement qu'au voisinage du rectum les bandes musculaires qui, sur les trois premières portions du côlon, sont au nombre de trois, se réduisent le plus souvent à deux, l'une antérieure, l'autre postérieure. En même temps, les bosselures et les sillons transversaux qui les séparent s'atténuent graduellement. Le gros intestin, au fur et à mesure qu'il s'éloigne de son origine, revêt peu à peu la configuration assez régulièrement cylindrique qui caractérise le rectum.

c. *Rapports*. — Le côlon sigmoïde, avons-nous dit plus haut, nous présente une portion iliaque et une portion pelvienne. — La *portion iliaque* (*côlon iliaque*) répond, en avant, à la paroi antérieure de l'abdomen : à l'état de vacuité, elle en est séparée par un paquet plus ou moins volumineux d'anses grêles ; à l'état de distension, elle lui est plus ou moins contiguë, d'où la possibilité de sentir par la palpation à travers la paroi abdominale les boules de matières fécales accumulées dans cette partie du gros intestin. En arrière, le côlon iliaque repose successivement : 1° sur le muscle iliaque, dont il est séparé par le fascia iliaca ; 2° sur le muscle psoas, dont il est séparé encore par le même feuillet aponévrotique ; 3° sur

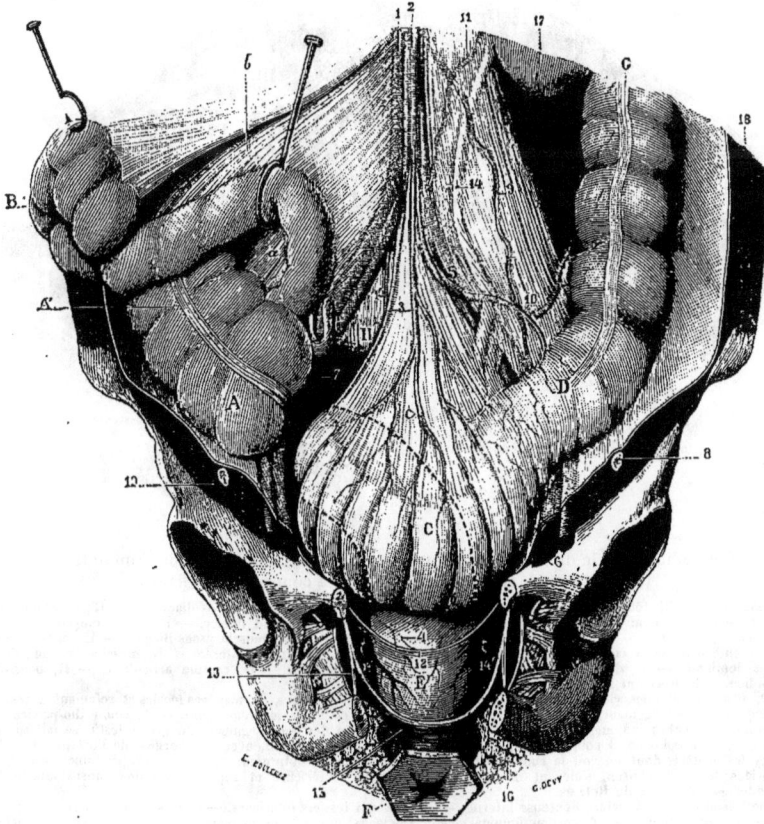

Fig. 75.

Le côlon ilio-pelvien et le rectum.

(Les branches horizontales du pubis et les branches ischio-pubiennes du bassin ont été réséquées dans leur portion interne de manière à laisser voir le rectum ; le mésentère et la portion terminale de l'intestin grêle ont été fortement réclinées à droite.)

A, cæcum. — A', côlon ascendant, avec a, mésocôlon ascendant. — B, intestin grêle, avec b, feuillet gauche du mésentère. — C, anse pelvienne du côlon, avec c, son méso. — D, côlon iliaque (S iliaque des auteurs). — E, rectum. — F, anus. — G, côlon descendant. — H, promontoire.

1, aorte, vue par transparence sous le péritoine. — 1', artère sacrée moyenne. — 2, artère mésentérique inférieure. — 3, artères sigmoïdes. — 4, branches terminales de l'hémorrhoïdale supérieure. — 5, artère iliaque primitive. — 6, vaisseaux iliaques externes. — 7, artère iliaque interne ou hypogastrique. — 8, nerf crural. — 9, artère spermatique. — 10, 11, deux artères coliques gauches. — 12, coupe du péritoine, au niveau du cul-de-sac vésico-rectal. — 13, muscle obturateur interne. — 14, uretère, sectionné à sa partie inférieure 14'. — 15, releveur de l'anus. — 16, tissu cellulo-adipeux de la fosse ischio-rectale. — 18, paroi abdominale. — 19, muscle psoas.

les vaisseaux iliaques externes, qui longent le bord interne du psoas. — La *por-tion pelvienne*(côlon pelvien) repose par sa face inférieure sur les organes que renferme le bassin ou bien entre ces organes : chez l'homme, sur la vessie ou entre la vessie et le rectum (disposition très commune, voir la figure 76 représentant une coupe horizontale de sujet congelé) ; chez la femme, au-dessus de la vessie et de l'utérus, ou bien dans l'un des deux culs-de-sac vésico-utérin et recto-vaginal. Il

est à peine besoin d'ajouter que les organes pelviens précités, en passant de l'état
de vacuité à l'état de distension, refoulent en haut l'anse pelvienne du côlon sigmoïde, qui, dans ce cas, peut remonter plus ou moins haut dans la cavité abdominale. Par tous les autres points de sa circonférence, le côlon pelvien est en rapport

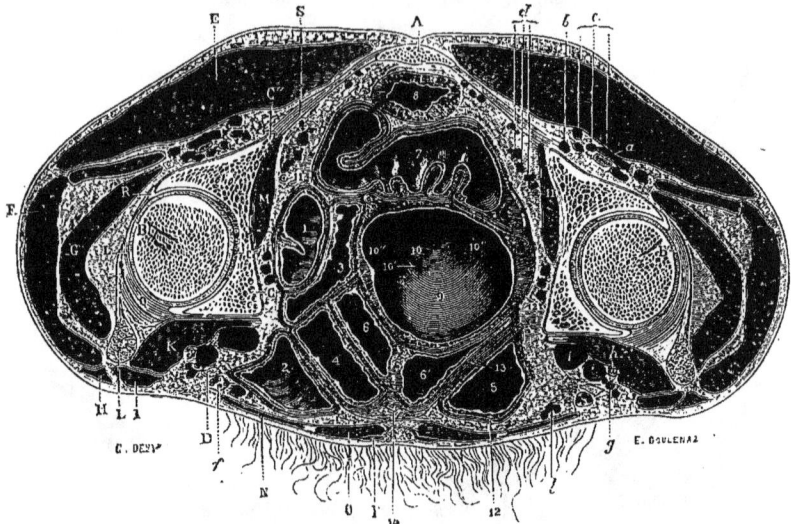

Fig. 76.

Coupe horizontale du bassin, passant à 8 centimètres au-dessous du promontoire
(sujet congelé, segment inférieur de la coupe vu d'en haut).

A, sacrum. — B, tête fémorale, avec B', son cartilage d'encroûtement. — C, os iliaque, avec C', l', acetabulum
et C'', c', épine sciatique. — D, coupe de l'arcade crurale. -- E, muscle grand fessier. — F, muscle moyen fessier. —
G, muscle petit fessier. — H, tenseur du fascia lata. — I, couturier. — K, muscle psoas-iliaque. — L, tendon direct
du droit antérieur de la cuisse, avec L', son tendon réfléchi. -- M, obturateur interne. — N, muscles latéraux de la
paroi abdominale. — O, droit antérieur de l'abdomen. — P, pyramidal. — Q, capsule articulaire. — R, bourrelet
cotyloïdien. — S, ligament sacro-sciatique.

1, 2, anses intestinales vides. — 3, 4, 5, 6, 6', anses intestinales remplies de matières fécales et refoulant la vessie ;
6'', coupe d'un repli formant éperon entre les deux segments 6 et 6', de la même anse. — 7, côlon ilio-pelvien. —
8, rectum (les flèches indiquent le cours des matières ; la réunion des deux segments du gros intestin se fait sur un
plan supérieur à celui de la coupe). — 9, vessie. — 10, trigone de Lieutaud, avec 10', l'orifice de l'urèthre, 10'', les
orifices des uretères dont on voit la coupe en 11, en dedans du muscle obturateur interne. — 12, péritoine pariétal. —
13, brides formant cloison, s'élevant de la paroi abdominale antérieure et séparant les deux anses intestinales
adjacentes. — 14, cavité de Retzius.

a, nerf sciatique. — b, artère honteuse interne. — c, vaisseaux fessiers inférieurs. — d, vaisseaux iliaques internes. —
e, vaisseaux obturateurs. — f, cordon inguinal. — g, vaisseaux circonflexes iliaques. — h, nerf crural. — i, artère
iliaque externe. — k, veine iliaque externe. — l, vaisseaux épigastriques.

avec les anses flottantes du grêle ou bien encore avec l'une des parois antérieure
ou postérieure de la cavité abdomino-pelvienne. Dans certains cas, le côlon pelvien
se prolonge jusque dans la fosse iliaque droite et présente alors des rapports plus
ou moins intimes avec le cæcum.

Il n'est rien de si variable que la situation de l'anse pelvienne du côlon sigmoïde. A partir de
la région abdominale supérieure, écrivait ENGEL en 1857 (Wiener mediz. Wochenschrift, p. 641),
il n'est pas d'endroits où on ne puisse la trouver. Et, de fait, on l'a rencontrée, dans des cas qui
sont loin d'être rares, au niveau de la cavité abdominale, dans la fosse iliaque droite, dans
l'hypochondre droit, dans l'hypochondre gauche, etc. BOURCART (Th. de Paris, 1863), qui a examiné
à ce sujet 150 nouveau-nés, est arrivé à admettre trois positions de l'anse pelvienne du côlon :
une position ascendante, dans laquelle elle se loge dans le bassin en décrivant une courbe à
concavité supérieure ; une position transversale, dans laquelle elle se dirige transversalement de
la fosse iliaque gauche à la fosse iliaque droite ; une position ascendante, dans laquelle elle
remonte dans l'abdomen, en formant une courbe à concavité inférieure. La fréquence relative
de ces différentes positions nous serait indiquée par les chiffres suivants : sur les 150 sujets
examinés, la position descendante existait 6 fois seulement ; la position transversale, 33 fois ; la

position ascendante, 111 fois. Ce dernier chiffre est évidemment trop élevé et, par contre, le premier est certainement beaucoup trop faible.

A son tour Schiefferdecker décrit trois types : dans le *premier type*, qu'il considère à juste titre comme étant le plus fréquent, l'anse pelvienne descend dans le bassin comme nous l'avons décrit plus haut ; dans le *second type*, beaucoup plus rare, elle est relevée dans l'abdomen et s'applique contre la paroi postérieure de cette cavité ; dans le *troisième type*, elle occupe encore l'abdomen, mais elle est séparée de la paroi postérieure par des anses grêles et répond alors à la paroi antérieure. De ces trois types, le premier est celui que nous avons décrit plus haut comme étant le type ordinaire, le type classique : on le rencontre habituellement, tant chez l'adulte que chez le fœtus, dans une proportion de 85 à 90 p. 100.

C. — Rectum

Le rectum constitue la portion terminale du gros intestin. Il est ainsi nommé (du mot latin *rectus*, droit) à cause de sa direction qui, sans être complètement rectiligne, est beaucoup moins flexueuse que celle du côlon.

1° Limites. — La limite inférieure du rectum est très nette : elle répond à la ligne circulaire qui, au niveau de l'anus, sépare la peau de la muqueuse intestinale. Mais il n'en est pas de même de sa limite supérieure : le rectum, en effet, se continue directement avec le côlon ilio-pelvien, sans qu'aucun caractère morphologique ou structural ne vienne indiquer à l'œil la limite respective de ces deux portions du gros intestin.

Cette dernière limite est toute conventionnelle et, ne pouvant être marquée sur l'intestin lui-même, doit être rapportée à la paroi osseuse du bassin. Or, si nous consultons à ce sujet des traités classiques, nous y lisons que l'S iliaque du côlon, après avoir décrit dans la fosse iliaque gauche ses deux courbures caractéristiques, s'ouvre dans le rectum au niveau de la symphyse sacro-iliaque gauche, laquelle devient ainsi la ligne de démarcation du côlon et du rectum. Mais nous avons vu plus haut que cette disposition, considérée à tort comme normale, est au contraire tout à fait exceptionnelle et que, le plus souvent, le segment terminal du côlon ilio-pelvien descend dans le bassin, le traverse de gauche à droite et vient se continuer avec le rectum, non pas sur le flanc gauche du sacrum, mais sur son flanc droit. Le rectum commence donc à droite de la ligne médiane et non à gauche.

Mais ce n'est pas tout : la portion initiale du rectum, ce que les auteurs classiques ont convenu d'appeler la première portion de cet organe, possède un mésentère (*mésorectum*) qui lui laisse une grande mobilité et qui n'est que la continuation du mésocôlon ilio-pelvien. Aucun signe de démarcation ne sépare ces deux replis péritonéaux, pas plus que les segments intestinaux auxquels ils sont annexés. Dès lors, on ne comprend pas pourquoi les anatomistes, plaçant des limites là où la nature n'en a mis aucune, ont séparé dans leurs descriptions la portion terminale du côlon de la portion initiale du rectum. N'est-il pas plus rationnel de les réunir l'une à l'autre, d'incorporer celle-ci à celle-là et de reporter la limite respective du côlon et du rectum sur un point placé plus bas, à la fois très précis et très fixe, le point où finit le mésentère ? C'est ce qu'a fait Treves et j'adopte entièrement sa manière de voir à ce sujet : le mésentère s'arrêtant à la hauteur de la troisième vertèbre sacrée, c'est sur la partie médiane de cette vertèbre que commencera pour nous le rectum vrai.

Comme conséquence d'une pareille délimitation, la première portion du rectum devient la portion terminale du côlon ilio-pelvien. Du même coup, le mot de mésorectum disparaît de la description classique et n'est autre que la portion la plus inférieure du mésocôlon ilio-pelvien

2° Dimensions. — Ainsi entendu, ainsi dépossédé au profit du côlon de sa portion supérieure, le rectum mesure 12 à 14 centimètres de longueur chez l'homme, 11 ou 12 centimètres chez la femme.

Son calibre varie naturellement suivant qu'on considère l'organe à l'état de vacuité ou à l'état de réplétion. — A l'état de vacuité, sa cavité étant pour ainsi dire virtuelle, son diamètre transversal mesure en moyenne 30 millimètres, son diamètre antéro-postérieur 15 à 20 millimètres seulement ; le rectum est, par conséquent, aplati d'avant en arrière. — A l'état de réplétion, le rectum acquiert un volume qui est presque égal à celui du cæcum. Du reste, sa dilatation est bien loin d'être uniforme : en le suivant de bas en haut, on trouve tout d'abord une portion relativement très étroite qui s'étend de l'anus jusqu'au sommet de la prostate ; puis au-dessus de cette portion étroite, une dilatation en forme d'ampoule, l'*ampoule rectale*, susceptible d'acquérir des dimensions considérables ; enfin, au-dessus de l'ampoule, une portion plus étroite, assez régulièrement calibrée, qui se continue graduellement avec le côlon.

Il convient d'ajouter que les parois du rectum sont très extensibles et se laissent écarter avec la plus grande facilité : on connaît la manœuvre qui consiste à introduire la main tout entière dans cette portion de l'intestin pour aller explorer les organes contenus dans le bassin. Simon a constaté que le rectum pouvait, sans se rompre, atteindre jusqu'à 24 centimètres de circonférence, soit près de 8 centimètres de diamètre.

3° Situation, division, moyens de fixité. — A son origine et dans la plus grande partie de son étendue, le rectum est situé à la partie postérieure du petit bassin, immédiatement en avant, de la colonne sacro-coccygienne. A sa partie inférieure, il sort de cette cavité pour traverser le périnée et s'ouvrir à la surface cutanée. De là, la division toute naturelle du rectum en deux portions (fig. 77,1 et 3) : 1° une portion supérieure, relativement considérable, la *portion intra-pelvienne* ou *sacro-coccygienne;* 2° une portion inférieure, beaucoup plus courte, la *portion extra-pelvienne* ou *anale*.

Dans sa première portion, le rectum est maintenu en position par le péritoine qui, en s'appliquant sur sa face antérieure, l'assujettit fortement contre la paroi postérieure du bassin. Sa portion inférieure est beaucoup plus fixe encore : elle contracte en effet, avec les différentes formations qui entrent dans la constitution du périnée, notamment avec l'aponévrose périnéale supérieure et avec le releveur de l'anus, des connexions intimes.

Ainsi fixé, le rectum n'est susceptible d'aucun déplacement. Il peut se dilater considérablement sur place ; il peut, par l'évacuation de son contenu, passer de ses dimensions les plus fortes à ses dimensions les plus faibles. Mais, qu'il soit surdistendu ou complètement vide, il occupe une situation pour ainsi dire invariable.

4° Direction. — Suivi de haut en bas (fig. 77 et 78), le rectum, directement appliqué tout d'abord contre le paroi postérieure du bassin, suit exactement la concavité de cette paroi. Un peu en avant du sommet du coccyx, il s'infléchit brusquement en bas et en arrière pour aboutir à l'anus. Il décrit donc, dans le plan antéro-postérieur, deux courbures orientées en sens différents, comme le ferait un *S* italique : une courbure supérieure, beaucoup plus importante, à concavité dirigée en avant ; une courbure inférieure, beaucoup plus petite, à concavité dirigée en arrière.

Indépendamment de ces deux inflexions antéro-postérieures, inflexions qui sont constantes, fixes, complètement indépendantes de l'état de réplétion ou de vacuité de l'intestin, on décrit encore au rectum deux autres courbures, se produisant dans le sens latéral : la première, à concavité dirigée à gauche, située entre la troisième et la quatrième vertèbre sacrée ; la seconde, à concavité dirigée à droite, répondant à l'articulation du sacrum avec le coccyx. Ces courbures latérales sont peu prononcées, si tant est qu'elles existent. Du reste, les auteurs qui les décrivent avec force détails n'omettent jamais d'ajouter qu'elles ne sont réellement visibles que lorsque le rectum est complètement vide et qu'elles s'effacent entièrement quand il est distendu par les matières fécales.

5° **Conformation extérieure et rapports.** — Comme toutes les autres portions du gros intestin, le rectum est un conduit cylindroïde, mais un conduit beaucoup plus régulier, ne présentant ni les gouttières longitudinales, ni les bosselures, ni les sillons transversaux qui caractérisent le cæcum et le côlon. Son calibre n'est pourtant pas exactement circulaire : plus ou moins comprimé par les organes pelviens qui sont placés en avant de lui (la vessie, l'utérus, l'anse pelvienne du côlon), il est ordinairement un peu aplati d'avant en arrière au point que son diamètre transverse l'emporte, comme nous l'avons déjà dit plus haut, sur son diamètre antéro-postérieur.

Le rectum présente des rapports importants. Nous les examinerons séparément pour sa portion sacro-coccygienne et pour sa portion anale :

A. PORTION SACRO-COCCYGIENNE. — La portion sacro-coccygienne (*deuxième portion* de certains auteurs) s'étend de la troisième vertèbre sacrée au plancher de l'excavation pelvienne. Elle est, par conséquent, contenue tout entière dans le bassin, d'où le nom de portion intra-pelvienne du rectum que lui donnent avec raison certains anatomistes. Sa longueur est, en moyenne, de 10 ou 11 centimètres.

a. *En arrière*, elle répond tout d'abord au sacrum sur la ligne médiane et, de chaque côté de la ligne médiane, aux faisceaux d'origine du muscle pyramidal ; plus bas, elle est en rapport avec le coccyx et les muscles ischio-coccygiens. La paroi postérieure du rectum est unie aux organes précités par un tissu cellulaire lâche, au sein duquel on trouve l'artère sacrée moyenne et la glande coccygienne de LUSCHKA (voy. ANGÉIOLOGIE) qui est appliquée, comme on le sait, contre la dernière pièce du coccyx.

b. *Sur les côtés*, le rectum sacro-coccygien est recouvert par le péritoine dans son quart ou son tiers supérieur, et nous ferons remarquer à ce sujet, sauf à y revenir plus tard (voy. p. 143), que la séreuse descend d'autant plus bas sur la face latérale du rectum qu'on se rapproche davantage de sa face antérieure. Plus bas, au-dessous du point où il est abandonné par le péritoine, le rectum est en rapport immédiat avec une couche cellulo-graisseuse dans laquelle cheminent les filets nerveux du plexus hypogastrique ; sur un plan plus éloigné, il répond à l'aponévrose périnéale supérieure et au muscle releveur de l'anus.

c. *En avant*, les rapports de la portion sacro-coccygienne du rectum sont bien différents chez l'homme et chez la femme :

1° Chez l'homme (fig. 77), la face antérieure du rectum est recouverte tout d'abord par le péritoine qui, à un moment donné, se réfléchit d'arrière en avant et de bas en haut pour tapisser la face postérieure de la vessie. La séreuse forme ainsi, entre le rectum et la vessie, une sorte de cul-de-sac, le *cul-de-sac recto-vésical*, dans lequel descendent le plus souvent, soit l'anse pelvienne du côlon, soit les circonvolutions les plus inférieures du jéjuno-iléon (fig. 77,9'). — Au-dessous du cul-de-sac précité, le rectum répond au bas-fond de la vessie sur la ligne médiane

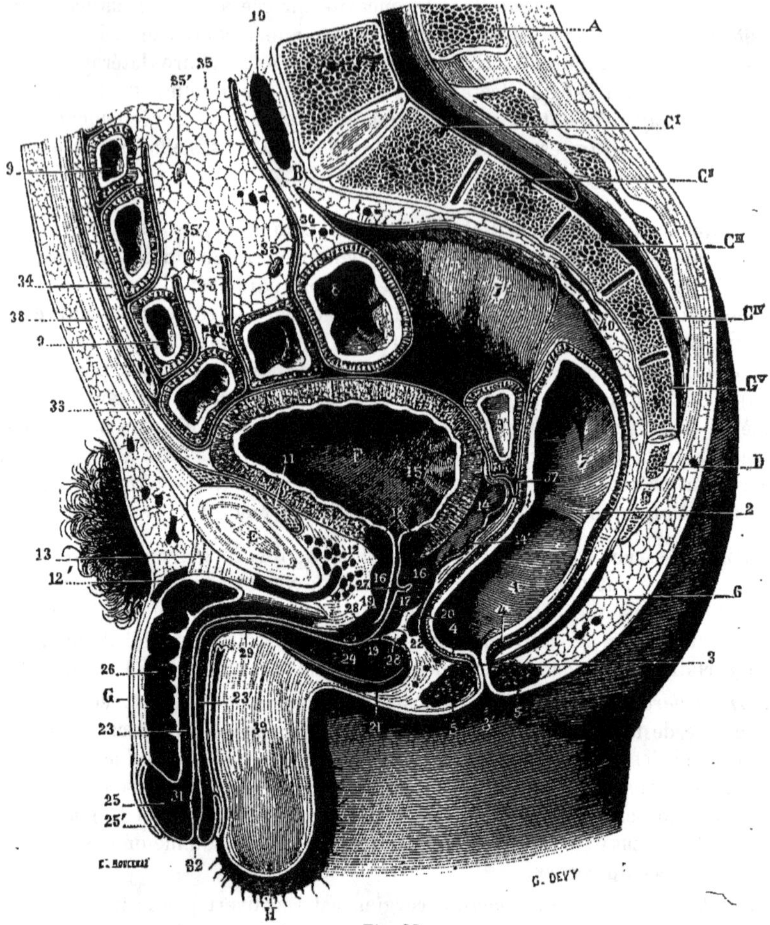

Fig. 77.

Coupe vertico-médiane de la partie inférieure du tronc, chez l'homme (segment droit de la coupe).

A, cinquième vertèbre lombaire. — B, promontoire. — C¹, C¹¹, C¹¹¹, C¹ᵛ, Cᵛ, les cinq pièces du sacrum. — D, coccyx. — E, symphyse pubienne. — F, vessie. — G, verge. — H, scrotum.

1, ampoule rectale. — 2, valvule ou repli de Houston. — 3, portion anale du rectum, avec 3', anus. — 4, sphincter interne. — 5, sphincter externe. — 6, faisceaux ischio-coccygiens du releveur anal. — 7, portion terminale du côlon ilio-pelvien (première portion du rectum des auteurs). — 8, coupe de l'anse pelvienne du côlon. — 9, 9, intestin grêle ; 9', segment d'intestin grêle occupant la partie la plus déclive du cul-de-sac vésico-rectal ; d'autres segments placés au-dessus et dont le mésentère se trouve dans la moitié gauche de la coupe ont été enlevés pour montrer le trajet de l'anse ilio-pelvienne. — 10, veine iliaque primitive gauche. — 11, espace prévésical. — 12, plexus veineux de Santorini ; 12', veine dorsale de la verge. — 13, ligament suspenseur de la verge. — 14, vésicule séminale droite, avec 14', portion terminale du canal déférent. — 15, orifice inférieur de l'urètre. — 16, prostate. — 17, utricule prostatique. — 18, sphincter vésical. — 19, sphincter uréthral. — 20, muscle transverse profond du périnée. — 21, muscle bulbo-caverneux. — 22, raphé prérectal. — 23, 23', corps spongieux de l'urèthre. — 24, bulbe uréthral. — 25, gland, avec 25' prépuce. — 26, corps caverneux droit, abrasé par la coupe. — 27, portion prostatique de l'urèthre. — 28, sa portion membraneuse, avec 28', glande de Méry ou de Cooper. — 29, sa portion spongieuse. — 30, cul-de-sac du bulbe. — 31, fosse naviculaire. — 32, méat urinaire. — 33, ouraque. — 34, grand épiploon. — 35, mésentère, avec 35', ganglions mésentériques. — 36, mésocôlon ilio-pelvien. — 37, cul-de-sac recto-vésical. — 38, paroi abdominale antérieure. — 39, cloison médiane des bourses. — 40, artère sacrée moyenne.

et, de chaque côté de cette ligne, aux canaux déférents et aux vésicules séminales. — Plus bas encore, le rectum prend contact avec la prostate qu'il déborde parfois

sur les côtés et à laquelle il est uni par une couche de tissu cellulaire toujours
assez pauvre en tissu adipeux. — Les chirurgiens, on le conçoit, attachent une
grande importance à la situation du cul-de-sac recto-vésical, en raison des opérations que l'on est appelé à pratiquer, soit sur le rectum, soit sur la vessie. Cette
situation varie suivant que la vessie est vide ou distendue par l'urine. Quand la
vessie est à l'état de vacuité, le fond du cul-de-sac, c'est-à-dire le point de réflexion
du péritoine, se trouve situé à 10 ou 12 millimètres au-dessus de la base de la
prostate et à 5 ou 6 centimètres au-dessus de l'anus. Au fur et à mesure que le
réservoir urinaire se remplit et se distend, le cul-de-sac remonte peu à peu le long
du rectum. Quand la distension vésicale est complète, il s'est élevé à 15 ou
20 millimètres au-dessus de son niveau initial : il se trouve situé maintenant à
7 ou 8 centimètres au-dessus de l'anus. — La surface de contact recto-vésicale
augmente donc dans le sens vertical avec l'état de réplétion de la vessie ; mais,
quelle que soit son étendue, cette surface a toujours la forme d'un triangle dont
la base est dirigée en haut et dont le sommet répond à la base de la prostate.

   2° Chez la femme (fig. 78), la face antérieure du rectum est encore tapissée par
le péritoine qui se réfléchit, non plus sur la vessie comme chez l'homme, mais sur
le vagin et l'utérus en formant le *cul-de-sac recto-vaginal* (fig. 78,30). — Ce cul-
de-sac, dans lequel s'amassent encore dans la plupart des cas quelques circonvolutions intestinales, est beaucoup plus fixe que le cul-de-sac recto-vésical : il est
situé à 15 ou 20 millimètres au-dessous de l'extrémité supérieure du vagin et à 6
ou 7 centimètres au-dessus de l'anus. — Au-dessous du cul-de-sac recto-vaginal,
le rectum s'adosse à la paroi postérieure du vagin qui remplace ici, au point de
vue des rapports, le bas-fond de la vessie et la prostate. Un tissu cellulaire fixe et
serré unit ensemble les deux parois, qui forment ainsi, entre la cavité du rectum et
celle du vagin, une cloison membraneuse très résistante, la *cloison recto-vaginale.*

   B. PORTION ANALE. — La portion anale du rectum (*troisième portion* de certains
auteurs), comprise dans l'épaisseur du périnée, extra-pelvienne par conséquent,
s'étend du plancher pelvien à l'anus : sa longueur est de 3 centimètres chez
l'homme, de 2 centimètres seulement chez la femme. A sa partie la plus inférieure,
il est enveloppé sur tout son pourtour par le sphincter externe qui l'enserre comme
dans une sorte d'anneau élastique.

   a. *En arrière*, le rectum anal est en rapport avec les faisceaux les plus reculés
du releveur de l'anus.

   b. *Sur les côtés*, il répond encore au releveur et, en dehors de ce muscle, au
tissu cellulo-adipeux de la fosse ischio-rectale.

   c. *En avant*, ses rapports sont différents chez l'homme et chez la femme. — Chez
l'homme (fig. 77), il répond successivement au sommet de la prostate, à la portion membraneuse de l'urèthre et au bulbe uréthral. L'urèthre à ce niveau étant
oblique en bas et en avant, le rectum étant oblique en bas et en arrière, ces deux
organes sont séparés l'un de l'autre par un espace triangulaire, le *triangle recto-
uréthral*, dont le sommet répond à la prostate et dont la base est constituée par la
peau du périnée. Dans ce triangle se trouvent, baignant dans un tissu cellulo-
adipeux plus ou moins abondant : 1° les fibres du sphincter externe de l'anus ;
2° celles des muscles releveur, bulbo-caverneux et transverse du périnée ; 3° les
glandes bulbo-uréthrales, accolées à la partie postérieure et supérieure du bulbe ;
4° quelques artérioles, provenant des hémorrhoïdales. — Chez la femme (fig. 78),
la portion anale du rectum est en rapport avec la partie antérieure du vagin :

rectum et vagin sont séparés ici encore par une région triangulaire, le *triangle recto-vaginal*, dont la base, dirigée en bas, répond à la peau du périnée. Cette région triangulaire résulte, comme nous le montre la figure 78, de l'écartement des

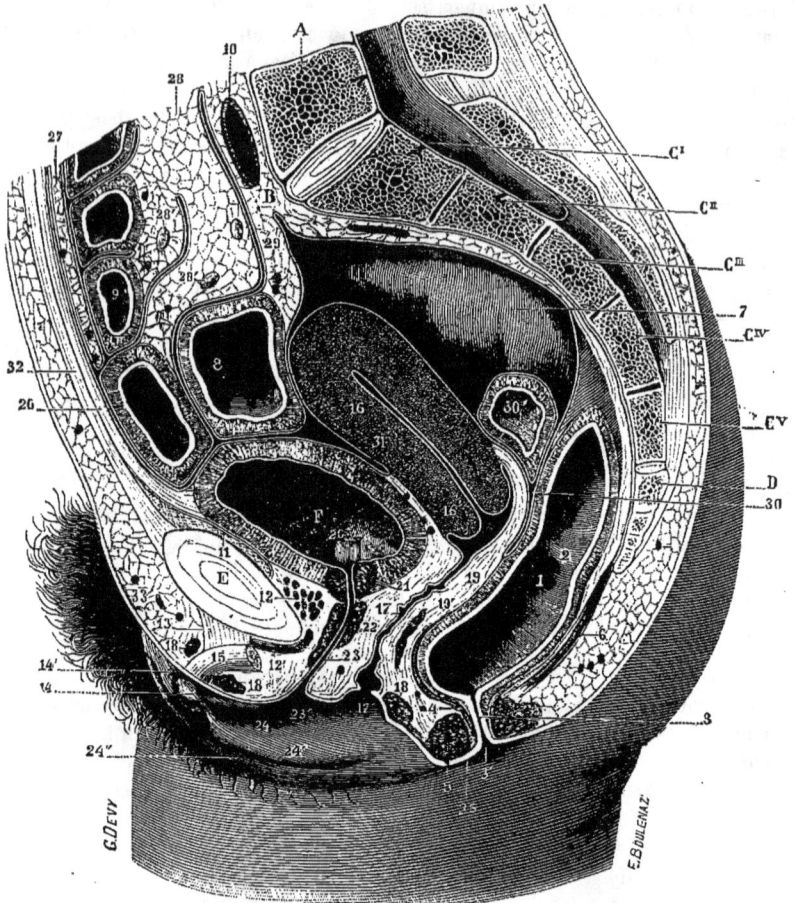

Fig. 78.

Coupe vertico-médiane de la partie inférieure du tronc chez la femme, pour montrer les rapports du rectum (segment droit de la coupe).

A, cinquième vertèbre lombaire. — B, promontoire. — C^I, C^{II}, C^{III}, C^{IV}, C^V, les cinq vertèbres sacrées. — D, coccyx — E, symphyse pubienne. — F, vessie.

1, ampoule rectale. — 2, valvule de Houston. — 3, portion anale du rectum, avec 3', anus. — 4, sphincter interne. — 5, sphincter externe. — 6, faisceaux ischio-coccygiens du releveur de l'anus. — 7, portion terminale du côlon pelvien (première portion du rectum des auteurs). — 8, coupe de l'anse pelvienne du côlon. — 9, intestin grêle. — 10, veine iliaque primitive gauche. — 11, espace prévésical. — 12, plexus veineux de Santorini, avec 12', veine dorsale du clitoris. — 13, ligament suspenseur du clitoris. — 14, clitoris, avec 14', son capuchon. — 15, sa racine gauche. — 16, corps de l'utérus, avec 16', son col. — 17, vagin, avec 17', son orifice. — 18, constricteur de la vulve. — 19, cloison recto-vaginale, avec 19', faisceaux rétro-vaginaux du releveur anal. — 20, orifice inférieur de l'uretère. — 21, sphincter vésical. — 22, sphincter uréthral. — 23, urèthre, avec 23', méat urinaire. — 24, vulve, avec 24', petite lèvre ; 24'', grande lèvre. — 25, périnée. — 26, ouraque. — 27, grand épiploon. — 28, mésentère, avec 28', ganglions mésentériques. — 29, mésocôlon ilio-pelvien. — 30, cul-de-sac recto-vaginal, avec 30', une anse intestinale descendue dans ce cul-de-sac. — 31, cul-de-sac utéro-vésical. — 32, paroi abdominale antérieure. — 33, mont de Vénus.

deux membranes qui jusque-là constituent par leur adossement la cloison recto-vaginale. Il est comblé par du tissu cellulo-adipeux, au sein duquel se rencontrent sous les angles les plus divers les fibres du sphincter, celles du constricteur du vagin et du transverse, plus un certain nombre de fibres longitudinales du rectum diversement entre-croisées.

6° Conformation intérieure. — Vu intérieurement et à l'état de vacuité, le rectum nous présente tout d'abord des plis longitudinaux adossés les uns aux autres : de là, l'aspect étoilé que revêt cette portion du gros intestin quand on l'examine sur des coupes transversales. Ces replis sont formés uniquement par la muqueuse et, comme tels, ils s'effacent entièrement par la distension de la cavité rectale.

A côté de ces plis à direction longitudinale, se voient un certain nombre de plis transversaux, revêtant le plus souvent une forme semi-lunaire. Ces plis transversaux, que HOUSTON avait considérés à tort comme des valvules, sont encore désignés par certains auteurs sous le nom de *valvules de Houston* (fig. 77 et 78,2). Du reste, ils n'ont rien de constant, comme situation, comme développement et comme nombre. Ce sont encore de simples replis de la muqueuse qui s'effacent par la distension et qui, en aucun cas, ne peuvent remplir le rôle, dévolu aux véritables valvules, de régler le cours des matières fécales.

A la partie tout inférieure du rectum, immédiatement au-dessus de l'anus, se trouvent cinq ou six replis curvi-lignes à concavité dirigée en haut. Ces replis en forme de nids de pigeons, qui rappellent jusqu'à un certain point les valvules sig-moïdes de l'aorte et de la pul-monaire, sont désignés, depuis MORGAGNI, sous le nom de *valvules semi-lunaires du rectum*. Leur largeur mesure ordinairement de 8 à 10 millim.; leur hauteur dépasse rarement 1 ou 2 millimètres.

Les valvules semi-lunaires (fig. 79,4), quand elles sont bien développées et qu'elles se succè-dent sans interruption, forment au niveau de l'anus une région toute spéciale, revêtant la forme d'une bande irrégulièrement fes-tonnée. Au niveau des points où les extrémités latérales des val-vules se continuent avec les extré-

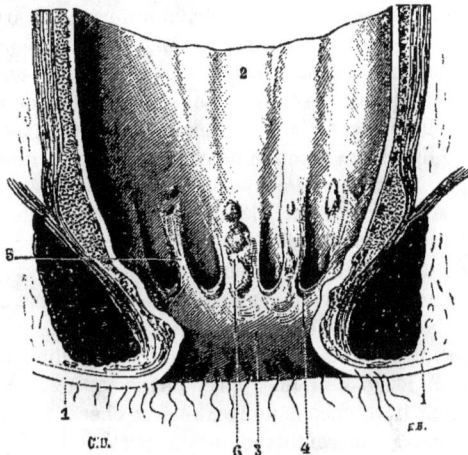

Fig. 79.
La portion anale du rectum avec les valvules semi-lunaires.

1, peau du périnée. — 2, surface interne du rectum. — 3, anus. — 4, valvules semi-lunaires du rectum. — 5, colonnes du rectum. — 6, 6, petits paquets hémorroïdaux recouverts par la muqueuse.

mités correspondantes des valvules voisines, la muqueuse se soulève en de petites saillies longitudinales, qui se prolongent plus ou moins haut et auxquelles MORGAGNI avait donné le nom, un peu prétentieux peut-être, de *colonnes du rectum* (fig. 79,5). Ces colonnes, en effet, sont ordinairement peu saillantes, et ne mesu-rent, dans la plupart des cas, que 10 à 12 millimètres de longueur.

§ II. — CONSTITUTION ANATOMIQUE DU GROS INTESTIN

Considéré au point de vue de sa constitution anatomique, le gros intestin se compose de quatre tuniques qui se superposent dans le même ordre que celles de l'intestin grêle. Ce sont, en allant de dehors en dedans : 1° une *tunique séreuse ;* 2° une *tunique musculeuse ;* 3° une *tunique celluleuse ;* 4° une *tunique muqueuse.*

A. — TUNIQUE SÉREUSE

Le péritoine se comporte différemment sur le cæcum, sur les divers segments du côlon et sur le rectum.

1° Péritoine cæcal. — Le mésentère, au niveau du point où se fait l'abouchement de l'intestin grêle dans le gros intestin (*abouchement iléo-cæcal, angle iléo-cæcal*), se divise en deux feuillets : un feuillet antérieur, qui s'étale sur la face antérieure du cæcum et un feuillet postérieur qui passe sur sa face postérieure. Ces deux feuillets, comme sur l'intestin grêle, s'unissent et se confondent au niveau du bord externe de l'organe. Ils s'unissent de même, au niveau de son fond, de telle sorte que l'ampoule cæcale est recouverte par le péritoine sur tout son pourtour : elle flotte librement dans la fosse iliaque et la main, suivant la comparaison heureuse de TUFFIER, peut en faire le tour comme elle fait le tour de la pointe du cœur dans le péricarde.

Sur certains sujets, le péritoine forme en arrière du cæcum un repli plus ou moins développé, le *mésocæcum,* qui le rattache à la fosse iliaque ; sur d'autres, on voit la séreuse passer tout simplement sur la face antérieure de l'organe et l'appliquer contre le plan sous-jacent. Mais de ces deux dispositions, la première est relativement rare et la seconde tout à fait exceptionnelle. La disposition précitée, enveloppement complet du cæcum par le péritoine, doit être considérée comme la règle, ainsi que l'ont établi depuis longtemps les recherches de BARDELEBEN (*Arch. f. path. Anat.,* 1849), confirmées depuis dans ce qu'elles ont d'essentiel par celles de LUSCHKA, de TREVES, de TUFFIER, etc. Sur 120 sujets examinés par ce dernier auteur, 9 seulement avaient le tiers supérieur et postérieur du cæcum dépourvu de péritoine ; sur tous les autres, cet organe était entièrement recouvert par la séreuse. Plus récemment (1891), LEGUEU, ayant examiné 100 enfants, a rencontré sur 6 seulement le cæcum partiellement adhérent. Cette année même (1892), PÉRIGNON nous apprend dans sa thèse inaugurale qu'il a toujours trouvé le cæcum libre chez le nouveau-né et chez l'enfant, tandis que, chez l'adulte, il l'a rencontré adhérent dans une proportion de 14 p. 100. Ce chiffre est, comme on le voit, un peu plus élevé que celui qui nous est fourni par les recherches de TUFFIER. En tenant compte des différentes statistiques, on peut établir en principe que le cæcum, chez l'adulte, est plus ou moins adhérent 1 fois sur 10 sujets, libre et flottant sur les 9 autres.

a. *Méso-appendice.* — Sur l'appendice cæcal, le péritoine se comporte absolument comme sur une anse d'intestin grêle : il l'entoure sur presque tout son pourtour et, s'adossant à lui-même au niveau de l'un de ses bords, il forme un véritable méso, le *méso-appendice,* qui rattache l'organe en question, d'une part au cæcum, d'autre part à la portion terminale du mésentère.

Le méso-appendice revêt la forme d'un triangle ou plutôt d'une faux, avec une base, un sommet et deux bords (fig. 80, 81 et 89). — Sa *base* s'implante tout d'abord sur le côté interne du cæcum suivant une ligne qui s'étend de la base de l'appendice à l'angle iléo-cæcal. Plus haut, au delà de cet angle, le méso-appendice se confond, dans une étendue de 2 ou 3 centimètres, avec le feuillet inférieur du mésentère, dont il n'est qu'une dépendance. — Son *sommet* répond au sommet

même de l'appendice dans la plupart des cas, dans tous les cas d'après Clado. Sur
certains sujets, cependant, le méso ne s'étend pas jusqu'à l'extrémité de l'appendice : cette extrémité est alors enveloppée complètement par la séreuse, et cela,
dans une étendue qui varie ordinairement de 1 à 15 millimètres. — De ses *deux
bords*, le bord convexe adhère au bord supérieur de l'appendice. Le bord concave,
libre et flottant dans la cavité abdominale, répond à l'artère appendiculaire
(fig. 89,6), et c'est précisément cette artère qui en gagnant directement l'appendice, je veux dire en s'y rendant par le chemin le plus court, soulève le péritoine
et détermine la formation du repli que nous venons de décrire.

Comme tous les replis péritonéaux, le méso-appendice est parfois mince et
transparent. Mais cette disposition est rare chez l'adulte. Le plus souvent, il est
envahi par la graisse qui, en se déposant entre ses deux feuillets, le rend épais,
lourd et opaque.

Au niveau de sa base, le méso-appendice présente un ganglion lymphatique, le
ganglion appendiculaire. Clado considère ce ganglion comme constant; mais il
fait remarquer en même temps qu'il n'est pas toujours isolé et indépendant. On le
voit assez fréquemment se déplacer en dedans pour se loger dans la portion terminale du mésentère, auquel cas il n'est qu'un simple ganglion mésentérique, le dernier ou le plus inférieur de ces ganglions. Il reçoit les lymphatiques de l'appendice.

Chez la femme, le méso-appendice est relié aux organes intra-pelviens par un
petit repli falciforme, qui, partant de sa base, croise les vaisseaux iliaques pour
venir se continuer avec le bord supérieur du ligament large correspondant. Clado,
qui a signalé ce repli sous le nom de *ligament appendiculo-ovarien*, le considère
comme établissant des communications lymphatiques entre l'appendice et l'ovaire.
Pour lui, il serait constant et se rencontrerait même parfois chez l'homme à l'état
de vestige. Lafforgue, moins heureux, ne l'a observé que 17 fois sur les 90 sujets
féminins qu'il a examinés, soit une proportion de 20 p. 100.

b. *Fossettes iléo-cæcales.* — La séreuse péritonéale, en passant de l'intestin grêle
sur le cæcum, forme deux replis spéciaux, lesquels déterminent l'apparition de
deux fossettes : la fossette cæcale supérieure et la fossette cæcale inférieure.

1° La *fossette cæcale supérieure (fossette iléo-cæcale supérieure* de Waldeyer,
de Treves, de Tuffier) occupe la partie antéro-supérieure de l'angle iléo-cæcal
(fig. 80, 8); son ouverture regarde en dedans ; son sommet, dirigé en dehors,
répond à la partie antérieure de la ligne circulaire suivant laquelle se fait l'abouchement de l'iléon dans le cæcum. Elle est circonscrite : 1° en arrière, par le
mésentère d'abord et, au-dessous de lui, par le segment terminal de l'iléon ; 2° en
avant, par un repli péritonéal de forme triangulaire, qui, partant du feuillet droit
du mésentère, se porte en bas et en dehors pour venir se terminer sur le côté
interne du cæcum. Le bord libre de ce repli, concave en dedans, répond à l'artère
iléo-cæcale antérieure et c'est justement cette artère qui, en soulevant le péritoine,
détermine la formation du repli et de la fossette sous-jacente. La fossette cæcale
supérieure, très marquée chez le fœtus et chez le nouveau-né, s'atténue progressivement au fur et à mesure que le sujet avance en âge.

2° La *fossette cæcale inférieure (fossette iléo-cæcale inférieure* de Waldeyer,
de Treves, de Tuffier, *fossette iléo-appendiculaire* de Jonnesco) est située
au-dessous de la précédente, à la partie inférieure de l'angle iléo-cæcal. Pour en
prendre une notion exacte, il est nécessaire de porter l'iléon en haut et d'érigner
en bas l'appendice vermiculaire (fig. 81, 7). Elle est déterminée par la présence

d'un repli péritonéal, le *repli iléo-appendiculaire*, qui prend naissance en haut sur le bord libre de l'iléon et qui vient se fixer en bas sur le côté interne du cæcum et sur le bord supérieur de son appendice vermiculaire. Son bord libre, rectiligne ou semi-lunaire, délimite en avant l'entrée de la fossette.

Considérée à un point de vue purement morphologique, la fossette cæcale infé-

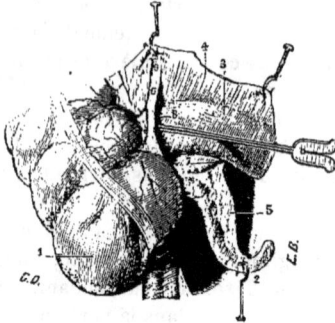

Fig. 80.

Fossette cæcale supérieure.

1, cæcum. — 2, appendice cæcal, érigé en bas. — 3, iléon. — 4, mésentère. — 5, méso-appendice. — 6, repli mésentérico-cæcal. — 7, repli iléo-appendiculaire. — 8, fossette cæcale supérieure. — 9, artère iléo-cæcale antérieure.

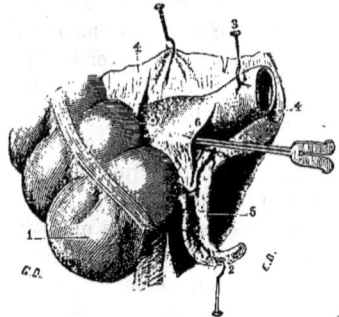

Fig. 81.

Fossette cæcale inférieure.

1, cæcum. — 2, appendice cæcal érigé en bas. — 3, iléon érigé en haut. — 4, mésentère. — 5, méso-appendice. — 6, repli iléo-appendiculaire. — 7, fossette cæcale inférieure ou iléo-appendiculaire. — 8, fossette cæcale supérieure.

rieure a la forme d'une pyramide triangulaire, avec une base, un sommet et trois parois. — Sa *base*, qui n'est autre que l'entrée de la fossette, regarde en bas et à gauche ; elle permet, suivant les cas, l'introduction d'un ou de deux doigts. — Son

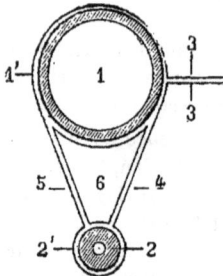

Fig. 82.

Coupe sagittale de la fossette cæcale inférieure, pour montrer son mode de constitution (*schéma*).

1, iléon, avec 1' son revêtement péritonéal. — 2, appendice, avec 2' son péritoine. — 3, 3, mésentère. — 4, méso-appendice. — 5, repli iléo-appendiculaire. — 6, fossette iléo-appendiculaire ou cæcale inférieure.

sommet, dirigé en dehors, répond à la partie inférieure de l'angle iléo-cæcal. — De ses trois *parois* (fig. 82), l'une, supérieure, est formée par la face inférieure de l'iléon ; la deuxième, postérieure, répond au méso-appendice ; la troisième, antérieure, est constituée par le repli iléo-appendiculaire.

Le repli iléo-appendiculaire renferme quelques vaisseaux signalés par Bochdaleck, par Waldeyer, par Tuffier, etc. ; c'est donc à tort que Treves lui donne le nom d'invasculaire. Ces vaisseaux, toutefois, sont toujours de petit calibre et, bien certainement, n'ont aucune influence sur la formation même du repli péritonéal. Luschka, depuis longtemps déjà, avait signalé dans l'épaisseur du repli iléo-appendiculaire la présence d'un certain nombre de fibres musculaires lisses. Toldt, ayant retrouvé ces éléments musculaires chez le fœtus et ayant constaté en outre leur connexion avec la tunique musculeuse de l'intestin, n'hésite pas à considérer le repli en question comme une portion du péritoine iléal, doublée de fibres musculaires, qui, au cours du développement, a été entraîné en bas par l'accroissement du segment basal de l'appendice.

c. *Fossettes rétro-cæcales.* — Indépendamment des deux fossettes cæcales que

nous venons de décrire, fossettes qui sont constantes, on a signalé à la partie
postérieure et supérieure du cæcum, au niveau du point où le péritoine se réfléchit
de la fosse iliaque sur ce dernier organe, une ou deux fossettes en forme du cul-
de-sac dont l'ouverture regarde en bas : ce sont les *fossettes rétro-cæcales*, très
visibles quand le cæcum est renversé en haut. Ces fossettes rétro-cæcales ne sont
pas constantes et, quand elles existent, elles varient beaucoup dans leur nombre et
dans leur profondeur. Leur mode de formation est encore mal élucidé : WALDEYER
les rattache à la migration du cæcum ; TOLDT, dont l'opinion sur ce point est généralement adoptée, les explique par un défaut de coalescence, à leur niveau, de la
paroi postérieure de l'intestin avec la paroi abdominale correspondante.

2° Péritoine du côlon ascendant. — La portion du péritoine qui revêt la paroi
latérale de l'abdomen, en atteignant le côlon ascendant, se relève sur cet organe et
revêt successivement sa face externe, sa face antérieure et sa face interne ; puis, il
s'infléchit en dedans pour s'étaler de nouveau sur la paroi abdominale. La face
postérieure du côlon, respectée comme on le voit par le péritoine, repose directement sur les organes sous-jacents. C'est là ce qu'on pourrait appeler la disposition
ordinaire : on la rencontrerait, d'après les recherches de TREVES, 64 fois sur 100.
Dans les autres cas, 36 p. 100, le péritoine recouvre le côlon sur tout son pourtour,
excepté en arrière, où il s'adosse à lui-même pour former un court repli, le
mésocôlon ascendant, qui va se fixer d'autre part à la région lombaire.

On trouve écrit dans certains livres que les rapports du péritoine avec le côlon
ascendant sont différents suivant que celui-ci est vide ou distendu. A l'état de
vacuité, le côlon, revenu sur lui-même et réduit à son calibre minimum, serait
presque toujours rattaché à la paroi abdominale postérieure par un repli de la
séreuse. Mais, en passant de cet état de vacuité à l'état de distension, il écarterait
graduellement les deux lames de ces replis, le ferait ainsi disparaître et entrerait
alors immédiatement en contact avec les organes sous-jacents. Enfin, à l'état de
surdistension, toute la moitié postérieure du cylindre intestinal serait dépourvue
de membrane séreuse : cette dernière se contenterait de passer au-devant de lui
et appliquerait sa partie postérieure contre la région lombaire.

Je ne puis accepter une pareille manière de voir, qui est en opposition formelle
avec les données de l'expérimentation. Sur un sujet dont le côlon ascendant était
entièrement vide et possédait un mésocôlon d'une longueur moyenne de 15 à
20 millimètres, j'ai placé deux ligatures : l'une à sa partie supérieure, un peu
au-dessous du coude par lequel le côlon ascendant se continue avec le côlon
transverse ; l'autre à sa partie inférieure, immédiatement au-dessus du cæcum.
Puis, dans cette portion du gros intestin ainsi isolée, j'ai introduit de l'air à l'aide
d'un insufflateur. Au fur et à mesure que l'air pénétrait, j'ai vu le côlon augmenter
graduellement de volume, ses parois se tendre et s'amincir ; mais, malgré cette
distension que j'ai poussée jusqu'à la rupture, le mésocôlon n'en a pas moins
persisté avec ses dimensions initiales et, conséquemment, la portion de l'intestin
sur laquelle il était implanté ne s'est nullement mise en contact avec la paroi
abdominale. J'ai répété cette expérience plusieurs fois, non seulement sur le côlon
ascendant, mais sur les autres segments du gros intestin et j'ai toujours obtenu les
mêmes résultats. Je me crois donc autorisé à conclure que le mésocôlon ascendant
(et on peut en dire autant de tous les méso) est entièrement fixe, c'est-à-dire que
son existence et ses dimensions ne sont nullement subordonnées à l'état de réplétion
ou de vacuité de la portion du tube digestif à laquelle il appartient.

3° Péritoine du côlon transverse. — Nous verrons plus tard, en étudiant le péritoine dans son ensemble, que le grand épiploon ou épiploon gastro-colique, qui se détache du bord inférieur de l'estomac, se porte ensuite sur le bord antérieur du côlon transverse. Là, il se divise en deux feuillets, qui recouvrent, l'un la face supérieure, l'autre la face inférieure du côlon transverse. Ces deux feuillets, arrivés au niveau du bord postérieur de l'organe, s'accolent de nouveau et forment un large repli qui, sous le nom de *mésocôlon transverse*, rattache l'arc du côlon à la paroi postérieure de l'abdomen.

L'insertion postérieure du mésocôlon transverse se fait suivant une ligne qui s'étend du rein droit au rein gauche, en passant au niveau du bord inférieur du pancréas. Assez régulièrement horizontale dans sa moitié droite, elle est obliquement ascendante dans sa moitié gauche, d'où il résulte que l'extrémité splénique du méso est plus élevée que son extrémité hépatique.

A chacune de ses extrémités, au moment où il va se continuer d'une part avec le mésocôlon ascendant et d'autre part avec le mésocôlon descendant, le mésocôlon transverse donne naissance à deux petits replis triangulaires, comme lui disposés horizontalement, qui se portent vers la paroi latérale de l'abdomen et s'y attachent en se continuant à ce niveau avec le péritoine pariétal. De ces deux replis, celui qui est situé à droite est en rapport avec le foie, d'où le nom de *sustentaculum hepatis* que lui donnent certains anatomistes ; sur celui du côté gauche (*ligament phréno-colique* de quelques auteurs) repose l'extrémité inférieure de la rate.

La hauteur du mésocôlon transverse, c'est-à-dire la distance qui sépare son bord antérieur ou bord libre de son bord postérieur ou bord adhérent, varie suivant les points où on l'examine. Très faible et même à peu près nulle à ses deux extrémités, elle augmente graduellement en allant vers la ligne médiane où elle présente ses plus grandes dimensions. Il résulte d'une pareille disposition que, de toutes les parties du côlon transverse, la partie moyenne est de beaucoup la plus mobile : c'est elle que l'on voit assez fréquemment s'infléchir en bas et descendre jusqu'à l'ombilic ou même beaucoup plus bas, jusqu'au voisinage de la symphyse pubienne.

4° Péritoine du côlon descendant. — Sur le côlon descendant, le péritoine se comporte de la même façon que sur le côlon ascendant : il se contente de passer au-devant de lui en respectant sa partie postérieure qui s'applique alors directement contre la paroi abdominale ; ou bien il lui forme un court méso, le *mésocôlon descendant*. Ici, comme pour le côlon ascendant, la première de ces dispositions est la plus commune. Le mésocôlon descendant est même un peu plus rare que le mésocôlon ascendant : Treves, en effet, sur 100 sujets examinés ne l'a rencontré que sur 26, tandis que le mésocôlon ascendant existait sur 36.

5° Péritoine du côlon ilio-pelvien. — La première portion du côlon ilio-pelvien, celle qui s'étend de la crête iliaque au bord externe du psoas, ne diffère pas, en ce qui concerne ses rapports avec le péritoine, du côlon descendant auquel il fait suite et l'on comprend parfaitement que certains anatomistes aient agrandi le côlon descendant en lui incorporant cette portion du côlon iliaque. Sur toutes les autres portions du côlon ilio-pelvien, le péritoine se comporte absolument de la même façon que sur l'intestin grêle : il revêt successivement sa face supérieure, son bord antérieur, sa face inférieure et, s'adossant à lui-même au niveau du bord postérieur, il forme un long et large repli, le *mésocôlon ilio-pelvien* ou *sigmoïde*, qui vient se fixer d'autre part à la paroi postérieure de la cavité abdomino-pelvienne.

Le mésocôlon ilio-pelvien, très court au niveau de son origine dans la fosse iliaque gauche, s'allonge ensuite graduellement, de façon à atteindre son maximum de développement à la partie moyenne de l'anse pelvienne. Puis, il diminue peu à peu en se rapprochant du rectum, devient de nouveau très court au voisinage de cet organe et se termine au niveau de la troisième vertèbre sacrée.

— Son insertion viscérale répond au bord postérieur du côlon ilio-pelvien, dont elle partage naturellement la mobilité et les rapports. — Son insertion pariétale, très irrégulière, mais entièrement fixe, est représentée par une ligne plusieurs fois coudée qui s'étend de la fosse iliaque gauche à la concavité du sacrum (fig. 83,6). Cette ligne, partie du bord externe du psoas, croise tout d'abord de gauche à droite la face antérieure de ce muscle ; puis, se redressant et suivant son bord interne, elle se porte obliquement de bas en haut et de dehors en dedans. Elle remonte ainsi jusqu'à la hauteur de la quatrième ou même de la cinquième vertèbre lombaire.

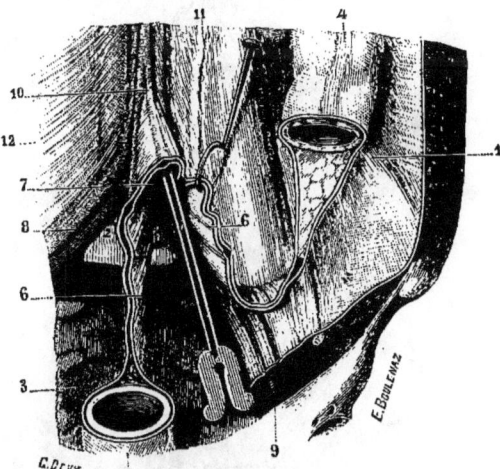

Fig. 83.

Insertion pariétale du mésocôlon ilio-pelvien.

1, crête iliaque. — 2, cinquième lombaire. — 3, troisième vertèbre sacrée. — 4, côlon descendant, sectionné à son extrémité inférieure. — 5, rectum, sectionné à son extrémité supérieure. — 6, mésocôlon ilio-pelvien. — 7, fossette intersigmoïde. — 8, vaisseaux iliaques primitifs. — 9, vaisseaux iliaques externes. — 10, artères sigmoïdes. — 11, uretère gauche. — 12, feuillet inférieur ou gauche du mésentère.

S'infléchissant alors en bas et en dedans, elle croise successivement l'artère iliaque primitive gauche et le flanc gauche de la cinquième lombaire, atteint le plan médian au niveau de l'angle sacro-vertébral et descend alors, en suivant ce plan médian, jusqu'à la troisième vertèbre sacrée où finit le repli péritonéal.

Fossette intersigmoïde. — Lorsqu'on renverse en haut le côlon ilio-pelvien et son mésentère (fig. 84), on constate au niveau de l'artère iliaque primitive gauche, un peu au-dessus de sa bifurcation, l'existence d'un orifice circulaire dont le diamètre varie ordinairement de 10 à 15 millimètres. Cet orifice nous conduit dans une cavité en forme de cul-de-sac ou d'entonnoir : c'est la *fossette intersigmoïde*, signalée depuis longtemps par HENSNIG et par ROSER, décrite à nouveau dans ces derniers temps par TREITZ, WALDEYER, TREVES, TOLDT, JONNESCO, ROGIE, etc. Son ouverture regarde en bas et un peu à gauche. Elle est ordinairement située au niveau même de l'insertion pariétale du mésocôlon ; plus rarement, on la voit s'écarter de ce bord pour se rapprocher plus ou moins de l'intestin. Elle est délimitée en haut par le feuillet postérieur du mésocôlon ilio-pelvien, en bas par un repli semi-lunaire à concavité dirigée en haut, qui est une dépendance du péritoine pariétal.

L'espèce d'entonnoir qui fait suite à cet orifice et qui constitue notre fossette intersigmoïde se dirige obliquement de bas en haut et de gauche à droite, en suivant par conséquent la même direction que l'artère iliaque primitive gauche. Il est situé, non pas entre les deux feuillets du mésocôlon ilio-pelvien, comme l'écrivent à tort certains auteurs, mais entre ce méso et la paroi abdominale. Sa

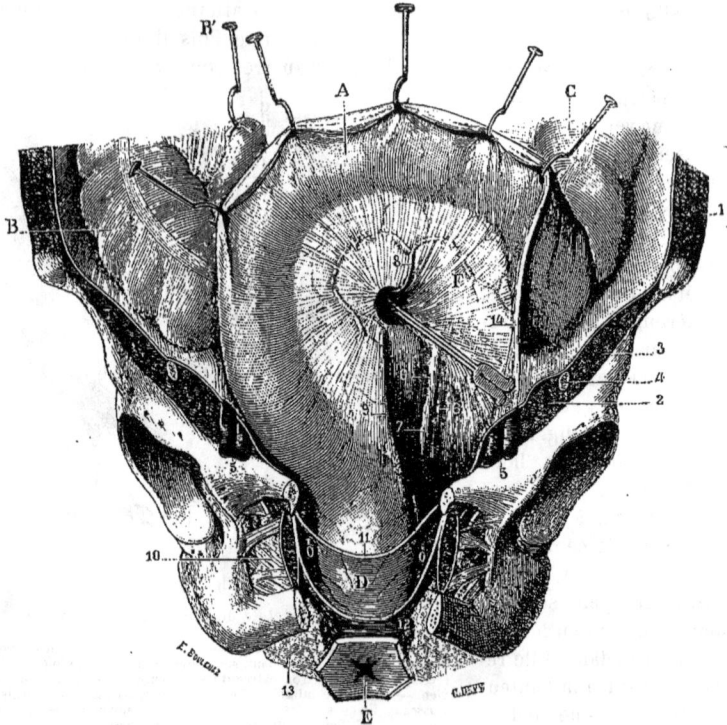

Fig. 84.

La fossette intersigmoïde.

(Les branches ischio-pubienne et horizontale du pubis ont été réséquées vers leur partie moyenne, la vessie enlevée ; le côlon ilio-pelvien a été érigé et étalé en haut de manière à montrer le feuillet postérieur de son méso ; une sonde cannelée est enfoncée dans la fossette intersigmoïde.)

A, côlon ilio-pelvien. — B, cæcum ; B', portion terminale de l'intestin grêle. — C, côlon descendant. — D, première portion du rectum (deuxième portion des auteurs). — E, orifice anal. — F, mésocôlon ilio-pelvien, vu par son feuillet postérieur.

1, paroi abdominale. — 2, muscle psoas. — 3, muscle iliaque. — 4, nerf crural. — 5, vaisseaux iliaques externes. — 6, vaisseaux hypogastriques gauches. — 7, uretère gauche, sectionné en bas sur le côté du rectum. — 8, artères sigmoïdes. — 9, portion terminale de la mésentérique inférieure. — 10, membrane obturatrice et muscle obturateur interne, coupés verticalement dans leur portion interne. — 11, coupe du péritoine au niveau du cul-de-sac vésico-rectal. — 12, muscles releveur et sphincter externe de l'anus. — 13, tissu cellulo-graisseux de la fosse ischio-rectale. — 14, repli du péritoine fixant le côlon pelvien au détroit supérieur du bassin.

profondeur varie beaucoup suivant les sujets : elle est habituellement de 5 ou 6 centimètres ; mais elle peut dépasser de beaucoup ce chiffre et l'on a signalé des cas où le sommet de la fossette remontait jusqu'à la troisième portion du duodénum.

L'orifice d'entrée de la fossette intersigmoïde est pour ainsi dire entouré par une couronne d'artères. Au-dessous de lui, se trouve l'artère iliaque primitive ou ses deux branches de bifurcation ; au-dessus, l'artère hémorrhoïdale supérieure qui descend vers le rectum et les trois artères, dites sigmoïdes, qui se distribuent au côlon ilio-pelvien. C'est à la présence de ces derniers vaisseaux que serait due, d'après Waldeyer et Treves, la formation de la fossette intersigmoïde. Pour Toldt (et Rogie et Pérignon se rangent à sa manière de voir) cette fossette résulterait d'un défaut de coalescence, à son niveau, du mésentère primitif avec le péritoine pariétal.

6° **Péritoine rectal.** — Le péritoine n'est en relation qu'avec la moitié supérieure de la première portion du rectum. Il revêt tout d'abord sa face antérieure, puis ses deux faces latérales.

La ligne de séparation entre la portion péritonéale du rectum et sa portion extra-péritonéale, autrement dit la ligne suivant laquelle se réfléchit la membrane séreuse en abandonnant le rectum pour se porter sur les organes voisins, est, de chaque côté, une ligne oblique de bas en haut et d'avant en arrière : elle représente dans son ensemble une sorte de fer à cheval dont les deux extrémités, très rapprochées l'une de l'autre, remontent jusqu'à la troisième vertèbre sacrée ou, ce qui revient au même, jusqu'à la terminaison du mésocôlon ilio-pelvien (fig. 85).

Des faces latérales du rectum, le péritoine se réfléchit sur les parois du bassin ; de sa face antérieure, il se jette, comme cela a été déjà dit plus haut, sur la vessie chez l'homme, sur le vagin et l'utérus chez la femme, en formant les culs-de-sac recto-vésical et recto-vaginal. Nous savons encore que ces deux culs-de-sac sont situés l'un et l'autre à 6 ou 7 centimètres au-dessus de l'anus.

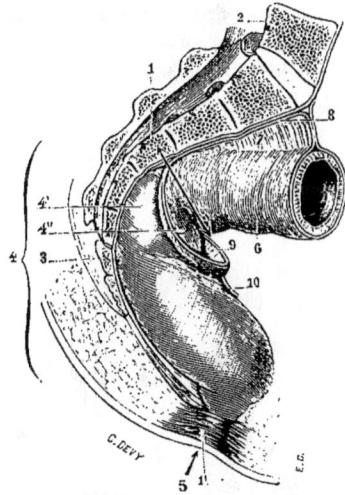

Fig. 85.

Péritoine rectal (*demi-schématique*).

1, troisième vertèbre sacrée. — 2, cinquième vertèbre lombaire. — 3, coccyx. — 4, rectum avec 4' sa portion péritonéale, 4" sa portion extra-péritonéale. — 5, anus. — 6, portion terminale ou prérectale du côlon ilio-pelvien. — 7, portion terminale du mésocôlon ilio-pelvien. — 8, péritoine pariétal. — 9, cul-de-sac recto-vésical. — 10, insertion supérieure de l'aponévrose prostato-péritonéale. — 11, sphincter externe.

B. — TUNIQUE MUSCULEUSE

La tunique musculeuse du gros intestin comprend, comme celle de l'intestin grêle, deux ordres de fibres qui sont réciproquement perpendiculaires : des fibres superficielles ou longitudinales et des fibres profondes ou circulaires.

1° **Fibres longitudinales.** — Les fibres longitudinales se disposent, comme l'indique leur nom, parallèlement au grand axe de l'intestin. Mais, au lieu de former un plan continu comme sur l'intestin grêle, elles se groupent en trois bandelettes que nous avons déjà mentionnées (p. 113) à propos de la conformation extérieure du gros intestin. Nous nous contenterons de rappeler ici que ces trois bandelettes prennent naissance à la base de l'appendice cæcal et qu'elles divergent immédiatement (fig. 68) pour venir occuper les positions suivantes : 1° sur le cæcum et sur le côlon ascendant, l'une est antérieure, la deuxième postéro-interne, la troisième postéro-externe ; 2° sur le côlon transverse, l'antérieure devient supérieure, tandis que les deux autres deviennent inférieures ; 3° sur le côlon descendant, elles reprennent toutes les trois la situation qu'elles avaient sur le côlon ascendant ;

4° elles occupent la même position sur le côlon ilio-pelvien, avec cette variante qu'elles s'élargissent et se rapprochent ainsi les unes des autres; les deux bandelettes postérieures finissent même par se confondre, de telle sorte que, sur la portion prérectale du côlon, on n'observe plus que deux bandelettes, l'une antérieure, l'autre postérieure ; 5° sur le rectum, enfin, les deux bandelettes antérieure et postérieure arrivent même au contact l'une de l'autre, et les fibres longitudinales alors ne forment plus qu'une seule couche, occupant tout le pourtour de l'intestin ; il convient d'ajouter, cependant, que sur les parties latérales du rectum la couche des fibres longitudinales est un peu plus mince que sur les faces antérieure et postérieure.

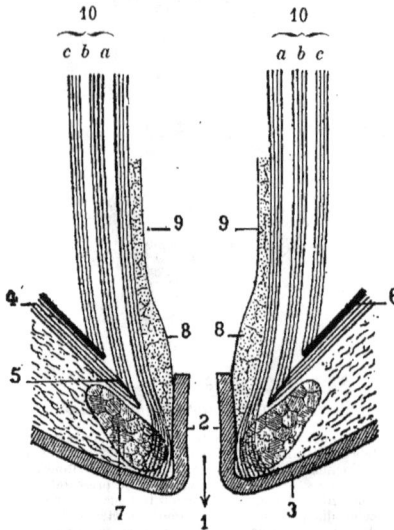

Fig. 86.

Schéma montrant, sur une coupe verticotransversale, le mode de terminaison des fibres longitudinales du rectum.

1, anus. — 2, muqueuse rectale. — 3, peau du périnée. — 4, releveur de l'anus. — 5, lame conjonctive, sur laquelle s'insère ce muscle. — 6, aponévrose périnéale supérieure. — 7, sphincter externe. — 8, sphincter interne. — 9, fibres circulaires du rectum. — 10, fibres longitudinales, avec : a, fibres internes ; b, fibres moyennes ; c, fibres externes.

Arrivées à la partie inférieure du rectum, les fibres longitudinales se divisent en trois groupes : un groupe superficiel, un groupe moyen et un groupe profond (fig. 86). — Les *fibres superficielles* (c) se terminent, latéralement, sur l'aponévrose périnéale supérieure qui, de ce fait, se trouve étroitement unie au rectum. En arrière, elles s'infléchissent de bas en haut et, suivant un trajet récurrent, elles viennent se fixer en partie sur le sommet du sacrum, en partie sur la face antérieure du coccyx : l'ensemble de ces fibres postérieures constitue ce qu'on est convenu d'appeler le *faisceau rétracteur de l'anus*. — Les *fibres moyennes* se terminent différemment en avant et sur les côtés : en avant, elles se perdent sur l'aponévrose latérale de la prostate ; sur les côtés, elles viennent se fixer sur la face interne d'une lame conjonctive ou fibreuse, qui par sa face opposée donne naissance aux faisceaux correspondants du releveur de l'anus. Si par la pensée on fait abstraction de cette lame et si on suppose que les fibres longitudinales du rectum se continuent bout à bout avec celles du releveur, on voit que ces deux ordres de fibres, ainsi réunies, forment de longues anses à concavité dirigée en haut, se terminant par l'une de leurs extrémités sur le rectum et par l'autre sur la paroi pelvienne. — Les *fibres profondes*, enfin, descendent jusqu'à l'anus, les unes en passant entre le sphincter interne et le sphincter externe, les autres en traversant de haut en bas ce dernier muscle. Finalement, les unes et les autres viennent se fixer à la face profonde de la peau qui entoure l'anus.

D'après LAIMER, toutes les fibres longitudinales du rectum ne descendent pas jusqu'à l'extrémité inférieure de cet organe. Chemin faisant, un certain nombre d'entre elles pénétreraient dans la couche des fibres circulaires pour se continuer avec ces dernières. Comme compensation, de la couche des fibres circulaires se détacheraient des fibres qui, changeant de direction, se mêleraient aux fibres longitudinales et descendraient avec elles jusqu'à l'anus.

2° Fibres circulaires. — Les fibres circulaires du gros intestin se disposent de la même façon que sur l'intestin grêle : elles forment un plan continu qui, d'une part, embrasse toute la circonférence de l'intestin et, d'autre part, s'étend sur toute sa longueur. Ce plan est excessivement mince, beaucoup plus mince que celui des fibres longitudinales, et les fibres qui le constituent sont extrêmement pâles.

Sur le rectum, la couche des fibres circulaires présente cette particularité que son développement n'est pas uniforme. C'est ainsi qu'au niveau de l'ampoule rectale elle est plus mince que partout ailleurs.

Au-dessous de l'ampoule, elle s'épaissit graduelle-ment jusqu'à l'anus en formant, tout autour de cet orifice, une sorte d'anneau musculaire, connu sous le nom de *sphincter interne* (fig. 87, 10). Le sphincter interne, concentrique au sphincter externe qui est situé en dehors de lui, mesure de 3 à 6 millimètres d'épaisseur. En bas, il se ter-mine exactement à la ligne d'union de la mu-queuse rectale avec la peau du périnée. En haut, il se fusionne sans ligne de démarcation bien nette avec les derniers faisceaux musculaires de l'am-poule. Sa hauteur est de 4 ou 5 centimètres.

O'Beirne a décrit sous le nom de *sphincter supérieur* un nouvel épaississement des fibres circulaires du rectum, qui serait placé immédia-tement au-dessus de l'ampoule rectale et qui aurait pour attributions de retenir les matières fécales accumulées dans le côlon ilio-pelvien. De son côté, Nélaton a appelé l'attention sur un troi-sième sphincter, le *sphincter de Nélaton*, qui serait situé au niveau de la base de la prostate, à 8 ou 10 centimètres au-dessus de l'anus par conséquent. Ce dernier faisceau n'est pas cons-tant et, quand il existe, il n'occupe ordinaire-ment qu'une portion de la circonférence du rec-tum. De plus, son épaisseur n'excède pas 2 ou 3 millimètres, sa hauteur 10 à 12 millimètres. Il n'a pas plus d'importance que le faisceau décrit par O'Beirne : l'un et l'autre ne méritent en rien, pas plus par leur fonction que par leur disposition anatomique, le nom de sphincter qu'on leur a donné et que leur donnent encore certains anatomistes.

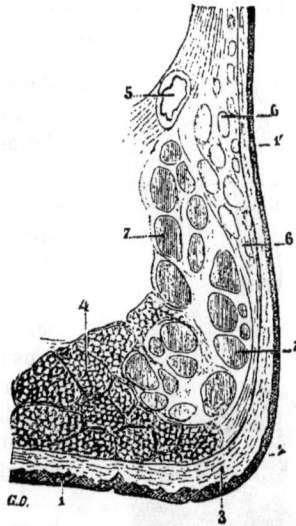

Fig. 87.

Coupe sagittale du rectum au niveau de l'anus, pour montrer la dispo-sition des sphincters (segment droit de la coupe).

1, épiderme. — 1', épithélium. — 2, limite de séparation de la peau et de la muqueuse. — 3, derme. — 4, tissu graisseux. — 5, une artère. — 6, fibres lisses, formant le sphincter interne. — 7, fibres striées, formant le sphincter externe.

C. — TUNIQUE CELLULEUSE

La tunique celluleuse du gros intestin présente la même disposition et la même structure que celle de l'intestin grêle (p. 98). Il est inutile d'y revenir ici.

D. — TUNIQUE MUQUEUSE

1° Aspect extérieur. — La tunique muqueuse du gros intestin revêt une colo-ration blanc cendré. Elle est à la fois plus épaisse et plus résistante que celle de l'intestin grêle. Comme cette dernière, elle forme, à l'état de vacuité de l'intestin, un certain nombre de plis irréguliers qui s'effacent par la distension. Elle nous offre à considérer, du reste, deux surfaces, l'une externe, l'autre interne :

a. La *surface externe* ou *adhérente* répond à la tunique celluleuse, à laquelle elle est unie par les vaisseaux et les nerfs que lui envoie cette dernière.

b. La *surface interne* ou *libre* ne présente plus aucune trace de ces valvules conniventes ou de ces villosités, qui sont si multipliées dans l'intestin grêle. Les plaques de Peyer ont également disparu ; mais les follicules clos persistent. Cette surface, examinée à la loupe, nous apparaît comme criblée d'orifices circulaires, qui ne sont ici, comme sur la surface interne de l'estomac et de l'intestin grêle, que des orifices glandulaires.

2° **Structure.** — Considérée au point de vue de sa structure, la muqueuse du gros intestin nous présente un épithélium, un chorion et des glandes.

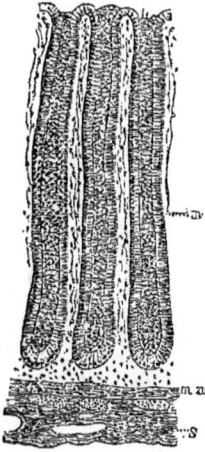

Fig. 88.

Coupe verticale de la membrane muqueuse du gros intestin du chien (KLEIN).

m, tunique muqueuse, contenant les glandes de Lieberkühn placées côte à côte ; chaque glande est recouverte d'une couche d'épithélium prismatique. — *mm*, muscularis mucosæ. — *s*, tunique celluleuse.

a. Epithélium. — L'épithélium est semblable à celui de la muqueuse de l'intestin grêle : les cellules sont terminées, du côté de la lumière du canal, par un plateau strié.

b. Chorion. — Le chorion de la muqueuse est constitué par du tissu lymphoïde dont la trame est plus serrée que dans l'intestin grêle. Comme dépendances, on trouve des follicules clos isolés, dont la saillie est moins considérable que dans l'intestin grêle. A leur niveau, la muqueuse se déprime légèrement, ce qui les a fait considérer comme des glandes acineuses à canal excréteur débouchant aux centres de ces dépressions. Ils sont plus nombreux dans le cæcum et, dans l'appendice cæcal, ils forment une couche presque continue (fig. 72, 7).

Le chorion muqueux est séparé de la couche sous-muqueuse par une couche musculaire, la *muscularis mucosæ,* dont les caractères sont analogues à ceux de la couche homonyme de l'intestin grêle. Ici encore, elle envoie des fibres dans la muqueuse entre les glandes.

c. Glandes. — Les glandes de la muqueuse du gros intestin sont très abondantes. Ce sont des glandes de Lieberkühn analogues à celles de l'intestin grêle, mais plus longues. Elles contiennent un épithélium prismatique mêlé de nombreuses cellules mucipares. Chez quelques espèces animales, toutes les cellules sont des cellules muqueuses.

3° **Particularités de la muqueuse rectale.** — La muqueuse du rectum, tout en présentant les caractères généraux de la muqueuse du gros intestin, se distingue de celle qui revêt le cæcum et le côlon par les quelques particularités suivantes : 1° par les replis semi-lunaires décrits plus haut, les *valvules semi-lunaires du rectum,* que l'on rencontre sur sa partie inférieure immédiatement au-dessus de l'anus ; 2° par le développement plus considérable de ses glandes en tube ; 3° par son adhérence à la tunique musculeuse, qui est beaucoup moindre, surtout dans le quart inférieur de l'organe où les deux tuniques ne sont reliées l'une à l'autre que par une couche de tissu cellulaire lâche ; 4° enfin, par le développement tout spécial de son système veineux (voy. le paragraphe suivant, p. 150).

§ III. — VAISSEAUX ET NERFS

1° **Artères.** — Les artères du gros intestin présentent la même disposition générale que sur l'intestin grêle. Issues des arcades que forment les branches des deux mésentériques, elles abordent l'intestin par son bord postérieur et, se répandant ensuite sur ses deux faces, elles se divisent et se subdivisent, en formant au-dessous du péritoine un riche réseau dont les rameaux deviennent de plus en plus fins au fur et à mesure qu'on se rapproche du bord antérieur. Au niveau de ce bord antérieur, le réseau de l'une des deux faces de l'intestin entre en relation avec celui de la face opposée, soit par la continuité même des dernières mailles des deux réseaux, soit par des rameaux anastomotiques d'un plus fort calibre.

Du réseau sous-péritonéal partent ensuite deux sortes de rameaux, les uns externes, les autres internes. — Les *rameaux externes*, extrêmement grêles, se distribuent au péritoine. — Les *rameaux internes*, plus importants, traversent la tunique musculeuse à laquelle ils abandonnent un certain nombre d'artérioles, arrivent dans la tunique celluleuse, y forment un nouveau réseau et finalement se perdent dans la tunique muqueuse.

Voyons maintenant quelle est, pour chacun des segments du gros intestin, la provenance de ses artères.

A. ARTÈRES DU CÆCUM ET DE SON APPENDICE. — Les artères destinées au cæcum et à son appendice proviennent de la terminaison de la mésentérique supérieure,

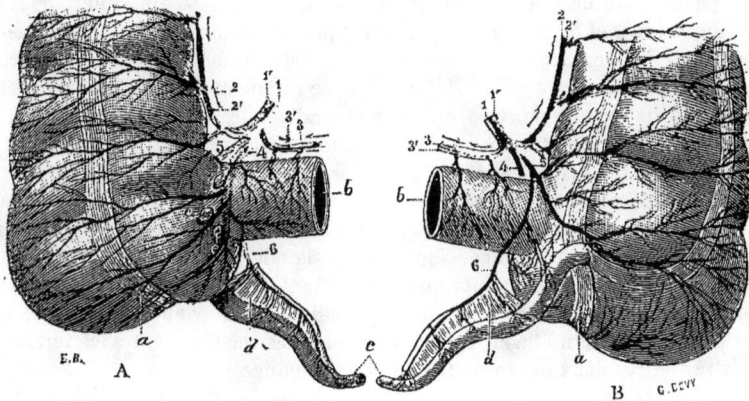

Fig. 89.

Circulation du cæcum et de son appendice : A, vue antérieure ; B, vue postérieure.

a, cæcum. — *b*, iléon. — *c*, appendice vermiculaire. — *d*, méso-appendice. — *e*, petits ganglions, situés dans le repli iléo-cæcal antérieur. — 1, artère mésentérique supérieure. — 2, rameau colique, allant s'anastomoser avec le rameau descendant de la colique droite inférieure. — 3, rameau iléal, allant s'anastomoser avec le dernier rameau de l'intestin grêle. — 4, artère et veine iléo-cæcales antérieures. — 5, artère et veine iléo-cæcales postérieures. — 6, artère et veines appendiculaires. — 1', 2', 3', veines homonymes satellites des artères précitées.

laquelle est remplacée quelquefois (dans les cas où elle se termine très haut) par la branche descendante de la colique droite inférieure, l'*iléo-colique* de quelques

auteurs. La branche terminale de la mésentérique supérieure est située, comme
on le sait, dans l'angle à sinus supéro-interne que forment en s'unissant l'un à
l'autre l'iléon et le cæcum. Un peu au-dessus de l'abouchement iléo-cæcal, elle
se divise en quatre branches, savoir : l'artère iléo-cæcale antérieure, l'artère iléo-
cæcale postérieure, l'artère iléale et l'artère appendiculaire (fig. 89, A et B).

1° L'*artère iléo-cæcale antérieure* (4) se porte obliquement en avant, en dehors
et en bas. Elle croise tout d'abord la face antérieure de l'iléon, auquel elle abandonne quelques fins rameaux. Puis, elle descend sur la face antérieure du cæcum,
qu'elle recouvre de ses ramifications divergentes. En passant au-devant de l'iléon,
l'artère iléo-cæcale antérieure n'est pas exactement située dans le sillon circulaire
qui marque l'abouchement iléo-cæcal, mais un peu en dedans de ce sillon. C'est
à ce niveau, ne l'oublions pas, que le vaisseau soulève le péritoine et détermine
ainsi la formation de ce repli, longuement décrit ci-dessus (p. 137), en arrière
duquel se trouve la fossette cæcale antérieure.

2° L'*artère iléo-cæcale postérieure* (5) se dirige obliquement en bas et en dehors,
comme l'antérieure. Elle diffère de cette dernière en ce qu'elle s'applique directement contre la face postérieure du cæcum, sans former aucun repli péritonéal.
Après avoir fourni quelques fins rameaux à l'iléon, elle se ramifie sur la face postérieure du cæcum.

3° L'*artère iléale* (3), se portant en dedans, longe le bord mésentérique de
l'iléon et s'anastomose bientôt à plein canal avec la dernière des artères de l'intestin grêle, en formant une arcade à concavité dirigée en haut. De la convexité de
cette arcade, naissent de nombreux rameaux qui se jettent sur les deux faces
antérieure et postérieure de la portion précæcale de l'iléon.

4° L'*artère appendiculaire* (6) descend en arrière de l'angle iléo-cæcal, croise
la face postérieure de l'iléon et s'engage alors dans le méso-appendice, dont elle
suit le bord libre et qu'elle accompagne jusqu'à sa terminaison. Chemin faisant,
elle jette sur l'appendice un certain nombre de fins rameaux qui, se comportant
absolument comme les artères intestinales, se ramifient sur ses deux faces et se
terminent dans ses parois. Ces rameaux appendiculaires sont ordinairement au
nombre de trois ou quatre, mais il n'en existe parfois que deux, comme aussi on
peut en rencontrer jusqu'à sept ou huit : leur nombre me paraît varier avec la
longueur même de l'appendice. L'artère appendiculaire est le plus souvent une
artère indépendante, je veux dire qu'elle ne s'anastomose, au cours de son trajet,
avec aucune artère du voisinage. Nous devons signaler cependant l'existence assez
fréquente d'un rameau anastomotique qui, partant de la convexité de cette artère,
remonte dans l'épaisseur du repli iléo-appendiculaire et vient se terminer, soit
sur le cæcum, soit sur l'iléon, établissant ainsi des relations entre les territoires
vasculaires de ces deux organes et celui de l'appendice.

B. ARTÈRES DU CÔLON. — Le côlon reçoit ses principales artères des deux mésentériques. — La *mésentérique supérieure*, par ses trois branches coliques droites, se
distribue au côlon ascendant et à la moitié droite du côlon transverse (voy. ANGÉIO-
LOGIE). — La *mésentérique inférieure*, par ses trois coliques gauches, irrigue
la moitié gauche du côlon transverse, le côlon descendant et le côlon ilio-pelvien
(voy. ANGÉIOLOGIE). Cette dernière portion du gros intestin reçoit habituellement
trois branches, que l'on désigne, d'après leur situation, en artère sigmoïde gauche,
artère sigmoïde moyenne et artère sigmoïde droite.

Indépendamment des artères que lui apportent les deux mésentériques, le côlon transverse reçoit, à sa partie moyenne et par son bord antérieur, un certain nombre de rameaux, à la fois très longs et très grêles, qui se détachent des artères gastro-épiploïques au niveau de la grande courbure de l'estomac, et qui lui arrivent en suivant l'épaisseur du grand épiploon.

C. Artères du rectum. — Les réseaux vasculaires du rectum sont alimentés par trois artères paires et symétriques, les hémorrhoïdales supérieures, les hémorrhoïdales moyennes et les hémorrhoïdales inférieures. A ces trois artères, artères principales, il convient d'ajouter quelques fins rameaux qui, de l'artère sacrée moyenne, se rendent à la paroi postérieure du rectum.

1° Les *artères hémorrhoïdales supérieures*, branches de bifurcation de la mésentérique inférieure, s'étendent de l'extrémité supérieure du rectum à son extrémité inférieure. Situées tout d'abord à la partie postérieure de l'organe, elles le contournent obliquement de façon à occuper successivement sa face latérale et sa face antérieure. Chemin faisant, elles abandonnent un grand nombre de collatérales qui se ramifient, les unes sur la face antérieure du rectum, les autres sur sa face postérieure. — Ces collatérales, tantôt rectilignes, tantôt plus ou moins flexueuses, affectent pour la plupart une direction longitudinale ou légèrement oblique ; mais il n'est pas rare d'en rencontrer, surtout dans la région médiane, qui suivent un trajet nettement transversal ou même récurrent. Elles s'anastomosent fréquemment entre elles, comme nous le montre la figure ci-contre (fig. 90) : il existe ordinairement sur la face antérieure du rectum, deux ou trois anastomoses, à direction plus ou moins transversale, qui relient l'hémorrhoïdale supérieure d'un côté à celle du côté opposé. — J'ai vu plusieurs fois la mésentérique inférieure se prolonger jusqu'au voisinage de l'anus, sous la forme d'une toute petite artériole, qui cheminait, le long de la ligne médiane, sur la face postérieure du rectum. Dans ces cas, on le conçoit, les deux hémorrhoïdales inférieures n'étaient, malgré leur développement, que de simples collatérales de la mésentérique inférieure.

2° Les *artères hémorrhoïdales moyennes* proviennent de l'iliaque interne. Très variables en volume, elles sont surtout destinées à la prostate et aux vésicules séminales. Elles se contentent de jeter sur la portion du rectum qui répond à ces deux organes un certain nombre de rameaux toujours peu nombreux et fort grêles.

3° Les *artères hémorrhoïdales inférieures*, branches de la honteuse interne, se

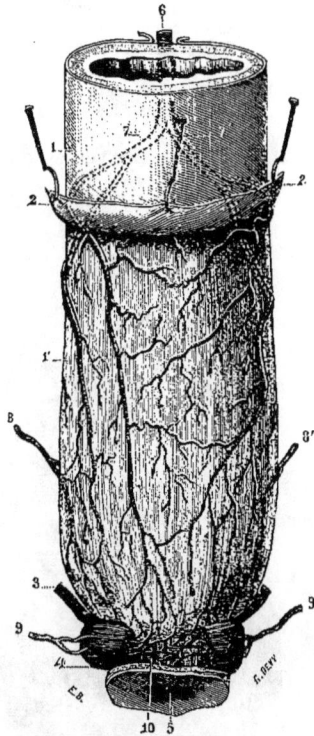

Fig. 90.

Les artères du rectum, vues sur la face antérieure de l'organe.

1 et 1', portion péritonéale et portion extra-péritonéale du rectum. — 2, péritoine, relevé au niveau du cul-de-sac vésico-rectal. — 3, releveur de l'anus. — 4, sphincter externe, réséqué à sa partie moyenne. — 5, anus. — 6, portion terminale de la mésentérique inférieure. — 7, 7', artères hémorrhoïdales supérieures. — 8, 8' artères hémorrhoïdales moyennes. — 9, 9', artères hémorrhoïdales inférieures. — 10, anastomoses sous-sphinctériennes de ces différentes artères.

distribuent à la partie tout inférieure du rectum, aux sphincters interne et externe, à la peau de l'anus et à la masse cellulo-adipeuse sous-jacente

De ces différentes artères, les hémorrhoïdales supérieures sont de beaucoup les plus importantes : ce sont les vraies artères du rectum. Les hémorrhoïdales moyennes et inférieures ne sont que des vaisseaux accessoires qui se rendent à la portion sphinctérienne. Toutefois, comme elles s'anastomosent largement avec les précédentes, elles peuvent au besoin les suppléer.

D'après les recherches de KONSTANTINOWITSCH (*St-Petersb. med. Zeitschrift*, 1872), les hémorrhoïdales supérieures se distribuent aux trois tuniques du rectum pour les portions ampullaire et sus-ampullaire. Mais, au-dessous de l'ampoule, elles n'irriguent plus que la tunique muqueuse. L'appareil musculaire, à ce niveau, reçoit ses vaisseaux des autres artères rectales : les hémorrhoïdales moyennes se rendent surtout à la partie antérieure ; les hémorrhoïdales inférieures aux parties latérales ; les sacrées moyennes, à la partie postérieure.

2° Veines. — Les veines du gros intestin tirent leur origine, comme celles du grêle, de la tunique muqueuse et de la tunique musculeuse. Elles se réunissent, au-dessous du péritoine, en un riche réseau dont les mailles irrégulières recouvrent les deux faces de l'intestin. Les rameaux qui en partent, suivant un trajet inverse à celui des artères correspondantes, se portent vers le bord postérieur de l'organe pour, de là, gagner l'une ou l'autre des deux veines mésentériques.

A. VEINES DU CÆCUM. — Les veines du cæcum (fig. 89) se dirigent toutes vers l'angle iléo-cæcal supérieur et se jettent, à ce niveau, dans la veine mésentérique supérieure.

L'artère appendiculaire est constamment accompagnée d'une veine qui porte le même nom : cette veine reçoit comme affluents, outre les rameaux qui émanent de l'appendice lui-même, deux autres rameaux qui proviennent l'un de la face antérieure du cæcum, l'autre de la face antérieure de l'iléon.

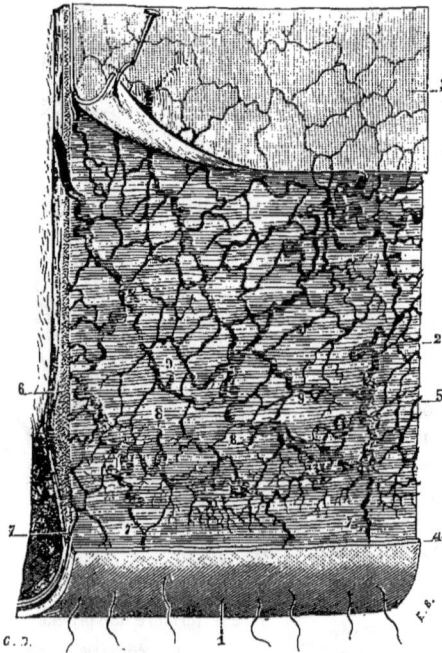

Fig. 91.

Les veines de la portion anale du rectum (injection au mastic poussée par la petite mésentérique).

1, peau du périnée. — 2, portion du rectum dépouillée de sa muqueuse. — 3, portion du rectum recouverte par la muqueuse. — 4, ligne ano-cutanée. — 5, plexus veineux hémorrhoïdal. — 6, couche musculaire du rectum. — 7, 7, 7, trois anastomoses sous-sphinctériennes. — 8, 8, deux anastomoses trans-sphinctériennes. — 9, 9, deux anastomoses sus-sphinctériennes.

B. VEINES DU CÔLON. — Les veines du côlon suivent à peu près le même trajet que les artères coliques. Elles aboutissent : 1° pour le côlon ascendant et la moitié droite du côlon transverse, à la veine mésentérique supérieure ou grande mésaraïque ; 2° pour la moitié gauche du côlon transverse, pour le côlon descendant et pour le côlon iliopelvien, à la veine mésentérique inférieure ou petite mésaraïque.

C. VEINES DU RECTUM. — Les veines du rectum diffèrent de celles du côlon en ce qu'elles forment dans la couche celluleuse un riche plexus connu sous le nom de *plexus hémorrhoïdal*. Ce plexus occupe toute la hauteur du rectum, mais il est particulièrement développé sur sa partie inférieure. Si l'on examine cette partie inférieure du rectum après une injection heureuse de la veine mésentérique inférieure (fig. 91), on constate l'existence, un peu au-dessus de l'anus, à la hauteur des valvules semi-lunaires, d'un système de petites cavités veineuses en forme d'ampoules, qui occupent à la manière d'une couronne irrégulière tout le pourtour de l'intestin. Ces ampoules veineuses varient ordinairement, quant à leur volume, de la grosseur d'un grain de millet à celle d'un pois. Ce sont des hémorrhoïdes à leur début : elles manquent chez le nouveau-né, contrairement à ce que disent certains auteurs; mais on les rencontre constamment chez l'adulte et chez le vieillard.

Les ampoules veineuses du rectum donnent naissance en haut à des ramuscules ascendants, à direction plus ou moins flexueuse, qui se réunissent les uns aux autres pour former des troncs de plus en plus volumineux. Ces troncs sont situés tout d'abord au-dessous de la muqueuse. Arrivés à 8 ou 10 centimètres au-dessus de l'anus, ils perforent la tunique musculeuse et, cheminant désormais sur les parties latérales et postérieure du rectum, ils se portent vers l'extrémité supérieure de cet organe. Chemin faisant, ils se grossissent d'un certain nombre de petits affluents qui, comme eux, ont traversé la tunique musculeuse et, finalement, ils se jettent dans la veine mésentérique inférieure dont ils constituent l'origine.

Les veines que nous venons de décrire répondent exactement, comme on le voit, aux artères hémorrhoïdales supérieures : on les désigne, en conséquence, sous le nom de *veines hémorrhoïdales supérieures*. Ce sont les veines du rectum proprement dites.

A ce système, système principal, s'ajoute un deuxième système, moins important, le *système péri-sphinctérien*, lequel, comme l'indique son nom, entoure sur tout son pourtour le muscle sphincter externe. Ses rameaux radiculaires proviennent à la fois de la portion anale de la muqueuse, du sphincter interne, du sphincter externe et de la couche des fibres longitudinales qui descendent entre les deux sphincters. — D'autre part, les rameaux efférents de ce plexus se portent en dehors dans le creux ischio-rectal et viennent se jeter, par un ou deux troncs, dans la veine honteuse interne : ces troncs, qui sont satellites des artères hémorrhoïdales inférieures, constituent les *veines hémorrhoïdales inférieures*. — A ces veines hémorrhoïdales inférieures aboutissent encore quelques veinules issues du réseau cutané qui entoure l'anus. Mais toutes les veines du réseau cutané ne se rendent pas aux hémorrhoïdales inférieures : comme l'a démontré tout récemment QUENU, ce réseau envoie encore des rameaux au réseau sous-cutané de la région coccygienne, ainsi qu'au réseau superficiel du scrotum et à la face interne de la cuisse.

Au total, le rectum se débarrasse de son sang veineux par de nombreux vaisseaux, disposés en deux systèmes : 1° un système ascendant, formé par les veines hémorrhoïdales supérieures ; 2° un système transversal, constitué par les hémorrhoïdales inférieures. — Les hémorrhoïdales inférieures, tirant leur origine de la région des sphincters, aboutissent à la veine honteuse interne et, de là, à la veine cave inférieure. — Les hémorrhoïdales supérieures, recueillant le sang de toutes les autres portions du rectum, se rendent à la veine mésentérique inférieure qui, comme on le sait, est l'un des principaux affluents de la veine porte. — Quant aux veines qui, sous le nom de *veines hémorrhoïdales moyennes*, accompagnent les artères de même nom, elles tirent principalement leur origine des organes voisins du rectum, non du rectum lui-même : à peine ce dernier organe leur envoie-t-il quelques ramuscules (encore ces ramuscules ne sont-ils pas constants), issus de sa portion ampullaire.

Nous devons ajouter que les deux territoires des veines hémorrhoïdales supérieures et des veines hémorrhoïdales inférieures ne sont pas isolés. Ils communiquent l'un avec l'autre, au niveau de la portion anale du rectum, par des anastomoses transversales qui, partant du réseau sous-muqueux, gagnent le réseau péri-sphinctérien. Ces anastomoses, fort nombreuses, sont de trois ordres (fig. 92) : les unes, *anastomoses sus-sphinctériennes*, passent au-dessus du bord supérieur du sphincter externe, les autres, *anastomoses trans-sphinctériennes*, passent à travers les sphincters interne et externe ; les dernières, *anastomoses sous-sphinctériennes*, contournent de dedans en dehors le bord inférieur du sphincter externe et, sans traverser aucun faisceau musculaire, se jettent dans les hémorrhoïdales inférieures ou dans leurs affluents. QUENU fait observer avec raison que tous ces rameaux anastomotiques ne s'injectent bien que par la veine mésentérique inférieure ; on arrive rarement, en effet, à remplir le réseau sous-muqueux en poussant une injection par la dorsale de la verge ou tout autre affluent des veines honteuses internes. Ce double fait nous autorise à conclure que les anastomoses précitées sont très probablement munies d'appareils valvulaires, et que ces appareils sont disposés de telle façon que, tout en livrant un libre passage au sang des hémorrhoïdales supérieures vers les hémorrhoïdales inférieures, elles s'opposent plus ou moins à la circulation en sens inverse.

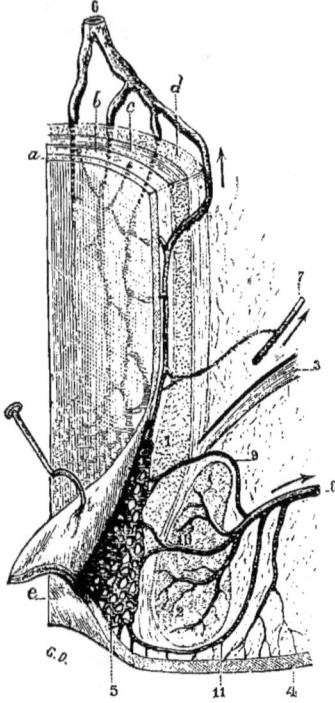

Fig. 92.

Figure schématique représentant, sur une coupe longitudinale, la circulation veineuse de la portion anale du rectum.

a, muqueuse. — *b*, sous-muqueuse. — *c*, fibres musculaires circulaires. — *d*, fibres musculaires longitudinales. — *e*, ligne ano-cutanée.
1, sphincter interne. — 2, sphincter externe. — 3, muscle releveur de l'anus. — 4, peau du périnée. — 5, plexus hémorrhoïdal. — 6, veine hémorrhoïdale supérieure. — 7, veine hémorrhoïdale moyenne. — 8, veine hémorrhoïdale inférieure. — 9, anastomoses sus-sphinctériennes. — 10, anastomoses trans-sphinctériennes. — 11, anastomoses sous-sphinctériennes.

3° **Lymphatiques**. — Les lymphatiques ont, sur le gros intestin, la même origine que sur l'intestin grêle. Ils proviennent à la fois de la tunique muqueuse et de la tunique musculeuse.

A. LYMPHATIQUES DU CÆCUM. — Les lymphatiques du cæcum se distinguent en antérieurs et postérieurs. — Les *lymphatiques antérieurs*, suivant l'artère iléocæcale antérieure, viennent se jeter dans un groupe de deux ou trois ganglions situés dans le repli iléo-cæcal antérieur. Sur le sujet qui a servi à la préparation représentée dans la figure 89, ces ganglions iléo-cæcaux antérieurs étaient au nombre de cinq et très volumineux. — Les *lymphatiques postérieurs* aboutissent à un groupe de trois ou quatre ganglions qui occupent le côté postéro-interne du cæcum. Suivant la remarque de Tuffier, ils sont recouverts par le péritoine qui les applique à ce niveau sur les parois même de l'intestin et les sépare complètement de la fosse iliaque.

Les *lymphatiques de l'appendice cæcal* se portent vers l'angle iléo-cæcal où ils se jettent dans le ganglion appendiculaire, décrit plus haut (p. 137). Clado, qui les a injectés tout récemment, soit avec le mercure, soit avec des matières colorantes, les a vus communiquer, sur deux sujets, avec les lymphatiques utéro-ovariens.

B. Lymphatiques du côlon. — Les lymphatiques du côlon, extrêmement nombreux, se dirigent en arrière comme les veines et viennent se jeter dans les ganglions lymphatiques qui s'échelonnent le long du bord adhérent de l'intestin.

C. Lymphatiques du rectum. — Les lymphatiques du rectum se dirigent également d'avant en arrière et se rendent à un groupe de petits ganglions qui occupent la concavité du sacrum et qui se continuent, en haut, avec les ganglions lombaires. Ces ganglions s'accolent pour la plupart aux principales branches des artères et veines hémorrhoïdales supérieures.

4° Nerfs. — L'innervation du gros intestin est sous la dépendance des trois plexus solaire, lombo-aortique et hypogastrique. — Le *plexus solaire*, par le plexus mésentérique supérieur, innerve le cæcum et la moitié droite du côlon. — Le *plexus lombo-aortique* émet le plexus mésentérique inférieur, qui se distribue : 1° à la moitié gauche du côlon, par les différents plexus qui entourent les trois artères coliques gauches ; 2° au rectum, par les plexus qui accompagnent les artères hémorrhoïdales supérieures. — Le *plexus hypogastrique*, enfin, envoie au rectum de nombreux rameaux, qui abordent l'intestin, soit directement, soit en suivant le même trajet que les artères hémorrhoïdales moyennes et inférieures, c'est-à-dire en formant les deux plexus hémorrhoïdal moyen et hémorrhoïdal inférieur.

Tous ces filets nerveux, qui proviennent à la fois du système du grand sympathique et du système cérébro-spinal se terminent ici, comme sur l'intestin grêle, en formant les deux plexus d'Auerbach et de Meisner. Ils doivent vraisemblablement présenter les particularités que nous avons signalées à propos des branches constituantes et des branches terminales de ces plexus (voy. p. 111).

A consulter parmi les travaux récents (1880-1892) sur le gros intestin : Tarenetzky, *Beiträge zur Anat. des Darmkanals*, Mém. de l'Acad. imp. de Saint-Pétersbourg, 1881 ; — Laimer, *Beiträge zur Anat. des Mastdarms*, Wien. med. Jahrb., 1883 ; — Du même, *Einiges zur Anat. des Mastdarms*, ibid., 1884 ; — Farabeuf, *Arrêt d'évolution de l'intestin*, Progr. médical, 1885 ; — Mathews, *The anatomy of the rectum and its relation to reflexes*, New-York med. Record, 1887 ; — Tuffier, *Étude sur le cæcum et ses hernies*, Arch. gén. de méd., 1887 ; — Otis, *Anatom. Untersuch. an menschl. Rectum und eine Methode der Mastdarminspection*, Leipzig, 1887 ; — Broca, *L'anat. du cæcum et les abcès de la fosse iliaque*, Gaz. hebdom. des Sc. médicales, 1888 ; — Hartmann, *Les fossettes iléo-cæcales et la hernie de Rieux*, Bull. soc. anat., 1888 ; — Toldt, *Die Darmgekröse und Netze in gesetzmässigen und in gesetzwidrigen Zustand*, Wien., 1889 ; — von Samson, *Zur Kenntniss der Flexura sigmoidea coli*, Th. Dorpat, 1890 ; — Fromont, *Contrib. à l'anat. topogr. de la portion sous-diaphragmatique du tube digestif*, Th. de Lille, 1890 ; — Rogie, *Etude sur la fossette intersigmoïde*, Lille, 1891 ; — Legueu, *La situation du cæcum chez les enfants*, Bull. Soc. anat., 1891 ; — Brosike, *Ueber intra-abdominale Hernien und Bauchfelltaschen*, Berlin, 1891 ; — Lockwood and Rolleston, *On the fossæ round the cæcum and the position of the vermiforme appendix*, Journ. of Anat. and Physiol., 1891 ; — Gerold, *Untersuch. über den Processus vermiformis des Menschen*, Th. Munich, 1891 ; — Quenu, *Etude sur les veines du rectum et de l'anus*, Bull. Soc. anat., 1892 ; — Symington, *The relations of the peritoneum to the descending colon in the human subject*, Journ. of Anat. and Physiol., 1892 ; — Jonnesco, *Le côlon pelvien pendant la vie intra-utérine*,

Th. Paris, 1892; — CLADO, *Appendice cæcal*, Mém. Soc. biologie, 1892; — PÉRIGNON, *Étude sur le développ. du péritoine dans ses rapports avec l'évolution du tube digestif et de ses annexes*, Th. Paris, 1892; — HILDEBRANDT, *Die Lageverhältnisse des cæcum. etc.*, Deutsch. Zeitschr. f. Chirurgie, 1892; — KRAUS (O.), *Zur Anat. der iléo-cæcal Klappe*, Arch. f. klin. Chirurgie, 1892; — LAFFORGUE, *Rech. anat. sur l'appendice vermiculaire du cæcum*, Journ, internat. d'Anat. et de Physiol., 1893; — HEWSON, *Anat. of the vermiforme Appendix*, Amer. journ. of med. scienc., 1893; — STRUTHERS (J.), *On the varieties of the Appendix vermiformis, cæcum and ileo-colie valve in man*, Edinb. med. Journ. 1893; — ROGIE, *Sur l'Anat. Norm. et pathol. de l'appendice ileo-cæcal*, Journ. des Sc. med. de Lille, 1893; — JONNESCO et JUVARA, *Anat. du cæcum et de l'appendice ileo-cæcal*, Bull. Soc. Anat., 1894; — DES MÊMES, *Anat. des lig. de l'appendice vermiculaire et de la fossette iléo-appendiculaire*, Progr. méd., 1894.

ARTICLE VII

ANUS

Théoriquement, l'anus est un simple orifice terminant à sa partie inférieure le tube digestif, tout comme l'orifice buccal le termine à sa partie supérieure. En anatomie appliquée, on rattache à cet orifice des parties qui, sans lui appartenir en propre, l'avoisinent immédiatement : en haut, la partie tout inférieure du rectum, qui le précède ; en bas, la zone cutanée, qui le suit et l'entoure. Ainsi entendu, l'anus devient un véritable canal de 15 à 20 millimètres de hauteur ou, comme on l'a dit, une sorte de filière à travers laquelle sont comme exprimées, au moment de la défécation, les matières amassées dans l'ampoule rectale.

1° **Situation**. — L'orifice terminal du canal alimentaire, comme son orifice initial, occupe la ligne médiane. Il s'ouvre au fond de cette gouttière longitudinale qui sépare les deux fesses, en avant de la pointe du coccyx dont il est séparé par un intervalle de 22 à 25 millimètres chez l'homme, de 30 millimètres chez la femme.

2° **Conformation extérieure**. — Vu extérieurement, l'orifice anal est circulaire quand il est dilaté, soit par le passage du cylindre fécal, soit par l'introduction d'un corps étranger. A l'état de repos, c'est-à-dire en dehors de l'acte de la défécation, il est complètement fermé et réduit par conséquent à un simple point. De son pourtour partent en rayonnant un certain nombre de plis, les *plis radiés de l'anus ;* ces plis s'effacent par la dilatation de l'orifice.

La peau qui entoure l'anus est recouverte chez l'homme de poils plus ou moins développés ; chez la femme, elle est plus ou moins glabre. Au niveau de l'orifice anal proprement dit, elle se continue avec la muqueuse du rectum, qui présente là, comme nous l'avons vu (p. 135), ces espèces de culs-de-sac, que l'on désigne sous le nom de valvules semi-lunaires du rectum.

3° **Structure**. — Le conduit anal, considéré au point de vue de sa structure, se compose essentiellement d'un appareil musculaire tapissé en dedans par un revêtement en partie cutané et en partie muqueux.

a. *Appareil musculaire*. — A la constitution de l'appareil musculaire de l'anus concourent trois ordres de fibres (fig. 86 et 87) : 1° des fibres lisses, affectant une disposition circulaire et situées immédiatement en dehors de la muqueuse : elles ne sont autres que le *sphincter interne de l'anus ;* 2° des fibres striées, également circulaires, situées en dehors des précédentes et formant par leur ensemble le *sphincter externe de l'anus ;* 3° des fibres longitudinales, qui descendent entre les deux sphincters et qui appartiennent, les unes aux fibres longitudinales du rectum, les autres au muscle releveur de l'anus.

Les fibres longitudinales et le sphincter interne du rectum ont été déjà décrits, dans le paragraphe précédent, à propos du gros intestin (p. 143). Quant au sphincter externe et au releveur, ils présentent avec les organes génito-urinaires des connexions tellement intimes que nous les étudierons avec ces derniers organes (voy. plus loin, *Muscles du périnée*).

Physiologiquement, le sphincter interne et le sphincter externe, par leur tonicité et au besoin par leur contraction, ferment l'orifice anal et s'opposent ainsi à la sortie continuelle et involontaire des matières contenues dans le rectum. Les fibres du releveur, au contraire, ont pour fonction d'ouvrir cet orifice : elles sont antagonistes des fibres sphinctériennes.

b. *Revêtement muqueux et cutané.* — L'appareil musculaire précité est en rapport, en dehors, avec la masse cellulo-adipeuse de la fosse ischio-rectale. En dedans, il est tapissé par un revêtement, qui, au point de vue de sa structure, sert de transition entre la muqueuse du gros intestin et la peau du périnée.

Si nous faisons passer une ligne par le bord libre des valvules semi-lunaires de Morgagni, cette ligne, dite *ano-cutanée* (HERRMANN), partage le conduit anal en deux zones, l'une supérieure, l'autre inférieure. — La zone supérieure s'étend, du côté du rectum, jusqu'à une ligne irrégulièrement festonnée et légèrement saillante où l'on voit disparaître à la loupe les orifices glandulaires du rectum : c'est la *ligne ano-rectale* (HERRMANN). Cette zone supérieure mesure en moyenne 9 millimètres de haut. — La zone inférieure s'étend, du côté du périnée, jusqu'à 15 à 20 millimètres au-dessous de la ligne ano-cutanée : elle a été désignée par ROBIN et CADIAT sous le nom de *zone cutanée lisse*. C'est dans cette zone, au niveau du bord adhérent des valvules semi-lunaires de Morgagni que se voit l'anus vrai marqué par un bourrelet circulaire. Voyons maintenant quelle est la structure de chacune de ces deux zones :

1° *Dans la zone supérieure*, désignée encore sous le nom de *muqueuse anale* (HERRMANN), l'épithélium varie de forme. Sur les colonnes de Morgagni, il est polyédrique stratifié et composé de sept à huit couches de cellules qui s'aplatissent dans le voisinage de la cavité du conduit ; mais ce n'est pas de l'épiderme, car on n'y trouve pas de cellules crénelées ni de cellules cornées. Dans l'intervalle des colonnes, dans les sinus de Morgagni, l'épithélium est prismatique stratifié : ses cellules profondes sont polyédriques ; les cellules voisines du conduit sont prismatiques. — Dans cette zone supérieure, le chorion muqueux est formé de tissu cellulaire lâche doublé de fibres élastiques. Il constitue de petites papilles au niveau de l'épithélium polyédrique stratifié. Immédiatement au-dessous de l'épithélium, se trouvent des follicules clos de petit volume, assez nombreux au voisinage de la ligne ano-rectale. — Dans la même zone, jusqu'à 3 millimètres environ au-dessous de la ligne ano-rectale, on rencontre des glandes en tube, qui ne sont autre chose que des glandes erratiques du rectum, car elles en ont la structure. On y observe également des cellules caliciformes mêlées aux cellules de l'épithélium prismatique. HERRMANN a décrit, en outre, des dépressions et des sinus de la muqueuse s'enfonçant à des distances variées dans le tissu sous-muqueux : dans quelques-unes de ces excavations, il a vu s'ouvrir de véritables acini glandulaires, qui, pour lui, seraient les rudiments des *glandes anales* de certains animaux.

2° *Dans la zone inférieure*, on voit l'épithélium de la zone supérieure se transformer graduellement en épiderme vrai. Cette transformation s'effectue au niveau

de la base des colonnes de Morgagni et sur la surface externe des valvules semi-
lunaires à une faible distance du bord libre de ces valvules (HERRMANN). A 12 millimètres de la ligne ano-cutanée, le corps muqueux de Malpighi est nettement constitué et les cellules se chargent de pigment. — Le chorion de la zone supérieure
se transforme en derme vrai. A 12 millimètres au-dessous de la ligne ano-cutanée,
ce derme présente des papilles semblables aux papilles de la peau. A 15 millimètres de la même ligne, on rencontre des glandes sébacées très volumineuses,
annexées à des follicules pileux très petits ; puis apparaissent des glandes sudoripares volumineuses, les *glandes circumanales* de GAY, lesquelles ne diffèrent pas
des glandes sudoripares ordinaires.

4° **Vaisseaux et nerfs.** — *a.* Les *artères* de l'anus proviennent principalement
de l'hémorrhoïdale inférieure, branche de la honteuse interne ; elles sont extrêmement nombreuses, mais de tout petit calibre. Comme nous l'avons déjà vu à
propos du rectum, elles s'anastomosent constamment, d'une part avec la terminaison de la sacrée moyenne, d'autre part avec les deux autres hémorrhoïdales.

b. Les *veines* de l'anus ont été décrites plus haut, à propos du rectum (voy.
p. 150).

c. Les *lymphatiques* se divisent, d'après leur origine, en deux groupes : ceux
qui naissent de la peau et ceux qui naissent de la muqueuse. — Les premiers
(*lymphatiques cutanés*), se portant d'arrière en avant et de dedans en dehors,
gagnent les côtés du périnée et viennent se jeter dans les ganglions superficiels de
l'aine. — Les seconds (*lymphatiques muqueux*), suivant un trajet ascendant, se
mêlent aux autres lymphatiques du rectum et, comme eux, se rendent aux ganglions sacrés.

d. Les *nerfs* de l'anus sont très nombreux, mais très grêles. Ils proviennent
de deux sources, du nerf honteux interne et du plexus hypogastrique. — Ceux qui
émanent du honteux interne sont à la fois sensitifs et moteurs : ils se distribuent
à la peau et au sphincter externe. — Ceux qui proviennent du plexus hypogastrique renferment également des fibres motrices et des fibres sensitives : les premières sont destinées au sphincter interne ; les secondes se perdent dans la
muqueuse. Tout récemment (1892), PILLET a signalé l'existence de corpuscules de
Pacini dans la muqueuse anale de l'homme.

Voyez au sujet de l'anus, DURET, *Recherches sur la pathogénie des hémorrhoïdes*, Arch. gén. de
méd., 1879 ; — HERRMANN, *Sur la structure et le développement de la muqueuse anale*, Th. Paris,
1880 ; — SYMINGTON, *The rectum and anus*, Journ. of Anat. and Physiol., 1888 ; — QUENU, *Étude sur
les veines du rectum et de l'anus*, Bull. Soc. anat., Paris, 1892 ; — PILLET, *Note sur la présence de
corpuscules de Pacini dans la muqueuse anale de l'homme*, Bull. Soc. anat., 1892.

CHAPITRE II

ANNEXES DU TUBE DIGESTIF

Sous ce titre d'annexes, nous désignons un certain nombre de glandes, qui se développent sur le trajet du tube digestif et qui déversent dans sa cavité des liquides spéciaux, destinés à l'élaboration des substances alimentaires. Ce sont : 1° les *glandes salivaires*, qui se disposent tout autour de la cavité buccale et qui sécrètent la salive ; 2° le *foie* et le *pancréas*, qui occupent la partie supérieure de l'abdomen et qui produisent la bile et le suc pancréatique. A ces organes franchement glandulaires, nous ajouterons la *rate*, qui, bien que ne sécrétant pas de liquide digestif, présente avec le conduit gastro-intestinal, chez l'embryon comme chez l'adulte, des connexions intimes.

ARTICLE 1
GLANDES SALIVAIRES

Les organes glandulaires annexés à la cavité buccale, analogues en cela aux glandes de l'œil et aux glandes cutanées, ne se montrent phylogénétiquement que lorsque l'animal passe de la vie aquatique à la vie terrestre. Primitivement, elles ont pour simple fonction d'humecter la muqueuse buccale et de la protéger ainsi contre le desséchement. Mais, plus tard, au fur et à mesure que l'animal s'élève en organisation, elles se différencient, elles aussi, en vue de s'adapter à une fonction nouvelle qui est celle de sécréter un ferment digestif, la salive.

Ces glandes sont de deux ordres. — Les unes, toutes petites, se disséminent dans l'épaisseur de la muqueuse ou au-dessous d'elle : sous les noms divers de *glandes labiales*, *glandes molaires*, *glandes palatines*, etc., elles ont été déjà décrites à propos de la bouche et de la langue (voy. plus haut) — Les autres, beaucoup plus volumineuses et plus hautement différenciées, se disposent autour de la cavité buccale à la manière d'un fer à cheval, qui s'étend d'une articulation temporo-maxillaire à l'autre en suivant assez régulièrement la courbure du maxillaire inférieur : ce sont les *glandes salivaires proprement dites*. Elles sont toujours situées en dehors de la muqueuse et sont mises en relation avec la cavité buccale à l'aide de canaux excréteurs souvent très longs. Au nombre de six, trois de chaque côté (fig. 95), elles se distinguent, d'après leur situation, en *parotides*, *sous-maxillaires* et *sublinguales*. Nous consacrons à chacune d'elles un paragraphe distinct.

§ I. — GLANDE PAROTIDE

La glande parotide, ainsi appelée en raison de ses rapports de voisinage avec le conduit auditif externe (de πχρὰ, auprès et οὖς, ὠτὸς, oreille), est la plus volumineuse des glandes salivaires. Elle est située en arrière de la branche du maxillaire inférieur, dans une excavation profonde que l'on désigne en anatomie topographique sous le nom de *loge parotidienne*. Nous décrirons tout d'abord cette loge nous étudierons ensuite la glande parotide et son canal excréteur.

A. — LOGE ET APONÉVROSE PAROTIDIENNES

La loge anfractueuse (fig. 96) qui renferme la parotide est circonscrite dans la plus grande partie de son étendue par une couche de tissu cellulaire, généralement très mince, mais acquérant sur certains points tous les caractères des lames aponévrotiques : cette couche est désignée, dans son ensemble, sous le nom d'*aponévrose parotidienne*.

1° Aponévrose parotidienne. — L'aponévrose parotidienne, comme nous l'avons déjà vu en myologie (voy. *Aponévroses du cou*), est une dépendance de l'aponévrose cervicale superficielle. Si nous prenons cette aponévrose à sa partie postérieure, au moment où elle abandonne le bord antérieur du sterno-cléido-mastoïdien et si nous la suivons de là jusqu'à la face, nous la voyons se dédoubler et former ainsi deux feuillets, l'un superficiel, l'autre profond (fig. 93). — Le *feuillet superficiel* (7), continuant la direction de l'aponévrose qui revêt la face externe du sterno-cléido-mastoïdien, se porte directement vers la face en suivant la face profonde de la peau. Arrivé à la face, il s'attache successivement : 1° par sa partie inférieure, sur l'angle du maxillaire inférieur ; 2° par sa partie moyenne, sur le bord postérieur de cet os ou sur l'aponévrose massétérine ; 3° par sa partie supérieure, sur le bord inférieur de l'arcade zygomatique. — Le *feuillet profond* (8), se séparant du précédent au niveau du bord antérieur du sterno-cléido-mastoïdien, se porte tout d'abord vers le pharynx et revêt successivement dans cette première partie de son trajet : 1° le ventre postérieur du digastrique ; 2° l'apophyse styloïde et le ligament stylo-hyoïdien, auxquels elle adhère intimement ; 3° les trois muscles qui naissent de l'apophyse styloïde (stylo-pharyngien, stylo-glosse et stylo-hyoïdien) et qui, sous le nom de bouquet de Riolan, descendent de cette apophyse vers le pharynx, la langue et l'os hyoïde. Puis, s'infléchissant en avant et remontant vers les couches superficielles, notre feuillet profond recouvre une partie de la face postérieure du muscle ptérygoïdien interne et arrive bientôt après sur le bord postérieur de la branche du maxillaire. Là, il rejoint le feuillet superficiel, soit directement, soit par l'intermédiaire de l'aponévrose massétérine, et, de nouveau, il se réunit à lui.

Il existe donc en réalité deux aponévroses parotidiennes : l'une superficielle et régulièrement plane (7), qui s'étend, au-dessous de la peau, du bord antérieur du sterno-cléido-mastoïdien à la région massétérine ; l'autre profonde (8), recourbée en forme de gouttière et ressemblant à un demi-cylindre dont la concavité regarde l'aponévrose superficielle et dont la convexité confine au pharynx.

Nous venons de dire que les deux aponévroses parotidiennes se rejoignent et se confondent sur deux points : en arrière, au niveau du sterno-cléido-mastoïdien ; en avant au niveau de la branche du maxillaire. Voyons maintenant, pour compléter leur description, comment elles se comportent au niveau de leur bord supérieur et de leur bord inférieur. — *En bas* (fig. 94), l'aponévrose profonde rejoint de la même façon l'aponévrose superficielle, au niveau de l'étroit espace qui sépare le sterno-cléido-mastoïdien de l'angle de la mâchoire. De cette union résulte une aponévrose unique, qui descend dans la région sus-hyoïdienne et qui se dédou-

blera de nouveau, un peu plus bas, pour envelopper la glande sous-maxillaire. —
En haut (fig. 1377), l'aponévrose parotidienne superficielle se fixe à l'arcade zygomatique et à la portion fibro-cartilagineuse du conduit auditif externe. Quant à
l'aponévrose parotidienne profonde, après avoir tapissé, comme nous l'avons vu, le
côté antéro-externe des muscles styliens, elle s'applique à la base de l'apophyse
styloïde et s'arrête là : au lieu de se recourber en dehors pour aller à la rencontre
de l'aponévrose superficielle, elle prend insertion sur la face inférieure du tem-

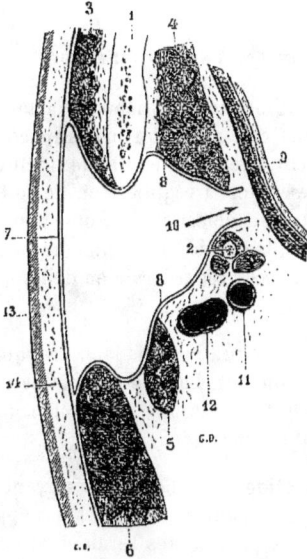

Fig. 93.

Schéma de la loge parotidienne, vue en
coupe horizontale (côté gauche, segment
inférieur de la coupe).

1, branche du maxillaire inférieur. — 2, apophyse styloïde et muscles styliens. — 3, masséter. —
4, ptérygoïdien interne. — 5, digastrique. — 6, sterno-
cléido-mastoïdien. — 7, aponévrose parotidienne
superficielle. — 8, aponévrose parotidienne profonde.
— 9, pharynx. — 10, orifice pharyngien de la loge
parotidienne. — 11, carotide interne. — 12, jugulaire
interne. — 13, peau. — 14, tissu cellulaire sous-
cutané.

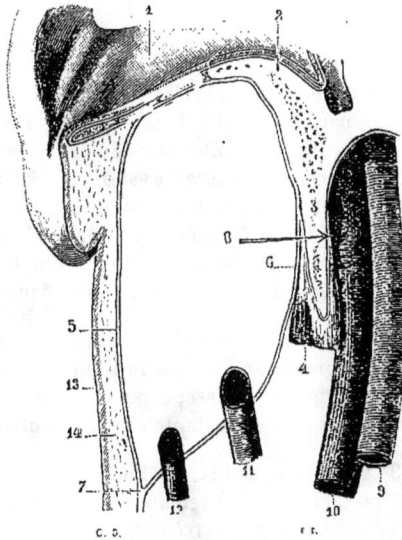

Fig. 94.

Schéma de la loge parotidienne, vue en coupe vertico-transversale (côté droit, segment postérieur
de la coupe).

1, conduit auditif externe. — 2, paroi inférieure du crâne. —
3, apophyse styloïde. — 4, muscles styliens. — 5, aponévrose
parotidienne superficielle. — 6, aponévrose parotidienne profonde.
— 7, leur fusion à la partie inférieure de la loge. — 8, flèche
indiquant la situation de l'orifice pharyngien de la loge, lequel
est placé sur un plan antérieur à la coupe. — 9, carotide
interne. — 10, jugulaire interne. — 11, carotide externe. —
12, jugulaire externe. — 13, peau. — 14, tissu cellulaire sous-
cutané.

poral, en se confondant là avec le périoste de la base du crâne. Comme on
le voit, elle est séparée de l'aponévrose superficielle, à ce niveau, par tout l'intervalle qui se trouve compris entre la base de l'apophyse styloïde et l'arcade
zygomatique.

2° **Loge parotidienne.** — L'espace compris entre les deux feuillets aponévrotiques que nous venons de décrire constitue la loge parotidienne et nous voyons
déjà, par le simple exposé qui précède, que cette cavité n'est pas une loge exclusivement aponévrotique, mais une loge ostéo-aponévrotique : loge ostéo-aponévrotique, qui est formée en haut par une partie de la base du crâne et qui est circonscrite partout ailleurs par des lames aponévrotiques ou tout au moins celluleuses.

Nous devons ajouter que la loge parotidienne n'est pas entièrement close. Elle

est percée, à sa partie la plus profonde, d'un premier orifice, qui est en regard de
la paroi latérale du pharynx et qui livre passage à un prolongement de la parotide
(fig. 93,10). Elle nous présente en outre, à sa partie antéro-inférieure, un deuxième
orifice pour le passage de la carotide externe, qui de la région sus-hyoïdienne
passe dans la région parotidienne (fig. 94, 11). A sa partie inférieure, enfin, se voit
un troisième orifice pour la jugulaire externe (fig. 94,12).

L'aponévrose et la loge parotidiennes nous étant maintenant connues, nous pouvons aborder fructueusement l'étude de la glande parotide.

B. — Glande parotide proprement dite ; son canal excréteur

1° Forme. — La parotide remplit la loge parotidienne et se moule exactement
sur les parois de cette loge, comme le ferait une cire molle qu'on aurait coulée
dans son intérieur. Elle reproduit, par conséquent, avec la plus grande fidélité la
forme de cette dernière : c'est assez dire qu'elle est fort irrégulière et, de ce fait,
difficilement comparable à une forme géométrique déterminée. Nous pouvons
cependant, pour la commodité de la description, la considérer comme un prisme
triangulaire à grand axe vertical dont l'une des faces regarderait en dehors, les
deux autres étant antérieure et postérieure.

2° Coloration. — La glande parotide revêt une coloration gris jaunâtre, qui se
confond presque avec celle du tissu adipeux environnant. La masse glandulaire se
distingue de la graisse, cependant, en ce qu'elle présente une teinte plus grise,
qu'elle est plus consistante et plus régulièrement lobulée.

3° Volume et poids. — Le volume de la parotide varie beaucoup suivant les
sujets. Comme le fait remarquer Sappey, en comparant entre elles celles qui appartiennent aux types extrêmes, on constate que les plus petites seraient aux plus
volumineuses comme le chiffre 1 est au chiffre 5. — Des trois diamètres de la
glande, le diamètre vertical, le plus considérable des trois, s'étend depuis la base
de l'apophyse styloïde jusqu'à 10 ou 15 millimètres au-dessous de l'angle de la
mâchoire. — En largeur, la parotide occupe l'intervalle compris entre la branche
du maxillaire et le sterno-cléido-mastoïdien. — En profondeur, enfin, elle s'étend
depuis l'aponévrose superficielle jusque sur les côtés du pharynx. — Son poids
moyen est de 25 à 30 grammes.

4° Rapports. — La parotide a des rapports très importants, mais l'étude de ces
rapports nous sera grandement facilitée par la description, précédemment faite, de
la loge parotidienne. Nous examinerons séparément : 1° ceux qu'elle présente avec
les organes qui sont situés tout autour de sa loge aponévrotique (*rapports extérieurs ou périphériques*) ; 2° ceux qu'elle présente avec les organes qui sont contenus dans la même loge qu'elle (*rapports intérieurs*).

A. Rapports extérieurs de la parotide. — La parotide, avons-nous dit plus haut,
revêt la forme d'un prisme triangulaire. Nous pouvons donc lui considérer trois
faces, trois bords et deux extrémités :

a. *Faces.* — Les trois faces se distinguent, comme nous l'avons dit tout à l'heure,
en externe, antérieure et postérieure. — La *face externe*, plane ou légèrement
convexe, répond à la peau, dont elle est séparée par l'aponévrose superficielle et
par une couche plus ou moins épaisse de tissu cellulaire, le tissu cellulaire sous-

cutané. Dans le tiers inférieur de cette couche se voient les pâles faisceaux du muscle risorius. — La *face postérieure*, extrêmement irrégulière, est successivement en rapport (fig. 93) : 1° superficiellement, avec l'apophyse mastoïde et le muscle sterno-cléido-mastoïdien ; 2° plus profondément, avec le ventre postérieur du digastrique, l'apophyse styloïde et les trois muscles qui s'en détachent. On voit parfois un prolongement de la parotide (*prolongement postérieur*) s'insinuer entre

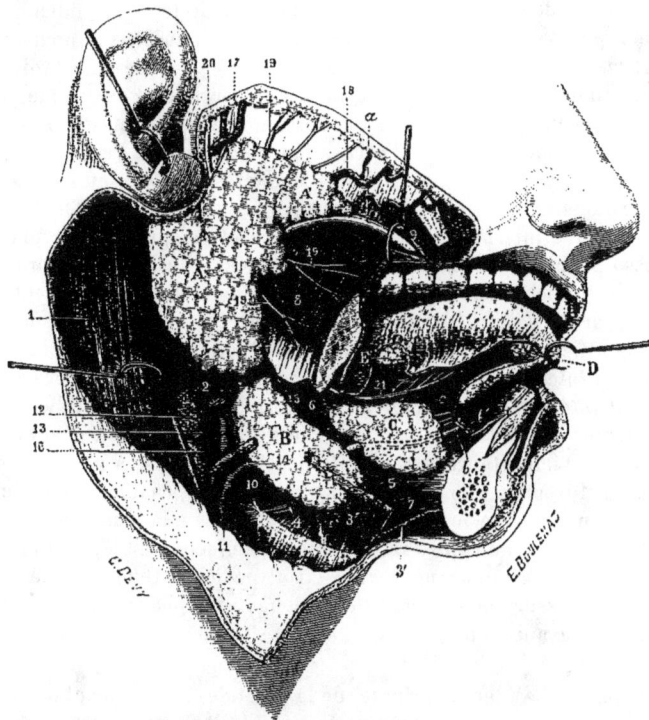

Fig. 93.
Vue d'ensemble des glandes salivaires (côté droit).
(Le maxillaire inférieur a été réséqué du côté droit, depuis la symphyse jusqu'à la branche montante.)

A, parotide, avec A son prolongement antérieur. — B, glande sous-maxillaire. — C, glande sublinguale. — D, glande de Nühn ou de Blandin. — E, glande de Weber.
a, canal de Sténon. — *b*, canal de Warton, avec *b'* son orifice sur le plancher de la bouche. — *c*, canaux excréteurs de la sublinguale.
1, sterno-cléido-mastoïdien. — 2, ventre postérieur du digastrique. — 3, 3', mylo-hyoïdiens droit et gauche. — 4, hyoglosse. — 5, génio-glosse. — 6, pharyngo-glosse. — 7. génio-hyoïdien. — 8. masséter. — 9, buccinateur. — 10, constricteur moyen du pharynx. — 11. artère carotide primitive. — 12, veine jugulaire interne. — 13, artère carotide externe. — 14. artère linguale. — 15, artère faciale. — 16, veine faciale. — 17, artère temporale superficielle. — 18, artère transversale de la face. — 19, nerf facial. — 20, nerf auriculo-temporal. — 21, nerf lingual, un peu déplacé en haut par suite du changement de position de la langue.

le sterno-cléido-mastoïdien et le digastrique. — La *face antérieure* (fig. 93) se creuse en une gouttière verticale qui embrasse par sa concavité le bord postérieur ou parotidien du maxillaire : une nappe de tissu conjonctif lâche, sorte de synoviale rudimentaire, favorise les mouvements de glissement de ce bord sur la masse glandulaire. Cette face antérieure de la parotide est encore en rapport : en avant du maxillaire, avec le masséter ; en arrière, avec le ptérygoïdien interne. Ici encore, on peut voir la masse glandulaire envoyer un mince prolongement dans l'étroit espace qui sépare ce dernier muscle de la branche du maxillaire ; mais ce prolongement, qu'on pourrait appeler *prolongement ptérygoïdien* de la parotide, est beaucoup plus rare que le précédent et, quand il existe, il est toujours très court.

b. *Bords*. — Les trois bords sont postérieur, antérieur et interne. — Le *bord postérieur* est en rapport en haut avec l'apophyse mastoïde et, plus bas, avec le sterno-cléido-mastoïdien. — Le *bord antérieur*, mince et inégal, ordinairement oblique en bas et en arrière, répond au masséter. Il se prolonge plus ou moins loin sur la face externe de ce muscle, mais sans sortir de la loge parotidienne qu'il se contente de repousser devant lui. Ce prolongement, connu sous le nom de *prolongement antérieur* ou *génien* de la parotide (fig. 93,A'), se présente ordinairement sous la forme d'un cône aplati dont la base fait corps avec la glande et dont le sommet est situé un peu en arrière du bord antérieur du masséter. — Le *bord interne*, profondément situé dans l'excavation parotidienne, regarde le pharynx. Il répond à l'apophyse styloïde et, au delà de cette apophyse, au paquet vasculo-nerveux que nous avons signalé plus haut (voy. p. 48) sur les côtés du pharynx, savoir : la carotide interne, la jugulaire interne et les quatre nerfs pneumogastrique, glosso-pharyngien, spinal et grand hypoglosse. Ces différents organes sont toujours très rapprochés de la parotide. La carotide interne, notamment, n'en est séparée que par la faible épaisseur de l'aponévrose que, souvent même, elle déprime en gouttière ; mais, dans aucun cas, elle ne pénètre dans la loge elle-même. Du bord interne de la parotide se détache ordinairement un prolongement, *prolongement interne* ou *pharyngien*, qui sort de la loge parotidienne par un orifice décrit plus haut et se porte ensuite en dedans du côté du pharynx. Ce prolongement, dont l'importance est grande en chirurgie, est à peu près constant (7 ou 8 fois sur 10), mais son développement est très variable : tantôt c'est une simple saillie, en forme de mamelon, qui est rattachée à la masse glandulaire par une large base; tantôt, au contraire, c'est un volumineux lobule, à peu près isolé, qui n'est relié à la parotide que par un étroit pédicule. Quoi qu'il en soit de sa forme, qu'il soit sessile ou pédiculé, le prolongement pharyngien de la parotide passe toujours en avant du paquet vasculaire et s'étend jusqu'à la paroi latérale du pharynx.

c. *Extrémités*. — Les deux extrémités de la parotide se distinguent en supérieure et inférieure. — L'*extrémité supérieure*, fort irrégulière comme les parties contre lesquelles elle s'applique, répond à cette portion de la loge parotidienne qui est formée par une paroi osseuse (fig. 94). Elle recouvre l'articulation temporo-maxillaire sur une grande partie de son pourtour et, d'autre part, elle embrasse la portion inférieure des portions cartilagineuse et osseuse du conduit auditif externe. Un tissu cellulaire, ordinairement assez lâche, unit la glande à ce conduit. — L'*extrémité inférieure* regarde la région sus-hyoïdienne. Elle répond à l'extrémité postérieure de la glande sous-maxillaire, dont elle est séparée par une cloison fibreuse, que l'on pourrait appeler la *cloison sous-maxillo-parotidienne* et qui n'est, comme nous l'avons dit plus haut, qu'une portion de l'aponévrose cervicale superficielle, presque toujours renforcée à ce niveau par un certain nombre de tractus fibreux qui vont du bord antérieur du sterno-cléido-mastoïdien à l'angle de la mâchoire. Ces tractus fibreux, qui sont parfois très développés et dont les quelques auteurs ont voulu faire une formation spéciale, sont tout simplement les restes de l'insertion du sterno-cléido-mastoïdien sur le maxillaire, insertion qui a disparu chez l'homme, mais que l'on observe encore normalement chez quelques mammifères.

B. RAPPORTS INTÉRIEURS DE LA PAROTIDE. — Outre la parotide, la loge parotidienne renferme encore des artères, des veines, des lymphatiques et des nerfs qui présentent avec la masse glandulaire des rapports intimes.

a. *Avec les artères.* — La principale des artères qui traversent la région parotidienne est la *carotide externe.* Cette artère pénètre dans la loge par sa partie antéro-interne, à l'union de son quart inférieur avec ses trois quarts supérieurs (fig. 94,11). Elle chemine d'abord quelque temps entre l'aponévrose et la glande ; puis, arrivée à la partie moyenne de cette dernière, elle s'engage dans son épaisseur et gagne ainsi, en plein tissu glandulaire, le col du condyle, en suivant un trajet oblique de bas en haut, de dedans en dehors et un peu d'avant en arrière. — C'est là la disposition ordinaire, celle qu'on rencontre presque toujours. Plus rarement, l'artère carotide se contente de se creuser un sillon dans la partie antéro-interne de la glande parotide ; plus rarement encore, elle effectue la totalité de son trajet en dehors de la loge parotidienne, entre celle-ci et le pharynx. — Au cours de son trajet intra-parotidien, la carotide externe fournit l'*auriculaire postérieure* (fig. 96,15) : cette artère est donc contenue, à son origine, dans l'épaisseur même de la parotide. Il en est de même de la *temporale superficielle* et de la *maxillaire interne*, les deux branches terminales de la carotide, qui, comme on le sait, prennent naissance au niveau du col du condyle pour se porter de là, la première dans la région temporale, la seconde dans la fosse ptérygo-maxillaire.

b. *Avec les veines.* — Un peu en dehors de la carotide externe, et sur un plan plus antérieur, chemine une grosse veine, la *veine jugulaire externe.* Elle naît au niveau ou un peu au-dessous du col du condyle,

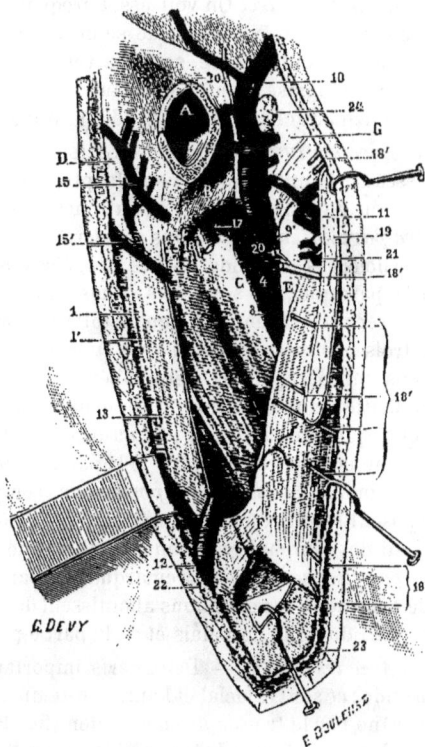

Fig. 96.

Le creux parotidien après l'ablation de son contenu.

(La mâchoire inférieure est incomplètement luxée en avant de manière à mieux découvrir l'arrière-fond de la cavité.)

A. conduit auditif externe. — B, apophyse vaginale et partie postérieure de la cavité glénoïde. — C, apophyse styloïde. — D, apophyse mastoïde. — E, bord postérieur du maxillaire inférieur. — F, angle de la mâchoire. — G, articulation temporo-maxillaire.

1. muscle sterno-cléido-mastoïdien, recouvert par l'aponévrose superficielle ; 1' son bord antérieur au niveau duquel le feuillet externe de cette aponévrose a été réséqué. — 2, muscle digastrique et 3, muscles styliens, recouverts par le feuillet profond. — 4, orifice pharyngien de la loge parotidienne. — 5, masséter. — 6, cloison sous-maxillo-parotidienne, au-dessous de laquelle se voit une anastomose entre les deux jugulaires. — 7, glande sous-maxillaire. — 8, carotide externe. — 9. 9', vaisseaux maxillaires internes. — 10, vaisseaux temporaux superficiels. — 11, vaisseaux transversaux de la face. — 12, veine jugulaire externe. — 13, artère occipitale. — 14, veine occipitale. — 15, 15', vaisseaux auriculaires postérieurs. — 16, une petite artère massétérine. — 17, artère stylo-mastoïdienne. — 18, nerf facial. — 18', ses branches. — 19, prolongement antérieur de la parotide. — 20, nerf auriculo-temporal. — 21, plexus veineux massétérin. — 22, peau et tissu cellulaire sous-cutané. — 23. peaucier. — 24, ganglion préauriculaire.

où elle résulte de la réunion de la temporale superficielle et de la maxillaire interne. Elle se dirige ensuite en bas, en cheminant dans l'épaisseur de la parotide, jusqu'au niveau de l'angle de la mâchoire. Là, elle se dégage de la glande d'abord, de la loge aponévrotique ensuite (fig. 96,12) et, devenue superficielle, se jette sur la face externe du sterno-cléido-mastoïdien. Dans son trajet intra-parotidien, la jugulaire externe reçoit quelques affluents, notamment la *transversale de la face* et l'*auriculaire postérieure*. On voit assez fréquemment, presque toujours, la veine jugulaire externe, un peu avant de se dégager de la glande, envoyer une anastomose parfois très volumineuse, soit à la veine faciale, soit à la jugulaire interne (fig. 96). Cette anastomose, tantôt horizontale, tantôt obliquement descendante, traverse naturellement elle aussi la glande parotide.

c. *Avec les lymphatiques.* — La loge parotidienne est encore traversée par des vaisseaux lymphatiques, pour la plupart très volumineux, qui proviennent du crâne ou de la face. Ces lymphatiques aboutissent à de nombreux ganglions dits *intra-parotidiens*, que nous diviserons, d'après la situation qu'ils occupent, en superficiels et profonds. — Les *ganglions superficiels* répondent à la face externe de la parotide ; ils sont tous situés au-dessous de l'aponévrose et sont généralement recouverts, en partie ou en totalité, par le tissu glandulaire. On les distingue en trois groupes : 1° un *groupe supérieur*, comprenant deux ou trois petits ganglions, qui occupent le tiers supérieur de la glande ; ils sont le rendez-vous des lymphatiques temporaux ; 2° un *groupe antérieur*, formé par de tous petits ganglions, qui sont situés un peu au-dessous et en avant des précédents ; ils reçoivent les lymphatiques du sourcil, de la partie externe des paupières et des téguments de la pommette ; 3° un *groupe postérieur*, comprenant deux ou trois ganglions qui se disposent le long du bord antérieur du sterno-cléido-mastoïdien ; à ce groupe aboutissent des lymphatiques venus de la moitié postérieure du pavillon de l'oreille. — Les *ganglions profonds*, remarquables par leur petitesse, sont accolés à la carotide externe : à ces ganglions aboutissent des lymphatiques venus du conduit auditif externe, du voile du palais et de la partie postérieure des fosses nasales.

d. *Avec les nerfs.* — Deux nerfs importants se fraient un passage à travers la parotide : ce sont le facial et l'auriculo-temporal. — Le *facial*, nerf moteur, s'échappe du crâne par le trou stylo-mastoïdien (fig. 96,18). A peine sorti de ce trou, il s'engage dans l'épaisseur de la parotide, en se dirigeant obliquement d'arrière en avant, de dedans en dehors et un peu de haut en bas. Dans ce trajet, le nerf facial, tout d'abord profondément situé, se rapproche peu à peu de la surface externe de la glande ; mais, quel que soit le point où on le considère, on le trouve toujours placé en dehors de la carotide et de la jugulaire externes. En atteignant le bord postérieur de la branche du maxillaire, quelquefois plus tôt, il se bifurque en deux branches terminales, la branche temporo-faciale et la branche cervico-faciale : cette bifurcation s'effectue dans l'épaisseur même de la parotide et, par conséquent, les deux branches précitées sont situées à leur origine en plein tissu glandulaire. — L'*auriculo-temporal*, branche du maxillaire inférieur, traverse de dedans en dehors et de bas en haut la partie toute supérieure de la parotide (fig. 96,20). Il se dégage du tissu glandulaire un peu au-dessous de l'arcade zygomatique pour contourner cette arcade et gagner la région temporale où, pour le moment, nous n'avons pas à la suivre.

5° **Canal excréteur.** — La salive, sécrétée par la parotide, est transportée dans la bouche par un long canal excréteur, le *canal de Sténon* (fig. 95,a).

a. *Origine et trajet.* — Ce canal naît sur la face antérieure de la glande, au niveau du bord parotidien de la mâchoire, à l'union de son tiers inférieur avec ses deux tiers supérieurs. De là, il se porte obliquement en haut et en avant jusqu'à 15 ou 20 millimètres au-dessous de l'arcade zygomatique. S'infléchissant alors en avant, il chemine horizontalement sur la face externe du masséter, en compagnie de l'artère transversale de la face, qui est située un peu au-dessus de lui, et des divisions du nerf facial qui sont situées, les unes au-dessus, les autres au-dessous. Arrivé au bord antérieur du masséter, il contourne ce bord, contourne en même temps la boule graisseuse de Bichat qui est sous-jacente au muscle et atteint le buccinateur. Après avoir cheminé quelque temps sur la face externe du buccinateur, tout à côté des glandes molaires, il le perfore obli-

quement et arrive alors sur la muqueuse buccale ; il glisse au-dessous de cette muqueuse dans une étendue de 5 ou 6 millimètres, la perfore à son tour et, finalement, s'ouvre dans le vestibule de la bouche, par un étroit orifice en forme de fente, qui se trouve situé un peu en avant du collet de la deuxième grosse molaire supérieure (fig. 97, 2). La longueur totale du canal de Sténon est, en moyenne, de 35 à 40 millimètres ; son diamètre est de 3 millimètres.

b. *Rapports*. — Dans sa portion initiale, le canal de Sténon est recouvert par le prolongement antérieur de la parotide. Mais, à partir du point où il se dégage de ce prolongement jusqu'à la boutonnière qu'il s'ouvre à travers les faisceaux du muscle buccinateur, il chemine dans le tissu cellulaire sous-cutané. On est toujours sûr de le mettre à découvert en pratiquant une incision suivant la ligne droite qui unit le tragus à la commissure labiale.

c. *Lobule accessoire de la parotide.* — Il se développe parfois sur le trajet du canal de Sténon, le plus souvent au niveau du bord antérieur du masséter, un lobule glandulaire isolé et plus ou moins volumineux que l'on a désigné à tort sous

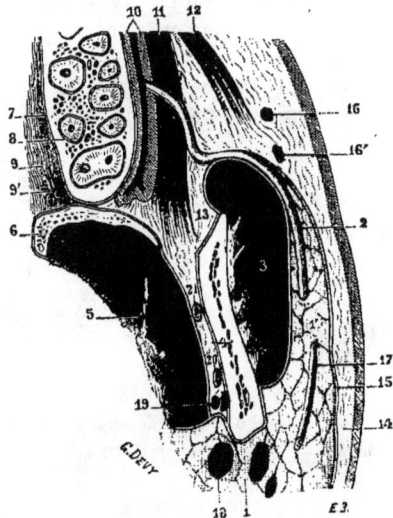

Fig. 97.

Le canal de Sténon, vu sur une coupe horizontale de la face (côté droit, segment inférieur de la coupe vu d'en haut).

1, glande parotide, avec 1', son prolongement antérieur. — 2, canal de Sténon. — 3, masséter. — 5, maxillaire inférieur. — 5, ptérygoïdien interne. — 6, apophyse ptérygoïde. — 7, maxillaire supérieur, coupé au niveau des racines des dents. — 8, racines de la deuxième grosse molaire supérieure. — 9, voûte palatine, avec 9', vaisseaux et nerf palatins postérieurs. — 10, muqueuse buccale. — 11, buccinateur. — 12, zygomatique. — 13, boule graisseuse de Bichat. — 14, tissu cellulaire sous-cutané. — 15, aponévrose superficielle. — 16, 16', artère et veine faciales. — 17, nerf facial. — 18, artère carotide externe. — 19, artère et veines dentaires inférieures. — 20, nerf dentaire inférieur. — 21, nerf lingual.

le nom de *parotide accessoire*. Ce n'est pas, en effet, une glande surajoutée, une glande indépendante : le canal excréteur qui lui fait suite, au lieu de s'ouvrir isolément dans la bouche comme celui de la parotide, se jette constamment dans le canal de Sténon. De ce fait, la formation glandulaire en question acquiert la signification d'un simple lobe erratique de la parotide : ce n'est pas une parotide accessoire, mais un simple *lobe accessoire* de la parotide.

6° **Structure**. — La glande parotide est le type des glandes en grappe. Elle est formée de masses glandulaires qui se disposent autour des ramifications du canal central. Ces masses correspondent aux dernières divisions qui s'élargissent en forme utriculaire ou tubulaire et constituent avec elles les *lobules de la glande*. La cavité du lobule, à son tour, se décompose en petites cavités secondaires qui se traduisent par des bosselures à la surface des lobules : l'ensemble de ces petites cavités et des cellules qui les limitent constituent les *acini glandulaires*. Entre la cavité de l'acinus et la dernière ramification du canal excréteur aboutissant au lobule ou canal intralobulaire se trouve une espèce de conduit désigné sous le nom de *canal intermédiaire* ou *intercalaire*. Tous les lobules glandulaires sont réunis les uns aux autres par du tissu conjonctif, qui se continue extérieurement avec l'enveloppe fibreuse de la glande et au sein duquel cheminent les canaux excréteurs, les vaisseaux et les nerfs.

a. *Cellules*. — Les cellules qui revêtent les lobules de la parotide sont volumineuses, polyédriques, serrées les unes contre les autres, ne laissant au centre de l'acinus qu'un espace à peine perceptible (fig. 98, A). A leur périphérie, elles sont appliquées contre la paroi de l'acinus, paroi constituée d'une membrane propre, amorphe (*membrane basale*), dans laquelle sont étalées des cellules étoilées qui par leurs anastomoses donnent lieu à un véritable réseau.

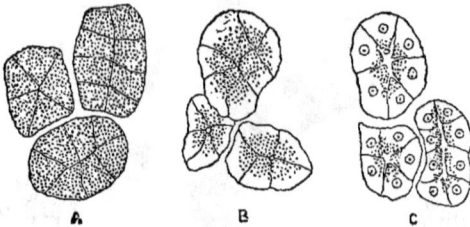

Fig. 98.

Acini d'une glande séreuse (KLEIN).

A, au repos. — B, premier stade de sécrétion. — C, sécrétion prolongée.

A l'état de repos de la glande, c'est-à-dire quand la sécrétion salivaire n'a pas lieu, les cellules de la parotide humaine ont une constitution spéciale et nettement différenciée de celle qu'elles affectent dans certaines parties de la sous-maxillaire et dans la sublinguale. Elles sont remplies de granulations, enfermées dans le réseau protoplasmique (LANGLEY, NICOLAS) : leur abondance est telle qu'à l'état frais on n'aperçoit pas le noyau (fig. 98, A).

Lorsque la glande entre en activité, les cellules s'affaissent de telle sorte que la lumière de l'acinus devient plus apparente. Les granulations disparaissent dans la portion de la cellule qui est appliquée contre la paroi propre et le noyau commence à devenir plus visible. Si la sécrétion persiste, la lumière continue à s'agrandir, les granulations disparaissent presque complètement de la cellule, sauf dans la partie voisine de la lumière et dans les parties de la cellule qui confinent aux cellules voisines. A ce niveau, existent des canaux très déliés faisant suite à la lumière centrale, s'introduisant entre les cellules glandulaires adjacentes et pénétrant même dans ces cellules sous forme de canalicules ramifiés (CAJAL, RETZIUS LASERSTEIN). Le noyau est alors très évident.

Ces faits, bien connus depuis les recherches de LANGLEY, semblent montrer que les granulations se fondent au moment de la sécrétion et que leur produit est entraîné dans la lumière du lobule et, de là, dans le canal excréteur. On admet généralement que ces granulations sont destinées à former le ferment sécrété par la parotide, la ptyaline : ce sont des granulations ptyalogènes.

b. *Conduits excréteurs*. — Les conduits de la glande naissent dans la cavité de l'acinus. Lorsque cette dernière se transforme en canal, on voit les cellules de l'acinus s'aplatir de plus en plus, de telle sorte que la partie déjà canaliculée qui précède l'origine du canal intralobulaire, c'est-à-dire le conduit intercalaire, est tapissée de cellules aplaties à noyau allongé. La paroi propre de l'acinus se continue sur le canal intercalaire pour se prolonger sur le canal intralobulaire. Un léger étranglement marque l'origine du canal intralobulaire : à partir de ce point, les cellules cessent d'être aplaties, deviennent cubiques et forment un revêtement complet au canal intralobulaire. Elles ne tardent pas à s'allonger dans le sens radial du canal et prennent alors la forme de cônes, dont la base est appliquée contre la paroi propre du canal et dont le sommet fait saillie vers le centre. Le protoplasma de ces cellules présente une structure différente suivant qu'on l'étudie dans la partie externe ou dans la partie interne : dans la partie externe, il est strié suivant le grand axe de la cellule et paraît formé de bâtonnets juxtaposés ; dans la partie interne, au contraire, il est granuleux. Entre ces deux parties on trouve un noyau arrondi présentant la réticulation ordinaire de la chromatine (fig. 105).

A mesure que les canaux excréteurs augmentent en diamètre, on voit se produire quelques transformations dans leur structure. Au-dessous des cellules épithéliales que nous venons de décrire, s'ajoute une deuxième couche de petites cellules, destinées probablement à les remplacer. De plus, la paroi qui était primitivement constituée par la continuation de la membrane propre de l'acinus, du canal intercalaire et par quelques éléments conjonctifs, la paroi, disons-nous, s'augmente d'une couche plus forte de tissu conjonctif mêlé de fibres élastiques et même, dans les plus gros conduits, d'un certain nombre de fibres musculaires lisses.

c. *Canal de Sténon.* — Le canal de Sténon est constitué par une tunique adventice cellulo-fibreuse externe et par une tunique propre. Cette dernière est formée par une couche épaisse de tissu conjonctif mêlé de fibres élastiques, et, d'après la majorité des auteurs, privée de fibres musculaires lisses (KÖLLIKER). En dedans de cette couche conjonctive et séparée d'elle par une membrane basale, se trouve une couche épithéliale. On y rencontre deux plans de cellules, les unes superficielles, les autres profondes : les cellules profondes sont polyédriques ; les cellules superficielles sont cylindro-coniques et présentent une striation longitudinale entre le noyau et la pointe (KÖLLIKER).

7° **Vaisseaux et nerfs.** — *a.* Les *artères* destinées à la parotide proviennent de plusieurs sources : de l'auriculaire postérieure, de l'auriculaire antérieure, de la transversale de la face et du tronc même de la carotide externe. Ces artères, après s'être divisées et subdivisées dans le tissu conjonctif interstitiel, arrivent au voisinage de la membrane propre des acini, tout autour de laquelle elles constituent un riche réseau capillaire. Les mailles de ce réseau ne traversent jamais la membrane propre et, par conséquent, n'arrivent jamais au contact des cellules glandulaires.

b. Les *veines*, issues des réseaux capillaires de la parotide, cheminent comme les artères dans les cloisons conjonctives interlobulaires. Elles se réunissent les unes aux autres pour former des vaisseaux de plus en plus volumineux et, finalement, viennent s'ouvrir dans la jugulaire externe ou dans ses affluents.

c. Les *lymphatiques* de la parotide sont encore mal connus. D'après GIANNUZZI, ils prendraient naissance dans un système de lacunes adjacentes à la membrane propre et formeraient plus loin des vaisseaux canaliculés à parois propres. Pour RANVIER, ces lacunes ne seraient autres que des espaces de tissu conjonctif.

d. Les *nerfs* proviennent de deux sources : 1° de l'auriculo-temporal, branche du maxillaire inférieur ; 2° de la branche auriculaire du plexus cervical. Ils se ramifient, comme les vaisseaux, dans les espaces conjonctifs de la glande et arrivent à la membrane propre. D'après PFLÜGER, ils la traverseraient, se dépouilleraient de leur myéline et se termineraient dans les cellules salivaires. Ces conclusions de

Pflüger n'ont pas été confirmées par d'autres histologistes et, du reste, elles s'appliquent surtout à la glande sous-maxillaire. Les recherches récentes de Fusari et Panasci, de Ramon y Cajal ont révélé, entre les acini, l'existence de plexus nerveux, mêlés de cellules nerveuses, analogues à celles que nous avons décrites dans l'intestin : de ces plexus se détachent des fibrilles qui pénètrent ensuite jusqu'au contact des cellules glandulaires. Outre ces plexus nerveux, Müller a signalé un autre réseau issu de cellules qu'il rapproche de celles qui existent dans la membrane propre de l'alvéole et qui sont de nature conjonctive.

§ II. — Glande sous-maxillaire

La glande sous-maxillaire occupe la région sus-hyoïdienne. Elle est située contre la face interne du maxillaire inférieur, immédiatement au-dessus de la portion moyenne du digastrique, remplissant pour ainsi dire l'espace angulaire que circonscrivent entre eux le ventre antérieur et le ventre postérieur de ce dernier muscle.

Comme la parotide, la glande sous-maxillaire est renfermée dans une loge ostéo-fibreuse, *la loge sous-maxillaire*, que nous allons tout d'abord décrire.

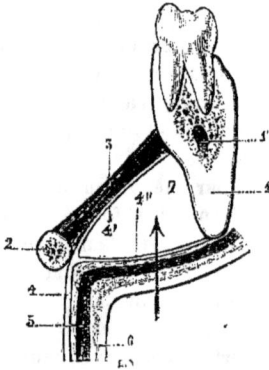

Fig. 99.

La loge sous-maxillaire, vue en coupe vertico-transversale (*schématique*).

1, maxillaire inférieur. — 1' canal dentaire. — 2, os hyoïde. — 3, mylo-hyoïdien. — 4, aponévrose cervicale superficielle, se dédoublant au niveau de l'os hyoïde et formant : 4', un feuillet supérieur ou profond qui tapisse le mylo-hyoïdien ; 4'', un feuillet inférieur ou superficiel qui ferme en bas la loge sous-maxillaire. — 5, peaucier du cou. — 6, peau et tissu-cellulaire sous-cutané. — 7, loge sous-maxillaire.
(La flèche indique les différents plans qu'il faut traverser pour pénétrer de la région sus-hyoïdienne dans la loge sous-maxillaire.)

A. — Loge sous-maxillaire

Nous connaissons déjà la loge sous-maxillaire pour avoir étudié son mode de formation à propos des aponévroses du cou (voy. t. I). Nous avons vu, à ce sujet, que l'aponévrose cervicale superficielle, en passant de l'os hyoïde dans la région sus-hyoïdienne, se divise en deux feuillets (fig. 92) : un feuillet superficiel (4''), qui se rend directement au bord inférieur du maxillaire ; un feuillet profond (4'), qui, s'écartant du précédent à angle aigu, tapisse la face inférieure des muscles hyo-glosse et mylo-hyoïdien et vient se fixer ensuite sur la ligne oblique interne du maxillaire inférieur.

Eh bien, l'espace qui résulte de l'écartement de ces deux feuillets, complété d'autre part en dehors par la face interne du maxillaire inférieur, constitue la loge sous-maxillaire. La figure ci-dessus (fig. 99), toute schématique, nous montre que cette loge est prismatique triangulaire, avec une face externe formée par le maxillaire, une face interne répondant à une nappe musculaire, une face inférieure en rapport avec les téguments. Nous devons ajouter que la loge sous-maxillaire se trouve fermée en avant et en arrière par la rencontre et la fusion des deux feuillets aponévrotiques précités.

Cet espace est comblé par la glande sous-maxillaire (fig. 101,2).

B. — Glande sous-maxillaire proprement dite, son canal excréteur

1° **Couleur.** — Vue extérieurement ou sur des coupes, la glande sous-maxillaire, au repos, revêt une couleur gris jaunâtre. Cette coloration devient d'un gris rosé, quand la glande fonctionne et passe au rouge plus ou moins foncé dans le cas de stase veineuse.

2° Poids et volume. — Considérée au point de vue de son volume, la glande sous-maxillaire est de la grosseur d'une amande ; elle pèse, en moyenne, 7 ou

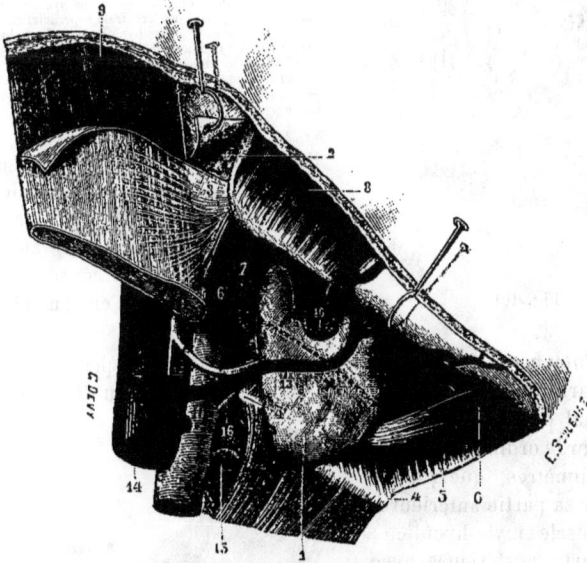

Fig. 100.

La glande sous-maxillaire du côté droit, après dissection, la tête étant dans l'extension et dans la rotation du côté opposé.

1, glande sous-maxillaire. — 2, glande parotide. — 3, bandelette sous-maxillo-parotidienne. — 4, corps de l'os hyoïde, avec 4', sa grande corne. — 5, mylo-hyoïdien. — 6, ventre antérieur du digastrique, avec 6' son ventre postérieur. — 7, stylo-hyoïdien. — 8, masséter. — 9, sterno-cléido-mastoïdien. — 10, artère faciale. — 11, carotide externe. — 12, carotide interne. — 13, veine faciale. — 14, veine jugulaire interne. — 15, artère thyroïdienne supérieure. — 16, artère linguale.
(La croix qui est figurée en noir sur la face externe de la glande indique le point de sa face interne où naît le canal de Wharton ; la ligne de croix (*****) indique la séparation de la face externe et de la face inférieure.)

8 grammes. Elle est, comme on le voit, bien moins volumineuse que la parotide, son poids ne représentant environ que le quart du poids de cette dernière. Par contre, elle est environ trois fois plus volumineuse que la sublinguale.

3° Forme et rapports. — La glande sous-maxillaire, comme la parotide, reproduit exactement la forme de la loge ostéo-fibreuse qu'elle occupe et dans laquelle elle est pour ainsi dire moulée (fig. 101). Elle est irrégulièrement prismatique triangulaire, à grand axe dirigé d'arrière en avant et de dehors en dedans, parallèlement au maxillaire lui-même. Nous pouvons donc lui considérer : 1° trois faces, que l'on distingue en externe, interne, inférieure ; 2° deux extrémités, qui sont l'une antérieure, l'autre postérieure.

a. *Face externe.* — La face externe de la glande, légèrement convexe, est en rapport par sa partie postérieure avec le muscle ptérygoïdien interne. Par sa partie antérieure, elle répond à la face interne du corps du maxillaire, qui, à son niveau, s'excave en fossette pour la recevoir (*fossette sous-maxillaire,* voy. OSTÉO-

LOGIE). C'est sur la partie inférieure de cette face, le long du bord inférieur du maxillaire, que cheminent d'arrière en avant l'artère et la veine sous-mentales.

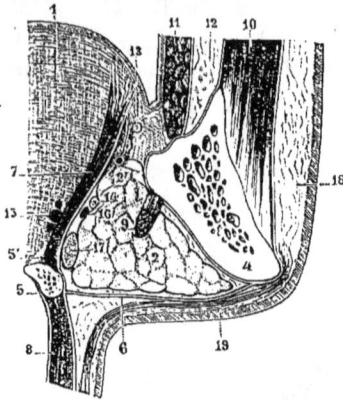

Coupe vertico-transversale de la glande sous-maxillaire (sujet congelé, segment antérieur de la coupe).

1, coupe de la langue. — 2, coupe de la glande sous-maxillaire, avec 2', son prolongement antérieur. — 3, canal de Wharton. — 4, maxillaire inférieur. — 5, os hyoïde, avec 5', sa petite corne. — 6, aponévrose cervicale superficielle. — 7, muscle hyoglosse. — 8, muscles sous-hyoïdiens. — 9, mylo-hyoïdien. — 10, masséter. — 11, buccinateur. — 12, boule graisseuse de Bichat. — 13, nerf lingual. — 14, nerf grand hypoglosse. — 15, artère linguale, avec deux petites veines satellites. — 16, veine linguale. — 17, tendon du digastrique. — 18, peau et tissu cellulaire souscutané. — 19, muscle peaucier du cou.

Fig. 101.

Sur le même point se disposent en une série linéaire six ou sept ganglions lymphatiques : ces ganglions, dits sous-maxillaires, sont constamment situés au-dessous de l'aponévrose et, par conséquent, se trouvent immédiatement en contact avec le tissu glandulaire.

b. *Face interne*. — La face interne, assez régulièrement plane, est en rapport : 1° par sa partie inférieure, avec le tendon intermédiaire du digastrique et le tendon terminal du stylo-hyoïdien, qu'elle déborde ordinairement de 6 à 8 millimètres, quelquefois plus ; 2° par sa partie antérieure, avec le muscle mylo-hyoïdien ; 3° par sa partie postérieure, avec le stylo-hyoïdien et le ventre postérieur du digastrique ; 4° par sa partie moyenne, avec le muscle hyo-glosse, dont elle est séparée par le nerf grand hypoglosse et par la veine linguale ; quant à l'artère linguale, elle chemine, comme, on le sait (voy. ANGÉIO-LOGIE), sur la face profonde de l'hyoglosse et, de ce fait, se trouve séparée de la glande par toute l'épaisseur de ce dernier muscle (fig. 103,7).

De cette face interne de la glande sous-maxillaire se détachent deux prolongements, l'un antérieur, l'autre postérieur. — Le *prolongement postérieur* est ordinairement peu marqué : il se confond le plus souvent avec l'extrémité postérieure de la glande elle-même. Je l'ai vu cependant, sur plusieurs sujets, s'étendre jusqu'au bord postérieur du muscle ptérygoïdien interne, jusqu'à

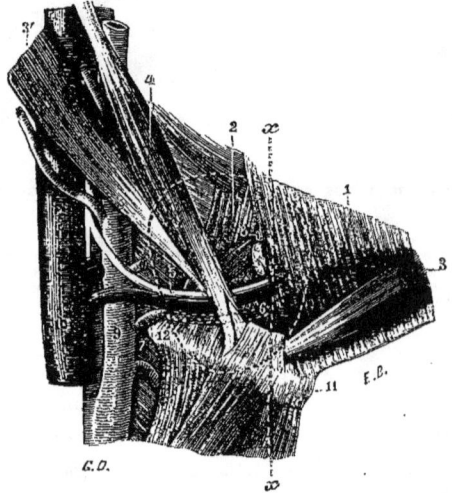

Fig. 102.

Rapports profonds de la glande sous-maxillaire.

1, mylo-hyoïdien. — 2, hyo-glosse. — 3, 3, ventre antérieur et postérieur du digastrique. — 4, stylo-hyoïdien. — 5, nerf grand hypoglosse. — 6, veine linguale. — 7, artère linguale. — 8, canal de Wharton et prolongement antérieur de la glande maxillaire. — 9, carotide externe. — 10, jugulaire interne. — 11, corps de l'os hyoïde. — 12, sa grande corne.

(Le contour de la glande est indiqué par un trait pointillé ; la ligne verticale *x x* indique le plan suivant lequel est pratiquée la coupe de la figure suivante.)

l'aponévrose parotidienne par conséquent. — Le *prolongement antérieur*, beaucoup mieux isolé et aussi beaucoup plus long, a la forme d'une languette conoïde, aplatie transversalement. Se portant obliquement d'arrière en avant et un peu de bas en haut, il s'insinue, comme le grand hypoglosse, entre les deux muscles hyo-glosse et mylo-hyoïdien (fig. 104,10) et s'étend, dans la plupart des cas, jusqu'à la partie postérieure de la glande sublinguale. Il est accompagné par le canal de Wharton qui longe son côté supérieur et interne.

c. *Face inférieure.* — La face inférieure de la sous-maxillaire, la plus étendue des trois, répond à la peau. Elle en est séparée par divers plans qui sont en allant de dedans en dehors : 1° l'aponévrose cervicale superficielle, qui constitue la paroi inférieure de la loge ; 2° le muscle peaucier, dont les fibres sont obliques en haut et en avant ; 3° une nappe cellulo-graisseuse, peu développée chez les sujets amaigris, mais pouvant acquérir chez les sujets doués d'embonpoint une épaisseur considérable.

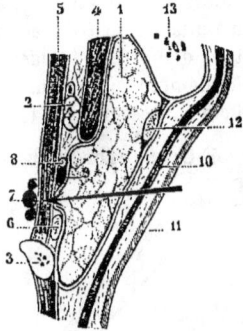

Fig. 103.
Coupe vertico-transversale de la région sous-maxillaire. La tête étant fortement étendue (*demi-schématique*).

(La flèche en pointillé indique les différents plans que l'on doit traverser pour arriver sur l'artère linguale.)

1, glande sous-maxillaire dans sa loge aponévrotique. — 2, canal de Wharton et prolongement antérieur de la glande. — 3, os hyoïde. — 4, mylo-hyoïdien. — 5, hyo-glosse. — 6, tendon moyen du digastrique. — 7, artère linguale, avec deux petites veines satellites. — 8, nerf grand hypoglosse. — 9, veine linguale. — 10, peaucier. — 11, peau. — 12, ganglion lymphatique. — 13, os maxillaire inférieur.

La face inférieure est encore en rapport avec la veine faciale qui la croise obliquement dans son tiers postérieur et avec quelques fines ramifications nerveuses qui proviennent, soit du facial, soit du plexus cervical superficiel.

C'est par cette face qu'on aborde l'artère linguale, quand on veut en pratiquer la ligature. La figure 103 nous indique nettement quels sont les différents plans que devra traverser l'opérateur pour arriver sur le vaisseau. Il divisera tout d'abord, à égale distance de l'os hyoïde et du bord inférieur du maxillaire, la peau, le tissu cellulaire sous-cutané, le peaucier et l'aponévrose superficielle. Puis, soulevant la glande sous-maxillaire, il aura sous les yeux une petite région triangulaire (fig. 102), qui est limitée en bas par le tendon du digastrique et, en haut, par le nerf grand hypoglosse. Il incisera le muscle hyo-glosse dans le milieu de ce triangle et trouvera l'artère au fond de l'incision.

d. *Extrémité antérieure.* — L'extrémité antérieure de la glande sous-maxillaire tantôt mince et effilée, tantôt arrondie et mousse, regarde le ventre antérieur du digastrique, mais elle ne le recouvre que très rarement (fig. 101). Elle repose sur le mylo-hyoïdien.

e. *Extrémité postérieure.* — L'extrémité postérieure s'applique contre le ventre postérieur du digastrique et contre le stylo-hyoïdien. Elle est très rapprochée de la parotide ; comme nous l'avons vu précédemment, les deux formations glandulaires sont séparées l'une de l'autre par une cloison fibreuse, la *cloison sous-maxillo-parotidienne* (fig. 100,3), qui est une dépendance de l'aponévrose cervicale superficielle et qui s'étend du sterno-cléido-mastoïdien à l'angle de la mâchoire. L'extrémité postérieure de la sous-maxillaire est encore en rapport immédiat avec l'artère faciale qui la croise obliquement de bas en haut et de dedans en dehors, en se creusant en plein tissu glandulaire, soit une simple empreinte, soit une gouttière profonde ou même un canal complet. A ce sujet, nous rappellerons en passant qu'au niveau de l'extrémité postérieure de la sous-maxillaire, les deux vaisseaux homonymes, artère et veine faciale, qui se sont croisés sur le bord du maxillaire, se trouvent séparés maintenant par un certain intervalle : la veine, tout d'abord, est placée en avant de l'artère ; puis, tandis que l'artère est profondément située sur le côté interne de la glande, la veine, relativement superficielle, descend sur le côté externe.

4° **Canal excréteur.** — A la glande sous-maxillaire fait suite un canal excréteur, chargé de porter sur le plancher de la bouche la salive sécrétée par elle : c'est le *canal de Wharton*.

Ce canal, remarquable à la fois par son volume, par la minceur et la résistance de ses parois, mesure 4 ou 5 centimètres de longueur, sur 2 ou 3 millimètres de diamètre

Il naît de la face interne de la glande, à sa partie moyenne. De là, il se porte obliquement d'arrière en avant, de bas en haut et de dehors en dedans. — Il chemine tout d'abord sur la face externe de l'hyo-glosse, entre ce muscle et le mylo-hyoïdien. — Puis, en quittant l'hyo-glosse, il vient se placer entre la glande sublinguale qui est en dehors et les muscles génio-glosse et lingual inférieur qui sont en dedans. Sur la face interne de la glande sublinguale, il entre en rapport intime avec le nerf lingual et l'artère sublinguale qui le croisent obliquement l'un et l'autre en passant constamment sur son côté externe. — Plus loin, il s'adosse sur la ligne médiane à son homologue du côté opposé et glisse alors immédiatement au-dessous de la muqueuse buccale dans une étendue de 3 ou 4 millimètres. — Finalement, il vient s'ouvrir sur les côtés du frein de la

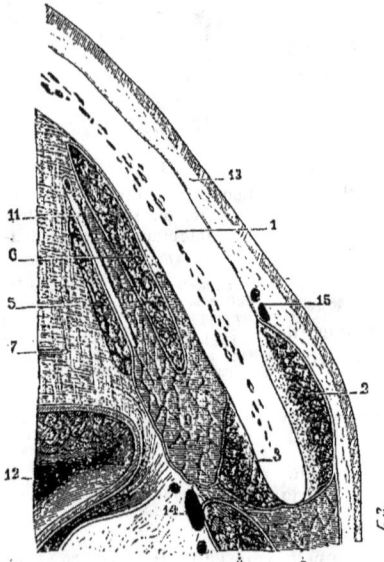

C.DEVY

Fig. 104.

Coupe horizontale de la face passant par le canal de Wharton et le prolongement antérieur de la sous-maxillaire (sujet congelé, segment inférieur de la coupe).

1, maxillaire inférieur. — 2, masséter. — 3, ptérygoïdien interne. — 4, digastrique. — 5, hyoglosse. — 6, mylo-hyoïdien. — 7, coupe de la langue. — 8, parotide. — 9, glande sous-maxillaire. — 10, son prolongement antérieur. — 11, canal de Wharton. — 12, pharynx. — 13, peau et tissu cellulaire sous-cutané. — 14, artère carotide externe. — 15, artère et veine faciales.

langue, au sommet d'un petit tubercule, par un tout petit pertuis à peine visible à l'œil nu, auquel, depuis Bordeu, on donne le nom d'*ostium umbilicale* (fig. 5, 5). Cet orifice n'est séparé de celui du côté opposé que par l'épaisseur du frein.

5° **Structure.** — La glande sous-maxillaire présente au point de vue macroscopique la même structure que la parotide ; c'est une glande en grappe, décomposable en lobules et en acini. Elle diffère cependant de la parotide en ce que ses acini renferment des cellules toutes spéciales qui font défaut dans cette dernière : ce sont des cellules muqueuses. Du reste, au point de vue de la nature cellulaire des éléments qui la composent, la glande sous-maxillaire n'offre pas, dans la série

animale, l'homogénéité que présente la glande parotide. En effet, tandis que chez
le chien la sous-maxillaire est composée uniquement d'acini muqueux, chez
l'homme elle contient à la fois des acini muqueux et des acini séreux ; chez le
lapin et le cobaye elle est totalement séreuse.

Les acini muqueux de la sous-maxillaire sont limités par une paroi propre dont
les caractères sont analogues à ceux que nous avons décrits dans les glandes
séreuses. Ils contiennent deux ordres de cellules : 1° les cellules muqueuses proprement dites ; 2° des cellules marginales, appliquées directement contre la paroi
et désignées sous le nom de *lunules* ou de *croissants de Gianuzzi*. Ces éléments
diffèrent suivant que la glande est à l'état
de repos ou d'activité :

a. *Cellules à l'état de repos.* — A l'état
de repos de la glande, les cellules
muqueuses sont volumineuses, claires,
réfringentes et laissent dans l'acinus une
lumière appréciable. Par les colorants,
la portion centrale de la cellule se teint à
peine, tandis que la partie périphérique
prend bien plus vivement la couleur, et
l'on aperçoit dans cette dernière partie
un noyau ovalaire. Dissociées, les cellules
portent à leur extrémité basale un prolongement plus ou moins long qui vient
se placer par imbrication entre la cellule
voisine et la membrane propre. Les
caractères microchimiques montrent que
la partie claire de ces cellules est formée
de mucus ou de substance mucigène,
d'où le nom de cellules à mucus ou cellules muqueuses donné à ces éléments.

Les croissants de Gianuzzi diffèrent
complètement, comme aspect, des cel-

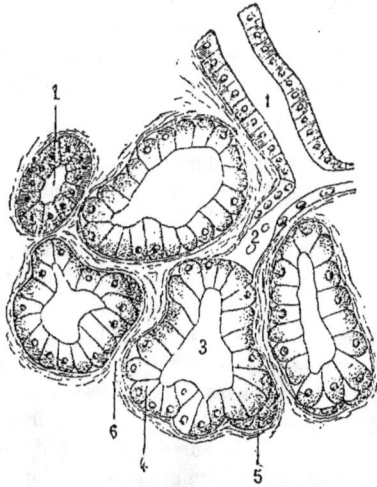

Fig. 105.

Coupe de la glande sous-maxillaire du chien.

1. canal intralobulaire. — 2, canal intercalaire. —
3. acinus glandulaire. — 4, cellules muqueuses. — 5.
croissants de Gianuzzi. — 6, cloison conjonctive séparant les acini.

lules muqueuses. Ils sont placés entre ces dernières et la membrane propre, constituant des lunules isolées, surtout au fond des culs-de-sac, chez l'homme et chez
le chien, ou bien une couche complète englobant toute la surface de l'acinus,
chez le chat notamment. Colorée vivement par les matières tinctoriales, leur
masse est granuleuse, dense et formée par des petites cellules possédant chacune
un noyau arrondi (fig. 105). D'après Lasenstein, les croissants de Gianuzzi possèdent, dans les cellules à l'état de repos, de fins canalicules, origines des canaux
excréteurs.

b. *Cellules à l'état d'activité.* — Lorsque la glande entre en activité par l'excitation de la corde du tympan (Lawdowski, Heidenhain, Ranvier), on voit se produire
des modifications importantes. Suivant Ranvier, les cellules muqueuses restent
accolées à la paroi de l'acinus, mais elles perdent leur portion muqueuse : par
cela même, elles s'affaissent et la lumière glandulaire s'agrandit. La partie granuleuse de la cellule, qui était reléguée dans la profondeur, se gonfle et se répand
dans le reste de l'élément. Le noyau, d'aplati qu'il était, devient arrondi et prend
un double contour très net.

A leur tour, les cellules contenues dans les croissants de Gianuzzi se gonflent et deviennent plus distinctes. Il est probable qu'elles vont remplacer les cellules muqueuses qui se desquament quand la sécrétion est très abondante ou trop prolongée. On sait, du reste, que cette desquamation est variable en intensité suivant qu'on excite la corde du tympan ou le grand sympathique : elle est beaucoup plus abondante dans ce dernier cas.

c. *Conduits excréteurs, canal de Wharton.* — Les conduits excréteurs de la glande sous-maxillaire ont la même structure que les conduits de la parotide, sauf le canal de Wharton qui présente quelques particularités. Ce dernier canal est constitué, en allant de dehors en dedans : 1° par une tunique externe, formée de tissu conjonctif fasciculé et mêlé de fibres élastiques ; 2° par une couche de fibres musculaires lisses, couche caractéristique de ce canal (KÖLLIKER) ; 3° par une couche conjonctive riche en fibres élastiques ; 4° par une couche épithéliale à deux plans de cellules semblables à celles que nous avons décrites dans le canal de Sténon (voy. p. 167).

6° **Vaisseaux et nerfs.** — a. Les *artères* de la glande sous-maxillaire proviennent de deux sources : 1° de la faciale, qui lui fournit deux ou trois grosses branches ; 2° de la sous-mentale, qui, en passant sur sa face externe, lui abandonne toujours un certain nombre de rameaux. Ces vaisseaux pénètrent dans l'épaisseur de la glande, s'y divisent et s'y subdivisent en des rameaux de plus en plus ténus et, finalement, se résolvent en de riches réseaux capillaires dont les mailles entourent les acini, sans jamais traverser la membrane propre. KOWA-LEWSKY (1885) distingue dans la sous-maxillaire, et en général dans toutes les glandes salivaires, les artères des acini et celles des canaux excréteurs. Les premières sont plus longues et beaucoup plus résistantes. Cette différence de résistance en faveur des artères des acini est due à ce que, sur ces dernières, la tunique musculaire est plus développée et s'étend beaucoup plus loin que sur les artères destinées aux canaux excréteurs.

b. Les *veines*, issues de ces réseaux, se jettent en partie dans la veine sous-mentale, en partie dans le tronc de la veine faciale.

c. Les *lymphatiques* de la sous-maxillaire sont encore mal connus. Ici, comme pour la parotide, ils naissent vraisemblablement (GIANUZZI) dans un système de fentes qui se trouvent dans le tissu conjonctif interstitiel.

d. Les *nerfs* destinés à la glande sous-maxillaire sont fort nombreux. Ils proviennent pour la plupart du lingual mixte (lingual et corde du tympan réunis), soit directement, soit par l'intermédiaire du ganglion sous-maxillaire, qui s'interpose, comme on le sait, entre le nerf précité et la glande. La glande sous-maxillaire reçoit, en outre, un certain nombre de rameaux nerveux du plexus qui entoure l'artère faciale et qui émane, comme tous les plexus vasculaires, du système sympathique.

Le mode de terminaison des filets nerveux sous-maxillaires n'est pas encore nettement élucidé. PFLÜGER, depuis longtemps déjà, a émis l'opinion que la plupart d'entre eux se terminaient dans les cellules glandulaires elles-mêmes, les autres se distribuant vraisemblablement aux vaisseaux. L'opinion de PFLÜGER, basée sur des observations que cherchaient vainement à reproduire les autres histologistes, a toujours été considérée comme hypothétique. En 1876, PALADINO, à la suite de nombreuses recherches entreprises sur l'homme, sur le cheval et quelques autres mammifères, est arrivé aux mêmes conclusions que PFLÜGER. Pour lui, les filets nerveux au sortir du ganglion sous-maxillaire traversent encore plusieurs autres petits ganglions, qui se trouvent disséminés, les uns entre le ganglion sous-maxillaire et la glande de même nom, les autres dans l'épaisseur même de la glande. Puis, ils se résolvent, en plein tissu glandulaire en un riche plexus. De ce plexus, enfin, partent des fibres pâles qui, sans se ramifier, se dirigent vers les cellules glandulaires et pénètrent dans leur intérieur. Plus récemment, chez le chat, Navalichin et Kytmanoff ont vu également se terminer dans le protoplasma des cellules glandulaires des filaments très fins, qu'ils n'hésitent pas à considérer comme étant de nature nerveuse. Ces faits ont été confirmés et complétés depuis par les recherches de Fusari et Panasci et de Ramon y Cajal.

Quelques histologistes ont décrit sur la membrane propre des acini glandulaires des cellules nerveuses étoilées ; il est démontré aujourd'hui (Ranvier) que ces prétendues cellules nerveuses ne sont que des cellules de tissu conjonctif.

§ III. — Glande sublinguale

1° Situation. — La glande sublinguale est située sur le plancher de la bouche, immédiatement en dedans du corps du maxillaire, de chaque côté de la symphyse mentonnière et du frein de la langue.

2° Poids et volume. — Elle pèse 3 grammes en moyenne. C'est donc la plus petite des trois glandes salivaires. Son volume ne présente que le tiers de celui de la glande sous-maxillaire, la dixième partie seulement de celui de la parotide.

3° Forme et dimensions. — La glande sublinguale a la forme d'une olive, un peu aplatie dans le sens transversal et disposée de telle façon que son grand axe se dirige parallèlement au corps du maxillaire, c'est-à-dire d'arrière en avant et de dehors en dedans. Sa longueur, qui répond à son grand axe, mesure de 25 à 30 millimètres. Sa largeur, représentée par son diamètre vertical, est de 10 à 12 millimètres. Son épaisseur, enfin, est de 6 à 8 millimètres.

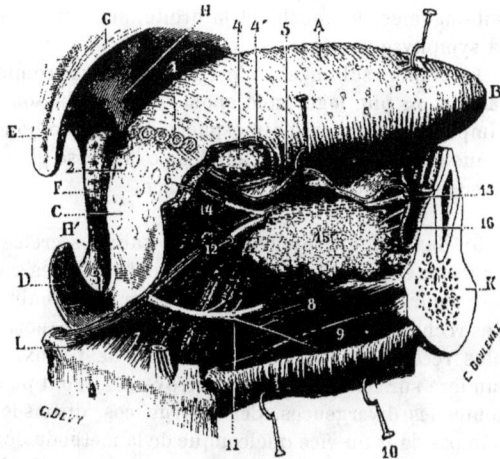

Fig. 105.

Face latérale droite de la langue.

A, face dorsale de la langue, érignée en haut et en avant. — B, sa pointe. — C, sa base. — D, épiglotte. — E, luette. — F, amygdale gauche. — G, voile du palais. — H, son pilier antérieur. — H', son pilier postérieur. — K, maxillaire inférieur. — L, grande corne de l'os hyoïde. 1, branche droite du V lingual. — 2, follicules de la base de la langue. — 3, repli glosso-épiglottique médian. — 4, glande de Weber. — 4', muqueuse de la langue, réséquée sur le bord droit pour découvrir la glande. — 5, bord gauche de la langue avec ses replis foliés. — 6, coupe du stylo-glosse. — 7, hyoglosse. — 8, génio-glosse. — 9, génio-hyoïdien. — 10, mylo-hyoïdien, coupé et érigné en bas. — 11, nerf grand hypoglosse. — 12, canal de Wharton, avec 13, son orifice sur le plancher de la bouche. — 14, nerf lingual. — 15, glande sublinguale, avec 16, l'un de ses canaux excréteurs.

4° Rapports. — Ainsi configurée, la glande sublinguale nous présente : 1° deux faces, l'une externe, l'autre interne ; 2° deux bords, que l'on distingue en supérieur et inférieur ; 3° deux extrémités, qui sont l'une antérieure, l'autre postérieure.

La *face externe*, convexe, est en rapport avec la face interne du maxillaire, qui,

se moulant exactement sur elle, présente à son niveau une légère excavation, déjà
étudiée en ostéologie (voy. t. I) sous le nom de *fossette sublinguale*.

La *face interne* répond aux deux muscles lingual inférieur et génio-glosse. Elle
est séparée de ces deux muscles par le canal de Wharton, le nerf lingual et la
veine ranine, qui la croisent plus ou moins, obliquement.

Le *bord inférieur*, relativement mince, repose dans l'espace angulaire que
forment en s'écartant l'un de l'autre les deux muscles mylo-hyoïdien et génio-
glosse.

Le *bord supérieur*, plus épais, répond dans toute son étendue à la muqueuse
du plancher de la bouche. C'est lui qui, en soulevant la muqueuse, détermine de
chaque côté du frein ces deux saillies oblongues qui ont naturellement la même
orientation que la glande et que nous avons déjà décrites (p. 15) sous le nom de
caroncules sublinguales.

L'*extrémité postérieure* répond au prolongement antérieur de la glande sous-
maxillaire et souvent même paraît se continuer avec lui.

L'*extrémité antérieure* est en rapport avec les apophyses géni et avec les quatre
tendons ou muscles qui s'en détachent. Au-dessus de ces tendons, les deux glandes
sublinguales, la gauche et la droite, arrivent au contact l'une de l'autre derrière
la symphyse mentonnière.

La glande sublingale n'est pas contenue, comme la parotide et la sous-maxillaire, dans une loge ostéo-aponévrotique plus ou moins fermée. Elle baigne tout
simplement dans une atmosphère de tissu conjonctif lâche, qui, d'une part s'insinue entre les différents lobules de la masse glandulaire, d'autre part se continue
avec le tissu conjonctif du voisinage.

5° Canaux excréteurs. — La salive sécrétée par la glande sublingale est
apportée sur le plancher de la bouche par des conduits toujours multiples ; mais
les auteurs sont loin d'être d'accord sur leur nombre et leur disposition anatomique.
Les recherches anciennes de RIVINUS, de BARTHOLIN et de WALTHER, les travaux les
plus récents de SAPPEY, de TILLAUX, de GUYON, de SUZANNE, tout en faisant la
lumière sur certains points controversés, n'ont pu encore réussir à faire disparaître
toutes les divergences. Ces divergences, disons-le tout de suite, ont leur origine,
non pas dans un vice quelconque de la méthode dont s'est servi l'observateur, mais
plutôt dans les nombreuses variations individuelles que présente la disposition
anatomique observée : c'est assez dire qu'elles dureront autant que les variations
elles-mêmes, qu'elles ne disparaîtront jamais.

Comme dans toutes les dispositions anatomiques qui varient à l'infini, la description ne doit être ici qu'une moyenne, convenant à la majorité des cas, non à
tous. En utilisant à la fois les recherches des anatomistes précités et nos propres
dissections, je crois devoir indiquer, comme se rencontrant le plus souvent, la
disposition suivante : ·

La masse glandulaire sublinguale se compose en réalité, non pas d'une seule
glande, mais de glandes multiples. De ces glandes, l'une, relativement plus volumineuse, constitue ce que nous appellerons la glande principale ; les autres,
beaucoup plus petites, forment les glandes accessoires. — La *glande sublinguale
principale* donne naissance à un canal unique, *canal principal*, que l'on doit appeler
indistinctement *canal de Rivinus* ou *canal de Bartholin*, ce canal ayant été signalé
pour la première fois par RIVINUS, en 1679, et ayant été bien décrit par BARTHOLIN
cinq ans plus tard, en 1684. Le canal de Rivinus, né de la partie postérieure de la

glande, se porte obliquement en avant et en dedans, s'accole au côté externe du canal de Wharton et finalement va s'ouvrir sur le plancher buccal, tout à côté de ce dernier, un peu en dehors de l'ostium umbilicale (fig. 107,1'). — Les *glandes sublinguales accessoires* sont de simples grains glandulaires qui se disposent irrégulièrement autour de la glande principale. Chacune d'elles possède un canal excréteur particulier, qui vient s'ouvrir isolément sur le plancher buccal au niveau de la caroncule sublinguale ou un peu en dedans de cette saillie. Ces canaux excréteurs des glandes sublinguales accessoires (fig. 107,1''), nous les appellerons *canaux de Walther*, du nom de l'anatomiste qui le premier, en 1724, les a observés chez l'homme. Les canaux de Walther présentent les plus grandes variétés dans leur disposition : tantôt leurs orifices se disposent en une série linéaire qui suit la même direction que le bord supérieur de la glande ; tantôt ils se disséminent, sans ordre aucun, sur la caroncule ou dans son voisinage. Leur nombre n'est pas moins variable : tandis que WALTHER n'en admettait que quatre et SAPPEY quatre ou cinq, TILLAUX estime qu'ils sont en moyenne au nombre de 15 ou 20 et peuvent même atteindre le chiffre de 25 ou 30.

Nous ajouterons qu'il n'est pas extrêmement rare de voir un ou plusieurs canaux accessoires, parfois même le canal principal, s'ouvrir dans le canal de Warthon un peu avant sa terminaison. Cette union de la glande sublinguale avec le canal excréteur de la glande sous-maxillaire permet de supposer que, suivant la judicieuse remarque de GEGENBAUR, ces deux glandes ne sont que des différenciations d'une glande primitivement unique.

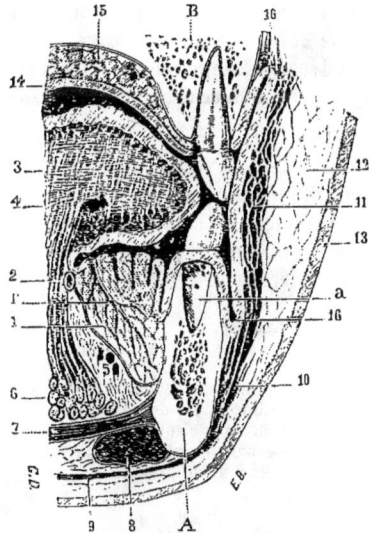

Fig. 107.

Coupe vertico-médiane de la face pratiquée en arrière de la canine supérieure (sujet congelé).

(Les conduits excréteurs de la glande sublinguale sont figurés d'une manière demi-schématique.)

A, maxillaire inférieur, scié au niveau de l'alvéole de la première prémolaire (*a*). — B, maxillaire supérieur.
1, glande sublinguale, avec 1'. le canal de Bartholin et 1'', ses conduits excréteurs accessoires. — 2. canal de Wharton. — 3. langue. — 4, artère et veines ranines. — 5, artère linguale. — 6, génio-glosse. — 7, mylo-hyoïdien. — 8, digastrique. — 9, peaucier. — 10. carré du menton. — 11, buccinato-labial. — 12, tissu cellulo-graisseux de la joue. — 13, peau. — 14, muqueuse buccale. — 15, couche glandulaire de la voûte palatine. — 16, sillon gingivo-labial.

6° Structure. — La glande sublinguale présente la même structure chez toutes les espèces animales qui la possèdent : c'est une glande muqueuse. Elle est donc formée d'acini semblables aux acini muqueux de la sous-maxillaire.

Ses canaux excréteurs, canal de Rivinus et canaux de Walther, ont la même structure que dans les autres glandes salivaires Ils ne contiennent pas de fibres musculaires lisses. Leurs parois sont formées par un tissu conjonctif lâche, mêlé de fibres élastiques et revêtu en dedans d'un épithélium cylindro-conique.

7° Vaisseaux et nerfs — Les *artères* destinées à la glande sublinguale sont fournies, en partie par la linguale, branche de la carotide externe, en partie par la sous-mentale, branche de la faciale. — Les *veines* se jettent dans la veine ranine et, de là, dans la jugulaire externe. — Quant aux *nerfs*, ils proviennent à la fois, comme pour la sous-maxillaire, du lingnal mixte (lingual et corde du tympan réunis) et du grand sympathique.

§ IV. — SALIVE

Chacune des trois glandes ci-dessus décrites déverse dans la cavité buccale une salive spéciale. Il existe donc trois espèces de salives : une *salive parotidienne*, une *salive sous-maxillaire* et une *salive sublinguale*. L'ensemble de ces trois salives, mélangé au mucus buccal et aux produits de sécrétion des glandes de la muqueuse buccale, constitue la *salive totale* ou *salive mixte*.

1° **Salive parotidienne.** — La salive parotidienne est un liquide clair, incolore, d'une densité variant entre 1,004 et 1,008. Neutre pendant l'abstinence, il devient alcalin au moment des repas et acide deux heures après. Il ne présente ni mucus ni cellules. Sa composition chimique, chez l'homme, est indiquée par le tableau suivant, dont j'emprunte les éléments aux analyses de HOPPE-SEYLER et de MITSCHERLICH :

	HOPPE-SEYLER	MITSCHERLICH
Eau.	993,26	989
Ptyaline, matières organiques. . . . . }		}
Extrait alcoolique . . . . }	3,44	} 9
Epithélium, matières non dissoutes	»	}
Sulfocyanate de potassium.	0,30	0,30
Chlorures alcalins . . . . }		}
Carbonate calcique. . . . . }	3,40	} 5
Sels à acide gras. . . . . }		}
Total	1000,40	1003,30

La salive parotidienne, sur 1000 volumes, a donné 70 centimètres cubes de gaz, contenant : 10 d'oxygène, 25 d'azote et 35 d'acide carbonique, non compris celui qui restait combiné (A. GAUTIER).

2° **Salive sous-maxillaire.** — La glande sous-maxillaire sécrète deux salives spéciales, répondant chacune à l'excitation de l'un des deux nerfs, sympathique ou corde du tympan, qui se distribuent à cette glande.

a. La salive qui s'écoule par le canal de Warthon quand on excite la corde du tympan est claire, un peu filante, de réaction alcaline.

b. Celle que produit l'excitation du sympathique est, au contraire, blanchâtre, très épaisse, gluante, fortement alcaline. Elle renferme de la ptyaline, tandis que la précédente n'en présente aucune trace.

c. La salive sous-maxillaire totale, formée par la réunion des deux salives précédentes, doit présenter vraisemblablement une composition variable suivant la prédominance de l'une ou l'autre des deux influences nerveuses d'où dépend la sécrétion. Dans les conditions ordinaires, elle est toujours plus ou moins visqueuse, trouble, légèrement albumineuse, riche en mucus. On y rencontre, chez l'homme, de la ptyaline et des traces de sulfocyanates. En fait de substances minérales, l'analyse chimique y décèle des phosphates et des carbonates de magnésie et de chaux en partie combinés aux matières organiques, ainsi que des chlorures de potassium et de sodium.

3° **Salive sublinguale.** — La salive sublinguale n'est pas encore parfaitement connue. Elle se présente sous la forme d'un liquide filant, très riche en mucine, très alcalin. C'est elle qui, de toutes les salives, renferme la plus forte proportion de principes fixes : elle peut en contenir, en effet, de 25 à 100 p. 1000. C'est elle aussi qui fournit à la salive mixte la majeure partie de sa ptyaline.

4° Salive totale ou salive mixte. — La salive totale ou salive mixte résulte, comme nous l'avons dit plus haut, du mélange des trois salives parotidienne, sous-maxillaire et sublinguale avec les produits de sécrétion de toutes ces petites glandes qui se disséminent dans l'épaisseur et au-dessous de la muqueuse buccale. C'est un liquide incolore, inodore, insipide, opalin, spumeux, un peu filant, très légèrement alcalin. Sa densité peut aller de 1,002 à 1,009. Il tient en suspension des cellules épithéliales et des corpuscules muqueux, renfermant eux-mêmes de fines granulations douées d'un rapide mouvement (A. GAUTIER).

L'homme adulte produit ordinairement de 800 à 1,200 grammes de salive mixte par vingt-quatre heures. Son principe le plus important est la ptyaline ou diastase salivaire. Découverte par MIALHE en 1845, la ptyaline est un ferment soluble, jouissant de la propriété de transformer l'amidon en sucre. C'est à elle que la salive est redevable de son action saccharifiante. A l'état d'isolement, la ptyaline est une substance blanche, amorphe, soluble dans l'eau. Elle peut transformer en dextrine d'abord et puis en sucre plus de 2000 fois son poids d'amidon.

Voici quelle serait, d'après les analyses de HAMERBACHER, la composition de la salive mixte :

Eau	994,20
Ptyaline	1,30
Mucine . . . . }	2,20
Epithéliums . . . . {	
Sulfocyanates	0,04
Chlorures alcalins	
Phosphate sodique . . . . (	2,20
Sels de chaux et de magnésie . . . . \	
Total	999,94

Voyez, au sujet des glandes salivaires et de leurs canaux excréteurs, parmi les travaux récents : EBNER, *Ueber die Anfänge der Speichelgänge in den Alveolen der Speicheldrüsen*, Arch. f. mikr. Anat., 1872 ; — ASP, *On Nervernäs ändningsätt i spottkörtlarna*, Nord. medic. Arkiv, Bd. V, 1873 ; — LAVDOWSKY, *Zur feineren Anat. und Physiol. der Speicheldrüsen*, Arch.f. mikr. Anat., 1876 ; — PALADINO, *Delle terminazione dei nervi nelle cellule glandolari, etc.*, Napoli, 1876 ; — KLEIN, *On the lymphatic system and the minute structure of the salivary glands and pancreas*, The quat. Journal of microsc. Sc., 1882 ; — REICHEL, *Beitrag zur Morphol. der Mundhöhlendrüsen der Wirbelthiere*, Morphol. Jahrb., 1882 ; — KULTSCHITZKI, *Histologie der Speicheldrüsen*, Odessa, 1883 ; — KOWA-LEWSKY, *Ueber das Blutgefässystem der Speicheldrüsen*, Arch. f. Anat. u. Physiol.,1885 ; — NAVA-LICHIN et KYTMANOFF, *Terminaison des nerfs dans les glandes salivaires*, Arch. slaves de Biol., 1886 ; — LANGLEY, *On the structure of mucous salivary glands*, Proc. of the. roy. Soc. of London, 1886 ; — RANVIER, *Etude anat. des glandes connues sous les noms de sous-maxillaire et sublinguale chez les mammifères*, Arch. de Physiol., 1886 ; — PERRANDO, *Ricerche sopra alcuni rapporti anatomisci della parotida*, Genova, 1889 ; — RICARD, *De quelques rapports anatomiques de la glande sous-maxillaire*, Bull. Soc. anat., 1889 ; — SOFFIANTINI, *Osservazioni sulla topografia della ghiandola sotto-maxillare*, Boll. scientifico, Pavia, 1889 ; — PILLET, *Rech. sur la glande sous-maxillaire des vieillards*, Bull. Soc. Anat., 1890 ; — ZUMSTEIN, *Ueber die Unterkieferdrüsen einiger Säuger*, Marburg, 1891 ; — LASERSTEIN, Arch. f. ges. Physiol., 1893 ; — MÜLLER (E.), *Zur Anat. der Speicheldrüsen*, Nord. med. Ark. 1893.

ARTICLE II

FOIE

Le foie, le plus volumineux des viscères, est un organe glanduleux auquel est dévolue la double fonction de sécréter la bile et de produire du sucre de glycose.

Le sucre, au fur et à mesure de sa production, passe directement dans les radicules des veines hépatiques qui le transportent dans le cœur, lequel le répand
ensuite dans tout l'organisme. Quant à la bile, elle se déverse dans le duodénum
en suivant un système de canaux spéciaux, que nous décrirons à part sous le nom
d'appareil excréteur de la bile.

§ I. — CONSIDÉRATIONS GÉNÉRALES

1° Situation — Le foie est situé dans la partie supérieure de la cavité abdominale, au-dessous du diaphragme qui le recouvre à la manière d'une vaste coupole,

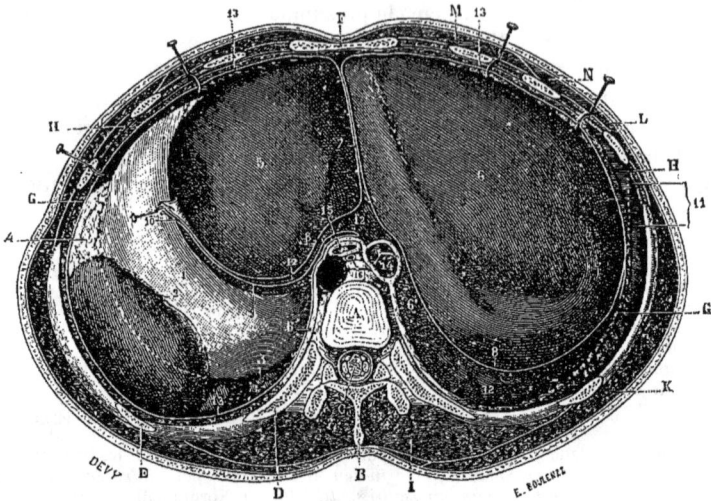

Fig. 108.

Le foie, vu par sa face supérieure et en place sur une coupe horizontale du tronc
pratiquée au niveau de la douzième vertèbre dorsale.

A, fibro-cartilage de la douzième dorsale. — B, apophyse épineuse. — C, canal vertébral, avec la moelle. —
D, coupe de la partie supérieure de la douzième côte. — E, coupe de la onzième côte. — F, coupe du sternum. —
G, coupe du diaphragme légèrement érigné en avant. — G', centre phrénique de ce muscle. — H, coupe des
intercostaux. — I, masse sacro-lombaire. — L, muscle grand dorsal. — M, muscle grand droit de l'abdomen. —
N, muscle grand dentelé.
1, grosse tubérosité de l'estomac. — 2, rate. — 3, capsule surrénale gauche. — 4, paquet graisseux dépendant
de l'épiploon gastro-colique. — 5, lobe gauche du foie. — 6, son lobe droit. — 7, coupe des deux feuillets du
ligament suspenseur. — 8, feuillet supérieur du ligament coronaire. — 9, feuillet inférieur du même ligament. —
10, ligament triangulaire gauche. — 11, limites du ligament triangulaire droit, situé sur un plan inférieur à la coupe. —
12, partie du bord postérieur du foie directement en rapport avec le diaphragme. — 13, péritoine pariétal. —
14, veine cave inférieure (on voit dans la profondeur l'embouchure des deux veines sus-hépatiques). — 15, œsophage.
— 16, canal thoracique. — 17, aorte.

au-dessus de l'estomac et de la masse intestinale qui lui forment comme une sorte
de coussinet élastique. A lui tout seul, il remplit la presque totalité de l'hypochondre
droit, une grande partie de l'épigastre et la partie la plus élevée de l'hypochondre
gauche (pour la valeur anatomique de ces différents noms, voy. p. 68).

2° Moyens de fixité. — Cet organe est maintenu en position : 1° par la veine
cave inférieure, qui est essentiellement fixe et à laquelle il est intimement uni,
dans une étendue de 3 ou 4 centimètres, par les veines sus-hépatiques ; 2° par la
veine ombilicale et le cordon fibreux qui la remplace chez l'adulte, cordon fibreux
qui, en se rendant de l'ombilic à la veine cave inférieure, passe au-dessous du foie

et forme, pour ainsi dire, une espèce de corde tendue, le *ligament rond du foie*, sur laquelle repose ce dernier organe ; 3° par un certain nombre de replis du péritoine, qui, partant de sa surface extérieure, vont s'attacher d'autre part sur divers points de la paroi abdominale. Ces replis, que nous désignerons sous le nom collectif de *ligaments du foie*, seront décrits plus tard à propos du péritoine hépatique (p. 189). Il convient de leur adjoindre, dans leur rôle d'appareils fixateurs du foie, un autre repli du péritoine, l'épiploon gastro-hépatique, qui relie la face inférieure du foie, d'une part à la portion tout inférieure de l'œsophage, d'autre part à la petite courbure de l'estomac et à la première portion du duodénum.

Malgré la multiplicité des dispositions anatomiques qui semblent avoir pour rôle de maintenir le foie dans la situation qu'il occupe, cet organe n'est pas absolument fixe. C'est ainsi qu'il s'abaisse à chaque inspiration pour reprendre, à l'expiration suivante, sa position première. De même, à l'état pathologique, nous voyons les épanchements pleurétiques droits le repousser en bas et, vice versa, les tumeurs et les épanchements abdominaux le refouler en haut du côté du thorax. Mais ce ne sont là, il faut en convenir, que de simples mouvements sur place ; ce ne sont pas des déplacements proprement dits

3° Volume et poids. — Le foie est de beaucoup le plus volumineux et le plus pesant de tous les viscères. Mais il est aussi l'un de ceux qui présentent dans leur développement les variations individuelles les plus étendues.

Tous les anatomistes insistent avec raison sur les dimensions considérables que présente cet organe dans les premiers stades de son évolution ontogénique. Chez l'embryon de trois mois (fig. 109), il descend bien au-dessous de l'ombilic et chez l'embryon de cinq ou six semaines, il occupe à lui tout seul la plus grande partie de la cavité abdominale. Les recherches déjà anciennes de HUSCHKE et de MECKEL nous apprennent à cet égard que le poids du foie est à celui du corps :

```
Chez un embryon de 1 mois, comme le chiffre 1 est au chiffre   1
        —       —       3 —         —       1    —         3
        —       —       5 —         —       1    —        16
Chez un fœtus de 8 —         —       1    —        18
        —       —       9 —         —       1    —        20
Chez l'adulte . . . . . . .         —       1    —        33
```

Le volume du foie, comparé à celui du corps, se réduit donc de plus en plus au fur et à mesure que le sujet grandit. Est-ce à dire, qu'au lieu de s'accroître, cet organe subit une atrophie graduelle et continue? Bien certainement non : le foie, semblable en cela aux autres viscères, s'accroît constamment depuis la période embryonnaire jusqu'à l'époque où il a atteint son complet développement ; mais, comme le corps se développe lui aussi et cela dans des proportions beaucoup plus considérables, il en résulte que, bien que son poids absolu s'élève graduellement, son poids relatif, je veux dire son poids comparé à celui du corps tout entier, diminue peu à peu.

Arrivé au terme de son complet développement, le foie pèse de 1,450 à 1,500 grammes. Son diamètre transversal (longueur) mesure de 24 à 28 centimètres ; son diamètre antéro-postérieur (largeur) de 18 à 20 ; son diamètre vertical (hauteur ou épaisseur), de 6 à 8 centimètres. Ce ne sont là, bien entendu, que des moyennes, qui se trouveront en défaut pour bien des sujets. L'observation nous démontre, en effet, qu'en dehors de toute influence pathologique, le foie le plus petit n'est que la moitié du foie le plus volumineux. CRUVEILHIER a même écrit qu'il n'en était que le tiers ; mais cette dernière appréciation me paraît peu fondée. J'ai remarqué que chez la femme, qui a l'habitude du corset, le diamètre transversal du foie diminue, tandis que son diamètre antéro-postérieur augmente. Chez elle, la largeur se rapproche beaucoup de la longueur ou même la dépasse.

On a considéré longtemps le tempérament bilieux et hypochondriaque comme lié, chez les sujets qui le présentent, à un foie volumineux. L'observation anatomique n'est nullement favorable à une semblable théorie, aujourd'hui surannée.

Parmi les conditions physiologiques qui influent directement sur le développement du foie, nous devons signaler en première ligne l'état de sa circulation. Le foie en effet étant un organe très vasculaire, son tissu étant sillonné dans tous les sens par des canaux artériels et veineux d'un diamètre considérable, on conçoit sans peine que son volume sera modifié suivant que ces canaux seront eux-mêmes plus ou moins distendus par le sang. Chacun sait que lorsqu'on pousse une injection dans la veine porte, sous une certaine pression et d'une façon continue, on voit le foie se gonfler graduellement au fur et à mesure que pénètre l'injection et acquérir ainsi un volume bien supérieur à celui qu'il présentait au début de l'expérience. Mais le fait suivant démontre d'une façon plus nette encore cette influence de la circulation sur les dimensions du foie : si, sur un animal vivant dont on a ouvert la cavité abdominale, on comprime la veine porte avec le doigt, on voit immédiatement le foie diminuer peu à peu de volume et comme se flétrir ; puis, si on cesse brusquement la compression, la circulation un instant interrompue se rétablit, le sang remplit de nouveau les ramifications intra-hépatiques de la veine porte et, du même coup, l'organe revient à ses dimensions primitives. SAPPEY estime à 450 grammes la quantité de sang que renferment, chez l'homme, les vaisseaux du foie.

Cette influence qu'a sur le volume du foie l'état de réplétion variable de ses vaisseaux nous explique nettement ce double fait, à savoir : 1° que le foie est plus volumineux et comme turgescent dans toutes les affections cardiaques et pulmonaires qui favorisent la stase veineuse dans le territoire de la veine cave inférieure ; 2° qu'il est, au contraire, relativement petit et comme affaissé dans les conditions inverses, lorsque, par exemple, la veine porte se trouve comprimée au niveau du hile du foie, ou bien encore lorsque le sujet a succombé à une hémorrhagie abondante qui laisse les viscères plus ou moins exsangues.

Elle nous explique encore par un mécanisme identique comment il se fait que, sur le vivant, le diamètre vertical du foie diminue dans les grandes inspirations qui favorisent le dégorgement des veines sus-hépatiques, tandis qu'il augmente quand on arrête la respiration et qu'on apporte ainsi une gêne à la circulation veineuse hépato-cardiaque.

4° Densité. — La densité ou poids spécifique du foie est, d'après KRAUSE, de 1,0625 à 1,0853. SAPPEY estime que ces chiffres sont trop élevés : pour lui, cette densité serait de 1,0467.

5° Couleur. — Le foie a une coloration d'un rouge brun. Toutefois, cette coloration n'est pas entièrement uniforme. Vu de près, le viscère revêt comme un aspect granité et chaque grain, qui représente ce que nous appellerons plus tard un lobule, présente une double nuance, l'une occupant sa partie centrale, l'autre répondant à sa partie périphérique. Tantôt c'est la partie centrale qui est la plus foncée ; tantôt, au contraire, c'est la partie périphérique. Cette inégalité de coloration des différentes parties du lobule hépatique s'explique par une réplétion inégale de ses vaisseaux centraux et de ses vaisseaux périphériques, la partie la plus foncée étant naturellement celle où le sang s'est accumulé en plus grande quantité.

6° Consistance. — Le foie a une consistance beaucoup plus grande que celle des autres glandes, la parotide et la glande mammaire par exemple : il ne se déprime pas sous le doigt, à moins qu'il ne soit atteint de dégénérescence graisseuse. Malgré sa grande consistance, le foie est friable et se laisse déchirer ou écraser avec la plus grande facilité : on sait combien sont fréquentes les déchirures de cet organe à la suite d'une chute d'un lieu élevé ou d'un choc violent porté dans la région de l'hypochondre droit. Nous ajouterons que le foie, comme un organe malléable, se moule exactement dans l'espace qui lui est réservé et subit l'influence de toutes les pressions exercées à sa surface, quand ces pressions sont lentes et continues. On connaît les déformations, parfois si profondes, que lui imprime le corset et nous verrons tout à l'heure, en étudiant la configuration de cet organe, sa face inférieure refléter fidèlement, sous forme d'empreintes, la forme des organes sur lesquels elle repose.

§ II. — Conformation extérieure et rapports

Comme nous le verrons plus tard (voy. Embryologie), le foie a pour origine une double évagination de la paroi de l'intestin moyen. Chez de très jeunes embryons, il se compose encore de deux lobes, l'un droit, l'autre gauche, et, comme ces deux lobes sont à peu près égaux en volume, le foie est, à cette période de son évolution, un organe pair, médian, symétrique (fig. 109). Plus tard, au cours de l'ontogénèse, le lobe gauche se développant beaucoup moins que le droit, celui-ci prend une prééminence qui va en s'accentuant de plus en plus. En même temps, la limite respective des deux lobes abandonne la ligne médiane pour se porter légèrement de gauche à droite. Ce double fait embryologique, inégalité de développement des deux lobes et déplacement à droite de leur limite respective, nous explique pourquoi la plus grande partie de la masse hépatique occupe la moitié droite de l'abdomen et, comme conséquence, pourquoi le foie de l'adulte, contrairement à ce qu'on observe chez l'embryon, est un organe impair, latéral, non symétrique.

Ainsi transformé, le foie de l'adulte revêt une forme fort irrégulière. Nous pouvons, cependant, le considérer comme un ovoïde à grand axe transversal et à grosse extrémité dirigée à droite, dont on aurait retranché par une section oblique (fig. 110) sa portion inférieure gauche. Il nous présente à étudier, par conséquent : 1° deux faces, l'une antéro-supérieure, l'autre postéro-inférieure ; 2° deux bords, l'un antérieur, l'autre postérieur ; 3° deux extrémités, l'une droite, l'autre gauche.

1° Face antéro-supérieure ou convexe (fig. 108). — La face antéro-supérieure (*face supérieure* de quelques auteurs), convexe et lisse, est limitée en arrière et sur les côtés par le ligament coronaire et les deux ligaments triangulaires droit et gauche, qui, de cette face, se portent sur le diaphragme. Le ligament suspenseur, en s'attachant sur elle d'avant en arrière, la divise en deux parties inégales : une partie droite, beaucoup plus étendue et beaucoup plus convexe ; une partie gauche,

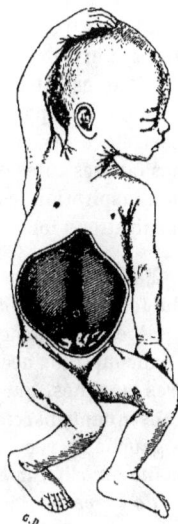

Fig. 109.
Le foie chez un embryon de trois mois et demi.

plus petite, moins bombée, presque plane, parfois même déprimée par le cœur dans les cas d'hypertrophie de cet organe. De ces deux parties, la première répond au lobe droit, la seconde représente le lobe gauche. La ligne d'insertion hépatique du ligament suspenseur devient ainsi la limite respective des deux lobes du foie (fig. 108, 5 et 6).

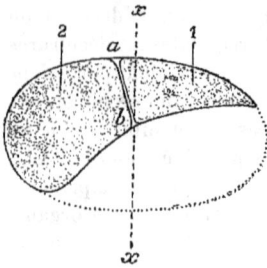

Fig. 110.

Forme du foie : ovoïde dont on aurait retranché la partie inférieure et gauche.

x x, ligne médiane. — 1, lobe droit. — 2, lobe gauche. — *a b*, limite respective des deux lobes.

Envisagée maintenant au point de vue de ses rapports, la face supérieure du foie répond dans la plus grande partie de son étendue à la coupole diaphragmatique qui se moule exactement sur elle. Ce n'est qu'au niveau de l'épigastre que le foie, perdant tout contact avec le diaphragme, vient se mettre en rapport immédiat avec la paroi antérieure de l'abdomen (fig. 38, p. 71).

Par l'intermédiaire du diaphragme, la face convexe du foie est en rapport : 1° en haut, avec la base du poumon droit, la face postérieure du cœur, la base du poumon gauche ; 2° en avant, avec les dernières côtes du côté droit et avec les sixième, septième et huitième côtes du côté gauche. On admet généralement qu'à l'état normal, le sujet étant couché et en expiration, le foie remonte en haut et à droite jusqu'à la cinquième côte, tandis qu'en bas, il atteint le rebord des fausses côtes, mais sans le dépasser. Au moment de l'inspiration, ces rapports se modifient par cette double raison que la contraction du diaphragme, d'une part élève les côtes, d'autre part abaisse le foie. Celui-ci descend alors au-dessous des fausses côtes d'une quantité qui, variant naturellement avec l'amplitude même de l'inspiration, est légère dans les inspirations faibles, plus considérable dans les inspirations fortes ou forcées.

2° **Face postéro-inférieure ou concave** (fig. 111). — La face postéro-inférieure du foie (*face inférieure* de quelques auteurs) regarde obliquement en bas, en arrière et à gauche. Elle diffère de la précédente en ce qu'elle est concave et surtout beaucoup plus accidentée. Nous y rencontrons, tout d'abord, deux sillons toujours très marqués, qui vont du bord antérieur du foie à son bord postérieur et qui, par conséquent, parcourent cette face dans toute son étendue : l'un d'eux, celui qui est à gauche, a reçu le nom (nous verrons tout à l'heure pourquoi) de *sillon de la veine ombilicale et du canal veineux ;* l'autre est le *sillon de la vésicule biliaire et de la veine cave.* Ces deux sillons divisent la face inférieure du foie en trois zones : une zone moyenne, une zone latérale droite et une zone latérale gauche.

A. *Zone moyenne.* — La zone moyenne, la plus importante des trois, est exactement comprise entre les deux sillons antéro-postérieurs que nous venons de signaler et que nous allons tout d'abord décrire :

a. Le *sillon de la veine ombilicale et du canal veineux,* encore appelé *sillon longitudinal du foie* (fig. 111, 5), répond assez exactement à la ligne d'insertion hépatique du ligament suspenseur, et, comme elle, sert de limite respective aux deux lobes du foie —Sa *moitié antérieure* loge la veine ombilicale chez le fœtus et, chez l'adulte, le cordon fibreux qui remplace cette veine. Habituellement, on voit une languette de tissu hépatique passer à la manière d'un pont d'un de ses bords à l'autre et transformer ainsi, à son niveau, la gouttière en un canal complet. Cette languette (6) varie beaucoup dans ses dimensions suivant les sujets : elle peut être très étendue ou même double ; dans d'autres cas, elle est très petite ou même remplacée par une simple membrane fibreuse. — Sa *moitié postérieure*, un peu plus profonde que l'antérieure, livre passage, chez le fœtus, au canal veineux ou canal d'Arantius, qui s'étend de la branche gauche de la veine porte à la veine cave inférieure. Ce canal, sur lequel nous aurons à revenir plus loin, s'oblitère après la naissance comme la veine ombilicale : chez l'adulte, on ne trouve plus à ses lieu et place qu'un simple cordon fibreux (fig. 111, 8).

b. Le *sillon de la vésicule biliaire et de la veine cave* est situé à 6 ou 7 centimètres à droite du précédent. Il lui est d'abord parallèle ; puis, il s'en rapproche

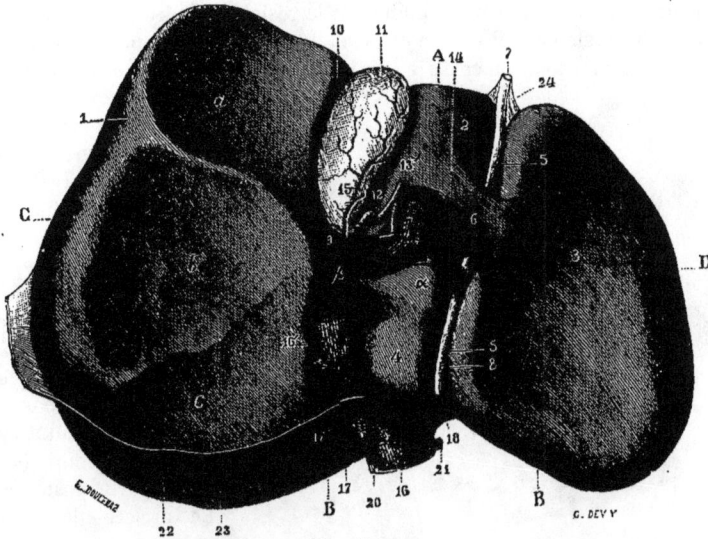

Fig. 111.
Le foie, vu par sa face inférieure ou face concave.

A, bord antéro-inférieur. — B, bord postéro-supérieur. — C, extrémité droite. — D, extrémité gauche. 1, lobe droit, avec *a*, son empreinte colique, *b*, son empreinte rénale, *c*, son empreinte capsulaire. — 2, lobe carré ou éminence porte antérieure. — 3, lobe gauche et empreinte gastrique. — 4, lobe de Spigel ou éminence porte postérieure, avec α, sa saillie antérieure et β, son prolongement antérieur ou lobule caudé. — 5, sillon longitudinal. — 6, pont de substance hépatique, passant par-dessus ce sillon et reliant ensemble le lobe gauche et le lobe carré. — 7, ligament rond (veine ombilicale oblitérée), occupant la partie antérieure du sillon longitudinal. — 8, cordon fibreux (vestige du canal veineux d'Arantius), logé dans la partie postérieure de ce sillon. — 9, sillon transverse ou hile du foie. — 10, fossette de la vésicule biliaire. — 11, vésicule biliaire ou cholécyste. — 12, canal cystique. — 13, canal hépatique. — 13', canal cholédoque. — 14, artère hépatique. — 15, artère cystique. — 16, veine cave inférieure, avec 16' sa gouttière. — 17, 17', veines hépatiques droites. — 18, veine hépatique gauche. — 19, veine capsulaire droite. — 20, veine diaphragmatique droite. — 21, veine diaphragmatique gauche. — 22, feuillet inférieur du ligament coronaire. — 23, bord postérieur du foie, non recouvert par le péritoine. — 24, ligament suspenseur. — 25, tronc de la veine porte.

légèrement au voisinage du bord postérieur du foie. Comme lui, il se divise en deux parties : 1° une partie antérieure, gouttière large mais peu profonde (*fossette cystique*), de forme ovoïde, dans laquelle se trouve couchée la vésicule biliaire (11) ; 2° une partie postérieure, beaucoup plus profondément excavée, dans laquelle se loge la veine cave inférieure (16)

c Les deux sillons que nous venons de décrire sont reliés l'un à l'autre par un troisième sillon, celui-ci dirigé transversalement de gauche à droite : c'est le *sillon transverse* ou *hile du foie* (9). Les trois sillons réunis rappellent assez bien, comme on le voit, les trois divisions d'un H majuscule. — Le sillon transverse est un peu plus rapproché du bord postérieur du foie que de son bord antérieur. Il représente une excavation large et profonde, mesurant 6 à 8 centimètres de longueur sur 20 à

25 millimètres de largeur. C'est dans cette excavation que passent presque tous les organes qui vont au foie ou qui en partent : la veine porte, l'artère hépatique, des vaisseaux lymphatiques, les canaux biliaires et un certain nombre de filets nerveux. Ces différents organes se disposent dans l'ordre suivant (fig. 127, p. 204) : à la partie postérieure du hile, la veine porte ; en avant d'elle, l'artère hépatique et ses branches ; en avant de l'artère hépatique et sur un plan beaucoup plus profond, les canaux biliaires. Nous rencontrons encore au niveau du hile plusieurs ganglions lymphatiques, qui s'accolent de préférence aux divisions de la veine porte. — A gauche, le sillon transverse arrive au sillon de la veine ombilicale et s'y termine. — A droite, il aboutit de même au sillon de la vésicule biliaire et de la veine cave, mais il ne s'y arrête pas : il envoie dans le lobe droit un petit prolongement, ordinairement très marqué, qui se dirige obliquement en avant et en dehors (fig. 111)

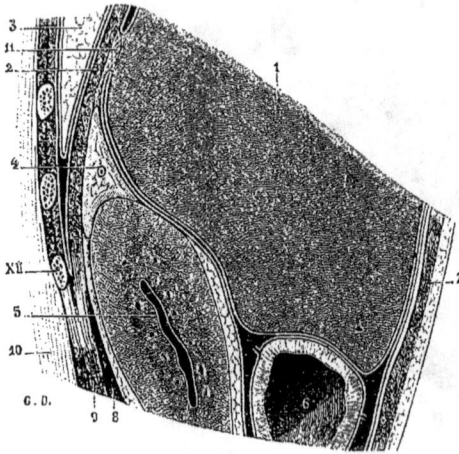

Fig. 112.

Coupe vertico-latérale passant par le rein droit, pour montrer les trois empreintes de la face inférieure du foie (demi-schématique).

1, foie. — 2, diaphragme. — 3, poumon droit. — 4, capsule surrénale. — 5, rein droit. — 6, côlon transverse. — 7, paroi abdominale antérieure. — 8, muscle psoas. — 9, muscle carré des lombes. — 10, muscles spinaux. — 11, ligament coronaire. — XII, douzième côte.

en formant, à son niveau, la limite respective de deux dépressions ou facettes que nous appellerons tout à l'heure la facette colique et la facette rénale.

d. En avant du sillon transverse, notre zone moyenne du foie est formée par une surface quadrilatère que l'on désigne sous le nom de lobe carré du foie (éminence porte antérieure de quelques anatomistes). Cette portion du foie (fig. 111, 2) est tantôt aplatie, tantôt plus ou moins bombée, surtout à sa partie postérieure.

e. En arrière de ce même sillon transverse, nous rencontrons un deuxième lobule de forme et de dimensions fort variables (fig. 111,4) : c'est le lobule de Spigel (éminence porte postérieure de quelques anatomistes). De forme quadrilatère, plus allongé dans le sens antéro-postérieur que dans le sens transversal, le lobe de Spigel est nettement limité, en arrière, par le bord postérieur du foie ; en avant, par le sillon transverse ; à droite, par le sillon où chemine la veine cave ; à gauche, par le sillon qui loge le canal veineux. — De son extrémité postérieure s'échappe un prolongement plus ou moins volumineux (prolongement postérieur du lobe de Spigel), qui, en s'étalant sur la paroi postérieure de la veine cave (fig. 113), agrandit la gouttière de ce tronc veineux et parfois même la transforme en un canal complet. Ce prolongement, quand il ne recouvre qu'une partie de la face postérieure de la veine cave, est ordinairement réuni au lobe droit par une lamelle fibreuse ou simplement conjonctive, dans laquelle se voient parfois des vasa aberrantia (voy. plus loin, p. 203). — Son extrémité antérieure se soulève ordinairement en une saillie arrondie et mousse (α de la figure 111), qui forme la lèvre postérieure du sillon transverse et qui s'avance plus ou moins sur la branche gauche de la veine porte. Cette saillie donne naissance, sur son côté droit, à un prolongement transversal (β de la même figure) qui va rejoindre la zone droite : c'est le *colliculus caudatus* de HALLER, encore appelé *lobule caudé* ou *prolongement antérieur du lobe de Spigel*. Il se dirige obliquement en avant et en dehors, passe en s'amincissant entre la veine cave inférieure et la branche droite de la veine porte et, finalement, vient se perdre sur la face inférieure du lobe droit, en formant la lèvre postérieure de la petite scissure, mentionnée ci-dessus, qui prolonge l'extrémité droite du sillon transverse.

f. Les rapports de la zone moyenne du foie sont les suivants. — Le sillon transverse tout d'abord, plus ou moins comblé par les organes énumérés plus haut, donne attache au bord supérieur de l'épiploon-gastro-hépatique, qui descend de là sur la petite courbure de l'estomac et, de ce fait, sépare à la manière d'un rideau le lobe carré du lobe de Spigel (fig. 119,3). — Le lobe carré, situé en avant de cet épiploon, en pleine cavité péritonéale par conséquent, repose sur la première portion du duodénum. — Le lobe de Spigel fait saillie dans l'arrière-cavité des épiploons. Il est en rapport : 1° en arrière, avec les piliers du diaphragme et plus particulièrement avec le pilier droit ; 2° à gauche, avec la portion tout inférieure de l'œsophage et avec les pneumogastriques qui cheminent de haut en bas le long de ce conduit ; 3° en bas, avec le tronc cœliaque, avec le plexus solaire, avec le bord supérieur du pancréas et aussi avec la petite courbure de l'estomac, surtout lorsque ce dernier organe est à l'état de réplétion.

B. *Zone latérale droite*. — La zone latérale droite comprend toute cette portion de la face inférieure du foie qui est située à droite du sillon de la vésicule biliaire et de la veine cave. Elle est remarquable par la présence de trois facettes ou empreintes que forment les organes sous-jacents en s'appliquant sur elle. On les distingue en antérieure, moyenne et postérieure. — La *facette antérieure* (fig. 111, *a*), tantôt plane, tantôt plus ou moins excavée, est située immédiatement en dehors de la vésicule biliaire. Elle a une forme irrégulièrement quadrilatère et répond au coude que fait le côlon ascendant en se continuant avec le côlon transverse. On la désigne, pour cette raison, sous le nom d'*empreinte colique*. — La *facette moyenne* (*b*), encore appelée *empreinte rénale*, s'applique contre la face antérieure du rein droit. Elle est concave et revêt la forme d'un triangle, dont la base regarde en dehors et dont le sommet se confond avec le prolongement antérieur du lobe de Spigel. — La *facette postérieure* (*c*), située en arrière de la précédente, longe le bord postérieur du foie. Tantôt plane, tantôt légèrement convexe, elle répond à la capsule surrénale droite et a reçu, pour cette raison, le nom d'*empreinte surrénale*.

C. *Zone latérale gauche*. — La zone latérale gauche comprend toute la portion de la face inférieure qui se trouve située à gauche du sillon où se logent la veine ombilicale et le canal veineux : elle répond exactement au lobe gauche par conséquent. Sa forme est celle d'un triangle dont la base forme la lèvre droite du sillon précité. Légèrement concave, elle s'étale sur la face antérieure de l'estomac quand cet organe est à l'état de réplétion, sur sa grosse tubérosité lorsqu'il est à l'état de vacuité : on désigne quelquefois cette concavité, en raison de ses rapports, sous le nom de *empreinte gastrique*.

3° **Bord antérieur**. — Le bord antérieur du foie, mince et tranchant, est obliquement dirigé de bas en haut et de droite à gauche. Il longe tout d'abord le rebord des fausses côtes du côté droit. Plus loin, au niveau de l'échancrure sous-sternale, il est immédiatement en rapport avec la paroi antérieure de l'abdomen (fig. 33, B). Plus loin encore, il disparaît sous les septième et sixième côtes du côté gauche.

Ce bord nous présente deux échancrures plus ou moins profondes, lesquelles répondent à l'extrémité antérieure des deux sillons antéro-postérieurs, que nous avons déjà étudiés sur la face inférieure du foie. L'une de ces échancrures, voisine de la ligne médiane, livre passage à la veine ombilicale et à la partie correspondante du ligament suspenseur du foie (fig. 111,24). L'autre, située à droite, est comblée par l'extrémité arrondie de la vésicule biliaire, qui habituellement déborde de 10 à 15 millimètres le bord antérieur du foie (fig. 111,11).

4° **Bord postérieur.** — Le bord postérieur du foie (*face supérieure* de quelques auteurs), très épais dans toute sa portion qui répond au lobe droit, s'amincit graduellement en se rapprochant de l'extrémité gauche. Il est en rapport, dans la plus grande partie de son étendue, avec le muscle diaphragme auquel il est relié par les deux feuillets, feuillet supérieur et feuillet inférieur, du ligament coronaire. Il est à remarquer que, les deux feuillets précités étant justement séparés l'un de l'autre par l'épaisseur même du bord postérieur du foie, ce bord présente avec le diaphragme des rapports immédiats, c'est-à-dire n'en est séparé par aucun feuillet péritonéal : une couche de tissu cellulaire, toujours très mince, unit l'un à l'autre, à ce niveau, le muscle et le viscère (fig. 114,4).

Le bord postérieur du foie n'est pas rectiligne. Un peu à gauche de sa partie moyenne, il nous présente une large échancrure, qui répond à la saillie des corps vertébraux. Il est en rapport, au niveau de cette échancrure, avec l'œsophage, les deux pneumogastriques, l'aorte et la veine cave inférieure. Ce dernier vaisseau, comme nous l'avons déjà vu, se creuse en plein tissu hépatique une gouttière profonde, qu'un prolongement du lobe de Spigel, appliqué à la face postérieure du tronc veineux, convertit parfois en un canal plus ou moins complet

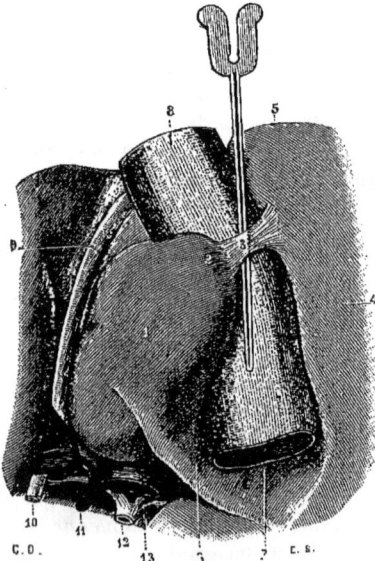

Fig. 113.

La veine cave inférieure dans sa gouttière hépatique.

1, lobule de Spigel. — 2, son prolongement postérieur. — 3, pont fibreux reliant ce prolongement au lobe droit 4. — 5, bord postérieur du foie. — 6, lobe de Spigel. — 7, gouttière hépatique de la veine cave. — 8, veine cave inférieure. — 9, cordon fibreux, représentant le canal veineux d'Arantius après l'oblitération de ce vaisseau. — 10, ligament rond du foie, vestige de la veine ombilicale du fœtus. — 11, artère hépatique. — 12, canal hépatique. — 13, veine porte.

(fig. 113). Au fond de cette gouttière se voient les orifices, toujours fort nombreux, par lesquels les veines sus-hépatiques débouchent dans la veine cave (voy. plus loin, *Vaisseaux du foie*).

5° **Extrémité droite.** — L'extrémité droite du foie, remarquable par son volume, remplit l'hypochondre droit. Elle se continue, sans ligne de démarcation aucune, avec la face antéro-supérieure. Comme cette dernière, elle est fortement convexe, régulièrement lisse et unie. Sa hauteur moyenne est de 12 à 14 centimètres. Elle est en rapport avec le diaphragme, qui la sépare des côtes et auquel elle est unie par un petit repli du péritoine, le ligament triangulaire droit (p. 192).

6° **Extrémité gauche.** — L'extrémité gauche, mince et aplatie de haut en bas, revêt la forme d'une languette horizontale qui s'insinue entre la grosse tubérosité de l'estomac et le diaphragme. Comme l'extrémité droite, elle est reliée à ce muscle par un repli du péritoine, le ligament triangulaire gauche (p. 192). — Chez le fœtus et chez le nouveau-né, l'extrémité gauche du foie se prolonge jusqu'au-dessus de la rate et se trouve immédiatement en rapport avec elle. — Chez l'adulte et pour les raisons déjà indiquées plus haut, les deux viscères, sauf dans les cas exceptionnels où le foie présente une longueur insolite, n'arrivent plus au contact l'un de l'autre. Entre eux se trouve un intervalle, souvent très considérable, dans lequel vient se loger la grosse tubérosité de l'estomac (fig. 108,1).

§ III. — Constitution anatomique

Considéré au point de vue de sa constitution anatomique, le foie nous présente à étudier : 1° des *enveloppes ;* 2° un tissu propre, le *tissu hépatique ;* 3° un système de conduits dans lesquels chemine la bile, les *conduits biliaires ;* 4° des *vaisseaux* et des *nerfs*.

A. — Enveloppes du foie

Le foie possède deux enveloppes superposées : une enveloppe superficielle, formée par le péritoine ; une enveloppe profonde, de nature fibreuse, qui lui appartient en propre.

1° Péritoine hépatique. — La surface extérieure du foie est revêtue, dans la plus grande partie de son étendue, par la séreuse péritonéale. Le péritoine périhépatique ou hépatique forme un certain nombre de replis qui rattachent le foie, soit à la paroi abdominale, soit aux viscères voisins, et contribuent ainsi à le maintenir en position. Ces replis, dont la description est intimement liée à celle du péritoine hépatique, sont au nombre de sept, savoir : le ligament suspenseur, le ligament coronaire, le ligament triangulaire droit, le ligament triangulaire gauche, l'épiploon gastro-hépatique, les ligaments hépato-rénal et hépato-colique.

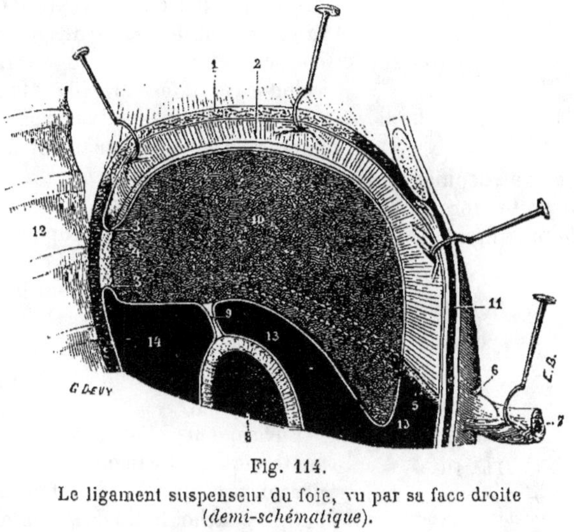

Fig. 114.

Le ligament suspenseur du foie, vu par sa face droite (*demi-schématique*).

1, diaphragme, érigné en haut. — 2, ligament suspenseur, vu par sa face droite. — 3 et 3', feuillet supérieur et feuillet inférieur du ligament coronaire. — 4, bord postérieur du foie, directement en rapport avec le diaphragme. — 5, veine ombilicale. — 6, ombilic. — 7, cordon. — 8, estomac. — 9, épiploon gastro-hépatique. — 10, foie, coupé à 5 millimètres à droite du ligament suspenseur. — 11, paroi abdominale antérieure. — 12, rachis. — 13, 13, cavité abdominale. — 14, arrière-cavité des épiploons.

a. *Ligament suspenseur.* — Le ligament suspenseur ou falciforme (*grande faux du péritoine* de quelques auteurs) représente une cloison verticale et antéro-postérieure, reliant la face convexe du foie à la face inférieure du diaphragme et à la paroi antérieure de l'abdomen qui lui fait suite (fig. 114,2). Il rappelle assez exactement par sa configuration la faux du cerveau et nous présente, comme cette dernière, deux faces, deux bords, une base et un sommet.

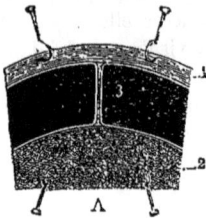

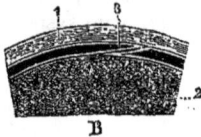

Fig. 115.

Coupe verticale et transversale du ligament suspenseur au-dessus du foie :

A, le foie étant écarté du diaphragme. — B, le foie étant au contact du diaphragme.

1, diaphragme. — 2, foie. — 3, ligament suspenseur.

Les deux faces se distinguent en face gauche et face droite. Lorsque le foie est érigné en bas, c'est-à-dire écarté du diaphragme, la face gauche est tournée à gauche, comme son nom l'indique, et la face droite à son tour regarde manifestement à droite. Mais dans les conditions physiologiques, je veux dire lorsque la voussure diaphragmatique s'applique exactement sur la convexité du foie, la première de ces faces devient inférieure, s'incline à gauche et repose sur le foie, tandis que la seconde, devenue supérieure, s'applique contre le diaphragme (fig. 115, A et B).

Des deux bords, l'un est supérieur, l'autre inférieur. — Le *bord supérieur* est fortement convexe. Suivi d'arrière en avant, il s'insère d'abord sur la face inférieure du diaphragme, puis sur la paroi antérieure de l'abdomen jusqu'à l'ombilic. — Le *bord inférieur*, concave, s'insère sur la face convexe du foie suivant une ligne à peu près droite qui, partant de l'extrémité antérieure du sillon de la veine ombilicale, se dirige obliquement en arrière et en dehors pour venir se terminer vers le milieu de la veine cave inférieure (fig. 108,7).

La *base* du ligament suspenseur (bord libre de quelques auteurs) s'étend obliquement d'avant en arrière et de bas en haut, depuis l'ombilic jusqu'au sillon de la veine ombilicale. Arrondi et mousse, il flotte librement dans la cavité abdominale : il loge la veine ombilicale chez le fœtus (fig. 114,3), le cordon fibreux qui la remplace chez l'adulte. Ce cordon fibreux, qui s'étend de l'ombilic au foie, constitue ce qu'on appelle improprement le *ligament rond du foie* ou *ligament hépato-ombilical*.

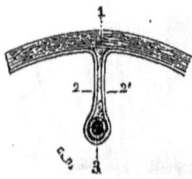

Fig. 116.

Coupe transversale du ligament suspenseur au-dessus de la veine ombilicale.

1, diaphragme. — 2 et 2', feuillet droit et feuillet gauche du ligament suspenseur. — 3, son bord inférieur longeant la veine ombilicale.

Le *sommet*, tronqué, se dirige en arrière. Il répond, ainsi que nous l'avons vu, au côté antérieur de la veine cave inférieure.

Envisagé maintenant au point de vue de sa constitution anatomique, le ligament suspenseur du foie, mince et transparent, se compose de deux feuillets péritonéaux, l'un droit, l'autre gauche, lesquels se comportent comme suit. — Au niveau du bord supérieur, ils se réfléchissent, l'un à droite, l'autre à gauche, pour tapisser la face inférieure du diaphragme. — Au niveau du bord inférieur, ils se réfléchissent de même pour revêtir, l'un la face supérieure du lobe gauche du foie, l'autre la face supérieure du lobe droit. — Au niveau du sommet, le feuillet gauche et le feuillet droit se continuent, chacun de son côté, avec le feuillet supérieur du ligament coronaire. — Au niveau de la base, enfin, les deux feuillets s'unissent l'un à l'autre, en formant une gouttière à concavité supérieure. C'est dans cette gouttière que se loge la veine ombilicale.

⸛ Les deux feuillets constitutifs du ligament suspenseur sont adossés l'un à l'autre dans la plus grande partie de leur étendue. En arrière, cependant, ils s'écartent graduellement l'un de l'autre, de manière à intercepter entre eux un espace triangulaire dont la base répond à la veine cave et mesure de 15 à 20 millimètres de largeur (fig. 108, 12). Entre les deux feuillets s'interpose une couche de tissu cellulaire, au sein de laquelle cheminent des lymphatiques, quelques veinules et quelques artérioles qui se rendent au foie.

b. *Ligament coronaire.* — Le ligament coronaire, dirigé transversalement, s'étend du bord postérieur du foie à la partie correspondante du diaphragme. Il comprend, lui aussi, deux feuillets : l'un supérieur, l'autre inférieur (fig. 117, 2

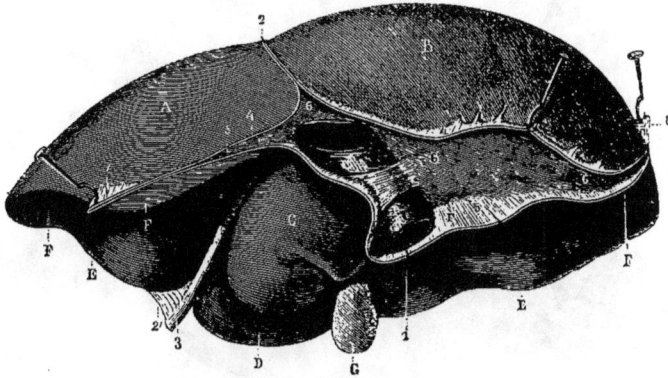

Fig. 117.
Le foie, vu par son bord postérieur.

A, lobe gauche. — B, lobe droit. — C, lobe de Spigel. — D, lobe carré. — E, bord antérieur du foie. — F, son bord postérieur. — G, vésicule biliaire.
1, veine cave inférieure. — 2, 2', ligament suspenseur. — 3, veine ombilicale. — 4, 4, feuillet supérieur du ligament coronaire. — 5, 5, feuillet inférieur du même ligament. — 6, 6, partie du bord postérieur comprise entre ces deux feuillets et non recouverte par le péritoine. — 7, ligament triangulaire gauche. — 8, ligament triangulaire droit.

et 2'). — Le *feuillet supérieur* n'est autre que celui qui tapisse la voussure diaphragmatique : au niveau du bord postérieur du foie, il descend sur cet organe et, s'infléchissant alors d'arrière en avant, il s'étale sur sa face convexe, à droite et à gauche du ligament suspenseur. — Le *feuillet inférieur* est la continuation du feuillet qui tapisse de bas en haut la paroi postérieure de l'abdomen : en arrivant au bord postérieur du foie, il se réfléchit en avant pour se jeter sur ce dernier viscère et tapisser sa face inférieure (voy. la coupe représentée dans la figure 112).

Les deux feuillets précités du ligament coronaire sont toujours très courts : en conséquence, ils ont pour effet de fixer solidement le bord postérieur du foie au diaphragme. Toute tentative pour éloigner l'un de l'autre le muscle et le viscère reste sans résultat tant que le ligament coronaire conserve son intégrité.

D'autre part, adossés l'un à l'autre aux deux extrémités du ligament, les deux feuillets péritonéaux s'écartent plus ou moins à sa partie moyenne, permettant ainsi au bord postérieur du foie d'arriver immédiatement au contact du diaphragme (fig. 117). Cet écartement présente son maximum sur le lobe droit, au niveau de la partie interne de la capsule surrénale : il mesure en moyenne, sur ce point, de 45 à 55 millimètres ; mais j'ai observé, sur plusieurs sujets, 6 centimètres, 7 centimètres et même plus. A gauche de la veine cave, l'écartement des deux feuillets est beaucoup moindre : il mesure de 20 à 25 millimètres seulement ;

puis, il diminue graduellement au fur et à mesure qu'on s'éloigne de la ligne médiane et les deux feuillets ne tardent pas à s'adosser de nouveau pour prendre sur le foie une insertion linéaire. Il est à remarquer que cette insertion viscérale de la partie gauche du ligament coronaire ne se fait pas exactement sur le bord postérieur du foie, comme l'écrivent à tort la plupart des auteurs, mais bien à 10 ou 15 millimètres en avant de ce bord, sur la face supérieure de l'organe par conséquent.

    c. *Ligaments triangulaires* (fig. 117 et 118). — Les ligaments triangulaires, au nombre de deux, l'un droit, l'autre gauche, occupent chacun l'extrémité correspondante du ligament coronaire. — Pour prendre une notion exacte de leur forme

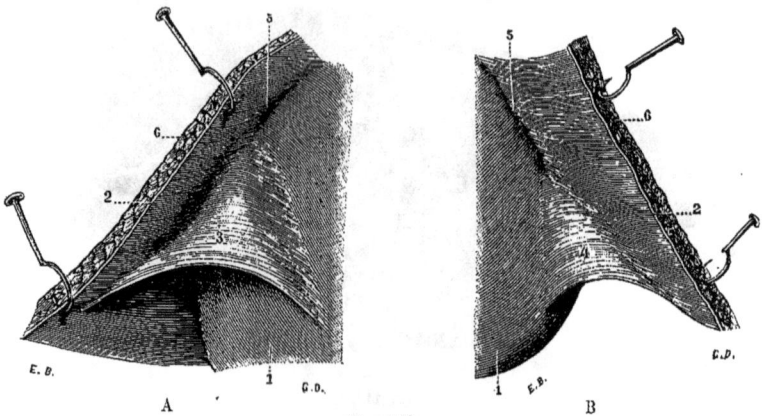

Fig. 118.

Les ligaments triangulaires du foie : A, ligament triangulaire droit ; B, ligament triangulaire gauche.

1, extrémité droite du foie, vue par sa face supérieure et recouverte par le péritoine. — 1', son extrémité gauche. — 2, 2', péritoine pariétal, tapissant la face interne du diaphragme. — 3, ligament triangulaire gauche. — 4, ligament triangulaire droit. — 5, 5', point où le péritoine passe de la face supérieure du foie sur la face inférieure du diaphragme, en formant le feuillet supérieur du ligament coronaire. — 6, coupe du diaphragme.

et de leur disposition, il convient, le foie étant en place, d'ériger en dehors les portions du diaphragme qui répondent à l'extrémité droite et à l'extrémité gauche du foie. On constate alors (fig. 118, A et B) qu'ils revêtent la forme d'une petite lame, mince mais très résistante, de forme triangulaire comme leur nom l'indique. Le ligament triangulaire droit est horizontal ; celui de gauche est légèrement oblique en haut et en dehors. — Des trois bords qu'ils présentent, l'un, le *bord interne*, s'insère sur la face supérieure du foie ; le second, le *bord externe*, se fixe au diaphragme ; le troisième, le *bord antérieur*, qui représente la base du triangle, est mince, libre, flottant dans la cavité abdominale. — Quant au *sommet*, il se confond, sans ligne de démarcation aucune, avec l'extrémité correspondante du ligament coronaire, et c'est à juste titre que l'on considère les deux ligaments triangulaires droit et gauche comme une dépendance de ce dernier ligament.

    Le ligament triangulaire gauche est ordinairement un peu plus développé que le droit : il mesure de 20 à 30 millimètres de largeur. Du reste, tous les deux sont identiques au point de vue de leur structure. Ils se composent essentiellement de deux feuillets péritonéaux, l'un supérieur, l'autre inférieur, unis l'un à l'autre par une mince couche de tissu cellulaire dans laquelle se voient ordinairement quelques vaisseaux sanguins et lymphatiques.

d. *Epiploon gastro-hépatique* (fig. 119). — L'épiploon gastro-hépatique ou *petit épiploon* se détache, comme on le sait, de la petite courbure de l'estomac. De là, il remonte vers la face inférieure du foie, où il se fixe : 1° sur le sillon transverse ; 2° sur la partie du sillon de la veine ombilicale et du canal veineux qui est située en arrière du sillon transverse. Comme tous les replis épiploïques, le petit épiploon comprend deux feuillets adossés, l'un antérieur, l'autre postérieur. Entre les deux cheminent les organes qui se rendent au hile du foie ou qui en partent : la veine porte, l'artère hépatique, le canal cholédoque, le canal cystique, le canal hépatique, etc.

En atteignant le sillon transverse, les deux feuillets constitutifs du petit épiploon s'écartent l'un de l'autre pour s'étaler sur la face inférieure du foie qu'ils tapissent dans la plus grande partie de son étendue. Au niveau des sillons longitudinaux que présente cette face, la séreuse, au lieu de descendre dans le fond de ces sillons, passe à la manière d'un pont sur les organes qui s'y logent : sur la veine ombilicale, sur la veine cave, sur la vésicule biliaire.

Le feuillet péritonéal qui tapisse la face inférieure du foie se comporte différemment au niveau du bord antérieur et du bord postérieur : arrivé au bord antérieur, il le contourne de bas en haut et se continue alors avec le feuillet qui revêt la face supérieure ; au niveau du bord postérieur, au contraire, il se réfléchit en bas

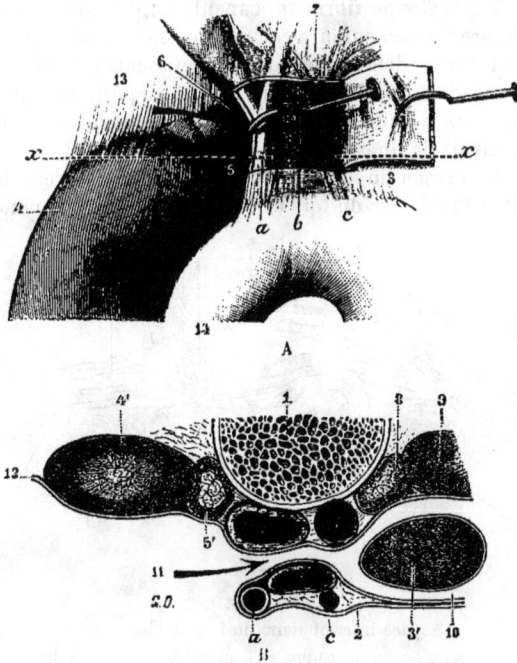

Fig. 119.

L'hiatus de Winslow : A, vue antérieure ; B, vu sur une
coupe horizontale.

(La ligne *x x*, dans la figure A, indique le plan suivant lequel a été faite
la coupe représentée dans la figure B.)

1, corps vertébral. — 2, épiploon gastro-hépatique, avec : *a*, canal cholédoque ; *b*, veine porte ; *c*, artère hépatique. — 3, lobule de Spigel, recouvert en avant par l'épiploon gastro-hépatique. — 3', le même, coupé en travers et entouré par le péritoine. — 4, rein droit. — 4', sa coupe. — 5, capsule surrénale droite. — 5', sa coupe. — 6, veine cave inférieure. — 7, aorte. — 8, capsule surrénale gauche. — 9, rein gauche. — 10, arrière-cavité des épiploons. — 11, hiatus de Winslow. — 12, feuillet pariétal du péritoine, tapissant la paroi abdominale postérieure. — 13, ligament hépato-rénal. — 14, première portion du duodénum.

et descend sur la paroi postérieure de l'abdomen en constituant, au moment où il change de direction, le feuillet inférieur, déjà décrit, du ligament coronaire (voy. fig. 114, p. 189).

Enfin, à l'une et à l'autre des deux extrémités du foie, le péritoine de la face inférieure se continue et se confond avec le feuillet inférieur des ligaments triangulaires droit et gauche.

e. *Ligaments hépato-rénal et hépato-colique*. — Aux replis péritonéaux ci-dessus décrits, il convient d'ajouter deux autres ligaments moins importants : l'un, le *ligament hépato-rénal*, qui se porte de la face inférieure du foie, soit sur la face antérieure du rein droit, soit sur la capsule surrénale ; l'autre, le *ligament hépato-colique*, qui, comme son nom l'indique, descend de l'empreinte colique sur le coude droit du côlon transverse. Ces deux derniers ligaments ne sont pas constants, et, quand ils existent, ils présentent dans leur forme, dans leur situation, dans leur développement, des variations individuelles souvent fort étendues (voy. *Péritoine*).

2° Enveloppe fibreuse, capsule de Glisson. — L'enveloppe fibreuse ou tunique propre du foie entoure cet organe dans toute son étendue. C'est une membrane fort mince, demi-transparente, jouissant malgré sa minceur d'une certaine résistance. Sa surface extérieure répond au péritoine qui lui adhère d'une façon intime. Sa surface intérieure repose immédiatement sur le tissu hépatique au sein duquel il envoie de fines cloisons conjonctives.

Au niveau du hile, la tunique fibreuse se réfléchit sur elle-même et remonte dans l'intérieur du foie en formant des gaines cylindriques communes aux différents canaux, veine porte, artère hépatique et canaux biliaires, qui pénètrent avec elle dans le viscère. Cette portion réfléchie ou intra-hépatique de la tunique fibreuse constitue ce qu'on appelle la *capsule de Glisson*.

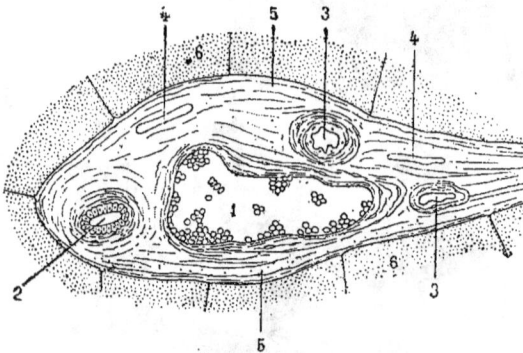

Fig. 120.

Espace interlobulaire du foie de l'homme.

1, veine porte. — 2, canal biliaire. — 3, artère hépatique. — 4, 4, lymphatiques. — 5, tissu conjonctif interlobulaire. — 6, lobule hépatique.

La capsule de Glisson représente, comme on le voit, un système de prolongements tubuleux, et comme ces prolongements tubuleux se ramifient en même temps que les canaux qu'ils engainent, chacun d'eux, quelles que soient ses dimensions, renferme dans son intérieur, intimement accolés les uns aux autres, une division de la veine porte, un rameau de l'artère hépatique et un conduit biliaire.

Par leur surface extérieure, ces prolongements tubuleux de la capsule de Glisson sont intimement unis aux lobules hépatiques. Leur surface intérieure, au contraire, n'est reliée aux canaux qu'ils renferment que par une couche de tissu cellulaire extrêmement lâche. Il en résulte que les divisions de la veine porte, mal soutenues par les gaines précitées, s'affaissent comme les veines périphériques quand elles ne sont plus distendues par le sang.

Histologiquement, l'enveloppe fibreuse du foie présente tous les caractères des membranes fibreuses : elle possède comme éléments constituants des fibres du tissu conjonctif, auxquelles viennent se joindre quelques fibres élastiques. Les prolongements tubuleux de la capsule de Glisson présentent la même structure. Le tissu fibreux qui les constitue devient de plus en plus ténu au fur et à mesure que les prolongements deviennent plus étroits et, dans les espaces interlobulaires, il se trouve réduit, chez l'homme et chez la plupart des mammifères, à quelques éléments de tissu conjonctif. Dans quelques espèces animales, notamment chez le cochon, le chameau, le cheval, le bœuf, son tissu est plus compact.

Si l'on fait une coupe dans le foie, la surface de cette coupe paraît constituée par une infinité de corpuscules arrondis de 1 à 2 millimètres de diamètre, qui donnent à l'organe un aspect granuleux. Ces grains, dont le centre est parfois rouge et la périphérie jaune et dont inversement le centre est parfois jaune et la périphérie rouge, ce qui a fait penser aux auteurs anciens qu'il y avait des grains jaunes et des grains rouges dans le foie, ces grains, disons-nous, sont désignés sous le nom de *lobules hépatiques*. Si maintenant nous examinons cette coupe au microscope, nous constatons la présence entre les lobules de certains intervalles, dits *espaces interlobulaires* ou *espaces de Kiernan*, dans lesquels se trouve un substratum de tissu conjonctif que l'on voit rejoindre de proche en proche les grandes travées issues de la capsule de Glisson et qui n'est, par conséquent, qu'un prolongement de cette dernière. Dans deux espèces animales seulement, le porc et le chameau, ce tissu conjonctif environne complètement le lobule et lui donne une individualisation très nette, mais chez les autres mammifères, notamment chez l'homme, on voit fréquemment des lobules communiquer entre eux sur une étendue assez considérable par des ponts de substance hépatique. Par conséquent, la disposition de cet organe en lobules n'est pas constitutionnelle et nous verrons, lorsque nous aurons étudié son développement chez les mammifères et la structure qu'il présente à l'état adulte chez quelques vertébrés, que cette pseudo-lobulation, atteignant, il est vrai, l'état parfait dans deux espèces, représente seulement la forme anatomique ultime d'une glande primitivement analogue aux autres glandes, d'une glande tubuleuse, remaniée de fond en comble par un

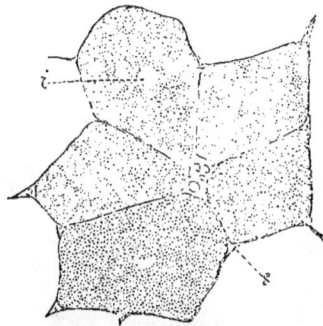

Fig. 121.

Coupe du foie du porc, montrant cinq lobules séparés les uns des autres par le tissu conjonctif interlobulaire (KLEIN).

s, tissu conjonctif interlobulaire. — *i,* veine centrale ou interlobulaire.

développement conjonctivo-vasculaire probablement approprié aux fonctions multiples de l'organe. Au point de vue descriptif cependant, cette division en lobules peut être acceptée pour l'homme et les mammifères : aussi, les réserves précédentes ayant été faites, décrirons-nous le lobule hépatique comme s'il possédait une individualité propre.

Le lobule hépatique se compose essentiellement : 1° de *vaisseaux* de diverse nature ; 2° d'éléments cellulaires, les *cellules hépatiques ;* 3° des origines des canaux vecteurs de la bile, les *capillaires biliaires.*

1° Vaisseaux du lobule. — Les vaisseaux du lobule hépatique se distinguent en vaisseaux afférents et vaisseaux efférents :

a. *Vaisseaux afférents.* — Les vaisseaux afférents sont la veine porte et l'artère hépatique. — Les dernières ramifications de la veine porte (*veines interlobulaires*) se terminent, comme nous le verrons plus tard (voy. p. 206), par cinq ou six branches qui se perdent sur les lobes voisins : ce sont les *veines lobulaires*. Chaque lobule reçoit ainsi son sang veineux de quatre ou cinq veines interlobulaires différentes. Arrivées sur le lobule, les veines lobulaires s'envoient mutuellement des anastomoses et forment, tout autour de lui, un premier réseau, dit périlobulaire. De ce réseau périlobulaire partent des rameaux qui pénètrent dans l'épaisseur du lobule et ne tardent pas à s'y capillariser, après s'être divisés dichotomiquement.

— Les divisions de l'artère hépatique se comportent exactement comme celles de la veine porte. Issues des artères interlobulaires et provenant pour un même lobule de plusieurs artères différentes, elles pénètrent dans les lobules et s'y

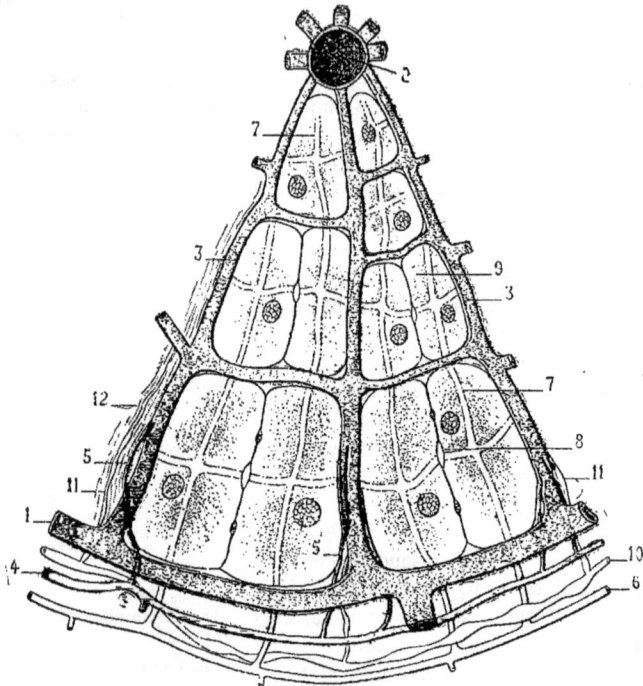

Fig. 122.

Schéma d'un segment d'un lobule hépatique.

1, 1, veine porte interlobulaire. — 2, veine intralobulaire. — 3, 3, capillaires intralobulaires. — 4, 4, artère interlobulaire. — 5, 5, ramifications de l'artère hépatique, contribuant à former les capillaires intralobulaires. — 6, 6, canal biliaire interlobulaire. — 7, 7, ses ramifications dans le lobule, formant les canalicules intercellulaires disposés en réseau. — 8, 8, coupe dans le plan de la figure des canalicules biliaires avec leurs capillicules intercellulaires. — 9, 9, cellules hépatiques. — 10, 10, lymphatiques interlobulaires, recevant les lymphatiques intralobulaires 11, 11. — 12, tissu conjonctif intralobulaire.

résolvent en un réseau capillaire qui se confond progressivement avec celui que forment les branches veineuses.

Le réseau capillaire du lobule, on le voit, est constitué à la fois par des branches veineuses et par des branches artérielles. Ses rameaux principaux ont une direction centripète, c'est-à-dire se portent de la périphérie au centre, à la manière de rayons. De ces rameaux radiaires partent ensuite des rameaux transversaux, qui s'anastomosent entre eux de manière à former des mailles trapézoïdes allongées dans le sens radial du lobule.

Histologiquement les capillaires du lobule hépatique doivent être rangés, comme ceux des glomérules de Malpighi, dans le groupe des capillaires embryonnaires (RANVIER). Leurs parois sont, en effet, granuleuses et nucléées et ne se décomposent pas, par la nitratation, en cellules endothéliales juxtaposées.

En pénétrant dans le lobule, les vaisseaux précités entraînent avec eux une couche excessivement mince de tissu conjonctif, dans laquelle on aperçoit de rares éléments cellulaires. Au centre du lobule, ce tissu devient plus abondant et entoure la veine intralobulaire.

b. *Vaisseaux efférents.* — Le sang issu du réseau capillaire que nous venons de décrire se jette dans une série de petites veines, lesquelles, à leur tour, viennent s'ouvrir dans un canal collecteur commun qui occupe le centre du lobule et qu'on appelle pour cette raison *veine centrale* ou *veine intralobulaire* (fig. 122, 2). Il n'existe jamais qu'une seule veine intralobulaire pour un même lobule.

Ainsi constituées, les veines intralobulaires se dirigent vers la périphérie du lobule et abandonnent ce dernier pour pénétrer dans les espaces interlobulaires : elles prennent, au sortir du lobule, le nom de *veines sus-lobulaires*. Ces veines suslobulaires se réunissent les unes aux autres pour former des canaux de plus en plus volumineux, qui ne sont autres que les *veines sus-hépatiques* et que nous aurons à suivre plus tard (voy. *Vaisseaux du foie*, p. 645) jusqu'à leur abouchement dans la veine cave inférieure.

2° Cellules hépatiques. — Entre les capillaires du lobule se trouvent les cellules hépatiques. L'ensemble de ces éléments cellulaires représente une masse qui aurait été coulée dans les intervalles du réseau capillaire et, par leur ensemble, ils constituent eux-mêmes un réseau dont les grandes travées sont centripètes.

Comme l'ont établi les recherches de HERING, les cellules hépatiques sont des éléments polyédriques à dix facettes (théoriquement du moins), dont les angles sont en rapport avec les capillaires du lobule. Ces angles sont creusés de gouttières, que l'on ne voit bien que sur un animal dont les cellules hépatiques ont été fixées par l'acide osmique, le foie étant gorgé de sang. A l'état de vacuité des vaisseaux, ces gouttières disparaissent : les cellules sont donc élastiques.

Les cellules hépatiques sont juxtaposées les unes aux autres dans le réseau qu'elles constituent. Elles ne paraissent pas réunies par du ciment intercellulaire, ou du moins il est impossible de déceler cette substance par l'imprégnation d'argent.

La cellule hépatique est formée d'une masse protoplasmique contenant un noyau. Si l'on examine ces éléments cellulaires dans un foie pris chez un animal mort depuis un certain temps, ils paraissent composés de granulations nombreuses masquant jusqu'au noyau. Pour bien voir leur structure, il faut, ainsi que le recommande RANVIER, prendre du foie chez un animal vivant et le traiter par l'acide osmique. Dans ces conditions, on constate que le protoplasma est constitué par de fines trabécules ou des lamelles diversement entre-croisées et présentant des granulations aux points nodaux. Elles aboutissent à la périphérie à une lame mince, claire, formant bordure, prise par les auteurs anciens pour une membrane : c'est très probablement une couche de protoplasma condensé. Entre ces trabécules se trouvent des espaces ou vacuoles remplies d'une masse amorphe qui se colore en brun acajou sous l'action de l'iode et qui est la matière glycogène. L'iode respecte ou bien ne teint qu'en jaune très faible les trabécules protoplasmiques et les granulations nodales : il respecte également le noyau qui, par conséquent, ne contient pas de glycogène. Le glycogène se présente donc, dans la cellule hépatique

vivante, sous forme de substance amorphe répandue entre les mailles du protoplasma. Il se présente, au contraire, sous forme de granulations dans le foie qui,
sans fixation préalable par l'acide osmique, a séjourné dans l'alcool, précipité
qu'il est par ce dernier liquide. Entre les mailles du réseau on ne trouve pas que
du glycogène. RANVIER a montré que chez des chiens dont les cellules hépatiques
étaient expérimentalement privées de glycogène, il existait aussi une substance
moins réfringente que cet amidon animal, claire, homogène, absolument privée de
graisse et de pigment biliaire : on n'est pas encore fixé
sur la nature de cette substance.

On rencontre fréquemment dans la cellule hépatique
des corpuscules graisseux, surtout après la digestion et
pendant la lactation. Ces globules de graisse ne sont
pas contenus dans les mailles du réseau protoplasmique, mais bien dans les trabécules elles-mêmes du
réseau. C'est là que la graisse s'accumule, en plein protoplasma, comme dans la cellule conjonctive.

Le microscope ne décèle jamais dans les cellules
hépatiques d'un animal bien portant des corpuscules
pouvant représenter les pigments biliaires ou les sels
biliaires. Cependant la cellule hépatique, traitée par
l'acide nitrique nitreux, prend une teinte jaune verdâtre, ce qui indique la présence du pigment biliaire.
Si, d'autre part, on lui fait subir la réaction de Petten-

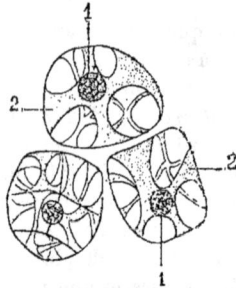

Fig. 123.
Cellules hépatiques de
l'homme.

1, noyau réticulé. — 2, protoplasma sous forme de lamelles réti-
culaires.

kofer (sucre et acide sulfurique), elle prend la teinte rouge pourpre caractéristique :
elle contient par conséquent des sels biliaires.

Au total, la cellule hépatique renferme du glycogène, des pigments biliaires, des
sels biliaires et souvent de la graisse.

Le noyau de la cellule hépatique, arrondi, parfois double, contient un réseau
assez net de chromatine. Peu apparent dans le foie cadavérique, il se montre sous
forme de tache claire dans le foie vivant et fixé. Il se colore bien sous l'influence
des réactifs.

3° **Capillaires biliaires.** — Les canaux biliaires tirent leur origine d'un système capillaire réticulé contenu dans les lobules. Soupçonné par KIERNAN, il a été
mis en évidence par les recherches de GERLACH, BRUCKE, MAC GILLAVRY, EBERTH,
CHRZONSZCZEWSKI, HERING, reprises en 1885 par RANVIER.

Les canaux qui forment le réseau biliaire intra-lobulaire sont compris entre les
éléments cellulaires : ils sont disposés de façon qu'ils ne viennent jamais au contact des vaisseaux capillaires sanguins et que leur direction soit toujours perpendiculaire à celle de ces derniers. Si l'on vient, en effet, à sectionner un lobule hépatique dans lequel on a injecté à la fois le système sanguin et les vaisseaux biliaires,
de telle sorte que les vaisseaux sanguins soient sectionnés en long, c'est-à-dire
parallèlement à leur direction radiée, on trouve entre deux capillaires sanguins
voisins souvent une simple rangée de cellules; dans la portion qui unit deux cellules consécutives de cette rangée, à égale distance des capillaires, le vaisseau
biliaire paraît coupé circulairement, par conséquent perpendiculairement à sa
direction (fig. 125). — Si, inversement, on sectionne le lobule de manière que les
capillaires sanguins soient coupés transversalement, on voit les capillaires biliaires
se présenter sous forme de tractus longitudinaux placés à égale distance des sec-

tions des capillaires sanguins, et allant s'anastomoser avec des capillaires biliaires de même direction, symétriques également par rapport aux sections des capillaires sanguins voisins : si l'on considère par exemple trois sections de capillaires sanguins formant les sommets d'un triangle, les capillaires biliaires représenteront à peu près les trois médianes de ce triangle (fig. 124 et 126).

Les capillaires biliaires sont donc séparés des capillaires sanguins et ils en sont séparés par une épaisseur ou une demi-épaisseur de cellule hépatique. Ce fait est très important, comme le fait remarquer RANVIER, et cela à deux points de vue : au point de vue morphologique d'abord, parce qu'il montre que le foie peut être comparé à une glande tubuleuse ; au point de vue physiologique ensuite, car la cellule hépatique versant dans les canaux biliaires des substances qu'elle élabore,

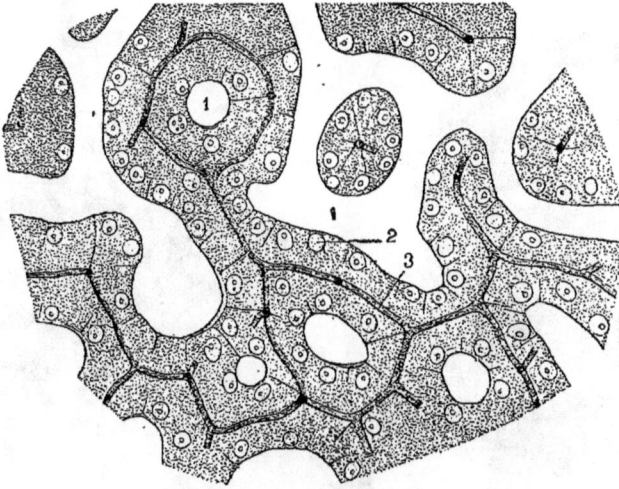

Fig. 124.

Structure du foie, chez le serpent (d'après HERING).

1, 1, coupe de capillaires sanguins. — 2, cellules hépatiques, formant des cordons anastomosés. — 3, canalicules biliaires injectés, situés dans l'axe des cordons cellulaires.

puisque cet élément sépare constamment le vaisseau sanguin du conduit d'excrétion, est réellement une cellule glandulaire.

Comme on le voit, le capillaire biliaire naît directement entre les cellules hépatiques. A ce niveau, deux cellules juxtaposées se creusent chacune d'une gouttière, et l'ensemble de ces deux cavités juxtaposées détermine l'espace occupé par le capillaire.

Quelle est la structure de ce capillaire biliaire? Possède-t-il, comme le capillaire sanguin, une paroi propre formée de cellules endothéliales, ou bien n'est-il formé que par un simple espace intercellulaire ? La première opinion a été soutenue par LEGROS qui, en injectant par les vaisseaux biliaires du nitrate d'argent dans le foie sous forte pression, avait cru voir les capillaires biliaires injectés et possédant une membrane endothéliale. Mais cette opinion est en opposition avec celle des histologistes qui avaient étudié les capillaires biliaires avant LEGROS, notamment avec celles d'EBERTH et de HERING. Depuis lors, les résultats obtenus par ces deux derniers observateurs ont été confirmés et on peut affirmer actuellement que les capillaires biliaires n'ont pas de paroi endothéliale. Ce sont donc de simples espaces intercellulaires et, à ce titre, le nom de capillaires ne devrait pas être employé; car ce mot, par le rapprochement qu'on peut en faire avec celui des capillaires sanguins, peut induire en erreur sur la structure réelle des origines du système biliaire. Le mot de canalicules biliaires serait préférable. Ils vont s'ouvrir dans les ramifications qu'envoient les canaux biliaires interlobulaires dans le lobule, de telle façon que les cellules hépatiques succèdent aux cellules épithéliales de ces conduits avec ou sans formes intermédiaires (R. Krause, *Arch. f. mikr. Anat.*, 1893). C'est à ces portions des conduits biliaires, tapissées d'épithélium intermédiaire, le plus souvent endothéliforme, qu'on pourrait appliquer le nom de capillaires.

Les canalicules biliaires du lobule sont donc des espaces intercellulaires. Il reste

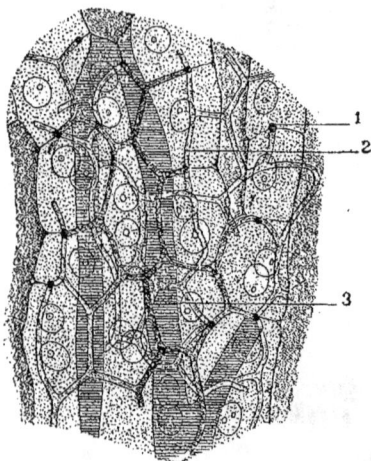

Fig. 125.

Foie de lapin (d'après Hering).

1, coupe d'un capillaire biliaire. — 2, maille du réseau biliaire. — 3, vaisseau capillaire sanguin.

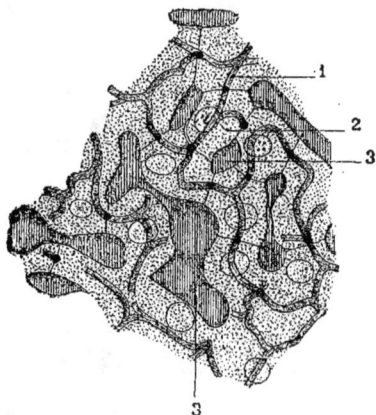

Fig. 126.

Foie de lapin (d'après Hering).

1, capillaire biliaire. — 2, cellule hépatique. — 3, capillaires sanguins.

à savoir si la portion de la cellule qui est à leur contact est modifiée ou bien si elle ne l'est pas. Eberth et Krause admettent l'existence d'une cuticule, séparant le protoplasma proprement dit de l'espace canaliculaire. Pour Hering, au contraire, l'espace biliaire est directement au contact de la cellule, sans interposition de quelque substance que ce soit. Ranvier se range à l'opinion de Hering.

Ces canalicules biliaires disposés entre les cellules forment par leur ensemble, dans le lobule, un véritable réseau. Pour s'en rendre compte, il suffit d'injecter par les voies biliaires principales, sous pression continue, une masse fine qu'on voit se disposer entre les cellules, comme nous l'avons indiqué plus haut. Souvent l'injection ne pénètre pas dans les parties centrales du lobule. Pour obtenir de belles injections nettement démonstratives du réseau biliaire total intralobulaire, on injecte, d'après le procédé de Chrzonszczewsky, du sulfo-indigotate de soude dans la veine jugulaire d'un cobaye ou d'un chien. On sacrifie l'animal et l'on injecte alors dans la veine porte une solution de chlorure de potassium. Si l'animal a été sacrifié immédiatement après l'injection de sulfo-indigotate, les cellules hépatiques sont colorées en bleu; si l'on attend au contraire une heure environ pour tuer l'animal, les conduits biliaires sont injectés en bleu en totalité dans le lobule. La disposition réticulaire des canalicules biliaires a été étudiée plus récemment, au moyen de la méthode de l'argent, par Golgi, par Cajal, par Oppel, par Retzius et par Kölliker. Ce dernier histologiste fait remarquer, cependant, qu'une grande partie de ces canaux ne forment pas de réseaux et sont fermés à leur terminaison.

Le réseau des canalicules biliaires constitue-t-il les origines réellement primordiales des voies biliaires ? Lorsqu'on injecte le réseau biliaire sous une pression de 40 millimètres de mercure chez le lapin, on voit la matière à injection diffuser entre les cellules comprenant le canalicule biliaire et former entre ces cellules des prolongements diverticulaires relativement assez longs. Il peut même arriver que la matière à injection diffuse jusque dans les capillaires sanguins. On a vu également la matière à injection passer dans les cellules elles-mêmes sous forme de grains. Kuppfer a pensé que, du canalicule biliaire, partaient des conduits plus petits pénétrant dans la cellule elle-même et se terminant en ampoule. Ces faits ne sont pas isolés, car plusieurs histologistes, et notamment Leydig, ont vu dans certaines glandes salivaires d'insectes les conduits excréteurs pénétrer dans les cellules glandulaires elles-mêmes. Pour Ranvier, ces résultats pourraient bien être artificiels, car si l'on injecte doucement les canaux biliaires à 40 millimètres de mercure chez le lapin, il est tout à fait exceptionnel de retrouver de la matière à injection dans les cellules. Cependant les recherches des histologistes qui ont employé la méthode de Golgi montrent que ces fins réseaux d'origine des voies biliaires existent réellement.

Le foie, comme nous le montre l'étude de sa structure, est bien constitué pour la double fonction qu'il doit accomplir. Ses éléments cellulaires sont en rapport, d'une part avec le réseau capillaire sanguin destiné à enlever la glycose qu'ils élaborent et, d'autre part, avec le réseau des canalicules biliaires destiné à conduire la bile dans l'intestin. Ces cellules sont bien destinées à la production de la bile; car, nous le savons, les éléments de la bile ont été retrouvés dans les cellules et, de plus, les glandes des canaux biliaires ne paraissent pas devoir fournir, ni en qualité, ni en quantité, les substances que contient ce liquide.

Par cette dernière fonction, le foie est une véritable glande, dont le système excréteur est le système des canaux biliaires. Cependant l'aspect du foie ne se rapproche pas de celui que présentent ordinairement les glandes : nous avons assez insisté au début de l'étude de la structure du foie sur sa constitution anatomique pour que nous nous dispensions de revenir sur cette différence.

Cette différence, toutefois, est plus apparente que réelle ; elle n'existe que pour le foie adulte et pour le foie de certains vertébrés supérieurs. Sans vouloir, en effet, traiter ici complètement du développement de cet organe, nous pouvons dire que, chez les animaux à foie adulte nettement lobulé, cet organe est formé primitivement de tubes glandulaires ordinaires, c'est-à-dire constitués par des cellules cylindro-coniques rangées autour d'une lumière centrale. Ces tubes s'envoient ensuite des bourgeons de manière à constituer une glande tubuleuse ramifiée. Puis, par suite du développement conjonctivo-vasculaire qui amène dans la masse glandulaire les ramifications de l'artère hépatique, de la veine porte et des veines sus-hépatiques, la lobulisation se produit, les lobules restant appendus aux terminaisons des veines sus-hépatiques, les autres vaisseaux entourant les lobules. Enfin, dans un dernier stade, des capillaires issus de cellules vaso-formatives se développent dans chaque lobule lui-même, constituant le réseau sanguin intralobulaire. Cependant, quoique les tubes glandulaires primitifs soient détruits, les cellules n'en forment pas moins un réseau entre les mailles des capillaires et elles continuent à comprendre entre elles des portions de la lumière primitive, portions qui restent en continuité pour former le réseau des canalicules biliaires. Certaines espèces animales (batraciens, reptiles, poissons) conservent, du reste, pendant toute leur vie la forme tubulaire ramifiée.

On conçoit facilement que la disposition du foie en lobules, telle que nous l'avons indiquée, se rapporte à son architecture vasculaire (qu'on nous passe cette expression) plutôt qu'à son architecture glandulaire. Aussi certains auteurs, notamment Sabourin, ont-ils cherché à déterminer ce que devait être dans le foie un lobule sécrétoire analogue aux lobules des glandes ordinaires. Pour cet histologiste, le lobule biliaire, en coupe, a pour centre un espace porte et pour périphérie un polygone ayant pour sommet les veines sus-hépatiques des lobules ordinaires qui comprennent l'espace porte considéré. La portion du foie, comprise entre l'espace et le périmètre indiqué, représente la coupe du lobule hépatique sécrétoire, du lobule biliaire.

C. — Conduits biliaires

Nous désignerons sous ce nom collectif de conduits biliaires tous les canaux vecteurs de la bile qui cheminent dans l'épaisseur du foie, depuis les espaces interlobulaires jusqu'au hile.

1° Origine et trajet. — Les canalicules biliaires, au sortir du lobule hépatique, se jettent dans les espaces interlobulaires. Là, ils se réunissent avec les canalicules biliaires issus des lobules voisins pour former des conduits plus volumineux, les *conduits biliaires interlobulaires*. Nous ferons remarquer, en passant, que chaque lobule est tributaire de cinq ou six conduits interlobulaires différents ou, ce qui revient au même, que chaque conduit interlobulaire reçoit ses radicules des cinq ou six lobules voisins. Du reste, entre les lobules dont ils émanent, les conduits interlobulaires et leurs radicules s'anastomosent fréquemment entre eux, de façon à former un riche réseau, le *réseau interlobulaire*. C'est de ce réseau que partent les *canaux biliaires proprement dits*.

De là, ils se dirigent tous vers le hile du foie et, chemin faisant, se réunissent les uns aux autres, à la manière des veines, pour donner naissance à des conduits de plus en plus volumineux. C'est ainsi que les ramuscules donnent naissance à des rameaux, les rameaux à des branches, les branches à des troncs. Au niveau du hile, il n'existe plus que trois canaux principaux, quelquefois deux seulement, lesquels se fusionnent ensemble pour constituer un canal collecteur unique, le *canal hépatique* (fig. 127,10).

2° Rapports. — Les canaux biliaires, en se portant ainsi des espaces interlobulaires vers le hile, cheminent constamment dans un prolongement tubuleux de la capsule de Glisson, en compagnie d'un rameau de l'artère hépatique et d'une division de la veine porte (fig. 120,2). Celle-ci est toujours reconnaissable à ses dimensions qui l'emportent constamment, et de beaucoup, sur celles des deux autres canaux.

3° Anastomoses. — Au cours de leur trajet dans l'épaisseur de la masse hépatique, les canaux biliaires sont reliés les uns aux autres par des anastomoses, qui, relativement rares chez l'homme, sont infiniment multipliées chez certains animaux, notamment chez le chien, le chat, le cheval, le bœuf (Sappey). On rencontre ici les mêmes types que sur les vaisseaux sanguins : ce sont, tantôt des anastomoses par inosculation, tantôt des anastomoses par convergence, tantôt des anastomoses transversales, obliques, elliptiques, etc. Ces anastomoses sont parfois tellement nombreuses qu'elles constituent de véritables réseaux.

4° Structure. — La structure des canaux biliaires varie suivant leurs dimensions et leur situation. — Les conduits interlobulaires sont formés d'une paroi conjonctive sur laquelle se trouvent appliquées, une membrane basale d'abord, puis une couche unique de cellules cylindriques. Leurs ramifications dans le lobule ont une structure analogue, mais la paroi conjonctive devient à peine perceptible ; quant aux cellules, nous l'avons déjà dit, elles peuvent devenir endothéliformes ou bien conserver leur forme cylindrique. — Dans les canaux biliaires qui mesurent un demi-millimètre de diamètre, quelques fibres musculaires lisses apparaissent sur la paroi (Sappey). — Dans les canaux plus volumineux qui forment les branches primordiales du canal hépatique, on voit se différencier une paroi propre et une fine muqueuse. — Dans cette muqueuse, l'épithélium est cylindrique et disposé sur une seule couche.

5° Glandes. — Sur la paroi interne des canaux biliaires se voient de nombreux orifices qui conduisent dans les diverticules plus ou moins ramifiés, considérés comme des glandes. Dans les canaux de petit diamètre, le fond de ces diverticules ne dépasse pas la limite externe du conduit et ce dernier paraît lisse. Mais, dans les canaux plus volumineux, ces cavités dépassent la paroi externe qui prend alors un aspect villeux. Ces diverticules se voient, d'après SAPPEY, sur les canaux qui possèdent $0^{mm},05$ de diamètre. Là, ils ont l'aspect de simples utricules qui s'ouvrent, tantôt largement, tantôt par un orifice rétréci, dans la lumière du conduit biliaire. — Sur les canaux un peu plus volumineux, leur orifice d'abouchement se rétrécit, tandis que leur cavité s'élargit et commence à se partager en cavités secondaires. — Dans les canaux de $0^{mm},3$ à $0^{mm},4$, on les voit se perfectionner encore et revêtir l'aspect extérieur de véritables glandes en grappe.

Ces recessus, quel que soit leur degré de développement, sont regardés par un certain nombre d'auteurs comme de véritables glandes muqueuses. Cependant, d'après RANVIER, les cellules qui limitent leur cavité ne paraissent pas différer sensiblement de celles qui tapissent le canal.

6° Vasa aberrantia. — On rencontre parfois sur certains points de la surface extérieure du foie un certain nombre de canalicules, de couleur jaunâtre, diversement ramifiés et plus ou moins anastomosés entre eux. On les désigne, depuis WEBER, sous le nom de *vasa aberrantia*.

Ces canalicules singuliers s'observent le plus souvent sur le bord interne de l'un ou l'autre des deux ligaments triangulaires, avec une prédominance très marquée pour le ligament triangulaire gauche. Mais on les rencontre encore dans d'autres régions, notamment le long du bord antérieur du foie, au niveau de l'attache hépatique du ligament suspenseur, au voisinage de la vésicule biliaire, sur la languette fibreuse qui, du lobe de Spigel, se porte en arrière de la veine cave inférieure, sur cette autre languette fibreuse qui est jetée comme un pont au-dessus du sillon de la veine ombilicale. Ils font défaut chez le fœtus et je ne sache pas qu'on les ait encore signalés chez l'enfant. D'autre part, ils sont plus fréquents chez le vieillard que chez l'adulte.

Les vasa aberrantia, que l'on remplit toujours en poussant une injection fine dans le canal hépatique, doivent être considérés comme de véritables canaux biliaires, qui ont été mis à nu et sont devenus superficiels par suite de l'atrophie des lobules hépatiques dans l'épaisseur desquels ils étaient primitivement plongés. Au milieu de ces processus régressifs qui frappent ainsi, on ne sait trop pourquoi, les cellules hépatiques et amènent leur disparition graduelle, les conduits biliaires, non seulement ne dégénèrent pas, mais paraissent s'hypertrophier. Devenus vasa aberrantia, ils possèdent encore leur tunique conjonctive, leur couche épithéliale, leurs glandes et, par conséquent aussi, leur fonction d'organe sécréteur.

D. — VAISSEAUX ET NERFS

Le foie est un organe très vasculaire. D'une part, il reçoit deux gros vaisseaux, l'artère hépatique et la veine porte, auxquels il faut ajouter, chez le fœtus, la veine ombilicale. D'autre part, il émet des veines et des vaisseaux lymphatiques.

1° Veine porte. — La veine porte amène au foie le sang veineux recueilli par elle dans la portion sous-diaphragmatique du tube digestif, dans le pancréas et dans la rate. Nous savons déjà, pour l'avoir vu en angéiologie, qu'elle est formée par la réunion des deux mésaraïques et de la splénique et que, pour gagner le hile du foie, elle chemine dans le bord droit de l'épiploon gastro-hépatique, en compagnie de l'artère hépatique et du canal cholédoque qui sont placés en avant d'elle (fig. 119, *b*) et qui longent, la première son côté externe, le second son côté interne. Nous savons aussi qu'en atteignant le hile, elle se partage en deux branches fortement divergentes qui se dirigent l'une à droite, l'autre à gauche (fig. 127, 8' et 8").

    a. *Mode de ramification.* — Les deux branches de bifurcation de la veine porte (fig. 127) diffèrent beaucoup par leur longueur et par leur calibre. — La *branche*

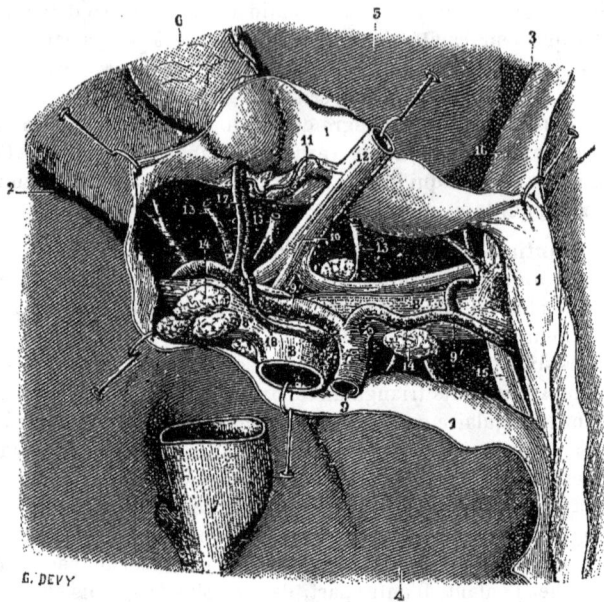

Fig. 127.

Le hile du foie (2/3 de grandeur naturelle).

1, 1, les deux feuillets de l'épiploon gastro-hépatique. — 2, prolongement du sillon transverse du foie. — 3, sillon longitudinal. — 4, lobe de Spigel. — 5, lobe carré. — 6, vésicule biliaire. — 7, veine cave inférieure. — 8, veine porte, avec 8', sa branche gauche ; 8", sa branche droite. — 9, artère hépatique, avec : 9', sa branche gauche ; 9", sa branche droite. — 10, canal hépatique avec ses trois branches radiculaires. — 11, canal cystique. — 12, canal cholédoque. — 13, veines portes accessoires. — 14, ganglions lymphatiques. — 15, canal veineux. — 16, ligament rond (veine ombilicale oblitérée). — 17, artère cystique. — 18, veine cystique.

droite (8"), relativement courte, se porte vers l'extrémité droite du sillon transverse et là se divise en trois ou quatre branches secondaires, qui pénètrent dans le lobe droit, ainsi que dans la partie droite du lobe carré et du lobe de Spigel. Au cours de son trajet, la branche droite de la veine porte reçoit dans la plupart des cas la veine cystique. Mais cette veine peut se jeter aussi dans le tronc même de la veine porte : il en était ainsi sur le sujet qui a servi à la préparation représentée dans la figure 127. — La *branche gauche* (8') est environ deux fois plus longue que la droite, mais elle est beaucoup moins volumineuse. Elle se porte de droite à gauche entre le lobe carré et le lobe de Spigel et, arrivée à l'extrémité gauche du sillon transverse, elle se partage comme la précédente en deux ou trois branches secondaires, qui se distribuent au lobe gauche ainsi qu'à la partie gauche du lobe de Spigel et du lobe carré. La branche gauche de la veine porte reçoit quelquefois la veine pylorique. A l'extrémité gauche du sillon transverse, elle donne attache en avant au cordon fibreux de la veine ombilicale (16) et, en arrière, à un deuxième cordon fibreux (15) qui représente le canal veineux du fœtus.

Considérées au point de vue de leurs rapports, les deux branches de bifurcation de la veine porte sont profondément situées dans le sillon transverse. Elles sont peu visibles sans dissection, et il est nécessaire, pour prendre une notion exacte de leur trajet et de leurs rapports, d'écarter tout d'abord les deux lèvres du sillon où elles sont plongées et d'enlever ensuite avec précaution l'espèce d'atmosphère cellulaire qui les entoure. On constate alors que leur face postérieure est appliquée

contre le lobe de Spigel, que leur face antérieure répond au lobe carré, dont elle est séparée par les premières divisions de l'artère hépatique et par les canaux biliaires. Tout autour d'elles, mais de préférence sur leur face inférieure, se disposent de nombreux ganglions lymphatiques (14).

Arrivées dans l'épaisseur du foie, les divisions précitées de la veine porte s'y ramifient exactement comme le feraient des artères. Toutefois, leur mode de ramification est essentiellement irrégulier. Le type dichotomique existe, mais il est relativement rare, et l'on voit chacun des gros vaisseaux donner naissance à la fois et sur tout son pourtour à des veines d'un calibre moyen et à de toutes petites veinules. On se rend nettement compte d'une pareille disposition en pratiquant dans le foie des injections par corrosion ou, plus simplement, en ouvrant longitudinalement à

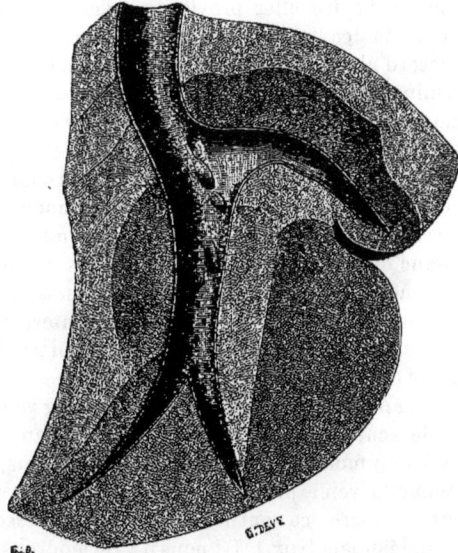

Fig. 128.

Mode de ramification des branches de la veine porte une grosse veine du lobe droit incisée dans le sens de sa longueur.

On constate l'existence du type dichotomique ; mais on voit aussi les grosses branches donner naissance, en même temps, à des veines d'un moyen calibre et à toutes petites veines.

l'aide des ciseaux l'une des branches principales de la veine porte. On voit alors (fig. 128) que la paroi vasculaire présente des orifices très volumineux et, à côté d'eux, des orifices tout petits à peine visibles à l'œil nu. Les premiers représentent l'origine de grosses collatérales ; les seconds sont le point de départ de simples veinules à trajet fort court. Nous ajouterons que les premières ramifications des branches de la veine porte se disposent parallèlement à la face inférieure du foie, dont elles sont toujours plus rapprochées que de la face supérieure.

Toutes les divisions de la veine porte, quel que soit leur calibre, cheminent dans les gaines tubuleuses que leur fournit la capsule de Glisson, chacune en compagnie d'une division de l'artère hépatique, d'un conduit biliaire et d'un certain nombre de vaisseaux lymphatiques (fig. 120). Une couche de tissu cellulaire rattache leurs parois à la gaine fibreuse. Toutefois cette adhérence est toujours très faible, ce qui fait que sur des coupes du foie les branches de la veine porte s'affaissent quand elles sont vides. D'autre part, les divisions intra-hépatiques de la veine porte, analogues en cela à leurs branches abdominales, sont entièrement dépourvues de valvules ; de plus, elles ne s'anastomosent jamais entre elles.

b. *Affluents.* — Au cours de leur trajet dans le foie, les branches de la veine porte reçoivent un certain nombre d'affluents. Ces affluents, toujours très grêles, se distinguent en deux groupes : les veines capsulaires et les veines vasculaires. — Les *veines capsulaires* répondent aux artères de même nom. Elles proviennent de l'enveloppe fibreuse du foie et de la portion réfléchie de cette enveloppe ou capsule de Glisson. — Les *veines vasculaires* émanent des réseaux capillaires qui sont alimentés par les branches dites vasculaires de l'artère hépatique. Le plus grand nombre d'entre elles proviennent des conduits biliaires : les autres naissent sur les parois des branches de la veine porte et des divisions de l'artère hépatique. L'accord n'est pourtant pas parfait, entre les anatomistes, relativement au mode de terminaison des veines vasculaires. Sappey, notamment, estime que ces veines, au lieu de se jeter dans les branches de la veine porte, se rendent directement aux lobules hépatiques, devenant ainsi autant de petites veines portes accessoires.

c. *Mode de terminaison.* — Parvenues dans les espaces interlobulaires, les dernières divisions de la veine porte, qui prennent ici le nom de *veines interlobulaires*, se résolvent chacune en cinq ou six veinules, lesquelles pénètrent peu après leur origine dans les lobules les plus voisins. Chaque veine interlobulaire se distribue ainsi à cinq ou six lobules et, vice versa, chaque lobule hépatique reçoit ses rameaux portes de cinq ou six veines interlobulaires différentes. Nous avons déjà vu plus haut la manière dont se comportent les rameaux portes dans l'épaisseur même du lobule.

·d. *Veines portes accessoires.* — Le sang veineux que charrie la veine porte n'est pas le seul que reçoive le foie. A cet organe aboutissent encore d'autres veines, beaucoup moins importantes sans doute, mais, qui se ramifient dans son épaisseur comme la veine porte elle-même et acquièrent ainsi la signification attribuée à cette dernière : ce sont des *veines portes accessoires*. Ces veines ont été déjà étudiées en angéiologie (voy. t. I) ; nous n'y reviendrons pas ici. Nous rappellerons seulement qu'elles proviennent des points les plus divers et qu'on peut, à ce point de vue, les diviser en quatre groupes : 1° un *groupe gastro-hépatique*, situé dans l'épiploon gastro-hépatique et comprenant plusieurs veines ou veinules qui, de la petite courbure de l'estomac ou de l'épiploon lui-même, se rendent au sillon transverse ; la figure 127 nous présente trois veines (13, 13, 13) appartenant à ce groupe[1] ; 2° un *groupe cystique*, formé par douze ou quinze veinules qui proviennent de la moitié inférieure de la vésicule biliaire ; 3° un *groupe diaphragmatique*, qui, de la face inférieure du diaphragme, descend vers la face convexe du foie en suivant le ligament suspenseur ; 4° un *groupe parombilical*, comprenant une série de veinules qui proviennent de la paroi antérieure de l'abdomen et qui se portent vers le sillon longitudinal du foie, en longeant le cordon fibreux de la veine ombilicale. A ces quatre groupes, il conviendrait, d'après Sappey, d'en ajouter un cin-

---

[1] Sans rejeter entièrement l'opinion émise par Sappey que ces veines du groupe gastro-hépatique se ramifient dans l'épaisseur du foie à la manière de la veine porte, j'affirme, pour avoir observé cette disposition plusieurs fois, qu'un certain nombre d'entre elles tout au moins ne se ramifient pas et se jettent, après un parcours plus ou moins long, dans l'une des divisions de la veine porte. Ce ne sont plus alors des veines portes accessoires vraies, mais de simples affluents du système porte qui, au lieu de se rendre au tronc même de la veine porte, pénètrent dans le foie et se jettent dans l'une des divisions intra-hépatiques de ce tronc.

quième constitué par ces innombrables veinules que nous avons décrites plus haut sous le nom de *veines vasculaires* et qui prennent leur origine sur les parois de la veine porte, de l'artère hépatique et des canaux biliaires.

   2° **Artère hépatique.** — L'artère hépatique, branche du tronc cœliaque, se dirige d'abord de gauche à droite et un peu d'arrière en avant. Après avoir fourni deux collatérales importantes, la pylorique et la gastro-épiploïque droite, elle se redresse en haut pour longer, comme la veine porte, le bord droit de l'épiploon gastro-hépatique et gagner le hile du foie. Dans la première portion de son trajet, l'artère hépatique est placée sur un plan un peu postérieur à celui qu'occupe la veine porte. Puis elle contourne d'arrière en avant le bord gauche de la veine porte pour venir se placer au devant de ce dernier vaisseau (fig. 119, c), situation qu'elle conservera désormais jusqu'à son entrée dans le hile.
   a. *Mode de ramification.* — Arrivée au hile, l'artère hépatique (fig. 127,9) se partage en deux branches fort inégales : une branche droite (9''), relativement volumineuse et une branche gauche (9'), beaucoup plus petite. Ces deux branches suivent le même trajet que les branches correspondantes de la veine porte, en avant desquelles elles sont situées. Comme ces dernières, elles se portent transversalement vers les extrémités du sillon transverse et disparaissent alors dans l'épaisseur du foie. Là, elles s'engagent dans les gaines tubuleuses de la capsule de Glisson, se divisant et se subdivisant exactement comme les branches de la veine porte, qu'elles accompagnent fidèlement et qui leur servent pour ainsi dire de soutien. Chaque gaine tubuleuse, comme nous l'avons déjà dit plusieurs fois, renferme à la fois une veine, une artère et un conduit biliaire. Toutefois, dans les gaines de petit calibre, on rencontre assez fréquemment pour une seule veine deux artères égales ou inégales, réunies l'une à l'autre par des anastomoses transversales ou obliques.
   b. *Mode de distribution.* — Chemin faisant, les divisions de l'artère hépatique fournissent quatre ordres de rameaux : des rameaux pour les conduits biliaires des rameaux vasculaires, des rameaux capsulaires et des rameaux interlobulaires. — Les *rameaux des conduits biliaires*, excessivement nombreux, mais très grêles, se jettent sur les canaux vecteurs de la bile, auxquels ils se distribuent — Les *rameaux vasculaires*, véritables *vasa vasorum*, se ramifient sur les parois des vaisseaux qui cheminent dans l'épaisseur du foie : branches de la veine porte, veines sus-hépatiques et artères hépatiques elles-mêmes. — Les *rameaux capsulaires* se dirigent vers la capsule fibreuse du foie et, en l'atteignant, se divisent, en quatre ou cinq ramuscules chacun, qui divergeant à la manière des branches d'une étoile, viennent s'anastomoser avec les ramuscules similaires du voisinage. Ils forment ainsi un vaste réseau, le *réseau superficiel* ou *sous-capsulaire*, dont les larges mailles sont directement appliquées contre la face profonde de la membrane fibreuse qui entoure le foie. Les rameaux efférents de ce plexus se terminent en partie dans cette dernière membrane, en partie dans les lobules sous-jacents. — Les *rameaux interlobulaires*, enfin, accompagnent les veines de même nom. Comme ces dernières, elles se divisent, dans les espaces interlobulaires, en quatre ou cinq rameaux qui pénètrent dans les lobules voisins et s'y terminent de la façon que nous avons indiquée plus haut (voy. *Structure du lobule*, p. 196).
   c. *Artères hépatiques accessoires.* — Indépendamment de l'artère hépatique que nous venons de décrire, le foie reçoit encore un certain nombre d'autres artères, beaucoup moins importantes, que nous désignerons dans leur ensemble sous le nom d'artères hépatiques accessoires.

Ces artères, qui ne sont le plus souvent que de simples artérioles, proviennent de trois sources : de la coronaire stomachique ou de la pylorique, de la mammaire interne, des diaphragmatiques inférieures. — Les premières cheminent entre les deux feuillets de l'épiploon gastro-hépatique et pénètrent dans le foie au niveau du hile. — Celles qui proviennent de la mammaire interne, remarquables par leur ténuité, se rendent à la face convexe du foie en suivant le ligament suspenseur. — Enfin, celles qui émanent des diaphragmatiques inférieures, également très grêles, sont situées entre les deux feuillets du ligament suspenseur, en partie entre les deux feuillets du ligament coronaire. Elles abordent le foie, les unes par sa convexité, les autres par son bord postérieur.

3° Veine ombilicale. — La veine ombilicale est un organe transitoire, appartenant à la vie fœtale. Elle a pour fonctions, tant qu'elle reste perméable, d'apporter au foie et à la veine cave inférieure le sang artériel qu'elle recueille dans les réseaux placentaires.

Après avoir traversé l'anneau ombilical, elle suit le bord inférieur du ligament suspenseur, puis s'engage dans le sillon longitudinal du foie, qu'elle parcourt d'avant en arrière (fig. 129,2). Un peu avant d'atteindre le sillon transverse, elle s'élargit plus ou moins (2') et fournit à ce niveau de nombreuses collatérales qui se distribuent, les unes au lobe gauche, les autres au lobe carré. Ces collatérales, une fois arrivées dans le tissu hépatique, s'y ramifient de la même façon que les branches de la veine porte.

En atteignant le sillon transverse, la veine ombilicale se partage en deux branches terminales, qui sont : 1° le canal de communication avec la veine porte ; 2° le canal veineux.

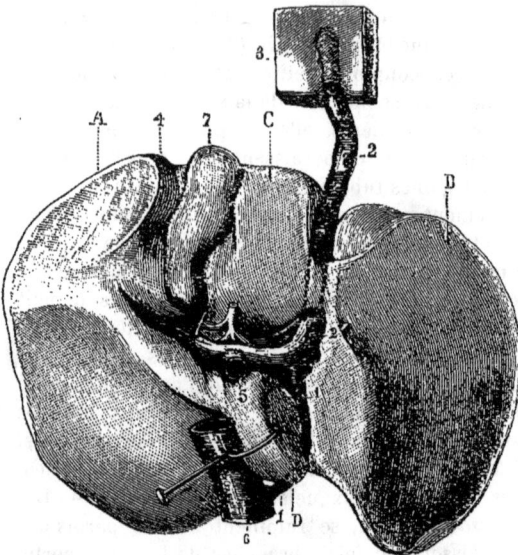

Fig. 129.

Foie d'un nouveau-né, vu par sa face inférieure, pour montrer la veine ombilicale et le canal veineux.

A, lobe droit. — B, lobe gauche. — C, lobe carré. — D, lobe de Spigel, érigné à droite pour découvrir le canal veineux.
1, canal veineux. — 2, veine ombilicale, avec 2', son renflement. — 3, segment de la paroi antérieure de l'abdomen, vu par sa face postérieure. — 4, bord antérieur du foie. — 5, veine porte. — 6, veine cave inférieure. — 7, vésicule biliaire. — 8, pont de substance hépatique, reliant le lobe carré au lobe gauche et transformant, à son niveau, le sillon longitudinal en un canal complet.

a. Le canal de communication avec la veine porte descend dans le sillon transverse et va à la rencontre de la veine porte, avec laquelle il se continue. Considéré dans son ensemble, il n'est pas exactement transversal, mais décrit une légère courbe dont la cavité, dirigée en avant, embrasse la partie correspondante du lobe carré. — Chemin faisant, le canal de communication avec la veine porte fournit un certain nombre de branches collatérales. De ces collatérales, les unes, postérieures, se rendent au lobule de Spigel ; les autres, ascendantes, se distribùent à cette portion du foie qui sépare le lobe de Spigel du lobe carré. — Il est à remarquer que l'importance du canal de communication porto-ombilical varie suivant les âges. D'après SAPPEY, il est peu développé dans les premiers mois de la vie intra-utérine. Il commence à s'élargir au quatrième ou au cinquième mois et, au septième, il est déjà plus considérable que le canal veineux. Au huitième et au neuvième mois, son calibre est supérieur à celui de la veine ombilicale elle-même. Enfin, au moment de la naissance, il égale environ, comme nous le montre la figure 129, celui de la branche droite de la veine porte.

b. Le *canal veineux*, encore appelé *canal d'Arantius* (fig. 129,1) est beaucoup moins important que le canal de communication porto-ombilical : son calibre, en effet, n'est que le tiers ou le quart de ce dernier. Continuant la direction du tronc dont il émane, le canal veineux parcourt d'avant en arrière la portion postérieure du sillon longitudinal du foie, chemine entre le lobe gauche et le lobe de Spigel et vient s'ouvrir dans la veine cave inférieure, au niveau du point où elle se dégage du bord postérieur du foie. Plus rarement, il se jette dans la veine sus-hépatique gauche tout près de sa terminaison.

Après la naissance, le tronc de la veine ombilicale, n'ayant plus désormais aucune fonction à remplir, s'oblitère peu à peu d'avant en arrière et finalement se transforme en un cordon fibreux qui, chez le nouveau-né et l'adulte, prend le nom de *ligament rond du foie*. — Le canal veineux, subissant une régression analogue, devient lui aussi un simple cordon fibreux qui, comme le vaisseau qu'il remplace, s'étend du sillon transverse à la veine cave. — Quant au canal de communication porto-ombilical, continuant à recevoir du sang du système porte, il persiste sous un nom nouveau : il devient la branche gauche de la veine porte.

4° Veines sus-hépatiques. — Comme nous l'avons dit plus haut (voy. *Structure du lobule*, p. 197), le sang veineux et le sang artériel apportés au lobule par les divisions ultimes de la veine porte et de l'artère hépatique, se rendent l'un et l'autre, à l'état de sang veineux, à un canal collecteur commun, la veine intralobulaire, laquelle occupe le centre du lobule et s'en échappe par son côté supérieur et postérieur. Au sortir des lobules, les veines intra-lobulaires, devenues d'abord veines suslobulaires, puis veines sus-hépatiques ou hépatiques, se réunissent les unes aux autres pour former des vaisseaux de plus en

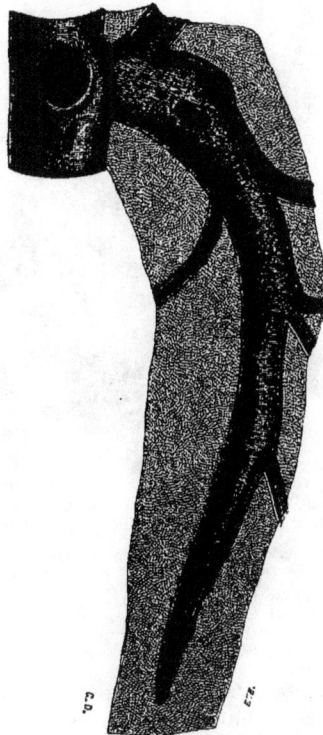

Fig. 130.

Mode de ramification des veines sus-hépatiques : une de ces veines incisée dans le sens de la longueur, depuis son abouchement dans la veine cave jusqu'auprès de son origine.

On voit cette grosse branche recevoir à la fois et sur presque tous les points de son étendue : 1° des veines d'un certain calibre ; 2° des veines d'un calibre moyen ; 3° de toutes petites veines dont les embouchures forment les *foramina* et les *foraminula*.

plus volumineux : ici, comme sur les autres points de l'arbre veineux, les ramuscules donnent naissance aux rameaux, les rameaux donnent naissance aux branches, celles-ci aux troncs. Il est à remarquer, toutefois, qu'une multitude de veines de petit calibre se jettent directement dans les grosses branches ou même dans les troncs, sans se réunir préalablement en rameaux successivement croissants. Aussi, si on incise dans le sens de sa longueur une branche hépatique quelconque (fig. 131), on constate que sa paroi, tout en présentant çà et là quelques orifices assez considérables, est comme criblée de tout petits orifices qui sont les points d'abouchement d'autant de veinules afférentes.

Ainsi constituées, les veines sus-hépatiques se dirigent toutes vers la gouttière, plus ou moins profonde, que présente le bord postérieur du foie pour loger la veine cave inférieure. Elles s'échappent du foie au niveau de cette gouttière et, immédiatement après, s'ouvrent dans la veine cave. On peut, d'après leur situation, les diviser en deux groupes : un groupe supérieur et un groupe inférieur. — Le *groupe supérieur* comprend deux veines volumineuses, placées côte à côte, que l'on distingue en veine hépatique droite et veine hépatique gauche. La *veine hépatique droite* (fig. 131,3) est formée ordinairement par deux gros canaux, qui se réunissent à 1 ou 2 centimètres en amont de son embouchure et qui proviennent tous les deux du lobe droit du foie. La *veine hépatique gauche* (fig. 131,2) est formée, elle aussi, par deux ou trois canaux volumineux qui, comme pour la veine précédente, se réunissent ensemble tout près de la veine cave : de ces trois canaux, l'un, celui qui est le plus à droite, provient du lobe droit; les deux autres tirent leur origine du lobe gauche. — Le

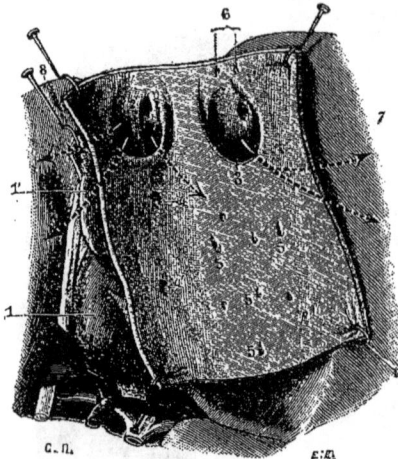

Fig. 131.

La veine cave inférieure dans sa gouttière hépatique, incisée en arrière et étalée pour montrer les orifices des veines hépatiques.

1, lobule de Spigel. — 1', son prolongement postérieur érigué à gauche. — 2, orifice de la veine hépatique gauche. — 3, orifice de la veine hépatique droite. — 4, 4', orifices des veines du lobule de Spigel. — 5, 5', orifices des veines hépatiques inférieures. — 6, 6, orifices de deux veines diaphragmatiques inférieures. — 7, lobe droit du foie. — 8, son bord postérieur.

groupe inférieur comprend des veines beaucoup plus petites (5,5,5), dont le nombre varie habituellement de 10 à 15 : j'en ai compté jusqu'à vingt-deux sur un sujet dont le foie présentait des dimensions normales. Parmi ces veines hépatiques inférieures, on en rencontre ordinairement une ou deux, plus volumineuses que leurs voisines (4 et 4' de la fig. 131), qui s'ouvrent sur le côté gauche de la veine cave et qui proviennent du lobe de Spigel. Les autres, irrégulièrement disséminées à droite des précédentes, émanent du lobe droit.

Comme les branches intra-hépatiques de la veine porte, les veines sus-hépatiques ne s'anastomosent jamais entre elles au cours de leur trajet. Comme elles encore, elles sont complètement dépourvues de valvules et, de ce fait, se laissent remplir avec la plus grande facilité par une injection poussée des troncs vers les rameaux d'origine. Mais elles diffèrent des divisions de la veine porte par leur direction, par leurs rapports et par leur structure. — Les veines sus-hépatiques (je parle bien entendu des branches d'un certain calibre) suivent pour la plupart une direction antéro-postérieure, tandis que les branches de la veine porte, les branches principales tout au moins, affectent plutôt une direction transversale. — Au point de vue des rapports, les veines sus-hépatiques ne sont pas contenues, comme les branches de la veine porte, dans les gaines arboriformes que présente la capsule de Glisson. Elles cheminent au contraire en plein tissu hépatique, sont directement en rapport avec les lobules et leur adhèrent de la façon la plus intime, grâce d'abord aux nombreuses veinules, qui du lobule se portent dans la veine hépatique, grâce aussi à un tissu cellulaire très fin et très serré, qui unit l'un à l'autre ces deux éléments. Il résulte d'une pareille disposition que, sur les coupes du foie, les veines hépatiques restent béantes comme les artères, contrairement aux branches de la veine porte qui, moins bien soutenues, s'affaissent. — Enfin les veines sus-hépatiques se distinguent des branches de la veine porte par le développement tout particulier de leurs fibres musculaires, qui leur forment sur tout leur pourtour et dans toute leur étendue une véritable tunique. Cette tunique qui joue certainement un rôle important dans la circulation des veines sus-hépatiques, comprend une couche interne de fibres circulaires et une couche externe de fibres longitudinales. Elle est assez mince chez l'homme, mais elle est très épaisse chez quelques animaux : elle atteint jusqu'à 4 millimètres d'épaisseur chez le bœuf et le cheval.

5° Lymphatiques. — Les lymphatiques du foie, tout en ayant la même origine, se divisent en superficiels et profonds :

a. *Lymphatiques superficiels*. — Les lymphatiques superficiels, très nombreux, cheminent à la surface extérieure du foie, comme leur nom l'indique. Ils forment sous la tunique péritonéale, tant sur la face supérieure que sur la face inférieure de l'organe, un réseau dont les mailles sont extrêmement serrées. Les troncules et les troncs qui émanent de ce réseau suivent, pour se rendre à leurs ganglions respectifs, les directions les plus diverses. — Les uns s'élèvent entre les deux feuillets du ligament suspenseur, traversent le diaphragme et, se mêlant alors aux lymphatiques mammaires internes, viennent se terminer comme ces derniers dans le canal thoracique au voisinage de son embouchure. — D'autres se dirigent vers le bord postérieur du foie ou vers l'une ou l'autre de ses deux extrémités. Ils se séparent du viscère au niveau du bord pariétal des ligaments coronaire ou triangulaires. Puis, en partie ils descendent dans les ganglions sus-pancréatiques, en partie ils traversent le centre phrénique pour aboutir aux ganglions sus-diaphragmatiques. — Un troisième groupe, constitué principalement par les lymphatiques qui occupent la face inférieure du foie, se dirige vers le sillon transverse et s'y termine dans les ganglions du hile. — Quelques-uns enfin, d'après SAPPEY, se portent vers le cardia, où ils se confondent avec les lymphatiques qui accompagnent les vaisseaux coronaires de l'estomac.

b. *Lymphatiques profonds*. — Les lymphatiques profonds, à leur tour, se subdivisent en deux groupes. — Les uns, *descendants*, s'accolent aux divisions de la veine porte. Comme elles, ils cheminent dans les gaines tubuleuses de la capsule de Glisson (on en compte ordinairement un ou deux pour chaque gaine) et s'échappent du foie au niveau du hile. Ils se terminent dans les ganglions de la région. — Les autres, *ascendants*, suivent le trajet des veines sus-hépatiques. Arrivés au niveau du bord postérieur du foie, là où les veines sus-hépatiques se jettent dans la veine cave inférieure, ces lymphatiques, condensés alors en cinq ou six troncs assez volumineux, s'accolent à ce dernier vaisseau. Avec lui, ils traversent le centre phrénique et, parvenus dans le thorax, se jettent dans les ganglions sus-diaphragmatiques.

L'origine des vaisseaux lymphatiques du foie n'est pas encore bien élucidée. Mac Gillavry, en poussant une injection dans les lymphatiques de la veine porte ou bien dans le tissu conjonctif, a vu la matière injectée se répandre entre les capillaires du lobule et les cellules hépatiques, dans des espaces qu'il considère comme des *lymphatiques périvasculaires*. Les résultats de Mac Gillavry sur le chien ont été également obtenus par Frey et Irminger sur le lapin et d'autres mammifères. Plus tard, Kisselew a décrit aux espaces précités une paroi endothéliale (chien, porc). Cependant Hering émet des doutes au sujet de la nature de ces espaces périvasculaires : il pense que la matière à injection a pu s'extravaser entre les capillaires sanguins et les cellules hépatiques et il fait remarquer que chez le lapin, où les cellules restent adhérentes aux capillaires, il n'existe pas d'espaces semblables. A leur tour, Asp en 1873 et Budge en 1875 décrivent de nouveau les espaces signalés par Mac Gillavry et, comme ce dernier, ils les considèrent comme constituant les véritables origines des lymphatiques du foie.

Les travaux plus récents de Disse (1890) semblent démontrer péremptoirement l'existence de véritables gaines lymphatiques périvasculaires autour des capillaires du lobule, entre ces vaisseaux et les cellules hépatiques. Après avoir fait des dissociations de foie dont les lymphatiques avaient été injectés avec des masses au nitrate d'argent ou au bleu de Prusse, ou dont les lymphatiques avaient été laissés vides, tenant compte également des résultats fournis par des coupes de foie bien fixé, Disse conclut que les espaces périvasculaires qui s'injectent directement par les vaisseaux lymphatiques possèdent une paroi indépendante. Cette paroi est formée d'un substratum amorphe avec un réseau de fines fibrilles sur lequel sont appliquées des cellules étoilées et aplaties. Elle entoure le capillaire sanguin à la manière d'un manchon et s'applique par sa face externe contre les cellules hépatiques. Des réseaux fibrillaires, partis de cette paroi, rejoignent les gaines voisines à travers les traînées cellulaires du foie. Les gaines périvasculaires précitées servent donc de base au stroma du lobule hépatique.

6° Nerfs. — Les nerfs du foie proviennent de deux sources : du pneumogastrique gauche et du plexus solaire (voy. Névrologie). On a signalé encore l'existence de quelques filets qui, du nerf phrénique droit, se rendraient au bord postérieur du foie en passant entre les deux feuillets du ligament coronaire ; mais l'existence de ces derniers filets n'est pas encore nettement établie.

a. Les rameaux que le pneumogastrique gauche envoie au foie se détachent du tronc nerveux à son entrée dans l'abdomen. Après avoir longé quelque temps la petite courbure de l'estomac, ils s'engagent entre les deux feuillets de l'épiploon gastro-hépatique, arrivent au hile du foie et pénètrent dans cet organe en suivant les divisions de la veine porte.

b. Les rameaux qui émanent du plexus solaire se rendent au foie en suivant pour la plupart l'artère hépatique, autour de laquelle ils forment un plexus, le *plexus hépatique*, analogue comme disposition aux plexus qui entourent toutes les artères viscérales. Le plexus solaire jette encore sur la veine porte un certain nombre de rameaux (*plexus nerveux de la veine porte*) qui pénètrent avec elle dans le foie.

Les filets nerveux précités se composent en grande partie de fibres de Remak, auxquelles vient se mêler un certain nombre de fibres à myéline.

Ils se distribuent vraisemblablement aux canaux biliaires, aux parois des différents vaisseaux qui cheminent dans le foie et probablement aussi aux éléments propres du lobule hépatique. Mais leur mode de terminaison n'est pas encore nettement élucidé.

Macallum, qui a étudié, en 1887, les terminaisons nerveuses intra-hépatiques chez les necturus et chez l'homme, a pu suivre des fibres dépourvues de myéline jusque dans le lobule, où elles forment, entre les cellules hépatiques, un plexus qu'il désigne sous le nom de *plexus intercellulaire*. De ce plexus partiraient ensuite des fibrilles terminales, qui pénétreraient dans les cellules du foie et s'y termineraient, au voisinage du noyau, par un petit renflement. Plus récemment (1893) Korolkoff, utilisant le bleu de méthylène, a retrouvé le réseau intercellulaire décrit par Macallum ; il a vu, en outre, des fibres sans myéline se terminer sur les vaisseaux. La même année,

Berkley, par l'emploi de la méthode de Golgi légèrement modifiée, a pu suivre les fibrilles nerveuses sur les fibres musculaires des canaux biliaires et jusque dans l'interstice des cellules
épithéliales de ces conduits.

§ IV. — Appareil excréteur de la bile

La bile, pour se rendre du foie à l'intestin, chemine tout d'abord dans des
canaux intra-hépatiques, les *conduits biliaires*, lesquels se portent vers le hile
en se réunissant les uns aux autres et en formant ainsi des canaux de plus en plus
volumineux. Au niveau du hile, les conduits biliaires, réduits à deux ou trois
canaux seulement, se jettent dans un conduit excréteur unique qui vient s'ouvrir
d'autre part dans la deuxième portion du duodénum (fig. 48). Un peu au-dessous de
son origine, ce canal excréteur donne naissance sur sa face latérale droite à un conduit récurrent, le *canal cystique*, qui bientôt se renfle en un volumineux réservoir,
la *vésicule biliaire*, destinée à recevoir et à emmagasiner la bile dans l'intervalle de
la digestion. Le canal cystique, en se branchant sur le conduit excréteur commun,
divise ce dernier en deux portions : une portion supérieure, située au-dessus du
canal cystique et appelée *canal hépatique ;* une portion inférieure, située au-dessous, à laquelle on donne le nom de *canal cholédoque*.

L'appareil excréteur de la bile comprend donc chez l'homme : 1° les conduits
biliaires ; 2° le canal hépatique ; 3° la vésicule biliaire ; 4° le canal cystique ; 5° le
canal cholédoque.

A. — Conduits biliaires

Les conduits biliaires, situés dans l'épaisseur du foie, ont été déjà décrits à
propos de la constitution anatomique de cet organe (voy. p. 202).

B. — Canal hépatique

1° Origine et trajet. — Le canal hépatique naît dans la partie droite du sillon
transverse, où il résulte, comme nous l'avons déjà vu (p. 202), de la réunion des
deux ou trois conduits biliaires terminaux. De là, il se porte obliquement de haut en
bas et un peu de droite à gauche, jusqu'au canal cholédoque qui le continue.

2° Dimensions. — Le diamètre du canal hépatique mesure de 4 à 5 millimètres.
Sa longueur est, en moyenne, de 3 centimètres ; mais elle varie beaucoup suivant
les sujets. Ces variations dépendent de l'une ou l'autre des deux conditions
suivantes : la réunion plus ou moins précoce des conduits radiculaires du canal
hépatique ; l'origine plus ou moins élevée du canal cystique. On conçoit sans peine :
1° que le canal en question sera d'autant plus long que ses conduits radiculaires
se réuniront plus haut ou, ce qui revient au même, que le canal cystique naîtra
plus bas ; 2° qu'il sera, au contraire, d'autant plus court que la réunion de ses
racines sera plus tardive ou que l'origine du canal cystique sera plus élevée. Comme
chiffres extrêmes j'ai observé 42 millimètres et 3 millimètres. Ce dernier chiffre, se
rapportant à un cas de brièveté extrême du canal hépatique, peut même descendre
plus bas : il est réduit à zéro quand les conduits biliaires ne se réunissent qu'au
niveau de l'origine du canal cystique et, dans ce cas, le canal hépatique n'existe
véritablement pas.

3° Rapports. — Dans toute l'étendue de son trajet, le canal hépatique est situé
dans l'épaisseur de l'épiploon gastro-hépatique. Tout d'abord, à son origine, il

croise perpendiculairement, sur leur côté antérieur, la branche droite de l'artère hépatique et la branche droite de la veine porte. Puis, au sortir du hile, il vient se placer sur le côté antéro-externe du tronc de la veine porte, situation qu'il conserve jusqu'à sa terminaison (fig. 119). Chemin faisant, il contracte des rapports plus ou moins intimes avec les ganglions et troncs lymphatiques du hile, et aussi avec les branches nerveuses qui se rendent au foie.

4° **Structure**. — Le canal hépatique est constitué par deux tuniques, l'une externe, l'autre interne. — La *tunique externe*, de nature conjonctive, renferme du tissu conjonctif et des fibres élastiques. — La *tunique interne* est une véritable muqueuse. Son épithélium est cylindrique polymorphe : les cellules présentent un plateau à leur extrémité libre ; leur protoplasma est finement granuleux. Les diverticules glandulaires y sont relativement nombreux : on y distingue le même épithélium qu'à la surface interne du canal. A la partie profonde de cette muqueuse, on rencontre, chez l'homme et chez les mammifères, des fibres musculaires lisses longitudinales : le nombre en est très variable suivant les sujets.

5° **Vaisseaux et nerfs**. — L'irrigation sanguine et l'innervation du canal hépatique est la même que pour le canal cholédoque (voy. plus loin, p. 224).

C. —- VÉSICULE BILIAIRE

La vésicule biliaire, encore appelée *vésicule du fiel* ou *cholécyste*, est un réservoir membraneux, annexé au canal excréteur de la bile. On la rencontre dans les cinq classes de l'embranchement des vertébrés : elle est à peu près constante dans les espèces qui se nourrissent de matières animales ; mais elle manque souvent dans celles qui vivent de végétaux.

1° **Situation**. — La vésicule biliaire (fig. 111,11) est située à la face inférieure du foie, immédiatement en dehors du lobe carré, dans une dépression, large mais peu profonde, que l'on désigne sous le nom très significatif de *fossette cystique*. A son niveau, le péritoine qui revêt la face inférieure du foie se soulève et, en s'appliquant contre la face libre de la vésicule, il la fixe solidement à la fossette sous-jacente : toute tentative pour l'en écarter devient inutile, tant que le péritoine est intact.

2° **Forme et direction**. — La forme de la vésicule biliaire est le plus souvent celle d'une poire, dont la grosse extrémité est dirigée en avant et en bas, du côté du bord antérieur du foie par conséquent. Plus rarement, elle revêt une forme cylindrique, ovoïde ou demi-sphérique. Son grand axe se dirige obliquement de bas en haut, d'avant en arrière et un peu de gauche à droite, de telle sorte que son extrémité inférieure est un peu plus rapprochée du plan médian que son extrémité opposée.

3° **Dimensions**. — La longueur de la vésicule biliaire est de 9 à 11 centimètres ; sa largeur, de 35 à 40 millimètres. Son volume varie naturellement, comme le volume de tout réservoir membraneux, avec celui de son contenu. A l'état de distension moyenne, la vésicule biliaire renferme de 50 à 60 centimètres cubes de bile. Mais ses parois sont très extensibles et l'on peut introduire dans sa cavité, sans produire de rupture, 150, 200, 250 centimètres cubes d'eau et même plus. La rupture, qui survient finalement à la suite de ces injections forcées, se produit toujours (c'est du moins ce qui résulte de mes expériences) sur le même point, véritable point faible de la vésicule : c'est sur la partie de sa face droite qui avoisine le col, un peu au-dessus du bassinet par conséquent.

4° Division et rapports. — On distingue à la vésicule biliaire trois portions : 1° une portion inférieure ou fond ; 2° une portion moyenne ou corps ; 3° une portion supérieure ou col, cette dernière se continuant avec le canal cystique (fig. 132 et 133).

a. *Portion inférieure ou fond.* — Le fond, dirigé en avant et en bas, répond au bord antérieur du foie, qui présente à son niveau une échancrure plus ou moins prononcée et qu'il déborde ordinairement de 10 à 15 millimètres. Arrondi et mousse, il flotte librement au-dessus de la masse intestinale et vient se mettre en rapport immédiat avec la paroi antérieure de l'abdomen. Le plus souvent (37 fois sur 40, d'après CALOT), le point de contact entre la paroi abdominale et la vésicule est situé au niveau de l'extrémité antérieure du dixième cartilage costal droit. Il

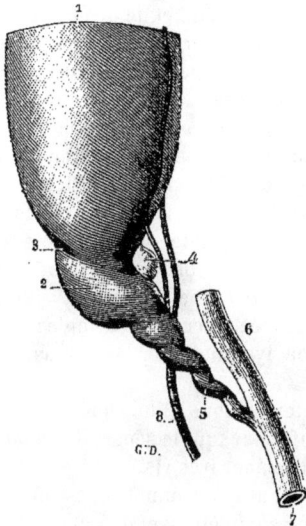

Fig. 132.

Les voies biliaires extra-hépatiques.

1, portion de la vésicule biliaire, vue par sa face libre. — 2, bassinet. — 3, sillon séparant le bassinet de la vésicule. — 4, petit ganglion lymphatique, situé dans la concavité du bassinet. — 5, canal cystique. — 6, canal hépatique. — 7, cholédoque. — 8, artère cystique.

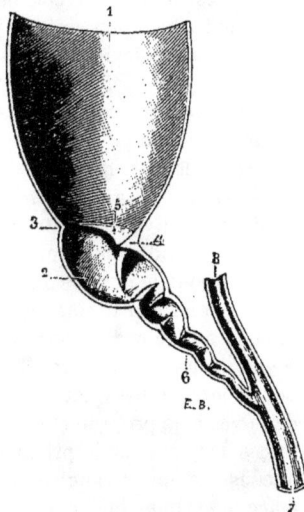

Fig. 133.

Les mêmes, après ablation de leur moitié antérieure.

1, cavité de la vésicule biliaire. — 2, cavité du bassinet. — 3, sillon séparant le bassinet de la vésicule. — 4, promontoire. — 5, valvule supérieure du bassinet. — 6, canal cystique. — 7, canal cholédoque. — 8, canal hépatique.

convient d'ajouter que ce point est reporté un peu en dedans dans les cas d'hypertrophie du foie, un peu en dehors dans les cas d'atrophie de cet organe.

b. *Portion moyenne ou corps.* — Le corps de la vésicule biliaire nous présente deux faces, l'une supérieure, l'autre inférieure. — La *face supérieure* est en rapport avec la fossette cystique, à laquelle elle est unie par une couche de tissu conjonctif lâche et par quelques vaisseaux. — La *face inférieure*, libre, fortement convexe, partout lisse et unie, est recouverte par le péritoine dans toute son étendue. Elle répond le plus souvent à la partie supérieure de la deuxième portion du duodénum ou au côlon transverse. Mais ce rapport est loin d'être constant. Il varie naturellement lorsque la vésicule se déplace en dedans ou en dehors : dans le premier cas, la vésicule vient se mettre en contact avec la première portion du duodénum ou même avec la portion pylorique de l'estomac ; dans le second, elle répond au côlon ascendant ou à la face antérieure du rein droit. Du reste, les rapports précités entre la vésicule biliaire et l'intestin sont changeants sur le même sujet, l'intestin et la vésicule n'étant complètement immobiles ni l'un ni l'autre. Dans certains cas, cependant, il se développe des adhérences entre la vésicule du fiel et les différents organes sur lesquels elle repose, adhérences qui ont pour résultat de fixer leurs rapports réciproques. Nous ajouterons, en ce qui concerne les rapports de la vésicule biliaire, qu'elle est reliée parfois (1 fois sur 6) à la portion droite du côlon transverse par un repli péritonéal qui, de ce fait, est appelé *ligament cystico-colique* (voy. *Péritoine*).

c. *Portion inférieure ou col.* — Le col est, comme son nom l'indique, la partie la plus étroite de la vésicule biliaire. Ce qui le caractérise au premier abord, c'est sa forme essentiellement flexueuse, tranchant nettement sur la direction rectiligne du reste de la vésicule. Il se recourbe d'abord de bas en haut et de droite à gauche, puis directement d'avant en arrière. Il décrit ainsi deux courbes à la manière d'un *S* italique. Ces deux inflexions successives, qui se font à peu près à angle droit, sont maintenues par le péritoine qui s'applique sur elles et les rattache au foie.

Le col de la vésicule se continue, à son extrémité inférieure, avec le canal cystique Mais cette continuité se fait sans ligne de démarcation précise et il est bien difficile, dans la plupart des cas, d'indiquer exactement où se termine la vésicule et où commence le canal cystique. Lorsque, après avoir relevé le foie, on considère la vésicule biliaire au niveau de la région du col, on constate sur son côté droit l'existence d'un renflement, souvent considérable, que Broca a désigné depuis longtemps déjà sous le nom de *bassinet de la vésicule*. A ce renflement situé sur le côté droit répond, sur le côté gauche, une sorte d'échancrure ou d'angle rentrant dans lequel se trouve ordinairement un ganglion lymphatique, que nous appellerons le *ganglion cystique* (fig. 132,4).

Extérieurement, le bassinet est délimité par deux sillons : l'un supérieur, qui le sépare de la vésicule proprement dite ; l'autre inférieur, qui le sépare du canal cystique. De ces deux sillons, le premier est ordinairement très visible ; à son niveau, la vésicule est comme étranglée. Le second, il faut le reconnaître, est beaucoup moins marqué et, dans bien des cas, il fait même complètement défaut.

Si maintenant nous ouvrons le bassinet et le canal cystique (fig. 133), nous constatons : 1° que la saillie extérieure, que nous avons désignée tout à l'heure

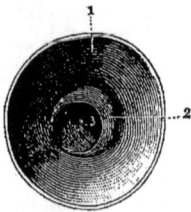

Fig. 134.

La valvule supérieure du bassinet, vue par la vésicule biliaire.

1, cavité de la vésicule biliaire. — 2, valvule supérieure du bassinet. — 3, deuxième valvule du bassinet.

sous le nom de bassinet, se traduit par une dépression large et arrondie, en forme d'ampoule ; 2° que l'angle rentrant, qui fait face à la saillie précitée, forme une membrane saillante en forme d'éperon, que l'on appelle *promontoire* (fig. 133,4). — La limite supérieure du bassinet est représentée par une valvule transversale ou oblique, assez constante, le plus souvent semi-lunaire, rétrécissant de la moitié, des deux tiers ou même des trois quarts l'orifice qui met en communication le bassinet avec la vésicule (fig. 134,2). — Du côté du canal cystique, le bassinet est limité quelquefois par une deuxième valvule qui, partant du promontoire, se porte en bas en formant avec la précédente un angle voisin de l'angle droit. Mais cette disposition est loin d'être constante et, au lieu et place de cette valvule unique qui faciliterait tant la description du bassinet, on en trouve souvent deux ou trois, quelquefois plus, qui sont très irrégulières et qui, une fois détachées du promontoire, divergent dans tous les sens. Il est à peu près impossible, dans ces conditions, d'établir la limite inférieure du bassinet ; cette limite est purement arbitraire.

Envisagé au point de vue de ses rapports, le col de la vésicule biliaire répond, en haut, à la branche droite de la veine porte (voy. fig. 48, p. 89) ; en bas, il repose sur la première portion du duodénum, tout près de la courbure qui la sépare de la seconde portion.

5° **Structure.** — La vésicule biliaire se compose de trois tuniques, qui se superposent dans l'ordre suivant en allant de dehors en dedans : une tunique séreuse, une tunique celluleuse et une tunique muqueuse.

a. *Tunique séreuse.* — La tunique séreuse est une dépendance du péritoine hépatique ; elle recouvre toute la portion de la vésicule qui n'est pas en contact

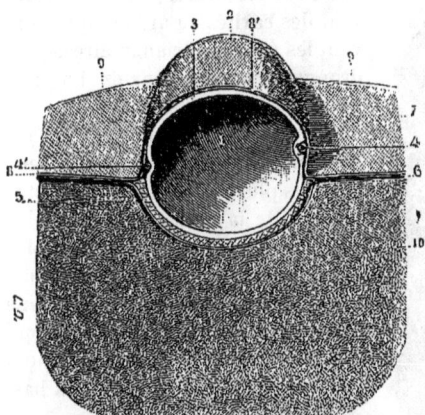

Fig. 135.
Coupe transversale
de la vésicule biliaire après une injection au suif
(demi-schématique).

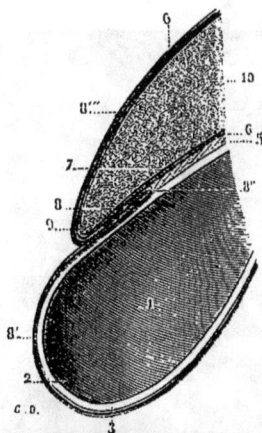

Fig. 136.
Coupe verticale et antéro-postérieure de
la vésicule biliaire, après une injection
au suif (demi-schématique).

1, cavité de la vésicule. — 2, son fond. — 3, coupe de sa paroi. — 4, et 4', branche gauche et branche droite de l'artère cystique. — 5, tissu cellulaire rétro-cystique. — 6, capsule fibreuse du foie. — 7, face inférieure du foie. — 8, péritoine hépatique. — 8', péritoine cystique. — 8", angle hépato-cystique (point de réflexion du péritoine). — 9, bord antérieur du foie. — 10, tissu hépatique.

avec la fossette cystique. Si nous suivons de droite à gauche le feuillet péritonéal qui revêt la face inférieure du lobe droit du foie (fig. 135), nous le voyons, arrivé au bord droit de la fossette cystique, s'appliquer à la face inférieure de la vésicule biliaire et l'abandonner au niveau du bord gauche de la fossette pour tapisser le lobe carré. Si nous le suivons maintenant d'arrière en avant (fig. 136), nous voyons le péritoine tapisser régulièrement toute la face inférieure de la vésicule, depuis le col jusqu'à son extrémité inférieure. Là, il contourne cette extrémité et revêt la face supérieure de la vésicule dans une étendue de 30 à 35 millimètres. Puis, se réfléchissant en avant, il s'étale sur la face inférieure du foie et s'étend ainsi jusqu'au bord antérieur, où il se continue directement avec le feuillet péritonéal de la face supérieure.

Le fond de la vésicule est donc entouré par le péritoine sur tout son pourtour, et sa face supérieure, contrairement à la face supérieure du corps de la vésicule, n'est pas en rapport immédiat avec le foie. Elle en est séparée par un double feuil-

let séreux ou, si l'on veut, par un espace angulaire dont le sommet répond exactement au point où se réfléchit le péritoine pour passer de la vésicule sur la face
inférieure du foie. Cet angle (fig. 136,8″), que l'on pourrait appeler *angle hépato-
cystique*, est à peu près constant ; un intervalle de 10 à 15 millimètres en moyenne
sépare son sommet du bord antérieur du foie.

　　b. *Tunique celluleuse.* — La tunique celluleuse est formée de gros faisceaux de
tissu conjonctif, entre-croisés dans tous les sens et mêlés de fibres élastiques.

　　c. *Tunique muqueuse.* — La muqueuse de la vésicule biliaire revêt une teinte
jaunâtre ou verdâtre très prononcée. A l'état de vacuité de la vésicule, elle forme
des plis irréguliers qui s'effacent à l'état de distension. A côté de ces plis, *plis temporaires*, existent des *plis permanents*, d'un tiers à un quart de millimètre de hauteur, qui affectent les directions les plus diverses (fig. 137). En s'anastomosant les
uns avec les autres, ils circonscri-
vent des cavités ou aréoles qui, suivant les cas, sont triangulaires, qua-
drangulaires, polygonales. En examinant ces aréoles sous l'eau et à
l'aide d'une forte loupe, on constate
que dans leur intérieur se trouvent
des plis plus petits qui, en s'anastomosant de la même façon que les
précédents, forment des aréoles
secondaires. Du reste, la vésicule
proprement dite ne présente aucune
trace de valvule ; le premier repli
muqueux qui mérite véritablement
ce nom se trouve à l'entrée du bassinet.

Considérée au point de vue histologique, la muqueuse de la vésicule
biliaire présente à étudier un épithélium, un derme et des glandes.
— L'*épithélium* de la muqueuse est

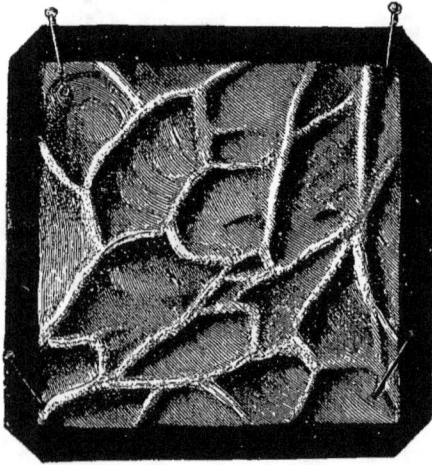

Fig. 137.

La muqueuse de la vésicule biliaire, vue par sa
surface intérieure, avec ses replis et ses aréoles.

un épithélium cylindrique plus ou moins élevé, constituant une couche nette et
bien limitée. Les cellules sont pour la plupart allongées, terminées à leur extrémité libre par un plateau, lequel est strié perpendiculairement à sa surface,
comme dans les cellules de l'intestin grêle ; l'existence de cette cuticule, toutefois,
est niée par quelques auteurs (H. STEINER). L'extrémité profonde est allongée et
présente des renflements variqueux. Le protoplasma de ces cellules est granuleux.
Le *derme* est formé de tissu conjonctif délicat qui environne les vaisseaux de la
muqueuse et forme le substratum des plis permanents ci-dessus décrits. Près
de l'épithélium, les cellules conjonctives s'aplatissent pour constituer une sorte de
membrane basale. A la face profonde du derme, se trouvent des fibres musculaires
lisses, entre-croisées dans des directions différentes et reliées entre elles par du
tissu conjonctif. Ce plan conjonctivo-musculaire, que quelques auteurs regardent
comme une couche spéciale de la vésicule, doit être considéré comme une *muscularis mucosæ :* par macération, il se détache en même temps que la muqueuse. —
Des *glandes* sont annexées à la muqueuse de la vésicule biliaire. Leur nombre
est variable suivant les espèces, mais elles sont toujours plus nombreuses près du

col. Pour quelques histologistes, ce sont de véritables glandes à mucus ; pour d'autres, ce sont de simples invaginations de la couche épithéliale.

6° Vaisseaux et nerfs. — *a.* Les *artères* de la vésicule biliaire proviennent de la cystique (fig. 127,17). Cette artère naît de la branche droite de l'hépatique, tantôt à droite du canal cystique, tantôt à gauche. De là, elle se porte vers le col de la vésicule et ne tarde pas à se diviser en deux rameaux, l'un interne ou inférieur, l'autre externe ou supérieur : le premier se dirige vers le côté gauche de la vésicule ; le second se porte sur son côté droit d'abord, puis sur sa face supérieure. Ils descendent ainsi jusqu'au fond de la vésicule où ils se terminent. Constamment, les deux rameaux de l'artère cystique sont reliés l'un à l'autre par une anastomose en forme d'arcade, dont la concavité est dirigée en haut et qui occupe la partie moyenne de la vésicule, du côté de sa face supérieure ou adhérente.

Les deux rameaux terminaux de la cystique, ainsi que l'arcade qui les réunit, donnent naissance à de nombreuses collatérales qui, après s'être subdivisées à leur tour, viennent former au-dessous de la muqueuse un riche réseau à mailles polygonales.

b. Les *veines* de la vésicule biliaire se partagent en deux groupes. — Celles qui naissent de sa moitié supérieure se réunissent d'ordinaire en deux troncules qui se dirigent vers le sillon transverse du foie et là se jettent dans la branche droite de la veine porte (fig. 127,18), soit isolément, soit après s'être préalablement fusionnées en un tronc commun. Elles cheminent ordinairement sur le côté droit de l'artère cystique. — Celles qui proviennent de la moitié inférieure de la vésicule, au nombre de 12 ou 15 (SAPPEY), suivent un trajet tout différent. Elles pénètrent dans la substance hépatique et s'y ramifient à la manière des artères, devenant ainsi de véritables veines portes accessoires.

c. La face inférieure de la vésicule biliaire nous présente un riche *réseau lymphatique*. Ce réseau reçoit certainement des vaisseaux lymphatiques issus de la muqueuse de la vésicule ; mais la plupart des canaux qui le constituent proviennent de la face supérieure du foie et lui arrivent après avoir contourné le bord antérieur de cet organe et cheminé quelque temps sur sa face inférieure.

Du réseau lymphatique précité partent deux groupes de vaisseaux. — Les uns, *lymphatiques externes*, suivent le côté droit de la vésicule et se rendent aux ganglions qui occupent l'extrémité droite du sillon transverse. — Les autres, *lymphatiques internes*, longent le côté gauche de la vésicule et aboutissent, en partie au ganglion cystique (p. 632), en partie aux ganglions du sillon transverse.

d. Les *nerfs* de la vésicule du fiel émanent du plexus solaire. La plupart d'entre eux suivent le trajet de l'artère cystique ou du canal de même nom ; les autres ont un trajet indépendant. Arrivés à la vésicule, ils se divisent et se subdivisent de façon à former des rameaux et des ramuscules de plus en plus ténus. — Leur mode de terminaison ultime n'est pas encore complètement élucidé. On sait cependant (GERLACH, VARIOT, RANVIER) qu'ils constituent des plexus annexés à l'appareil musculaire des voies biliaires et présentant une certaine analogie avec le plexus d'Auerbach que nous avons rencontré sur l'intestin. Ils diffèrent de ce dernier, cependant, en ce qu'ils sont beaucoup plus irréguliers. — Les plexus nerveux de la vésicule biliaire sont formés, comme l'ont établi les recherches de RANVIER, par des fibres de Remak. Ils présentent aux points d'intersection des filets nerveux de petits ganglions microscopiques, comprenant chacun de 2 à 15 cellules nerveuses, lesquelles sont enclavées entre les tubes nerveux ou placées en dehors d'eux

(VARIOT). Les fibrilles terminales qui émanent de ces plexus se rendent en partie aux muscles lisses, en partie aux parois des vaisseaux. Quelques-unes enfin, de nature sensitive, doivent vraisemblablement se distribuer au chorion muqueux.

D. — CANAL CYSTIQUE (fig. 132 et 133)

1° Trajet et dimensions. — Le canal cystique fait suite au bassinet de la vésicule biliaire. Il s'ouvre, tantôt sur le fond même du bassinet, tantôt sur son côté gauche, un peu au-dessus du fond. De là, il se porte obliquement en bas et à gauche et vient s'ouvrir dans le canal cholédoque, dont il constitue l'une des origines.

Sa longueur est en moyenne de 35 à 45 millimètres. Son diamètre mesure de 3 à 4 millimètres, mais il n'est pas régulièrement calibré et on rencontre presque constamment, au niveau de son abouchement dans le cholédoque, une dilatation plus ou moins accentuée, dilatation qui est selon les cas fusiforme, allongée ou même ampullaire (FAURE).

2° Rapports. — Envisagé au point de vue de ses rapports, le canal cystique, comme le canal hépatique, chemine dans l'épaisseur du petit épiploon en avant et à droite de la veine porte. L'artère cystique, qui l'accompagne, longe tantôt son côté gauche, tantôt son côté droit. Le canal cystique est habituellement séparé du canal hépatique par un angle aigu à sinus supérieur. Sur certains sujets, cependant, on voit ces deux canaux s'accoler l'un à l'autre au-dessus de leur embouchement commun dans le cholédoque, et cela dans une étendue de 10, 15, 20 et même 25 millimètres.

3° Forme. — La forme du canal cystique est très irrégulière et très variable. Rarement cylindrique et rectiligne, il est le plus souvent flexueux, alternativement bombé et rétréci ; mais je ne l'ai jamais vu se tordre sur lui-même, pas plus que HARTMANN, TERRIER et DALLY. Cette disposition spiroïde, que lui attribuent gratuitement certains auteurs, est une simple apparence, que nous explique très nettement son mode de conformation intérieure.

4° Conformation intérieure, valvules. — Si l'on ouvre en effet le canal cystique, surtout lorsqu'il a été insufflé et desséché, on constate que sa paroi interne, au lieu d'être régulière et unie, présente au contraire de nombreuses saillies ou valvules, qui répondent aux parties étroites et interceptent naturellement entre elles des parties plus larges, les parties renflées. Ces valvules, qu'on désigne communément sous le nom de *valvules de Heister*, du nom de l'anatomiste qui le premier les a décrites en 1732, sont malheureusement très variables suivant les sujets : à côté de canaux qui ne présentent aucune valvule bien caractérisée, il y en a d'autres qui en sont comme hérissées depuis l'une à l'autre de leurs deux extrémités et, entre ces deux dispositions extrêmes, se trouvent tous les intermédiaires. Il est assez difficile, on le conçoit, de dégager d'une telle variabilité les éléments d'une description univoque et ainsi s'expliquent les divergences des auteurs en ce qui concerne le nombre, la forme et les dispositions de ces valvules.

Les valvules du canal cystique présentent ordinairement une forme semi-lunaire, avec un bord adhérent, un bord libre et deux extrémités. Quelques-unes d'entre elles sont horizontales ; mais la plupart sont obliques, c'est-à-dire s'inclinent plus ou moins sur l'axe du conduit, d'une façon telle que l'une de ses extrémités est toujours placée à un niveau différent de celui qu'occupe l'autre. Elles s'insèrent le plus souvent sur le tiers, sur la moitié ou sur les deux tiers du pourtour du canal.

Parfois aussi, elles décrivent un tour complet ou même plus ; mais, quelle que soit leur longueur, elles conservent toujours leur individualité, je veux dire qu'elles ne se continuent nullement les unes avec les autres par leurs extrémités correspondantes de manière à former par leur ensemble cette valvule unique, rêvée par certains auteurs, qui parcourrait en spirale toute l'étendue du canal cystique, quelque chose d'analogue (la comparaison est déjà fort ancienne) à la rampe d'une vis d'Archimède.

On connaît les difficultés que l'on rencontre à pratiquer par la vésicule biliaire le cathétérisme du canal cystique. Ces difficultés proviennent parfois de la situation presque toujours latérale de l'orifice supérieur du canal cystique ; mais elles s'expliquent surtout par la disposition même des valvules. Chacune d'elles, sans doute, n'occupe qu'une partie de la lumière du canal cystique ; de ce fait, elle ne fait que le rétrécir et, par conséquent, permet toujours à un stylet ou à une sonde d'un petit diamètre de passer entre son bord libre et la paroi du canal. Mais, au-dessous d'une première valvule, s'en trouve une seconde, une troisième, une quatrième qui ne sont pas orientées dans le même sens, autrement dit, qui s'avancent dans le canal juste sur le point où la valvule précédente laissait le canal libre. Il en résulte que le stylet, après avoir franchi une première valvule, heurtera fatalement la valvule suivante ou l'une des valvules suivantes et ne pourra avancer qu'en brisant l'obstacle, c'est-à-dire en déchirant le repli muqueux qui l'arrête. Telle est, à mon avis (et c'est aussi celui de Hartmann, de Terrier et Dally), la cause des difficultés que présente le cathétérisme du canal cystique. Ce qui arrête le stylet, c'est moins le nombre ou l'étendue des valvules que leur disposition irréguliè·rement alternante : chacune d'elles, considérée isolément, laissera toujours passer l'instrument ; totalisées ensemble, c'est-à-dire reportées sur un même niveau, tout en conservant leur orientation propre, elles équivalent à une valvule unique qui serait complète, je veux dire qui fait barrière sur tous les points et qui, de ce fait, est infranchissable. Est-il besoin d'ajouter que ce qui arrête le stylet, toujours plus ou moins rigide, ne saurait arrêter un liquide, lequel tourne l'obstacle et progresse toujours, pourvu qu'il existe un orifice pour lui livrer passage. On sait, en effet, que la bile chemine avec la plus grande facilité dans le canal cystique et qu'il en est de même des injections.

L'observation démontre que, dans la plupart des cas, les valvules de Heister sont surtout nombreuses dans la moitié supérieure du canal cystique. Dans sa moitié inférieure, elles sont beaucoup plus rares ; souvent même elles y font complètement défaut. Il en résulte que lorsque la sonde a franchi la première moitié du canal, elle a beaucoup de chance de ne plus rencontrer aucun obstacle et de descendre alors assez facilement jusqu'au canal cholédoque et, de là, jusqu'à l'ampoule de Vater.

Certains auteurs à la suite de Puech (*Note sur les canaux biliaires*, C. R. Acad. des Sc., 1854) ont décrit, au point d'abouchement du canal cystique dans le cholédoque, une valvule que l'on pourrait appeler terminale. Cette valvule ne me paraît pas exister, à moins qu'on prenne comme telle l'espèce d'éperon vertical et plus ou moins prolongé qui, sur ce point, sépare le canal cystique du canal hépatique.

5° **Structure.** — Le canal cystique a une structure analogue à celle de la vésicule biliaire. Les fibres musculaires y forment des faisceaux longitudinaux plus ou moins développés suivant les sujets ; il n'y existe pas de fibres circulaires.

6° **Vaisseaux et nerfs.** — Les *artères* destinées au canal cystique, au nombre de

deux ou trois, proviennent de l'artère de même nom. Elles s'anastomosent constamment, à la partie inférieure du canal, avec les artères du canal cholédoque. —
Les *veines* sont toujours très grêles : celles qui sont le plus rapprochées de la
vésicule biliaire se confondent avec le réseau veineux de la vésicule ; les autres se
jettent directement dans le tronc même de la veine porte. — Les *nerfs*, comme
ceux de la vésicule, émanent du plexus hépatique.

E. — Canal cholédoque

1° Trajet. — Le canal cholédoque (de χολή, bile et δοχός, qui contient, qui reçoit)
résulte de la réunion des deux canaux cystique et hépatique. Continuant la direction de ce dernier, il se porte obliquement de haut en bas, d'avant en arrière et de
droite à gauche et, finalement, vient s'ouvrir à la partie postéro-interne de la
deuxième portion du duodénum.

2° Dimensions. — Sa longueur varie de 6 à 8 centimètres. Son diamètre, un
peu plus grand que celui du canal hépatique, est de 5 à 6 millimètres, le double
de celui du canal cystique. Mais le canal cholédoque, comme du reste toutes les
voies biliaires, se laisse facilement dilater. On le voit parfois, dans les cas de
lithiase amenant la rétention de la bile au-dessus d'un calcul, atteindre un calibre
très considérable, presque aussi considérable que celui du duodénum.

3° Rapports. — Depuis son origine jusqu'au duodénum, le cholédoque est
situé dans l'épaisseur de l'épiploon gastro-hépatique dont il suit exactement le
bord libre, en avant et à droite de la veine porte et à droite de l'artère hépatique
(fig. 119, *a*). Il chemine là au sein d'une couche de tissu conjonctif lâche, avec
des branches nerveuses et des troncs lymphatiques, qui présentent avec lui des
rapports plus ou moins immédiats. Il est ordinairement croisé sur sa face antérieure par une ou deux branches artérielles qui se rendent au pylore et par
l'artère gastro-épiploïque droite qui gagne la grande courbure de l'estomac.

Plus bas, le cholédoque descend en arrière du premier coude du duodénum
et vient se placer ensuite sur la partie postéro-interne de sa deuxième portion. Là,
il rencontre la tête du pancréas qui, pour le recevoir, tantôt se creuse en une gouttière de 2 ou 3 centimètres de longueur, tantôt (mais cette disposition est plus
rare) lui forme un canal complet.

Au sortir de cette gouttière, où il entre en rapport avec le canal pancréatique,
le canal cholédoque prend contact avec le duodénum. Puis, il perfore obliquement
sa tunique musculeuse et sa tunique celluleuse et débouche alors dans un petit
réservoir qui lui est commun avec le canal pancréatique : c'est l'*ampoule de
Vater*. Oddi a signalé tout récemment (1887) à l'embouchure de chacun des deux
canaux cholédoque et pancréatique une couche de fibres musculaires lisses circulaires, qui seraient indépendantes des fibres musculaires de l'intestin et qui cons-
titueraient là, pour chacun des canaux précités, un véritable sphincter.

Le canal cholédoque est entièrement dépourvu de valvules.

4° Ampoule de Vater. — L'ampoule de Vater (fig. 138,3) est une petite cavité
de forme conoïde, dont la base, dirigée en haut et à gauche, reçoit les deux canaux
cholédoque et pancréatique. De ces deux canaux, le premier est situé au-dessus du
second. Un petit repli transversal, en forme d'éperon, les sépare l'un de l'autre.

Le grand diamètre de l'ampoule de Vater, oblique de haut en bas et de gauche à droite, mesure de 6 à 7 millimètres ; sa largeur est de 4 à 5 millimètres. — Son sommet, considérablement rétréci, répond à un petit orifice, arrondi ou elliptique, qui s'ouvre dans le duodénum (p. 94). — Sa paroi intérieure présente constamment un certain nombre de petits replis valvulaires dont le bord libre regarde l'orifice de sortie. Ils semblent avoir pour destination d'arrêter les corps étrangers qui, de la cavité duodénale, chercheraient à s'introduire dans les voies biliaires ou pancréatiques.

Vue extérieurement du côté de la face libre de la muqueuse, la cavité ampullaire que nous venons de décrire se traduit par une petite saillie en forme de tubercule, présentant la même direction que sa cavité centrale, c'est-à-dire s'inclinant en bas et à droite : c'est la *grande caroncule* (*caruncula major* de SANTORINI).

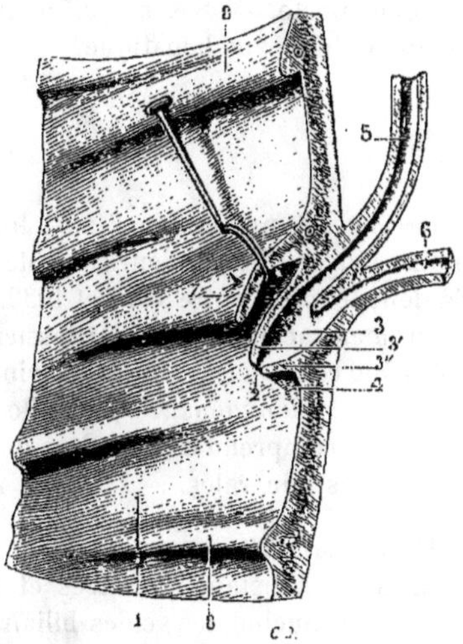

Ce tubercule est situé sur la face interne de la deuxième portion du duodénum, en un point qui est un peu plus rapproché de sa face postérieure que de sa face antérieure (fig. 138,3). Il occupe d'ordinaire le tiers moyen de cette face ; mais on le voit parfois remonter jusqu'au tiers supérieur ou descendre jusqu'au tiers inférieur. Sa distance au pylore varie de 8 à 12 centimètres. — Sur sa face supérieure s'étale presque toujours une valvule connivente, qu'il est nécessaire de relever pour bien voir la caroncule (fig. 138,7). Cette valvule s'avance jusqu'au voisinage du sommet de la caroncule, souvent même jusqu'au sommet, mais sans jamais recouvrir l'orifice qui le termine. —

Fig. 138.

Coupe de la paroi duodénale, passant par l'ampoule de Vater (*demi-schématique*).

1, segment du cylindre duodénal, vu par sa face interne. — 2, orifice de l'ampoule de Vater. — 3, la cavité de l'ampoule, avec 3', sa paroi supérieure. — 3'', sa paroi inférieure. — 4, frein de l'ampoule de Vater (*frenum carunculæ*). — 5, canal cholédoque. — 6, canal de Wirsung. — 7, une valvule connivente, érigée légèrement en haut. — 8, 8', autres valvules conniventes.

Sa face inférieure donne naissance à un tout petit repli vertical (fig. 138) qui, d'autre part, vient se confondre avec la muqueuse située au-dessous : ce repli, qui contribue à fixer la caroncule dans la position qu'elle occupe, a reçu de SANTORINI le nom de *frein de la caroncule.*

5° **Structure.** — Le canal cholédoque est constitué, comme les autres gros canaux biliaires, par deux tuniques : l'une interne ou muqueuse, l'autre externe ou fibreuse. — Près de son embouchure et dans l'ampoule de Vater, l'épithélium est formé de cellules à plateau strié et de cellules caliciformes : ces dernières disparaissent au fur et à mesure qu'on s'éloigne de l'intestin et il ne reste bientôt que les cellules à plateau strié. — Ici, comme sur la vésicule biliaire, la muqueuse est doublée sur sa face externe par une couche de fibres musculaires lisses. Cette couche musculaire, bien développée au voisinage de l'ampoule, va ensuite en s'atténuant peu à peu, de telle sorte que les fibres musculaires lisses font même défaut sur certains points du canal. — Les glandes acineuses sont d'abord muqueuses ; puis elles perdent ce caractère à mesure qu'on s'écarte de l'ampoule de Vater, pour devenir de simples diverticules de la lumière du conduit. PILLET, cependant, a décrit dans l'ampoule de Vater de l'homme, du lapin et du chien, des glandes dont les cellules sont, par places, chargées de granulations et qu'il regarde comme des cellules à ferment.

6° Vaisseaux et nerfs. — Les *artères*, destinées au canal cholédoque, proviennent de l'hépatique ou de l'une de ses branches. — Ses *veines* se jettent dans la veine porte. — Ses *nerfs*, comme ceux de la vésicule et du canal cystique, émanent du plexus hépatique.

§ V. — BILE

La bile est un liquide filant, limpide, d'une couleur jaune verdâtre plus ou moins foncée, d'une odeur sensible et assez désagréable, d'une saveur nauséeuse. Sa densité varie entre 1010 et 1030. Sa réaction est alcaline chez les herbivores, légèrement acide chez les carnassiers. L'homme adulte en produit en moyenne de 600 à 700 centimètres cubes par vingt-quatre heures.

L'évaporation ménagée de la bile laisse un résidu fixe de 10 à 18 p. 100 environ. Ce résidu comprend deux ordres de substances : des substances organiques et des substances minérales.

1° Substances organiques. — Les substances organiques se subdivisent elles-mêmes en substances azotées et substances ternaires. Les substances azotées sont de la mucine, les acides biliaires, des matières colorantes, de l'urée et de la lécithine. Quant aux substances ternaires, elles comprennent de la cholestérine, de la graisse et des savons.

a. *Mucine.* — La mucine, insoluble dans l'eau, paraît être dans la bile à un état de demi-dissolution, grâce à l'alcalinité des savons qui l'accompagnent. L'alcool et l'acide acétique la précipitent ; il suffit de la redissoudre dans de l'eau de baryte et de la précipiter une seconde fois par l'acide acétique, enfin de la laver à l'alcool pour l'obtenir pure.

La mucine n'est pas sécrétée par la cellule hépatique ; elle provient de l'épithélium des conduits et de la vésicule.

Si l'on excepte une diastase extraite en très petite quantité de la bile par WITTICH et JACOBSEN et qui est d'ailleurs à peu près inconnue, la mucine est le seul principe albuminoïde qui existe dans la bile. Encore, par sa faible teneur en azote, est-elle assez éloignée des matières protéiques ordinaires.

b. *Acides biliaires.* — Les deux acides taurocholique et glycocholique, découverts et étudiés par GMELIN, STRECHER, DEMARÇAY, LEHMANN, BENSCH, SCHLIEPER et d'autres auteurs, sont les produits les plus caractéristiques de la bile. Ils sont formés par la condensation, avec perte d'eau, d'une molécule d'un acide ternaire en $C^{24}H^{40}O^5$, l'acide cholalique, avec une molécule de taurine $C^2H^7AzSO^3$ pour l'acide taurocholique, ou une molécule de glycocolle $C^2H^5AzO^2$ pour l'acide glycocholique.

L'*acide taurocholique* ($C^{26}H^{45}AzSO^7$) est en fines aiguilles blanches, soluble dans l'eau et dans l'alcool, dédoublable sous l'influence des bases en ses deux générateurs, l'acide cholalique et la taurine. Il existe dans la bile à l'état de taurocholates alcalins et représente un tiers environ des acides biliaires.

L'*acide glycocholique* ($C^{26}H^{43}AzO^6$) est en cristaux peu solubles, que les bases

décomposent à chaud en glycocolle et acide cholalique. Comme l'acide taurocholique, il est combiné dans la bile aux alcalis, à l'état de glycocholates, représentant les deux tiers des sels d'acides biliaires. L'acide glycocholique est plus stable
que son congénère ; il se dédouble moins facilement et résiste mieux à la putréfaction.

On sépare ces deux acides de la bile en évaporant celle-ci à siccité au bain-
marie ; on reprend par l'alcool, on filtre et on évapore. Le résidu est dissout dans
l'alcool absolu et précipité par l'éther. Des cristaux se déposent ; on les dissout
dans l'eau et on les précipite par l'acétate neutre de plomb, qui fournit du glyco-
cholate de plomb insoluble. Les eaux mères, traitées par le sous-acétate plom-
bique, abandonnent le taurocholate de plomb. Les deux sels, soumis séparément
à l'action de l'hydrogène sulfuré, fournissent les acides libres.

Les deux acides biliaires, traités par un mélange d'acide sulfurique et d'eau
sucrée à 70°, se colorent en rouge pourpre. Cette réaction commune ne leur est
pas spéciale (PETTENKOFER).

L'origine des acides taurocholique et glycocholique est assez obscure. L'un des
éléments générateurs, la taurine ou acide amido-éthyl-sulfureux, est un produit
de dédoublement des matières albuminoïdes ; sa constitution, sa teneur en soufre
ne laissent aucun doute à cet égard. Il en est de même du glycocolle ou acide
amine-acétique. Quant à l'acide cholalique, rien n'autorise à lui attribuer la même
origine ; on le rapprocherait plus volontiers de la cholestérine ou des acides gras,
de sorte que les deux acides taurocholique et glycocholique paraissent être des
produits des métamorphoses encore inconnues que les graisses et les matières
azotées subissent dans le foie.

c. *Matières colorantes de la bile*. — La *bilirubine* ($C^9H^9AzO^2$ ou $C^{16}H^{18}Az^2O^3$)
peut s'extraire de la bile légèrement acidulée par simple agitation avec le chloroforme. Par évaporation de ce dissolvant, elle se dépose en prismes orthorhom-
biques tabulaires, orangés, insolubles dans l'eau, l'alcool et l'éther, solubles dans
le chloroforme, la benzine, le sulfure de carbone et l'alcool amylique. Les alcalis
dissolvent également la bilirubine en se combinant avec elle et on trouve quelquefois des calculs formés par la combinaison calcique de la bilirubine. Sous
l'influence de l'hydrogène naissant, la bilirubine peut se transformer en hydrobi-
lirubine, probablement identique avec l'urobiline ou matière colorante urinaire.

L'action oxydante de l'air au contact de l'eau transforme la bilirubine en *biliverdine* ($C^{16}H^{20}Az^2O^5$) ; c'est une matière colorante de la bile normale, particulièrement abondante dans la bile exposée à l'air. La biliverdine est une poudre verte,
qui peut cristalliser de ses solutions acétiques en tables rhomboïdales ; elle n'est
très soluble que dans l'alcool et les alcalis. Comme la bilirubine, elle donne avec
l'acide azotique nitreux une série de colorations : verte, bleu, violette, rouge,
jaune (GMELIN).

La *bilifuscine* ($C^{16}H^{20}Az^2O^4$) et la *biliprasine* ($C^{16}H^{22}Az^2O^6$) sont des matières
brunes trouvées en petite quantité dans certains calculs : elles dérivent des
pigments précédents.

L'origine commune des couleurs de la bile paraît être l'hémoglobine ou plutôt
l'un de ses produits de dédoublement, l'hématine. L'identité des réactions de la
bilirubine et de l'hématoïdine des extravasations sanguines en est la preuve.

d. *Urée et lécithine*. — L'urée et la lécithine n'existent dans la bile, dans les
conditions physiologiques, qu'à l'état de traces.

e. *Cholestérine, graisse et savons.* — La cholestérine ($C^{26}H^{44}O + H^2O$) est un alcool monovalent en belles écailles nacrées, insoluble dans l'eau, très soluble dans l'éther. Sa présence en petite quantité dans la bile humaine a été signalée depuis longtemps par Conredi et par Chevreul. C'est un produit constant des réactions intra-organiques, auquel on ne peut fixer d'origine précise.

A côté de la cholestérine, la bile renferme des corps gras neutres : la palmitine, la stéarine, l'oléine, et les savons de soude correspondants, les palmitate, stéarate et oléate de sodium.

2° **Substances minérales.** — Quant aux sels minéraux contenus dans la bile, ils sont constitués par des chlorures de sodium et de potassium, du phosphate et du carbonate de soude, du phosphate de chaux, un peu de fer, des traces de cuivre et de manganèse.

Enfin on trouve en solution dans la bile un peu d'azote et d'acide carbonique.

3° **Analyses quantitatives.** — Nous donnons ci-dessous quelques analyses des matériaux de la bile humaine. Celles qui figurent dans le premier tableau sont dues à Frerichs et à Gorup-Besanez :

	I	II	III	IV	
	♂ 18 ans	♂ 22 ans	♂ 49 ans	♀ 29 ans	
Eau.	86,00	85,92	82,87	89,81	p. 100
Mucine.	2,66	2,98	2,21	1,45	—
Sels biliaires.	7,22	9,14	10,79	5,65	—
Cholestérine.	0,16	0,26 ⎱	4,73	3,09	—
Graisse.	0,32	0,92 ⎰			
Sels minéraux.	0,65	0,77	1,08	0,63	—

L'analyse suivante de Jacobsen se rapporte à l'ensemble des matériaux solides laissés par l'évaporation de la bile :

Glycocholate de soude	4,48	p. 100
Palmitate et stéarate de soude	0,64	—
Graisse et un peu d'oléate de soude	0,04	—
Cholestérine.	0,25	—
Lécithine	0,02	—
Chlorure de sodium	2,45	—
Chlorure de potassium	0,12	—
Phosphate de soude	0,60	—
Phosphate de chaux	0,17	—
Carbonate de soude	0,41	—

cette bile ne renfermait pas d'acide taurocholique et, par conséquent, pas de soufre organique.

Les résultats donnés par Socoloff, Trifanowski et Hope-Seyler confirment presque tous les chiffres précédents, sauf pour les taurocholates dont l'absence est exceptionnelle dans la bile analysée par Jacobsen.

Consultez au sujet du foie et des voies biliaires, parmi les travaux récents (1881-1892) : Variot, *Sur la distribution des nerfs dans les voies biliaires extra-hépatiques*, Bull. Soc. anat., 1881 ; — Langley, *Preliminary Account of the cells of the liver*, etc. Proc. of the roy. Soc., 1882 ; — Zahn, *Note sur les plis respiratoires du diaphragme et les sillons diaphragmatiques du foie*, Rev. méd. de la Suisse romande, 1882 ; — Rothe, *Ueber die Sternzellen der Liver*, Dissert., München, 1882 ; — Pfeiffer, *Ueber Secretvacuolen der Leberzellen im Zusammenhänge mit den Gallencapillären*, Arch. f. mikr. Anat., 1883 ; — Afanassiew, *Ueber anat. Veränderungen der Leber während verschiedener Thätigkeits-Zustände*, Pflüger's Arch., 1883 ; — Sabourin, *Les lobules biliaires terminaux et marginaux*, etc., Progr. méd., 1883 ; — Ascu, *Ueber die Ablagerung von Fett u. Pigment in den Sternzellen der Leber*, Dissert. Bonn., 1884 ; — Miuria, *Beitr. zur Histol. der Leber*, Virchow's Arch., Bd. XCVII ; du même, *Beitr. zur Kenntniss der Gallencapillären*, Ibid. Bd. XCIX, 1885 ; — Ranvier, in

Journ. de Microgr. de 1885; — LANDAU, *Die Wänderleber und der Hängebauch der Frauen*, Berlin, 1885; — BAUM, *Die Hist. der Leberzellen u. ihre Veränderungen wahrend der Thätigkeit*, Ellenberger's Mittheilungen, 1885; — MACALLUM, *The termination of Nerves in the Liver*, Quat. Journ. of micr. Sc. 1887; — ODDI, *Di una disposizione a sfintere alla sboco del coledoco*, Perugia, 1887; — LAHOUSSE, *Contrib. à l'étude des modifications morph. de la cellule hépatique pendant la sécrétion*, Arch. de Biol., t. VII, 1887; — DU MÊME, *Rech. expérim. sur l'influence exercée sur la structure du foie par la ligature du canal cholédoque*, Ibid.; — REX, *Beitr. zur Morphologie des Säugerlebers*, Morph. Jahrbuch, 1888; — BRISSAUD et SABOURIN, *Sur la constitution lobulaire du foie et les voies de la circulation sanguine intra-hépatique*, Soc. biol., 1888; — SYMINGTON, *On certains physiological variations in the shape and positions of the liver*, Edinb. med. Journ. 1888; — SABOURIN, *Rech. sur l'Anat. norm. et path. de la glande biliaire de l'homme*, Paris, 1888; — RATONE et MONDINO, *Sulla circolazione del sangue nel fegato*, Arch. ital. de Biol., 1889; — PILLET, *Contrib. à l'étude des espaces portes du foie chez quelques vertébrés*, Journ. de l'Anat., 1889; — KUPFFER, *Ueber den Nachweis der Gallencapillären u. specifischen Fasern in den Leberläppchen durch Farbung*, Sitz. d. Gesellsch. f. Morph. u. Phys. in München, 1889; — SHONE and JONES, *On the structure of the vertebrate liver*, Journ. of Phys. 1889; — CZERNY, *Ueber Rückbildungs Vorgänge an der Leber*, Arch. f. mikr. Anat., 1890; — DISSE, *Ueber die Lymphbahnen der Säugethierleber*, Arch. f. mikr. Anat., 1890; — OPPEL, *Ueber Gitterfasern der menschl. Leber und Milz*, Anat. Auzeiger 1891; — HARTMANN, *Quelques points sur l'Anat. et la Chir. des voies biliaires*, Bull. Soc. Anat. 1891; — DELEPINE, *Contributions to the study of the vertebrate liver*, Proc. of the roy. Soc., 1891; — STOCQUART, *Note sur le poids et les dimensions du foie chez l'enfant*, Journ. intern. d'Anat. et de Phys., 1891; — FAURE, *L'appareil suspenseur du foie*, Th. Paris, 1892; — DU MÊME, *Quelques points sur l'Anat. du canal cystique*, Bull. Soc. anat., 1892; — TERRIER et DALLY, *Du cathétérisme des voies biliaires*, Rev. de Chirurgie, 1892. — RETZIUS (G.), *Ueber die Gallencapillären und den Drüsenbau der Leber*, Biol. Untersuch., Stockolm, 1892; — FRENKEL, *Du tissu conjonctif dans le lobule hépatique de certains mammifères*, Bull. Soc. biol., 1892; — RETTERER, *Sur les rapports de l'artère hépatique*, C. R. Soc. de Biol. 1892; — KRAUSE (H.), Arch., f. mikr. Anat., 1893; — KÖLLIKER, Sitz. d. Wurzb. phys.-med. Gesellsch., 1893; — KOROLKOFF, *Ueber die Nervenendigungen in der Leber*, Anat. Anz. 1893; — BERKLEY, *Studies in the hist. of the Liver*, Anat. Auz. 1893; — DOYON, *Étude analytique des organes moteurs des voies biliaires*, Th. doct. ès sciences. Paris,1893; — PILLET, Soc. de Biol. 1894.

ARTICLE III

PANCRÉAS

Le pancréas est une glande volumineuse annexée au duodénum, dans la cavité duquel il déverse le produit de sa sécrétion, le liquide pancréatique Par ses caractères extérieurs comme par sa structure, il présente la plus grande analogie avec les glandes salivaires, d'où le nom de glande salivaire abdominale (*Bauchspeicheldrüse*) que lui donnent les anatomistes allemands. Le pancréas fait défaut chez les invertébrés ; il manque encore dans quelques groupes de poissons; mais il existe, à des degrés de développement variables, chez tous les autres vertébrés.

§ 1. — CONSIDÉRATIONS GÉNÉRALES

1º Situation et moyens de fixité. — Le pancréas est situé dans l'abdomen supérieur, au-devant de la première et de la deuxième lombaire, en arrière de l'estomac, entre la rate qui répond à son extrémité gauche et l'anse duodénale qui englobe dans sa concavité son extrémité droite.

Toutes les portions du pancréas ne sont pas également fixes. Son extrémité droite est intimement unie à la deuxième portion du duodénum par des brides conjonctives, par des vaisseaux et surtout par les canaux excréteurs de la glande ; or, comme cette deuxième portion du duodénum est solidement appliquée par le péritoine contre la paroi postérieure de l'abdomen, la partie du pancréas qui lui correspond est, comme elle, à peu près immobile. Il n'en est pas de même de sa partie moyenne et surtout de son extrémité gauche : celles-ci, reliées par les vaisseaux spléniques à un organe qui est essentiellement mobile, la rate, se meuvent tout naturellement avec cette dernière et la suivent dans ses déplacements.

2° **Direction.** — Le pancréas, avons-nous dit plus haut, est couché transversalement au-devant de la colonne vertébrale. Il convient d'ajouter que sa direction n'est pas exactement rectiligne : tandis que sa moitié droite est horizontale, son extrémité gauche est légèrement oblique de dedans en dehors et de bas en haut, de telle façon que les deux portions, en se réunissant l'une à l'autre, forment un angle fortement obtus à sinus dirigé en haut et à droite. De plus, tandis que la portion moyenne de la glande est refoulée en avant par la colonne vertébrale et par les gros vaisseaux qui croisent sa face postérieure, ses deux extrémités, la gauche surtout, s'enfoncent plus ou moins dans les hypochondres. Il en résulte que, dans le plan horizontal, le pancréas décrit dans son ensemble une courbe dont la concavité regarde en arrière.

3° **Volume.** — Envisagé au point de vue de ses dimensions, le pancréas présente, comme la plupart des viscères, des variations individuelles souvent fort étendues. Sa longueur, mesurée de son extrémité gauche à son extrémité droite, varie de 16 à 20 centimètres ; sa hauteur est en moyenne de 4 à 5 centimètres ; son épaisseur, de 2 à 3 centimètres. L'observation démontre que le pancréas est ordinairement plus développé chez l'homme que chez la femme.

D'après les recherches de Assmann, la glande pancréatique s'accroît très vite, beaucoup plus vite que le foie, pendant l'enfance et la première jeunesse. Son volume augmente graduellement jusqu'à l'âge de quarante ans, pour diminuer ensuite à partir de cinquante ans et subir alors, plus ou moins rapidement, l'atrophie sénile.

4° **Poids.** — Son poids moyen est de 70 grammes chez l'homme, de 66 grammes chez la femme. Mais ces chiffres se trouveront en défaut sur bien des sujets. On peut en effet, en dehors de toute influence pathologique, rencontrer des pancréas beaucoup plus petits, dont le poids n'excède pas 30 à 35 grammes ; d'autre part, on peut en observer de plus volumineux, qui pèsent jusqu'à 100 à 150 grammes. Si nous nous en rapportons aux assertions de Sœmmering et de Meckel, on rencontrerait même, et cela dans des cas qui seraient loin d'être rares, des pancréas de 180 grammes.

Le poids spécifique du pancréas varie de 1,040 à 1,050 (Assmann).

5° **Couleur.** — A l'état de repos, la glande pancréatique a une coloration d'un blanc grisâtre. Elle se congestionne, comme les glandes salivaires, pendant le travail digestif et revêt alors une teinte plus ou moins rosée.

§ II. — Conformation extérieure et rapports

Le pancréas a une forme très irrégulière : on l'a comparé tour à tour à un crochet, à un marteau, à une langue de chien. Laissant de côté ces différentes comparaisons, toutes aussi grossières que peu exactes, nous dirons que le pancréas est allongé dans le sens transversal, aplati d'avant en arrière, fortement renflé à son extrémité droite, mince et comme effilé à son extrémité gauche. On lui distingue trois parties : une *tête*, un *corps* et une *queue*. Aucune ligne de démarcation extérieure ou intérieure ne sépare l'une de l'autre ces deux dernières parties. Mais il n'en est pas de même des deux premières : entre le corps et la tête se trouve, sur la face postérieure de la glande, une gouttière plus ou moins profonde qui livre passage au tronc de la veine porte et aux vaisseaux mésentériques supérieurs. Au niveau de cette gouttière, qui se termine en bas par une encoche ordinairement très visible sur le bord inférieur de la glande (fig. 139), le pancréas est naturelle-

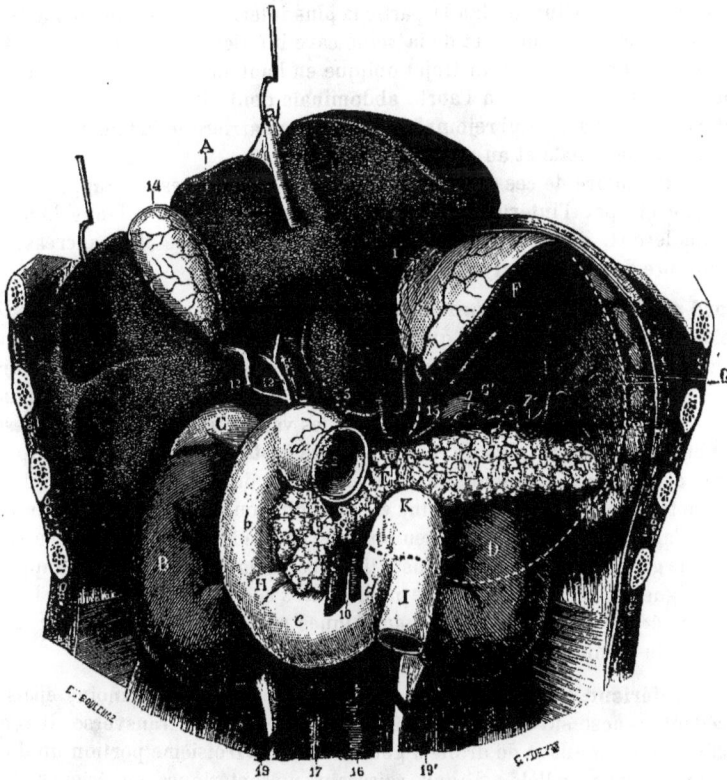

Fig. 139.

Le duodénum et le pancréas, vus en place après l'ablation de la plus grande partie de l'estomac.

A, face inférieure du foie. — B, rein droit. — C, C', capsules surrénales. — D, rein gauche. — E, pancréas. — F. partie supérieure de l'estomac. — G, rate. — H, duodénum, avec : a, sa première portion ; b, sa portion descendante ; c, sa portion horizontale ; d, sa portion ascendante. — I, jéjunum. — K, angle duodéno-jéjunal.

1, cardia. — 2, pylore. — 3, tronc cœliaque. — 4, artère coronaire stomachique. — 5, artère hépatique, dont la concavité embrasse le lobe de Spigel 6. — 7, 7' vaisseaux spléniques. — 8, artère gastro-épiploïque gauche. — 9. artère gastro-épiploïque droite, coupée au niveau de son entrée dans la base du grand épiploon. — 10, vaisseaux mésentériques supérieurs. — 11, veine porte. — 12, canal hépatique. — 13, canal cystique. — 14, vésicule biliaire. — 15, pilier gauche du diaphragme. — 16, aorte. — 17, veine cave inférieure. — 18, artère mésentérique inférieure. — 19, 19', vaisseaux spermatiques.

ment rétréci et comme étranglé : cette région, limite respective de la tête et du corps, a reçu le nom de *col*.

Ainsi configuré, le pancréas nous présente : 1º deux faces, l'une antérieure, l'autre postérieure ; 2º deux bords, que l'on distingue en supérieur et inférieur ; 3º deux extrémités, l'une droite, l'autre gauche.

1º **Face antérieure.** — La face antérieure, plane ou légèrement convexe, est recouverte par le péritoine, qui se continue en haut avec le péritoine diaphragmatique, en bas avec le feuillet supérieur du mésocôlon transverse. Cette face est croisée obliquement par la portion ascendante du duodénum, qui remonte plus ou moins haut pour former l'angle duodéno-jéjunal (fig. 139, K). Sur tous ses autres points, elle répond à la face postérieure de l'estomac, dont elle n'est séparée que par l'arrière-cavité des épiploons.

2° **Face postérieure**. — La face postérieure du pancréas répond successivement, en allant de droite à gauche : 1° à la partie la plus interne de la veine rénale droite ; 2° au tronc de la veine porte et de la veine cave inférieure ; 3° à la veine mésentérique supérieure, qui suit un trajet oblique en haut et en dehors ; 4° à l'artère mésentérique supérieure et à l'aorte abdominale dont elle émane ; 5° à la veine mésentérique inférieure, qui rejoint la supérieure en arrière de la tête du pancréas ; 6° à la capsule surrénale et au rein du côté gauche.

Par l'intermédiaire de ces différents organes, le pancréas est en rapport avec le diaphragme et, par l'intermédiaire du diaphragme, avec la colonne lombaire Nous signalerons, enfin, l'existence, sur la face postérieure du pancréas, d'un grand nombre de ganglions lymphatiques.

3° **Bord supérieur**. — Le bord supérieur est remarquable par son épaisseur, d'où le nom de *face supérieure* que lui donnent quelques auteurs. — Il répond tout d'abord, au niveau du col, au tronc cœliaque et au plexus solaire. — A droite du col, il est en rapport avec la première portion du duodénum et avec le lobule de Spigel. — A gauche du col, il est longé par les vaisseaux spléniques et présente à cet effet une gouttière plus ou moins accusée destinée à les recevoir. La veine, rectiligne et plus profondément située, se loge ordinairement dans cette gouttière, laquelle se transforme parfois dans une étendue plus ou moins grande en un canal complet. L'artère, flexueuse et un peu plus élevée que la veine, présente naturellement avec la glande des rapports moins intimes : alternativement elle s'en rapproche et s'en éloigne en décrivant ainsi de nombreuses courbures (fig. 143,4). Le long du bord supérieur et des vaisseaux spléniques se disposent, comme sur la face antérieure, de nombreux ganglions lymphatiques.

4° **Bord inférieur**. — Le bord inférieur du pancréas, beaucoup moins épais que le précédent, repose sur le feuillet inférieur du mésocôlon transverse. Il répond successivement, en allant de droite à gauche : 1° à la troisième portion du duodénum, qui lui est parallèle ; 2° aux vaisseaux mésentériques supérieurs et à la veine mésentérique inférieure, qui le croisent de bas en haut.

5° **Extrémité droite**. — L'extrémité droite ou tête (*portion verticale de quelques auteurs*) se trouve enclavée dans l'espèce de fer à cheval que forment dans leur ensemble les trois premières portions du duodénum (fig. 139). La masse glandulaire ne se contente pas de prendre contact avec le duodénum : suivant la remarque très juste de VERNEUIL, elle l'embrasse, la portion descendante surtout, comme la parotide embrasse le bord postérieur du masséter, c'est-à-dire qu'elle se prolonge en avant et en arrière de façon à recouvrir le tiers ou la moitié interne du cylindre que représente l'intestin. Ce rapport entre le duodénum et le pancréas est intime. On voit même, dans la plupart des cas, un certain nombre de grains glandulaires s'engager dans l'épaisseur de la paroi intestinale : il y a lors non pas seulement contact entre les deux organes, mais pénétration de l'un par l'autre.

La tête du pancréas est en rapport à sa partie postérieure avec la portion terminale du canal cholédoque, qui, comme nous l'avons vu (voy. *Foie*, p. 222), tantôt se contente de frôler la substance glandulaire, tantôt se creuse dans cette substance une gouttière ou même un canal complet.

6° Extrémité gauche. — L'extrémité gauche, plus connue sous le nom de *queue du pancréas*, est tantôt aplatie, mince et comme effilée ; tantôt, au contraire, elle est arrondie et mousse ou même légèrement renflée en massue.

Ses rapports ne sont pas moins variables : tantôt elle est en contact immédiat avec la face interne de la rate ; tantôt elle en est séparée par un intervalle, qui varie ordinairement de 1 à 4 centimètres, mais qui peut être beaucoup plus considérable. Dans tous les cas, la queue du pancréas est reliée à la rate par un repli du péritoine, connu sous le nom d'*épiploon pancréatico-splénique* (fig. 145,10). L'épiploon pancréatico-splénique se compose comme tous les épiploons de deux feuillets, entre lesquels se disposent constamment quelques ganglions lymphatiques.

§ III. — Constitution anatomique

Le pancréas, envisagé au point de vue de sa constitution anatomique, est une glande en grappe. Il nous présente, par conséquent : 1° un système d'acini, formant par leur ensemble la partie sécrétante de la glande ou *glande proprement dite* ; 2° un système de conduits, dits *canaux excréteurs*, chargés de transporter dans le duodénum le produit de sa sécrétion.

1° Glande proprement dite. — Le pancréas présente une structure qui, dans ses traits essentiels, rappelle celle des glandes salivaires. Comme ces dernières, il est décomposable en lobes, les lobes en lobules et ceux-ci en acini. Un tissu conjonctif plus ou moins lâche, qui s'étend jusqu'à la surface extérieure du pancréas et là se continue avec le tissu conjonctif du voisinage, unit les unes aux autres les différentes portions de la masse glandulaire. Les acini du pancréas ont une forme allongée et souvent contournée. Ils sont essentiellement constitués par une membrane propre, tapissée sur sa surface intérieure par des éléments cellulaires. Ces cellules sont de deux ordres : 1° des *cellules sécrétoires* ; 2° des cellules particulières, occupant le centre de l'acinus et appelées pour cette raison *cellules centro-acineuses*.

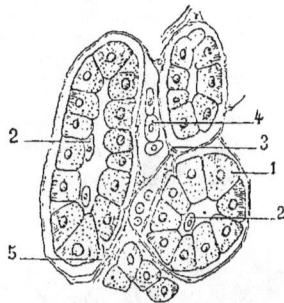

Fig. 140.

Acini du pancréas de l'homme.

1, cellules sécrétoires.— 2, cellules centro-acineuses. — 3, membrane interacineuse. — 4, acinus coupé à une de ses extrémités. — 5, membrane conjonctive avec prolongement paraissant s'engager entre les cellules.

a. *Cellules sécrétoires*. — Les cellules sécrétoires du pancréas sont cylindro-coniques, aplaties sur leurs faces contiguës, la base appliquée contre la membrane, le sommet faisant saillie dans la lumière de l'acinus.

A l'état de repos, la cellule peut être décomposée en deux parties bien distinctes : l'une externe, claire, transparente, rayée de stries parallèles au grand axe de la cellule ; l'autre interne, remplie de granulations relativement volumineuses, homogènes, réfringentes, bien distinctes des granulations graisseuses, car elles ne se colorent nullement en noir sous l'influence de l'acide osmique. Entre ces deux portions se trouve placé un noyau ovoïde dont le grand axe est perpendiculaire à celui de la cellule. Quand la cellule ne sécrète pas, ce noyau est peu apparent ; car, la portion granuleuse étant plus étendue que la partie claire, il est caché par les granulations. Les cellules sont en outre volumineuses, gonflées qu'elles sont par les granulations, et la lumière de l'acinus est pour ainsi dire oblitérée (fig. 140,1).

A l'état d'activité, les granulations disparaissent de la périphérie vers le sommet de la cellule : la portion externe claire striée augmente de dimensions ; le noyau devient plus apparent, prend des contours nets ; la cellule s'affaisse surtout vers le sommet, et la lumière de l'acinus devient plus large.

Ces faits, nettement démontrés par HEIDENHAIN et par LANGLEY, peuvent être vérifiés facilement en traitant un pancréas par l'acide osmique en vapeur et par l'alcool, lorsque la glande sécrète depuis peu de temps : certains acini sont en effet en pleine sécrétion, tandis que d'autres sont encore à l'état de non-sécrétion. Il n'est pas douteux que les granulations cellulaires ne soient formées d'une substance engendrant les ferments pancréatiques et, dans le pancréas, bien mieux que dans les glandes salivaires séreuses, il est facile de vérifier les processus de la formation du ferment : élaboration d'une substance zymogène pendant la période de non-sécrétion de la glande, transformation de cette substance en ferment vrai pendant la période de sécrétion. Comme on le voit, la cellule glandulaire est loin de rester complètement inactive pendant la période de repos : elle ne se repose que pendant le laps de temps qui sépare le moment où elle a formé tout le zymogène qu'elle doit fournir jusqu'au moment où, la sécrétion glandulaire commençant, le zymogène se transforme en ferment.

Les cellules sécrétoires sont appliquées les unes contre les autres et limitent par leur extrémité interne la lumière de l'acinus. SAVIOTTI et GIANUZZI, ayant injecté ces espaces par les canaux excréteurs, ont vu la matière à injection pénétrer entre les cellules et former tout autour de chacune d'elles un réseau comparable à celui que les capillaires biliaires constituent autour de la cellule hépatique. ARNOZAN, qui a répété les expériences de SAVIOTTI et de GIANUZZI, admet que les prolongements de la lumière de l'acinus peuvent pénétrer entre les parties granuleuses des cellules jusqu'à la jonction des parties claires. KÜHNE et LEA, ayant remarqué que des globules de sang défibriné injecté dans le pancréas ne sont digérés que dans la lumière et entre les cellules jusqu'à la zone claire, sont du même avis. Mais les recherches pratiquées à l'aide de la méthode de Golgi par CAJAL, VAN GEHUCHTEN, SALA, RETZIUS et tout dernièrement par DOGIEL (*Arch. f. Anat. und Phys.* 1893) montrent la disposition réelle de ces canalicules. D'après DOGIEL, les uns pénètrent directement dans la portion granuleuse de la cellule ; d'autres, s'insinuant entre les cellules, envoient par leurs parties latérales de courts canaux terminés par des extrémités dilatées dans la même portion granuleuse, puis vont se terminer, sous forme d'élargissements arrondis ou piriformes, à une faible distance de la périphérie des acini glandulaires. D'après LASERSTEIN, ces canalicules n'existent que dans la zone granuleuse : la zone homogène en est complètement privée.

b. *Cellules centro-acineuses.* — Les cellules centro-acineuses (fig. 140,2), comme leur nom l'indique, sont appliquées contre les sommets des cellules sécrétoires, faisant saillie par conséquent dans la lumière même de l'acinus. Elles sont aplaties, à protoplasma réfringent, à noyau vivement teinté par le carmin. Au point de vue de leur signification, elles paraissent appartenir aux canaux excréteurs et représenter des prolongements de l'épithélium des canaux intercalaires jusque dans la lumière de l'acinus (LANGERHANS, FREY, LATSCHENBERGER, HEIDENHAIN).

RENAUT n'accepte pas une pareille opinion. Pour lui, le pancréas n'est pas comparable aux glandes en grappe, mais à d'autres glandes désignées sous le nom de glandes conglobées, glandes dont le plan canaliculaire primitif a été remanié et qui peuvent être comparées, comme constitution générale, aux ganglions lymphatiques. Il les désigne, en conséquence, sous le nom d'*organes lympho-glandulaires* et le type de ces organes est représenté par les glandes de l'œsophage du canard. Les acini du pancréas sont pour lui les analogues des cordons folliculaires d'un ganglion lymphatique, les cellules sécrétoires représentant les cellules lymphatiques, les cellules centro-acineuses figurant le tissu trabéculaire réticulé du cordon et formant des trabécules rudi-

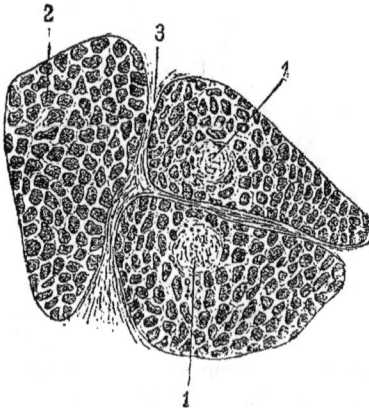

Fig. 141.
Pancréas de l'homme.

1, 1. points folliculaires de RENAUT. — 2. acini séparés par une membrane conjonctive. — 3. cloison conjonctive des lobules.

mentaires, se reliant au tissu conjonctif interstitiel des lobules. Ces pseudo-cordons folliculaires sont reliés à des amas particuliers que l'on trouve dans le tissu conjonctif interstitiel du pancréas des oiseaux, du lapin et du chien, que nous figurons chez l'homme (fig. 141), amas que RENAUT désigne sous le nom de *points folliculaires* et qui seraient les analogues des follicules clos des ganglions. Les acini ou cordons folliculaires sont ordonnés en spirale par rapport à ces amas particuliers ou follicules clos. Quant aux cellules centro-acineuses, RENAUT admet que ces cellules sont de nature conjonctive et forment une travée comparable à celles qui sillonnent le lobule hépatique moins les vaisseaux. Pour lui, le canal excréteur du lobule ne vient pas aboutir dans la lumière de l'acinus, mais il se perd dans le tissu conjonctif du lobule et se prolonge dans le tissu glandulaire par les canalicules péricellulaires décrits par GIANUZZI, au même titre que les canalicules biliaires se prolongent dans le lobule hépatique en envoyant de fins conduits autour des cellules hépatiques. Tout dernièrement cependant, LAGUESSE, qui a fait une étude spéciale de l'histogénie du pancréas, regarde les cellules centro-acineuses comme des éléments de nature épithéliale en continuité avec les cellules des canaux excréteurs. D'autre part, les points folliculaires, qu'il désigne sous le nom d'*îlots de Langerhans*, représentent, pour lui, un mode d'accroissement de la glande et fournissent, peut-être alternativement, sécrétion interne et sécrétion externe.

2° Canaux excréteurs. — Les canalicules excréteurs qui font suite aux acini pancréatiques s'unissent les uns aux autres dans les insterstices interlobulaires, de façon à former des canaux de plus fort calibre, lesquels aboutissent finalement à deux conduits excréteurs, l'un principal, l'autre accessoire :

a. *Conduit principal.* — Le conduit principal (fig. 142,1), plus connu sous le nom de *canal de Wirsung*, du nom de l'anatomiste bavarois qui l'a découvert en 1622, s'étend d'une extrémité à l'autre du pancréas, qu'il parcourt ainsi dans toute sa longueur. Dans ce trajet, il occupe assez exactement l'axe de la glande, c'est-à-dire qu'il se trouve situé à peu près à égale distance de son bord supérieur et de son bord inférieur, à égale distance aussi de sa face postérieure et de sa face antérieure. S'il s'écarte parfois de cette ligne axiale, c'est, dans la plupart des cas, pour se rapprocher ou de son bord inférieur ou de sa face postérieure.

Dès son origine, le canal de Wirsung se dirige horizontalement de gauche à droite et conserve cette direction dans toute l'étendue du corps du pancréas. Arrivé au niveau de la tête, il se recourbe d'abord en bas, puis en arrière et ne tarde pas à prendre contact avec le canal cholédoque. Il s'accole à lui et tous les deux, après avoir perforé les tuniques musculeuse et celluleuse du duodénum, viennent s'ouvrir dans l'ampoule de Vater, que nous avons déjà décrite à propos du foie (voy. p. 222) et qui s'ouvre à son tour par un tout petit orifice de forme elliptique au sommet d'un tubercule, la *caruncula major* de SANTORINI, lequel occupe, comme on le sait, la paroi interne de la portion descendante du duodénum. Rappelons ici qu'en débouchant dans l'ampoule de Vater, le canal cholédoque est au-dessus, le canal de Wirsung au-dessous, et que les orifices de ces deux canaux sont séparés l'un de l'autre par une sorte d'éperon concave, mince et presque tranchant (fig. 138).

Le canal de Wirsung se grossit, chemin faisant, d'un grand nombre de canaux collatéraux, qui suivent pour la plupart une direction perpendiculaire à la sienne Il les reçoit, du reste, sur tous les points de son pourtour, mais de préférence le long de ses bords supérieur et inférieur.

b. *Conduit accessoire.* — Le conduit accessoire (fig. 142,2), bien décrit en 1775 par SANTORINI, puis oublié, a été étudié à nouveau en 1849 par CL. BERNARD et en 1851 par VERNEUIL. Depuis lors, son existence n'est plus contestée par personne et sa description se trouve dans tous les traités d'anatomie. Ce conduit prend naissance dans la cavité même du conduit principal, au niveau du point où celui-ci change de direction, au niveau du col de la glande par conséquent. De là, il se porte de gauche à droite, traverse de part en part la tête du pancréas et vient déboucher dans le duodénum à 2 ou 3 centimètres au-dessus et un peu en avant de l'ampoule de Vater. Son orifice duodénal (fig. 142,2') se voit sur le point culminant d'un petit tubercule de forme conique, la *caruncula minor* de SANTORINI, qui rappelle de tous points ces petites saillies de la muqueuse sublinguale au sommet desquelles viennent s'ouvrir les conduits salivaires.

Au cours de son trajet, le conduit pancréatique accessoire reçoit, comme le conduit principal, de nombreux canaux de second ordre, qui proviennent de la tête du pancréas. Malgré ces affluents, il n'augmente pas de volume ; au contraire, il s'atténue graduellement en allant de gauche à droite, ce qui nous autorise à penser que, dans les conditions physiologiques ordinaires, la circulation s'y fait de droite à gauche. Il convient d'ajouter que cette circulation n'est réglée par aucune valvule et qu'elle peut tout aussi bien s'effectuer en sens inverse : en effet, lorsqu'on pousse une injection dans le conduit principal par l'ampoule de Vater, on voit le liquide injecté s'échapper en jet continu par la petite caroncule. Le conduit pancréatique accessoire, complètement avalvulaire et ouvert à la fois dans le duodénum et dans le canal principal, devient ainsi une voie dérivative importante qui peut au besoin remplacer la voie ordinaire, dans les cas par exemple où un obstacle quelconque s'oppose au libre écoulement du liquide pancréatique dans l'ampoule de Vater.

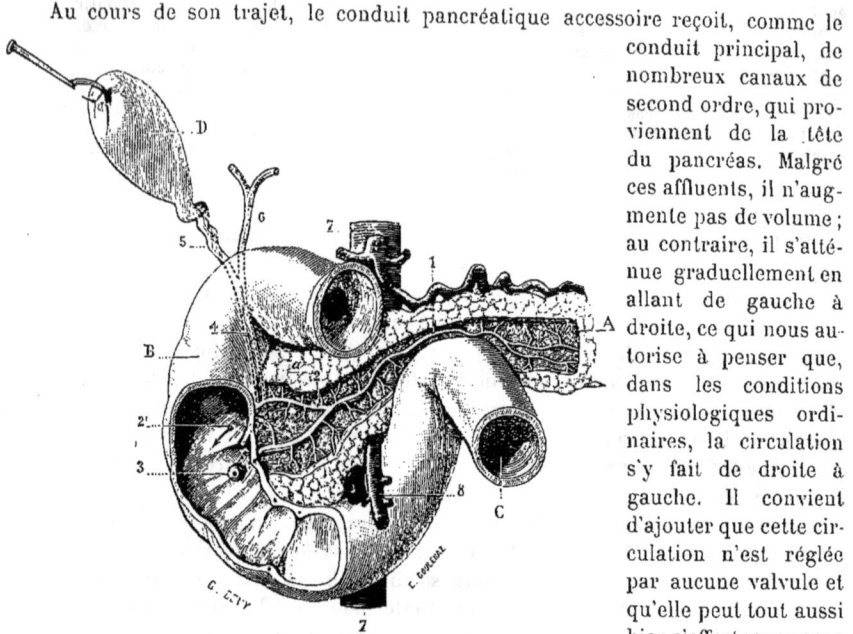

Fig. 142.

Canaux excréteurs du pancréas.

A, pancréas, avec a. sa tête. — B, duodénum, dont la paroi antérieure a été réséquée au niveau de l'union de sa portion ascendante avec sa portion horizontale. — C, jéjunum. — D, vésicule biliaire.

1, canal principal ou canal de Wirsung. — 2, conduit pancréatique accessoire, avec 2', son orifice sur la paroi postéro-interne du duodénum. — 3, grande caroncule, renfermant l'ampoule de Vater. — 4, canal cholédoque. — 5, canal cystique. — 6, canal hépatique. — 7, aorte. — 8, vaisseaux mésentériques supérieurs. — 9, tronc cœliaque avec ses trois branches.

c. *Parallèle anatomique des deux conduits.* — Comparés entre eux, les deux conduits excréteurs du pancréas sont fort inégaux en volume. — Le canal de Wirsung, comme nous l'avons vu, grossit peu à peu au fur et à mesure qu'on se rapproche du duodénum : au moment de disparaître dans l'ampoule de Vater, il présente les dimensions d'une petite plume d'oie. — Le conduit accessoire diminue au contraire de son extrémité gauche à son extrémité duodénale. Son calibre représente à peine le tiers de celui du canal principal. — En ce qui concerne ce dernier canal, l'observation démontre que sa portion droite ou duodénale est relativement plus développée chez l'enfant que chez l'adulte.

Elle diminue par conséquent au fur et à mesure qu'on avance en âge, et l'on peut voir dans cette atténuation progressive un nouvel argument en faveur de l'hypothèse émise plus haut que, dans les conditions ordinaires, le conduit accessoire charrie le liquide pancréatique dans le canal de Wirsung et, de ce fait, n'est pour ainsi dire qu'un gros affluent de ce dernier.

Exceptionnellement, le conduit accessoire peut acquérir les dimensions du canal de Wirsung. On l'a vu même (Cl. Bernard, Moyse) devenir conduit principal, le canal de Wirsung descendant alors au rang de canal accessoire. — Dans un autre ordre de faits, le canal de Wirsung peut ne présenter aucune relation avec l'ampoule de Vater et s'ouvrir alors dans le duodénum par un orifice spécial, plus ou moins éloigné de l'orifice du canal cholédoque. — Enfin, par suite de la disparition du conduit accessoire, le pancréas peut n'avoir qu'un seul conduit excréteur. — Toutes ces dispositions, anormales chez l'homme, se rencontrent normalement dans la série des mammifères.

d. *Structure microscopique*. — Les conduits excréteurs du pancréas se composent de deux couches, une couche externe conjonctive et une couche interne épithéliale. — Relativement épaisse au niveau des gros conduits excréteurs, la *couche conjonctive* devient de plus en plus mince et se réduit à des éléments cellulaires simples et isolés sur les conduits intercalaires, où elle va se confondre avec le tissu conjonctif interstitiel. — L'*épithélium* se dispose sur une seule couche : prismatique dans les gros conduits, il devient cubique dans les petits et finit par constituer des éléments allongés et aplatis dans les conduits intercalaires, où une seule cellule suffit par son enroulement pour limiter le canal. Dans la cellule à forme prismatique, on ne trouve pas de stries analogues à celles que présente l'épithélium des conduits salivaires. — Sur les gros canaux, se voient des dépressions en cul-de-sac, sous forme de *glandules*, que quelques auteurs regardent avec raison comme des ébauches ou rudiments des lobes pancréatiques.

§ IV. — Vaisseaux et nerfs

1° Artères. — Le pancréas reçoit ses artères de trois sources différentes (fig. 143) de la splénique, de l'hépatique et de la mésentérique supérieure.

La *splénique* (4), branche du tronc cœliaque, longe de droite à gauche le bord supérieur du pancréas et se termine dans la rate.

L'*hépatique* (7), autre branche du tronc cœliaque, abandonne au voisinage du pylore une artère *pancréatico-duodénale supérieure* (9), qui descend en avant de la tête du pancréas, un peu en dedans de la ligne courbe suivant laquelle la glande s'unit au duodénum.

La *mésentérique supérieure* (11), branche de l'aorte, fournit deux branches au pancréas. Toutes les deux se séparent de la mésentérique (tantôt isolément, tantôt par un tronc commun) au niveau du point où le tronc artériel se dégage de la face postérieure du pancréas. Mais, suivant dès leur origine une direction diamétralement opposée, l'une se porte à droite, l'autre à gauche. La première, que l'on pourrait appeler *pancréatique inférieure* (14), longe le bord inférieur du pancréas jusqu'au niveau de la queue où elle s'anastomose avec un rameau de la splénique. La seconde, sous le nom d'artère *pancréatico-duodénale inférieure* (20), se porte obliquement de gauche à droite et de bas en haut, contourne en avant la tête du pancréas et vient s'anastomoser à plein canal avec la pancréatico-duodénale supérieure, ci-dessus décrite. Les deux artères pancréatico-duodénales forment ainsi, dans leur ensemble, une sorte d'anse dont la cavité dirigée en dedans embrasse la tête du pancréas. Il est même très fréquent de voir les deux artères précitées se bifurquer à peu de distance de leur origine et constituer ainsi deux *anses pancréatico-duodénales*, l'une antérieure, l'autre postérieure (fig, 143, 12 et 13).

Il résulte des diverses anastomoses que nous venons de décrire que le pancréas se trouve entouré par un cercle artériel complet. De ce *cercle péri-pancréatique* partent ensuite de nombreuses collatérales, lesquelles, suivant un trajet plus ou moins radiaire, se portent sur la glande, les unes sur sa face antérieure, les autres sur sa face postérieure. Ces rameaux, fréquemment anastomosés entre eux, se ramifient dans l'épaisseur de la glande et, finalement, se résolvent en un riche

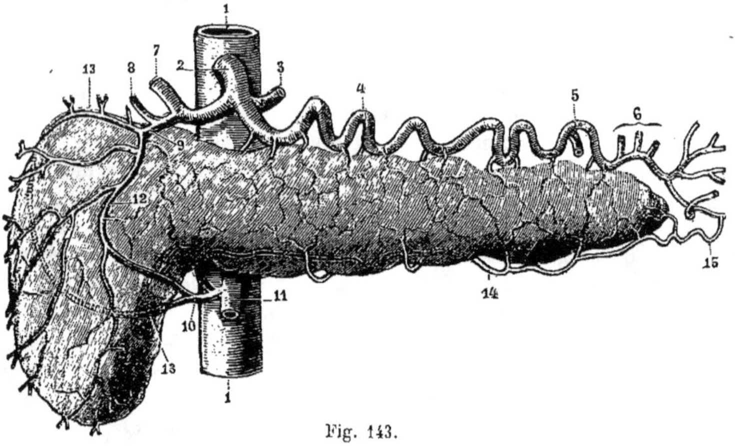

Fig. 143.

Les artères du pancréas, vues sur la face antérieure de l'organe.

1, aorte. — 2, tronc cœliaque. — 3, artère coronaire stomachique. — 4, artère splénique. — 5, artère gastro-épiploïque gauche. — 6, vaisseaux courts. — 7, artère hépatique. — 8, artère gastro-épiploïque droite. — 9, artère pancréatico-duodénale inférieure. — 11, artère mésentérique supérieure. — 12, arcade pancréatico-duodénale antérieure. — 13, arcade pancréatico-duodénale postérieure. — 14, artère pancréatique inférieure. — 15, petite artère se portant de l'une des divisions de la splénique vers la queue du pancréas et s'y anastomosant avec la terminaison de la précédente.

réseau capillaire dont les mailles embrassent comme dans un filet les culs-de-sac sécréteurs. D'après HEIDENHAIN, les culs-de-sac ne seraient pas complètement entourés par les capillaires, de telle sorte que si la plupart des cellules glandulaires ne sont séparées des vaisseaux que par l'épaisseur de la membrane du cul-de-sac, il en est un certain nombre d'autres qui en sont assez éloignées.

2° **Veines.** — Les veines, issues de ces réseaux capillaires, se dirigent vers la surface extérieure du pancréas. Quelques-unes suivent un trajet indépendant. Les autres, et c'est le plus grand nombre, s'accolent aux artères et nous ferons remarquer qu'ici, comme dans tout le territoire de la veine porte, il n'existe qu'une seule veine pour chaque artère. Les veines pancréatiques se jettent, en partie dans la splénique ou dans l'une des deux mésaraïques, en partie dans le tronc même de la veine porte. Au niveau de la tête du pancréas, on rencontre ordinairement, comme pour les artères, deux arcades veineuses pancréatico-duodénales unissant l'un à l'autre le tronc de la veine porte et la veine grande mésaraïque.

3° **Lymphatiques.** — Les lymphatiques du pancréas sont fort nombreux, mais difficiles à injecter. Ils naissent, dans l'épaisseur même de la glande, d'un fin réseau dont les mailles entourent les acini. De là, ils se portent dans les interstices conjonctifs qui séparent les lobules, en suivant exactement le même trajet que les vaisseaux sanguins. Ils arrivent ainsi à la surface extérieure de la glande et gagnent ensuite leurs ganglions respectifs.

Nous pouvons, d'après leur direction, diviser les lymphatiques du pancréas en quatre groupes, savoir : 1° des *lymphatiques supérieurs* ou *ascendants*, qui se rendent aux ganglions échelonnés le long des vaisseaux spléniques ; 2° des *lymphatiques inférieurs* ou *descendants*, qui se jettent dans un groupe de ganglions situés immédiatement au-dessous du pancréas, tout autour des vaisseaux mésentériques supérieurs ; 3° des *lymphatiques droits*, qui se dirigent vers la deuxième portion du duodénum et se terminent dans un groupe de trois ou quatre ganglions placés au-devant de cet dernier organe ; 4° des *lymphatiques gauches*, qui, cheminant en sens inverse des précédents, se portent vers la rate et se jettent dans les ganglions, déjà signalés plus haut (p. 231), de l'épiploon pancréatico-splénique.

4° **Nerfs**. — Les nerfs destinés au pancréas émanent du plexus solaire. Quelques-uns se rendent à la glande isolément ; mais la plupart d'entre eux suivent le trajet des vaisseaux en formant autour d'eux des plexus. De ces derniers filets, les uns suivent le trajet de l'artère splénique et abordent le pancréas par son bord supérieur ; les autres accompagnent l'artère mésentérique supérieure et pénètrent le pancréas par son bord inférieur ; d'autres, enfin, provenant du plexus hépatique, se distribuent à la tête de la glande en suivant le trajet de l'artère pancréatico-duodénale supérieure.

Quelle que soit leur provenance, les filets nerveux pancréatiques, excessivement ténus, cheminent dans les espaces interlobulaires. Ils se séparent peu à peu des vaisseaux qui ont été jusqu'ici leurs satellites et, finalement, se résolvent en de fines ramifications qui se disposent tout autour des acini en un riche plexus, le *plexus périacineux*. Ces ramifications nerveuses présentent çà et là de nombreux ganglions, qui ont été bien décrits par HEIDENHAIN. On rencontre aussi sur leur trajet des cellules nerveuses isolées (RAMON Y CAJAL), fusiformes ou étoilées, qui rappellent assez bien celles qui ont été décrites par FUSARI et PANASCI dans l'épaisseur des glandes salivaires.

Le mode de terminaison ultime des nerfs pancréatiques n'est pas encore nettement élucidé. D'après PFLÜGER, les tubes nerveux, arrivés à l'acinus, se dépouilleraient de leur myéline, traverseraient alors la membrane propre et se termineraient dans l'épaisseur même des cellules glandulaires. Mais les observations de PFLÜGER n'ont pas été confirmées par d'autres histologistes, et nous ne devons en accepter les conclusions que sous toute réserve. Tout récemment (1891). RAMON Y CAJAL et SALA ont vu les fibrilles efférentes du plexus périacineux perforer la membrane propre pour venir se terminer, non pas dans les cellules glanduleuses, comme l'admettait PFLÜGER, mais entre ces cellules. MÜLLER (1892) a retrouvé les plexus périacineux et les cellules nerveuses décrites par CAJAL et SALA ; cependant, à l'encontre de ces deux derniers auteurs, il admet que les filets ultimes se terminent tout près des cellules, mais ne pénètrent pas entre ces dernières dans l'acinus.

§ V. — SUC PANCRÉATIQUE

Le suc pancréatique est un liquide incolore, épais, filant, de saveur salée, de réaction franchement alcaline. Sa densité varie de 1008 à 1010. Sa composition chimique se trouve résumée dans le tableau suivant, que j'emprunte à KRÖGER pour le suc pancréatique du chien et à HERTER pour celui de l'homme :

	CHIEN	HOMME
Eau	980,44	975,90
Matières albuminoïdes . . . . {	12,73	
Peptones et ferments . . . . {		18,00
Matières organiques solubles dans l'alcool	3,30	
Soude unie aux albuminoïdes.	0,01	
Chaux et magnésie.	2,53	
Chlorure de sodium	0,93	
— de potassium	0,07	6,20
Phosphate de chaux	0,01	
— de magnésie.	0,02	
Total.	1000,04	1000,10

Les matières organiques du suc pancréatique comprennent de l'albumine ordinaire et une albumine spéciale, appelée *pancréatine ;* puis, une faible quantité de peptones, de caséine et de mucine. On rencontre, en outre, dans le suc pancréatique, un certain nombre de ferments, savoir : la trypsine, la diastase pancréatique, le ferment saponificateur, la chymosine.

a. La *trypsine*, substance blanche très soluble dans l'eau, mais insoluble dans l'alcool, jouit de la propriété de peptoniser les substances albuminoïdes. Ce ferment semble provenir de la transformation lente d'une substance soluble dans l'eau et dans la glycérine, que HEIDENHAIN a signalée dans la glande à l'état frais sous le nom de *zymogène*.

b. La *diastase pancréatique*, analogue à la diastase salivaire, saccharifie l'amidon et la dextrine.

c. Le *ferment saponificateur* exerce son action sur les graisses neutres. Il les émulsionne tout d'abord, puis les dédouble partiellement en glycérine et en acide gras. Cette saponification des graisses par le suc pancréatique a été attribuée à tort à l'action des bactéries : elle n'est nullement entravée, en effet, par la présence de certaines substances, les sels mercuriels par exemple, qui s'opposent au développement des bactéries (GAUTIER, WASSILIEF).

d. La *chymosine*, comme la présure gastrique, jouit de la propriété de coaguler le lait. On la rencontre dans le suc pancréatique du porc, du mouton, du bœuf ; elle manque dans celui du chien.

e. Enfin, le pancréas sécrète, d'après LÉPINE, un ferment spécial, qui, déversé continuellement dans le torrent circulatoire, y détruit le glycose normal. Ce ferment, auquel LÉPINE a donné le nom de *ferment glycolytique*, n'a pas encore été isolé.

A consulter au sujet du pancréas : BÉCOURT, *Recherches sur le pancréas*, Th. Strasbourg, 1830. — VERNEUIL, *Quelques points sur l'anatomie du pancréas*, Mém. Soc. de Biol., 1851 ; — CL. BERNARD, *Mémoire sur le pancréas*, etc., Paris, 1856 ; — LANGERHANS, *Beiträge zur mikr. Anatomie der Bauchspeicheldrüse*, Berlin, 1869 ; — GIANUZZI, *Structure intime du pancréas*, C. R. Acad. des Sc., 1869 ; — SAVIOTTI, *Untersuch. über den feineren Bau des Pankreas*, Arch. f. mikr. Anat., t. V ; KÜHNE et LEA, *Verhandl. des naturhist. Verein zu Heidelberg*, 1876 ; — HEIDENHAIN, *Beiträge zur Kenntniss des Pankreas*, Arch. f. ges. Physiologie, 1875 ; — RENAUT, *Sur les organes lympho-glandulaires et le pancréas*, C. R. Acad. des Sc., 1879 ; — HOGGAN (G. et E.), *On the lymphatics of pancreas*, Journ. of Anat. and Physiol., 1881 ; — PODWYSSOTZKY, *Beiträge zur Kenntniss des feineren Baues des Bauchspeicheldrüse*, Arch. f. mikr. Anat., 1882 ; — OGATA, *Die Veränderung der Pankreaszellen bei der Secretion*, Arch. f. Anat. u. Phys., 1883 ; — ASSMANN, *Zur Kenntniss des Pankreas*, Virchow's Arch., 1888 ; — RAMON Y CAJAL et SALA, *Terminacion de los nervios y tubas glandulares del pancreas de los vertebrados*, Barcelona, 1891 ; — EBERTH et MÜLLER, *Untersuch. über des Pankreas*, Zeitschr. f. wiss. Zoologie, 1892 ; — PETRINI, *Note sur la présence de corpuscules de*

Pacini et de ganglions nerveux dans le pancréas du chat, Bull. Soc. Biol., 1892; — DOGIEL, Arch. f. Anat. u. Physiol. 1893; — LAGUESSE, Soc. de Biol. 1893 et Journ. de l'Anat. et de la Physiol., 1894; — MÜLLER (E.), *Zur Kenntniss der Austreitung und Endigungsweise der Magendarm- und Pancreasnerven*, Arch. f. mikr. Anat., 1892.

ARTICLE IV

RATE

La rate est une glande vasculaire sanguine dont les fonctions, encore très mal connues, paraissent se rattacher à l'hématopoïèse. Elle fait défaut chez les invertébrés. Mais elle existe chez presque tous les vertébrés : peu développée encore chez les poissons, les batraciens, les reptiles et les oiseaux, elle atteint chez les mammifères et notamment chez l'homme des dimensions relativement considérables. Comme toutes les glandes vasculaires sanguines, elle est dépourvue de canal excréteur et les produits qu'elle sécrète passent directement dans les vaisseaux sanguins ou lymphatiques.

§ I. — CONSIDÉRATIONS GÉNÉRALES

1º Situation. — La rate occupe, comme le foie, l'abdomen supérieur. Elle est profondément située dans l'hypochondre gauche, au-dessus du coude gauche du côlon, en avant du rein gauche et de la capsule surrénale qui le surmonte, entre la grosse tubérosité de l'estomac qui est en dedans et le diaphragme qui est en dehors.

2º Moyens de fixité. — La rate est maintenue en position par un certain nombre de replis du péritoine, qui, partant de divers points de sa surface, vont s'attacher d'autre part, soit sur la paroi abdominale, soit sur les organes voisins. Ces replis, que l'on désigne sous le nom de ligaments ou sous celui d'épiploons, seront décrits ultérieurement à propos des enveloppes de la rate. Nous nous contenterons d'indiquer ici qu'ils sont ordinairement très lâches et que, s'ils s'opposent à ce que le viscère abandonne sa région pour aller dans une autre, ils lui permettent toujours de se mouvoir librement sur place. Et, de fait, la rate est presque continuellement en mouvement : elle s'abaisse au moment de l'inspiration, pour regagner au moment de l'expiration sa position primitive; d'autre part, elle suit fidèlement dans tous ses déplacements la grosse tubérosité de l'estomac, s'écartant de la ligne médiane lorsque l'estomac se remplit et se distend, s'en rapprochant au contraire lorsqu'il se vide de son contenu.

Exceptionnellement, et par suite d'un relâchement anormal de ses ligaments, la rate quitte l'hypochondre gauche : on peut la rencontrer, suivant les cas, à l'hypogastre, dans la région iliaque, au pli de l'aine et jusque dans le bassin.

3º Nombre. — La rate est ordinairement unique chez l'homme. Dans certains cas, cependant, on trouve dans son voisinage de petites masses, arrondies ou ovalaires, de coloration rouge foncé ou même noirâtre, qui présentent la même structure qu'elle et, par conséquent, constituent de véritables *rates surnuméraires* ou *accessoires*. Leur volume varie le plus souvent de la grosseur d'un œuf à celui d'un pois. Leur nombre n'est pas moins variable : les cas de double rate sont relativement assez fréquents : SAPPEY a observé trois rates sur deux sujets; il en existait quatre dans un cas de Duverney, cinq dans un cas de Patin, sept dans un cas de Baillie, sept également dans un cas de Cruveilhier; Otto en aurait rencontré jusqu'à vingt-trois sur le même sujet. J'ai observé moi-même jusqu'ici trois faits de rates surnuméraires. Dans les deux premiers faits, il existait, immédiatement en arrière de la rate normale, une rate surnuméraire de la grosseur d'une noix. Dans le troisième fait (fœtus d'un mois), il y avait quatre rates surnuméraires, disposées le long de la grande courbure de l'estomac, un peu au-dessous des vaisseaux courts : la plus volumineuse d'entre elles mesurait 14 millimètres de diamètre ; les trois autres étaient de la grosseur d'un pois ordinaire.

Les rates surnuméraires se développent de préférence, soit dans l'épiploon gastro-splénique, soit dans l'épiploon pancréatico-splénique. Mais on les rencontre aussi dans la masse graisseuse qui entoure le rein et jusque dans le grand épiploon. Quels que soient le nombre, le siège et les dimensions des rates surnuméraires, chacune d'elles possède toujours un pédicule vasculaire qui lui appartient en propre.

4° **Dimensions et poids.** — La longueur de la rate mesure, en moyenne, 13 centimètres ; sa largeur est de 8 centimètres ; son épaisseur de 3 centimètres à 3 centimètres et demi ; son poids de 180 à 200 grammes. Mais ce ne sont là que des chiffres moyens : la rate, comme le foie, plus encore que le foie, présente suivant les sujets des variations volumétriques et pondérales souvent fort étendues. Il n'est pas rare de rencontrer des rates de 120, 100 et 80 grammes ; quelques auteurs parlent de rates qui ne pesaient que 20 et même 10 grammes. Par contre, on voit le poids de la rate s'élever parfois 3 ou 4 kilogrammes. On en cite même de plus volumineuses : en fouillant dans la littérature anatomique ancienne, on trouve la mention d'une rate de 12 livres (Helvig), d'une rate de 15 livres (Scultet), d'une rate de 18 livres (Duverney), d'une rate de 20 livres (Columbo). Enfin, dans un cas jusqu'ici unique, Boscus aurait observé une rate de 33 livres.

Le poids de la rate ne varie pas seulement suivant les sujets, il varie aussi suivant les âges et suivant les sexes. — Les recherches déjà anciennes de Gray nous apprennent que vers le sixième mois de la vie intra-utérine, le développement de la rate devient très rapide. Au moment de la naissance, son poids représenterait environ la 1/350° partie du poids total du corps et cette proportion se maintiendrait sans grande variation jusqu'à l'âge adulte. Puis, à partir de cinquante ans, le poids de la rate diminue graduellement de façon à ne plus représenter, dans l'extrême vieillesse, que la 1/700° partie du poids du corps. — En ce qui concerne le sexe, l'observation démontre que la rate est d'ordinaire un peu plus petite chez la femme que chez l'homme.

Le poids spécifique de la rate est de 1,060 d'après Sœmmering, de 1,037 d'après Schubler et Kapf. Sappey donne le chiffre intermédiaire de 1,054.

5° **Couleur.** — La rate présente une coloration fondamentale rouge, variant du gris rougeâtre à la teinte lie de vin. Examinée sur le vivant, elle est ordinairement d'un rouge foncé. Après la mort, elle revêt une teinte plus sombre avec un reflet bleuâtre ou violacé. Si la mort date de plusieurs jours, la couleur de la rate, par suite de l'altération cadavérique, n'est plus uniforme et, à côté des points qui ont conservé leur coloration rouge, il en est d'autres qui présentent une teinte livide ou franchement noirâtre.

La coloration rouge, qui caractérise la rate est due à la grande quantité de sang qui circule dans sa masse. Si, en effet, on vient à l'hydrotomiser, c'est-à-dire si on la soumet à un lavage intérieur qui entraîne peu à peu tous les éléments du sang, on voit la coloration rouge de l'organe s'atténuer peu à peu pour faire place à une coloration grise, qui s'éclaircit graduellement et aboutit en définitive, lorsque le lavage est complet, à une teinte absolument blanchâtre.

6° Consistance. — Un des traits les plus caractéristiques de la rate est son extrême friabilité : c'est certainement le plus mou et le moins résistant de tous les organes glandulaires. Chacun sait qu'elle se laisse facilement écraser entre les doigts ; facilement aussi elle se rupture sous l'action des chocs violents, que ces chocs soient appliqués directement sur la région qu'elle occupe ou qu'ils lui soient transmis à distance, comme cela arrive dans les chutes d'un lieu élevé. D'autre part, la rate se décompose, après la mort, avec la plus grande rapidité : même en hiver, deux ou trois jours suffisent, comme le fait remarquer Huschke, pour l'altérer au point qu'il n'est plus possible de reconnaître les divers éléments qui la constituent.

§ II. — Conformation extérieure et rapports

La forme de la rate est tout aussi irrégulière que celle du foie et du pancréas. La plupart des auteurs la comparent, avec Haller, à un segment d'ellipsoïde coupé suivant son grand axe. Allongée de bas en haut, aplatie de gauche à droite, la rate nous présente à considérer : 1° deux faces, que l'on distingue en interne et externe ; 2° deux bords, qui sont l'un antérieur, l'autre postérieur ; 3° deux extrémités, l'une supérieure, l'autre inférieure.

1° Face externe. — La face externe, convexe et lisse, répond au diaphragme qui la sépare de la partie inférieure du poumon gauche et, sur un plan plus éloigné, à la face interne des neuvième, dixième et onzième côtes.

Suivant certains auteurs, cette face serait souvent en rapport avec l'extrémité gauche du foie, qui non seulement arriverait à son contact, mais se prolongerait sur elle et la recouvrirait d'une façon à peu près complète. Je crois devoir considérer cette disposition comme exceptionnelle. Je ne l'ai observée, en effet, que très rarement : encore était-ce sur des sujets où le foie était plus volumineux que d'habitude et l'estomac entièrement vide. L'estomac, à l'état de réplétion ou de demi-réplétion, s'interpose toujours entre le lobe gauche du foie et l'extrémité supérieure de la rate (fig. 108, p. 180).

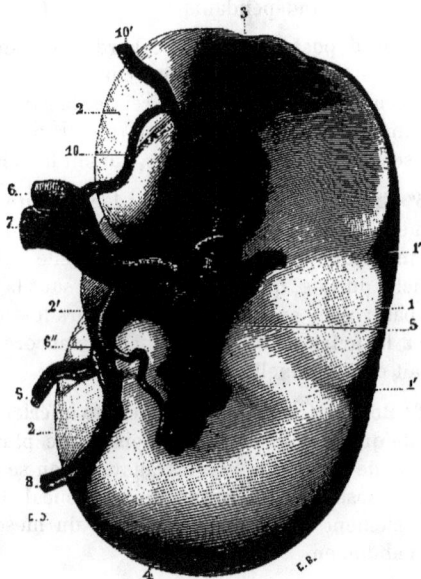

Fig. 144.

La rate, vue par sa face interne.

1, bord antérieur. — 1', incisures de ce bord. — 2, 2, bord postérieur. — 2', incisures de ce bord. — 3, extrémité supérieure. — 4, extrémité inférieure. — 5, hile. — 6, artère splénique, avec 6', sa branche de bifurcation supérieure ; 6'', sa branche de bifurcation inférieure. — 7, veine splénique. — 8, vaisseaux gastro-épiploïques gauches. — 9, vaisseaux courts. — 10, branche de l'artère splénique, se détachant de celle-ci avant sa bifurcation et se perdant dans l'extrémité supérieure de l'organe après avoir donné naissance à un vaisseau court 10'.

2° Face interne. — La face interne, plane ou légèrement concave, nous présente

tout d'abord, à l'union de son tiers postérieur avec ses deux tiers antérieurs, un
certain nombre de petites fossettes irrégulières, six ou huit en moyenne, disposées
les unes au-dessus des autres suivant une ligne plus ou moins verticale. Ces fossettes, qui livrent passage aux vaisseaux et aux nerfs, constituent par leur ensemble
ce qu'on appelle le *hile de la rate*.

La face interne de la rate présente les rapports suivants. — La partie qui est
située en avant du hile répond à la grosse tubérosité de l'estomac et se moule
exactement sur elle. — La partie qui est en arrière du hile est en rapport : 1° avec
l'arrière-cavité des épiploons, dont elle forme l'extrême limite ; 2° avec le rein, la
capsule surrénale et le pilier gauche du diaphragme, qui la séparent de la colonne
vertébrale ; 3° avec la queue du pancréas (voy. p. 231), qui lui est unie par un
repli du péritoine, l'épiploon pancréatico-splénique (fig. 145, 10).

3° Bord antérieur. — Le bord antérieur, plus ou moins convexe, ordinairement
mince, presque tranchant, s'applique contre l'estomac. Sur ce bord, se voient
assez souvent des incisures plus ou moins profondes, tantôt transversales, tantôt
obliques, vestiges probables d'une division primitive de l'organe en segments
multiples et indépendants.

4° Bord postérieur. — Le bord postérieur, beaucoup plus épais, rectiligne et
dirigé verticalement plutôt que convexe, est en rapport, suivant la situation variable
qu'occupe la rate, soit avec le rein et la capsule surrénale, soit avec le diaphragme.
Comme le bord antérieur, mais plus rarement que ce dernier, le bord postérieur
présente lui aussi des incisures, qui ont la même variabilité et la même signification.

5° Extrémité supérieure. — L'extrémité supérieure ou *tête de la rate*, relativement volumineuse, répond à la voussure diaphragmatique. Dans certains cas,
comme nous l'avons dit plus haut, elle est séparée du muscle par l'extrémité
gauche du foie, qui s'avance sur elle sous la forme d'une languette aplatie de haut
en bas : nous avons déjà dit plusieurs fois que cette disposition, qui est la règle
chez le fœtus et que l'on rencontre encore assez souvent chez l'enfant, est tout
à fait exceptionnelle chez l'adulte.

6° Bord inférieur. — L'extrémité inférieure ou *queue de la rate*, beaucoup plus
petite que la précédente, parfois même plus ou moins effilée en pointe, répond
au coude que fait le côlon transverse en se continuant avec le côlon descendant.
Elle repose là sur un petit repli péritonéal, de forme triangulaire, qui s'étend horizontalement de l'extrémité gauche du mésocôlon transverse à la paroi latérale
de l'abdomen.

§ III. — CONSTITUTION ANATOMIQUE

Envisagée au point de vue de sa constitution anatomique, la rate se compose :
1° de deux enveloppes ; 2° d'un tissu propre.

A. — ENVELOPPES DE LA RATE

Des deux enveloppes qui sont jetées autour de la rate, l'une est externe ou
séreuse, l'autre interne ou fibreuse.

1° Péritoine splénique. — L'enveloppe séreuse est une dépendance du péritoine. Elle entoure la rate dans la plus grande partie de son étendue et forme trois
replis qui relient le viscère aux organes voisins. Ce sont : l'épiploon gastro-splé-

nique, l'épiploon pancréatico-splénique et le ligament phréno-splénique (fig. 145).

a. *Epiploon gastro-splénique*. — L'épiploon gastro-splénique est une cloison verticale et transversale, allant de la grosse tubérosité de l'estomac au hile de la rate. Il se compose de deux feuillets : un feuillet antérieur, qui provient de la face antérieure de l'estomac et se rend à la lèvre antérieure du hile ; un feuillet postérieur, qui, de la face postérieure de l'estomac, se porte vers la lèvre postérieure de ce même hile. Entre les deux feuillets cheminent l'artère gastro-épiploïque gauche et les vaisseaux courts.

En atteignant le hile, les deux feuillets constitutifs de l'épiploon gastro-splénique, jusque-là adossés l'un à l'autre, s'écartent pour suivre un trajet fort différent. — Le *feuillet antérieur*, s'infléchissant en avant, tapisse tout d'abord la partie antérieure de la face interne de la rate ; puis, contournant son bord antérieur, il revêt sa face externe dans

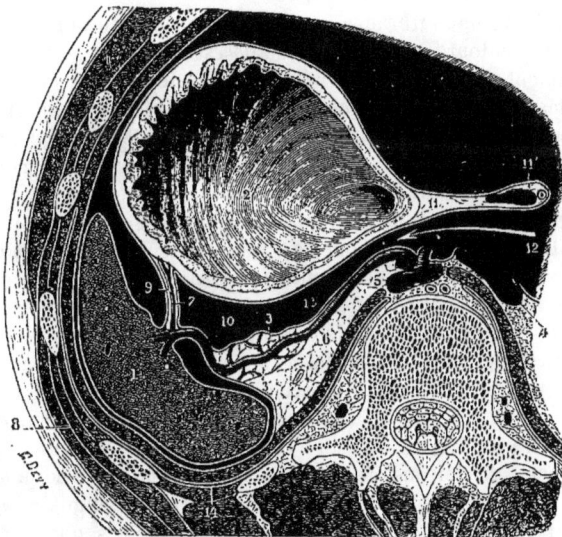

Fig. 145.

Coupe horizontale du tronc passant par le hile de la rate. pour montrer les relations de cet organe avec le péritoine (*schématique*).

1, rate. — 2, estomac. — 3, queue du pancréas. — 4, veine cave inférieure. — 5, aorte. — 6, artère splénique. — 7, vaisseaux courts. — 8, paroi thoraco-abdominale. — 9, épiploon gastro-splénique. — 10, épiploon pancréatico-splénique. — 11, épiploon gastro-hépatique, avec 11', le pédicule du foie. — 12, hiatus de Winslow. — 13, arrière-cavité des épiploons. — 14, plèvre gauche.

toute son étendue, contourne alors le bord postérieur et arrive de nouveau à la face interne, qu'il recouvre d'arrière en avant jusqu'au niveau du hile. Là, abandonnant la rate, il se réfléchit en arrière, se jette sur la paroi abdominale au niveau du rein et, finalement, se recourbe de dedans en dehors et d'arrière en avant pour tapisser le diaphragme. — Le *feuillet postérieur*, parti de la lèvre postérieure du hile, se dirige obliquement en arrière et en dedans : il s'applique tout d'abord contre le feuillet précédent, qu'il accompagne jusqu'à la paroi abdominale. Là, il s'en sépare et, se portant définitivement en dedans, il revêt successivement la face antérieure du pancréas, l'aorte et la veine cave inférieure, en formant, à ce niveau, la paroi postérieure de l'arrière-cavité des épiploons (fig. 145, 13).

b. *Epiploon pancréatico-splénique et ligament phréno-splénique*. — Comme on le voit par notre description et mieux encore par le schéma ci-dessus (fig. 145), le hile de la rate ou la partie de la face interne qui avoisine ce hile est relié à la paroi abdominale postérieure par un repli péritonéal, dont les deux feuillets ne sont que les prolongements des deux feuillets de notre épiploon gastro-splénique, lesquels s'adossent de nouveau après avoir enveloppé la rate : on pourrait l'appeler le *ligament postérieur de la rate*. C'est entre les deux feuillets de ce ligament que cheminent les vaisseaux spléniques. La partie supérieure de ce repli, qui s'étend de la tête du viscère au diaphragme, n'est autre que le *ligament phréno-splénique* ou *ligament suspenseur de la rate*. Sa partie inférieure, qui est justement représentée dans la figure 145 (10) et qui relie la queue du pancréas à la face interne de la rate, est l'*épiploon pancréatico-splénique*.

2° **Enveloppe fibreuse.** — La tunique fibreuse appartient en propre à la rate, qu'elle entoure complètement. Elle est mince, demi-transparente, adhérant intimement, d'une part à la séreuse péritonéale qui la recouvre, d'autre part à la pulpe splénique sur laquelle elle s'étale. Au niveau du hile et analogue en cela à la tunique fibreuse du foie, elle se réfléchit sur les vaisseaux et pénètre avec ces derniers dans l'intérieur de l'organe, en leur formant des gaines cylindriques qui se divisent et se subdivisent comme eux. L'ensemble de ces gaines constitue ce qu'on appelle la *capsule de Malpighi*, laquelle, par son origine et par sa disposition, rappelle exactement la capsule de Glisson, que nous avons déjà décrite à propos du foie. Chacune d'elles, les plus petites comme les plus larges, renferme à son centre, au milieu d'un tissu conjonctif lâche, une artère, une veine et un canal lymphatique.

De la face interne de la capsule fibreuse de la rate se détachent une multitude de prolongements trabéculaires, qui se portent ensuite dans l'intérieur de l'organe. A leur tour, les gaines vasculaires précitées donnent naissance, par leur face externe, à des prolongements analogues. Ces prolongements se divisent et se subdivisent au fur et à mesure qu'ils s'éloignent de leur origine : sous les formes diverses de cloisons, de lames, de lamelles, de petits cordons filiformes, ils s'entrecroisent et s'anastomosent dans tous les sens, délimitant ainsi dans toute l'épaisseur du viscère un système de cavités ou aréoles, que l'on a désignées longtemps sous le nom de *cellules de la rate*. C'est dans ces aréoles formées par le réseau conjonctif trabéculaire, aréoles toujours irrégulières et de dimensions inégales, mais communiquant toutes entre elles, que se loge le tissu propre de la rate.

Histologiquement, la capsule fibreuse de la rate, la capsule de Malpighi et leurs prolongements sont essentiellement formés par des fibres conjonctives et des fibres élastiques, auxquelles viennent se joindre, chez certains animaux, un grand nombre de fibres musculaires lisses. Ces fibres musculaires sont surtout abondantes chez le chien, le porc, le mouton, etc. Chez l'homme, elles sont relativement fort rares et on ne les rencontre guère que sur les trabécules conjonctives les plus déliées.

B. — Tissu propre de la rate

Les espaces aréolaires ci-dessus décrits sont comblés par une masse de couleur lie de vin sur laquelle tranchent des corpuscules blanchâtres, tantôt allongés, tantôt sphériques, de 1/4 à 1/2 millimètre de diamètre, visibles à l'œil nu : la masse fondamentale est désignée sous le nom de *pulpe* ou *boue splénique ;* les corps arrondis sont les *corpuscules de Malpighi*.

1° **Corpuscules de Malpighi.** — Les corpuscules de Malpighi sont annexés aux artères de petit calibre, aux artérioles pénicillées (voir plus loin) : tantôt ils leur sont accolés, tantôt ils sont transpercés par elles. Ce sont des organes lymphoïdes, possédant une structure analogue à celle des follicules clos de l'intestin ou bien à celle des ganglions lymphatiques. Ils sont constitués par un réseau conjonctif réticulé, qui est assez lâche au centre et relativement serré à la périphérie, sans représenter cependant à ce niveau une membrane limitante : les mailles de ce réseau sont occupées par des cellules lymphatiques.

2° **Pulpe splénique**. — La pulpe splénique nous présente une trame et des éléments interposés :

a. La *trame* est formée par un réseau qui s'attache d'une part aux trabécules et d'autre part à la périphérie des corpuscules de Malpighi. Les éléments de ce réseau seraient constitués, pour certains auteurs, par des cellules anastomosées, plus ou moins modifiées (Laguesse). Pour d'autres, ce sont des fibrilles très minces de tissu conjonctif recouvertes de cellules endothéliales : ce n'est pas ici le lieu de discuter la nature du tissu réticulé. Dans tous les cas, ce réticulum possède des mailles plus lâches que celles de la périphérie des corpuscules de Malpighi, et si l'on veut assimiler la rate aux ganglions lymphatiques, il représente le réticulum que l'on trouve dans les sinus de ces derniers.

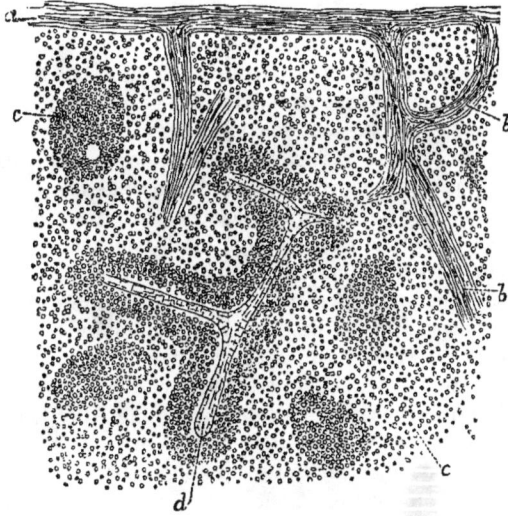

Fig. 146.

Coupe de la rate d'un singe (Klein).

a, capsule fibreuse. — *b*. trabécules conjonctives. — *c*, corpuscules de Malpighi. — *d*, artère engainée dans un de ces corpuscules. — *e*, pulpe de la rate.

b. Les *éléments interposés* sont variés. On y rencontre : 1° des cellules lymphatiques, possédant un gros noyau et une faible couche de protoplasma ; 2° des cellules mononucléées à grand protoplasma (phagocytes) ; 3° des cellules polynucléées ; 4° quelques rares cellules emprisonnant des globules rouges (Denys) ; 5° des globules rouges normaux et des globules rouges plus ou moins déformés ; 6° du pigment, occupant le plus souvent les cellules fixes qui revêtent les trabécules (Denys). Il existe également, d'après Löwit et Foa, des érythroblastes, et, d'après Bannwarth, des cellules éosinophiles contenant de l'hémoglobine ou un dérivé de cette substance.

La question de la structure de la pulpe splénique est, somme toute, encore fort obscure. Pour les auteurs qui pensent qu'il existe dans la pulpe un système sanguin capillaire intermédiaire aux artérioles et aux veinules de la rate, un certain nombre des éléments cités plus haut doivent être considérés comme des cellules fixes du tissu conjonctif. Les histologistes qui ne voient dans les aréoles de la rate que du tissu caverneux semblable à celui des sinus des ganglions lymphatiques (Denys), estiment que les éléments sanguins et les éléments lymphatiques sont en contact direct, et qu'à eux seuls, avec des variations de forme, ils constituent les éléments propres de la pulpe splénique.

§ IV. — Vaisseaux et nerfs

1° **Artères**. — Les artères destinées à la rate proviennent de la splénique. Cette artère, branche du tronc cœliaque, remarquable à la fois par son volume et par ses flexuosités, chemine de droite à gauche le long du bord supérieur du pancréas (fig. 143,4). Chemin faisant, elle abandonne : 1° plusieurs rameaux pancréatiques, qui descendent sur le pancréas ; 2° la gastro-épiploïque gauche, qui gagne la grande courbure de l'estomac. Puis, elle se divise en six à huit branches, irrégulières et flexueuses, qui, après avoir fourni les vaisseaux courts (voy. *Estomac*), pénètrent dans la rate au niveau du hile.

Chacune d'elles, dans l'intérieur de la rate, chemine en compagnie d'une veine et d'un lymphatique dans l'une des gaines conjonctives de la capsule de Malpighi, jetant çà et là sur tout son parcours des divisions secondaires, lesquelles, à leur tour, se divisent et se subdivisent en des rameaux de plus en plus ténus. Un caractère à peu près constant du mode de ramescence des artères spléniques, c'est que les rameaux collatéraux se détachent du tronc générateur sous un angle droit ou voisin de l'angle droit. Lorsque les divisions de l'artère splénique ne présentent plus qu'un tiers ou un quart de millimètre, elles se séparent des veines, qui jusque-là ont été leurs fidèles satellites, et elles se résolvent alors en un pinceau de fines artérioles (*penicilli* de quelques auteurs) qui se perdent dans la pulpe splénique. De ces artérioles terminales, les unes se portent sur les corpuscules de Malpighi, les autres se distribuent à la pulpe elle-même.

Les branches de la splénique présentent dès leur origine les caractères propres aux artères dites *terminales*, c'est-à-dire qu'elles ne s'anastomosent pas entre elles au cours de leur trajet et se ramifient chacune dans un département spécial de la rate. Si l'on pousse, en effet, une injection au suif dans l'une de ces branches, on ne la voit jamais pénétrer dans les branches voisines. On peut ainsi injecter successivement toutes les divisions de la splénique avec des masses d'une coloration différente et constater alors, par la dissection ou par la méthode des coupes, que la rate se compose d'un certain nombre de territoires entièrement distincts, dont chacun a, suivant son étendue, la valeur d'un lobe ou d'un lobule. Cette indépendance des artères spléniques s'observe non seulement pour les troncs, mais encore pour les branches et pour les rameaux. Il convient d'ajouter, cependant, qu'il n'existe qu'un seul réseau capillaire et que les artères précitées, si elles restent indépendantes au cours de leur trajet, communiquent toujours entre elles au niveau de ce réseau.

2° Veines. — Les veines de la rate se jettent, peu après leur origine, dans les gaines tubuleuses de la capsule de Malpighi, qu'elles parcourent ensuite jusqu'au hile. Chemin faisant, elles se réunissent les unes aux autres pour former des vaisseaux de plus en plus volumineux. De plus, elles s'anastomosent fréquemment entre elles, non seulement au niveau des ramuscules, mais aussi au niveau des rameaux et des branches, de telle sorte que, dans chaque département de la rate, toutes les veines de ce département forment dans son ensemble un vaste réseau.

Arrivées au niveau du hile, les branches veineuses ne sont plus qu'au nombre de six à huit, comme les branches artérielles. Elles sortent du viscère par les mêmes orifices qui livrent passage aux artères, et il est à remarquer qu'elles sont ordinairement placées sur un plan postérieur à celui qu'occupent ces dernières (fig. 144,7).

Du hile, les veines de la rate se portent en dedans et, après un court trajet, se réunissent en un tronc commun qui n'est autre que la *veine splénique*, l'un des affluents de la veine porte (voy. Angéiologie).

3° Réseau intermédiaire aux artères et aux veines. — Le mode d'union des artères et des veines au sein de la pulpe splénique a été longtemps un sujet de controverse. Gray, Billroth, Kölliker, Schweiger-Seidel avaient admis que les artérioles terminales se jetaient directement dans les veines. Ces canaux artério-veineux, que nous avons déjà signalés dans d'autres régions, notamment dans la pie-mère cérébrale, existent peut-être dans la rate. Mais, assurément, ils ne constituent pas le seul mode de communication entre les artères et les veines spléniques. Ces deux ordres de vaisseaux sont réunis les uns aux autres, comme l'ont établi depuis longtemps les recherches de A. Key et de Stieda, par un réseau intermédiaire à mailles très fines.

Frey et deux de ses élèves, Olga Stoff et Sophie Hasse, tout en admettant l'existence de ce réseau intermédiaire, l'ont considéré comme étant dépourvu de paroi propre : pour eux, il consisterait en un système de simples lacunes où le sang entrerait directement en contact avec les éléments histologiques de la rate ; il circulerait au milieu de ces éléments, pour employer une comparaison de Frey, comme l'eau d'un fleuve presque à sec coule entre les cailloux qui forment son lit.

Robin et Legros, en utilisant successivement les injections au carmin et au nitrate d'argent, ont retrouvé le réseau en question, tel que Frey l'avait décrit. Mais, contrairement à l'opinion émise par ce dernier histologiste, ils ont admis tout autour des prétendues lacunes une enveloppe endothéliale non interrompue, se continuant d'une part avec l'endothélium des artères et d'autre part avec celui des veines. Ce sont là de véritables capillaires et, dans la rate comme dans les autres viscères, les artères sont reliées aux veines par un réseau capillaire dont les mailles présentent ici cette particularité qu'elles sont très étroites et très serrées.

Voici la description que donnent Robin et Legros sur le mode de formation des réseaux capillaires de la rate : « Les penicilli artériels sont tapissés par l'épithélium ordinaire des artères. En suivant ces fines artérioles du côté de leur terminaison, on les voit augmenter légèrement de diamètre, puis s'évaser ; en ce point, on reconnaît encore la disposition habituelle de l'épithélium. Mais au delà, les parois artérielles se dissocient en réalité ; elles forment ainsi des trabécules composées de fibres-cellules, de minces fibres lamineuses et élastiques sur lesquelles l'épithélium vasculaire s'applique, s'étale, se moule, de sorte qu'il ne présente plus ses caractères ordinaires. A mesure qu'on s'éloigne de l'épanouissement de l'artériole, la présence de l'épithélium ne peut être soupçonnée que par l'existence de fines stries noirâtres qui sillonnent irrégulièrement la surface de ces trabécules. Le noyau des cellules épithéliales supertrabéculaires, qui se rapprochent déjà de la configuration des cellules épithéliales veineuses, fait saillie ; mais, sous l'influence du nitrate d'argent, il ne tarde pas à être invisible ; on ne l'aperçoit qu'au début de l'imprégnation par le sel argentique. Suivant nous, c'est ce noyau qui, dans les injections au carmin, semble circonscrit par la matière injectée ; mais, en réalité, il n'est entouré qu'incomplètement. »

4° **Lymphatiques.** — Les lymphatiques de la rate, signalés pour la première fois par Vesling, figurés plus tard par Ruysch et par Mascagni, se divisent en superficiels et profonds : — Les *lymphatiques superficiels* cheminent à la surface de l'organe immédiatement au-dessous de son enveloppe séreuse. Ils forment, chez les ruminants et chez le cheval, un riche réseau muni de valvules. Chez l'homme, ils sont beaucoup plus rares ; mais ils ne font pas entièrement défaut, comme l'ont prétendu à tort certains auteurs : ils ont été injectés, en effet, par Robin et Legros. — Les *lymphatiques profonds* sortent de la rate au niveau du hile, en même temps que les veines ; on compte ordinairement de 6 à 8 troncules. Si nous les suivons du hile vers la profondeur, nous les voyons cheminer, parallèlement aux artères, dans les gaines conjonctives de la capsule de Malpighi, se diviser et se subdiviser comme elles et, finalement, les entourer à la manière d'un manchon (Tomsa, Kyber, Robin et Legros). Ces gaines lymphatiques périvasculaires, en tout semblables à celles qu'on rencontre dans beaucoup d'autres organes, ne constituent pas cependant les vrais canaux d'origine des lymphatiques

spléniques. Suivant Tomsa, elles entreraient en relation avec un réseau spécial
situé au sein même de la pulpe splénique. Plus récemment, Kyber a décrit lui
aussi dans le tissu propre de la rate, comme faisant suite aux gaines lymphatiques
périvasculaires, un système de fentes ou de lacunes, limitées par des faisceaux
conjonctifs sur lesquels s'appliquent par places des cellules endothéliales.

Les réseaux lymphatiques superficiel et profond sont reliés l'un à l'autre par
des anastomoses plus ou moins volumineuses, qui traversent naturellement la
capsule fibreuse. Finalement, les lymphatiques de la rate se jettent dans un petit
groupe de ganglions qui sont situés au voisinage de la queue du pancréas dans
l'épaisseur même de l'épiploon pancréatico-splénique.

5° **Nerfs.** — Les nerfs de la rate émanent du plexus solaire ; ils sont apportés à
la rate par l'artère splénique et pénètrent dans le hile en même temps que les
branches de cette artère. Ils se composent en grande partie de fibres de Remak ;
à côté d'elles, existent toujours, mais en plus petit nombre, des fibres à myéline,
les unes larges, les autres minces.

Arrivés dans l'épaisseur de la rate, les rameaux nerveux se divisent et se subdivisent, les uns en suivant le trajet des vaisseaux, les autres en cheminant isolément.
Au cours de leur trajet, ils s'entre-croisent diversement entre eux, de façon à former
au sein de la pulpe splénique un « plexus à filaments singulièrement entrelacés,
mais ne présentant que rarement de véritables anastomoses » (Fusari). Müller,
depuis longtemps déjà, avait signalé sur le trajet des nerfs spléniques l'existence
de cellules nerveuses. Ces cellules, que Remak, Robin et Legros avaient vainement
cherchées depuis, ont été retrouvées par Fusari, qui a employé tour à tour dans
ses recherches la méthode de Golgi et la méthode d'Ehrlich : ces cellules sont
polygonales, de petites dimensions (20 μ environ), pourvues de quatre ou cinq
prolongements, qui tous sont en relation avec les fibres nerveuses.

Du plexus nerveux intra-splénique partent ensuite des fibrilles terminales pour
le réseau trabéculaire, pour la pulpe splénique, pour les corpuscules de Malpighi
et pour les vaisseaux. — Celles qui sont destinées à la pulpe s'y terminent soit par
des extrémités libres, soit par de petits corpuscules arrondis. — Celles qui se
rendent aux artères se mêlent au plexus nerveux qui appartient en propre à ces
derniers, puis se terminent dans les parois vasculaires d'après Fusari, soit par de
petits corpuscules arrondis, soit par des renflements plus volumineux, à contours
irréguliers et pourvus de courts prolongements

A consulter au sujet de la rate : Gray (H.), *On the structure and use of spleen*, London,,1854 ;
— Billroth, *Beiträge zur vergl. Anatomie der Milz*, Zeitschr. f. Wiss. Zoologie,1861-62 ; — Tomsa,
Die Lymphwege der Milz, Sitz. d. Wiener Akad. d. Wissensch., Bd. XLVIII ; — Müller (W.),
Ueber den feineren Bau der Milz, Leipzig, 1865 ; — Frey, *Traité d'Histol.*, trad. franç.. 1877 ; —
Stoff (O.) et Hasse (S.), *Einige Notizen über Circulations-Verhältnisse der Milz*, Centralbl., 1872;
— Kyber, *Untersuch. über den lymphatischen Apparat in der Milz*, Arch. f. mikr. Anat., 1872 ; —
Robin et Legros, *Art. Rate*, du Dict. Encycl., 1874 ; — Klein, *Observ. on the structure of spleen.*
Quat. Journ. of mic. Sc., 1875 ; — Denys, *Note préliminaire sur la structure de la rate*, Bull.
de l'Acad. de méd. de Belgique, 1888 ; — Laguesse, *Note sur le réticulum de la rate*, Bull. Soc.
Biol., 1889 ; — Bannwarth, *Untersuch. über die Milz*, Arch. f. mikr. Anat., 1891 ; — Trolard, *Note
sur la direction de la rate et du pancréas chez le fœtus et chez l'enfant*, C. R. Soc. de Biol., 1892
— Fusari, *Terminaisons nerveuses dans le parenchyme de la rate*, Monit. Zool. ital., 1892.

LIVRE VIII

APPAREIL DE LA RESPIRATION
ET DE LA PHONATION

Nous avons déjà vu, dans la partie de cet ouvrage consacrée à l'angéiologie, que le sang artériel, en baignant les éléments histologiques, leur abandonnait les principes nécessaires à leur nutrition et à leur fonctionnement et recevait d'eux, en échange, les matériaux dits de désassimilation. Ainsi modifié, le sang prend le nom de sang veineux : il est noir, pauvre en oxygène, surchargé de matériaux de déchet ; mais ce qui le caractérise avant tout, fonctionnellement, c'est qu'il est devenu tout à fait impropre à entretenir la vie.

La respiration a précisément pour but de lui restituer ses qualités premières, et cette fonction consiste en un simple échange de gaz entre le sang veineux et l'air atmosphérique : l'air abandonne au sang une partie de son oxygène, tandis qu'à son tour le sang rejette dans l'air de l'acide carbonique, de la vapeur d'eau et un peu d'azote. A la suite de cet échange réciproque, qui constitue le phénomène de l'hématose, le sang veineux a retrouvé toutes ses qualités chimiques et biologiques : il est redevenu sang artériel.

La fonction respiratoire, chez tous les animaux à respiration aérienne, a pour organes essentiels les *poumons*, viscères pairs, volumineux, situés dans les parties latérales du thorax, de chaque côté du cœur et des gros vaisseaux qui en partent. C'est dans leur épaisseur que le sang veineux et l'air atmosphérique viennent se mettre en présence et que s'effectuent par voie d'osmose, à travers une mince membrane, les échanges gazeux dont il est question plus haut. Chacun des deux poumons est entouré par une membrane séreuse appelée *plèvre*.

Pour arriver aux poumons, le sang veineux et l'air atmosphérique suivent un trajet bien différent. Le sang veineux y est apporté par les artères pulmonaires, qui proviennent du ventricule droit et que nous avons déjà décrites. Quant à l'air, il suit un long conduit, le *conduit aérifère* : il comprend, à son origine, les fosses nasales et accessoirement la bouche ; plus loin, il est formé successivement par le pharynx, le larynx, la trachée et les bronches. De ces différents segments du conduit aérifère, les premiers nous sont déjà connus : nous avons étudié, en effet, les fosses nasales à propos des organes des sens, la bouche et le pharynx à propos de l'appareil digestif ; nous n'aurons donc à nous occuper, dans le présent livre, que des segments situés au delà.

En ce qui concerne la phonation, elle ne possède aucun organe qui lui appartienne en propre. La nature s'est contentée de différencier, en vue de cette fonction spéciale, une portion du conduit aérifère, celle qui est située entre le pharynx et la trachée et qui constitue le *larynx.*

Nous étudierons successivement, dans quatre articles distincts :

    1° Le *larynx ;*
    2° Le *conduit trachéo-bronchique ;*
    3° Les *poumons ;*
    4° Les *plèvres.*

Nous décrirons enfin, dans un cinquième article, et à titre d'*annexes de l'appareil respiratoire,* deux glandes vasculaires sanguines, le corps thyroïde et le thymus, qui présentent avec cet appareil des relations anatomiques intimes.

ARTICLE I

LARYNX

Le larynx, portion différenciée du conduit aérifère, ne sert pas seulement au passage de l'air de la respiration. Il est encore l'organe essentiel de la phonation et, à ce titre, il prend place parmi les organes les plus importants de la vie de relation. Il doit ce rôle élevé d'organe phonateur à l'apparition, dans son intérieur et à sa partie moyenne, de deux lames élastiques et plus ou moins tendues, les *cordes vocales,* lesquelles sont susceptibles de vibrer sous l'action de la colonne d'air expiré et transmettent ensuite à cette même colonne d'air les vibrations qui constituent la voix. Le larynx, on le voit, est comparable de tous points à un instrument à anche. Il fait défaut chez tous les invertébrés et, parmi les vertébrés, chez les poissons. Il existe chez quelques reptiles, chez les oiseaux, chez les mammifères, et acquiert chez l'homme son plus haut degré de développement. Il est à remarquer toutefois que le larynx, même chez l'homme, ne produit que le son, le son laryngien : la voix résulte des modifications, si nombreuses et si variées, que subit le son laryngien en traversant les différentes portions du conduit aérifère qui surmontent le larynx. Quant à la parole, qui est la voix articulée et qui est particulière à l'homme, elle a son origine dans une action nerveuse spéciale, d'ordre psychique, dont le centre, comme nous l'avons vu en névrologie, se trouve situé à la partie postérieure de la troisième circonvolution frontale.

Après quelques *considérations générales* jetées sur le larynx, nous étudierons successivement sa *conformation extérieure,* sa *conformation intérieure,* sa *constitution anatomique,* ses *vaisseaux* et ses *nerfs.*

§ I. — CONSIDÉRATIONS GÉNÉRALES

1° Situation. — Le larynx, organe impair, médian, symétrique, occupe la partie moyenne et antérieure du cou. Il est situé : 1° immédiatement en avant du pharynx, avec lequel il communique par une large ouverture qui répond à sa base ; 2° au-dessus de la trachée-artère, qu'il surmonte à la manière d'un chapiteau ; 3° au-dessous de l'os hyoïde et de la langue, auxquels il se trouve intimement lié et dont il suit tous les mouvements.

2° Moyens de fixité. — Il est maintenu en position : 1° par sa continuité avec la trachée, à laquelle il fait suite ; 2° par sa continuité avec le pharynx, dont il constitue, à son niveau, la paroi antérieure ; 3° par un certain nombre de muscles et de ligaments, qui le rattachent d'une part à l'os hyoïde, d'autre part à la base du thorax.

3° Mobilité. — Malgré la multiplicité des conditions anatomiques qui tendent à le fixer dans la région qu'il occupe, le larynx jouit de mouvements qui sont à la fois très variés et très étendus. Ces déplacements s'opèrent, suivant les cas, dans le sens vertical, dans le sens antéro-postérieur, dans le sens latéral :

Les *mouvements verticaux* se produisent tout d'abord dans la déglutition : chacun sait que le larynx s'élève au moment où le bol alimentaire passe de la bouche dans le pharynx, pour revenir à sa position initiale ou position de repos, lorsque ce bol alimentaire est parvenu dans l'œsophage. Ces mouvements s'observent encore dans le chant, le larynx s'élevant dans les sons aigus, s'abaissant au contraire pour la production des sons graves. Le déplacement dans le sens vertical ne dépasse pas 2 ou 3 centimètres.

Les *mouvements dans le sens antéro-postérieur* s'associent habituellement aux mouvements précédents : c'est ainsi que le larynx se porte un peu en avant quand il s'élève, et revient en arrière quand il s'abaisse.

Quant aux *mouvements latéraux*, ils diffèrent des précédents en ce qu'ils sont purement mécaniques, c'est-à-dire complètement indépendants de l'action musculaire. Pour donner deux exemples, la main saisissant le larynx peut le porter alternativement à droite et à gauche ; de même, une tumeur se développant sur l'une de ses faces latérales, le repousse devant elle et lui fait abandonner la ligne médiane. Comme on le voit, ces déplacements latéraux du larynx ne sont pas physiologiques, mais accidentels

4° Dimensions. — Les dimensions du larynx varient beaucoup suivant les individus, suivant les sexes et suivant les âges :

a. *Variations suivant les individus.* — Les caractères physiques de la voix varient suivant les sujets et ces variations sont telles qu'on a pu dire, non sans raison, qu'il y a autant de voix que d'individus. L'organe producteur de la voix est naturellement, lui aussi, fort variable. En faisant abstraction des variations de détail pour ne considérer que les variations portant sur l'ensemble, on peut admettre des larynx de grand, de petit et de moyen volume.

Ces variations volumétriques du larynx sont indépendantes de la taille. Mais elles paraissent intimement liées à ce qu'on pourrait appeler le diapason de la voix : les petits larynx sont l'apanage des sujets dont la voix s'étend surtout dans le registre d'en haut ; et, réciproquement, les larynx très développés sont en rapport avec les voix graves.

Les mensurations de Sappey nous apprennent d'autre part que, des trois diamètres du larynx, l'antéro-postérieur est celui qui varie le moins ; vient ensuite le diamètre vertical et, en dernier lieu, le diamètre transversal. Tandis que le premier de ces diamètres varie de 1 à 5 millimètres, les variations du second s'étendent de 1 à 6 millimètres, les variations du diamètre transversal de 1 à 11 millimètres.

b. *Variations suivant les sexes.* — Les variations sexuelles du larynx, ordinairement très accusées à l'âge adulte, peuvent se résumer dans cette formule générale : le larynx de l'homme est beaucoup plus développé que celui de la femme. Sappey, qui a mesuré comparativement un certain nombre de larynx appartenant à l'un et à l'autre sexe, est arrivé à des résultats qui sont très démonstratifs à cet égard et que je consigne dans le tableau suivant :

LARYNX DE L'HOMME					LARYNX DE LA FEMME				
	DIAMÈTRES					DIAMÈTRES			
AGE	Vertical.	Transversal.	Antéro-postérieur.	GRANDE CIRCONFÉRENCE	AGE	Vertical.	Transversal.	Antéro-postérieur.	GRANDE CIRCONFÉRENCE
	mm.	mm.	mm.	mm.		mm.	mm.	mm.	mm.
27 ans.	45	42	38	142	24 ans.	36	42	25	115
30 ans.	48	48	35	143	25 ans.	35	40	24	107
38 ans.	42	51	33	140	30 ans.	37	42	27	117
42 ans.	42	40	35	130	34 ans.	40	39	26	108
45 ans.	45	40	36	136	38 ans.	35	44	24	109
50 ans.	43	44	39	134	40 ans.	40	46	27	128
56 ans.	43	40	40	133	50 ans.	34	41	28	106
60 ans.	45	43	34	131	70 ans.	35	37	26	108
Moyennes . . .	44	43	36	136	Moyennes . . .	36	41	26	112

Si nous comparons les différents chiffres contenus dans ce tableau, nous constatons tout d'abord que la circonférence du larynx est de 136 millimètres chez l'homme, tandis que, chez la femme, elle n'est que de 112 millimètres : soit une différence de 24 millimètres. Nous voyons ensuite que les dimensions moyennes des trois diamètres du larynx de l'homme l'emportent toujours sur les dimensions correspondantes du larynx de la femme. Cette différence de longueur en faveur de l'homme est de 8 millimètres pour le diamètre vertical, de 2 millimètres seulement pour le diamètre transversal, de 10 millimètres pour le diamètre antéro-postérieur. C'est donc sur le diamètre antéro-postérieur que porte surtout la différence ; et, si l'on veut bien se rappeler que les cordes vocales sont précisément disposées d'avant en arrière, on pourra en conclure *a priori* que ces derniers éléments doivent naturellement être plus longs chez l'homme que chez la femme. C'est, du reste, ce que nous apprendront un peu plus loin les diverses mensurations des cordes vocales.

c. *Variations suivant les âges.* — Les variations du larynx inhérentes à l'âge sont tout aussi remarquables que les variations sexuelles. Chez le nouveau-né, l'organe phonateur est relativement petit : son diamètre antéro-postérieur mesure à peine 12 millimètres ; ses deux autres diamètres, le transversal et l'antéro-postérieur, chacun de 15 à 18 millimètres. De plus, ses dimensions sont à peu près les mêmes dans les deux sexes.

Dans les dix ou douze premières années qui suivent la naissance, le larynx ne subit pour ainsi dire aucun changement notable. Les différentes parties qui le constituent s'accroissent sans doute ; mais cet accroissement est peu marqué et, en tout cas, il n'est proportionné, ni à celui de la taille, ni à celui des autres organes. A l'époque de la puberté, en même temps que l'appareil génital avec lequel il est intimement lié sous ce rapport, le larynx sort brusquement de l'état de torpeur où il est resté jusque-là et présente un accroissement rapide, tellement rapide que, dans l'espace de quinze à vingt mois, il a pour ainsi dire achevé son évolution. L'épiglotte devient plus large ; le cartilage thyroïde s'élargit lui aussi en même temps qu'il augmente de hauteur ; les deux apophyses qui s'échappent de la base des aryténoïdes s'accroissent à leur tour d'une façon remarquable ; les cordes vocales deviennent à la fois plus longues, plus larges, plus épaisses. Ces modifications morphologiques entraînent naturellement un certain nombre de phénomènes d'ordre fonctionnel, dont l'ensemble constitue ce qu'on appelle la *mue de la voix :* la voix est rauque, inégale, discordante, surtout dans le chant. Il semble que le larynx, en se transformant, en devenant un instrument nouveau, obéit mal encore à la volonté ou n'arrive que difficilement à harmoniser le jeu de ses diverses parties constituantes.

L'espèce de révolution qui s'accomplit dans l'appareil phonateur à l'époque de la puberté s'observe également bien dans l'un et l'autre sexe ; mais elle est incomparablement plus profonde chez le jeune garçon que chez la jeune fille. Chez cette dernière, les dimensions du larynx, les dimensions antéro-postérieures notamment, s'accroissent beaucoup moins, et cette inégalité de développement crée les différences sexuelles, indiquées ci-dessus, qui caractérisent le larynx de l'adulte. Il est à peine besoin de rappeler que, tandis que la voix du jeune garçon se transforme entièrement pour devenir à la fois plus forte et plus grave, celle de la jeune fille se modifie beaucoup moins : tout en s'étendant un peu dans le registre d'en bas, elle conserve toujours, même dans l'âge adulte, ces caractères de voix aiguë, de voix grêle, qui sont l'apanage de l'enfance.

Après la puberté, le larynx continue à s'accroître, mais lentement, jusqu'à l'âge où se termine d'ordinaire l'accroissement général du corps : jusqu'à l'âge de vingt à vingt-cinq ans chez l'homme, jusqu'à l'âge de vingt à vingt-deux ans chez la femme. Plus tard, de vingt-cinq à trente ans, les pièces cartilagineuses commencent à s'ossifier, et ce travail d'ossification, sur lequel nous aurons à revenir à propos de la structure des cartilages (voy. p. 267), se poursuit régulièrement jusqu'à l'âge mûr et l'extrême vieillesse.

§ II. — Conformation extérieure et rapports

Considéré dans son ensemble, le larynx a la forme d'une pyramide triangulaire, dont la base, dirigée en haut, répond à la partie postérieure de la langue et dont le sommet, fortement tronqué et arrondi, se continue avec la trachée. Ainsi entendu, il nous présente à étudier, comme toute pyramide triangulaire, trois faces, trois bords, une base et un sommet.

1° Faces. — Des trois faces du larynx, l'une regarde directement en arrière, c'est la face postérieure ; les deux autres sont antéro-latérales.

a. *Face postérieure* (fig. 147). — La face postérieure du larynx, comme nous l'avons déjà dit à propos de l'appareil digestif, constitue en même temps la paroi antérieure du pharynx.

Elle nous présente tout d'abord, sur la ligne médiane, une saillie verticale, volumineuse, disposée en forme de baril. — Cette saillie est formée, en bas par le cartilage cricoïde, en haut par les deux aryténoïdes réunis l'un à l'autre par les faisceaux du muscle aryténoïdien. Sa partie moyenne (portion renflée du baril) répond précisément à la ligne d'union du cartilage cricoïde avec les aryténoïdes. — A la partie toute supérieure de la saillie précitée, se voit une échancrure médiane, l'*échancrure interaryténoïdienne* ou *glotte intercartilagineuse :* elle est limitée sur les côtés par les deux aryténoïdes et, en bas, par un repli muqueux qui s'étend transversalement de l'un à l'autre de ces derniers cartilages et qu'on appelle pour cette raison le *repli interaryté-noïdien*. Il est à peine besoin d'ajouter que l'échancrure interaryté-noïdienne, très variable dans ses dimensions, est d'autant plus large que les deux aryténoïdes sont plus écartés l'un de l'autre.

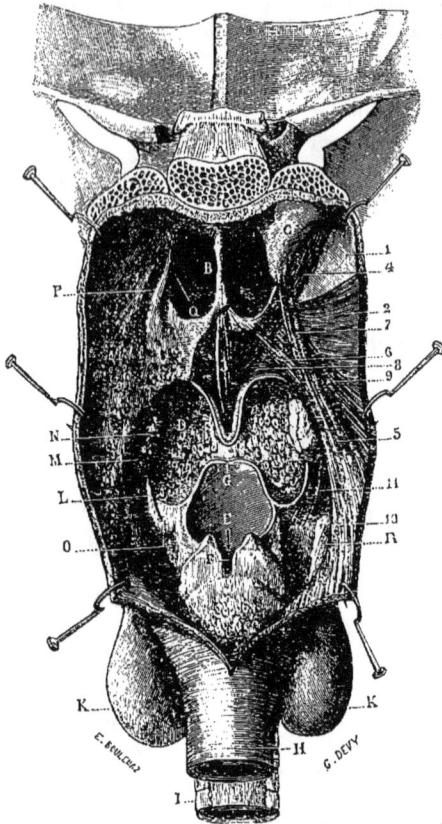

Fig. 147.

Le larynx, vu par sa face postérieure après incision du pharynx sur la ligne médiane.

A, apophyse basilaire. — B, ouverture postérieure des fosses nasales. — C, cartilage de la trompe. — D, portion verticale de la langue. — E, ouverture du larynx. — F, glotte respiratoire ou interaryténoïdienne. — G, bord supérieur de l'épiglotte. — H, œsophage. — I, trachée-artère. — K, corps thyroïde. — L, pilier antérieur du voile du palais. — M, pilier postérieur. — N, amygdale. — O, gouttières pharyngo-laryngées. — P, fossette de Rosenmüller. — Q, orifice de la trompe. — R, bord postérieur du cartilage thyroïde.

1, aponévrose du pharynx. — 2, constricteur supérieur. — 3, palato-staphylin ou azygos de la luette. — 4, péristaphylin interne. — 5, pharyngo-staphylin, avec 6, son faisceau accessoire interne et 7, son faisceau accessoire externe. — 8, fibres provenant de la partie médiane du voile du palais et se perdant dans le pharyngo-staphylin. — 9, fibres internes de ce muscle, s'entre-croisant en arrière avec les fibres du côté gauche. — 10, fibres externes, s'insérant sur le bord postérieur du cartilage thyroïde. — 11, fibres antérieures du stylo-pharyngien, s'attachant au prolongement latéral de l'épiglotte et au bord supérieur du cartilage thyroïde.

De chaque côté de la saillie que nous venons de décrire, la paroi postérieure du larynx est constituée par deux gouttières longitudinales, qui se dirigent de la bouche vers l'œsophage et qui livrent passage, dans la déglutition, aux aliments liquides ou semi-liquides : ce sont les *gouttières pharyngo-laryngées* (fig. 147,O) et l'on voit, d'après leur situation, qu'elles appartiennent tout autant à la paroi antérieure du pharynx qu'à la paroi postérieure du larynx. Quoi qu'il en soit, ces gouttières se trouvent délimitées : 1° en dedans, par les bords latéraux de l'épiglotte, les replis aryténo-épiglottiques et la face antéro-externe de l'aryténoïde ; 2° en dehors, par l'aile du cartilage thyroïde, la grande corne de l'os hyoïde et, entre les deux, par la membrane thyro-hyoïdienne.

b. *Faces antéro-latérales* (fig. 147). — Les faces antéro-latérales, ou plus simplement faces latérales, sont au nombre de deux, l'une droite, l'autre gauche. A leur constitution concourent deux cartilages : en bas, le cricoïde, légèrement bombé ; en haut, l'aile du thyroïde, assez régulièrement plane. Ces faces latérales sont recouvertes : 1° par le corps thyroïde (voy. cet organe) ; 2° par les muscles sterno-thyroïdien et thyro-hyoïdien, qui s'insèrent l'un et l'autre sur l'aile du thyroïde, suivant une ligne obliquement dirigée de haut en bas et d'arrière en avant ; 3° par le sterno-hyoïdien, qui recouvre les muscles précédents et qui est recouvert à son tour par l'aponévrose cervicale superficielle et la peau.

2° Bords. — Les trois bords du larynx se distinguent en antérieur et postérieurs. — Le *bord antérieur*, situé sur la ligne médiane, est formé en bas par le cartilage cricoïde et, en haut, par l'angle saillant du cartilage thyroïde. A sa partie tout inférieure, il est recouvert par l'isthme du corps thyroïde. Au-dessus de l'isthme, il est pour ainsi dire superficiel, n'étant séparé de la peau que par la ligne blanche sous-hyoïdienne. — Les *bords postérieurs* regardent la colonne vertébrale. Ils répondent aux bords postérieurs du cartilage thyroïde, que prolongent en haut et en bas les grandes cornes et les petites cornes de ce cartilage. Le long du bord postérieur cheminent de bas en haut la carotide primitive et, en dehors d'elle, le pneumogastrique et la veine jugulaire interne (fig. 171).

3° Sommet. — Le sommet du larynx est formé par un orifice arrondi, qui se confond avec la trachée-artère. Il est situé exactement sur le même plan horizontal que l'extrémité inférieure du pharynx et répond, par conséquent, comme cette dernière, au corps de la sixième vertèbre cervicale ou au disque intervertébral qui sépare la sixième de la septième. Chez le nouveau-né, le larynx descend un peu moins bas : il se termine en regard de la cinquième cervicale ou même de la quatrième.

4° Base. — La base de la pyramide laryngée est située au-dessous et en arrière de la base de la langue. Elle nous présente successivement, en allant d'avant en arrière (fig. 148) : 1° le bord supérieur du cartilage thyroïde ; 2° une masse cellulo-graisseuse ; 3° l'épiglotte, avec les différents replis muqueux qui, de sa face antérieure, se rendent à la base de la langue ; 4° les replis pharyngo-épiglottiques et aryténo-épiglottiques, qui unissent les bords latéraux de l'épiglotte, d'une part aux parois latérales du pharynx, d'autre part aux cartilages aryténoïdes ; 5° l'ouverture supérieure du larynx.

Cette ouverture (fig. 147, E), qui fait communiquer le larynx avec le pharynx, a la forme d'un ovale dont le grand axe serait antéro-postérieur et dont la grosse extrémité serait dirigée en avant. De plus, son plan n'est pas horizontal, mais incliné de haut en bas et d'avant en arrière. Elle est délimitée : en avant, par la face postérieure de l'épiglotte ; sur les côtés, par les deux replis aryténo-épiglottiques ; en arrière, par le sommet des aryténoïdes surmonté des cartilages de Santorini et, entre les deux aryténoïdes, par l'échancrure interaryténoïdienne que limite en bas le repli de même nom.

§ III. — Conformation intérieure

Vu intérieurement, le larynx, large à sa partie supérieure et à sa partie inférieure, nous présente à sa partie moyenne une portion rétrécie, une sorte de détroit appelé *glotte*. Nous pouvons donc lui considérer trois zones : une zone supérieure ou sus-glottique ; une zone moyenne ou glottique ; une zone inférieure ou sous-glottique. De ces différentes zones, la moyenne est de beaucoup la plus importante ; c'est elle qui va d'abord nous occuper.

A. Zone glottique. — La zone glottique est la portion essentielle du larynx, celle à laquelle il doit son rôle d'organe phonateur. Elle nous présente tout d'abord, sur la ligne médiane, une fente allongée d'avant en arrière : c'est la *glotte*. Cette fente est délimitée latéralement par des bandelettes membraneuses, appelées *cordes vocales*. Au nombre de quatre, deux de chaque côté, les cordes vocales se distinguent en supérieures et en inférieures. Enfin, à droite et à gauche, entre la corde vocale supérieure et l'inférieure, se trouve un diverticulum de la cavité laryngienne, que l'on désigne sous le nom de *ventricule du larynx*. Reprenons maintenant chacun de ces éléments de la zone glottique.

1° Cordes vocales. — Les cordes vocales, avons-nous dit, se distinguent en supérieures et inférieures :

a. *Cordes vocales supérieures.* — Les cordes vocales supérieures s'attachent, en avant, à la partie la plus élevée de l'angle rentrant du cartilage thyroïde. De là, elles se portent horizontalement en arrière et un peu en dehors et viennent se fixer sur la face antérieure du cartilage aryténoïde, celle du côté droit sur l'aryténoïde droit, celle du côté gauche sur l'aryténoïde gauche. — Elles revêtent la forme de deux lames aplaties, présentant chacune deux faces et deux bords. — La

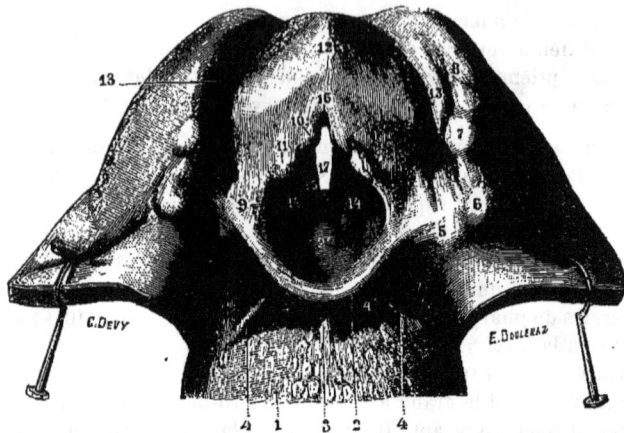

Fig. 148.
La glotte et le vestibule du larynx, vus d'en haut.

(Le pharynx a été ouvert en arrière sur la ligne médiane et les deux lambeaux fortement inclinés latéralement.)

1, base de la langue. — 2, épiglotte, avec 2' son bourrelet. — 3, repli glosso-épiglottique médian. — 4, replis glosso-épiglottiques latéraux, avec 4' et 4", fossettes glosso-épiglottiques ou valleculæ. — 5, replis pharyngo-épiglottiques. — 6, saillie de la grande corne de l'os hyoïde. — 7, saillie de la corne supérieure du cartilage thyroïde. — 8, saillie du bord postérieur du même cartilage. — 9, repli aryténo-épiglottique. — 10, saillie du cartilage corniculé. — 11, saillie du cartilage de Wrisberg. — 12, face postérieure du cricoïde. — 13, gouttières pharyngo-laryngées. — 14, cordes vocales supérieures. — 15, cordes vocales inférieures. — 16, échancrure interaryténoïdienne. — 17, orifice glottique.

face supérieure, fortement inclinée en bas et en dedans, répond à la portion sus-glottique du larynx. — La *face inférieure*, inclinée dans le même sens, forme la paroi interne du ventricule laryngien. — Le *bord externe*, adhérent, se continue sans ligne de démarcation bien nette avec le repli aryténo-épiglottique correspondant. — Le *bord interne*, libre dans toute son étendue, regarde la fente glottique ; en raison de son obliquité, indiquée ci-dessus, il est séparé de celui du côté opposé, par un espace triangulaire à base postérieure.

Considérées au point de vue de leur structure, les cordes vocales supérieures sont formées chacune par un repli de la muqueuse laryngienne, comprenant dans son épaisseur une lame fibro-élastique, que nous décrirons plus tard sous le nom de ligament thyro-aryténoïdien supérieur.

b. *Cordes vocales inférieures.* — Les cordes vocales inférieures s'attachent : 1° par leur extrémité antérieure, dans l'angle rentrant du cartilage thyroïde, à 3 millimètres au-dessous de l'insertion des précédentes ; 2° par leur extrémité postérieure, sur l'apophyse interne des cartilages aryténoïdes. Elles ont, du reste, la même direction que les cordes vocales supérieures, c'est-à-dire qu'elles se portent horizontalement d'avant en arrière et de dedans en dehors.

Les cordes vocales inférieures nous présentent, comme les supérieures, deux faces et deux bords. — La *face inférieure* regarde en bas et en dedans ; elle fait partie de la portion sous-glottique du larynx. — La *face supérieure*, à peu près horizontale, forme le plancher du ventricule laryngien. — Le *bord externe* ou adhérent, remarquable par son épaisseur, répond à l'aile du thyroïde ou, plus exactement, au muscle thyro-aryténoïdien qui double à ce niveau la face interne du cartilage.—Le *bord interne* ou libre, fort mince, forme avec son homologue du côté opposé un petit triangle isocèle à base postérieure.

La longueur des cordes vocales inférieures est, en moyenne, de 20 à 25 millimètres chez l'homme, de 16 à 20 millimètres chez la femme. Au point de vue de leur structure, elles se composent essentiellement, comme les supérieures, d'une lame élastique, le ligament thyro-aryténoïdien inférieur, revêtu sur ses deux faces par un repli de la muqueuse laryngienne. Chacune d'elles comprend, en outre, dans son épaisseur, un volumineux faisceau du muscle thyro-aryténoïdien (fig. 150,13') et c'est précisément à la présence de ce faisceau musculaire qu'elle doit la grande épaisseur qui la caractérise.

c. *Parallèle anatomique des cordes vocales supérieures et inférieures.* — Comparées entre elles, les cordes vocales supérieures et les cordes vocales inférieures diffèrent tout d'abord, comme nous venons de le voir, par leur forme et par leur structure : les premières étant minces, rubanées, sans éléments musculaires ; les secondes étant au contraire très épaisses, prismatiques triangulaires et possédant dans toute leur longueur un faisceau musculaire volumineux.

Elles diffèrent encore par leur étendue transversale, les cordes vocales inférieures se rapprochant un peu plus de la ligne médiane que les supérieures. Il résulte de cette dernière disposition : 1° que le triangle qui sépare les deux cordes vocales inférieures est un peu moins large que le triangle qui sépare les deux cordes vocales supérieures et qu'il est réellement inscrit dans ce dernier ; 2° que, lorsqu'on regarde le larynx par en haut (fig. 148), on aperçoit à la fois les quatre cordes vocales, tandis que lorsqu'on le regarde par en bas, on ne voit que les deux cordes vocales inférieures, lesquelles masquent complètement les supérieures en les débordant en dedans.

Les cordes vocales diffèrent enfin, au point de vue fonctionnel, en ce que les inférieures sont les organes essentiels de l'appareil phonateur et sont les seules qui méritent réellement le nom de cordes vocales. Les supérieures sont des éléments tout à fait accessoires, d'une importance presque nulle : on peut en effet, comme l'ont établi depuis longtemps les recherches de LONGET, les inciser sur des larynx laissés en place ou attirés au-devant du cou, sans que la phonation ait sérieusement à souffrir de cette mutilation.

2° GLOTTE. — La glotte peut être définie : l'espace, allongé d'avant en arrière, qui est limité, sur les côtés, par le bord libre des cordes vocales inférieures et par la face interne des cartilages aryténoïdes. Cet espace comprend deux portions bien distinctes, une portion antérieure qui répond aux cordes vocales et une portion postérieure qui est située entre les aryténoïdes. La première de ces deux portions est la glotte proprement dite ou glotte interligamenteuse ; la seconde constitue la glotte intercartilagineuse ou espace interaryténoïdien :

a. *Glotte interligamenteuse.* — La glotte interligamenteuse (*glotte vocale* des physiologistes) revêt la forme d'un triangle isocèle dont le sommet est situé dans l'angle du thyroïde et dont la base, tout idéale, répond à une ligne transversale menée par les apophyses internes des aryténoïdes. — Sa longueur, représentée par la perpendiculaire abaissée du sommet sur le milieu de la base, est à peu près égale (quoique toujours un peu moindre) à la longueur même des cordes vocales inférieures : soit 20 à 24 millimètres pour l'homme, 15 à 20 millimètres pour la femme. — Sa largeur varie naturellement avec la position qu'occupent les cordes vocales inférieures, replis essentiellement mobiles, qui, suivant les besoins de la phonation, tantôt se rapprochent de la ligne médiane, tantôt s'en éloignent. Dans le premier cas, la glotte peut atteindre, à sa base, de 10 à 15 millimètres de largeur. Dans le second, elle se réduit d'autant plus que le déplacement en dedans des cordes vocales est plus prononcé ; elle disparaît même complètement (occlusion de la glotte) lorsque les deux cordes vocales arrivent au contact l'une de l'autre. On admet généralement qu'à l'état de repos, je veux dire en dehors de toute contraction de ses muscles constricteurs ou dilatateurs, la fente glottique mesure à sa base 7 ou 8 millimètres chez l'homme, 5 ou 6 millimètres chez la femme.

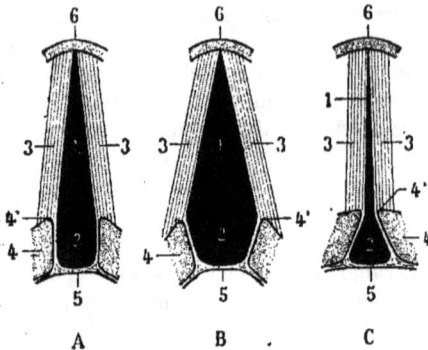

A   B   C

Fig. 149.

Figure schématique, représentant les différentes formes que présentent les deux glottes interligamenteuse et intercartilagineuse, suivant que les cordes vocales : 1° sont à l'état de repos (A) ; 2° sont écartées l'une de l'autre (B) ; 3° sont rapprochées de la ligne médiane (C).

1, glotte interligamenteuse. — 2, glotte intercartilagineuse. — 3, cordes vocales inférieures. — 4, cartilages aryténoïdes, avec 4', leur apophyse antérieure ou vocale. — 5, membrane interaryténoïdienne. — 6, cartilage thyroïde.

b. *Glotte intercartilagineuse.* — La glotte intercartilagineuse (*glotte respiratoire* des physiologistes), qui fait suite à la précédente, est circonscrite, sur les côtés, par la face interne des cartilages aryténoïdes, en arrière par le muscle ary-aryténoïdien. Sa longueur mesure en moyenne 6 ou 7 millimètres chez l'homme, 1 ou 2 millimètres en moins chez la femme. Quant à sa forme, elle n'a rien de fixe, les aryténoïdes qui la limitent latéralement étant eux-mêmes très mobiles. Elle varie donc suivant la position qu'occupent ces derniers cartilages, ou, ce qui revient au même, suivant l'état de la glotte interligamenteuse (fig. 149). A l'état de repos de celle-ci, la glotte intercartilagineuse offre la figure d'un petit rectangle assez régulier. La glotte interligamenteuse vient-elle à se dilater ou à se rétrécir, le côté antérieur du rectangle précité s'allonge dans le premier cas, se raccourcit dans le second. Enfin, dans l'état d'occlusion de la glotte interligamenteuse, la glotte intercartilagineuse revêt l'aspect d'un triangle dont le sommet, dirigé en avant, répond exactement à l'extrémité postérieure des cordes vocales, accolées l'une à l'autre sur la ligne médiane.

3° VENTRICULES DU LARYNX. — Au nombre de deux, l'un droit, l'autre gauche, les ventricules du larynx ou *ventricules de Morgagni* sont des diverticulums de la cavité laryngienne, qui occupent, de chaque côté de la ligne médiane, tout l'espace compris entre la corde vocale supérieure et la corde vocale inférieure. Ils sont allongés dans le sens antéro-postérieur et ont, à peu de chose près, la même longueur que les cordes vocales elles-mêmes.

Vus en coupe vertico-transversale (fig. 150,6), les ventricules de Morgagni revêtent la forme d'un prisme triangulaire et nous présentent, par conséquent,

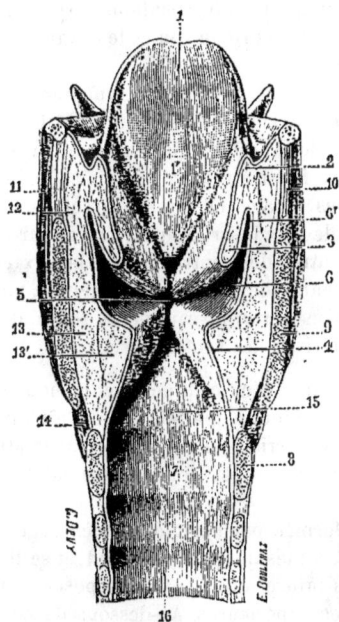

Fig. 150.

Coupe frontale du larynx : le segment antérieur de la coupe, vu par sa face postérieure.

Fig. 151.

Coupe sagittale du larynx : le segment droit de la coupe, vu par sa face interne.

Fig. 150. — 1, face postérieure de l'épiglotte, avec 1', son bourrelet. — 2, repli aryténo-épiglottique. — 3, corde vocale supérieure. — 4, corde vocale inférieure. — 5, fossette centrale de MERKEL. — 6, ventricule du larynx, avec 6', son prolongement ascendant. — 7, arc antérieur du cricoïde. — 8, Coupe du même cartilage. — 9, cartilage tyroïde. — 10, membrane thyro-hyoïdienne. — 11, muscle thyro-hyoïdien. — 12, muscle aryténo-épiglottique. — 13, muscle thyro-aryténoïdien, avec 13', son faisceau interne contenu dans l'épaisseur de la corde vocale inférieure. — 14, muscle crico-thyroïdien. — 15, portion sous-glottique du larynx. — 16, cavité de la trachée.

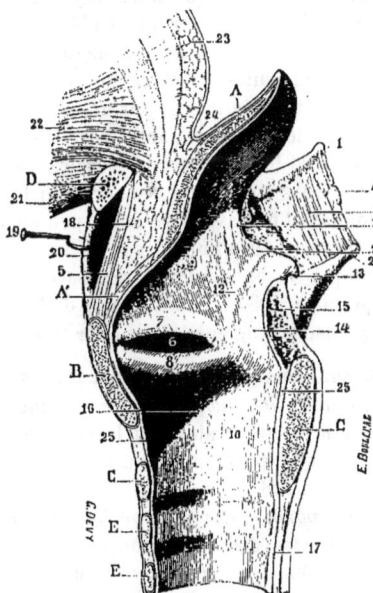

Fig. 151. — A, épiglotte et ligament thyro-épiglottique. — B, cartilage thyroïde. — C, cartilage cricoïde. — D, corps de l'os hyoïde. — E, anneaux cartilagineux de la trachée. — 1, grande corne de l'hyoïde. — 2, corne supérieure du thyroïde. — 3, membrane thyro-hyoïdienne, avec 3', un faisceau qui va s'attacher sur les parties latérales de l'épiglotte. — 4, ligament thyro-hyoïdien latéral, avec son noyau cartilagineux. — 5, ligament thyro-hyoïdien moyen. — 6, ventricule du larynx. — 7, corde vocale supérieure. — 8, corde vocale inférieure. — 9, portion sus-glottique du larynx. — 10, sa portion sous-glottique. — 11, repli aryténo-épiglottique. — 12, relief formé par la glande préaryténoïdienne. — 13, saillie formée par le cartilage corniculé. — 14, face interne du cartilage aryténoïde droit. — 15, muscle ary-aryténoïdien. — 16, sillon répondant au bord supérieur de l'anneau cricoïdien. — 17, portion membraneuse de la trachée. — 18, paquet adipeux préglottique. — 19, muscle thyro-hyoïdien. — 20, bourse séreuse de Boyer. — 21, muscle génio-glosse. — 23, base de la langue. — 24, repli glosso-épiglottique médian. — 25, muqueuse laryngée.

trois parois : une paroi interne, oblique en bas et en dedans, qui est formée par la corde vocale supérieure ; une paroi inférieure, à peu près plane, qui n'est autre que la face supérieure de la corde vocale inférieure ; une paroi externe, dirigée verticalement, qui répond à l'aile du thyroïde, doublée à ce niveau par les faisceaux supérieurs du muscle thyro-aryténoïdien.

A sa partie antérieure, le ventricule de Morgagni donne naissance à un prolongement ascendant (portion verticale de quelques auteurs), dont le sommet remonte, suivant les cas, tantôt jusqu'au bord supérieur du cartilage thyroïde, tantôt jusqu'à la partie moyenne de la membrane thyro-hyoïdienne, ou plus haut encore jusqu'à l'os hyoïde. Je l'ai vu plusieurs fois s'étendre jusqu'au-dessous de la muqueuse de la base de la langue. Ce prolongement est l'homologue, rudimentaire chez l'homme, de diverticulums beaucoup plus considérables qui existent normalement chez quelques mammifères et qui, sous le nom de *sacs laryngiens* ou *poches laryngiennes*, s'étendent plus ou moins loin dans la région du cou ou même sur le thorax. C'est ainsi que nous voyons, chez l'orang, des diverticulums laryngiens, remplis d'air, recouvrir non seulement la face antérieure du cou et le devant de la poitrine, mais descendre jusque dans les aisselles.

Les ventricules de Morgagni communiquent avec la cavité laryngienne, de chaque côté de la glotte, par un orifice allongé d'avant en arrière (fig. 151,6), qui est délimité, en haut, par le bord libre des cordes vocales supérieures et, en bas, par le bord libre des cordes vocales inférieures. Il est à remarquer que cet orifice est toujours un peu plus court que les cordes vocales elles-mêmes, celles-ci se fusionnant l'une avec l'autre un peu en avant de leur insertion postérieure sur les aryténoïdes. Au point de vue de sa forme, l'entrée des ventricules du larynx est elliptique ou en boutonnière : sa partie moyenne, qui est naturellement la plus large, mesure 3 ou 4 millimètres de hauteur. C'est à son niveau que se réfléchit la muqueuse laryngienne pour aller tapisser l'intérieur des ventricules.

B. Zone sus-glottique. — La zone sus-glottique, plus connue sous le nom de *vestibule du larynx*, est située, comme son nom l'indique, au-dessus de la glotte. C'est une cavité ovale, plus large en avant qu'en arrière, nous présentant quatre parois : une paroi antérieure, une paroi postérieure et deux parois latérales (fig. 147 et 148).

a. La *paroi antérieure* ou *épiglottique* est formée par l'épiglotte. Très large en haut, elle se rétrécit graduellement au fur et à mesure qu'on descend et se termine, en bas, par une sorte de languette très mince, qui vient s'interposer entre les insertions thyroïdiennes des cordes vocales supérieures. Au-dessous de cette languette terminale, se voit une petite dépression médiane, la *fossette centrale* de MERKEL (fig. 150,5), laquelle est située immédiatement au-dessus de l'insertion des cordes vocales inférieures. La paroi épiglottique du vestibule est concave transversalement. Dans le sens vertical, elle est convexe en haut, concave à sa partie moyenne et de nouveau convexe en bas. Cette convexité inférieure est parfois augmentée par un petit paquet de tissu adipeux qui se dépose entre le cartilage et la muqueuse : lorsqu'elle est très accusée, elle constitue, en dedans des replis aryténo-épiglottiques et au-dessus des cordes vocales supérieures, une espèce de saillie triangulaire, que l'on désigne sous le nom de *bourrelet épiglottique*.

b. La *paroi postérieure* est constituée : 1° sur la ligne médiane, par les faisceaux les plus élevés du muscle ary-aryténoïdien, au-dessus desquels se voit l'échancrure interaryténoïdienne ; 2° sur les côtés de la ligne médiane, par la partie toute supérieure des cartilages aryténoïdes, surmontés des cartilages corniculés.

c. Les *parois latérales* sont formées, en haut, par les replis aryténo-épiglottiques que continue, en bas, la face interne des cordes vocales supérieures. Considérées dans leur ensemble, ces parois latérales se dirigent obliquement de haut en bas et de dehors en dedans : en se rapprochant ainsi graduellement l'une de l'autre, elles donnent au vestibule du larynx une disposition infundibuliforme.

C. Zone sous-glottique. — La zone sous-glottique comprend toute la portion de la cavité laryngienne qui se trouve située au-dessous de la glotte. Elle est constituée : 1° en arrière, par le chaton du cricoïde ; 2° en avant, par la partie antérieure

de ce même cartilage cricoïde et, au-dessus de lui, par la partie inférieure du thyroïde (fig. 150, 15) ; 3° sur les côtés, par les parties latérales du cricoïde en bas et,
en haut, par la face interne des cordes vocales inférieures.

La portion sous-glottique du larynx est assez régulièrement cylindrique à sa
partie inférieure. Sa partie supérieure, par suite de l'inclinaison en dedans de ses
parois latérales, revêt l'aspect d'un entonnoir renversé, ou bien encore celui d'une
sorte de voûte qui serait traversée à son sommet par une fente antéro-postérieure,
la fente glottique.

§ IV. — CONSTITUTION ANATOMIQUE

Considéré au point de vue de sa constitution anatomique, le larynx nous présente à étudier : 1° une série de pièces cartilagineuses, les *cartilages du larynx*,
dont l'ensemble constitue la charpente ou squelette de l'organe ; 2° les *articulations* et les *ligaments*, qui unissent entre eux ces différents cartilages ; 3° les
muscles qui les meuvent ; 4° un revêtement muqueux, la *muqueuse laryngienne ;*
5° des formations glandulaires, *glandes du larynx*, annexées à cette muqueuse.

A. — CARTILAGE DU LARYNX

Les pièces cartilagineuses ou fibro-cartilagineuses qui entrent dans la constitution du larynx sont au nombre de neuf, savoir : 1° trois pièces *impaires et
médianes*, qui sont, en allant de bas en haut, le cartilage cricoïde, le cartilage
thyroïde, l'épiglotte ; 2° six pièces *paires et latérales*, trois de chaque côté, qui
sont les cartilages aryténoïdes, les cartilages corniculés ou cartilages de Santorini
et les cartilages de Wrisberg.

1° Cartilage cricoïde (fig. 152, A, B, C). — Le cartilage cricoïde occupe la partie
inférieure du larynx : sur lui, comme nous le verrons, reposent tous les autres.
Vu dans son ensemble, il a la forme d'un anneau, d'où le nom de cricoïde (de
χρίχος, anneau et εἶδος, forme) qui lui a été donné. Toutefois, sa hauteur n'est pas
uniforme, comme sur un anneau ordinaire : elle mesure, en effet, de 20 à 30 millimètres à sa partie postérieure, de 5 à 7 millimètres seulement à sa partie antérieure. Le cartilage cricoïde est donc beaucoup plus haut en arrière qu'en avant.
Aussi le compare-t-on, non sans raison, à une bague qui serait disposée horizontalement et dont le chaton serait tourné en arrière. En raison de sa forme annulaire, le cartilage cricoïde nous présente : 1° deux surfaces, l'une intérieure, l'autre
extérieure ; 2° deux bords, l'un supérieur, l'autre inférieur, ayant tous les deux la
forme d'une circonférence.

a. *Surface intérieure.* — La surface intérieure, concave, répond à la portion
sous-glottique du larynx. Lisse et unie, elle est tapissée par la muqueuse dans
toute son étendue.

b. *Surface extérieure.* — La surface extérieure, convexe à sa partie antérieure,
à peu près plane à sa partie postérieure, est beaucoup plus accidentée. Elle nous
présente successivement : 1° *en avant*, une petite saillie médiane, de chaque côté
de laquelle se détachent les deux muscles crico-thyroïdiens ; 2° *en arrière*, une
crête mousse à direction verticale, sur laquelle s'insèrent quelques-unes des fibres
longitudinales de l'œsophage et, de chaque côté de cette crête, deux dépressions
plus ou moins profondes dans lesquelles prennent naissance les deux muscles crico-

arythénoïdiens postérieurs ; 3° *latéralement*, à l'union de sa partie convexe et de sa partie plane, une petite facette, supportée parfois par une sorte d'apophyse, facette par laquelle le cricoïde s'articule avec les petites cornes du cartilage thyroïde.

c. *Bord inférieur.* — Le bord inférieur, assez régulièrement arrondi, mince et tranchant, répond au premier anneau de la trachée, auquel il est relié par une membrane. De ce bord, se détachent ordinairement trois petites saillies, l'une antérieure et médiane, les deux autres latérales, qui se dirigent vers le premier anneau de la trachée et souvent s'unissent à lui.

d. *Bord supérieur.* — Le bord supérieur diffère du précédent en ce qu'il est beaucoup plus épais et moins nettement circulaire : son diamètre antéro-posté-

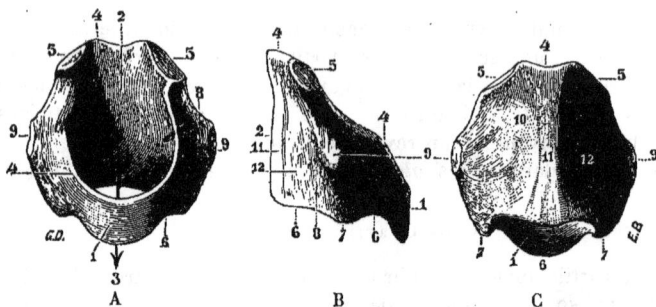

Fig. 152.

Le cartilage cricoïde : A, vu par sa face antérieure ; B, vu par sa face latérale droite ; C, vu par sa face postérieure.

1, moitié antérieure, étroite, de l'anneau cricoïdien. — 2, sa moitié postérieure, élargie en forme de chaton. — 3, cavité de l'anneau. — 4, bord supérieur, obliquement dirigé en bas et en avant. — 5, facettes articulaires, pour la base des cartilages aryténoïdes. — 6, bord inférieur, avec 7, 7, deux saillies pour l'insertion du muscle constricteur inférieur du pharynx. — 8, 8, faces externes, avec 9, 9, les facettes articulaires pour les cornes inférieures du cartilage thyroïde. — 10, face postérieure, avec 11, sa crête médiane et 12, ses fossettes latérales.

rieur, en effet, l'emporte sur le diamètre transversal d'un tiers ou d'un quart. Il en diffère encore en ce qu'il n'est pas horizontal comme lui, mais fortement incliné de haut en bas et d'arrière en avant. — Sa partie antérieure donne insertion à la membrane crico-thyroïdienne, ses parties latérales aux deux muscles crico-aryté-noïdiens latéraux. — Sa partie postérieure nous présente, de chaque côté de la ligne médiane, une facette elliptique, regardant en dehors et en haut (fig. 152, A, 5): elle est destinée à l'articulation du cartilage cricoïde avec le cartilage aryténoïde. Entre les deux facettes, le cartilage cricoïde, légèrement échancré, répond aux faisceaux inférieurs du muscle ary-aryténoïdien.

2° **Cartilage thyroïde** (fig. 153, A et B). — Le cartilage thyroïde, ainsi appelé (des mots grecs θυρεός, bouclier et εἶδος, forme) parce qu'il se dispose à la manière d'un bouclier protecteur au-devant des parties essentielles de la phonation, occupe la partie antérieure et supérieure du larynx. Il est formé par deux lames quadrila-tères, placées verticalement et s'unissant l'une à l'autre sur la ligne médiane, de façon à intercepter entre elles un angle dièdre dont l'ouverture regarde la colonne vertébrale. Ainsi entendu, le corps thyroïde ressemble assez bien à un livre à demi ouvert dont le dos serait vertical et tourné en avant. On lui considère une face antérieure, une face postérieure, et quatre bords que l'on distingue en bord supé-rieur, bord inférieur et bords postérieurs :

a. *Face antérieure.* — La face antérieure ou superficielle (fig. 153, A) nous présente tout d'abord, sur la ligne médiane, une saillie anguleuse, l'*angle saillant du thyroïde*, formée par l'union de ses deux moitiés latérales. Cette saillie longitudinale, plus marquée à sa partie supérieure qu'à sa partie inférieure, constitue la *pomme d'Adam* des anciens anatomistes : chacun sait qu'elle est beaucoup plus prononcée chez l'homme que chez la femme. — De chaque côté de la ligne médiane, se voit une surface plane, quadrilatère, plus étendue en largeur qu'en hauteur.

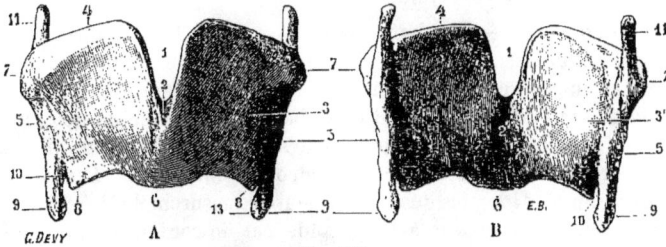

Fig. 153.

Le cartilage thyroïde : A, vu par sa face antérieure ; B, vu par sa face postérieure.

1, échancrure médiane, séparant en haut les deux moitiés du cartilage. — 2, angle saillant et 2', angle rentrant, formés par la réunion de ces deux moitiés. — 3, les parties latérales ou ailes du thyroïde, vues par leur face externe. — 3', les mêmes, vues par leur face interne. — 4, bord supérieur. — 5, 5, bords postérieurs. — 6, bord inférieur. — 7, tubercules supérieurs. — 8, tubercules inférieurs. — 9, corne inférieure. — 10, échancrure séparant cette corne du tubercule inférieur. — 11, cornes supérieures. — 13, facettes articulaires pour le cartilage cricoïde.

Une ligne, obliquement dirigée de haut en bas et d'arrière en avant et présentant à chacune de ses extrémités un petit tubercule, divise cette surface en deux parties inégales : une partie postérieure, relativement petite, recouverte par les muscles sterno-thyroïdien et constricteur inférieur du pharynx ; une partie antérieure, beaucoup plus grande, répondant au thyro-hyoïdien (fig. 154, c et b). Quant à la ligne oblique elle-même (aa), ainsi qu'aux deux tubercules qui la terminent, elle donne insertion en haut à ce dernier muscle, en bas au muscle sterno-thyroïdien.

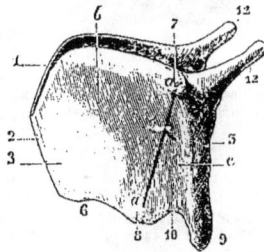

Fig. 154.

Le cartilage thyroïde, vu par sa face latérale gauche.

1, 2, 3, 5, 6, 7, 8, 9, 10 et 12, comme dans la figure 153. *aa*, ligne virtuelle (en rouge) unissant le tubercule supérieur au tubercule inférieur et divisant la face latérale du thyroïde en deux parties : une partie antérieure (*b*), et une partie postérieure (*c*).

b. *Face postérieure*. — La face postérieure ou profonde (fig. 153, B), d'une configuration exactement inverse de la face précédente, nous présente les éléments suivants : 1° sur la ligne médiane, un angle rentrant, l'*angle rentrant du thyroïde*, lequel donne successivement attache, en haut à l'épiglotte et aux cordes vocales supérieures, plus bas aux cordes vocales inférieures, plus bas encore aux faisceaux des deux muscles thyro-aryténoïdiens ; 2° de chaque côté de la ligne médiane, une surface quadrilatère, plane ou légèrement concave, répondant en partie aux ventricules du larynx, en partie à la muqueuse pharyngienne et aux muscles thyro-aryténoïdiens et crico-aryténoïdiens latéraux.

c. *Bord inférieur*. — Le bord inférieur, légèrement sinueux, répond à la circonférence supérieure du cricoïde. Il donne insertion, dans la plus grande partie de son étendue, aux muscles crico-thyroïdiens.

d. *Bord supérieur*. — Le bord supérieur, plus long et surtout plus fortement sinueux que l'inférieur, nous présente trois échancrures : une échancrure médiane, l'*échancrure thyroïdienne*, surmontant la pomme d'Adam et plus profonde chez l'homme que chez la femme; deux échancrures latérales, l'une droite, l'autre gauche, répondant à la partie la plus externe de ce bord. Le bord supérieur du thyroïde, on le voit, serait assez bien représenté par deux *S* majuscules qui seraient couchées et adossées l'une à l'autre par leur partie descendante; sur lui s'attache la membrane thyro-hyoïdienne.

c. *Bords postérieurs.* — Les bords postérieurs (fig. 153, 5), dirigés verticalement, arrondis et mousses, donnent attache, à droite et à gauche, à l'aponévrose du pharynx, au muscle constricteur moyen, pharyngo-staphylin et stylo-pharyngien. Ses bords se prolongent en haut et en bas sous la forme de deux apophyses verticales, de forme conoïde, que l'on désigne sous le nom de *cornes du thyroïde*. On les distingue en cornes supérieures et en cornes inférieures. Les cornes supérieures, beaucoup plus longues que les inférieures, mesurent de 15 à 20 millimètres de longueur : elles sont reliées à l'os hyoïde par un cordon fibreux, le ligament thyro-hyoïdien latéral (fig. 161, 1). Les cornes inférieures, plus courtes, ont une longueur de 5 à 8 millimètres; elles se terminent à leur extrémité libre par une facette articulaire, laquelle s'unit à la facette similaire que nous avons rencontrée plus haut sur les parties latérales du cartilage cricoïde.

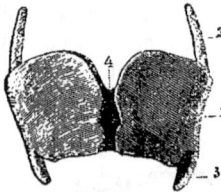

Fig. 155.

Cartilage médian du thyroïde (d'après RAMBAUD et RENAULT).

1. pièce latérale. — 2, grande corne. — 3, petite corne. — 4, pièce médiane ou cartilage interthyroïdien.

Le cartilage thyroïde n'est pas une pièce unique. Il se compose en réalité, comme l'ont établi depuis longtemps les recherches de RAMBAUD et RENAULT (*Origine et développement des os*, Paris, 1864), de deux pièces latérales réunies l'une à l'autre par une troisième pièce, celle-ci impaire et médiane, que nous désignerons sous le nom de *cartilage interthyroïdien (cartilage vocal* de RAMBAUD et RENAULT). Ce dernier cartilage, très visible chez l'enfant quand on regarde le thyroïde par transparence, est moins apparent chez l'adulte et disparaît complètement chez le vieillard par suite de sa fusion avec les pièces latérales. Comme le montre la figure ci-contre (fig. 155, 4), le cartilage interthyroïdien s'étend du bord supérieur du thyroïde à son bord inférieur. Plus large à sa partie moyenne qu'à ses deux extrémités, il revêt la forme d'un losange à grand axe vertical dont les deux angles latéraux seraient très obtus, les angles supérieur et inférieur au contraire très aigus. RAMBAUD et RENAULT le comparent, non sans raison, à une aiguille de boussole.

Le cartilage interthyroïdien diffère des lames du thyroïde par sa couleur qui est moins opaque et par la nature même de sa propre substance qui est plus flexible et plus élastique. Il est uni aux portions latérales du cartilage thyroïde par un tissu cartilagineux plus ou moins fibrillaire, qui, dans le jeune âge, permet de très légers mouvements.

C'est sur la face postérieure du cartilage interthyroïdien et à sa partie moyenne que s'implante le nodule glottique antérieur (p. 272), auquel viennent s'attacher les cordes vocales inférieures.

3° **Cartilages aryténoïdes** (fig. 156 et 157). — Au nombre de deux, l'un droit, l'autre gauche, les cartilages aryténoïdes sont situés sur la partie postérieure et supérieure du cartilage cricoïde. Chacun d'eux a la forme d'une pyramide triangulaire à grand axe vertical et nous présente à étudier, par conséquent, une base, un sommet, trois faces et trois bords :

a. *Base.* — La base, dirigée en bas, s'articule avec le bord supérieur du cartilage cricoïde : elle nous présente, à cet effet, une facette elliptique dont le grand axe est oblique en arrière et en dehors. En avant et en arrière de cette facette articulaire, la base de l'aryténoïde se prolonge sous la forme de deux apophyses, que l'on distingue en antérieure et postérieure. — L'*apophyse antérieure* ou *interne* fait saillie dans la cavité même du larynx. Elle se termine ordinairement en pointe et donne attache à la corde vocale inférieure. — L'*apophyse postérieure* ou *externe*

est située en dehors de la cavité laryngienne. Plus courte, mais plus volumineuse
que la précédente, elle donne insertion aux deux muscles crico-aryténoïdien postérieur et crico-aryténoïdien latéral. — En raison même de leurs connexions, les
deux apophyses précitées sont désignées très souvent, tant en anatomie qu'en
physiologie, la première sous le nom d'*apophyse vocale*, la seconde sous celui
d'*apophyse musculaire*.

b. *Sommet*. — Le sommet de l'aryténoïde, dirigé en haut, s'incline légèrement
en dedans vers celui du côté opposé. Il est surmonté par le cartilage corniculé,
qui lui adhère intimement et le continue.

c. *Faces*. — Les trois faces de l'aryténoïde se distinguent en interne, postérieure
et antéro-externe. — La face *interne*, plane, lisse et unie, est recouverte par la
muqueuse. Elle limite, avec celle du côté opposé, l'espace que nous avons désigné
plus haut sous le nom de glotte intercartilagineuse. — La *face postérieure*, excavée

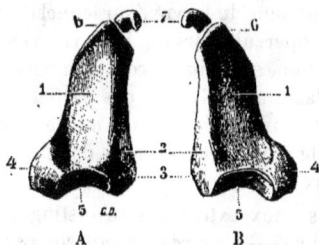

Fig. 156.

Les cartilages aryténoïdes et corniculés, vus
par leur face postérieure (grossis deux
fois) : A, cartilage du côté gauche ; B, cartilage du côté droit.

1, face postérieure. — 2, face interne, vue de profil.
— 3, apophyse antéro-interne ou vocale. — 4, apophyse
postéro-externe ou musculaire. — 5, 5, base du cartilage,
avec la facette qui s'articule avec le cartilage cricoïde.
— 6, son sommet. — 7, cartilages corniculés.

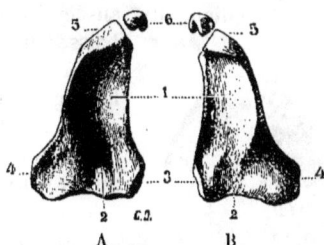

Fig. 157.

Les cartilages aryténoïdes et corniculés, vus
par leur face antéro-externe (grossis deux
fois) : A, cartilage du côté gauche ; B, cartilage du côté droit.

1, face antéro-externe. — 2, fossette pour l'insertion
du muscle thyro-aryténoïdien. — 3, apophyse antéro-
interne ou vocale. — 4, apophyse postéro-externe ou
musculaire. — 5, sommet de l'aryténoïde. — 6, cartilages
corniculés ou cartilages de Santorini.

en fossette, répond au muscle ary-aryténoïdien qui prend sur elle la plus grande
partie de ses insertions. — La *face antéro-externe* nous présente deux fossettes :
une fossette supérieure, plus large, dans laquelle s'attache la corde vocale supérieure ; une fossette inférieure, beaucoup plus petite, dans laquelle vient s'insérer
le muscle thyro-aryténoïdien. Une crête mousse, souvent peu accusée, sépare l'une
de l'autre ces deux fossettes.

d. *Bords*. — Les trois bords de l'aryténoïde séparent les faces ci-dessus décrites.
Ils se distinguent, d'après leur situation, en bord antérieur, bord postérieur, bord
externe. De ces trois bords, le dernier seul, le bord externe, mérite une mention
spéciale. Il est contourné en *S* italique et s'étend depuis l'apophyse externe jusqu'au sommet du cartilage. Sur lui viennent s'insérer les faisceaux externes du
muscle thyro-aryténoïdien.

4° **Cartilages corniculés**. — Les cartilages corniculés, encore appelés *cartilages
de Santorini*, sont deux petits noyaux cartilagineux, situés immédiatement au-
dessus des aryténoïdes (fig. 146,7 et 147,6). Leur longueur varie de 4 à 6 millimètres. Leur forme est celle d'un petit cône, dont la base repose sur le sommet
tronqué de l'aryténoïde correspondant et dont le sommet, recourbé en dedans et
en arrière, arrive presque au contact de celui du côté opposé.

5° Cartilages de Wrisberg. — Les cartilages de Wrisberg ne sont pas constants et, quand ils existent, ils présentent dans leurs dimensions des variations individuelles très étendues. Au nombre de deux, l'un droit, l'autre gauche, ils sont situés dans les replis aryténo-épiglottiques.

Chacun d'eux revêt la forme d'un petit cylindre, le plus souvent aplati dans le sens transversal à la manière d'un coin. Il mesure en moyenne de 8 à 10 millimètres de hauteur sur 1 millimètre et demi à 2 millimètres de largeur.

Son *extrémité supérieure*, renflée et arrondie, fait saillie sur le bord libre du repli aryténo-épiglottique, un peu en avant du cartilage corniculé correspondant (fig. 148,11). — Son *extrémité inférieure*, plus mince et comme effilée, se perd dans l'épaisseur même du repli muqueux au niveau du bord adhérent de la corde vocale supérieure.

6° Épiglotte. — L'épiglotte (de ἐπί, sur et γλωττίς, glotte) est un fibro-cartilage impair et médian, situé au-devant de l'orifice supérieur du larynx, sur lequel il s'abaisse à la manière d'un opercule, lorsque le larynx vient, au moment de la déglutition, s'appliquer contre la base de la langue. Ce fibro-cartilage, une fois isolé des parties voisines (fig. 158), revêt la forme d'une lame mince et de forme ovalaire, à laquelle nous considérerons deux extrémités, deux faces et deux bords :

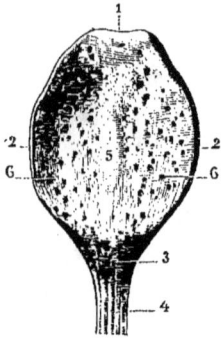

Fig. 158.
L'épiglotte, vue par sa face postérieure.

1, base de l'épiglotte. — 2, 2, ses bords latéraux. — 3, son sommet. — 4, ligament thyro-épiglottique. — 5, partie médiane, dépourvue de trous. — 6, parties latérales, criblées de pertuis glandulaires.

a. *Extrémités.* — Les deux extrémités se distinguent en supérieure et inférieure. — L'*extrémité supérieure* ou *base* est libre, arrondie en demi-cercle, un peu déjetée en avant du côté de la base de la langue. Elle présente, sur la ligne médiane, une légère échancrure ; sur les côtés, elle se continue avec les bords latéraux de l'épiglotte par deux angles fortement arrondis. — L'*extrémité inférieure* ou *sommet*, plus ou moins grêle, est cachée dans l'épaisseur des parties molles du voisinage. Elle vient se fixer, au moyen d'une languette fibreuse, dans l'angle rentrant du thyroïde, immédiatement au-dessus de l'insertion des cordes vocales (fig. 161,3).

b. *Faces.* — Des deux faces de l'épiglotte, l'une est antérieure, l'autre postérieure.

La *face antérieure*, concave de haut en bas, convexe transversalement, regarde la base de la langue. — Sa moitié supérieure est libre et recouverte par la muqueuse. Cette muqueuse, en passant de la face antérieure de l'épiglotte sur la langue, forme trois replis que nous avons déjà signalés, à propos de la langue (voy. t. II), sous le nom de repli *glosso-épiglottique médian* et *replis glosso-épiglottiques latéraux* (fig. 169). Entre ces replis se trouvent deux fossettes, l'une droite, l'autre gauche : ce sont les *fossettes glosso-épiglottiques* ou *valleculæ* (fig. 169,6). — Au-dessous de sa portion libre, la face antérieure de l'épiglotte répond à l'os hyoïde et à la membrane thyro-hyoïdienne, dont elle est séparée par un volumineux paquet de tissu cellulo-adipeux que l'on a appelé à tort *glande de Morgagni* (fig. 151,18). Ce tissu, en effet, est entièrement dépourvu d'éléments glandulaires et l'expression de glande, dont on s'est servi longtemps pour le désigner, doit être abandonnée comme consacrant une erreur. Nous lui substituerons le nom de *paquet adipeux préglottique*.

La *face postérieure* de l'épiglotte, tournée du côté du pharynx, présente la la même configuration que la face antérieure, mais en sens inverse, c'est-à-dire qu'elle est convexe de haut en bas et concave dans le sens transversal. Libre dans toute son étendue, elle est recouverte par la muqueuse laryngienne. Sa portion médiane (fig. 158,5) est lisse et unie. Ses parties latérales (6), au contraire, sont comme criblées de petits pertuis, visibles à l'œil nu, qui ne sont autre chose que les orifices des nombreuses glandes situées dans l'épaisseur du fibro-cartilage.

c. *Bords.* — Les deux bords de l'épiglotte se distinguent en bord gauche et bord droit. Ils sont convexes en dehors et donnent naissance, comme nous l'avons déjà vu plus haut (p. 255), aux prolongements pharyngo-épiglottiques et aryténo-épiglottiques, qui viennent se terminer d'autre part, les premiers sur les parois latérales du pharynx, les seconds sur le bord externe des cartilages aryténoïdes.

Structure des cartilages du larynx, leur ossification. — Les cartilages du larynx n'ont pas tous la même structure. — Le cricoïde et les aryténoïdes sont essentiellement formés par du cartilage hyalin ; ils sont, en outre enveloppés par une lame périchondrale. Leur structure, comme on le voit, rappelle assez bien celle des cartilages costaux. — Le thyroïde est également constitué par du cartilage hyalin dans ses parties latérales, tandis que sa partie médiane, celle que nous avons décrite plus haut sous le nom de cartilage interthyroïde appartient à la variété des cartilages élastiques réticulés. — L'épiglotte (fig. 159) et le cartilage de Wrisberg sont formés, eux aussi, par du cartilage élastique et il en serait de même, d'après Rheiner, de l'apophyse antérieure de l'aryténoïde et quelquefois même de sa pointe. — Quant au cartilage de Santorini, il appartient au groupe des fibro-cartilages, c'est-à-dire qu'il est constitué par du tissu cartilagineux à substance fondamentale conjonctive.

Vers l'âge de vingt-cinq à trente ans, souvent plus tôt, les vrais cartilages du larynx sont envahis par l'ossification. Les premiers points osseux apparaissent d'ordinaire sur le cartilage thyroïde au niveau de son bord postérieur : c'est aux dépens de ce centre, *centre latéral*, que s'ossifient les petites et les grandes cornes. Bientôt après l'apparition de ce premier centre, s'en développe un second sur la pièce médiane : c'est le *centre médian.* Le centre latéral et le centre médian, prenant continuellement de l'extension, se rapprochent peu à peu l'un de l'autre et finissent par se rencontrer. A l'âge de soixante à soixante-cinq ans, chez l'homme, toutes les parties du cartilage sont ossifiées : au cartilage thyroïde a succédé l'os thyroïde. — Le cartilage cricoïde commence à s'ossifier peu de temps après le thyroïde. Cette ossification se fait par deux centres : l'un postérieur, qui apparaît de vingt-cinq à trente ans sur le bord supérieur du chaton cricoïdien ; l'autre antérieur, qui se montre quelques années plus tard à la partie moyenne de la face antérieure de ce cartilage. Comme pour le thyroïde, ces deux centres marchent l'un à la rencontre de l'autre et arrivent à se fusionner. L'ossification du cricoïde est ordinairement complète vers l'âge de soixante-cinq ans. — L'aryténoïde est envahi par l'ossification à peu près à la même époque que le cricoïde. Le tissu osseux se montre tout d'abord au niveau de l'apophyse externe et, de là, s'étend progressivement dans toute la hauteur du cartilage. — Quant au cartilage de Santorini, il s'ossifie plus tardivement. Un point osseux apparaît à son centre et envahit peu à peu tout le cartilage. A soixante-cinq ou soixante-dix ans, les cartilages de Santorini sont ordinairement transformés chacun en une petite pièce osseuse qui tantôt se soude à l'aryténoïde correspondant, tantôt conserve toute son indépendance et toute sa mobilité.

Cette transformation progressive des cartilages du larynx en une substance de consistance dure et pierreuse n'est pas un simple dépôt de sels calcaires, comme le prétendent à tort certains auteurs, mais une ossification véritable. Chievitz, qui a étudié cette ossification avec le plus grand soin, nous apprend que le tissu osseux se développe tout d'abord dans les couches profondes du cartilage ; le périchondre ne prend qu'une faible part à l'ossification et encore n'entre-

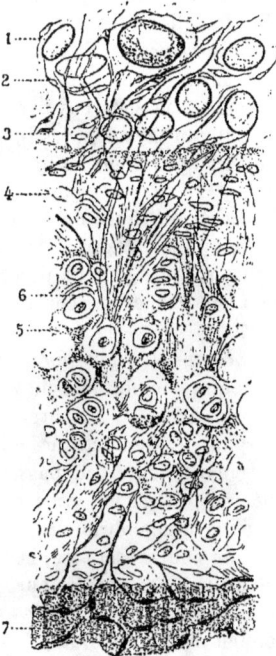

Fig. 159.
Coupe transversale de l'épiglotte du chien (d'après Ranvier).

1, cellules adipeuses. — 2, tissu conjonctif lâche. — 3, fibres élastiques. — 4, couche superficielle du cartilage, avec petites cellules. — 5, portion centrale, avec de grandes cellules 6 et une substance fondamentale contenant des fibres et des grains élastiques. — 7, faisceaux de tissu conjonctif, coupés en travers.

t-il en action que lorsque le processus d'origine centrale a atteint les couches superficielles. Le tissu osseux, ainsi produit, a un aspect spongieux ; mais on rencontre çà et là cependant un véritable tissu compact.

Nous ajouterons que l'envahissement des cartilages du larynx par le tissu osseux commence toujours un peu plus tard chez la femme que chez l'homme. Il marche aussi plus lentement et, tandis que, chez l'homme, l'ossification est ordinairement complète à soixante-dix ans, quelquefois plus tôt, ce n'est que de soixante-quinze à quatre-vingts ans qu'on observe cet état chez la femme. Encore, à cet âge avancé, rencontre-t-on le plus souvent des traces de cartilage sur certains points déterminés, notamment à la partie antérieure et supérieure du thyroïde et sur l'arc antérieur du cricoïde.

B. — Articulations et ligaments du larynx

Les articulations du larynx se divisent en extrinsèques et intrinsèques. — Les premières comprennent l'union du cartilage thyroïde avec l'os hyoïde et l'union du cartilage cricoïde avec la trachée. — Les secondes nous offrent tout d'abord l'articulation du cricoïde avec le thyroïde, l'articulation des aryténoïdes avec le cricoïde et l'articulation des cartilages corniculés avec les aryténoïdes : ce sont là les articulations vraies. Elles comprennent, en outre, un certain nombre de ligaments qui unissent entre elles des pièces cartilagineuses dépourvues de surfaces articulaires et même séparées par un certain intervalle : tels sont le ligament qui unit l'épiglotte au thyroïde, les ligaments qui unissent le thyroïde aux aryténoïdes, les ligaments qui relient les aryténoïdes à l'épiglotte.

1° Union du thyroïde avec l'os hyoïde. — Le cartilage thyroïde et l'os hyoïde sont unis l'un à l'autre : 1° à leur partie moyenne, par un ligament en forme de membrane, le ligament thyro-hyoïdien moyen ; 2° sur les côtés, par deux ligaments en forme de cordon, les ligaments thyro-hyoïdiens latéraux (fig. 160 et 161).

a. *Ligament thyro-hyoïdien moyen.* — Le ligament thyro-hyoïdien moyen, plus connu sous le nom de *membrane thyro-hyoïdienne*, a la forme d'une membrane quadrilatère, mesurant 2 ou 3 centimètres de hauteur sur 4 ou 5 centimètres de largeur. Elle se détache, en bas, du bord supérieur du cartilage thyroïde. De là, elle se porte en haut, passe derrière l'os hyoïde et vient s'insérer sur le bord postérieur de cet os, ainsi que sur le bord postérieur de ses grandes cornes. — *En avant*, la membrane thyro-hyoïdienne est en rapport : 1° sur la ligne médiane, avec une bourse séreuse, la *bourse séreuse de Boyer* (fig. 151, 20), qui remonte jusque sur la face postérieure de l'os hyoïde et, plus superficiellement, avec l'aponévrose et la peau ; 2° sur les côtés, avec les trois muscles thyro-hyoïdiens, sterno-hyoïdien et omo-hyoïdien. — *En arrière*, elle répond, sur la ligne médiane, au paquet graisseux préglottique qui le sépare de l'épiglotte et, sur les côtés, à la muqueuse qui revêt les gouttières pharyngo-laryngées. — *En dehors*, enfin, les bords latéraux de la membrane thyro-hyoïdienne arrivent au contact des ligaments thyro-hyoïdiens latéraux et se confondent avec eux.

b. *Ligaments thyro-hyoïdiens latéraux.* — Les ligaments thyro-hyoïdiens latéraux sont de petits cordons fibreux, longs de 25 à 30 millimètres, qui s'étendent verticalement des grandes cornes du cartilage thyroïde au sommet des grandes cornes de l'os hyoïde. Ils sont intimement unis, en dedans, avec la membrane thyro-hyoïdienne et on peut les considérer comme formant les bords latéraux de cette membrane. On rencontre assez fréquemment dans l'épaisseur des ligaments thyro-hyoïdiens latéraux et à leur partie moyenne, un noyau cartilagineux de forme arrondie ou oblongue (*cartilage hordéiforme, cartilago triticea*), qui s'os-

sifie avec les progrès de l'âge et en même temps que le cartilage thyroïde
(fig. 160, 3 et 161, 1').

2° Union du cricoïde avec la trachée. — Le cartilage cricoïde est uni au premier
anneau de la trachée par une membrane fibro-élastique qui, par sa nature et par
sa disposition, rappelle exactement celle qui, plus bas, relie entre eux les différents

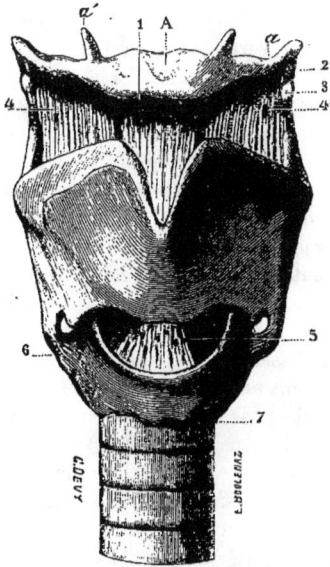

Fig. 160.
Les articulations et les ligaments du larynx,
vus par leur face antérieure.

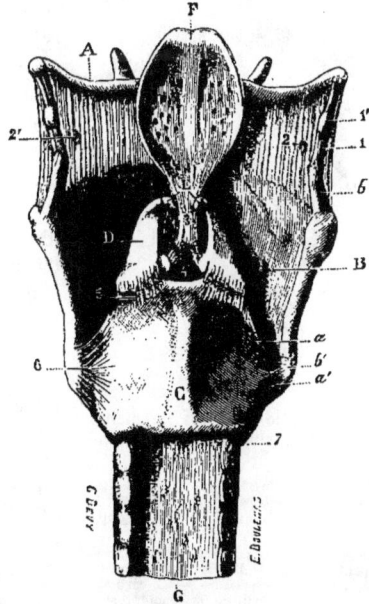

Fig. 161.
Les articulations et les ligaments du larynx,
vus par leur face postérieure.

Fig. 160. — A, os hyoïde, avec a, ses grandes cornes ; a', ses petites cornes. — B, cartilage thyroïde. — C, cartilage
cricoïde. — D, trachée-artère. — 1, ligament thyro-hyoïdien moyen. — 2, ligaments thyro-hyoïdiens latéraux, avec 3,
noyau cartilagineux contenu dans leur épaisseur. — 4, 4', orifices livrant passage aux vaisseaux laryngés supérieurs. —
5, ligament crico-thyroïdien moyen. — 6, articulations crico-thyroïdiennes latérales. — 7, union du cricoïde avec la
trachée.

Fig. 161. — A, os hyoïde. — B, cartilage thyroïde, avec b, ses cornes supérieures et b', ses cornes inférieures. —
C, cartilage cricoïde. — D, cartilages aryténoïdes. — E, cartilages corniculés ou de Santorini. — F, épiglotte. — G, trachée-artère. — 1, ligaments thyro-hyoïdiens latéraux, avec 1', leur noyau cartilagineux. — 2, membrane thyro-hyoïdienne,
avec 2', deux orifices pour l'artère laryngée supérieure. — 3, ligament thyro-épiglottique. — 4, ligaments thyro-aryténoïdiens inférieurs. — 5, ligaments crico-aryténoïdiens. — 6, ligaments crico-thyroïdiens latéraux, avec a, leurs faisceaux
ascendants, et a' leurs faisceaux descendants. — 7, union du cricoïde avec la trachée.

anneaux de la trachée. Elle s'étend du bord inférieur de l'anneau cricoïdien
au bord supérieur du premier anneau trachéal et se trouve renforcée à sa partie
antérieure par un petit cordon, impair et médian, qui descend comme elle du
cricoïde sur la trachée.

Nous rappellerons ici pour mémoire que, dans certains cas, le cricoïde s'unit à
la trachée d'une façon beaucoup plus intime, l'une ou l'autre de ses apophyses
latérales, quelquefois même toutes les deux, se continuant directement avec le
premier anneau de la trachée.

3° Union du cricoïde avec le thyroïde. — Le cricoïde et le thyroïde sont unis
l'un à l'autre : 1° sur les côtés, par une véritable articulation ; 2° à leur partie

moyenne, par un ligament en forme de membrane, le ligament crico-thyroïdien moyen :

a. *Articulation crico-thyroïdienne proprement dite.* — Cette articulation (fig. 160, 6) appartient au groupe des arthrodies. — Comme surfaces articulaires, nous trouvons deux facettes planes et arrondies qui occupent sur le cartilage thyroïde l'extrémité inférieure de ses petites cornes, sur le cartilage cricoïde les parties latérales de sa surface extérieure. — Un ligament capsulaire, à fibres verticales et parallèles, maintient en présence les deux surfaces précitées. Cette capsule fibreuse est renforcée, à sa partie antérieure et à sa partie postérieure, par deux faisceaux fibreux plus ou moins bien isolés, les *ligaments crico-thyroïdiens antérieur* et *postérieur*, qui descendent de la petite corne du thyroïde sur les parties correspondantes du cricoïde. — Une synoviale, parfaitement développée, favorise le jeu des surfaces articulaires. — L'articulation crico-thyroïdienne nous présente tout d'abord des mouvements de glissement qui s'effectuent, suivant les cas, dans le sens antéro-postérieur ou dans le sens vertical. Elle possède, en outre, un mouvement dit de bascule d'arrière en avant et d'avant en arrière, qu'exécute le cartilage thyroïde autour d'un axe transversal passant par les deux surfaces articulaires. En basculant en avant, le thyroïde s'abaisse à sa partie antérieure et cet abaissement paraît limité par la tension du ligament crico-thyroïdien postérieur. En basculant en arrière, au contraire, il s'élève et s'écarte du cricoïde : ce mouvement d'élévation est limité par la tension de la membrane crico-thyroïdienne.

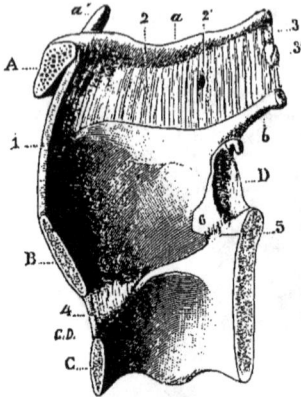

Fig. 162.

Les articulations et les ligaments du larynx, vus par leur face interne.

(Le larynx et l'os hyoïde ont été divisés sur la ligne médiane en deux moitiés : la figure représente la moitié droite ; l'épiglotte a été enlevée.)

A, os hyoïde, avec : *a*, sa grande corne : *a'*, sa petite corne. — B, cartilage thyroïde, avec *b*, sa corne supérieure. — C, cartilage cricoïde. — D, cartilage aryténoïde, surmonté du cartilage corniculé.

1, ligament thyro-hyoïdien moyen. — 2, membrane thyro-hyoïdienne, avec 2', l'orifice pour les vaisseaux laryngés supérieurs. — 3, ligament thyro-hyoïdien latéral droit, avec 3', son noyau cartilagineux. — 4, membrane crico-thyroïdienne. — 5, articulation crico-aryténoïdienne. — 6, apophyse vocale du cartilage aryténoïde.

b. *Ligament crico-thyroïdien moyen.* — Le ligament crico-thyroïdien moyen, encore appelé en raison de ses dimensions *membrane crico-thyroïdienne* (fig. 160,5), revêt la forme d'un triangle dont la base s'insère sur le bord supérieur du cartilage cricoïde et dont le sommet, fortement tronqué, vient se fixer à la partie moyenne du bord inférieur du cartilage thyroïde. Cette membrane, de coloration jaunâtre, est remarquable à la fois par son épaisseur, son élasticité, sa résistance. Sa face antérieure est en rapport avec les muscles crico-thyroïdiens qui reposent sur elle. Sa face postérieure est recouverte par la muqueuse laryngée. Elle présente, sur la ligne médiane, un certain nombre de trous, destinés à livrer passage à des vaisseaux et à des nerfs (voy. plus loin).

4° Union du cricoïde avec les aryténoïdes : articulation crico-aryténoïdienne.

— L'articulation par laquelle le cartilage cricoïde s'unit à l'aryténoïde est une arthrodie. — Les surfaces articulaires sont : 1° du côté du cricoïde, une facette elliptique, longue de 7 millimètres, large de 4 millimètres, située sur le bord supérieur du cartilage, un peu en dehors de la ligne médiane ; cette facette, dont le grand axe se dirige obliquement de haut en bas et de dedans en dehors, est convexe dans le sens antéro-postérieur ; 2° du côté de l'aryténoïde et sur la base de ce cartilage, une facette également oblongue, mais dont le grand axe est justement perpendiculaire à celui de la précédente et qui est concave d'avant en arrière. — Les deux facettes articulaires précitées sont maintenues en présence par un ligament capsulaire qui s'insère sur leur pourtour. — Ce ligament est tapissé intérieurement par une synoviale qui est très lâche et qui, de ce fait, permet à l'aryténoïde des mouvements faciles et étendus.

Des différents mouvements qu'exécute le cartilage aryténoïde sur le cricoïde, le principal est un mouvement de rotation autour d'un axe vertical passant par les surfaces articulaires. En vertu de ces mouvements, l'apophyse postérieure ou musculaire se porte, soit en dedans, soit en dehors, tandis que l'apophyse antérieure ou vocale se déplace dans un sens diamétralement opposé : en dedans quand l'apophyse musculaire se porte en dehors, en dehors quand l'apophyse musculaire se porte en dedans. C'est par ces déplacements des apophyses antérieures des aryténoïdes que s'effectuent, comme nous le verrons plus tard, les variations qui surviennent dans les dimensions transversales de l'orifice glottique.

Nous devons ajouter que cette rotation de l'aryténoïde ne se fait pas dans un plan exactement horizontal. L'observation nous démontre en effet que, lorsque l'apophyse vocale se porte en dehors, l'aryténoïde s'incline légèrement en arrière. De même, le déplacement en dedans de cette même apophyse s'accompagne d'une inclinaison en avant de l'aryténoïde. En d'autres termes, l'apophyse vocale s'élève légèrement en même temps qu'elle se porte en dehors, s'abaisse au contraire quand elle se déplace en dedans.

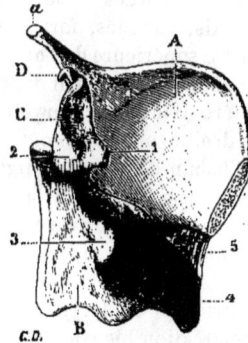

Fig. 163.

L'articulation crico-aryténoïdienne, vue par son côté externe, après l'ablation de l'aile droite du thyroïde.

A, cartilage thyroïde dont la moitié droite a été réséquée, avec a, sa corne supérieure gauche. — B, cartilage cricoïde. — C, cartilage aryténoïde, avec : 1, son apophyse vocale et 2, son apophyse musculaire ; 3, surface articulaire pour la corne inférieure droite du cartilage thyroïde ; 4, partie antérieure de l'anneau cricoïdien. — 5, coupe de la membrane crico-thyroïdienne moyenne. — D, cartilage corniculé.

5° Union des aryténoïdes avec les cartilages corniculés : articulation arycorniculée. — L'aryténoïde est uni au cartilage corniculé par une articulation qui est rangée par HUSCHKE dans le groupe des arthrodies, par HENLE dans celui des amphiarthroses. — A la constitution de cette articulation concourent deux facettes : l'une supérieure, convexe, occupant le sommet de l'aryténoïde ; l'autre inférieure, concave, occupant la base du cartilage corniculé. — Une capsule fibreuse très délicate, tapissée parfois par une synoviale, réunit les deux cartilages. Ces liens fibreux, assez lâches chez l'enfant, deviennent plus forts et plus serrés au fur et à mesure que le sujet avance en âge ; chez le vieillard, les deux pièces cartilagineuses sont presque toujours confondues.

6° Union de l'épiglotte avec le thyroïde. — L'épiglotte est unie au larynx par une languette fibreuse, impaire et médiane, qui fait suite à son sommet et qui vient se fixer, d'autre part, dans l'angle rentrant du cartilage thyroïde (fig. 161,3). Nous donnerons à cette languette fibreuse le nom de *ligament thyro-épiglottique*.

7° Union des aryténoïdes avec le thyroïde : ligaments thyro-aryténoïdiens. — Le cartilage thyroïde et les aryténoïdes, étant séparés par un certain intervalle, ne sauraient s'articuler entre eux. Ils sont simplement unis par des ligaments. Ces ligaments thyro-aryténoïdiens sont au nombre de quatre, deux de chaque côté ; ils se distinguent en supérieurs et inférieurs :

a. *Ligaments thyro-aryténoïdiens supérieurs.* — Les ligaments thyro-aryténoïdiens supérieurs (*Taschenbänder* des anatomistes allemands) occupent l'épaisseur des cordes vocales supérieures, dont ils constituent la charpente fibreuse. Aplatis, rubanés, fort minces, ils s'insèrent par leur extrémité antérieure à la partie supérieure de l'angle rentrant du thyroïde. De là, ils se dirigent en arrière et viennent se fixer par leur extrémité postérieure à la partie moyenne de la face antéro-externe des aryténoïdes, celui de gauche sur l'aryténoïde gauche, celui de droite sur l'aryténoïde droit. Leur largeur mesure 4 à 5 millimètres.

Chacun de ces deux ligaments nous présente deux faces et deux bords. — Des deux faces, l'une, dirigée en dedans, est recouverte par la muqueuse laryngée ; l'autre, dirigée en dehors, répond au ventricule du larynx. — Les deux bords se distinguent en supérieur et inférieur : le bord inférieur, libre dans toute son étendue, forme la lèvre supérieure de l'orifice elliptique qui conduit dans les ventricules du larynx ; le bord supérieur, adhérent, se continue sans ligne de démarcation bien nette avec le ligament aryténo-épiglottique correspondant.

Histologiquement, les ligaments thyro-aryténoïdiens supérieurs se composent de fibres de tissu conjonctif, auxquelles viennent se mêler de nombreuses fibres élastiques affectant de préférence une direction antéro-postérieure.

b *Ligaments thyro-aryténoïdiens inférieurs.* — Les ligaments thyro-aryténoïdiens inférieurs (*Stimmbänder* des anatomistes allemands) occupent de même l'épaisseur des cordes vocales inférieures. Plus larges et plus épais que les précédents, ils s'insèrent en avant dans l'angle rentrant du cartilage thyroïde : cette insertion se fait par l'intermédiaire d'un petit noyau fibro-cartilagineux, long de 2 ou 3 millimètres, épais de 1 millimètre, auquel on donne le nom de *nodule glottique antérieur*. De l'angle rentrant du thyroïde, ces ligaments se portent horizontalement en arrière et viennent se fixer sur l'apophyse vocale de l'aryténoïde et un peu sur le corps de ce dernier cartilage. Ici encore nous trouvons, coiffant le sommet de l'apophyse vocale, entre l'apophyse et la corde vocale, un petit noyau fibro-cartilagineux, appelé *nodule glottique postérieur*.

On distingue aux ligaments thyro-aryténoïdiens inférieurs, comme aux supérieurs, deux faces et deux bords. — La face inférieure ou interne est recouverte par la muqueuse de la portion sous-glottique du larynx. — La face supérieure ou externe répond tout d'abord au muscle thyro-aryténoïdien et, au-dessous de lui, au muscle crico-aryténoïdien postérieur. — Le bord supérieur ou bord libre forme la lèvre inférieure de l'orifice d'entrée du ventricule. — Le bord inférieur cu bord adhérent descend jusqu'au bord supérieur du cartilage cricoïde et s'y insère.

Les ligaments thyro-aryténoïdiens inférieurs se composent, comme les précédents, de fibres conjonctives et de fibres élastiques. Mais ces dernières y sont beaucoup plus nombreuses : elles prédominent manifestement.

8° **Union des aryténoïdes avec l'épiglotte : ligaments aryténo-épiglottiques.** — Les aryténoïdes sont reliés à l'épiglotte par deux ligaments, l'un droit, l'autre gauche, auxquels on donne le nom de ligaments aryténo-épiglottiques. Ce sont des lames fibreuses, larges et minces, situées dans l'épaisseur des replis aryténo-épiglottiques et présentant exactement la même disposition que ces derniers. Ils prennent naissance, en avant, sur les bords latéraux de l'épiglotte auxquels ils font suite. De là, ils se dirigent en arrière et viennent se terminer sur la face antéro-externe des cartilages aryténoïdes. En haut, ils s'élèvent jusqu'au bord supérieur des replis aryténo-épiglottiques. En bas, ils se fusionnent, comme nous l'avons déjà dit, avec la partie externe des cordes vocales supérieures.

C. — Muscles du larynx

Les muscles du larynx se divisent, comme les ligaments, en extrinsèques et intrinsèques. — Les muscles extrinsèques, insérés par une de leurs extrémités

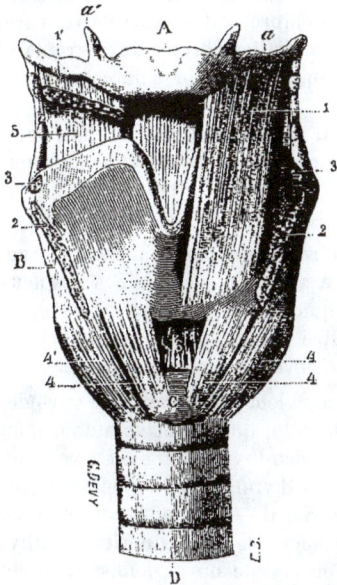

Fig. 164.

Les muscles du larynx, vue antérieure.

A, os hyoïde, avec : a, ses grandes cornes : a', ses petites cornes. — B, cartilage thyroïde. — C, cartilage cricoïde. — D, trachée-artère.
1. muscle thyro-hyoïdien gauche. — 1', muscle thyro-hyoïdien droit. — 2. insertion supérieure du muscle sterno-thyroïdien. — 3. insertion thyroïdienne du muscle pharyngo-staphylin. — 4. et 4'. faisceau interne et faisceau externe du muscle crico-thyroïdien. — 5. membrane thyro-hyoïdienne. — 6, membrane crico-thyroïdienne.

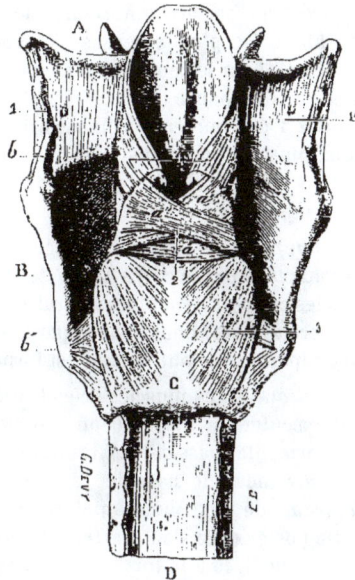

Fig. 165.

Les muscles du larynx, vue postérieure.

A, os hyoïde. — B. cartilage thyroïde, avec b. ses cornes supérieures et b'. ses cornes inférieures. — C. cartilage cricoïde. — D. trachée-artère. — E. épiglotte. — F, cartilages corniculés.
1. ligaments thyro-hyoïdiens latéraux, avec leur noyau cartilagineux. — 1'. membrane thyro-hyoïdienne. — 2. muscle ary-ténoïdien, avec a. son faisceau transverse. a'. et a''. ses deux faisceaux obliques. — 3. muscle crico-aryténoïdien postérieur. — 4. muscle aryténo-épiglottique.

seulement sur le larynx et, par l'autre, sur les parties voisines, impriment à l'organe des mouvements d'ensemble. Ce sont : le *sterno-thyroïdien*, le *thyro-hyoïdien*, le *constricteur inférieur du pharynx*, le *stylo-pharyngien*. Tous ces muscles ont été déjà décrits, soit en myologie, soit à propos du pharynx (voy. t. I, Myologie, et t. III, p. 53). — Les muscles intrinsèques fixés au larynx par leurs deux extrémités, impriment à ce dernier des mouvements partiels, c'est-à-dire qu'ils meuvent les unes sur les autres les différentes pièces cartilagineuses qui entrent dans sa constitution. Ces muscles sont au nombre de onze, dont un impair et cinq pairs. Le muscle impair, placé sur la ligne médiane en arrière des aryténoïdes, est le muscle *ary-aryténoïdien*. Les muscles pairs sont : le *crico-thyroïdien*, le *crico-aryténoïdien postérieur*, le *crico-aryténoïdien latéral*, le *thyro-aryté-noïdien* et l'*aryténo-épiglottique*.

1° Muscle crico-thyroïdien. — Le muscle crico-thyroïdien est un muscle pair, de forme triangulaire, situé à la partie antérieure et inférieure du larynx (fig. 164, 4).

a. *Insertions.* — Il s'insère en bas, par son sommet, sur la face antérieure du cartilage cricoïde, immédiatement en dehors de la ligne médiane. De là, ses fibres se portent en haut et en dehors en rayonnant à la manière d'un éventail et viennent se fixer sur le cartilage thyroïde : les unes, sur son bord inférieur ; d'autres, sur sa face antérieure ; le plus grand nombre, sur sa face postérieure. Les fibres les plus externes s'étendent jusqu'aux petites cornes du thyroïde et s'y insèrent, en se confondant en partie, à ce niveau, avec les fibres du constricteur inférieur du pharynx.

Assez fréquemment, le muscle crico-thyroïdien se trouve divisé en deux faisceaux plus ou moins distincts : un faisceau interne, presque vertical, connu sous le nom de *crico-thyroïdien droit;* un faisceau externe, fortement oblique, le *crico-thyroïdien oblique.*

b. *Rapports.* — Le muscle crico-thyroïdien est recouvert par le muscle sterno-thyroïdien et par le corps thyroïde. Il recouvre, à son tour, les origines des deux muscles crico-aryténoïdien latéral et thyro-aryténoïdien. Sur la ligne médiane, les deux crico-thyroïdiens sont séparés l'un de l'autre par un espace triangulaire à base supérieure, dont le fond est formé par la membrane crico-thyroïdienne.

c. *Action.* — Les muscles crico-thyroïdiens, prenant leur point fixe sur le cricoïde, font exécuter au thyroïde un mouvement de bascule, qui s'effectue autour d'un axe horizontal passant par les deux articulations crico-thyroïdiennes. En vertu de ce mouvement de bascule, la partie antérieure du thyroïde, celle qui est placée en avant de l'axe horizontal précité, se rapproche du cricoïde, tandis que sa partie postérieure s'en écarte. Or, dans ce mouvement, le bord antérieur du thyroïde se déplace à la fois en bas et en avant : il en résulte un agrandissement de l'intervalle qui sépare l'angle rentrant du cartilage thyroïde de la base des aryténoïdes et, par conséquent, un allongement de la glotte et des deux cordes vocales inférieures qui la délimitent. Le muscle crico-thyroïdien est donc un muscle *tenseur des cordes vocales.*

Contrairement à cette opinion, qui est celle de tous les classiques, Moura admet que le muscle crico-thyroïdien prend son point fixe, non pas sur le cricoïde, mais sur le thyroïde, lequel se trouve fixé, pendant l'émission des sons et l'acte de la déglutition, par « les muscles de la région thyroïdienne et par ceux du pharynx ». Dans ces conditions, le muscle crico-thyroïdien, entrant en contraction, « attire vers le bord inférieur du thyroïde l'anneau cricoïdien et avec lui la trachée. Un mouvement d'équerre ou de sonnette est ainsi produit : le cricoïde subit de bas en haut un déplacement qui, d'une part le rapproche de la moitié antérieure du thyroïde et, d'autre part, porte en arrière sa moitié postérieure sur laquelle sont articulés et fixés les deux aryténoïdes. Ce double mouvement a pour effet l'allongement des lèvres vocales d'une quantité proportionnelle à leur degré d'élasticité ». Quant à l'abaissement du thyroïde sur le cricoïde, il serait déterminé par le muscle sterno-thyroïdien qui, lui, prend son point fixe sur le sternum.

2° Muscle crico-aryténoïdien postérieur. — Le muscle crico-aryténoïdien postérieur (fig. 165, 3) est un muscle pair, triangulaire, situé à la partie postérieure et inférieure du larynx.

a. *Insertions.* — Il prend naissance, en bas, dans cette dépression latérale que nous avons signalée sur la face postérieure du chaton cricoïdien. De là, ses fibres

se portent en haut et en dehors, en suivant une direction qui est horizontale pour
les fibres supérieures, oblique pour les fibres moyennes, presque verticale pour
les fibres inférieures. Finalement, elles se jettent sur un petit tendon, lequel
s'insère sur l'apophyse externe de l'aryténoïde, en arrière de l'insertion du crico-
aryténoïdien latéral.

b. *Rapports.* — Par sa face antérieure, le muscle crico-aryténoïdien postérieur est
immédiatement appliqué contre le chaton de la bague cricoïdienne. — Sa face
postérieure est recouverte par la muqueuse pharyngienne, à laquelle elle est unie
par une couche de tissu conjonctif lâche.

c. *Action.* — Lorsqu'ils se contractent, les muscles crico-aryténoïdiens postérieurs,
prenant leur point fixe sur le cricoïde, agissent sur les apophyses externes des

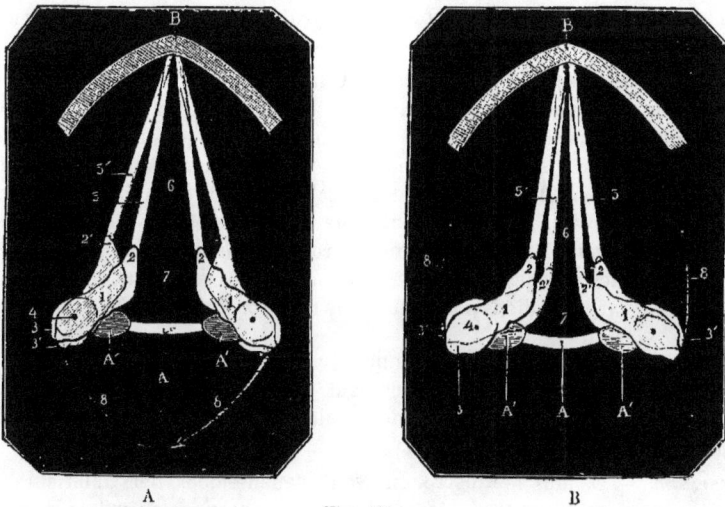

Fig. 166.

Schéma destiné à montrer le mode d'action des muscles crico-aryténoïdiens : A, action du
crico-aryténoïdien postérieur ; B, action du crico-aryténoïdien latéral.

(La teinte rose indique la position nouvelle qu'acquièrent les aryténoïdes et les cordes vocales par le fait de la contraction des muscles crico-aryténoïdiens ; les flèches rouges indiquent le sens dans lequel se meuvent les apophyses antérieure
et postérieure.)
A, A', cartilage cricoïde. — B, cartilage thyroïde. — 1, cartilage aryténoïde. — 2, apophyse vocale, avec 2', sa position
après la contraction du muscle. — 4, centre des mouvements de l'aryténoïde. — 5, cordes vocales inférieures, avec 5' leur
position nouvelle après la contraction du muscle. — 6, glotte interligamenteuse. — 7, glotte intercartilagineuse. —
8, flèche indiquant le sens dans lequel se déplace l'apophyse externe ou musculaire.

aryténoïdes qu'ils portent en bas et en dedans. Comme les apophyses internes se
déplacent en même temps, mais en sens inverse (voy. p. 271), celles-ci se portent
en dehors et un peu en haut. Il en résulte que les cordes vocales, qui s'insèrent sur
elles, s'écartent du plan médian et élargissent d'autant la fente glottique qui les
sépare (voy. fig. 166, A). Les muscles crico-aryténoïdiens postérieurs sont donc
essentiellement *dilatateurs de la glotte.*

3° **Muscle crico-aryténoïdien latéral.** — Le muscle crico-aryténoïdien latéral
est un muscle pair, irrégulièrement quadrilatère, situé sur les parties latérales du
larynx, immédiatement en dedans des ailes du cartilage thyroïde. Pour le mettre à
découvert, il faut inciser verticalement le thyroïde un peu en dehors de la ligne

médiane et renverser en bas la portion de ce cartilage qui a été libérée par cette incision et qui recouvre le muscle (fig. 167,3).

a. *Insertions*. — Il prend naissance, par son extrémité antérieure, sur la partie latérale du bord supérieur du cricoïde, immédiatement en avant de l'articulation crico-thyroïdienne. De là, il se porte obliquement d'avant en arrière et un peu de bas en haut, et vient se terminer sur l'apophyse externe de l'aryténoïde correspondant, immédiatement en avant de l'insertion du muscle précédent.

b. *Rapports*. — Considéré au point de vue de ses rapports, le muscle crico-aryténoïdien latéral répond par sa face interne au ligament thyro-aryténoïdien inférieur. — Par sa face externe, il est en rapport avec la face postérieure du cartilage thyroïde, doublée à ce niveau par les attaches supérieures du muscle crico-thyroïdien. — Son bord inférieur, oblique de bas en haut et d'avant en arrière, est situé un peu au-dessus de l'articulation crico-thyroïdienne. — Son bord supérieur répond au muscle thyro-aryténoïdien, avec lequel il est plus ou moins confondu.

c. *Action*. — Les muscles crico-aryténoïdiens latéraux, en se contractant, portent en avant et en dehors les apophyses externes des aryténoïdes sur lesquelles ils s'insèrent. Simultanément et en vertu de la formule énoncée plus haut (p. 271), les apophyses internes de ces mêmes aryténoïdes se portent en dedans, du côté de la ligne médiane. Il en résulte que les cordes vocales inférieures, qui s'insèrent sur ces dernières apophyses, se rapprochent l'une de l'autre et rétrécissent la fente glottique d'une quantité qui est toujours proportionnelle à leur déplacement (voy. fig. 166, B). Les muscles crico-aryténoïdiens latéraux sont donc antagonistes des muscles crico-aryténoïdiens postérieurs : ils sont *constricteurs de la glotte*.

4° Muscle thyro-aryténoïdien. — Le muscle thyro-aryténoïdien est un muscle pair, de forme quadrilatère, très mince en haut, très épais en bas, situé au-dessus du précédent dans l'épaisseur de la corde vocale inférieure et de la paroi externe du ventricule du larynx (fig. 167, 5).

a. *Insertions*. — Ce muscle s'insère, en avant, dans les deux tiers inférieurs de l'angle rentrant du cartilage thyroïde, ainsi que sur la partie moyenne de la membrane crico-hyoïdienne qui est sous-jacente à cet angle. De cette longue ligne d'insertion, les fibres constitutives du muscle thyro-aryténoïdien se dirigent obliquement d'avant en arrière, de dedans en dehors et un peu de bas en haut et se partagent en deux faisceaux, l'un profond ou interne, l'autre superficiel ou externe :

1° Le *faisceau interne* (*muscle thyro-aryténoïdien interne* de HENLE) occupe l'épaisseur de la corde vocale inférieure (fig. 168, 13'), d'où le nom de *faisceau propre de la corde vocale* que lui donnent certains anatomistes. Prismatique triangulaire, il revêt naturellement sur des coupes vertico-transversales la forme d'un triangle, dont les trois faces se distinguent en supérieure, externe et inféro-interne. Il est toujours très développé et c'est à sa présence que la corde vocale inférieure est en grande partie redevable de son volume. Il se fixe, à son extrémité postérieure, sur le sommet et les deux bords de l'apophyse vocale, ainsi que sur une petite fossette qui se trouve située sur la base de l'aryténoïde, entre cette dernière apophyse et l'apophyse musculaire.

2° Le *faisceau externe* (*muscle thyro-aryténoïdien externe* de HENLE) est situé, comme l'indique son nom, en dehors du précédent (fig. 168, 13). Aplati transversalement, il glisse entre l'aile du thyroïde et la paroi externe du ventricule laryngien et vient se terminer sur le bord externe de l'aryténoïde, depuis la base de ce cartilage jusqu'à son sommet. — On rencontre même, dans la plupart des cas, un faisceau plus élevé encore, qui, au lieu de gagner l'aryténoïde, s'infléchit en haut, s'étale en une lame mince sur le repli aryténo-épiglottique et se perd sur ce repli ou bien remonte jusque sur les côtés de l'épiglotte. Cette mince lame musculaire est décrite par certains auteurs comme un faisceau distinct, sous le nom de *muscle*

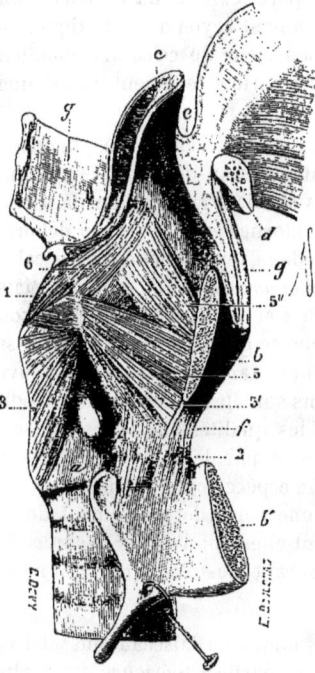

Fig. 167.

Les muscles du larynx, vus sur la face latérale droite de l'organe.

a, cartilage cricoïde. — *b*, cartilage thyroïde, dont l'aile droite *b'*, incisée un peu en dehors de la ligne médiane, a été érignée en bas. — *c*. épiglotte. — *d*, os hyoïde. — *e*, repli glosso-épiglottique médian. — *f*, membrane crico-thyroïdienne. — *g*, membrane thyro-hyoïdienne.

1, muscle ary-aryténoïdien. — 2. muscle crico-thyroïdien. — 3, muscle crico-aryténoïdien postérieur. — 4, muscle crico-aryténoïdien latéral. — 5, muscle thyro-aryténoïdien, avec : 5', son faisceau ary-syndesmien ; 5'', son faisceau thyro-membraneux. — 6, muscle aryténo-épiglottique.

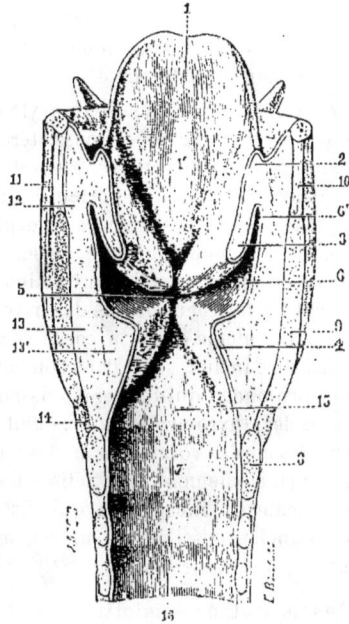

Fig. 168.

Les muscles thyro-aryténoïdien et aryténo épiglottique, vus sur une coupe frontale.

1. face postérieure de l'épiglotte, avec 1' son bourrelet. — 2, repli aryténo-épiglottique. — 3, corde vocale supérieure. — 4, corde vocale inférieure. — 5. fossette centrale de Merkel. — 6. ventricule du larynx. avec 6' son arrière-cavité. — 7, arc antérieur du cricoïde. — 8. coupe du même cartilage. — 9. cartilage thyroïde. — 10. membrane thyro-hyoïdienne. — 11. muscle thyro-hyoïdien. — 12. muscle aryténo-épiglottique. — 13, muscle thyro-aryténoïdien (faisceau externe). avec 13', son faisceau interne contenu dans l'épaisseur de la corde vocale inférieure. — 14. muscle crico-thyroïdien. — 15. portion sous-glottique du larynx. — 16, cavité de la trachée-artère.

thyro-épiglottique ou *thyro-membraneux* (fig. 167, 5''). Une pareille distinction ne saurait être maintenue, le muscle en question n'étant qu'un simple faisceau, le faisceau supérieur, du muscle thyro-aryténoïdien. — Les fibres musculaires qui proviennent du ligament crico-thyroïdien moyen se différencient parfois en un petit faisceau distinct qui, se portant obliquement en arrière et en haut, vient s'attacher à la partie inférieure du bord externe du cartilage aryténoïde. Ce faisceau, que l'on a désigné en raison de ses insertions sous le nom de *muscle ary-syndesmien* (fig. 167, 5'), chemine dans toute son étendue au-dessus du crico-aryténoïdien latéral, avec lequel il se confond plus ou moins. Il sert ainsi de trait d'union entre ce dernier muscle et les autres faisceaux du thyro-aryténoïdien.

b. *Rapports.* — En dehors, le muscle thyro-aryténoïdien est recouvert par l'aile du cartilage thyroïde, dont il n'est séparé que par une couche de tissu cellulaire lâche plus ou moins riche en graisse. — En dedans, il répond successivement en allant de bas en haut : 1° au ligament thyro-aryténoïdien inférieur, qui le sépare de la muqueuse laryngée ; 2° à la paroi inférieure et à la paroi externe du ventricule du larynx ; 3° par ses faisceaux les plus élevés, au ligament aryténo-épiglottique. — En bas, son bord inférieur se juxtapose au bord supérieur du crico-aryténoïdien latéral et, à ce niveau, l'union des deux muscles est parfois tellement intime que toute séparation est artificielle.

c. *Action.* — Les muscles thyro-aryténoïdiens ont, à peu de chose près, la même action que les crico-aryténoïdiens latéraux qui sont situés au-dessous d'eux et qui présentent la même direction. Agissant, comme ces derniers muscles, sur la partie externe des aryténoïdes, ils portent les apophyses externes en avant et en dehors, tandis que les apophyses internes, se déplaçant en dedans, tendent les cordes vocales et rétrécissent la fente glottique. Ce sont encore des *constricteurs de la glotte*. Mais ce n'est pas tout : comme la contraction d'un muscle s'accompagne toujours de son gonflement, le faisceau interne du thyro-aryténoïdien se gonfle au moment où il se contracte. Du même coup, la corde vocale inférieure, dans laquelle il se trouve pour ainsi dire inclus, subit dans son volume et dans son état de tension des modifications profondes qui influent puissamment sur les qualités physiques du son : « les muscles thyro-aryténoïdiens, dit Béclard, sont par leur faisceau interne tenseurs des cordes vocales, mais des tenseurs d'une espèce toute particulière ; ils exercent principalement leur action tensive par une sorte de gonflement de la portion vocale du muscle, ce qui distingue essentiellement l'*anche vivante* de toutes les anches possibles, même des anches membraneuses élastiques, qui ne se tendent qu'en s'amincissant ».

5° Muscle aryténo-épiglottique. — On donne ce nom à un faisceau musculaire, pâle et mince, souvent peu visible, qui s'étale sur la partie supérieure des replis aryténo-épiglottiques (fig. 167, 6).

a. *Insertions.* — Comme son nom l'indique, ce petit muscle s'insère sur l'aryténoïde, au niveau de son sommet. De là, il se porte en avant et en haut en s'appliquant immédiatement contre le ligament aryténo-épiglottique et vient se terminer, en partie sur ce ligament, en partie sur les côtés de l'épiglotte.

Le plus souvent, le muscle aryténo-épiglottique se trouve renforcé par les fibres superficielles des aryténoïdiens obliques (voy. plus bas), qui croisent la partie supérieure de l'aryténoïde sans y prendre insertion et, continuant leur trajet, se dirigent vers l'épiglotte.

b. *Action.* — Ce petit muscle me semble avoir pour usages de rétrécir l'orifice supérieur du larynx. Quand il est fortement développé, il peut encore, prenant son point fixe sur l'aryténoïde, porter l'épiglotte en bas et en arrière, d'où le nom de *muscle abaisseur de l'épiglotte* (*reflector epiglottidis*) que lui donnent certains auteurs, Theile entre autres.

6° Muscle ary-aryténoïdien. — Le muscle ary-aryténoïdien est un muscle impair, médian, symétrique, situé à la partie postérieure des deux cartilages aryténoïdes (fig. 165, 2).

a. *Insertions*. — Ce muscle se compose de deux portions, une portion superficielle à direction oblique et une portion profonde, à direction transversale :

1° La *portion oblique* (*a'* et *a"*), que l'on désigne le plus souvent sous le nom de muscle *aryténoïdien oblique*, est constituée par deux faisceaux, l'un droit, l'autre gauche. — Le faisceau droit s'insère sur la partie postérieure de l'apophyse externe du cartilage aryténoïde droit. De là, il se porte obliquement en dedans et en haut, croise la ligne médiane et gagne le sommet du cartilage aryténoïde gauche. Inversement, le faisceau gauche s'étend de la base de l'aryténoïde gauche au sommet de l'aryténoïde droit. Les deux aryténoïdiens obliques, on le voit, s'entre-croisent réciproquement en sautoir sur la ligne médiane. — Arrivés au sommet des aryténoïdes, ces deux faisceaux musculaires se comportent comme suit : leurs fibres profondes se terminent sur le sommet du cartilage ou, plus exactement, sur la partie la plus élevée de son bord externe ; quant à ses fibres superficielles, elles ne font que prendre contact avec le cartilage et, poursuivant leur trajet, elles se mêlent aux faisceaux du muscle aryténo-épiglottique ci-dessus décrit, qu'elles renforcent et dont elles partagent le mode de terminaison.

2° La *portion transversale* (*a*), encore appelée *muscle aryténoïdien transverse*, est plus volumineuse que la précédente tout en ayant une disposition plus simple. Elle est constituée, comme son nom l'indique, par un système de fibres transversales, qui se portent horizontalement du bord externe de l'un des aryténoïdes au bord externe de l'aryténoïde du côté opposé. Ces fibres sont parallèles les unes aux autres et, de plus, elles sont d'autant plus longues qu'elles sont plus inférieures.

b. *Rapports*. — En avant, le muscle ary-aryténoïdien est en rapport avec la face postérieure des deux aryténoïdes et, dans l'intervalle des deux cartilages, avec la muqueuse laryngée. — En arrière, il répond à la muqueuse du pharynx, qui ne lui adhère que par un tissu cellulaire lâche.

c. *Action*. — Par les fibres superficielles de sa portion oblique, qui se mêlent aux faisceaux de l'aryténo-épiglottique, l'ary-aryténoïdien partage l'action de ce dernier muscle et concourt à rétrécir l'orifice supérieur du larynx. Par toutes ses autres fibres, il agit sur les deux cartilages aryténoïdes, qu'il rapproche l'un de l'autre en rétrécissant naturellement la fente glottique : c'est donc un muscle *constricteur de la glotte*.

D. — Muqueuse du larynx

Le larynx est tapissé, dans toute l'étendue de sa surface intérieure, par une membrane muqueuse, la *muqueuse laryngée*, qui se continue en bas avec la muqueuse de la trachée-artère, en haut avec la muqueuse de la langue et la muqueuse du pharynx. Elle est très mince, lisse et unie, d'une coloration grisâtre ou légèrement rosée.

1° **Disposition générale**. — Si nous la suivons de bas en haut, nous la voyons tout d'abord recouvrir la portion sous-glottique du larynx, contourner le bord libre des cordes vocales inférieures et pénétrer dans le ventricule de Morgagni, dont elle tapisse successivement les trois parois. Puis, sortant du ventricule, elle contourne de bas en haut le bord libre des cordes vocales supérieures et s'étale alors sur les différentes régions de la portion sus-glottique. Arrivée au niveau de l'orifice supérieur du larynx, elle se comporte de la façon suivante : 1° en arrière, elle se continue, dans l'échancrure inter-aryténoïdienne, avec la portion de la muqueuse pharyngienne qui revêt la face postérieure du larynx ; 2° sur les côtés, elle se fusionne encore, par-dessus les replis aryténo-épiglottiques, avec la portion de cette même muqueuse pharyngienne qui recouvre les gouttières pharyngo-laryngées ; 3° en avant, après avoir tapissé la face postérieure de l'épiglotte, elle contourne ce fibro-cartilage, revêt sa face antérieure et se continue alors avec la muqueuse de la base de la langue, en formant à ce niveau les différents replis glosso-épiglottiques et pharyngo-épiglottiques ci-dessus décrits (fig. 169).

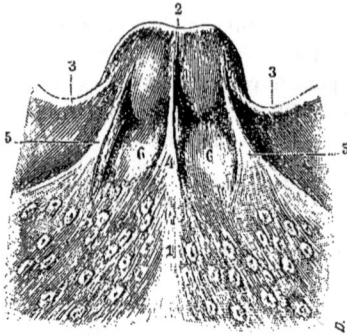

Fig. 169.

L'épiglotte, vue par sa face antérieure, avec ses replis glosso-épiglottiques et pharyngo-épiglottiques.

1, base de la langue. — 2, base de l'épiglotte. — 3, 3, replis pharyngo-épiglottiques. — 4, repli glosso-épiglottique médian. — 5, replis glosso-épiglottiques latéraux. — 6, 6, fossettes glosso-épiglottiques ou valleculæ.

Dans ce long trajet, la muqueuse du larynx adhère intimement à la face postérieure de l'épiglotte, à la portion libre des cordes vocales supérieures et inférieures et à la face interne des ligaments aryténo-épiglottiques. — Sur la face externe de ces derniers ligaments, au contraire, elle est doublée d'une couche de tissu cellulaire lâche, qui peut devenir le siège d'une infiltration séreuse. Cette infiltration, qu'on désigne improprement sous le nom d'œdème de la glotte, refoule en dedans les replis aryténo-épiglottiques et, en rétrécissant de la sorte l'ouverture supérieure du larynx, elle expose les sujets qui en sont atteints à des accidents de dyspnée ou même aux dangers de la suffocation. — La muqueuse laryngée est faiblement adhérente encore sur la partie supérieure des aryténoïdes, sur les parois des ventricules de Morgagni et sur la face antérieure de l'épiglotte, principalement sur les points où elle se réfléchit en avant pour se continuer avec la muqueuse linguale.

2° **Structure.** — Histologiquement, la muqueuse laryngée se compose : 1° d'une couche épithéliale ; 2° d'un derme ou chorion ; 3° d'un certain nombre de formations glandulaires.

a. *Épithélium.* — L'épithélium est pavimenteux stratifié sur les deux faces antérieure et postérieure de l'épiglotte, sur la partie toute supérieure des replis aryténo-épiglottiques dans une étendue de 5 ou 6 millimètres, enfin sur le bord libre des cordes vocales inférieures. Partout ailleurs, il est formé par des cellules cylindriques à cils vibratiles, entre lesquelles se disposent çà et là quelques cellules caliciformes. Les cils qui surmontent ces cellules présentent 35 à 45 μ de longueur et se meuvent de bas en haut. Au-dessous de l'épithélium, s'étale une membrane limitante, amorphe et fort mince, mesurant 1 à 2 μ d'épaisseur.

b. *Chorion.* — Le chorion est essentiellement constitué par des éléments du tissu conjonctif, auxquels viennent se mêler, surtout dans les parties profondes, un grand nombre de fibres élastiques. Ses couches superficielles, celles qui sont immédiatement sous-jacentes à l'épithélium et à la membrane limitante, sont formées par un tissu réticulé, analogue au tissu lymphoïde. On y rencontre, en effet, un grand nombre d'éléments arrondis, qui rappellent exactement par leur forme et leur volume les corpuscules lymphatiques. Ils sont fortement colorés par le carmin et reliés les uns aux autres par un réticulum très grêle, très fin, circonscrivant des espaces de forme le plus souvent polygonale. Ce réticulum s'appuie manifestement sur les parois externes des vaisseaux capillaires qui cheminent dans cette couche (COYNE).

La face externe ou superficielle du chorion muqueux est généralement régulière, lisse et unie. Sur le bord libre des cordes vocales inférieures, cependant, elle nous présente un certain nombre d'élevures coniques, véritables papilles analogues aux papilles du derme cutané. Ces papilles laryngées, bien étudiées par COYNE, mesurent 70 à 80 μ de hauteur, sur 30 à 50 μ de largeur. On en compte de 18 à 25 sur une même coupe trans-versale passant par la partie moyenne de la corde vocale. C'est, du reste, sur cette partie moyenne qu'elles acquièrent leur plus grand développement : on les voit diminuer, en effet, en nombre et en volume, au fur et à mesure qu'on s'éloigne de cette région pour se porter soit en avant, soit en arrière.

c. *Glandes.* — Les glandes an-nexées à la muqueuse laryngée sont de deux ordres, des glandes folliculeuses et des glandes mu-queuses :

1° Les *glandes folliculeuses*, décrites chez le porc et le mouton par VERSON (in STRICKER'S *Hand-buch*) et chez l'homme par COYNE (*Arch. de Physiologie*, 1874), oc-cupent toujours la partie la plus superficielle du chorion muqueux (fig. 170, 8). Elles se présentent sous la forme de petites masses arrondies ou ovalaires, dont le diamètre mesure de 3 à 8 dixièmes de millimètre. D'autre part, elles ne sont pas uniformément répan-dues sur toute l'étendue de la muqueuse, mais se développent

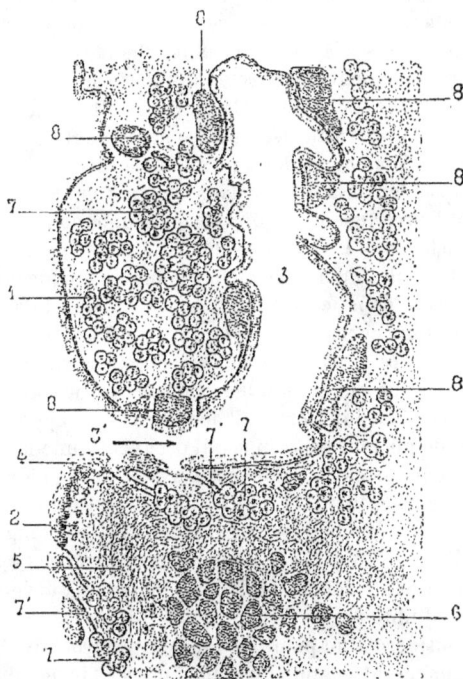

Fig. 170.

Coupe vertico-transversale des deux cordes vocales de l'homme (d'après COYNE).

1, corde vocale supérieure. — 2, corde vocale inférieure. — 3, ventricule du larynx, avec 3', son orifice d'entrée. — 4, région pa-pillaire de la corde vocale inférieure. — 5, ligament thyro-aryté-noïdien inférieur. — 6, muscle thyro-aryténoïdien (partie profonde). — 7, glandes en grappe, avec 7', leur canal excréteur. — 8, 8, fol-licules clos, contenus dans la couche superficielle du chorion muqueux.

de préférence sur la portion de cette membrane qui revêt les parois ventricu-laires. Leur structure est celle des follicules clos.

2° Les *glandes muqueuses* sont des glandes en grappe, dont les acini sont situés immédiatement au-dessous de la muqueuse ou dans l'épaisseur même du chorion muqueux. Les unes sont isolées, les autres réunies en groupes plus ou moins considérables. Parmi ces groupes glandulaires, les plus importants sont formés par les glandes épiglottiques, par les glandes préaryténoïdiennes, et par les glandes des cordes vocales inférieures. — Les *glandes épiglottiques* occupent la face pos-térieure de l'épiglotte. Leur volume varie de la grosseur d'un grain de millet à celle d'un grain de chènevis. Logées dans les dépressions mêmes que présente à ce niveau le fibro-cartilage épiglottique, elles viennent s'ouvrir à la surface libre de la muqueuse par une multitude de petits pertuis arrondis, de différentes grosseurs, mais généralement très visibles à l'œil nu (fig. 158,6). — Les *glandes préaryté-noïdiennes* (fig. 151,12) sont situées, comme leur nom l'indique, au-devant des cartilages aryténoïdes, dans l'épaisseur des replis aryténo-épiglottiques. Le groupe formé par ces glandes est fort étendu. Si nous le suivons à partir du bord supérieur des replis aryténo-épiglottiques, nous le voyons tout d'abord descendre verticalement le long de la face antérieure de l'aryténoïde, depuis le sommet de ce cartilage jusqu'à sa base ; puis, changeant brusquement de direction, se porter horizontalement d'arrière en avant, en suivant le bord adhérent des cordes vocales supérieures. Le groupe glandulaire préaryténoïdien se compose donc de deux portions : l'une verticale, relativement longue ; l'autre horizontale, beaucoup plus courte. Comme ces deux portions se réunissent l'une à l'autre à angle droit, elles représentent assez bien dans leur ensemble les deux branches d'un **L** majuscule, dont l'ouverture serait dirigée en haut et en avant : dans l'angle formé par les deux branches de l'**L** se trouve inclus le cartilage de Wrisberg. Les glandes préaryténoïdiennes s'ouvrent isolément sur la muqueuse laryngée : celles de la portion verticale, dans le vestibule, un peu en avant des cartilages aryténoïdes ; celles de la portion horizontale, à la partie postérieure de l'entrée du ventricule. — Les *glandes des cordes vocales inférieures* se subdivisent à leur tour en deux groupes secondaires qui sont situés, l'un sur la face supérieure des cordes vocales, l'autre sur leur face inférieure. Chacun de ces groupes se compose de deux ou trois rangées de glandes en grappe qui occupent toute la longueur des cordes vocales, mais qui sont surtout développées sur leur partie moyenne. Ces glandes sont nettement représentées dans la figure 170 (7). Le lecteur constatera, à l'examen de cette figure : 1° que leur canal excréteur est très long ; 2° qu'il vient s'ouvrir, pour l'un ou l'autre groupe, à la limite de la région des papilles ; 3° qu'il est oblique de bas en haut et de dehors en dedans, de façon à diriger le produit de la sécrétion vers le bord libre des cordes vocales.

Considérées au point de vue de leur structure, les glandes muqueuses du larynx se composent essentiellement d'un certain nombre d'acini, auxquels fait suite un canal excréteur. Les acini sont allongés et tapissés par des cellules épithéliales cylindriques, peu élevées et transparentes (FREY). Le canal excréteur présente de 100 à 300 µ de diamètre et se compose d'une couche extérieure ou conjonctive, revêtue intérieurement par une couche d'épithélium cylindrique.

§ V. — VAISSEAUX ET NERFS

1° **Artères**. — Les artères destinées au larynx sont au nombre de six, trois de chaque côté : on les distingue en laryngée supérieure, laryngée moyenne et laryngée postérieure.

a. L'*artère laryngée supérieure*, branche de la thyroïdienne supérieure (voy. ANGÉIOLOGIE), traverse d'avant en arrière la membrane thyro-hyoïdienne et descend alors vers le muscle crico-aryténoïdien latéral, dans lequel elle se termine. Chemin faisant, elle abandonne de nombreux rameaux collatéraux : les uns, ascendants, se distribuent à la moitié supérieure de l'épiglotte et aux différents replis muqueux qui se détachent de la face antérieure de ce fibro-cartilage ; les autres, descendants, se perdent dans le repli aryténo-épiglottique, dans la corde vocale supérieure, dans le ventricule, dans les muscles thyro-aryténoïdien et aryténo-épiglottique.

   b. L'*artère laryngée inférieure*, autre branche de la thyroïdienne supérieure, généralement plus petite que la précédente, se porte obliquement en bas et en dedans vers le muscle crico-thyroïdien. Après avoir fourni quelques rameaux à ce muscle, elle traverse d'avant en arrière la membrane crico-thyroïdienne et se rami-fie dans la muqueuse de la portion sous-glottique du larynx, y compris la corde vocale inférieure.

   c. L'*artère laryngée postérieure* provient de la thyroïdienne inférieure (voy. Angéiologie). Oblique de bas en haut et de dehors en dedans, elle chemine au-dessous de la muqueuse qui revêt la face postérieure du larynx. Elle se distribue, en partie à cette muqueuse, en partie aux deux muscles crico-aryténoïdien postérieur et ary-aryténoïdien.

   Le mode de terminaison des artères laryngées ne présente aucune particularité intéressante. Ces artères, arrivées dans la muqueuse, se résolvent en un réseau capillaire qui occupe la couche superficielle du chorion muqueux. Sur les cordes vocales inférieures, là où se trouvent des papilles, chacune de ces papilles reçoit du réseau précité une anse vasculaire.

   2° Veines. — Les veines laryngées suivent le même trajet que les artères correspondantes. Elles aboutissent toutes à la jugulaire interne.

   3° Lymphatiques. — La muqueuse du larynx possède un réseau lymphatique d'une extrême richesse. Ce réseau, qui occupe la couche la plus superficielle du chorion, est également développé dans les portions sus-glottique, ventriculaire et sous-glottique du larynx. Toutefois, les lymphatiques sont plus rares sur le bord libre des deux cordes vocales, principalement sur le bord libre de l'inférieure.

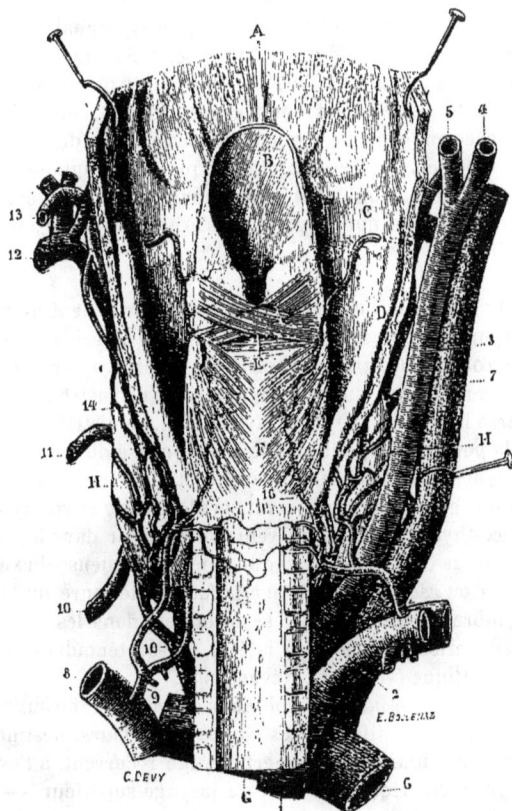

Fig. 171.

Les artères du larynx et du corps thyroïde (vue postérieure).

A, base de la langue. — B, épiglotte. — C, gouttières pharyngo-laryngées. — D, bord postérieur du cartilage thyroïde. — E, muscle ary-aryténoïdien. — F, chaton du cricoïde. — G, trachée-artère. — H, corps thyroïde.

1, tronc artériel brachio-céphalique. — 2, artère sous-clavière droite. — 3, artère carotide primitive. — 4, artère carotide interne. — 5, artère carotide externe. — 6, tronc veineux brachio-céphalique droit. — 7, veine jugulaire interne droite. — 8, artère sous-clavière gauche. — 9, artère thyroïdienne inférieure gauche. — 10, veines thyroïdiennes inférieures. — 11, veines thyroïdiennes moyennes. — 12, tronc veineux thyro-linguo-facial. — 13, artère thyroïdienne supérieure. — 14, anastomose entre les deux thyroïdiennes à la surface du corps thyroïde. — 15, artère laryngée supérieure. — 16, artère laryngée inférieure.

Les troncs qui naissent de ce réseau se distinguent, d'après leur origine et leur trajet, en supérieurs et inférieurs. — Les *lymphatiques supérieurs*, au nombre de trois ou quatre de chaque côté, se dirigent en avant, en suivant le même trajet que l'artère laryngée supérieure. Après avoir perforé la membrane thyro-hyoïdienne, ils obliquent en dehors et viennent se terminer dans les ganglions situés au-dessous du sterno-cléido-mastoïdien, au voisinage de la bifurcation de la carotide primitive. — Les *lymphatiques inférieurs*, signalés en 1887, par POIRIER, émanent de la portion sous-glottique du réseau. Suivant le trajet de l'artère laryngée inférieure, ils traversent d'arrière en avant la membrane crico-thyroïdienne et se rendent, tantôt à un ou deux ganglions qui sont situés en avant du larynx dans l'espace en forme de V que circonscrivent les deux muscles crico-thyroïdiens (*ganglions prélaryngés*), tantôt (lorsque ces ganglions prélaryngés font défaut) dans les ganglions qui sont situés sur les côtés du cartilage cricoïde, dans l'espèce d'angle dièdre que forment en s'accolant l'un à l'autre le larynx et la carotide primitive.

4° **Nerfs.** — Les nerfs du larynx proviennent du pneumogastrique, soit par le laryngé supérieur, soit par le laryngé inférieur. — Comme nous l'avons vu en névrologie, le *laryngé supérieur* se partage, un peu en arrière de l'os hyoïde, en deux rameaux ; un rameau supérieur exclusivement sensitif, qui, après avoir traversé la membrane thyro-hyoïdienne, se distribue aux deux faces de l'épiglotte et à la portion sus-glottique de la muqueuse du larynx ; un rameau inférieur ou *nerf laryngé externe*, à la fois sensitif et moteur, qui se porte obliquement en bas et en avant, et qui, après avoir innervé le muscle crico-thyroïdien, traverse la membrane crico-thyroïdienne pour venir se ramifier dans la muqueuse de la portion sous-glottique du larynx, ainsi que dans la muqueuse du ventricule. — Le *laryngé inférieur* ou *récurrent*, arrivé à la face postérieure du larynx, se divise en un certain nombre de rameaux, qui se terminent dans les muscles crico-aryténoïdien postérieur, crico-aryténoïdien latéral, ary-aryténoïdien, thyro-aryténoïdien et aryténo-épiglottique (voy. t. II, NÉVROLOGIE).

Au total, le larynx reçoit deux ordres de rameaux ; des rameaux moteurs et des rameaux sensitifs. — Les *rameaux moteurs*, destinés aux muscles intrinsèques, sont tous fournis par le nerf laryngé récurrent, à l'exception du rameau du crico-thyroïdien, lequel provient du laryngé supérieur. — Les *rameaux sensitifs*, destinés au périchondre et surtout à la muqueuse, émanent tous, tant pour la portion sous-glottique que pour la portion sus-glottique, du nerf laryngé supérieur.

Cette formule, que l'on pourrait appeler la formule classique, est simple, facile à retenir ; mais elle n'est pas entièrement exacte. Elle est en opposition, en effet, avec certains faits cliniques et anatomo-pathologiques, qui ont été mis en lumière, en 1883 et 1884, par WEINZWEIG, par MANDELSTAMM et par EXNER. Le muscle crico-thyroïdien, tout d'abord, n'est pas innervé exclusivement par la branche externe du laryngé supérieur. Si l'on sectionne en effet, chez le lapin, le nerf laryngé externe, comme l'a fait STEINER, on constate que l'animal pousse encore des cris et que, lorsqu'il crie, son muscle crico-thyroïdien se contracte. Ce muscle doit donc recevoir un nerf autre que le nerf sectionné. En fait, le professeur EXNER (de Vienne) a constaté que la branche pharyngienne du pneumogastrique abandonne de chaque côté un rameau nerveux, qui descend vers le larynx et vient se perdre en partie dans le muscle crico-thyroïdien. Ce nerf, auquel il a donné le nom de *laryngé moyen*, se voit très nettement chez le lapin. Il existe également chez l'homme ; seulement au lieu de partir, comme chez le lapin, de la branche pharyngienne, il se détache du plexus pharyngien. Onodi (1888), tout en admettant le nerf décrit par Exner, a émis l'opinion qu'il provenait du laryngé supérieur et pénétrait dans le rameau pharyngien du pneumogastrique, qu'il abandonnait ensuite pour se rendre au crico-thyroïdien. Mais plus récemment (1891) Livon, à la suite d'expériences entreprises sur le chien, a cru devoir rejeter comme non fondées les conclusions d'Onodi et considérer le nerf laryngé moyen comme entièrement indépendant du nerf laryngé supérieur.

Le crico-thyroïdien n'est pas le seul muscle du larynx qui possède une innervation double. D'après Exner, tous les autres muscles laryngés, l'ary-aryténoïdien, le thyro-aryténoïdien, le crico-aryténoïdien postérieur et le crico-aryténoïdien latéral, tout en étant innervés en majeure partie par le laryngé inférieur, reçoivent encore quelques filets nerveux du laryngé supérieur.

En ce qui concerne l'innervation sensitive, le laryngé supérieur est bien certainement le nerf sensitif de la muqueuse laryngée ; mais les ramifications du laryngé inférieur possèdent aussi un certain nombre de fibres sensitives. Les faits physiologiques et pathologiques s'accordent, en effet, pour nous démontrer que les deux nerfs laryngés concourent à la fois, quoique dans une proportion fort inégale, à l'innervation sensitive de l'organe de la phonation. Et, à ce sujet, nous ferons remarquer, avec Mandelstamm, que les nerfs laryngés ne se distribuent pas exactement, chacun à la moitié du larynx qui lui correspond, mais sur certains points franchissent la ligne médiane pour aller innerver une partie de la moitié opposée. C'est ainsi que l'on voit sur la face postérieure du larynx deux ou trois anses nerveuses à direction transversale, qui passent d'un côté à l'autre et qui sont formées vraisemblablement par deux ordres de fibres : par des fibres qui, des nerfs du côté droit, se portent à gauche et par des fibres qui, vice versa, des nerfs gauches se portent au côté droit.

Le mode de terminaison des nerfs laryngés n'est pas encore bien élucidé ; nous savons toutefois qu'il existe sur leur trajet de nombreuses cellules ganglionnaires. Stirling les a vus, sur l'épiglotte, former un très riche plexus de fibres à myéline, immédiatement au-dessous de l'épithélium. De son côté, Luschka a signalé l'existence, à l'extrémité de certaines fibrilles cylindraxiles, de corpuscules terminaux, piriformes ou ovalaires. Simanowsky (1883), qui a retrouvé ces corpuscules terminaux sur les cordes vocales inférieures de l'homme, a décrit en outre, toujours chez l'homme, des filets nerveux dont les dernières ramifications vont se perdre dans l'épithélium laryngé, rappelant ainsi par leur disposition les terminaisons sensitives de l'épithélium cornéen.

A consulter au sujet du larynx : Tourtual, *Neue Untersuchungen über den Bau des menschl. Schlundes und Kehlkopfs*, Leipzig, 1846 ; — Merkel, *Anatomie des menschl. Stimmund Sprachorgans*, Leipzig, 1863 ; — Luschka, *Der Kehlkopf des Menschen*, Tübingen, 1871 ; — Coyne, *Rech. sur l'anat. normale de la muqueuse du larynx*, Th. Paris, 1874 ; — Furbringer, *Beitrag z. Kenntniss der Kehlkopfmuskulatur*, Iena, 1875 ; — Weinberg, *Gestalt d. Kehlkopfs in versch. Lebensaltern*, Arch. f. klin. Chir., 1877 ; — Jacobsen. *Zur Lehre vom Bau u. der Function des menschl. Thyreoarytenoideus beim Menschen*, Arch. f. mikrosk. Anat, 1877 ; — Moura, *Dimensions des diverses parties des lèvres vocales*, Bull. de l'Acad. de Méd., 1879 ; — Chiewitz, *Untersuch. über die Verknocherung des menschl. Kehlkopfsknorpels*, Arch. f. Anat. u. Physiol., 1882 ; — Weinzweig, *Zur Anatomie der Kehlkopfsnerven*, Sitzungsb. d. kais. Akad. der Wiss., Wien, 1882 ; — Mandelstamm, *Studien über Innervation und Atrophie der Kehlkopfsmuskeln*, ibid., 1882 ; — Shattock, *Note on the anatomy of the thyro-arytenoïd muscle in the human larynx*, Journ. of Anat. and Physiol. 1882 ; — Du même, *A Kerato-thyro-hyoid muscle as a variation in human anatomy*, ibid., vol. XVII ; — Korner, *Beiträge z. vergleich. Anat. u. Physiol. des Kehlkopfs d. Säugethiere u. des Menschen* Frankfurt, 1884 ; — Stirling, *A simple method of demonstrating the nerves of the epiglottis*, Journ. of Anat. and Physiol., 1883 ; — Fessler, *Ueber Bau u. Innervation des Larynxepithels*, München, 1883 ; — Simanowsky, *Beiträge zur Anat. des Kehlkopfs*, Arch. f. mikr. Anat. 1883 ; — Du même,

Ueber die Regeneration des Epithels der wahren Stimmbänder, ibid., 1883 ; — EXNER, *Die Innervation des Kehlkopfs*, Wiener Sitzungsberichte, 1884 ; — SYMINGTON, *On the relations of the larynx and trachea to the vertebral column in the fœtus and child*, Journ. of Anat. and Physiol., 1885, vol. XIX ; — MOURA, *Sur le rôle du muscle crico-thyroïdien antérieur*, Revue de Laryngologie, 1885 ; — DU MÊME, *Classification des muscles laryngés*, ibid., 1887 ; — DUBOIS, *Zur Morphologie des Larynx*, Anatom. Anzeiger, 1885 ; — MASSE, *La région sous-glottique du larynx*, Rev. de Laryngologie, 1887 ; — KAIN, *Zur Morphologie des Wrisberg'schen Knorpels*, Separ.-Abdr., 1887 ; — GOUGUENHEIM, *Glottes supplémentaires*, Revue de Laryngologie, 1887 ; — ZUCKERKANDL, *Ueber Asymetrie des Kehlkopfgerustes*, Monatsschr. f. Ohrenheilk., 1887 ; — ONODI, Centralbl. f. die medic. Wissensch., 1888 ; — KANTHACK, *Studien über den Histologie der Larynxschleimhaut*, Virchow's Arch., 1889 ; — DU MÊME, *Zur Hist. der Stimmbänder*, ibid., 1889 ; — SUTTON, *The vocal cord and the hyoepiglottideus muscle*, Journ. of Anat. and Physiol., 1889 ; — HEYMANN, *Beitrag zur Kenntniss des Epithels u. der Drüsen des menschl. Kehlkopfs im gestunden u. im kranken Zustand*, Virchow's Arch. 1889 ; — TAGUCHI, *Beiträge zur topograph. Anatomie des Kehlkopfs*, Arch. f. Anat. and Physiol., 1887 ; — COLLIER, *Note on the Anatomy of the epiglottis*, Lancet, 1889 ; — MEYER (V.), *Die Wirkung der Stimmritzenmuskeln*, Arch. f. Anat. u. Physiol., 1889 ; — SCHULTZE, *Ueber Anomalien des Schildknorpels*, Dissert., 1890 ; — LIVON, *Innervation du muscle crico-thyroïdien*, Arch. de Physiol., 1891 ; — KANTHACK, *The morphologie of the larynx*. Journ. of Anat. and Physiol., 1892. — GEGENBAUR, *Die Epiglottis*, in Festschrift f. A. KÖLLIKER, 1892 ; — CAVAZZANI e STEFANI, *Le terminazioni nervose dei muscoli laryngei del cavallo*, Arch. per le Sc. mediche, 1892.

ARTICLE II

CONDUIT TRACHÉO-BRONCHIQUE

Le conduit trachéo-bronchique, qui fait suite au larynx, s'étend depuis le cartilage cricoïde jusqu'au hile du poumon. Il est constitué, à son origine et dans la plus grande partie de son trajet, par un canal unique, impair et médian, la *trachée-artère*. Ce canal occupe d'abord le cou. Puis, il pénètre dans le thorax, où il se divise en deux branches latérales, les *bronches*, qui se portent obliquement, celle de gauche au hile du poumon gauche, celle de droite au hile du poumon droit.

§ I. — TRACHÉE-ARTÈRE

La trachée-artère (de τραχὺς, âpre et αρτηρία, artère, parce que les saillies que forment ses cerceaux cartilagineux la rendent irrégulière et rude au toucher) est cette portion du conduit aérifère qui se trouve comprise entre l'extrémité inférieure du larynx et l'origine des bronches. Son extrémité supérieure, chez l'adulte, répond à la cinquième ou sixième vertèbre cervicale ; son extrémité inférieure, à la troisième ou quatrième vertèbre dorsale. Chez le fœtus, la trachée commence un peu plus haut, en regard de la cinquième ou même de la quatrième cervicale ; elle se bifurque ordinairement au niveau du disque intervertébral qui sépare la deuxième dorsale de la troisième.

A. — CONSIDÉRATIONS GÉNÉRALES

1° **Situation.** — La trachée-artère, conduit impair et symétrique, est située tout d'abord à la partie antérieure et inférieure du cou. En quittant cette région, elle descend en arrière du sternum pour occuper la partie supérieure du thorax. Dans tout son trajet, elle occupe le plan médian et se trouve placée, comme le larynx du reste, en avant du canal alimentaire.

2° **Direction.** — Considérée au point de vue de sa direction, la trachée-artère se porte obliquement de haut en bas et d'avant en arrière. Elle s'écarte ainsi progressivement de la surface cutanée : l'intervalle qui la sépare de la peau est de 18 millimètres à son extrémité supérieure, de 45 millimètres au niveau de la fourchette sternale, de 7 centimètres au niveau de son extrémité inférieure. Depuis son origine jusqu'à sa bifurcation, la trachée suit un trajet assez régulièrement rectiligne. Parfois, cependant, elle est légèrement flexueuse, surtout chez les sujets âgés, mais les courbures qu'elle présente dans ce cas sont généralement peu accusées et s'effacent quand on porte la tête dans l'extension.

3° **Mobilité.** — La trachée-artère, essentiellement extensible et élastique, suit le larynx dans tous ses déplacements : elle s'élève quand celui-ci se porte en haut, pour revenir à sa position initiale quand il se porte en bas. De plus, sous une influence quelconque, action des doigts, action des productions pathologiques, elle se laisse déplacer plus ou moins, soit à gauche, soit à droite.

4° **Forme.** — Sa forme est celle d'un tube cylindrique dont la partie postérieure, le quart ou le cinquième environ, serait remplacée par une surface plane (fig. 172,1). Dans sa partie moyenne, le cylindre trachéal, abstraction faite de sa portion plane, est à peu près régulier, quoique très rarement d'une symétrie parfaite ; mais, dans ses régions extrêmes, il est légèrement aplati : aplati transversalement à sa partie supérieure, dans le sens antéro-postérieur à sa partie inférieure.

En outre, la surface extérieure de la trachée nous présente un certain nombre de dépressions plus ou moins marquées, dont deux sont à peu près constantes. — L'une, située à gauche, immédiatement au-dessus de sa bifurcation, est déterminée par la crosse de l'aorte : nous l'appellerons, pour cette raison, l'*empreinte aortique* (fig. 172,5). — L'autre, située également à gauche, mais à sa partie supérieure, paraît être le résultat d'une compression exercée sur la trachée par le lobe gauche du corps thyroïde : c'est l'*empreinte thyroïdienne* (fig. 172,4). Cette dernière dépression s'étend du deuxième au cinquième anneau de la trachée : à son niveau, les anneaux cartilagineux sont aplatis sur leur moitié gauche, parfois déprimés en gouttière, et le plus souvent leur moitié droite n'en est que plus arrondie et plus convexe (LEJARS).

Nous devons ajouter, en ce qui concerne la configuration générale de la trachée, que son diamètre augmente graduellement en allant de haut en bas. Ce conduit n'est donc pas un véritable cylindre, mais en réalité une espèce de tronc de cône très allongé dont la base répondrait à son extrémité inférieure.

5° **Dimensions.** — La longueur de la trachée, le sujet étant debout et regardant l'horizon, mesure 12 centimètres chez l'homme, 11 centimètres chez la femme. Mais le cylindre trachéal n'a pas une longueur absolument fixe : il s'allonge quand le larynx s'élève ou quand la colonne cervicale se renverse en arrière ; il se raccourcit dans les conditions contraires, c'est-à-dire quand le larynx s'abaisse ou quand la colonne cervicale s'infléchit en avant. La différence qui existe entre les dimensions extrêmes de la trachée, longueur maxima et longueur minima, est de 3 ou 4 centimètres, soit le tiers ou le quart de sa longueur ordinaire. L'allongement de la trachée s'effectue grâce à l'élasticité de la membrane qui sépare les cerceaux cartilagineux. Quant au raccourcissement, il se produit sous l'influence de cette même élasticité et n'est limité que par la rencontre réciproque des anneaux.

Les dimensions horizontales de la trachée varient, comme celles du larynx, suivant le sexe et suivant les âges : l'observation démontre qu'elles sont généralement plus considérables chez l'homme que chez la femme, plus considérables aussi chez l'adulte que chez l'enfant. Chez l'homme adulte, le diamètre transverse mesure de 18 à 22 millimètres, soit une moyenne de 20 millimètres ; le diamètre antéro-postérieur, plus court, est de 14 à 18 millimètres, en moyenne 10 millimètres. Ces dimensions s'appliquent à la trachée morte, je veux dire à la trachée examinée sur le cadavre. Mais elles sont notablement différentes sur la trachée vivante (NICAISE et LEJARS) et cela, par suite du rapprochement des deux extrémités des cerceaux cartilagineux. A l'état ordinaire, les fibres musculaires de la trachée (voy. p. 292) sont en contraction : comme conséquence, les extrémités des cerceaux cartilagineux arrivent au contact et le segment postérieur ou segment mou de la trachée se plisse en une sorte de bourrelet longitudinal qui fait saillie dans la cavité du conduit aérifère. Telle est la disposition qu'on observe constamment chez un chien vivant, tant que la respiration reste calme. Mais si l'animal vient à crier, si la respiration devient forte et tumultueuse, la contraction cesse, les extrémités des cerceaux cartilagineux s'écartent, et, du même coup, s'efface le bourrelet dont il a été question plus haut. Ce dernier état de la trachée, si différent de l'état précédent, est précisément celui que l'on observe après la mort et l'on voit par ce simple exposé que les dimensions horizontales (diamètre transverse et diamètre antéropostérieur) sont plus considérables sur le cadavre que celles qu'on observe sur le vivant, les seules qui soient réellement utiles dans la pratique. LEJARS, qui a étudié comparativement les dimensions du conduit trachéal dans l'un et l'autre état, est arrivé aux résultats suivants :

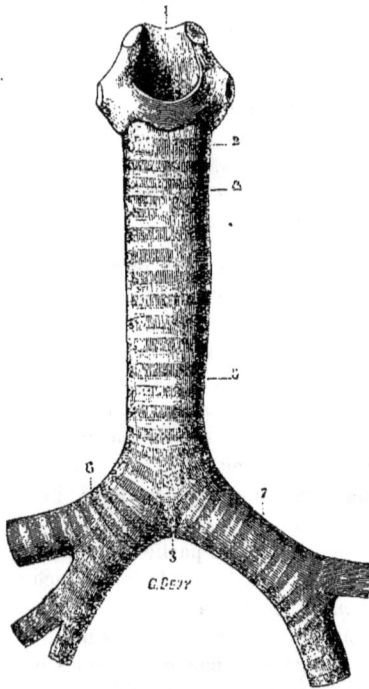

Fig. 172.

La trachée et les bronches, vue antérieure.

1, cartilage cricoïde. — 2, premier anneau de la trachée. — 3, dernier anneau de la trachée, en forme d'éperon. — 4, empreinte thyroïdienne. — 5, empreinte aortique. — 6, bronche droite trifurquée. — 7, bronche gauche bifurquée.

	TRACHÉE MORTE	TRACHÉE VIVANTE	DIFFÉRENCE
Largeur du 1er anneau	16mm,7	12mm,	4mm,7
— 5e anneau	16, 8	11, 7	5, 1
— 6e anneau	17, 5	11, 5	6,
— 9e anneau	18,	11, 8	7, 8

Comme on le voit par ce tableau, qui résume les observations prises sur 11 sujets, la différence qui existe entre le diamètre de la trachée morte et celui de la trachée vivante est considérable : il est de $4^{mm},7$ au niveau du premier anneau et de $7^{mm},8$ au niveau du neuvième. Nous devons ajouter que cette différence s'atténue peu à peu en passant de l'adulte au vieillard. Chez ce dernier, en effet, la calcification plus ou moins complète des anneaux cartilagineux d'une part et, d'autre part, l'atrophie consécutive des fibres musculaires apportent nécessairement une grande gêne au jeu de la trachée, je veux dire à ces alternatives de resserrement et de dilatation, de systole et de diastole, que nous présente la trachée de l'enfant et de l'adulte.

La trachée-artère est entourée dans toute son étendue par une couche de tissu cellulaire lâche et très abondant, qui favorise ses mouvements et qui, jusqu'à un certain point, joue à son égard le rôle d'une membrane séreuse. Par l'intermédiaire de cette atmosphère cellulo-graisseuse, la trachée présente des rapports importants, qui diffèrent pour sa portion cervicale et pour sa portion thoracique.

1° Portion cervicale. — Dans sa portion cervicale, la trachée est relativement superficielle :

a. *En avant*, elle est en rapport : 1° avec l'isthme du corps thyroïde, qui recouvre ses trois ou quatre premiers anneaux ; 2° plus bas, avec les veines thyroïdiennes inférieures, toujours multiples, généralement très volumineuses et plus ou moins anastomosées, qui descendent vers la fourchette sternale pour se jeter dans le tronc veineux brachio-céphalique gauche ; 3° avec l'artère thyroïdienne de Neubauer, quand elle existe ; 4° avec les muscles sterno-thyroïdiens et sterno-hyoïdiens ; ces muscles, sur la ligne médiane (voy. t. I), sont séparés de leurs homologues du côté opposé par un espace étroit, presque linéaire, comblé par la ligne blanche sous-hyoïdienne, espèce de raphé fibreux à la constitution duquel concourent à la fois les fibres de l'aponévrose cervicale superficielle et celles de l'aponévrose cer-

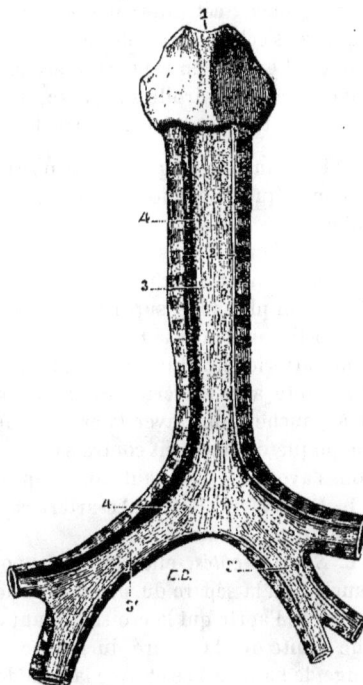

Fig. 173.
La trachée et les bronches, vue postérieure.

1, cartilage cricoïde. — 2, extrémité des cerceaux cartilagineux. — 3, membrane fibro-musculeuse de la trachée. — 3', la même, au niveau des bronches. — 4, 4, saillies glandulaires.

vicale moyenne. Sur ces lames musculaires s'étalent, enfin, l'aponévrose cervicale superficielle, le tissu cellulaire sous-cutané et la peau. Tout à fait en bas, la portion cervicale de la trachée est encore en rapport par sa face antérieure avec le tronc veineux brachio-céphalique gauche, dans les cas où ce vaisseau déborde le sternum et s'élève plus ou moins haut dans la région sous-hyoïdienne.

b. *En arrière*, la trachée répond dans toute son étendue au conduit œsophagien, qui la déborde un peu à gauche (fig. 202) et auquel elle est unie par un tissu cellulaire lâche mêlé de fibres élastiques.

c. *Sur les côtés*, la trachée est embrassée à sa partie supérieure par les lobes du corps thyroïde (fig. 202), qui, en augmentant de volume comme dans le goitre, peuvent comprimer latéralement le conduit aérifère et déterminer ainsi des phénomènes de suffocation. — Plus bas, elle est en rapport avec le paquet vasculo-nerveux du cou, c'est-à-dire avec la carotide primitive, la jugulaire interne et le pneumogastrique, auxquels il convient d'ajouter les deux artères thyroïdienne inférieure et vertébrale. Nous devons faire remarquer, à ce sujet, que les vaisseaux précités ne présentent des rapports intimes avec la trachée qu'au voisinage de la fourchette sternale. Au-dessus du sternum, en effet, par suite de leur direction qui est oblique de bas en haut et de dedans en dehors, ils sont séparés du conduit aérifère par un certain intervalle qui s'accroît graduellement au fur et à mesure qu'on s'élève : cet intervalle est comblé par une masse de tissu cellulaire, dans laquelle s'échelonnent de nombreux ganglions lymphatiques. — La trachée-artère est encore en rapport latéralement avec les deux nerfs récurrents qui cheminent, celui de droite sur la face postérieure de la trachée, celui de gauche dans l'angle rentrant que forme la trachée avec l'œsophage.

2° **Portion thoracique.** — La portion thoracique de la trachée est beaucoup plus profonde que sa portion cervicale. Elle occupe dans toute son étendue le médiastin antérieur.

a. *En avant*, elle est successivement en rapport : 1° à sa partie supérieure, avec le tronc veineux brachio-céphalique gauche, qui repose immédiatement sur elle, et, sur un plan plus superficiel, avec le thymus (chez le nouveau-né), le muscle sterno-thyroïdien et la première pièce du sternum ; 2° à sa partie inférieure, avec le tronc artériel brachio-céphalique, qui la croise obliquement en se portant en haut et à droite, avec l'artère carotide primitive gauche, qui se porte obliquement en haut et à gauche, enfin avec la crosse aortique qui, en gagnant la colonne vertébrale, s'applique directement contre sa face antéro-latérale gauche et y détermine, comme nous l'avons dit plus haut, une empreinte plus ou moins marquée (fig. 172,5).

b. *En arrière*, la trachée-artère répond encore à l'œsophage qui la sépare de la colonne vertébrale.

c. *Sur les côtés*, elle est en rapport : 1° à gauche, avec la plèvre médiastine gauche qui la sépare du poumon gauche, avec le nerf récurrent gauche et avec la crosse de l'aorte qui la croise d'avant en arrière ; 2° à droite, avec la plèvre médiastine droite qui la sépare du poumon droit, avec la veine cave supérieure qui la longe de haut en bas et avec la grande azygos (fig. 178,5) qui la croise d'arrière en avant pour aller s'ouvrir dans la veine cave.

d. *Au niveau de sa bifurcation*, la trachée répond au péricarde et aux oreillettes du cœur. Elle a en avant d'elle et sur un plan un peu inférieur la bifurcation du tronc de l'artère pulmonaire et plus spécialement la branche droite de cette artère (fig. 177). Elle est enlacée, tant sur sa face antérieure que sur sa face postérieure, par les nombreuses ramifications du pneumogastrique et du grand sympathique dont l'ensemble constitue un riche et important plexus, le plexus pulmonaire.

C. — Constitution anatomique

La trachée se compose essentiellement de deux tuniques : une tunique externe, à la fois fibreuse et cartilagineuse, qui constitue pour ainsi dire la charpente ou squelette du conduit ; une tunique interne, muqueuse, à la surface de laquelle viennent s'ouvrir de nombreuses glandes.

1° **Tunique fibro-cartilagineuse.** — La tunique externe de la trachée est constituée : 1° par une membrane fibreuse et élastique ; 2° par des pièces cartilagineuses, les cerceaux cartilagineux de la trachée, qui se développent dans son épaisseur ; 3° par des fibres musculaires, qui se disposent sur sa face postérieure.

a. Membrane fibreuse. — La membrane fibreuse revêt la forme d'un cylindre creux ou, si l'on veut, d'un long tube qui occupe sans interruption toute la hauteur de la trachée. En haut, elle se continue, au niveau du bord inférieur du cartilage cricoïde, avec le périchondre qui recouvre le cartilage. En bas, elle se bifurque pour se continuer de même avec la membrane similaire qui forme la tunique externe des bronches.

Histologiquement, cette membrane se compose de fibres de tissu conjonctif auxquelles viennent se mêler un grand nombre de fibres élastiques. Elle est traversée, çà et là, par les nerfs et par les vaisseaux sanguins et lymphatiques qui se rendent à la muqueuse trachéale.

b. Cerceaux cartilagineux. — Les cerceaux cartilagineux de la trachée sont situés dans l'épaisseur de la membrane précédente, qui se dédouble pour les recevoir et qui naturellement augmente d'épaisseur à leur niveau. On en compte chez l'homme de 15 à 20, disposés horizontalement les uns au-dessus des autres. Chacun d'eux mesure en moyenne de 2 à 4 millimètres de hauteur. Les intervalles qui les séparent et que l'on désigne quelquefois sous le nom de cerceaux membraneux, ont une hauteur qui est toujours un peu moindre : cette hauteur représente, suivant les cas, les deux tiers ou seulement la moitié de celle des cerceaux cartilagineux.

Au point de vue de leur configuration, les cerceaux cartilagineux ont la forme d'un anneau incomplet, d'un anneau dont on aurait enlevé le quart ou le cinquième postérieur. En conséquence, ils n'entourent jamais la trachée d'une façon complète : ils occupent seulement sa face antérieure et ses faces latérales. Quant à sa face postérieure, celle que nous avons vue être régulièrement plane, elle est formée exclusivement par la membrane fibreuse.

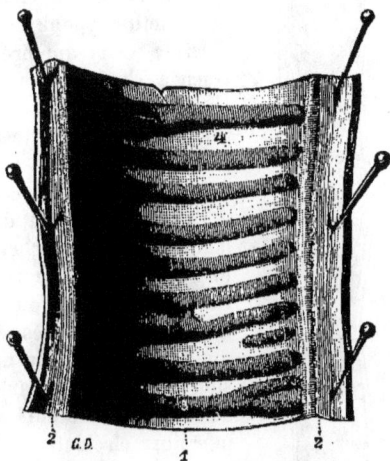

Fig. 174.

La trachée-artère, incisée longitudinalement à sa partie postérieure et étalée.

1, sa portion fibro-cartilagineuse. — 2, sa portion membraneuse. — 3, cerceaux cartilagineux. — 4, cerceaux membraneux.

Chacun des cerceaux cartilagineux de la trachée, considéré isolément, nous présente (fig. 175,1) : 1° une surface extérieure, qui est convexe dans le sens transversal, plane dans le sens vertical ; 2° une surface intérieure, qui est concave transversalement et convexe de bas en haut ; 3° deux bords, l'un supérieur, l'autre inférieur, plus ou moins horizontaux, qui s'unissent avec les cerceaux membraneux correspondants ; 4° enfin deux extrémités, l'une droite, l'autre gauche, qui sont brusquement coupées et un peu renversées en dehors.

Il existe en général peu de régularité dans la disposition des cerceaux cartilagineux de la trachée. Tout d'abord, ils n'ont pas tous la même hauteur et chacun d'eux, pris à part, est bien loin de présenter une hauteur uniforme sur tous les points de son étendue. Puis, ils ne sont pas toujours rigoureusement parallèles les uns aux autres. On les voit, au contraire, s'incliner en haut et en bas, arriver au contact des cerceaux voisins et s'unir à eux, soit par l'une ou l'autre de leurs extrémités, soit par un point quelconque de leur bord supérieur ou inférieur. On rencontre parfois des cerceaux beaucoup plus hauts que les autres, qui résultent vraisemblablement de la fusion complète de deux cerceaux primitivement distincts. Dans d'autres cas, certains cerceaux se bifurquent à l'une ou à l'autre de leurs extrémités, quelquefois aux deux. Il est probable que les dissidences des auteurs touchant le nombre des cerceaux de la trachée proviennent en grande partie de ces faits de soudure ou de bifurcation de certains d'entre eux, qui diminuent leur nombre dans le premier cas et l'augmentent dans le second.

Deux cerceaux cartilagineux, le premier et le dernier, affectent une disposition qui leur est propre. — Le *premier* se distingue des autres par sa hauteur qui est plus considérable. Il n'est pas rare de le voir se continuer avec le cartilage cricoïde à l'aide de deux petites apophyses qui occupent ses parties latérales. — Le *dernier*, celui qui précède immédiatement la bifurcation de la trachée, s'infléchit en bas à sa partie moyenne, de façon à former une sorte d'éperon dont le sommet se dirige en bas et en arrière (fig. 172,3). Par suite de cette inflexion, il se décompose réellement en deux demi-cerceaux à direction oblique, auxquels font suite, en aval, les cerceaux cartilagineux des bronches.

Envisagés au point de vue de leur structure, les cerceaux cartilagineux de la trachée sont formés par un tissu hyalin qui ne présente ici rien de particulier. On les trouve assez souvent, chez les vieillards, plus ou moins envahis par l'ossification. A la fois très élastiques et très résistants, ils ont pour attribution, de même que les cartilages du nez et ceux du larynx, de résister à la pression atmosphérique au moment où elle tend à affaisser le conduit aérifère, de maintenir ce conduit toujours béant et d'assurer ainsi une libre circulation à la colonne d'air qui, à chaque inspiration, se précipite vers les vésicules pulmonaires.

c. *Fibres musculaires.* — Ces fibres, bien décrites en 1883 par Stirling, se rencontrent à la partie postérieure de la trachée, sur toute la portion de la paroi qui est dépourvue de cartilages. Elles forment là un plan continu, le *muscle trachéal*, dont l'épaisseur varie, suivant les sujets, de 1 à 2 millimètres. Leur direction est transversale ; on rencontre, cependant, sur les portions latérales du muscle trachéal, quelques fibres disposées dans le sens longitudinal (Kölliker, Verson).

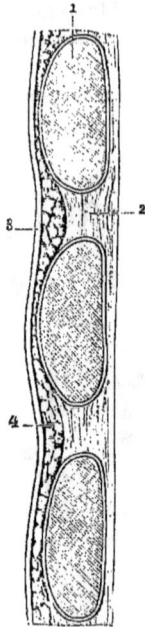

Fig. 175.

Coupe longitudinale de la trachée.

1, cerceaux cartilagineux. — 2, membrane fibreuse (cerceaux membraneux). — 3, muqueuse. — 4, couche sous-muqueuse.

Les fibres constitutives du muscle trachéal s'insèrent, à gauche et à droite, sur les extrémités des cerceaux cartilagineux correspondants et, dans l'intervalle des cerceaux cartilagineux, sur la membrane fibreuse qui les unit. Cette insertion se fait à l'aide de tout petits tendons élastiques. Du reste, en avant de ce plan musculaire, entre lui et la muqueuse, s'étalent de nombreux faisceaux de fibres élastiques, la plupart dirigées parallèlement à l'axe du conduit. Elles forment, à la partie postérieure de la trachée de véritables bandelettes longitudinales d'une coloration blanc jaunâtre, plus ou moins saillantes, reliées les unes aux autres par des faisceaux anastomotiques à direction transversale ou oblique. Leur développement, assez faible à la partie supérieure de la trachée, augmente graduellement au fur et à mesure qu'on se rapproche des bronches.

Les fibres musculaires de la trachée sont des fibres lisses. En se contractant, elles rapprochent l'une de l'autre les deux extrémités des cerceaux cartilagineux sur lesquels elles s'insèrent et diminuent d'autant le diamètre transverse de la trachée. Elles résistent ainsi à l'effort de la colonne d'air expiré, qui dans certaines circonstances, la toux et l'effort par exemple, tendraient à dilater outre mesure le conduit aérifère.

2° Tunique muqueuse. — La muqueuse de la trachée revêt régulièrement toute la surface intérieure de ce conduit, sans présenter aucun pli, soit dans le sens longitudinal, soit dans le sens transversal. Elle est mince, demi-transparente, très adhérente aux parties qu'elle recouvre. Comme la muqueuse laryngée à laquelle elle fait suite, la muqueuse trachéale se compose : 1° d'une couche épithéliale ; 2° d'un derme ou chorion ; 3° d'un grand nombre de formations glandulaires, qui sont placées au-dessous d'elle, mais qui viennent s'ouvrir à sa surface.

a. Épithélium. — L'épithélium de la trachée est un épithélium cylindrique à cils vibratiles ; il ressemble tout à fait à celui qui tapisse la région non olfactive des fosses nasales et la plus grande partie du larynx. C'est un épithélium stratifié, c'est-à-dire composé de plusieurs rangées de cellules superposées. Il se termine du côté de la lumière de la trachée par une ligne de cils vibratiles, interrompue çà et là par l'ouverture d'une glande ou par la présence de cellules caliciformes à mucus.

b. Chorion. — Le chorion ou derme muqueux (fig. 176, c) est constitué par du tissu conjonctif, renfermant un grand

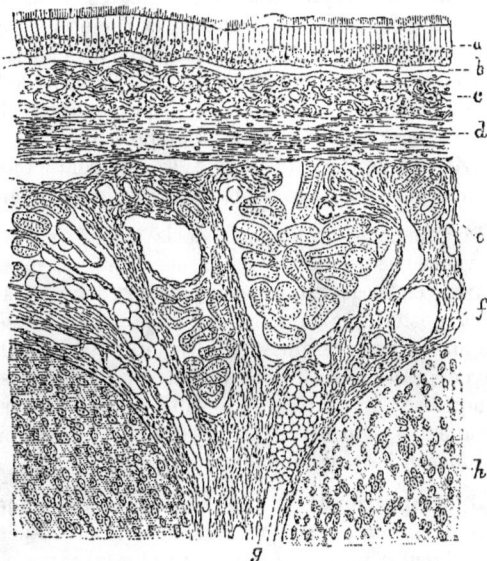

Fig. 176.

Coupe longitudinale, pratiquée sur la trachée d'un enfant (d'après KLEIN).

a, épithélium cilié, prismatique stratifié de la surface libre ; — b, le basement membrane ; — c, chorion muqueux ; — d, les réseaux de fibres élastiques longitudinales ; les noyaux ovales entre ces réseaux indiquent les corpuscules du tissu conjonctif ; — e, le tissu sous-muqueux contenant les glandes muqueuses ; — f, larges vaisseaux sanguins ; — g, cellules graisseuses ; — h, cartilage hyalin des anneaux de la trachée.

nombre de fibres élastiques. Dans la portion de la muqueuse qui confine aux fibres musculaires, les fibres élastiques, s'accolant les unes aux autres, forment les bandelettes longitudinales dont il a été question plus haut. Ainsi, le tissu élastique est assez abondant pour constituer dans la tunique muqueuse de la trachée des formations spéciales ; chez les grands animaux même, l'éléphant par exemple (SAPPEY), il forme à ce niveau de véritables lames de plusieurs millimètres d'épaisseur. Le chorion trachéal est, en outre, le siège d'une infiltration abondante de globules blancs : ces derniers sont situés, de préférence, immédiatement au-dessous de la membrane basale qui limite le chorion du côté de la couche épithéliale.

c. Glandes. — Les glandes de la trachée sont toutes des glandes en grappe, composées d'un canal excréteur plus ou moins long, auquel est appendu un nombre variable d'acini. De dimensions très différentes (1/2 mill. à 3 mill. de diamètre), ces glandes sont situées principalement dans les intervalles des anneaux carti-lagineux et dans la portion postérieure de la trachée. Celles qui occupent cette dernière région sont, en général, les plus volumineuses. Leur corps, formé par la réunion des acini, prend place soit immédiatement au-dessous de la muqueuse, entre celle-ci et les fibres musculaires, soit même extérieurement à ces dernières, entre elles et la tunique fibreuse.

D. — Vaisseaux et nerfs

1° Artères. — Les artères destinées à la trachée proviennent de plusieurs sources : des thyroïdiennes supérieures et inférieures, des thymiques et de la bronchique droite. Les rameaux et ramuscules que ces différentes artères four-nissent à la trachée se distribuent principalement à la muqueuse, aux glandes et à la couche musculaire. Ils forment au-dessous de la muqueuse un premier réseau, où la plupart d'entre eux sont dirigés transversalement. Les artères qui émanent de ce réseau pénètrent dans la muqueuse et y affectent de préférence une direction longitudinale. Finalement, elles se résolvent en un riche réseau capillaire dont les mailles polygonales sont situées immédiatement au-dessous de la membrane basale.

2° Veines. — Les veines de la trachée se disposent en général de la façon suivante. De petites veines, issues du réseau muqueux et des glandes, cheminent d'avant en arrière dans les intervalles des cerceaux cartilagineux. Arrivées sur la paroi postérieure de la trachée, elles y rencontrent un ou deux petits troncs longi-tudinaux, dans lesquels elles se jettent comme les veines intercostales dans les azygos. Ces petits troncs collecteurs sont situés tout d'abord au-dessous de la muqueuse; ils perforent ensuite d'avant en arrière la membrane fibreuse et viennent s'aboucher dans les veines voisines, principalement dans les œsopha-giennes et les thyroïdiennes supérieures.

3° Lymphatiques. — Les vaisseaux lymphatiques de la muqueuse trachéale sont fort nombreux; mais leur origine est encore peu connue. Comme les veines, ils cheminent d'avant en arrière entre les cerceaux cartilagineux, perforent ensuite la membrane fibreuse et, finalement, viennent se jeter dans les ganglions qui s'éche-lonnent sur les parties latérales de la trachée et de l'œsophage.

4° Nerfs. — Les nerfs destinés à la trachée tirent leur origine de deux sources : du pneumogastrique et du grand sympathique. Ceux qui sont fournis par le pneumogastrique proviennent, en partie du plexus pulmonaire, en partie des récurrents. Les autres émanent des ganglions cervicaux et des deux ou trois premiers ganglions thoraciques, soit directement, soit par l'intermédiaire des plexus pulmonaires. Ils se distribuent à la muqueuse, à la couche musculaire et aux glandes : ils sont donc, à la fois, sensitifs, moteurs et sécréteurs.

A consulter au sujet de la trachée, parmi les travaux récents : Tarchetti, *Sulla strutura delle ghiandole mucipare della trachea*, Rivista di Soresina, 1874; — Frankenhauser, *Tracheobron-chialschleimhaut*, Th. Dorpat, 1879; — Mackensie, *Ueber den Befund einer Excessbildung an der Trachea*, Hescul's Med. Jahrb., 1881; — Waller et Bjorkman, *Studien über den Bau der Tra-chealschleimhaut mit besond. Berücksichtigung des Epithels*, Biol. Unters. v. Retzius, 1882; — D'Ajutolo, *D'una trachea umana con tre bronchi*, Mem. della Accad. di Bologna, 1885; — Stir-ling, *The trachealis muscle of man and animals*, Journ. of Anat. and Physiol., 1883; — M. Sée, *Du calibre de la trachée et des bronches*, Bull. de l'Acad. de Méd., 1878; — Nicaise, *Physiol. de la trachée et des bronches*, Revue médicale, 1889; — Baraban, *L'épithélium de la trachée et des bronches chez un supplicié*, Rev. méd. de l'Est, 1890 ; — LEJANS, *La forme et le calibre physiolo-gique de la trachée*, Revue de Chirurgie, 1891 ; — BENEDICENTI, *Ricerche sulle terminazioni nervose nella mucosa della trachea*, Atti d. soc. tosc. di Sc. nat., Pisa, 1892.

§ II. — BRONCHES

On donne le nom de bronches (de βρόγχος, gorge ou gosier) aux deux conduits qui résultent de la bifurcation de la trachée. Immédiatement après leur origine, les deux bronches s'écartent l'une de l'autre sous un angle de 85 à 95 degrés pour se diriger obliquement en bas et en dehors et gagner, celle de gauche le hile du poumon gauche, celle de droite le hile du poumon droit (fig. 173 et 174).

1° Conformation extérieure. — La conformation extérieure des bronches rappelle exactement celle de la trachée. Chacune d'elles représente un cylindre creux dont on aurait enlevé le quart ou le cinquième postérieur. Elle est par conséquent convexe et arrondie sur sa face antérieure et ses faces latérales, assez régulièrement plane sur sa face postérieure.

2° Parallèle anatomique des deux bronches. — Quoique conformées sur un même type, les deux bronches diffèrent l'une de l'autre par leur direction, par leur longueur et par leur calibre :

a. *Par leur direction.* — Les deux bronches, avons-nous dit plus haut, pour se porter de la bifurcation de la trachée au hile du poumon, suivent l'une et l'autre une direction qui est oblique de haut en bas et de dedans en dehors. Mais, tandis que la bronche gauche est fortement oblique, la bronche droite l'est beaucoup moins : la première tend à se rapprocher de la verticale, la seconde de l'horizontale.

b. *Par leur longueur.* — La bronche gauche est toujours beaucoup plus longue que la bronche droite. La longueur de la bronche gauche est, en moyenne,

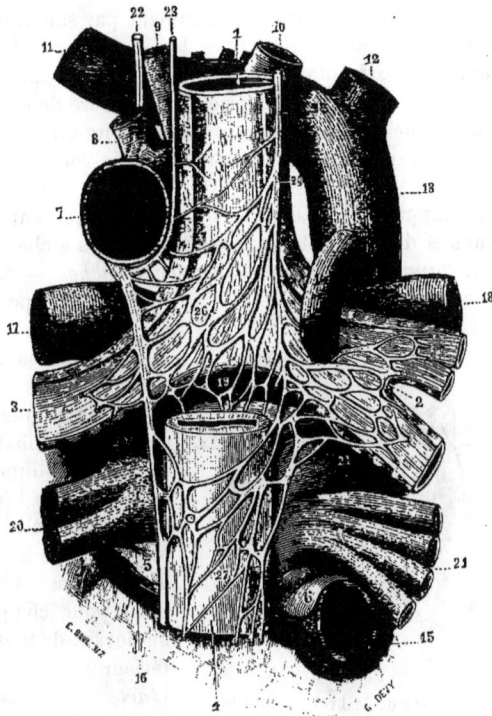

Fig. 177.

La bifurcation de la trachée, vue par sa face postérieure.

1, trachée-artère. — 2, bronche droite. — 3, bronche gauche. — 4, œsophage. — 5, oreillette gauche du cœur. — 6, oreillette droite. — 7, aorte, coupée au point où elle commence à devenir descendante. — 8, artère sous-clavière gauche. — 9, artère carotide gauche. — 10, tronc artériel brachio-céphalique. — 11, tronc veineux brachio-céphalique gauche. — 12, tronc veineux brachio-céphalique droit. — 13, veine cave supérieure. — 14, grande veine azygos. — 15, veine cave inférieure. — 16, veine coronaire. — 17, artère pulmonaire gauche. — 18, artère pulmonaire droite. — 19, bifurcation du tronc de l'artère pulmonaire. — 20, veines pulmonaires gauches. — 21, veines pulmonaires droites. — 22, pneumogastrique gauche. — 23, nerf récurrent gauche. — 24, renflement ganglionnaire. — 25, pneumogastrique droit. — 26, plexus pulmonaire postérieur. — 27, anastomoses des deux pneumogastriques autour de l'œsophage (*plexus œsophagien*).

de 45 à 50 millimètres ; celle de la bronche droite, de 20 à 25 millimètres seulement. Les deux bronches sont entre elles, sous ce rapport, comme le chiffre 2 est au chiffre 1.

c. *Par leur calibre.* — Inversement, la bronche droite est beaucoup plus volumineuse que la bronche gauche. Tandis que le diamètre de la première mesure 15 ou 16 millimètres, celui de la seconde est, en moyenne, de 10 millimètres seulement. La bronche droite est donc à la bronche gauche, sous le rapport du volume, comme le chiffre 8 est au chiffre 5. Cette différence de calibre, en faveur de la bronche droite, s'explique naturellement par ce fait anatomique que le poumon droit l'emporte constamment par son volume sur le poumon gauche. Si, maintenant, nous comparons les chiffres précités à ceux qui représentent les diamètres horizontaux de la trachée, nous voyons que les calibres réunis des deux bronches sont un peu supérieurs au calibre de ce dernier conduit.

La bronche gauche et la bronche droite diffèrent encore par un certain nombre de leurs rapports, comme nous allons le voir.

3° **Rapports.** — Les deux bronches présentent des rapports qui leur sont communs et des rapports qui sont particuliers à chacune d'elles :

a. *Rapports communs aux deux bronches.* — Les bronches, en se portant de la trachée aux poumons, font partie du pédicule pulmonaire et présentent des rapports plus ou moins intimes avec les différents organes qui entrent dans la constitution de ce pédicule : artères et veines pulmonaires, artères et veines bronchiques, lymphatiques et nerfs. — L'*artère pulmonaire*, obliquement dirigée en haut et en dehors, croise la bronche correspondante en passant au-devant d'elle. Elle lui était inférieure à son origine ; elle lui devient supérieure au niveau du hile. — Les *veines pulmonaires*, au nombre de deux pour chaque poumon, passent également au-devant de la bronche, sur un plan un peu postérieur à celui qu'occupe l'artère homonyme. — L'*artère* et la *veine bronchiques* cheminent sur la face postérieure de la bronche correspondante. — Les *vaisseaux lymphatiques* qui proviennent des poumons et les *ganglions lymphatiques* qui s'échelonnent sur leur trajet, sont irrégulièrement disséminées sur tout le pourtour des bronches. — Les *nerfs* destinés au poumon longent de préférence leur face postérieure. — Tous ces organes, contenus dans le pédicule du poumon, sont unis les uns aux autres par un tissu cellulaire abondant et le pédicule dans son ensemble est entouré par un feuillet séreux, la *plèvre du pédicule*, sur lequel nous aurons à revenir à propos des plèvres.

b. *Rapports particuliers à chaque bronche.* — La bronche droite est en rapport avec deux vaisseaux veineux qui n'ont pas de représentant à gauche. Ce sont : 1° la veine cave supérieure, qui croise de haut en bas sa face antérieure ; 2° la portion terminale de la grande veine azygos ou crosse de l'azygos, qui contourne

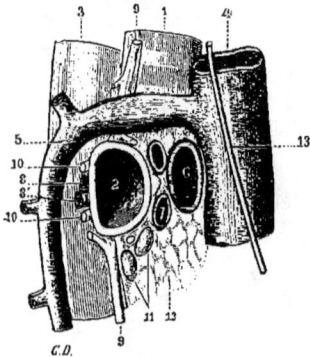

Fig. 178.

Rapports de la bronche droite, vue latérale.

1, trachée-artère. — 2, bronche droite, coupée à deux centimètres en dehors de la trachée. — 3, œsophage. — 4, veine cave supérieure. — 5, grande veine azygos. — 6, artère pulmonaire. — 7, veines pulmonaires. — 8, 8', artères et veines bronchiques. — 9, pneumogastrique droit. — 10, deux rameaux du plexus bronchique. — 11, ganglions lymphatiques. — 12, tissu cellulo-graisseux. — 13, nerf phrénique.

successivement sa face postérieure et sa face supérieure (fig. 178). — La bronche gauche, à son tour, est contournée d'avant en arrière par la crosse aortique dont la concavité répond tout d'abord à sa face antérieure, puis à sa face supérieure et enfin à sa face postérieure. Cette même bronche gauche est encore en rapport : en arrière, avec l'œsophage qui la croise de haut en bas ; en avant, avec le canal artériel et le plexus cardiaque.

4° Constitution anatomique. — Les bronches présentent exactement la même structure que la trachée à laquelle elles font suite. Elles se composent, comme cette dernière : 1° d'une *tunique externe*, fibreuse et élastique, dans l'épaisseur de laquelle se développent des cerceaux incomplets de cartilage hyalin et à laquelle se trouve annexée, à sa partie postérieure seulement, une couche de fibres musculaires lisses à direction transversale ; 2° d'une *tunique interne*, la muqueuse bronchique, à la surface de laquelle viennent s'ouvrir une multitude de petites glandes en grappe ; du reste, la muqueuse et les glandes des bronches présentent les mêmes caractères histologiques que celles de la trachée et nous ne saurions y revenir ici sans tomber dans des redites.

5° Vaisseaux et nerfs. — Les *artères* destinées aux bronches proviennent des artères bronchiques, branches de l'aorte thoracique. — Les *veines* accompagnent les artères et, comme elles, sont au nombre de deux, l'une pour la bronche gauche, l'autre pour la bronche droite. La veine bronchique droite se jette habituellement dans la grande azygos, tout près de sa terminaison ; mais on la voit encore, dans certains cas, s'ouvrir dans le tronc commun des veines intercostales supérieures droites ou directement dans la veine cave supérieure. Quant à la veine bronchique gauche, elle se rend, suivant les cas, à la petite azygos ou dans le tronc veineux brachio-céphalique gauche, quelquefois, mais plus rarement, à la veine mammaire interne. Les deux veines bronchiques sont dépourvues de valvules. — Les *lymphatiques* des bronches se jettent dans les nombreux ganglions qui entourent ces conduits. — Les *nerfs* émanent pour la plupart du plexus pulmonaire postérieur ; quelques-uns proviennent directement des récurrents. Sur leur trajet, se trouvent de nombreux ganglions : ces ganglions, d'après les recherches de Kandarazki, s'observent depuis la trachée jusque sur les divisions bronchiques de troisième ordre ; on les rencontre non seulement sur les filets nerveux qui cheminent à la surface extérieure des bronches, mais encore sur ceux qui sont situés dans l'épaisseur de la muqueuse.

Voyez au sujet des bronches : Aeby, *Der Bronchialbaum der Säugethiere und des Menschen*, Leipzig, 1888 ; — Kandarazki *Ueber die Nerven der Respirationswege*, Arch. f. Anat. u. Physiol., 1881 ; — Schrotten, *Beitrag zur Ætiologie der Lungengangren nebst Bemerkungen zur Anat. der grossen Bronchien*, Wien. klin. Wochenschr., 1890 ; — Narath, *Vergleich. Anatomie des Bronchialbaumes*, Verhandl. der anat. Gesellsch. auf der sechsten Versamml. in Wien., 1892 ; — Bianchi e Cocchi, *Sui rapporti dell' albero bronchiale colla pareti posteriore del torace*, Arch. ital. de Biol., 1891.

ARTICLE III

POUMONS

Les poumons (πνεύμων, de πνέω je respire) sont les organes essentiels de l'appareil respiratoire. C'est en effet dans leur épaisseur que s'accomplit, sous l'action de l'air atmosphérique que leur apportent incessamment les bronches, l'important phénomène de l'hématose, c'est-à-dire la transformation du sang veineux en sang artériel.

§ I. — CONSIDÉRATIONS GÉNÉRALES

1° Situation. — Au nombre de deux, l'un droit, l'autre gauche, les poumons sont comme appendus aux deux branches de bifurcation du conduit aérifère. Ils sont situés en entier dans la cavité thoracique, dont les parois se moulent exactement sur eux. Séparés des viscères abdominaux par la cloison diaphragmatique, ils sont séparés l'un de l'autre sur la ligne médiane par une série d'organes qui, comme eux, occupent le thorax ou bien ne font que le traverser pour se rendre dans les régions voisines. Ces organes, que nous aurons à énumérer plus tard en décrivant les rapports des poumons, constituent par leur ensemble une sorte de cloison interpulmonaire, à laquelle on donne le nom de *médiastin*.

2° Volume. — Le poumon étant essentiellement constitué par un système de petites cavités où s'engage l'air atmosphérique, son volume varie naturellement avec le degré de réplétion de ces cavités ou, ce qui revient au même, avec la quantité d'air qu'il contient : c'est ainsi que, dans le rythme respiratoire, la masse pulmonaire s'amplifie notablement pendant l'inspiration et se réduit au contraire au moment de l'expiration.

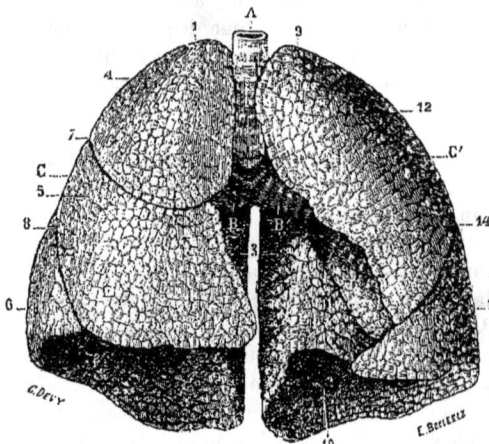

Fig. 179.
Les deux poumons en place, vue antérieure.

A, trachée-artère. — B, bronche droite. — B', bronche gauche.
C, poumon droit, avec 1, son sommet ; — 2, sa base ; — 3, sa face interne ; — 4, son lobe supérieur ; — 5, son lobe moyen ; — 6, son lobe inférieur ; — 7, sa scissure interlobaire supérieure ; — 8, sa scissure interlobaire inférieure.
C', poumon gauche, avec 9, son sommet ; — 10, sa base ; — 11, sa face interne, excavée en bas pour loger la pointe du cœur ; — 12, son lobe supérieur ; — 13, son lobe inférieur ; — 14, sa scissure interlobaire, aboutissant en bas à une forte échancrure du bord antérieur, l'échancrure cardiaque.

A un état de développement moyen, je veux dire à un état intermédiaire à l'inspiration et à l'expiration, le poumon nous présente les dimensions suivantes : son diamètre vertical, mesuré en arrière où il atteint sa plus grande longueur, est de 25 centimètres en moyenne ; son diamètre antéro-postérieur, mesuré au niveau de la base de l'organe, est de 16 centimètres ; son diamètre transverse maximum, mesuré également au voisinage de la base, est de 10 centimètres pour le poumon droit et de 7 centimètres seulement pour le poumon gauche. Ce dernier diamètre, comme le précédent du reste, diminue graduellement en allant de bas en haut. En les mesurant[1] l'un et l'autre

[1] Sur le sujet où ces mensurations ont été faites, le bord antérieur du poumon droit dépassait de beaucoup la ligne médio-sternale, disposition qui a pour effet d'agrandir un peu son diamètre antéro-postérieur lequel a été mesuré du bord postérieur au bord antérieur. Nous ferons remarquer encore que la coupe n° 5 passe par l'échancrure cardiaque du poumon gauche, ce qui nous explique la réduction, relativement considérable, qu'a subie à ce niveau le bord antérieur de l'organe.

sur un certain nombre de coupes horizontales du thorax pratiquées sur un sujet congelé, j'ai obtenu les chiffres suivants :

NIVEAU DE LA COUPE	DIAMÈTRE ANTÉRO-POSTÉRIEUR		DIAMÈTRE TRANSVERSAL	
	P. droit.	P. gauche.	P. droit.	P. gauche.
1° Corps de la 3e dorsale.	0m,85	0m,82	0m,50	0m,50
2° Articulation de la 4e dorsale avec la 5°. . . .	1, 50	1, 32	0, 55	0, 47
3° Corps de la 6° dorsale	1, 73	1, 55	0, 75	0, 43
4° Articulation de la 7e dorsale avec la 8°	1, 84	1, 59	0, 94	0, 72
5° Articulation de la 9e dorsale avec la 10e	1, 63	1, 25	0, 93	0, 71

Le volume des poumons n'est pas exactement le même à droite et à gauche. Le poumon droit, par suite de la saillie considérable que forme le lobe droit du foie, descend un peu moins bas que le poumon gauche. Par contre, le poumon gauche, fortement déprimé par le cœur qui, comme on le sait, s'incline de droite à gauche, a un diamètre transverse de beaucoup inférieur à celui du poumon droit. Toute compensation faite, le volume du poumon droit l'emporte toujours sur celui du poumon gauche, d'un cinquième ou d'un sixième environ. Ce chiffre, toutefois, n'est qu'une moyenne : sur dix sujets que j'ai examinés à cet égard, j'ai observé comme maximum un tiers, et comme minimum un quatorzième.

Abstraction faite des influences d'ordre pathologique dont nous n'avons pas à nous occuper ici, le volume des poumons varie suivant les âges, suivant les sexes et suivant les individus. — En ce qui concerne les *variations suivant les âges*, chacun sait que, chez le nouveau-né qui n'a pas encore respiré, le poumon est réduit à des dimensions qui diffèrent beaucoup de celles qu'il présentera plus tard. Il n'occupe alors qu'une toute petite portion de la cage thoracique : en avant, il ne recouvre pas le cœur et, d'autre part, il est fortement refoulé de bas en haut par la voussure diaphragmatique qui remonte parfois jusqu'à la troisième côte. Lorsque la respiration s'établit et que l'air pénètre dans le thorax, le bloc pulmonaire, jusque-là compact, immobile et pour ainsi dire inerte, s'adapte rapidement à la fonction qui lui est brusquement dévolue : il s'amplifie dans tous les sens et, en quelques jours, il a acquis les dimensions relatives qui le caractérisent chez l'adulte. — Les *variations sexuelles* des poumons sont à peu près les mêmes que celles du thorax : le volume de ces organes est plus considérable chez l'homme que chez la femme. Nous devons ajouter que, chez cette dernière, l'usage continu du corset, surtout d'un corset très serré, en rétrécissant le thorax et en refoulant vers cette cavité le foie et l'estomac, réduit d'autant les dimensions de la masse pulmonaire. — Quant aux *variations individuelles*, elles sont considérables pour le poumon comme pour les autres viscères, mais les lois qui régissent ces variations ne nous sont pas connues. Nous savons, toutefois, que le développement de la masse pulmonaire n'est en relation ni avec la taille, ni avec l'embonpoint des sujets, mais bien plutôt avec la capacité du thorax. Une poitrine étroite, avec des poumons peu développés, se rencontre assez fréquemment chez des sujets de grande taille, mais de constitution faible. Par contre, on voit très souvent des sujets de petite taille, mais fortement constitués, présenter une poitrine large, fortement bombée en avant et abritant dans sa cavité des poumons d'un volume considérable.

3° **Poids**. — Il importe de considérer le poids des poumons : 1° en lui-même, c'est le poids absolu ; 2° comparativement à un même volume d'eau, c'est le poids spécifique.

a *Poids absolu.* — Les deux poumons, chez un fœtus à terme qui n'a pas encore respiré, pèsent en moyenne 65 grammes ; chez ce même fœtus à terme, après l'établissement régulier de la fonction respiratoire, 90 grammes. Si l'on estime à 3,500 grammes le poids total du fœtus, on constate par une règle arithmétique des plus simples que le rapport du poids des poumons au poids du corps est, en chiffres ronds, de 1/53 dans le premier cas, de 1/37 dans le second. Ces deux rapports sont, comme on le voit, notablement différents. Ploucquet, se basant sur ce dernier fait, avait émis l'opinion qu'il suffisait, un fœtus étant donné, de comparer le poids du corps tout entier à celui des poumons pour savoir s'il avait ou non respiré : c'est le *procédé de Ploucquet* ou *procédé de docimasie pulmonaire par la balance.*

Chez l'adulte, le poids absolu des deux poumons varie de 900 grammes à 1,300 grammes, soit une moyenne de 1,100 grammes, dont 600 pour le poumon droit et 500 pour le poumon gauche.

b. *Poids spécifique.* — Les poumons, grâce à l'air que renferment leurs alvéoles, sont d'une légèreté remarquable. Lorsqu'on les jette dans l'eau, ils surnagent toujours, qu'ils appartiennent à un vieillard, à un adulte ou même à un fœtus, à condition toutefois que ce fœtus ait respiré. S'ils appartiennent, en effet, à un fœtus qui n'a pas encore respiré, ils tombent au fond de l'eau comme le ferait une rate ou un morceau de foie. On conçoit aisément toute l'importance qu'acquiert ce fait en médecine légale. Il est utilisé, de préférence au procédé de Ploucquet ou concurremment avec lui, pour savoir si un enfant mort-né a respiré ou n'a pas respiré : c'est le *procédé de docimasie pulmonaire hydrostatique.*

D'après les recherches de Sappey, le poids spécifique des poumons, chez l'enfant qui n'a pas encore respiré, est de 1,042 à 1,092, soit une moyenne de 1,068. Chez le fœtus qui a respiré et chez l'adulte, il descend à 0,625 ou même à 0,356, soit un chiffre moyen de 0,490.

4° **Capacité.** — La capacité des poumons est mesurée par le volume d'air que renferment les alvéoles après une inspiration ordinaire. Cette quantité d'air comprend : 1° l'air en circulation, c'est-à-dire l'air qui pénètre dans les poumons à chaque inspiration et qui en sort à chaque expiration (*air de la respiration* des physiologistes) ; 2° la masse d'air qui, après une expiration ordinaire, peut être encore chassée des poumons par une expiration forcée (*air de réserve* des physiologistes) ; 3° l'air qui reste emprisonné dans les alvéoles après une expiration forcée (*air résidual* des physiologistes).

Si nous nous en rapportons aux données de la physiologie expérimentale, la colonne d'air en circulation dans la respiration ordinaire est égale à 500 centimètres cubes, tandis que l'air de réserve réuni à l'air résidual est six fois plus considérable, soit 3,000 centimètres cubes. Au total, la quantité d'air qui se trouve emmagasinée dans les deux poumons après une inspiration ordinaire, autrement dit la capacité pulmonaire, est de 3,500 centimètres cubes ou 3 litres et demi.

D'après M. Sée, la surface des vésicules pulmonaires réunies, représentant ce qu'on pourrait appeler la *surface respiratoire*, mesurerait près de 81 mètres carrés, soit environ cinquante-quatre fois la surface du corps.

5° **Couleur.** — La couleur des poumons est notablement différente suivant qu'on l'examine chez le fœtus, chez l'enfant, chez l'adulte et chez le vieillard :

a. Chez le fœtus à terme qui n'a pas encore respiré, les poumons nous présentent une coloration rouge foncé, qui n'est pas sans analogie avec celle du foie.

b. Chez le nouveau-né, en même temps que s'établit la fonction respiratoire, la teinte rouge brun est remplacée peu à peu par une teinte plus claire qui est d'abord rouge vif, puis nettement rosée. Cette teinte rosée se maintient, sans changement notable, pendant les premières années de la vie.

c. Chez l'adulte, en dehors de tout état pathologique, les poumons sont d'un blanc grisâtre. La teinte rouge plus ou moins foncée qu'on rencontre encore à cet âge au niveau du bord postérieur de l'organe, est due à une stase sanguine qui se produit dans cette région comme conséquence du décubitus dorsal dans lequel on a l'habitude de placer les sujets après la mort.

d. Vers l'âge de trente à trente-cinq ans, on voit apparaître à la surface extérieure des poumons une multitude de petits points bruns ou noirâtres. Ces points se multiplient et s'unissent les uns aux autres pour former des lignes. Les lignes à leur tour, en s'allongeant et en se réunissant avec les lignes voisines, délimitent des figures polygonales dont le contour répond exactement à celui des lobules pulmonaires (fig. 185). Ces dépôts de matière noirâtre augmentent avec les progrès de l'âge et, chez le vieillard, les poumons présentent une coloration d'un gris ardoisé ou même d'un bleu noirâtre. — Du reste, cette matière noire, dont la présence caractérise les poumons de l'adulte et du vieillard (*charbon pulmonaire*), n'existe pas seulement à la périphérie de l'organe. On la rencontre encore dans son intérieur, dans les cloisons conjonctives interlobulaires, autour des vaisseaux lymphatiques dans les ganglions du hile, dans les parois des lobules et jusque dans les cellules épithéliales des alvéoles. — Examinée au microscope, elle nous apparaît sous la forme d'un amas de petites particules irrégulièrement arrondies et de dimensions très inégales. Ce sont des poussières et plus particulièrement des particules de charbon qui, entraînées par l'air inspiré, pénètrent dans les lobules pulmonaires et y sont absorbées par les lymphatiques, lesquels lymphatiques vont les déposer ensuite sur tous les points de la trame pulmonaire, mais plus particulièrement sur le pourtour des lobules périphériques et dans les ganglions dont ils sont tributaires. C'est grâce à ces dépôts que les ganglions broncho-pulmonaires présentent à la coupe, chez les sujets âgés, une coloration noire caractéristique.

6° Propriétés physiques. — Le poumon a une consistance molle, rappelant assez bien celle d'une éponge. Il cède à la moindre pression ; mais, quand la pression a cessé, il ne reprend qu'incomplètement ses dimensions premières : car l'air qui a été chassé des lobules comprimés, soit dans les lobules voisins, soit à l'extérieur, n'y revient qu'en partie ou pas du tout.

Lorsqu'on presse fortement entre les doigts une portion de la masse pulmonaire, on perçoit un bruit tout particulier, indéfinissable, appelé *crépitation*. On l'a comparé au bruit que produit la décrépitation du sel ou le froissement du papier. Le bruit de crépitation paraît être le résultat de la rupture d'un certain nombre de vésicules pulmonaires sous l'influence de la pression qui le détermine. Si l'on vient, en effet, à examiner attentivement la partie du poumon qui a ainsi crépité, on observe sous le feuillet viscéral de la plèvre de nombreuses bulles d'air, qui n'ont pu y arriver que grâce à une rupture des vésicules dans lesquelles elles étaient primitivement emprisonnées.

Malgré sa faible consistance, le tissu pulmonaire jouit d'une grande cohésion : il se laisse difficilement déchirer quand il est sain et résiste merveilleusement aux pressions élevées de l'air qui remplit ses alvéoles, que ces pressions élevées soient expérimentales (insufflation) ou physiologiques (toux, effort).

Enfin, le tissu pulmonaire est très élastique. Pour mettre en évidence cette dernière propriété, il suffit d'enlever un poumon et d'injecter alors une certaine quantité d'air dans le conduit aérifère à l'aide d'un tube muni d'un robinet. L'insufflation une fois faite, on ferme le robinet, et le poumon conserve le volume exagéré qui résulte de la réplétion forcée de ses alvéoles. Mais si l'on vient à ouvrir le robinet, on voit l'organe, en vertu de l'élasticité qui lui est propre, revenir peu à peu sur lui-même en chassant l'air qu'il possède en excès. C'est encore grâce à son élasticité que le poumon s'affaisse toutes les fois que l'on vient à ouvrir la plèvre, soit sur le vivant, soit sur le cadavre. Il est facile de s'expliquer ce fait : dans les conditions ordinaires, les parois thoraciques étant intactes, la pression atmosphérique s'exerce exclusivement sur la surface interne des vésicules ; or, cette pression, faisant équilibre à l'élasticité pulmonaire, empêche cette dernière d'agir. Mais lorsque la plèvre est ouverte sur un point quelconque et que l'air atmosphérique arrive librement par cette ouverture sur la surface extérieure du poumon, les conditions sont toutes différentes. La pression atmosphérique, dans ce cas, s'exerce à la fois à l'intérieur et à la périphérie : or, comme la pression extérieure est exactement égale à la pression intérieure, la première annihile la seconde et l'élasticité pulmonaire, redevenue libre maintenant, entre immédiatement en jeu : de là, l'affaissement du poumon, l'agrandissement graduel de la cavité pleurale et l'entrée de l'air dans cette cavité.

§ II. — Configuration extérieure et rapports

Les poumons ont la forme non pas d'un cône, comme l'écrivent la plupart des auteurs, mais d'un demi-cône, convexe en dehors, dont la base reposerait sur le diaphragme et dont le sommet serait dirigé en haut du côté du cou. Chacun d'eux nous présente à étudier une face externe, une face interne, un bord antérieur et un bord postérieur, un sommet et une base. Nous décrirons successivement chacune de ces régions, en la considérant au double point de vue de sa forme et de ses rapports :

1° **Face externe.** — La face externe, convexe, lisse et unie, répond dans toute son étendue à la face interne des côtes et, entre les côtes, aux espaces intercostaux. Il n'est pas rare de rencontrer à sa partie supérieure des gouttières transversales, plus ou moins accusées suivant les sujets et résultant d'une compression exercée à leur niveau par les premières côtes (*empreintes costales*).

La face externe des poumons nous présente une scissure profonde qui se dirige obliquement de haut en bas et d'arrière en avant et qui, pour cette raison, est appelée *scissure oblique*. Commençant en haut à 6 ou 7 centimètres au-dessous du sommet du poumon, elle se termine en bas à la partie antérieure et inférieure de l'organe, immédiatement au-dessus de sa base (fig. 180,5 et 181,4). Plus rarement, elle empiète un peu sur cette dernière. Cette scissure oblique est simple sur le poumon gauche. Sur le poumon droit, au contraire, elle est bifurquée ; ou plutôt elle abandonne, un peu au-dessous de son origine, un prolongement qui se dirige vers le bord antérieur du poumon en suivant une direction horizontale ou voisine de l'horizontale. Pour distinguer cette nouvelle scissure de la scissure oblique dont elle émane, on lui donne, en raison de sa direction, le nom de *scissure horizontale*.

Les scissures précitées s'étendent en profondeur jusqu'au voisinage du hile. Elles divisent ainsi chaque poumon en segments plus petits appelés *lobes ;* elles-mêmes, pour cette raison, prennent le nom de *scissures interlobaires*. — Le poumon gauche, n'ayant qu'une scissure, possède deux lobes seulement, l'un supérieur, l'autre inférieur. Ces deux lobes sont à peu près égaux en volume. — Le poumon droit, ayant deux scissures, se décompose naturellement en trois lobes, que l'on distingue en lobe supérieur, lobe moyen et lobe inférieur. Le lobe inférieur est ordinairement le plus volumineux des trois ; viennent ensuite, par ordre de volume décroissant, le lobe supérieur et le lobe moyen.

La lobulation des deux poumons est sujette à de nombreuses variétés. Dans des cas qui ne sont pas extrêmement rares, on observe trois lobes sur le poumon gauche ; par contre, on rencontre parfois des poumons droits qui ne présentent

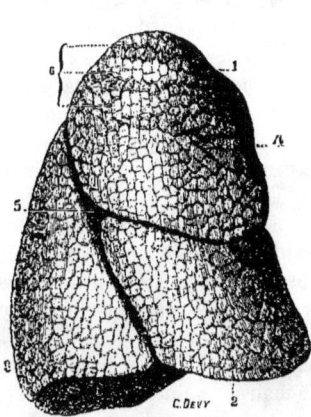

Fig. 180.

Face externe du poumon droit.

1, lobe supérieur. — 2, lobe moyen. — 3, lobe inférieur. — 4, bord antérieur. — 5, scissures interlobaires. — 6, empreintes costales.

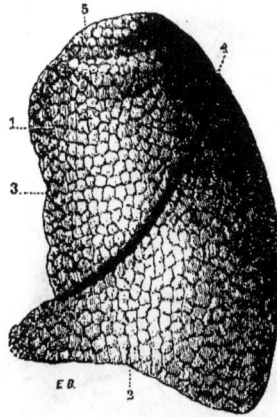

Fig. 181.

Face externe du poumon gauche.

1, lobe supérieur. — 2, lobe inférieur. — 3, bord antérieur. — 4, scissure interlobaire. — 5, empreintes costales.

que deux lobes. On a signalé des poumons à quatre et cinq lobes. J'ai eu l'occasion, en 1882, d'étudier un poumon droit qui possédait six lobes parfaitement distincts. Il convient de signaler enfin, comme une anomalie des plus intéressantes, l'apparition au niveau de la base du poumon droit d'un petit lobe surnuméraire, connu sous le nom de *lobe azygos*. Ce lobe azygos, accidentel et rudimentaire chez l'homme, existe normalement et à un état de développement parfait chez tous les mammifères quadrupèdes. Il acquiert ainsi, en anatomie humaine, toute la valeur des anomalies dites réversives. J'ajouterai que ces vestiges du lobe azygos, relativement rares chez l'adulte, sont excessivement fréquents chez le fœtus. Je les ai rencontrés, à un état de différenciation variable, 5 fois sur 69 sujets de l'un et l'autre sexes que j'ai examinés à cet effet, soit une proportion de 20 p. 100 environ.

2° **Face interne.** — La face interne, concave, est en rapport avec le médiastin, d'où le nom de face médiastine que lui donnent encore certains auteurs. Cette face nous présente le *hile du poumon*, c'est-à-dire le point de la surface extérieure où passent tous les organes qui pénètrent dans le poumon ou qui en sortent (fig. 182,5).

a. Le hile est relativement étroit, si on le compare au développement considérable de la masse pulmonaire : il mesure, en moyenne, 5 centimètres de hauteur sur 3 centimètres de largeur. Il est situé, non pas au centre de la face interne,

304   APPAREIL DE LA RESPIRATION ET DE LA PHONATION

mais à la réunion de son quart postérieur avec les trois quarts antérieurs, à peu
près à égale distance du sommet et de la base. Il livre passage aux ramifications
du conduit aérifère, à l'artère pulmonaire et aux veines de même nom, à l'artère
et à la veine bronchiques, à des vaisseaux lymphatiques et à des nerfs. Ces différents organes, immédiatement en dehors du hile, se trouvent réunis en un volumineux paquet que l'on désigne sous le nom de *pédicule du poumon*. Nous aurons
naturellement à les décrire à propos de la structure des poumons (voy. p. 314) et
nous indiquerons alors les rapports réciproques qu'ils présentent, soit dans le
pédicule, soit dans le hile.

b. La portion de la face interne qui est située en arrière du hile répond à la
colonne vertébrale et, en avant de la colonne
vertébrale, à ce qu'on appelle le médiastin
postérieur, c'est-à-dire : 1° pour le poumon
gauche, à l'aorte descendante et à la partie
supérieure du canal thoracique ; 2° pour le
poumon droit, à l'œsophage, à la partie
inférieure du canal thoracique et à la grande
veine azygos.

c. La portion de la face interne qui est
située en avant du hile s'applique contre le
médiastin antérieur, lequel est formé par la
trachée et les bronches, par le cœur revêtu
de son péricarde, ainsi que par tous les
vaisseaux qui émergent de sa base (aorte,
artère pulmonaire, veines pulmonaires,
veines caves). Au niveau du cœur, la paroi
pulmonaire se déprime pour recevoir cet
organe. Or, comme le cœur ne se développe
pas symétriquement suivant le plan médian,
mais s'incline fortement de droite à gauche,
il s'ensuit que la dépression cardiaque est
notablement plus prononcée sur le poumon
gauche que sur le poumon droit : c'est à cette

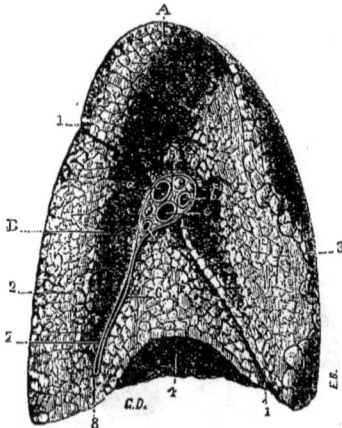

Fig. 182.

Le poumon gauche, vu par sa face interne.

A, lobe supérieur. — B, lobe inférieur.
1, scissure interlobaire. — 2, bord postérieur du
poumon. — 3, son bord antérieur. — 4, sa base. —
5, hile, avec : a, artère pulmonaire ; b, b, veines pulmonaires ; c, bronche gauche. — 6, feuillet antérieur
du ligament triangulaire. — 7, son feuillet postérieur. — 8, son extrémité inférieure.

dépression du poumon gauche, on le sait, qu'on donne le nom de *lit du cœur*.
Nous devons ajouter que deux nerfs importants, le pneumogastrique et le phrénique, sont encore en rapport avec la face interne des poumons dans toute l'étendue de leur portion thoracique (voy. ces nerfs).

3° **Bord postérieur.** — Le bord postérieur du poumon, très épais, régulièrement arrondi, remplit la gouttière costo-vertébrale correspondante. Il s'étend de
la première côte à la onzième et répond successivement, en allant de dedans en
dehors : 1° à la face latérale des corps vertébraux ; 2° aux articulations costo-
vertébrales ; 3° à l'extrémité postérieure des côtes et des espaces intercostaux ;
4° au cordon du grand sympathique qui, comme nous l'avons déjà vu en névrologie
(voy. t. II), repose sur la tête des côtes.

4° **Bord antérieur.** — Le bord antérieur diffère du précédent en ce qu'il est fort
mince, presque tranchant, plus ou moins sinueux. Il en diffère aussi par sa longueur qui est beaucoup moindre : il s'arrête, en effet, au niveau de la cinquième
ou sixième côte. Celui du côté droit est presque vertical ; celui du côté gauche se

porte obliquement de haut en bas et de dedans en dehors. Ce dernier présente à sa partie inférieure une échancrure plus ou moins profonde qui répond à la pointe du cœur : c'est l'*échancrure cardiaque du poumon gauche* (fig. 179 et 181).

Envisagé au point de vue de ses rapports, le bord antérieur du poumon s'avance plus ou moins sur le péricarde. Il répond tour à tour, en allant de haut en bas, à la face postérieure du sternum, au bord de cet os, à l'extrémité interne des cartilages costaux et aux vaisseaux mammaires internes qui longent la face postérieure de ces cartilages. Assez souvent, à la partie supérieure du thorax, le bord antérieur du poumon droit dépasse la ligne médiane et vient se mettre en contact avec le poumon du côté opposé, soit en arrière du sternum, soit en avant des cartilages costaux du côté gauche. Sur un sujet congelé et débité en coupes horizontales, j'ai vu le poumon droit s'avancer ainsi jusqu'à 25 millimètres en dehors du bord gauche du sternum.

5° Sommet. — Le sommet du cône pulmonaire est arrondi. Il répond à l'orifice supérieur du thorax qu'il déborde en haut de 20 à 25 millimètres, quelquefois plus. Il est en rapport : 1° en dehors, avec la première côte, qui imprime ordinairement sur lui un sillon plus ou moins prononcé (fig. 180,6) ; 2° en dedans, avec l'artère sous-clavière qui l'embrasse dans sa concavité, avec

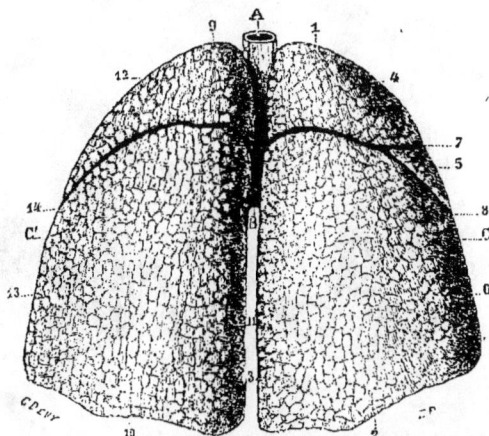

Fig. 183.
Les poumons en place, vue postérieure.

A, trachée-artère. — B, sa bifurcation.
C, poumon droit, avec : 1, son sommet ; 2, son bord inférieur ; 3, son bord postérieur ; 4, son lobe supérieur ; 5, son lobe moyen ; 6, son lobe inférieur ; 7, sa scissure interlobaire horizontale ; 8, sa scissure interlobaire oblique.
C', poumon gauche, avec : 9, son sommet ; 10, son bord inférieur ; 11, son bord postérieur ; 12, son lobe supérieur ; 13, son lobe inférieur ; 14, sa scissure interlobaire.

l'origine de l'artère intercostale supérieure et de l'artère mammaire interne, avec la branche antérieure de la première paire dorsale et avec le ganglion cervical inférieur du grand sympathique. L'observation démontre que les sommets des deux poumons ne sont pas situés sur un même plan horizontal : d'après les recherches de Braune et de Stahel (1886), le sommet du poumon droit dépasse celui du poumon gauche d'un demi-centimètre à un centimètre en moyenne.

6° Base. — La base du poumon, concave et fort large, répond aux parties latérales du dôme diaphragmatique sur lequel elle se moule exactement. Par conséquent, le plan suivant lequel elle se développe est oblique de haut en bas, d'avant en arrière et de dedans en dehors. En d'autres termes, elle regarde en bas, en avant et en dedans.

Par l'intermédiaire du diaphragme, la base du poumon droit répond au lobe droit du foie ; la base du poumon gauche répond au lobe gauche et, en dehors de ce lobe, à la grosse tubérosité de l'estomac et à la rate (fig. 184). Nous avons déjà dit plus haut que la base du poumon droit, en raison même de ses rapports avec le lobe droit du foie, était située sur un plan un peu plus élevé que celui qu'occupe la base du poumon gauche.

La base du poumon, en s'unissant avec la face externe, forme une espèce de languette demi-circulaire, laquelle s'insinue dans la gouttière anguleuse qui est constituée en dedans par le diaphragme et en dehors par la paroi thoracique (*sinus costo-diaphragmatique*). Il est à peine besoin de faire remarquer que cette

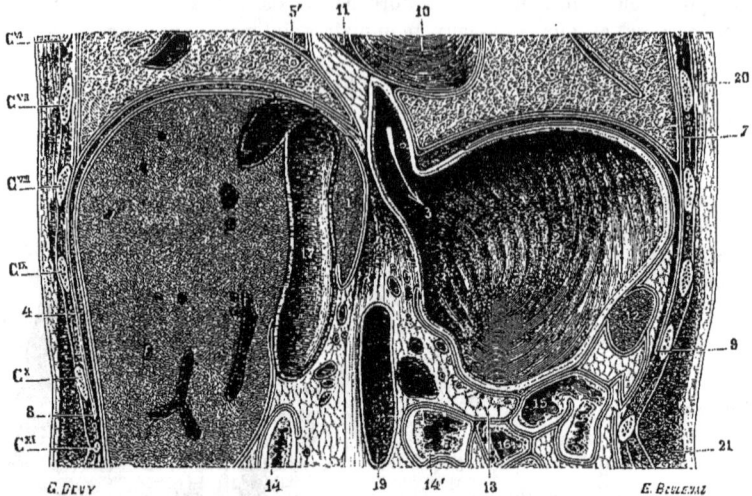

Fig. 181.

Coupe frontale du tronc passant par le cardia, pour montrer les rapports des poumons avec les viscères abdominaux (sujet congelé, segment postérieur de la coupe).

1, foie. — 2, grosse tubérosité de l'estomac. — 3, œsophage. — 4, diaphragme, avec : 4', son centre phrénique; 4", ses piliers. — 5, poumon droit, avec 5', scissure interlobaire. — 6, poumon gauche. — 7, feuillet pariétal de la plèvre, avec 7', son feuillet viscéral. — 8, sinus costo-diaphragmatique du côté droit. — 9, sinus costo-diaphragmatique du côté gauche. — 10, cœur (paroi postérieure des ventricules). — 11, cavité du péricarde. — 12, rate. — 13, pancréas. — 14, portion descendante du duodénum, avec 14', sa portion ascendante. — 15, côlon descendant. — 16, anses grêles. — 17, veine cave inférieure. — 18, veines sus-hépatiques. — 19, aorte abdominale. — 20, muscle grand dentelé. — 21, grand dorsal.

CVI, CVII, CVIII, CIX, CX, CXI, sixième, septième, huitième, neuvième, dixième et onzième côtes; la douzième côte, non intéressée par la coupe, est placée dans l'épaisseur du segment.

languette circonférentielle du poumon descend plus ou moins bas dans le sinus, suivant que les alvéoles pulmonaires sont plus ou moins distendues par l'air de la respiration. Nous reviendrons, du reste, sur cette question à propos des plèvres (voy. p. 324).

§ III. — CONSTITUTION ANATOMIQUE

Considérés au point de vue de leur constitution anatomique, les poumons se composent essentiellement des parties suivantes : 1° d'une multitude de segments, naturellement plus petits, appelés *lobules pulmonaires;* 2° de nombreux canaux ramifiés qui, sous le nom de *divisions bronchiques*, continuent le conduit aérifère jusqu'aux lobules ; 3° d'un premier groupe de vaisseaux, les *vaisseaux de l'hématose*, qui amènent aux lobules du sang veineux et qui ramènent ce sang, une fois artérialisé, vers le hile et de là dans l'oreillette gauche; 4° d'un deuxième groupe de vaisseaux, les *vaisseaux nourriciers*, destinés à la nutrition de l'organe;

5° d'un certain nombre de *nerfs ;* 6° enfin, d'un tissu conjonctif, le *tissu conjonctif du poumon,* qui unit ensemble les lobules et les différents canaux précités.

Les poumons, comme le foie, sont décomposables en une série de segments qui, malgré leur diversité de forme et de volume, sont tous équivalents au double point de vue morphologique et fonctionnel. Chacun d'eux revêt la forme d'un petit sac membraneux dont la cavité se remplit d'air à chaque inspiration et dont les parois, toujours fort minces, servent de substratum aux vaisseaux de l'hématose.

1° Disposition générale. — En se réunissant pour former le poumon, les lobules pulmonaires se tassent les uns contre les autres, sans ordre apparent. Un tissu conjonctif, assez abondant chez l'enfant, mais très rare chez l'adulte, les unit entre eux d'une façon intime. Chez l'enfant, on peut arriver, en insufflant de l'air dans ces cloisons conjonctives et en produisant ainsi un emphysème artificiel, à isoler les masses lobulaires et à prendre alors une notion suffisamment précise de leur volume, de leur nombre, de leur forme et de leurs rapports :

a. Leur *volume* est, en moyenne, de 1 centimètre cube : mais il en existe de beaucoup plus petits ; comme aussi, on en rencontre qui sont deux ou trois fois plus volumineux. En comparant ce chiffre à celui qui représente le volume des deux

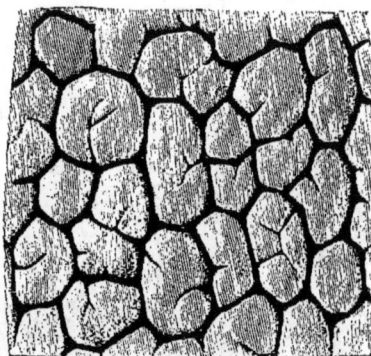

Fig. 185.

Une portion de la face externe des poumons d'un enfant, pour montrer son mode de lobulation.

poumons, on voit que le *nombre* des lobules est très considérable ; mais il ne saurait être évalué même d'une façon approximative.

b. La *forme* des lobules pulmonaires est fort variable et nous pouvons à cet égard les diviser en deux groupes, les lobules périphériques et les lobules centraux. — Les *lobules périphériques,* c'est-à-dire ceux qui occupent la couche toute superficielle du poumon, y compris les deux faces des scissures interlobaires, ont une forme plus ou moins pyramidale. Leur base, plane ou légèrement bombée, répond à la surface extérieure de l'organe et ce sont précisément les bases des lobules périphériques qui y forment ces districts polygonaux, de trois, quatre, cinq ou six côtés, que nous avons déjà signalés plus haut (p. 301) à propos de la coloration extérieure du poumon. Quant au sommet du lobule, il se dirige du côté du hile et se continue avec l'une des divisions terminales des bronches, qui lui sert ainsi de pédicule : le lobule périphérique est suspendu à la bronche comme une poire à sa tige. — Les *lobules centraux,* fortement tassés les uns contre les autres, prennent, de ce fait, les formes les plus diverses. Tout ce qu'on peut dire, c'est qu'ils sont plus ou moins allongés, elliptiques ou ovoïdes, taillés à facettes par suite de pressions réciproques. Comme les précédents, ils sont suspendus, par celle de leurs deux extrémités qui regarde le hile, à une division bronchique.

c. Les *rapports* des lobules pulmonaires sont les suivants : 1° ceux qui occupent la périphérie répondent à la plèvre par leur base et, par tous les autres points de leur surface, aux lobules ambiants ; 2° les lobules centraux sont en contact, soit avec les lobules voisins, soit avec les divisions vasculaires ou bronchiques qui cheminent dans les espaces interlobulaires. Quelque intimes que soient leurs relations réciproques, les lobules pulmonaires ne communiquent jamais entre eux, mais restent entièrement indépendants, tant au point de vue physiologique qu'au point de vue anatomique. Chacun d'eux, pris à part, représente donc un organe complet, un vrai poumon minuscule, de telle sorte que résoudre le problème de la structure du lobule, c'est établir du même coup la formule histologique du poumon.

2° **Structure.** — Nous avons vu plus haut que, chez l'enfant, les lobules pulmonaires sont assez faciles à isoler les uns des autres. Chez l'adulte, ils adhèrent au contraire très fortement entre eux et leur dissection devient très difficile ou même impossible. Des lobules voisins peuvent aussi se souder entre eux, grâce à la disparition progressive du tissu conjonctif interlobulaire, et ne plus former qu'une masse indivise. Chez certains animaux, le bœuf par exemple, chaque lobule est séparé de ceux qui l'entourent par une véritable cavité séreuse, incomplètement cloisonnée par des brides de tissu conjonctif et revêtue d'un endothélium que l'on peut imprégner d'argent (RENAUT et PIERRET) ; dans ce cas, on le conçoit, les lobules sont encore plus faciles à isoler que chez l'homme.

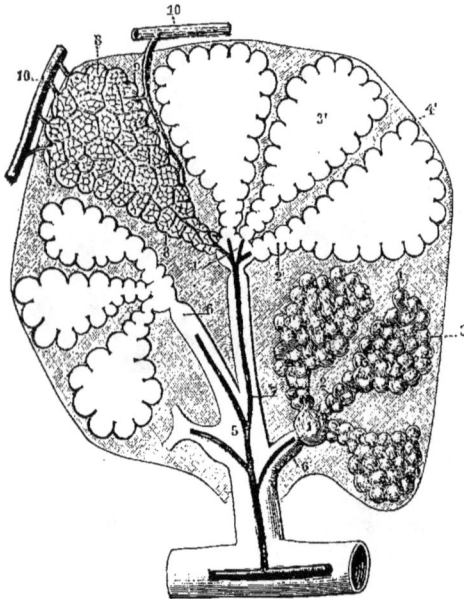

Fig. 186.

Lobule pulmonaire (schéma).

1, vestibule ; 2, canaux alvéolaires ; 3, infundibula ; 4, alvéole d'un acinus pulmonaire, vu de face en entier. — 1', vestibule ; 2', canaux alvéolaires ; 3', infundibula ; 4', alvéole d'un acinus vu en coupe. — 5, bronche intra-lobulaire. — 6, bronche terminale. — 7, rameau de l'artère pulmonaire. — 8, réseau capillaire des alvéoles. — 9, racine de la veine pulmonaire. — 10, veine pulmonaire.

a. *Parties essentielles d'un lobule.* — Si l'on fait une coupe passant par l'axe du pédicule bronchique d'un lobule, on voit que la bronche se continue à l'intérieur de ce dernier en se ramifiant dichotomiquement un certain nombre de fois. On donne à la partie de la bronche située dans le lobule le nom de *bronche intralobulaire;* ses dernières ramifications prennent le nom de *bronches terminales* ou *bronchioles.* Les bronchioles s'ouvrent dans des espèces de culs-de-sac assez compliqués, les *acini,* auxquels on peut distinguer plusieurs parties : immédiatement en avant d'un rétrécissement qui indique le point où la bronche terminale s'ouvre dans l'acinus, on voit un renflement de ce dernier, qui est le *vestibule* (fig. 186,1) ; du vestibule partent des *canaux alvéolaires* (2), qui se rendent dans des cavités plus volumineuses, constituant la majeure partie de l'acinus, les *infundibula* (3). Vestibule, canaux alvéolaires et infundibula ne sont, en somme, que des parties différenciées de l'acinus. Enfin, les canaux alvéolaires et les infundibula ont leurs parois revêtues d'une série de logettes disposées en nid d'abeilles, les *alvéoles* (4). Telle est la disposition schématique des parties constitutives d'un lobule pulmonaire ; mais il ne faut pas oublier que, chez l'adulte, les divers acini d'un même lobule, ou même ceux des lobules voisins, peuvent se fusionner entre eux. Il en résulte que l'on ne trouve plus alors les parties avec tous les détails donnés ci-dessus, mais que le poumon tend de plus en plus à se rapprocher d'une cavité irrégulièrement cloisonnée, dont les cloisons sont formées par les parois alvéolaires.

Un rameau de l'artère pulmonaire pénètre dans le lobule avec la bronche intra-lobulaire qu'il accompagne. Il se divise comme cette dernière et fournit à chaque acinus une branche propre qui, arrivée sur l'acinus, se résout en un réseau assez large, entourant de ses mailles chaque alvéole (fig. 186,7). De ce réseau périaci-neux partent des capillaires déliés : leur ensemble forme à la surface de l'alvéole un nouveau réseau très fin, qui se trouve inscrit dans le premier et dans lequel s'effectue l'hématose. C'est de ce réseau que naissent les radicules des veines pulmonaires. Ces veinules se réunissent peu à peu en de petits troncs veineux qui filent entre les acini (fig. 186,9), puis passent dans des veines plus volumineuses situées à la périphérie du lobule pulmonaire (fig. 186,10).

b. *Alvéoles.* — Le lobule primitif se compose, comme on l'a vu, d'un grand nombre d'alvéoles : il suffit, par conséquent, d'étudier la structure d'un de ces derniers pour connaître celle du lobule tout entier. Chaque alvéole présente en allant de dehors en dedans : 1° une paroi ; 2° un réseau capillaire ; 3° un épithélium.

La *paroi* est une membrane très mince, pleine, transparente, ne renfermant ni fibres, ni cellules conjonctives, mais parcourue par des réseaux élastiques abondants très fins dans le fond de l'alvéole, plus puissants dans les côtés de ce dernier. Cette membrane est une vitrée (RENAUT).

Le *réseau capillaire* est constitué par des canaux très fins, d'un diamètre qui varie entre 0,0056 et 0,0113 (FREY) et qui permet juste le passage des globules sanguins. Ces capillaires s'unissent les uns aux autres en formant un lacis très régulier, à mailles rondes ou ovales, dont le diamètre est tel, que les vides laissés entre les vaisseaux soient à peu près équivalents à la surface occupée par les vais-seaux eux-mêmes ; c'est-à-dire que le réseau capillaire de l'alvéole est très serré et qu'une quantité de sang, très grande relativement à son étendue, l'occupe à un moment donné. Des ca-pillaires de l'alvéole naissent les innom-brables radicules des veines pulmo-naires, lesquelles se dirigent au dehors du lobule, ainsi qu'on l'a déjà vu.

L'*épithélium alvéolaire* est très im-portant : c'est lui qui limite l'alvéole en dedans, du côté de l'air inspiré. Quelques anatomistes (TODD, RAINEY)

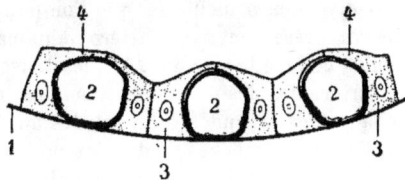

Fig. 187.

Coupe de la paroi d'un alvéole pulmonaire
(*schématique*).

1. membrane vitrée. — vaisseaux capillaires. — 3, cellules épithéliales. — 4, portion lamellaire de ces dernières recou-vrant les vaisseaux.

ont autrefois douté de son existence ; mais elle est aujourd'hui hors de contestation. Les cellules qui constituent cet épithélium sont larges, très aplaties. Il est facile de marquer leurs contours à l'aide du nitrate d'argent : on voit alors qu'elles sont polygonales irrégulières. Leur noyau est toujours situé dans la partie de la cellule qui passe au-dessus d'une maille du réseau capillaire, et il prend place dans la dépression qui occupe à ce niveau l'intervalle de deux vaisseaux voisins. La cellule épithéliale est très mince : elle se réduit à une lame de protoplasma d'épaisseur insignifiante. Ce sont là les caractères d'un endothélium ; mais on verra plus tard par le développement (voy. EMBRYOLOGIE) que les cellules de revêtement interne de l'alvéole sont bien des cellules épithéliales, qui continuent l'épithélium bronchique et qui ont subi une transformation endothéliale en rapport avec leur fonction.

On a pu suivre quelques lymphatiques jusque sur les parois des alvéoles pulmonaires (WYWODZOFF et SOKORSKY). Quant aux terminaisons nerveuses de l'alvéole, elles sont encore à étudier.

B. — DIVISIONS BRONCHIQUES

Nous comprendrons, sous ce nom de divisions bronchiques ou *bronches intrapulmonaires*, toutes les ramifications du conduit aérifère, quel que soit leur calibre, qui s'étendent des extrémités externes des bronches au sommet des lobules. Nous décrirons successivement : 1° leur origine au niveau du hile ; 2° leur disposition générale dans la masse pulmonaire ; 3° leur structure.

1° Mode de bifurcation des bronches. — Les bronches, envisagées au point de vue de leur mode de bifurcation, se comportent différemment à droite et à gauche (fig. 172 et 173). — La *bronche gauche*, arrivée au hile, se divise en deux branches : l'une supérieure, obliquement dirigée en dehors et en haut, qui se rend au lobe supérieur du poumon gauche ; l'autre inférieure, obliquement dirigée en dehors et en bas, qui disparaît dans le lobe inférieur. — La *bronche droite* se partage également en deux branches, que l'on distingue en supérieure et inférieure. La branche de division supérieure, obliquement ascendante, se distribue au lobe supérieur du poumon droit. La branche de division inférieure, obliquement descendante, fournit tout d'abord un fort rameau au lobe moyen, puis pénètre dans le lobe inférieur.

Comme on le voit, les divisions principales des bronches sont en nombre égal à celui des lobes : il y en a trois pour le poumon droit, deux seulement pour le poumon gauche.

Ces divisions principales, que l'on pourrait désigner sous le nom de *bronches lobaires*, présentent avec l'artère pulmonaire des rapports constants, et on peut à cet effet, comme le propose ÆBY, les diviser en bronches sus-artérielles et bronches sous-artérielles, les premières cheminant au-dessus de l'artère pulmonaire correspondante, les secondes étant situées au-dessous. Or, l'observation nous apprend que, des trois branches de division de la bronche droite, la première, celle qui se rend au lobe supérieur, est sus-artérielle ; les deux autres sont sous-artérielles. En ce qui concerne les deux branches de bifurcation de la bronche gauche, elles sont toutes les deux sous-artérielles. Il n'existe donc, du moins chez l'homme, qu'une seule bronche qui soit sus-artérielle, c'est celle qui se rend au lobe supérieur du poumon droit (fig. 1471).

2° Disposition générale des divisions bronchiques. — Chacune des bronches lobaires précitées, après avoir pénétré dans le lobe auquel elle est destinée, se dirige vers sa face externe en cheminant presque en ligne droite. Au cours de son trajet, elle fournit sur tout son pourtour des branches collatérales, de calibre variable, qui s'irradient dans tous les sens et qui, à leur tour, se ramifient en des canaux de moins en moins volumineux. Quant au tronc principal, il se réduit natu-

rellement au fur et à mesure qu'il abandonne ses collatérales, et, quand il est
descendu aux dimensions de ces dernières, il se ramifie comme elles. Les divisions
ultimes des bronches se terminent dans les lobules pulmonaires ; elles mesurent,
en moyenne, 1 millimètre de diamètre.

Dans ces ramifications successives de l'arbre bronchique, le *mode dichotomique*,
assez fréquent sur les divisions de petit calibre, ne s'observe que très rarement
sur les divisions de premier ordre. Ce que j'appelle le mode de ramescence par
collatérale, ou plus simplement le *mode collatéral*, est la disposition la plus com-

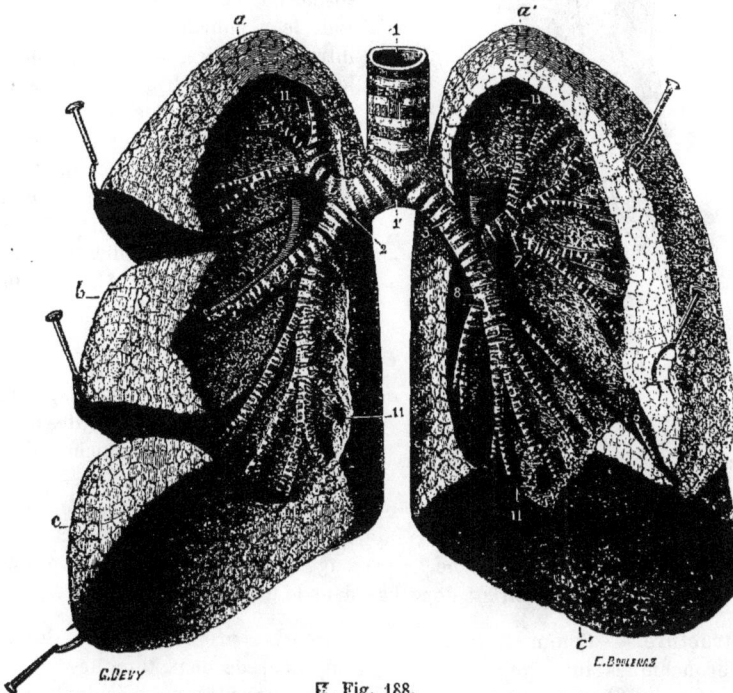

G.DEVY

E Fig. 188.

Mode de ramification de la trachée et des bronches.

a, *b*, *c*, lobes supérieur, moyen et inférieur du poumon droit. — *a'*, *c'*, lobes supérieur et inférieur du poumon gauche.
1, trachée-artère, avec 1', sa bifurcation. — 2, bronche droite. — 3, bronche gauche. — 4, 5, 6, les trois branches de
division de la bronche droite (*bronches lobaires droites*), la première sus-artérielle, les deux autres sous-artérielles. —
7, 8, les deux branches de division de la bronche gauche (*bronches lobaires gauches*), toutes les deux sous-artérielles.
— 9, artère pulmonaire droite. — 10, artère pulmonaire gauche. — 11, 11, divisions de ces deux artères.

mune, la disposition typique, et il est à remarquer que les branches collatérales se
détachent presque toujours du tronc générateur sous un angle droit ou un angle
voisin de l'angle droit. Enfin, on voit assez souvent, au voisinage des lobules, un
certain nombre de divisions bronchiques, collatérales ou terminales, naître sur un
même point en formant, par leur ensemble, comme une sorte de bouquet.

Envisagées maintenant au point de vue de leur forme, les divisions bronchiques
intra-pulmonaires sont régulièrement cylindriques. Elles diffèrent sous ce rapport
des bronches extra-pulmonaires qui, comme nous l'avons vu, sont arrondies à leur
partie antérieure, planes à leur partie postérieure. — Elles en diffèrent encore par
la disposition de leurs éléments cartilagineux. Tandis que sur les bronches extra-

pulmonaires ces cartilages se disposent sous forme d'anneaux incomplets, représentant chacun les trois quarts d'un cercle, ils forment sur les divisions bronchiques intra-pulmonaires des pièces plus petites, très variées et très irrégulières. — Au voisinage du hile, sur les divisions bronchiques de premier ordre, on rencontre encore des segments d'anneaux'; mais ces segments sont plus petits que sur les bronches ;

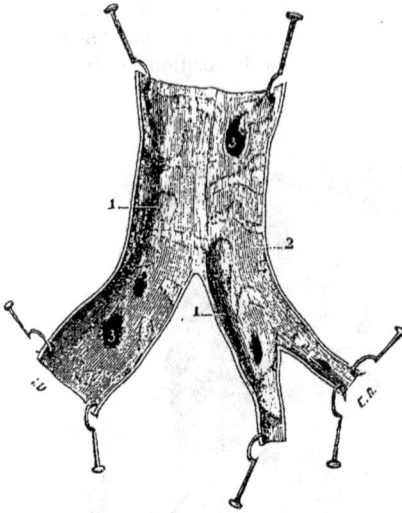

Fig. 189.
Un rameau bronchique, ouvert dans le sens
de la longueur et étalé.

1, 1, plaques cartilagineuses. — 2, portions membraneuses. — 3, 3, abouchement de canaux bronchiques collatéraux.

de plus, ils se disposent sur tous les points du tuyau bronchique, et c'est justement à cette dissémination uniforme des éléments cartilagineux sur tout leur pourtour que les bronches intra-pulmonaires sont redevables de leur forme cylindrique. — Plus bas, sur les bronches plus petites, les segments d'anneaux sont remplacés par des lamelles isolées, habituellement plus allongées dans un sens que dans l'autre et dont le grand diamètre, suivant les cas, suit une direction transversale, oblique ou même longitudinale (fig. 189,1). — Au fur et à mesure qu'on se rapproche des lobules et que les divisions bronchiques diminuent de calibre, les lamelles cartilagineuses deviennent à la fois plus petites et plus espacées. Dans les bronches d'un millimètre de diamètre, elles sont réduites pour la plupart à de simples nodules arrondis ou à contours plus ou moins anguleux. Les cartilages ne se prolongent jamais jusque sur la bronche intralobulaire : ils ne pénètrent donc pas dans le lobule.

3° **Structure.** — Comme la trachée et les bronches proprement dites, les divisions bronchiques intra-pulmonaires se composent de deux tuniques : 1° une tunique externe fibreuse ; 2° une tunique interne muqueuse, doublée dans la plus grande partie de son étendue par une couche de fibres musculaires lisses.

a. *Tunique fibreuse.* — Elle est constituée par du tissu conjonctif renfermant de nombreux réseaux élastiques. Les nerfs et les vaisseaux qui se rendent à la muqueuse bronchique cheminent quelque temps dans son épaisseur avant d'atteindre cette dernière. Comme les plaques cartilagineuses qu'elle renferme, la tunique fibreuse diminue beaucoup d'importance vers les dernières ramifications bronchiques. Elle cesse d'exister au point d'entrée de la bronche dans le lobule, ou mieux se réduit à une mince lame conjonctive qui enveloppe la muqueuse de la bronche intralobulaire et fournit quelques moyens d'union entre cette dernière et les lobulins ou les vaisseaux qui l'entourent.

b. *Couche musculaire.* — En dedans de la tunique fibreuse et des cartilages qu'elle renferme, se trouve une couche de fibres musculaires lisses, qui appartient à la muqueuse bronchique, mais que, vu son importance, nous décrirons à part. La couche musculaire, encore appelée *couche des muscles de Reissessen*, est constituée par des fibres lisses groupées en petits faisceaux fusiformes, dont les deux extrémités se continuent par d'élégants réseaux élastiques, qui se perdent dans le derme de la muqueuse et leur servent ainsi de tendons d'insertion. Ces faisceaux s'agencent les uns à côté des autres de manière à former sur les grosses divisions bronchiques une couche continue. Leur direction est en majeure partie transversale, de sorte que les muscles des bronches sont avant tout des muscles à

fibres circulaires ; cependant KÖLLIKER a signalé des faisceaux disposés obliquement, en écharpe ou même longitudinalement. Les muscles de Reissessen se poursuivent jusque dans le lobule pulmonaire, sur la bronche intralobulaire à laquelle ils fournissent un revêtement discontinu. Ils ne s'étendent pas toutefois jusque sur les terminaisons ultimes du conduit aérifère : ils manquent toujours, en effet, au niveau des bronchioles terminales.

c. *Tunique muqueuse.* — La tunique muqueuse nous présente à considérer : 1° un épithélium ; 2° un derme ou chorion ; 3° des glandes. — L'*épithélium* est un épithélium

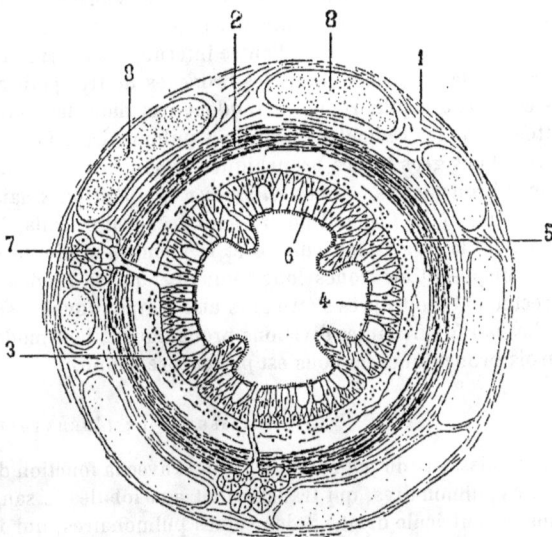

Fig. 190.

Coupe transversale d'une division bronchique.

1, membrane fibreuse. — 2, muscles de Reissessen. — 3, derme de la muqueuse bronchique. — 4, épithélium bronchique. — 5, amas de globules blancs, infiltrés dans le derme muqueux. — 6, cellules caliciformes à mucus. — 7, glandes bronchiques. — 8, 8, cartilages.

cylindrique à cils vibratiles. Stratifié au niveau des premières divisions bronchiques, il diminue bientôt de hauteur par la disparition de ses strates les plus externes et se réduit alors à une couche de cellules ciliées, mélangées à des cellules caliciformes à mucus, laquelle repose sur un seul rang de petites cellules rondes adjacentes à la membrane basale. Au niveau des bronchioles terminales, on ne trouve plus qu'un seul rang de cellules, cellules ciliées, d'abord cylindriques, puis diminuant peu à peu de hauteur et finissant par devenir cubiques. Ces cellules perdent alors leurs cils, s'aplatissent de plus en plus (épithélium de transition) et, finalement, se continuent avec l'épithélium alvéolaire déjà décrit. — Le *derme muqueux* est constitué par du tissu conjonctif très riche en réseaux élastiques et infiltré de globules blancs. Il est limité en dedans par une membrane basale ou vitrée et présente, du côté de la lumière des divisions bronchiques, de petits relèvements en lames, qui forment l'axe des plis longitudinaux que l'on trouve à la face interne des canaux bronchiques. Ces plis longitudinaux manquent au niveau des bronchioles terminales. — La muqueuse bronchique est criblée sur la plus grande partie de son étendue par une multitude de petits orifices glandulaires. Ces orifices conduisent dans des glandes en grappe dont les lobules, d'assez petite taille, prennent place entre les cartilages et les muscles de Reissessen, dans la couche de tissu conjonctif lâche qui rattache la tunique fibreuse à la tunique muqueuse. On ne trouve plus de glandes au niveau des bronches intralobulaires et, à plus forte raison, dans les bronchioles terminales.

d. *Vaisseaux et nerfs.* — Les vaisseaux des bronches intra-pulmonaires sont de deux ordres, sanguins et lymphatiques. — Les *vaisseaux sanguins* sont fournis par l'artère bronchique dont les ramifications forment, dans les parois des bronches deux réseaux capillaires distincts : l'un externe, plus lâche, situé dans la couche des muscles de Reissessen ; l'autre interne, plus serré et plus délicat, occupant le derme de la muqueuse. Dans les bronches de très petit calibre, les veinules nées de ce réseau capillaire ne se rendent pas dans les veines bronchiques, mais se jettent dans les radicules des veines pulmonaires. Les veines que l'on trouve sur le trajet des gros troncs bronchiques débouchent, au contraire, toujours dans les veines bronchiques. — Les *vaisseaux lymphatiques* naissent dans le derme de la muqueuse où ils forment des réseaux très déliés. Puis, ils traversent perpendiculairement la couche musculaire et la membrane fibreuse, à la surface de laquelle ils se disposent en troncs longitudinaux, qui se rendent dans les ganglions, soit directement, soit après s'être unis aux lymphatiques issus du lobule pulmonaire. — Les *nerfs* suivent les divisions bronchiques ; leur mode de terminaison dans les parois bronchiques ne nous est pas encore connu.

C. — Vaisseaux de l'hématose

Les vaisseaux du poumon, en rapport avec la fonction de l'hématose, sont : 1° les artères pulmonaires, qui transportent aux lobules le sang veineux puisé par elles dans le ventricule droit ; 2° les veines pulmonaires, qui recueillent sur les parois lobulaires le sang nouvellement artérialisé et le ramènent au cœur.

1° Artères pulmonaires. — Au nombre de deux, l'une droite, l'autre gauche, les artères pulmonaires se portent chacune vers le hile du poumon correspondant. Là, elles se divisent exactement comme les bronches : celle de droite, en trois branches pour les trois lobes du poumon droit ; celle de gauche, en deux branches seulement pour les deux lobes du poumon gauche.

Arrivées dans l'épaisseur du poumon, les branches de l'artère pulmonaire s'accolent aux divisions bronchiques et les accompagnent dans toute leur étendue en se divisant et se subdivisant comme elles. Finalement, elles se résolvent en de tout petits rameaux qui, sous le nom d'*artères lobulaires*, pénètrent dans les lobules et s'y ramifient. Nous avons déjà indiqué plus haut (p. 309) la manière dont se comportent ces artères sur les parois du lobule.

On admet généralement que les artères pulmonaires sont exclusivement destinées aux lobules et, en conséquence, n'abandonnent au cours de leur trajet aucun rameau collatéral, soit aux bronches, soit aux autres parties du poumon. Il est à remarquer, cependant, que la muqueuse des plus petites bronches, tout au voisinage du lobule, reçoit la plus grande partie de son sang (Arnold, Adriani) des divisions de l'artère pulmonaire.

2° Veines pulmonaires. — Les veines pulmonaires, comme nous l'avons vu précédemment à propos de la structure du lobule et des bronches, proviennent de deux sources et possèdent par conséquent deux ordres de radicules. Les unes, *veines pulmonaires proprement dites*, ont leur origine dans le réseau capillaire du lobule et charrient du sang artériel. Les autres, *veines broncho-pulmonaires* de

LEFORT, proviennent du réseau capillaire des plus petites bronches ; elles recueillent probablement aussi du sang artériel, les phénomènes osmotiques qui constituent l'hématose se poursuivant vraisemblablement jusque dans les petites divisions bronchiques qui font suite aux lobules.

Ainsi constitués, les rameaux des veines pulmonaires se dirigent tous vers le hile, en se réunissant les uns aux autres pour former des canaux de plus en plus volumineux. Ici, comme ailleurs, les ramuscules forment des rameaux, les rameaux forment des branches et, à leur tour, les branches donnent naissance à

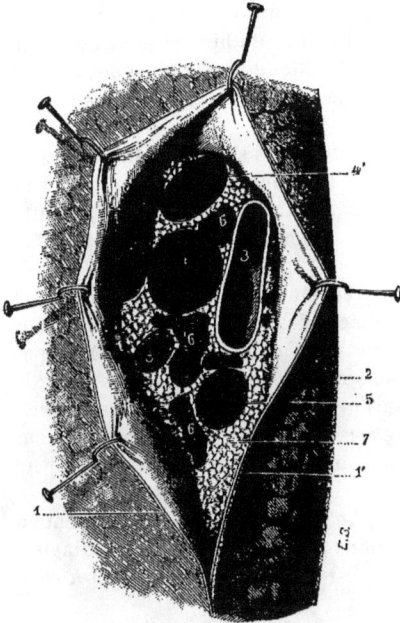

Fig. 191.

Le hile du poumon droit, vu de face.

(La plèvre du pédicule pulmonaire a été érignée dans tous les sens, de manière à découvrir l'intérieur du hile.)

1, 1', origines du ligament du poumon droit. — 2, bord postérieur du poumon. — 3, bronche droite, portant sur sa face postérieure l'artère et la veine bronchiques. — 4, 4', artère pulmonaire droite. — 5, 5, veines pulmonaires. — 6, 6, ganglions lymphatiques. — 7, 7, tissu cellulaire du hile.

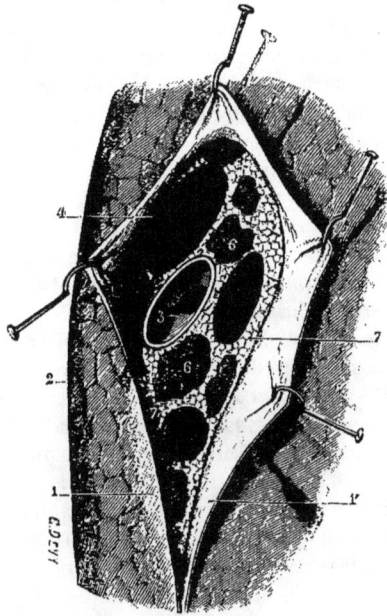

Fig. 192.

Le hile du poumon gauche, vu de face.

(La plèvre du pédicule pulmonaire a été érignée dans tous les sens de manière à découvrir l'intérieur du hile.)

1, 1', origines du ligament du poumon gauche. — 2, bord postérieur du poumon. — 3, bronche gauche, portant sur sa face postérieure l'artère et la veine bronchiques. — 4, artère pulmonaire gauche. — 5, 5, veines pulmonaires gauches. — 6, 6, ganglions lymphatiques. — 7, 7, tissu cellulaire du hile.

des troncs. Quel que soit leur calibre, les veines pulmonaires s'accolent pour la plupart aux divisions bronchiques, comme le font les artères, et il est à remarquer que chacune d'elles se place de préférence sur le côté opposé à celui qu'occupe l'artère correspondante. Quelques-unes cheminent isolément, sans présenter aucun rapport régulier, soit avec les bronches, soit avec les divisions de l'artère pulmonaire.

Au niveau du hile, les veines pulmonaires viennent se placer (fig. 191 et 192) sur un plan postérieur à celui qu'occupent les bronches. Elles forment ordinairement quatre troncs, deux pour le poumon droit et deux également pour le poumon gauche. Nous savons déjà, pour l'avoir étudié en angéiologie (voy. t. I), que ces quatre troncs se portent vers la base du cœur et s'ouvrent isolément dans l'oreillette gauche.

Les vaisseaux nourriciers du poumon, ceux qui apportent aux différentes parties de l'organe les matériaux nécessaires à leur nutrition, sont les artères et les veines bronchiques.

1° Artères bronchiques. — Les artères bronchiques, branches de l'aorte thoracique, sont au nombre de deux, l'une pour le poumon droit, l'autre pour le poumon gauche. Elles pénètrent dans le poumon au niveau du hile où elles occupent le côté postérieur des bronches (fig. 191 et 192). Elles diffèrent ainsi des artères pulmonaires qui sont placées sur leur côté antérieur, mais elles en diffèrent surtout par leur calibre qui est beaucoup plus petit.

Dans l'épaisseur du poumon, les artères bronchiques s'accolent aux bronches qu'elles accompagnent dans toute leur étendue. Elles vont ainsi jusqu'aux lobules, mais sans y pénétrer. Chemin faisant, elles abandonnent des rameaux : 1° aux divisions bronchiques ; 2° aux artères et veines pulmonaires ; 3° aux ganglions pulmonaires ; 4° au tissu cellulaire et aux plèvres.

1° Les *rameaux bronchiques* sont à la fois très nombreux et très volumineux : les artères bronchiques sont, en effet, spécialement destinées aux bronches. Leur mode de distribution dans la paroi bronchique a été étudié plus haut, à propos de la structure des bronches (voy. p. 314). Nous n'y reviendrons pas ici.

2° Les *rameaux destinés aux divisions de l'artère et des veines pulmonaires*, véritables vasa-vasorum, sont au contraire excessivement grêles. Ils forment sur les vaisseaux précités un réseau capillaire à mailles très serrées, que l'on peut suivre, d'après KÖLLIKER, jusque sur des branches de $0^{mm},6$ et au-dessous.

3° Les *rameaux destinés aux ganglions lymphatiques* naissent naturellement au voisinage du hile et se perdent dans les ganglions de la région. Ils sont ordinairement très volumineux. Leur volume, du reste, est toujours proportionnel à celui des ganglions eux-mêmes.

4° Les *rameaux pleuraux* se séparent des artères bronchiques, soit au niveau du hile, soit dans l'épaisseur des poumons. — Ceux qui naissent au niveau du hile, sans pénétrer dans le poumon, se ramifient sous la plèvre qui tapisse la face interne de l'organe. — Les autres cheminent quelque temps dans les espaces interlobulaires, puis émergent sur différents points de la surface extérieure du poumon. — Tous ces rameaux, remarquables à la fois par leur ténuité et leur longueur, forment uu réseau à larges mailles dans le tissu cellulaire sous-pleural.

2° Veines bronchiques. — Les veines bronchiques (fig. 191 et 192) répondent aux artères bronchiques qu'elles accompagnent régulièrement dans leur trajet. Elles proviennent en grande partie des parois bronchiques et nous ferons remarquer, à ce sujet, que le réseau capillaire où elles prennent leur origine est un peu moins étendu que le champ de distribution des artères correspondantes. Nous avons vu en effet que, tandis que les divisions de l'artère bronchique se prolongent jusque sur les plus petites bronches, les veinules issues de ces petites bronches (*veines broncho-pulmonaires* de LEFORT) se jettent, non pas dans les veines bronchiques, mais dans les veines pulmonaires. Les veines bronchiques ne reçoivent donc que le sang des bronches de gros et de moyen calibre.

En cheminant vers le hile, les veines bronchiques se grossissent de nombreux affluents, provenant des parois des artères et des veines pulmonaires, du tissu conjonctif interlobulaire et sous-pleural, des ganglions lymphatiques du poumon.

Au sortir du hile, les veines bronchiques, réunies en un seul tronc pour chaque poumon, viennent se placer, comme l'artère homonyme, sur la face postérieure de la bronche correspondante. Nous avons déjà indiqué à plusieurs reprises (voy. p. 297) leur trajet ultérieur et leur mode de terminaison.

3° **Lymphatiques.** — Les lymphatiques du poumon se divisent en superficiels et profonds. — Les *lymphatiques superficiels* ou *sous-pleuraux* occupent, comme leur nom l'indique, la surface extérieure du poumon. Ils forment là, dans le tissu sous-pleural, un riche réseau qui est particulièrement développé sur les limites des lobules. De ce réseau péripulmonaire partent deux ordres de rameaux : les uns pénètrent dans le poumon et servent ainsi de traits d'union entre le réseau superficiel dont ils émanent et le réseau profond avec lequel ils se continuent ; les autres gagnent le hile, en suivant des trajets divers, mais en cheminant continuellement à la surface extérieure de l'organe. — Les *lymphatiques profonds* proviennent, comme nous l'avons vu plus haut (p. 310 et 314), en partie des lobules pulmonaires, en partie des divisions bronchiques. Comme les précédents, ils convergent vers la région du hile.

Arrivés au hile, les lymphatiques superficiels et les lymphatiques profonds se jettent dans un groupe de ganglions, qui se disposent tout autour des premières divisions bronchiques et que nous appellerons pour cette raison *ganglions broncho-pulmonaires.*

Ces ganglions sont très nombreux ; les plus profonds sont situés à 3 ou 4 centimètres en dedans du hile, en plein poumon par conséquent. Leur volume est fort variable : à côté de ganglions minuscules à peine visibles à l'œil nu, on en rencontre de la grosseur d'une noisette ou d'une amande. Leur coloration est, suivant les cas, grisâtre, piquetée de noir ou même complètement noire par suite de la pénétration, dans la masse du ganglion, de particules pigmentaires ou charbonneuses qui leur sont vraisemblablement apportées par les vaisseaux lymphatiques. Cet envahissement des ganglions lymphatiques du hile par le charbon pulmonaire ne commence guère que de dix à vingt ans. Il augmente ensuite avec les progrès de l'âge.

E. — Nerfs du poumon

Les nerfs du poumon émanent des plexus pulmonaires antérieur et postérieur, à la constitution desquels concourent à la fois des branches du grand sympathique et des branches du pneumogastrique. Ceux qui naissent du plexus pulmonaire antérieur se jettent sur la face antérieure de l'artère pulmonaire. Ceux qui proviennent du plexus pulmonaire postérieur, à la fois plus nombreux et plus volumineux, cheminent sur la face postérieure des bronches. Les uns et les autres pénètrent dans l'épaisseur du poumon et s'y ramifient, comme les divisions de l'artère pulmonaire et les divisions bronchiques auxquelles ils s'accolent et qui leur servent pour ainsi dire de supports.

Renault, Kölliker et, plus récemment, Stirling (*Appareil nerveux du poumon*, in British med. Journal, 1875), Egorow (*Centralbl. f. d. med. Wissensch.*, 1879) et Kandarasky (*Arch. f. anat.*, 1881) ont signalé sur le trajet des nerfs pulmonaires l'existence de petits ganglions microscopiques. Le mode de terminaison de ces nerfs n'est pas encore complètement élucidé : Egorow, chez la grenouille, a pu suivre leurs fibrilles terminales jusque sur les faisceaux musculaires des cloisons alvéolaires.

F. — Tissu conjonctif du poumon

Le tissu conjonctif du poumon unit les unes aux autres les différentes parties qui entrent dans la constitution de cet organe. Il sert de chemin aux conduits aérifères, aux vaisseaux et aux nerfs, auxquels il fournit des sortes de gaines communes.

Ce tissu est d'autant plus abondant que l'on se rapproche davantage du hile du poumon. A ce niveau, il se continue avec le tissu cellulaire du médiastin. Au voisinage des lobules, il se subdivise en une série de cloisons minces qui s'insinuent entre ces derniers.

Nous avons déjà vu (p. 301) que, chez l'adulte et chez le vieillard, des granulations pigmentaires noires, formées par des poussières charbonneuses venues du dehors (*charbon pulmonaire*), se répandaient dans toute la trame conjonctive du poumon, et jusque dans les parois des alvéoles.

A consulter au sujet du poumon, parmi les travaux récents : Rindfleisch, *Muskul. d. kl. Bronchien.* Med. Centralbl., 1872 ; — Aufrecht, *Epithel. d. Lungenalveolen*, Med. Centralbl., 1875 ; — Küttner, *Lungenepithelium*, Wirchow's Arch., 1878 ; — Du même, *Beitrag z. Kenntniss der Kreislaufsverhältnisse der Säugethierlunge*, ibid., 1878 ; — Cadiat, *Rapports entre le développ. du poumon et sa structure*, Arch. de Physiol., 1877 ; — Egoroff, *Ueber die Nerven der Lungen*, Centr. f. med. Wissensch., 1879 ; — Stirling, *Nervous apparatus of the lunge*, Brit. med. Journal, 1876 and Journ. of Anat. and Physiol., 1881 ; — Æby, *Die Gestalt des Bronchialbaumes u. die Homologie der Lungenlappen beim Menschen*, Centralbl. f. d. med. Wissensch., 1878 ; — Kandarazki, *On the nerves of the respirat. tubes*, Arch. f. Anat., 1881 ; — Kölliker, *Bau des menschl. Lunge*, Würzb. Verhandl., 1881 ; — Testut et Marcondes, *Un poumon à six lobes*, Gaz hebd. des Sc. méd. de Bordeaux, 1881 ; — Pierret et Renaut, *Mém. sur les sacs lymphatiques périlobulaires*, etc., Arch. de Physiol., 1881 ; — Zuckerkandl, *Ueber die Verbindung zwischen arteriellen Gefässen der menschl. Lungen*, Sitz. d. Wien. Akad., 1881 ; — Feitelberg, *Der Stand der normalen unteren Lungenränder*, etc., Dissert., Dorpat 1884 ; — Sée (M.), *Sur la mesure de la surface respiratoire du poumon*, Bull. Acad. de Méd., 1886 ; — Sperino, *Polmone destro bilobato, con lingula sopranum. in corrispond. dell'apice*, Giorn. della R. Accad. di med., 1887 ; — Braune u. Stahel, *Ueber das Verhältniss der Lungen als zu ventilirender Lufträume zu den Bronchien als Zuleitenden Röhren*, Arch. f. Anat. und Physiol., 1886 ; — Rochard, *Topographie des scissures interlobaires du poumon*, Gaz. des Hôpitaux, 1892 ; — Mondio, *Contributo allo studio delle terminazioni nervose nei polmoni dei batraci anuri*, Giorn. di Assoc. napol. di med. é natural., 1892 ; — Miller, *The lobule of the lung and its Bloodvessels*, Anat. Anzeiger, 1892.

ARTICLE IV

PLÈVRES

Les plèvres sont des membranes séreuses, des sacs sans ouverture par conséquent, destinées à faciliter le glissement des poumons sur les parois de la loge qui les renferme. Il existe deux plèvres, l'une pour le poumon gauche, l'autre pour le poumon droit. Les deux séreuses, quoique se trouvant en contact en arrière du sternum, sont complètement indépendantes l'une de l'autre. Elles ont, du reste, la même valeur au point de vue morphologique et, sauf quelques différences de détail que nous indiquerons au cours de notre description, elles présentent à droite et à gauche une disposition absolument identique.

§ I. — Disposition générale

Chacune des deux plèvres comprend deux feuillets : un *feuillet viscéral*, qui recouvre le poumon ; un *feuillet pariétal*, qui tapisse la cavité où il est contenu. Entre ces deux feuillets se trouve une cavité, la *cavité de la plèvre*. Comme la cavité de toutes les séreuses, la cavité pleurale est simplement virtuelle à l'état normal : elle n'existe réellement que lorsqu'elle est le siège d'un épanchement liquide ou gazeux.

1° Feuillet viscéral. — La plèvre viscérale ou pulmonaire présente une disposition qui est des plus simples. Elle entoure le poumon dans toute son étendue, excepté au niveau du hile où elle se réfléchit en dedans pour venir se continuer avec la plèvre pariétale. Elle revêt donc successivement et sans discontinuité les deux faces de l'organe, ses deux bords, sa base et son sommet. C'est à elle que la surface extérieure du poumon est redevable de son aspect lisse et poli.

Au niveau des scissures interlobaires, la plèvre viscérale descend sur l'une des lèvres de ces scissures et, arrivée au fond, remonte sur la lèvre opposée. Chaque lobe pulmonaire est donc séparé de son voisin par un double feuillet séreux et tous

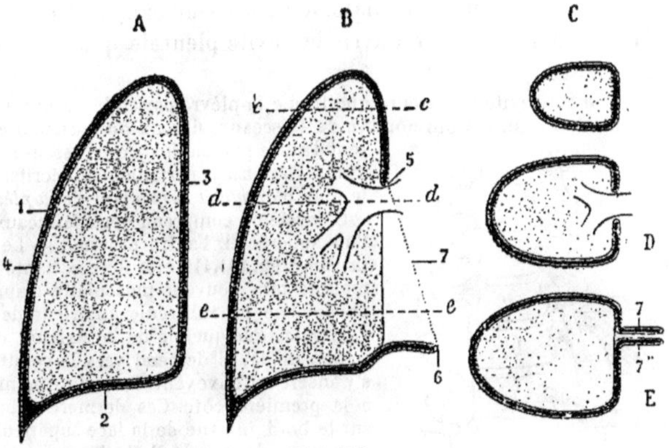

Fig. 193.

Rapports de la plèvre avec le poumon (*schématique*) : A, coupe frontale passant en avant du hile ; B, coupe frontale passant par le hile et le ligament triangulaire ; C, D, E, trois coupes horizontales, passant la première au-dessus du hile, la seconde au niveau du hile, la troisième au-dessous du hile (par *cc*, *dd* et *ee* de la figure B).

1, plèvre costale. — 2, plèvre diaphragmatique. — 3, plèvre médiastine. — 4, plèvre viscérale. 5, plèvre du pédicule. — 6 et 7, ligament triangulaire du poumon.

les deux glissent réciproquement l'un sur l'autre comme le fait le poumon tout entier sur la paroi thoracique. Autrement dit, la cavité séreuse envoie des prolongements dans les scissures interlobulaires, et ces prolongements s'étendent jusqu'au fond des scissures.

Le feuillet viscéral, très mince et parfaitement transparent, adhère au poumon d'une façon intime, d'une façon si intime qu'il est impossible de l'en séparer par la dissection. Cette adhérence est assurée par une mince couche de tissu cellulaire, le *tissu sous-pleural*, lequel se continue dans les espaces interlobulaires avec le tissu cellulaire du poumon.

2° Feuillet pariétal. — La plèvre pariétale revêt régulièrement, dans toute son étendue, la vaste cavité où se trouve logé le poumon. En bas, elle s'étale sur la partie latérale de la coupole diaphragmatique. En haut, elle forme au-dessus du poumon une sorte de cul-de-sac, qui se moule exactement sur le sommet de l'organe.

En dedans, elle revêt la face correspondante du médiastin. Enfin en dehors, depuis la colonne vertébrale jusqu'au sternum, elle tapisse la face interne des côtes et des espaces intercostaux. Envisagée dans son ensemble, la plèvre pariétale est partout continue à elle-même et forme par conséquent un grand tout. Elle présente cependant, suivant la région où on l'examine, quelques caractères particuliers et, pour la commodité de la description, nous la diviserons en plèvre diaphragmatique, plèvre cervicale, plèvre médiastine et plèvre costale :

a. *Plèvre diaphragmatique.* — La plèvre diaphragmatique revêt toute la portion du diaphragme qui, dans les inspirations forcées, répond à la base du poumon. Elle est fort mince et adhère intimement au muscle sous-jacent.

b. *Plèvre cervicale.* — La plèvre cervicale, encore désignée sous le nom de *cul-de-sac supérieur de la plèvre*, forme une sorte de calotte qui coiffe le sommet du poumon. Comme ce dernier, elle remonte à 2 ou 3 centimètres au-dessus de la partie antérieure de la première côte. La plèvre cervicale présente naturellement les mêmes rapports que la partie du poumon qu'elle recouvre (p. 305), et nous rappellerons ici qu'elle revêt immédiatement, à ce niveau, la face inférieure de la sous-clavière, d'où le danger d'ouvrir la cavité pleurale quand on pratique la ligature de ce vaisseau.

L'espèce de calotte à convexité supérieure que forme la plèvre pariétale au niveau du cou sert de surface d'implantation à un certain nombre de faisceaux, fibreux ou musculaires, qui s'insèrent d'autre part sur les pièces osseuses du voisinage, et que Sébileau a parfaitement décrits, en 1891, sous le nom d'*appareil suspenseur de la plèvre*.

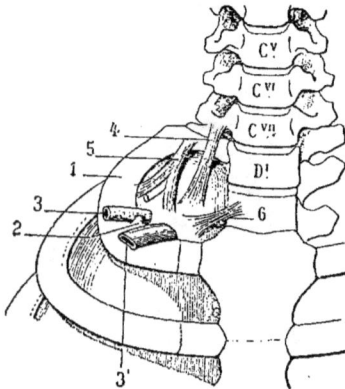

Fig. 194.

Appareil ligamenteux sus-pleural (d'après les dissections de Sébileau).

1, première côte. — 2, tubercule de Lisfranc. — 3, 3, artère et veine sous-clavières. — 4, ligament pleuro-transversaire. — 5, ligament costo-pleural. — 6, ligament vertébro-pleural. — Cv, Cvi, Cvii, cinquième, sixième et septième vertèbres cervicales. — Di, première vertèbre dorsale.

Ce système comprend deux faisceaux principaux, l'un superficiel, l'autre profond. — Le *faisceau superficiel* (fig. 194,4) tantôt fibreux, tantôt musculaire, mais le plus souvent musculaire d'après Sébileau, se détache du tubercule antérieur de la septième cervicale, quelquefois de la sixième et de la septième. De là, il descend vers la calotte pleurale et s'y insère en envoyant un certain nombre de fibres à la première côte. Ces dernières fibres s'insèrent sur le bord interne de la face supérieure de la côte, un peu en dehors de l'attache du scalène antérieur. Suivant sa nature et suivant ses insertions inférieures, le faisceau superficiel devient le *ligament pleuro-transversaire*, le *muscle pleuro-transversaire*, le *muscle costo-pleuro-transversaire*. Il est toujours situé immédiatement en arrière de l'artère sous-clavière, entre ce vaisseau et la dernière paire cervicale. — Le *faisceau profond* (fig. 194,5) est toujours fibreux. Il prend naissance, en haut, sur la première côte à 2 ou 3 centimètres de son extrémité vertébrale. Puis, il se porte obliquement en bas et en dehors et ne tarde pas à se diviser en deux faisceaux secondaires, l'un interne l'autre externe (*ligaments costo-pleural interne* et *costo-pleural externe* de Sébileau). Tous les deux s'élargissent à la manière d'un éventail et se fixent à la partie externe de la calotte pleurale. Entre les deux faisceaux passe le nerf dorsal.

Aux deux faisceaux précités, faisceaux principaux, s'en ajoute un troisième, le *ligament vertébro-pleural* (fig. 194,6), lequel se détache des corps vertébraux des dernières cervicales ou de la première dorsale et vient se fixer, d'autre part, sur le côté interne et supérieur du cul-de-sac pleural.

Le ligament vertébro-pleural, difficilement isolable, toujours très variable dans ses dimensions et dans sa résistance, n'est vraisemblablement qu'une portion condensée de la couche celluleuse qui unit le cul-de-sac supérieur de la plèvre à la colonne cervico-dorsale et aux deux conduits, la trachée et l'œsophage, qui descendent en avant de cette colonne. Quant aux deux autres ligaments, ils ont une signification tout autre. Le faisceau superficiel, tout d'abord, est très probablement le même muscle, plus ou moins réduit par le processus atrophique, que celui que j'ai décrit moi-même (*Bull. Soc. d'Anthropologie de Paris*, 1883) sous le nom de *scalène intermédiaire* et qui, anormal chez l'homme, est constant dans un grand nombre d'espèces simiennes ; il fait partie du système des scalènes. Le faisceau profond ou costo-pleural me paraît avoir une signification analogue : c'est encore un reliquat, un reliquat fibreux, de faisceaux musculaires appartenant au système scalénique et qui, se trouvant chez l'homme entièrement dépourvus de fonction, ont disparu en tant qu'organes contractiles.

c. *Plèvre médiastine.* — La plèvre médiastine répond aux différents organes qui constituent le médiastin. Elle forme la paroi interne de la cavité qui renferme les poumons. Ses rapports sont un peu différents à gauche et à droite. — La *plèvre médiastine droite* revêt successivement, en allant d'arrière en avant, la partie inférieure de l'œsophage, le tronc artériel brachio-céphalique, la trachée, la veine cave supérieure, le péricarde enfin dont elle est séparée par le nerf phrénique et par les vaisseaux diaphragmatiques supérieurs. — La *plèvre médiastine gauche*, à son tour, tapisse successivement, d'abord la partie supérieure de l'œsophage et l'aorte descendante, puis la face gauche de la crosse aortique et l'artère sous-clavière gauche qui en émane, enfin la face gauche du péricarde dont elle est séparée, ici comme du côté droit, par le nerf phrénique et les vaisseaux diaphragmatiques supérieurs (fig. 206, p. 341).

La plèvre médiastine est assez épaisse. Elle n'est unie aux organes précités que par un tissu cellulaire lâche, plus ou moins riche en graisse. Sur le péricarde, cependant, ce tissu cellulaire devient beaucoup plus serré et la séreuse, à ce niveau, est fortement adhérente.

Nous verrons dans un instant comment se comporte la plèvre médiastine au niveau du pédicule pulmonaire.

d. *Plèvre costale.* — La plèvre costale est remarquable par son épaisseur. Elle est doublée sur sa face profonde par un mince feuillet aponévrotique, qui augmente sa résistance et permet de l'isoler par la dissection. Si nous la suivons d'avant en arrière, nous la voyons recouvrir tout d'abord la face postérieure du sternum et le muscle triangulaire qui y prend ses origines. Puis, elle s'étale sur les vaisseaux mammaires internes, sur les côtes cartilagineuses et osseuses et, entre les côtes, sur les muscles intercostaux internes. Tout à fait en arrière, au niveau de l'extrémité vertébrale des côtes, elle recouvre les muscles intercostaux externes, les vaisseaux et nerfs intercostaux, le cordon du grand sympathique et les ligaments antérieurs qui unissent les côtes à la colonne vertébrale.

1° En dedans des articulations costo-vertébrales, la plèvre costale se réfléchit d'arrière en avant sur la face latérale des corps vertébraux et vient se continuer sans ligne de démarcation aucune avec la plèvre médiastine. Toutefois, la disposition n'est pas exactement la même à droite et à gauche. — *A droite*, la plèvre, dans sa portion inférieure, au lieu de passer directement du flanc droit de la colonne vertébrale sur la face latérale droite de l'œsophage, s'insinue assez souvent (mais pas toujours) entre ce dernier organe et les corps vertébraux, en formant ainsi une sorte de cul-de-sac plus ou moins profond que je désignerai sous le nom de *cul-de-sac rétro-œsophagien* de la plèvre (fig. 195,3). Ce cul-de-sac, parfaitement représenté par Braune dans son atlas (pl. XIII), a été signalé en France par Farabeuf et par Quenu. Comme Braune, j'ai constaté plusieurs fois son existence sur des coupes de sujets congelés. Dans un cas notamment (fig. 39, p. 73), je l'ai vu s'étendre jusqu'à 1 centimètre à gauche de la ligne médiane. — *A gauche*, il n'existe rien de semblable : la plèvre gauche, en quittant la face latérale de la colonne vertébrale, se porte directement en avant pour tapisser le flanc gauche de l'aorte sans former le moindre cul-de-sac. C'est ce qui a déterminé Quenu à choisir et à recommander le côté gauche pour aborder, après résection des côtes, le médiastin postérieur.

2° A sa partie supérieure, la plèvre costale se continue de même, sans ligne de démarcation bien nette, avec la plèvre cervicale.

3° A sa partie inférieure, elle descend jusqu'aux insertions costales du diaphragme et, de là, passe sur la face supérieure de ce muscle. En se réfléchissant ainsi de la face interne des côtes sur la voussure diaphragmatique, elle forme une gouttière angulaire, demi-circulaire, obliquement dirigée en bas et en arrière : c'est

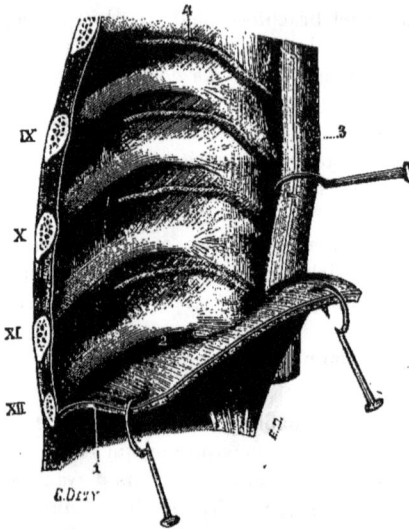

Fig. 195.

La partie postérieure du sinus costo-diaphragmatique droit, vue d'en haut.

IX, X, XI et XII, neuvième, dixième, onzième et douzième côtes. — 1, diaphragme, récliné en avant et en bas. — 2, sinus costo-diaphragmatique, descendant un peu au-dessous de la douzième côte. — 3, œsophage, en arrière duquel s'insinue la plèvre pour former le récessus rétro-œsophagien. — 4, artères intercostales, recouvertes par la plèvre.

le *sinus costo-diaphragmatique* (*culde-sac inférieur* de quelques auteurs) ; il s'étend obliquement de la base de l'appendice xiphoïde jusqu'à la douzième côte (fig. 195,2). Il est à remarquer que la ligne suivant laquelle se réfléchit la plèvre costale pour passer sur le diaphragme n'est pas une ligne régulière, mais une ligne plus ou moins festonnée, les dents des festons répondant aux arcs costaux et de préférence au bord supérieur de ces arcs, les festons eux-mêmes étant en rapport avec les espaces intercostaux.

4° De même, à sa partie antérieure, le feuillet qui revêt les cartilages costaux et la face postérieure du sternum, en se réfléchissant brusquement en arrière et en dehors pour passer sur le médiastin, forme une nouvelle gouttière angulaire, oblique en bas et en dehors, que nous désignerons sous le nom de *sinus costo-médiastinal* (fig. 206). Dans la respiration modérée, le poumon ne remplit jamais entièrement les deux sinus costo-diaphragmatique et costo-médiastinal. La partie la plus profonde de ces sinus est inoccupée et, à son niveau, les deux feuillets séreux qui constituent le sinus sont immédiatement adossés l'un à l'autre. Nous aurons l'occasion de revenir sur ce sujet dans le paragraphe suivant (voy. p. 324).

3° **Mode de continuité des deux feuillets.** — Nous avons vu plus haut que le feuillet viscéral de la plèvre revêt le poumon dans toute son étendue, excepté au niveau du hile. A ce niveau, le feuillet viscéral, se réfléchissant en dedans, se jette sur les organes qui constituent le pédicule, les enveloppe dans une gaine commune et, arrivé au feuillet pariétal qui est formé ici par la plèvre médiastine, il se continue avec lui. La séreuse se trouve ainsi ramenée à l'unité.

Si nous nous arrêtions là dans notre description, le lecteur penserait certainement que la gaine du pédicule, qui établit la continuité entre les deux feuillets de la séreuse, revêt la forme d'un manchon cylindrique dont l'extrémité interne, circulaire, se confondrait avec le feuillet viscéral tout autour du hile et dont l'extré-

mité externe, également circulaire, se continuerait avec la plèvre médiastine. Une
pareille notion n'est que partiellement exacte et a besoin d'un correctif. — Tout
d'abord, la gaine séreuse du pédicule n'est pas un manchon : sa longueur, en effet,
exactement égale à la distance qui sépare le feuillet viscéral du feuillet pariétal,
est nulle dans les conditions ordinaires, alors que la cavité pleurale est simplement
virtuelle et que les deux feuillets précités sont immédiatemennt adossés. Ce n'est
que dans les cas d'épanchement pleural que les deux feuillets en question s'écartent
l'un de l'autre et que la gaine du pédicule acquiert une certaine longueur, une lon-

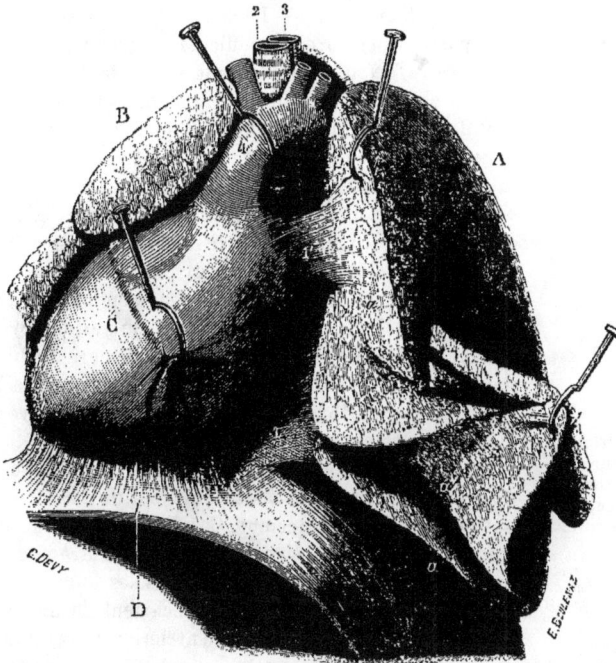

Fig. 196.
Le ligament du poumon gauche, vu par sa face antérieure.

(Le poumon gauche est érigné en dehors ; le cœur, contenu dans son péricarde, est fortement récliné à droite.)

A, poumon gauche, avec : a, sa face interne ; a'. sa base ; a", languette circulaire reçue dans le sinus costo-diaphragmatique. — B, lobe supérieur du poumon droit. — C, cœur, revêtu de son péricarde. — D, diaphragme. — 1, ligament du
poumon gauche. — 1', partie supérieure de ce ligament, enveloppant le pédicule pulmonaire. — 2, trachée-artère. —
3, œsophage. — 4, crosse aortique.

gueur qui est toujours proportionnelle au degré d'écartement des deux feuillets. —
D'autre part, si nous examinons sur la face interne du poumon (fig. 182, p. 304) la
ligne suivant laquelle se réfléchit la plèvre viscérale pour se porter vers le médiastin,
nous voyons que cette ligne, au lieu d'être exactement circulaire comme le laisse-
rait croire le mot de manchon employé ci-dessus, forme en réalité une sorte de
raquette, dont la portion renflée répond au pourtour du hile et dont le prolongement ou manche se dirige en bas et descend jusqu'à la base du poumon. Du côté
du médiastin, nous rencontrons une disposition tout à fait semblable.

La face interne du poumon est donc reliée au médiastin, indépendamment de la
gaine du pédicule, par un long repli qui est situé au-dessous de ce pédicule et qui

répond au manche de la raquette dont il est question plus haut. Ce repli, qui continue en bas la gaine du pédicule, a pour effet de fixer le poumon au médiastin : on lui donne, pour cette raison, le nom de *ligament du poumon*. Il suffit pour le mettre en évidence et pour prendre en même temps une notion exacte de sa disposition, d'ouvrir le thorax à sa partie antérieure et de renverser le poumon en dehors et en arrière.

On constate alors (fig. 196,1) que le ligament du poumon revêt la forme d'une lame triangulaire, placée transversalement, et nous présente ainsi un sommet, une base, deux bords et deux faces. — Le *sommet*, dirigé en haut, répond à la partie inférieure du pédicule. — La *base*, encore appelée *bord inférieur*, repose sur la voussure diaphragmatique. Tantôt elle adhère au diaphragme dans toute son étendue ; tantôt, comme c'était le cas pour le sujet qui est représenté dans la figure 196, elle ne lui adhère que par sa partie interne, sa partie externe étant entièrement libre. — Les *deux bords* se distinguent en interne et en externe. Le premier répond au médiastin, le second à la face interne du poumon. Ces deux bords ne sont pas exactement verticaux, mais s'inclinent légèrement de haut en bas et d'avant en arrière. Sur le poumon, notamment, on voit le bord externe du ligament se porter de la partie inférieure du hile vers le point où le bord postérieur du poumon se réunit à la région de la base (fig. 182). — Des *deux faces*, l'une regarde en avant, l'autre en arrière.

Du reste, comme tous les replis des séreuses, le ligament du poumon se compose essentiellement de deux feuillets, l'un antérieur, l'autre postérieur. Ces deux feuillets, au niveau du sommet du ligament, s'écartent l'un de l'autre pour envelopper le pédicule pulmonaire. Sur tous les autres points de la circonférence du ligament, ils s'écartent de même pour se porter, l'un en avant, l'autre en arrière et se continuer : 1° au niveau de la base, avec la plèvre diaphragmatique ; 2° au niveau du bord interne, avec la plèvre médiastine ; 3° au niveau du

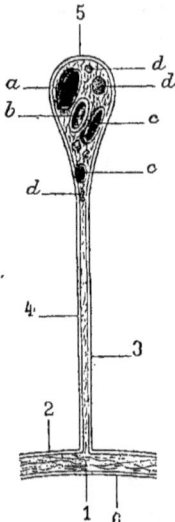

Fig. 197.

Le ligament triangulaire de la figure précédente, vu sur une coupe verticale et antéro-postérieure.

1, diaphragme. — 2, plèvre diaphragmatique. — 3, feuillet antérieur du ligament triangulaire. — 4, son feuillet postérieur. — 5, pédicule pulmonaire, avec *a* : artère pulmonaire ; *b*, bronche; *c, c*, veines pulmonaires ; *d. d, d*, ganglions. — 6, péritoine.

bord externe, enfin, avec cette portion de la plèvre viscérale qui tapisse la face interne du poumon.

§ II. — TOPOGRAPHIE THORACO-PULMONAIRE

En pathologie médicale pour préciser un diagnostic, en chirurgie en vue des opérations que l'on peut être appelé à pratiquer sur le thorax, il importe d'être bien fixé sur les rapports que présentent les parois thoraciques : 1° avec les deux sinus costo-diaphragmatique et costo-médiastinal ; 2° avec les parties correspondantes des poumons ; 3° avec les scissures interlobaires.

1° Rapports de la paroi thoracique avec les deux sinus de la plèvre. — Le fond des deux sinus costo-médiastinal et costo-diaphragmatique, autrement dit la ligne suivant laquelle se réfléchit la plèvre costale pour passer sur le médiastin et sur le diaphragme, commence, en haut, en arrière de la facette articulaire qui se

PLÈVRES

325

voit de chaque côté de la fourchette sternale et sur laquelle repose la clavicule. A partir de ce point, la ligne en question suit un trajet qui est un peu différent à droite et à gauche (fig. 198). — *A droite*, elle se porte tout d'abord obliquement en bas et en dedans, atteint bientôt la ligne médiane et la dépasse, dans la plupart des cas, pour se rapprocher plus ou moins du bord gauche du sternum. Puis, elle descend verticalement en bas, jusqu'à 1 ou 2 centimètres au-dessus de la base de l'appendice xiphoïde. Là, s'infléchissant en dehors, elle croise l'articulation du septième cartilage costal avec le sternum et gagne par un trajet oblique l'extrémité antérieure de la portion osseuse de la huitième côte. Elle se dirige alors, en suivant un trajet presque horizontal, vers la onzième côte : c'est au niveau de cette onzième côte que le sinus costo-diaphragmatique présente son point le plus déclive ; il est situé à 10 ou 11 centimètres de la ligne médiane. A partir de ce point, la ligne costo-diaphragmatique devient légèrement ascendante : elle rencontre la douzième côte à 8 ou 9 centimètres de la ligne médiane, croise obliquement sa face interne et, abandonnant son bord inférieur, elle vient se terminer sur le rachis au niveau du bord supérieur de la

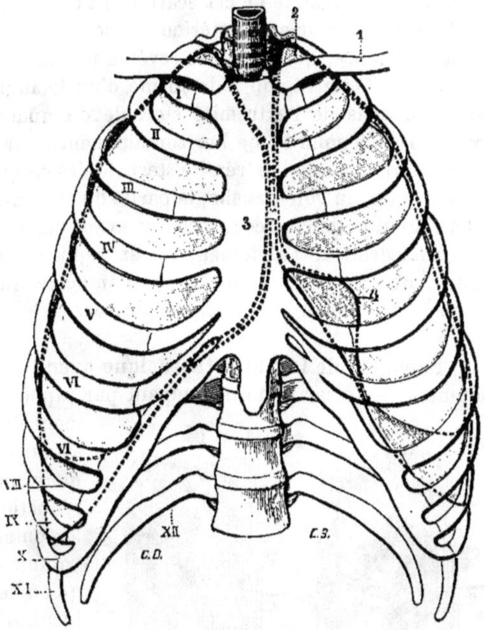

Fig. 198.

Rapports de la plèvre et des poumons avec la paroi antéro-latérale du thorax.

(La teinte bleue désigne la plèvre, la teinte rouge les poumons.)

I, II...... et XII, première, deuxième..... et douzième côtes.
1, clavicule. — 2, sommet du poumon. — 3, sternum. — 4, incisure cardiaque du poumon gauche.

première vertèbre lombaire. La plèvre costale déborde donc en arrière et en bas la douzième côte de 1 centimètre à 1 centimètre et demi. Pansch l'a vue descendre jusqu'à l'apophyse transverse de la première lombaire et même jusqu'au bord inférieur de cette vertèbre ; mais ces faits sont exceptionnels. — *A gauche*, la ligne costo-médiastinale, partie de l'articulation sterno-claviculaire, descend le long du bord gauche du sternum (parfois en dehors de ce bord) jusqu'au niveau du quatrième cartilage costal. Là, elle se sépare du sternum et, s'infléchissant en dehors, elle croise obliquement les cinquième, sixième et septième cartilages costaux, ainsi que les espaces intercostaux correspondants, pour aboutir, comme du côté opposé, à l'extrémité antérieure de la portion osseuse de la huitième côte. Elle se rapproche ensuite des côtes suivantes, en descendant un peu plus bas que du côté droit, et finalement atteint la colonne vertébrale un peu au-dessous de l'extrémité postérieure de la douzième côte.

Comme on le voit par cette description et mieux encore par la figure 198, les deux plèvres, la gauche et la droite, séparées à leur partie supérieure par presque toute la largeur du sternum, se rapprochent réciproquement l'une de l'autre,

arrivent au contact à la hauteur du bord supérieur du deuxième cartilage costal
et conservent ce contact jusqu'au niveau du bord supérieur du quatrième cartilage. Là, elles se séparent de nouveau, la plèvre droite continuant quelque temps
encore son trajet descendant, la plèvre gauche se dirigeant obliquement en bas
et en dehors. Il résulte de cet écartement réciproque des deux plèvres qu'il existe
sur la paroi thoracique antérieure une portion de cette paroi, répondant à la
partie inférieure, qui n'est pas revêtue par la séreuse, qui est extra-pleurale par
conséquent. Cette région a la forme d'un triangle, dont le sommet est situé un
peu en dedans de l'extrémité sternale du quatrième cartilage costal gauche et
dont la base répond à une horizontale menée par la base de l'appendice xiphoïde.
Elle comprend, avec l'extrémité sternale des cinquième, sixième et septième cartilages costaux du côté gauche, la partie du sternum avec laquelle ils s'articulent.

La région précitée, recouverte en avant par les insertions du grand pectoral et
du grand droit de l'abdomen, est en rapport en arrière avec le péricarde et le
cœur : une aiguille, enfoncée sur n'importe quel point de sa surface, pénètre
jusqu'au cœur sans intéresser les plèvres.

2° Rapports de la paroi thoracique avec les bords antérieur et inférieur du poumon.

— Le sac pleural occupant par rapport au thorax une situation absolument fixe, les poumons au contraire pré-
sentant, du fait de la respiration, des
mouvements alternatifs d'ampliation et de
réduction, les rapports du contenant avec
le contenu varient naturellement avec le
volume de ce dernier, c'est-à-dire suivant
qu'on le considère en expiration ou en
inspiration (fig. 199, A et B).

a. *Au moment de l'expiration* (A), condition qui est assez bien réalisée par l'état
cadavérique, le bord antérieur du poumon
droit se rapproche beaucoup du fond du
sinus costo-médiastinal, sans toutefois l'atteindre. Il en est encore séparé par un intervalle de 10 à 15 millimètres en moyenne.
Ce bord est du reste vertical comme le
sinus lui-même. Le poumon abandonne
le sternum au niveau de l'extrémité sternale du sixième espace intercostal, et se
porte alors en dehors et en bas comme le
sinus costo-diaphragmatique, mais en
suivant un trajet beaucoup moins oblique
que le sinus (fig. 198). Il longe tout d'a-
bord le sixième cartilage costal, croise
ensuite l'extrémité antérieure de la portion osseuse de la sixième côte, se dirige
de là vers la dixième qu'il croise au
niveau de la ligne scapulaire et, finale-
ment, aboutit au col de la onzième. Le bord inférieur du poumon droit, on le
voit, est situé sur un plan bien plus élevé que celui qu'occupe le sinus costo-

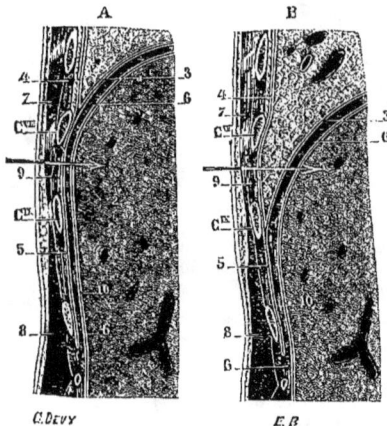

Fig. 199.

Le sinus costo-diaphragmatique droit, vu sur
une coupe vertico-transversale du tronc :
A, pendant l'expiration ; B, pendant l'inspiration.

1, poumon droit. — 2, lobe droit du foie. — 3, plèvre
diaphragmatique. — 4, plèvre costale. — 5, sinus costo-
diaphragmatique. — 6, diaphragme. — 7, muscle grand
dentelé. — 8, muscle grand dorsal. — 9, huitième espace
intercostal. — 10, péritoine.

C^{VIII} et C^{IX}, huitième et neuvième côtes.

(On voit par ces deux figures : 1° que pendant l'expiration, la flèche qui pénètre horizontalement dans le huitième espace intercostal n'intéresse pas le poumon ;
2° que pendant l'inspiration, au contraire, le poumon qui
s'est abaissé dans le sinus costo-diaphragmatique est
transpercé, en même temps que le diaphragme et le foie.)

diaphragmatique (fig. 199, A) : au niveau de la ligne axillaire, c'est-à-dire au niveau de la verticale passant par le sommet du creux de l'aisselle, ce bord est séparé du sinus par un intervalle de 7 à 9 centimètres.

Quant au poumon gauche, son bord antérieur se comporte tout d'abord comme celui du poumon droit, je veux dire qu'il s'arrête à 10 ou 12 millimètres en dehors du sinus costo-médiastinal. Ce rapport se maintient jusqu'à l'articulation sternale du quatrième cartilage costal. Là, le bord antérieur du poumon se porte en dehors, puis en bas et en dedans, formant ainsi cette large échancrure, que nous avons appelée l'*échancrure cardiaque*. Cette échancrure est très variable suivant les sujets et, naturellement, elle s'écarte d'autant plus du sinus qu'elle est plus profonde. Sa corne inférieure repose ordinairement sur le sixième cartilage costal, à égale distance de son extrémité antérieure et de son extrémité postérieure. A partir de ce point, le poumon gauche suit un trajet entièrement analogue à celui du poumon droit, avec cette différence cependant qu'il descend un peu plus bas. Au niveau de la ligne axillaire, son bord inférieur croise la septième côte.

b. *Au moment de l'inspiration* (B) et par suite de l'augmentation de volume que présentent alors les poumons, les rapports précités se modifient de la façon suivante. — Si l'inspiration est modérée, comme c'est le cas dans la respiration ordinaire, le bord antérieur du poumon se porte en dedans vers le fond du sinus costo-médiastinal, mais sans atteindre ce fond : les deux poumons, quoique se rapprochant beaucoup l'un de l'autre, n'arrivent pas au contact. — A son tour, le bord inférieur du poumon descend dans le sinus costo-diaphragmatique ; mais, comme le bord précédent, il n'arrive pas à le combler entièrement (fig. 199, B). Son abaissement, mesuré au niveau de la ligne axillaire, n'est que de 3 ou 4 centimètres, tandis que la distance qui, pendant l'expiration, sépare le poumon du fond du sinus est, comme nous l'avons vu, de 8 à 9 centimètres. — Par conséquent, même quand les poumons sont en inspiration physiologique, les deux sinus costo-médiastinal et costo-diaphragmatique ne sont pas entièrement occupés par ces organes : ils possèdent encore, au voisinage de leur fond, une portion libre, une portion *inhabitée*, qui mesure de 3 à 5 centimètres de hauteur. Ce n'est que dans les inspirations forcées que les poumons, augmentant encore de volume, descendent jusqu'au fond des sinus et que le sac pleural est tout entier en contact avec la surface extérieure de son contenu.

3° **Rapports de la paroi thoracique avec les scissures interlobaires**. — Les rapports des scissures interlobaires avec les arcs costaux, déjà indiqués en 1857 par Luschka, ont été, en 1892, l'objet d'un travail spécial de la part de M. Rochard qui a soigneusement étudié ces rapports sur douze sujets adultes. Les conclusions auxquelles est arrivé M. Rochard diffèrent un peu de celles qui ont été formulées par Luschka. Du reste, la situation des scissures interlobaires varie beaucoup suivant les sujets, et le trajet que nous allons leur assigner n'est qu'un *trajet moyen*, je veux dire un trajet qui conviendra au plus grand nombre des cas, mais qui certainement se trouvera en défaut sur bien des sujets. On ne saurait, en effet, décrire avec une précision mathématique une disposition anatomique qui, elle-même, n'a rien de précis, rien de fixe.

a. La *scissure oblique droite* (fig. 200, A) commence, en haut et en arrière, dans la région de l'extrémité vertébrale de la troisième côte (Luschka), le plus souvent au niveau de la cinquième côte (Rochard). De là, elle se porte obliquement en bas et en avant et vient se terminer dans le cinquième espace intercostal ou à la face

interne de la sixième côte, à 5 ou 10 centimètres de la ligne médiane (Rochard).
Au niveau de la ligne axillaire, elle est en rapport avec la cinquième côte.

b. La *scissure oblique gauche* (fig. 200, B) commence un peu plus haut et,
d'autre part, se termine un peu plus bas que la scissure oblique du côté droit. Son
extrémité supérieure est ordinairement située au niveau de l'extrémité vertébrale
de la quatrième côte ou du troisième espace intercostal. Son extrémité inférieure
répond à la face interne de la sixième côte, au niveau du point où cette côte

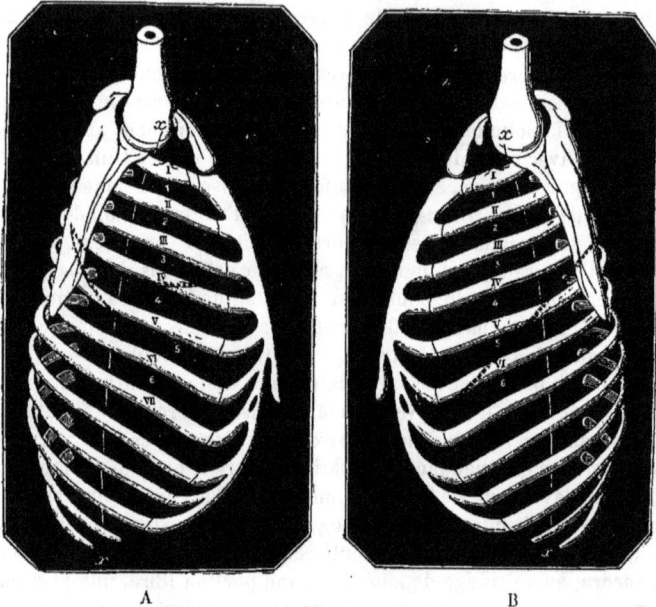

A   B
Fig. 200.

Rapports des scissures interlobaires avec la paroi thoracique (*schématique*) :
A, côté droit ; B, côté gauche.

(Les traits rouges indiquent le trajet des scissures interlobaires.)

I, II, III, IV, V, VI, VII, première, deuxième, troisième, quatrième, cinquième, sixième et septième côtes.
1, 2, 3, 4, 5, et 6, premier, deuxième, troisième, quatrième, cinquième et sixième espaces intercostaux. — *x, x*, ligne axillaire.

se continue avec son cartilage. Comme la précédente, elle occupe sur la ligne
axillaire la face interne de la cinquième côte.

c. La *scissure horizontale du poumon droit* (fig. 200, A) se sépare de la
scissure oblique au niveau du quatrième espace intercostal, dans la partie de
cet espace qui est recouverte par le scapulum. De là, elle se porte en avant, croise
très obliquement la face interne de la quatrième côte et vient se terminer, sur la
plupart des sujets, à la partie postérieure du sternum, en regard du troisième
espace intercostal.

§ III. — STRUCTURE DES PLÈVRES

La plèvre présente la structure ordinaire des membranes séreuses. Elle se
compose de deux couches, l'une superficielle, l'autre profonde :

1° Couche superficielle. — La couche superficielle ou endothéliale est formée par des cellules aplaties, irrégulièrement polygonales, mesurant de 40 à 50 μ de diamètre. Cette couche présente çà et là de petits orifices ou stomates qui, selon DYBKOWSKY, qui les a découverts, feraient communiquer la cavité de la séreuse avec les lymphatiques sous-jacents.

2° Couche profonde. — La couche profonde qui sert de substratum aux cellules endothéliales, est représentée par une trame conjonctive très riche en fibres élastiques. Cette couche est très nette et très épaisse sur le feuillet pariétal, principalement sur la plèvre intercostale. Sur le feuillet viscéral, elle est très mince, très adhérente au poumon et presque exclusivement constituée par des fibres élastiques.

§ IV. — VAISSEAUX ET NERFS

1° Artères. — Les artères de la plèvre viscérale sont fournies par les bronchiques, branches de l'aorte. — Celles de la plèvre pariétale proviennent de sources très diverses : 1° pour la plèvre diaphragmatique, des artères diaphragmatiques supérieures et inférieures ; 2° pour la plèvre médiastine, des artères médiastines postérieures, des bronchiques, de la mammaire interne et des diaphragmatiques supérieures ; 3° pour la plèvre intercostale, des artères intercostales postérieures, branches de l'aorte, et des intercostales antérieures, branches de la mammaire interne. Ces artères pénètrent dans la couche conjonctive de la séreuse et forment au-dessous de l'endothélium un réseau à larges mailles.

2° Veines. — Les veines suivent le trajet des artères. Elles aboutissent pour la plupart aux azygos et de là à la veine cave supérieure.

3° Lymphatiques. — Les lymphatiques de la plèvre ont été injectés par DYBKOWSKY, en 1867. Ils sont surtout très nombreux au niveau des espaces intercostaux et du muscle triangulaire du sternum, beaucoup plus rares au niveau des côtes et sur les plèvres diaphragmatique et médiastine. Leurs réseaux d'origine sont très voisins de l'endothélium qu'ils semblent même soulever parfois. Quelques canalicules se terminent en cul-de-sac ; d'autres font suite aux stomates signalés ci-dessus. Ce premier réseau, dit *intra-séreux*, communique avec un deuxième réseau, le réseau *sous-séreux*, par des branches verticales ou obliques et va déverser la lymphe qu'il contient, soit dans les troncs lymphatiques qui accompagnent les vaisseaux mammaires internes, soit dans ceux qui sont situés de chaque côté de la colonne vertébrale.

LUDWIG et SCHWEIGGER-SEIDEL ont décrit, eux aussi, de larges sinus lymphatiques sur la plèvre qui recouvre le diaphragme ; comme le réseau superficiel de DYBKOWSKY, ces sinus seraient très superficiellement placés. Mais la description la plus complète des vaisseaux lymphatiques de la plèvre nous a été donnée par BIZZOZERO et SALVIOLI. La description de ces deux anatomistes diffère peu de celle de DYBKOWSKY. Comme ce dernier, les deux histologistes italiens décrivent des lymphatiques intra-séreux, formant sous la membrane limitante un réseau lacunaire qui rappelle celui du péritoine, et un réseau sous-séreux qui est en communication directe avec le premier. Sur la plèvre pulmonaire, ils ont décrit également un réseau superficiel à mailles très serrées, formé de vaisseaux très fins, peu bosselés, et un réseau profond constitué par des vaisseaux très larges et remarquables par leurs bosselures très irrégulières. Ce dernier réseau est situé entre la plèvre et le parenchyme pulmonaire, communiquant à la fois avec le réseau de la séreuse et le réseau du poumon.

4° Nerfs. — Les nerfs de la plèvre sont encore mal connus. Pour la plèvre pariétale, ils proviennent des nerfs voisins (intercostaux, pneumogastrique, sympathique, phrénique). Pour la plèvre viscérale, ils émanent du plexus pulmonaire et arrivent à la plèvre en suivant le même trajet que les artères bronchiques. KÖLLIKER a rencontré chez l'homme, dans la plèvre pulmonaire, des rameaux nerveux qui mesuraient jusqu'à 73 µ de largeur; ils étaient composés de tubes fins et de tubes de moyen calibre et présentaient de loin en loin sur leur trajet de grosses cellules ganglionnaires.

A consulter, au sujet des plèvres : LUSCHKA, *Die Brustorgane des Menschen in ihrer Lage*, Tübingen, 1857, et *Anatomie des Menschen*, Tübingen 1864 ; — DYBKOWSKY, *Ueber Aufsaugung und Absonderung der Pleurawand*, Leipzig, 1867 ; — BIZZOZERO c SALVIOLI, *Studi sulla struttura e sui linfatici delle serose umane*, 1878 ; — PANSCH, *Ueber die unteren und oberen Pleuragrenzen*, Arch. f. Anat. u. Physiol., 1881 ; — SICK, *Untersuch. über den Verlauf der Pleurablätter am Sternum*, etc., Arch. f. Anat. u. Physiol., 1883 ; — SÉBILEAU, *L'appareil suspenseur de la plèvre*, Paris, 1891 ; — TANJA, *Ueber die Grenzen der Pleurahöhlen bei den Primaten u. bei einigen anderen Säugethieren*, Morphol. Jahrb., 1891 ; — ROCHARD, *Topographie des scissures interlobaires du poumon*, Gaz. des Hôpitaux, 1892.

ARTICLE V

ANNEXES DE L'APPAREIL RESPIRATOIRE

A l'appareil de la respiration se rattachent, à titre d'annexes, deux formations qui se développent en avant du conduit aérifère et présentent avec lui des rapports intimes : ce sont le *corps thyroïde* et le *thymus*. Ces deux organes sont constants, volumineux, d'une exploration facile. Comment se fait-il qu'ils soient encore si mal connus? Leur structure, malgré les nombreux travaux publiés dans ces derniers temps, est toujours obscure et nous ne savons rien ou à peu près rien sur leur fonction. Le corps thyroïde et le thymus prennent place, sous ce rapport, à côté des capsules surrénales et de la rate, dont la signification est tout aussi énigmatique.

§ I. — CORPS THYROÏDE

Le corps thyroïde, organe impair, médian, symétrique, est une glande vasculaire sanguine, couchée sur la partie antérieure du conduit laryngo-trachéal, auquel il adhère d'une façon intime et qu'il accompagne dans tous ses mouvements. On l'appelle encore glande thyroïde ou tout simplement thyroïde.

A. — CONSIDÉRATIONS GÉNÉRALES

1° Situation et moyens de fixité. — Le corps thyroïde est situé à la face antérieure du cou, où il répond à peu près à l'union de son tiers inférieur avec ses deux tiers supérieurs. Il est maintenu dans la position qu'il occupe par trois ligaments : un ligament moyen et deux ligaments latéraux. — Le *ligament moyen* ou *médian* est situé sur la ligne médiane, comme son nom l'indique. Il prend naissance sur la face profonde du corps thyroïde et vient s'attacher, d'autre part, sur les points suivants : 1° sur la face antérieure du cartilage cricoïde, entre les deux muscles crico-thyroïdiens; 2° sur l'aponévrose qui recouvre ces muscles;

3° sur le bord inférieur du cartilage thyroïde. — Les *ligaments latéraux* naissent, à droite et à gauche, sur les parties latérales du cartilage cricoïde et des deux ou trois premiers anneaux de la trachée. De là, ils se portent sur les parties correspondantes du corps thyroïde et s'y terminent.

A ces trois ligaments, qui ne sont autre chose que des couches de tissu conjonctif plus ou moins dense dépendant de l'enveloppe fibreuse de la thyroïde, il convient d'ajouter, comme contribuant encore à sa fixité, les artères thyroïdiennes supérieures et thyroïdiennes inférieures, qui abordent l'organe, les premières à sa partie postérieure et supérieure, les secondes à sa partie postérieure et inférieure. Ces artères sont d'autant plus aptes à remplir le rôle que nous leur attribuons ici, qu'elles sont entourées par des expansions fibreuses, souvent très résistantes, qui se détachent de l'enveloppe fibreuse de la thyroïde pour venir se continuer d'autre part avec la gaine des vaisseaux du cou et, par son intermédiaire, avec l'aponévrose prévertébrale (MARCHANT, SÉBILEAU)..

2° Couleur et consistance. — Le corps thyroïde présente une couleur qui varie du gris rosé au rouge brun. Il est mou et se laisse facilement déprimer ou déchirer. Sa consistance varie, du reste, suivant le développement des cloisons conjonctives qui séparent ses lobes et ses lobules : d'ordinaire, elle est un peu plus grande que celle du thymus, mais moins grande que celle de la rate et celle du foie. Lorsqu'on sectionne la glande thyroïde et qu'on promène le doigt sur la surface de coupe, on éprouve comme une sensation de viscosité particulière, qu'on ne retrouve pas sur les autres glandes et qui provient de la nature toute spéciale du contenu de ses vésicules.

3° Volume. — Le corps thyroïde mesure, dans les conditions ordinaires, de 6 à 7 centimètres de largeur sur 3 centimètres de hauteur; son épaisseur est de 4 à 6 millimètres pour la partie médiane, de 15 à 20 millimètres pour les parties latérales. Ce ne sont là, bien entendu, que des chiffres moyens, qui, pour bien des sujets, seront trop forts ou trop faibles. Le corps thyroïde est en effet l'un des organes qui varient le plus dans leurs dimensions, et c'est là une nouvelle analogie qu'il présente avec la rate.

a. Le corps thyroïde varie d'abord suivant les sexes : l'observation nous apprend qu'il est plus volumineux chez la femme que chez l'homme. La différence à cet égard est minime; mais elle paraît plus grande qu'elle ne l'est en réalité, en raison du peu de développement que présente chez la femme la saillie antérieure du cartilage thyroïde, vulgairement connu sous le nom de pomme d'Adam.

b. Le volume du corps thyroïde varie encore suivant les individus. — Chez les uns, il descend à des proportions minuscules : les faits de cette nature sont relativement rares. — Chez d'autres, au contraire, il acquiert des proportions considérables, descend jusqu'au sternum ou même sur le thorax, soulevant la peau sous la forme d'une tumeur plus ou moins volumineuse. Chacun sait que cette hypertrophie de la thyroïde, appelée *goitre*, se rencontre avec une fréquence toute particulière chez les crétins et est endémique dans un certain nombre de vallées profondes des Pyrénées et des Alpes.

c. Le corps thyroïde varie-t-il de même suivant les âges? Pour la plupart des auteurs, cet organe serait relativement plus développé chez le fœtus et chez le jeune enfant que chez l'adulte. SAPPEY s'élève contre une pareille assertion et, pour lui, le volume relatif du corps thyroïde est, au début de son évolution, ce qu'il sera après son complet développement.

4° Poids. — Le poids de la thyroïde est naturellement tout aussi variable que son volume. A un degré de développement moyen, il pèse 2 ou 3 grammes chez le nouveau-né, 25 à 30 grammes chez l'adulte.

B. — Conformation extérieure et rapports

Envisagé dans son ensemble, le corps thyroïde revêt la forme d'un demi-anneau ou d'un croissant à concavité postérieure, dont la partie médiane serait échancrée à la fois en haut et en bas (fig. 201,1 et 2). Nous pouvons donc, au point de vue descriptif, lui distinguer trois portions : une portion moyenne, étroite et mince, appelée *isthme ;* deux portions latérales, beaucoup plus volumineuses, connues sous le nom de *lobes.*

1° Isthme du corps thyroïde. — L'isthme du corps thyroïde s'étend d'un lobe à l'autre. Il est aplati d'avant en arrière et mesure, en moyenne, de 8 à 12 millimètres de hauteur. Mais il peut atteindre les mêmes dimensions verticales que les lobes, comme aussi il peut manquer. Dans ce dernier cas, il existe en réalité deux corps thyroïdes, l'un droit, l'autre gauche, disposition que l'on rencontre normalement chez un grand nombre de vertébrés, notamment chez les oiseaux et, parmi les mammifères, chez les monotrèmes et beaucoup de marsupiaux.

Les rapports de l'isthme sont les suivants. Sa face postérieure, concave, embrasse le cartilage cricoïde et les deux premiers anneaux de la trachée. Sa face antérieure, plane ou légèrement convexe, répond sur la ligne médiane à la ligne blanche sous-hyoïdienne et, sur les côtés, aux muscles sous-hyoïdiens, recouverts eux-mêmes par l'aponévrose cervicale superficielle et par la peau.

Pyramide de Lalouette. — Du bord supérieur de l'isthme se détache un prolongement long et grêle, qui se porte ensuite en haut en s'appliquant contre le larynx (fig. 201,4). Ce prolongement, mentionné depuis longtemps pas Eustache, par Bidloo et par Morgagni, a été étudié à nouveau en 1743 par Lalouette, qui lui donna le nom de pyramide : de là le nom de *pyramide de Lalouette,* sous lequel la désignent aujourd'hui la plupart des anatomistes.

La pyramide de Lalouette se présente habituellement sous la forme d'un cône très allongé et aplati d'avant en arrière. — Sa base, dirigée en bas, fait corps avec la thyroïde. — Son sommet, dirigé en haut, remonte suivant les cas jusqu'au bord supérieur du cartilage thyroïde, jusqu'à la partie moyenne de la membrane thyro-hyoïdienne ou plus haut encore jusqu'à l'os hyoïde lui-même. Il adhère intimement à la partie sous-jacente, soit directement, soit à l'aide d'un petit cordon fibreux qui joue, par rapport au prolongement en question, le rôle d'un ligament suspenseur.

Le prolongement pyramidal de Lalouette est éminemment variable, comme le sont du reste toutes les formations qui n'ont pas de fonctions nettement définies. — Il varie tout d'abord par son origine : nous venons de voir tout à l'heure qu'il se détache du bord supérieur de l'isthme ; mais il naît aussi, dans bien des cas, soit sur le point où l'isthme se confond avec les lobes latéraux, soit sur les lobes latéraux eux-mêmes. — Il varie encore par sa situation et sa direction. Sur quelques sujets, il occupe la ligne médiane ; mais ces cas sont rares (9 fois sur 109 cas, Zoja). Habituellement, il longe l'un des côtés du plan médian, soit à droite soit à gauche, mais le plus souvent à gauche. Quant à sa direction, elle est verticale ou oblique, suivant qu'il se détache de l'isthme ou des lobes latéraux. — Sa forme n'est pas moins variable : elle peut être régulièrement triangulaire, cylindrique, rubanée. D'autres fois, le prolongement, renflé à sa partie moyenne et étroit à ses deux extrémités, revêt plus ou moins la forme d'une ellipse ou d'un ovale. Je l'ai vu, dans un cas, renflé à son extrémité supérieure et constitué à son extrémité inférieure par un simple pédicule de 2 millimètres de largeur qui s'implantait sur le lobe gauche. — La pyramide de Lalouette est simple dans la plupart des cas. On peut cependant la voir bifurquée ou même double. Par contre, elle peut manquer, mais son absence complète est relativement rare : Zoja, en effet, a rencontré la pyramide 109 fois, sur 147 sujets examinés. — Dans certains cas, elle se sépare du corps thyroïde au niveau de sa base et constitue alors une formation complètement indépendante, une véritable thyroïde accessoire. Dans d'autres, elle est interrompue dans sa continuité une ou plusieurs fois, formant ainsi un certain nombre de grains glanduleux indépendants qui s'échelonnent de bas en haut et qui constituent, eux aussi, autant de petites thyroïdes accessoires.

Quant à sa nature, la pyramide de Lalouette, quelles que soient sa forme et ses dimensions, est toujours un corps plein, sans canal central, constitué dans toute son étendue par une substance homogène et absolument identique à celle du corps thyroïde lui-même. Suivant un grand nombre d'anatomistes, la thyroïde serait parfois musculaire. Je ne puis, pour ma part, accepter une pareille assertion. Sans doute, on rencontre assez souvent dans la région qu'occupe la pyramide un faisceau musculaire, plus ou moins volumineux, qui de l'os hyoïde descend sur le corps thyroïde. Mais ce petit muscle, qui nous est bien connu depuis Sœmmering sous le nom de *levator glandulæ thyroideæ*, n'a rien de commun avec la pyramide de Lalouette. C'est, comme nous l'avons déjà établi en myologie (voy. t. I), un simple faisceau aberrant des muscles rubanés qui s'insèrent à l'os hyoïde et qui, au lieu de descendre jusqu'au sternum, s'arrêtent sur le corps thyroïde et y prennent une insertion anormale.

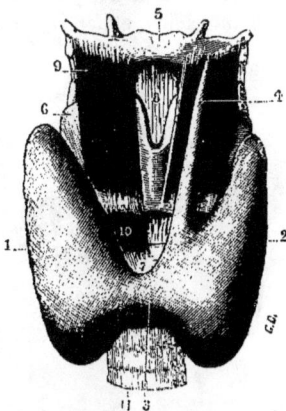

Fig. 201.
Le corps thyroïde, vu en place par sa face antérieure.

1 et 2, lobe droit et lobe gauche du corps thyroïde. — 3, son isthme. — 4, pyramide de Lalouette. — 5, os hyoïde. — 6, cartilage thyroïde. — 7, cartilage cricoïde. — 8, membrane thyro-hyoïdienne. — 9, muscle thyro-hyoïdien. — 10, muscle crico-thyroïdien. — 11, trachée.

Le muscle élévateur de la thyroïde et la pyramide de Lalouette doivent si peu être confondus, doivent si peu être pris l'un pour l'autre que les deux formations coexistent parfois sur le même sujet. On a même vu le faisceau musculaire s'insérer sur le prolongement lui-même.

2° **Lobes du corps thyroïde.** — Les lobes du corps thyroïde, larges et épais à leur partie inférieure, s'atténuent graduellement au fur et à mesure qu'ils s'élèvent, pour se terminer en haut et en arrière par une sorte de pointe. Nous pouvons donc les comparer à un cône et leur distinguer à chacun : 1° une base ; 2° un sommet ; 3° deux faces, l'une interne, l'autre externe ; 4° deux bords, l'un antérieur, l'autre postérieur.

a. *Base.* — La base regarde en bas, quelquefois en bas et en dedans. Convexe, plus rarement plane, elle répond au cinquième ou sixième anneau de la trachée. La distance qui la sépare de la fourchette sternale est, en moyenne, de 15 millimètres chez l'enfant de deux ou trois ans, de 2 centimètres chez l'adulte, la tête étant dans sa position normale. En portant la tête dans l'extension, cette distance augmente de 10 à 15 millimètres.

b. *Sommet.* — Le sommet, dirigé en haut et en arrière, est désigné par quelques anatomistes sous le nom de *corne supérieure du corps thyroïde.* Arrondi et mousse, il répond au bord postérieur du cartilage thyroïde, le plus souvent à son tiers inférieur, plus rarement à son tiers moyen. C'est à son niveau ou un peu en avant de lui, que l'artère thyroïdienne supérieure aborde le corps thyroïde.

c. *Face interne.* — La face interne, concave, embrasse successivement : 1° sur un premier plan, les parties latérales de la trachée et du cartilage cricoïde, la partie inférieure et latérale du cartilage thyroïde ; 2° sur un plan plus profond, les parties correspondantes du pharynx et de l'œsophage avec les nerfs récurrents. Ces rapports, on le voit, ont une grande importance : ils nous expliquent la gêne, souvent très considérable, apportée à la respiration et à la déglutition par certains goitres qui, en se développant en dedans du côté de la ligne médiane, compriment le conduit aérifère et le conduit digestif et, de ce fait, réduisent plus ou moins leur calibre.

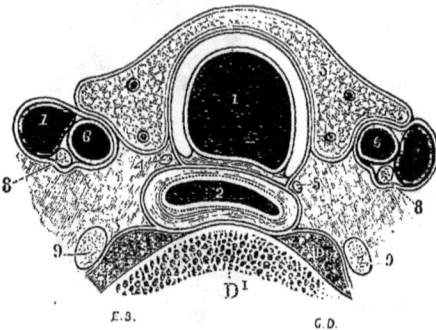

Fig. 202.

Coupe transversale du cou, pratiquée au niveau de la première dorsale pour montrer les rapports de la thyroïde (en partie d'après BRAUNE).

1, trachée. — 2, œsophage. — 3, corps thyroïde, avec son enveloppe conjonctive. — 4, nerf récurrent gauche. — 5, nerf récurrent droit. — 6, carotide primitive. — 7, jugulaire interne. — 8, pneumogastrique. — 9, ganglion du sympathique. — 10, muscles prévertébraux. — DI, corps de la première dorsale.

d. *Face externe.* — La face externe, convexe, est recouverte par une couche musculaire que constituent, en allant des parties profondes vers les parties superficielles : 1° sur un premier plan, le sterno-thyroïdien ; 2° sur un deuxième plan, le sterno-cléido-hyoïdien ; 3° sur un troisième plan, le sterno-cléido-mastoïdien. Sur cette couche musculaire s'étale l'aponévrose cervicale superficielle, et sur cette aponévrose le tissu cellulaire sous-cutané, le peaucier et la peau.

e. *Bord antérieur.* — Le bord antérieur, relativement mince, se dirige obliquement de haut en bas, d'arrière en avant et de dehors en dedans. C'est lui qui forme, avec celui du côté opposé et le bord supérieur de l'isthme, l'échancrure supérieure du corps thyroïde. Il répond successivement à l'aile du cartilage thyroïde et au muscle crico-thyroïdien. Nous avons dit plus haut que ce bord pouvait donner naissance à la pyramide de Lalouette.

f. *Bord postérieur.* — Le bord postérieur, plus épais que le précédent et dirigé verticalement, regarde la colonne vertébrale. Il est en rapport avec le paquet vasculo-nerveux du cou et principalement avec la carotide primitive qui le longe de bas en haut et qui se creuse sur lui un sillon vertical plus ou moins profond. Ce sillon, lorsqu'il est très accusé, est circonscrit latéralement par deux bords ou lèvres (p. 202) : une lèvre externe, qui comble l'espace angulaire compris entre la jugulaire interne et la carotide primitive ; une lèvre interne, qui s'insinue entre ce dernier vaisseau et la partie latérale du conduit pharyngo-œsophagien.

C. — Constitution anatomique

Le corps thyroïde, envisagé au point de vue de sa structure, se compose : 1° d'une enveloppe fibreuse ; 2° d'un tissu propre.

1° Enveloppe fibreuse. — Le corps thyroïde est contenu dans une enveloppe fibreuse qui l'entoure sur tout son pourtour. Tandis que sa surface extérieure est unie aux organes voisins par un tissu conjonctif lâche, sa surface intérieure donne naissance à de nombreuses cloisons, qui pénètrent dans la masse glandulaire et la segmentent successivement en lobes et en lobules.

La capsule fibreuse de la thyroïde est une dépendance des aponévroses du cou. Elle s'unit, en avant et en bas, avec l'aponévrose cervicale moyenne ; en arrière, avec l'aponévrose prévertébrale ; sur les côtés, avec la gaine fibreuse des vaisseaux du cou. Nous avons signalé plus haut les divers prolongements qu'elle émet et qui, sous le nom de ligaments de la thyroïde, contribuent à la fixation de cet organe.

Quoique constante, la capsule fibreuse de la thyroïde présente de notables différences touchant son épaisseur et sa résistance. Chez le fœtus, ce n'est le plus souvent qu'une simple enveloppe celluleuse, peu distincte du tissu cellulaire ambiant. Elle s'épaissit dans

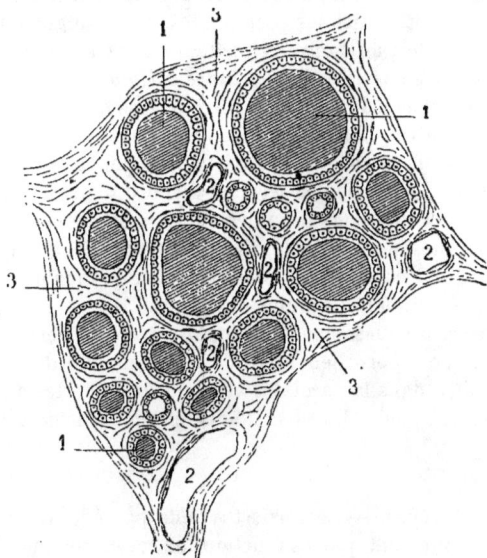

Fig. 203.

Coupe du corps thyroïde.

1, 1, 1, 1, vésicule du corps thyroïde (leur contenu colloïde, légèrement rétracté, se trouve séparé par une fente étroite de la paroi épithéliale). — 2, 2, vaisseaux capillaires. — 3, stroma conjonctif.

la suite au fur et à mesure que le sujet avance en âge ; mais, même chez l'adulte, elle est bien loin de présenter toujours les mêmes caractères. Chez les uns, elle est mince, transparente, se laisse déchirer facilement. Chez d'autres, au contraire, elle est très épaisse, franchement fibreuse, très résistante, facile à isoler. Dans ce dernier cas, on peut, après l'avoir ouverte à sa partie antérieure, énucléer le corps thyroïde, en se servant du doigt ou du manche du scalpel. Les cloisons conjonctives que la capsule envoie à la glande cèdent facilement ; elles sont, en effet, très minces, et comme le dit fort bien Sébileau, les doigts n'ont point la sensation de l'obstacle qu'elles leur opposent, ni des déchirures qu'ils y pratiquent.

2° Tissu propre. — Le tissu propre du corps thyroïde se compose essentiellement de vésicules de grandeur variable, séparées les unes des autres par une trame délicate de tissu conjonctif dans laquelle cheminent de nombreux vaisseaux, sanguins et lymphatiques.

Les vésicules du corps thyroïde sont, d'après la plupart des auteurs, entièrement closes. Pour Boéchat, elles communiquent les unes avec les autres. Toutefois, il faut se rappeler que ces communications ne sont jamais bien étendues, et qu'il n'y a pas de canal excréteur sur lequel se greffent les vésicules comme le font les acini d'une glande en grappe sur l'axe de cette dernière. Les vésicules forment donc toujours des systèmes clos, lors même qu'un petit nombre d'entre elles s'ouvriraient les unes dans les autres.

De dimensions très variables (de $0^{mm},5$ à $1^{mm},10$), ces vésicules sont limitées en dehors par une membrane vitrée (Renaut). En dedans de cette membrane, leur paroi est formée par une ligne de cellules épithéliales, cylindriques ou cubiques, et dont le protoplasma est souvent strié dans le sens de la hauteur (Creswel Baber). Dans les vésicules les plus petites, on distingue à peine une cavité centrale. Dans les grandes, au contraire, cette dernière est bien visible : elle est occupée par une substance spéciale, la *substance colloïde*.

On a beaucoup discuté sur l'origine de la substance colloïde. Certains auteurs, entre autres Defaucamberge, admettent qu'elle est formée par la destruction des cellules de la paroi, et en particulier par la chromatine de leurs noyaux. Pour ces auteurs, les vésicules seraient d'abord pleines ; puis, les cellules centrales entrant en dégénérescence produiraient la matière colloïde, tandis que les cellules périphériques formeraient la paroi épithéliale qui circonscrit la vésicule. Dans un ordre d'idées tout à fait opposé à celui-ci, Biondi pense que la substance colloïde est une sécrétion des cellules de la paroi. Il a vu en effet des gouttelettes de cette substance contenues dans le protoplasma de ces dernières. Les observations de Langendorff se rapprochent aussi de cette manière de voir. Ce dernier auteur distingue, en effet, dans la paroi des vésicules deux sortes de cellules : 1° des cellules principales ; 2° des cellules colloïdes chargées de sécréter la substance de même nom.

D. — Vaisseaux et nerfs

1° Artères. — Le corps thyroïde possède une vascularisation très riche, attestant nettement que les fonctions de cet organe, pour être encore mal connues, n'en sont pas moins très actives et par conséquent très importantes. Quatre artères volumineuses, deux de chaque côté, alimentent ses réseaux capillaires : ce sont les *thyroïdiennes supérieures*, branches de la carotide externe, et les *thyroïdiennes inférieures*, branches de la sous-clavière. A ces quatre artères, qui sont constantes, s'ajoute parfois (une fois sur dix) une cinquième artère, celle-ci impaire et médiane, la *thyroïdienne moyenne* ou *thyroïdienne de Neubauer*.

Nous avons déjà décrit, dans le tome I (voy. Angéiologie), ces différents troncs artériels et les nombreuses branches qu'ils fournissent à la thyroïde. Ces branches, irrégulièrement flexueuses et largement anastomosées entre elles, cheminent tout d'abord à la surface extérieure de l'organe. Puis, pénétrant dans son épaisseur, elles suivent les interstices conjonctifs qui séparent les lobes et les lobules, en se divisant en des rameaux de plus en plus nombreux, mais de plus en plus grêles. Finalement, elles forment autour des vésicules un réseau capillaire très riche qui se place immédiatement en dehors de la paroi et entoure la vésicule comme le ferait un filet.

2° Veines. — Nées des réseaux péri-vésiculaires, les veines de la thyroïde se dirigent vers la surface extérieure de l'organe, en suivant comme les artères, mais en sens inverse, les espaces interlobulaires. Arrivées à la périphérie de la glande, elles se divisent, d'après la direction qu'elles prennent, en thyroïdiennes supérieures, thyroïdiennes moyennes et thyroïdiennes inférieures (fig. 204) :

a. Les *veines thyroïdiennes supérieures* (10') tirent leur origine de la partie supérieure du corps thyroïde. De là, elles se portent obliquement en haut et en dehors, en suivant l'artère homonyme, et viennent se terminer dans la jugulaire interne, soit directement, soit en se jetant préalablement dans un tronc qui leur est commun avec la faciale et la linguale, le *tronc thyro-linguo-facial* (fig. 204,10).

b. Les *veines thyroïdiennes inférieures* (16 et 17), remarquables par leur nombre et par leur volume, émergent du corps thyroïde au niveau de son bord inférieur. Puis, elles descendent en arrière des muscles sterno-thyroïdiens, en s'anastomosant plus ou moins entre elles et en formant parfois un important plexus dont les mailles, toujours irrégulières, recouvrent la face antérieure de la trachée. Toutes ces veines se réunissent ordinairement en deux troncs qui viennent se jeter, celui du côté gauche dans le tronc veineux brachio-céphalique gauche, celui du côté droit dans l'angle de réunion des deux troncs veineux brachio-céphaliques ou même directement dans la veine cave supérieure.

c. Les *veines thyroïdiennes moyennes* (13) ne sont pas constantes. Quand elles existent, elles se détachent de la partie externe des lobes latéraux et viennent s'ouvrir dans la jugulaire interne, après avoir croisé transversalement ou obliquement la face antérieure de la carotide primitive.

Toutes les veines thyroïdiennes sont avalvulaires et, par conséquent, sont remplies facilement par une injection poussée du tronc vers les rameaux d'origine.

3° Lymphatiques. — Les lymphatiques du corps thyroïde forment autour des vésicules, dans le tissu conjonctif qui les sépare, des boyaux volumineux. Ils se terminent librement en culs-de-sac, ou bien s'anastomosent fréquemment entre eux, entourant les vésicules d'un riche lacis. Ils ne paraissent pas communiquer directement avec l'intérieur des vésicules (LAGENDORFF). BIONDI admet, cependant, qu'à un moment donné, les cellules de la paroi vésiculaire disparaissant sur un point de cette dernière qui est en contact avec un boyau lymphatique, la vésicule peut déverser son contenu colloïde dans le système lymphatique. La vésicule, ainsi vidée, revient sur elle-même et les cellules de sa paroi qui ont persisté engendrent de nouvelles vésicules. Ces dernières sont tout d'abord de petites dimensions et ne possèdent pas de cavité centrale bien dévelop-

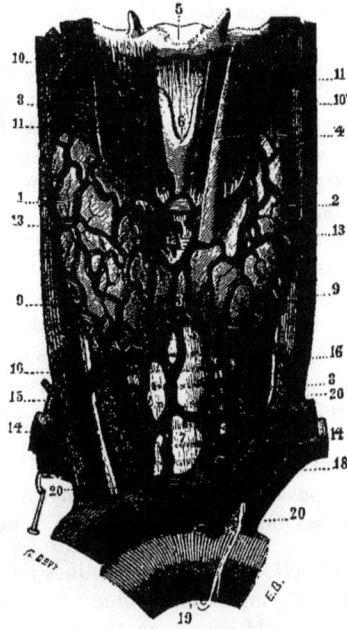

Fig. 204.

Les vaisseaux thyroïdiens, vue antérieure.

1, lobe droit du corps thyroïde. — 2, son lobe gauche. — 3, son isthme. — 4, pyramide de Lalouette. — 5, os hyoïde. — 6, cartilage thyroïde. — 7, trachée-artère. — 8, artère carotide primitive. — 9, veine jugulaire interne. — 10, tronc veineux thyro-linguo-facial. — 10' veine thyroïdienne supérieure. — 11, artère thyroïdienne supérieure. — 12, vaisseaux laryngés inférieurs. — 13, veines thyroïdiennes moyennes. — 14, artère sous-clavière. — 15, artère thyroïdienne inférieure. — 16, veines thyroïdiennes inférieures latérales. — 17, veines thyroïdiennes inférieures moyennes. — 18, tronc brachio-céphalique veineux gauche. — 19, crosse de l'aorte. — 20, 20, nerfs pneumogastriques.

pée; puis, elles grandissent peu à peu et subissent l'évolution que nous venons de décrire.

De quelque manière que se fasse la communication des vésicules avec les lymphatiques, — une communication directe n'a jamais été démontrée, — il paraît certain que l'on peut trouver dans les lymphatiques du corps thyroïde de la matière colloïde parfaitement reconnaissable par les réactifs propres de cette substance (BIONDI, LAGENDORFF).

Au sortir du corps thyroïde, les lymphatiques forment à la superficie de l'organe un réseau à mailles assez fines. Les rameaux, troncs et troncules qui en partent, se divisent en ascendants et descendants. — Les *lymphatiques descendants* se détachent de la base de chaque lobe et vont aboutir, après un parcours variable, à un certain nombre de ganglions qui sont situés au-devant de la trachée. — Les *lymphatiques ascendants* se subdivisent à leur tour en médians et latéraux : les premiers, au nombre de deux ou trois seulement, naissent du bord supérieur de l'isthme et se rendent à un ou deux petits ganglions qui sont placés en avant du larynx; les seconds, beaucoup plus nombreux (de 6 à 8), s'échappent du sommet des lobes ou de leur voisinage et viennent se jeter, les uns dans un ganglion situé entre la carotide et la veine jugulaire interne au niveau de l'angle supérieur du cartilage thyroïde, les autres dans les ganglions situés sur la paroi latérale et postérieure du pharynx. Il en existe parfois qui accompagnent dans son trajet l'artère thyroïdienne supérieure, pour se rendre à un ganglion placé au-dessous du muscle sterno-cléido-mastoïdien (BOÉCHAT).

LEGENDRE a rencontré un ganglion, quelquefois deux, à la partie inférieure du bord postérieur de la glande thyroïde. Suivant BOÉCHAT, qui a retrouvé assez souvent ces ganglions, ceux du côté droit seraient à peu près constants.

4° **Nerfs**. — Les nerfs destinés au corps thyroïde émanent des ganglions cervicaux du grand sympathique : ils arrivent à la glande en s'accolant aux vaisseaux. On a signalé encore un certain nombre de filets provenant des récurrents et du laryngé externe (LEGENDRE), de la branche descendante de l'hypoglosse (BERRES).

Arrivés dans l'épaisseur de la thyroïde, les rameaux nerveux précités cheminent pour la plupart avec les vaisseaux; quelques-uns, toutefois, suivent un trajet indépendant.

Envisagés au point de vue de leur mode de terminaison, ils se divisent en nerfs vasculaires et nerfs glandulaires. — Les *nerfs vasculaires*, comme leur nom l'indique, se rendent aux vaisseaux. Ils forment autour des artères et des veines des plexus périvasculaires, moins riches pour les veines que pour les artères, d'autant plus simples que les vaisseaux sont plus petits, d'où partent ensuite de fines branches variqueuses qui vont se terminer dans la tunique moyenne (ANDERSON). — Les *nerfs glandulaires*, à leur tour, forment autour des vésicules des plexus dits périvésiculaires. De ces plexus partent ensuite des ramifications très fines qui, d'après les recherches d'ANDERSON (1894), viennent se terminer sur la face externe ou basale des cellules glandulaires par une extrémité renflée en bouton. POINCARÉ, qui avait déjà décrit en 1875 les plexus nerveux périvésiculaires, avait signalé en même temps, sur ces plexus, l'existence de nombreux ganglions. ANDERSON, de son côté, déclare n'avoir pas trouvé de cellules nerveuses dans le corps thyroïde.

A consulter, au sujet du corps thyroïde : LEGENDRE, *De la thyroïde*, Th. Paris, 1852; — KOHL-RAUSCH, *Beiträge zur Kenntniss der Schilddrüse*, MULLER's Arch. für Anatomie, 1853; — BOÉCHAT, *Recherches sur la structure normale du corps thyroïde*, Th. Paris, 1873; — POINCARÉ, *Note sur l'innervation de la glande thyroïde*, Journ. de l'Anatomie, 1875 ; — ZoJA, *Ricerche anatomiche sull'appendice della glandola tiroidea*, R. Accad. dei Lincei, 1878-1879 ; — CRESWELL BABER, *On the lymphatics and parenchyma of the thyroid gland of the dog*, Philosoph. Transact., 1876 ; — DU MÊME, *Researches on the minute structure of the thyroid gland*, ibid., 1882 ; — AFANASSIEW, *Weitere Untersuch. über den Bau u. die Entwickel. des Thymus*, etc. Arch. f. mikr. Anat., 1877 ; — FREUND, *Die Beziehung der Schilddrüse zu weiblichen Geschlechtorganen*, Deutsch. Zeitschr. f. Chirurgie, 1883 ; — STRECKEISEN *Beitr. zur Morphol. der Schilddrüse*, Wirchow's Arch., 1886 ; — BERRY, *Suspensory ligament of the thyroid gland*, Journ. of Anat. and Physiol., 1887 ; — WALDEYER, *Beitr. zur Anat. der Schilddrüse*, Berl. klin Wochenschr., 1887 ; — SÉMILEAU, *La capsule et les ligaments du corps thyroïde*, Bull. Soc. anat., 1888 ; BIONDI, *Beitr. zu der Structur u. Function der Schilddrüse*, Berl. Klin. Woch., 1888 ; — LANGENDORFF, *Ueber der Function u. der Bau der Schilddrüse*, ibid., 1889 ; — DU MÊME, *Beitr. zur Kenntniss der Schilddrüse*, Arch. f. Anat. u. Physiol., 1889 ; — DEFAUCAMBERGE, *Contribut. à l'étude du corps thyroïde*, Th. Paris, 1889 ; — LUSTIG, *Contribut. à la connaissance de l'histogénèse de la glande thyroïde*, Arch. ital. de Biol., 1891 ; — MERTENS, *Zur Kenntniss der Schilddrüse*, Inaug. Dissert., Göttingen, 1891 ; — MONTANDON, *Contrib. all'istologia della glandola tiroide nei vertebrati*, Napoli, 1891 ; — WEIBGEN. *Zur Morphol. der Schilddrüse des Menschen*, Inaug. Dissert., München, 1891 ; — LINDEMANN, *Zur Frage über die Innervation der Schilddrüsen*, Centralbl. f. allgem. Pathol. und pathol. Anatomie, 1891 ; — BIONDI *Contribut. à l'étude de la glande thyroïde*, Arch. ital. de Biol., 1892 ; — SCHÖNEMANN, *Hypophysis und thyroidea*, Arch. f. pathol. Anat., 1892. — ANDERSON, *Zur Kenntniss der Morphologie der Schilddrüse*, Arch. f. Anat. u. Physiol , 1894.

§ II. — THYMUS

Le thymus est, comme le corps thyroïde, une glande vasculaire sanguine, développée au-devant du conduit aérifère. Il diffère de la thyroïde en ce qu'il constitue un organe transitoire, appartenant essentiellement à la vie embryonnaire et fœtale. Il fait son apparition vers le commencement du deuxième mois de la vie intra-utérine et s'accroît ensuite graduellement jusqu'au neuvième. Après la naissance, il progresse encore jusqu'à la deuxième ou troisième année ; puis il s'atrophie peu à peu, de telle sorte qu'il est déjà fort réduit à l'âge de quinze ou seize ans et qu'il n'existe plus chez l'adulte qu'à l'état de simple vestige.

A. — CONSIDÉRATIONS GÉNÉRALES

1° **Situation.** — Le thymus (fig. 206,1) est situé dans le médiastin antérieur, entre la partie antérieure des deux poumons, en avant du cœur et des gros vaisseaux qui en partent, en arrière du sternum qu'il déborde légèrement en haut. Il occupe à la fois la cavité thoracique et la partie antérieure du cou.

2° **Couleur.** — Sa couleur est rosée chez le fœtus, d'un blanc grisâtre chez le jeune enfant. Plus tard, le thymus revêt une teinte jaunâtre et cette dernière coloration s'accuse de plus en plus, au fur et à mesure que le tissu propre de l'organe est envahi par les éléments du tissu adipeux.

3° **Consistance.** — Le thymus est un organe mou, facilement dépressible. Sa consistance est plus faible que celle du corps thyroïde, plus faible aussi que celle de la rate et des glandes salivaires.

4° **Volume.** — Les dimensions du thymus varient avec l'âge, cet organe, ainsi que nous l'avons dit plus haut, augmentant de volume jusqu'à la deuxième année et se réduisant ensuite graduellement jusqu'à l'âge adulte. — Chez le nouveau-né, sa longueur, mesurée par son diamètre vertical, est en moyenne de 5 centimètres. — Sa largeur, représentée par son diamètre transverse, est de 12 à 14 millimètres. — Son épaisseur, représentée par son diamètre antéro-postérieur, mesure également de 12 à 14 millimètres. Sur un sujet congelé, que j'ai débité en une série de coupes transversales (fig. 206), ce dernier diamètre l'emportait de 2 millimètres sur le précédent.

5° Poids. — Le poids du thymus varie naturellement dans les mêmes proportions que son volume. Chez l'enfant naissant, le thymus pèserait de 8 à 12 grammes d'après HAUGSTED, 13 grammes d'après FRIEDLEBEN, 16 grammes d'après MECKEL, 3 grammes seulement d'après SAPPEY. Les chiffres donnés par HAUGSTED, par

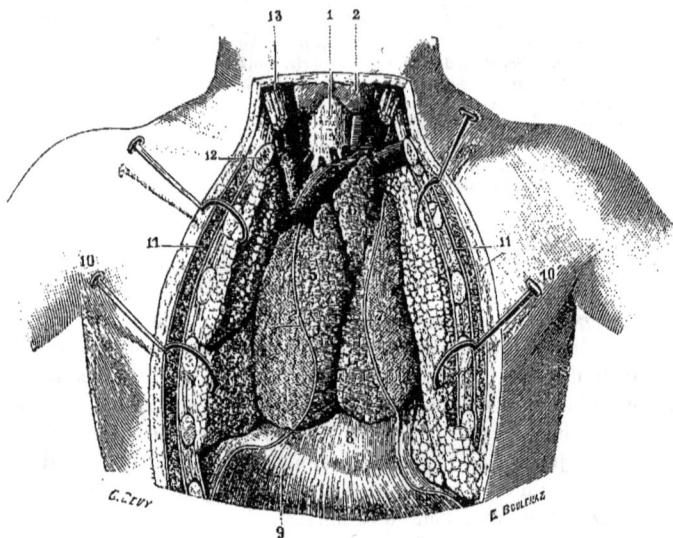

Fig. 205.

Le thymus en place, après ablation du plastron sterno-costal.

1, trachée-artère. — 2, corps thyroïde. — 3, tronc brachio-céphalique veineux droit. — 4, tronc brachio-céphalique veineux gauche. — 5, lobe droit du thymus. — 6, son lobe gauche. — 7, 7, coupe de la plèvre médiastine. — 8, péricarde. — 9, diaphragme. — 10, 10', poumons droit et gauche, érignés en dehors. — 11, coupe de la paroi thoracique. — 12, coupe de la clavicule. — 13, coupe du muscle sterno-cléido-mastoïdien.

FRIEDLEBEN et par MECKEL sont beaucoup exagérés. Si je m'en rapporte à mes propres recherches, qui portent sur une série de 20 sujets, j'estime que le poids du thymus du nouveau-né doit être évalué à 5 grammes en moyenne. Mais ce poids est très variable : j'ai rencontré, dans la série précitée, un maximum de 11 grammes chez un fœtus à terme et un minimum de 1 gramme et demi chez un enfant de quinze jours.

Le *poids spécifique* du thymus est de 1,099 chez le fœtus de sept mois. Puis, il diminue graduellement : il n'est plus que de 1,071 chez le nouveau-né ; il était de 1,020 chez un enfant de quatorze jours (HAUGSTED).

B. — CONFORMATION EXTÉRIEURE ET RAPPORTS

Le thymus a la forme d'un corps allongé de haut en bas, avec une extrémité supérieure et une extrémité inférieure. L'extrémité inférieure ou *base*, beaucoup plus large que la supérieure, répond au péricarde et s'arrête d'ordinaire au niveau du sillon auriculo-ventriculaire antérieur. L'extrémité supérieure ou *sommet* se divise habituellement en deux prolongements conoïdes, les *cornes du thymus*, qui sont presque toujours d'inégale hauteur : la plus longue est tantôt la droite, tantôt la gauche, mais le plus souvent la gauche (69 p. 100 d'après mes recherches). Les cornes du thymus s'élèvent jusqu'au voisinage du corps thyroïde, sans toutefois l'atteindre. Un intervalle de 6 à 10 millimètres sépare en général les deux organes ; les cas où le thymus arrive au contact de la thyroïde m'ont paru tout à fait exceptionnels.

Le thymus, avons-nous dit plus haut, occupe à la fois la cavité du thorax et la

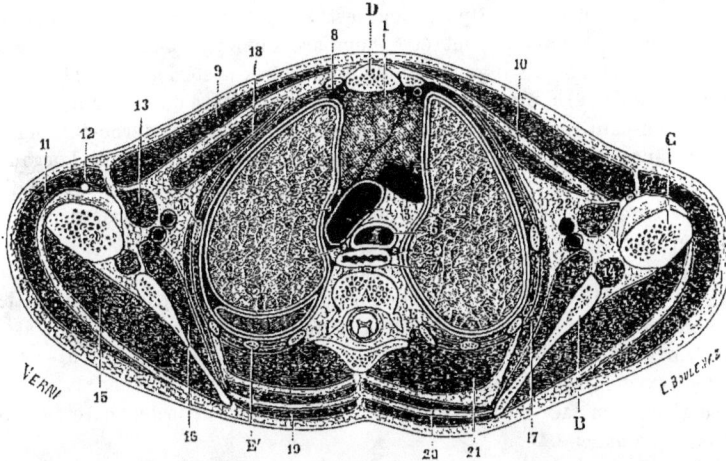

Fig. 206.

Coupe horizontale du tronc d'un nouveau-né, pratiquée au niveau de la crosse aortique, pour montrer la forme et les rapports du thymus (sujet congelé, segment inférieur de la coupe).

A, quatrième vertèbre dorsale. — B, omoplate. — C, humérus. — D, sternum. — E, deuxième côte. — E', quatrième côte.

1, thymus avec ses deux lobes. — 2, 2', poumons droit et gauche. entourés par les plèvres ; 2'', scissure interlobaire du poumon gauche. — 3, veine cave supérieure. — 4, crosse aortique. — 5, 5', nerfs phréniques droit et gauche. — 6, trachée. — 7, œsophage. — 8, vaisseaux mammaires internes. — 9, muscle grand pectoral. — 10, petit pectoral. — 11, deltoïde. — 12, tendon de la longue portion du biceps. — 13, coraco-brachial et courte portion du biceps. — 14, longue portion du biceps. — 15, sous-épineux. — 16, sous-scapulaire. — 17, grand dentelé. — 18, muscles intercostaux. — 19, trapèze. — 20, rhomboïde. — 21, muscles des gouttières vertébrales. — 22, vaisseaux axillaires. — 23 et 23', pneumogastriques droit et gauche. — 24, nerf récurrent gauche.

partie inférieure du cou. Nous pouvons donc, au point de vue de ses rapports, lui considérer deux portions : une portion cervicale et une portion thoracique. De ces deux portions, la dernière est incontestablement la plus importante : elle représente, à elle seule, les quatre cinquièmes de l'organe.

1° **Portion cervicale.** — Dans sa portion cervicale, le thymus, un peu aplati d'avant en arrière, nous présente deux faces et deux bords. — La *face antérieure*, convexe, est en rapport sur la ligne médiane avec la ligne blanche sous-hyoïdienne et, de chaque côté de la ligne médiane, avec les muscles sterno-thyroïdiens et sterno-cléido-hyoïdiens, que recouvrent l'aponévrose cervicale superficielle, le tissu cellulaire sous-cutané et la peau. — La *face postérieure*, concave, repose par sa partie moyenne sur la face antérieure de la trachée et, par ses parties latérales, sur les deux carotides primitives. — Les *bords latéraux* se dirigent obliquement en haut et en dedans ; ils croisent à angle aigu les carotides primitives qui, elles, sont légèrement obliques en haut et en dehors.

2° Portion thoracique. — Tous les auteurs considèrent la portion thoracique du thymus comme étant aplatie d'avant en arrière. C'est là, en effet, la forme que revêt l'organe quand on l'examine sur le cadavre après ablation du plastron sterno-costal. Mais, dans ces conditions, le thymus, grâce à sa faible consistance, s'est déformé, s'est étalé transversalement par le seul fait de l'opération qui a été pratiquée pour le mettre à découvert. Pour prendre une notion exacte de sa configuration et de ses rapports, la meilleure méthode à suivre consiste à pratiquer des coupes horizontales du thorax sur des sujets préalablement congelés. On constate alors (fig. 206,1) que le thymus n'est nullement aplati d'avant en arrière, qu'au contraire son diamètre antéro-postérieur est un peu supérieur à son diamètre transverse et qu'en somme il peut être comparé à une pyramide quadrangulaire dont les quatre faces se distingueraient en antérieure, postérieure et latérales :

a. La *face antérieure*, plane, répond à la face postérieure du sternum, dont elle est séparée, en haut, par les insertions d'origine des muscles sterno-thyroïdiens. Elle répond encore plus ou moins (cela dépend du développement de l'organe) à l'articulation sterno-claviculaire, aux trois ou quatre premières articulations sterno-costales et, un peu en dehors de ces articulations, aux vaisseaux mammaires internes.

b. La *face postérieure*, légèrement excavée, est en rapport : 1° à sa partie inférieure, avec le péricarde qui la sépare de l'oreillette droite et de la portion verticale des deux artères aorte et pulmonaire ; 2° à sa partie moyenne, avec l'aorte ascendante et, sur le côté droit de l'aorte, avec la veine cave supérieure ; 3° à sa partie supérieure, avec le tronc artériel brachio-céphalique, l'origine de la carotide primitive gauche, la face antérieure de la trachée-artère et le tronc veineux brachio-céphalique gauche.

c. Les *faces latérales*, assez régulièrement planes, répondent aux poumons dont elles sont séparées par la plèvre médiastine. Elles répondent également aux nerfs phréniques, mais ce dernier rapport est un peu différent à droite et à gauche : à droite (fig. 206,5), le nerf phrénique longe le bord postérieur du thymus ; à gauche (fig. 206,5'), il chemine un peu en arrière de ce bord et, par conséquent, n'est pas en contact immédiat avec l'organe.

On rencontre assez souvent, dans la région qu'occupe le thymus, des lobules plus ou moins volumineux, entièrement isolés du reste de l'organe. Ces *thymus erratiques* ou *accessoires* sont uniques ou multiples : on en a observé jusqu'à cinq sur le même sujet (JENDRASSIK). Ils se développent de préférence sur les parties latérales du thymus ou au voisinage de son extrémité supérieure. Sur ce dernier point, ils sont ordinairement situés entre les cornes du thymus et la partie inférieure du corps thyroïde, qui parfois les recouvre entièrement. J'ai rencontré tout récemment (février 1893), chez un nouveau-né, un thymus accessoire couché sur la partie antéro-externe du lobe droit ; il mesurait 3 centimètres de longueur sur 8 millimètres de largeur. Sur ce sujet, le thymus se composait réellement de trois lobes au lieu de deux. Dans un autre cas, j'ai observé deux petits lobes accessoires, situés sur le péricarde immédiatement au-dessous de la base du lobe droit. Suivant la remarque d'AUMAN, la présence de lobes accessoires autour du thymus paraît coïncider régulièrement avec un développement très prononcé de cet organe.

C. — CONSTITUTION ANATOMIQUE

Le thymus se compose, comme le corps thyroïde, d'une enveloppe fibreuse et d'un tissu propre :

1° Enveloppe fibreuse. — Le thymus est contenu tout entier dans une enveloppe fibreuse ou plutôt conjonctive, mince, délicate, difficile à isoler. — Sa surface extérieure se continue avec le tissu cellulaire du voisinage ; elle s'unit intimement en bas, avec le péricarde, en haut, avec l'aponévrose cervicale moyenne. — Sa surface intérieure donne naissance à des prolongements qui, sous forme de cloisons, pénètrent dans le thymus et le divisent en une multitude de segments plus petits.

La capsule du thymus est essentiellement constituée par des fibres de tissu conjonctif, auxquelles viennent se mêler des fibres élastiques fines et un certain nombre de cellules adipeuses. Ces éléments adipeux, très rares chez le nouveau-né et chez le jeune enfant, se multiplient plus tard quand l'organe subit son évolution régressive.

2° Tissu propre. — Le thymus est constitué par deux lobes latéraux, l'un droit, l'autre gauche. Ces deux lobes sont complètement indépendants : ils ne sont, en effet, unis l'un à l'autre que par une couche de tissu conjonctif, et il est toujours possible, facile même, de les isoler par la dissection.

a. *Lobules et cordon central.* — Si on examine chacun des lobules du thymus, avant toute préparation, on constate qu'il est pelotonné sur lui-même, comme s'il avait voulu diminuer sa longueur et disposer sa masse sous le plus petit volume possible. Si alors on le déroule en détruisant à l'aide du ciseau et du scalpel les attaches conjonctives qui unissent entre eux les différents replis, on le voit diminuer de largeur, mais acquérir en même temps une longueur triple ou quadruple (fig. 207, A et B). Ainsi déroulés, les lobes du thymus nous présentent chacun un cordon central qui occupe toute leur longueur et tout autour duquel viennent se fixer les nombreux lobules qui le constituent. Ces lobules sont très irréguliers, comme le montre la figure ci-contre, et il en est de même de leur mode d'implantation sur le cordon central. On les a comparés dans leur ensemble, non sans raison, à ces champignons des prés que l'on enfile dans une corde pour les faire sécher.

Le thymus, on le voit, est essentiellement constitué par un nombre considérable de lobules appendus à un cordon central. Cette forme répond au mode de développement de l'organe (voy. EMBRYOLOGIE). Le thymus, en effet, se compose au début d'une sorte de cordon épithélial, qui engendre tout autour de lui une série de petits bourgeons pleins formant comme les grains d'une grappe dont le cordon serait l'axe principal. Toutefois, chez l'adulte, le cordon épithélial n'existe plus, il est remplacé par une masse de tissu conjonctif servant à la fois de chemin aux vaisseaux et de lien commun aux différents lobules. L'axe épithélial du début n'est donc qu'un organe transitoire qui disparaît, après avoir engendré les lobules, à mesure que le thymus perd sa forme primitive de glande en grappe et que les grains de cette grappe deviennent en quelque sorte indépendants les uns des autres et du cordon épithélial qui les a produits.

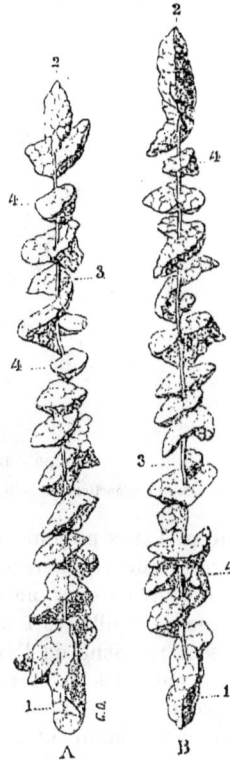

Fig. 207.

Thymus de nouveau-né, déroulé et vu par sa face antérieure.

A, lobe droit. — B, lobe gauche. 1, base du lobule. — 2, son sommet. — 3, 3, cordon central. — 4, 4, 4, 4, divers lobules du thymus, isolés par la dissection.

b. *Follicules*. — Les lobules du thymus se composent eux-mêmes de parties plus petites, appelées *follicules*. Chaque follicule thymique mesure de 0ᵐᵐ,3 à 0ᵐᵐ,6 de diamètre. Il présente une partie périphérique répondant au contour extérieur du lobule et une partie centrale en rapport avec l'axe conjonctif auquel les lobules sont appendus. Les différents follicules qui entrent dans la constitution d'un même lobule sont unis les uns aux autres par leur partie centrale ; ils sont libres et indépendants vers leur périphérie. Au point de vue de leur structure histologique, on distingue dans les follicules thymiques deux substances : la substance corticale et la substance médullaire (fig. 208).

La *substance corticale* (b) est composée par une trame adénoïde, par des vaisseaux et par des cellules. — La trame est formée par des cellules conjonctives

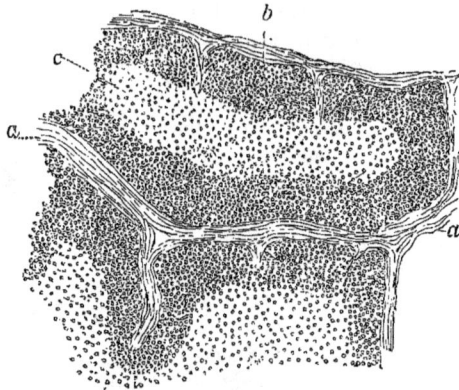

Fig. 208.
Coupe transversale du thymus d'un fœtus (d'après KLEIN).

a, cloisons conjonctives interfolliculaires. — *b*, substance corticale des follicules. — *c*, leur substance médullaire.

étoilées. Leurs prolongements protoplasmiques, anastomosés entre eux, dessinent un réseau délicat dans les mailles duquel sont contenues les cellules. — A côté de ce réseau, accompagné par quelques fibres conjonctives, se trouve un lacis de vaisseaux capillaires fournis par une artériole folliculaire centrale, qui le plus souvent provient de l'axe conjonctif en traversant la substance médullaire. — Enfin, entre les mailles de ce système réticulé, et les remplissant exactement, se trouvent un grand nombre de cellules. Ces cellules, rondes, pourvues d'un noyau volumineux occupant la majeure partie de l'élément cellulaire, sont tout à fait analogues aux cellules que l'on trouve dans les ganglions lymphatiques : ce sont des cellules lymphoïdes.

La *substance médullaire* (c) qui se caractérise par sa couleur plus claire, présente un réticulum adénoïde comme la première, mais elle est moins riche en vaisseaux et le contenu de ses mailles est un peu différent. En effet, outre les cellules lymphoïdes que l'on y trouve toujours, on y rencontre encore des éléments de divers ordres qui sont : 1° des cellules granuleuses, jaunâtres ; 2° des cellules géantes à noyaux multiples, assez analogues aux myéloplaxes, et enfin 3° des formations spéciales, appelées corpuscules de HASSALL.

Parmi tous ces éléments, les corpuscules de HASSALL méritent d'attirer spécialement l'attention. Ce sont des corpuscules ronds ou ovoïdes, groupés de préférence autour des vaisseaux. Ils se composent d'habitude de quelques cellules centrales,

volumineuses, entourées de cellules plates disposées en lamelles concentriques
(fig. 209). Leur aspect se rapproche beaucoup de celui des perles épithéliales
contenues dans les cancroïdes. Pour certains auteurs, ils représentent tout ce qui
reste du thymus épithélial primitif, les autres éléments
que l'on trouve dans cet organe n'étant autre chose
que des éléments lymphoïdes. Pour d'autres (TOURNEUX
et HERRMANN), ce sont simplement des agglomérations
spéciales de cellules lymphoïdes. D'autre part, CORNIL
et RANVIER, ayant noté les connexions des corpuscules
de HASSALL avec les vaisseaux, les regardent comme
une différenciation de la paroi de ces derniers.

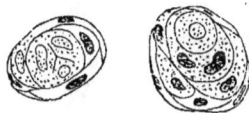

Fig. 209.
Deux corpuscules de Hassall
du thymus humain (d'après
KLEIN).

Nous avons déjà vu que les follicules communiquent
les uns avec les autres par leur substance médullaire. Cette dernière est donc un
centre commun vers lequel convergent tous les follicules : c'est le hile du lobule.

La substance corticale ne forme, autour de la substance médullaire de chaque
follicule, qu'une calotte située à l'opposite du hile. Les follicules, unis au niveau de
leur substance médullaire, sont distincts au niveau de leur substance corticale et
séparés les uns des autres par de petites cloisons conjonctives qui émanent de
l'enveloppe commune du lobule.

D. — VAISSEAUX ET NERFS

1° Artères. — Les artères destinées au thymus (*artères thymiques*) proviennent
en grande partie des artères mammaires internes qui, comme on le sait, cheminent verticalement sur les côtés de l'organe. Quelques-unes, moins importantes,
lui sont encore fournies, en haut par les thyroïdiennes inférieures et, en bas, par
les péricardiques ou les diaphragmatiques supérieures. Les divisions des artères
thymiques, après avoir pénétré dans l'épaisseur du thymus, suivent pour la plupart le cordon central. Au niveau de chaque lobule, elles émettent une branche
qui pénètre dans le hile de ce dernier : cette branche lobulaire, cheminant au sein
des délicates travées conjonctives qui traversent la substance médullaire, se
ramifie de plus en plus, pour se terminer finalement au sein de la substance corticale par les riches réseaux capillaires que nous avons signalés plus haut.

2° Veines. — Les veines issues de ces réseaux capillaires se dirigent vers la surface extérieure de l'organe. Elles sont fort nombreuses et suivent les trajets les
plus divers. Un certain nombre d'entre elles se rendent aux veines mammaires
internes, thyroïdiennes inférieures, péricardiques et diaphragmatiques supérieures ;
mais ces veines sont en général excessivement grêles. Les plus volumineuses
s'échappent du thymus à la partie moyenne de sa face profonde et viennent se
jeter, après un trajet très court, dans le tronc veineux brachio-céphalique gauche.

3° Lymphatiques. — Les lymphatiques naissent à l'intérieur même des follicules,
où ils forment un système de sinus, identique à celui qui a été décrit dans les ganglions lymphatiques (HIS). Ils sortent ensuite des follicules et se répandent sous la
forme de capillaires lymphatiques dans le tissu conjonctif du lobule. Finalement,
ils se réunissent en trois ou quatre troncs qui se jettent dans les ganglions rétro-
sternaux.

4° Nerfs. — Les nerfs du thymus proviennent du grand sympathique. Ils arrivent à l'organe en suivant le même trajet que les artères. Leur terminaison est encore inconnue. FRIEDLEBEN les a vus s'altérer, chez un jeune chien, à la suite de l'extirpation des deux ganglions cervical inférieur et premier thoracique du côté gauche.

A consulter, au sujet du thymus : COOPER, *The anatomy of the thymus gland*, Londres, 1832 ; — HAUGSTEDT, *Thymi in homine ac per seriem animalium descript. anatom.*, Copenhague, 1833 ; — SIMON, *A physiol. essay on the thymus gland*, London, 1845 ; — JENDRASSIK, *Anat. Untersuch. über den Bau der Thymusdrüse*, Sitzungsb. d. K. Akad., Wien., 1857 ; — FRIEDLEBEN, *Die Physiol. der Thymusdrüse*, Frankfurt, 1858 ; — HIS, *Ueber die Thymusdrüse*, Verhandl. der Naturf-Gesellsch. in Basel, 1866 ; — THAON, *Du thymus aux différents âges*, Mouv. méd., 1872 ; — AFANASSIEW, *Ueber die concentrischen Körper der Thymus*, Arch. f. mikr. Anat., 1877 ; — DAHMS, *Etude sur le thymus*, Th. Paris, 1877 ; — AMMAN, *Beitr. z. Anat. der Thymusdrüse*, Zurich, 1882 ; — WATNEY, *The minute anatomy of the thymus*, Philos. Transact., 1882 ; — SHEDEL, *Zellvermehrung in der Thymusdrüse*, Arch. f. mikr. Anat. 1884 ; — ZOJA, *Sulla permanenza della glandola timo nei fanciulli e negli adolescenti*, Bull. scient., 1885 ; — MONGUIDI, *Sulla glandola timo*, Parma, 1885 ; WALDEYER, *Die Rückbildung der Thymus*, Sitz. d. Akad. der Wissensch., Berlin, 1890 ; — CAPOBIANCO, *Contribuzioni alla morfologia del timo*, Giorn. dell'ass. dei naturalisti e medici, Napoli, 1891.

LIVRE IX

APPAREIL URO-GÉNITAL

L'appareil uro-génital comprend, comme son nom l'indique, l'ensemble des organes qui se rattachent aux deux importantes fonctions urinaire et génitale. — La *fonction urinaire*, on le sait, a pour but de rejeter au dehors, avec l'urine, des matières azotées et autres substances non volatiles (voy. *Urine*), qui s'amassent dans le torrent circulatoire à la suite de la désassimilation et qui, si elles n'étaient pas expulsées, jetteraient dans les différentes fonctions une perturbation profonde. L'appareil urinaire acquiert ainsi la signification d'un vaste émonctoire, chargé, au même titre que les poumons et les glandes sudoripares, de débarrasser nos tissus des matériaux de déchet provenant des combustions organiques. — Quant à la *fonction génitale*, encore appelée *fonction de reproduction*, elle a pour but la conservation de l'espèce : c'est cette fonction par laquelle les êtres vivants se multiplient en donnant naissance à d'autres êtres semblables à eux.

Quelque différentes que soient ces deux fonctions dans leur nature, les appareils organiques qui leur sont dévolus présentent dans les premiers stades de leur développement des relations intimes, et, même chez l'adulte, nous voyons un même conduit, le canal uréthral de l'homme, servir à la fois au passage de l'urine et du sperme. Ainsi se trouve justifiée la classification anatomique, qui réunit en un seul système les deux appareils urinaire et génital et dans un même livre tout ce qui se rattache à leur description.

Les organes urinaires, abstraction faite du canal de l'urèthre qui est plus court chez la femme que chez l'homme, nous présentent une disposition analogue dans les deux sexes, et nous pourrons les étudier dans un seul et même chapitre. Mais il n'en est pas de même des organes génitaux, lesquels diffèrent du tout au tout suivant qu'on le considère chez l'homme ou chez la femme.

La génération sexuée qui, comme on le sait, est le mode de reproduction de tous les êtres un peu perfectionnés, de tous les vertébrés notamment, exige le concours de deux éléments : l'ovule et le spermatozoïde. Ces deux éléments, tous les deux essentiels, sont cependant d'une valeur bien différente et leur part respective dans la fonction de reproduction peut se traduire par cette formule bien simple que nous aurons à développer en embryologie : l'ovule, fécondé par le spermatozoïde, donne naissance à un germe qui, en se développant, constituera plus tard un être morphologiquement semblable aux générateurs. — Chez un grand nombre d'invertébrés, les deux éléments précités, l'ovule et le spermatozoïde, sont portés par le même sujet qui, pour cette raison, est dit *bisexué* ou *hermaphrodite*. — Mais, chez tous les vertébrés, ils sont produits par deux sujets distincts, dont l'un, celui qui fournit le spermatozoïde, est appelé *mâle*, l'autre, celui qui porte l'ovule, prend le nom de *femelle*. Les deux sexes sont, dans ce cas, nettement tranchés et, dans les espèces animales qui présentent ce caractère, chacun des sujets est dit *sexué* ou *unisexué*.

L'appareil sexuel, comme tous les autres appareils, se complique au fur et à mesure que l'animal devient lui-même plus parfait. — Chez les vertébrés inférieurs, les corps glandulaires qui produisent les spermatozoïdes et les ovules constituent à eux seuls l'appareil tout entier. Ovules et spermatozoïdes tombent au fur et à mesure de leur production dans la cavité générale du corps ; puis, ils s'échappent au dehors par des orifices qui sont situés sur la paroi abdominale, les pores abdominaux. — Si nous nous élevons dans la série, nous voyons apparaître, à titre d'annexes des glandes génitales, des conduits spéciaux qui relient ces glandes à l'extérieur : ce sont de véritables canaux excréteurs par lesquels s'écoulent, les spermatozoïdes chez le sujet mâle, les ovules chez le sujet femelle. — Si nous nous élevons encore, nous voyons, dans les espèces qui s'accouplent lors de la fécondation, l'appareil génital acquérir un nouveau perfectionnement par le fait de l'adjonction aux organes précités d'organes, dits copulateurs, ayant pour fonction l'introduction des spermatozoïdes dans les voies parcourues par l'ovule.

Placé au sommet de l'échelle zoologique, l'homme présente dans son appareil génital tous les perfectionnements sus-indiqués et nous trouverons chez lui, à la fois sur le sujet mâle et sur le sujet femelle, des glandes génitales chargées de produire les éléments essentiels de la fécondation, des canaux excréteurs dans lesquels cheminent ces éléments et, enfin, des organes copulateurs. Ces différents organes sont naturellement tout différents chez l'homme et chez la femme et, contrairement à ce qui a été fait jusqu'ici, nous serons obligé de les étudier séparément dans l'un et l'autre sexes.

Nous étudierons donc successivement, dans trois chapitres distincts ;

1° Les *organes urinaires*, chez l'homme et chez la femme ;

2° Les *organes génitaux de l'homme ;*

3° Les *organes génitaux de la femme.*

A l'appareil génital nous rattacherons les *mamelles*, organes glandulaires destinés à sécréter le lait. Sans doute, ces glandes se trouvent situées, du moins chez l'homme, sur un point très éloigné des organes génitaux ; d'autre part, elles n'ont avec ces derniers organes aucune communauté d'origine. Mais il n'en est pas moins vrai qu'en assurant pendant un certain temps l'alimentation du nouveau-né, les mamelles deviennent une annexe importante de cet appareil dont la fonction, définie plus haut, a pour but la conservation de l'espèce. Nous lui consacrerons un chapitre à part.

Enfin, dans un cinquième et dernier chapitre, nous donnerons une description générale du *péritoine*, qui présente avec les organes génitaux et urinaires, chez l'adulte comme chez l'embryon, des relations si intimes.

ORGANES URINAIRES

L'appareil urinaire se compose essentiellement de deux parties : 1° un organe sécréteur, le *rein*, qui préside à l'élaboration de l'urine ; 2° un système de canaux excréteurs, qui recueillent ce liquide au fur et à mesure qu'il est sécrété par les reins et le rejettent ensuite dans le milieu extérieur. Cet appareil excréteur, très long, irrégulièrement calibré, se subdivise à son tour en trois segments, qui sont : 1° un premier canal, le *conduit excréteur du rein*, qui recueille l'urine à sa sortie de la glande et la conduit dans la vessie ; 2° la *vessie*, sorte de réservoir dans lequel s'accumule l'urine jusqu'au moment où elle est expulsée au dehors ; 3° un deuxième canal, l'*urèthre*, qu'on désigne quelquefois sous le nom de *conduit excréteur de la vessie* et qui fait communiquer le réservoir urinaire avec l'extérieur.

Aux reins, nous rattacherons, à titre d'annexes, le *capsules surrénales*. Ces derniers organes, bien que ne prenant aucune part à la fonction urinaire, présentent avec les reins, tant chez l'embryon que chez l'adulte, des relations suffisamment intimes pour justifier un pareil rapprochement.

ARTICLE I

REINS

Au nombre de deux, l'un droit, l'autre gauche, les reins sont des organes glanduleux et très vasculaires, auxquels incombe l'importante fonction d'élaborer l'urine. Ils constituent ainsi la partie fondamentale de l'appareil urinaire. Après quelques considérations générales sur leur *situation* et leurs *moyens de fixité*, sur leur *nombre*, sur leur *direction*, sur leur *volume* et sur leur *poids*, sur leur *coloration* et leur *consistance*, nous étudierons successivement : 1° leur *conformation extérieure* et leurs *rapports* ; 2° leur *conformation intérieure* et leur *constitution anatomique* ; 3° leurs *vaisseaux* et leurs *nerfs* ; 4° leur *stroma conjonctif et musculaire*.

§ I. — Considérations générales

1° **Situation et direction.** — Les reins occupent la région postérieure de l'abdomen. Ils sont couchés sur les côtés du rachis, à la hauteur des deux dernières vertèbres dorsales et des deux premières lombaires (fig. 242, A et A'). Le rein droit est ordinairement situé un peu plus bas que le gauche, probablement à cause de la présence du foie qui le surplombe et qui, en pesant sur lui, tend à le refouler du côté de la fosse iliaque.

Les reins sont allongés dans le sens vertical. Mais leur grand axe est loin d'être exactement parallèle au plan médian : il s'incline sur ce plan de haut en bas et de dedans en dehors. Il en résulte que les deux reins sont convergents en haut ou, en d'autres termes, se trouvent plus rapprochés à leur extrémité supérieure qu'à leur extrémité inférieure : en effet, tandis que la distance horizontale qui sépare l'une de l'autre les extrémités supérieures est de 6 ou 7 centimètres, celle qui sépare les extrémités inférieures s'élève à 10 ou 11 centimètres. Si nous voulons maintenant rapporter cette obliquité des reins au plan médian, nous pourrons dire, avec Morris et Récamier, que le bord interne du rein est séparé de la ligne des apophyses épineuses par un intervalle qui mesure 2 centimètres 1/2 en haut et, en bas, 3 centimètres 1/2 à 4 centimètres.

2° Moyens de fixité, capsule adipeuse. — Les reins sont maintenus en position tout d'abord : 1° par leurs vaisseaux, qui sont relativement très courts et qui les relient à l'aorte abdominale et à la veine cave inférieure ; 2° par le péritoine pariétal, qui, en recouvrant la plus grande partie de leur face antérieure, les applique fortement contre la paroi abdominale.

A l'action des vaisseaux et du péritoine vient s'ajouter, comme un nouveau moyen de fixité, une enveloppe conjonctive qui entoure l'organe dans toute son étendue. Cette enveloppe, que l'on peut appeler *fascia rénal*, est une dépendance de la couche celluleuse qui, sous le nom de *fascia propria*, double le feuillet pariétal du péritoine. Elle est formée de la façon suivante : en arrivant au niveau du bord externe du rein, le fascia propria se divise en deux feuillets, un feuillet antérieur qui s'étale sur la face antérieure de l'organe, un feuillet postérieur qui passe sur sa face postérieure, entre cette face et la paroi abdominale. Ces deux feuillets, parvenus au niveau du bord interne de l'organe, se rejoignent et se reconstituent en une lame unique qui va, plus loin, envelopper l'aorte et la veine cave. Ils se réunissent de même à la partie supérieure et à la partie inférieure du rein, de manière à constituer à ce dernier un sac complet.

Ce sac périrénal est presque entièrement formé chez le fœtus par du tissu conjonctif : à peine aperçoit-on çà et là, irrégulièrement disséminés, quelques lobules adipeux d'une couleur gris jaunâtre. Il en est encore de même dans les premières années qui suivent la naissance. Mais, vers l'âge de dix ans, les éléments conjonctifs sont envahis par la graisse, dont la couche augmente graduellement et atteint parfois chez l'adulte une épaisseur considérable, 2 ou 3 centimètres et même plus. Ainsi transformé, le fascial rénal, véritable atmosphère graisseuse jetée tout autour de l'organe, prend le nom de *capsule adipeuse du rein*.

La capsule adipeuse du rein (fig. 210,1), quoique constante, varie beaucoup avec l'embonpoint du sujet : elle est ordinairement plus développée chez la femme que chez l'homme. De plus, la graisse périrénale ne se répand pas uniformément sur toute la surface extérieure de l'organe : la couche qu'elle forme est plus consirable sur sa face postérieure que sur sa face antérieure, plus considérable aussi autour de son extrémité inférieure qu'autour de son extrémité supérieure. Mais c'est surtout au niveau de ses bords, l'externe principalement, qu'elle présente son maximum d'épaisseur. Au hile, elle se prolonge dans le sinus et y comble tout l'espace laissé libre par les vaisseaux et par la portion correspondante du bassinet. Tuffier, auquel nous devons une bonne description de la capsule adipeuse du

rein, insiste avec raison sur l'aspect différent que présente cette capsule sur le
vivant et sur le cadavre : « Sur le cadavre, dit-il, nous sommes habitués dans les
autopsies à trouver une couche graisseuse compacte, facile à dissocier et à déchirer
avec les doigts. Il en est tout autrement sur le vivant. La graisse forme alors une
sorte de masse fluide, dans laquelle le doigt se perd, qui fuit sous la pression sans
se laisser dissocier, qui se déchire dans les mors d'une pince et qui présente une
mobilité désespérante. En vain perçoit-on, à travers cette mince couche dépres-

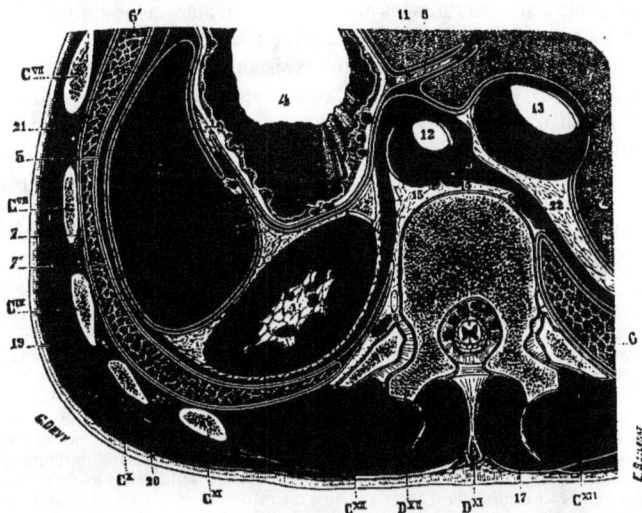

Fig. 210.

Coupe horizontale du tronc passant par la douzième vertèbre dorsale, à 18 millimètres au-dessous
de son bord supérieur (sujet congelé, face supérieure du segment).

DXII, douzième vertèbre dorsale. — DXI, apophyse épineuse de la onzième. — CVII, CVIII, CIX, CX, CXI, CXII, septième,
huitième, neuvième, dixième, onzième et douzième côtes.
1, rein, sectionné un peu au-dessous de son extrémité supérieure, avec 1', sa capsule adipeuse. — 2, capsule
surrénale. — 3, rate, avec 3', son hile. — 4, estomac. — 5, diaphragme. — 6, poumon droit et 6', poumon gauche. —
7, feuillet pariétal et 8', feuillet viscéral de la plèvre. — 8, épiploon gastro-hépatique. — 9, épiploon gastro-
splénique. — 10, ligament pancréatico-splénique (la queue du pancréas est située un peu au-dessous de la coupe). —
11, arrière-cavité des épiploons. — 12, aorte. — 13, veine cave inférieure. — 14, grande azygos. — 15, canal lymphatique. — 16, grand sympathique. — 17, masse sacro-lombaire. — 18, grand dorsal. — 19, grand oblique. —
20, petit dentelé postérieur et inférieur. — 21, vaisseaux et nerfs intercostaux. — 22, une artère intercostale,
coupée en long.

sible, le plan résistant formé par le rein ; l'index, comme les instruments, n'arrive
qu'avec difficulté jusqu'à l'organe... C'est surtout à son extrémité inférieure qu'il
est difficile de le séparer : il existe là des faisceaux fibreux qui vont du rein au
cæcum et qui rendent particulièrement pénible la dénudation. »

On conçoit sans peine qu'une telle accumulation de graisse tout autour des reins
contribue puissamment à fixer ces organes dans la position qu'ils occupent. Mais
on conçoit aussi que, si cette graisse vient à disparaître sous une influence quelconque, le rein, remplissant mal alors sa loge celluleuse démesurément agrandie,
relié aux parois de cette loge par de simples travées conjonctives lâches et peu
résistantes, jouisse d'une certaine mobilité et puisse même, abandonnant peu à
peu sa position normale, venir flotter plus ou moins librement dans la cavité
abdominale. Telle est, dans bien des cas, l'origine de cette affection qu'on désigne,
en pathologie, sous le nom de *rein mobile* ou de *rein flottant*.

L'observation nous apprend que ces déplacements accidentels des reins sont beaucoup plus fréquents chez la femme que chez l'homme. C'est ainsi que sur 35 cas de déplacement réunis par FRITZ en 1859, nous trouvons 30 femmes et 5 hommes seulement. Les statistiques plus récentes de ROSENSTEIN (1870) et de EBSTEIN (1875), parlent dans le même sens : la fréquence de l'affection chez la femme est de 82 p. 100 dans le relevé de ROSENSTEIN, de 85 p. 100 dans celui de EBSTEIN. Les statistiques nous démontrent, d'autre part, que le rein droit se déplace beaucoup plus souvent que le gauche : sur les 35 cas de FRITZ, 19 se rapportent au rein droit, et 4 seulement au rein gauche ; dans les autres cas, le déplacement était bilatéral, mais moins prononcé pour le rein gauche que pour le rein droit.

La fixité moindre du rein droit est due vraisemblablement à l'action du foie qui repose sur lui et qui, en s'abaissant à chaque inspiration, tend à le refouler en bas. Quant à la prédisposition toute particulière de la femme à présenter des reins flottants, elle s'explique par le développement plus considérable qu'acquiert chez elle la capsule adipeuse périrénale, par l'influence des grossesses répétées et peut-être aussi par l'action du corset.

De ces déplacements accidentels des reins qui surviennent à un âge plus ou moins avancé, mais toujours après la naissance, il convient de rapprocher les déplacements congénitaux, constituant l'*ectopie rénale*. Le rein déplacé ou ectopique se rencontre sur les points les plus divers : 1° au-devant de la colonne lombaire, un peu au-dessous de sa position normale ; 2° sur l'angle sacro-vertébral ou sur la symphyse sacro-iliaque ; 3° sur le détroit supérieur du bassin ; 4° dans le bassin lui-même, en avant ou en arrière du rectum, etc.

Le déplacement peut être unilatéral ou bilatéral. Quand il est bilatéral, les deux reins sont ordinairement fusionnés, soit par leur extrémité inférieure (ce qui est le cas le plus fréquent), soit par leur extrémité supérieure : ils revêtent ainsi la forme d'un croissant ou d'un fer à cheval couché sur la colonne lombaire (*rein en fer à cheval*), dont la concavité regarde en haut dans le premier cas, en bas dans le second. Dans des cas beaucoup plus rares, les deux reins se fusionnent à la fois par leur extrémité supérieure et par leur extrémité inférieure, constituant ainsi ce qu'on pourrait appeler le *rein annulaire*. Dans tous ces faits de fusion plus ou moins complète des deux reins, on croit tout d'abord avoir affaire à un rein unique. Mais un examen plus attentif, en mettant sous les yeux de l'observateur un double hile et un double uretère, établit par cela même la dualité réelle de l'organe.

Il est à remarquer que dans les déplacements, soit congénitaux, soit accidentels, la capsule surrénale n'accompagne jamais le rein, mais conserve invariablement sa position habituelle.

Le déplacement congénital du rein se distingue toujours du déplacement accidentel par un ensemble de caractères dont les principaux sont les suivants. — Le rein congénitalement déplacé est fixe, tandis que le rein accidentellement déplacé est plus ou moins mobile et même flottant. — Le premier est plus ou moins altéré dans sa forme générale, tandis que le second conserve sa configuration normale. — Lorsque le rein se déplace pour venir flotter dans la cavité abdominale, son pédicule vasculaire s'allonge en raison même de l'étendue du déplacement ; mais, quel que soit l'allongement de ce pédicule, l'artère et la veine cave les mêmes relations qu'avant le déplacement, je veux dire qu'elles naissent sur leur point habituel. Or, il n'en est pas de même pour le rein congénitalement déplacé : celui-ci reçoit son artère du tronc le plus voisin, de l'extrémité inférieure de l'aorte, de l'une des iliaques, de la sacrée moyenne. J'ai actuellement sous les yeux un nouveau-né dont le rein droit, situé sur la symphyse sacro-iliaque, reçoit trois artères différentes, l'une provenant de l'iliaque primitive du même côté, les deux autres fournies par l'iliaque primitive du côté opposé. De même, la veine rénale, au lieu de remonter jusqu'à la partie moyenne de la veine cave inférieure, vient s'ouvrir dans la portion initiale de ce dernier vaisseau ou même plus bas, dans l'une des veines iliaques. — Enfin, dans les cas de déplacement congénital, l'uretère est relativement court, d'autant plus court que le rein est plus abaissé.

3° **Nombre**. — Les reins, avons-nous dit plus haut, sont au nombre de deux, symétriquement placés de chaque côté de la colonne vertébrale. Exceptionnellement, on rencontre un rein supplémentaire, qui se trouve situé, soit à côté de l'un des reins normaux, soit sur la ligne médiane entre les deux reins. Par contre, la littérature anatomique renferme un certain nombre de cas bien observés, où il n'existait qu'un seul rein. Ce rein unique est tantôt à gauche, tantôt à droite (mais le plus souvent à droite), occupant sa position habituelle ou plus ou moins déplacé. L'absence de l'un des deux reins est non seulement compatible avec la vie, mais le plus

souvent elle est sans conséquence physiologique appréciable. Celui des viscères qui
existe est ordinairement hypertrophié et, à lui tout seul, il suffit amplement à la
fonction urinaire.

4° Volume. — Les dimensions du rein varient suivant les sujets ; mais ces variations sont moins étendues que pour les autres viscères. Chaque rein présente, en
moyenne, 12 centimètres de longueur, sur 7 centimètres de largeur et 3 centimètres
d'épaisseur. Son volume est de 130 à 150 centimètres cubes. Nous ferons remarquer,
au sujet des dimensions du rein, que ces dimensions ne sont pas exactement les
mêmes pour le rein droit et le rein gauche. Le rein droit est ordinairement plus
large que le rein gauche ; par contre, ce dernier est à la fois plus long et plus épais.
Toute compensation faite, le rein gauche est le plus volumineux des deux : il présente de 10 à 25 centimètres cubes de plus que le rein droit.

5° Poids. — Le poids du rein varie naturellement avec ses dimensions. POURTEY-
RON, qui a examiné à ce point de vue spécial les reins de 86 sujets (65 hommes et
21 femmes), est arrivé aux chiffres suivants : 140 grammes pour le rein de l'homme
et 125 grammes pour le rein de la femme ; soit une différence de 15 grammes en
faveur du sexe masculin.

Le poids spécifique est de 1,035 chez le nouveau-né, de 1,050 chez l'adulte.

6° Couleur. — Le rein nous présente une coloration rouge brun, tirant un peu
sur le jaune. Mais cette teinte fondamentale prend des nuances diverses suivant
l'état de la circulation de l'organe : rouge foncé dans les cas de congestion ou de
stase sanguine, elle pâlit et devient d'un gris rougeâtre quand le viscère est plus
ou moins exsangue.

7° Consistance. — Le rein a une consistance ferme, beaucoup plus ferme que
celle du foie ou de la rate. Il résiste beaucoup mieux que ces derniers viscères,
soit aux chocs traumatiques, soit aux tractions directes. Nous avons déjà vu, à
propos du foie, que la face inférieure de cet organe se déprime au niveau du rein
et se moule exactement sur lui (empreinte rénale), tandis que le rein ne présente à
sa surface extérieure aucune trace d'empreinte hépatique.

§ II. — Conformation extérieure et rapports

Allongé de haut en bas, aplati d'avant en arrière, convexe en dehors, fortement
échancré en dedans, l'organe sécréteur de l'urine a été comparé, fort justement du
reste, à un haricot dont le bord concave ou hile serait tourné en dedans. Quoique
toujours conformé sur le même type, le rein présente néanmoins quelques variétés :
c'est ainsi que, suivant les rapports réciproques de sa longueur et de sa largeur,
nous avons les *reins allongés* et les *reins larges* ou *reins courts ;* suivant que ses
deux faces sont très rapprochées et à peu près planes, ou bien très écartées l'une de
l'autre et fortement bombées, nous avons les *reins plats* et les *reins globuleux.*
Parfois, l'extrémité supérieure étant très développée, l'extrémité inférieure se termine en une sorte de pointe et l'organe, dans son ensemble, revêt alors la forme
d'une pyramide triangulaire *(rein triangulaire).* Ces variétés morphologiques, on
le voit, sont peu importantes et le rein, à quelque variété qu'il appartienne, nous
présente toujours : 1° deux faces, l'une antérieure, l'autre postérieure ; 2° deux
bords, l'un interne, l'autre externe ; 3° deux extrémités, que l'on distingue en supérieure et inférieure.

1° Face antérieure. — La face antérieure, légèrement bombée, unie et régulière chez l'adulte, plus ou moins bosselée chez le fœtus, regarde en avant et un peu en dehors. Le péritoine, en se portant de la colonne vertébrale sur la paroi abdominale postérieure, revêt cette face dans la plus grande partie de son étendue (voy. *Péritoine*). Quant à ses autres rapports, ils varient suivant que l'on considère le rein droit ou le rein gauche (fig. 213) :

a. *Pour le rein droit*, elle est en rapport : 1° avec la face inférieure du foie qui repose sur elle dans ses trois quarts supérieurs et qui lui est intimement unie, dans bien des cas, par un repli péritonéal très variable dans ses dimensions, le *ligament hépato-rénal;* 2° avec le côlon ascendant et la portion initiale du côlon transverse, qui répondent à son quart inférieur ; le côlon ascendant est immédiatement en

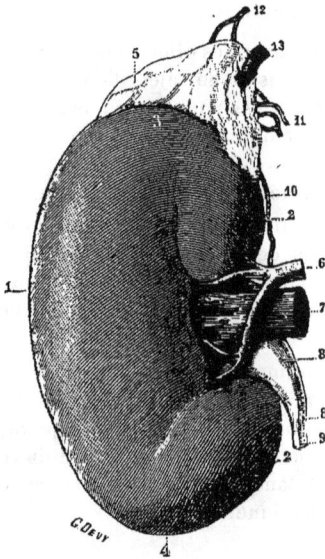

Fig. 211.
Le rein droit, vu en place par sa face antérieure.

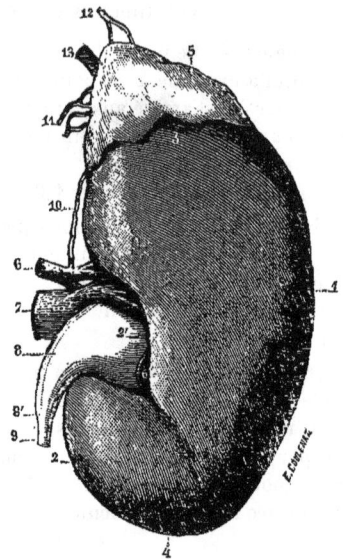

Fig. 212.
Le même, retourné et vu par sa face postérieure.

1, bord externe. — 2, bord interne, avec 2, le hile. — 3, extrémité supérieure. — 4, extrémité inférieure. — 5, capsule surrénale. — 6, artère rénale et ses divisions. — 7, veine rénale. — 8, bassinet, avec 8', son collet. — 9, uretère. — 10, artère capsulaire inférieure. — 11, artère capsulaire moyenne. — 12, artère capsulaire supérieure. — 13, grande veine capsulaire.

contact avec le rein par sa partie postérieure; plus rarement, il lui est relié par un méso (voy. *Côlon ascendant*, p. 122); 3° avec la deuxième portion du duodénum, qui descend verticalement le long de sa partie interne, en croisant à angle droit, au niveau du hile, les vaisseaux rénaux ou leurs divisions; 4° enfin avec la veine cave inférieure qui, en gagnant son orifice diaphragmatique, s'incline un peu en dehors et croise obliquement la partie toute supérieure du rein.

b. *Pour le rein gauche*, la face antérieure répond successivement : 1° en haut, à la queue du pancréas, qui repose habituellement sur son quart supérieur ; 2° en haut et en dehors, à la rate (fig. 210,3); 3° en bas, à la portion terminale du côlon transverse et au côlon descendant, qui s'appliquent contre sa moitié inférieure ou ses deux tiers inférieurs, avec ou sans méso. Remarquons, en passant, que le côlon descendant présente avec le rein gauche des rapports beaucoup plus étendus que ceux du côlon ascendant avec le rein droit et que, d'autre part, le côlon descendant est à la fois un peu plus externe et un peu plus profond que le côlon ascendant. Le premier, en effet, longe pour ainsi dire le bord convexe du rein gauche, tandis que le second répond plus spécialement à la face antérieure du rein droit (fig. 73 p. 123). La face antérieure du rein gauche est enfin en rapport, dans sa partie laissée libre par les viscères précités, avec la grosse tubérosité de l'estomac, dont elle est séparée seulement par l'arrière-cavité des épiploons.

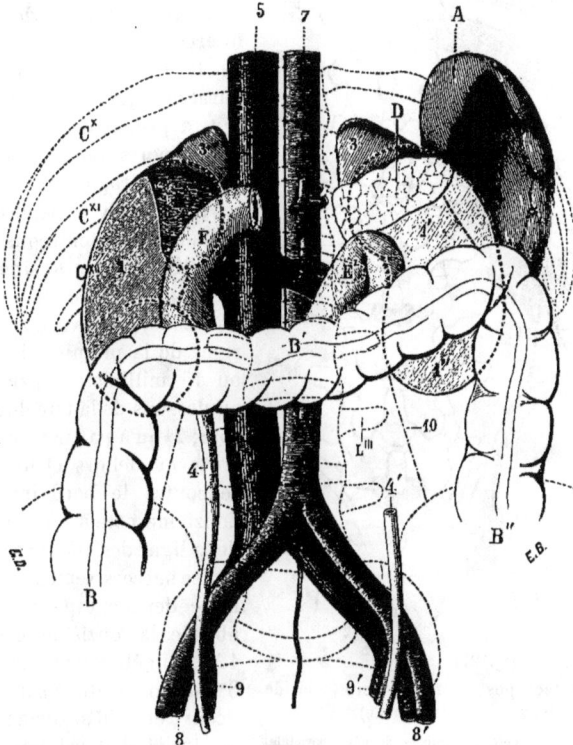

Fig. 213.

Rapports de la face antérieure des reins (*demi-schématique*).

Cˣ, Cˣᴵ, Cˣᴵᴵ, les trois dernières côtes. — Lᴵᴵᴵ, troisième vertèbre lombaire.
A, rate. — B, côlon ascendant. — B', côlon transverse. — B'', côlon descendant. — D, queue du pancréas. — E, deuxième portion du duodénum. — E', quatrième portion du duodénum.
1, partie du rein droit recouverte par le péritoine (*en rose*). — 1', 1'', parties du rein gauche également recouvertes par le péritoine pariétal (*en rose*). — 2, zone où le rein droit est directement en rapport avec le foie (sans péritoine) et limitée par l'insertion du ligament hépato-rénal. — 3, 3', capsules surrénales droite et gauche. — 4, 4', uretères droit et gauche. — 5, veine cave inférieure. — 6, veine rénale gauche. — 7, aorte. — 8, 8', vaisseaux iliaques externes. — 9, 9', vaisseaux iliaques internes. — 10, ligne indiquant le bord externe du grand psoas.

2° Face postérieure. — La face postérieure du rein, à peu près plane, regarde en arrière et en dedans (fig. 214 et 215) :

a. *En bas*, au-dessous de la douzième côte, elle repose sur le muscle carré des lombes, dont elle est séparée par le feuillet antérieur de l'aponévrose du transverse et par trois branches nerveuses, qui sont le dernier nerf intercostal et les deux premiers nerfs lombaires. — Le rein déborde toujours en dehors le bord externe du

muscle précité : il répond alors aux muscles larges de l'abdomen et plus particulièrement au muscle transverse. — La face postérieure du rein est entièrement
dépourvue de revêtement péritonéal : la disposition contraire, c'est-à-dire celle où
l'on voit le péritoine tapisser cette face et la rattacher à la paroi abdominale au
moyen d'un méso, est tout à fait
exceptionnelle.

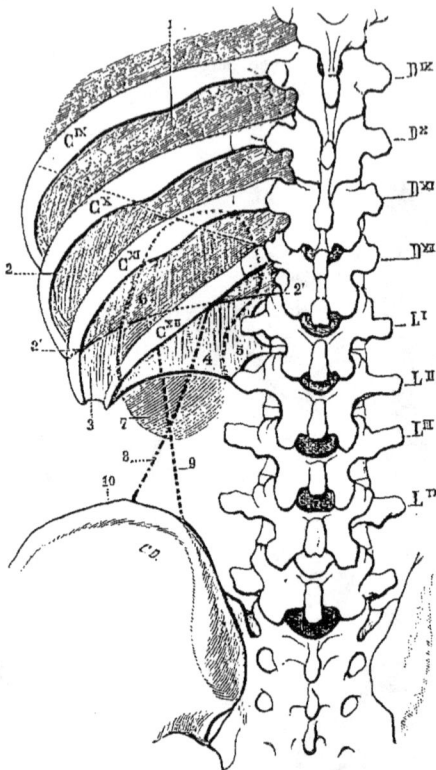

Fig. 214.

Rapports de la face postérieure du rein (sujet de
trente-deux ans, côté gauche).

1, poumon, avec 1', son bord inférieur. — 2, plèvre pariétale,
avec 2', sinus costo-diaphragmatique inférieur (*en bleu*). —
3, diaphragme. — 4, ligament cintré. — 5, arcade du psoas. —
6, hiatus costo-diaphragmatique. — 7, rein (*en rouge*); sa partie
cachée est indiquée par une ligne pointillée. — 8, bord externe
du carré des lombes. — 9, bord externe des muscles spinaux. —
10, crête iliaque.

C^{IX}, C^X, C^{XI}, C^{XII}, neuvième, dixième, onzième et douzième
côtes. — D^{IX}, D^X, D^{XI}, D^{XII}, neuvième, dixième, onzième et
douzième vertèbres dorsales. — L^I, L^{II}, L^{III}, L^{IV}, première,
deuxième, troisième et quatrième vertèbres lombaires.

b. *En haut*, au-dessus de la douzième côte, le rein repose sur le
diaphragme qui le sépare de cette
douzième côte, du dernier espace
intercostal et du cul-de-sac inférieur
de la plèvre ou sinus costo-diaphragmatique. Nous avons déjà décrit, à propos des plèvres (p. 322),
les rapports que présente le sinus
costo-diaphragmatique avec les côtes ; nous n'y reviendrons pas ici.
Nous nous contenterons de rappeler
(fig. 214) : 1° que le sinus costo-diaphragmatique commence, du côté
du rachis, au niveau du bord supérieur de la première lombaire, à 10
ou 15 millimètres par conséquent
au-dessous de la tête de la douzième
côte ; 2° qu'à partir de ce point, il se
porte en dehors et un peu en bas,
rencontre le bord inférieur de la
douzième côte à 8 ou 9 centimètres
de la ligne des apophyses épineuses,
croise successivement sa face interne
et le dernier espace intercostal, et
aborde la onzième côte à 11 ou
12 centimètres de la ligne épineuse ;
3° qu'il présente là son point le plus
déclive et qu'il se dirige ensuite, par
un trajet d'abord horizontal, puis
obliquement ascendant, vers la base
de l'appendice xiphoïde.

La douzième côte est malheureusement très variable dans ses dimensions, et les rapports de la plèvre
avec la douzième côte varient natu-
rellement avec la longueur de cette dernière. — Si la côte est *longue*, et c'est la
disposition de beaucoup la plus fréquente (quatre fois sur cinq d'après RÉCAMIER),
les rapports en question sont ceux que nous venons d'indiquer : la face interne de
la douzième côte est tapissée par la plèvre jusqu'à 9 centimètres de la ligne épineuse environ, à peu près dans ses deux tiers internes ; elle est extra-pleurale
dans son tiers externe. — Si, au contraire, la côte est *courte* (6 ou 5 centimètres et
au-dessous), elle est tout entière en rapport avec la séreuse, et le sinus costo-dia-

phragmatique, quel que soit le point de la côte où on le considère, est toujours situé au-dessous d'elle en pleines parties molles.

Nous devons faire remarquer encore, à propos des rapports du rein avec le cul-de-sac pleural dans la région de la douzième côte, que les fibres diaphragmatiques qui répondent immédiatement à la face postérieure de l'organe forment une lame excessivement mince, barrière peu résistante qui se laissera facilement refouler ou même traverser par les collections périnéphrétiques. Mais ce n'est pas tout : immédiatement en dehors du faisceau de fibres qui vient s'insérer sur l'arcade du psoas, au niveau de l'apophyse transverse de la première lombaire, la cloison diaphragmatique présente une interruption, un véritable hiatus triangulaire à base inférieure, dans l'aire duquel le rein se trouve directement en contact avec le cul-de-sac inférieur de la plèvre (fig. 215,6). L'existence de cet *hiatus dia-phragmatique*, déjà signalé par FARABEUF, par RÉCAMIER, par TUFFIER et LEJARS, acquiert en pathologie rénale une importance considérable : elle nous explique nettement la possibilité, pour une lésion inflammatoire du rein, de se propager à la plèvre et, pour les collections purulentes périnéphrétiques, de s'ouvrir en pleine cavité pleurale sans avoir à perforer le diaphragme.

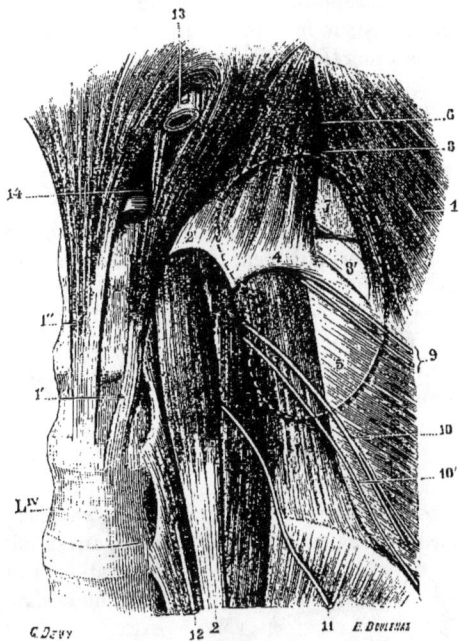

Fig. 215.

L'hiatus costo-diaphragmatique, vue antérieure : la ligne pointillée rouge indique le contour du rein.

1, diaphragme, avec 1' et 1'', ses deux piliers. — 2, petit psoas, avec 2', arcade fibreuse du psoas. — 3, carré des lombes. — 4, ligament cintré du diaphragme. — 5, transverse de l'abdomen. — 6, hiatus costo-diaphragmatique. — 7, plèvre diaphragmatique, visible à travers cet hiatus. — 8, et 8', onzième et douzième côtes. — 9, douzième nerf intercostal. — 10, 10', nerfs abdomino-génitaux. — 11, nerf fémoro-cutané. — 12, nerf génito-crural. — 13, œsophage. — 14, aorte.

L^IV, quatrième lombaire.

3° **Bord externe.** — Le bord externe du rein, convexe et assez régulièrement arrondi, déborde un peu, par sa partie inférieure, le bord externe du carré des lombes et des muscles spinaux. On est toujours sûr de le rencontrer dans l'angle aigu, ouvert en bas et en dehors, que forment ces derniers muscles avec le bord inférieur de la douzième côte (fig. 214). A droite, il répond au foie dans la plus grande partie de son étendue ; à gauche, à la rate et au côlon descendant.

4° **Bord interne.** — Le bord interne ou bord concave repose sur le muscle psoas. Arrondi en haut, arrondi également en bas, il présente à sa partie moyenne une échancrure, toujours très nette, que l'on désigne sous le nom de *hile du rein :* c'est, en effet, par cette échancrure que passent tous les organes, vaisseaux, nerfs et canal excréteur, qui se rendent au rein ou qui en partent (fig. 211 et 212).

Le hile du rein a la forme d'une fente à direction verticale. Elle présente 3 ou 4 centimètres de hauteur et est limitée par deux lèvres : l'une antérieure, ordinairement convexe ; l'autre postérieure, rectiligne ou légèrement concave. De ces deux lèvres, la postérieure, comme nous le montre nettement la figure 226 (3 et 4), est un peu plus rapprochée de la ligne médiane que l'antérieure ; autrement dit, le hile empiète sur la face antérieure du rein, plus que sur sa face postérieure.

Des différents organes qui traversent le hile et dont l'ensemble constitue le *pédicule du rein*, la veine rénale occupe le plan le plus antérieur. Vient ensuite l'artère rénale et, en arrière de l'artère, le bassinet et l'uretère.

5° Extrémité supérieure. — L'extrémité supérieure du rein, arrondie et mousse, répond à la face interne de la onzième côte. Elle est coiffée par la capsule surrénale.

6° Extrémité inférieure. — L'extrémité inférieure est un peu moins volumineuse que la supérieure ; elle est aussi, comme nous l'avons fait remarquer plus haut, plus éloignée de la ligne médiane. Elle répond ordinairement à l'apophyse transverse de la troisième vertèbre lombaire. La distance qui la sépare de la crête iliaque est, en moyenne, de 5 centimètres pour le côté gauche, de 3 centimètres et demi à 4 centimètres pour le côté droit. Elle repose sur le psoas et le carré des lombes.

§ III. — Conformation intérieure, sinus du rein

Le hile du rein, que nous avons vu plus haut occuper la partie moyenne du bord interne de l'organe, n'est qu'un simple orifice. Il nous conduit dans une

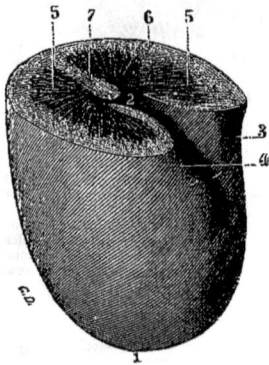

Fig. 216.

Le sinus du rein droit, vu sur une coupe horizontale.

(On a enlevé les vaisseaux, le bassinet, les calices et la graisse qui entoure ces différents organes, pour bien montrer la forme et la profondeur du sinus.)

. 1, extrémité inférieure du rein. — 2, sinus. — 3, sa lèvre postérieure, plus rapprochée de la ligne médiane que 4, sa lèvre antérieure. — 5, 5, substance médullaire. — 6, substance corticale. — 7, une colonne de Bertin.

excavation profonde, qui lui fait suite immédiatement et qu'on désigne sous le nom de *sinus du rein*. Cette excavation renferme, environnées par une graisse molle qui est une dépendance de la capsule adipeuse, les divisions des vaisseaux rénaux et les canaux d'origine de l'appareil excréteur.

Si nous enlevons tous ces organes, le sinus, ainsi vidé, nous apparaît sous la forme d'une excavation rectangulaire, aplatie d'avant en arrière et circonscrite de toutes parts, excepté au niveau du hile, par le parenchyme du rein. Pour en prendre une notion exacte, il convient de l'examiner sur deux coupes du rein, l'une horizontale, l'autre frontale. La première (fig. 216, 2) nous renseigne sur sa largeur et sa profondeur : sa largeur mesure de 10 à 12 millimètres ; sa profondeur est de 30 à 35 millimètres, soit la moitié environ de la largeur du rein. La seconde (fig. 217) nous apprend que les deux parois supérieure et inférieure du sinus s'écartent l'une de l'autre au fur et à mesure qu'elles s'éloignent du hile ; autrement dit, la hauteur du sinus, au niveau de son fond, est beaucoup plus considérable qu'au niveau du hile.

Les parois antérieure et postérieure du sinus, suivies du hile vers la profondeur, sont d'abord lisses et unies. Mais bientôt elles se hérissent de nombreuses saillies qui, comme nous le verrons plus loin, sont de deux ordres : les unes, disposées en cône, représentant les sommets des pyramides de Malpighi, ce sont les *papilles* (fig. 217, 6) ; les autres, arrondies et alternant régulièrement avec les précédentes, sont constituées par la substance corticale du rein (*colonnes de Bertin*) qui, à ce niveau (fig. 217, 3), fait comme hernie dans la cavité du sinus.

§ IV. — CONSTITUTION ANATOMIQUE

Le rein est, parmi les viscères, l'un de ceux qui au premier abord nous paraissent le plus complexes. C'est aussi l'un de ceux qui ont été le mieux étudiés, et sa constitution anatomique, grâce aux travaux relativement récents de SCHWEIGER-SEIDEL, de KÖLLIKER, de LUDWIG et de HEIDENHAIN, est aujourd'hui assez bien connue. Il se compose, comme le foie et la rate, d'une enveloppe fibreuse et d'un tissu propre. — L'*enveloppe fibreuse*, que l'on désigne encore sous le nom de capsule fibreuse ou de membrane propre, de coloration blanchâtre, mince mais résistante, épaisse de $0^{mm},1$ à $0^{mm},2$, revêt régulièrement toute la périphérie de l'organe. Arrivée au hile, elle s'engage dans le sinus, qu'elle tapisse également dans toute son étendue et au fond duquel elle se continue avec la tunique conjonctive des calices et du bassinet. Extérieurement, l'enveloppe fibreuse du rein est en rapport avec la capsule adipeuse, à laquelle elle est unie par des tractus conjonctifs et par des vaisseaux. Intérieurement, elle repose sur le tissu propre du rein et lui adhère à l'aide d'une multitude de prolongements, également conjonctifs, qui s'enfoncent dans l'épaisseur de l'organe. Ces derniers prolongements sont très déliés ; ils se déchirent à la

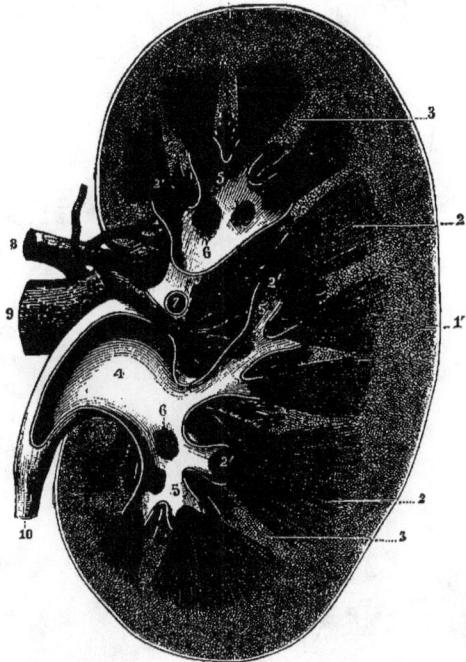

Fig. 217.

Coupe du rein droit, intéressant en partie le bassinet et les calices (segment antérieur de la coupe, vu par sa face postérieure).

1, substance corticale. — 2, pyramides de Malpighi, avec 2', papilles. — 3, colonnes de Bertin. — 4, cavité du bassinet. — 5, 5, 5, calices. — 6, papilles situées sur un plan antérieur à celui de la coupe. — 7, coupe d'un calice recevant la papille d'une pyramide située dans le segment postérieur de la coupe. — 8, artère rénale, avec 8', sa branche postérieure. — 9, veine rénale. — 10, uretère.

moindre traction et, de ce fait, permettent toujours à l'anatomiste et au chirurgien de séparer assez facilement le parenchyme rénal de son enveloppe. Histologiquement, la capsule fibreuse du rein se compose de faisceaux de tissu conjonctif, auxquels viennent se mêler quelques fibres élastiques. — Le *tissu propre* constitue la partie essentielle du rein, le rein proprement dit. Pour procéder avec méthode à l'étude de sa constitution anatomique, nous décrirons tout d'abord l'aspect qu'il présente sur des coupes macroscopiques. Puis, prenant un tube urinifère que nous supposerons isolé, nous étudierons ses différentes portions, en le suivant pas à pas depuis son origine dans la substance corticale jusqu'à sa terminaison dans le sinus. Nous indiquerons enfin, dans une description synthétique, quelles sont les relations des divers segments de ce tube urinifère avec les différentes zones de l'organe.

A. — ASPECT DU REIN VU EN COUPE

Si l'on incise le rein parallèlement à ses deux faces, en allant de son bord convexe vers le hile (fig. 217), on constate, en jetant les yeux sur la surface de coupe, qu'il est constitué par deux substances d'aspect bien différent : l'une centrale ou médullaire ; l'autre périphérique ou corticale.

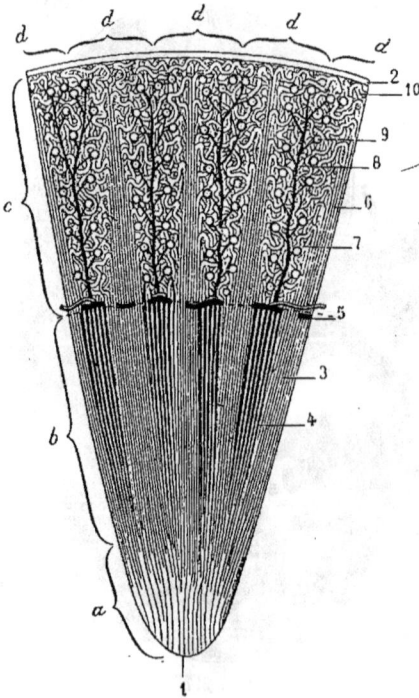

Fig. 218.

Schéma de la structure du rein (coupe allant du bord convexe au bord concave).

a, zone papillaire. — *b*, zone limitante. — *c*, zone corticale. — *d, d, d, d*, la base de cinq lobules.
1, papille. — 2, capsule fibreuse. — 3, stries claires de la zone limitante, formées par des tubes urinifères. — 4, stries foncées, formées par les vaisseaux droits. — 5, voûte vasculaire sus-pyramidale. — 6, pyramides de Ferrein ou rayons médullaires. — 7, labyrinthe, avec 8, vaisseaux interlobulaires et 9, corpuscules de Malpighi. — 10, couche sous-capsulaire.

1° Substance médullaire. — La substance médullaire, encore appelée *substánce tubuleuse*, se dispose tout autour du sinus du rein. Elle est remarquable par sa fermeté, sa consistance et une coloration rouge plus ou moins foncé. Au premier coup d'œil, on constate qu'elle est formée par un certain nombre de petites surfaces triangulaires (fig. 217, 2) dont la base regarde en dehors. Chacun de ces triangles est la coupe d'une formation conique, que l'on désigne sous le nom de *pyramide de Malpighi*.

a. *Description des pyramides de Malpighi*. — Les pyramides de Malpighi sont au nombre de 5 ou 6 sur la coupe sus-indiquée, mais il en est d'autres, plus postérieures ou plus antérieures, qui n'ont pas été intéressées par la section et qui, par conséquent, ne sont pas visibles sur cette coupe. On en compte 10 à 12, en moyenne, pour le rein tout entier. Elles sont toutes orientées d'une façon telle que leur grand axe ait la direction d'un rayon du rein. — Chacune d'elles nous présente trois éléments : 1° une *surface extérieure*, arrondie comme l'est la surface extérieure d'un cône ; 2° une *base*, dirigée en dehors, fortement convexe et assez mal délimitée du côté de la substance corticale ; 3° un *sommet*, qui, sous le nom de *papille* (fig. 217, 2'), fait saillie dans la cavité du sinus. — Les pyramides de Malpighi se distinguent en *pyramides simples* et en *pyramides composées :* les pyramides simples sont celles

qui, comme leur nom l'indique, ne se divisent pas et constituent un cône régulier ;
les pyramides composées sont celles qui se divisent en deux ou trois pyramides
secondaires, lesquelles, parfaitement isolées au niveau de leur base, viennent se
réunir au voisinage du sinus sur un sommet commun. Les pyramides composées,
suivant le nombre de leurs divisions, sont dites bifides, trifides, multifides : elles
se rencontrent de préférence dans les zones antérieure et postérieure du rein ou à
ses extrémités. Les pyramides qui appartiennent à la zone moyenne de l'organe
et qui rayonnent vers le bord externe, sont ordinairement des pyramides simples.

b. *Leur division en deux zones.* — Ludwig distingue aux pyramides de Malpighi deux régions ou zones. De ces deux zones, l'une, interne, forme la zone
papillaire ; l'autre, externe, est dite zone limitante :

La *zone papillaire* (fig. 218, *a*), de coloration claire, forme ces saillies coniques
ou mamelonnées qui, sous le nom de papilles ou de mamelons, se projettent dans
la cavité du sinus. Les papilles mesurent de 6 à 8 millimètres de longueur en
moyenne. Elles sont, comme les pyramides de Malpighi, au nombre de 8 à 12 et
se disposent dans le sinus en trois rangées, une rangée antérieure, une rangée
postérieure et une rangée moyenne, lesquelles répondent aux pyramides antérieures postérieures et moyennes. Il convient d'ajouter que ces rangées ne sont
jamais parfaitement linéaires et, d'autre part, que dans chaque rangée les intervalles qui séparent les papilles sont fort inégaux. — Du reste, les papilles elles-
mêmes sont loin de se ressembler entre elles et chacune
d'elles reflète pour ainsi dire le mode de constitution de
la pyramide à laquelle elle fait suite. Celles des pyramides simples sont particulièrement saillantes et assez
régulièrement coniques. Celles qui appartiennent à des
pyramides composées sont à la fois plus volumineuses,
moins saillantes et moins régulières : elles sont un peu
allongées pour les pyramides bifides, trifoliées pour les
pyramides trifides, etc. — Considérée isolément, chaque
papille rénale nous présente une base et un sommet. La
base fait corps avec la pyramide ; à son niveau se voit
assez souvent une sorte d'étranglement circulaire, le *col*

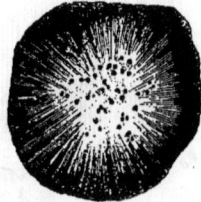

Fig. 219.

Area cribrosa d'une papille
rénale, chez l'homme
(d'après Müller).

de la papille, sur le pourtour duquel vient s'insérer le calice correspondant.
Le sommet, qui répond au point le plus saillant de la papille, est arrondi et
mousse. Il nous présente une série de petits orifices, les *pores urinaires* (fig. 219),
de 0mm,1 à 0mm,2 de diamètre, dont l'ensemble constitue l'*area cribrosa* de la
papille (*Porenfeld* des anatomistes allemands). Le nombre de ces orifices est
variable : Müller en a compté, chez l'homme, de 10 à 24 pour les papilles simples,
de 30 à 80 pour les papilles composées. Ils sont, suivant les cas, arrondis, ovalaires, en forme de fente. La plupart d'entre eux se disséminent d'une façon irrégulière à la surface même de l'*area cribrosa;* d'autres sont situés, par groupes
de 2 à 4, dans le fond de petites fossettes plus ou moins infundibuliformes, dont
le diamètre mesure de 0mm,6 à 0mm,8 (Müller). Quoi qu'il en soit, qu'ils soient
superficiels ou plus ou moins dissimulés dans le fond d'une fossette, tous ces
orifices répondent à la terminaison des tubes urinaires et constituent une sorte de
pomme d'arrosoir par où s'écoule l'urine en passant des conduits urinifères dans
les calices. Même sur le cadavre, en pressant latéralement les papilles, on voit
sourdre à la surface de l'*area cribrosa* des gouttelettes d'urine.

La *zone limitante* (fig. 218, *b*) fait suite à la zone papillaire et s'étend de là jusqu'à la base de la pyramide. Elle se distingue de la zone papillaire, tout d'abord, par sa coloration qui est plus foncée. Mais elle s'en distingue encore et surtout en ce qu'elle est striée dans le sens de la longueur, présentant à l'œil une série de rayons alternativement pâles et colorés. Les *rayons clairs* ou *pâles* (3), disons-le tout de suite, sont formés par des tubes urinifères à direction rectiligne (tubes de Bellini), intimement accolés les uns aux autres. Quant aux *rayons foncés* ou *colorés* (4), ils comprennent des vaisseaux, principalement des veines : ce sont les *vaisseaux droits* de HENLE. Les rayons pâles et les rayons colorés occupent toute la hauteur de la zone limitante. Arrivés à la base des pyramides, ils passent en grande partie dans la substance corticale : nous verrons tout à l'heure ce qu'ils y deviennent.

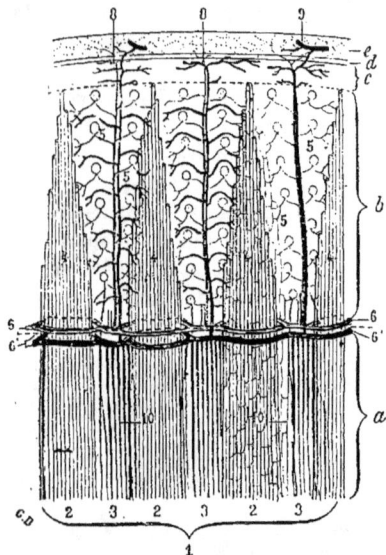

Fig. 220.

Schéma de la circulation du rein.

a, zone limitante. — *b*, zone corticale. — *c*, couche sous-capsulaire. — *d*, capsule fibreuse. — *e*, capsule adipeuse.

1, un segment d'une pyramide de Malpighi, avec 2, 2, 2, ses stries claires et 3, 3, 3, ses stries foncées. — 4, pyramides de Ferrein. — 5, labyrinthe, avec les corpuscules de Malpighi. — 6, 6', voûte artérielle et voûte veineuse sus-pyramidales. — 7, et 7', artère et veine interlobulaires. — 8, étoiles de Verheyen. — 9, anastomoses des veines interlobulaires avec les veines de la capsule adipeuse. — 10, vaisseaux droits (les artères proviennent des branches efférentes des glomérules ; les veines se jettent dans la voûte veineuse).

2° **Substance corticale**. — La substance corticale a pour attributs distinctifs une consistance moins ferme que celle de la substance médullaire et une coloration plus ou moins jaunâtre, tranchant nettement sur la coloration rouge foncé des pyramides. Elle se dispose tout autour de la substance médullaire, remplissant exactement tout l'espace qui sépare cette dernière de l'enveloppe fibreuse du rein. Mais ce n'est pas tout : elle s'insinue entre les pyramides de Malpighi et descend ainsi jusqu'au sinus, sur les parois duquel elle forme des saillies plus ou moins arrondies, alternant sur les coupes avec les saillies papillaires (fig. 217,3). Ces prolongements que la substance corticale envoie entre les pyramides ont été parfaitement décrits par BERTIN en 1744, d'où le nom de *colonnes de Bertin* sous lequel les désignent aujourd'hui la plupart des anatomistes. Les colonnes de Bertin entourent complètement la surface extérieure des pyramides, la papille exceptée. Vues en coupes longitudinales, elles sont pour la plupart renflées à leurs extrémités, étroites à leur partie moyenne : elles revêtent ainsi l'aspect d'un sablier.

La substance corticale proprement dite, celle qui s'étend de la base des pyramides à la capsule fibreuse du rein, se compose de deux ordres de formations, entièrement différentes par leur aspect extérieur et par leur constitution anatomique : ce sont les *pyramides de Ferrein* et le *labyrinthe*.

a. *Pyramides de Ferrein*. — Les rayons pâles des pyramides de Malpighi, arrivés à la base de la pyramide, se prolongent dans la substance corticale en suivant dans cette substance la même direction rayonnée que dans la substance médullaire. C'est à ces prolongements, constitués comme les rayons pâles par des tubes urinifères à direction rectiligne et intimement accolés, qu'on donne le nom de *pyramides de Ferrein (rayons médullaires* de Ludwig). Leur nombre est considérable : il varie de 400 à 500 pour chaque pyramide. Considérées isolément, les pyramides de Ferrein se dirigent exactement en sens radiaire et, comme elles diminuent peu à peu de largeur au fur et à mesure qu'elles s'élèvent dans la substance corticale, chacune d'elles revêt dans son ensemble la forme d'un cône très allongé, dont la base répond à la pyramide de Malpighi et dont le sommet, plus ou moins aigu, se rapproche beaucoup de l'enveloppe fibreuse du rein, mais sans jamais l'atteindre (fig. 218,6 et 220,4).

b. *Labyrinthe.* — Les pyramides de Ferrein sont séparées les unes des autres par des espaces dont la largeur augmente naturellement au fur et à mesure que celle des pyramides diminue : vus en coupe longitudinale (fig. 218,7), ils ont la forme d'un triangle dont la base regarde la capsule fibreuse du rein et dont le sommet repose sur la pyramide, dans l'angle aigu que forment deux pyramides voisines en s'écartant réciproquement l'une de l'autre. Ces espaces sont comblés par une substance, d'une coloration rose jaunâtre, à laquelle Ludwig a donné le nom de *labyrinthe.* Le labyrinthe, d'autre part, se prolonge jusqu'à la capsule fibreuse et remplit tout l'intervalle qui sépare cette capsule du sommet des pyramides de Ferrein. Il résulte d'une pareille disposition que les pyramides de Ferrein sont entourées sur tout leur pourtour, leur base exceptée, par la substance qui forme le labyrinthe. Nous devons ajouter que c'est au labyrinthe que viennent aboutir les rayons colorés de la pyramide de Malpighi.

Le labyrinthe est constitué, comme nous le verrons tout à l'heure, par des vaisseaux et par des tubes urinifères à direction variable.

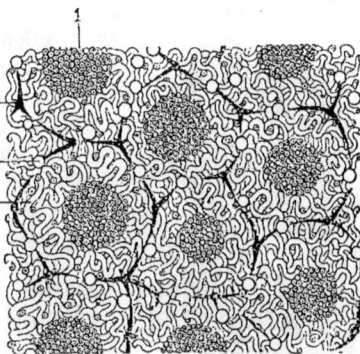

Fig. 221.

Coupe transversale du rein passant par la substance corticale (schématique).

1, pyramides de Ferrein ou rayons médullaires. — 2, labyrinthe, avec 3, corpuscules de Malpighi. — 4, espaces interlobulaires, avec les vaisseaux interlobulaires.

On y distingue, à la loupe ou à l'œil nu, un semis de petites granulations rougeâtres, que l'on désigne sous le nom de *corpuscules de Malpighi* (218,9). Ces corpuscules, assez régulièrement sphériques, mesurent, chez l'homme, de $0^{mm},2$ à $0^{mm},3$ de diamètre. Nous verrons plus loin quelles sont leurs relations, d'une part avec les tubes urinifères, d'autre part avec les vaisseaux du labyrinthe. Qu'il nous suffise d'indiquer ici que leur mode de dissémination n'est pas quelconque, qu'ils occupent au contraire une situation parfaitement déterminée et qu'ils se disposent sur les flancs des pyramides de Ferrein en séries régulières, séries régulières que l'on voit très nettement sur des coupes, soit longitudinales, soit transversales, de la substance corticale. Sur des coupes longitudinales (fig. 220,3) chaque pyramide présente à droite et à gauche une série longitudinale de huit à dix corpuscules. Sur des coupes horizontales (fig. 221) ces corpuscules se disposent tout autour des pyramides, qu'ils entourent comme dans une sorte de couronne : on compte encore, sur ces dernières coupes, de huit à dix corpuscules pour chaque pyramide.

3° **Lobulation du rein.** — Comme le poumon et le foie, le rein se décompose en une

série de segments plus petits appelés *lobes*, ayant chacun, tant au point de vue morphologique qu'au point de vue fonctionnel, la même valeur que l'organe tout entier.

Cette lobulation du rein est très manifeste chez certains mammifères, notamment
chez les cétacés, chez l'ours, chez la loutre, où les lobes sont entièrement distincts
et s'attachent en forme de grappe sur les branches d'origine du canal excréteur.
Chez d'autres mammifères, les lobes du rein, quoique indépendants fonctionnellement, se soudent entre eux par la plus grande partie de leur surface. Leur base
seule est isolée et, comme cette base répond à la surface extérieure de l'organe,
celle-ci se trouve formée par un nombre plus ou moins considérable de bosselures qui répondent chacune à un lobe distinct. Telle est la disposition que nous
rencontrons chez le phoque, le bœuf, l'éléphant.

L'homme lui-même nous présente un rein bosselé durant toute la période
fœtale (fig. 202) et, à ce moment, la lobulation du rein est tout aussi manifeste
chez lui que chez les mammifères précités. Mais, tandis que, chez ces derniers, la
disposition en question persiste pendant toute la vie,
elle s'atténue chez l'homme au fur et à mesure qu'il
s'éloigne de la vie fœtale : les bosselures s'affaissent ;
les sillons circulaires qui les circonscrivent deviennent
de plus en plus superficiels et finalement la surface
extérieure du rein, d'irrégulière qu'elle était, revêt cet
aspect lisse et uni qui la caractérise chez l'adulte. Dès
l'âge de cinq ou six ans, bien souvent plus tôt, il ne
reste plus ordinairement aucune trace extérieure de la
lobulation primitive. Les lobes rénaux, cependant, ne
sont fusionnés qu'en apparence et, bien que leurs
limites extérieures aient disparu, ils n'en persistent pas
moins avec toute leur indépendance fonctionnelle. Morphologiquement, chacun d'eux est constitué par une
pyramide malpighienne et par toute la substance corticale qui est en relation avec cette pyramide. De ces
deux éléments, le premier est central ; le second est
périphérique et recouvre le précédent sur tout son pour-

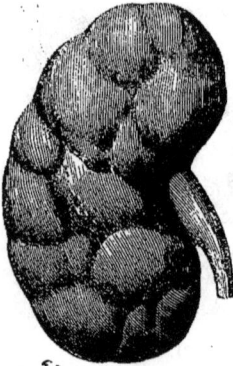

Fig. 222.

Rein fœtal, avec ses bosselures extérieures (rein droit
vu par sa face antérieure).

tour, excepté au niveau de la papille. Sur une coupe longitudinale du rein, la limite
séparative des différents lobes est assez bien indiquée par des lignes en rayon,
qui seraient menées par le sommet de la portion saillante des colonnes de Bertin
et qui, de là, aboutiraient à la capsule fibreuse. Du reste, à la période embryonnaire et fœtale, aux lieu et place des rayons sus-indiqués, se trouvent des cloisons
conjonctives qui dépendent de l'enveloppe fibreuse de l'organe et qui, à ce moment,
établissent nettement les limites respectives des lobes. Ces cloisons, véritables
espaces interlobaires, disparaissent ensuite au cours du développement.

Les lobes du rein sont en nombre égal à celui des pyramides de Malpighi, soit
huit à douze pour chaque rein. Ils se subdivisent à leur tour en un grand nombre
de *lobules*, 400 à 500 en moyenne pour chaque lobe. Chacun de ces lobules est
constitué par une pyramide de Ferrein et par toute la portion de l'écorce qui
dépend de cette pyramide (fig. 218 et 221). Le lobule est donc exactement constitué comme le lobe : il possède un élément central ou enveloppe qui est une
émanation de la substance médullaire, et une partie périphérique ou enveloppante
qui est formée par de la substance corticale. Ici encore la substance corticale
entoure la pyramide de Ferrein sur tout son pourtour, excepté au niveau de sa

base, laquelle est pour le lobule ce qu'est la papille pour le lobe. Sur les coupes longitudinales du rein, les limites respectives des lobules sont indiquées par des lignes en rayon qui passent entre les pyramides, en plein labyrinthe par conséquent, et à égale distance des deux pyramides voisines. Ces limites ne sont pas seulement conventionnelles comme celles des lobes. Elles sont indiquées par des vaisseaux à direction radiaire (fig. 220,6 et 7'), que nous décrirons dans le paragraphe suivant sous le nom, parfaitement justifié, de *vaisseaux interlobulaires*.

B. — TUBE URINIFÈRE, CONSIDÉRÉ A L'ÉTAT D'ISOLEMENT

Nous venons de voir que chaque rein se divise en lobes et ceux-ci en lobules Mais nous pouvons aller plus loin encore dans cette dissection systématique du rein. Les lobules, en effet, sont essentiellement formés par un certain nombre d'éléments tubuleux, *tubes urinifères*, *tubes urinipares*, qui tous sont constitués sur le même type et ont la même valeur. Chacun de ces tubes fonctionne isolément et, à lui tout seul, il constitue pour ainsi dire un rein complet, un rein en miniature. Il nous suffira donc de l'étudier dans sa disposition et dans sa structure pour avoir une idée générale et suffisamment exacte de l'organe tout entier.

1° Disposition du tube urinifère. — Chaque tube urinifère, considéré isolément (fig. 223) prend naissance au niveau d'un corpuscule de Malpighi et se termine à l'un des orifices de l'area cribrosa de la papille. Sa longueur est de 6 à 8 centimètres en moyenne. Dans ce long trajet, il change plusieurs fois de direction et subit, dans son diamètre, de nombreux changements sur lesquels il importe d'être bien fixé.

Tout d'abord, au sortir du corpuscule, il nous présente une partie rétrécie que l'on désigne sous le nom de *col* (2). — Au col fait suite un conduit beaucoup plus large, fortement flexueux et plus ou moins enroulé sur lui-

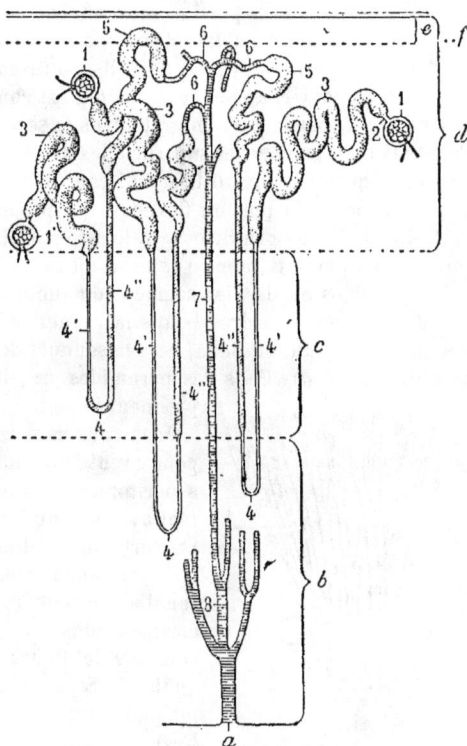

Fig. 223.

Schéma montrant la configuration et le trajet des tubes urinifères.

a, papille. — *b*, zone papillaire. — *c*, zone limitante. — *d*, zone corticale. — *e*, couche sous-capsulaire. — *f*, capsule fibreuse du rein. 1, glomérule de Malpighi. — 2, col du tube urinifère. — 3, tubuli contorti. — 4, anse de Henle, avec 4', sa branche descendante. 4", sa branche ascendante. — 5, pièce intermédiaire. — 6, canal d'union. — 7, tubes collecteurs du premier ordre. — 8, tubes collecteurs du second ordre.

même. Ce dernier caractère lui a valu son nom : ce sont les *tubuli contorti* (3). — Après avoir décrit ces flexuosités, le tube urinifère, abandonnant brusquement la région du glomérule où il a pris naissance, se porte en ligne droite vers le sinus du rein. Arrivé à une certaine distance de la papille, distance qui varie beaucoup pour chacun d'eux, il s'infléchit sur lui-même en décrivant une anse à court rayon et remonte, parallèlement à sa direction première, du côté de la capsule fibreuse. Cette portion du tube urinifère, on le voit, a la forme d'une anse dont les deux extrémités sont situées dans la zone corticale et dont la partie moyenne descend jusqu'au voisinage du sinus : c'est l'*anse de Henle* (4). — Des deux branches de l'anse de Henle, l'une, la *branche descendante* (4'), est très étroite, presque fili-forme; l'autre, la *branche ascendante* (4''), est notablement plus volumineuse. Le tube urinifère se rétrécit donc à l'extrémité distale des tubuli contorti et s'élargit de nouveau pour constituer la branche ascendante de l'anse de Henle. Toutefois le point où se fait cette augmentation de calibre est très variable : tout en occu-pant le voisinage de la portion moyenne de l'anse, il est situé, comme nous le montre la figure ci-dessus, tantôt sur la branche descendante, tantôt sur la branche ascendante. La partie moyenne de l'anse, autrement dit le point où se réfléchit le tube urinifère pour changer de direction, est constitué par la portion large dans le premier cas, par la portion grêle dans le second.

Parvenus dans les couches superficielles de l'écorce, les tubes urinifères décrivent de nouveau quelques flexuosités, qui rappellent assez bien celles des tubuli con-torti : cette nouvelle portion flexueuse (5) prend le nom de *pièce intermédiaire* (*Schalstück* de SCHWEIGER-SEIDEL). Elle est continuée par un tube plus étroit, mais encore un peu flexueux, appelé *canal d'union* (6). Le canal d'union est très court ; il s'abouche dans un dernier segment du tube urinifère, le *canal collecteur* (7), lequel descend en ligne droite dans la pyramide de Ferrein d'abord, puis dans la pyramide de Malpighi et, de là, vers le sommet de la papille où il s'ouvre dans les calices (fig. 223, *a*). Dans les pyramides de Malpighi, les canaux collecteurs prennent le nom de *tubes de Bellini*.

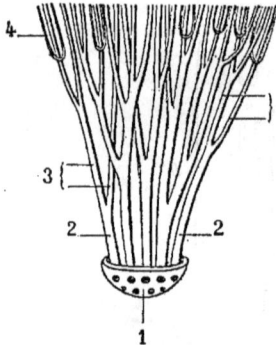

Fig. 224.

Les tubes de Bellini, vus sur une coupe parallèle à leur direction (*schématique*).

1, une papille rénale (area cribrosa). — 2, tubes de Bellini. — 3, 3, 3, leurs branches de bifurcation. — 4, anses réunissant les branches descendante et ascendante des tubes de HENLE.

Jusqu'aux canaux collecteurs, les tubes urinifères conservent leur individualité, je veux dire qu'ils ne s'anastomosent jamais entre eux, qu'ils ne présen-tent avec les tubes voisins d'autres rapports que des rapports de contiguïté. Il n'en est pas de même pour les canaux collecteurs. Tout d'abord, un même canal collecteur reçoit à son origine dans la zone corticale plusieurs tubes urinifères, comme on le voit sur la figure 223. Puis, au fur et à mesure qu'ils descendent dans l'épaisseur des pyramides malpighiennes, les canaux collecteurs (*tubes de Bel-lini*) se réunissent les uns aux autres à la manière des veines, pour former des canaux de plus en plus volumineux, mais de moins en moins nombreux (fig. 224). C'est ainsi que les 4.000 ou 6.000 canaux collecteurs que l'on rencontre à la base d'une pyra-mide de Malpighi ne forment plus au sommet de cette pyramide que 15 à 20 conduits, ayant chacun son orifice dans l'area cribrosa. Chacun de ces der-niers conduits, canaux collecteurs principaux, résume donc, en moyenne, 250 à 300 canaux collecteurs primitifs.

Les tubes de Bellini mesurent, au niveau de l'area cribrosa, de $0^{mm},2$ à $0^{mm},3$ de diamètre. Mais, par suite de leurs bifurcations successives, ce diamètre se réduit rapidement, à $0^{mm},1$ d'abord, puis à $0^{mm},05$, dimensions que présentent les canaux urinifères à la base de la papille et qu'ils conservent ensuite, sans modifications bien sensibles, dans toute la hauteur de la pyramide malpighienne. Dans l'écorce, les canaux collecteurs mesurent en moyenne de 40 à 45 μ de diamètre.

2° **Structure microscopique du tube urinifère.** — Les divers segments du tube urinifère que nous venons de décrire ne diffèrent pas seulement par leur trajet, par leurs dimensions et leur configuration extérieure. Ils diffèrent aussi et surtout par leur structure.

a. *Corpuscules de Malpighi.* — Le corpuscule de Malpighi (p. 363) se compose essentiellement de deux parties, une enveloppe et un contenu : l'enveloppe porte indistinctement les noms de capsule de Bowman ou de capsule de Müller; le con-

tenu est formé par un paquet vasculaire, appelé glomérule. — La
capsule de Bowman est une
membrane hyaline, mince et
transparente, mesurant de 1 à 2 μ.
d'épaisseur. Elle revêt la forme
d'une sphère creuse, se moulant
exactement sur le paquet de vaisseaux qu'elle renferme à son
intérieur. De ses deux pôles, l'un,
le *pôle urinaire*, donne naissance
au tube urinifère; l'autre, le *pôle
vasculaire*, livre passage aux
deux vaisseaux afférent et efférent du glomérule. La face externe
de la capsule de Bowman répond
au labyrinthe. Sa face interne est
tapissée dans toute son étendue
par un épithélium aplati, fort
mince, à contours polygonaux.

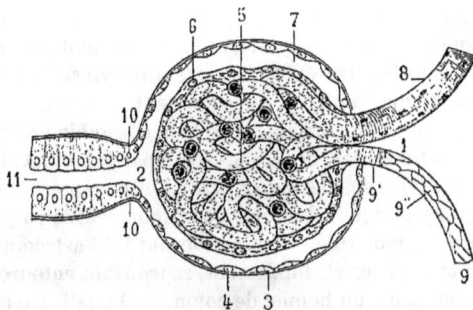

Fig. 225.

Coupe méridienne d'un corpuscule de Malpighi
(*schématique*).

1, pôle vasculaire. — 2, pôle urinaire. — 3, capsule de Bowman, avec 4, son revêtement épithélial. — 5, paquet glomérulaire, avec 6, ses noyaux périphériques. — 7, cavité de la capsule. — 8, vaisseau afférent, avec sa tunique musculeuse continue. — 9, vaisseau efférent, avec : 9', ses fibres musculaires localisées sur sa portion initiale et formant sphincter ; 9'', son endothélium. — 10, col, avec son épithélium de transition. — 11, tube urinifère, avec sa membrane propre et son épithélium en bâtonnets.

L'existence de ces cellules épithéliales est nettement révélée par les imprégnations d'argent, soit qu'on plonge le rein dans une solution argentique (CHRZONSZCZEWSKY), soit qu'on injecte cette solution dans l'artère rénale. Leur épaisseur mesure, chez le porc (KÖLLIKER), de 20 à 30 μ. — Le *glomérule* est formé, comme nous le verrons plus loin, en étudiant les artères du rein, par un paquet de capillaires flexueux et enroulés sur eux-mêmes. L'endothélium qui revêt leur surface et limite leur lumière ne s'imprègne pas par l'argent, et l'on sait que c'est là le caractère de l'endothélium des vaisseaux en voie de formation. HORTOLÈS en a conclu avec raison que les capillaires du glomérule conservent chez l'adulte leur état embryonnaire et que leur épithélium, non différencié en cellules distinctes, acquiert la signification d'un endothélium à noyaux multiples, tout à fait analogue à celui qui forme la paroi d'un réseau vaso-formatif. Nous rappellerons en passant, à propos des vaisseaux du glomérule, que le vaisseau efférent est plus grêle que le vaisseau afférent et nous ajouterons que, tandis que le vaisseau afférent présente jusqu'à son entrée dans la capsule une couche continue de fibres musculaires annulaires, le vaisseau efférent ne possède de fibres annulaires qu'au voisinage de la capsule, autrement

dit, il a tous les caractères d'un capillaire non musclé. Cet anneau musculaire
(fig. 225,9), jeté sur le vaisseau efférent juste au moment où il sort de la capsule, est
une sorte de sphincter et il en remplit vraisemblablement toutes les fonctions :
comme tel, il est susceptible d'augmenter ou de diminuer, par ses alternatives de
contraction et de relâchement, la pression sanguine dans les canaux situés en
amont, dans le glomérule par conséquent, et, par suite, de régler la filtration urinaire au niveau de ce glomérule.

Les rapports intimes du glomérule avec la face interne de la capsule de Bowman
sont d'une étude difficile et cette question, qui est encore loin d'être résolue, a soulevé parmi les histologistes de nombreuses controverses. — Pour les uns (HENLE),
la capsule et son revêtement épithélial est simplement perforée par les deux vaisseaux afférent et efférent, et le paquet glomérulaire est à nu dans la cavité de la
capsule. — Pour d'autres, au nombre desquels il convient de citer ISAACS, SENG,
FREY, GEGENBAUR, le glomérule est revêtu sur toute sa surface par une couche d'épithélium pavimenteux qui, au niveau du point où les vaisseaux afférent et efférent
pénètrent dans la capsule, se continuerait directement avec l'épithélium capsulaire.
Ces deux feuillets épithéliaux, *feuillet capsulaire* et *feuillet glomérulaire*, appliqués
l'un contre l'autre et se fusionnant réciproquement au niveau du pôle vasculaire,
rappellent exactement dans leur ensemble une petite membrane séreuse, dont le
feuillet viscéral serait représenté par le feuillet glomérulaire, le feuillet pariétal par
le feuillet capsulaire (fig. 225). Cette manière de voir a pour elle l'appui des faits
embryologiques, lesquels nous montrent le paquet vasculaire, qui deviendra plus
tard le glomérule, refoulant devant lui l'extrémité renflée du tube urinifère au lieu
de le perforer et, finalement, se trouvant entouré d'un double feuillet, comme l'est
la tête dans un bonnet de coton. — En fait, CARUS a parfaitement rencontré, sur le
triton, une couche épithéliale à la surface du glomérule. SCHWEIGER-SEIDEL, sur un
fœtus humain de six mois, a constaté lui aussi la présence d'une double couche épithéliale dans le corpuscule de Malpighi. De son côté, KÖLLIKER, auquel j'emprunte les
deux citations précédentes, a observé un épithélium distinct sur le glomérule de
l'embryon du bœuf. HEIDENHAIN a fait la même observation et, pour lui, l'épithélium glomérulaire, non seulement recouvrirait la surface extérieure du glomérule,
mais pénétrerait même jusque dans les anfractuosités qui séparent les vaisseaux.

L'existence à la surface du glomérule d'une couche épithéliale, distincte de la
couche qui revêt la capsule, n'est donc pas douteuse, du moins chez l'embryon ; car
jusqu'ici, je ne sache pas qu'on l'ait retrouvée chez l'adulte. Peut-être que sa mise
en évidence présente alors des difficultés nouvelles, dont les histologistes n'ont pu
encore triompher. Peut-être aussi a-t-elle complètement disparu.

RENAUT et HORTOLÈS se rangent à cette dernière opinion. Pour eux, la partie
réfléchie de la capsule de Bowman et de son revêtement épithélial disparaît par
régression au cours du développement et il n'en reste aucune trace chez l'adulte.
On trouve bien, autour du glomérule et dans les sinuosités qui séparent les capillaires, de nombreux noyaux, mais ces noyaux n'ont rien de commun avec le revêtement épithélial primitif, d'origine capsulaire. Ils appartiennent aux cellules
plates de la gaine conjonctive qui entoure les vaisseaux et qui, à ce niveau, se sont
étalées jusqu'à se confondre par leurs bords. Les capillaires du glomérule, malgré
la disparition de la couche épithéliale qui les revêtait à la période embryonnaire,
ne sont donc pas entièrement à nu dans la cavité capsulaire. Ils sont entourés par
des cellules conjonctives considérablement élargies et soudées par leurs bords,
autrement dit, par une lame protoplasmique semée de noyaux.

Au niveau du pôle urinaire, l'épithélium plat qui tapisse intérieurement la capsule de Bowman se prolonge sur le premier segment du tube urinifère, le col (fig. 225,10). Mais, en même temps, il augmente de hauteur et revêt peu à peu tous les caractères de l'épithélium cylindrique qui tapisse les tubuli contorti.

b. *Tubuli contorti.* — Les tubuli contorti se composent d'une tunique externe, tapissée intérieurement par un épithélium caractéristique. — La *tunique externe* ou *membrane propre* est la continuation de la membrane de Bowman. Comme cette dernière, elle est mince, hyaline, partout homogène. — L'*épithélium* est formé par une seule rangée de cellules cylindriques, mesurant de 10 à 20 μ de hauteur. Ces cellules présentent des caractères spéciaux qui ont été bien décrits en 1874 par HEIDENHAIN. Tout d'abord, elles sont très volumineuses et, en occupant la plus grande partie de l'espace délimité par la membrane propre, elles ne laissent au centre du conduit qu'une lumière fort étroite (fig. 226,4). Leurs noyaux sont ordinairement peu visibles et elles-mêmes sont peu distinctes les unes des autres. Quant au protoplasma, il est très différent, suivant qu'on considère sa portion superficielle ou axiale et sa position profonde ou basale : sur le premier point, il est clair, transparent, finement granuleux ; sur le second, il est trouble et de couleur sombre ; de plus, il présente un système de stries ou de bâtonnets, qui se dirigent pour la plupart parallèlement à l'axe transverse du conduit et qui ont valu aux cellules épithéliales en question le nom de *cellules à bâtonnets.* Ces bâtonnets, vus sur une coupe longitudinale du tube urinifère (fig. 226,A), sont parallèles les uns aux autres. Sur une coupe transversale (fig. 226,B), ils affectent une disposition rayonnée. Enfin, sur des cellules vues de face, ils ne nous montrent que leurs extrémités et nous apparaissent

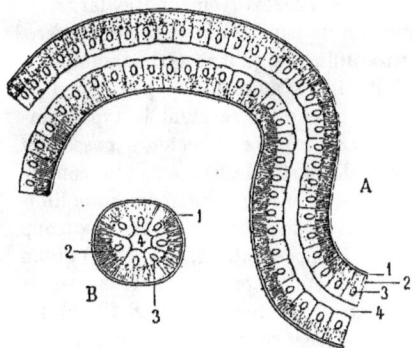

Fig. 226.

Un tube contourné : A, vu en coupe longitudinale ; B, vu en coupe transversale.

1, paroi propre hyaline. — 2, épithélium trouble ou en bâtonnets, strié dans sa portion profonde, finement granuleux dans sa portion superficielle. — 3, noyau. — 4, lumière du conduit.

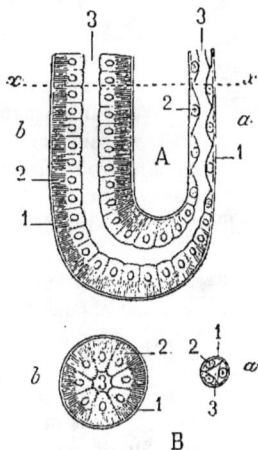

Fig. 227.

Les deux branches descendante et ascendante de Henle : A, vues en coupe longitudinale ; B, vues en coupe transversale.

a, branche descendante. — b, branche ascendante. 1, membrane propre. — 2, épithélium. — 3, lumière du tube.
x, x, plan suivant lequel est faite la coupe représentée dans la figure B.

alors sous la forme de tout petits cercles ou de simples points. C'est vraisemblablement au niveau des tubuli contorti que s'effectue le passage des principes spécifiques de l'urine, le glomérule ne laissant filtrer que la portion aqueuse.

c. *Anse de Henle.* — L'anse de Henle se compose, comme les tubuli contorti auxquels elle fait suite, d'une membrane propre hyaline et d'un épithélium. Cet épithélium diffère beaucoup suivant qu'on le considère dans la portion grêle ou la portion large de l'anse. — Sur la *portion grêle* ou *portion descendante* (fig. 227,A et B), ce sont des cellules claires, fortement aplaties, se soulevant plus ou moins au niveau de leur noyau. Elles présentent la plus grande analogie avec les cellules endothéliales des vaisseaux sanguins, et il est parfois bien difficile, sur une coupe horizontale des pyramides de Malpighi, de distinguer une branche descendante de Henle d'un vaisseau artériel ou veineux coupé en travers. — Sur la *portion large* ou *portion ascendante*, l'épithélium change du tout au tout : c'est un épithélium cylindrique, trouble, à bâtonnets. Il présente exactement les mêmes caractères morphologiques que sur les tubuli contorti et, probablement aussi, jouit des mêmes fonctions.

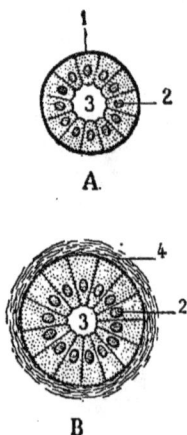

Fig. 228.

Canaux collecteurs, vus en coupe transver- sale : A, canal collec- teur de l'écorce ; B, gros canal collecteur de la papille.

1, membrane propre à simple contour. — 2, épithé- lium. — 3, lumière du canal. — 4, tissu conjonctif de la papille formant, dans la figure B, la paroi propre du canal.

d. *Pièce intermédiaire.* — Dans la pièce intermédiaire, nous retrouvons encore une membrane propre hyaline et un revêtement épithélial. L'épithélium est constitué ici par des cellules claires, transparentes, de forme cubique, tenant le milieu entre l'épithélium plat et l'épithélium cylindrique.

e. *Canaux collecteurs.* — Les canaux collecteurs, depuis leur origine jusqu'à leur terminaison, nous présentent, comme épithélium, des cellules claires et transparentes, à contours nettement délimités, disposées comme précédem- ment en une seule rangée. — Dans les canaux collecteurs de petites dimensions, dans ceux notamment qui font suite aux canaux d'union, ces cellules sont légèrement aplaties, mesu- rant à peine de 8 à 12 μ de hauteur. Si l'on veut bien se rappeler que le diamètre du conduit est de 40 à 55 μ, on voit que la lumière centrale est relativement très large. — Au fur et à mesure que l'on descend et que le tube urinifère, par suite des nombreux affluents qu'il reçoit, augmente de calibre, les cellules épithéliales augmentent peu à peu de hauteur et, au niveau de la papille, revêtent le type fran- chement cylindrique. — Les canaux collecteurs possèdent encore dans la plus grande partie de leur étendue, comme les autres segments du tube urinifère, une membrane limi- tante hyaline. Toutefois, cette membrane est ici beaucoup plus mince, plus délicate et ne présente jamais (FREY) qu'un simple contour. Elle disparaît même d'une façon complète sur les gros canaux collecteurs qui cheminent dans la zone papillaire : à leur niveau (fig. 228,B), les cellules épithéliales reposent directement sur le tissu conjonctif interstitiel de la papille.

C. — Rapports respectifs des divers segments du tube urinifère
et des différentes zones du rein

L'examen d'une coupe longitudinale du rein (fig. 218) nous a appris que cet organe était constitué par trois zones concentriques. D'autre part, nous venons de voir, en étudiant un tube urinifère à l'état d'isolement, que ce tube se compose d'un certain nombre de segments, ayant chacun une direction et une structure particulières (fig. 218). Nous devons maintenant, pour compléter les notions jus- qu'ici acquises, reporter la figure 223 sur la figure 218, c'est-à-dire indiquer quelle est exactement la situation qu'occupent, dans les différentes zones du rein, les divers segments du tube urinifère. Cette étude complémentaire, qui du reste sera fort courte, nous fournira tous les éléments nécessaires pour interpréter comme elles le méritent les différentes coupes du rein, que ces coupes soient transversales ou longitudinales, qu'elles portent sur la substance médullaire (fig. 229) ou sur la substance corticale (fig. 221).

a. Les *canaux collecteurs* occupent tout d'abord la pyramide de Malpighi, où ils forment les rayons pâles, et qu'ils parcourent en ligne droite depuis le sommet jusqu'à la base (tubes de Bellini). Puis, ils passent dans la substance corticale, au

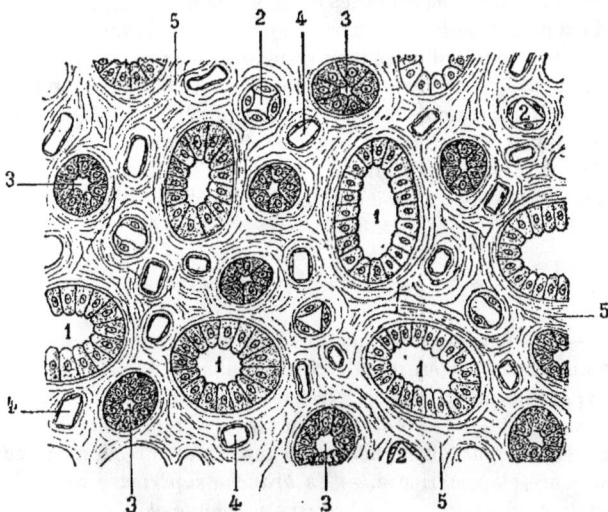

Fig. 229.

Coupe transversale du rein, passant au niveau de la zone limitante.

1, tubes de Bellini. — 2, branche descendante de l'anse de Henle. — 3, branche ascendante de l'anse de Henle. 4, vaisseaux sanguins. — 5, stroma conjonctif.

sein de laquelle ils constituent les pyramides de Ferrein. Ils s'étendent ainsi, en suivant toujours une direction radiaire, jusqu'au voisinage de la capsule, mais ne l'atteignent pas.

b. Les *canaux d'union* et les *pièces intermédiaires* qui leur font suite sont situés de préférence dans la couche toute superficielle de la substance corticale, dans cette couche que l'on pourrait appeler sous-capsulaire. Mais on les trouve aussi, quoiqu'en moins grand nombre, sur les côtés des pyramides de Ferrein, depuis leur sommet jusqu'au voisinage de leur base.

c. Les *tubuli contorti* se disséminent un peu partout dans la zone corticale, à partir de la couche sous-capsulaire jusqu'au voisinage de la zone limitante.

d. Les *corpuscules de Malpighi*, qui, comme on le sait, donnent naissance aux tubuli contorti, occupent la même situation que ces derniers. Ils se disposent en séries régulières tout autour des pyramides de Ferrein. Nous avons déjà vu plus haut que ces séries glomérulaires sont orientées en sens radiaire sur les coupes longitudinales du rein (fig. 220), tandis que, sur les coupes transversales, ils forment des espèces de couronnes, au centre desquelles se trouvent les coupes des pyramides de Ferrein (fig. 221). Chacune de ces couronnes nous présente de 8 à

10 glomérules, ce qui nous indique que chaque pyramide de Ferrein possède, le long de la surface extérieure, 8 ou 10 séries longitudinales de glomérules. Si nous songeons, d'autre part, que chacune de ces séries, vue en coupe longitudinale, comprend également de 8 à 10 glomérules, il nous est facile d'en conclure, par une simple multiplication, que chaque pyramide de Ferrein, autrement dit chaque lobule rénal, possède de 80 à 100 glomérules et autant de tubes urinifères.

e. Quant aux *anses de Henle*, elles appartiennent à la zone corticale par leur portion initiale et par leur portion terminale, c'est-à-dire par le commencement de leur branche descendante et par la terminaison de leur branche ascendante. Par le reste de leur étendue, elles occupent les colonnes de Bertin et, dans les pyramides de Malpighi, la zone limitante et la partie supérieure de la zone papillaire. Aussi dans les coupes, soit longitudinales, soit transversales, portant sur ces deux dernières zones (fig. 229) rencontre-t-on toujours trois ordres de tubes, savoir : 1° des tubes de Bellini, reconnaissables à leur épithélium clair ; 2° des branches ascendantes de Henle, caractérisées par leur épithélium trouble en bâtonnets ; 3° des branches descendantes de Henle, que l'on distinguera toujours des deux ordres de tubes précédents, grâce à leur faible diamètre et à leur épithélium clair et aplati.

§ V. — Vaisseaux et nerfs

1° Artères. — Les reins sont des organes très vasculaires. Chacun d'eux reçoit une artère volumineuse, l'artère rénale correspondante. L'artère rénale, branche de l'aorte (voy. ANGÉIOLOGIE), se porte transversalement vers le bord interne du rein. En atteignant le hile, souvent même avant de l'atteindre, elle se divise en quatre branches que nous distinguerons, d'après leur direction, en supérieure, moyenne, inférieure et postérieure. — La *branche supérieure* se rend à l'extrémité correspondante du rein. — La *branche moyenne* et la *branche inférieure* sont principalement destinées au tiers moyen et au tiers inférieur de sa moitié antérieure. — Quant à la *branche postérieure* (fig. 217,8'), elle contourne d'avant en arrière et de haut en bas la face postérieure du bassinet, longe quelque temps la lèvre postérieure du hile et finalement disparaît dans la profondeur du sinus. Elle se rend aux deux tiers inférieurs de la moitié postérieure de l'organe.

A peine entrées dans le sinus, les branches précitées de l'artère rénale se divisent et se subdivisent en branches secondaires, lesquelles, suivant un trajet plus ou moins divergent, forment par leur ensemble un large éventail, dont la forme et la hauteur sont exactement celles du sinus lui-même (fig. 217). Les dernières divisions de l'éventail artériel se dirigent vers les saillies que forment, dans le fond du sinus, les colonnes de Bertin. Là, elles pénètrent dans ces saillies par leur partie moyenne et chacune d'elles se partage presque aussitôt en deux rameaux divergents, qui se portent par un trajet oblique sur les deux pyramides les plus voisines (fig. 230). Il convient d'ajouter cependant que, très fréquemment, la bifurcation précitée s'effectue au-dessous des saillies des colonnes de Bertin, auquel cas les rameaux qui résultent de cette bifurcation gagnent les côtés des pyramides malpighiennes, en pénétrant dans le parenchyme rénal au niveau des sillons circulaires qui entourent les papilles.

Quoi qu'il en soit, chaque pyramide malpighienne reçoit de sources différentes et au voisinage de son extrémité inférieure, quatre ou cinq artères qui cheminent ensuite à sa surface parallèlement à son axe, en se dirigeant vers sa base par conséquent. Ces *artères péripyramidales* sont destinées à l'un des lobes du rein, à celui qui répond à la pyramide qu'elles entourent : de ce fait, elles acquièrent la signification d'*artères lobaires*. Arrivées à la base de la pyramide, elles s'inclinent les unes vers les autres et, en même temps, fournissent chacune un certain nombre de ramifications, qui, en s'anastomosant avec les ramifications similaires des artères voisines, forment un vaste réseau. Ce réseau, qui coiffe à la manière d'une calotte ou d'une voûte la base de la pyramide, est désigné sous le nom de *voûte artérielle sus-pyramidale* ou tout simplement de *voûte artérielle* (fig. 230,4). Ses mailles ont une direction transversale par rapport à l'axe de la pyramide malpighienne et chacune d'elles entoure, à la manière d'un collier, la base d'une pyramide de Ferrein.

Ainsi constituée, la voûte artérielle sus-pyramidale nous présente une convexité qui est tournée du côté de la surface extérieure du rein, et une concavité qui regarde le sinus. — Par sa concavité, elle n'émet aucune branche, contrairement aux assertions de quelques anatomistes qui font provenir de la voûte un certain nombre d'artères descendantes destinées à la pyramide malpighienne. Nous verrons tout à l'heure que les artères de la pyramide ont une origine toute différente. — De sa convexité, au contraire, s'échappent, le plus souvent à angle droit, une multitude de branches qui se

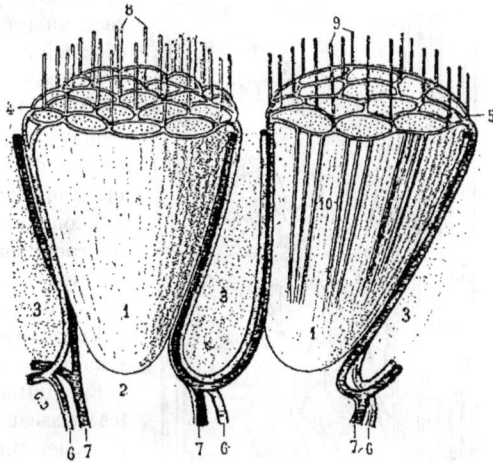

Fig. 230.

Schéma, montrant le mode de constitution des voûtes vasculaires sus-pyramidales.

1, 1, deux pyramides de Malpighi. — 2, sinus du rein. — 3, 3, 3, colonnes de Bertin. — 4, voûte artérielle. — 5, voûte veineuse. — 6, 6, 6, branches de l'artère rénale. — 7, 7, 7, branches de la veine rénale.— 8, artères interlobulaires. — 9, veines interlobulaires. — 10, veines droites (*venæ rectæ*).

portent en ligne droite vers la capsule fibreuse du rein en suivant une direction radiaire. Ces branches cheminent constamment, en plein labyrinthe, entre deux pyramides de Ferrein et à égale distance de l'une et de l'autre. En d'autres termes, elles sont situées à la limite même de deux lobules (fig. 220,7) : de là, le nom d'*artères interlobulaires* sous lequel les désignent avec raison la plupart des auteurs.

Les artères interlobulaires, encore appelées *artères radiées,* se terminent au niveau de la capsule fibreuse du rein en fournissant un certain nombre de ramuscules qui, pour la plupart, se distribuent à cette capsule; d'autres la traversent pour venir se perdre dans l'atmosphère cellulo-graisseuse qui entoure le rein. Mais ces rameaux, que l'on pourrait appeler terminaux, sont bien peu importants comparativement aux rameaux collatéraux. Chemin faisant, en effet, les artères interlobulaires abandonnent latéralement, de distance en distance, mais cependant à des intervalles assez réguliers, des rameaux transversaux qui, après un court trajet, pénètrent dans les corpuscules de Malpighi, sur un point exactement opposé à celui qui donne naissance au tube urinifère : ce sont les *artères glomérulaires* ou *vaisseaux afférents du glomérule,* ainsi appelés parce qu'ils forment le glomérule (p. 367). Les glomérules de Malpighi sont comme suspendus chacun à un rameau latéral de l'artère interlobulaire, et cette dernière, avec l'ensemble des glomérules qui lui appartiennent, ressemble assez bien à une branche chargée de fruits (fig. 218 et 220).

Après être entrée dans le corpuscule, en traversant la capsule de Bowman, chacune des artères glomérulaires se divise en cinq ou six rameaux, lesquels se résolvent à leur tour en des faisceaux de capillaires, dont l'ensemble constitue le glomérule proprement dit. Ces capillaires, remarquables par les flexuosités qu'ils décrivent, s'enlacent étroitement sans jamais s'anastomoser entre eux. Finalement, ils se réunissent de nouveau en un vaisseau unique, qui sort du glomérule exacte-ment sur le point qui a donné entrée au vais-seau afférent : c'est le *vaisseau efférent du glomérule* et l'observation démontre, comme nous l'avons déjà fait remarquer plus haut, qu'il est toujours moins volumineux que l'afférent. Ce vaisseau efférent, bien que pro-venant de capillaires, n'est pas une veine, mais une artère. Le paquet de capillaires qui constituent le glomérule se trouve ainsi interposé entre deux artères et, de ce fait, acquiert la signification d'un *réseau admi-rable* ou *réseau artériel bipolaire*.

Voyons maintenant ce que devient le vais-seau efférent :

En quittant les glomérules de Malpighi, les vaisseaux efférents (fig. 231,8) se diri-gent, les uns vers les tubuli contorti, les autres vers la pyramide de Ferrein et, se divisant de nouveau comme le font les ar-tères ordinaires, ils se résolvent en un riche réseau capillaire dont les mailles entourent tous les tubes urinifères qui occupent la substance corticale. La substance corticale tout entière (labyrinthe et pyramides de Ferrein) est donc irriguée par les vaisseaux efférents glomérulaires ; tous les auteurs sont d'accord sur ce point. En ce qui con-

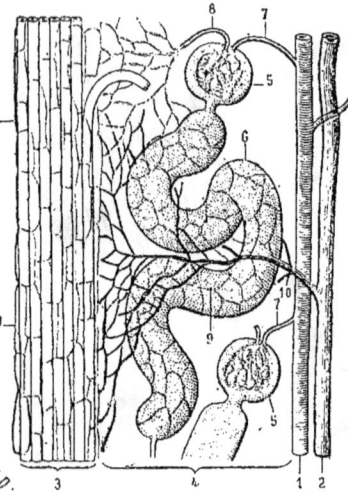

Fig. 231.

Figure schématique, représentant le glo-mérule avec son vaisseau afférent et son vaisseau efférent.

1, artère glomérulaire. — 2, veine glomérulaire. — 3, pyramide de Ferrein. — 4, labyrinthe. — 5, 5, corpuscules de Malpighi. — 6, un tube urinifère (portion flexueuse). — 7, vaisseau afférent du glo-mérule. — 8, vaisseau efférent. — 9, 9', réseaux capillaires de la pyramide de Ferrein et du laby-rinthe. — 10, un affluent de la veine interlobulaire.

cerne la substance médullaire, les opinions sont partagées. Tous les anatomistes admettent bien, dans l'épaisseur des pyramides de Malpighi, l'existence de vais-seaux artériels qui cheminent parallèlement à ces canaux et qui, en raison de leur direction rectiligne, sont appelés *arteriæ rectæ ;* mais les divergences commencent quand il s'agit d'indiquer leur origine. Pour les uns, les arteriæ rectæ proviennent, au même titre que les artères similaires des pyramides de Ferrein, des vaisseaux efférents du glomérule, principalement de ceux qui sortent des glomérules les plus rapprochés de la base des pyramides. Pour d'autres (ARNOLD), elles naîtraient en amont des glomérules de Malpighi, soit des artères interlobulaires, soit de la cavité de la voûte artérielle. Enfin, d'après une opinion mixte (BEALE, KLEIN), elles seraient fournies, comme nous le montre la figure 232, à la fois par des efférents glomérulaires et par des branches de la rénale placées en amont du glomérule.

De ces trois opinions, la première est soutenue par KÖLLIKER : c'est celle qui me paraît la plus acceptable. Elle a pour elle ce fait important, qu'en poussant une injection dans l'artère rénale, on arrive à remplir toutes les artères de la voûte, toutes les artères de l'écorce, y compris les rameaux les plus déliés des branches interlobulaires, sans remplir toutefois une seule des arteriæ rectæ. Ce fait ne se produirait certainement pas si les arteriæ rectæ nais- saient, comme les artères interlobulaires, de la voûte artérielle. Il faut de toute nécessité qu'un obstacle, infranchissable pour le liquide injecté, se dresse entre les artères remplies par l'injection et les artères respec- tées par elle. Or, cet obstacle n'est vraisemblablement que le glomérule de Malpighi. Les arteriæ rectæ naissent donc en aval de l'obstacle et, dans ce cas, ne peuvent provenir que des vaisseaux efférents glomérulaires.

Quoi qu'il en soit de leur mode d'origine, les arteriæ rectæ forment tout autour des canaux collecteurs de l'urine, tant dans la zone papillaire que dans la zone limitante, un réseau capillaire à mailles quadrilatères et allongées dans le sens même de la longueur des tubes urinifères. Ce réseau s'étend jusqu'à la papille et, au ni- veau de l'area cribrosa, forme comme une sorte de collier à chacun des orifices des canaux excréteurs (fig. 232, *vp*).

Les artères du rein n'ont nullement le caractère termi- nal que leur attribuent à tort certains auteurs. Si la voûte artérielle, considérée seulement à la base de chaque pyramide, semble constituer à ce niveau un système indé- pendant, il faut reconnaître qu'elle est en relation par ses origines avec les voûtes artérielles du voisinage, les artères qui pénètrent dans le parenchyme rénal se divisant tou- jours pour se rendre au moins à deux voûtes différentes. De plus, les artères interlobulaires d'un lobe quelconque communiquent constamment au cours de leur trajet, soit en pleine substance corticale, soit dans l'épaisseur de la capsule, avec les artères interlobulaires des lobes voisins. C'est grâce à ces anastomoses qu'on arrive à injecter la plus grande partie de la substance corticale ou même l'écorce tout entière, en ne poussant l'injection que dans une seule des branches artérielles du sinus.

Nous devons ajouter que l'artère rénale, tout en étant l'artère principale du rein, n'est pas la seule voie que suit le sang artériel pour arriver à cet organe. Outre quelques artères anormales, qui sont loin d'être rares et qui abor- dent le rein par l'une ou l'autre de ses deux extrémités, on observe constamment dans la capsule adipeuse un certain nombre d'artérioles, qui proviennent le plus sou-

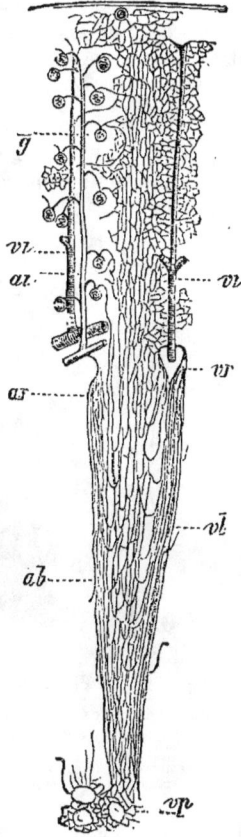

Fig. 232.

Vue d'ensemble des vais- seaux du rein (d'après LUDWIG).

ai, artère interlobulaire. — *vi*, veine interlobulaire. — *g*, cor- puscule de Malpighi. — *vs*, étoile veineuse de Verheyen. — *ar*, ar- tères droites. — *ab*, groupe d'artères droites. — *vr*, veines droites. — *vb*, groupe de veines droites. — *vp*, réseaux vascu- laires de la papille.

vent des lombaires et des capsulaires (voy. fig. 239,9 et 10) et qui sont en relation avec les réseaux du rein, soit parce qu'elles pénètrent directement dans cet organe en traversant son enveloppe fibreuse, soit parce qu'elles s'anastomosent dans l'épaisseur de la capsule adipeuse avec les rameaux des branches interlobulaires, signalés ci-dessus, qui se distribuent à cette capsule. Ce sont là de véritables *artères rénales accessoires*, et, si elles sont pour ainsi dire négligeables dans les conditions normales, elles sont susceptibles, dans certains cas donnés, de se dilater peu à peu et de devenir ainsi une voie collatérale importante.

2° Veines. — Le système veineux du rein se dispose à peu de chose près comme le système artériel. Toutefois il existe entre ces deux systèmes un certain nombre de différences, et ces différences sont assez importantes pour que la circulation veineuse mérite une description particulière. A cet effet, nous décrirons séparément : 1° les *veines du rein proprement dit ;* 2° les *veines de la capsule adipeuse.*

A. VEINES DU REIN PROPREMENT DIT. — Le parenchyme rénal nous présente tout d'abord une voûte veineuse, la *voûte veineuse sus-pyramidale,* qui occupe exacte-

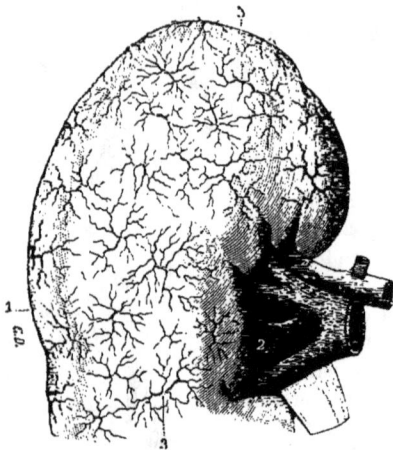

Fig. 233.

Les étoiles veineuses de Verheyen, vues sur la
face antérieure du rein (rein droit).

1, bord externe du rein. — 2. hile, avec les vaisseaux
rénaux. — 3, 3, étoiles veineuses.

ment la même situation que la voûte artérielle (fig. 230,5). Elle diffère seulement de cette dernière en ce que ses branches sont plus volumineuses et plus anastomosées. A cette voûte aboutissent deux ordres de veines, les unes descendantes, les autres ascendantes. — Les *veines descendantes* sont les *veines interlobulaires.* Elles prennent naissance au niveau de la capsule par des veinules très fines, qui suivent tout d'abord au-dessous de la capsule une direction transversale. On les voit, sur des reins injectés ou simplement congestionnés, constituer des groupes distincts, composés chacun de cinq ou six branches, lesquelles se dirigent vers un centre commun à la manière de rayons convergents (fig. 233,3) : elles forment ainsi, dans leur ensemble, des espèces d'étoiles connues sous le nom d'*étoiles de Verheyen.* C'est du sommet de ces étoiles que partent les veines interlobulaires. De là, elles se dirigent en ligne droite vers la substance médullaire, en suivant le même trajet que les artères homonymes (il n'y a qu'une veine pour chaque artère) et, arrivées à la base des pyramides malpighiennes, s'ouvrent dans la convexité de la voûte veineuse. Chemin faisant, elles se grossissent d'un grand nombre d'affluents, qui proviennent du réseau capillaire de la substance corticale et notamment des tubuli contorti et des pyramides de Ferrein. — Les *veines ascendantes* (fig. 230,10), situées dans les pyramides de Malpighi, tirent leur origine des réseaux capillaires qui entourent les tubes de Bellini : ce sont les *venæ rectæ.* Elles suivent, mais en sens inverse, la même direction que les artères homonymes. Ce sont elles principalement qui, sur les coupes longitudinales du rein, constituent les stries foncées ou rayons colorés de la pyramide. Les venæ rectæ augmentent de volume au fur et à mesure qu'elles s'éloignent de la papille et, finalement, viennent s'ouvrir à angle droit dans la concavité de la voûte veineuse.

La voûte veineuse sus-pyramidale est, comme on le voit, le rendez-vous de la presque totalité des veines du rein. — Sur son pourtour, prennent naissance des branches volumineuses qui s'infléchissent en bas et en dedans et descendent vers le sinus en longeant la surface de la pyramide correspondante : ce sont les *veines péripyramidales* ou *veines lobaires*. Elles cheminent côte à côte avec les artères de même nom. Au cours de leur trajet, elles reçoivent quelques affluents des colonnes de Bertin et, finalement, s'échappent du parenchyme rénal pour arriver dans le sinus (fig. 230,7). — Là, elles se réunissent les unes aux autres, en formant des branches de plus en plus volumineuses, les *branches veineuses du sinus*. Ces branches sont situées ordinairement en avant des branches artérielles correspondantes ; dans bien des cas, cependant, on les voit s'entre-croiser obliquement avec ces dernières et venir se placer en arrière d'elles. — A leur tour, les branches veineuses du sinus se condensent en un seul tronc, la *veine rénale*, qui est toujours située en avant de l'artère homonyme et qui vient, après un trajet très court et plus ou moins transversal, s'ouvrir dans la veine cave inférieure.

Toutes les veines rénales, quels que soient leur calibre et leur situation, sont avalvulaires et, par conséquent, se remplissent facilement par une injection poussée par le tronc ou par les grosses branches.

B. Veines de la capsule adipeuse. — La capsule adipeuse du rein est parcourue par des veines nombreuses, les *veines capsulo-adipeuses,* qui se dissimulent pour la plupart dans l'épaisseur de la masse graisseuse, mais qui deviennent très visibles quand elles sont injectées ou simplement congestionnées. Elles forment en avant et en arrière du rein un vaste réseau dont les mailles, très larges et très irrégulières, s'allongent de préférence dans le sens transversal. En dehors, elles se condensent en une longue arcade, qui se dispose parallèlement au bord externe du rein et à laquelle nous donnerons le nom d'*arcade veineuse exorénale*. Nous rappellerons en passant que Geberg (1885), dans la capsule rénale du chien, a signalé l'existence d'anastomoses directes entre les veines et les artères. Considérées à un point de vue général, les veines capsulo-adipeuses sont ordinairement très développées, trop développées pour que nous puissions admettre qu'elles prennent naissance exclusivement dans la capsule adipeuse du rein, qui par elle-même est physiologiquement peu importante et par cela même peu vasculaire. Elles proviennent en grande partie des réseaux voisins ou bien elles s'y rendent : elles relient ainsi ces réseaux les uns aux autres et constituent, suivant les besoins de la circulation veineuse, un centre de dérivation dont il importe de connaître les connexions.

1° *Connexions avec la veine rénale.* — Tout d'abord, nous voyons quelques rameaux, issus de la partie interne du réseau capsulo-adipeux, se diriger vers le hile du rein et, là, se jeter dans la veine rénale ou dans l'une de ses branches. Ces rameaux m'ont paru constants et parfois très volumineux : je les ai toujours trouvés plus développés sur la face antérieure du rein que sur sa face postérieure.

2° *Connexions avec le réseau intra-rénal.* — Le réseau capsulo-adipeux communique ensuite, à travers l'enveloppe fibreuse du rein, avec le réseau veineux intra-rénal. Ces relations sont établies par deux ordres de vaisseaux : 1° par des *vaisseaux centripètes*, qui, de la capsule adipeuse, se jettent dans les étoiles de Verheyen et de là dans les veines interlobulaires ; 2° par des *vaisseaux centrifuges*, qui, prenant naissance dans les couches superficielles de la substance corticale, viennent s'ouvrir d'autre part dans les veines de la capsule adipeuse. Ces derniers vaisseaux, dont les origines et la terminaison ont été nettement précisées par Steinach, constituent de véritables *veines rénales accessoires*. Leur calibre est de 0mm,8 en moyenne et on les observe indistinctement sur tous les points de la surface extérieure du rein. Ces veines rénales accessoires communiquent largement, dans l'épaisseur même du rein, avec les réseaux d'origine de la veine rénale principale et on conçoit sans peine que, dans les cas de compression ou d'oblitération de ce dernier vaisseau, le rein pourra encore se débarrasser de son sang veineux par une voie détournée, en le rejetant dans le réseau de sa capsule adipeuse. Ainsi s'explique l'engorgement des veines capsulo-adipeuses dans tous les cas où il existe quelque obstacle dans la circulation de la veine rénale ou de la veine cave inférieure.

3° *Connexions avec les autres réseaux du voisinage.* — A son tour, le réseau capsulo-adipeux peut se débarrasser de son sang veineux, quelle qu'en soit la provenance, par de nombreuses voies. Ces voies de dégagement ont été étudiées avec le plus grand soin par Tuffier et Lejars et c'est à leur mémoire publié dans les *Archives de Physiologie* de 1891, que j'emprunte la plupart des détails qui suivent :

a. Au niveau du point où le côlon est en rapport avec le rein, se voient, entre l'un et l'autre de ces deux organes, de nombreux vaisseaux veineux qui, en haut, communiquent avec les réseaux de la capsule adipeuse et qui, en bas, se jettent dans les veines coliques et, de là, dans la veine porte. Ces vaisseaux forment deux groupes : les uns, très fins mais d'une richesse extrême, cheminent à la face profonde du péritoine et appartiennent à cette séreuse ; les autres, plus volumineux et plus profonds, sont situés dans le tissu cellulo-adipeux qui sépare le côlon de la face antérieure du rein.

b. Nous avons vu plus haut que les veines capsulo-adipeuses forment le long du bord externe du rein une longue arcade, l'arcade veineuse exorénale. — En haut, cette arcade se termine dans les veines surrénales. En outre, elle communique toujours, par un ou deux rameaux, avec les diaphragmatiques inférieures. — Du côté opposé, elle s'incline en bas et en dedans, entre en relation avec le réseau veineux de l'uretère et vient se terminer dans les veines spermatiques. Veines spermatiques et veines urétériques communiquent à leur tour, au niveau de leurs origines, avec le système des iliaques et même avec le système porte.

c. Sur la face postérieure du rein, les veines capsulo-adipeuses se jettent dans les veines pariétales de la région lombaire, lesquelles sont en relation, en haut avec les azygos et, en bas, avec les veines du bassin. De plus, elles communiquent en arrière avec le réseau veineux sous-cutané par de nombreuses et larges anastomoses, qui perforent le muscle carré des lombes ou contournent son bord externe. Ces veines anastomotiques, sur lesquelles a insisté tout récemment Renaut (*Bull. de l'Acad. de Méd.*, 1890), rappellent jusqu'à un certain point les branches perforantes qui, au niveau des membres, unissent à travers l'aponévrose le réseau profond et le réseau superficiel.

d. Nous ajouterons un dernier détail : le douzième nerf intercostal, les nerfs grand et petit abdomino-génital, qui cheminent à la face postérieure du rein, sont accompagnés par des veines qui leur appartiennent en propre. Ces veines, véritables *venæ nervorum*, forment ordinairement un plexus dont les mailles enlacent le cordon nerveux et pénètrent même dans son épaisseur. Or, ce plexus périnerveux, qui communique en dedans avec la veine lombaire ascendante et en dehors avec les branches de la veine ilio-lombaire, reçoit de nombreux affluents issus de la capsule adipeuse du rein. Voilà donc, pour le dégorgement du rein, une nouvelle voie dérivative. Nul doute qu'elle soit, elle aussi, distendue et gorgée de sang dans tous les cas de gêne apportée à la circulation de la veine rénale, et ainsi s'expliquent sans doute (Tuffier et Lejars), par une congestion des nerfs précités, bien plutôt que par une compression directe, ces névralgies lombaires que l'on voit survenir, comme un symptôme à peu près constant, dans les thromboses des veines cave ou rénale.

En résumé, dans les cas d'oblitération de la veine rénale, une circulation suppléante peut s'établir, grâce à laquelle le sang veineux du rein se jette dans le réseau de sa capsule adipeuse et, de là, rejoint la circulation générale en suivant l'une quelconque des quatre voies suivantes : 1° en haut, les veines surrénales et diaphragmatiques inférieures ; 2° en bas, les veines urétériques et spermatiques ; 3° en arrière, le réseau sous-cutané de la région lombaire ; 4° enfin, le plexus qui entoure le douzième nerf intercostal et les deux nerfs abdomino-génitaux.

3° Lymphatiques. — Le système lymphatique du rein a été étudié, en 1864, par Ludwig et Zawarykin. Il est constitué tout d'abord par de simples espaces lymphatiques, que l'on trouve un peu partout dans les différentes zones de l'organe, mais qui sont surtout développés dans le labyrinthe, entre les tubuli contorti et les vaisseaux sanguins. Ils sont plus rares dans les pyramides de Ferrein, plus rares encore dans les pyramides de Malpighi, où l'on n'en rencontre guère qu'au voisinage des vaisseaux droits. Des espaces analogues, communiquant tous entre eux, existent dans l'épaisseur même de la capsule fibreuse du rein.

Dans les espaces intertubulaires précités, Ludwig et Zawarykin avaient remarqué, à la suite d'une injection interstitielle de nitrate d'argent, un réseau de figures découpées en jeu de patience, qu'ils avaient considérés comme des cellules endothéliales caractéristiques des voies lymphatiques. Ces figures existent en effet. Elles ont été retrouvées, par Hortolès, dans des conditions analogues. Mais nous devons ajouter que, pour ce dernier auteur, elles auraient une signification tout autre : elles représenteraient les bases des cellules épithéliales des tubuli contorti, vues par transparence à travers la paroi propre du conduit urinifère.

Le système lacunaire du rein et de sa capsule donne naissance à de véritables vaisseaux lymphatiques, possédant une paroi propre et parfois même de véritables valvules. Ces vaisseaux se distinguent en superficiels et profonds. — Les *lymphatiques profonds* se dirigent vers le sinus, en s'accolant aux vaisseaux sanguins. Dans le sinus, on en trouve ordinairement 4 ou 5, un pour chaque division de l'artère rénale. Ils se rendent aux ganglions du groupe lombaire qui sont le plus rapprochés du hile. — Les *lymphatiques superficiels* cheminent à la surface de l'organe, comme leur nom l'indique. Ils se dirigent vers le hile et, comme les précédents, se jettent dans les ganglions lombaires.

4° Nerfs. — Les nerfs proviennent du plexus solaire et du petit splanchnique. Ils se rendent au rein en s'accolant aux artères et en formant autour d'elles de riches plexus, sur les mailles desquels se développent toujours un certain nombre de petits ganglions. Dans l'épaisseur du rein, ils cheminent encore à côté des branches artérielles. On a pu les suivre jusque sur les artères interlobulaires, mais pas au delà. Leur mode de terminaison nous est encore inconnu.

§ VI. — Stroma conjonctif et musculaire

Tous les éléments histologiques que nous venons de décrire, corpuscules de Malpighi, tubes urinifères, vaisseaux et nerfs, sont plongés dans une gangue conjonctive qui constitue comme la charpente du rein. A cette gangue conjonctive vient s'ajouter, mais sur certains points seulement, un certain nombre de fibres musculaires lisses.

1° Éléments conjonctifs. — Décrit pour la première fois en 1842 par GOODSIR, rejeté ensuite par VON WITTICH, le stroma conjonctif du rein a été décrit à nouveau et presque à la même époque par ISAACS, en 1857, et par ARNOLD BEER, en 1859. Depuis la publication des deux mémoires d'ISAACS et de BEER, le tissu conjonctif du rein est admis par tous les histologistes et a été, du reste, étudié dans tous ses détails à une date plus récente par LUDWIG, par KÖLLIKER et par SCHWEIGGER-SEIDEL.

Le tissu conjonctif du rein n'est pas uniformément répandu sur tous les points de l'organe. Sur la papille et dans la zone dite papillaire, c'est un tissu nettement fibrillaire, et les fibrilles, pour la plupart, se disposent circulairement autour des canaux urinifères. Ces fibrilles deviennent de plus en plus rares au fur et à mesure qu'on s'éloigne de la papille et, dans la substance corticale, on ne trouve plus, en fait d'éléments conjonctifs, que des cellules étoilées ou fusiformes, dont les prolongements viennent se fixer à la paroi des tubes urinifères et des vaisseaux sanguins (SCHWEIGGER-SEIDEL). Ce tissu ressemble beaucoup, suivant la remarque de KÖLLIKER, à la substance conjonctive des centres nerveux, ainsi qu'au réticulum de la rate, Les fibrilles conjonctives reparaissent au voisinage de la capsule fibreuse du rein, et cette capsule peut être considérée histologiquement comme une partie du stroma conjonctif du rein, qui se serait condensé à la périphérie de l'organe de façon à lui former une véritable membrane enveloppante.

Nous devons signaler enfin la présence, dans le corpuscule de Malpighi, de cellules conjonctives analogues à celles qui ont été décrites par SCHWEIGGER-SEIDEL entre les tubes urinifères de la substance corticale. Ces cellules, déjà signalées par ISAACS et décrites plus récemment par A. KEY, unissent les uns aux autres les capillaires flexueux du glomérule. Il résulte des observations de KLEBS que ce tissu conjonctif intra-glomérulaire peut être le siège d'une inflammation localisée (*glomérulo-néphrite* de KLEBS) et, de ce fait, l'existence de ce tissu acquiert en pathologie une importance toute particulière : sous l'influence du processus inflammatoire, en effet, les cellules conjonctives se multiplient ; elles compriment graduellement les capillaires du glomérule, les rendent plus ou moins imperméables au courant sanguin et, du même coup, suppriment le phénomène de filtration urinaire qui se produit à leur niveau.

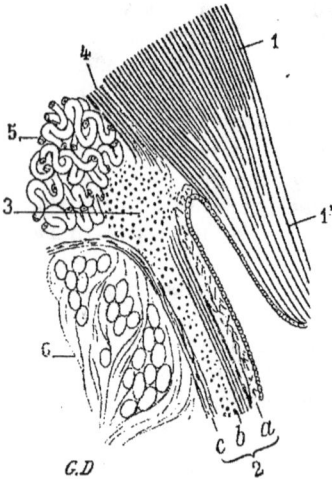

Fig. 234.

Coupe longitudinale d'un calice avec sa papille correspondante (*schématique*).

1, pyramide de Malpighi, avec 1', sa papille. — 2, paroi du calice, avec : *a*, sa muqueuse ; *b*, sa couche musculaire ; *c*, sa couche conjonctive. — 3, muscle annulaire de la papille. — 4, fibres musculaires de la pyramide. — 5, colonne de Bertin, avec ses tubes urinifères. — 6, graisse du sinus.

2° Éléments musculaires. — HENLE, en 1868 (*Anat. des Menschen*, t. II), a décrit, tout autour des papilles rénales, des fibres musculaires lisses qui se continuent en bas avec la couche musculeuse des calices, du bassinet et de l'uretère. Ces fibres se disposent sur deux plans (fig. 1517) : les unes, pro-

fondes, sont longitudinales ; les autres, superficielles, affectent une direction circulaire. Les premières pénètrent un peu dans le parenchyme rénal ; les secondes
s'arrêtent au niveau ou un peu au-dessus de la réflexion des calices et forment là
un faisceau volumineux (3), auquel HENLE a donné le nom de *muscle annulaire de
la papille.*

A son tour, EBERTH, en 1872, a signalé l'existence, à la surface du rein de
l'homme, d'une nouvelle couche de fibres musculaires lisses formant un réseau à
larges mailles et envoyant quelques prolongements dans la substance corticale.

Plus récemment, JARDET, tout en confirmant les données fournies par HENLE
et EBERTH sur les fibres musculaires superficielles et sur le muscle annulaire de la
papille, a décrit un nouveau groupe de fibres musculaires qui, partant de la
papille, remontent vers la base de la pyramide et y forment un réseau au niveau
de la voûte artérielle. Du reste, elles ne dépassent pas les limites de la pyramide
et JARDET, pas plus que HENLE, n'a rencontré d'éléments musculaires dans la
substance corticale. Un autre fait mis en lumière par les recherches de JARDET, c'est
que les fibres musculaires intra-rénales, de même que celles du bassinet, s'hyper-
trophient dans les inflammations chroniques du rein et peuvent former alors, au
voisinage ou même tout autour des artères, des faisceaux plus ou moins volumineux.

§ VII. — URINE

1° Propriétés générales de l'urine. — Le rein sécrète, par un mécanisme dont
l'étude relève de la physiologie, un liquide chargé de sels minéraux et de déchets
azotés qui résultent de l'activité chimique de nos tissus aussi bien que de la destruction progressive des substances quaternaires introduites dans l'économie à
titre d'aliment. A l'état physiologique, l'urine sert de véhicule, à peu près exclusif,
aux produits azotés de la désassimilation. Toutes les causes qui modifient l'intensité
ou la nature de cet ordre de phénomènes nutritifs, retentissent sur la composition
chimique de l'urine. A l'état pathologique, le rein élimine encore des composés
chimiques très divers, sucres, albumines, acétone, ptomaïnes, toxines, pigments,
sans parler des ferments solubles ou figurés, des éléments histologiques empruntés au sang, à la lymphe ou aux voies urinaires, des parasites de toute nature,
etc., etc. C'est de la dépendance étroite qui relie la composition chimique des
urines aux variations normales ou pathologiques de la nutrition que découle toute
l'importance de l'urologie comme procédé d'investigation ou comme élément de
diagnose.

a. *Couleur.* — L'urine est un liquide aqueux, de coloration assez variable, qui
peut aller du jaune ambré le plus pâle (hystérie) au rouge sang (hématurie) ou
même au brun presque noir (alkaptonurie et intoxications phénoliques), en passant
par la gamme des jaunes plus ou moins foncés.

b. *Limpidité.* — Normalement, au moment de l'émission, l'urine est limpide ;
mais très souvent, quelques heures après la miction, elle abandonne du mucus ou
des dépôts uratiques de couleur jaune rougeâtre, des sédiments cristallins
(oxalate de chaux, etc.). Dans quelques états pathologiques, la limpidité fait place
à un trouble plus ou moins accusé (catarrhe vésical, chylurie).

c. *Consistance.* — La consistance des urines est celle des solutions salines faibles,
et par conséquent, se rapproche beaucoup de celle de l'eau pure, sauf dans l'albuminurie. Le liquide mousse alors très facilement.

d. *Odeur*. — L'odeur de l'urine est une odeur sui generis qui, chez l'homme soumis à une alimentation mixte et de composition moyenne, rappelle souvent l'odeur de l'amande amère légèrement affadie. Sous l'influence de causes nombreuses qui relèvent de l'alimentation, des processus pathologiques ou des médications diverses, l'urine peut présenter des odeurs très différentes : odeur spéciale, due au méthylmercaptan ou sulfhydrate de méthyle, après l'ingestion des asperges ; fétidité plus ou moins accusée dans les cystites graves, le cancer de la vessie, les fermentations putréfactives intra-vésicales ; odeur aromatique après l'administration du copahu, du cubèbe, du safran ; odeur de violette, sous l'influence de l'essence de térébenthine, etc., etc.

L'urine conservée plusieurs jours à l'air perd son odeur propre et exhale l'odeur ammoniacale, déterminée par la fermentation de l'urée : elle se trouble alors par suite de la précipitation des carbonates et phosphates terreux. Quelquefois même, dans le catarrhe vésical, quand les ferments uréiques ont envahi la vessie, l'urine sent l'ammoniaque immédiatement après la miction ; elle est trouble et fait effervescence avec les acides.

e. *Poids spécifique*. — Le poids spécifique de l'urine normale varie de 1,020 à 1,022 chez l'homme ; il est un peu plus faible chez la femme, 1,018 à 1,020. Comme tous les autres éléments urologiques, la densité subit d'ailleurs des variations notables déterminées par la proportion et la nature des ingesta solides et liquides, aussi bien que par les troubles morbides. Le poids spécifique s'élève dans la fièvre, l'albuminurie, généralement dans toutes les affections qui s'accompagnent d'oligurie ; il s'abaisse au contraire après l'attaque hystérique, dans le diabète sucré, dans tous les cas de polyurie, quelle qu'en soit l'origine.

La détermination du poids spécifique est un élément urologique important ; car il permet de calculer, avec une approximation suffisante, le poids des matériaux fixes de l'urine en multipliant par 2,2 les deux derniers chiffres de la densité mesurée à + 15°. Soit, pour vingt-quatre heures par exemple, une émission de 1,200 centimètres cubes d'urine de poids spécifique 1,016 : on aura, comme résidu fixe, $16^{gr} \times 2,2 = 35^{gr},2$ par litre et, pour les 1,200 centimètres cubes qui représentent l'excrétion de la journée, $35,2 \times 1,2 = 42^{gr},2$. Ce chiffre exprime le poids total des matériaux fixes de la nutrition minérale et azotée dans un cycle de vingt-quatre heures.

f. *Pouvoir rotatoire*. — Examinés au polarimètre, les urines affectent un pouvoir rotatoire qui, à l'état normal, est toujours lévogyre, quoique peu marqué $\pm 0°0'$ à $— 0°5$. La rotation à gauche peut s'élever notablement dans le coma diabétique, l'albuminurie, certaines affections parasitaires du testicule (L. HUGOUNENQ). Sous l'influence du sucre, le pouvoir rotatoire change de signe et la rotation dextrogyre peut atteindre un chiffre très élevé.

g. *Acidité*. — Chez l'homme et les carnivores, l'urine est normalement acide. Cette acidité augmente par le régime carné, et, comme conséquence de ce principe, dans l'abstinence, la fièvre, tous les états pathologiques qui s'accompagnent de l'autophagie des tissus. Au contraire, chez les herbivores et chez l'homme soumis à une alimentation exclusivement végétale qui introduit dans l'économie des acides organiques, ceux-ci subissent une combustion complète, se résolvent en eau et en acide carbonique, lequel s'élimine par le rein à l'état de carbonate de potassium. C'est à la formation de ce dernier sel qu'est due la réaction alcaline des urines à la suite de l'alimentation végétale. Sans parler de l'introduction directe des alcalis dans l'organisme, d'autres causes peuvent du reste provoquer l'alcalinisation des urines, entre autres la fermentation intravésicale de l'urée, qu'on observe si fréquemment dans les cystites.

Evalué arbitrairement en HCl, le degré d'acidité de l'urine normale oscille généralement entre 1^{gr},15 et 2^{gr},3, par vingt-quatre heures. Mais en réalité, le principe acide qui dans l'urine fait virer les réactifs indicateurs, n'est pas l'acide chlorhydrique ; la réaction acide provient de l'équilibre instable et variable d'ailleurs avec la température, la dilution et autres conditions physiques et chimiques, qui s'établit dans le liquide urinaire entre plusieurs éléments constituants : acide urique, urate acide de sodium, phosphate monosodique PO^{4}H^{2}Na. Il faut voir dans ce dernier sel le principal agent de l'acide des urines, mais non le seul : il coexiste d'ailleurs, la plupart du temps, avec une petite quantité de phosphate disodique PO^{4}HNa^2, dont la réaction alcaline est masquée par l'acidité du sel prédominant. Néanmoins, et par exception, ces deux phosphates peuvent se trouver dans la même urine en quantité exactement équivalente ; ils exercent sur les réactifs indicateurs leur action respective et indépendante l'une de l'autre, le phosphate monosodique se comportant comme un acide, le phosphate disodique comme un alcali : l'urine bleuit alors le papier rouge et rougit le papier bleu de tournesol, elle à une réaction *amphotère*.

h. *Action toxique* — L'urine, entraînant tous les produits de déchets minéraux et azotés de l'économie, doit exercer à priori une action toxique, que l'expérience confirme pleinement. BOUCHARD a calculé que 1 kilogramme d'homme adulte élimine en vingt-quatre heures une quantité suffisante pour tuer 450 grammes de cobaye. A l'état pathologique, la toxicité urinaire peut s'élever bien au-dessus de ce chiffre.

L'action physiologique des poisons urinaires n'est pas une, et BOUCHARD a montré que les urines recueillies pendant l'état de veille exerçaient des effets narcotiques alors que l'urine du sommeil est surtout convulsivante.

La toxicité urinaire ne relève pas non plus d'un seul agent chimique : les éléments toxiques sont certainement nombreux et, si l'on peut citer en première ligne les sels de potasse, il ne faut pas se dissimuler que la plupart, parmi les autres, sont chimiquement fort mal déterminés.

i. *Quantité.* — Ajoutons, pour terminer cette étude générale, que l'excrétion urinaire, très variable elle aussi, oscille en moyenne, en France tout au moins, entre 1,250 et 1,400 centimètres cubes pour l'homme adulte ; chez la femme ces chiffres doivent être diminués de 100 à 200 centimètres cubes environ. Rapportée au poids du corps, l'excrétion urinaire s'élève, pour les deux sexes, à 21 centimètres cubes par kilogramme et par jour.

Egale à 12 centimètres cubes, le premier jour après la naissance, l'excrétion urinaire s'élève à 65 centimètres cubes le dixième jour et s'accroît ensuite rapidement. L'enfant de douze ans sécrète, à poids égal, deux fois plus que l'adulte : chez le vieillard, au contraire, l'excrétion tombe presque aux chiffres de la première enfance.

A tous les âges et dans toutes les conditions, l'excrétion urinaire est sous la dépendance d'un grand nombre de facteurs. Au premier rang, il faut citer l'ingestion des liquides : le thé, le café, le champagne, la bière provoquent la diurèse. C'est surtout à l'usage presque exclusif de cette dernière boisson que les Anglais et les Allemands doivent les chiffres fort élevés de leurs excrétions urinaires, supérieures de 150 à 300 centimètres cubes à celles des Français.

D'autres causes interviennent aussi pour augmenter notablement le volume de l'urine : l'action du froid sur la circulation périphérique, certains phénomènes nerveux (attaque hystérique, anxiété, joie).

Au contraire des actions précédentes, l'abstinence des boissons, les températures estivales élevées, les marches, les exercices violents, la sudation qui en est la conséquence, la diarrhée, les vomissements répétés diminuent notablement le chiffre de l'excrétion urinaire et peuvent le faire tomber bien au-dessous d'un litre par jour.

Un grand nombre d'états pathologiques (intoxications, fièvres graves) se compliquent d'oligurie et aboutissent, par conséquent, au même résultat.

2° **Composition chimique de l'urine.** — Laissant de côté, pour le moment, tout ce qui a trait à l'élimination des substances particulières qu'une alimentation spéciale, les processus pathologiques sans nombre ou les médications diverses peuvent faire apparaître dans l'urine, nous donnerons la composition chimique moyenne d'une urine humaine, rapportée au litre et à l'excrétion de vingt-quatre heures :

			Par litre	Par 24 heures
I. — EAU			956cc	1243cc
II. — MATÉRIAUX ORGANIQUES	a. Corps azotés.	Urée	25g,37	33g,00
		Acide urique	0,40	0,52
		— hippurique	0,50	0,65
		Créatinine.	0,80	1,00
		Xanthine et analogues.	0,04	0,05
		Pigments et matières extractives. . . .	4,5	5,85
		Mucus, pepsine	Petites quantités	Petites quantités
	b. Corps aromatiques.	Phénolsulfate	0,017 à 0,051	0,021 à 0,063
		Indoxylsulfate.	0,004 à 0,019	0,005 à 0,022
		Skatoxylsulfate	Traces	Traces
		Acide paraoxyphénylacétique	0,010 à 0,020	0,012 à 0,024
	c. Corps ternaires.	Acides gras fixes ou volatils	0,010	0,012
		Acide oxalique	0,015	0,018
		Glycérophosphates.	Traces	Traces
		Glycose, acide lactique, etc.	0,001	0,012
III. — CORPS MINÉRAUX		Chlorure de sodium	10,5	13,65
		Sulfates alcalins (soude, potasse). . . .	3,1	4,03
		Phosphates calciques	0,31	0,40
		— magnésiens	0,45	0,58
		— alcalins (soude, potasse) . .	1,43	1,86
		Sels ammoniacaux.	0,70	0,91
		Silice	Traces	Traces
		Fer	Traces	Traces
		Azotates.	Traces	Traces
		Gaz (O,CO²,Az).	»	»

Nous passerons successivement en revue les plus importants de ces composés :

A. MATIÈRES ORGANIQUES. — Les matières organiques que renferme l'urine se distinguent, comme nous le montre le tableau ci-dessus, en corps azotés, corps aromatiques et corps ternaires :

a. *Corps azotés.* — Le rein étant la voie d'élimination à peu près exclusive des déchets azotés, ces derniers forment le groupe le plus important des principes immédiats de l'urine.

L'*urée* ou *carbodiamide* H²Az-CO-AzH², corps neutre, incolore, cristallisant en beaux prismes solubles dans l'eau et l'alcool, est l'élément urinaire le plus important. Malgré le nombre des théories qui s'efforcent d'expliquer sa formation, on n'est pas encore fixé sur les réactions qui donnent naissance à l'urée. On peut cependant rapporter l'origine de cette amide : 1° A la décomposition par hydrolyse des albumines qui, préexistant dans les tissus ou introduites dans l'économie par l'alimentation, donnent naissance à de l'urée par suite de la présence dans leur molécule d'un groupement générateur Az — CO — Az... 2° A la combinaison de l'acide carbonique avec l'ammoniaque, provenant de la destruction intraorganique des substances albuminoïdes ($CO^2 + 2AzH^3 = H^2O + H^2Az — CO — AzH^2$). La théorie suivant laquelle le foie serait le siège de cette transformation n'est pas encore absolument établie, bien que l'urée diminue considérablement dans les lésions du foie (Schmiedeberg).

Quelle que soit la théorie qu'on admette, la production de l'urée est étroitement liée à la désassimilation des substances quaternaires ; elle n'en est pas seulement le témoin, elle en donne la mesure. C'est ainsi que l'excrétion de l'urée augmente par le régime carné, diminue par une alimentation végétale, mais ne s'abaisse jamais jusqu'à zéro, même par le jeûne absolu.

L'urée augmente sensiblement à la suite du travail musculaire, après l'administration du phosphore, des sels organiques d'ammoniaque, dans la fièvre, après l'ablation des tumeurs abdominales, sans doute à la suite de l'autophagie des liquides albumineux épanchés et des tissus mortifiés en voie de résorption.

L'*acide urique* $C^5H^4Az^4O^3$ est une poudre blanche, cristalline, fort peu soluble dans l'eau et dont les sels alcalins eux-mêmes se disolvent mal. — L'acide urique ne saurait être considéré comme un produit de désassimilation incomplète des albumines ; il provient plus vraisemblablement de la décomposition des nucléines qui constituent les noyaux cellulaires, bien qu'on ne l'ait jamais rencontré dans les végétaux où abondent cependant les nucléines et leurs produits de dédoublement (xanthine, adénine et autres composés voisins de l'acide urique). — La production d'acide urique s'élève par une alimentation riche en viandes, dans la fièvre, chez les goutteux, les rhumatisants et surtout les leucémiques.

L'*acide hippurique* $CO^2H — CH^2.AzH.C^7H^5O$. ou *benzoylglycocolle* est en prismes incolores peu solubles. Il provient de l'union, dans le rein, de l'acide benzoïque introduit par l'alimentation végétale avec le glycocolle, produit de dédoublement des albumines. Tout ce qui augmente dans l'alimentation la proportion d'acide benzoïque élève l'excrétion d'acide hippurique.

La *créatinine* $C^5H^7Az^3O$ se présente sous la forme de prismes incolores très solubles, fortement alcalins. Elle provient vraisemblablement de la créatine de la viande ; car, par le régime lacté exclusif, elle disparaît complètement. Elle augmente, au contraire, par l'exercice musculaire prolongé.

Les *corps xanthiques* comprennent la *xanthine* $C^5H^4Az^4O^2$ et la *sarcine* ou *hypoxanthine* $C^5H^4Az^4O$, corps vaguement cristallisés, peu solubles, et qui paraissent provenir de la désassimilation de la nucléine. L'urine n'en renferme d'ailleurs que des traces.

Au nombre des pigments urinaires figure l'*urochrome*, pigment jaune très voisin de l'urobiline et qui provient certainement de cette substance, d'autres pigments voisins (*urobiline*, *urolutéine*, etc.).

L'urine renferme encore des principes complexes fort mal connus et désignés sous le nom générique d'*extractifs*.

On y trouve enfin une trace de ferment soluble voisin de la pepsine et de la mucine, matière albuminoïde qui, par hydrolyse, fournit un hydrate de carbone voisin des gommes et des sucres (Lœbisch).

b. *Corps aromatiques.* — Ils ont tous un caractère commun : ce sont des produits ultimes de la putréfaction intestinale des substances albuminoïdes, combinés ultérieurement à l'acide sulfurique pour donner de véritables éthers, comme le *sulfate acide de phényle* $HO — SO^2 — OC^6H^5$.

Le plus important de ces dérivés est l'*indogène* ou *acide indoxylsulfurique* C^8H^6AzO. SO^3H. C'est ce corps qui, en s'oxydant à l'air, donne naissance au pigment rouge des urines. Oxydé plus énergiquement, il fournit l'indigo des teinturiers.

L'*acide skatoxylsulfurique* C^9H^8AzO. SO^3H est un homologue du précédent et présente les mêmes propriétés.

Ces combinaisons, découvertes et étudiées par Baumann, ont été l'objet d'un grand nombre de recherches. On sait qu'elles augmentent en même temps que les putréfactions intestinales, et les variations de leur excrétion rénale mesurent l'intensité de ces putréfactions.

En même temps que les composés précédents, on a découvert dans l'urine la présence de plusieurs acide-phénols, dont le plus important est l'*acide paraoxyphénylacétique* $HO - C^6H^4 - C^2 - CO^2H$ qui se rattache, par la tyrosine dont il provient, à la destruction hydrolytique des matières albuminoïdes. Certains sujets, qui ne présentent d'ailleurs aucun trouble pathologique, émettent une urine qui se colore fortement en brun ou en noir quelques heures après la miction. Bœdecker, qui a signalé le premier ce phénomène curieux, l'a désigné sous le nom d'*alkaptonurie*. Les travaux récents de Kirk, Wolkow et Baumann (*Zeitschr. f. physiol. Chem.*, Bd. XV, 228) ont établi que la matière chromogène de ces urines, l'*alkaptone* par conséquent, était constituée par des acides phénols, l'*acide homogentisique* $^2(HO) = C^6H^3 - CH^2 - CO^2H$ et l'*acide uroleucique* $^3(OH) \equiv C^6H^2 - CH^2 - CO^2H$.

c. *Corps ternaires*. — Ils sont fort peu abondants dans l'urine qui reste presque complètement étrangère à l'élimination des déchets de l'alimentation ternaire.

Le plus important est l'*acide oxalique* $C^2O^2H^2$, qui préexiste dans un grand nombre de végétaux alimentaires, provient du dédoublement des albumines et sans doute aussi de l'oxydation incomplète des hydrocarbonés. Il se rencontre presque toujours à l'état d'oxalate calcaire.

Quant aux autres composés ternaires, *acides gras, acide lactique, acide phosphoglycérique, glycose, alcool, acétone, inosite, acide glycuronique*, ils n'existent qu'à l'état de trace, douteuse pour plusieurs d'entre eux ; encore peut-on dire que leur présence dans l'urine n'est pas absolument constante. Ce sont des corps échappés à la destruction totale que subissent dans l'économie les aliments ternaires. Sauf pour le glucose et l'acide oxalique, on ne sait presque rien de précis sur leurs variations pathologiques.

B. Composés minéraux. — La plupart d'entre eux reconnaissent deux origines : l'alimentation et la désassimilation des tissus dont ils font partie intégrante.

C'est ainsi que le *chlorure de sodium* en particulier provient du sel alimentaire aussi bien que des modifications chimiques dont le plasma sanguin est le siège. Ce qui le prouve c'est la diminution et quelquefois la disparition complète des chlorures, dans les maladies fébriles aiguës, tout spécialement dans la pneumonie : leur réapparition dans l'urine constitue au contraire un des meilleurs symptômes de la défervescence.

Les *phosphates*, eux aussi, proviennent des aliments et de l'usure des albumines de nos tissus riches en phosphore, telles que les nucléines. L'excrétion phosphorique est particulièrement élevée après un repas de viande, à la suite de l'activité intellectuelle intense et du travail physique prolongé. La phosphaturie s'accuse encore dans la méningite, le rachitisme, l'ostéomalacie, au début de la tuberculose, dans quelques affections du système nerveux, dans certaines dyscrasies telles que le diabète phosphatique de Teissier.

L'*acide sulfurique* existe dans l'urine sous trois états : 1° les sulfates de l'alimentation et de l'usure organique ; 2° l'acide sulfurique combiné aux corps aromatiques étudiés plus haut ; l'origine n'en est pas exactement fixée ; 3° enfin des composés organiques sulfurés encore inconnus et où le soufre est engagé sous forme de combinaison très stable, difficilement oxydable (SALKOWSKI, LÉPINE et GUÉRIN). Une part de cet acide sulfurique revient à l'oxydation du copule sulfuré qui entre dans la constitution des albumines.

Une faible partie de l'*ammoniaque urinaire* préexiste dans quelques aliments : mais on peut dire que la part qui revient à la désassimilation des tissus dans la genèse de cet alcali est prépondérante. L'ammoniurie est en effet exagérée dans les maladies fébriles et dans toutes les affections qui s'accompagnent d'une désassimilation intense.

Les autres composés minéraux n'entrent qu'à l'état de traces insignifiantes dans l'urine normale.

Pour compléter les indications précédentes, nous passerons rapidement en revue les éléments anormaux qui, à la suite d'un grand nombre d'états pathologiques, traversent le rein et passent dans l'urine :

1° Ce sont d'abord des albumines et en premier lieu : la *sérine du sang*, souvent mélangée de *globuline* (albuminurie transitoire, lithiase rénale, mal de Bright, troubles circulatoires, etc., etc.); la *fibrine* (hématurie); les *albumoses* ou *propeptones* (ostéomalacie, néphrite aiguë) ; les *peptones* (carcinomes, processus pyogènes, pneumonie, exsudats pleuraux, grossesse, atrophie aiguë du foie, intoxications par le phosphore, etc.); les *mucines* et *nucléo-albumines* (cystite, etc.).

2° Parmi les corps ternaires, nous signalerons tout d'abord, comme l'élément le plus important, le *glycose* ou *dextrose*, $C^6H^{12}O^6$ (glycosurie alimentaire. glycosurie transitoire, diabète sucré) : la *lactose* $C^{12}H^{22}O^{11}$ (nourrices au moment du sevrage); l'inosite $C^6H^6.(OH)^6$ (diabète, albuminurie, polyurie avec lésions médullaires); plus rarement la *dextrine*, l'*érythrodextrine*, le *glycogène* $C^6H^{10}O^5$, le *laïose* (?) (diabète); l'*acétone* C^3H^6O (diabète, coma diabétique, états fébriles, psychoses, troubles digestifs, etc., etc.); l'*acide diacétique* ou *acétylacétique* $C^4H^6O^3$ et l'*acide β-oxybutyrique* lévogyre $C^4H^8O^3$ (coma diabétique).

3° Plus rarement, on constate l'élimination rénale de *graisse*, la chylurie (affections parasitaires du sang). cachexies, phtisie pulmonaire, pyohémie, phosphorisme aigu, affections diverses du foie et du pancréas); l'apparition, très rare d'ailleurs, d'un beau corps sulfuré cristallisant en belles lamelles hexagonales, la *cystine* $C^6H^{12}Az^2S^2O^4$ ne paraît s'accompagner d'aucun trouble pathologique notable ; la *leucine* $C^6H^{13}AzO^2$, la *tyrosine* $C^9H^{11}AzO^3$ s'éliminent à la suite des lésions hépatiques graves.

4° Signalons encore un certain nombre de diamines, la *putrescine* ou *tétraméthylène-diamine* $C^4H^{12}Az^2$; la *pentaméthylène diamine* ou *cadavérine* $C^5H^{14}Az^2$, qui sont de véritables ptomaïnes ; les *hyposulfites*. L'*hydrogène sulfuré*, l'*acide carbonique* libre non dissous (*pneumaturie*) ; certains corps indéterminés qui donnent avec l'acide diazobenzol-sulfurique la *diazo-réaction d'Ehrlich*.

5° Comme complications de quelques états pathologiques, on voit apparaître dans l'urine du sang en·nature avec tous ses éléments histologiques et chimiques : globules, albumines, hémoglobine plus ou moins·modifiée (hématurie, pyurie, méthémoglobine). L'élimination des pigments biliaires est au moins aussi fréquente; celle des acides biliaires l'est beaucoup moins.

6° L'urine peut encore servir de véhicule à un grand nombre d'êtres vivants, levures, bactéries, *Micrococcus ureæ, Micrococcus ochroleucus, Orchiococcus urethræ* (L. HUGOUNENQ et J. ENAUD), *Bacillus septicus, Staphylococcus pyogenes aureus, Urobacillus liquefaciens*, etc., etc.; d'autres parasites plus élevés en organisation, *Filaria sanguinis hominis, Distomum hœmatobium, Billharzia*, etc., etc.

7° Enfin. rappelons pour terminer que presque tous les médicaments introduits dans l'organisme s'éliminent par le rein et se retrouvent dans l'urine après avoir subi des modifications quelquefois complexes et dont l'étude, d'ailleurs très longue, ne saurait trouver place ici.

A consulter, au sujet des reins : ISAACS, Journ. de physiol., 1858 ; — BEER, *Die Bindesubstanz der Niere*, etc., Berlin, 1859 ; — LUDWIG und ZAWARYKIN, *Zur Anat. der Niere*, Wien. Akad. Sitzungsb., Bd. 48, 1864 ; — SCHWEIGGER-SEIDEL, *Die Niere des Menschen und der Säuger*, Halle, 1865 ; — GROSS, *Essai sur la structure microsc. du rein*, Strasbourg, 1868 ; — LUDWIG, Article *Rein* du Stricker's Handbuch, 1871 ; — POURTEYRON, *Étude comparative sur l'anatomie et la pathologie des deux reins*, Th. Paris, 1872 ; — EBERTH, Med. Centralbl., 1872 ; — HEIDENHAIN, Arch. f. mikr. Anatomie, 1873 ; — REINEBERG, *Bidrag till Kännedomen om glomeruli Malpighi hos människan*, Nord. medic. Ark., 1879 ; — HENSCHEN, Akad. Afhandl. in Upsala, 1879 ; — HORTOLÈS, *Rech. histol. sur le glomérule et les épithéliums du rein*, Arch. de Physiol., 1881 ; — BROWICZ, *Zur Struct. der Gefässe in Malpighi'schen Knäuel*, Krakau, 1881 ; — Cornil, *Note sur le passage du bleu de Prusse à travers les cellules du rein*, Gaz. méd., 1881 ; — Müller, *Das Porenfeld des Nieren des Menschen u. einiger Haussäugethiere*, Arch. f. Anat. u. Physiol., 1883 ; — Callais, *Ectopie rénale*, Th. Paris, 1883 ; — Brouillot, *Sur l'épithélium sécréteur du rein des batraciens*, C. R. Acad. des Sc., 1883 ; — Steinach, *Studien über den Blutkreislauf der Niere*, Sitz. d. Wien. Akad., 1884 ; Geberg, *Ueber directe Anastomosen zwischen Arterien u. Venen in der Nierenkapsel*, Internat. Monatschr. f. Anat. u. Physiol., 1885 ; — Steiger, *Beiträge zur Histol. der Nieren*, Virchow's Arch., 1886 ; — Marchese, *Le anomalie dei reni in rapporto alle anomalie della colonna vertebrale nell'uomo*, Bull. Accad. de med., Roma, 1886 ; — Jardet, *Présence dans les reins, à l'état normal et à l'état pathologique, de faisceaux de fibres musculaires lisses*, Arch. de Physiol., 1886 ; — Kostjurin, *Das glatte Muskelgewebe der Nieren und seine Bedeutung als Harnableiter*, Arch. f. experim. Pathol., 1888 ; — Hedinger, *Ueber den Bau der Malpighi'schen Gefässknauel der Niere*, Th. Breslau, 1888 ; — Little, *The depht of the Cortex of the Kidney*, Journ. of Anat. and Physiol., 1888 ; — Récamier, *Etude sur les rapports du rein et leur exploration*, Th. de Paris, 1889 ; — Golgi, *Annotaz. intorno all istologia dei reni dell'uomo*, etc., Rendic. R. Accad. dei Lincei, 1889 ; — Tuffier, *La capsule adipeuse du rein au point de vue chirurgical*, Rev. de Chir., 1890 ; — Rothstein, *Zur Kenntniss des Nierenepithels*, Verhandl. des biolog. Vereins im Stockholm, 1891 ; — Tuffier et Lejars, *Les veines de la capsule adipeuse du rein*, Arch. de Physiol., 1891.

ARTICLE II

CAPSULES SURRÉNALES

Les capsules surrénales sont des organes d'apparence glanduleuse occupant la partie supérieure et postérieure de la cavité abdominale. Leurs fonctions, dans l'organisme, sont encore énigmatiques. On sait qu'Addison, en 1855, a rattaché à l'altération de ces organes une affection, qui depuis porte son nom (*maladie d'Addison* ou *maladie bronzée*) et qui est essentiellement caractérisée au point de vue symptomatique par une anémie profonde et une coloration foncée des téguments. Tout récemment Abelous et Langlois ont conclu de nombreuses expériences que les capsules surrénales, véritables glandes à sécrétion interne, élaboraient une substance qui, transportée dans le torrent circulatoire par les veines ou les lymphatiques, avait pour effet de neutraliser ou de détruire des poisons à type curarisant, lesquels se produisent normalement au cours du travail musculaire. La signification morphologique des capsules surrénales n'est guère mieux connue. Gegenbaur, en se basant sur certaines relations embryologiques qui existent entre le sympathique abdominal et les capsules surrénales, a cru devoir décrire ces derniers organes comme une dépendance du grand sympathique. Mais nous verrons plus loin que, si ces relations sont indéniables pour la portion centrale de la capsule surrénale, elles n'existent nullement pour sa portion corticale, laquelle dérive manifestement du mésoplaste comme le rein lui-même. En tenant compte de ce dernier fait, en tenant compte aussi des rapports intimes qu'elles présentent chez tous les mammifères avec les reins, nous décrirons les capsules surrénales à la suite de ces derniers organes.

§ I. — Considérations générales

1° Situation et moyens de fixité. — Au nombre de deux, l'une droite, l'autre gauche, les capsules surrénales sont situées au-dessus des reins, ce qui leur a valu leur nom. De là encore le nom de *reins succenturiés*, sous lequel les avait désignées Casserius. Les relations du rein avec la capsule surrénale se bornent à ce simple rapport de contiguïté. Il n'existe entre les deux organes aucune connexion physiologique et, si nous ne connaissons rien ou presque rien des fonctions des capsules surrénales, nous savons tout au moins que ces fonctions ne se rattachent nullement à l'uropoïèse. Du reste, dans les cas où le rein se trouve déplacé, soit accidentellement, soit congénitalement, les capsules n'en conservent pas moins leur situation normale.

Les capsules surrénales sont maintenues en position par les vaisseaux qui leur arrivent ou qui en émergent, par les filets nerveux qu'elles reçoivent et surtout par une multitude de faisceaux conjonctifs qui, partant de sa surface, viennent se fixer d'autre part sur les organes voisins, sur le foie, sur le diaphragme, sur la veine cave inférieure.

3° Dimensions et poids. — Les capsules surrénales mesurent 30 millimètres de hauteur, sur 25 millimètres de largeur et 5 ou 6 millimètres d'épaisseur. Elles pèsent habituellement de 6 à 7 grammes. Leur poids spécifique est de 1,016 d'après KRAUSE, de 1,033 d'après HUSCHKE.

Ces chiffres ne représentent, bien entendu, que des moyennes qui, dans bien des cas, seront ou trop élevées ou trop faibles. Les capsules surrénales, en effet, varient beaucoup dans leur développement, et l'observation démontre qu'en dehors de toute influence pathologique, les plus petites sont aux plus volumineuses comme le chiffre 1 est au chiffre 2. Ces organes sont relativement plus développés chez le fœtus et surtout chez l'embryon que chez l'adulte. D'après GOTTSCHAU, elles augmenteraient de volume, du moins chez les mammifères (lapines), pendant la période de gestation.

Nous ajouterons que les deux capsules surrénales sont rarement égales : celle de droite, probablement à cause de la compression qu'exerce sur elle le foie, est ordinairement

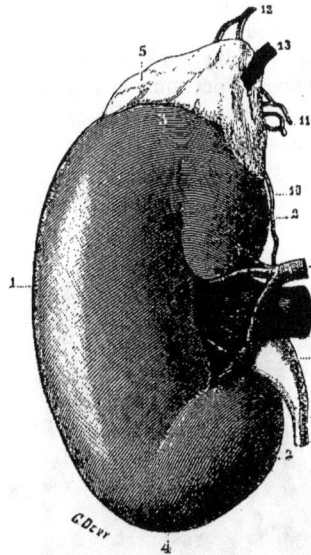

Fig. 235.

Le rein et la capsule surrénale du côté droit, vue antérieure.

1, bord externe. — 2, bord interne, avec 2', hile. — 3, extrémité supérieure. — 4, extrémité inférieure. — 5, capsule surrénale. — 6, artère rénale et ses divisions. — 7, veine rénale. — 8, bassinet, avec 8', son collet. — 9, uretère. — 10, artère capsulaire inférieure. — 11, artère capsulaire moyenne. — 12, artère capsulaire supérieure. — 13, grande veine capsulaire.

un peu moins volumineuse et pèse un peu moins que celle du côté opposé.

3° Couleur et consistance. — Vues extérieurement, les capsules surrénales nous présentent une coloration brun jaunâtre, tirant plus ou moins sur le rouge dans les cas de stase sanguine. Sur des coupes de l'organe, cette coloration est toujours un peu plus foncée, surtout à la partie centrale : cette dernière partie, par suite de l'altération cadavérique, prend même dans certains cas une teinte franchement noirâtre. Les capsules surrénales ont une consistance assez molle, un peu inférieure dans la plupart des cas à celle du thymus ou de la thyroïde.

§ II. — CONFORMATION EXTÉRIEURE

La capsule surrénale a la forme d'un cône, dont la base serait dirigée en bas et qu'on aurait fortement aplati d'avant en arrière. Elle coiffe le rein à la manière d'un bonnet phrygien. On lui considère deux faces, deux bords, une base et un sommet (fig. 235,5).

1° Face antérieure. — La face antérieure, légèrement concave ou convexe, mais le plus souvent concave, nous présente, un peu au-dessous de sa partie moyenne, un sillon curviligne, qui se dirige tantôt transversalement, tantôt obliquement de haut en bas et de dedans en dehors (fig. 239,b). Ce sillon, tantôt superficiel, tantôt plus ou moins profond, constitue ce qu'on appelle le *hile*. C'est à son niveau, en effet, que pénètrent un certain nombre de branches artérielles et qu'émerge la veine principale de l'organe ou veine centrale. — A gauche, cette face est recouverte par le péritoine et répond successivement au bord postérieur de la rate, à la grosse tubérosité de l'estomac et, dans un grand nombre de cas, à la queue du pancréas. — A droite, elle est en rapport, avec ou sans interposition du péritoine, avec la partie la plus reculée du foie (fig. 236) et nous avons déjà décrit, sous le nom de *facette surrénale*, l'empreinte que forme la capsule sur la face inférieure de ce dernier organe.

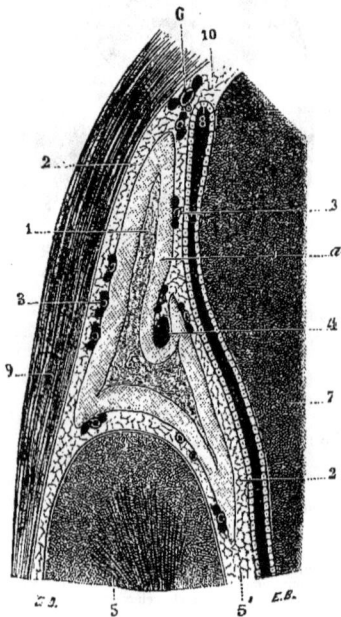

Fig. 236.

Coupe verticale et antéro-postérieure de la capsule surrénale droite : segment interne de la coupe.

1, capsule surrénale, avec : *a*, sa substance corticale ; *b*, sa substance médullaire. — 2, enveloppe cellulo-adipeuse. — 3, 3, artères capsulaires. — 4, veine centrale. — 5, rein, avec 5', sa capsule adipeuse. — 6, foie. — 8, feuillet inférieur du ligament coronaire. — 9, diaphragme. — 10, tissu cellulaire rétro-hépatique.

2° Face postérieure. — La face postérieure, moins étendue en hauteur que la précédente, plane ou légèrement convexe, un peu tournée en dedans, repose directement sur la portion lombaire du diaphragme, en regard de la dixième vertèbre dorsale. Elle répond, par l'intermédiaire du muscle diaphragme, tout d'abord au cul-de-sac inférieur de la plèvre (sinus costo-diaphragmatique), puis, sur un plan plus postérieur, aux dixième et onzième côtes et à l'espace intercostal qui les sépare.

3° Bord externe. — Le bord externe, convexe, régulier ou plus ou moins sinueux, se dirige obliquement en bas et en dehors. Comme la face postérieure, il repose sur le diaphragme.

4° Bord interne. — Le bord interne, presque vertical, est en rapport, à droite avec la veine cave inférieure, à gauche avec l'aorte. Il répond, en outre, au plexus solaire et tout particulièrement aux ganglions semi-lunaires.

5° Sommet. — Le sommet regarde en haut, en dedans et un peu en avant. — Quand la capsule surrénale est très étendue verticalement et franchement conique (*type conoïde*), ce sommet est nettement marqué. — Quand, au contraire, la capsule est peu élevée, étendue surtout en largeur (*type semi-ovoïde*), il est arrondi et plus ou moins effacé : les deux bords antérieur et postérieur se confondent alors, sans ligne de démarcation aucune, sur le point le plus élevé de la glande, et n'en forment plus pour ainsi dire qu'un seul, le *bord supérieur* de certains auteurs.

6° Base. — La base est une surface concave reposant sur l'extrémité supérieure du rein, à laquelle elle est unie par un tissu cellulaire lâche. Cette surface n'est pas horizontale, mais taillée obliquement de haut en bas et d'arrière en avant. Il résulte d'une pareille obliquité que la capsule surrénale descend beaucoup plus bas sur la face antérieure du rein que sur sa face postérieure.

§ III. — Constitution anatomique

Envisagées au point de vue de leur constitution anatomique, les capsules surrénales se composent, comme les reins, d'une enveloppe conjonctive et d'un tissu propre (fig. 237).

1° Enveloppe conjonctive. — Les capsules surrénales sont enveloppées sur tout leur pourtour par une enveloppe conjonctive, assez mince, mais très résistante. — Ses couches superficielles, confondues avec les diverses couches celluleuses du voisinage, se chargent chez l'adulte d'une quantité plus ou moins abondante de graisse. L'organe tout entier baigne alors dans une atmosphère cellulo-graisseuse, qui fait suite à celle du rein. — Par sa surface intérieure, l'enveloppe conjonctive de la capsule surrénale envoie dans l'épaisseur de l'organe une multitude de cloisons lamelleuses, qui marchent en sens radiaire et qui, en s'unissant les unes aux autres par leurs bords, forment un système de canaux à coupe hexagonale, que l'on a comparés aux alvéoles d'une ruche d'abeilles. C'est dans ces alvéoles, longs de 2 millimètres à 2 millimètres et demi, larges de 35 à 45 µ, que se disposent les éléments propres de la substance corticale. Les cloisons conjonctives précitées s'étendent sans interruption dans toute l'épaisseur de la substance corticale. Arrivées à la limite interne de cette dernière, elles se résolvent en de minces filaments conjonctifs, qui pénètrent dans la substance médullaire et la traversent dans tous les sens.

2° Tissu propre. — Le tissu propre de la capsule surrénale comprend deux substances bien distinctes, l'une périphérique ou corticale, l'autre centrale ou médullaire :

a. *Substance corticale.* — La substance corticale (fig. 237, *b*, *c*, *d*) a une coloration jaunâtre, une consistance relativement ferme, une épaisseur variant de 1 millimètre à 1 millimètre et demi. A elle seule, elle représente environ les deux tiers de la capsule surrénale.

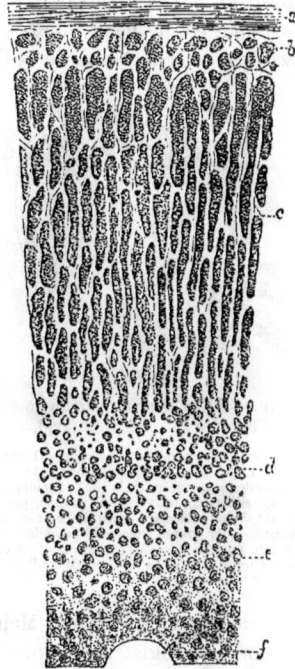

Fig. 237.

Coupe transversale de la capsule surrénale de l'homme (d'après Eberth).

a, enveloppe conjonctive. — *b, c, d,* zone glomérulaire, zone fasciculée et zone réticulaire de la substance corticale. — *e,* substance médullaire. — *f,* une grosse veine.

Elle est constituée par des amas de cellules, qui se tassent les unes contre les autres et remplissent exactement les alvéoles conjonctifs ci-dessus décrits. Ces amas cellulaires, vus sur des coupes transversales de l'organe, diffèrent d'aspect suivant les régions où on les considère. Immédiatement au-dessous de l'enveloppe extérieure, dans les couches les plus superficielles par conséquent, ils nous apparaissent sous la forme de petites masses sphériques, séparées les unes des autres, par de minces cloisons conjonctives (b). Plus bas, ce sont des cordons continus (*cylindres corticaux* de KÖLLIKER), régulièrement disposés en sens radiaire (c). Plus bas encore, tout contre la substance médullaire, ce sont encore des cordons cylindroïdes : mais ici, ils sont orientés un peu dans tous les sens et, de plus, ils s'anastomosent fréquemment entre eux de façon à former dans leur ensemble une sorte de réseau (d). Cette variété dans l'aspect des amas cellulaires qui constituent l'élément essentiel de la substance corticale, a permis de diviser cette substance en trois zones, savoir : une *zone externe* ou *glomérulaire;* une *zone moyenne* ou *fasciculée;* une *zone interne* ou *réticulaire.* De ces trois zones, la moyenne est de beaucoup la plus importante comme nous le montre la figure 237. Les deux autres, l'externe et l'interne, sont relativement fort minces.

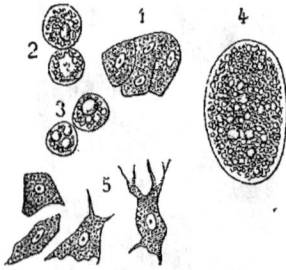

Fig. 238.

Cellules de la capsule surrénale de l'homme (d'après KÖLLIKER).

1, cinq cellules de la pointe d'un cylindre cortical, remplies d'une substance pâle. — 2, cellules pigmentées de la zone réticulaire. — 3, cellules contenant de la graisse, provenant d'une substance corticale colorée en jaune. — 4, grosse vésicule remplie de graisse, provenant d'une capsule semblable. — 5, cinq cellules de la substance médullaire, avec leurs prolongements.

Considérées isolément (fig. 238), les cellules de l'écorce sont pour la plupart polyédriques, se correspondant exactement par de petites facettes planes. Leur diamètre varie de 15 à 20 μ. Elles contiennent, outre un noyau volumineux (de 5 à 10 μ), des molécules albuminoïdes et des granulations graisseuses. Ces granulations graisseuses sont habituellement peu abondantes. Dans certains cas, cependant, leur nombre est tellement considérable qu'elles remplissent complètement les cellules et que ces dernières, pour employer une comparaison de KÖLLIKER, ressemblent à des cellules de foie gras (fig. 238,4). Les cellules de la zone réticulée renferment en outre des granulations pigmentaires, ce qui donne à cette zone une coloration brune plus ou moins prononcée.

ECKER avait cru voir autour des amas cellulaires précités une membrane propre et, de ce fait, il avait considéré ces amas comme de véritables culs-de-sac glandulaires. Mais cette prétendue membrane n'a été retrouvée par aucun histologiste, et l'opinion d'ECKER n'a plus aujourd'hui qu'un intérêt purement historique.

b. *Substance médullaire.* — La substance médullaire, entièrement incluse dans la précédente (fig. 237, e), représente le tiers seulement de la capsule surrénale. Son épaisseur varie, suivant les points examinés, de 1/4 de millimètre (voisinage des bords) à 2 ou 3 millimètres (partie centrale). Elle se distingue de la substance corticale par sa coloration qui est grisâtre ou brun foncé, par sa vascularisation qui est plus riche, par sa consistance qui est plus faible et surtout par sa grande friabilité. Après la mort, elle s'altère avec la plus grande rapidité, se ramollit et se transforme parfois en une substance diffluente. Si, dans ces conditions, on sectionne l'organe, on rencontre à son centre une sorte de cavité remplie de liquide : c'est vraisemblablement à des observations de cette nature, considérées à tort comme représentant l'état normal, que les capsules surrénales sont redevables du nom impropre sous lequel on les désigne encore aujourd'hui. Les noms de *corps surrénaux* ou d'*organes surrénaux* seraient bien préférables.

Histologiquement, la substance médullaire se compose, comme la substance corticale, d'un stroma conjonctif et d'éléments cellulaires. — Le stroma est une sorte de réseau très fin, très délicat, formé par les filaments conjonctifs, signalés ci-dessus, qui représentent les terminaisons des cloisons alvéolaires de la substance corticale. — Quant aux cellules, elles remplissent les mailles de ce réticulum.

Les cellules de la substance médullaire mesurent en moyenne de 25 à 30 μ : elles sont, par conséquent, plus volumineuses que celles de la substance corticale. Elles diffèrent encore de ces dernières par leur forme, en ce que leur contour est anguleux, émettant le plus souvent, comme les cellules nerveuses des centres, des prolongements simples ou plus ou moins ramifiés (fig. 238,5). Elles en diffèrent enfin par leur réaction chimique : elles se colorent en brun foncé sous l'influence du bichromate de potasse, tandis que cette substance est sans action sur les cellules de l'écorce.

Capsules surrénales accessoires. — On observe fréquemment (10 fois sur 42 autopsies, R. MAY) des capsules surrénales accessoires, dont le volume varie ordinairement de celui d'une tête d'épingle à celui d'un pois.

On les rencontre dans trois régions principales : dans les reins, dans la zone du sympathique abdominal, au voisinage des glandes génitales. — Dans les reins, des glandes surrénales accessoires ont été signalées par ROKITANSKY, par GRAWITZ, par MOGLIA. PILLET (1890), sur un vieillard de l'hospice d'Ivry, a rencontré un fragment de capsule surrénale, aplati et mince comme une pièce de cinquante centimes, situé sous l'enveloppe fibreuse du rein. — Le plexus solaire est le siège de prédilection des glandes surrénales accessoires : elles se développent, suivant les cas, autour des ganglions semi-lunaires, dans leur épaisseur (un cas de JABOULAY), sur les rameaux qui en partent, etc. STILLING, qui en a fait une étude minutieuse chez le lapin, chez le chien et chez le chat, les considère comme constantes. Elles sont, en outre, fort nombreuses et une fois, sur un jeune chat, il en a compté plus de trente. Envisagées au point de vue de leur forme, elles sont arrondies, ovalaires ou plus ou moins allongées. Leur volume est également très variable : certaines sont à peine visibles à l'œil nu, tandis que d'autres atteignent jusqu'à 1 centimètre de diamètre. — En ce qui concerne les capsules surrénales accessoires développées au voisinage des glandes génitales, on les rencontre : chez la femme, dans l'épaisseur des ligaments larges, à côté de l'organe de Rosenmüller ou du paroophore de WALDEYER (observations de MARCHAND, de CHIARI, de GRAWITZ); chez l'homme, dans la région de l'épididyme. DAGONNET, en 1885, a rencontré une glande surrénale accessoire dans l'épididyme du côté droit chez un enfant, et tout récemment PILLET a communiqué à la Société anatomique le fait d'une nouvelle capsule surrénale accessoire, observée par lui dans le méso-épididyme d'un nouveau-né. Il est à noter que les débris surrénaux qui constituent ce troisième groupe se développent, non pas dans les glandes génitales elles-mêmes, mais bien dans les portions d'origine wolffienne qui les avoisinent. Ce fait est important et nous en donnerons l'explication tout à l'heure.

Parmi les capsules surrénales accessoires, un certain nombre présentent exactement la même structure que les capsules normales : comme ces dernières, elles possèdent deux substances, l'une centrale, l'autre corticale. D'autres, au contraire, sont constituées par une seule de ces substances et les observations histologiques nous démontrent que, tandis que les capsules accessoires développées au voisinage des glandes génitales ne comprennent dans leur masse que de la substance corticale, celles qui se trouvent situées dans la zone du sympathique se composent exclusivement, dans la plupart des cas, de substance médullaire.

L'embryologie et l'anatomie comparée nous expliquent ce double fait d'une façon on ne peut plus satisfaisante. — L'embryologie, tout d'abord, nous apprend que les deux substances fondamentales des capsules surrénales ont une origine toute différente : la substance médullaire dérive du système nerveux sympathique ; la substance corticale provient, comme le corps de Wolff, du mésoblaste. La capsule surrénale se compose donc embryologiquement de deux parties, une *partie nerveuse* et une *partie mésoblastique*, dont l'une est enveloppée et l'autre enveloppante. — L'anatomie comparée, à son tour, confirme pleinement cette manière de voir. Chez les élasmobranches, comme l'a établi BALFOUR, les deux parties précitées, non seulement se développent isolément, mais restent séparées : les capsules surrénales comprennent chez eux « une série de corps pairs dérivés du grand sympathique et un corps impair d'origine mésoblastique. » Chez les amniotes, l'organe nerveux et l'organe mésoblastique, originellement distincts, se réunissent ensuite, au cours du développement, pour constituer la capsule surrénale mixte, telle que nous la rencontrons chez tous les mammifères.

Ces faits éclairent d'une vive lumière l'histoire des capsules surrénales accessoires chez l'homme, et l'on comprend maintenant : 1° comment il se fait que des capsules surrénales accessoires, composées exclusivement de substance corticale (partie mésoblastique), se rencontrent au voisinage des glandes génitales, à côté des débris ou des dérivés du corps de Wolff, qui les a entraînées à sa suite ; 2° comment il se fait que des capsules surrénales accessoires soient si fréquentes dans la zone du sympathique abdominal et que ces dernières soient, pour la plupart, exclusivement formées par de la substance médullaire (partie nerveuse).

L'existence des capsules surrénales accessoires a, en physiologie expérimentale et en anatomie pathologique, une importance considérable. Elle nous explique l'impossibilité, pour l'expérimentateur, de détruire complètement toutes les formations surrénales : s'il peut enlever ou détruire sur place les capsules normales, celles qui coiffent les reins, il ne réussira pas à atteindre les nombreuses capsules accessoires qui occupent la zone du sympathique, et ces dernières, ainsi respectées, pourront parfaitement augmenter de volume et suppléer, d'une façon plus ou moins complète, celles qui ont été détruites. Comme conséquence, l'anatomo-pathologiste qui rencontrera à l'autopsie la dégénérescence des capsules surrénales sur un sujet qui n'aura présenté de son vivant aucun des symptômes de la maladie d'Addison, ne sera nullement autorisé à conclure de ce fait à la négation de toute relation pathologique entre cette affection et la dégénérescence des capsules surrénales. Il aura pour devoir d'examiner attentivement s'il n'existe pas dans les régions sus-indiquées, principalement dans la zone du plexus solaire, des capsules surrénales surnuméraires présentant cette hypertrophie que STILLING a appelée fort justement *hypertrophie compensatrice* et qui est susceptible de suppléer les capsules altérées ou détruites.

§ IV. — VAISSEAUX ET NERFS

Les capsules surrénales possèdent une richesse de vascularisation et d'innervation, peu conciliable avec l'opinion émise par certains auteurs qu'elles ne seraient, chez l'adulte, que des organes rudimentaires. Elle dénote chez elles, au contraire, une fonction réelle qui, pour être encore mal connue, n'en est pas moins très active.

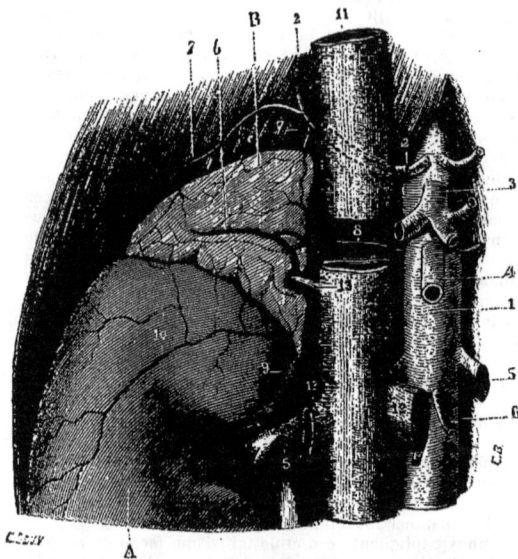

Fig. 239.

Circulation de la capsule surrénale.

A, rein droit. — B, capsule surrénale droite, avec *b*, son sillon antérieur. 1, aorte. — 2, artère diaphragmatique supérieure. — 3, tronc cœliaque. — 4, artère mésentérique supérieure. — 5, artères rénales. — 6, artères spermatiques. — 7, artère capsulaire supérieure. — 8, artère capsulaire moyenne. — 9, artère capsulaire inférieure. — 10, artères capsulo-adipeuses. — 11, veine cave inférieure. — 12, veines rénales. — 13, veine centrale de la capsule.

1° **Artères.** — Les capsules surrénales reçoivent trois artères, dites *capsulaires*, que l'on distingue, d'après leur origine comme d'après leur mode de distribution, en supérieure, moyenne et inférieure (fig. 239). — La *capsulaire supérieure* (7), branche de la diaphragmatique inférieure, aborde l'organe au voisinage de son sommet et descend ensuite le long de son bord externe. — La *capsulaire moyenne* (8), branche de l'aorte abdominale, l'atteint au niveau de son bord interne et se ramifie sur ses deux faces ; elle envoie toujours un ou deux rameaux dans le sillon qui représente le hile. — La *capsulaire inférieure* (9), née de l'artère rénale ou de l'une de ses branches, se porte vers la capsule en suivant un trajet obliquement ascendant et se distribue principalement à la région de la base.

Les ramifications de ces trois artères, après s'être anastomosées entre elles à la surface de l'organe, pénètrent dans son épaisseur en suivant les cloisons conjonctives ci-dessus décrites et s'y résolvent en un riche réseau capillaire, lequel est un peu différent dans la substance corticale et dans la substance médullaire. Dans la substance corticale, les capillaires, larges de 6 ou 7 μ, forment de larges mailles allongées en sens radiaire, dans le sens des alvéoles par conséquent. Dans la substance médullaire, les vaisseaux sont plus larges et, d'autre part, les mailles qu'ils forment sont arrondies et très serrées.

2° Veines. — Du réseau sanguin de la substance médullaire naissent de nombreuses veines qui, en se réunissant les unes aux autres, constituent une veine unique, la *veine centrale* de la capsule. Cette veine traverse d'arrière en avant la substance corticale, en reçoit un certain nombre d'affluents et débouche à la face antérieure de la capsule surrénale au niveau du hile (fig. 239,13). Elle se jette finalement, à gauche dans la veine rénale, à droite dans la veine cave inférieure.

— Indépendamment de ce tronc veineux, *tronc principal*, la surface de la capsule donne naissance à d'autres veines, beaucoup plus petites, de provenance corticale. Ces *veines capsulaires accessoires*, toujours très variables par leur nombre, par leur volume et par leur situation, suivent plus ou moins le trajet des artères et aboutissent, les unes aux veines diaphragmatiques, les autres aux veines rénales.

— Les veines des capsules surrénales sont remarquables par le développement considérable de leur tunique musculaire. GRANDRY a même signalé depuis longtemps déjà, sur la veine centrale, la présence d'une couche de fibres musculaires à direction longitudinale.

3° Lymphatiques. — Les lymphatiques, bien injectés par STILLING (1887), sont considérés par ce dernier auteur comme constituant les canaux excréteurs des capsules surrénales. Ils forment de riches réseaux, à la fois dans la substance médullaire et dans la substance corticale. Les troncules et les troncs qui en émanent suivent en général le trajet des vaisseaux. Arrivés à la surface extérieure de l'organe, ils se dirigent en dedans et en bas : un certain nombre d'entre eux se mêlent aux lymphatiques superficiels du réseau ; les autres aboutissent à un ou deux ganglions qui sont situés un peu au-dessus de la veine rénale. Nous ajouterons que les ganglions auxquels se rendent les vaisseaux lymphatiques des glandes surrénales, se distinguent des ganglions voisins par leur richesse en pigment.

4° Nerfs. — Les nerfs qui se rendent aux capsules surrénales, soit isolément, soit en suivant les vaisseaux, sont extrêmement nombreux. KÖLLIKER, rien que d'un seul côté, en a compté jusqu'à trente-trois, dont huit mesuraient de $0^{mm},50$ à $0^{mm},25$, cinq de $0^{mm},15$ à $0^{mm},10$, sept de $0^{mm},08$ à $0^{mm},07$ et treize de $0^{mm},06$ à $0^{mm},05$. La plus grande partie de ces nerfs émanent du plexus solaire et du plexus rénal. D'autres, mais en plus petit nombre, seraient fournis directement, d'après BERGMANN, par le pneumogastrique et par le phrénique.

Les nerfs capsulaires abordent l'organe par son bord interne et par sa moitié inférieure. Ils traversent la substance corticale en suivant, comme les vaisseaux, la direction des travées conjonctives, et viennent se terminer dans la substance médullaire où ils forment un riche réseau.

Sur le trajet des filets nerveux, comme aussi sur les mailles de leur réseau intramédullaire, se disposent de nombreux ganglions uni ou pluri-cellulaires. Holm et, après lui, Dostoiewsky et Gottschau ont même signalé des cellules nerveuses en liberté entre les éléments propres de la substance médullaire. Les cellules nerveuses, ainsi annexées aux nerfs capsulaires, sont arrondies ou oblongues, mesurant, d'après Mœrs, de 48 à 80 μ de longueur sur 21 à 71 μ de largeur.

Le mode de terminaison des nerfs dans la substance médullaire n'est pas encore nettement élucidé ; mais nous possédons sur ce point un certain nombre de faits que nous devons aux récentes recherches de Fusari. Du réseau ci-dessus indiqué se détachent de fins rameaux, qui pénètrent ensuite entre les éléments propres de la substance médullaire et s'y divisent en de fines fibres variqueuses. Ces fibres, à leur tour, après un trajet variable, se subdivisent brusquement en un certain nombre de prolongements très fins et très courts qui, par leur ensemble, forment un réticulum terminal muni de petits renflements discoïdaux ou polygonaux. Examiné à un fort grossissement, ce réticulum terminal revêt la forme d'une sphère creuse, plus ou moins régulière et plus ou moins complète et, dans un cas où le réactif employé avait coloré à la fois les terminaisons nerveuses et les cellules médullaires, Fusari a vu le réticulum précité se disposer justement à la surface des cellules. Il existe donc, entre les nerfs et les éléments propres de la substance médullaire, des relations intimes.

A consulter, au sujet des capsules surrénales, parmi les travaux récents (1880-1892) : Mitsukuri, On the development of the suprarenal bodies in Mammalien, Quat. Journ. of micr. Sciences, 1882 ; — Janosik, Bemerk. über die Entwick. der Nebenniere, Arch. f. mikr. Anat., 1883 ; — Rauber, Zur feineren Structur der Nebennieren, Dissert. von Rostock, 1881 ; — Gottschau, Ueber Nebennieren der Säugethiere, speciel über die des Menschen, Sitz. d. phys.-med. Gesellsch. zu Würzburg, 1882 ; — Du Même, Ueber die Nebennieren der Säugethiere, Biol. Centralbl., 1883 ; — Du Même, Structur u. embryon. Entwickelung der Nebennieren bei Säugethieren, Arch. f. Anat. u. Physiol., 1883 ; — Chiari, Zur Kenntniss der accesor. Nebennieren des Menschen, Prager Zeitschr. f. Heilkunde, 1884 ; — Weldon, On the suprarenal bodies of Vertebrata, Quat. Journ. of micr. Sc., 1885 ; — Balfour, Traité d'embryologie, trad. franç., 1885 ; — Dagonnet, Zeitschr. f. Heilkunde, vol. VI, Prague, 1885 ; — Minot, Morphology of the suprarenal capsules, Proc. of the american Assoc. for the advanc. of Sc., 1885 ; — Dostoiewsky, Ein Beit. zur mikrosk. Anat. der Nebennieren bei Säugethieren, Arch. f. mikr. Anat., 1886 ; — Holm, Ueber die nervösen Elemente in der Nebennieren, Sitz. d. Wiener Akad. de Wiss., 1886 ; — Canalis, Contrib. à l'étude du développ. et de la pathol. des capsules surrénales, Internat. Monatsschr. f. Anatom., 1887 ; — Stilling, Zur Anat. der Nebennieren, Virchow's Arch., 1887 ; — Du Même, Ueber die compensatorische Hypertrophie der Nebennieren, Virchow's Arch., vol. 118, 1889 ; — Du Même, A propos de quelques expériences sur la maladie d'Addison, Rev. de méd., 1890 ; — Guarnieri et Magini, Etudes sur la fine structure des capsules surrénales, Arch. ital. de biologie, 1888 ; — Tizzoni, Ueber die Wirkungen der Extirpation der Niebennieren auf Kaninchen, in Beitr. zur path. Anat. de Ziegler, 1889 ; — Jaboulay, Capsules surrénales accessoires dans un ganglion semi-lunaire, Lyon méd., 1890 ; — Pillet, Débris de capsules surrénales dans les organes dérivés du corps de Wolff, Progrès médical, 1891 ; — Du Même, Capsules surrénales dans le plexus solaire, Bull. de la Soc. anat. de Paris, 1891 ; — Alexander, Untersuch. über die Nebennieren u. ihre Beziehungen zum Nervensystem, in Beitr. z. pathol. Anat. de Ziegler, 1891 ; — Marchand, Beitr. zur norm. und pathol. Anat. der glandula carotica und der Nebenniere, Intern. Beitr. zur wissensch. Medicin, 1891 ; — Fusari, Osserv. sulle terminazioni nervose e sullo sviluppo delle capsule surrenali, Rend. d. R. Accad. dei Lincei, 1890 ; — Du Même, Sulle terminazioni nervose nelle capsule surrenali dei mammiferi, Atti d. R. Accad. delle Scienze di Torino, 1891.

ARTICLE III

CANAL EXCRÉTEUR DU REIN

L'urine, à sa sortie des papilles du rein, est recueillie par de petits cylindres membraneux appelés *calices*. Les calices, toujours très courts, se réunissent les uns aux autres, pour former un réservoir commun qui est le *bassinet*, lequel, à son tour, est continué jusqu'à la vessie par un long canal, l'*uretère*. Nous envisagerons, tout d'abord, ces trois segments du canal excréteur du rein, au point de vue de leur conformation extérieure et de leurs rapports. Nous étudierons ensuite leur mode de constitution anatomique, leurs vaisseaux et leurs nerfs.

§ I. — Mode de conformation et rapports

1° **Calices.** — Les calices (fig. 240,3) revêtent la forme de petits tubes membraneux, dont la longueur est en moyenne de 1 centimètre, la largeur de 6 à 12 millimètres. Leur nombre est ordinairement égal à celui des papilles elles-mêmes ; dans certains cas, cependant, il lui est inférieur d'une ou de deux unités, par ce fait que l'on voit deux papilles voisines s'ouvrir dans un seul et même calice. En examinant à ce point de vue onze moules de bassinets avec leurs calices, j'ai compté en moyenne 9 calices par bassinet, avec un maximum de 13 et un minimum de 7.

A. Formes et rapports des calices. — Chacun d'eux, considéré isolément, nous présente : 1° deux surfaces, l'une intérieure, l'autre extérieure ; 2° deux extrémités, que l'on distingue, d'après le cours de l'urine, en supérieure et inférieure.

La *surface intérieure* des calices, lisse et unie, est continuellement baignée par l'urine.

La *surface extérieure* est en rapport, sur tout son pourtour, avec la graisse molle qui remplit le sinus et aussi avec les dernières ramifications de l'artère et de la veine rénales.

L'*extrémité supérieure* répond à la base de la papille correspondante, à laquelle elle adhère intimement (fig. 234). Quant à la papille, elle s'engage dans l'extrémité supérieure du calice en le fermant complètement comme le ferait un bouchon conique.

L'*extrémité inférieure* est toujours moins large que la supérieure, d'où il résulte que le calice n'est pas régulièrement cylindrique, mais ressemble plutôt à un tronc de cône. Cette extrémité inférieure s'ouvre dans la cavité du bassinet. Toutefois, les calices ne se jettent pas isolément dans leur réservoir commun. Ils se réunissent préalablement entre eux par groupes de trois ou quatre, pour former des canaux collecteurs plus volumineux, auxquels on donne le nom de *grands calices* ou *bras du bassinet.*

B. Grands calices. — Ces grands calices varient beaucoup dans leurs dimensions : les plus longs que j'ai observés mesuraient 26 millimètres, les plus courts 3 ou 4 millimètres seulement. Leur longueur moyenne est de 12 à 18 millimètres. On en rencontre ordinairement trois, que l'on distingue en supérieur, moyen et inférieur (fig. 240). — Le *grand calice supérieur* ou *bras supérieur du bassinet* se dirige obliquement de haut en bas et de dehors en dedans. Il recueille les calices qui, au nombre de 3 ou 4, répondent à la partie supérieure du rein. — Le *grand calice inférieur* ou *bras inférieur du bassinet,* obliquement ascendant, est formé comme le précédent par la confluence de 3 ou 4 calices qui proviennent de la partie inférieure de l'organe. Comparé au grand calice supérieur, il est plus court, mais presque toujours plus volumineux. — Le *grand calice moyen* ou *bras moyen du bassinet* tire son origine des deux papilles qui répondent à la partie moyenne du sinus. Il se distingue des deux autres par son volume qui est beaucoup moindre et par son trajet qui est plus ou moins horizontal. Quant à sa terminaison, il vient s'ouvrir, tantôt à la partie moyenne du bassinet, tantôt dans l'un des deux grands calices supérieur ou inférieur, mais le plus souvent dans l'inférieur. Ce dernier mode de terminaison me paraît être de beaucoup le plus fréquent et, comme on le voit, le nombre des grands calices se trouve réduit dans ce cas à deux seulement, l'un supérieur, l'autre inférieur.

2° **Bassinet.** — Le bassinet, qui fait suite aux calices, a la forme d'un entonnoir membraneux, aplati d'avant en arrière, dont la base regarderait en haut et en dehors et dont le grand axe serait obliquement dirigé de haut en bas et de dehors en dedans. Sa hauteur est, en moyenne, de 20 à 30 millimètres; sa largeur, mesurée au niveau de la base, varie de 15 à 20 millimètres. Il est situé immédia-

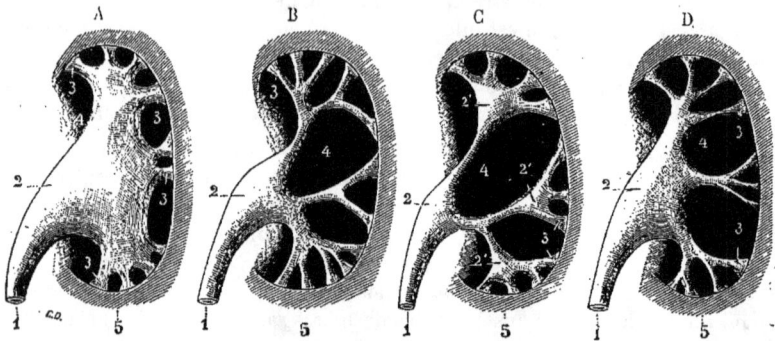

Fig. 240.

Figure demi-schématique montrant les différentes formes du bassinet : A, bassinet ampullaire ; B, bassinet ramifié ; C, bassinet ramifié, avec formation de bassinets secondaires aux confluents des calices ; D, bassinet à trois bras.

1, uretères. — 2, bassinet. — 2', 2', bassinets secondaires (dans la figure C). — 3, calices. — 4, sinus du rein. 5, substance médullaire du rein.

tement en arrière de l'artère rénale et forme par conséquent le dernier plan, le plan le plus postérieur, du pédicule du rein.

A. CONFIGURATION EXTÉRIEURE. — Considéré au point de vue de sa configuration extérieure, le bassinet nous présente deux faces, l'une antérieure, l'autre postérieure, deux bords, un sommet et une base :

a. *Sommet.* — Le sommet se continue avec l'uretère, le plus souvent par une transition insensible. Sur quelques sujets, cependant, la limite respective des deux organes est marquée par un léger étranglement auquel on donne le nom de *collet du bassinet.*

b. *Base.* — La base du bassinet regarde le fond du sinus. Sa partie moyenne est concave. Ses deux extrémités supérieure et inférieure se projettent en dehors, en formant ce qu'on appelle les *cornes du bassinet.* C'est aux cornes du bassinet qu'aboutissent, comme nous le montre nettement la figure 240, les deux grands calices supérieur et inférieur.

Les grands calices, nous l'avons dit plus haut, sont très variables dans leur longueur et, si nous y revenons ici, c'est pour indiquer que ces variations entraînent toujours, pour le bassinet, des modifications morphologiques importantes. Le point où le bassinet se continue avec l'uretère étant à peu près invariable, et, d'autre part, le sinus du rein ayant toujours la même profondeur, on conçoit sans peine que la longueur du bassinet sera inversement proportionnelle à celle de ses bras ou grands calices : aux longs calices correspondra un bassinet court et, vice versa, un bassinet très long, très ample, très développé en un mot, sera la conséquence d'une réduction dans la longueur de ses grands calices.

Dans le premier cas, le bassinet, se divisant au niveau de sa base en deux prolongements tubuleux (grands calices), lesquels se subdivisent à leur tour en quatre ou cinq prolongements plus petits, est dit *ramifié* (fig. 240, B). Dans le second, les grands calices étant très réduits et n'existant pour ainsi dire pas, le bassinet s'avance jusqu'au voisinage des papilles et remplit entièrement toutes les cavités du sinus : il est dit *ampullaire* (fig. 240, A). Nous devons ajouter que bassinet ramifié et bassinet ampullaire sont deux types extrêmes, entre lesquels se déroule toute une série de types intermédiaires. Parmi les nombreuses variétés qui se rattachent au bassinet ramifié, nous indiquerons celle-ci : sur les points où les calices se réunissent pour former les grands calices (*confluents des calices*), se voit une espèce de renflement en forme d'ampoule triangulaire, qui constitue un véritable bassinet secondaire et qui est relié au bassinet principal par le grand calice auquel il donne naissance (fig. 240, C). Dans les cas de ce genre, le bassinet principal est ordinairement fort atténué ; il peut même disparaître entièrement et l'anomalie alors peut en imposer pour un uretère bifurqué dont les deux branches de bifurcation auraient chacune son bassinet propre.

c. *Faces.* — Les deux faces du bassinet se distinguent en antérieure et postérieure. Elles sont planes quand le bassinet est vidé, plus ou moins bombées quand il est distendu par l'urine ou par une injection.

d. *Bords.* — De ces deux bords, l'un est supérieur, l'autre inférieur. Tous les deux se dirigent obliquement de haut en bas et de dehors en dedans. Toutefois, cette obliquité est beaucoup plus marquée pour le bord supérieur que pour le bord inférieur, ce dernier se rapprochant beaucoup de l'horizontale.

B. RAPPORTS. — Le bassinet est situé en partie dans le sinus, en partie en dehors de lui. De là sa division en deux portions, l'une intra-rénale, l'autre extra-rénale :

La *portion intra-rénale* baigne comme les calices dans la graisse molle du sinus. Elle est en rapport : 1° en avant, avec les divisions successives de l'artère et de la veine rénales ; 2° en arrière, avec la paroi du sinus, dont elle est séparée, chez quelques sujets, par la branche postérieure de l'artère rénale. Cette branche artérielle est constante ; seulement, dans les cas de bassinet court, elle contourne, non ce dernier, mais son bras supérieur.

La *portion extra-rénale* est beaucoup plus considérable que la précédente : elle représente à elle seule la plus grande partie du bassinet. — En avant, elle répond au péritoine et à la lame antérieure de la capsule adipeuse, dans l'épaisseur de laquelle cheminent les premières divisions des vaisseaux rénaux. La face antérieure du bassinet est en outre en rapport, à droite, avec la deuxième portion du duodénum. — En arrière, elle repose sur la lame postérieure de la capsule adipeuse et, par son intermédiaire, sur le muscle psoas. LEGUEU fait remarquer avec raison que la face postérieure du bassinet, dans sa portion extra-rénale, est constamment dépourvue d'un contact vasculaire. Elle est donc, sur ce point, facilement accessible.

3° **Uretère.** — L'uretère (οὐρητήρ, de οὖρον urine) est cette partie du conduit excréteur de l'urine qui s'étend du bassinet à la vessie. Sa longueur est de 26 à 29 centimètres pour le côté gauche, 1 ou 2 centimètres en moins pour le côté droit.

A. CONFIGURATION EXTÉRIEURE. — L'uretère revêt la forme d'un long cylindre membraneux, un peu aplati d'avant en arrière, mesurant en moyenne 5 ou 6 millimètres de diamètre. Son calibre, toutefois, n'est pas exactement uniforme : légèrement rétréci à son extrémité supérieure, il présente une dilatation fusiforme dans sa partie moyenne et une nouvelle diminution de calibre, mais peu accusée, dans ses deux derniers centimètres (HALLÉ). Il convient d'ajouter que ses parois

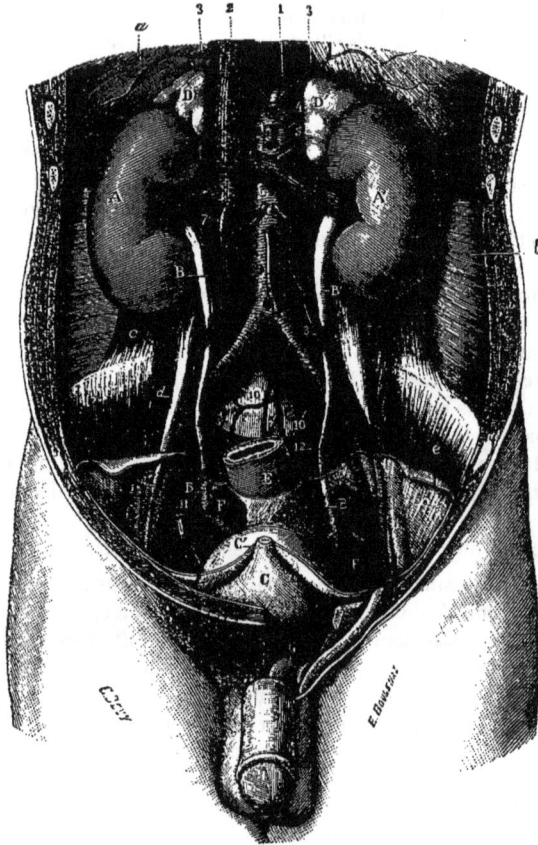

Fig. 241.

Les deux reins et leurs conduits excréteurs, vus en place.

A, A', reins droit et gauche. — B, B' uretères. — C, vessie urinaire à demi distendue, avec C', coupe de l'ouraque. — D, D', capsules surrénales. — E, portion prérectale du côlon ilio-pelvien. — F, F', canaux déférents. — G, corps caverneux gauche.

1, aorte. — 2, veine cave inférieure. — 3, artères diaphragmatiques inférieures. — 4, tronc cœliaque, réséqué à son origine. — 5, artère capsulaire moyenne. — 6, artère mésentérique supérieure. — 7, 7', vaisseaux rénaux droits et gauche. — 8, vaisseaux spermatiques. — 9, artère mésentérique inférieure. — 10, vaisseaux iliaques primitifs.

sont très extensibles et que, sous l'influence d'une gêne quelconque apportée au cours de l'urine, il peut se dilater et acquérir ainsi un calibre souvent très considérable : CRUVEILHIER l'a vu atteindre la grosseur de l'intestin grêle.

B. TRAJET. — Du sommet du bassinet où il prend naissance, l'uretère se porte verticalement en bas, vers l'angle de bifurcation de l'artère iliaque primitive. Là,

il descend dans le bassin ; puis, obliquant en dedans, il gagne la partie inférieure
de la vessie, traverse obliquement sa paroi et vient s'ouvrir dans sa cavité à
l'angle latéral correspondant du triangle de Lieutaud (fig. 242, 2).

A leur extrémité supérieure, les deux uretères sont séparés l'un de l'autre par
un intervalle de 7 ou 8 centimètres ; cet intervalle, au niveau de l'orifice vésical,
se trouve réduit à 2 centimètres. Considérés dans l'ensemble de leur trajet, les
deux uretères suivent donc, l'un par rapport à l'autre, une direction convergente.

Leur trajet abdominal est assez bien indiqué, d'après TOURNEUR, par une ligne
verticale passant par le point de jonction du tiers interne de l'arcade crurale avec
ses deux tiers externes. Son extrémité supérieure répondrait à l'intersection de
cette verticale avec la douzième côte. Quant à l'extrémité inférieure de sa portion
abdominale, qui repose, comme nous l'avons dit plus haut, sur l'angle de bifurcation de l'artère iliaque primitive, elle serait située un peu au-dessus du point où
cette même verticale est croisée par la ligne horizontale qui réunirait l'une à
l'autre les deux épines iliaques antéro-supérieures.

C. RAPPORTS. — L'uretère présente des rapports importants. Nous les examinerons séparément pour sa portion abdominale, sa portion pelvienne et sa portion
vésicale :

a. *Portion abdominale*. — Dans sa portion abdominale (= 12 ou 13 centimètres),
l'uretère repose sur le muscle psoas (fig. 241, B et B'), dont il est séparé par une
simple lame cellulo-fibreuse. En avant, il est recouvert par le péritoine, qui le
sépare des anses de l'intestin grêle. Les vaisseaux spermatiques le croisent à
angle aigu ; les vaisseaux utéro-ovariens, chez la femme, longent son côté interne.
Tout à fait en bas, il est plus ou moins recouvert, à gauche par le côlon ilio-
pelvien, à droite par le segment terminal de l'iléon et la portion correspondante
du mésentère.

b. *Portion pelvienne*. — Dans sa portion pelvienne (= 13 ou 14 centimètres),
l'uretère décrit dans son ensemble une longue courbe dont la concavité regarde
en haut, en dedans et en avant. Il chemine sur les parois de l'excavation, contre
laquelle il est appliqué par le péritoine pelvien, doublé à ce niveau d'une couche
plus ou moins épaisse de tissu cellulo-adipeux. Chemin faisant, il longe le côté
antérieur des vaisseaux hypogastriques et croise successivement, sous des angles
divers, les vaisseaux obturateurs, l'artère ombilicale ou le cordon fibreux qui la
remplace chez l'adulte et le canal déférent. Après avoir croisé ce dernier canal, il
s'insinue entre la vessie et le fond de la vésicule séminale, et bientôt après disparaît dans l'épaisseur de la paroi vésicale (fig. 289, 6).

Ces rapports sont ceux de l'uretère chez l'homme ; ils sont naturellement tout
différents chez la femme. Chez elle, l'uretère, du détroit supérieur du bassin, se
porte verticalement en bas, en suivant la même direction que les vaisseaux hypogastriques, qui cheminent sur son côté externe. Il contourne tout d'abord, avec
les vaisseaux précités, le bord postérieur de la fossette ovarienne (voy. *Ovaire*).
Puis, obliquant un peu en avant et en dedans, il se dirige vers le bord inférieur
du ligament large, dans lequel il disparaît. Dans le bord inférieur du ligament
large (fig. 342, 12), l'uretère rencontre l'artère utérine et, avec elle, se porte vers
le col utérin. L'artère, accompagnée d'une ou de deux veines, est toujours placée
en avant de l'uretère et lui est intimement unie par ce tissu dense, à la fois conjonctif et musculaire, qui forme la base des ligaments larges. Arrivés à 10 ou
15 millimètres du col (fig. 373), l'artère utérine (1) et l'uretère (2) se séparent, la

première pour s'infléchir en haut (crosse de l'utérine) et gagner le bord correspondant de l'utérus, le second pour continuer son trajet descendant vers la base
de la vessie. L'uretère se rapproche ainsi graduellement du col utérin, atteint
bientôt le cul-de-sac latéral du vagin, le croise obliquement, passe alors sur la face
antérieure de ce dernier organe et, finalement, s'engage dans la paroi vésicale. Le
canal excréteur de l'urine effectue ainsi, sur la paroi antérieure du vagin, un parcours de 15 à 18 millimètres.

c. *Portion vésicale.* — Dans sa portion vésicale, enfin (= 10 à 15 millimètres),
l'uretère est contenu dans l'épaisseur de la paroi vésicale. Tout d'abord il traverse
obliquement la tunique musculeuse, à laquelle il est intimement uni grâce à un
échange réciproque de fibres. Puis, arrivé sur la face interne de la tunique musculeuse, il glisse entre cette dernière tunique et la tunique muqueuse, et vient
s'ouvrir dans le bas-fond de la vessie par un orifice ovalaire ou en forme de
fente (fig. 246, 3). Dans sa portion toute terminale, l'uretère a sa paroi supérieure
exclusivement constituée par un repli de la muqueuse vésicale, lequel, sous
l'influence de la moindre pression venue d'en haut, s'applique plus ou moins
fortement contre la paroi postérieure (*valvule de l'uretère*). Il résulte d'une pareille
disposition que l'urine passe avec la plus grande facilité de l'uretère dans la vessie,
sans pouvoir refluer de la vessie dans l'uretère.

§ II. — Constitution anatomique

Le conduit vecteur de l'urine présente une structure qui est à peu près la même
pour chacun de ses trois segments. Il se compose essentiellement de trois couches,
qui sont en allant de dehors en dedans : 1° une couche conjonctive ; 2° une couche
musculeuse ; 3° une couche muqueuse.

1° **Tunique conjonctive.** — La tunique conjonctive, encore désignée sous le
nom d'adventice, se compose de fibres de tissu conjonctif diversement entre-croisées,
auxquelles vient se joindre un certain nombre de fibres élastiques. — Elle se
continue en haut, au niveau de l'orifice supérieur des calices, avec l'enveloppe
fibreuse du rein. — En bas, en atteignant la vessie, elle se confond en grande
partie avec la couche celluleuse qui enveloppe cet organe. En partie aussi, elle se
prolonge autour de l'uretère qui, grâce à elle, reste isolé de la paroi vésicale et
conserve ainsi plus ou moins son individualité au milieu des nombreuses couches
musculeuses qu'il traverse. Il convient d'ajouter, cependant, que les vaisseaux qui
cheminent dans cette gaine conjonctive communiquent à la fois avec le réseau de
l'uretère et celui de la vessie.

2° **Tunique musculeuse.** — La tunique musculeuse représente à elle seule la
moitié environ de l'épaisseur de la paroi. Elle est constituée par des fibres musculaires lisses, disposées sur deux plans : un plan profond, formé par des fibres
longitudinales ; un plan superficiel, comprenant des fibres circulaires. Ces deux
plans se continuent sans interruption sur toute la longueur du conduit vecteur de
l'urine ; ils sont, toutefois, beaucoup moins développés sur les calices que sur le
bassinet et l'uretère. Sur la moitié inférieure de l'uretère ou sur son tiers inférieur
seulement, il s'ajoute aux deux plans précités un troisième plan situé immédiatement en dehors des fibres circulaires et formé, comme le plan profond, par des
fibres longitudinales. A ce niveau, la tunique musculeuse de l'uretère se compose,

en réalité, de deux couches de fibres longitudinales, les unes internes, les autres externes, séparées par une couche intermédiaire de fibres circulaires.

Nous avons vu plus haut, à propos des reins (fig. 234, p. 380), comment se comportent les fibres musculaires de l'uretère au niveau de la papille. Nous n'y reviendrons pas ici.

Du côté de la vessie, la tunique musculeuse de l'uretère se prolonge avec ses deux ordres de fibres dans l'épaisseur de la paroi vésicale. — Ses fibres circulaires se terminent sur le pourtour de l'orifice uretérique. — Ses fibres longitudinales, beaucoup plus longues, s'étalent sur le trigone vésical immédiatement au-dessous de la muqueuse. Sur un enfant de dix ans, dont la vessie était entièrement vide et possédait, de ce fait, une paroi fort épaisse, j'ai vu ces fibres longitudinales se partager nettement sur la paroi supérieure du conduit (fig. 242,7), à 12 ou 15 millimètres en amont de l'orifice uretérique, en deux faisceaux divergents, l'un supérieur, l'autre inférieur : le faisceau supérieur (7'), se dirigeant en dedans, se réunissait sur la ligne médiane avec celui du côté opposé, formant ainsi, à la limite postérieure du trigone, un cordon transversal que nous décrirons plus loin, à propos de la vessie, sous le nom de *bourrelet interuretérique;* le faisceau inférieur (7"), obliquant

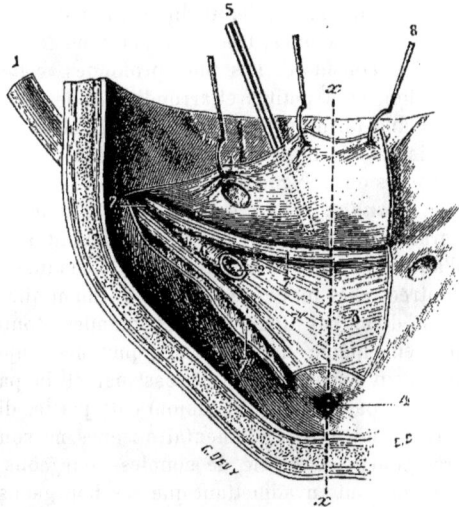

Fig. 242.

Mode de terminaison de l'uretère dans la vessie
(enfant de dix ans, vessie vide).

1, uretère du côté droit. — 2, son abouchement dans la vessie. — 3, trigone de Lieutaud. — 4, col de la vessie. — 5, bas-fond. — 6, fibres circulaires de l'uretère. — 7, fibres longitudinales, avec : 7', son faisceau supérieur (bourrelet interuretérique); 7", son faisceau inférieur; 7"', son faisceau moyen, éparpillé en éventail sur les fibres propres du trigone. — 8, muqueuse vésicale isolée et érignée.

en bas et en dedans, longeait le bord correspondant du trigone et descendait ainsi jusqu'au col de la vessie, formant comme le précédent une sorte de bourrelet arrondi. Entre ces deux faisceaux, les fibres inférieures de l'uretère s'étalaient en un large éventail (7"') et recouvraient, avec leurs homologues du côté opposé, toute la surface du trigone.

3° **Tunique muqueuse.** — La muqueuse du conduit vecteur de l'urine, lisse et unie, de coloration grisâtre, prend naissance sur les papilles rénales, où elle fait suite à l'épithélium des gros canaux collecteurs du rein et au stroma conjonctif qui les entoure. Elle revêt tout d'abord la surface des papilles, depuis le sommet jusqu'au col. Là, elle se réfléchit en bas pour tapisser la surface intérieure des calices et, au delà des calices, la surface intérieure du bassinet et de l'uretère. Arrivée à la vessie, elle se prolonge, en conservant tous ses caractères morphologiques, jusqu'à l'orifice uretérique et, à ce niveau, se continue avec la muqueuse vésicale. La muqueuse du conduit vecteur de l'urine se compose comme toutes les muqueuses : 1° d'une couche profonde ou chorion ; 2° d'une couche superficielle ou épithéliale, à laquelle sont annexées quelques glandes rudimentaires :

a. *Chorion.* — Le chorion muqueux est très mince sur les papilles et sur la partie supérieure des calices, où il ne mesure que 15 ou 20 μ. de hauteur. Il s'épaissit peu à peu au fur et à mesure qu'il s'éloigne du rein et atteint, sur l'uretère, un quart de millimètre ou même plus. Sa face externe répond à la tunique musculeuse ; sa face interne, entièrement dépourvue de papilles, sert de base à l'épithélium.

b. *Epithélium.* — L'épithélium de l'uretère mesure en moyenne de 60 à 70 μ. de hauteur. C'est un épithélium mixte ou polymorphe. Il est formé par plusieurs assises de cellules, très différentes de forme et de volume suivant le point où on les considère. Les plus profondes, celles qui reposent directement sur le chorion, sont petites et arrondies. Celles qui occupent la couche moyenne revêtent une forme cylindrique ou conique. Enfin, les plus superficielles, celles qui avoisinent la lumière du conduit, sont aplaties, parfois lamelleuses, à contours arrondis ou polygonaux.

c. *Glandes.* — La question des glandes urétériques est encore très controversée. A côté des auteurs qui rejettent formellement leur existence, il en est d'autres qui les décrivent comme constantes. HAMBURGER ét BIANCHI les ont rencontrées chez un grand nombre de mammifères et chez l'homme. Leur existence n'est donc pas douteuse. Ces glandes, toutefois, sont peu nombreuses ; elles peuvent même manquer sur quelques sujets et, quand elles existent, elles occupent exclusivement le bassinet et la partie toute supérieure de l'uretère. D'autre part, elles sont toujours de petites dimensions et se présentent sous une forme tout à fait rudimentaire : elles ne sont habituellement que des follicules très courts ou même de simples bourgeons épithéliaux sans lumière centrale. BIANCHI, tout en admettant que ces bourgeons épithéliaux ressemblent beaucoup à des glandes, a émis l'hypothèse qu'ils pourraient bien n'être que les vestiges des invaginations des premières générations de tubes droits, qui disparaissent plus tard.

§ III. — VAISSEAUX ET NERFS

1° **Artères.** — Les artères destinées au conduit excréteur de l'urine proviennent de plusieurs sources : 1° pour le calice et le bassinet, des divisions de l'artère rénale ; 2° pour la portion abdominale de l'uretère, des artères spermatiques ou utéro-ovariennes ; 3° pour sa portion pelvienne, des branches de l'hypogastrique qui cheminent dans son voisinage, notamment des artères vésicales.

Ces branches artérielles sont toujours de petit calibre. Elles se ramifient dans les différentes tuniques de l'uretère et se terminent dans les couches superficielles du chorion muqueux, où elles forment, immédiatement au-dessous de l'épithélium (ENGELMANN), un réseau à mailles très étroites.

2° **Veines.** — Les veines des calices et du bassinet forment en arrière de ce dernier organe un plexus, le *plexus veineux rétro-pyélique*, qui est ordinairement très développé et qui est en relation à la fois avec la veine rénale, les veines capsulo-adipeuses postérieures et les veines de la portion initiale de l'uretère. — Les veines de la portion abdominale de l'uretère aboutissent, pour la plupart, aux veines spermatiques ou utéro-ovariennes ; tout à fait en haut, cependant, elles entrent en relation, comme nous l'avons déjà vu, avec le réseau de la capsule adipeuse du rein. — Enfin, les veines qui proviennent de la portion pelvienne se condensent ordinairement en un ou deux troncules qui, suivant le trajet du conduit, viennent se jeter, soit dans l'iliaque interne, soit dans l'iliaque primitive.

Les veines urétériques, dans les conditions normales, sont peu développées. Mais, dans les cas de compression ou d'oblitération de la partie inférieure de la veine cave, elles se dilatent peu à peu et finissent par acquérir un développement considérable. Elles constituent ainsi une voie dérivative importante, par laquelle le sang veineux du bassin remonte dans la veine rénale et, de là, dans la partie supérieure de la veine cave restée perméable.

3° **Lymphatiques.** — Les lymphatiques du canal excréteur du rein sont encore mal connus. SAPPEY, qui a réussi à les injecter chez le cheval, n'a pu observer que le réseau musculaire; mais il n'est pas douteux que la tunique muqueuse possède aussi son réseau. Les lymphatiques du bassinet aboutissent à un ganglion placé en arrière de ce réservoir ou, quand ce ganglion fait défaut, aux ganglions du hile du rein. Ceux qui proviennent de l'uretère se dirigent en dedans vers les ganglions lombaires.

4° **Nerfs.** — Les nerfs proviennent du plexus rénal, du plexus spermatique et du plexus hypogastrique. Ils suivent le trajet des artères et nous présentent çà et là, dans la tunique conjonctive, de petits ganglions microscopiques (ENGELMANN, OBERSTEINER, FREY). Ils se distribuent, les uns aux fibres musculaires, les autres à la muqueuse. Leur mode de terminaison ne nous est pas encore connu.

Voyez, au sujet du conduit vecteur de l'urine : ENGELMANN, *Zur Physiologie des Ureters*, Pflüger's Arch., 1869 ; — BOUVIN, *Over den bouw en de beweging der ureteres*, Utrecht, 1869 ; — FREUND u. JOSEPH, Berlin. klin. Wochenschr., 1869 ; — HYRTL, *Das Nierenbecken der Säugethiere v. des Menschen*, Akad. d. Wiss., Wien, 1870 ; — HOLL, *Zur Topographie des weibl. Harnleiters*, Wien. med. Wochenschr , 1882 ; — TOURNEUR, *Urétérite et périurétérite*, Th. Paris, 1886 ; — RICARD, *De quelques rapports de l'artère utérine à propos de l'hystérectomie vaginale*, Semaine médicale, 1887 ; — HALLÉ, *Urétérite et pyélite*. Th. Paris, 1887 ; — LLOYD, *Practical observations on kidney stone and kidney mobility*, The Practitioner, 1887 ; — PÉREZ, *Exploration des uretères*, Th. Paris, 1888 ; — PANTALONI, *La portion pelvienne des uretères chez la femme*, Th. Paris, 1889 ; — LEGUEU, *L'anatomie chirurgicale du bassinet et l'exploration intérieure du rein*, Annales de Guyon, 1891.

ARTICLE IV

VESSIE

La vessie est un réservoir musculo-membraneux, destiné à recueillir l'urine, au fur et à mesure que la lui apporte l'uretère, et à la conserver jusqu'au moment où, le besoin d'uriner se faisant sentir, ses parois se contractent pour chasser ce liquide dans l'urèthre et, de là, à l'extérieur. Ce réservoir, intermédiaire aux uretères et à l'urèthre, est un organe constant dans la classe des mammifères. Il dérive, comme nous le verrons plus tard (voy. EMBRYOLOGIE), de la partie inférieure du pédicule de l'allantoïde, la partie supérieure du pédicule s'oblitérant progressivement pour constituer l'ouraque.

§ I. — CONSIDÉRATIONS GÉNÉRALES

1° **Situation.** — La vessie est située dans l'excavation pelvienne, immédiatement en arrière des pubis. Pendant la vie fœtale, son sommet s'élève constamment au-dessus de la symphyse et la portion supérieure de l'organe occupe en réalité la cavité abdominale. Cette disposition s'observe encore chez le nouveau-né, et elle serait même, d'après les recherches de TAKAHASI, plus prononcée que chez le fœtus. Mais, après la naissance, nous voyons la portion abdominale de la vessie s'atténuer graduellement ; le réservoir urinaire perd peu à peu le contact avec la paroi abdominale et, chez l'adulte, il se dissimule entièrement, dans la plupart des cas, derrière la symphyse. Il se produit donc, au cours du développement ontogénique, une sorte de descente de la vessie dans l'excavation pelvienne. Mais ce mouvement de descente est plus apparent que réel : il s'explique avant tout par ce double fait que, chez le fœtus, le bassin est encore peu développé, que la symphyse notamment est beaucoup moins élevée qu'elle le sera plus tard, tandis que la vessie, sans atteindre les dimensions qu'elle nous présente chez l'adulte, a une forme beaucoup plus allongée et possède un diamètre vertical relativement plus considérable. Le mot de descente, appliqué à la vessie pour expliquer ses changements de situation par rapport à la paroi abdomino-pelvienne, n'est donc pas parfaitement exact. Toutefois, il ne faudrait peut-être pas le rejeter entièrement : il me paraît assez rationnel d'admettre, en effet, qu'au moment où le sujet s'habitue peu à peu à l'attitude bipède, la vessie, semblable en cela aux autres viscères abdominaux et sous l'influence de son propre poids, descend en réalité dans l'excavation pelvienne.

2° **Moyens de fixité.** — La vessie est fixée à sa partie inférieure par sa continuité avec l'urèthre et par l'insertion d'un certain nombre de ses faisceaux musculaires à la prostate, urèthre et prostate qui sont eux-mêmes intimement unis au plancher pelvien. — A sa partie supérieure, elle donne naissance à trois cordons fibreux, l'un médian, l'ouraque, les deux autres latéraux résultant de l'oblitération des artères ombilicales, lesquels cordons, d'autre part, vont s'insérer à l'ombilic et rattachent ainsi le pôle supérieur du réservoir urinaire à la paroi abdominale antérieure. — En avant, la vessie est fixée encore au bassin osseux par deux faisceaux musculaires qui émanent de sa tunique moyenne et qui, sous le nom impropre de *ligaments antérieurs de la vessie* ou *ligaments pubo-vésicaux*, viennent s'attacher à la face postérieure des pubis. — Enfin, le péritoine, qui recouvre à la manière d'une calotte ses faces postérieure et latérales et qui se réfléchit ensuite tout autour d'elle pour devenir pariétal, lui constitue, au niveau de sa ligne de réflexion, comme une sorte de ligament annulaire, qui l'unit successivement au rectum (l'utérus chez la femme), à la paroi antérieure de l'abdomen et aux parois latérales du bassin.

Le réservoir urinaire, on le voit, possède de nombreux moyens de fixité et on conçoit difficilement qu'il puisse s'échapper de la cavité pelvienne. On l'a vu cependant, dans des cas fort rares il est vrai, remonter dans la fosse iliaque et faire hernie, soit à travers le canal inguinal, soit à travers l'anneau crural.

3° **Forme et direction.** — Durant la vie intra-utérine, la vessie, comme nous l'avons déjà fait remarquer plus haut, revêt l'aspect d'une poche allongée verticalement, fusiforme ou conique. Cette forme allongée s'observe encore chez le nouveau-né (fig. 245) et dans les premières années qui suivent la naissance. Puis, elle va en s'atténuant et le réservoir urinaire prend peu à peu la forme globuleuse ou ovoïde qui le caractérise chez l'adulte.

Chez ce dernier, du reste, la vessie diffère beaucoup, quant à sa configuration extérieure, suivant qu'elle est vide ou distendue par l'urine. — A l'*état de vacuité* (fig. 244, A), elle se présente sous deux aspects principaux, constituant le *type aplati* et le *type sphérique*. Dans le premier cas, la vessie, fortement aplatie d'avant en arrière, a la forme d'un triangle dont le sommet regarde en haut et en avant et dont les deux faces sont, l'une postéro-supérieure, l'autre antéro-inférieure. Dans le second cas, elle est plus ou moins arrondie, sphérique ou piriforme. — A l'*état de plénitude* (fig. 244, B), elle revêt la forme d'un ovoïde dont la grosse

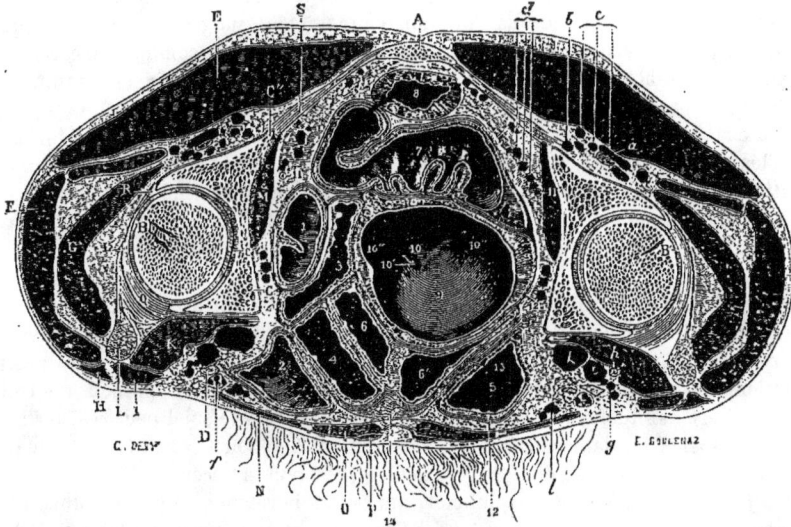

Fig. 243.

La vessie vue sur une coupe horizontale du bassin,
passant à 8 centimètres au-dessous du promontoire (sujet congelé).

A, sacrum. — B, tête fémorale, avec B', son cartilage d'encroûtement. — C, os iliaque, avec C', acetabulum et C'', épine sciatique. — D, coupe de l'arcade crurale. — E, muscle grand fessier. — F, muscle moyen fessier. — G, muscle petit fessier. — H, tenseur du fascia lata. — I, couturier. — K, muscle psoas-iliaque. — L, tendon direct du droit antérieur de la cuisse, avec L', son tendon réfléchi. — M, obturateur interne. — N, muscles latéraux de la paroi abdominale. — O, droit antérieur de l'abdomen. — P, pyramidal. — Q, capsule articulaire. — R, bourrelet cotyloïdien. — S, ligament sacro-sciatique.

1, 2, anses intestinales vides. — 3, 4, 5, 6, 6', anses intestinales remplies de matières fécales et refoulant la vessie. — 6'', coupe d'un repli formant éperon entre les deux segments 6 et 6', de la même anse. — 7, côlon ilio-pelvien. — 8, rectum (les flèches indiquent le cours des matières ; la réunion des deux segments 7 et 8 du gros intestin se fait sur un plan supérieur à celui de la coupe). — 9, vessie. — 10, trigone de Lieutaud, avec : 10', l'orifice de l'urèthre, 10'', les orifices des uretères dont on voit la coupe en 11, en dedans du muscle obturateur interne. — 12, péritoine pariétal. — 13, brides formant cloison, s'élevant de la paroi abdominale antérieure et séparant les deux anses intestinales adjacentes. — 14, espace prévésical.

a, nerf sciatique. — b, artère honteuse interne. — c, vaisseaux fessiers inférieurs. — d, vaisseaux iliaques internes. — e, vaisseaux obturateurs. — f, cordon inguinal. — g, vaisseaux circonflexes iliaques. — h, nerf crural. — i, artère iliaque externe. — k, veine iliaque externe. — l, vaisseaux épigastriques.

extrémité serait postéro-inférieure et dont le grand axe, plus ou moins parallèle à l'axe de l'excavation, se dirigerait obliquement de haut en bas et d'avant en arrière.

Des trois diamètres de l'ovoïde vésical, le vertical est le plus long. Viennent ensuite, par ordre décroissant, le diamètre transversal et le diamètre antéro-postérieur. Le diamètre transversal l'emporte parfois cependant sur le diamètre vertical et cette disposition, créant un nouveau type, le *type transversal*, serait particulièrement fréquente chez la femme. BARKOW, en effet, ne l'aurait observée que 2 fois sur 7 chez l'homme, tandis que, chez la femme, il l'aurait rencontrée dans plus de la moitié des cas. Le mode de genèse de ce type transversal n'a pas encore été expliqué d'une façon satisfaisante, et il en est de même de sa plus grande fréquence chez la femme. On a invoqué, pour cette dernière, l'influence de

la grossesse ; mais une pareille explication est difficilement conciliable avec ce fait
que le type en question se rencontre quelquefois chez l'homme. Barkow attribuait
cette atténuation du diamètre vertical de la vessie chez la femme à des contractions
fréquentes des faisceaux longitudinaux postérieurs de cet organe, contractions qui
se produiraient en même temps que celles du conduit utéro-vaginal ; cette hypothèse n'a pas plus de valeur que la précédente et la même objection lui est applicable. Enfin, nous signalerons l'opinion éminemment suggestive de Henle, qui
considérait cet élargissement de la vessie, chez la femme, comme un caractère
sexuel congénital, en rapport avec les dimensions transversales de son bassin.

Quoique pair et médian, l'ovoïde vésical ne se développe pas toujours d'une
façon exactement symétrique. Comme tous les organes mous, il se laisse déprimer
par les anses intestinales qui pèsent sur lui, surtout quand elles sont remplies de
matières fécales. La vessie, dans ce cas, se déforme et devient plus ou moins asymétrique, comme le démontre nettement la figure 243, représentant une coupe
horizontale de sujet congelé.

4° **Dimensions.** — La vessie est bien certainement celui de tous les réservoirs
de l'économie dont les dimensions nous offrent le plus de variétés. Sur le vivant,
sa *capacité moyenne* est exactement représentée par la quantité d'urine qu'elle
contient quand naît le besoin d'uriner. Or, l'observation nous apprend que cette
quantité est habituellement de 150 à 250 grammes. Mais le sujet peut résister à ce
besoin d'uriner et, dans ce cas, l'urine continuant à déboucher goutte à goutte par
les uretères, la vessie se dilatera graduellement pour la recevoir. Elle se dilatera
ainsi jusqu'au moment où le sphincter, qui tend à la retenir, ne pourra plus lutter
contre la réaction des parois qui tend à l'expulser et la laissera s'échapper d'elle-
même dans l'urèthre. Cette capacité nouvelle du réservoir urinaire, que l'on
pourrait appeler sa *capacité physiologique maxima*, est représentée par 300 à
350 grammes de liquide. Du reste, la capacité de la vessie, capacité moyenne et
capacité physiologique maxima, varie beaucoup suivant les habitudes et le régime
alimentaire des individus. Elle varie aussi suivant la sensibilité de sa muqueuse,
suivant les qualités réactionnelles de son appareil contractile, et Guyon a pu dire
avec beaucoup de raison que la vessie, sur le vivant, a une capacité physiologique
bien plutôt qu'une capacité anatomique

Sur le cadavre où les propriétés biologiques des organes ont fait place aux propriétés purement physiques, les choses sont toutes différentes. On admet généralement que la vessie cadavérique est moyennement dilatée quand on a injecté dans
son intérieur 500 à 550 grammes de liquide, et qu'elle présente alors 11 ou 12 centimètres dans son diamètre vertical, 8 ou 9 centimètres dans le sens transversal,
6 ou 7 centimètres dans le sens antéro-postérieur. Mais on peut la dilater encore et
injecter, sans la rompre, 800, 900 et 1 000 grammes de liquide. La rupture survient
ordinairement entre 1 200 et 1 500 grammes, exceptionnellement au-dessous de
1 000 grammes ou au-dessus de 1 600. Des expériences récentes de Delbet (1892)
nous apprennent que, dans les conditions physiologiques, la vessie vigoureuse des
jeunes sujets se laisse moins distendre et se rompt plus tôt que la vessie affaiblie
des vieillards. Elles nous apprennent encore que la rupture est le plus souvent
linéaire, à grand axe vertical, à bords irréguliers, et, d'autre part, qu'elle se
produit toujours dans le segment supérieur de la vessie, tantôt en avant, dans la
portion extra-péritonéale, tantôt en arrière sur la face péritonéale.

Ces dilatations artificielles de la vessie par des injections expérimentales sont des dilatations brusques. Dans certains états pathologiques qui ont pour conséquence une rétention plus ou moins complète de l'urine, on voit la vessie subir une dilatation lente mais progressive et, de ce fait, acquérir des dimensions beaucoup plus considérables. Les faits de vessie renfermant 5 ou 6 litres d'urine ne sont pas extrêmement rares. On en a observé qui en renfermaient 10 à 20 litres et, dans un cas mentionné par Franck, la vessie, remontée jusqu'au-dessous du diaphragme et occupant par conséquent tout l'abdomen, contenait jusqu'à 80 litres de liquide.

On trouve écrit partout que la femme, plus esclave que l'homme des bienséances sociales, possède une vessie plus développée que celle de l'homme. Une pareille assertion, formulée mais non justifiée, est en opposition formelle avec les mensurations de Barkow, de Sappey et de quelques autres anatomistes, desquelles il résulte que les dimensions du réservoir urinaire prédominent chez l'homme. Il est de fait que la vessie a chez l'homme un poids un peu supérieur à celui qu'elle présente chez la femme, qu'elle est par conséquent plus développée chez le premier. Mais comme le poids d'un réservoir élastique et contractile n'est pas nécessairement en rapport avec sa capacité, nous ne pouvons en conclure que cette capacité est également plus grande chez l'homme.

Pour évaluer en chiffres la capacité du réservoir urinaire, il faut le jauger, c'est-à-dire mesurer exactement la quantité de liquide qu'elle contient sous une pression donnée. C'est ce qu'a fait tout récemment (1892) Genouville. Opérant comparativement sur 50 sujets, dont 25 hommes et 25 femmes, il a obtenu les chiffres suivants : 1° sans pression, la vessie renferme 88 grammes chez l'homme et 58 grammes chez la femme ; la capacité vésicale est, dans ces conditions, manifestement plus petite chez la femme, où elle ne représente que les deux tiers de celle de l'homme ; 2° sous une pression de 0m,20 de hauteur d'eau (1/50 d'atmosphère environ), la vessie de l'homme contient 238 grammes de liquide, tandis que celle de la femme en renferme 337 ; la proportion est, comme on le voit, bien différente ; elle est presque renversée. Or, si nous admettons avec certains expérimentateurs (Mosso et Pellacani, Duchastelet) que le besoin d'uriner survient, non pas quand le réservoir urinaire contient telle ou telle quantité de liquide, mais bien quand elle renferme du liquide sous une pression déterminée, nous pouvons conclure, ce me semble : 1° que la vessie de la femme se laisse plus facilement distendre que celle de l'homme ; 2° qu'au moment où naît le besoin d'uriner, elle renferme une quantité de liquide plus considérable que n'en contient celle de l'homme dans les mêmes conditions ; 3° qu'en conséquence, sa capacité moyenne est plus élevée que celle de l'homme.

Il nous reste à savoir jusqu'à quel point les résultats obtenus par Genouville sur des vessies mortes et enlevées du bassin, sont applicables à des vessies vivantes, avec la sensibilité de leur muqueuse, la tonicité et la contractilité de leur tunique musculaire, la tonicité et la contractilité de leurs sphincters : ce sont là, on en conviendra, des facteurs importants qui, en venant s'ajouter au problème, sont bien capables d'en modifier les conclusions. Aussi, de tous les procédés mis en œuvre pour déterminer la capacité physiologique de la vessie et pour juger ensuite quel est celui, de l'homme ou de la femme, où cette capacité est la plus considérable, il n'y en a pour ainsi dire qu'un seul qui me paraisse pratique. C'est celui qui consiste à mesurer tout simplement, chez l'homme et chez la femme, la quantité d'urine fournie par la miction, à la condition toutefois : 1° que les sujets choisis soient parfaitement sains ; 2° qu'ils évacuent tous leur vessie au moment précis où le besoin d'uriner se fait sentir ; 3° enfin, qu'ils forment, dans l'un et l'autre sexe, des séries numériquement suffisantes.

§ II. — Conformation extérieure et rapports

La vessie, avons-nous dit plus haut, a la forme d'un ovoïde. Nous pouvons, par conséquent, lui considérer : 1° une *base*, qui répond à sa partie inférieure ; 2° un *sommet* ou *pôle*, qui regarde en haut et en avant ; 3° un *corps*, qui est intermédiaire au sommet et à la base et qui comprend la plus grande partie de l'organe. Le corps, à son tour, nous présente une face antérieure, une face postérieure et deux faces latérales. Nous examinerons, au double point de vue de sa configuration extérieure et de ses rapports, chacune de ces différentes régions.

1° Face antérieure. — La face antérieure s'étend en hauteur depuis les ligaments pubo-vésicaux jusqu'au sommet de l'organe, c'est-à-dire jusqu'à l'origine de l'ouraque. Ses rapports varient naturellement suivant que la vessie est vide, moyennement distendue ou surdistendue :

a. *Vessie vide, espace prévésical.* — A l'état de vacuité, la vessie ne dépasse ordinairement pas le bord supérieur des pubis et, par conséquent, se trouve complètement cachée en arrière de la paroi antérieure du bassin. Elle répond, sur la ligne médiane, à la symphyse pubienne et, de chaque côté de la ligne médiane, au corps du pubis et au muscle obturateur interne revêtu de son aponévrose (fig. 244, A).

Entre la vessie et les pubis, se trouve un espace virtuel, que comble une couche de tissu cellulaire lâche et plus ou moins riche en graisse suivant l'embonpoint du sujet. Délimité en bas par les ligaments pubo-vésicaux, il se continue, au-dessus des pubis, avec un espace analogue qui remonte, le long de la paroi abdominale, jusqu'à l'ombilic. Ce vaste espace cellulaire, qui s'étend de l'ombilic au plancher pelvien, est ordinairement désigné sous le nom de *cavité prépéritonéale* de RETZIUS ou, plus simplement, de *cavité de Retzius*. Mais cette dénomination me paraît devoir être abandonnée, l'espace décrit autrefois par RETZIUS autour de la vessie étant bien différent de celui que l'on décrit aujourd'hui. Nous lui substituerons celle d'*espace prévésical* qui, tout en ne préjugeant rien sur la nature de l'espace en question, a l'avantage de préciser nettement sa situation en avant du réservoir urinaire.

L'espace prévésical, nous venons de le voir, commence en haut au niveau de l'ombilic et, de là, s'étend jusqu'aux ligaments pubo-vésicaux. Voyons maintenant comment sont constituées ses deux parois antérieure et postérieure. — La *paroi antérieure* répond à la paroi abdomino-pelvienne. Elle est formée successivement : 1° en haut, depuis l'ombilic jusqu'aux arcades de Douglas (voy. t. I, MYOLOGIE), par le feuillet postérieur de la gaine du grand droit ; 2° à sa partie moyenne, depuis les arcades de Douglas jusqu'aux pubis, par le fascia transversalis, et nous rappellerons en passant que ce fascia transversalis, qui s'attache à la lèvre postérieure des pubis, est séparé du muscle grand droit, qui s'insère à la lèvre antérieure, par un espace triangulaire à base inférieure (fig. 244, d), comblé par du tissu cellulo-adipeux et connu sous le nom d'*espace sus-pubien* (*cavum supra-pubicum* de LEUSSEN) ; 3° en bas, depuis les pubis jusqu'aux ligaments pubo-vésicaux, par la face postérieure du corps des pubis et par la symphyse. — La *paroi postérieure* de l'espace prévésical est constitué par une lame fibro-celluleuse, qui s'étend, comme l'espace lui-même, depuis l'ombilic jusqu'au plancher pelvien : nous la désignerons sous le nom de *fascia ombilico-prévésical* ou *aponévrose ombilico-prévésicale*. De forme triangulaire, cette aponévrose s'attache, par son sommet, sur la partie inférieure de la cicatrice ombilicale. Puis, elle se porte en bas, en passant au-devant de l'ouraque et des artères ombilicales, et atteint bientôt le sommet de la vessie. Là, s'élargissant brusquement et se repliant sur elle-même, de façon à former une gouttière à concavité postérieure, elle embrasse la face antérieure et les faces latérales de la vessie et descend ainsi, le long de ces faces, jusqu'au plancher pelvien, où elle se termine de la façon suivante : sur la ligne médiane, elle se fusionne avec les ligaments pubo-vésicaux ; sur les côtés, elle se confond de même avec l'aponévrose pelvienne depuis les ligaments pubo-vésicaux jusqu'au bord antérieur des deux échancrures sciatiques. Il y a fusion intime entre l'aponévrose pelvienne et la base de l'aponévrose ombilico-prévésicale et l'on comprend parfaitement la conception de certains auteurs, HENLE entre autres, qui considèrent cette dernière aponévrose comme un prolongement ascendant de la première (fig. 324, 14).

Les bords latéraux de l'aponévrose ombilico-prévésicale s'étendent obliquement de la grande échancrure sciatique à l'ombilic. Ils suivent assez exactement le trajet des artères ombilicales, tout en les débordant en dehors dans une étendue qui varie, suivant les régions, de 1 à 4 centimètres. Considérés au point de vue de leurs connexions avec la paroi abdomino-pelvienne, ils adhèrent assez intimement à cette paroi sur les points suivants : 1° en bas, immédiatement en avant de la grande échancrure sciatique, à l'aponévrose de l'obturateur interne ; 2° en haut, à la gaine du grand droit et au fascia transversalis, depuis l'ombilic jusqu'à 3 ou 4 centimètres au-dessous des arcades de Douglas. Sur tous les autres points, les adhérences entre le bord latéral de l'aponévrose ombilico-prévésicale et la paroi abdomino-pelvienne sont faibles ou même nulles. Il en résulte que l'espace prévésical est incomplètement fermé sur les côtés, d'où la possibilité, pour les produc-

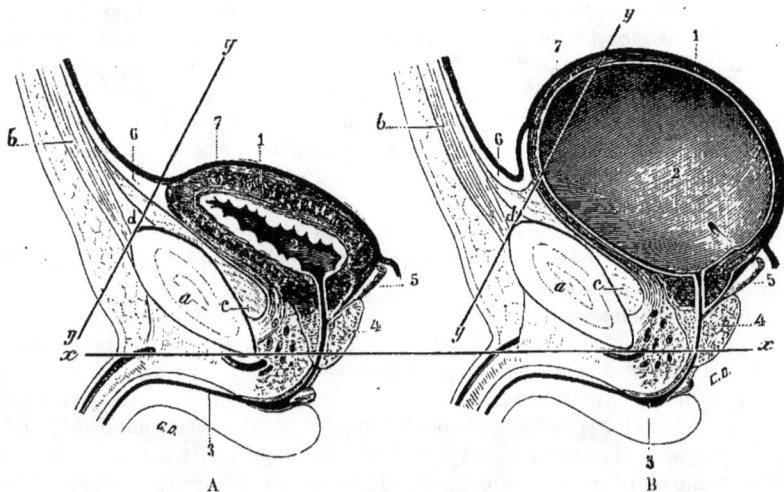

Fig. 244.

Rapports de la vessie avec le pubis et avec la paroi antérieure de l'abdomen :
A, à l'état de vacuité ; B, à l'état de réplétion.

a, symphyse pubienne. — *b*, paroi abdominale. — *c*, espace prévésical. — *d*, espace sus-pubien.
1, parois de la vessie. — 2, sa cavité. — 3, urèthre. — 4, prostate. — 5, canal déférent droit. — 6, ouraque. — 7, péritoine.
x, *x*, horizontale passant au-dessous de la symphyse. — *y*, *y*, plan du détroit supérieur.

tions pathologiques qui s'y développent, les collections purulentes par exemple, de faire irruption dans les fosses iliaques.

En résumé, notre espace prévésical, dont la description est intimement liée à celle des rapports antérieurs de la vessie, est situé, en partie dans l'abdomen, en partie dans l'excavation pelvienne. — Dans sa *portion abdominale* ou *sus-pubienne*, il se développe derrière la paroi abdominale, entre cette paroi et l'aponévrose ombilico-prévésicale, qui la sépare de l'ouraque, des artères ombilicales et du péritoine. — Dans sa *portion pelvienne* ou *rétro-pubienne*, l'espace prévésical est encore compris entre l'aponévrose ombilico-prévésicale qui la délimite en arrière et la paroi pelvienne qui la circonscrit en avant. Il répond tout d'abord à la face antérieure de la vessie et se prolonge ensuite le long de ses faces latérales, entre le plancher pelvien et le cul-de-sac péritonéal qui les surmonte, jusqu'à la partie antérieure de la grande échancure sciatique. Il est fermé là par l'adhérence de l'aponévrose ombilico-prévésicale aux aponévroses des deux muscles pyramidal et obturateur interne, adhérence qui est intime et qui le sépare du rectum. Ainsi entendu, l'espace prévésical peut être considéré comme une dépendance de l'espace pelvi-rectal supérieur (voy. *Aponévroses du périnée*, p. 538).

b. *Vessie distendue.* — Lorsque la vessie se dilate, soit naturellement par l'apport incessant des uretères, soit artificiellement à la suite d'une injection de liquide dans l'urèthre, son accroissement se fait surtout aux dépens de ses parois postérieure et latérales. La paroi antérieure s'amplifie aussi, mais dans des proportions qui sont beaucoup moindres. Dans ces conditions, la base du réservoir restant à peu près fixe sur le plancher pelvien, son sommet se porte peu à peu en haut et en arrière, de telle sorte que la série des points occupés successivement par le sommet lorsque la vessie passe de l'état de vacuité à l'état de distension complète, que cette série de points, dis-je, forme une ligne courbe dont la concavité regarde en bas et en arrière. Le sommet, en s'écartant ainsi de sa position initiale, entraîne avec lui l'ouraque, et la partie inférieure de celui-ci se dispose peu à peu en une sorte de courbe à concavité supérieure (fig. 244, B) : la branche antérieure de cette courbe conserve ses rapports avec la paroi abdominale ; sa branche postérieure s'applique contre la paroi antérieure de la vessie ; sa partie moyenne, enfin, regarde le pubis et s'en écarte de plus en plus, au fur et à mesure que le sommet de la vessie s'élève ou, ce qui revient au même, au fur et à mesure que la vessie augmente de volume. Nous devons ajouter, toutefois, que ce mouvement ascensionnel de l'anse formée par l'ouraque n'est jamais en rapport constant avec le degré d'ampliation de la vessie.

Quant au péritoine qui est directement appliqué sur le côté postérieur de l'ouraque, il est facile de se rendre compte de la situation variable qu'il occupe suivant l'état de la vessie. — Lorsque la vessie est vide (fig. 244, A), il passe directement de la paroi abdominale antérieure sur le sommet de la vessie et, de là, sur sa face postérieure. — Lorsque la vessie est distendue (fig. 244, B), il descend tout d'abord jusque sur la partie moyenne de l'anse que forme l'ouraque ; puis, il remonte avec la partie ascendante de ce cordon jusqu'au sommet de la vessie, pour descendre alors, comme précédemment, sur sa face postérieure. La séreuse forme ainsi, en avant de la vessie, un cul-de-sac à concavité supérieure : c'est le *cul-de-sac prévésical.*

Le cul-de-sac prévésical est d'autant plus profond que le sommet de la vessie a effectué une excursion plus étendue ou, ce qui revient exactement au même, que le réservoir urinaire a acquis un volume plus considérable. Mais il n'en est pas moins vrai que le fond de ce cul-de-sac s'éloigne de plus en plus des pubis dans les mêmes conditions, c'est-à-dire au fur et à mesure que le volume de la vessie augmente. Ces faits, en apparence insignifiants, acquièrent une importance considérable en médecine opératoire, quand il s'agit d'arriver sur la vessie par une incision sus-pubienne. Il y aurait, on le conçoit, un grand intérêt à savoir exactement quelle est la distance qui, à un état de distension donné du réservoir urinaire, sépare la symphyse pubienne du cul-de-sac précité. Théoriquement, on peut admettre que cette distance est nulle quand la vessie est vide, qu'elle atteint 1 ou 2 centimètres après une injection de 300 grammes de liquide, 2 ou 3 centimètres après une injection de 400 à 500 grammes, 3 ou 4 centimètres après une injection de 600 à 700 grammes. Mais, sur ce point comme sur bien d'autres, les variations individuelles sont nombreuses comme l'établissent surabondamment les divergences des résultats obtenus par les auteurs. Tout d'abord, l'élévation du pôle vésical au-dessus de la symphyse n'est nullement en rapport avec le degré de réplétion de la vessie : si, sur certains sujets, on voit le réservoir urinaire, au fur et à mesure qu'il se distend, s'allonger et remonter graduellement dans l'abdomen, on le voit, sur d'autres, s'agrandir presque exclusivement dans le sens de ses diamètres horizontaux et il n'est pas rare de rencontrer des vessies, renfermant pourtant de

400 à 600 grammes de liquide ou même plus, qui remplissent l'excavation sans dépasser en haut le niveau de la symphyse. D'autre part, alors même que la vessie est fortement distendue et que son sommet remonte très haut dans l'abdomen, il peut arriver, surtout chez les sujets maigres, que le péritoine n'en descende pas moins jusqu'au voisinage du pubis, et même plus bas jusqu'au ras de la symphyse : j'ai observé deux fois cette disposition sur des sujets congelés, dont la vessie ne contenait pas moins de 600 grammes d'urine. Tout récemment encore, sur un vieillard de quatre-vingt-douze ans, dont la vessie fortement distendue remontait jusqu'au voisinage de l'ombilic, je n'ai trouvé qu'un intervalle de 18 millimètres entre le cul-de-sac péritonéal et le bord supérieur du pubis. Les relations du cul-de-sac prévésical avec la symphyse sont donc éminemment variables et on ne peut à cet égard établir aucune règle fixe. Un fait pourtant est à retenir, c'est que, même avec des vessies renfermant de 500 à 600 grammes de liquide, le contact du péritoine avec la symphyse est une disposition relativement fréquente, assez fréquente pour que le chirurgien ne puisse jamais avoir la certitude, quel que soit le degré de distension de la vessie, d'arriver sur elle sans rencontrer le péritoine.

2° **Face postérieure**. — La face postérieure de la vessie est recouverte par le péritoine dans toute son étendue. Elle a précisément pour limite inférieure la ligne suivant laquelle se réfléchit la séreuse pour revêtir ensuite les organes placés en arrière d'elle, le rectum chez l'homme, l'utérus chez la femme. Cette face varie beaucoup, comme la précédente, dans sa forme et ses dimensions, suivant que la vessie est à l'état de vacuité ou à l'état de distension. Dans le premier cas (fig. 244, A), elle est triangulaire à sommet supérieur, obliquement dirigée de bas en haut et d'arrière en avant, plane quand la vessie se rattache au type plat, plus ou moins convexe au contraire sur une vessie à type globuleux. Dans le second cas, elle est beaucoup plus grande, fortement convexe, assez régulièrement arrondie, regardant encore en haut et en arrière, mais se rapprochant beaucoup plus du plan horizontal.

Considérée au point de vue de ses rapports, la face postérieure de la vessie répond au rectum chez l'homme ; chez la femme, à l'utérus et, de chaque côté de l'utérus, aux ligaments larges. De plus, elle entre en rapport avec le côlon pelvien et avec les anses grêles, qui reposent directement sur elles. Ces anses intestinales, lorsque la vessie est vide ou moyennement distendue, descendent toujours ou presque toujours en plus ou moins grand nombre dans le cul-de-sac péritonéal qui s'interpose entre la vessie et le rectum chez l'homme, entre la vessie et l'utérus chez la femme.

3° **Faces latérales**. — Les parois latérales de la vessie, quand celle-ci est vide, se réduisent ordinairement à de simples bords. Quand le réservoir urinaire se remplit, ces parois latérales s'agrandissent à la fois en largeur et en hauteur au fur et à mesure que s'accroît le degré de réplétion : elles acquièrent ainsi peu à peu la valeur de véritables faces. Le péritoine les revêt de haut en bas dans leur tiers supérieur, quelquefois dans leur moitié supérieure, et s'en sépare ensuite pour tapisser les parois latérales du bassin. Nous ferons remarquer, à ce sujet, que la ligne suivant laquelle se réfléchit la séreuse pour passer du viscère sur la paroi pelvienne est représentée par une courbe à concavité antéro-inférieure. De plus, elle est obliquement dirigée de haut en bas et d'avant en arrière, d'où il résulte que le péritoine, sur les côtés de la vessie, descend d'autant plus bas qu'on se rapproche davantage de la face postérieure de l'organe (fig. 245).

En haut, dans leur portion péritonéale, les faces latérales de la vessie répondent aux anses intestinales. En bas, dans leur portion extra-péritonéale, elles sont en rapport avec les parois du bassin, lesquelles sont formées à ce niveau par le releveur de l'anus et l'obturateur interne. Elles sont séparées de ces deux muscles par l'aponévrose périnéale supérieure et par le tissu cellulaire de l'espace pelvi-rectal supérieur.

Enfin, sur les faces latérales de la vessie cheminent : 1° l'artère ombilicale du fœtus, remplacée chez l'adulte par un simple cordon fibreux ; 2° le canal déférent, chez l'homme. Ces deux organes, tous les deux obliques, mais non parallèles, s'entre-croisent en X au cours de leur trajet, comme nous le montre la figure ci-contre. Dans cet entre-croisement, qui s'effectue ordinairement à 3 ou 4 centimètres en avant de la base des vésicules séminales, le canal déférent occupe le plan superficiel, l'artère le plan profond. Autrement dit, l'artère passe entre la vessie qui est en dedans et le canal déférent qui est en dehors.

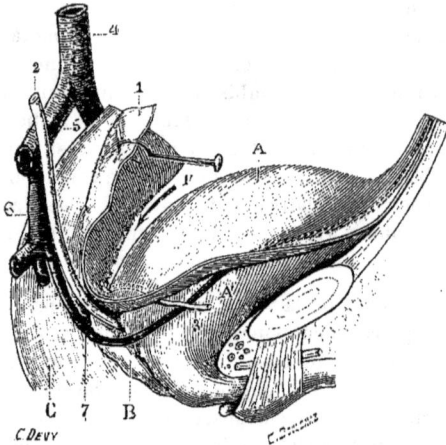

Fig. 245.

Rapports de l'uretère, du canal déférent et de l'artère ombilicale (nouveau-né).

A, partie postéro-supérieure de la vessie, recouverte par le péritoine. — A′, sa partie antéro-inférieure, non recouverte par la séreuse. — B, vésicule séminale droite. — C, rectum.
1, péritoine, avec 1′, cul-de-sac vésico-rectal. — 2, uretère droit. — 3, canal déférent droit. — 4, aorte. — 5, artère iliaque primitive droite. — 6, artère hypogastrique droite. — 7, artère ombilicale droite.

4° **Sommet.** — Le sommet de la vessie ou pôle vésical regarde en haut et en avant du côté de l'ombilic. Tantôt allongé et conique, tantôt arrondi en forme de dôme, il donne naissance, chez l'adulte, comme nous le savons déjà, sur la ligne médiane à l'ouraque et, sur les côtés, aux deux cordons fibreux qui résultent de l'oblitération des artères ombilicales. Le pôle vésical, essentiellement mobile, s'élève plus ou moins haut, comme nous l'avons déjà vu, suivant le degré de distension du réservoir urinaire ; mais, quelle que soit sa situation, il est constamment en rapport avec les anses intestinales.

5° **Base.** — La base de la vessie (*face inférieure* de quelques auteurs) s'étend depuis l'orifice postérieur de l'urèthre jusqu'au cul-de-sac vésico-rectal chez l'homme, jusqu'au cul-de-sac vésico-utérin chez la femme. Plane ou légèrement concave, elle se dirige un peu obliquement d'arrière en avant et de haut en bas. Ses rapports, qui ont en chirurgie une importance considérable, diffèrent essentiellement dans l'un et dans l'autre sexe :

a. *Chez l'homme* (fig. 77, p. 132), la base de la vessie, suivie d'avant en arrière, repose tout d'abord sur la base de la prostate. Plus en arrière et sur les côtés, elle répond aux vésicules séminales et aux canaux déférents qui longent leur côté interne. — Les deux canaux déférents, suivant l'un par rapport à l'autre un trajet convergent, forment les deux côtés latéraux d'un espace triangulaire, le *triangle interdéférentiel* (fig. 289, 8), dont le sommet confine à la prostate et dont la base dirigée en haut répond au cul-de-sac vésico-rectal. Ce triangle, qui mesure à peine

15 ou 18 millimètres de longueur quand la vessie est vide, s'agrandit peu à peu, au fur et à mesure qu'elle se remplit et atteint, quand la réplétion est complète, 40 à 45 millimètres de hauteur sur une largeur à peu près égale. A son niveau, la vessie repose sur le rectum et ce rapport est à peu près immédiat, les deux organes n'étant séparés l'un de l'autre que par l'aponévrose prostato-péritonéale (voy. plus loin, *Muscles et aponévroses du périnée*). — Ce dernier rapport nous fait comprendre la possibilité : 1° d'explorer la vessie par le toucher rectal ; 2° d'arriver sur elle par la voie rectale et sans intéresser le péritoine, soit pour la ponctionner, soit pour l'ouvrir plus largement (taille vésico-rectale) ; 3° de refouler la vessie en haut et en avant par l'introduction dans l'ampoule rectale d'un corps volumineux, le ballon de Petersen par exemple.

b. *Chez la femme* (fig. 78, p. 134), la base de la vessie est en rapport, en haut, avec la face antérieure du col utérin, à laquelle elle n'est unie que par un tissu cellulaire lâche. Plus bas, elle répond à la paroi antérieure du vagin et lui adhère d'une façon intime, formant ainsi avec elle une sorte de cloison dirigée transversalement, la *cloison vésico-vaginale*. Ce rapport intime de la vessie et du vagin nous montre la possibilité : 1° d'explorer la vessie par le toucher vaginal ; 2° de la ponctionner et de l'ouvrir par le vagin.

§ III. — CONFORMATION INTÉRIEURE

1° Aspect général. — Vu intérieurement, le réservoir urinaire nous présente la même configuration générale et les mêmes divisions topographiques que sa surface extérieure. Ses parois, chez le fœtus, sont régulièrement lisses et unies et il en est de même chez l'enfant. Mais plus tard, par suite d'une hypertrophie irrégulière de la couche musculeuse sous-jacente, la muqueuse se soulève au niveau des faisceaux hypertrophiés, se déprime au contraire dans leurs intervalles, et la paroi vésicale, dans son ensemble, revêt alors un aspect réticulé et aréolaire que l'on a comparé, non sans raison, à celui que présentent les oreillettes du cœur.

Cette disposition réticulée s'accentue peu à peu avec les progrès de l'âge et chez certains sujets, les saillies formées par les faisceaux musculaires hypertrophiés sont si considérables, qu'elles se détachent en relief sous la forme de véritables colonnes (*vessies à colonnes*). Dans l'intervalle des colonnes, la paroi est naturellement déprimée ; elle forme, dans certains cas, des cavités ou cellules plus ou moins spacieuses qui, quand elles sont très développées, constituent de véritables diverticulums de la cavité vésicale (*vessies à cellules*). Des calculs peuvent pénétrer dans ces cellules, y séjourner plus ou moins longtemps et parfois même s'y enchatonner.

2° Trigone de Lieutaud. — Des différentes régions que nous présente la surface intérieure de la vessie, la face inférieure ou base mérite seule de nous arrêter quelques instants. En la parcourant d'avant en arrière (fig. 246), nous rencontrons tout d'abord une petite surface triangulaire (2), presque toujours lisse et unie : c'est le *trigone vésical* de LIEUTAUD ou tout simplement le *trigone de Lieutaud*. Il répond à la prostate et nous offre tout d'abord cette particularité que c'est à son niveau que la paroi vésicale présente son maximum d'épaisseur.

Comme l'indique son nom, le trigone de Lieutaud revêt la forme d'un triangle dont la base est dirigée en arrière et dont les côtés, à peu près égaux, mesurent 20 à 25 millimètres quand la vessie est vide, 40 à 50 millimètres quand elle est fortement distendue.

Chacun des angles de ce triangle est marqué par un orifice : à ses deux angles postérieurs débouchent les uretères (3,3) ; à son angle antérieur prend naissance le canal de l'urèthre (2'). — Les *orifices des uretères* se présentent à l'œil sous la forme de petites fentes fortement taillées en biseau, dirigées obliquement de dehors en dedans et d'arrière en avant, mesurant chacune de 3 à 5 millimètres dans son plus grand diamètre. En dehors, ils sont nettement limités par un repli muqueux falci-

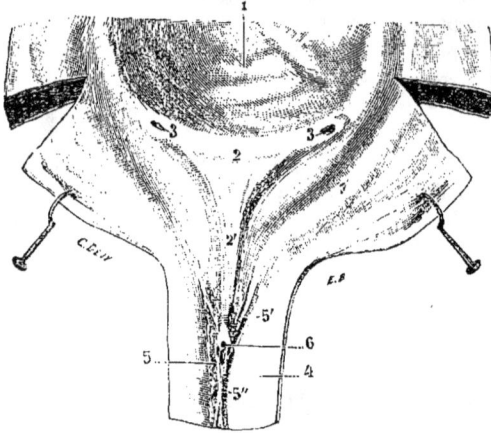

Fig. 246.

Face inférieure de la vessie avec la portion initiale de l'urèthre.

(La vessie et l'urèthre ont été divisés en avant et en haut sur la ligne médiane.)

1, bas-fond de la vessie. — 2, bourrelet interurétérique, formant le bord postérieur du trigone. — 2', col de la vessie. — 3, 3, orifices des uretères. — 4, urèthre prostatique. — 5, veru montanum, avec : 5', ses freins ; 5'', la crête uréthrale. — 6, orifice de l'utricule prostatique, flanqué à droite et à gauche des orifices des conduits éjaculateurs.

forme, que l'on désigne improprement sous le nom de *valvule de l'uretère* (voy. *Uretères*, p. 402). En dedans, ils se prolongent assez souvent sur la paroi vésicale sous la forme d'une petite gouttière de 5 ou 6 millimètres de longueur. Entre l'orifice droit et l'orifice gauche, s'étend une sorte de bourrelet transversal, légèrement concave en arrière, arciforme par conséquent, toujours plus accusé chez l'homme que chez la femme : c'est le *bourrelet interuretérique*. Il est formé par un faisceau musculaire de même direction qui, plus développé que les faisceaux voisins, soulève la muqueuse à son niveau. Quelques auteurs le désignent, assez improprement du reste, sous le nom de *muscle des uretères*. — L'*orifice antérieur de l'urèthre* ou *col de la vessie*[1], arrondi chez le fœtus et chez l'enfant, revêt plus tard, par suite du développement considérable que prend la prostate, la forme d'une fente transversale, avec une lèvre supérieure et une lèvre inférieure. Dans certains cas, et cette disposition est fréquente après cinquante ans, la lèvre inférieure se soulève en une petite saillie mamelonnée ou conoïde, que l'on désigne depuis Lieutaud sous le nom de *luette vésicale*. Cette saillie, qui sur certains sujets prend des dimensions suffisantes pour faire obstacle au cathétérisme, est due, comme nous le verrons plus tard, à une hypertrophie

_____

[1] Les chirurgiens, en général, font du col de la vessie une région distincte, mais ils sont loin de s'accorder quand il s'agit d'assigner des limites à cette région : les uns donnent le nom de col à cette portion de la vessie qui précède l'orifice uréthral ; d'autres désignent sous ce nom la portion de l'urèthre qui se trouve comprise entre l'orifice postérieur de l'urèthre et le veru montanum ; pour quelques-uns, enfin, le col comprendrait à la fois la portion de la vessie qui précède l'orifice en question et la portion de l'urèthre qui le suit. De telles divergences suffisent, à elles seules, pour nous faire abandonner la région du col : cette région n'existe pas. Le mot de col lui-même est une expression inexacte ; morphologiquement, en effet, le réservoir urinaire se continue directement avec le canal de l'urèthre sans qu'aucun rétrécissement extérieur vienne indiquer à l'œil la limite respective des deux formations. Toutefois, comme ce mot de col, consacré aujourd'hui par un long usage, a acquis droit de cité en anatomie comme en chirurgie, nous le conserverons dans notre description, mais il ne sera pour nous qu'un simple synonyme de l'orifice vésico-uréthral.

dù lobe moyen de la prostate. L'orifice uréthral répond habituellement au point le plus déclive du réservoir urinaire. Il est fixe et nous aurons à indiquer plus loin, à propos du canal de l'urèthre (p. 430), quelle est sa situation précise par rapport à la symphyse pubienne.

3° **Bas-fond de la vessie.** — La partie de la surface inférieure du réservoir urinaire qui se trouve située en arrière du trigone, a reçu le nom de *bas-fond de la vessie* (fig. 246,1). Elle répond au vagin chez la femme et, chez l'homme, aux vésicules séminales, à l'ampoule des canaux déférents et au triangle interdéférentiel. Morphologiquement, le bas-fond de la vessie se présente sous la forme d'une dépression ellipsoïde, dirigée transversalement et d'autant plus accusée que le bourrelet interurétérique, qui la délimite en avant, est plus saillant. Sa profondeur s'exagère chez le vieillard par suite de ce double fait que le bourrelet précité augmente de hauteur et que la prostate, en s'hypertrophiant, soulève la région du trigone. C'est dans ces conditions que le bas-fond, tout en ne représentant pas le point le plus déclive de la vessie, devient quand même une sorte de cul-de-sac dans lequel se logent les calculs, dans lequel aussi séjourne, après la miction, une petite quantité d'urine que le muscle vésical n'a pu parvenir à expulser : ainsi se trouve justifié le nom de bas-fond donné en anatomie et en chirurgie à cette partie du réservoir urinaire.

§ IV. — Constitution anatomique

Les parois de la vessie mesurent de 8 à 15 millimètres à l'état de vacuité de l'organe, 3 ou 4 millimètres seulement à l'état de plénitude. Elles se composent essentiellement de trois tuniques concentriques, qui se superposent dans l'ordre suivant : une tunique externe ou séreuse, une tunique moyenne ou musculeuse, une tunique interne ou muqueuse.

1° **Tunique séreuse.** — La tunique séreuse est une dépendance du péritoine. Comme nous l'avons déjà fait remarquer plus haut, le péritoine vésical ne recouvre pas toute la surface extérieure de la vessie, mais seulement sa face postérieure et la partie la plus élevée de ses faces latérales (fig. 243). De là, il se réfléchit sur les parties environnantes, en formant tout autour du réservoir de l'urine un cul-de-sac circulaire, le *cul-de-sac périvésical*. En abandonnant la vessie, la séreuse se jette : 1° en avant, sur la paroi abdominale antérieure, dont elle est séparée, sur la ligne médiane, par l'ouraque et, en dehors de l'ouraque, par les deux cordons fibreux résultant de l'oblitération des artères ombilicales ; 2° latéralement, sur les parois correspondantes de l'excavation pelvienne ; 3° en arrière, sur le rectum chez l'homme, sur l'utérus chez la femme.

Le péritoine vésical est uni à l'organe sous-jacent par une couche de tissu cellulaire qui, à sa partie moyenne, est très mince et très serrée. En se rapprochant du cul-de-sac périvésical, cette couche sous-péritonéale augmente d'épaisseur, en même temps que le tissu qui la constitue devient plus lâche. Enfin, au-dessous du cul-de-sac, le tissu cellulaire périvésical se confond avec la couche cellulo-graisseuse qui comble l'espace de Retzius et l'espace pelvi-rectal supérieur.

En passant de la vessie sur le rectum, le péritoine forme le *cul-de-sac vésico-rectal*. Ce cul-de-sac, qui représente la partie la plus déclive de la cavité péritonéale, est limité latéralement et en haut par deux petits replis de forme semi-lunaire, qui, comme le cul-de-sac lui-même, s'étendent de la vessie au rectum : ce sont les *replis de Douglas*, encore désignés par certains auteurs sous le nom de *ligaments postérieurs de la vessie* (fig. 247,8). Ils rappellent assez bien par leur disposition les replis utéro-sacrés qui, de la face postérieure de l'utérus, se portent

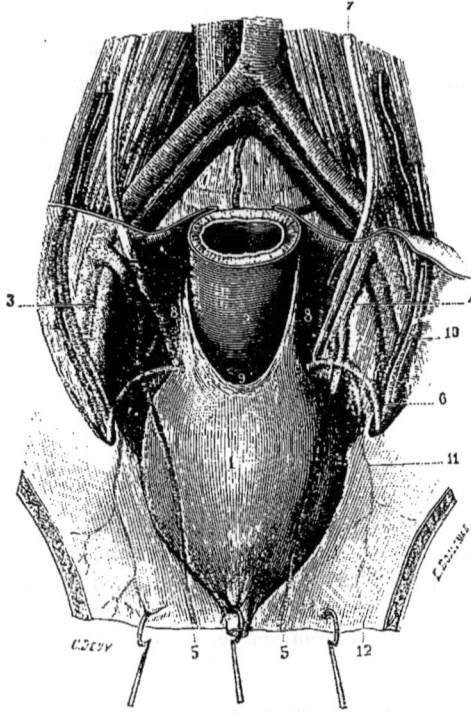

Fig. 247.

Les replis de Douglas chez l'homme (nouveau-né).

1, vessie érignée en avant. — 2, rectum en place. — 3, vaisseaux iliaques externes. — 4, vaisseaux iliaques internes. — 5, artère ombilicale. — 6, canal déférent. — 7, uretère. — 8, 8, replis de Douglas. — 9, cul-de-sac de Douglas. — 10, vaisseaux spermatiques. — 11, artère épigastrique. — 12, paroi abdominale antérieure érignée en avant et en bas.

sur les vertèbres sacrées et sur le rectum. Ils en diffèrent cependant, au point de vue structural, en ce qu'ils ne renferment pas dans leur épaisseur d'éléments musculaires, mais seulement du tissu conjonctif et quelques vaisseaux.

2° **Tunique musculeuse.** — Les fibres musculaires lisses qui constituent cette tunique se disposent en trois couches, que l'on distingue en externe, moyenne et interne :

a. La *couche externe* (fig. 248, A) se compose de fibres longitudinales, c'est-à-dire de fibres dirigées parallèlement à l'axe vertical de la vessie. Nous diviserons ces fibres, d'après leur situation, en antérieures, postérieures et latérales. — Les *fibres longitudinales antérieures* forment sur la face antérieure de la vessie un plan continu, toujours très développé, qui s'étend sans interruption de la base de l'organe à son sommet. A leur extrémité supérieure, elles contournent l'ouraque, les unes à gauche, les autres à droite, et se continuent pour la plupart avec les fibres longitudinales postérieures; quelques-unes seulement se jettent sur les parois de l'ouraque. A leur extrémité inférieure, elles se condensent en deux faisceaux aplatis, l'un droit, l'autre gauche, qui, se séparant de la vessie, se portent d'arrière en avant et viennent s'insérer sur la face postérieure des pubis et de la symphyse pubienne. Ces deux languettes, moitié charnues, moitié tendineuses, ont été improprement appelées *ligaments antérieurs de la vessie* ou encore *ligaments pubo-vésicaux* (fig. 253,4). Elles s'étalent au-dessus du plexus de Santorini et présentent, entre elles ou même dans leur continuité, un certain nombre d'orifices par lesquels passent les veines vésicales antérieures pour se rendre à ce dernier plexus. — Les *fibres longitudinales postérieures* occupent, comme leur nom l'indique, la face postérieure de l'organe. Elles forment, comme les précédentes, un plan continu qui, à sa partie inférieure, mesure à peine 3 ou 4 centimètres de largeur, mais qui s'épanouit ensuite à la manière d'un éventail, de manière à recouvrir, à sa partie supérieure, non seulement la face postérieure de la vessie tout

entière, mais encore une partie de ses faces latérales. Ces fibres se continuent en
haut, à droite et à gauche de l'ouraque, avec les fibres longitudinales antérieures
ci-dessus décrites ; en bas, elles s'insèrent sur la base de la prostate chez l'homme,
et, chez la femme, sur le tissu cellulaire qui unit d'une façon si intime la vessie et
le vagin. — Les *fibres longitudinales latérales* sont à la fois moins développées
et moins nettement isolées que les antérieures et les postérieures. Elles prennent
naissance, en bas, les unes sur les parties correspondantes de la prostate, les
autres sur l'aponévrose périnéale supérieure. De là, elles se portent en haut et,

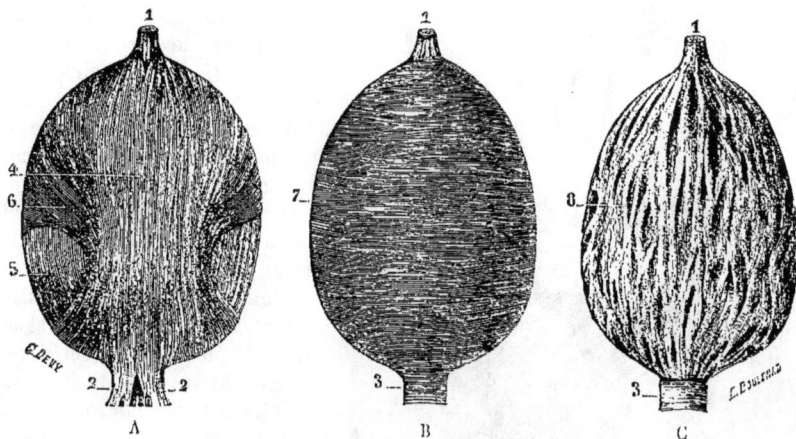

Fig. 248.

La tunique musculeuse de la vessie, vue par sa face antérieure :
A, sa couche superficielle ; B, sa couche moyenne ; C, sa couche profonde.

1, ouraque. — 2, ligaments pubo-vésicaux. — 3, sphincter vésical. — 4, fibres longitudinales antérieures.
5, fibres longitudinales antéro-latérales. — 6, fibres issues du faisceau longitudinal antérieur et s'épanouissant sur
les côtés de la vessie. — 7, fibres circulaires. — 8, fibres longitudinales de la couche profonde s'anastomosant entre
elles et circonscrivant des mailles elliptiques qui donnent à cette couche un aspect plexiforme ou réticulé.

après un trajet variable, s'inclinent vers la ligne médiane, les unes en avant, les
autres en arrière, pour se confondre peu à peu avec les fibres de la couche
suivante. Celles de ces fibres qui répondent aux uretères décrivent autour de ce
conduit des espèces d'arcades, qui s'entre-croisent plus ou moins à leurs deux
extrémités.

b. La *couche moyenne* (fig. 248,B), ordinairement plus pâle que la couche
précédente, est formée par des faisceaux de fibres circulaires, qui se superposent
assez régulièrement et sans discontinuité du sommet de la vessie à sa base.
Arrivée au niveau du col, cette couche s'épaissit graduellement et forme, tout
autour de l'orifice uréthral, une sorte d'anneau, que l'on désigne indistinctement
sous les noms de *sphincter vésical* ou de *sphincter interne de l'urèthre*. Ce muscle
annulaire, s'il commence au niveau du col de la vessie, s'étend ensuite jusque
dans la prostate, en entourant comme d'un manchon la partie la plus reculée de
l'urèthre prostatique : il appartient donc à l'urèthre bien plutôt qu'à la vessie et,
pour être logique, nous le décrirons dans l'article suivant (voy. p. 444).

c. La *couche interne* (fig. 248, C) se compose, comme l'externe, de fibres longitudinales : elles forment des faisceaux aplatis et rubanés qui descendent du
sommet de la vessie vers la région du col. Ces faisceaux ne forment pas un plan

continu, mais sont séparés les uns des autres par des intervalles tout aussi irréguliers dans leur forme que variables dans leurs dimensions. De plus, ils présentent ce caractère distinctif qu'ils échangent au cours de leur trajet de fréquentes
anastomoses, d'où le nom de *couche plexiforme* donné par certains auteurs à la
couche des fibres longitudinales internes. — Chez le fœtus et chez l'enfant, la
couche musculaire interne est relativement peu développée, mais elle s'accroît
graduellement au fur et à mesure qu'on avance en âge et c'est elle alors qui donne
à la surface intérieure de la vessie cet aspect réticulé et aréolaire qui la caractérise chez l'adulte et chez le vieillard. C'est encore à ces faisceaux hypertrophiés

que sont dus ces types de *vessies
à colonnes* et de *vessies à cellules*,
dont il a été question plus haut.
— A leur extrémité supérieure,
les fibres longitudinales internes,
principalement celles qui occupent les parois antérieure et latérales, remontent sur l'ouraque et
constituent la plus grande partie
de ses éléments musculaires. A
leur extrémité inférieure, elles
passent dans la paroi du canal de
l'urèthre où nous les retrouverons. — Au niveau du trigone
vésical, les fibres internes de la
vessie présentent une disposition
toute spéciale. Ce sont des fibres
fines, dirigées transversalement,
fortement serrées les unes contre
les autres, formant par leur ensemble un plan régulier et homogène, qui tranche nettement sur
l'aspect réticulé des régions voisines. Sur ces fibres, qui appartiennent en propre à la vessie,
s'étale un plan surajouté de fibres

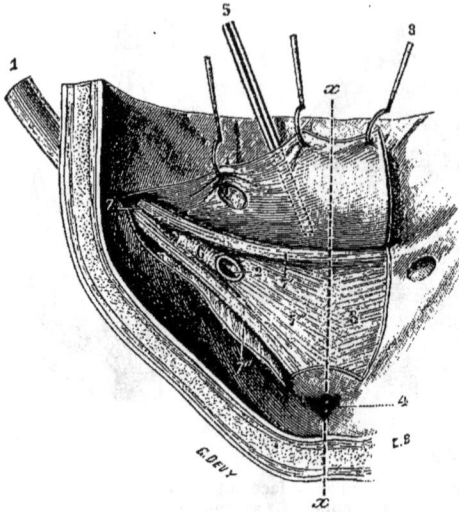

Fig. 249.
Mode de terminaison de l'uretère dans la vessie
(enfant de dix ans, vessie vide).

1, uretère du côté droit. — 2, son abouchement dans la vessie.
— 3, trigone de Lieutaud. — 4, col de la vessie. — 5, bas-fond.
— 6, fibres circulaires de l'uretère. — 7, fibres longitudinales, avec :
7', son faisceau supérieur (bourrelet interurétérique); 7'', son faisceau
inférieur ; 7''', son faisceau moyen, éparpillé en éventail sur les fibres
propres du trigone. — 8, muqueuse vésicale isolée et érigée.

obliques qui cheminent immédiatement au-dessous de la muqueuse et qui ne sont
que l'épanouissement des fibres longitudinales des uretères (fig. 249,7''').

Les différentes couches musculaires que nous venons de décrire sont reliées les
unes aux autres par du tissu conjonctif qui, chez les sujets doués d'embonpoint,
se laisse plus ou moins envahir par la graisse. Mais elles sont unies d'une façon
bien plus intime par des faisceaux, dits *anastomotiques*, qui passent d'une couche
à l'autre : c'est ainsi que les fibres latérales de la couche superficielle se terminent
pour la plupart dans la couche des fibres circulaires, que les fibres postérieures
de la couche plexiforme s'entre-croisent avec les fibres circulaires au point qu'on
ne peut plus les distinguer, etc. Ainsi unies et plus ou moins confondues, les trois
couches musculaires externe, moyenne et interne constituent un seul et même
muscle, dont les faisceaux sont plus solidaires encore au point de vue fonctionnel
qu'au point de vue anatomique : c'est le *muscle vésical*. Ce muscle, en se contractant, tend à diminuer tous les diamètres de la vessie. Il a pour fonction par consé-

quent, quand celle-ci est distendue par l'urine, de comprimer ce liquide et de le chasser dans le canal de l'urèthre : c'est le *muscle expulseur de l'urine*. Il a pour antagonistes les deux sphincters de l'urèthre.

3° Tunique muqueuse. — La muqueuse vésicale tapisse dans toute son étendue la surface intérieure du réservoir urinaire. Elle fait suite, en amont, à la muqueuse des uretères et se continue, en aval, avec celle du canal de l'urèthre.

Blanchâtre chez l'enfant, d'une couleur cendrée chez l'adulte, cette membrane revêt chez le vieillard une teinte plus ou moins rosée ou même rougeâtre, par suite de la congestion sanguine dont elle est si souvent le siège. Elle mesure en moyenne un tiers de millimètre d'épaisseur seulement ; mais, malgré sa minceur, elle offre une résistance remarquable. — Sa *surface extérieure* ou *adhérente* repose sur la tunique musculeuse et se moule exactement sur toutes les inégalités de cette tunique. — Sa *surface intérieure* ou *libre* est continuellement baignée par l'urine. Elle nous présente, à l'état de vacuité de la vessie, un certain nombre

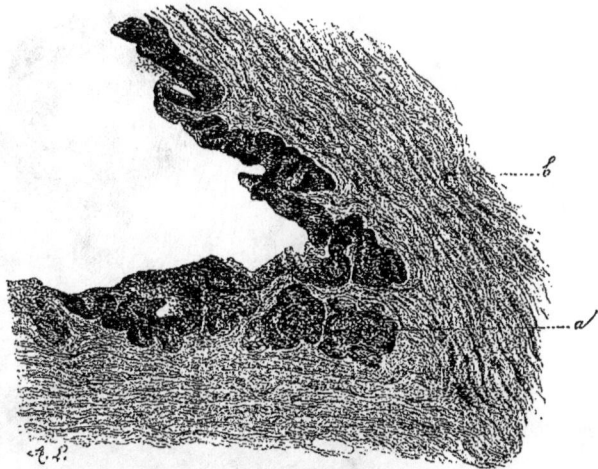

Fig. 250.

Coupe de la muqueuse vésicale au niveau du trigone chez un enfant (d'après ALBARRAN).

a, glandes. — *b*, tissu muqueux adhérent à la tunique musculeuse.

de plis plus ou moins élevés et de direction variable. Ces plis, qu'il ne faut pas confondre avec les saillies permanentes qui résultent de l'hypertrophie des faisceaux musculaires sous-jacents, ne sont que des plis temporaires qui s'effacent peu à peu au fur et à mesure que le réservoir se remplit.

Histologiquement la muqueuse vésicale se compose de deux couches : 1° une couche profonde ou chorion ; 2° une couche superficielle ou épithéliale, aux dépens de laquelle se développent des glandes rudimentaires.

a. *Chorion*. — Le chorion se compose essentiellement de faisceaux conjonctifs denses et serrés, disposés parallèlement à la surface de la muqueuse. Aux éléments conjonctifs s'entremêlent des fibres élastiques : ces fibres, relativement rares sur le corps de la vessie, deviennent très abondantes dans la région du trigone où elles forment un réseau d'une extrême richesse. — La *surface externe* du chorion répond à la tunique musculeuse, à laquelle elle est unie par une couche de tissu cellulaire lâche, qui se continue ensuite avec la trame conjonctive de la tunique musculeuse. Cette couche constitue une véritable sous-muqueuse, et c'est grâce à elle que la muqueuse vésicale se plisse et se déplisse avec la plus grande facilité dans les alternatives de vacuité et de distension du réservoir urinaire. Au niveau du trigone, la sous-muqueuse disparaît et, dans cette région, la membrane muqueuse adhère intimement à la tunique musculeuse sous-jacente. On voit même quelques fibres musculaires pénétrer plus ou moins dans les couches profondes du chorion. Mais ces fibres, quelle que soit leur situation, appartiennent toujours au muscle vésical : il n'existe sur aucun point de la muqueuse, pas plus sur le trigone que dans les autres régions, une muscularis mucosæ véritable, analogue à celle que nous avons décrite sur la muqueuse intestinale. — La *surface interne* est presque partout lisse et unie. Au niveau de la base, cependant, et principalement sur le trigone, elle nous présente de petites élevures papillaires, très minces, à sommet effilé ou légèrement renflé en massue, qui s'enfoncent dans la couche

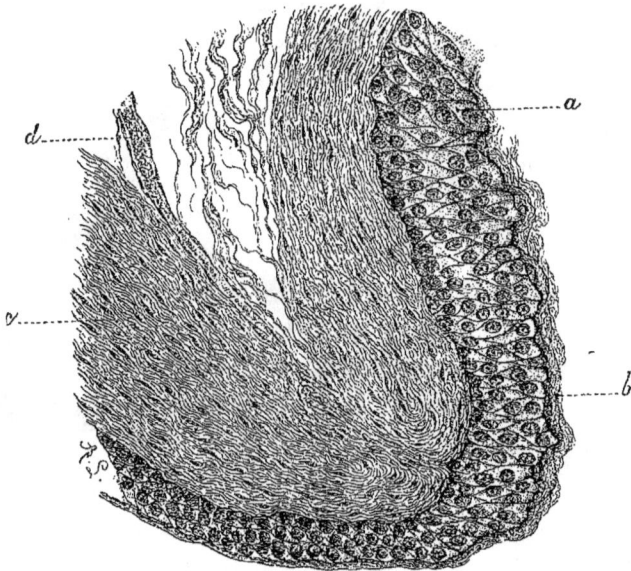

Fig. 251.

Coupe de la paroi vésicale normale d'un enfant de cinq ans, passant près du col
(d'après ALBARRAN).

a, cellules claires de l'épithélium. — *b*, cellules pavimenteuses superficielles. — *c*, derme et sous-muqueuse.
d, vaisseau sanguin.

épithéliale sous-jacente. Ces papilles de la muqueuse vésicale, rejetées à tort par certains anatomistes, ont été signalées depuis longtemps déjà par GERLACH et par HENLE. ALBARRAN, qui les a étudiées de nouveau en 1891, les a rencontrées constamment dans la région du trigone et, au niveau du bas-fond, dans une proportion de trois fois sur cinq sujets.

b. *Épithélium.* — La couche épithéliale, épaisse de 40 à 60 μ, est constituée, comme sur l'uretère, par un épithélium mixte stratifié. Les cellules, en effet, diffèrent beaucoup d'aspect, suivant qu'on les considère dans la couche profonde ou dans la couche superficielle — Les *cellules profondes*, disposées en deux ou trois rangées, sont polyédriques ou allongées perpendiculairement à la surface du chorion. Ces dernières sont, suivant les cas, cylindriques ou coniques; ou bien encore, elles affectent la forme d'une raquette, dont la partie renflée regarde la cavité vésicale et dont la pointe, plus ou moins effilée, répond au chorion. — Les *cellules superficielles*, aplaties et franchement pavimenteuses, forment deux rangées : une rangée interne, constituée par des cellules de 25 à 30 μ de largeur, dont la face profonde se moule exactement sur les extrémités renflées des cellules précédemment décrites ; une rangée externe, comprenant les cellules très minces, lamelleuses, à contours polygonaux, mesurant de 100 à 150 μ de diamètre. Ces dernières cellules délimitent la cavité vésicale et, de ce fait, sont constamment baignées par l'urine. — D'après DOGIEL, les cellules pavimenteuses de la vessie comprendraient dans leur protoplasma deux parties distinctes : une partie profonde, granuleuse, et une partie superficielle, claire et homogène. D'autre part, l'extrémité renflée ou tête des cellules cylindriques émettrait des prolongements qui pénétreraient dans la partie granuleuse des cellules pavimenteuses placées au-dessus d'elles pour venir se terminer au niveau de leur partie claire.

Plusieurs observateurs (PANETH, OBERDICK, ULTZMANN) ont noté que les cellules épithéliales de la vessie diminuent de hauteur quand ce réservoir passe de l'état de vacuité à l'état de distension. Cela se comprend : la surface intérieure de la vessie, acquérant graduellement un développement double, triple ou quadruple, les cellules épithéliales, qui conservent toujours leurs rapports réciproques, je veux dire qui restent unies par leurs bords, doivent forcément s'élargir dans les mêmes proportions ; et, comme leur masse protoplasmique reste la même, elles perdent naturellement en épaisseur ce qu'elles gagnent en surface. — Sur la muqueuse du trigone, TOURNEUX et HERRMANN ont signalé l'existence de vacuoles sphériques qui occupent l'épaisseur de l'épithélium et dont le diamètre peut s'élever à 50 μ et au delà. Ces vacuoles, que l'on retrouve plus bas dans la muqueuse de l'urèthre prostatique, renferment habituellement une substance colloïde qui se colore légèrement en rose par le picro-carmin. — Nous ajouterons enfin que, chez les batraciens, l'épithélium vésical renferme un certain nombre de cellules caliciformes.

c. *Glandes.* — Sur le trigone et de préférence au voisinage du col, l'épithélium de la vessie émet profondément des prolongements ou bourgeons, plus ou moins développés, tantôt simples et cylindriques, tantôt multilobés, qui descendent plus ou moins bas dans l'épaisseur du chorion. Ce sont des glandes rudimentaires, mal différenciées, qui font suite à celles de la muqueuse uréthrale. Elles ne possèdent pas, en effet, de membrane propre, et leurs éléments sécréteurs sont représentés par des cellules cylindriques stratifiées, présentant la plus grande analogie avec les cellules profondes de l'épithélium vésical. A leur centre, se trouvent parfois des vacuoles en tout semblables à celles que nous avons signalées tout à l'heure dans l'épaisseur même de la couche épithéliale.

En dehors du col et même du trigone, on peut rencontrer encore des glandes analogues : ALBARRAN en a vu sur la paroi antérieure de la vessie, en dehors de toute altération pathologique. Mais elles sont beaucoup plus espacées et encore plus rudimentaires. Ce ne sont, le plus souvent, que de simples cryptes muqueux, dont l'épithélium diffère peu ou point de l'épithélium vésical proprement dit.

§ V. — VAISSEAUX ET NERFS

1° **Artères**. — Les artères de la vessie proviennent toutes, directement ou indirectement, de l'artère iliaque interne. On les divise, d'après leur mode de distribution, en supérieures, inférieures, antérieures et postérieures. — Les *artères vésicales supérieures* sont fournies par la partie restée perméable de l'ombilicale. Elles se distribuent à la région du sommet et aux faces latérales. Elles jettent, en outre, sur l'ouraque un certain nombre de fins rameaux, qui remontent jusqu'à l'ombilic et s'y anastomosent avec les ramifications de l'épigastrique. — Les *artères vésicales inférieures* émanent directement de l'hypogastrique. Elles cheminent entre la vessie et le rectum chez l'homme, entre la vessie et le vagin chez la femme. Elles

irriguent à la fois : 1° la paroi inférieure de la vessie et tout particulièrement la
région du triangle de Lieutaud ; 2° la prostate et la portion prostatique de l'urèthre ;
3° une portion des vésicules séminales et des canaux déférents. — Les *artères
vésicales postérieures*, branches de l'hémorrhoïdale moyenne, abordent la vessie
au niveau de son bas-fond. De là, elles remontent sur la face postérieure et s'y
distribuent. Elles sont constamment renforcées, chez la femme, par un certain
nombre de rameaux issus de la vaginale et de l'utérine. — Les *artères vésicales
antérieures*, toutes petites et en nombre variable, sont fournies par la honteuse
interne et quelquefois par l'obturatrice. Elles se distribuent, comme leur nom
l'indique, à la face antérieure du réservoir urinaire.

   Les artères précitées s'anastomosent plus ou moins entre elles à la surface extérieure de la vessie. Puis, elles traversent la tunique musculeuse, en lui abandonnant de nombreux rameaux, et viennent former au-dessous de la muqueuse un
premier réseau à larges mailles. De ce réseau sous-muqueux partent des ramuscules très fins, qui s'élèvent dans la muqueuse et s'y résolvent en un réseau
capillaire à mailles très étroites. Ces capillaires terminaux s'avancent au-dessous
de l'épithélium : aussi peut-on les observer facilement (ALBARRAN) pendant l'examen
endoscopique.

   2° Veines. — Les veinules qui proviennent des réseaux capillaires précités forment
dans la muqueuse un riche réseau, le *réseau muqueux*, qui a été bien décrit par
GILLETTE, en 1869. A l'œil nu et à la loupe, on voit une multitude de veinules
s'anastomoser les unes avec les autres de façon à former un plexus à mailles
polygonales. Les veinules plus grosses, issues de ce réseau, convergent par groupe
de 5 ou 6 vers un canal collecteur commun et s'y abouchent sur le même point,
rappelant ainsi la disposition étoilée des veines superficielles du rein et des vasa
vorticosa de la choroïde.

   Ces canaux collecteurs passent ensuite de la muqueuse dans la musculeuse et y
forment, de concert avec les veines propres de cette dernière tunique, un deuxième
réseau, le *réseau intra-musculaire*. Les veines qui le constituent se disposent,
dans la plupart des cas, parallèlement aux colonnes musculaires correspondantes,
soit qu'elles cheminent à leur surface, soit qu'elles occupent leur épaisseur. D'autre
part, elles suivent un trajet indépendant de celui des artères ; mais ce n'est pas là,
cependant, une règle générale. Assez fréquemment, en effet, comme le fait remarquer GILLETTE, les deux ordres de vaisseaux s'accolent pour suivre, quelque temps
du moins, le même trajet. Dans ce cas, les petites artères sont accompagnées par
une veine unique ; les artères les plus volumineuses, au contraire, sont flanquées
chacune de deux veines, dont l'une est toujours plus petite que l'autre.

   Au sortir de la tunique musculeuse, les veines de la vessie forment tout autour
de l'organe un troisième réseau, le *réseau superficiel* ; on l'appelle encore *réseau
sous-péritonéal* pour les régions de la vessie qui sont revêtues par le péritoine.
Les veines qui entrent dans la constitution de ce réseau suivent pour la plupart un
trajet longitudinal, c'est-à-dire que, prenant naissance dans la région du sommet,
tout autour de l'ouraque, elles se dirigent ensuite vers la base. Elles sont ordinairement très dilatées, plus ou moins flexueuses ou même variqueuses, reliées les
unes aux autres par de fréquentes anastomoses rectilignes ou arciformes. Les valvules y sont très rares et parfois même semblent faire complètement défaut, tant
il est facile de les remplir par une injection poussée des troncs vers les rameaux
d'origine. Ces veines vésicales superficielles se distinguent, d'après leur situation,

en antérieures, latérales et postéro-inférieures. — Les *veines vésicales antérieures*
(fig. 253,7) cheminent de haut en bas sur la face antérieure de la vessie et, arrivées à la partie inférieure de cette face, se jettent dans un important plexus, le
plexus pubo-vésical ou *plexus de Santorini* (*plexus pudendalis* de certains auteurs).
Ce plexus n'est pas situé en arrière de la symphyse pubienne, comme on l'écrit

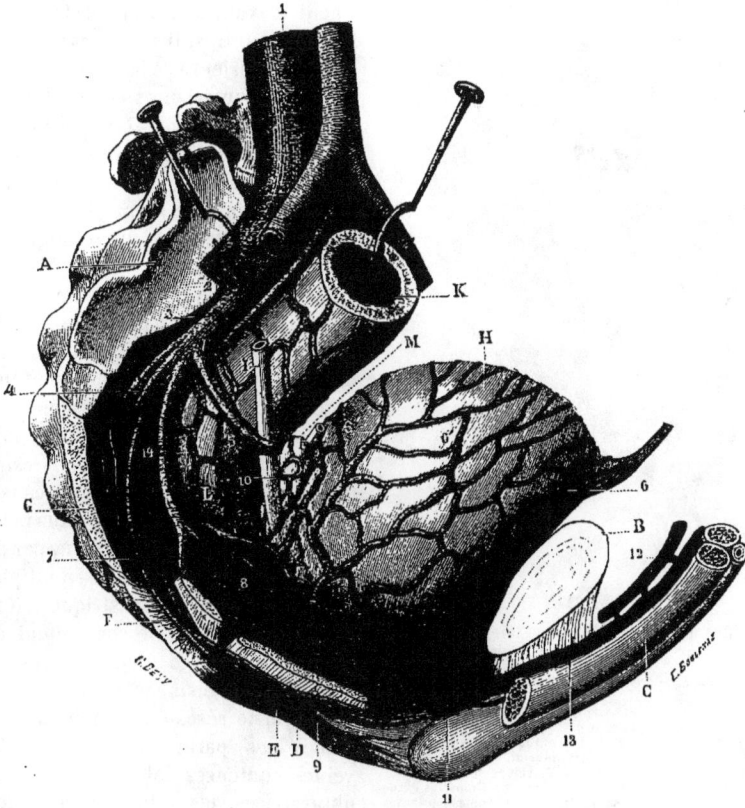

Fig. 252.
Les veines du bassin (chez l'homme).

A, auricule du sacrum. — B, symphyse pubienne. — C, verge, dont le corps caverneux droit a été réséqué à
sa partie postérieure. — D, sphincter externe de l'anus. — E, releveur de l'anus. — F, ischio-coccygien. —
G, section des ligaments sacro-sciatiques. — H, vessie, avec H', l'ouraque. — I, uretère. — K, côlon ilio-pelvien. —
L, rectum. — M, vésicule séminale et canal déférent.

1, veine cave inférieure. — 2, veine iliaque externe du côté droit. — 3, veine hypogastrique. — 4, veines fessières. —
5, veine obturatrice. — 6, 6', 6'', veines vésicales. — 7, veine honteuse interne. — 8, plexus hémorrhoïdal. —
9, plexus vésico-prostatique. — 10, plexus séminal.

généralement, mais un peu au-dessous de la symphyse. WALDEYER a fait remarquer,
en outre, qu'il est situé à gauche et à droite de la ligne médiane, plutôt que sur la
ligne médiane elle-même, de telle sorte que l'on peut, dans la plupart des cas,
pénétrer dans la vessie par la voie sous-pubienne sans intéresser les gros canaux
veineux du plexus en question. Parmi les veines vésicales antérieures, on en rencontre assez souvent une ou deux, plus volumineuses que les autres, qui longent la
ligne médiane et qui peuvent être lésées dans l'opération de la cystotomie sus-

pubienne. — Les *veines vésicales latérales* (fig. 252,6'), remarquables à la fois par leur nombre et par leur volume, suivent comme les précédentes un trajet descendant : elles aboutissent au plexus vésico-prostatique. — Les *veines vésicales postéro-inférieures* (252,6''), également très volumineuses, se subdivisent à leur tour en deux groupes : les unes, issues de la base de la vessie et plus particulière-

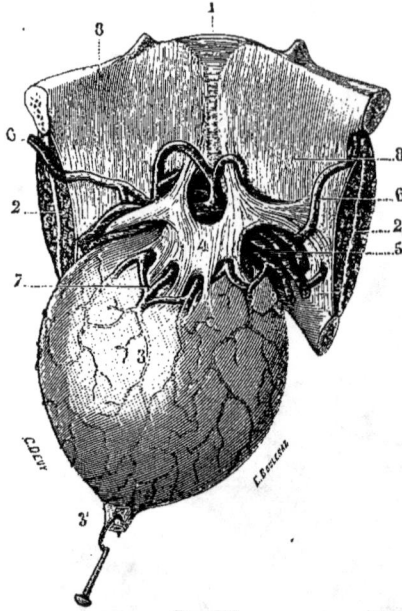

Fig. 253.

Les veines antérieures de la vessie et le plexus de Santorini.

(La vessie a été érignée fortement en bas et un peu à gauche.)

1, symphyse pubienne, vue par sa face postérieure. — 2, muscles obturateurs interne et externe. — 3, vessie, vue par sa face antérieure, avec 3', l'ouraque. — 4, ligaments pubo-vésicaux. — 5, plexus de Santorini. — 6, 6, anastomoses des veines obturatrices. — 7, veines vésicales antérieures. — 8, 8, fascia pelvien, recouvrant les muscles obturateurs internes et releveurs de l'anus. — 9, veines honteuses internes.

ment de la région du bas-fond, se dirigent d'avant en arrière et de bas en haut. Les autres, tirant leur origine de la face postérieure de la vessie, suivent, comme les antérieures et les latérales, un trajet descendant. Toutes ces veines aboutissent, en définitive, en partie à la portion la plus reculée du plexus vésico-prostatique, en partie au plexus séminal ou veineux qui entoure les vésicules séminales.

Au total, les veines de la vessie sont tributaires des trois plexus pubo-vésical, vésico-prostatique et séminal. Ces différents plexus sont intimement unis les uns aux autres et n'en forment pour ainsi dire qu'un seul, que l'on pourrait appeler le *plexus pelvi-vésical* (fig. 252). A leur tour, les canaux veineux qui constituent le plexus pelvi-vésical déversent leur contenu, par des voies efférentes toujours multiples, dans les veines hypogastriques. Nous devons ajouter qu'ils contractent des anastomoses avec tous les réseaux veineux du voisinage : le réseau de l'uretère, le réseau hémorrhoïdal, les veines des parois abdominales, les veines honteuses internes, les veines obturatrices, les veines spermatiques chez l'homme et utéro-ovariennes chez

la femme, etc., etc. Tous les réseaux veineux du bassin, on peut le dire, sont reliés les uns aux autres par des voies anastomotiques larges et nombreuses : ils deviennent ainsi solidaires et peuvent, au besoin, se suppléer mutuellement.

La description qui précède s'applique à l'homme. Chez la femme, les *veines vésicales antérieures* se rendent, comme chez l'homme, au plexus de Santorini ; les *veines postérieures* viennent se jeter, au niveau du col utérin, dans le plexus utéro-vaginal ; les *veines latérales*, enfin, aboutissent aux parties latérales du plexus vésico-vaginal et, de là, aux veines hypogastriques.

3° **Lymphatiques**. — Les vaisseaux lymphatiques de la vessie ont été décrits par CRUIKSHANK et représentés par MASCAGNI. Malgré l'autorité de ces deux anatomistes, on a longtemps considéré le réservoir urinaire comme entièrement dépourvu de lymphatiques. L'existence de ces vaisseaux n'est plus contestable aujourd'hui après les observations si démonstratives de M. et Mme Hoggan, qui datent déjà de 1882, et les imprégnations plus récentes de Lluria et Albarran (1890). Les vaisseaux lymphatiques forment, dans l'épaisseur de la muqueuse, un riche réseau que l'on observe également bien sur toutes les régions de la vessie, mais qui est notablement plus développé au niveau du trigone. Sur ce dernier point, les lymphatiques sont non seulement plus abondants, mais encore plus volumineux (fig. 254).

De la muqueuse, les lymphatiques passent dans la tunique musculeuse, se réunissent à ceux qui appartiennent en propre à cette tunique et arrivent alors sur la surface extérieure de l'organe. Là, M. et Mme Hoggan les ont vus se partager en deux groupes : les uns, ascendants, remontent vers l'ouraque et se jettent très probablement dans les réseaux de la paroi abdominale ; les autres, descendants, se dirigent vers le bas-fond de la vessie et aboutissent finalement, en partie tout au moins, aux ganglions qui s'échelonnent le long de l'artère hypogastrique. Albarran a constaté l'infection de ces ganglions dans des cas de tumeurs de la vessie.

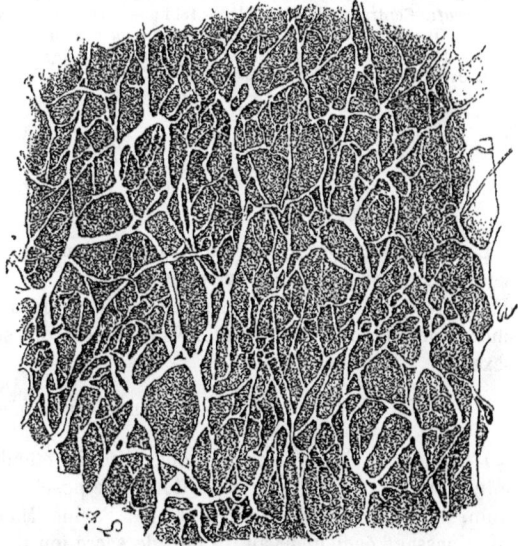

Fig. 254.

Lymphatiques de la muqueuse du trigone chez un enfant de seize mois (d'après Albarran).

4° **Nerfs.** — Les nerfs de la vessie émanent de deux sources : du plexus hypogastrique et des branches antérieures des troisième et quatrième nerfs sacrés. Ils se distribuent en partie aux fibres musculaires, en partie à la muqueuse. Sur leur trajet se disposent de nombreux ganglions pluri- ou uni-cellulaires. Leur mode de terminaison n'est pas encore élucidé. Albarran a pu suivre des divisions cylindraxiles jusqu'à la surface même de la muqueuse, immédiatement au-dessous de l'épithélium.

Voyez au sujet de la vessie, parmi les travaux récents (1880-1893) : Hart, *Ueber Lage und Ausdehnung der weiblichen Blase*, Centralbl. f. Gynäkol., 1880 ; — Bouilly, *Tumeurs aiguës et chroniques de la cavité prévésicale*, Th. d'agrég., Paris, 1880 ; — Pauzat, *Contribution à l'étude de la région prévésicale*, etc., Gaz. méd. de Paris, 1880 ; — Hoggan (G. and E.), *The comparative Anatomy of the lymphatics of the mammalian urinary bladder*, Journ. of Anat. and Physiol., 1881, vol. XV ; — Mosso et Pellacani, *Sur les fonctions de la vessie*, Arch. ital. de Biologie, 1882 ; — Berry Hart, *Quelques mots sur la vessie de la femme, au point de vue anatomique et physiologique*, Edimb. med. Journ., 1883 ; — Oberdick, *Ueber Epithel und Drüsen der Harnblase und weibl. und mannl. Urethra*, Preisschrift, Göttingen, 1884 ; — Launois, *Appareil urinaire des vieillards*, Th. Paris, 1885 ; — Neale, J. Headley, *Ueber die Capacität der Blase beim Weibe*, Brit. med. Journ., 1885, p. 70 ; — Green, *Ueber die Capacität der weibl. Harnblase*, ibid., 1885, p. 177 ; — Duchastelet, *Capacité et tension de la vessie*, Th. de Paris, 1886 ; — Guyon, *Note sur la sensibilité de la vessie à l'état normal et pathologique*, Annales de Guyon, 1887 ; — Lachi, *L'epitelio vesicale secondo i vari gradi di distensione della vesica*, Perugia, 1887 ; — Waldeyer, *Anatomie* de l'arcade pubienne et de la région antérieure de la vessie, Congr. de la Soc. allem. de Chirurgie, 1888 ; — TAKAHASI, Beitr. zur Kenntniss der Lage der fötalen und kindlichen Harnblase, Arch. für Anat. u. Physiol., 1888 ; — FLESCH, Bemerk. über die Beziehungen des Bauchfells zur vorderen Wand der Harnblase, Anat. Anzeiger, 1888 ; — FLEMMING, Arch. f. mikr. Anat., 1889 ; — DOGIEL, Zur Frage über das Epithel der Harnblase, Arch. f. mikr. Anat., 1890 ; — DUPRAT et GUINARD, Rech. anal. sur l'innervation de l'appareil urinaire de l'homme, Annales de Guyon, 1890 ; — GRIFFITHS, Observations on the urinary bladder and urethra, Journ. of Anat. and Physiol., vol. XXV, 1891 ; — NAVROCKI, Ueber die sensiblen Nerven deren Reizung Kontraction der Blase hervorruft, Centralbl. f. klin. Med., 1891 ; — ALBARRAN, Tumeurs de la vessie, Paris, 1892.; — DELBET, Quelques recherches anatomiques et expérimentales sur la vessie et l'urèthre, Annales de Guyon, 1892 ; — GENOUVILLE, Etude comparative des organes de la miction dans les deux sexes, Annales de Guyon, 1892, p. 925.

ARTICLE V

URÈTHRE

L'urèthre (οὐρήθρα, de οὔρειν, uriner) est un canal par lequel l'urine, après un séjour plus ou moins prolongé dans la vessie, est expulsée au dehors. Ce canal, dernier segment des voies urinaires, diffère beaucoup suivant qu'on l'envisage chez l'homme ou chez la femme. Nous l'étudierons séparément dans l'un et l'autre sexes.

§ I. — URÈTHRE CHEZ L'HOMME

L'urèthre de l'homme est un long conduit, étendu du col de la vessie à l'extrémité libre du pénis. Dans sa portion toute postérieure, en arrière du veru montanum, il est parcouru exclusivement par l'urine. Mais, en avant du veru, l'urèthre livre passage également au produit de sécrétion de la glande génitale : il devient ainsi une voie commune à l'urine et au sperme, d'où le nom de *canal uro-génital* sous lequel le désignent certains auteurs.

A. — CONSIDÉRATIONS GÉNÉRALES

1° **Direction**. — Le canal de l'urèthre, en se séparant de la vessie, se dirige obliquement en bas et en avant (fig. 255). Parvenu au-dessous de la symphyse, il s'infléchit en avant et en haut jusqu'au niveau du point où les corps caverneux du pénis changent de direction et, d'ascendants qu'ils étaient, deviennent descendants. Là l'urèthre, suivant la direction de ces derniers, s'infléchit de nouveau sur lui-même pour se porter verticalement en bas.

Comme on le voit, l'urèthre, au cours de son trajet, décrit deux courbes : 1° une courbe postérieure, à concavité dirigée en haut et en avant ; 2° une courbe antérieure, à concavité dirigée en bas et en arrière. Ces deux courbes étant orientées en sens inverse, le canal dans son ensemble revêt la forme d'un *S* italique. Nous appellerons *angle sous-pubien* le sommet de la première courbe. Le sommet de la seconde, qui répond à l'insertion inférieure du ligament suspenseur de la verge, deviendra l'*angle prépubien*.

Des deux courbes précitées, la première est permanente. La seconde disparaît lorsque le pénis est en état d'érection ou lorsque le chirurgien le relève au-devant de l'abdomen pour pratiquer le cathétérisme. Dans ces deux conditions (fig. 255), l'urèthre ne décrit plus qu'une seule courbure dont la concavité regarde en haut et en avant quand le sujet est debout, en haut et en arrière quand il repose dans le décubitus dorsal.

2° Divisions. — L'urèthre est situé, à son origine, dans l'excavation pelvienne ; il passe ensuite dans le périnée et, au sortir du périnée, dans la partie libre de la verge. Au cours de son trajet, il traverse l'aponévrose périnéale moyenne et nous pouvons déjà, en tenant compte de ce dernier rapport, diviser le canal en deux portions : une portion supérieure (*urèthre supérieur*), située au-dessus de l'apo-

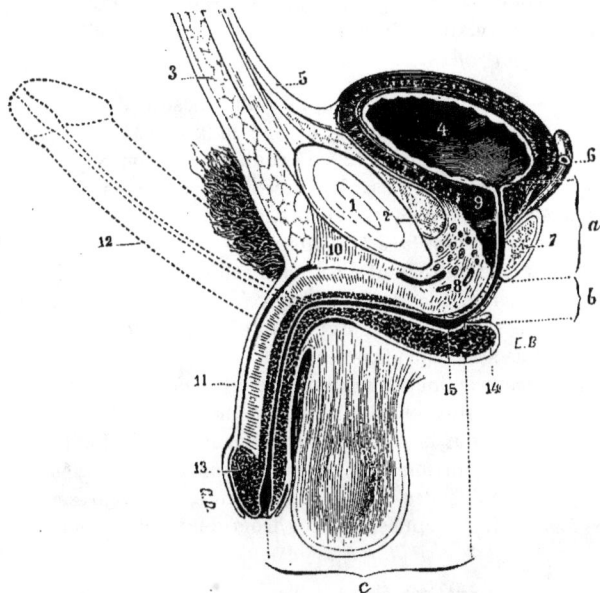

Fig. 255.

Le canal de l'urèthre, chez l'homme, vu sur une coupe vertico-médiane du corps.

1, symphyse pubienne. — 2, espace prévésical. — 3, paroi abdominale. — 4, vessie. — 5, ouraque. — 6, vésicule séminale et canal déférent. — 7, prostate. — 8, plexus de Santorini. — 9, sphincter vésical. — 10, ligament suspenseur de la verge. — 11, verge à l'état de flaccidité. — 12 (en pointillé), verge à l'état d'érection. — 13, gland. — 14, bulbe de l'urèthre. — 15, cul-de-sac du bulbe.

a, urèthre prostatique. — *b*, urèthre membraneux. — *c*, urèthre spongieux.

névrose périnéale moyenne ; une portion inférieure (*urèthre inférieur*), située au-dessous de cette même aponévrose.

Si nous suivons l'urèthre d'arrière en avant, du col de la vessie vers le méat urinaire, nous le voyons tout d'abord, au sortir de la vessie, s'engager dans l'épaisseur d'un organe glanduleux, la prostate, et traverser cet organe dans toute sa hauteur. Après s'être dégagé de la prostate, le canal reste libre dans une longueur de 10 à 12 millimètres, et c'est alors qu'il perfore l'aponévrose moyenne du périnée. Puis, un peu au-dessous de cette aponévrose, il s'enveloppe d'un manchon de tissu érectile, que nous décrirons plus tard sous le nom de corps spongieux de l'urèthre et qui l'accompagne jusqu'au méat. En considérant ces différents rapports, nous pouvons distinguer dans l'urèthre trois portions (*a*, *b*, *c*, de la figure 255), qui sont, en allant d'arrière en avant : 1° une *portion prostatique* (*urèthre prostatique*), comprenant toute la portion du canal qui est logée dans l'épaisseur de la prostate ; 2° une *portion membraneuse* (*urèthre membraneux*), étendue du sommet de la prostate à l'origine de la gaine érectile ; 3° enfin, une *portion spongieuse* (*urèthre spongieux*), comprenant tout le reste du canal et ainsi appelée parce qu'elle se trouve située au centre du corps spongieux.

Quoique étroitement lié aux organes voisins, l'urèthre n'est pas également fixe dans toutes ses portions et cette considération nouvelle va nous conduire à une troisième division, celle-ci très importante au point de vue pratique. La partie antérieure, celle qui répond à la portion libre de la verge, présente naturellement la même mobilité que ce dernier organe : c'est l'*urèthre mobile*. La partie postérieure, depuis le col de la vessie jusqu'à l'angle prépubien, est maintenue en position par suite de ses relations intimes avec les organes qu'elle côtoie ou qu'elle traverse : c'est l'*urèthre fixe*.

3° **Longueur.** — Chez le nouveau-né, l'urèthre mesure 5 ou 6 centimètres seulement ; à dix ans, 8 ou 9 centimètres ; à l'âge de la puberté, c'est-à-dire à quinze ou seize ans, il atteint rapidement 12 à 14 centimètres (SAPPEY). — Chez l'adulte, la longueur moyenne de l'urèthre est de 16 centimètres ; mais on peut rencontrer, sur des sujets également bien conformés, 14 centimètres (*urèthres courts*) et 20 centimètres ou même plus (*urèthres longs*). — Chez les vieillards, la longueur de l'urèthre augmente ordinairement de 2 ou 3 centimètres. Cet allongement sénile serait dû, d'après SAPPEY, à la stase du sang veineux dans les aréoles des appareils érectiles de la verge, stase veineuse qui serait elle-même le résultat d'une contractilité moins active de ses éléments musculaires.

Les 16 centimètres de longueur moyenne que nous présente l'urèthre chez l'adulte se répartissent ainsi entre ses trois portions : pour la portion prostatique, 28 ou 30 millimètres ; pour la portion membraneuse, 10 à 12 millimètres ; 12 centimètres enfin pour la portion spongieuse. La portion spongieuse est donc de beaucoup la plus étendue des trois : à elle seule, elle représente trois fois la longueur des deux autres réunies, soit les trois quarts de la longueur totale du canal.

4° **Topographie de l'urèthre fixe.** — Nous avons dit plus haut que l'urèthre, dans sa portion fixe, décrit une courbe à concavité dirigée en haut et en avant. La nature géométrique de cette courbe, le point où elle commence et celui où elle finit, sa longueur, la direction exacte de ses différents segments, ses rapports précis avec la symphyse sont autant de questions qui intéressent au plus haut point le chirurgien. Pour les résoudre, on a utilisé tour à tour la dissection sur pièces préalablement durcies, les injections dans l'urèthre de substances solidifiables, l'emploi de fiches enfoncées dans la symphyse pubienne, les coupes de sujets congelés. De ces différents procédés, le dernier, en fixant les organes dans leur forme et leurs rapports réciproques, me paraît de beaucoup préférable à tous les autres : c'est celui que j'ai mis en usage. J'ai choisi quatre sujets adultes de trente à quarante ans, et après les avoir fait congeler dans l'attitude debout, j'ai pratiqué sur le bassin une série de coupes verticales et antéro-postérieures. L'étude de la coupe médiane, intéressant l'urèthre dans toute son étendue, m'a permis de constater, quant à la topographie de ce canal, un certain nombre de faits que je résume dans les quelques propositions suivantes (fig. 256) :

1° Le col de la vessie, tout d'abord, se trouve constamment situé au-dessus et en arrière de l'extrémité inférieure de la symphyse ou angle symphysien. Un intervalle de 23 millimètres en moyenne le sépare de cet angle.

2° Une horizontale menée par le col rencontre la symphyse à sa partie moyenne ou un peu au-dessus de sa partie moyenne. Dans un cas étudié et figuré par BRAUNE (Atlas, Pl. II), elle passait par l'extrémité supérieure de la symphyse, mais ce fait est tout à fait exceptionnel.

3º La distance en ligne droite qui sépare le col de la symphyse est, en moyenne, de 23 millimètres.

4º Le point le plus déclive de l'urèthre est toujours situé en avant de l'aponévrose périnéale moyenne, le plus souvent au niveau ou au voisinage d'une verticale passant par l'angle symphysien. Ce point déclive est séparé de l'angle symphysien par un intervalle moyen de 18 millimètres. J'ai observé un minimum de 12 millimètres et un maximum de 25 ; cette donnée est, par conséquent, très variable.

5º L'angle prépubien de l'urèthre a, par rapport au pubis, une situation fort

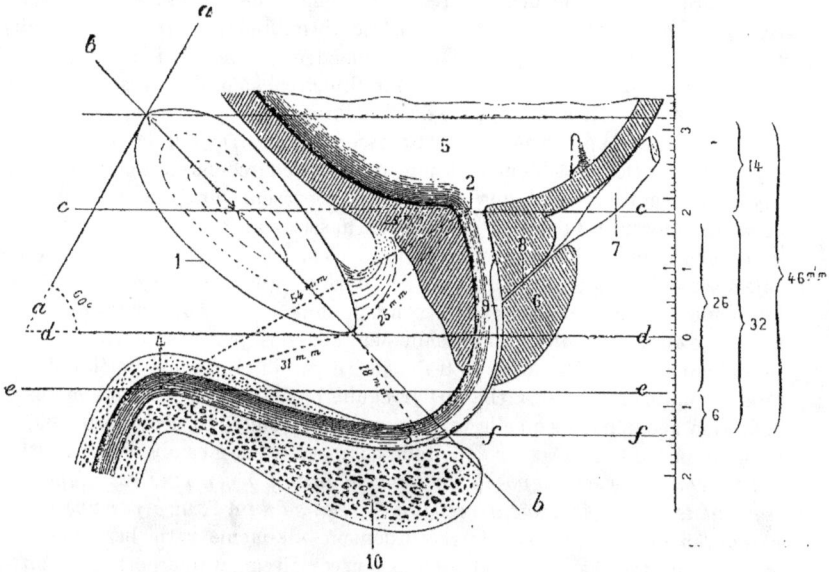

Fig. 256.

La portion fixe du canal de l'urèthre, vue sur une coupe vertico-médiane du bassin
(sujet congelé, adulte de quarante-six ans, grandeur nature).

1, symphyse pubienne. — 2, col de la vessie. — 3, point le plus déclive de l'urèthre. — 4, angle pénien. — 5, cavité vésicale. — 6, prostate. — 7, canal déférent. — 8, canal éjaculateur. — 9, veru montanum. — 10, bulbe de l'urèthre.

aa, plan du détroit supérieur. — bb, axe de la symphyse. — cc, horizontale menée par le col de la vessie. — dd, horizontale passant par l'extrémité inférieure de la symphyse. — ee, horizontale menée par l'angle pénien. — ff, horizontale menée par le point le plus déclive du canal de l'urèthre.

(A droite de la figure se trouve placée une division métrique pour permettre au lecteur de constater rapidemen la distance en verticale qui sépare les uns des autres les différents points marqués sur la coupe.)

variable. Je l'ai toujours trouvé au-dessous d'une ligne horizontale passant par l'extrémité inférieure de la symphyse, sauf dans un cas où il remontait jusqu'à cette ligne, mais sans la dépasser.

6º La longueur de l'urèthre fixe est, en moyenne, de 65 à 70 millimètres, dont 40 pour la portion située en amont du point déclive et 25 ou 30 pour la portion située en aval.

7º Si de l'horizontale passant par le col nous abaissons deux verticales, l'une sur le point déclive, l'autre sur l'angle prépubien, nous constatons que ces verticales mesurent en moyenne, la première 38 millimètres, la seconde 32 millimètres. L'urèthre descend donc à 38 millimètres au-dessous du niveau occupé par le col, et remonte ensuite pour atteindre l'angle prépubien. Toutefois cette ascension est peu considérable, puisqu'elle n'est que de 6 millimètres. Je dois ajouter que l'urèthre, entre le point déclive et l'angle prépubien, n'a pas toujours une direction ascendante. Sur deux de mes sujets, la distance en projection qui se trouve comprise entre une horizontale menée par le col et le point le plus déclive de l'urèthre, est exactement égale à celle qui sépare cetite même horizontale de l'angle prépubien. Sur ces deux sujets, par conséquent, le canal de l'urèthre, du point le plus déclive à l'angle prépubien, suit un trajet parfaitement horizontal et je remarque qu'il en est de même dans l'observation précitée de Braune.

8° La distance en ligne droite qui sépare le col de l'angle prépubien, autrement dit la corde de l'arc décrit l'urèthre fixe autour de la symphyse, est évalué par Sappey à 7 centimètres. Elle atteint même 75 millimètres sur le sujet étudié par Braune. Ces chiffres me paraissent un peu trop élevés. J'ai obtenu, dans mes quatre observations, 58 millimètres, 54 millimètres, 55 millimètres et, de nouveau, 54 millimètres : soit une moyenne de 55 millimètres.

9° On retrouve un peu partout cette assertion de Gély que la courbe uréthrale se rapporte assez sensiblement à une portion de circonférence engendrée par un rayon de 6 centimètres et que sa longueur représente un peu moins du tiers de cette circonférence. Formulée d'une façon aussi explicite et sans tenir compte des variations individuelles, cette proposition n'est pas acceptable. Guyon, sur deux sujets seulement, a trouvé un rayon de courbure qui mesurait 3 centimètres chez le premier, 6 centimètres chez le second. Je dois avouer que sur les quatre sujets que j'ai examinés et dont j'ai actuellement sous les yeux les courbes uréthrales, je n'ai jamais rencontré dans le trajet décrit par l'urèthre une portion de circonférence, mais bien une courbe fort irrégulière, se prêtant d'autant moins à une définition géométrique qu'elle varie pour chaque sujet. La seule formule qui, sur ce point, paraisse se dégager de l'étude comparative de mes observations est celle-ci : *l'urèthre fixe se compose d'un segment initial à peu près rectiligne et d'un segment terminal également rectiligne, réunis l'un à l'autre par une courbe de raccordement.* Cette courbe de raccordement elle-même varie beaucoup dans sa longueur et dans sa nature et n'est pas nécessairement une portion de circonférence. En menant deux tangentes par le côté extérieur des deux segments initial et terminal et en les prolongeant l'une vers l'autre, on les voit se réunir en arrière du canal de l'urèthre en formant un angle que l'on pourrait appeler *angle de courbure de l'urèthre fixe.* Mais cet angle, au lieu d'être fixe, varie dans des proportions considérables : sur mes quatre sujets, je l'ai vu obtus chez l'un d'eux seulement (106°), aigu chez les trois autres (58°, 63° et 65°). N'est-ce pas le cas de répéter qu'il n'y a pas un urèthre, mais des urèthres, presque autant d'urèthres que d'individus ?

B. — Conformation extérieure et rapports

L'urèthre, une fois isolé par la dissection, nous présente deux renflements, tous les deux très volumineux : l'un, situé à l'union de son quart postérieur avec ses trois quarts antérieurs, a reçu le nom de *bulbe* (fig. 255,14) ; l'autre, situé à son extrémité antérieure, constitue le *gland* (13). Abstraction faite de ces deux renflements, qui appartiennent à la gaine spongieuse du canal et que nous décrirons ultérieurement à propos des formations érectiles du pénis, l'urèthre, comme la plupart des canaux de l'économie, revêt une forme assez régulièrement cylindrique. Ses rapports, qui ont une importance pratique considérable, varient naturellement suivant qu'on considère la portion prostatique, la portion membraneuse ou la portion spongieuse. Nous les étudierons séparément pour chacune de ces trois portions.

1° Portion prostatique. — L'urèthre prostatique, qui fait suite immédiatement au col de la vessie (voy. *Vessie*, p. 416), suit un chemin couvert dans l'épaisseur de la prostate. Mais il s'en faut de beaucoup que le conduit uréthral se confonde avec l'axe de la glande. Si nous examinons à ce sujet des coupes vertico-médianes du bassin pratiquées sur des sujets congelés, nous constatons que, à la partie supérieure de la prostate, l'urèthre est situé en avant de l'axe de la glande. Nous le voyons ensuite se rapprocher peu à peu de cet axe, l'atteindre un peu au-dessus du sommet de la prostate et souvent même passer en arrière de lui. Il résulte d'une pareille disposition : 1° que le canal de l'urèthre et l'axe de la prostate s'entre-croisent en X à la partie inférieure de la glande et sous un angle de 15 à 20 degrés ; 2° que l'urèthre prostatique, dans la plus grande partie de son étendue, est plus rapproché de la face antérieure de la glande que de sa face postérieure ; 3° que, dans sa portion tout inférieure, il est, au contraire, un peu plus rapproché de la face postérieure que de l'antérieure.

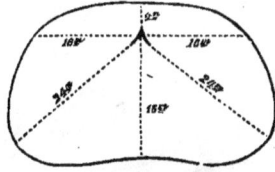

Fig. 257.

Les différents rayons uréthro-prostatiques.

Pour représenter par des chiffres les rapports précis du canal de l'urèthre avec la surface extérieure de la prostate, il convient de pratiquer sur ce dernier organe des coupes perpendiculaires à son axe et de mesurer ensuite les différents rayons qui se rendent de l'urèthre aux faces antérieure, postérieure et latérales de la glande (fig. 257). En procédant de la sorte sur cinq prostates d'adulte et en prenant des moyennes, je suis arrivé aux chiffres suivants pour le quart supérieur de la glande :

Rayon médian antérieur	4 millimètres.
Rayon médian postérieur.	18 —
Rayon transverse gauche.	16 —
Rayon transverse droit.	16 —
Rayon oblique en dehors et en arrière	24 —

De ces différents rayons uréthro-prostatiques, l'antérieur est de beaucoup le plus petit. Il représente le quart seulement du rayon postérieur, ce qui revient à dire que l'urèthre chemine dans la prostate, du moins à sa partie supérieure, à l'union de son cinquième antérieur avec ses quatre cinquièmes postérieurs. Nous devons ajouter que, sur certains sujets, le canal de l'urèthre n'est entouré par les glandules prostatiques que sur ses faces postérieure et latérales ; sur ces sujets, les glandules font complètement défaut en avant et, dans ce cas, la prostate fournit à l'urèthre non pas un canal complet, mais une simple gouttière.

Par l'intermédiaire de la prostate qui l'entoure, l'urèthre est en rapport : 1° en arrière, avec l'aponévrose prostato-péritonéale et le rectum ; 2° en avant, avec le sphincter strié de l'urèthre (voy. p. 532), le plexus de Santorini et la symphyse pubienne ; 3° sur les côtés, avec les ligaments pubo-rectaux et le muscle releveur de l'anus.

2° Portion membraneuse. — La portion membraneuse de l'urèthre s'étend du sommet de la prostate à la partie supérieure et postérieure du bulbe. Quelques auteurs, après AMUSSAT, la désignent encore sous le nom de portion musculeuse. Cette dénomination est impropre et doit être abandonnée. Nous verrons en effet, en étudiant la structure de l'urèthre, que la présence d'une tunique musculeuse tout autour de l'urèthre membraneux n'est nullement un caractère distinctif pour cette portion du canal, cette tunique musculeuse se rencontrant également, quoique profondément bouleversée, sur l'urèthre prostatique et sur l'urèthre spongieux.

Vers le milieu de son trajet, l'urèthre membraneux traverse l'aponévrose périnéale moyenne. Nous pouvons donc, au point de vue de ses rapports, lui distinguer trois segments que nous désignerons sous les noms de supérieur, moyen et inférieur. — Le *segment supérieur* est situé, comme l'urèthre prostatique, dans l'étage supérieur du périnée. Il est en rapport : 1° en avant, avec le muscle de Wilson et le plexus de Santorini ; 2° en arrière, avec l'aponévrose prostato-péritonéale et le rectum ; 3° latéralement, avec le releveur de l'anus revêtu de son aponévrose. Le sphincter strié de l'urèthre l'entoure sur tout son pourtour (fig. 258). Nous ferons remarquer ici, à propos des rapports de l'urèthre avec le rectum, que ces rapports sont à peu près immédiats au niveau de l'extrémité supérieure de l'urèthre membraneux. Sur ce point, en effet, les deux organes, très rapprochés l'un de l'autre, ne sont séparés pour ainsi dire que par l'épaisseur de l'aponévrose prostato-péritonéale. Plus bas, l'urèthre se dirige en avant, tandis que le rectum s'infléchit en arrière : ils s'écartent ainsi réciproquement l'un de l'autre sous un angle de 90 à 100 degrés et se trouvent alors séparés par un espace triangulaire, le *triangle recto-uréthral*, dont la base répond au périnée (voy. *Rectum*, p. 133). — Le *segment moyen* de l'urèthre membraneux est compris entre les

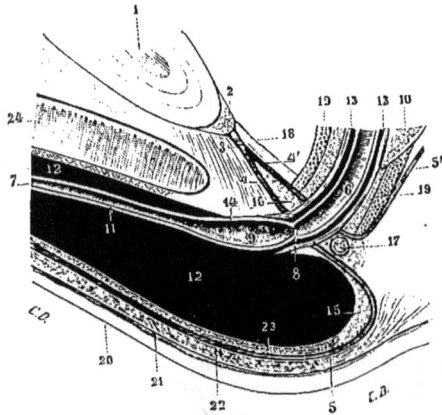

Fig. 258.

Coupe sagittale de l'urèthre membraneux et de la portion initiale de l'urèthre spongieux.

1, symphyse. — 2, ligament sous-pubien. — 3, portion non dédoublée de l'aponévrose périnéale moyenne. — 4 et 4', feuillet inférieur et feuillet supérieur de cette aponévrose. — 5, aponévrose périnéale superficielle. — 5', aponévrose prostato-péritonéale. — 6, urèthre membraneux. — 7, urèthre spongieux. — 8, collet du bulbe. — 9, cul-de-sac du bulbe. — 10, prostate. — 11, muqueuse uréthrale. — 12, tissu spongieux et bulbe. — 13, couche spongieuse de l'urèthre supérieur. — 14, portion de la paroi supérieure de l'urèthre, dépourvue du tissu spongieux. — 15, muscle transverse superficiel. — 16, muscle transverse profond ou muscle de Guthrie. — 17, glande de Cowper. — 18, muscle de Wilson. — 19, sphincter externe de l'urèthre. — 20, peau. — 21, dartos. — 22, tissu cellulaire sous-cutané. — 23, raphé médian des muscles ischio-bulbaires. — 24, corps caverneux du pénis.

deux feuillets de l'aponévrose périnéale moyenne : il est donc très court. Il est entouré par les faisceaux du muscle transverse profond du périnée ou muscle de Guthrie (p. 530). Au-dessous de lui et un peu sur les côtés se trouvent les deux glandes de Cowper, baignant elles aussi au milieu des faisceaux de ce dernier muscle. En traversant l'aponévrose périnéale moyenne, l'urèthre adhère intimement aux deux feuillets de cette aponévrose qui joue ainsi à son égard le rôle d'un appareil fixateur. — Le *segment inférieur*, également très court, est en rapport avec le bulbe, dans lequel il pénètre (fig. 258). Au niveau du point où il prend contact avec le bulbe, l'urèthre suit une direction à peu près horizontale. Le bulbe, de son côté, au lieu de lui présenter une surface verticale, lui offre une surface oblique d'arrière en avant et de bas en haut. Il en résulte que l'orifice par lequel l'urèthre membraneux pénètre dans le bulbe est fortement taillé en biseau et, de ce fait, a une forme elliptique et non circulaire. Il en résulte aussi que le tissu érectile du corps

spongieux revêt l'urèthre sur sa face inférieure d'abord, puis sur sa face supérieure, et, en conséquence, que la face supérieure de l'urèthre membraneux est
un peu plus longue que sa face inférieure. La figure 258 nous représente très
nettement cette disposition. Le lecteur, en étudiant cette figure, voudra bien retenir
comme détail utile en pratique (uréthrotomie interne) qu'au niveau de la base du
bulbe, tandis que la paroi inférieure de l'urèthre est matelassée par une forte
couche de tissu érectile, sa paroi supérieure en est encore totalement dépourvue
et se trouve exclusivement en rapport avec le tissu conjonctif qui la sépare de
l'aponévrose périnéale moyenne et de l'origine des corps caverneux.

3° Portion spongieuse. — L'urèthre spongieux chemine au-dessous du pénis
dans la gouttière anguleuse que forment, en s'adossant l'un à l'autre, les deux
corps caverneux. Il est en rapport : 1° d'une part, avec les corps caverneux et leur
cloison médiane, dont il est séparé par de nombreuses veines ; 2° d'autre part, avec
le fascia penis (voy. *Verge*), qui forme ainsi une gaine commune à l'urèthre et aux
corps caverneux, et, au delà du fascia, avec le tissu cellulaire sous-cutané et la
peau.

L'urèthre spongieux se termine en avant par un orifice en forme de fente verticale, haut de 6 à 8 millimètres, qui occupe le sommet du gland et qui porte le nom
de *méat urinaire*. Il est, suivant les cas, entièrement libre ou plus ou moins
recouvert par le prépuce.

Comme nous l'avons dit plus haut, le bulbe et le gland, au double point de vue
morphologique et structural, seront étudiés plus loin à propos des organes érectiles de la verge (voy. p. 501).

C. — CALIBRE DE L'URÈTHRE

1° Urèthre à l'état de vacuité. — Dans les conditions ordinaires, je veux dire en
dehors de la miction, les parois de l'urèthre sont partout appliquées à elles-mêmes.
De ce fait, la cavité uréthrale est purement virtuelle et se présente, sur des coupes
transversales du canal, sous la forme d'une simple fente. Cette fente varie, du
reste, dans sa forme et son orientation, suivant les régions que l'on considère
(fig. 259). — Au niveau du méat, la fente uréthrale a une direction verticale. —
Elle est encore verticale, mais un peu plus haute, dans presque toute l'étendue du
gland. — Vers la base de ce dernier organe, nous voyons apparaître à la partie
postérieure de la fente verticale une petite fente horizontale qui donne à l'urèthre
la forme d'un T renversé (⊥). — Cette fente horizontale augmente ensuite graduellement d'étendue, tandis que la fente verticale diminue : celle-ci finit même par
disparaître et l'urèthre, à partir de ce moment, est représenté par une fente transversale, laquelle se maintient jusqu'à la portion prostatique. Toutefois, au niveau
de la partie postérieure du bulbe, les deux lèvres antérieure et postérieure sont,
dans certains cas, légèrement écartées par du mucus : la fente de tout à l'heure est
alors remplacée par un petit losange à grand axe transversal, se terminant latéralement par deux pointes très effilées. — Dans sa portion prostatique et par suite
de la présence du veru montanum, la fente uréthrale affecte la forme d'une courbe
à concavité postérieure ou bien celle d'une étoile à trois rayons, l'un antérieur, les
deux autres postéro-latéraux. C'est entre ces derniers rayons que s'avance le veru,
dont la coupe est, dans ce cas, franchement triangulaire. — Au delà du veru, la
coupe de l'urèthre devient de nouveau transversale. Je l'ai vue dans un cas, cependant, irrégulièrement étoilée, les plus longs rayons se disposant dans la direction

du plan médian. — Quant à l'orifice du col, il est circulaire ou plus ou moins étoilé chez les jeunes sujets. Chez l'adulte et surtout chez le vieillard, par suite de l'hypertrophie du lobe moyen de la prostate (*luette vésicale* de LIEUTAUD), la paroi postérieure du col se soulève en une saillie plus ou moins volumineuse et l'orifice, dans ce cas, prend la forme d'un croissant à convexité antérieure.

2° Urèthre au moment de la miction (calibre physiologique). — Au moment de la miction, l'urine chassée au dehors par la contraction du muscle vésical, dilate le canal uréthral et celui-ci acquiert à ce moment ce qu'on pourrait appeler son *calibre physiologique*. Pour l'évaluer en chiffres, le procédé qui est certainement le meilleur consiste à pousser dans l'urèthre et sous une pression égale à celle que possède l'urine en parcourant le canal, une injection solidifiable de gélatine ou de cire fondue, de plâtre dilué, etc. Le moule de l'urèthre, ainsi obtenu, représente exactement la colonne liquide au moment de la miction. Or l'étude de ce moule nous apprend tout d'abord que l'urèthre, tout en ayant une forme cylindrique générale, n'est pas un cylindre régulier, mais qu'il est au contraire mal calibré, présentant alternativement des parties larges et des parties étroites.

En procédant d'avant en arrière (fig. 255), comme l'instrument dans l'opération du cathétérisme, nous trouvons tout d'abord une partie étroite : c'est le *méat urinaire*. Le méat n'est pas seulement rétréci ; il est encore peu extensible et, de ce fait, se prête mal à la dilatation, que cette dilatation soit brusque ou progressive. — Au delà du méat, le canal s'élargit et nous présente une dilatation fusiforme, connue sous le nom de *fosse naviculaire*. Elle commence à 5 ou 6 millimètres en arrière du méat, quelquefois à 10 millimètres seulement, et se prolonge ordinairement dans une étendue de 20 à 25 millimètres. Certains auteurs ont cru devoir considérer la fosse naviculaire comme le résultat d'une distension locale du canal de l'urèthre produite par l'urine en amont d'un point rétréci, le méat. Mais cette hypothèse est peu conciliable avec les observations de LOCKWOOD, qui a rencontré la fossette en question chez l'enfant et chez le fœtus. Du reste, les recherches de RETTERER ont établi que la fosse naviculaire existe dès la fermeture de la gouttière uréthrale et est intimement liée au mode de développement de l'urèthre balanique chez l'homme. — Au delà de la fosse naviculaire, l'urèthre se rétrécit de nouveau et conserve un calibre à peu près uniforme jusqu'à l'angle pénien. — Là, il se produit une nouvelle dilatation aux dépens de la paroi inférieure du canal. Cette dilatation, qui occupe toute la longueur du bulbe, qui s'étend par conséquent jusqu'au voisinage de l'aponévrose périnéale moyenne, est appelée le *cul-de-sac du bulbe* (fig. 255,15). — Le commencement de la portion membra-

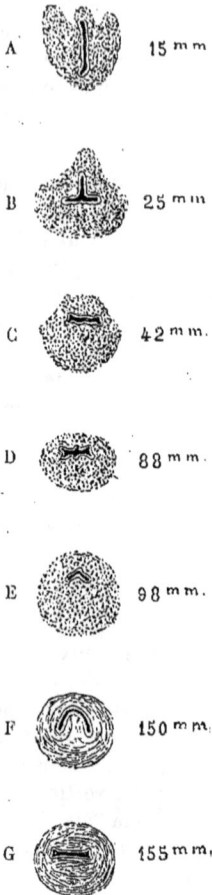

A   15 mm
B   25 mm
C   42 mm
D   88 mm
E   98 mm
F   150 mm
G   155 mm

Fig. 259.

Coupes transversales de l'urèthre, pratiquées à différents niveaux.

(Les lettres majuscules placées à gauche des coupes indiquent leur ordre de succession ; les chiffres, placés à droite, indiquent en millimètres la distance qui sépare chacune d'elles du méat urinaire.)

neuse est marqué par un rétrécissement brusque, qui répond exactement au point où la paroi inférieure de l'urèthre prend contact avec le bulbe : c'est le *collet du bulbe* (258, 8). Ce rétrécissement se continue ensuite dans toute l'étendue de la portion membraneuse. — Une nouvelle et dernière dilatation, de forme ellipsoïde comme la fosse naviculaire, se rencontre au niveau de la portion prostatique. Elle se termine en arrière par un dernier rétrécissement, qui répond à l'*orifice postérieur de l'urèthre* ou *col de la vessie*.

Au total, le canal de l'urèthre nous présente quatre segments rétrécis et, dans l'intervalle de ces quatre segments rétrécis ou détroits, trois segments dilatés. En allant d'avant en arrière, les segments rétrécis sont le méat, la partie moyenne de l'urèthre spongieux, le collet du bulbe se prolongeant dans la portion membraneuse et, enfin, l'orifice du col. Les trois segments dilatés sont la fosse naviculaire, le cul-de-sac du bulbe et la portion prostatique tout entière. REYBARD, en mesurant sur des moules les diamètres de ces différents segments, a obtenu les chiffres suivants :

	SUJETS De 70 à 80 ans.	SUJETS De 25 à 30 ans.
Derrière la fosse naviculaire	7^{mm},6	7^{mm}
A 12 centimètres du méat.	9	8 ,3
A 15 ou 16 centimètres (bulbe)	10 ,6	10 ,3
A la région membraneuse.	9	8 ,6
Au centre de la portion prostatique	12	11 ,6

DELBET, dans des recherches toutes récentes (1892), a constaté que le point le plus étroit de l'urèthre (abstraction faite du méat et de la portion membraneuse) était situé dans la portion pénienne, à 3 ou 10 centimètres du méat, et présentait dans la plupart des cas un diamètre supérieur à 7 millimètres. C'est ainsi que, sur vingt urèthres parfaitement sains, le diamètre du point le plus étroit mesurait : 7 millimètres dans quatre cas ; 7 à 8 millimètres dans deux cas ; 8 à 9 millimètres dans trois cas ; 9 à 10 millimètres dans quatre cas ; de 10 à 14 millimètres dans huit cas. Sur ces vingt urèthres, par conséquent, il y en avait dix-sept qui, en leur point le plus étroit, mesuraient plus de 7 millimètres, douze qui mesuraient 9 millimètres ou davantage.

3° Urèthre dilaté (calibre agrandi). — Les parois de l'urèthre étant très extensibles, ce canal se prête merveilleusement à la dilatation et chacun sait qu'il permet l'introduction d'une sonde ou autre instrument dont le diamètre est bien supérieur aux chiffres indiqués dans le tableau précédent. Le calibre de l'urèthre, ainsi agrandi par la dilatation, peut aller, d'après les recherches de GUYON et CAMPENON, jusqu'à 9 millimètres de diamètre, ce qui équivaut à une circonférence de 28 millimètres. Les auteurs américains donnent des chiffres plus élevés : 30 millimètres d'après KEYES, 32 à 33 millimètres d'après PEASE, de 28 à 40 millimètres d'après OTIS. Il est possible qu'on ait pu, dans des cas particuliers, arriver à des dilatations aussi considérables ; mais ce ne sont pas des exemples à suivre. Il sera toujours prudent de s'en tenir, dans la pratique, aux chiffres de 25 à 28 millimètres. Aller au delà, c'est exposer le malade à des déchirures du canal et à toutes les conséquences qui peuvent en découler.

D. — CONFORMATION INTÉRIEURE

La configuration intérieure de l'urèthre est des plus simples. Ses parois, en effet, abstraction faite de quelques plis longitudinaux qui s'effacent par la distension, ne nous offrent à considérer qu'un petit nombre de détails, que nous examinerons successivement (fig. 260) dans la portion prostatique, dans la portion membraneuse et dans la portion spongieuse :

1° Portion prostatique. — La portion prostatique nous présente sur sa paroi postérieure et à sa partie moyenne une saillie oblongue, toujours très marquée, que l'on désigne sous le nom de *veru montanum* (*caput gallinaginis* et *colliculus seminalis* de certains auteurs).

a. Le veru montanum (fig. 260,1) mesure habituellement 12 à 14 millimètres de longueur, sur 1 millimètre de largeur et 1 ou 2 millimètres de hauteur. — Son *extrémité supérieure*, arrondie, donne naissance à un ou plusieurs plis qui se portent en arrière et qui, sous le nom de *freins du veru* (2), rattachent ce dernier à l'orifice vésical de l'urèthre. Ces plis sont très variables : très développés chez certains sujets, ils font chez d'autres entièrement défaut. Dans ce dernier cas, il existe en arrière du veru une dépression plus ou moins marquée, à laquelle on a donné le nom de *fossette prostatique*. Dans cette fossette vient s'ouvrir un certain nombre de conduits excréteurs de la protaste : les conduits du lobe moyen. — Son *extrémité inférieure*, au lieu d'être marquée par un renflement comme la précédente, s'affaisse graduellement et est continuée, sans ligne de démarcation bien nette, par un pli longitudinal, la *crête uréthrale*, laquelle se prolonge ensuite jusqu'à la région membraneuse et s'y termine en se bifurquant. — La *base* du veru fait corps avec la paroi uréthrale sur laquelle elle repose. — Son *sommet*, entièrement libre dans la cavité uréthrale, nous présente une fente antéro-postérieure, impaire et médiane, longue de 2 à 3 millimètres, large d'un tiers de millimètre seulement. Cette fente nous conduit dans un petit canal qui se termine en cæcum et que l'on désigne pour cette raison sous le nom d'*utricule prostatique*. Nous décrirons plus loin l'utricule prostatique (p. 446). Qu'il nous suffise ici d'avoir indiqué sa situation par rapport à l'urèthre prostatique et son ouverture au sommet du veru montanum. A droite et à gauche de la fente utriculaire, toujours sur le sommet du veru, se voient deux petits orifices arrondis (fig. 260), souvent peu visibles : ce sont les ouvertures des *canaux éjaculateurs* qui, au moment de l'éjaculation, déversent le sperme dans l'urèthre. Ils s'ouvrent, soit sur la partie moyenne des lèvres de l'utricule, soit au voisinage de leur extrémité antérieure, très rarement en avant de cette extrémité.

b. Latéralement, le veru montanum est délimité

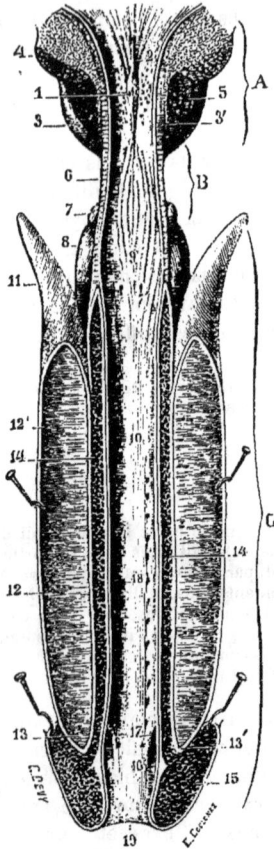

Fig. 260.

L'urèthre ouvert par sa face supérieure et étalé, pour montrer les détails de la paroi postéro-inférieure.

A, portion prostatique. — B, portion membraneuse. — C, portion spongieuse. 1, veru montanum, avec les orifices des conduits éjaculateurs et de l'utricule. — 2, frein du veru montanum. — 3, prostate, avec 3', glandules prostatiques de la partie antéro-supérieure de l'urèthre. — 4, coupe du sphincter lisse. — 5, coupe du sphincter strié. — 6, parois de l'urèthre membraneux. — 7, glandes de Cowper, avec 7', orifices de leurs conduits excréteurs. — 8, bulbe de l'urèthre. — 9, plis longitudinaux que présente la muqueuse uréthrale dans la portion bulbo-membraneuse. — 10, paroi postérieure de la portion spongieuse de l'urèthre. — 11, racines des corps caverneux. — 12, cloison des corps caverneux, suivant laquelle a été pratiquée la section de la verge. — 12', orifices ou lacunes, par lesquelles les aréoles des deux corps caverneux communiquent entre elles. — 13, tête des corps caverneux, reçue dans une excavation que présente le gland. — 13' cloison fibreuse qui la sépare de ce dernier organe. — 14. coupe de la partie antérieure du corps spongieux de l'urèthre. — 15. gland. — 16, fosse naviculaire, avec 17, les deux moitiés de la valvule de Guérin. — 18, lacunes de Morgagni. — 19, méat urinaire.

par deux rigoles antéro-postérieures, les *rigoles latérales du veru*, dans lesquelles viennent s'ouvrir les principaux conduits excréteurs de la prostate.

c. Sur les parois antérieure et latérales de l'urèthre prostatique, nous rencontrons également une multitude de petits orifices microscopiques qui représentent l'abouchement des glandules prostatiques correspondants. Mais ces orifices sont toujours beaucoup plus petits que ceux qui occupent la paroi postérieure du canal. Nous verrons, en effet, en étudiant la prostate, que ses lobules glandulaires atteignent leur maximum de développement dans la partie de l'organe qui répond à la paroi postérieure de l'urèthre et diminuent ensuite graduellement de volume au fur et à mesure qu'ils se rapprochent de la paroi antérieure.

2° Portion membraneuse. — La portion membraneuse de l'urèthre nous présente ordinairement, sur sa paroi inférieure, un système de plis longitudinaux (fig. 260,9), qui font suite à la crête uréthrale et qui se perdent insensiblement dans le cul-de-sac du bulbe. Sur les parois de l'urèthre membraneux se voient les orifices de nombreuses glandes muqueuses, connues sous le nom de *glandes de Littre*. Ces orifices, quoique occupant tout le pourtour du canal, ne sont cependant pas répandus d'une façon uniforme : ils sont toujours plus multipliés sur la paroi supérieure que sur la paroi inférieure.

3° Portion spongieuse. — Dans toute sa portion spongieuse, la surface intérieure de l'urèthre offre à considérer un système d'orifices ou de dépressions, que MORGAGNI, qui les avait parfaitement décrites en 1706, avait comparées à des lacunes et qu'on désigne depuis lors sous le nom de *lacunes de Morgagni*. Ces lacunes, très visibles à l'œil nu, se divisent d'après leurs dimensions en grandes et petites. — Les *grandes lacunes* ou *foramina* (fig. 261,5) occupent la paroi supérieure de l'urèthre, où elles forment, sur la ligne médiane, une rangée unique, qui s'étend en longueur depuis la fosse naviculaire jusqu'à l'angle prépubien. On en compte ordinairement de 12 à 14 (de 5 à 22 d'après les observations de JARJAVAY). Leur profondeur varie le plus souvent de 8 à 10 millimètres. Mais il en existe parfois de beaucoup plus grandes : CRUVEILHIER en a rencontré qui mesuraient jusqu'à 27 millimètres de longueur. — Les *petites lacunes* ou *foraminula* (261,4' et 4") sont situées en dehors des précédentes, soit sur la face supérieure du canal, soit le long de ses bords. On en observe aussi quelquefois sur la paroi inférieure ; mais elles y sont beaucoup plus rares. Quelle que soit leur situation, les foraminula se disposent pour la plupart, comme les foramina, en séries linéaires, dirigées parallèlement à l'axe de l'urèthre.

Grandes ou petites, les lacunes de Morgagni représentent des cavités tubuleuses, qui d'une part s'ouvrent dans le canal de l'urèthre et, d'autre part, se terminent en cæcum. Ces cavités présentent cette particularité caractéristique qu'au lieu de s'enfoncer dans la muqueuse perpendiculairement à sa surface, comme le font d'ordinaire toutes les formations glandulaires, elles suivent dans la paroi uréthrale une direction très oblique, de telle sorte que leur extrémité fermée regarde toujours la racine de la verge. Leur ouverture, circulaire ou elliptique, est constituée en dehors par la paroi même de l'urèthre et en dedans par un mince repli muqueux de forme semi-lunaire, assez analogue à une valvule. Cette ouverture mesure, pour les grandes lacunes, 1 à 3 millimètres de diamètre et, comme elle est tournée du côté du méat, elle permet aux bougies de petit calibre de s'engager dans les lacunes. De là la recommandation, qu'on trouve écrite partout à propos du cathétérisme, de suivre constamment la paroi inférieure du canal dans toute l'étendue de la portion spongieuse. Cette paroi inférieure possède bien parfois des lacunes, comme nous l'avons dit plus haut, mais leurs dimensions sont toujours trop petites pour se laisser pénétrer par les bougies. Outre les lacunes de Morgagni, la surface intérieure de l'urèthre spongieux nous présente encore les orifices des glandes de Cowper. Ces orifices, sur lesquels nous aurons à revenir plus tard, s'ouvrent sur la paroi inférieure, à droite et à gauche de la ligne médiane, à la partie antérieure du cul-de-sac du bulbe (fig. 260,7').

Sur la paroi supérieure de l'urèthre spongieux, à 1 ou 2 centimètres en arrière du méat, A. Guérin a signalé en 1849 l'existence d'un repli valvulaire, appelé depuis *valvule de Guérin*, au-dessus duquel se trouve une sorte de poche ou cul-de-sac, de 6 à 8 milimètres de profondeur, le *sinus de Guérin* (fig. 261,3). Ce cul-de-sac, avec le repli semi-lunaire qui le circonscrit, rappelle assez bien par sa disposition les grandes lacunes de Morgagni qui sont situées immédiatement en arrière, et on est tenté au premier abord de l'assimiler à ces grandes lacunes, dont il ne différerait que par sa situation qui est plus antérieure et par ses dimensions qui sont beaucoup plus considérables. Il existe cependant, entre les lacunes de Morgagni et le sinus de Guérin une différence fondamentale : c'est que les premières sont revêtues par un épithélium cylindrique, tandis que le sinus, comme l'urèthre lui-même, est tapissé par un épithélium pavimenteux stratifié reposant à son tour sur un chorion pourvu de papilles. Ce fait est très important. Il a déterminé Retterer à considérer le sinus de Guérin comme une partie de l'urèthre embryonnaire, sa partie toute supérieure, qui aurait été isolée de la partie inférieure par suite d'une soudure des deux parois latérales du canal. Cette soudure, on le conçoit, a pour résultat immédiat la formation de cette lame transversale qui constitue la valvule de Guérin et du cul-de-sac ou sinus qui la surmonte. Du reste, le sinus de Guérin, une fois isolé, donne naissance à des bourgeons épithéliaux qui plus tard deviendront des glandes et, de ce fait, peut recevoir chez l'adulte un ou plusieurs canaux excréteurs. Mais ces parois proprement dites ne sont nullement d'origine glandulaire.

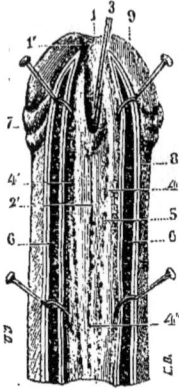

Fig. 261.

L'urèthre ouvert par sa face inférieure et sur la ligne médiane, pour montrer les détails de sa face supérieure (en partie d'après Jarjavay).

1, angle supérieur du méat, avec 1', sa lèvre droite.— 2, fosse naviculaire.— 2', face supérieure du canal. — 3, sonde plongeant dans le cul-de-sac de la valvule de Guérin. — 4, bords latéraux du canal de l'urèthre, avec : 4', foraminula latéraux, 4'', foraminula médians. — 5, grandes lacunes de Morgagni ou foramina.— 6, coupe du corps spongieux.— 7, prépuce, ramené en arrière du gland. — 8, coupe des téguments. — 9, gland.

La valvule de Guérin est à peu près constante : Jarjavay l'a vue manquer une fois sur sept seulement. On conçoit sans peine que, mieux encore que les foramina, elle puisse arrêter la sonde dans le cathétérisme. On évitera facilement cet obstacle en ayant soin d'appliquer l'extrémité de la sonde, comme je l'ai déjà dit plus haut, contre la paroi inférieure du canal.

E. — Constitution anatomique

Les parois de l'urèthre sont constituées par trois tuniques concentriques, qui sont, en allant de dedans en dehors : une tunique muqueuse, une tunique vasculaire et une tunique musculeuse.

1° Tunique muqueuse. — La tunique muqueuse de l'urèthre revêt ce canal dans toute son étendue. En arrière, elle fait suite à la muqueuse de la vessie ; en avant, elle se continue avec celle du gland. Elle se continue de même, au niveau du veru montanum, d'une part avec la muqueuse de l'utricule, d'autre part avec celle des canaux éjaculateurs et des autres voies spermatiques.

La muqueuse uréthrale, examinée sur le cadavre, nous présente une coloration fondamentale d'un blanc jaunâtre : c'est du moins la teinte qu'on rencontre ordinairement sur ses deux portions prostatique et membraneuse ; sur la portion spongieuse et à cause du voisinage de la gaine vasculaire qui est placée immédiatement au-dessous de la muqueuse, cette teinte devient rosée. Elle est quelquefois, principalement sur les points déclives, franchement rougeâtre ou même plus ou moins violacée. La muqueuse de l'urèthre est très élastique : c'est grâce à cette propriété qu'elle se laisse distendre au moment du passage de l'urine et qu'elle revient sur elle-même au moment de la miction. Son épaisseur est d'un demi-millimètre environ. Sa consistance est relativement faible : si elle résiste assez bien à la distension et aux tractions qu'on exerce sur elle, elle se laisse facilement traverser par un instrument métallique, la sonde ou le stylet par exemple.

Des deux faces de la muqueuse, l'externe répond dans toute son étendue à la tunique vasculaire et lui adhère intimement. L'interne, entièrement libre, délimite la lumière du canal. Outre les lacunes de Morgagni (p. 439) et les orifices glandulaires, elle nous présente un système de plis, à la constitution desquels concourent à la fois la tunique muqueuse et une partie des tuniques sous-jacentes. Ces plis muqueux sont ordinairement peu apparents dans les deux portions prostatique et membraneuse ; ils deviennent plus marqués dans la portion spongieuse et acquièrent leurs plus grandes dimensions dans la région du cul-de-sac du bulbe. Quel que soit leur degré de développement, ils sont toujours dirigés parallèlement à l'axe du canal ; nulle part on ne rencontre de plis transversaux ou obliques. Les plis muqueux de l'urèthre sont des plis de vacuité, qu'on me permette cette expression : ils s'effacent, en effet, toutes les fois que le canal passe de l'état de vacuité à l'état de distension, notamment dans le cathétérisme et au moment de la miction.

Envisagée au point de vue de sa structure, la muqueuse uréthrale se compose : 1° d'un chorion ; 2° d'une couche épithéliale ; 3° de formations glandulaires.

a. *Chorion.* — Le chorion, nous l'avons dit plus haut, adhère intimement par sa face profonde aux parties sous-jacentes, et ce n'est qu'avec de grandes difficultés qu'on parvient à isoler la muqueuse uréthrale par la dissection. Sa face superficielle se soulève par places en de nombreuses papilles, qui s'enfoncent dans l'épaisseur de la couche épithéliale. Ces papilles se rencontrent dans toute la longueur du canal, mais leur distribution n'y est pas uniforme : très rares dans l'urèthre prostatique et spongieux, rares encore dans le cul-de-sac bulbaire, elles augmentent de nombre à partir de l'angle prépubien et sont surtout très abondantes entre la fosse naviculaire et le méat. Elles sont simples, hautes de 40 à 150 μ, disposées le plus souvent en séries longitudinales. Quant à leur forme, la plupart d'entre elles sont coniques, se terminant en une pointe mousse ou plus ou moins effilée. Quelques-unes, comme sur la muqueuse vésicale, sont cylindriques ou même légèrement renflées en massue.

Durant la vie intra-utérine, la muqueuse uréthrale, abstraction faite de la portion qui répond au voisinage de la fossette naviculaire, est entièrement dépourvue de papilles. Ces élevures ne font, par conséquent, leur apparition qu'après la naissance. De plus, elles augmentent en nombre et en dimensions au fur et à mesure que le sujet avance en âge (ROBIN et CADIAT).

Un des traits caractéristiques de la muqueuse uréthrale est sa richesse en fibres élastiques. Sous ce rapport, aucune autre muqueuse, pas même la muqueuse trachéale, ne saurait lui être comparée. A elles seules, les fibres élastiques représentent les huit dixièmes de la masse totale du chorion, le reste étant constitué par des éléments conjonctifs et de la matière amorphe. Ces fibres élastiques sont très fines : elles mesurent, en moyenne, 2 ou 3 μ de diamètre. Elles sont peu flexueuses, se bifurquent et s'anastomosent fréquemment entre elles, de façon à former dans leur ensemble une sorte de réseau dont les mailles sont habituellement allongées dans le sens de la longueur du canal. Dans les parties superficielles du chorion elles forment comme des nappes multiples, parallèles et superposées. Au-dessus d'elles, du côté de la lumière du canal, s'étale une mince couche hyaline de 2 μ d'épaisseur, qui les sépare de la couche épithéliale.

b. *Épithélium.* — L'épithélium de la muqueuse uréthrale repose directement sur cette membrane hyaline. Son épaisseur mesure de 80 à 100 μ chez l'adulte, de 30 à 50 μ seulement chez le fœtus à terme. Il se divise en deux couches : la couche profonde se compose de deux ou trois assises de petites cellules arrondies ou polyédriques ; la couche superficielle est formée par une seule rangée de cellules prismatiques ou pyramidales.

Aux deux extrémités du canal, l'épithélium uréthral se modifie plus ou moins brusquement pour se continuer avec celui des régions voisines. — En arrière, à partir du sphincter vésical, la couche superficielle est formée par deux ou trois rangées de cellules aplaties, qui se confondent, au niveau du col, avec les cellules analogues de l'épithélium de la vessie. — De même, en avant, à 5 ou 6 millimètres en arrière du méat, les cellules prismatiques sont remplacées par un épithélium pavimenteux avec couche cornée manifeste (Robin et Cadiat), qui se continue sur le pourtour du méat, avec l'épithélium de même nature qui revêt la surface du gland.

c. *Glandes.* — Les formations glandulaires de la muqueuse uréthrale se présentent sous deux formes : les follicules et les glandes en grappe. Les lacunes de Morgagni, ci-dessus décrites, que quelques anatomistes considèrent à tort comme des glandes, ne sont autre chose que de simples dépressions de la couche épithéliale dans le chorion muqueux. Leurs parois, en effet, quel que soit le point où on les examine, sont partout formées par le chorion surmonté d'une membrane basale et d'un épithélium en tout semblable à celui de la muqueuse uréthrale. Ces dépressions muqueuses en forme de cul-de-sac peuvent bien présenter, dans certains cas, soit au niveau de leur fond, soit sur les côtés, les orifices de quelques glandes voisines ; mais ce n'est pas là une raison suffisante pour les comprendre elles-mêmes dans les formations glandulaires.

Les *follicules* revêtent la forme de petits sacs cylindriques, dont le fond est souvent renflé, quelquefois même divisé en deux ou plusieurs lobes. On les rencontre dans toute la longueur de l'urèthre, à partir du deuxième ou du troisième centimètre qui suit le méat urinaire. Histologiquement, les follicules se composent d'une paroi propre, tapissée intérieurement d'un épithélium. Cet épithélium, pour Robin et Cadiat, est semblable à celui de la muqueuse uréthrale dans la moitié supérieure du follicule ; plus bas, dans la moitié inférieure, il est formé par une ou deux rangées de petites cellules polyédriques.

Les *glandes en grappe* se composent, comme leur nom l'indique, d'un canal excréteur, auquel aboutissent un certain nombre de culs-de-sac représentant l'élément sécréteur de la glande. Leur ensemble constitue une petite masse, ordinairement un peu aplatie, présentant un demi-millimètre de largeur sur un quart de millimètre d'épaisseur. Quelques-unes sont contenues dans le chorion muqueux. Mais la plupart d'entre elles s'enfoncent jusqu'à 1 ou 2 millimètres au-dessous de la muqueuse, en suivant le plus souvent une direction plus ou moins oblique. — Comme les follicules, les glandes en grappe de la muqueuse uréthrale font leur apparition à 2 ou 3 centimètres en arrière du méat et s'étendent de là jusqu'à l'extrémité vésicale du canal. On les rencontre, par conséquent, dans les trois portions de l'urèthre. Dans la portion prostatique, elles se confondent avec les glandes prostatiques elles-mêmes et il n'est pas rare de voir quelques-unes d'entre elles s'ouvrir dans les canaux excréteurs de ces dernières. Dans la portion membraneuse, elles sont connues, comme on le sait, sous le nom de *glandes de Littre*, bien que LITTRE n'ait jamais vu que leurs orifices ; leurs culs-de-sac occupent l'épaisseur de la tunique musculeuse. Dans la portion spongieuse enfin, elles sont situées dans la tunique vasculaire, baignant en plein au milieu des éléments du tissu érectile. — Quel que soit leur siège, les glandes uréthrales ont partout la même structure et cette structure présente les plus grandes analogies avec celle des follicules. Elles se composent d'une membrane propre, qui se continue avec la basale de la muqueuse et qui est tapissée intérieurement d'un épithélium, épithélium prismatique pour le canal excréteur, épithélium polyédrique dans les culs-de-sac.

2° **Tunique vasculaire, corps spongieux.** — Tout autour du chorion muqueux, se dispose une couche conjonctive très riche en fibres élastiques. Cette couche est une sous-muqueuse modifiée et, ce qui la caractérise essentiellement, outre sa richesse en fibres élastiques, c'est la présence dans son épaisseur de nombreuses cavités veineuses de dimensions variables, largement anastomosées entre elles, formant plexus par conséquent. Sur les portions prostatique et membraneuse de l'urèthre, cette couche est peu épaisse et encore mal différenciée (fig. 262,18) : c'est, si l'on veut, un tissu caverneux rudimentaire. Mais, en passant de l'urèthre membraneux sur l'urèthre spongieux (fig. 258,12), la couche en question prend brusquement un développement considérable, en même temps qu'elle acquiert tous les caractères des tissus érectiles. Elle se prolonge ensuite, sans discontinuité, jusqu'au méat, en formant tout autour de l'urèthre pénien comme une sorte de manchon que l'on désigne sous le nom de *corps spongieux*. Cette formation nouvelle, analogue morphologiquement et physiologiquement aux corps caverneux de la verge, au-dessous desquels elle se trouve située, est en rapport avec le phénomène de l'érection : c'est un des éléments de l'organe copulateur et, pour cette raison, nous le décrirons plus loin, à propos de la constitution anatomique de la verge (voy. *Verge*, p. 504).

3° **Tunique musculeuse, sphincter lisse de l'urèthre.** — La tunique cellulo-vasculaire est doublée sur sa face externe par une couche de fibres musculaires lisses, disposées sur deux plans : un plan interne (fig. 262,8), formé par des fibres longitudinales ; un plan externe (fig. 262,9), constitué par des fibres circulaires.

a. *Fibres longitudinales.* — Les fibres longitudinales font suite aux fibres de la couche plexiforme de la vessie. Très développées sur la portion prostatique, elles s'atténuent ensuite sur la portion membraneuse. Elles diminuent encore d'importance en passant dans la portion spongieuse et, finalement, se confondent avec les éléments musculaires du corps spongieux (voy. *Corps spongieux*).

b. *Fibres circulaires.* — Les fibres circulaires de l'urèthre continuent de même les fibres circulaires de la vessie. Très développées en arrière, comme les fibres longitudinales, elles forment tout autour de la portion initiale de l'urèthre un large anneau, que l'on désigne improprement sous le nom de *sphincter de la vessie* (fig. 262,9). Mais cet anneau musculaire, par sa situation et par ses rapports, appartient bien plutôt à l'urèthre qu'à la vessie : nous l'appellerons, par conséquent, *sphincter lisse de l'urèthre* (*sphincter interne* de HENLE), par opposition à un deuxième sphincter, le *sphincter strié* ou *sphincter externe*, que nous décrirons ultérieurement.

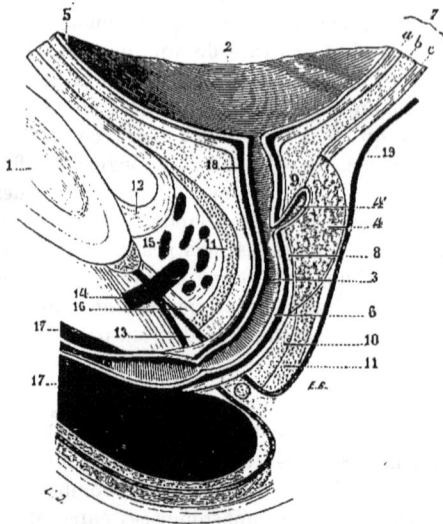

Fig. 262.

Coupe sagittale de l'urèthre supérieur, pour montrer la disposition de son appareil musculaire et notamment ses deux sphincters *(schématique).*

1, symphyse pubienne. — 2, vessie. — 3, canal de l'urèthre. — 4, prostate, avec 4', utricule prostatique. — 5, muqueuse vésicale. — 6, muqueuse uréthrale. — 7, tunique musculeuse de la vessie, avec *a, b, c,* ses trois couches. — 8, fibres lisses longitudinales de l'urèthre. — 9, fibres lisses circulaires de la portion prostatique, formant le sphincter interne. — 10, fibres lisses circulaires de la portion membraneuse. — 11, 11, sphincter externe. — 12, ligaments pubo-vésicaux. — 13, aponévrose périnéale moyenne, avec ses deux feuillets et le muscle de Guthrie. — 14, veine dorsale profonde de la verge. — 15, plexus de Santorini. — 16, muscle de Wilson. — 17, corps spongieux et bulbe. — 18, tunique vasculaire de l'urèthre supérieur. — 19, aponévrose prostato-péritonéale.

Le sphincter lisse de l'urèthre présente de 10 à 12 millimètres de longueur. — Son épaisseur mesure 6 ou 7 millimètres au niveau de son extrémité supérieure ; puis, il diminue graduellement au fur et à mesure qu'on s'éloigne du col vésical, de telle sorte que le sphincter, considéré dans son ensemble, ressemble, non à un cylindre, mais à un cône à base supérieure. Sur des coupes sagittales (fig. 262,9), il revêt la forme d'un triangle, que traverse l'urèthre de la base au sommet. — Sa surface intérieure répond à la muqueuse uréthrale, dont il est séparé par la couche des fibres longitudinales et par la couche vasculaire. — Sa surface extérieure est incluse dans la base de la prostate : en arrière, elle repose directement sur le tissu propre de ce corps glanduleux ; en avant, elle est recouverte par les faisceaux supérieurs du sphincter strié. — Du reste, le sphincter lisse forme une masse dure et compacte. Sa consistance ferme et sa coloration d'un blanc grisâtre sont très analogues à celles de la prostate, et ce n'est guère qu'à l'aide du microscope qu'on peut distinguer l'une de l'autre ces deux formations.

Envisagé au point de vue fonctionnel, le sphincter lisse, agissant par sa contraction ou simplement par sa tonicité, préside à l'occlusion de l'orifice qui fait communiquer la vessie avec l'urèthre : il permet ainsi à l'urine de s'accumuler dans son réservoir naturel. D'autre part, au moment de l'éjaculation, en fermant la portion de l'urèthre qui se trouve en amont des orifices des canaux éjaculateurs, il s'oppose à ce que le liquide spermatique remonte vers la vessie et, de ce fait, l'oblige à se diriger du côté du méat.

Le sphincter lisse de l'urèthre n'existe réellement que dans le quart supérieur du canal prostatique. Il s'arrête d'ordinaire à la partie moyenne du veru montanum. Au-dessous de ce point et dans tout le reste de l'étendue de l'urèthre prostatique, les fibres circulaires sont très rares, à peine visibles : profondément bouleversées par le développement de la prostate, elles ont été rejetées comme nous le verrons plus tard (voy. *Prostate*), soit à la périphérie de cet organe, soit dans son épaisseur. — La couche des fibres circulaires se reconstitue, épaisse et compacte, tout autour de l'urèthre membraneux (fig. 262,10). — Puis, elle se réduit de nouveau, en passant sur la portion bulbeuse de l'urèthre, et disparaît bientôt après en tant que couche distincte : ses faisceaux, profondément dissociés, se sont confondus pour la plupart, comme les faisceaux longitudinaux, du reste, avec les autres éléments du corps spongieux.

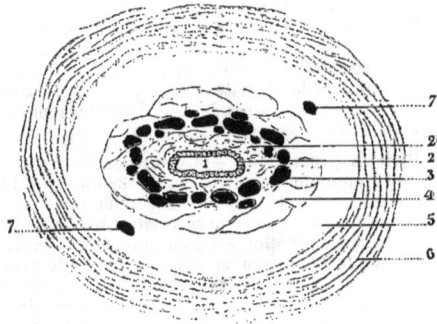

Fig. 263.

Coupe transversale de l'urèthre membraneux, pratiquée immédiatement au-dessus de l'aponévrose périnéale moyenne.

1, lumière du canal. — 2, épithélium de la membrane muqueuse, avec 2'. son chorion. — 3, tunique vasculaire. — 4, fibres lisses longitudinales. — 5, fibres lisses circulaires. — 6, fibres striées circulaires, constituant la portion membraneuse du sphincter externe de l'urèthre. — 7, vaisseaux veineux.

c. *Fibres musculaires striées.* — Les fibres musculaires lisses que nous venons de décrire ne représentent qu'une partie de l'appareil contractile de l'urèthre. A ces fibres lisses (*fibres intrinsèques*), viennent se joindre des faisceaux de fibres striées (*fibres extrinsèques*) qui, se groupant en corps musculaire distinct, constituent les muscles bulbo-caverneux, le muscle de Guthrie, le muscle de Wilson et le sphincter externe de l'urèthre. Tous ces muscles seront décrits plus loin à propos des formations musculaires qui sont annexées à l'appareil génital de l'homme (voy. *Muscles du périnée*, p. 526).

Veru montanum. — Le veru montanum, examiné à sa partie postérieure (fig. 264, A), se compose d'un squelette central formé par un réseau de fibres élastiques, dans les mailles duquel se trouvent des fibres musculaires lisses à direction longitudinale. Cette masse centrale, aplatie

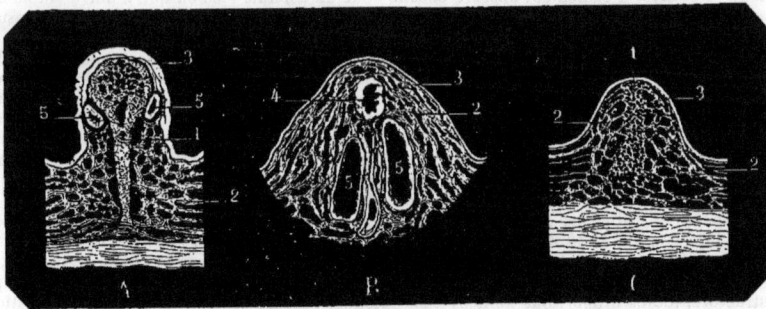

Fig. 264.

Coupes transversales du veru montanum, passant : A, par sa portion la plus élevée, derrière l'embouchure des conduits excréteurs principaux de la glande prostatique ; B, immédiatement en arrière des orifices de l'utricule prostatique et des canaux éjaculateurs ; C, en avant de l'embouchure des canaux éjaculateurs (imitée de Henle).

1, colonne centrale du veru montanum. — 2, tissu caverneux. — 3, muqueuse uréthrale. — 4, utricule prostatique.
5, 5, canaux éjaculateurs.

transversalement comme le veru lui-même, se confond par son bord postérieur ou base, avec le tissu propre de la prostate. Son bord antérieur, plus ou moins élargi, est recouvert par la muqueuse uréthrale, laquelle est finement plissée à ce niveau pour se prêter aux variations de volume du veru montanum. Les faces latérales, enfin, sont matelassées par une couche de tissu spongieux, qui les sépare de la muqueuse, et qui est une dépendance de la tunique vasculaire de l'urèthre.

A la partie moyenne du veru, dans la région qui correspond aux orifices de l'utricule prostatique et des canaux éjaculateurs (fig. 264, B), le squelette élastique et musculaire disparaît, et l'organe tout entier se trouve formé à ce niveau par du tissu spongieux, au sein duquel sont plongés les canaux précités.

Enfin, en avant de l'abouchement des canaux éjaculateurs (fig. 264, C), les fibres élastiques et les fibres musculaires font de nouveau leur apparition au centre du veru montanum et de la crête uréthrale. Elles se distinguent ici encore sous la forme d'une colonne médiane dont la base fait corps avec la prostate et dont le sommet s'élève jusqu'à la muqueuse. Quant à ses faces latérales, elles sont séparées de cette dernière, comme précédemment, par une couche plus ou moins épaisse de tissu spongieux.

Utricule prostatique. — L'orifice en forme de fente que nous avons rencontré sur le sommet du veru montanum nous conduit dans une cavité tubuleuse, impaire et médiane, souvent renflée en forme de bouteille, que l'on désigne indistinctement sous les noms de *sinus prostaticus*, de *sinus pocularis*, de *vesicula spermatica spuria*, de *vésicule wébérienne*, d'*utricule prostatique*. Cette dernière dénomination est pour ainsi dire la seule usitée en anatomie classique.

Du sommet du veru montanum, l'utricule prostatique se dirige obliquement en haut et en arrière, passe entre les deux lobes latéraux de la prostate et se termine par une extrémité en cæcum qui, suivant les cas, occupe l'épaisseur de la prostate ou, dépassant les limites de celle-ci, vient faire saillie au niveau de sa base, entre les deux canaux éjaculateurs (fig. 306,9). L'utricule prostatique n'est pas constant : on le rencontre chez l'homme dans une proportion de 80 p. 100. Quand il existe, il présente ordinairement une longueur de 10 à 12 millimètres. Mais il n'est pas excessivement rare d'en observer qui mesurent 20 et 25 millimètres. ARNOLD parle d'utricules de 6 à 8 centimètres. D'autre part, chez quelques nouveau-nés, MECKEL a vu l'extrémité supérieure de l'utricule donner naissance à un prolongement filiforme, lequel se terminait ensuite par une bifurcation.

Histologiquement, l'utricule prostatique se compose d'une tunique externe musculaire, tapissée intérieurement par une muqueuse à épithélium cylindrique, sans cils vibratiles. La muqueuse elle-même nous présente de nombreuses invaginations épithéliales qui, suivant leur degré de différenciation, constituent de simples dépressions ou de véritables formations glandulaires. La cavité de l'utricule renferme un liquide grisâtre et d'aspect crémeux.

Examiné dans la série des mammifères, l'utricule prostatique varie beaucoup suivant les espèces. Chez les singes, il présente à peu de chose près les mêmes caractères morphologiques que chez l'homme. Il est beaucoup plus réduit, en général, chez les carnassiers. Dans certaines espèces, comme le renard et le léopard, il a perdu sa disposition tubuleuse, et se trouve constitué alors par un simple cordon. Chez d'autres, enfin, il fait complètement défaut : de ce nombre sont le mouton (LEUCKART) et le lama (MILNE-EDWARDS). Par contre, il existe de nombreuses espèces, principalement chez les solipèdes et chez certains rongeurs, qui ont un utricule prostatique beaucoup plus développé que celui de l'homme. C'est ainsi que, chez le castor, l'utricule est représenté par une paire de conduits terminés en cæcum, qui s'étendent de l'urèthre jusqu'au testicule. LEUCKART a également observé chez le bouc un conduit médian qui, à une certaine distance de l'urèthre, se partageait en deux branches divergentes, lesquelles remontaient ensuite jusqu'à l'épididyme.

Les études embryologiques ont établi depuis longtemps que l'utricule prostatique n'est, chez l'homme comme chez les animaux, qu'un organe rudimentaire représentant l'extrémité inférieure des canaux de Müller. WEBER, en conséquence, lui avait donné le nom d'*utérus mâle* (*uterus masculinus*). Cette dénomination, qui est encore employée par la plupart des auteurs, est cependant tout à fait impropre : l'extrémité inférieure des canaux de Müller, en effet, donne naissance non à l'utérus, mais au vagin, et si nous voulons conserver à l'utricule un nom qui rappelle son homologie avec le segment correspondant de l'appareil génital de la femme, nous devons l'appeler, non pas l'utérus mâle, mais le *vagin mâle* (*vagina masculina*).

Les canaux de Müller, au lieu de disparaître, peuvent persister dans toute leur étendue : BOOGARD en 1875, MARTIN en 1878, BARTH en 1878 en ont observé chacun un exemple. On a même vu, mais dans des cas tout à fait exceptionnels, la portion des conduits qui avoisine l'urèthre, se développer en un corps plus ou moins considérable, rappelant exactement par sa forme et par sa structure, toutes proportions gardées bien entendu, l'utérus de la femme. Deux observations de ce genre ont été rapportées, l'une par PETIT, l'autre par FRANQUE. Dans l'un et l'autre cas, l'utérus masculinus était surmonté de deux trompes dont le pavillon était placé tout à côté d'un organe qui rappelait l'ovaire, mais qui avait la structure et par conséquent la valeur d'un testicule. Du reste, il existait un épididyme, un canal déférent, des vésicules séminales et le sexe du sujet n'était pas douteux. Tout récemment (1893), BOECKEL a rencontré de même, sur un jeune homme d'une vingtaine d'années, un utérus bicorne avec une trompe et un ligament large. Dans ce cas encore, il y avait un testicule, un épididyme et un canal déférent, attestant d'une façon très nette le sexe masculin du sujet. La littérature médicale renferme quelques observations relatives à des hommes qui, tous les mois, perdaient du sang par l'urèthre, la muqueuse de l'appareil urinaire étant d'ailleurs parfaitement saine. Il paraît rationnel d'admettre, comme l'ont déjà fait remarquer PETIT et SIMPSON, que ces sortes de règles observées chez l'homme, coïncident chez lui avec un uterus masculinus d'un développement insolite.

Voyez à ce sujet : PETIT, *Hist. de l'Acad. roy. des Sciences de Belgique*, 1720, p. 38 ; — FRANQUE, in SCANZONI's Beiträge, Bd. IV, p. 25 ; — ROBIN et CADIAT, *Sur la constitution de l'utérus mâle, des canaux déférents et des trompes de Fallope*, Journ. de l'Anat., 1875 ; — BOOGARD, *Verslagen en meded. kon. Akad. van Wetensch.*, 1875 ; — MARTIN, *Mém. sur un cas de persistance des canaux de Müller*, Journ. de l'Anat., 1878 ; — BARTH, *Anomalie de développement de l'utricule prostatique*, Bull. Soc. anat., 1878 ; — REMY, *Même observation*, Journ. de l'Anat., 1879 ; — VIAULT, *Le corps de Wolff*, Th. d'agrég., 1880 ; — LANGER, *Ein neuer Fall von Uterus masculinus bei Erwachsenen*, Arch. f. Anat. u. Physiol., 1881 ; — BŒCKEL, Bull. Acad. de méd., 1893.

F. — VAISSEAUX ET NERFS

1° Artères. — Les artères destinées à l'urèthre proviennent des sources les plus diverses, savoir : 1° pour l'urèthre prostatique, des artères qui se distribuent à la prostate elle-même, c'est-à-dire de l'hémorrhoïdale moyenne et de la vésicale inférieure, branches de l'hypogastrique ; 2° pour l'urèthre membraneux, de l'hémorrhoïdale inférieure et de la transverse du périnée, branches de la honteuse interne ; 3° pour l'urèthre spongieux, de la bulbo-uréthrale, de la caverneuse et de la dorsale de la verge, trois branches qui naissent également de la honteuse interne. Ces dernières artères se distribuent tout d'abord au corps spongieux, y compris le bulbe et le gland (voy. p. 509), puis à la tunique muqueuse.

2° Veines. — Les veines issues de la muqueuse uréthrale présentent cette particularité qu'elles aboutissent toutes à un système de gros canaux disposés en plexus, qui forment les éléments essentiels de la tunique vasculaire ci-dessus décrite. A leur tour, les veines efférentes de la tunique vasculaire se rendent, suivant la région de l'urèthre dont elles émanent, à la veine dorsale profonde de la verge, au plexus de Santorini, au plexus vésico-prostatique, à la veine honteuse interne. Finalement, et par l'intermédiaire de ces derniers vaisseaux, elles aboutissent à l'hypogastrique.

3° Lymphatiques. — Les lymphatiques du canal de l'urèthre forment dans le chorion muqueux, un peu au-dessous de l'épithélium, un riche réseau, qui s'étend d'une extrémité à l'autre du canal et qui se continue, en arrière, avec celui de la muqueuse vésicale, en avant, avec celui de la muqueuse du gland.

Au niveau de la portion prostatique, ce réseau fournit un certain nombre d'efférents qui se mêlent pour la plupart aux lymphatiques propres de la prostate. Quelques-uns, cependant, remontent le long des canaux éjaculateurs jusqu'au col de la vésicule séminale et, là, se confondent avec les lymphatiques de ce dernier organe.

Sur les deux autres portions, portion membraneuse et portion spongieuse, le réseau lymphatique uréthral donne naissance, d'après SAPPEY, à deux troncs qui traversent la paroi du canal au niveau du frein de la verge, pour se terminer dans les vaisseaux qui contournent la base du gland et aboutir en définitive, comme ces derniers, aux ganglions superficiels du pli de l'aine.

4° Nerfs. — Les nerfs de l'urèthre, comme les artères, proviennent de sources multiples : 1° pour l'urèthre prostatique, du plexus hypogastrique ; 2° pour l'urèthre spongieux, du nerf périnéal superficiel et du nerf dorsal de la verge, deux branches du honteux interne. A ces nerfs qui se rendent isolément à l'urèthre, il convient d'ajouter de nombreuses fibres sympathiques, qui arrivent à cet organe en suivant le trajet des artères et en formant autour d'elles des plexus.

Les nerfs uréthraux se terminent : en partie sur les vaisseaux (*filets vasculaires*), en partie sur les éléments contractiles de la tunique musculeuse (*filets moteurs*), en partie sur la muqueuse (*filets sensitifs*). Ces derniers affectent une direction longitudinale et, de plus, décrivent des flexuosités nombreuses, probablement pour se prêter à l'allongement que subit la muqueuse uréthrale au moment de l'érection (QUENU). Ils forment, dans la couche la plus superficielle du chorion, un riche réseau sous-épithélial, d'où partent vraisemblablement des fibrilles terminales destinées à l'épithélium lui-même. Mais l'existence de ces fibrilles intra-épithéliales n'a pas encore été nettement constatée. PLANNER, en 1888, a décrit dans la muqueuse uréthrale de l'homme des corpuscules nerveux terminaux, qui ne sont vraisemblablement que des corpuscules de Krause.

On a signalé, sur le trajet des nerfs destinés à l'urèthre, un certain nombre de ganglions minuscules. Les plus connus sont ceux que l'on rencontre autour de la prostate, sur la paroi inférieure de la portion membraneuse et à la partie postérieure du bulbe.

§ II. — URÈTHRE CHEZ LA FEMME

L'urèthre de la femme, beaucoup plus court que celui de l'homme, représente seulement les portions prostatique et membraneuse de ce dernier. Il se distingue encore de l'urèthre de l'homme, au point de vue morphologique, en ce qu'il n'est en communication qu'avec un seul réservoir, le réservoir de l'urine : il est donc exclusivement urinaire, au lieu d'être uro-génital.

1° **Dimensions**. — Le canal de l'urèthre, chez la femme, mesure en moyenne 35 millimètres de longueur : sur deux coupes de sujets congelés, j'ai observé 34 millimètres sur la première, 41 millimètres sur la seconde. Son calibre est généralement évalué à 7 ou 8 millimètres de diamètre. Toutefois, ce calibre n'est pas uniforme : rétréci à son extrémité inférieure, l'urèthre s'élargit ensuite jusqu'au niveau du col vésical, où il se rétrécit de nouveau. Le canal, dans son ensemble, n'est donc pas exactement cylindrique, mais fusiforme. Nous devons ajouter qu'il est très dilatable et qu'on y introduit assez facilement des sondes de 10 à 12 millimètres. Il peut même, après dilatation progressive, permettre l'introduction de corps beaucoup plus volumineux, le petit doigt ou l'index par exemple. Dans la pratique, GUYON estime que l'on ne doit pas pousser la dilatation au delà de 13 millimètres de diamètre, mais il est des chirurgiens qui sont beaucoup plus audacieux. SIMON (de Heidelberg) va jusqu'à 2 centimètres et pense qu'on peut aller plus loin encore, jusqu'à 22 et 25 millimètres chez la femme adulte. RELIQUET allait jusqu'à 30 millimètres.

2° **Direction**. — L'urèthre, du col de la vessie à la vulve, suit un trajet oblique de haut en bas et d'arrière en avant (fig. 265,10). Il présente donc sur l'horizontale, une inclinaison de même sens que le vagin, qui est situé en arrière de lui, et nous ferons remarquer, à ce sujet, que les femmes, quand elles veulent uriner debout, sont le plus souvent obligées, pour rendre le jet vertical, d'incliner en avant leur bassin. De plus, l'urèthre n'est pas rectiligne, mais décrit une légère courbe à concavité antéro-supérieure.

3° **Conformation extérieure, rapports**. — Comme tout conduit cylindrique, l'urèthre de la femme nous offre à considérer un corps et deux extrémités, représentées chacune par un orifice :

a. Le *corps de l'urèthre*, traversant comme chez l'homme l'aponévrose périnéale moyenne, se trouve situé, en partie dans l'excavation pelvienne, en partie dans le périnée antérieur. — *En arrière*, il repose dans toute son étendue sur la paroi antérieure du vagin. Dans son tiers ou son quart supérieur, il est encore relativement libre, n'étant relié au vagin que par une couche de tissu cellulaire assez lâche. Mais, dans le reste de son étendue, il adhère à la paroi vaginale d'une façon tellement intime qu'il fait pour ainsi dire corps avec elle. Ainsi fusionnées l'une avec l'autre, la paroi de l'urèthre et la paroi du vagin constituent entre les deux conduits une cloison épaisse de 10 à 12 millimètres, la *cloison uréthro-vaginale*. —

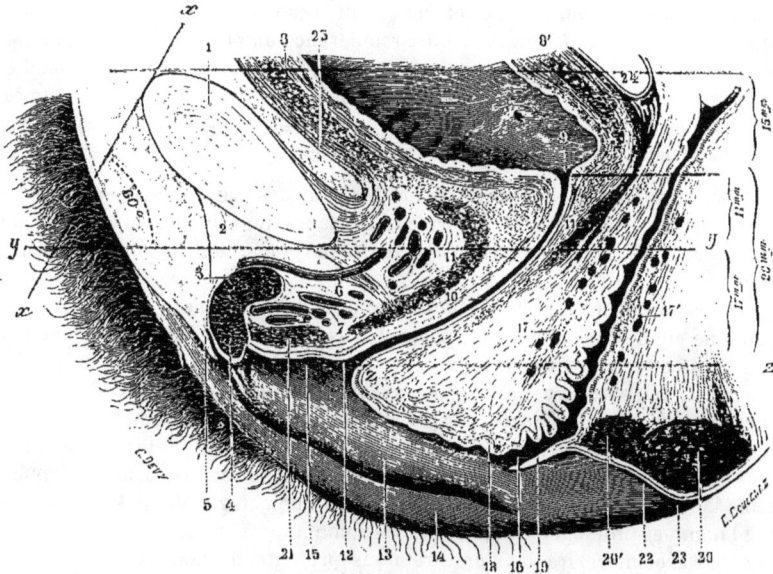

Fig. 265.

Coupe sagittale de l'urèthre, de la vulve et du vagin (sujet congelé, femme vierge de vingt-quatre ans, grandeur nature).

1. symphyse pubienne. — 2, ligament suspenseur du clitoris. — 3, corps caverneux du clitoris. — 4, extrémité antérieure du clitoris (gland). — 5, son capuchon ou prépuce. — 6, veine dorsale du clitoris. — 7, plexus veineux intermédiaire au clitoris et au bulbe. — 8, 8', parois antérieure et postérieure de la vessie. — 9, col de la vessie. — 10, urèthre. — 11, sphincter externe de l'urèthre. — 12, méat urinaire. — 13, petite lèvre. — 14, grande lèvre. — 15, vestibule. — 16, orifice inférieur du vagin. — 17, 17', colonne antérieure et colonne postérieure du vagin. — 18, tubercule vaginal. — 19, hymen. — 20, sphincter externe de l'anus. — 20', constricteur de la vulve. — 21, faisceaux de ce dernier muscle intermédiaires au clitoris et à l'urèthre. — 22, fosse naviculaire. — 23, fourchette. - 24, cul-de-sac vésico-utérin. — 25, espace prévésical.

xx, plan du détroit supérieur. — *yy*, horizontale menée par le bord inférieur de la symphyse. — *zz*, horizontale menée par le méat urinaire.

En avant et *sur les côtés*, l'urèthre répond successivement : 1° au plexus de Santorini, qu'il sépare des pubis ; 2° à l'aponévrose périnéale moyenne et au muscle transverse profond, qui est situé entre les deux feuillets de cette aponévrose ; 3° à l'angle de la symphyse, dont il est séparé par un intervalle de 12 à 15 millimètres ; 4° enfin, à l'angle de réunion des racines du clitoris, à la partie antérieure du bulbe et au muscle constricteur du vagin.

b. L'orifice supérieur ou *col* répond, comme chez l'homme, à l'angle antérieur du trigone vésical. Il est situé à 2 ou 3 centimètres en arrière de la symphyse pubienne, le plus souvent sur le trajet d'une horizontale qui traverserait cette symphyse au niveau ou un peu au-dessous de sa partie moyenne. Sur le sujet représenté dans la figure 264, la distance comprise entre le niveau de l'orifice vésical et l'angle symphysien, mesuré en projection, était de 11 millimètres.

c. L'*orifice inférieur* ou *méat* s'ouvre dans le canal vulvaire, à la partie posté-rieure du vestibule, à 2 centimètres en arrière du clitoris et immédiatement en avant d'une saillie arrondie qui, sous le nom de *tubercule vaginal*, termine la colonne antérieure du vagin (voy. *Vagin*). Le méat représente à la fois la partie la plus étroite et la moins dilatable du canal de l'urèthre. Sa forme est assez variable : il est tantôt disposé en fente longitudinale, tantôt arrondi ou plus ou moins étoilé. D'autre part, il est superficiel et très apparent ou bien plus ou moins enfoncé dans une dépression de la muqueuse et, de ce fait, beaucoup moins facile à découvrir. Le plus souvent, tandis que sa demi-circonférence antérieure est unie ou lisse, sa demi-circonférence postérieure se trouve recouverte de rugosités qui, quand elles atteignent un certain degré de développement, prennent l'aspect d'un amas de végétations irrégulières, masquent plus ou moins le méat et deviennent ainsi un obstacle sérieux dans l'opération du cathétérisme.

4° Conformation intérieure. — L'urèthre, sur des coupes pratiquées perpendi-culairement à son axe, revêt la forme d'une fente qui est transversale à sa partie supérieure, plus ou moins étoilée à sa partie moyenne, longitudinale au voisinage du méat.

Vu intérieurement, après incision longitudinale de sa paroi, le canal nous pré-sente une coloration blanchâtre, passant à la teinte rosée ou même rouge foncé, dans le cas où les réseaux vasculaires de sa muqueuse sont plus ou moins gorgés de sang. Il est parcouru d'arrière en avant par un certain nombre de petits plis longitudinaux qui s'effacent par la distension. Indépendamment de ces plis muqueux, on rencontre sur la paroi postérieure une petite crête médiane, égale-ment longitudinale, qui commence au niveau du col et, de là, s'étend plus ou moins loin du côté du méat. Elle est peut-être l'homologue des plis que l'on voit, chez l'homme, prolonger en arrière le verumontanum.

La surface intérieure de l'urèthre nous présente de nombreux orifices. Ces orifices sont de deux ordres. — Les uns nous conduisent dans de petites dépres-sions en cæcum : ce sont les *sinus muqueux* ou *lacunes de Morgagni*. Les lacunes de Morgagni ont ici la même signification que chez l'homme. Leur profondeur, très variable, mesure ordinairement de 1 à 4 millimètres ; mais on en rencontre de beaucoup plus grandes, atteignant jusqu'à 15 et 20 millimètres. L'observation démontre que ces lacunes sont surtout nombreuses et développées au niveau et en arrière du méat. — Les autres orifices répondent à l'abouchement des glandes, dites *uréthrales* (voy. plus bas).

5° Constitution anatomique. — La paroi de l'urèthre, chez la femme, mesure 3 ou 4 millimètres d'épaisseur dans sa portion supérieure. Elle se compose de deux tuniques concentriques et régulièrement superposées : une tunique interne mu-queuse et une tunique externe musculeuse. Il n'y a pas chez la femme, comme chez l'homme, de tunique vasculaire distincte : les éléments de cette dernière tunique existent pourtant, mais ils se trouvent disséminés, comme nous le verrons tout à l'heure, au sein des fibres musculaires.

a. Tunique muqueuse. — La muqueuse uréthrale de la femme ressemble beau-coup à celle de l'homme. Elle est mince, élastique, assez résistante, doublée sur sa face profonde d'un tissu conjonctif lâche qui l'unit faiblement à la tunique musculeuse. C'est grâce à ce tissu conjonctif sous-muqueux qu'elle se plisse et se déplisse avec tant de facilité.

Histologiquement, la muqueuse uréthrale de la femme se compose de deux couches : 1° d'un chorion muqueux, riche en fibres élastiques, surmonté de papilles vasculaires assez rares et de petites dimensions ; 2° d'un épithélium, formé par deux ou trois rangées de cellules polyédriques, que surmonte une rangée unique de cellules prismatiques ou pyramidales. Cet épithélium, aux deux extrémités du canal, se continue insensiblement, d'une part avec l'épithélium mixte de la vessie, d'autre part avec l'épithélium pavimenteux stratifié du vestibule. Nous ferons remarquer, à ce sujet, que la transition entre l'épithélium vestibulaire et l'épithélium uréthral se fait non pas sur les lèvres mêmes du méat, mais un peu en amont de cet orifice, en plein canal de l'urèthre par conséquent : c'est ainsi que sur la paroi postérieure, contre la cloison uréthro-vaginale, l'épithélium pavimenteux stratifié du vestibule se prolonge à une distance de plus de 1 centimètre (TOURNEUX et HERRMANN).

La muqueuse uréthrale de la femme nous présente, comme celle de l'homme, deux ordres de formations glandulaires : des follicules et des glandes en grappe. — Les *follicules* revêtent exactement les mêmes caractères morphologiques que chez l'homme. Ils sont toutefois beaucoup moins nombreux et, d'après ROBIN et CADIAT, pourraient même manquer quelquefois. — Les *glandes en*

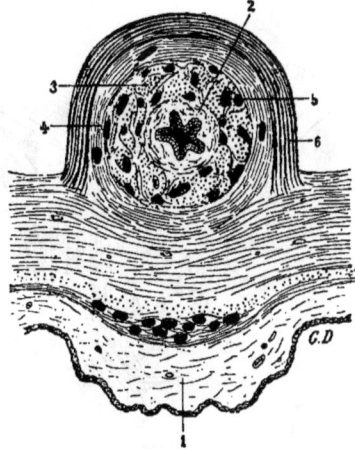

Fig. 266.

Coupe transversale de l'urèthre chez la femme, passant par sa partie moyenne (*schématique*).

1, colonne antérieure du vagin, avec : *a*, muqueuse ; *b*, couche musculeuse ; *c*, couche fibreuse de la paroi vaginale. — 2, muqueuse de l'urèthre. — 3, couche des fibres lisses longitudinales. — 4, couche des fibres lisses circulaires. — 5, canaux veineux disséminés dans les deux couches de fibres lisses. — 6, sphincter externe de l'urèthre ou sphincter strié.

grappe se composent, ici comme chez l'homme, d'un certain nombre de culs-de-sac réguliers ou irréguliers, aboutissant tous à un canal excréteur commun. Ces glandes, qui sont ordinairement peu nombreuses et assez mal différenciées, forment des séries linéaires disposées parallèlement aux plis muqueux ci-dessus décrits. Leur ensemble représente, à l'état rudimentaire, la prostate de l'homme, et nous aurons à y revenir plus tard à propos de la *prostate femelle* (voy. *Glandes annexées à l'appareil génital de la femme*).

b. *Tunique musculeuse.* — La tunique musculeuse est essentiellement constituée par des fibres lisses qui se disposent sur deux plans : un plan interne de fibres longitudinales et un plan externe de fibres circulaires. — Les *fibres lisses longitudinales* (fig. 267,5) sont placées immédiatement en dehors de la muqueuse. Elles se continuent en haut, du côté de la vessie, avec les fibres de la couche plexiforme. — Les *fibres lisses circulaires* (fig. 267,6) continuent de même les fibres circulaires du réservoir urinaire, et se prolongent ensuite sans interruption jusqu'au méat. Très développées à leur extrémité supérieure, elles forment, dans la région du col, un large anneau (7) que l'on désigne improprement sous le nom de *sphincter de la vessie.* Cet anneau, par sa situation, appartient bien plutôt à l'urèthre qu'à la vessie, et, ici comme chez l'homme, nous lui donnerons le nom de *sphincter lisse de l'urèthre.*

Dans l'une et dans l'autre couches, les fibres musculaires forment des faisceaux cylindriques très serrés, entre lesquels s'insinuent, sous forme de cloisons, des éléments conjonctifs et élastiques. Nous trouvons encore dans leurs intervalles des artérioles et de gros canaux veineux, qui sont plus particulièrement développés dans la couche des fibres longitudinales et qui donnent à la tunique musculeuse tout entière un aspect spécial rappelant un peu celui des tissus caverneux. Ces grosses veines sont les homologues de celles qui constituent, dans l'urèthre de l'homme, la tunique vasculaire (p. 443). Elles en diffèrent seulement, comme nous l'avons déjà fait remarquer plus haut, en ce que, au lieu de se grouper en une couche distincte, elles se disséminent irrégulièrement dans l'épaisseur de la tunique musculeuse (fig. 266,5).

A cet appareil musculaire lisse de l'urèthre de la femme et sur sa surface extérieure viennent se joindre, comme chez l'homme, des fibres musculaires striées. Ces fibres constituent le *sphincter strié de l'urèthre* (fig. 266,6, et 267,8 et 8'). Nous le décrirons, conformément au plan que nous nous sommes tracé, avec les autres muscles du périnée (voy. *Muscles du périnée*).

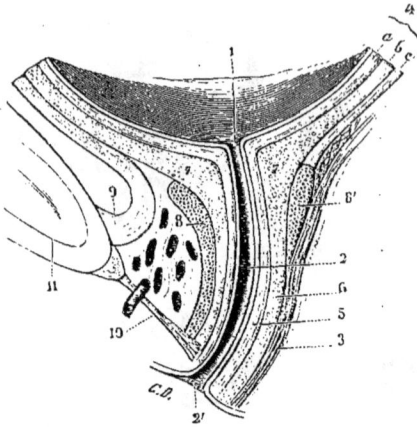

Fig. 267.

Les deux sphincters de l'urèthre chez la femme, vus sur une coupe sagittale (*schématique*).

1, col de la vessie. — 2, canal de l'urèthre, avec 2' méat. — 3, paroi antérieure du vagin. — 4, tunique musculeuse de la vessie, avec : a, ses fibres longitudinales internes ; b, ses fibres circulaires ; c, ses fibres longitudinales externes. — 5, fibres longitudinales de l'urèthre. — 6, ses fibres circulaires. — 7, sphincter interne de l'urèthre ou sphincter lisse. — 8 et 8', segment antérieur et segment postérieur du sphincter externe de l'urèthre ou sphincter strié. — 9, ligaments pubo-vésicaux. — 10, aponévrose périnéale moyenne. — 11, symphyse pubienne.

6° **Vaisseaux et nerfs.** — Les *artères* de l'urèthre proviennent, chez la femme, de la honteuse interne, de la vésicale inférieure et de la vaginale. — Les *veines*, très développées, se rendent aux plexus voisins, plexus vésical, plexus de Santorini, plexus vaginal et plexus vulvaire. — Les *lymphatiques* se jettent dans les ganglions situés sur les côtés de l'excavation pelvienne. — Les *nerfs* émanent du honteux interne et du plexus hypogastrique. Ils se terminent dans la muqueuse (*filets sensitifs*), dans la tunique musculeuse (*filets moteurs*) et sur les vaisseaux (*filets vasculaires*).

Voyez au sujet de l'urèthre, chez l'homme et chez la femme, parmi les travaux récents : ROBIN et CADIAT, *Sur la structure intime de la muqueuse et des glandes uréthrales de l'homme et de la femme*, Journ. de l'Anat., 1874 ; — MOREL, *Tunique musculeuse de l'urèthre*, Soc. des Sc. de Nancy, 1877 ; — BELFIELD, *Zur Kenntniss der Morgagni'schen Lakunen der Harnröhre*, Wien. med. Wochenschr., 1881 ; — SCHULLER, *Ein Beitrag zur Anatomie der weibl. Harnröhre*, Virchow's Arch., 1883 ; — LAUNOIS, *De l'appareil urinaire chez le vieillard*, Th. Paris, 1885 ; — DESNOS, *De l'étroitesse congénitale du méat, ses complications*. Annales de Guyon, 1887 ; — VADJA, *Beiträge zur Anat. des männlichen Urogenitalapparats*. Wien. med. Wochenschr., 1887 ; — PLANNER, *Ueber das Vorkommen von Nervenendkörperchen in der männl. Harnröhre*, Arch. f. mikr. Anat., 1887 ; — LEJARS, *Des canaux accessoires de l'urèthre*, Ann. de Guyon, 1888 ; — LAVAUX, *La région membraneuse de l'urèthre*, C. R. Acad. des Sc., 1889 ; — DELBET, GÉNOUVILLE, *loc. cit.* (voy. *Vessie*, p. 428).

CHAPITRE II

ORGANES GÉNITAUX DE L'HOMME

L'appareil génital de l'homme se compose essentiellement de deux parties : 1° d'un organe glandulaire, le *testicule*, auquel incombe l'importante fonction d'élaborer le liquide fécondant ou sperme ; 2° d'un long conduit, destiné à transporter ce liquide dans la poche copulatrice de la femme, conduit qui prend successivement les noms de canal déférent, vésicule sémi-nale, canal éjaculateur, urèthre ou con-duit uro-génital. — Jusqu'à l'urèthre, le conduit où chemine le sperme est pair, comme l'organe qui l'élabore. L'urèthre au contraire, comme nous l'avons vu dans le chapitre précédent, est impair et mé-dian et, de ce fait, reçoit le produit de l'un et l'autre testicules.— L'urèthre, dans sa portion extra-pelvienne, est entouré de formations érectiles qui, en devenant turgescentes et rigides au moment de la copulation, favorisent l'intromission du conduit vecteur du sperme dans le vagin : leur ensemble, revêtu par les téguments, constitue un organe cylindrique, appelé *verge* ou *pénis*.

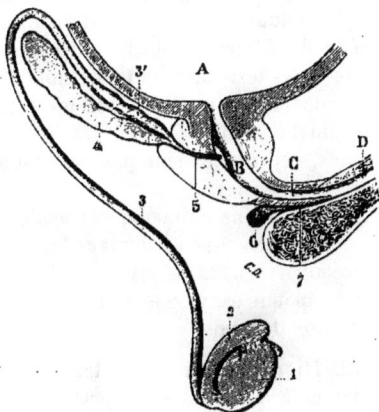

Fig. 268.

Schéma représentant l'ensemble de l'appareil génital chez l'homme (côté droit).

A, vessie. — B, portion prostatique de l'urèthre. — C, sa portion membraneuse. — D, sa portion spongieuse. — 1, testicule droit. — 2, épididyme. — 3, canal déférent. avec 3', son ampoule. — 4, vésicule séminale. — 5, canal éjaculateur. débouchant sur le côté du veru montanum. — 6, glande de Cowper, avec 7, son canal excréteur.

Aux organes précités qui constituent les parties essentielles de l'appareil sexuel de l'homme, viennent s'ajouter à titre d'an-nexes : 1° un système d'enveloppes con-centriques, qui, sous le nom de *bourses*, entourent le testicule ; 2° un certain nombre de *glandes*, qui se développent sur le trajet de l'urèthre et mêlent leur produit à celui de la glande génitale ; 3° des formations musculaires, enfin, que nous réunirons dans un même article sous le titre de *muscles et aponévroses du périnée*.

ARTICLE I

TESTICULE

Les testicules (*testis*, διδυμός), encore appelés *glandes séminales*, sont deux organes d'aspect glandulaire, destinés à produire l'élément principal du sperme, le spermatozoïde. Leur présence caractérise essentiellement l'appareil mâle, de même que les ovaires sont les organes essentiels de l'appareil femelle. A leur partie postéro-supérieure, chaque testicule est surmonté d'un corps allongé qui, en raison de sa situation, est appelé épididyme (de ἐπι, sur et διδυμός, testicule). L'épididyme est à proprement parler le premier segment des voies spermatiques, mais il présente avec la glande séminale des connexions tellement intimes, que sa description ne saurait être séparée de celle du testicule proprement dit.

§ Ier. — CONSIDÉRATIONS GÉNÉRALES

1° Situation. — Les testicules sont situés au-dessous de la verge, entre les deux cuisses, à la partie antérieure de la région périnéale. Ils sont contenus dans un système d'enveloppes, qui ont reçu le nom très significatif de bourses. Du reste, les deux organes n'occupent pas exactement le même niveau : le gauche descend ordinairement un peu plus bas que le droit.

Suspendus à l'extrémité inférieure du cordon spermatique, comme un fruit à son pédicule, dépourvus d'adhérence dans la plus grande partie de leur surface extérieure, les testicules sont très mobiles. La main, on le sait, les déplace avec la plus grande facilité et dans tous les sens. D'eux-mêmes, ils s'élèvent vers l'anneau inguinal à la suite de la contraction du dartos et du crémaster et, par leur propre poids, reprennent leur position initiale quand les deux muscles précités cessent de se contracter.

Chez certains animaux, les testicules effectuent des excursions beaucoup plus étendues que chez l'homme : c'est ainsi que chez la plupart des rongeurs et des insectivores, nous les voyons sortir du canal inguinal à l'époque du rut, puis, quand cette époque est passée, remonter de nouveau dans l'abdomen pour y prendre leur position de repos.

2° Migration des testicules. — Du reste, chez l'homme comme chez tous les mammifères à bourses, la présence du testicule au-dessous du canal inguinal n'est pas une situation originelle, mais une situation acquise au cours du développement ontogénique. La glande séminale, en effet, comme nous le verrons plus tard en embryologie, se développe en pleine cavité abdominale à droite et à gauche de la colonne lombaire, tout à côté des reins. Ce n'est que plus tard, vers la fin du troisième mois, qu'abandonnant la région où elle a pris naissance, elle se porte vers le canal inguinal, traverse à son niveau la paroi abdominale et descend alors dans les bourses, position qu'elle occupera désormais d'une façon définitive.

Pour comprendre les phénomènes de la descente du testicule, il importe d'être préalablement fixé sur un certain nombre de faits embryologiques que nous résumerons brièvement. Lorsque le corps de Wolff apparaît, il soulève au-devant de lui le péritoine qui le recouvre, et ce dernier lui forme alors comme une sorte de méso, qui se prolonge en haut et en bas par deux replis, l'un supérieur, l'autre inférieur. Le repli supérieur part de l'extrémité supérieure du corps de Wolff et se dirige en haut vers le diaphragme : il constitue le *ligament diaphragmatique du corps de Wolff* (KÖLLIKER). Le ligament diaphragmatique ne joue plus tard aucun rôle ; il n'en sera plus question. Mais il n'en est pas de même du repli inférieur, qui se dirige de l'extrémité inférieure du rein primitif vers la région inguinale, et constitue le *ligament inguinal du corps de Wolff* (KÖLLIKER). Ce repli s'épaissit par la suite et forme, sous le nom de *gubernaculum testis* de HUNTER, un des organes auxquels on a attribué un rôle essentiel dans la descente du testicule.

Le testicule prend naissance en dedans du corps de Wolff, entre ce dernier et la ligne médiane. Au fur et à mesure qu'il se développe, le corps de Wolff s'atrophie, et ce dernier finit par disparaître après avoir fourni à la glande mâle l'épididyme et le canal déférent. Simultanément, le testicule s'approprie en quelque sorte le méso péritonéal du rein primitif, qui lui forme un *mésorchium*, et le gubernaculum, qui continuait au début la partie inférieure du corps de Wolff, semble s'attacher maintenant au testicule et faire partie de l'appareil génital.

Le mésorchium disparaît par la suite ainsi que le ligament diaphragmatique. Le gubernaculum, au contraire, prend une grande importance. Il se compose simplement au début d'un repli péritonéal soutenu par un axe de tissu conjonctif. Il se complique plus tard par l'apparition de fibres musculaires qui viennent des muscles obliques de l'abdomen et forment une couche interposée entre le péritoine et l'axe conjonctif. Le gubernaculum se fixe en haut au testicule, en bas à l'anneau inguinal.

Sur son prolongement, au niveau de l'anneau inguinal, apparaît une petite dépression du péritoine en doigt de gant, dépression qui s'allonge peu à peu jusque dans le scrotum et forme le *processus vaginal*. Le scrotum est d'abord constitué, au-dessous de la peau, par une sorte de bourrelet massif de tissu conjonctif jeune, très riche en vaisseaux : le processus vaginal déprime ce tissu et prend sa place. Fait très important, ce processus vaginal prend naissance avant la descente du testicule : il n'est donc pas produit, comme on pourrait être tenté de le croire, par l'action mécanique du testicule repoussant au-devant de lui la séreuse péritonéale.

Le gubernaculum suit le processus vaginal sur toute sa longueur.

Le testicule, placé dans les lombes, descend d'abord jusqu'à l'anneau inguinal où il est arrivé d'habitude vers le sixième mois. A partir de ce moment, il entre dans le canal inguinal et le parcourt lentement de façon à arriver dans le scrotum avant la fin de la vie fœtale. Cependant la descente peut ne se terminer qu'après la naissance. Les testicules occupent donc dans leur migration trois positions successives : ils sont intra-abdominaux, intra-inguinaux et intra-scrotaux.

Chez les mammifères, les testicules peuvent se rencontrer dans l'une ou l'autre de ces positions, et les différentes étapes de la migration de la glande chez l'homme semblent répondre à autant d'étapes dans l'évolution de l'appareil sexuel. En effet, d'une manière générale et à quelques exceptions près, les mammifères qui ont leurs testicules situés dans l'abdomen appartiennent aux groupes inférieurs ; les rongeurs et les insectivores, plus élevés en organisation, ont les testicules inguinaux et enfin les carnivores et les primates possèdent tous un véritable scrotum.

Le mécanisme de la descente des testicules a été très discuté. Il réside évidemment, pour une grande part, dans les rapports inégaux de croissance entre les parties (J. CLELAND, KÖLLIKER, BRAMANN). Pour bien le comprendre, il est bon de diviser la descente en trois temps : 1° descente des lombes jusqu'à l'anneau vaginal ; 2° parcours du canal inguinal ; 3° descente dans le scrotum. — Le premier temps résulte surtout de l'accroissement dont la région lombaire est le siège, joint à la fixité du gubernaculum. L'accroissement de la région lombaire est indiscutable : il est déjà suffisamment indiqué par l'épaisseur considérable du corps des vertèbres de cette région et il produit bien d'autres phénomènes que la descente du testicule, notamment la prétendue ascension de la moelle épinière, à laquelle il contribue pour une grande part. Si, lorsque cet accroissement se produit, le testicule reste fixé à l'anneau inguinal par le gubernaculum inextensible, il est clair que, au fur et à mesure que la région lombaire s'allongera, le testicule paraîtra se rapprocher de plus en plus de l'anneau inguinal et semblera descendre. Quelques auteurs ont pensé que le gubernaculum avait un rôle actif et que les fibres musculaires qu'il renferme rapprochaient par leurs contractions le testicule de l'anneau inguinal (E.-H. WEBER). Mais KÖLLIKER a montré que cela n'était pas possible. Il suffit que le gubernaculum ne s'accroisse pas dans la même proportion que la région lombaire pour qu'il entraîne le déplacement du testicule dont il est question. En outre, le gubernaculum peut subir un léger raccourcissement, comparable à la rétraction cicatricielle du tissu conjonctif (H. MECKEL). — Ainsi la descente du testicule jusqu'à l'anneau inguinal s'explique par l'accroissement de la région lombaire et par la présence du gubernaculum qui maintient la glande génitale fixe et même se raccourcit un peu. Mais le passage du testicule dans l'anneau inguinal et dans le scrotum s'explique moins facilement. Peut-être faut-il le considérer, avec SEDGWICK MINOT, comme un simple fait d'accroissement. Le processus vaginal s'accroît, le gubernaculum en fait autant (dans sa portion scrotale), et le testicule suit ces deux organes dans leur mouvement de croissance. — L'accroissement en longueur, qui pousse le processus vaginal de plus en plus profondément dans le scrotum, y porte en même temps le testicule lui-même. Ce dernier se place naturellement sous le péritoine du processus vaginal qui, par sa partie la plus inférieure, constituera la tunique vaginale.

3° Ectopie testiculaire.

— Le testicule peut accidentellement s'arrêter au cours de sa descente et se fixer, durant toute la vie, sur un point plus ou moins éloigné des bourses. Cette anomalie, qui, comme on le voit, n'est que la persistance d'une disposition normale mais transitoire chez le fœtus, a reçu le nom d'*ectopie testiculaire* (de ἐκ, hors et τόπος, lieu).

Du reste, le testicule ectopique peut occuper les régions les plus diverses. Le plus souvent, on le trouve dans l'abdomen ou dans le canal inguinal ; mais on le rencontre aussi, quoique dans des cas plus rares, dans l'anneau crural, sous le pli génito-crural et jusque dans l'épaisseur du périnée. De là, les cinq variétés d'ecto-

pie abdominale, inguinale, crurale, génito-crurale et périnéale, variétés dont les
noms seuls équivalent à des définitions.

Quelles que soient les variétés de l'ectopie, un fait est constant : le testicule fait
toujours défaut au niveau des bourses. La malformation ainsi créée constitue ce
qu'on appelle la *cryptorchidie* (de χρύπτειν, cacher, et ὄρχις, testicule), et le sujet
qui en est porteur a reçu le nom de *cryptorchide*. La cryptorchidie, comme toutes
les autres anomalies, peut être unilatérale ou siéger à la fois à droite et à gauche :
on est donc, suivant les cas, *mono-cryptorchide* ou *bi-cryptorchide*. — La cryptorchidie bilatérale est excessivement rare et nous rappellerons à ce sujet que
MARCHAL ne l'a rencontrée qu'une seule fois sur 10 800 sujets soumis à son examen.
D'autre part, la cryptorchidie est partielle ou totale : elle est partielle lorsque, le
testicule étant déplacé, l'épididyme et le canal déférent occupent leur position
habituelle dans les bourses ; elle est totale dans les cas où le testicule, l'épididyme
et le canal déférent se trouvent tous les trois dans l'une des positions anormales
indiquées ci-dessus.

La fixation du testicule sur un point plus ou moins éloigné des bourses est normale, ainsi que nous l'avons vu plus haut, chez un grand nombre de mammifères.
C'est ainsi que nous voyons cet organe rester toute la vie dans la cavité abdominale
chez l'éléphant et chez les cétacés, occuper la région de l'aine chez la loutre, descendre jusque sous la peau du périnée chez la civette, etc., etc.

L'ectopie testiculaire de l'homme n'est donc pas seulement la reproduction d'une
disposition fœtale, comme nous l'avons dit plus haut ; elle est encore la reproduction d'un type qui est normal dans la série zoologique. Mais, si chez les animaux
précités, la glande séminale, malgré sa situation en dehors des bourses, remplit
admirablement les fonctions qui lui sont dévolues, il n'en est pas de même chez
l'homme. Chez lui, le testicule arrêté dans son mouvement de descente ne produit
pas de spermatozoïdes, comme l'ont établi les recherches parfaitement concordantes
de GODARD, de FOLLIN et GOUBEAUX. Le testicule ectopique est un organe dégénéré, un
organe fonctionnellement mort. Il en résulte, et c'est là le côté grave de l'anomalie : 1° que le sujet atteint de cryptorchidie bilatérale est infécond ; 2° que le mono-
cryptorchide est encore fécond, mais qu'il doit exclusivement cette aptitude à la
fécondation à celui de ses deux testicules qui, ayant accompli normalement son
mouvement de descente, se trouve logé dans les bourses.

4° Nombre. — Les testicules sont au nombre de deux, l'un pour le côté droit,
l'autre pour le côté gauche. Anormalement, il n'en existe qu'un seul, l'autre ne
s'étant pas développé. Cette absence de l'un des deux testicules, s'accompagnant
ou non de celle de l'épididyme et du canal déférent, constitue la *monorchidie* ; elle
est fort rare. Dans des cas plus rares encore, les deux testicules font complètement
défaut, malformation que nous désignerons sous le nom d'*anorchidie* [1].

---

[1] La plupart des auteurs donnent le nom de *monorchide* aux individus qui n'ont qu'un seul
testicule dans les bourses, le second étant ectopique. Une pareille définition me parait peu
conforme à la valeur étymologique du mot monorchide (de μόνος, seul et ὄρχις, testicule). On
ne peut raisonnablement appeler monorchide, homme à un seul testicule, un sujet qui en
possède réellement deux, l'un situé dans les bourses, l'autre caché, mais n'en existant pas
moins. Voilà pourquoi j'ai cru devoir créer le mot *mono-cryptorchide* pour désigner ce sujet,
réservant le mot de monorchide pour caractériser celui qui ne possède qu'un seul testicule,
l'autre ne s'étant pas développé. Les auteurs désignent ce dernier sujet sous le nom d'*anorchide* :
c'est encore une erreur, ce mot indiquant étymologiquement l'absence du testicule (de ά
privatif et ὄρχις, testicule), et le sujet en question en possédant réellement un. Pour moi,
l'anorchide est celui chez lequel les deux testicules font complètement défaut.

Par contre, nous trouvons dans la littérature anatomique un certain nombre de faits se rapportant à des testicules surnuméraires. Il en existait trois dans un cas de BLASIUS, quatre dans un fait de BLÉGNY, cinq dans un cas de SCHARFF. Mais ces faits ne sauraient être acceptés qu'avec une extrême réserve. La plupart d'entre eux manquent de détails précis. A tous, il manque le contrôle du scalpel et du microscope, établissant nettement que les prétendus testicules surnuméraires possédaient reellement la structure caractéristique des testicules vrais. Nous savons, en effet, que des tumeurs arrondies ou ovoïdes développées dans le voisinage des bourses, sensibles au toucher comme le sont les testicules, peuvent en imposer pour des testicules aberrants ou surnuméraires, alors qu'elles ne sont en réalité que des kystes, des boules graisseuses ou même des masses épiploïques.

5° Dimensions. — Le testicule, chez le fœtus, chez l'enfant et chez l'adolescent, nous présente des dimensions relativement fort réduites. C'est à cette époque un organe qui sommeille, je veux dire qui est encore dépourvu de toute fonction. A l'âge de la puberté, il s'accroît brusquement comme tous les organes génitaux, en même temps que s'établit la sécrétion spermatique, et arrive en quelques années à son état de développement parfait. Il mesure alors, en moyenne, 40 à 45 millimètres de longueur, sur 25 millimètres de largeur et 30 millimètres de hauteur.

Ces dimensions qui sont celles de l'âge adulte, le testicule les conserve jusqu'à un âge très avancé, parfois même durant toute la vie. Il s'atrophie cependant sur la plupart des sujets, au fur et à mesure que s'atténuent les fonctions génitales et peut perdre ainsi le cinquième ou même le quart de son volume.

Les deux testicules ont habituellement des dimensions égales. Lorsqu'ils diffèrent l'un de l'autre, la différence est toujours minime et elle est en faveur, tantôt du testicule gauche, tantôt du testicule droit. On a remarqué que dans les cas de monorchidie ou de cryptorchidie unilatérale, le testicule que renferment les bourses présente ordinairement un développement insolite et peut ainsi suppléer, d'une façon plus ou moins complète, celui qui est absent ou simplement ectopique.

6° Poids. — Le poids des testicules varie naturellement comme leur volume. En moyenne, chaque testicule, y compris son épididyme, pèse de 18 à 22 grammes, dont 4 pour l'épididyme. Dans un cas de monorchidie rapporté par CURLING, le testicule droit, le seul qui se fût développé, pesait 70 grammes, beaucoup plus par conséquent que ne pèsent normalement les deux testicules réunis.

Le poids spécifique du testicule est de 1,0435, d'après KRAUSE.

7° Couleur. — Vu extérieurement, le testicule nous présente une coloration d'un blanc bleuâtre, tirant un peu sur le rouge quand l'organe est gorgé de sang. Mais cette coloration est celle de son enveloppe bien plutôt que celle du tissu testiculaire proprement dit. Ce dernier, que l'on ne voit bien que sur les coupes, revêt une teinte jaunâtre ou brun jaunâtre, qui rappelle jusqu'à un certain point l'aspect des glandes salivaires.

8° Consistance. — Le tissu testiculaire se présente sous la forme d'une pulpe molle, délicate, demi-fluide. Malgré cela, et grâce à l'épaisseur de son enveloppe fibreuse, le testicule offre à la palpation une consistance toute particulière. Cette consistance, toutefois, varie beaucoup suivant l'état de réplétion ou de vacuité des canaux séminifères. Dans le premier cas, l'enveloppe fibreuse étant fortement distendue par son contenu, le testicule est ferme et élastique comme l'est le globe de l'œil exploré sur le vivant. Lorsque au contraire les canaux séminifères sont vides, comme cela s'observe après le coït et surtout après le coït plusieurs fois répété, la glande est molle, flasque, se déprimant facilement sous le doigt qui la presse et revenant mal, quand la compression a cessé, à ses dimensions premières. C'est vraisemblablement par suite d'une vacuité relative des canaux séminifères que les testicules sont moins consistants chez le vieillard que chez l'adulte.

L'épididyme, dont l'enveloppe fibreuse est beaucoup plus mince que celle qui revêt le testicule, présente, de ce fait, une consistance qui est beaucoup moindre.

§ II. — CONFORMATION EXTÉRIEURE ET RAPPORTS

Nous envisagerons successivement, à ce point de vue, le testicule proprement dit et son épididyme.

1° Testicule proprement dit. — Le testicule a la forme d'un ovoïde aplati dans le sens transversal. Son grand axe est obliquement dirigé de haut en bas et d'avant en arrière ; il est incliné de 45° environ sur l'horizontale. On considère au testicule, en raison de sa forme, deux faces latérales, deux bords et deux extrémités :

a. *Faces latérales.* — Des deux faces latérales, l'une est externe, l'autre interne. La face externe est convexe ; la face interne est à peu près plane. Toutes les deux sont recouvertes par un feuillet séreux qui, en s'étalant régulièrement sur elles, leur donne un aspect lisse et uni.

b. *Bords.* — Les deux bords se distinguent en antéro-inférieur et postéro-supérieur. — Le *bord antéro-inférieur* est convexe ; la séreuse, en passant d'une face sur l'autre le revêt dans toute son étendue. — Le *bord postéro-supérieur* (*dorsum testis* de quelques auteurs) est droit. Il répond dans toute sa longueur à l'épididyme, qui lui adhère intimement à ses deux extrémités et dont il est séparé à sa partie moyenne par un cul-de-sac de la séreuse vaginale, le *cul-de-sac de l'épididyme* (fig. 285,10). C'est par ce bord et immédiatement en arrière de la tête de l'épididyme que passent les nombreux vaisseaux qui se rendent au testicule ou qui en partent. La partie moyenne du bord postéro-supérieur devient ainsi le *hile du testicule.* Au sortir du hile, le paquet vasculaire précité, composé en grande partie de gros vaisseaux veineux, s'applique contre l'épididyme et le recouvre (fig. 269, B) : il en résulte que cet organe, très apparent quand on regarde le testicule par sa face externe (fig. 269, A), est toujours plus ou moins masqué quand on le regarde par la face opposée (fig. 269, B).

c. *Extrémités.* — Les extrémités de la glande séminale se distinguent en antérieure et postérieure. — L'*extrémité antérieure* ou *pôle antérieur*, régulièrement arrondie, regarde en haut et en avant. Cette extrémité présente parfois une petite saillie, l'*hydatide de Morgagni*, sur laquelle nous aurons à revenir en étudiant les débris embryonnaires annexés aux testicules. — L'*extrémité postérieure*, encore appelée *pôle postérieur*, répond à la partie la plus inférieure de la glande. Elle donne naissance à une lame, moitié fibreuse, moitié musculeuse, qui va s'attacher d'autre part à la partie correspondante du scrotum et qui, sous le nom de *ligament scrotal du testicule* (fig. 270,5), a pour effet de fixer l'extrémité postérieure de cet organe à ses enveloppes. Au-dessus d'elle, se trouvent la queue de l'épididyme et le canal déférent qui lui fait suite.

2° Épididyme. — L'épididyme est un corps allongé d'avant en arrière, couché sur le bord postéro-supérieur du testicule et le surmontant à la manière d'un cimier de casque. Tout en longeant le bord postéro-supérieur de l'organe, l'épididyme se renverse en dehors et empiète ainsi plus ou moins sur la face externe. Il mesure en moyenne 5 centimètres de longueur sur 12 millimètres de largeur et 5 millimètres d'épaisseur. On lui considère, en allant d'avant en arrière, une tête, un corps et une queue :

a. *Tête.* — La tête (*globus major* de certains auteurs) est la partie la plus antérieure de l'épididyme. C'est aussi, comme son nom l'indique, sa partie la plus volumineuse. Arrondie et lisse, elle repose au-dessus du pôle antérieur du testi-

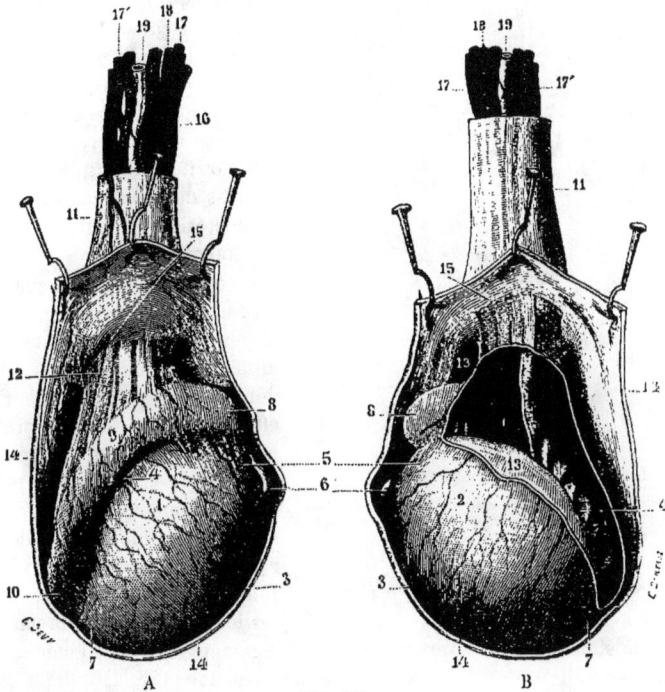

Fig. 269.

Le testicule droit : A, vu par sa face externe ; B, vu par sa face interne.

1, face externe du testicule. — 2, sa face interne. — 3, son bord antéro-inférieur. — 4, son bord postéro-supérieur. — 5, son extrémité antérieure. — 6, hydatide de Morgagni. — 7, extrémité postérieure du testicule. — 8, tête de l'épididyme. — 9, son corps. — 10, sa queue. — 11, cordon spermatique, avec son enveloppe fibreuse et les branches de l'artère funiculaire. — 12, portion de ce cordon recouverte par 13, le feuillet viscéral de la tunique vaginale, qui a été réséqué et récliné en bas sur la figure B pour montrer l'émergence des veines spermatiques. — 14, feuillet pariétal de la tunique vaginale. — 15, point où le feuillet pariétal de la séreuse se réfléchit pour se continuer avec le feuillet viscéral. — 16, portion du cordon, dénudée pour montrer ses éléments vasculaires. — 17, 17', faisceau antérieur et faisceau postérieur des veines spermatiques. — 18, artère spermatique. — 19, canal déférent avec l'artère déférentielle.

cule. Elle lui est unie : 1° par le feuillet viscéral de la vaginale qui, à ce niveau, passe directement du pôle antérieur et des faces latérales du testicule sur l'épididyme ; 2° par une couche intermédiaire de tissu conjonctif ; 3° par les conduits séminifères (cônes efférents) qui, de la glande, remontent vers l'épididyme et se continuent avec ce dernier.

b. *Corps.* — Le corps de l'épididyme, aplati de haut en bas, revêt sur les coupes transversales la forme d'une virgule dont la tête serait dirigée en dedans et la queue en dehors (fig. 285). Il nous présente, par conséquent, deux faces et deux bords. — Des deux faces, la supérieure, convexe, regarde en haut et en dehors ; l'inférieure, concave, repose sur la partie la plus élevée de la face externe du testicule. Toutes les deux sont tapissées par le feuillet viscéral de la vaginale. — Des deux bords, l'externe est mince, tranchant, flottant librement dans la cavité vaginale. L'interne, beaucoup plus épais, répond aux vaisseaux qui s'échappent du hile du testicule ; un repli séreux, toujours très court, le *méso-épididyme*, le rattache à ce paquet vasculaire. Sauf sur ce bord interne, le corps de l'épididyme est entouré par la séreuse sur tout son pourtour (voy. *Tunique vaginale*). De là, sa mobilité relative, mobilité qui paraît d'autant plus grande que par ses deux extrémités antérieure et postérieure, l'épididyme est entièrement fixe.

c. *Queue.* — La queue (*globus minor* de certains auteurs) présente à peu de chose près les mêmes dimensions que le corps ; elle n'est donc pas une extrémité amincie et effilée, comme semble l'indiquer son nom. Elle repose sur l'extrémité postérieure du testicule, à laquelle elle est intimement unie par une couche de tissu cellulaire très dense qui s'interpose entre les deux organes. Elle adhère d'autre part, comme le testicule lui-même, à la partie inférieure et postérieure des bourses, grâce à ce ligament scrotal, signalé ci-dessus,

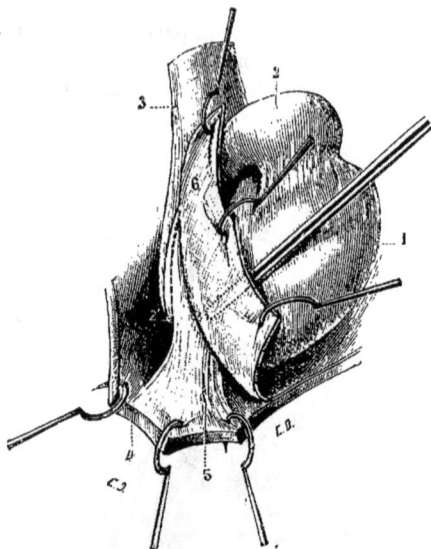

Fig. 270.

Ligament scrotal du testicule.

1, testicule droit, vu par sa face externe. — 2, tête de l'épididyme. — 2', sa queue.— 3, cordon spermatique. — 4, lambeau des bourses, érigné en bas. — 5, ligament scrotal du testicule. — 6, tunique vaginale, détachée de la queue de l'épididyme et ériguée en avant.

(La ligne pointillée indique la situation du cul-de-sac où s'établit la continuité du feuillet viscéral avec le feuillet pariétal.)

qui prend sur elle un certain nombre de ses insertions (fig. 270,5). La queue de l'épididyme est continuée, sans ligne de démarcation bien nette, par le canal déférent, que nous étudierons dans l'article III.

Inversion du testicule. — Les rapports que nous venons d'indiquer, entre le groupe testicule-épididyme et les bourses, peuvent être profondément modifiés. L'anomalie ainsi créée est appelée indistinctement *inversion du testicule* ou *inversion de l'épididyme*.

L'inversion comporte de nombreuses variétés. — La plus commune est l'*inversion antérieure*. On ne saurait mieux la définir qu'en disant que le testicule et son épididyme ont exécuté un mouvement de rotation de 180° autour d'un axe vertical passant par son centre. Il résulte d'un pareil déplacement que le bord postéro-supérieur du testicule est devenu antéro-supérieur et que l'épididyme, qui a conservé ses relations avec ce bord, se dirige maintenant obliquement de bas en haut et d'avant en arrière : sa tête regarde en haut et en arrière ; sa queue est située en bas et en avant, et le canal déférent qui lui fait suite s'élève verticalement en haut, en longeant, non plus la paroi postérieure des bourses, mais leur paroi antérieure. ROYET, auquel nous devons une excellente étude de l'inversion du testicule, estime à 8 ou 10 p. 100 la fréquence de cette anomalie. Mais ce chiffre est vraisemblablement trop élevé. SAPPEY, en effet, n'a rencontré qu'une seule fois l'inversion antérieure sur 45 sujets qu'il a examinés. — L'inversion peut être *supérieure*. Dans ce cas, le bord postéro-supérieur du testicule, devenu supérieur, se dirige horizontalement d'avant en arrière. L'épididyme, horizontal lui aussi, regarde directement en haut. — Dans d'autres cas, l'épididyme occupe l'un des côtés du testicule, le côté interne ou le côté externe : de là, l'*inversion latérale interne* ou *latérale externe*. — Enfin on a décrit, sous le nom d'*inversion en fronde* ou *en anse*, une variété de l'inversion antérieure dans laquelle le canal déférent, au lieu de remonter le long de la paroi antérieure des bourses, se réfléchit en arrière et en haut, pour longer le bord libre du testicule, lequel, dans ce cas, est postéro-inférieur.

(Voyez au sujet de l'inversion du testicule, ROYET, Th. de Paris, 1859, et LE DENTU, Th. d'agrégation, Paris, 1869.)

§ III. — CONSTITUTION ANATOMIQUE

Considérés au point de vue de leur constitution anatomique, le testicule et son épididyme se composent : 1° d'une enveloppe fibreuse, très épaisse et très résistante, connue sous le nom d'*albuginée ;* 2° d'un *tissu propre.*

A. — ENVELOPPE FIBREUSE OU ALBUGINÉE

1° Albuginée testiculaire. — L'albuginée est une membrane fibreuse, d'une coloration blanc bleuâtre, présentant les plus grandes analogies avec la sclérotique de l'œil, à laquelle on l'a justement comparée. Elle entoure le testicule sur tout son pourtour et lui forme ainsi une sorte de coque, partout continue, mesurant chez l'homme 1 millimètre d'épaisseur. Sa surface extérieure est tapissée, dans la plus grande partie de son étendue, par le feuillet viscéral de la tunique vaginale. Sa surface intérieure répond au tissu propre du testicule, auquel elle est unie par de nombreux vaisseaux qui se rendent de l'une à l'autre.

Au niveau du bord postéro-supérieur du testicule et sur la partie moyenne de ce bord, l'albuginée présente un épaississement considérable, appelé *corps d'Highmore.* Cet épaississement, que l'on voit très nettement sur des coupes sagittales ou frontales du testicule (fig. 271,4 et 283,3), revêt la forme d'une pyramide, dont la base, large de 5 à 6 millimètres, répond à la périphérie et dont le sommet s'avance à la manière d'un coin dans l'épaisseur de la masse testiculaire. Bien qu'occupant la partie moyenne du bord postéro-supérieur du testicule, le corps d'Highmore est un peu plus rapproché de l'extrémité antérieure

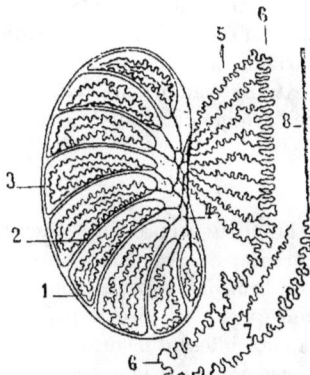

Fig. 271.

Figure schématique, montrant la constitution anatomique du testicule et de l'épididyme.

1, albuginée. — 2, cloisons conjonctives interlobulaires ou septula. — 3, un lobule spermatique, avec ses canalicules séminifères se terminant par les canaux droits. — 4, corps d'Highmore avec le rete vasculosum testis. — 5, cônes efférents. — 6, épididyme. — 7, vas aberrans de HALLER. — 8, canal déférent.

de l'organe que de son extrémité postérieure, un peu plus rapproché également de sa face interne que de sa face externe.

Le corps d'Highmore renferme dans son épaisseur, comme nous le verrons plus loin, de nombreux vaisseaux et un réseau de canalicules spermatiques connu sous le nom de *réseau de Haller.* Par son sommet et par ses faces latérales, il donne naissance à un système de lamelles ou cloisons, toujours fort minces, qui se dirigent en rayonnant vers la périphérie du testicule et viennent s'implanter d'autre part sur la surface profonde de l'albuginée. Ces cloisons ou *septula*, en se réunissant par leurs bords, décomposent la grande cavité que circonscrit l'albuginée en une multitude de loges de différentes grandeurs, mais affectant toutes une forme conique ou pyramidale (fig. 271). C'est dans ces loges que vient se placer le tissu propre du testicule.

Histologiquement, l'albuginée nous présente tous les caractères des membranes fibreuses. Elle se compose essentiellement de faisceaux de fibres conjonctives diversement entre-croisés, auxquels viennent se joindre des cellules plates du tissu conjonctif et un petit nombre de fibres élastiques fines. Chez certains mammifères, notamment chez le lapin, l'albuginée est doublée à sa surface extérieure par une couche de fibres musculaires lisses, qui se continuent avec le crémaster interne (voy. *Bourses*). Cette couche musculaire acquiert chez les solipèdes un développement plus considérable encore. C'est ainsi que, chez le cheval et chez le mulet, l'albuginée est essentiellement musculaire et envoie même des faisceaux de fibres lisses dans les cloisons intra-testiculaires signalées ci-dessus (HERRMANN et TOURNEUX). L'albuginée de l'homme nous présente aussi des fibres musculaires lisses, mais sur un point seulement, à sa partie postéro-inférieure, là où elle contracte adhérence avec les bourses. Partout ailleurs elle est exclusivement fibreuse.

2° **Albuginée épididymaire**. — Au niveau de la tête de l'épididyme, l'albuginée se prolonge sur ce dernier organe et l'enveloppe dans toute son étendue. Mais, en passant du testicule sur l'épididyme, l'albuginée devient beaucoup plus mince et partant moins résistante. Elle s'atténue encore graduellement en se dirigeant de l'extrémité antérieure vers l'extrémité postérieure et se trouve réduite, au niveau de l'origine du canal déférent, à une simple couche celluleuse.

B. — TISSU PROPRE

Le tissu propre du testicule et de l'épididyme, dépouillé de son enveloppe fibreuse, nous apparaît sous la forme d'une pulpe molle, demi-fluide, de coloration brun jaunâtre. Si nous la soumettons à l'analyse histologique, nous constatons qu'elle est formée par des canaux très fins, et nous constatons aussi que ces canaux diffèrent beaucoup, suivant la région à laquelle ils appartiennent, par leurs dimensions, par leur structure et par leur valeur fonctionnelle. A ce dernier point de vue, ils se divisent en deux groupes. Les uns, situés dans le testicule et constituant ses éléments essentiels, sont des *organes producteurs des spermatozoïdes*. Les autres, qui font suite aux précédents, sont complètement étrangers à cette importante fonction ; ils sont, pour les spermatozoïdes, de simples *conduits excréteurs*.

1° **Canaux producteurs du sperme (canalicules séminifères)**. — Les canaux préposés à la production des spermatozoïdes sont habituellement désignés sous le nom de *canalicules séminifères*. Nous étudierons successivement leur disposition générale, leur nombre et leurs dimensions, leur origine, leur trajet, leur mode de terminaison et leur structure :

a. *Disposition générale, lobules spermatiques*. — Les canalicules séminifères remplissent les loges ci-dessus décrites, que circonscrivent les septula de l'albuginée. Ils se répartissent ainsi en un grand nombre de petites masses plus ou moins distinctes, qui prennent le nom de *lobules* (fig. 271,3).

Les lobules spermatiques revêtent naturellement la même configuration que les loges conjonctives dans lesquelles ils sont contenus : leur forme est celle d'un cône ou d'une pyramide, dont la base repose sur la face profonde de l'albuginée et dont le sommet répond au corps d'Highmore. — Leur volume est très variable et on peut, à ce sujet, diviser les lobules du testicule en grands, moyens et petits : les plus grands sont ceux dont la base répond au bord libre du testicule ; les plus petits, ceux qui avoisinent le bord supérieur. D'après SAPPEY, les plus grands égaleraient deux ou trois fois le volume des moyens et sept ou huit fois celui des plus petits. — Le nombre des lobules, également très variable, est environ de 250 à 300.

b. *Nombre et dimensions.* — Chaque lobule spermatique, pris à part, est constitué par trois ou quatre canalicules séminifères, ce qui, pour un même testicule, donne un total de 900 à 950 canalicules. LAUTH estime ce nombre à 840, MONRO à 300, SAPPEY à 1 100.

Le diamètre des canalicules séminifères est de 150 à 200 μ. Leur longueur, quand ils sont déroulés, mesure 30 centimètres pour les petits lobules, 1 m. 50 pour les lobules les plus volumineux, soit une longueur moyenne de 90 centimètres. Le nombre total des canalicules étant de 900 à 950, nous voyons, par une règle

arithmétique des plus simples, qu'en ajoutant bout à bout tous ces canalicules, on arrive à constituer un canal unique d'une longueur de 800 à 850 mètres. Ces chiffres, il est à peine besoin de le dire, sont purement approximatifs ; ils varient, du reste, d'un sujet à l'autre et cela dans de larges proportions.

c. *Origine.* — Les anatomistes ne sont pas entièrement d'accord sur le mode d'origine des canalicules séminifères. Les uns, avec LAUTH (fig. 271, C), les font naître d'un réseau à larges mailles, qui forme l'écorce du testicule, qui répond à la base des lobules par con-

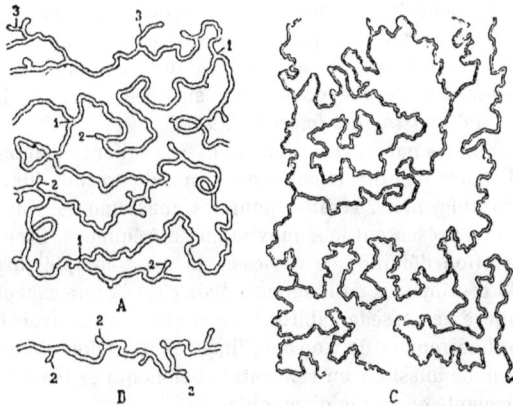

Fig. 272.

Les canalicules séminifères, en partie déroulés : A, anastomoses et cœcums des canalicules séminifères (d'après SAPPEY) ; B, tronçon très court d'un conduit séminifère, avec six cœcums (d'après SAPPEY) ; C, réseau de la substance corticale (d'après LAUTH).

1, 1, 1, canalicules anastomotiques. — 2, 2, 2, cœcums courts.
3, 3, 3, cœcums longs. — 3', cœcum bifide.

séquent. Les autres, avec SAPPEY (fig. 271, A et B), admettent au contraire qu'ils naissent par des extrémités libres, disposées en cœcum et plus ou moins renflées, lesquelles extrémités seraient situées, non pas à la surface libre des lobules, mais dans leur base, à un, deux ou trois millimètres de profondeur. Entre ces opinions opposées, la contradiction est plus apparente que réelle. SAPPEY, en effet, admet l'existence de nombreuses anastomoses, unissant les uns aux autres, non seulement les canalicules séminifères d'un même lobule, mais encore les canalicules d'un lobule quelconque à ceux des lobules voisins. Or, il n'y a pas une différence essentielle, on en conviendra, entre un système de *conduits disposés en réseau* et un système de *conduits fréquemment anastomosés entre eux.*

d. *Trajet et anastomoses.* — Quoi qu'il en soit de leur mode d'origine, tous les canalicules séminifères se dirigent en convergeant vers le sommet de leurs lobules respectifs. Toujours très flexueux, ils s'enroulent et se pelotonnent sur eux-mêmes, de façon à n'occuper qu'une longueur de 2 ou 3 centimètres, alors que, déroulés et ramenés à une direction rectiligne, ils présentent une longueur vingt-cinq à trente fois plus considérable.

Au cours de leur trajet, ils contractent entre eux des anastomoses nombreuses. — Tout d'abord, les canalicules d'un lobule entrent en relation avec ceux des lobules voisins : ces anastomoses, que l'on peut appeler *interlobulaires*, sont surtout fréquentes dans la zone corticale du testicule et c'est l'ensemble de ces anastomoses qui constitue le réseau d'origine de LAUTH. A leur partie moyenne et à leur partie supérieure, les lobules ne sont reliés entre eux que par des anastomoses beaucoup plus rares et possèdent, de ce fait, une indépendance à peu près complète. — Dans un même lobule, les canalicules séminifères sont encore unis les uns aux autres par des anastomoses à direction oblique et ordinairement très longues (fig. 272, A). Ici encore, il est à remarquer que ces anastomoses, assez nombreuses dans la région de la base du lobule, vont en diminuant au fur et à mesure qu'on se rapproche de son sommet. — Enfin, on voit parfois un canalicule séminifère se diviser en deux branches ; puis, après un parcours plus ou moins long, ces deux branches se reconstituer de nouveau en un canal unique, rappelant ainsi cette variété d'anastomose que nous avons signalée à propos des vaisseaux sanguins sous le nom d'*anastomose longitudinale*.

Sur les parois des canalicules séminifères viennent se brancher de distance en distance des diverticules en forme de cæcum (fig. 272, 2). Leur nombre est fort variable, mais, comme pour les anastomoses, c'est toujours à la base du lobule qu'ils présentent leur maximum de fréquence. SAPPEY, à qui nous devons une description détaillée de ces cæcums, en a compté jusqu'à treize sur un tronçon de 28 centimètres de longueur. Mais c'est là une exception : chaque canalicule séminifère ne possède habituellement que deux ou trois diverticules. Leur longueur est ordinairement de 2 ou 3 millimètres. Toutefois il en existe de beaucoup plus longs, comme aussi on en rencontre parfois qui se trouvent réduits à de tout petits renflements en forme d'ampoule.

e. *Mode de terminaison*. — Arrivés au voisinage du corps d'Highmore, les différents canalicules séminifères, qui entrent dans la constitution d'un lobule, se réunissent pour former un canal collecteur unique (fig. 271). Ces canaux collecteurs, qui résument chacun la canalisation du lobe correspondant, présentent ce caractère remarquable qu'ils sont à peu près rectilignes, d'où le nom de *canaux droits (ductuli recti)* que leur donnent la plupart des anatomistes. Les canaux droits se distinguent donc, par leur direction rectiligne, de leurs canalicules afférents dont la direction est essentiellement flexueuse. Mais ils s'en distinguent aussi et surtout par leur valeur morphologique : ils ne produisent plus, en effet, de spermatozoïdes et ne sont pour le sperme que de simples canaux vecteurs. Nous les retrouverons, par conséquent, dans le paragraphe suivant.

f. *Structure microscopique*. — Histologiquement, les canalicules séminifères sont constitués par une paroi propre et par un revêtement épithélial interne.

La *paroi propre* est assez épaisse, 0^{mm},005 chez l'homme. Elle paraît formée de couches concentriques emboîtées les unes dans les autres et renfermant quelques noyaux, ce qui indiquerait qu'elle est constituée par des plans endothéliaux successifs, soudés entre eux (MIHALKOVICS).

Le *revêtement épithélial* est constitué par des cellules de formes diverses que nous ne décrirons pas ici. Leur description est si intimement liée à celle de la spermatogénèse que nous croyons devoir la renvoyer au paragraphe suivant (voy. p. 470), où se trouve étudié ce dernier phénomène.

g. *Tissu interstitiel*. — Dans leurs loges respectives, les canaux séminifères d'un même lobule sont soutenus par un réseau délicat de tissu conjonctif, dérivé des septula. Cette sorte de charpente du lobule spermatique mérite une mention spéciale ; car, en dehors du tissu conjonctif et des vaisseaux sanguins qui en forment l'élément essentiel, elle présente des cellules particulières, dites *cellules interstitielles du testicule*. Ces cellules sont arrondies ou ovales, munies ou non de prolongements ramifiés. Leur protoplasma, granuleux, est souvent chargé de graisse ; il peut aussi renfermer un pigment brun ou jaune. Les cellules interstitielles occupent diverses situations : tantôt elles sont disposées autour des petits vaisseaux, auxquels elles forment, sur les coupes, une sorte de couronne ; tantôt elles sont groupées en cordons cylindriques courts ou en petits nodules arrondis, placés entre les tubes séminifères. La nature des cellules interstitielles a donné lieu à de nombreuses discussions. On peut les considérer, ou bien comme une variété spéciale de cellules conjonctives, ou bien comme des dérivés de l'épithélium germinatif qui n'ont pas été employés à la formation des tubes.

Nous devons ajouter que la surface externe des canalicules séminifères est revêtue d'un endothélium, qui, d'après certains auteurs, se poursuivrait aussi à la surface des septula, de telle sorte que l'on pourrait considérer les canalicules comme plongés dans une véritable cavité séreuse (Tommasi, Malassez).

2° Canaux excréteurs du sperme. — Le sperme, au sortir des canaux séminifères, traverse successivement pour se rendre au canal déférent : 1° les canaux droits ; 2° le réseau de Haller ; 3° les cônes efférents ; 4° le canal épididymaire.

a. *Canaux droits*. — Les canaux droits résument, comme nous l'avons vu plus haut, chacun la canalisation du lobule dont il émane. Immédiatement ou peu après leur origine, ils pénètrent dans le corps d'Highmore et se perdent dans le réseau de Haller. Les canaux droits sont fort courts et leur diamètre est toujours un peu inférieur à celui des canalicules séminifères auxquels ils font suite : ils mesurent 200 à 400 μ de longueur sur 20 à 50 μ de largeur (Mihalkovics). La limite anatomique entre le canalicule séminifère et le canal droit, entre l'élément producteur et l'élément vecteur du sperme, serait marquée, d'après Stieda, par un léger rétrécissement.

Au point de vue de leur structure, les canaux droits sont dépourvus de paroi propre. Cette paroi n'est autre que le tissu fibreux qui constitue le corps d'Highmore et les origines des septula. Sur cette couche fibreuse, s'étale une couche d'épithélium prismatique, disposé en une seule rangée et mesurant, chez l'homme, de 25 à 30 μ de hauteur. La transition entre l'épithélium stratifié du canalicule séminifère et celui du tube droit est toujours très brusque. J'ajouterai que la portion initiale du canal droit, je veux dire la portion de ce canal qui fait immédiatement suite au canalicule séminifère, présente habituellement une petite dilatation, en forme d'ampoule ou d'entonnoir, qui est très manifeste sur la figure ci-dessous, (fig. 273) empruntée à Balbiani. Comme, d'autre part, le canalicule séminifère, en raison même du développement de son épithélium, ne possède qu'une lumière fort étroite ou même à peine visible, il en résulte que cet épithélium s'avance plus ou moins dans la dilatation précitée, à la manière d'un véritable bouchon.

b. *Réseau de Haller*. — Le réseau de Haller (*rete vasculosum testis*), auquel aboutissent tous les canaux droits (fig. 271, 4), est situé dans le corps d'Highmore, de préférence dans sa partie inférieure, sa partie supérieure étant presque entièrement occupée par des vaisseaux sanguins et lymphatiques. Ses mailles s'allongent dans le sens longitudinal et, par conséquent, parallèlement au grand axe du testicule. Il est constitué, chez l'homme, moins par des canaux régulièrement calibrés que par des cavités irrégulières et plus ou moins anfractueuses (fig. 273, c), largement anastomosées entre elles. Le diamètre de ces cavités est très variable, mais toujours supérieur à celui des canalicules séminifères et des canaux droits : il oscille habituellement entre 200 μ et 400 μ.

Comme les canaux droits, les canaux qui forment le réseau de Haller ne possèdent pas de paroi propre. Ils sont creusés dans la masse fibreuse du corps d'Highmore. Quant à leur revêtement épithélial, il varie beaucoup suivant les points que l'on considère : ici, il est formé par des cellules cylindriques, rappelant celles des canaux droits ; là, il est constitué par des cellules cubiques ; ailleurs, par un épithélium plat nettement pavimenteux.

c. *Vaisseaux ou cônes efférents.* — Le réseau testiculaire de Haller donne naissance, à sa partie antérieure et supérieure, à un certain nombre de canaux, dits *vaisseaux efférents* (fig. 271, 5), qui, se portant de bas en haut, s'échappent de l'albuginée, pénètrent dans la tête de l'épididyme et là s'abouchent dans la portion initiale du canal épididymaire.

Ces vaisseaux efférents sont au nombre de 10 à 15. Chacun d'eux suit tout d'abord un trajet plus ou moins rectiligne. Mais bientôt il devient flexueux ; puis, il se pelotonne sur lui-même, de façon à revêtir dans son ensemble la forme d'un petit cône, dont le sommet répond au corps d'Highmore et la base à l'épididyme. De là, le nom de *cônes efférents* donné par la plupart des auteurs aux canaux qui émanent du réseau de Haller.

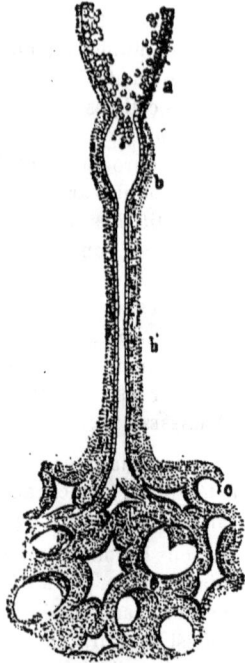

Fig. 273.

Coupe longitudinale d'un tube droit du testicule de l'homme (d'après BALBIANI).

a, terminaison du canalicule séminifère. — *b*, partie initiale dilatée du tube droit, avec *b'*, le tube droit lui-même. — *c*, rete vasculosum testis.

Les cônes efférents, mesurés en place, ont une longueur de 15 à 20 millimètres ; une fois déroulés, ils atteignent jusqu'à 15 et 20 centimètres, soit une longueur dix fois plus considérable. D'autre part, leur diamètre, qui est de 1/2 millimètre au niveau de son émergence du rete testis, ne mesure plus que 1/3 de millimètre à sa partie moyenne et 1/4 de millimètre seulement à son abouchement dans le canal épididymaire. Les conduits qui constituent les cônes efférents diminuent donc graduellement de leur extrémité initiale à leur extrémité terminale et, partant, présentent dans leur ensemble une disposition qui est légèrement infundibuliforme.

Les douze ou quinze cônes efférents du testicule de l'homme se disposent les uns à la suite des autres dans le sens antéro-postérieur, comme nous le montre la figure 271. Le premier, je veux dire le plus antérieur, se continue sans ligne de démarcation aucune avec le canal épididymaire et constitue à proprement parler l'origine de ce dernier. Les autres se jettent tous dans ce même canal épididymaire isolément et successivement, c'est-à-dire que chacun d'eux s'ouvre dans le canal précité un peu en arrière de celui qui le précède et un peu en avant de celui qui le suit.

Histologiquement, les vaisseaux efférents se composent de deux couches : 1° d'une couche externe, constituée par des éléments fusiformes, qui se disposent circulairement et qui sont vraisemblablement de nature musculaire; 2° d'une couche interne, épithéliale, formée par un épithélium cylindrique cilié.

d. *Conduit épididymaire*. — Le conduit épididymaire, canal collecteur commun des cônes efférents, naît, comme nous venons de le voir, au niveau de la tête de l'épididyme et s'étend de là jusqu'à la queue, où il prend le nom de canal déférent (fig. 271, 6). — Sa longueur est de 6 ou 7 mètres; c'est assez dire que, comme les canalicules séminifères et bien plus encore que ces derniers, il s'enroule et se pelotonne sur lui-même pour n'occuper qu'une étendue longitudinale de 5 centimètres. — Son diamètre, contrairement à ce que l'on observe sur les vaisseaux efférents, s'accroît graduellement au fur et à mesure qu'il se rapproche du canal déférent. A la partie moyenne du conduit, il mesure 350 à 400 μ. dont 150 μ, environ, pour la lumière centrale.

Les mille flexuosités que décrit le canal épididymaire sont unies les unes aux autres par un tissu cellulaire assez dense et dépourvu de graisse, qui se continue insensiblement, au niveau de la queue de l'épididyme, avec le tissu cellulaire du cordon.

Quant au canal lui-même, il se compose, comme les vaisseaux efférents, de deux couches concentriques, l'une externe, l'autre interne (fig. 274). — La *couche externe* est constituée en majeure partie par des fibres musculaires lisses. Cette couche, dont le développement augmente au fur et à mesure qu'on s'éloigne du testicule, mesure en moyenne de 20 à 25 μ. d'épaisseur. Au voisinage du canal déférent, elle se divise nettement en deux plans distincts : un plan superficiel, comprenant des fibres longitudinales et un plan profond constitué exclusivement par des fibres circulaires. — La *couche interne*, épithéliale, a été bien décrite par BECKER (*Ueber Flimmerepithelium und Flimmerbewegung im Geschlechtsapparate der Säugethiere und des Menschen*, in MOLESCHOTT's Untersuch.) en 1856. Elle est formée par une rangée de cellules cylindriques ciliées, mesurant de 50 à 60 μ. de hauteur et renfermant dans leur partie profonde un volumineux noyau. Les cils qui surmontent ces cellules sont remarquables par leur longueur ; ils se meuvent d'avant en arrière et tendent, par conséquent, à chasser les spermatozoïdes vers le canal déférent. — A la partie profonde des cellules cylindriques, ou plutôt entre leurs prolongements basilaires, on rencontre une nouvelle couche de toutes petites cellules, de forme triangulaire sur la coupe, pourvues d'un noyau circulaire de 5 à 6 μ. de diamètre, autour duquel se moule un corps cellulaire peu apparent (TOURNEUX et HERRMANN). Ces cellules profondes ne sont vraisemblablement que des cellules jeunes et encore mal différenciées, destinées à remplacer, au fur et à mesure qu'elles tombent, les cellules situées au-dessus d'elles.

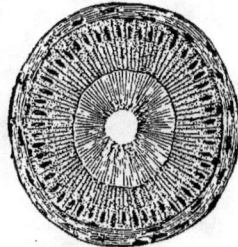

Fig. 274.

Le canal épididymaire, vu en coupe transversale (d'après KLEIN).

La paroi du canal est formée d'une couche épaisse de fibres musculaires lisses, en dedans de laquelle se trouve une couche de cellules épithéliales prismatiques avec des cils extraordinairement longs, se projetant dans la lumière du conduit.

Débris embryonnaires annexés au testicule. — On rencontre sur le testicule ou dans son voisinage un certain nombre d'organes rudimentaires, dépourvus de fonctions par conséquent, dont la signification nous est nettement fournie par l'étude du développement de l'appareil uro-génital. Ce sont les hydatides de Morgagni, l'organe de Giraldès et les vasa aberrantia de l'épididyme.

1° *Hydatides de Morgagni.* — Les hydatides de Morgagni, ainsi appelées du nom de l'anatomiste qui les a signalées, sont de petits appendices, l'un pédiculé, l'autre sessile, qui se développent à la partie antérieure du testicule et de l'épididyme :

a. L'*hydatide pédiculée* (fig. 275,3) est une vésicule arrondie ou piriforme, qu'une partie plus ou moins rétrécie et formant pédicule rattache à la tête de l'épididyme. — Son diamètre est ordinairement de 1^{mm},5 à 2 millimètres. Quant au pédicule, il a des dimensions fort variables : sur certains sujets, il mesure 1 ou 2 millimètres de longueur seulement, tandis qu'il atteint sur d'autres 8 millimètres, 12 millimètres et même plus. Mais, quelle que soit sa longueur, il ne paraît pas entrer en relation avec les canaux séminifères. — L'hydatide pédiculée de Morgagni n'est pas constante. Quand elle existe, elle se compose d'une enveloppe conjonctive, tapissée intérieurement d'un épithélium cylindrique à cils vibratiles. A son centre, se trouve une quantité plus ou moins grande d'un liquide transparent. — La signification de l'hydatide pédiculée de Morgagni n'est pas encore bien élucidée. Les auteurs s'accordent cependant d'une manière générale à le considérer comme le reliquat d'un canalicule aberrant du corps de Wolff.

b. L'*hydatide sessile* ou *non pédiculée* (fig. 275,4) est beaucoup plus fréquente que la précédente ; elle serait même constante, d'après Krause. Elle se présente sous la forme d'une saillie arrondie ou aplatie, à surface lisse ou irrégulière, quelquefois multilobée, qui s'implante, suivant les cas, sur la tête de l'épididyme, sur l'extrémité antérieure du testicule ou dans l'angle de réunion de ces deux organes. Ses dimensions, très variables comme celles de tous les organes rudimentaires, oscillent d'ordinaire entre 2 et 8 millimètres. Mais on en voit de beaucoup plus développées, qui atteignent jusqu'à 15 ou 18 millimètres. — L'hydatide sessile n'est plus, comme l'hydatide pédiculée, une vésicule creuse ou remplie de liquide et, de ce fait, elle mérite bien mal son nom. Le plus souvent, cependant, elle nous présente à son centre une cavité tubuleuse, dont les parois sont revêtues intérieurement d'un épithélium cylindrique cilié. Ce canal central s'étend parfois très loin : il se termine en cæcum ou s'abouche dans un conduit séminifère. On conçoit que,

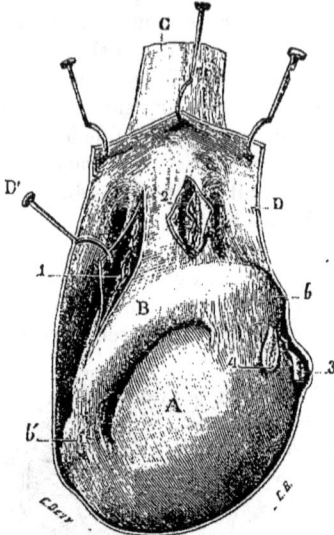

Fig. 275.

Débris embryonnaires annexés au testicule (*demi-schématique*).

A, testicule. — B. épididyme, avec *b*, sa tête et *b'*. sa queue. — C. cordon. — D, feuillet pariétal de la vaginale ; D', feuillet viscéral de la même membrane, déchiré pour montrer :

1, le vas aberrans de Haller. — 2, le corps innominé de Giraldès. — 3, l'hydatide pédiculée. — 4, l'hydatide sessile.

dans ce dernier cas, l'hydatide sessile puisse renfermer des spermatozoïdes. — Au point de vue de sa signification morphologique, l'hydatide sessile est généralement considérée comme représentant l'extrémité péritonéale du conduit de Müller. Elle est donc l'homologue, chez l'homme, du pavillon de la trompe utérine et l'on comprend maintenant que l'hydatide puisse se présenter sous la forme d'un orifice évasé et à bords frangés, comme l'a observé Loewe ou bien, comme l'a vu Roth, sous la forme d'un entonnoir auquel faisait suite un long canal central, cheminant le long du bord libre de l'épididyme.

Outre les deux hydatides que nous venons de décrire, on rencontre encore souvent, tout le long de l'épididyme, mais de préférence au voisinage de son extrémité antérieure, d'autres vésicules, de volume variable, mais habituellement toutes petites et sessiles. Leur signification est encore assez mal établie. On les a considérées tour à tour comme des formations kystiques de l'épididyme (Gosselin), comme des kystes séreux (Luschka), comme des débris du canal de Müller (Kobelt), comme des restes de quelques canalicules du corps de Wolff, comme de simples diverticulums des canaux séminifères, enfin, comme des dilatations lymphatiques (Hochenegg). A mon avis, toutes ces productions vésiculeuses péri-épididymaires sont de nature très différente et chacune des interprétations précitées est probablement juste, à la condition qu'on ne veuille pas en faire une formule générale, mais qu'on se contente de l'appliquer seulement à un certain nombre de cas.

2° *Organe de Giraldès.* — Giraldès a décrit sous le nom de corps innominé (*Journ. de la Phys. de l'homme et des animaux*, janv. 1861), un petit organe rudimentaire, d'une coloration blanc jaunâtre, situé à la partie antérieure du cordon spermatique, à 1 ou 3 millimètres au-dessus de la tête de l'épididyme (fig. 275,2) : c'est le *paradidyme* de Waldeyer, le *parépididyme* de Henle. On le trouve ordinairement au niveau du cul-de-sac de la vaginale ; mais on le rencontre aussi un peu au-dessus ou un peu au-dessous de ce cul-de-sac, complètement en dehors de la séreuse dans le premier cas, entièrement recouvert par elle dans le second.

L'organe de Giraldès est très variable dans ses dimensions : il mesure le plus souvent de 12 à 14 millimètres de diamètre, et se trouve constitué par un certain nombre de grains plus petits, aplatis et à contours irréguliers, mesurant de 4 à 6 millimètres dans leur plus grande largeur. Chacun de ces grains, examiné au microscope, nous apparaît sous la forme d'un tube de 100 à 200 μ de diamètre, plus ou moins enroulé sur lui-même en forme de glomérule (fig. 276). Du reste, ce tube est fermé à ses deux bouts et se compose au point de vue histologique d'une gaine conjonctive tapissée en dedans par une couche d'épithélium cylindrique à cils vibratiles. Aux formations nettement tubuleuses viennent souvent s'ajouter, dans l'organe de Giraldès, des formations vésiculeuses d'un tiers de millimètre à 2 millimètres de diamètre. Ces vésicules, qui présentent la même structure que les tubes, ne sont autre chose, comme l'a établi GIRALDÈS, que des portions de ces derniers, qui se seraient dilatées en ampoules d'abord, puis isolées. Elles sont parfois très nombreuses et on rencontre même des organes de Giraldès qui sont uniquement constitués par elles.

Qu'il soit formé exclusivement par des tubes ou par des vésicules, ou bien à la fois par des tubes et des vésicules, l'organe de Giraldès a toujours la même signification : c'est le reliquat de la partie inférieure du corps de Wolff. Il a pour homologue, chez la femme, cet ensemble de tubes que l'on rencontre chez elle en dedans de l'organe de Rosenmüller, entre l'ovaire et la trompe, et qui constitue le *parovarium* de HIS, ou *paroophoron* de WALDEYER (voy. *Organes génitaux de la femme*).

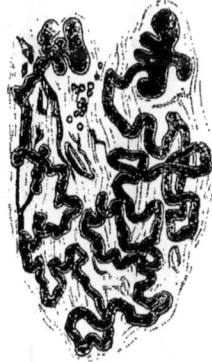

Fig. 276.

Corps de Giraldès : un canalicule terminé à ses deux extrémités par des renflements en cæcum.

3° *Vasa aberrantia de l'épididyme*. — Au cours de son trajet, le canal épididymaire reçoit assez souvent un certain nombre de canalicules borgnes, je veux dire qui se terminent en cul-de-sac. Ce sont les *vasa aberrantia de l'épididyme*.

Le plus important de ces vasa aberrantia, comme aussi le plus constant, se détache de la queue de l'épididyme (fig. 275,1), ou bien de la portion initiale du canal déférent, et de là se porte en haut et en avant en se réunissant aux éléments du cordon : on le désigne sous le nom de *vas aberrans de Haller*. Sa longueur varie ordinairement de 2 à 6 centimètres. Le tube qui le constitue est d'abord rectiligne ; mais, peu après son origine, il devient flexueux et se pelotonne graduellement, de façon à revêtir dans son ensemble la forme d'un cône à base supérieure. Une fois déroulé, ce tube mesure en moyenne de 10 à 15 centimètres, quelquefois 25 et même 30 centimètres.

A côté des vasa aberrantia du conduit épididymaire, nous devons signaler l'existence fréquente d'un vas aberrans implanté sur le rete vasculosum testis de HALLER. Ce diverticule, signalé par ROTH en 1876 (*vas aberrans de Roth*), paraît être très fréquent : POIRIER dit l'avoir rencontré 25 fois sur 45 testicules. Il se détache, dans la plupart des cas, de la partie moyenne du rete testis, immédiatement en arrière du dernier cône efférent ; plus rarement, on le rencontre au milieu des cônes. Sa longueur est en moyenne de 4 ou 5 millimètres. Quant à sa direction, elle est ordinairement la même que celle des cônes efférents ; mais le vas du rete testis peut encore s'incliner plus ou moins soit d'avant en arrière, soit d'arrière en avant.

Tous ces vasa aberrantia, qu'ils soient implantés sur le conduit épididymaire ou sur le rete testis, ont la même structure : ils se composent d'une gaine conjonctive, revêtue intérieurement d'une couche d'épithélium cylindrique cilié. Ils ont aussi la même signification : ce sont des formations résiduelles de la partie supérieure du corps de Wolff.

§ IV. — LES SPERMATOZOÏDES ET LEUR MODE DE GENÈSE

1° **Spermatozoïdes**. — Les *spermatozoïdes* ou *filaments séminaux* (*Samenfaden* des auteurs allemands), découverts en 1677 par LOUIS HAM, sont de petits corps mobiles formés d'une partie renflée, la *tête*, et d'une partie mince et effilée, la *queue*.

La tête a une forme caractéristique, différente suivant qu'on l'examine de face ou de profil. Vue de face, elle est régulièrement ovale ; vue de profil, elle paraît piriforme avec une extrémité pointue, libre, dirigée en avant et une extrémité large rattachée à la queue.

A la tête fait suite un segment court, tronc-conique, que sa forme et ses caractères histo-chimiques ont permis à Schweigger-Seidel de distinguer : c'est le *segment intermédiaire*, sorte de pièce d'union entre la tête et la queue et qui ne prend aucune part aux mouvements du spermatozoïde (fig. 277, 2).

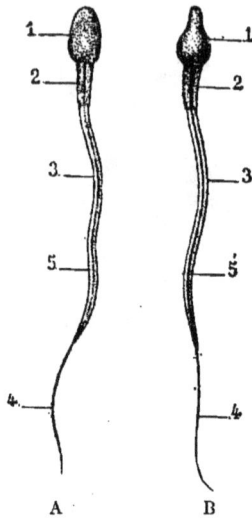

Fig. 277.

Spermatozoïdes de l'homme :
A, vu de face ; B, vu de profil.

1, tête. — 2, segment intermédiaire. — 3, segment principal de la queue. — 4, segment terminal. — 5, filament axial.

La queue est un long filament terminé en pointe ; elle constitue le système moteur du spermatozoïde. On la divise actuellement en deux segments : l'un, assez volumineux, en forme la plus grande partie, c'est le *segment principal* (*Hauptstück* des anatomistes allemands), placé immédiatement en arrière du segment intermédiaire ; l'autre, très court et très effilé, forme sa pointe et a reçu le nom de *segment terminal* (*Endstück*).

La tête mesure 5 millièmes de millimètre, le segment intermédiaire 6 millièmes de millimètre, et la queue 40 millièmes de millimètre, soit en tout 51 millièmes de millimètre (Schweigger-Seidel).

La structure de ces parties différentes est la suivante : la tête est formée par une masse de chromatine fournie par le noyau de la spermatide (voy. plus loin) et revêtue d'une très mince couche de protoplasma. Le segment intermédiaire et la queue sont constitués par un filament axial décomposable en fibrilles longitudinales, revêtu d'une écorce protoplasmique qui manque toutefois au niveau du segment terminal, ce qui explique la grande minceur de ce dernier, réduit au seul filament axial (Eimer, Jensen, V. Brunn).

Examinés dans du sperme fraîchement éjaculé, les filaments séminaux se montrent doués de mouvements rapides. Mis à l'abri de la dessiccation, et maintenus à la température moyenne d'un laboratoire (17°), ils conservent ces mouvements pendant plusieurs heures.

Quelques auteurs (Jensen, Gibbes) ont décrit autour de la queue des spermatozoïdes de l'homme une mince lamelle spirale analogue à la membrane ondulante des filaments séminaux des salamandres ; mais Retzius a contesté son existence. Fürst a permis de concilier ces deux opinions, en montrant que le filament spiral est une formation transitoire de peu de durée. Il est formé par une membrane très mince, hyaline, qui entoure la tête à un certain moment de l'évolution du spermatozoïde, et qui est tordue en spirale pendant le trajet de ce dernier à travers les canaux séminifères.

2° **Spermatogenèse.** — Les canalicules séminifères, que nous avons décrits plus haut, se montrent soit à l'état de repos, soit à l'état actif. — Dans le premier cas, leur épithélium se compose de trois ou quatre couches de cellules rondes ou polyédriques, dont les noyaux sont au repos. La lumière des canaux est bien limitée et remplie par une masse finement granuleuse coagulée par l'action des réactifs durcissants. — L'activité glandulaire se reconnaît d'abord à la division des noyaux cellulaires, puis à l'apparition de formes de transition vers les spermatozoïdes, et enfin de spermatozoïdes vrais. Indépendamment de ces derniers, si l'on cite toutes les formes cellulaires admises à différentes époques par les auteurs, on distingue dans le contenu des tubes séminifères trois sortes d'éléments : 1° les *cellules testiculaires*, rondes ou polyédriques, d'aspect varié, rangées les unes au-dessus des autres comme les éléments d'un épithélium stratifié ; 2° les *cellules fixes* de Sertoli ou *cellules de soutien* de Merkel, disposées radialement entre les cellules

testiculaires ; 3° les *spermatoblastes*, reconnaissables à leur grappe de spermatozoïdes. Nous étudierons successivement chacun de ces éléments.

a. *Cellules testiculaires*. — Les cellules testiculaires dérivent toutes les unes des
autres par division indirecte; mais les cellules-filles ne ressemblent pas à leur
mère, d'où il résulte qu'il y a plusieurs sortes de cellules testiculaires. On en distingue trois formes principales : les *spermatogonies*, les *spermatocytes*, les *spermatides* (La Valette Saint-George). Les spermatogonies représentent la première
forme, elles engendrent par division indirecte les spermatocytes qui produisent à
leur tour et par le même
mode les spermatides.

Ces proliférations cellu-
laires et ces changements
de formes s'opèrent de dehors en dedans, de la paroi
vers la lumière du canalicule. Les différentes cellules sont rangées suivant
des couches superposées
(fig. 278). — La *couche inférieure* ou *couche des spermatogonies* (fig. 278,2), est
formée de cellules dispo-
sées sur un seul rang, adja-
cent à la membrane propre.
Ces cellules ont leur noyau
soit à l'état de repos, soit
en voie de division indi-
recte. Leur corps protoplasmique émet des prolonge-
ments ramifiés qui s'unis-

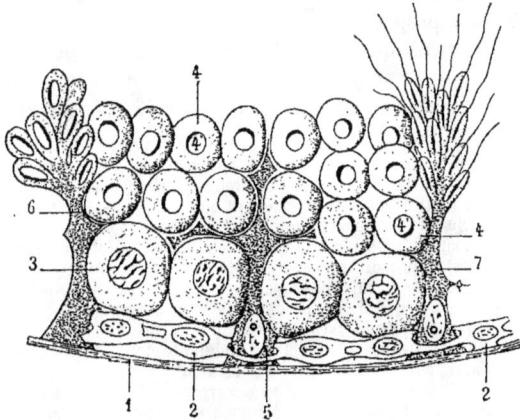

Fig. 278.

Coupe de la paroi d'un tube séminifère en voie de spermatogenèse (*schématique*).

1, membrane propre. — 2, 2, spermatogonies. — 3, spermatocytes. —
4, 4 spermatides. avec 4', 4', leurs noyaux, dont la chromatine s'est
réfugiée à la périphérie sous forme de croissant. — 5, cellule de soutien. —
6, spermatoblaste jeune. — 7, spermatoblaste plus avancé.

sent aux prolongements similaires venus des cellules voisines, en formant un
réseau dans les mailles duquel passent les pieds des spermatoblastes et des cellules de soutien. Les spermatogonies engendrent les cellules placées au-dessus
d'elles (Sertoli), d'où le nom de *cellules germinatives* que cet auteur leur avait
imposé. On les a aussi appelées *ovules mâles*, mais ce nom a été donné à tant
d'éléments divers dans la spermatogenèse qu'il vaut mieux l'abandonner. — La
couche moyenne ou *couche des spermatocytes* (fig. 278,3), est caractérisée surtout
par le noyau fortement granuleux de ses cellules (Henle). Le corps cellulaire des
spermatocytes est assez volumineux. Nés par karyokinèse, les spermatocytes
engendrent de la même manière les spermatides. — La *couche supérieure* ou
couche des spermatides (fig. 278, 4) est constituée par des cellules plus petites,
rondes ou polyédriques, bien caractérisées par leur noyau clair. Ces cellules sont
superposées sur plusieurs rangs, en nombre inégal suivant les points. Les plus
hautes, en rapport avec la lumière du tube, font plus ou moins saillie dans cette
dernière ; leur corps s'allonge et devient ovoïde ou piriforme. Chacune d'elles se
transforme finalement en un spermatozoïde de la manière suivante : la chromatine du noyau s'accumule sur un des côtés de ce dernier, où elle dessine un
croissant fortement coloré (fig. 278, 4'). Plus tard, ce croissant chromatique forme
la majeure partie de la tête du spermatozoïde, tandis que la partie claire du noyau

disparaît. La queue apparaît comme un filament plus coloré qui traverse le protoplasma et d'une part se fixe au noyau, d'autre part sort au dehors du corps cellulaire en se prolongeant assez loin de ce dernier. Le protoplasma disparaît peu
à peu ; cependant on en trouve encore des traces pendant quelque temps sous
la forme de petits amas protoplasmiques accolés à la queue. Les spermatides, bien
décrites pour la première fois par KÖLLIKER, représentent la dernière forme des
cellules testiculaires. Fait très important, elles naissent des spermatocytes par
deux divisions indirectes se succédant sans intervalle de repos : la chromatine
de leurs noyaux est donc réduite de moitié (O. HERTWIG), ainsi que nous le verrons à propos de la karyokinèse.

Les trois formes cellulaires que nous venons de décrire sont rarement réunies
dans un même point. Le plus souvent on n'en trouve qu'une ou deux, la troisième
ayant déjà disparu dans les transformations successives ou bien n'ayant pas encore
pris naissance.

Il existe dans les spermatides de beaucoup d'animaux un corps qui a particulièrement attiré
l'attention, c'est le *noyau accessoire*, le *Nebenkern* des auteurs allemands. Le noyau accessoire
est un petit corps, le plus souvent bien coloré par les réactifs, que l'on trouve auprès du noyau.
Ce corps, d'après des travaux récents (PLATNER, PRENANT), serait un reste des fils achromatiques
du fuseau qui préside à la dernière division cellulaire des spermatides (voy. *Karyokinèse*).

On est bien peu fixé sur son rôle et sur son importance, peut-être même cette dernière varie-
t-elle beaucoup suivant les cas. Le noyau accessoire peut quelquefois donner naissance à plusieurs parties différentes dans le spermatozoïde : ainsi chez le triton, il se divise, d'après
HERRMANN, en trois parties, l'une qui forme le segment intermédiaire de la queue, l'autre qui
forme le bord de la membrane ondulante dont la queue du spermatozoïde est pourvue chez ces
animaux, enfin la troisième qui disparaît.

Peut-être le noyau accessoire correspond-il, dans certains cas, à un organe essentiel que l'on
tend à accorder aujourd'hui à toutes les cellules, au centrosome de la sphère attractive (voy. *Karyokinèse*); mais il n'en est pas toujours ainsi, car la sphère attractive peut coexister dans une
même spermatide avec le noyau accessoire (PRENANT).

D'après MOORE, les parties essentielles de la spermatide, c'est-à-dire le noyau (le noyau
accessoire, distinct des centrosomes) et les centrosomes sont incorporés dans la tête du spermatozoïde, en un mot dans la partie active au point de vue de la fécondation.

b. *Cellules de soutien* (fig. 278, 5). — Entre les cellules testiculaires on voit çà
et là des éléments spéciaux découverts en 1865 par SERTOLI. Ce sont des cellules
disposées radialement, qui s'appuient d'une part sur la membrane propre et qui
s'élèvent d'autre part entre les couches de cellules testiculaires, qu'elles traversent
quelquefois dans toute leur épaisseur. Sur leurs bords, ces cellules sont plus ou
moins excavées pour recevoir le corps de cellules testiculaires, qui s'imprime en
quelque sorte sur elles, et elles émettent des prolongements minces qui se glissent
entre les strates de cellules superposées. SERTOLI désignait ces cellules sous le nom
de *cellules fixes*, voulant indiquer par là qu'elles restaient toujours les mêmes dans
le cours de la spermatogenèse, tandis que les autres se transformaient sans cesse
pour devenir des spermatozoïdes. MERKEL les a comparées aux cellules que l'on
voit dans les épithéliums sensoriels, interposées aux cellules sensorielles proprement dites et formant à ces dernières une charpente destinée à les soutenir. Il les
a appelées, pour cette raison, *cellules de soutien*.

c. *Spermatoblastes*. — Pour comprendre la structure des spermatoblastes, il
suffit de se rappeler les cellules de soutien. Ces dernières se montrent le plus souvent sur les coupes, en rapport avec une grappe de spermatides plus ou moins
avancées dans la voie de leur transformation en spermatozoïdes, et qui se placent
autour du sommet de la cellule de soutien qu'elles semblent prolonger (fig. 278, 6).
Dans les dissociations, les spermatides restent habituellement accolées à la cellule
de soutien et forment avec elle un tout, que l'on a pris pour une cellule d'une forme

particulière, souvent comparée à celle d'un candélabre. Ces cellules ont, en effet, un pied élargi qui repose sur la membrane propre, et dans lequel est logé le noyau, puis un col effilé qui supporte une grappe de spermatides, ou même de spermatozoïdes, figurant les branches du candélabre.

Ebner, qui découvrit en 1871 cette forme singulière d'élément cellulaire, lui attribua un rôle prépondérant dans la production des spermatozoïdes et lui donna, pour cette raison, le nom de *spermatoblaste*. Pour cet histologiste, le spermatoblaste était une cellule bourgeonnante, qui produisait à son sommet une série de gemmes ou de bourgeons, lesquels devenaient plus tard autant de spermatozoïdes. Les cellules testiculaires n'étaient que des globules blancs plus ou moins transformés, destinés à fournir la partie liquide du sperme.

Cette notion du spermatoblaste et de son rôle a été longtemps admise. Cependant, depuis longtemps déjà, Sertoli regardait les cellules testiculaires comme les véritables mères des spermatozoïdes qu'elles engendraient par simple transformation. C'est là l'idée qui domine aujourd'hui, et le spermatoblaste est déchu de la place élevée qu'il occupait dans la spermatogenèse.

Merkel fit remarquer que le spermatoblaste pouvait être considéré comme un élément composé de deux sortes de cellules bien distinctes : 1° d'une cellule de soutien ; 2° de cellules-mères des spermatozoïdes, collées à la cellule de soutien par une matière tenace.

Cette idée, d'abord délaissée, a été adoptée depuis par un grand nombre d'observateurs, et, ce qui est très important, par von Ebner lui-même, le créateur du spermatoblaste, auquel il a renoncé dans un mémoire récent (1888).

Cependant les relations qui existent entre la cellule de soutien et les spermatides unies en un spermatoblaste sont comprises de différentes manières par les auteurs. Les uns, comme Merkel, y voient une simple accolement dû à une matière tenace, coagulée par les réactifs. D'autres, comme Grünhagen et aussi, d'une certaine façon, Benda, croient que la cellule de soutien contribue à la nutrition des spermatozoïdes. Renson pense que la cellule de soutien s'accroît au moment de la maturité des spermatozoïdes et pousse ceux-ci dans la lumière des canalicules séminifères. Enfin Benda regarde l'union des spermatides et de la cellule de soutien comme une sorte de copulation. C'est la réédition d'une idée antérieurement émise par Balbiani, qui avait décrit, chez les plagiostomes, une conjugaison sexuelle entre les différentes cellules du testicule.

Quoi qu'il en soit, le spermatoblaste n'est plus un élément cellulaire *vrai* ; c'est un élément complexe formé par l'union *fortuite* (Merkel) ou *obligatoire* (Benda) de plusieurs spermatides avec une cellule de soutien. Mais quelle est la valeur des cellules de soutien ? Pour certains auteurs, ces cellules sont des éléments indifférents dans la spermatogenèse ; elles se bornent à soutenir les cellules testiculaires, elles contribuent peut-être aussi à leur nutrition, mais elles ne prennent jamais une part directe à la production des spermatozoïdes. On pourrait les comparer aux cellules du follicule qui entourent et protègent l'ovule (Merkel, von Ebner, etc.). Pour d'autres auteurs, elles ne seraient même pas des cellules véritables et seraient formées simplement par une masse de substance coagulée par les réactifs. Mihalkovics, le premier, regarda le corps ramifié de ces prétendues cellules comme produit par la coagulation d'une substance interposée aux éléments du tube séminifère. Prenant a soutenu aussi cette idée avec beaucoup de force, en faisant remarquer que l'on peut trouver des cellules de soutien sans noyaux. Il n'y aurait donc point de véritables cellules de soutien, mais des corps formés d'une substance coagulée, englobant dans sa masse un noyau provenant, soit d'une cellule restée en dehors des transmutations qui aboutissent à la production des spermatozoïdes (Biondi), soit d'une cellule spéciale représentant les ovules primordiaux (Prenant).

Les discussions sur la nature de la cellule de soutien se résument en ces deux opinions : 1° la cellule de soutien existe réellement, c'est un élément indifférent dans la spermatogenèse, une sorte d'élément folliculaire ; 2° la cellule de soutien n'existe pas en réalité, les figures qui la représentent sont des produits artificiels de coagulation. Dans le premier cas, les tubes séminifères comprennent deux sortes d'éléments, les cellules testiculaires qui engendrent les spermatozoïdes, et des cellules indifférentes, cellules folliculaires, cellules de soutien (théorie de la dualité de composition de la glande mâle). Dans le second, tous les éléments contenus dans les tubes séminifères ont la même valeur fonctionnelle : ils sont tous capables de produire des spermatozoïdes (théorie de l'unité de composition).

d. *Résumé.* — La spermatogenèse se réduit en somme à une multiplication cellulaire abondante, accompagnée de changements de forme des cellules-filles. Elle peut se résumer ainsi :

1° Des cellules, placées immédiatement en dedans de la membrane propre du tube séminifère (*spermatogonies*), engendrent par karyokinèse des cellules-filles (*spermatocytes*), qui donnent naissance chacune, par le même procédé, à quatre *spermatides*;

2° Ces dernières s'unissent par groupes et prennent place dans des espaces étroits, situés entre des files de cellules moins avancées dans leur développement;

3° Dans ces espaces, réduits à l'état de fentes, s'accumule une matière intercellulaire tenace qui unit les spermatides aux cellules de soutien. Si l'on n'accepte pas l'existence de ces dernières, on peut admettre que la matière intercellulaire forme une colonnette englobant parfois le noyau d'une cellule voisine de la paroi du tube séminifère.

4° La production du spermatozoïde est due à une simple différenciation histologique des spermatides.

§ V. — Vaisseaux et nerfs

1° **Artères**. — Les artères destinées au testicule et à l'épididyme proviennent en majeure partie de la spermatique. Cette artère, fournie par l'aorte abdominale, se divise, comme on le sait (voy. Angéiologie), en deux branches terminales, l'une pour le testicule (*branche testiculaire*), l'autre pour l'épididyme (*branche épididymaire*). A ces deux artères, artères principales, viennent se joindre les rameaux terminaux de la déférentielle, branche de la vésicale inférieure, lesquels se perdent dans l'épididyme.

a. L'*artère testiculaire*, arrivée sur le bord postéro-supérieur du testicule, fournit deux ordres de rameaux : les uns, rameaux périphériques ou superficiels, traversent l'albuginée et se dirigent ensuite vers le bord libre du testicule, en cheminant d'abord dans l'épaisseur de cette membrane, puis sur sa face profonde ; les autres, rameaux centraux ou profonds, descendent dans le corps d'Highmore pour venir se ramifier sur les cloisons interlobulaires. Les rameaux périphériques et les rameaux centraux jettent sur les lobules une multitude de fins rameaux, lesquels forment tout autour des canalicules séminifères un réseau à larges mailles dont les capillaires présentent 6 à 12 μ de diamètre.

b. L'*artère épididymaire* et les *rameaux terminaux de l'artère déférentielle* se distribuent à l'épididyme. Ils forment autour du conduit épididymaire un réseau analogue à celui qui entoure les canalicules séminifères, mais à mailles beaucoup plus larges.

2° **Veines**. — Les veines du testicule ou veines spermatiques se divisent, comme les artères, en veines superficielles et veines profondes, les premières longeant l'albuginée, les secondes cheminant le long des cloisons interlobulaires. Les unes et les autres convergent vers le corps d'Highmore et se réunissent au niveau du hile de l'organe en un premier groupe de cinq ou six troncs, lesquels, se portant verticalement en haut, croisent le bord adhérent de l'épididyme et passent dans le cordon (fig. 269,17). A ce premier groupe, viennent se joindre quelques veinules issues de la tête de l'épididyme. Les veines qui proviennent du corps et de la queue de ce dernier organe forment un deuxième groupe, de deux ou trois troncs seulement, qui passent également dans le cordon (fig. 269,17'). Dans le cordon, les deux groupes veineux précités, comme nous le montre nettement la figure 279 (5 et 6), se placent l'un en avant, l'autre en arrière du canal déférent. Nous savons déjà, pour l'avoir vu en angéiologie (voy. t. I) : 1° que le groupe postérieur ou post-déférentiel aboutit ordinairement à la veine épigastrique ; 2° que le groupe antérieur ou prédéférentiel vient s'ouvrir, à droite dans la veine cave inférieure, à gauche dans la veine rénale correspondante.

3° **Lymphatiques.** — Le testicule est un organe très riche en lymphatiques. D'après les recherches déjà anciennes de Ludwig et Tomsa, confirmées et complétées plus tard par Tommasi, Frey, His et Kölliker, ils prennent naissance dans le tissu interstitiel de l'organe par un système de larges tubes disposés en réseau autour des canalicules séminifères. Ces tubes, dépourvus de paroi propre, nous présentent l'endothélium caractéristique des origines lymphatiques. Ils mesurent, chez le taureau, 40 à 110 μ de diamètre ; leurs cellules présentent 90 à 100 μ de longueur, sur une largeur de 10 à 20 μ.

Les vaisseaux lymphatiques, issus de ce réseau d'origine, se dirigent vers le corps d'Highmore, en suivant, comme les veines, les uns les septula interlobulaires, les autres la face profonde de l'albuginée. Arrivés à la base du corps d'Highmore, ils s'unissent les uns aux autres et se condensent ainsi en sept ou huit troncs. Ces troncs, auxquels viennent se mêler les lymphatiques de l'épididyme et ceux du feuillet viscéral de la vaginale, remontent avec les autres éléments du cordon vers l'orifice externe du canal inguinal, traversent ce canal, débouchent dans la cavité abdominale et, finalement, viennent se jeter dans les ganglions lombaires.

4° **Nerfs.** — Les nerfs du testicule proviennent de deux sources : 1° du *plexus spermatique*, qui entoure l'artère de même nom ; 2° du *plexus déférentiel*, qui accompagne le canal déférent. De ces deux plexus, le premier, se bifurquant comme l'artère qui lui sert de soutien, se rend à la fois au testicule et à l'épididyme ; le second se distribue exclusivement à l'épididyme. Le mode de terminaison de ces nerfs est encore mal connu. Letzerich avait déjà vu les dernières divisions nerveuses traverser la membrane propre du canalicule séminifère et se terminer entre cette membrane et l'épithélium par de petits renflements pyramidaux ou en forme de massue. Tout récemment (1894), Falcone, en utilisant la méthode de Golgi, a pu les suivre plus loin encore, jusque dans l'épaisseur de l'épithélium : elles cheminent dans les intervalles des cellules et s'y résolvent en des fibrilles excessivement ténues et plus ou moins variqueuses, dont quelques-unes se terminent par un petit renflement en bouton.

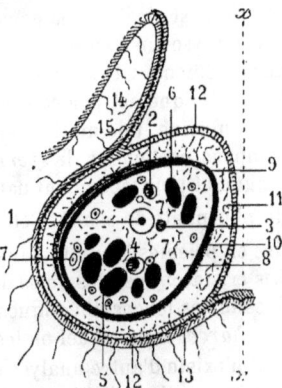

Fig. 279.

Coupe transversale du cordon inguinal du côté droit (sujet congelé, segment inférieur de la coupe).

1, canal déférent. — 2, artère déférentielle. — 3, artère funiculaire. — 4, artère spermatique. — 5, groupe veineux antérieur. — 6, groupe veineux postérieur. — 7 et 7', lymphatiques et nerfs. — 8, tissu cellulaire réunissant ces différents éléments. — 9, couche fibreuse. — 10, couche musculeuse (crémaster). — 11, couche cellulose. — 12, dartos. — 13, peau. — 14, sillon génito-crural. — 15, peau de la cuisse.

§ VI. — Sperme

Le sperme éjaculé n'est pas seulement le produit de la sécrétion du testicule ; il est mélangé de liquides sécrétés par les vésicules séminales, les glandes prostatiques, les glandes de Cowper et autres glandules réparties sur le trajet des voies séminales.

On n'est pas exactement fixé sur la composition chimique de chacun de ces excreta. On sait qu'ils sont filants, albumineux, alcalins et chargés de chlorure de sodium.

Le sperme mélangé à tous ces produits est un liquide non homogène, opalin, incolore, assez épais et dans lequel nagent des flots blanchâtres. L'odeur du sperme, due à un alcaloïde particulier, la *spermine*, est tout à fait spéciale et sa réaction est alcaline. Sa densité est supérieure à celle de l'eau.

L'analyse histochimique élémentaire démontre dans le sperme la présence de deux éléments : 1° les spermatozoïdes, qui n'ont pas été isolés et dont la constitution chimique est par conséquent inconnue ; 2° une liqueur opaline, qui renferme de la mucine, une matière albuminoïde particulière, la *spermatine*, des sels et un composé particulier, la *spermine* ou *éthylène imine* (C^2H^4AzH), qui se dépose à la longue et plus facilement par évaporation du sperme éjaculé, en combinaison avec du phosphate de chaux. Cette combinaison de la forme $\left.\begin{array}{l}(C^4H^4AzH)^2=PO^4 \\ (C^2H^4AzH)^2=PO^4\end{array}\right\rangle$ Ca cristallise en prismes à quatre pans, solubles dans les acides, les alcalis et l'ammoniaque. Ces cristaux, fusibles en se décomposant vers 170°, se rencontrent également dans le sang des leucocythémiques, où Charcot les a découverts, d'où le nom de *cristaux de Charcot* sous lequel on les désigne.

Il n'existe d'autre analyse quantitative du sperme que celles, fort anciennes et peu instructives d'ailleurs, de Vauquelin et de Kölliker :

	SPERME HUMAIN
Eau	90 p. 100
Matières extractives	6 —
— minérales	4 —

ces dernières formées presque exclusivement de phosphates de chaux.

Voyez au sujet des testicules, parmi les travaux récents (1880-1894) : TOURNEUX, *Des restes du corps de Wolff chez l'adulte*, Bull. sc. du Nord, 1882 ; — BRAMANN, *Beitrag zur Lehre von dem Descensus Testiculorum und dem Gubernaculum Hunteri des Menschen*, Dissert. Königsberg, 1883, et Arch. für Anat. u. Physiol., 1884 ; — EICHBAUM, *Untersuch. über den Descensus testiculorum*, Revue f. Thierheilkunde, 1883 ; — WEIL, *Ueber den Descensus testiculorum nebst Bemerkungen über die Entwick. der Scheidenhäute und des Scrotums*, Prager Zeitschr. f. Heilk. 1884 ; — ARTHAUD, *Etude sur le testicule sénile*, Th. Paris, 1885 ; — HOCHENEGG, *Ueber Cysten am Hoden und Nebenhoden*, Wien. med. Jahrb., 1885 ; — MONOD et ARTHAUD, *Pathogénie et structure des petits kystes de l'épididyme*, Arch. de Physiol. norm. et path., 1885 ; — DESNOS, *Rech. sur l'appareil génital des vieillards*, Annales de Guyon, 1886 ; — LOCKWOOD, *The development and transition of the testicles normal and abnormal*, Brit. med. Journal, 1887 ; — BIMAR, *Recherches sur la distribution des vaisseaux spermatiques chez les mammifères et chez l'homme*, Journ. de l'Anat., 1888 ; — HERRMANN, *Beiträge zur Histologie des Hodens*, Arch. f. mikr. Anatomie, 1889 ; — CZERNY, *Das Giraldes'sche Organ nach Untersüch. an Kaninchen, Hunden und Katzen*, Arch. f. mikr. Anat., 1889 ; — KLAATSCH, *Ueber Descensus testiculorum*, Morphol. Jahrb. 1890 ; — BRAMANN, *Migration imparfaite des testicules*, Arch. f. klin. Chir., 1890 ; — DU MÊME, *Das Processus vaginalis und seinen Verhalten*, etc. Arch. f. klin. Chirurg., 1890 ; — POIRIER, *Pathogénie des kystes de l'épididyme*, Rev. de Chirurgie, 1890 ; — TOLDT, *Anhangsgebilde des menschl. Hodens und Nebenhodens*, Sitz. d. k. Akad. der Wissench. zu Wien, 1891 ; — SÉBILEAU et AROU, *La circulation du testicule, première note*, Bull. Soc. de Biol., 1892 ; — FALCONE, *Sulle terminazioni nervose nel testicolo*, Monit. zool. ital., 1894.

Voyez aussi, au sujet des spermatozoïdes et de la spermatogénèse, parmi les mémoires récents (1880-1892) : JENSEN, *Die structur der Samenfäden*, Bergen, 1879 ; — DUVAL, *Spermatogenèse chez les batraciens*, Gaz. méd. Paris, 1880 ; — MEYER, *Die Spermatogenese bei den Säugethieren*, Mém. Acad. imp. sc. Saint-Pétersbourg, 1880 ; — KLEIN, *Beiträge zur Kenntniss der Samenzellen und der Bildung der Samenfäden bei Säugethieren*, Centralbl. f. d. med. Wissenschaften, 1880 ; — BRISSAUD, *Etude sur la spermatogénèse chez le lapin*, C. R. Acad. des sciences, 1880 ; — GIBBES *On the structure of the Spermatozoon*, Quaterly Journ. microsc. sc. 1880 ; — DUVAL, *Etudes sur la spermatogenèse chez la Paludine vivipare*, Journ. micrograph., 1880 ; — Du même, *Recherches sur la spermatogenèse chez la grenouille*, Ibid., 1880 ; — Retzius, *Zur Kenntniss der Spermatozen*, Biol. Untersüch., 1881 ; — Blomfield, *The development of the spermatozoa Helixand Rana*, Quat. Journ. of microsc. sc., 1881 ; — Krause, *Spermatogenese bei den Säugern*, Centralbl. f. d. med. Wissenschaften, 1881 ; — Du même, *Zum Spiralsaum der Samenfäden*, Biolog. Centralbl., 1881 ; — Sabatier, *La spermatogenèse chez les Annélides et les Vertébrés*, C. R. Acad. d. sc. 1882 ; — Herrmann, *Recherches sur la spermatogenèse chez les Sélaciens*, Journ. d'Anat. et Phys., 1882 ; — Renson, *De la spermatogénèse chez les Mammifères*, Arch. biol., 1882 ; — Trois, *Recherches expérimentales sur les spermatozoïdes des Plagiostomes*, Journ. Microgr., 1883 ; — Jensen, *Recherches sur la spermatogenèse*, Arch. de biol., 1883, 1884 ; — Herrmann, *Sur la spermatogenèse des crustacés podophthalmes, spécialement des décapodes*, C. R. Acad. d. Sc., 1883 ; — Du même, *Sur la spermatogenèse chez les crustacés édriophthalmes*, C. R. Ac. d. Sc., 1883 ; — Swaen et Masquelin, *Étude sur la spermatogenèse*, Arch. de biol., 1884 ; — Pellacani, *Der Bau des menschlichen Samenstranges*, Arch. f. mikr. Anat., 1884 ; — Platner, *Ueber die Spermatogenese bei den Pulmonatem*, Arch. f. mikr. Anat., 1885 ; — Sabatier, *Sur la spermatogenèse des crustacés décapodes*, C. R. Ac. d. sc., 1885 ; — Gilson, *Étude comparée sur la spermatogenèse chez les arthropodes*, La Cellule, 1885 ; — La Valette Saint-George, *Spermatologische Beiträge*, Arch. f. mikr. Anat., 1885 et 1886 ; — Grünhagen, *Ueber die Spermatogenese bei Rana fusca (temporaria)*, Med. Centralbl., 1885 ; — Krause, *Der Spiralsaum der Samenfäden*, Intern. Monatschr. f. Anat. u. Hist., 1885 ; — Laulanié, *Sur l'unité du processus de la spermatogenèse chez les mammifères*, C. R. Ac. d. sc., 1885 ; — Biondi, *Die Entwickelung der Spermatozoiden*, Arch. f. mikr. Anat., 1885 ; — Du même, *Untersüchungen betreffend die Spermatogenese*, Arch. f. Anat. u. Phys., 1885 ; — Du même, *Sullo sviluppo degli spermatozoidi*, Arch. p. l. Sc. méd., 1886 ; — Ballowitz, *Zur Lehre von der Structur der Spermatozoen*, Anat. Anz., 1886 ; — Benda, *Ueber die Spermatogenese der Säugethiere und des Menschen*, Berliner klin. Wochenschr., 1886 ; — Jensen, *Ueber die Structur der Samenkörper bei Säugethieren, Vögeln und Amphibien*, Anat. Anz., 1886 ; — Waldeyer, *Ueber Bau und Entwickelung der Samenfäden*, Anat. Anz., 1887 ; — Prenant, *Recherches sur la signification des éléments du tube séminifère adulte des Mammifères*, Intern. Monatschr. f. Anat. u. Phys. 1887 ; — Du même, *Étude sur la structure du tube séminifère des Mammifères*, 1887 ; — Jensen, *Untersüchungen über die Samenkörper der Säugethiere, Vögeln und Amphibien*, Arch. f. mikr. Anat., 1887 ; — De Korotneff, *Sur la Spermatogenèse*, C. R. Ac. d. sc., 1887 ; — Benda, *Zur Spermatogenese und Hodenstructur der Wirbelthiere*, Anat. Anz., 1887 ; — Biondi, *Ueber die Entwickelung der Samenfäden beim Menschen*, Breslauer ärtzl. Zeitschr., 1887 ; — Bergonzini, *Contributo allo studio della spermatogenesi nei vertebrati*, Rassegna di Sc. med. Modena, 1888 ; — Prenant, *Note sur la structure des spermatozoïdes chez l'homme*, Soc. d. Biol., 1888 ; — Du même, *Contribution à l'histogenèse du tube séminifère*, Intern. Monatschr., 1889 ; — Ballowitz, *Untersüchungen über die Structur der Spermatozoen, zugleich ein Beitrag zur Lehre vom feineren Bau der contractilen Elemente*, Arch. f. mikr. Anat., 1888 ; — San-Felice, *Spermatogenèse des Vertébrés*, Arch. ital. de biol., 1888 ; — De Korotneff, *Beiträge zur Spermatologie*, Arch. f. mikr. Anat, 1888 ; — Kayser, *Untersüch. über die Bedeutung der Samenblasen*, Dissert. Berlin, 1889 ; — Ballowitz, *Das Retzius'sche Endstück der Säugethier-spermatozoen*, Intern. Monatschr. f. Anat. u. Phys., 1890 ; — Bardeleben, *Ueber den feineren Bau der menschlichen Spermatozoen*, Anat. Gesellsch., 1891.

ARTICLE II

ENVELOPPES DES TESTICULES

Les deux testicules, comme nous l'avons vu dans l'article précédent, occupent primitivement les parties latérales de la colonne lombaire, et ce n'est que plus tard, du troisième au neuvième mois de la vie intra-utérine, qu'ils émigrent de l'abdomen pour venir se loger au-dessous des téguments qui revêtent la paroi antérieure du bassin. Dans ce mouvement de translation, habituellement désigné sous le nom de *descente du testicule*, la glande séminale ou son gubernaculum (car le canal est tout formé quand descend le testicule) se fraie un passage à travers la paroi abdominale, traversant quelques-unes des couches qui constituent cette paroi, refoulant les autres devant lui. Il en résulte que, lorsque le changement de position est effectué, les testicules se trouvent entourés par un certain nombre d'enveloppes, dont il faut chercher les origines dans les éléments de la paroi abdominale qui se sont déplacés avec eux. L'ensemble de ces enveloppes constitue les *bourses*. Nous envisagerons successivement : 1° leur *conformation extérieure* ; 2° leur *constitution anatomique;* 3° leurs *vaisseaux* et leurs *nerfs.*

§ Ier. — Conformation extérieure

Les bourses se présentent à l'œil sous l'aspect d'une saillie volumineuse impaire et médiane, située dans la partie la plus élevée de l'espace angulaire que forment en avant les deux cuisses. Libre en avant, en arrière et sur les côtés, cette saillie est libre encore par son extrémité inférieure. Son extrémité supérieure au contraire, relativement étroite et comme pédiculée, adhère à la région pubienne et se confond successivement avec le périnée, la face inférieure de la verge, la région de l'aine et la paroi abdominale.

La forme et les dimensions des bourses varie beaucoup suivant les âges. Chez le nouveau-né et chez l'enfant, elles sont petites, globuleuses, de consistance ferme, fortement appliquées contre le pubis. Chez l'adulte, elles présentent un volume plus considérable ; en même temps, elles revêtent une forme ovoïde et sont à la fois moins fermes et plus mobiles. Elles s'allongent encore chez le vieillard et sont, chez lui, flasques, pendantes, piriformes plutôt qu'ovoïdes.

Chez un adulte bien constitué, l'ovoïde formé par les bourses mesure en moyenne 6 centimètres de hauteur, sur 5 centimètres de largeur et 4 centimètres d'épaisseur.

Les bourses nous présentent sur leur face antérieure, le long de la ligne médiane, une dépression verticale, une sorte de large sillon longitudinal, qui leur donne un aspect plus ou moins bilobé. Dans le fond de ce sillon se voit un raphé, plus ou moins accusé suivant les sujets, indice manifeste de la duplicité primitive de l'organe. (voy. Embryologie). Cette duplicité primitive des bourses, qui disparaît chez l'homme en ne laissant d'autre trace qu'une cloison médiane et le raphé précité, persiste pendant toute la vie chez quelques mammifères, parmi lesquels nous signalerons le lièvre, la roussette et les solipèdes, qui possèdent en réalité deux bourses, l'une à droite, l'autre à gauche. Par contre, il est d'autres espèces (chez certains marsupiaux, notamment le kangaroo) qui, à l'état adulte, n'ont même pas de cloison médiane et chez lesquels les deux testicules se trouvent logés dans une cavité commune.

§ II. — Constitution anatomique

Les bourses se composent de six tuniques régulièrement superposées qui sont, en allant des parties superficielles vers les parties profondes : 1° la peau, prenant ici le nom de *scrotum ;* 2° une tunique musculeuse, constituant le *dartos ;* 3° une tunique celluleuse ; 4° une deuxième tunique musculeuse ou *tunique érythroïde ;* 5° une tunique fibreuse ; 6° une tunique séreuse, appelée *vaginale.* De ces différentes tuniques, la première, grâce au raphé médian ci-dessus indiqué, est commune aux deux testicules, mais c'est la seule. Toutes les autres sont doubles et chaque testicule possède les siennes. Les homologies des six enveloppes du testicule avec les différents éléments de la paroi abdominale antérieure peuvent être établies comme suit :

PAROI ABDOMINALE	ENVELOPPES DES TESTICULES
Peau	Scrotum
(manque).	Dartos
Tissu cellulaire sous-cutané , }	Tunique celluleuse
Aponévrose superficielle . . }	

Muscles de l'abdomen.	Tunique musculeuse
Fascia transversalis.	Tunique fibreuse
Péritoine et tissu cellulaire } . . . . {	Vaginale et tissu cellulaire
sous-péritonéal . . . . . }	sous-vaginal.

1° Scrotum. — Le scrotum n'est autre que la peau des bourses. Elle est mince, demi-transparente, de coloration plus ou moins foncée. Elle est, de plus, très extensible et présente cette particularité remarquable que, lorsque pour une cause quelconque elle a été distendue, elle revient d'elle-même à ses dimensions premières en formant une série de plis transversaux qui s'étagent régulièrement de bas en haut. Tous ces plis, connus sous le nom de *rides du scrotum*, partent du raphé médian et se dirigent ensuite en dehors en décrivant une légère courbe à concavité supérieure.

Considéré au point de vue de sa structure, le scrotum nous offre quelques caractères qui lui sont particuliers. — Il nous présente tout d'abord de nombreuses glandes sudoripares, des glandes sébacées également fort nombreuses et surtout très développées. — Dans les cellules profondes de son épiderme s'amassent des granulations pigmentaires, à la présence desquelles les bourses sont redevables de leur coloration foncée. — Le derme, très riche en éléments élastiques, est surmonté de papilles volumineuses. — Enfin, à la surface extérieure du scrotum croissent des poils longs et raides, analogues à ceux de la région pubienne, mais cependant beaucoup plus rares.

2° Dartos. Cloison des bourses. — Le dartos (δαρτός, de δέρω, j'écorche) est une lame mince, de coloration rougeâtre, d'aspect finement fibrillaire, appliquée contre la face interne du scrotum et lui adhérant intimement. Il se compose essentiellement de fibres musculaires lisses, auxquelles viennent s'ajouter, à titre d'éléments accessoires, des fibres élastiques et des fibres conjonctives Ces fibres musculaires affectent les directions les plus diverses. Le plus grand nombre d'entre elles, cependant, sont longitudinales, c'est-à-dire disposées parallèlement au raphé médian. Elles sont, par conséquent, perpendiculaires aux rides du scrotum, et ce sont elles qui, par leur contraction ou simplement par leur tonicité, déterminent le plissement de la peau qui constitue ces rides.

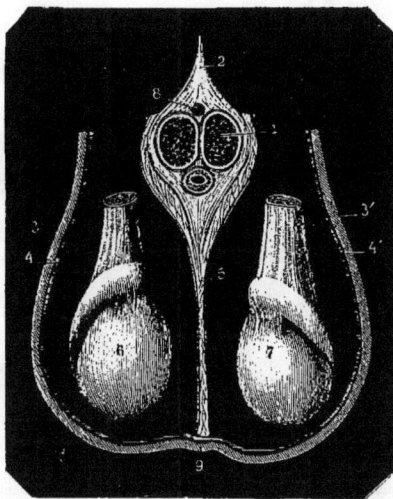

Fig. 280.

Les deux sacs dartoïques, vus sur une coupe frontale des bourses (*schématique*).

1, verge. — 2, son ligament suspenseur. — 3, scrotum. — 4 et 4', dartos du côté droit et dartos du côté gauche. — 5, cloison des bourses, formée par les deux dartos que réunit l'un à l'autre une couche conjonctive. — 6, testicule droit. — 7, testicule gauche. — 8, veine dorsale profonde de la verge. — 9, raphé.

Le dartos scrotal existe sur tout le pourtour des bourses, mais il est surtout développé sur ses faces antérieure et latérales. Arrivé à l'extrémité supérieure des bourses, il se comporte de la façon suivante. — En avant, il se prolonge tout autour de la verge, en constituant le *dartos pénien* (voy. *Verge*). — En arrière, il

se continue de même avec une lame similaire qui, sous le nom de *dartos périnéal*, s'étale d'avant en arrière au-dessous de la peau du périnée. — Partout
ailleurs, entre la verge et le périnée, le dartos change de nature : il perd peu
à peu ses éléments musculaires et dégénère en une simple lame élastique, qui
a été décrite par Sappey sous le nom très significatif d'*appareil suspenseur des
bourses*. Ce nom mérite d'être conservé.

La lame élastique qui fait suite au dartos se comporte différemment en haut et
sur les côtés. — Sur les côtés, elle s'attache aux branches ischio-pubiennes, fixant
ainsi les bourses au bassin et les fermant d'autre part du côté de la cuisse. — En
haut, elle remonte sur la peau de l'abdomen, entre le canal inguinal et la verge, et se
perd insensiblement dans le tissu cellulaire sous-cutané. Sa partie médiane, correspondant à la ligne blanche, présente un développement tout spécial : un certain
nombre de ses lamelles, les plus superficielles, se fixent aux téguments de la verge ;
les autres, les plus profondes, descendent plus bas et, se mêlant à des fibres similaires venues de la symphyse, s'attachent à la partie postérieure des corps caverneux (fig. 281, 6), en constituant le *ligament suspenseur de la verge* (voy. *Verge*).

Voyons maintenant comment se comporte le dartos au niveau du raphé des
bourses. Les anatomistes sont loin d'être d'accord sur ce point. Les uns,
avec Sappey, enseignent que, sur le raphé, les deux moitiés de la lame
musculaire se continuent entre elles comme les deux moitiés du scrotum
et forment ainsi une seule et même enveloppe commune aux deux testicules. Les autres, au contraire, esti-ment que les deux moitiés du dartos,
arrivées au contact au niveau du ra-phé, ne se continuent pas réciproquement, mais se recourbent en arrière, s'adossent l'une à l'autre et se portent
ainsi, en conservant toujours leur indi-vidualité, jusqu'à la partie postérieure
des bourses. Il est de fait que lors-qu'on insuffle de l'air au-dessous du
dartos, mais d'un côté seulement, la moitié des bourses correspondant au
côté insufflé se gonfle seule, la moitié opposée ne se modifiant nullement
dans ses dimensions. Ce fait expéri-mental ne peut s'expliquer que par la
présence d'une cloison médiane, qui

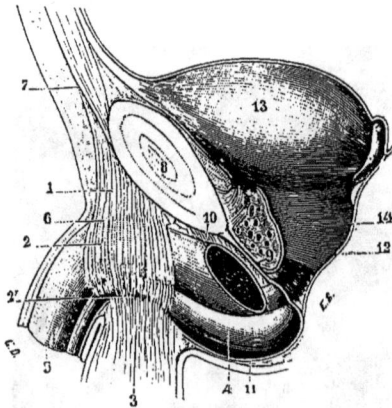

Fig. 281.

Le ligament suspenseur de la verge, vu par son
côté gauche (*demi-schématique*).

1, ligament suspenseur de la verge (*en jaune*). — 2, sa
moitié gauche, contournant le corps caverneux correspondant
et se réunissant en 2', avec celui du côté opposé. — 3, fibres
de ce ligament descendant dans la cloison des bourses. —
4, portion périnéale de la verge. — 5, sa portion libre. —
6, angle pénien. — 7, ligne blanche abdominale. — 8, symphyse pubienne. — 9, aponévrose périnéale moyenne. —
10, ligament fibreux du pénis. — 11, aponévrose périnéale
inférieure. — 12, aponévrose prostato-péritonéale. —
13, vessie. — 14, prostate.

sépare les bourses en deux moitiés latérales, complètement indépendantes l'une
de l'autre. Cette cloison des bourses (*septum scroti* de quelques auteurs) existe en
effet (fig. 280, 5) et, pour les partisans de l'opinion précitée, elle serait essentiellement constituée par les deux portions réfléchies du dartos, accolées l'une à l'autre.

Entre ces deux opinions contradictoires, il y a place pour une opinion mixte.
Elle a été émise par Barrois. Pour ce dernier observateur, le dartos n'est pas une
lame unique, mais comprend deux feuillets de signification bien différente

(fig. 282, 2) : un *feuillet superficiel* (2'), véritable peaucier, constitué par les fibres musculaires lisses du derme et occupant les couches inférieures de cette membrane ; un *feuillet profond* (2"), beaucoup plus épais que le précédent, situé dans le tissu cellulaire sous-jacent et représentant, au niveau des bourses, une formation spéciale et surajoutée. Or, ces deux feuillets, en arrivant au raphé, se séparent l'un de l'autre pour suivre chacun un trajet particulier. Le feuillet superficiel *(portion dermique du dartos)*, faisant partie du scrotum, se comporte comme ce dernier et se confond avec le feuillet similaire du côté opposé. Le feuillet profond, au contraire *(dartos proprement dit)*, à droite et à gauche du raphé, se réfléchit d'avant en arrière et forme la cloison médiane dont il est question plus haut.

Au total : 1° il existe deux sacs dartoïques, l'un pour le testicule droit, l'autre pour le testicule gauche ; 2° d'autre part, la cloison des bourses est constituée par ces deux sacs adossés et unis l'un à l'autre par une mince couche de tissu conjonctif, dans laquelle viennent se perdre, en haut, les fibres les plus inférieures du ligament suspenseur de la verge (fig. 280, 5).

3° **Tunique celluleuse.** — Le dartos est doublé sur sa face profonde par une couche celluleuse, le *fascia de Cooper*, qui le sépare de la tunique suivante. Cette couche est nettement délimitée, du côté de la cuisse, par les insertions du dartos aux branches ischio-pubiennes. Elle se continue librement, au contraire, avec le tissu cellulaire sous-cutané du périnée, de la verge et de la paroi abdominale antérieure. Le fascia de Cooper se confond, au niveau de l'orifice externe de l'anneau inguinal, avec l'aponévrose du grand oblique : aussi le considérerons-nous, quoique assez mal individualisé, comme représentant au point de vue morphologique l'aponévrose superficielle de la paroi abdominale et le tissu cellulaire sous-cutané. Il est constitué par le tissu conjonctif lâche (fig. 284, 3), presque complètement dépourvu de graisse. C'est dans ses mailles que se font les infiltrations pathologiques des bourses et que se logent les gaz développés au cours de la gangrène ou de la putréfaction cadavérique.

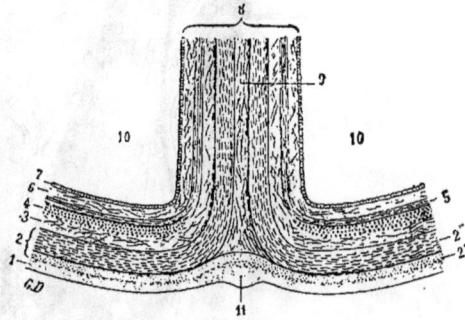

Fig. 282.

Coupe schématique des bourses, pratiquée perpendiculairement au raphé, pour montrer le mode de constitution de la cloison.

1, scrotum. — 2, dartos, avec 2', son feuillet intra-dermique et 2", son feuillet sous-dermique (dartos proprement dit). — 3, tunique celluleuse ou fascia de Cooper. — 4, tunique musculeuse ou érythroïde. — 5, tunique fibreuse. — 6, couche celluleuse sous-vaginale. — 7, tunique vaginale (feuillet pariétal). — 8, cloison. — 9, tissu cellulaire réunissant sur la ligne médiane les deux dartos. — 10, 10, cavité des deux sacs testiculaires. — 11, raphé.

4° **Tunique musculeuse, crémaster.** — La tunique musculeuse ou érythroïde (de ἐρυθρός, rouge et εἶδος, ressemblance), située au-dessous de la précédente, est formée par l'épanouissement du crémaster. Le muscle crémaster (κρεμαστήρ, de κρεμάω, je suspens), qui accompagne le cordon dans toute son étendue, prend naissance, en haut, par deux faisceaux primitivement distincts : un faisceau interne, relativement petit, quelquefois absent, qui se détache de l'épine du pubis ; un faisceau externe, beaucoup plus volumineux, qui s'insère sur l'arcade fémorale, un peu en dehors de l'orifice interne du canal inguinal. Ces deux faisceaux descendent

à la surface extérieure du cordon, le premier sur son côté interne, le second sur
son côté externe (fig. 283, 7 et 7'). Arrivés au niveau du testicule, ils s'épanouis-
sent, à la manière d'un éventail, sur les parois antérieure et externe des bourses
et c'est à leurs fibres ainsi éparpillées sur la tunique fibreuse qu'on donne le nom
de tunique érythroïde (fig. 284, 4).

Ces fibres, on le voit, ne forment jamais une enveloppe continue et, naturelle-

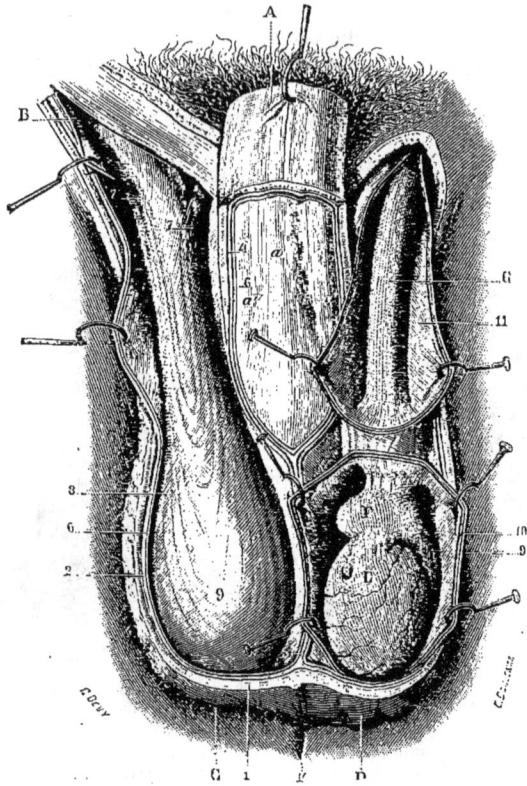

Fig. 283.

Les enveloppes du testicule, vues par leur face antérieure.

(Du côté droit, le scrotum et le dartos ont été réséqués pour montrer le crémaster et l'érythroïde. Du côté gauche,
la tunique fibreuse, doublée en bas du feuillet pariétal de la vaginale, a été incisée et érignée en dehors pour
montrer le testicule et son épididyme.)

A, racine de la verge, érignée en haut, avec : a, l'urèthre ; a', a', les corps caverneux recouverts par le fascia penis.
— B, canal inguinal du côté droit, dont la paroi antérieure a été incisée et réclinée en bas. — C, bourse du côté
droit. — D, bourse du côté gauche. — E, F, testicule et épididyme du côté gauche. — G, cordon spermatique.

1, scrotum, avec 1', raphé. — 2, dartos. — 3, peau de la verge. — 4, dartos pénien. — 5, dartos de la cloison. —
6, tunique celluleuse ou fascia de Cooper. — 7, 7', faisceau interne et faisceau externe du crémaster. — 8, tunique
érythroïde, formée par l'épanouissement de ce dernier muscle. — 9, tunique fibreuse. — 10, tunique vaginale (feuillet
pariétal). — 11, canal péritonéo-funiculaire, vestige assez rare du conduit péritonéo-vaginal.

ment, s'espacent de plus en plus au fur et à mesure qu'elles se rapprochent de
l'extrémité inférieure des bourses. Du reste, elles présentent des variations individuelles considérables : elles sont habituellement plus développées chez les sujets
vigoureux que chez les sujets frêles, plus développées aussi chez l'adulte que chez
le vieillard.

Les faisceaux musculaires de l'érythroïde se terminent tous sur la tunique fibreuse des bourses, les uns par des extrémités libres, les autres en formant des sortes d'anses dont la concavité regarde en haut. On voit quelquefois un certain nombre de ces faisceaux passer d'un côté à l'autre du testicule, en contournant son bord inférieur et en enserrant pour ainsi dire cet organe dans une sorte de sangle. Nous devons ajouter qu'aux deux faisceaux d'origine du crémaster, le faisceau crural et le faisceau pubien, viennent s'ajouter, sur bien des sujets, un nombre plus ou moins considérable de fibres arciformes qui se détachent du bord inférieur du muscle petit oblique. Ces dernières fibres s'échappent du canal inguinal, s'étalent sur le cordon entre les deux faisceaux précités et descendent plus ou moins bas du côté des bourses.

Le crémaster et la tunique érythroïde, qui n'est que l'extrémité inférieure de ce muscle étalé en éventail, se composent de fibres striées. Leur contraction, brusque et instantanée comme celle de tous les muscles de la vie animale, portent en haut la tunique fibreuse et, par suite, rapprochent le testicule de l'anneau inguinal. Cet appareil élévateur de la glande génitale, simple dépendance des muscles larges de l'abdomen, se contracte naturellement dans toutes les circonstances où ces derniers muscles entrent en jeu, dans la toux, dans l'effort et tout particulièrement dans l'acte du coït.

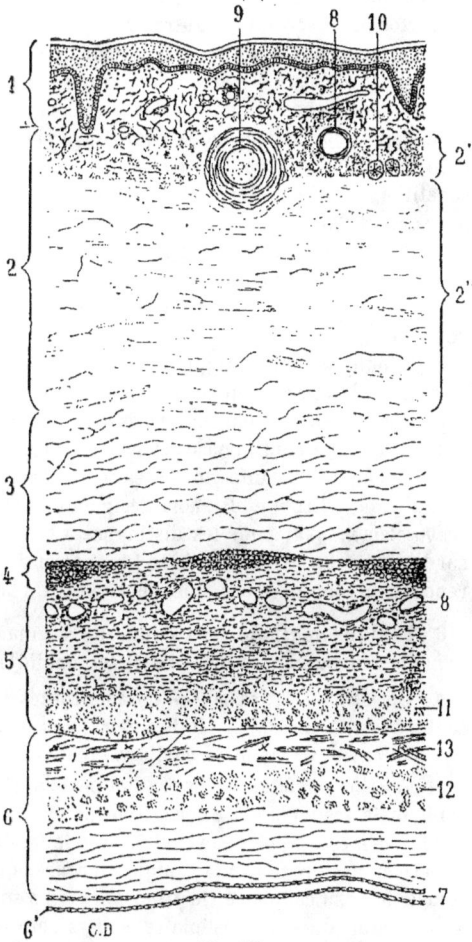

Fig. 284.

Coupe horizontale demi-schématique des enveloppes du testicule, pratiquée sur la partie antéro-externe, au niveau moyen du testicule (d'après Barrois, légèrement modifiée).

1, scrotum. — 2, dartos, avec 2', sa portion intra-dermique et 2'', sa portion sous-dermique. — 3, tunique celluleuse. — 4, tunique musculeuse ou érythroïde (crémaster externe). — 5, tunique fibreuse. — 6 et 6', tunique vaginale (feuillet pariétal et feuillet viscéral). — 7, cavité vaginale. — 8, vaisseaux sanguins. — 9, follicules pileux. — 10, glandes sudoripares. — 11, crémaster moyen. — 12, crémaster interne. — 13, tissu cellulaire sous-vaginal.

5° Tunique fibreuse. — La tunique fibreuse, immédiatement sous-jacente à l'érythroïde, revêt la forme d'un sac qui enveloppe à la fois le testicule et le cordon, d'où le nom de *gaine commune au testicule et au cordon* que lui donnent certains anatomistes.

Assez mince au niveau du cordon, cette tunique devient à la fois plus épaisse et plus résistante en passant sur le testicule. — A sa partie supérieure, elle s'engage dans le canal inguinal avec les éléments qui constituent le cordon. Elle peut être suivie jusqu'au fascia transversalis, avec lequel elle se confond et dont elle n'est qu'une dépendance. — A sa partie inférieure, elle adhère intimement, d'une part au dartos et au scrotum, d'autre part à la partie postérieure du testicule et de l'épididyme. Il existe là, au niveau de cette double adhérence, une sorte de lamelle, parfois mince et grêle, parfois très épaisse et très résistante, qui unit, à travers les différentes couches des bourses, la glande génitale à son enveloppe tégumentaire. Dans cette lamelle, que nous avons déjà signalée dans l'article précédent sous le nom de *ligament scrotal du testicule* (fig. 270,5), se trouvent comme éléments constituants : 1° des fibres conjonctives et des fibres élastiques ; 2° des vaisseaux, qui servent de trait d'union entre la circulation superficielle et la circulation profonde ; 3° des fibres musculaires lisses qui s'unissent à la fois en bas au dartos, en haut au crémaster interne. Ce sont ces faisceaux musculaires que CURLING considère comme étant les restes du *gubernaculum testis* du fœtus, insérés au fond des bourses.

Histologiquement, la tunique fibreuse des bourses est constituée par un enchevêtrement de fibres conjonctives et de fibres élastiques. — Elle renferme dans ses parties externes de nombreux vaisseaux sanguins (fig. 284,5), qui forment là une couche presque continue caractéristique (BARROIS). — Sur sa face interne, se voit une couche importante de fibres musculaires lisses, à direction longitudinale (fig. 284,11) : KLEIN et BARROIS désignent l'ensemble de ces fibres sous le nom de *crémaster moyen*, pour les distinguer à la fois du crémaster externe qui s'étale sur le côté externe de la tunique fibreuse et du crémaster interne que nous allons rencontrer tout à l'heure dans l'épaisseur de la vaginale.

6° **Tunique vaginale.** — La tunique vaginale est une membrane séreuse, dans laquelle s'invaginent le testicule et son épididyme.

A. DISPOSITION GÉNÉRALE. — Comme toutes les séreuses, la vaginale nous présente deux feuillets, un feuillet pariétal et un feuillet viscéral, interceptant entre eux une cavité virtuelle, la cavité vaginale (fig. 285) :

a. *Feuillet pariétal.* — Le feuillet pariétal (6') tapisse la cavité dans laquelle est contenu le testicule. — Sa face interne est en rapport avec la cavité séreuse et, par l'intermédiaire de cette cavité, avec le feuillet viscéral et la glande génitale. — Sa face externe répond à la tunique fibreuse, à laquelle elle est unie par une mince couche le tissu cellulaire, le *tissu cellulaire sous-vaginal* (fig. 284,13), lequel est l'homologue du tissu cellulaire sous-séreux qui double le feuillet pariétal du péritoine.

b. *Feuillet viscéral.* — Le feuillet viscéral (6) revêt tout d'abord le bord inférieur du testicule dans toute son étendue. Puis, se portant en haut, il tapisse sa face interne et sa face externe, également dans toute leur étendue. Il arrive ainsi au voisinage du bord supérieur que surmonte l'épididyme. Là, le feuillet viscéral se comporte d'une façon différente, suivant les points que l'on examine. Pour en prendre une notion exacte, nous l'envisagerons successivement en dedans, en dehors, en avant et en arrière :

En dedans, le feuillet viscéral de la vaginale rencontre le paquet vasculo-nerveux qui, du bord supérieur du testicule s'élève dans le cordon. Il s'applique contre ce paquet (fig. 285,5), le revêt de bas en haut sur une hauteur de 10 millimètres environ, puis se recourbe en dedans pour se continuer avec le feuillet pariétal.

En dehors, le feuillet viscéral s'engage entre le testicule et l'épididyme jusqu'au paquet vasculaire précité ; là, il s'infléchit en dehors, tapisse successivement la face inférieure, le bord externe et la face supérieure de l'épididyme et rencontre de nouveau le paquet vasculaire ; se redressant alors, il le tapisse dans une étendue de quelques millimètres ; puis, se recourbant en dehors, il se continue avec le feuillet pariétal. Il résulte d'une pareille disposition (fig. 285) : 1° que l'épididyme, au niveau de son corps tout au moins, est enveloppé par la séreuse sur tout son pourtour, son bord interne excepté ; 2° qu'au niveau de ce bord interne, les deux feuillets sus- et sous-épididymaire arrivent au contact et s'adossent l'un à l'autre, en formant ainsi, entre l'épididyme et le paquet vasculaire, une sorte de méso, le *méso-épididyme* (8) ; 3° que la cavité vaginale se prolonge entre le bord supérieur du testicule et l'épididyme sous la forme d'un petit cul-de-sac, le *cul-de-sac sous-épididymaire* (10). Ce cul-de-sac, toutefois, n'existe que dans la portion moyenne de l'épididyme. A leurs parties antérieure et postérieure, testicule et épididyme sont unis d'une façon intime et la séreuse, au lieu de s'interposer entre eux, passe directement de l'un à l'autre.

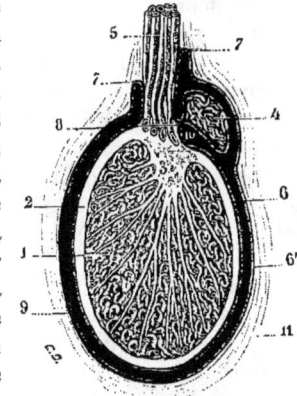

Fig. 285.

Coupe frontale du testicule, pour montrer la disposition de la vaginale.

1, testicule. — 2, albuginée. — 3, corps d'Highmore. — 4, épididyme. — 5, cordon. — 6, feuillet viscéral et 6′, feuillet pariétal de la vaginale. — 7, réunion des deux feuillets sur les côtés interne et externe du cordon. — 8, méso-épididyme. — 9, cavité vaginale, avec 10, le cul-de-sac sous-épididymaire. — 11, bourses.

En avant, la vaginale revêt la tête de l'épididyme, passe sur le côté antérieur du cordon et, après l'avoir revêtu de bas en haut dans une étendue de 4 ou 5 millimètres, s'infléchit en avant pour devenir feuillet pariétal.

En arrière, la séreuse se comporte d'une façon toute différente. Arrivée au point de jonction de l'extrémité postérieure du testicule et de la queue de l'épididyme, elle rencontre cette lame fibro-musculaire, que nous avons décrite plus haut sous le nom de ligament scrotal du testicule (fig. 270, p. 932) ; elle se réfléchit de haut en bas au-devant de cette lame et, après l'avoir revêtue sur ses faces antérieure et latérale, se continue avec le feuillet pariétal. La queue de l'épididyme se trouve donc placée en dehors de la cavité séreuse.

c. *Cavité vaginale.* — La cavité vaginale (9) n'est autre que l'espace compris entre les deux feuillets pariétal et viscéral. Elle se termine en haut, là où les deux feuillets se fusionnent, par un cul-de-sac circulaire, qui entoure les origines du cordon et qui, comme l'épididyme, est oblique de haut en bas et d'avant en arrière.

Comme nous l'avons vu plus haut, ce cul-de-sac est situé à 10 ou 15 millimètres au-dessus du bord supérieur du testicule. Nous ajouterons qu'il est, dans la plupart des cas, un peu plus élevé en dehors qu'en dedans.

Dans les conditions ordinaires, c'est-à-dire à l'état physiologique, la cavité vaginale est simplement virtuelle et le feuillet viscéral, dans les divers mouvements qu'exécute le testicule, glisse directement sur le feuillet pariétal. Un liquide clair, filant, analogue à la lymphe (*liquide vaginal*), humecte les deux feuillets précités et favorise ainsi leur glissement.

B. Signification morphologique — La tunique vaginale n'est qu'une portion du péritoine descendue dans les bourses par le fait de la migration du testicule (p. 454). Primitivement, en effet, et cela jusqu'au moment où le testicule a pris dans les bourses sa position définitive, jusqu'au neuvième mois par conséquent, les deux cavités vaginale et péritonéale n'en font qu'une ou, si l'on veut, communiquent l'une avec l'autre par un long canal, le *canal péritonéo-vaginal*, qui s'étend depuis l'orifice interne du canal inguinal jusqu'au voisinage de l'épididyme. La descente du testicule une fois effectuée, ce canal commence par s'oblitérer et disparaît même d'une façon à peu près complète, ne laissant à ses lieu et place qu'un cordon fibreux ou conjonctif, le *ligament vaginal*, souvent peu visible, perdu qu'il est au milieu des éléments du cordon. A la naissance, l'oblitération du canal péritonéo-vaginal est toujours commencée, sinon effectuée complètement. Sur 68 nouveau-nés qu'il a examinés à ce sujet, Camper l'a vu :

Fermé des deux côtés . . . . sur 7 sujets.
Ouvert des deux côtés . . . .   — 39 —
Ouvert seulement à droite . . . .   — 14 —
Ouvert seulement à gauche. . . . .   —   8 —

Ce travail de régression s'accomplit, du reste, avec la plus grande rapidité et, au quinzième ou au vingtième jour qui suit la naissance, les deux canaux sont fermés dans les trois quarts des cas.

Contrairement à la règle, le canal qui, chez le fœtus, établit la continuité entre la cavité vaginale et la cavité péritonéale peut ne pas s'oblitérer chez l'adulte. Sa persistance, qui s'observe normalement chez un grand nombre de mammifères, se rencontre chez l'homme dans une proportion de 1 p. 100 environ (2 fois sur 215 adultes d'après Ramonède). — D'autres fois, cette persistance est seulement partielle, le travail d'oblitération dont il est question plus haut ne s'étant accompli que sur une partie du canal. Cette anomalie comporte deux sortes de cas : ou bien l'oblitération se produit sur l'extrémité inférieure du canal seulement et, alors, le péritoine se prolonge à travers le canal inguinal (fig. 283, 11), en une sorte de diverticulum plus ou moins long, mais presque toujours moniliforme, c'est-à-dire présentant une série de renflements alternant avec des parties rétrécies et comme étranglées (4 fois sur 215 adultes, Ramonède) ; ou bien ce travail régressif oblitère à la fois les deux extrémités supérieure et inférieure du canal, respectant sa partie moyenne, qui persiste alors sous la forme d'une cavité séreuse intermédiaire aux deux cavités vaginale et péritonéale, mais ne communiquant ni avec l'une, ni avec l'autre. Cette cavité peut devenir le siège d'un épanchement liquide qui constitue l'hydrocèle enkystée.

C. Structure. — La tunique vaginale se compose, comme toutes les séreuses en général, de deux couches régulièrement superposées : une couche profonde, comprenant des fibres conjonctives, des fibres élastiques, des vaisseaux et des nerfs ; une couche superficielle ou endothéliale, formée par une seule rangée de de cellules plates à contours polygonaux. Entre ces deux couches se trouve une membrane limitante ou vitrée, granuleuse sur certains points, fibrillaire sur d'autres (Livi). La couche endothéliale de la tunique vaginale diffère de la couche homonyme du péritoine et des plèvres en ce qu'elle est partout continue, je veux dire qu'elle ne possède pas de stomates.

Le feuillet pariétal nous présente en outre, dans ses parties les plus externes ou même dans la couche sous-séreuse, un système de fibres musculaires lisses (fig 284, 12) qui lui appartient en propre et qui constitue le *crémaster interne*. Ces fibres affectent pour la plupart une direction longitudinale ; on rencontre, cependant, à leur partie profonde, un certain nombre de fibres disposées transversalement.

Le crémaster moyen et le crémaster interne sont nettement distincts à leur partie supérieure : ils sont, en effet, séparés l'un de l'autre par une couche conjonctive qui les rattache, le premier à la tunique fibreuse, le second à la tunique vaginale. A leur partie inférieure, cependant, les deux formations musculaires se rapprochent graduellement, arrivent au contact et finissent par se confondre. Elles se confondent en même temps avec les fibres lisses que nous avons rencontrées dans l'épaisseur du ligament scrotal du testicule (p. 459). C'est cet ensemble de fibres musculaires de la vie organique (crémaster interne, crémaster moyen et fibres lisses du ligament scrotal) qui représente vraisemblablement, chez l'adulte, les restes du gubernaculum testis de la vie fœtale.

§ III. — Vaisseaux et nerfs

1° **Artères**. — Les artères des enveloppes du testicule se divisent en superficielles et profondes. — Les *artères superficielles*, destinées au scrotum et au dartos, proviennent de deux sources : des artères honteuses externes, branches de la fémorale ; de l'artère périnéale superficielle, branche de la honteuse interne. Les premières se distribuent principalement aux parties antéro-latérales des bourses ; les secondes, à la partie postérieure et à la cloison. Du reste, les honteuses externes et la périnéale superficielle s'anastomosent largement entre elles, et, de plus, le réseau artériel d'un côté entre en communication, sur la ligne médiane, avec le réseau du côté opposé. — Les *artères profondes* sont fournies par l'artère funiculaire, branche de l'épigastrique. Elles se distribuent au crémaster, à l'érythroïde, à la tunique fibreuse et au feuillet pariétal de la tunique vaginale.

2° **Veines**. — Les veines, issues des enveloppes du testicule, forment un riche réseau qui communique largement, aux confins de la région, avec les veines superficielles du périnée, de la verge et de la paroi abdominale antérieure. Considérées au point de vue de leur mode de terminaison, elles se divisent en deux groupes : un groupe externe et un groupe postérieur. — Les *veines du groupe externe* se dirigent en dehors et, suivant à peu près le même trajet que les artères honteuses externes, viennent se jeter dans la saphène interne et, de là, dans la fémorale. On voit ordinairement les veines les plus élevées de ce groupe, plus ou moins anastomosées avec les veines de la verge et de la région sus-pubienne, aboutir directement à la fémorale en traversant l'un des orifices du fascia cribriformis. — Les *veines du groupe postérieur* accompagnent l'artère périnéale superficielle et viennent s'aboucher dans le tronc de la honteuse interne.

3° **Lymphatiques**. — Les lymphatiques sont extrêmement multipliés sur le scrotum. Ils se dirigent obliquement en haut et en dehors et aboutissent, comme ceux de la verge, aux ganglions supéro-internes de la région de l'aine.

4° **Nerfs**. — Les nerfs des bourses proviennent de deux sources : 1° de la branche périnéale inférieure du nerf honteux interne (*plexus sacré*) ; 2° des branches génitales du génito-crural, du grand abdomino-génital et du petit abdomino-génital (*plexus lombaire*). De ces diverses branches, la première, suivant le trajet de l'artère périnéale superficielle, aborde la région des bourses par sa face postérieure. Les autres, primitivement contenues dans la cavité abdominale, débouchent avec les éléments du cordon par l'orifice externe du canal inguinal ; c'est de ces dernières branches qu'émanent les rameaux moteurs destinés au crémaster et à l'érythroïde.

A consulter au sujet des bourses chez l'homme : LANNELONGUE, *Rech. sur l'appareil musculaire annexé au testicule et sur ses fonctions*, Arch. de Physiol., 1868 ; LIVI, *Sulla struttura e sui lim-*

fatici della vaginale, Arch. delle Sc. med., 1882 ; VAUTHIER, *Rech. anat. sur les corps libres de la tunique vaginale*, Rev. méd. de la Suisse Romande, 1884 ; BARROIS, *Contrib. à l'étude des enveloppes du testicule*, Th. de Lille, 1882.

ARTICLE III

VOIES SPERMATIQUES

Le sperme élaboré par les testicules traverse successivement, comme nous l'avons déjà vu à propos de cet organe, les *canaux droits*, les *cônes efférents* et le *canal épididymaire*. Tous ces conduits, entièrement étrangers à la production des spermatozoïdes, ne sont pour eux que de simples conduits excréteurs. Ils constituent en réalité les premiers segments des voies spermatiques, et si nous les avons déjà étudiés à propos du testicule, c'est qu'ils lui sont unis d'une façon tellement intime que nous n'avons pas cru devoir les séparer dans notre description. Au sortir du canal de l'épididyme, le sperme chemine dans le *canal déférent*, qui le dépose momentanément dans un réservoir, la *vésicule séminale*. La vésicule séminale et le canal déférent sont continués par le *canal éjaculateur*, lequel, au moment de l'éjaculation, projette le sperme dans le canal de l'urèthre et, de là, à l'extérieur.

§ I. — CANAL DÉFÉRENT

Le canal déférent, que l'on désigne improprement sous le nom de conduit excréteur du testicule, s'étend de la queue de l'épididyme, dont il n'est que le prolongement, jusqu'au col de la vésicule séminale.

1° Dimensions. — Sa longueur est de 35 à 45 centimètres. Son diamètre, mesuré à sa partie moyenne, est de 2 millimètres à 2 millimètres 1/2. Ce diamètre augmente graduellement au fur et à mesure qu'on se rapproche de son extrémité terminale : sur la portion du conduit qui longe la vésicule séminale, il est triplé et même quadruplé.

2° Forme et consistance. — Le canal déférent nous présente, dans la plus grande partie de son étendue, une forme régulièrement cylindrique. Sa portion terminale, cependant, en même temps qu'elle augmente de calibre, s'aplatit légèrement d'avant en arrière ; de plus, elle se rétrécit sur certains points, se renfle sur d'autres, de façon à présenter sur la surface extérieure de sa paroi, une série de bosselures irrégulières, qui rappellent jusqu'à un certain point celles de la vésicule séminale et qui répondent sur la surface interne du canal à des dilatations également irrégulières et souvent anfractueuses. Cette portion terminale du canal déférent, ainsi agrandie et bosselée, a reçu le nom d'*ampoule du canal déférent* (fig. 289, 4 et 4').

Le canal déférent a une consistance ferme et caractéristique, qu'il doit à l'épaisseur remarquable de ses parois. Grâce à elle, le chirurgien peut facilement le distinguer au toucher au milieu des autres éléments du cordon et préciser ainsi nettement sa situation et ses rapports.

3° Trajet. — En se séparant du conduit épididymaire, auquel il fait suite, le canal déférent se dirige obliquement de bas en haut et d'arrière en avant, parallèlement à l'épididyme. Il s'étend ainsi jusqu'à la partie moyenne de ce dernier organe. Là, il se redresse et, se mêlant aux autres éléments du cordon, il se porte verticalement en haut vers l'orifice externe du canal inguinal, dans lequel il s'engage et qu'il parcourt dans toute son étendue. Au sortir de ce canal, il traverse la fosse iliaque, descend dans l'excavation pelvienne et gagne le bas-fond de la vessie où il se termine. Le canal déférent, on le voit, parcourt dans son long trajet des régions très différentes et nous pouvons, à ce sujet, lui distinguer quatre portions, savoir : 1° une *portion testiculaire*, oblique en haut et en avant; 2° une *portion funiculaire*, verticalement ascendante ; 3° une *portion inguinale*, oblique en haut et en dehors ; 4° une *portion abdomino-pelvienne*, enfin, obliquement dirigée d'avant en arrière, de haut en bas et de dehors en dedans.

4° Rapports. — Chacune des quatre portions précitées du canal déférent nous présente des rapports spéciaux :

a. La *portion testiculaire* (fig. 270,8), longue de 25 à 30 millimètres, chemine sur le côté interne de l'épididyme, auquel elle est unie par un tissu cellulaire lâche. Elle présente, comme le conduit épididymaire qu'elle continue, des flexuosités nombreuses qui l'ont fait comparer à une natte de cheveux. Sur son côté interne et sur son côté externe se trouvent les origines des veines qui, dans le cordon, forment le groupe postérieur ou post-déférentiel des veines spermatiques.

b. *Portion funiculaire.* — La portion funiculaire est située dans l'épaisseur du cordon, en avant du groupe veineux postérieur, en arrière du groupe veineux antérieur et de l'artère spermatique (fig. 286,1). Un tissu cellulaire lâche, plus ou moins riche en graisse, l'unit à ces vaisseaux.

On désigne en anatomie topographique, sous le nom de *cordon spermatique* ou tout simplement de *cordon*, l'espèce de pédicule à l'extrémité duquel est suspendu le testicule. Il est essentiellement constitué par le canal déférent, qu'accompagnent des artères, des veines, des lymphatiques et des nerfs. — Ces différents organes se disposent en deux paquets, l'un antérieur, l'autre postérieur (fig. 286) : le paquet antérieur comprend, outre des rameaux et des lymphatiques, le groupe des veines spermatiques antérieures (p. 474), l'artère spermatique et ce tractus conjonctif, ordinairement peu visible, qui représente le reliquat du canal vagino-péritonéal oblitéré ; le paquet postérieur est formé par le groupe des veines spermatiques postérieures (p. 474), en avant desquelles cheminent le canal déférent et les deux artères déférentielle et funiculaire. Tous ces canaux, unis les uns aux autres par une couche abondante de tissu conjonctif, sont enveloppés dans un manchon fibreux, qui n'est autre que le prolongement de la membrane fibreuse qui entoure le testicule. Autour de cette enveloppe fibreuse se disposent ensuite les quatre couches que nous avons déjà étudiées à propos des bourses, savoir : le crémaster, une couche celluleuse, le dartos et, enfin, la peau. — Arrivé à l'orifice externe du canal inguinal, le cordon, se débarrassant de ses quatre tuniques extérieures, pénètre dans le canal et le parcourt dans toute son étendue. — Au niveau de l'orifice interne, ses éléments se dissocient pour suivre, dans la cavité abdomino-pelvienne, un trajet

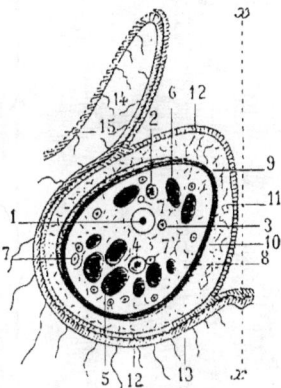

Fig. 286.

Coupe transversale du cordon inguinal du côté droit (sujet congelé, segment inférieur de la coupe).

1. canal déférent. — 2. artère déférentielle. — 3, artère funiculaire. — 4, artère spermatique.— 5, groupe veineux antérieur. — 6, groupe veineux postérieur. — 7, lymphatiques. — 7', nerfs. — 8, tissu cellulaire réunissant ces différents éléments. — 9, couche fibreuse. — 10, couche musculeuse (crémaster). — 11, couche celluleuse. — 12, dartos. — 13, peau. — 14, sillon génito-crural. — 15, peau de la cuisse.

xx, plan médian.

différent. Le cordon spermatique a donc pour limite supérieure l'orifice interne ou péritonéal du canal inguinal.

c. *Portion inguinale.* — La portion inguinale (fig. 241, p. 400) est logée, comme son nom l'indique, dans le canal inguinal, au-dessus de l'arcade fémorale, au-dessous du bord inférieur des muscles petit oblique et transverse. Cette portion, comme la précédente, chemine encore au milieu des grosses veines du cordon.

d. *Portion abdomino-pelvienne.* — La portion abdomino-pelvienne (fig. 247,5) est constamment située au-dessous du péritoine, du péritoine pariétal d'abord, puis du feuillet viscéral qui recouvre la vessie. Immédiatement après sa sortie du canal inguinal, le canal déférent abdomino-pelvien décrit une courbe à concavité interne, qui embrasse la courbe à concavité supérieure que forme à ce niveau la portion initiale de l'artère épigastrique. — Puis (fig. 245,3), passant en dedans des vaisseaux iliaques externes, il longe d'avant en arrière la face latérale de la vessie, croise obliquement, en passant au-dessus d'elle, l'artère ombilicale ou le cordon fibreux qui la remplace chez l'adulte, et arrive à la face postérieure du réservoir urinaire. — S'infléchissant alors en avant et en dedans (fig. 289, 4 et 4'), il se rapproche graduellement du canal déférent du côté opposé, finit par l'atteindre à la base de la prostate et, presque immédiatement après, se continue avec le canal éjaculateur. La limite respective des deux conduits, canal déférent et canal éjaculateur, est marquée sur la paroi externe par un petit orifice qui conduit dans la vésicule séminale correspondante (fig. 293,4). — Nous avons déjà dit plus haut que la portion rétro-vésicale du canal déférent était élargie, irrégulière, plus ou moins bosselée

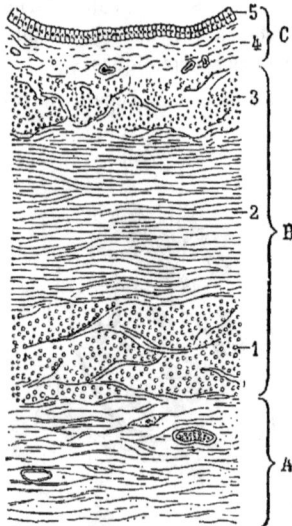

C.P

Fig. 287.

Coupe transversale du canal
déférent.

A, tunique celluleuse. — B, tunique musculeuse, avec : 1, couche longitudinale externe ; 2, couche circulaire ; 3, couche longitudinale interne. — C, tunique muqueux, avec : 4, chorion muqueux ; 5, couche épithéliale.

et avait reçu de Henle le nom d'ampoule. Ses rapports sont les suivants : en avant, elle est directement appliquée contre la paroi vésicale ; en arrière, elle répond au rectum, dont elle est séparée tout d'abord par le cul-de-sac recto-vésical, et, au-dessous de ce cul-de-sac, par une membrane à la fois conjonctive et musculaire, l'aponévrose prostato-péritonéale (voy. *Muscles du périnée*) ; en dehors, elle longe le côté interne de la vésicule séminale ; en dedans, enfin, elle est séparée de l'ampoule du côté opposé par un espace triangulaire ou en forme de V, le *triangle interdéférentiel*, dont le sommet repose sur la prostate et dans l'aire duquel le rectum et la vessie sont presque en contact immédiat, n'étant séparés l'un de l'autre que par l'aponévrose prostato-péritonéale (fig. 289,8).

5° Constitution anatomique. — La paroi du canal déférent présente une épaisseur remarquable. Elle mesure un peu plus de 1 millimètre, tandis que la lumière du canal lui-même atteint à peine un demi-milimètre. Elle est constituée par trois tuniques concentriques qui se superposent comme suit, en allant de dehors en dedans : une tunique celluleuse, une tunique musculeuse et une tunique muqueuse (fig. 287) :

a. La *tunique celluleuse* ou *adventice* (A) est essentiellement constituée par des éléments du tissu conjonctif, auxquels viennent se mêler des vaisseaux, des filets nerveux et un certain nombre de fibres lisses disposées parallèlement à l'axe du canal.

b. La *tunique musculeuse* (B), remarquable par son développement, représente à elle seule les 4/5 de l'épaisseur de la paroi. Elle se compose de fibres musculaires lisses disposées sur trois plans : un plan superficiel, formé par des fibres longitudinales ; un plan profond, formé également par des fibres longitudinales, mais beaucoup plus faible que le précédent, souvent même peu reconnaissable ; un plan moyen, le plus développé des trois, comprenant comme le superficiel des fibres circulaires. Ces éléments musculaires présentent 220 μ de longueur, sur une largeur de 9 à 10 μ (KÖLLIKER). Ils sont unis les uns aux autres par un tissu conjonctif très serré.

c. La *tunique muqueuse* du canal déférent (C), de coloration blanche, épaisse de 1/5 à 1/4 de millimètre, présente quelques plis longitudinaux qui s'effacent par la distension. Elle est tapissée intérieurement par un épithélium cylindrique de 50 à 60 μ de hauteur. — Au niveau de l'ampoule, la muqueuse présente des modifications importantes. Tout d'abord, elle s'épaissit légèrement, et de blanchâtre qu'elle était, devient peu à peu jaunâtre ou brunâtre. De plus, elle présente une multitude de plis plus ou moins saillants et qui, en s'anastomosant entre eux sous les angles les plus divers, donnent à la surface intérieure du canal un aspect réticulé et aréolaire. A son tour, l'épithélium diminue de hauteur et se charge de granulations foncées ; c'est à ces granulations, de nature pigmentaire, que la muqueuse de l'ampoule est redevable de sa coloration spéciale. — Entre les plis précités de la muqueuse se trouvent des dépressions ou aréoles très variables en surface et en profondeur (fig. 288) : les grandes aréoles, circonscrites par les plis les plus élevés, sont divisées par des plis plus petits en aréoles secondaires et celles-ci en aréoles plus étroites encore. Les plus étroites de ces dépressions, disposées en cæcum de 20 à 30 μ de largeur seulement, présentent une grande analogie avec les glandes utriculaires et ont été prises comme telles par certains histologistes, notamment par HENLE. D'autres, avec KÖLLIKER, les considèrent comme de simples dépressions de la muqueuse.

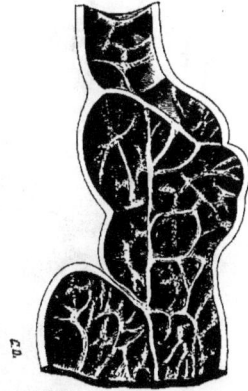

Fig. 288.

Surface interne du canal déférent ouvert dans le sens de sa longueur (sujet de quarante ans, portion du canal formant la partie la plus élevée de l'ampoule).

6° **Vaisseaux et nerfs**. — *a.* Le canal déférent reçoit ses *artères* de la déférentielle, branche de la vésicale inférieure. Cette artère aborde le canal tout près de sa terminaison et, de là, l'accompagne jusqu'à son origine. Chemin faisant, elle fournit un grand nombre de rameaux qui forment dans la tunique conjonctive un premier réseau. De ce réseau partent une multitude de ramuscules, qui viennent se résoudre en capillaires dans la tunique musculeuse et la tunique muqueuse.

b. Les *veines*, issues de ce réseau capillaire, se rendent dans la tunique conjonctive où, comme les artères, elles forment un réseau superficiel. Ce réseau donne naissance à de nombreuses branches qui se rendent, les unes au plexus vésicoprostatique, les autres aux veines du cordon.

c. Les *lymphatiques* naissent sur toute l'étendue du canal déférent (SAPPEY). Ils sont, toutefois, plus multipliés et plus volumineux à l'une et à l'autre de ses deux extrémités.

d. Les *nerfs* proviennent du plexus hypogastrique ; ils forment tout autour du canal déférent un riche plexus, qui a été figuré par SWAN (*Nerves of human body*, pl. V, 82 et pl. VI, 81). Ils se distribuent vraisemblablement aux deux tuniques musculeuse et muqueuse ; mais leur mode de terminaison nous est encore inconnu.

§ II. — Vésicule séminale

Les vésicules séminales sont des réservoirs membraneux dans lesquels s'amasse le sperme au fur et à mesure de sa production, avant d'être projeté au dehors dans l'acte de l'éjaculation. Elles sont à la glande génitale ce que la vésicule biliaire est au foie, ce que la vessie est à l'organe sécréteur de l'urine. Elles manquent chez les marsupiaux et les monotrèmes, ainsi que chez les carnivores et les cétacés. Mais elles existent chez la plupart des autres mammifères, présentant un développement tout particulier chez les insectivores et chez les rongeurs.

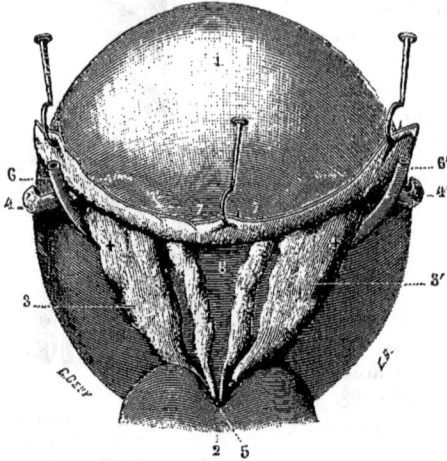

Fig. 289.

Les vésicules séminales et les canaux déférents, vus en place par leur face postérieure.

1, vessie. — 2, prostate. — 3, 3', vésicules séminales. — 4, 4', canaux déférents. — 5, canaux éjaculateurs. — 6, 6', uretères. — 7, 7, cul-de-sac périvésical du péritoine. — 8, triangle interdéférentiel, en rapport direct avec le rectum dont il est séparé seulement par l'aponévrose prostato-péritonéale.
(Les deux croix (+ +) indiquent le point où les uretères disparaissent dans la paroi vésicale.)

1° **Situation.** — Au nombre de deux, l'une droite, l'autre gauche, les vésicules séminales sont profondément situées dans l'excavation pelvienne, entre la vessie et le rectum, immédiatement au-dessus de la base de la prostate, avec laquelle elles sont intimement unies par leur extrémité inférieure (fig. 289,3 et 3').

2° **Dimensions.** — Les vésicules séminales mesurent en moyenne de 5 à 6 centimètres de longueur, sur 16 millimètres de largeur et 6 millimètres d'épaisseur. Leur volume, du reste, est très variable et cette variabilité est vraisemblablement en rapport avec l'activité fonctionnelle de la glande génitale. Les vésicules séminales s'atrophient après l'extirpation des testicules et, dans un cas de Cruveilhier, où il n'existait qu'un seul testicule, la vésicule correspondant à celui des testicules qui faisait défaut se trouvait réduite à des proportions rudimentaires. C'est pour la même raison que le réservoir spermatique est tout petit chez l'enfant, dont la glande séminale est encore à l'état inerte, et diminue de volume chez le vieillard, alors que la fonction spermatique, sans être complètement éteinte, a beaucoup perdu de son activité.

3° **Conformation intérieure et rapports.** — Vues extérieurement avec ou sans injection préalable (fig. 289,3 et 3'), les vésicules séminales sont des corps allongés, légèrement aplatis d'avant en arrière, coniques ou plutôt piriformes, dont la base regarderait en haut et dont le grand axe serait obliquement dirigé de haut en bas, d'arrière en avant et de dehors en dedans.

On lui considère, en conséquence, deux faces, deux bords, une base et un sommet. — La *face antérieure* répond au bas-fond de la vessie, auquel elle est lâchement unie. En haut, elle est séparée de la paroi vésicale par la portion terminale de l'uretère qui la croise obliquement. — La *face postérieure* repose sur la partie moyenne du rectum ; entre les deux organes s'interpose seulement l'aponévrose prostato-péritonéale (fig. 290, 9). — Le *bord externe*, plus ou moins convexe, répond au plexus veineux vésico-prostatique. — Le *bord interne* longe dans toute son étendue la portion terminale ou ampoule du canal déférent. — La *base*, irrégulièrement arrondie, répond, en arrière, au feuillet viscéral du péritoine qui l'applique contre la vessie et qui, après avoir recouvert la vésicule dans une

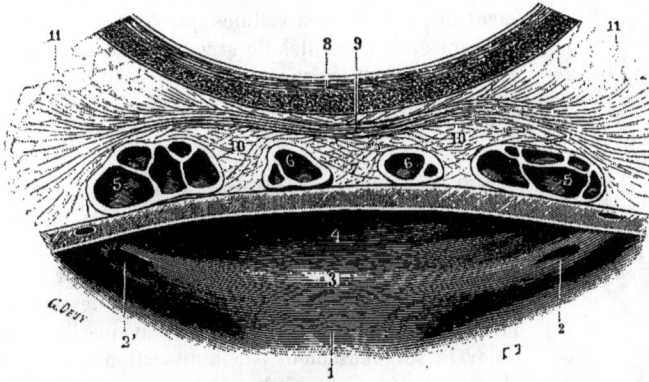

Fig. 290.

Coupe horizontale de la vessie et des vésicules séminales, passant par l'orifice inférieur des uretères (homme de trente-six ans, vessie préalablement distendue par une injection de suif).

1, surface intérieure de la vessie. — 2, 2', uretères. — 3, bourrelet interurétérique. — 4, bas-fond. — 5, vésicules séminales, avec leurs cellules. — 6, canaux déférents (portion ampullaire). — 7, triangle interdéférentiel. — 8, rectum. — 9, aponévrose prostato-péritonéale. — 10, atmosphère conjonctivo-musculeuse, enveloppant les vésicules et le canal déférent. — 11, 11, tissu cellulaire du bassin.

étendue de 10 à 15 millimètres, se recourbe en haut pour tapisser la face antérieure du rectum. — Le *sommet*, toujours rétréci, constitue le col de la vésicule. Il répond à la base de la prostate et nous présente un orifice, arrondi ou elliptique, par lequel la vésicule séminale s'ouvre dans l'origine du canal éjaculateur (fig. 293, 4).

Les vésicules séminales nous présentent, sur toute leur surface extérieure, une série de sillons plus ou moins profonds et de direction fort diverse. Ces sillons, en se réunissant les uns aux autres, délimitent un système de saillies, comme eux très irrégulières, qui donnent au réservoir spermatique un aspect bosselé caractéristique. Nous verrons tout à l'heure quel est le mode de formation de ces bosselures.

Enfin, les vésicules séminales et la portion des canaux déférents qui leur est contiguë sont plongées dans une atmosphère cellulo-musculaire, qui est essentiellement constituée par des fibres musculaires lisses diversement entre-croisées et unies à une quantité plus faible de fibres conjonctives et de fibres élastiques (fig. 290, 10). Elle a certainement pour effet de fixer les vésicules dans la position qu'elles occupent ; mais elle a aussi pour rôle, quand ses éléments musculaires se contractent, de les comprimer et, par suite, de chasser au dehors le liquide qu'elles renferment. Ces faisceaux musculaires jetés tout autour des vésicules deviennent ainsi, au même titre que ceux qui sont contenus dans leurs parois, de véritables muscles expulseurs du sperme.

4° Conformation intérieure. — La surface intérieure de la vésicule séminale est encore plus irrégulière que sa surface extérieure. Lorsqu'on l'ouvre au ciseau, ou lorsqu'on la débite en coupes sériées après l'avoir convenablement durcie ou congelée (fig. 1574, A et B), on constate que sa cavité, cloisonnée à l'infini, se décompose en une multitude de cellules communiquant toutes les unes avec les autres, mais toujours très irrégulières quant à leur orientation, leur forme et leurs dimensions. D'autre part, les parois de ces cellules examinées à la loupe, au lieu d'être lisses et unies comme le sont celles de la vésicule biliaire, nous apparaissent comme hérissées de replis qui, en se réunissant les uns aux autres, donnent à ces parois un aspect réticulé : autrement dit, les grandes cellules qui constituent la vésicule se divisent en des cellules de second ordre et celles-ci en des cellules plus petites encore. Cette disposition est exactement celle que nous avons rencontrée dans l'ampoule du canal déférent.

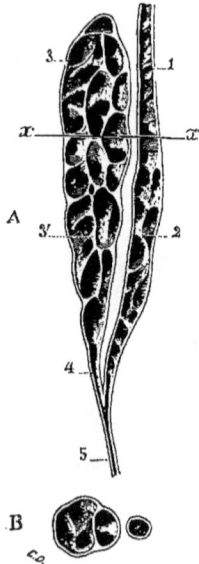

Fig. 291.

Le canal déférent et la vésicule séminale : A, vus en coupe longitudinale ; B, vus en coupe horizontale.

1, canal déférent. — 2, sa portion terminale ou ampullaire. — 3, vésicule séminale, avec 3', ses cloisons.— 4, sa portion terminale. — 5, canal éjaculateur.

5° Constitution anatomique. — La vésicule séminale est, comme le lobule spermatique, comme les cônes efférents, comme le vas aberrans de HALLER, une formation tubuleuse diversement infléchie et pelotonnée. Il importe donc, pour prendre une notion exacte de son mode de constitution, de la dérouler préalablement, opération que l'on pratique en enlevant soigneusement par la dissection le tissu conjonctif et musculaire qui réunit les unes aux autres les nombreuses bosselures de sa surface extérieure. Le déroulement une fois effectué (fig. 292), on constate que la vésicule est formée maintenant par un long tube qui présente 6 à 8 millimètres de diamètre et qui atteint de 12 à 20 centimètres de longueur, quelquefois plus. Ce tube, quoique déroulé, reste flexueux, mal calibré, c'est-à-dire rétréci sur certains points, renflé sur d'autres. De plus, il donne naissance latéralement à des prolongements diverticulaires, dont la disposition varie beaucoup selon les sujets, mais qui sont toujours fort nombreux. Les uns, relativement très courts, sont de simples cæcums (4) rappelant exactement ceux des canaux séminifères. Les autres, longs de 3 ou 4 centimètres ou même plus (3), sont de véritables conduits, représentant des ramifications secondaires du conduit principal. Comme ce dernier, ils sont moniliformes, infléchis sur eux-mêmes une ou plusieurs fois, munis ou non de cæcums et fermés à leur extrémité libre.

Du reste, la vésicule séminale, que nous pouvons considérer comme un simple divercule de la portion ampullaire du canal déférent, nous présente la même structure que ce dernier conduit. Ses parois, comme celles de l'ampoule, se composent de trois tuniques concentriques qui sont, en allant de dehors en dedans : 1° une *tunique celluleuse*, relativement mince, très riche en vaisseaux et en nerfs ; 2° une *tunique musculeuse*, dont les fibres, ici encore, sont disposées sur trois plans, un plan moyen comprenant des fibres circulaires, un plan interne et un plan externe dans lesquels les fibres affectent une direction longitudinale ; cette tunique musculeuse, quoique très épaisse (elle représente à elle seule plus des deux tiers de l'épaisseur de la paroi), est cependant beaucoup moins développée que sur le canal déférent ; 3° une *tunique muqueuse*, de coloration blanchâtre, épaisse environ de 1 millimètre et tapissée en dedans par un épithélium cylindrique.

6° Vaisseaux et nerfs. — Les *artères*, destinées aux vésicules séminales, sont fournies par la vésicale inférieure et par l'hémorroïdale moyenne, deux branches de l'iliaque interne. — Les *veines*, remarquables à la fois par leur nombre et par leur volume, forment à la surface extérieure des vésicules séminales, dans l'atmosphère conjonctive et musculeuse qui les engaine, une sorte de plexus, le *plexus séminal*, que viennent grossir de nombreuses veines issues de la face postérieure de la vessie. Il se continue en bas et en avant avec le plexus vésico-prostatique (fig. 232). — Les *lymphatiques*, comme les veines, forment tout autour des vésicules séminales un riche réseau. De ce réseau, naissent, à droite et à gauche, deux ou trois troncs, lesquels viennent se jeter ensuite dans les ganglions situés sur la partie latérale du bassin (SAPPEY). — Les *nerfs*, également fort nombreux, émanent du plexus hypogastrique. On n'a pas encore pu les suivre au delà de la tunique musculeuse.

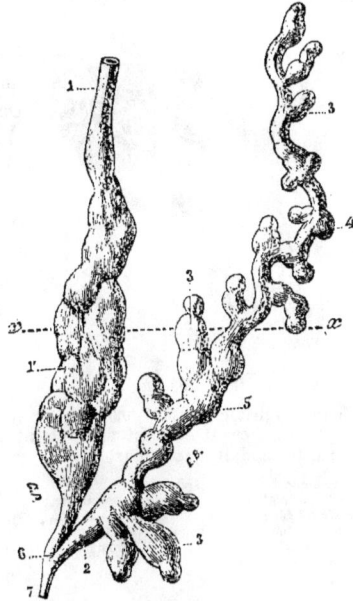

Fig. 292.

Vésicule séminale droite, déroulée et vue par sa face postérieure (sujet de quarante ans, injection préalable au suif).

1, canal déférent, avec 1', son ampoule — 2, vésicule séminale, avec : 3, ses prolongements latéraux ; 4, ses renflements en forme de cæcum ; 5, les bosselures de sa paroi. — 6, réunion de la vésicule avec le canal déférent. — 7, canal éjaculateur.

(L'horizontale *xx* indique le niveau de l'extrémité supérieure de la vésicule, avant le déroulement.)

§ III. — CANAL ÉJACULATEUR

Au nombre de deux, l'un droit, l'autre gauche, les canaux éjaculateurs résultent de la réunion à angle très aigu de l'ampoule du canal déférent et de la vésicule séminale (fig. 292, 7). Ils ont pour fonction d'amener dans le canal de l'urèthre le sperme accumulé dans ces deux réservoirs.

1° Trajet. — Les deux canaux éjaculateurs se portent obliquement de haut en bas et d'arrière en avant. Peu après leur origine, ils pénètrent dans l'épaisseur de la prostate et viennent s'ouvrir, par deux petits orifices elliptiques, ordinairement peu visibles, sur la partie antérieure du veru montanum, à gauche et à droite de l'utricule prostatique (fig. 260, 1), exceptionnellement dans l'utricule lui-même. MORGAGNI et DOLBEAU ont observé ce dernier mode de terminaison.

On a vu encore les canaux éjaculateurs s'ouvrir sur le verumontanum par un orifice commun et, dans un cas probablement unique, observé par CRUVEILHIER, ces deux canaux se fusionnaient, au niveau de la réunion des racines des corps caverneux, en un canal unique qui longeait d'arrière en avant le dos de la verge et venait s'ouvrir à la base du gland. Dans ce dernier cas, il existait réellement deux canaux médians et superposés : un canal supérieur ou canal génital et un canal inférieur ou canal urinaire.

2° Dimensions. — Les conduits éjaculateurs ont une longueur de 20 à 25 millimètres. Leur calibre mesure, en arrière, $1^{mm},5$. Il diminue ensuite graduellement au fur et à mesure qu'on se rapproche de l'urèthre, de façon qu'à l'extrémité terminale du conduit, il ne présente plus que $0^{mm},5$ de diamètre. Chacun des deux canaux éjaculateurs revêt donc dans son ensemble la forme d'un cône très allongé : il est, comme le canal déférent lui-même, mais à un degré moindre et dans un sens différent, légèrement infundibuliforme.

3° **Rapports.** — A leur origine et dans une étendue de quelques millimètres seulement, les canaux éjaculateurs sont libres au-dessus de la base de la prostate,

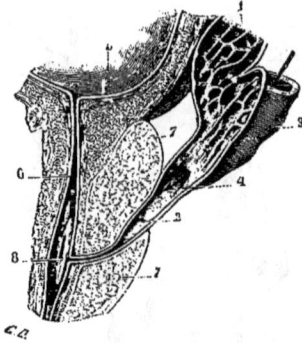

Fig. 293.

Coupe sagittale passant par l'ampoule du canal déférent droit et par le conduit éjaculateur.

1, ampoule du canal déférent. — 2, conduit éjaculateur. — 3, vésicule séminale, réséquée à sa partie moyenne. — 4, son abouchement dans le conduit éjaculateur. — 5, vessie. — 6, urèthre. — 7, prostate. — 8, veru montanum.

baignant à ce niveau dans cette atmosphère conjonctivo-musculeuse dont nous avons signalé plus haut l'existence autour des vésicules séminales. Dans tout le reste de leur trajet (fig. 293), ils cheminent en plein tissu prostatique, plus ou moins accolés l'un à l'autre, mais jamais confondus. En arrivant au veru montanum, quelquefois plus tôt, ils s'écartent un peu l'un de l'autre pour livrer passage à l'utricule prostatique (p. 446), qui suit à peu près la même direction. Canaux éjaculateurs et utricule prostatique occupent le centre d'un canal commun que leur forme la prostate ; ils sont entourés d'une masse de tissu caverneux qui s'interpose entre eux et le tissu prostatique (fig. 264, B) et dont nous verrons tout à l'heure le mode de formation.

4° **Constitution anatomique.** — Les conduits éjaculateurs présentent la même structure fondamentale que les canaux déférents, auxquels ils font suite. — La *muqueuse*, considérée à la partie supérieure du conduit, nous offre exactement les mêmes caractères que celle qui revêt le canal déférent et la vésicule séminale : elle est jaunâtre, irrégulièrement plissée, aréolaire, à épithélium cylindrique. En se rapprochant de l'urèthre, elle prend peu à peu une coloration blanchâtre ; en même temps, elle devient plus molle, plus mince, plus unie, presque lisse. — La *tunique musculeuse* nous présente encore, dans la portion extra-prostatique du canal éjaculateur, les trois plans de fibres qui caractérisent celle des canaux placés en amont. Mais, en pénétrant dans l'épaisseur de la prostate, cette tunique subit des modifications importantes. Le plan des fibres longitudinales internes persiste encore, quoique sensiblement atténué. Quant aux deux autres plans, ils se laissent envahir par des fibres élastiques et par de gros vaisseaux veineux, qui dissocient les strates musculaires et les transforment en un véritable tissu caverneux, lequel se continue du reste au niveau du veru avec la tunique vasculaire de l'urèthre (fig. 264, B).

5° **Vaisseaux et nerfs.** — Dans leur portion extra-prostatique, les canaux éjaculateurs reçoivent des artérioles de l'artère vésicale inférieure et des filets nerveux du plexus hypogastrique. Plus bas, dans leur portion prostatique, leur circulation et leur innervation se confondent avec celles de la prostate.

Voyez, au sujet des voies spermatiques : KLEIN, Art. *Canal déférent, vésicule séminale et canal éjaculateur* du Stricker's Handbuch ; BRISSAUD, *Étude anatomo-pathologique sur les effets de la ligature du canal déférent*, Arch. de Physiol., 1880 ; — GUELLIOT, *Des vésicules séminales, anato-mie et pathologie*, Th. Paris, 1882 (cette thèse renferme une bibliographie détaillée).

ARTICLE IV

VERGE OU PÉNIS

La verge ou pénis, formation essentiellement érectile, constitue l'organe de la copulation chez l'homme. Elle a pour fonction de porter le sperme dans la profondeur des parties génitales de la femme.

§ I. — CONSIDÉRATIONS GÉNÉRALES

1° Situation — Considéré dans la série des mammifères, l'organe copulateur du mâle est constamment situé en avant de l'anus. Chez les monotrèmes et les marsupiaux, il est logé dans l'intérieur même du cloaque. Chez les autres mammifères, il est extérieur, prenant naissance entre l'anus et la symphyse pubienne. Chez la plupart d'entre eux, il s'avance jusqu'à cette symphyse et là se comporte de deux façons : ou bien il se dirige du côté de l'ombilic, plus ou moins enveloppé dans un repli tégumentaire qui le rattache à la ligne blanche abdominale ; ou bien, se dégageant des parties profondes, il s'infléchit sur lui-même et pend librement au-devant du pubis. Cette dernière disposition est celle qu'on observe chez tous les singes anthropoïdes. C'est aussi celle que nous rencontrons chez l'homme. Chez lui, le pénis est situé immédiatement au-dessus des bourses, au-devant de la symphyse pubienne, à laquelle il est solidement fixé, comme nous le verrons plus loin, par deux ligaments, l'un fibreux, l'autre élastique.

2° Direction et division. — La verge prend naissance à la partie antérieure du périnée, dans la loge que circonscrivent l'aponévrose superficielle et l'aponévrose moyenne. Elle se dirige tout d'abord, comme les branches ischio-pubiennes, obliquement en haut et en avant, du côté de la symphyse. Là, elle se dégage de la région profonde, devient libre et s'entoure alors d'une enveloppe cutanée. Nous pouvons donc lui considérer deux portions : une portion postérieure ou périnéale, une portion antérieure ou libre. Cette portion antérieure constitue la verge proprement dite. A l'état de repos ou de flaccidité (fig. 294,11), elle est molle, verticalement descendante, formant avec la portion périnéale un angle aigu, que l'on désigne sous le nom d'*angle pénien*. A l'état d'érection (fig. 294,12), elle devient dure, turgescente, à la fois beaucoup plus longue et plus volumineuse. En même temps elle se relève du côté de l'abdomen et, ainsi relevée, prolonge la direction de la portion périnéale : la verge, dans son ensemble, décrit alors une longue courbe, dont la concavité, peu accentuée, regarde en haut et en arrière.

3° Dimensions. — Les dimensions de la verge sont naturellement fort différentes suivant qu'on la considère à l'état de repos ou à l'état d'érection. — Dans le premier cas, sa longueur, mesurée de la symphyse à l'extrémité antérieure du gland, est de 10 à 11 centimètres, 2 ou 3 centimètres en plus chez le vieillard. Sa circonférence, mesurée à sa partie moyenne, est de 9 centimètres. — Dans le second cas, lorsque les aréoles des organes érectiles sont gorgés de sang, la verge, toujours dans sa portion présymphysienne, mesure, en moyenne, 15 ou 16 centimètres de longueur sur 12 centimètres de circonférence.

§ II. — CONFORMATION EXTÉRIEURE ET RAPPORTS

On considère au pénis une partie moyenne ou corps et deux extrémités, l'une antérieure, l'autre postérieure.

1° **Corps.** — Le corps a la forme d'un cylindre un peu aplati d'avant en arrière. Il nous présente, par conséquent : 1° une face supérieure, que l'on désigne généralement sous le nom de *dos de la verge* ; 2° deux bords latéraux, arrondis et mousses ; 3° une face inférieure, dont la partie médiane se soulève, au moment de l'érection, en une saillie longitudinale formée par l'urèthre.

2° **Extrémité postérieure.** — L'extrémité postérieure ou *racine de la verge* est profondément située dans l'épaisseur du périnée. Elle est fixée à la paroi antérieure

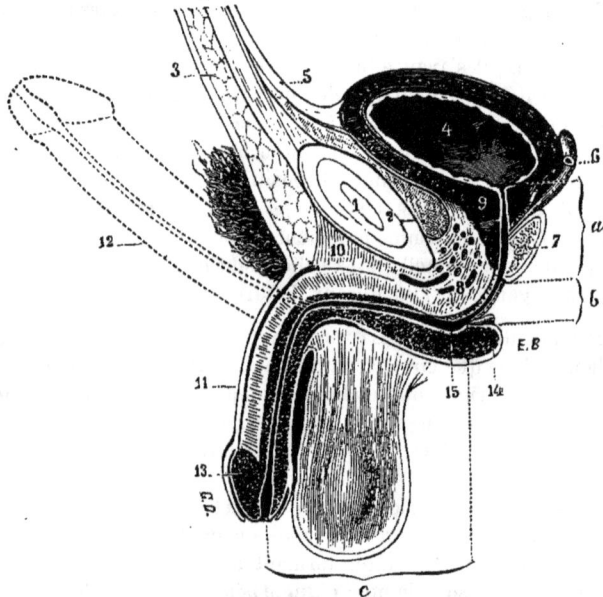

Fig. 294.

Coupe médio-verticale de la verge chez l'homme (segment droit de la coupe).

1, symphyse pubienne. — 2, espace prévésical. — 3, paroi abdominale. — 4, vessie. — 5, ouraque. — 6, vésicule séminale et canal déférent. — 7, prostate. — 8, plexus de Santorini. — 9, sphincter vésical. — 10, ligament suspenseur de la verge. — 11, verge à l'état de flaccidité. — 12 (en pointillé), verge à l'état d'érection. — 13, gland. — 14, bulbe de l'urèthre. — 15, cul-de-sac du bulbe.
  a, urèthre prostatique. — b, urèthre membraneux. — c, urèthre spongieux.

du bassin, d'une part par l'insertion des corps caverneux aux branches ischio-pubiennes, d'autre part par un ligament spécial, le *ligament suspenseur de la verge*. — Ce ligament (fig. 295,1) revêt la forme d'une lame triangulaire, dont le sommet, dirigé en haut, s'insère à la fois sur la partie supérieure de la symphyse et sur la partie avoisinante de la ligne blanche abdominale. De là, il se porte en bas et en avant, en s'élargissant graduellement à la manière d'un éventail. Parvenues

sur la face dorsale de la verge au niveau de l'angle pénien, les fibres constitutives
du ligament suspenseur se divisent en médianes et latérales. Les fibres médianes
se fixent à l'albuginée des corps caverneux, à droite et à gauche de la veine dorsale
de la verge. Les fibres latérales for-
ment deux lamelles blanchâtres qui,
s'écartant l'une de l'autre, contournent
latéralement les corps caverneux et
se rejoignent au-dessous d'eux, constituant ainsi une sorte de sangle
(fig. 297,8') qui supporte la verge et détermine la formation de l'angle pénien.
— Le ligament suspenseur de la verge
se compose presque exclusivement de
fibres élastiques. Le plus grand nombre
de ces fibres se fixent à l'enveloppe
fibreuse de la verge ; les autres, descendant plus bas, se perdent dans le raphé
des bourses (fig. 280,5). — En arrière
du ligament suspenseur, la racine de la
verge est encore fixée à la paroi antérieure du bassin par un système de
faisceaux conjonctifs, dont l'ensemble
constitue le *ligament fibreux du pénis*
de LUSCHKA (fig. 295,10). Ces faisceaux
sont à la fois très épais et très courts :
sur les côtés, ils unissent l'enveloppe
fibreuse de la verge à l'arcade pubienne ; sur la ligne médiane, ils rat-
tachent l'urèthre à la partie inférieure de la symphyse et à l'aponévrose périnéale
moyenne.

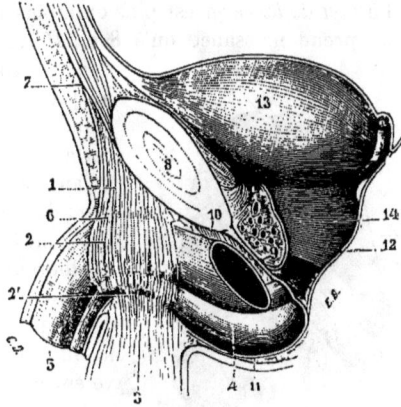

Fig. 295.

Le ligament suspenseur de la verge, vu par son
côté gauche.

1, ligament suspenseur de la verge (*en jaune*). — 2, sa
moitié gauche, contournant le corps caverneux correspondant
et se réunissant en 2', avec celui du côté opposé. — 3, fibres
de ce ligament, descendant dans la cloison des bourses. —
4, portion périnéale de la verge. — 5, sa portion libre. —
6, angle pénien. — 7, ligne blanche abdominale. — 8, symphyse pubienne. — 9, aponévrose périnéale moyenne. —
10, ligament fibreux du pénis. — 11, aponévrose périnéale
inférieure. — 12, aponévrose prostato-péritonéale. —
13, vessie. — 14, prostate.

3° **Extrémité antérieure.** — L'extrémité antérieure de la verge est constituée
par le *gland,* lequel est plus ou moins recouvert par un repli, moitié muqueux,
moitié cutané, appelé *prépuce.*

a. *Gland.* — Le gland est une saillie conoïde formée, comme nous l'avons déjà
vu (p. 432), par un renflement du corps spongieux de l'urèthre.

Son *sommet,* dirigé en avant, nous présente une fente verticale de 6 à 8 millimètres de hauteur, le *méat urinaire.*

Sa *base* est fortement oblique de haut en bas et d'arrière en avant, autrement
dit est taillée en biseau aux dépens de la face inférieure. D'autre part, comme
son diamètre est supérieur à celui du corps du pénis, il déborde partout ce dernier, formant autour de lui un relief circulaire qui constitue ce qu'on appelle la
couronne du gland. Ce relief est beaucoup plus prononcé du côté de la face dorsale du pénis que du côté de sa face inférieure. Il est délimité en arrière par un
sillon, comme lui circulaire, le *sillon balano-préputial.* La portion du pénis qui
répond à ce sillon, étant naturellement rétrécie, a reçu le nom de *col.*

La *surface extérieure* du gland est partout lisse et unie. Sa face supérieure, par
suite de la direction oblique de la base, a environ deux fois la longueur de sa face
inférieure. Cette dernière nous présente sur la ligne médiane un sillon longitudinal

qui commence un peu en arrière du méat urinaire et s'étend de là, en s'élargissant, jusqu'au sillon balano-préputial (fig. 296,5). Dans ce sillon, s'insère un petit repli muqueux de forme triangulaire, le *frein* ou *filet*, qui va s'attacher, d'autre part, à la partie correspondante du prépuce.

Le *filet de la verge* est plus ou moins long suivant les sujets. Le plus souvent, il ne prend naissance qu'à 8 ou 10 millimètres en arrière du méat urinaire ;

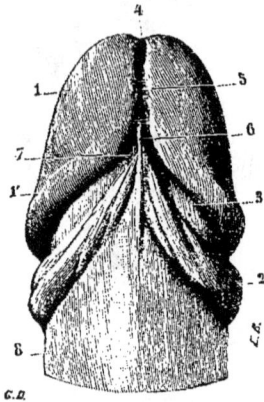

Fig. 296.

Le gland, vu par sa face inférieure.

1, gland, avec 1', sa couronne. — 2, prépuce, ramené en arrière. — 3, sillon balano-préputial. — 4, méat urinaire.— 5, sillon médian. — 6, frein ou filet. — 7, 7, fossettes latérales du filet. — 8, corps de la verge.

dans ces conditions, on le conçoit, il permet toujours au prépuce de se rabattre facilement en arrière du gland, en découvrant entièrement ce dernier. Sur certains sujets, cependant, on le voit s'étendre jusqu'au voisinage du méat ou même jusqu'à cet orifice : dans ce cas, il est parfois si court qu'il apporte une gêne à la locomotion du prépuce, rend l'érection douloureuse et peut même se déchirer au moment du coït. Quels que soient sa longueur et son mode d'insertion, le filet interrompt toujours à son niveau le sillon balano-préputial. Sur ses faces latérales se voient deux petites fossettes en cul-de-sac, les *fossette du filet*, auxquels aboutissent les extrémités du sillon précité.

b. *Prépuce.* — Le prépuce est un repli tégumentaire qui se dispose en forme de manchon tout autour du gland. Son mode de formation est le suivant : la peau du pénis, arrivée à l'extrémité antérieure de l'organe, se replie en dedans et s'adossant à elle-même, se dirige d'avant en arrière, en même temps qu'elle prend tous les caractères d'une membrane muqueuse; elle se porte ainsi jusqu'au sillon balano-préputial; là, elle se réfléchit de nouveau, cette fois d'arrière en avant, pour tapisser le gland et se continuer, au niveau du méat, avec la muqueuse du canal de l'urèthre. Ainsi constitué, le repli préputial nous présente : 1° une surface extérieure cutanée, qui, sans ligne de démarcation aucune, se continue avec l'enveloppe cutanée du corps du pénis ; 2° une surface intérieure muqueuse, qui se moule exactement sur le gland, mais sans lui adhérer, si ce n'est à la partie inférieure où prépuce et gland sont unis l'un à l'autre par ce repli médian que nous avons décrit plus haut sous le nom de frein ou filet ; 3° une circonférence postérieure, adhérente, qui répond au sillon balano-préputial ; 4° une circonférence antérieure, entièrement libre, qui constitue ce qu'on appelle l'*anneau* ou l'*orifice préputial*.

Entre le prépuce et le gland, existe une cavité ordinairement virtuelle, la *cavité du prépuce*. Sur les parois de cette cavité, se dépose, chez les individus malpropres, une matière blanchâtre, caséeuse, très odorante, à laquelle on a donné le nom de *smegma*. Le smegma préputial est essentiellement formé par des cellules épithéliales desquamées, auxquelles viennent se mêler les produits de sécrétion d'un certain nombre de glandes sébacées (voy. plus loin, p. 509).

La longueur du prépuce varie beaucoup suivant les sujets. — Tantôt, il s'étend jusqu'au sommet du gland ou même le déborde en formant au-devant de lui comme une sorte de vestibule. C'est la disposition que l'on observe chez l'enfant, avant l'âge de puberté. Elle se modifie ordinairement chez l'adulte, mais elle peut persister cependant chez ce dernier avec tous ses caractères infantiles. — Tantôt, il s'arrête en arrière du méat et ne recouvre alors qu'une portion du gland, ses deux tiers, sa moitié ou seulement son tiers postérieur. D'autres fois, il est encore plus court : il se trouve réduit à un simple collier situé en arrière de la couronne et, dans ce cas, le gland tout entier est constamment à découvert.

Quant à l'orifice préputial, il est, dans la grande majorité des cas, suffisamment large pour permettre au prépuce d'excursionner librement au-dessus du gland, en d'autres termes, pour permettre à ce dernier de sortir de son enveloppe au moment de l'érection et d'y rentrer de nouveau quand l'érection cesse. Il est des sujets, cependant, où ses dimensions sont inférieures à celles du gland, auquel cas ce dernier renflement se trouve continuellement emprisonné dans la cavité préputiale : c'est à cette disposition, souvent fort gênante pour l'exercice du coït, qu'on donne le nom de *phimosis*

§ III. — Constitution anatomique

Envisagée au point de vue de sa structure, la verge est essentiellement constituée : 1° par des *organes érectiles*, occupant ses parties centrales ; 2° par un système d'*enveloppes*, jetées tout autour de ces derniers.

A. — Organes érectiles

Les organes érectiles sont susceptibles, comme leur nom l'indique, d'entrer en érection et ils ont pour attribution de donner à la verge la rigidité qui lui est nécessaire pour l'acte de la copulation. Ils comprennent : 1° les deux *corps caverneux* ; 2° les *corps spongieux*.

1° Corps caverneux. — Les corps caverneux occupent le plan dorsal de la verge. Leur longueur est de 15 à 16 centimètres à l'état de flaccidité, de 20 à 21 centimètres à l'état d'érection. Ils revêtent la forme de deux cylindres, adossés sur la ligne médiane à la manière des canons d'un fusil double et s'étendant sans interruption depuis le périnée jusqu'à la base du gland. Sur les points où ils entrent en contact, les deux corps caverneux ne sont pas seulement adossés, ils sont fusionnés au point que leurs parois, au lieu de former deux membranes adjacentes, ne constituent qu'une seule cloison (fig. 299,6). Encore convient-il d'ajouter que cette cloison est incomplète, je veux dire qu'elle présente çà et là de nombreuses lacunes, à travers lesquelles les aréoles des deux corps caverneux communiquent largement entre elles.

A. Conformation extérieure et rapports. — Fusionnés l'un à l'autre, comme nous venons de le dire, les deux corps caverneux ne forment pour ainsi dire qu'un seul organe, impair et médian, de forme cylindroïde, un peu aplati d'avant en arrière, nous présentant par conséquent quatre faces et deux extrémités :

a. La *face supérieure* ou *dorsale* est creusée d'une gouttière médiane et antéro-postérieure, la *gouttière sus-caverneuse*, dans laquelle chemine la veine dorsale profonde (fig. 299,7), flanquée, à droite et à gauche, de l'artère dorsale et du nerf de même nom.

b. La *face inférieure* nous présente, elle aussi, une gouttière longitudinale et médiane, la *gouttière sous-caverneuse*. Cette gouttière, beaucoup plus large que la précédente, est occupée par le corps spongieux de l'urèthre.

c. Les *faces latérales*, convexes et régulièrement arrondies, sont contournées de bas en haut par les branches radiculaires de la veine dorsale profonde de la verge.

d. L'*extrémité postérieure* du cylindroïde formé par les corps caverneux, arrivée à la symphyse pubienne, se divise en deux branches divergentes qui cons-tituent ses *racines*. Chacune d'elles se porte obliquement en dehors, en arrière et en bas, en s'effilant graduellement : elle se termine, par conséquent, en une sorte de pointe, dont le sommet occupe à peu près le milieu des branches ischio-pubiennes (fig. 297,2 et 2'). Par son côté supérieur, la racine du corps caverneux repose sur la branche descendante du pubis : elle lui est intimement unie par un tissu conjonctif très serré, qui se confond d'une part avec le périoste et d'autre part avec l'enveloppe propre de l'organe érec-tile. Par son côté inférieur, elle répond au muscle ischio-caverneux dont les fais-ceaux l'englobent d'une façon plus ou moins complète.

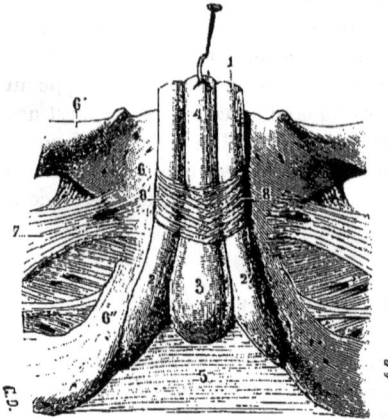

Fig. 297.

La racine de la verge, vue par sa face inférieure.

1, corps du pénis, érigné en haut. — 2, 2', racines des corps caverneux. — 3, bulbe de l'urèthre. — 4, corps spongieux de l'urèthre. — 5, aponévrose périnéale moyenne. — 6, corps du pubis, avec 6', sa branche horizontale et 6'', la branche ascendante de l'ischion. — 7, membrane obturatrice. — 8, 8', sangle formée autour de la verge par le ligament suspenseur.

e. L'*extrémité antérieure* s'effile éga-lement en une pointe mousse, laquelle est reçue dans l'excavation ou cupule que présente à cet effet, la base du gland (fig. 298,2). Elle donne naissance à un système de faisceaux fibreux qui, rayon-nant dans tous les sens, vont se fixer d'autre part sur les parois de l'excavation précitée. Ces faisceaux forment par leur ensemble une sorte de ligament, le *liga-ment antérieur des corps caverneux* qui a pour effet d'unir intimement, à leur partie antérieure, les deux systèmes érectiles du pénis. La figure 298 nous montre nettement que les fibres les plus antérieures du ligament en question, ainsi que la cloison médiane des corps caverneux, se prolongent jusqu'au voisinage du méat.

B. STRUCTURE. — Les corps caverneux se composent : 1° d'une enveloppe propre ; 2° d'un système de trabécules, émanant de cette enveloppe ; 3° d'un système d'aréoles circonscrites par les trabécules.

a. Enveloppe propre. — L'enveloppe propre ou albuginée est une membrane blanchâtre, de consistance fibreuse, présentant exactement la même forme et les mêmes dimensions que les corps caverneux qu'elle entoure. Elle est à la fois très extensible, très élastique et très résistante : elle supporte sans se rompre des poids considérables et l'on sait qu'on peut soulever un cadavre en le prenant par la verge. Son épaisseur, la verge étant à l'état de flaccidité, varie de 1 à 2 millimètres. Au moment de l'érection, elle s'amincit peu à peu au fur et à mesure que les corps caverneux augmentent de volume et ne présente plus, quand l'érection est com-plète, qu'un demi-millimètre d'épaisseur ou même moins.

Histologiquement, l'albuginée se compose de faisceaux conjonctifs, entremêlés de fibres élastiques. Les faisceaux conjonctifs se disposent suivant deux plans : un plan superficiel, comprenant des faisceaux à direction longitudinale ; un plan profond, formé par des fibres circulaires. Quant aux fibres élastiques, elles sont toujours fort nombreuses et forment dans leur ensemble un réseau très serré, plus développé dans les couches profondes que dans les couches superficielles. Outre ces deux éléments, fibres conjonctives et fibres élastiques, certains auteurs, KLEIN entre autres, ont décrit dans l'albuginée un système de fibres musculaires lisses, qui, comme les fibres conjonctives, seraient en partie longitudinales et en partie circulaires : mais ces fibres musculaires sont rejetées par la plupart des anatomistes et, si on les rencontre chez quelques mammifères, elles semblent faire complètement défaut chez l'homme.

La cloison médiane qui sépare l'un de l'autre les deux corps caverneux est, comme nous l'avons vu plus haut, une dépendance de l'albuginée et en a tous les caractères. Elle est cependant un peu plus mince et peut-être aussi un peu moins riche en fibres élastiques. Les faisceaux conjonctifs s'y disposent sous forme de petites colonnettes verticales, séparées les unes des autres par des intervalles ou fentes qui établissent de larges communications entre les deux corps caverneux. Il résulte d'une pareille disposition que, vue de face (fig. 260,12'), la cloison médiane des corps caverneux, avec ses colonnettes et ses fentes étroites, ressemble assez bien à un peigne. Nous ajouterons que ces fentes sont plus nombreuses dans la portion antérieure des corps caverneux que dans sa portion postérieure et, d'autre part, qu'elles n'occupent pas la partie moyenne de la cloison, mais qu'elles sont toujours plus rapprochées de la face dorsale de la verge que de sa face uréthrale.

b. *Système trabéculaire.* — De la face interne de l'albuginée se détachent de nombreux prolongements ou trabécules, les unes larges et lamelleuses, les autres plus minces, plus ténues, ayant la forme de simples filaments. Toutes ces trabécules, quelles que soient leur forme et leurs dimensions, se dirigent les unes vers les autres, se rencontrent sous les angles les plus divers et se soudent réciproquement aux points de contact. Elles décomposent ainsi le vaste espace cylindrique que circonscrit l'albuginée en une multitude de compartiments, qui constituent les aréoles des corps caverneux.

Histologiquement, les trabécules précitées, qui forment, comme on le voit, les cloisons séparatives des aréoles, se composent, comme l'albuginée dont elles émanent, de fibres conjonctives et de fibres élastiques. A ces deux éléments viennent se joindre, chez la plupart des mammifères, des fibres musculaires lisses. Mais ces fibres varient beaucoup suivant les espèces : tandis que chez un grand nombre d'animaux (âne, cheval, chien, éléphant), les cloisons qui circonscrivent les aréoles renferment manifestement des éléments musculaires, chez d'autres (taureau, baleine), ces cloisons sont exclusivement fibreuses. Les corps caverneux de l'homme nous présentent, sous ce rapport, une disposition intermédiaire : les grandes travées, au moment où elles se séparent de l'albuginée, ne renferment que des fibres conjonctives et élastiques ; les travées plus minces, qui leur font suite, possèdent toujours en même temps des fibres musculaires parfaitement développées.

Ces fibres musculaires ont été considérées jusqu'ici comme un des éléments constituants des trabécules qui se détachent de l'albuginée. Contrairement à cette opinion, RETTERER, dans un travail récent, a fait remarquer qu'elles ne sont pas mêlées aux éléments propres de ces trabécules, mais qu'elles constituent partout des formations indépendantes, en forme de faisceaux ou de membrane, et disposées tout autour des aréoles, entre celles-ci et leurs cloisons conjonctives. En conséquence, il n'hésite pas à les rattacher aux aréoles elles-mêmes et à les considérer comme appartenant réellement à l'élément vasculaire des tissus érectiles.

c. *Aréoles*. — Les aréoles des corps caverneux ont une forme très irrégulière et, d'autre part, sont très variables dans leurs dimensions. Relativement petites au voisinage de l'albuginée, elles augmentent de volume au fur et à mesure qu'on s'éloigne de cette membrane et présentent leur plus haut degré de développement dans la portion axiale du corps caverneux. Quels que soient leur situation et leur volume, les aréoles communiquent toutes entre elles : une injection poussée sur n'importe quel point des corps caverneux se répand avec la plus grande facilité dans tout le système aréolaire.

La surface intérieure des aréoles présente un revêtement continu de cellules aplaties et minces, que l'on met facilement en évidence par l'imprégnation d'argent et qui nous offrent tous les caractères morphologiques des cellules endothéliales qui tapissent les vaisseaux capillaires. En conséquence, les aréoles elles-mêmes, que certains auteurs considèrent comme étant des cavités veineuses (KÖLLIKER, FREY), ne sont que des capillaires fortement dilatés et reliés les uns aux autres par des anastomoses fort nombreuses. Comme tels, ils communiquent, sur un ou plusieurs points de leurs parois, avec les ramuscules terminaux des artères caverneuses suivant une modalité qui n'est pas encore bien connue et sur laquelle nous reviendrons plus loin (voy. *Artères*, p. 510). D'autre part, ils donnent naissance à des veines.

La nature capillaire des aréoles est très nette pour celles du corps spongieux de la plupart des mammifères, le cheval et l'homme exceptés : ces aréoles, en effet, entièrement dépourvues de faisceaux musculaires, sont formées exclusivement par des éléments conjonctifs et élastiques. Quant aux aréoles des corps caverneux, elles présentent autour d'elles, comme nous l'avons vu plus haut, une quantité plus ou moins considérable de fibres musculaires lisses, qui se disposent tantôt en faisceaux isolés, tantôt en nappes plus ou moins continues. Leur ensemble forme à la cavité vasculaire une sorte de tunique contractile qui, pour être incomplète, n'en a pas moins une grande valeur : c'est un élément nouveau, un élément surajouté. De ce fait, nos capillaires diffèrent un peu des capillaires ordinaires : ce sont bien encore des capillaires, mais des capillaires spécialisés en vue de la fonction toute particulière qui leur est dévolue.

2° **Corps spongieux.** — Le corps spongieux de l'urèthre (fig. 294) est un organe impair et médian, situé sur le plan inférieur du pénis. Sa longueur totale est de 12 à 16 centimètres.

A. CONFORMATION EXTÉRIEURE et RAPPORTS. — Morphologiquement, il nous offre à considérer trois portions, savoir : 1° une portion moyenne, relativement étroite ; 2° une extrémité postérieure renflée, appelée *bulbe ;* 3° une extrémité antérieure, également renflée, constituant le *gland.*

a. *Portion moyenne ou corps spongieux proprement dit.* — La portion moyenne ou corps spongieux proprement dit occupe la gouttière antéro-postérieure et médiane que forment inférieurement les deux corps caverneux. Elle a la forme d'un long cylindre mesurant de 10 à 12 millimètres à l'état de repos, 15 à 18 millimètres à l'état d'érection. Le canal de l'urèthre la traverse d'arrière en avant, en suivant à peu près sa ligne axiale. Il est à remarquer, cependant, qu'il est un peu plus rapproché de sa face supérieure que de sa face inférieure ; autrement dit, il existe une épaisseur plus grande de tissu érectile au-dessous qu'au-dessus du canal (fig. 259).

b. *Extrémité postérieure ou bulbe.* — Le bulbe est le renflement postérieur du corps spongieux. Il a la forme d'une sorte de poire dont la grosse extrémité ou base (*tête* de quelques auteurs) est en arrière et en bas (fig. 294,14). Son axe se dirige obliquement d'arrière en avant et de bas en haut, comme les branches ischio-pubiennes. Sa longueur est de 3 centimètres en moyenne. On lui considère un sommet, une base, une face supérieure, une face inférieure et deux faces latérales. — Son *sommet* répond à l'angle de réunion des deux corps caverneux. Il se conti-nue sur ce point, sans ligne de démarcation aucune, avec la portion moyenne du corps spongieux ci-dessus décrite. — Sa *base* répond au raphé que forment, en se réunissant l'un à l'autre, les deux muscles transverses du périnée ; elle est séparée de l'anus par un intervalle de 12 à 15 millimètres (quelques millimètres en moins

chez le vieillard). Un sillon vertical et médian, plus ou moins accusé suivant les sujets, la divise en deux moitiés ou lobes. Ce sillon, indice mani-feste de la duplicité primitive du bulbe, est conti-nué en avant par une cloison fibreuse, comme lui verticale et médiane, qui se prolonge plus ou moins loin dans l'épaisseur de l'organe. — La *face inférieure* du bulbe repose sur l'aponévrose périnéale superficielle, à laquelle elle est unie par un raphé médian. Cette face, ainsi que les *faces latérales*, sont embrassées par les faisceaux à direction demi-circulaire des deux muscles bulbo-caverneux. — Sa *face supérieure* répond à l'apo-névrose périnéale moyenne et lui adhère intime-ment, surtout sur la ligne médiane. Par l'inter-médiaire de cette aponévrose, elle est en rapport encore : 1° avec le muscle de Wilson, qui est placé au-dessus d'elle ; 2° avec le muscle de Guthrie et les glandes de Cowper, qui sont situés dans son épaisseur. Nous rappellerons en passant qu'à sa partie supérieure, le bulbe est traversé très obliquement par le canal de l'urèthre ; il résulte de cette obliquité (fig. 262) que la gaine érectile dont s'entoure l'urèthre commence beau-coup plus tôt sur sa face inférieure que sur sa face supérieure, et que le renflement bulbaire nous apparaît comme développé exclusivement aux dépens de la partie sous-uréthrale de cette gaine. Nous rappellerons encore, pour en finir avec les rapports du bulbe, que cet organe est traversé d'arrière en avant, à droite et à gauche

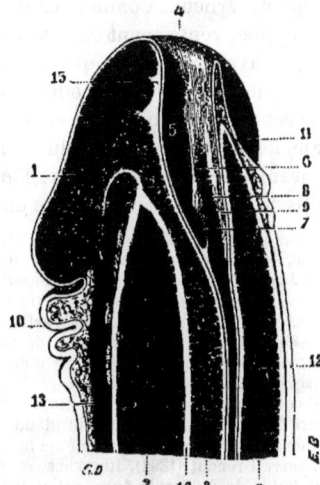

Fig. 298.

Coupe sagittale de l'extrémité anté-rieure de la verge, passant à 2 millimètres à gauche du plan médian.

1, gland. — 2, corps caverneux. — 3, 3, corps spongieux de l'urèthre. — 4, méat urinaire. — 5, fosse naviculaire. — 6, moitié gauche de la valvule de Guérin. — 7, sinus de Guérin, compris entre la valvule et la paroi antérieure de l'urèthre. — 8, bord latéral gauche de l'urèthre. — 9, sa face inférieure. — 10, prépuce ramené en arrière du gland. — 11, son frein. — 12, téguments. — 13, veine dorsale de la verge. — 14, cloison fibreuse séparant le corps caverneux du corps spongieux. — 15, débris de la cloison fibreuse médiane des corps caverneux, qui se prolon-gent jusqu'au méat.

de la ligne médiane, par les canaux excréteurs des glandes de Cowper (voy. ces glandes, p. 523).

c. *Extrémité antérieure ou gland.* — Le *gland* ou renflement antérieur du corps spongieux a été déjà décrit plus haut (p. 499) à propos de la conformation exté-rieure de la verge. Nous n'y reviendrons pas ici. Nous ajouterons seulement que, contrairement au renflement bulbaire, il se développe surtout aux dépens de la portion sus-uréthrale du corps spongieux. Le tissu érectile fait même complètement défaut à sa partie inférieure et médiane, comme il fait défaut à la partie supérieure du cul-de-sac du bulbe. Lorsqu'on suit en effet, d'arrière en avant, la face inférieure du corps spongieux, on la voit, au voisinage du sillon balano-préputial, se diviser en deux lames latérales et légèrement divergentes qui se continuent, presque immédiatement après leur origine, chacune dans la moitié correspondante du gland (JARJAVAY). Entre les deux lames érectiles existe une fente étroite qui répond à l'insertion du frein et qui s'étend jusqu'au méat. Cette fente est comblée par un système de faisceaux conjonctifs qui, à leur niveau, unissent intimement l'une à l'autre les deux moitiés du corps spongieux et auquel, pour cette raison, on peut donner le nom de *ligament médian du gland*.

B. STRUCTURE. — Le corps spongieux présente une structure analogue à celle des corps caverneux. Comme ces derniers, il se compose d'une enveloppe propre ou albuginée, renfermant dans son intérieur du tissu érectile. Il diffère cependant des corps caverneux en ce que son albuginée est plus mince et plus riche en fibres élastiques ; sur le gland, elle mesure à peine un quart de millimètre. En outre, ses travées sont plus délicates et ses aréoles beaucoup plus petites. Ce n'est guère que dans les parties centrales du bulbe qu'on rencontre ces grandes lacunes qui caractérisent les corps caverneux. Partout ailleurs, et notamment au niveau du gland, le tissu érectile nous présente un système lacunaire très étroit.

Dans les descriptions qui précèdent, nous avons considéré le gland comme un simple renflement des corps spongieux. Cette opinion, émise autrefois par RUYSCH (1737), adoptée plus tard par JARJAVAY dans ses *Recherches anatomiques sur l'urèthre de l'homme* (1856), est celle que l'on trouve aujourd'hui dans tous les traités classiques. Elle repose sur les faits suivants : si l'on injecte les corps caverneux, la partie centrale du gland se gonfle, tandis que la partie périphérique ne change ni de volume ni de consistance ; si, au contraire, on pousse l'injection dans le bulbe, la partie périphérique du gland devient turgescente, tandis que sa partie centrale reste flasque. Mais ces faits ne sont nullement suffisants pour mettre les conclusions de RUYSCH à l'abri de toute critique : ils établissent seulement l'existence d'étroites relations vasculaires entre la partie périphérique du gland et le corps spongieux ; ils ne démontrent nullement que les deux formations aient la même origine et, partant, la même signification morphologique. Dans un travail récent (1892), RETTERER, en étudiant le développement du pénis sur des embryons et des fœtus de différents âges, est arrivé, en ce qui concerne la constitution anatomique du gland, à une conception toute différente. Pour lui, les corps caverneux du pénis se terminent, comme nous l'avons dit plus haut, en une sorte de pointe qui s'avance plus ou moins loin dans l'épaisseur du gland. Quant au corps spongieux, il accompagne l'urèthre jusque près du méat, mais sans augmenter de volume et sans présenter le moindre renflement ; il se trouve circonscrit du reste, dans sa portion balanique comme dans sa portion pénienne, par la couche conjonctive qui lui appartient en propre et qui l'isole parfaitement des formations voisines.

L'extrémité antérieure des corps caverneux et l'extrémité antérieure des corps spongieux, réunies l'une à l'autre et incluses dans l'épaisseur du gland, constituent la portion axiale de cet organe, mais la portion axiale seulement. Tout autour d'elle, se dispose à la manière d'un manchon une lame périphérique, fort épaisse, surtout du côté dorsal, qui représente à ce niveau les enveloppes fibreuse et cutanée du pénis : elle en diffère, cependant, au point de vue structural, en ce qu'elle est formée par une couche continue, fibro-élastique. Cette couche fibro-élastique, dans laquelle viennent s'épanouir les branches terminales des artères et des nerfs dorsaux du pénis, se différencie plus tard en un véritable tissu érectile, et c'est elle qui forme, chez l'adulte, la portion périphérique du gland. En même temps qu'elle se développe, il s'établit des connexions entre ses artères et celles des formations érectiles situées dans son épaisseur : toutefois ces anastomoses artérielles, très nombreuses et très larges pour le corps spongieux, sont relativement rares et toutes petites pour les corps caverneux. Ce dernier fait nous rend parfaitement compte des résultats obtenus par RUYSCH dans ses injections poussées alternativement dans les corps caverneux et dans les corps spongieux : dans le premier cas, l'injection ne pénètre pas dans la partie périphérique du gland, les anastomoses qui unissent le gland aux corps caverneux n'étant pas suffisamment développées pour lui livrer passage ; dans le second cas, et grâce aux larges anastomoses précitées, l'injection passe librement du réseau du corps spongieux dans celui du gland.

En résumé, le gland, à l'état de développement parfait, se compose, d'après RETTERER, de deux portions bien différentes : 1° une *portion centrale* ou *axiale*, relativement fort réduite, comprenant l'extrémité antérieure du corps caverneux effilée en pointe et l'extrémité antérieure du corps spongieux ; cette dernière accompagne l'urèthre jusqu'auprès du méat, mais sans présenter le moindre renflement ; 2° une *portion périphérique*, beaucoup plus considérable que la portion centrale, enveloppant cette dernière à la manière d'un manchon, faisant corps avec elle, formée par une partie des enveloppes cutanée et fibreuse du pénis qui, à ce niveau, se sont fortement épaissies, surtout du côté dorsal, et sont devenues érectiles.

B. — ENVELOPPES DE LA VERGE

Les organes érectiles que nous venons de décrire sont entourés par quatre enveloppes concentriques qui sont, en allant des parties superficielles vers les parties profondes : 1° une enveloppe cutanée ; 2° une tunique musculeuse ; 3° une tunique celluleuse ; 4° une enveloppe élastique. De ces quatre enveloppes, les trois premières s'avancent jusqu'à l'extrémité antérieure de la verge et contribuent à former le prépuce ; la quatrième, moins étendue, s'arrête à la base du gland.

1° Enveloppe cutanée. — L'enveloppe tégumentaire de la verge fait suite, en arrière, à la peau de la région pubienne et des bourses. En avant, elle se replie sur elle-même, ainsi que nous l'avons vu plus haut, pour former le prépuce. Sa face inférieure est longée, d'arrière en avant, par un raphé médian qui est la continuation de celui des bourses.

La peau de la verge est remarquable par sa finesse, par sa mobilité, par sa coloration foncée qui rappelle celle du scrotum. On y rencontre, dans toute son étendue, des poils et des glandes sébacées. Mais ces éléments décroissent à la fois en nombre et en dimensions, au fur et à mesure que l'on s'éloigne de la symphyse : dans la partie moyenne du corps du pénis, les poils ne sont déjà plus visibles à l'œil nu et, sur le prépuce, les glandes sébacées se trouvent réduites à des proportions tout à fait rudimentaires.

Histologiquement, l'enveloppe cutanée de la verge se distingue de la peau des autres régions du corps en ce que le derme est entièrement dépourvu de fibres musculaires lisses et, d'autre part, ne présente pas sur sa face profonde d'éléments adipeux ; il est exclusivement constitué par des fibres de tissu conjonctif et par une grande quantité de fibres élastiques.

2° Enveloppe musculeuse. — La peau de la verge est revêtue sur sa face profonde par un système de fibres musculaires lisses (fig. 299, 15), qui se continuent en arrière avec le dartos des bourses et dont l'ensemble constitue le *dartos pénien* (muscle *péripénien* de SAPPEY). La grande majorité de ces fibres est longitudinale : les autres se disposent suivant une direction oblique ou même transversale, croisant les précédentes sous les angles les plus divers. Dans le tiers antérieur du pénis, le dartos, par suite de ces entre-croisements divers, revêt un aspect plus ou moins plexiforme.

Le dartos s'étend sans discontinuité jusqu'à l'orifice du prépuce. Arrivé là, il se comporte exactement comme la peau, c'est-à-dire qu'il se replie en dedans et se porte, en s'atténuant de plus en plus, jusqu'au col du pénis.

Les fibres musculaires péripéniennes se contractent sous certaines influences, notamment sous l'action du froid. Elles compriment alors sur tout leur pourtour les organes érectiles et réduisent d'autant les dimensions transversales du pénis. Intervenant dans l'orgasme vénérien, elles compriment les canaux veineux situés au-dessous d'elles et, en favorisant ainsi la stase veineuse dans l'organe copulateur, elles contribuent au phénomène de l'érection.

3° Enveloppe celluleuse. — Au-dessous de la peau, se trouve une couche de tissu cellulaire lâche, très riche en fibres élastiques, à peu près dépourvue de graisse. Cette couche (fig. 299, 14), au sein de laquelle cheminent les vaisseaux et les nerfs superficiels, se prolonge jusque dans le prépuce. C'est à elle que la peau, doublée du dartos, est redevable de sa grande mobilité.

4° **Enveloppe élastique.** — L'enveloppe élastique, encore appelée *fascia penis* (fig. 299, 15), repose directement sur les organes érectiles, auxquels elle forme une gaine commune et qui lui adhèrent intimement. C'est sur elle que glissent la peau et le dartos dans les différentes excursions du prépuce. Le long du raphé médian inférieur du pénis, elle est unie à la fois à la peau et au corps spongieux de l'urèthre.

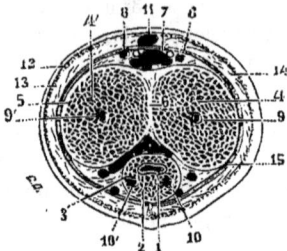

Fig. 299.
Coupe vertico-transversale de
la verge.

1, canal de l'urèthre. — 2, corps spongieux de l'urèthre. — 3, son albuginée. — 4, 4', corps caverneux. — 5, albuginée des corps caverneux. — 6, cloison. — 7, veine dorsale profonde. — 8, 8', artères dorsales et nerfs dorsaux. — 9, 9', artères caverneuses. — 10, 10', branche antérieure de l'artère bulbo-caverneuse. — 11, veine dorsale superficielle. — 12, peau. — 13, dartos. — 14, couche celluleuse. — 15, fascia penis.

Le fascia penis répond encore par sa face profonde aux vaisseaux qui se rendent aux corps érectiles ou qui en proviennent. Il est en rapport notamment : 1° sur les côtés, avec les veines latérales qui convergent vers la veine dorsale profonde ; 2° sur la ligne médiane, dans la gouttière sus-caverneuse, avec cette même veine dorsale profonde, avec les deux artères dorsales et les deux nerfs de même nom.

En arrière, le fascia penis se continue, d'une part avec le ligament suspenseur, d'autre part avec l'aponévrose périnéale superficielle. En avant, il s'attache à la base du gland, et aussi au cul-de-sac circulaire que forme la muqueuse du prépuce en se réfléchissant sur la couronne. L'enveloppe élastique du pénis est donc beaucoup plus courte que les trois enveloppes précédentes et, contrairement à ces dernières, ne prend aucune part à la constitution du prépuce.

Envisagé au point de vue de sa structure, le fascia penis se compose presque exclusivement de fibres élastiques ; à ces fibres viennent se joindre, mais à titre d'éléments purement secondaires, un certain nombre de fibres de tissu conjonctif. La membrane en question est donc essentiellement élastique et c'est à tort que certains auteurs lui donnent le nom d'enveloppe fibreuse. Grâce à cette élasticité, mise en jeu au moment de l'érection par le fait de la turgescence des corps caverneux et du corps spongieux, elle comprime les veines profondes du pénis, tout comme le dartos comprime les veines superficielles, et, comme ce dernier, favorise la stase sanguine dans les aréoles des organes érectiles. Le fascia penis devient ainsi l'un des facteurs, facteur important quoique purement mécanique, du phénomène de l'érection.

5° **Structure du prépuce.** — En étudiant les différentes enveloppes de la verge, nous avons indiqué la part respective que prend chacune de ces enveloppes à la constitution anatomique du prépuce. Il nous suffira donc, pour fixer le lecteur sur la structure de cet organe, de réunir ici, en manière de conclusions, les éléments épars dans les pages qui précèdent.

A la constitution du prépuce concourent les trois enveloppes superficielles de la verge. Mais comme les deux premières sont repliées sur elles-mêmes, doubles par conséquent, nous rencontrons en réalité, en allant des parties superficielles vers la cavité préputiale, cinq couches différentes. Ce sont : 1° une couche tégumen-

taire, la peau ; 2° une couche musculeuse, formée par le dartos ; 3° une couche celluleuse, qui n'est que la continuation de la couche homonyme de la verge ; 4° une
deuxième couche musculeuse, qui n'est autre que le dartos, lequel s'est réfléchi
en dedans au niveau de l'anneau préputial ; 5° une dernière couche, enfin, qui n'est
que la couche tégumentaire, repliée sur elle-même comme la couche musculeuse.

Toutefois cette couche tégumentaire, en passant de la face superficielle du prépuce à sa face profonde, change de nature : elle devient une membrane muqueuse
(*muqueuse du prépuce*) et en conserve tous les caractères en s'étalant ensuite sur
le gland (*muqueuse du gland*). Elle possède bien encore des papilles, mais elle est
entièrement dépourvue de glandes sudoripares et de poils. Par contre, elle nous
présente de nombreuses glandes sébacées rudimentaires, connues sous le nom de
glandes de Tyson. Ces glandes siègent, de préférence, dans le fond de la cavité
préputiale : dans le sillon balano-préputial, sur la couronne du gland et dans les
fossettes latérales du frein. Leur structure rappelle exactement celle des glandes
sébacées. Leur produit de sécrétion, de consistance huileuse et d'odeur forte,
constitue l'un des éléments du smegma préputial (p. 500).

§ IV. — Vaisseaux et nerfs

1° **Artères**. — Les artères de la verge se distinguent en deux groupes : les
artères des enveloppes et les artères des organes érectiles.

a. *Artères des enveloppes*. — Les artères destinées aux enveloppes de la verge
proviennent : 1° des *artères honteuses externes*, branches de la fémorale ; 2° de
l'*artère périnéale superficielle* et de la *dorsale de la verge*, branches de la
honteuse interne.

b. *Artères des organes érectiles*. — Toutes les artères qui se rendent aux organes
érectiles émanent de la honteuse interne. — *Celles destinées au corps spongieux*
sont fournies : 1° pour le bulbe, par la transverse du périnée ou bulbo-uréthrale
(fig. 300, 7) ; 2° pour sa portion moyenne ou corps spongieux proprement dit, par
cette même artère bulbo-uréthrale et par la dorsale de la verge (9), qui irriguent,
la première les parties latérales et inférieure du corps spongieux, la seconde sa
partie supérieure ; 3° pour le gland, par les branches terminales de la dorsale de
la verge. — *Celles destinées aux corps caverneux* sont les deux artères caverneuses (voy. Angéiologie). Chacune d'elles, arrivée au-dessous de l'aponévrose périnéale inférieure, se dirige vers l'angle de réunion des deux corps caverneux et se
termine comme suit (fig. 300, 8). Elle fournit tout d'abord un rameau récurrent (8'), qui se jette sur la racine du corps caverneux et se ramifie dans son épaisseur. Puis, elle pénètre dans le corps caverneux correspondant et le parcourt
d'arrière en avant jusqu'à son extrémité antérieure. L'orifice par lequel l'artère
caverneuse s'engage dans le corps caverneux se trouve situé sur un point qui est
très voisin du bord supérieur de la cloison médiane. Les deux artères homonymes
sont donc très rapprochées à la partie postérieure de la verge. Elles s'écartent
ensuite graduellement l'une de l'autre pour gagner le centre du corps caverneux et
conservent cette situation axiale jusqu'à leur terminaison. Chemin faisant, les
deux artères, la droite et la gauche, sont reliées l'une à l'autre par de nombreuses
anastomoses transversales, qui naturellement passent à travers les lacunes de la
cloison médiane. Enfin, à l'extrémité antérieure des corps caverneux, elles s'anastomosent de nouveau en formant une sorte d'arcade. Outre les artères caverneuses,

les corps caverneux reçoivent encore un certain nombre de rameaux de la dorsale de la verge; mais ces derniers rameaux sont toujours de petit calibre et
n'ont, dans la circulation des corps caverneux, qu'une importance secondaire.

Le mode de ramescence et de terminaison des artères dans les tissus érectiles a
donné lieu à de nombreuses controverses et, malgré les patientes recherches de
Müller, de Rouget, de Langer, de Legros, d'Eckhard, de Frey, la question n'est
pas encore complètement élucidée. Depuis longtemps déjà (1835), Müller a fait

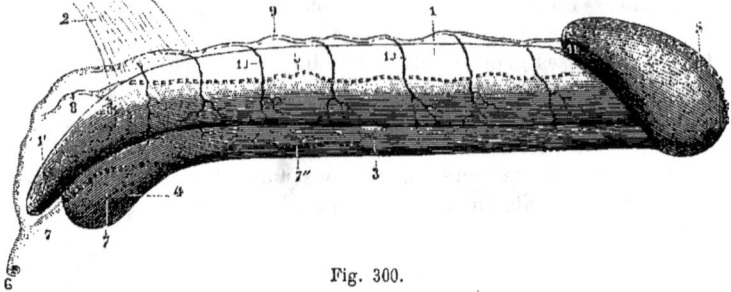

Fig. 300.

Schéma de la circulation artérielle de la verge.

1, corps caverneux, avec 1', sa racine. — 2, ligament suspenseur de la verge. — 3, corps spongieux, avec : 4. bulbe;
5, gland. — 6, artère honteuse interne. — 7, artère bulbo-uréthrale, avec : 7', sa branche bulbeuse; 7'', sa branche
antérieure allant jusqu'au frein. — 8, artère caverneuse, avec 8', sa branche récurrente. — 9, artère dorsale de
la verge. — 10, 10, ses branches latérales. — 11, sa terminaison dans le gland.

remarquer que les artères qui cheminent au sein des tissus érectiles sont flexueuses,
contournées sur elles-mêmes en tire-bouchon : ce sont des *artères hélicines*. Ces
flexuosités, niées à tort par Valentin, ont été de nouveau signalées et bien décrites
par Rouget (1858) et Langer (1863). Elles ont pour raison d'être, ici comme ailleurs, de se prêter, sans se rompre ou même sans subir de tiraillement, à l'ampliation considérable que présente l'organe érectile au moment de l'érection.

Envisagées au point de vue de leur mode de terminaison, les artères des organes
érectiles se distinguent en deux groupes. — Les unes, exclusivement destinées à
la nutrition des éléments histologiques, se divisent et se subdivisent dans l'épaisseur des cloisons et, finalement, forment un réseau capillaire à mailles larges et
polygonales. Ce réseau, comme les réseaux ordinaires, donne naissance à des
veines : c'est le *réseau nourricier* de l'organe. — Les autres, en rapport avec
l'érection, constituent le *réseau fonctionnel* ou *érectile;* elles s'ouvrent dans les
aréoles. Mais si les histologistes sont aujourd'hui assez bien d'accord sur la question de fait, ils le sont beaucoup moins quand il s'agit d'expliquer la manière dont
s'effectue cette communication des artères avec les aréoles des organes érectiles.
D'après Eckhard (*Zur Lehre von dem Bau und der Erection des Penis*, Beitr. zur
Anat. u. Physiol., 1877), qui a étudié ce point avec le plus grand soin, les plus petites
branches artérielles se résolvent en de véritables bouquets de ramuscules excessivement courts, qui s'appliquent contre les parois des aréoles voisines : ce sont
les *bouquets érectiles* d'Eckhard. Ces ramuscules, remarquables par le développement de leur tunique musculeuse, ne fournissent aucune collatérale et sont manifestement terminaux. Ils présentent à leur extrémité de petits renflements en
bouton et chacun de ces renflements est percé d'un orifice qui s'ouvre d'autre part
dans l'aréole : nous donnerons à cet orifice le nom d'*orifice artério-aréolaire*.
Eckhard a fait remarquer que la tunique musculeuse du ramuscule artériel cessait

brusquement au niveau de l'orifice précité ; cela est vrai pour ceux des tissus vasculaires dont les aréoles sont dépourvues d'éléments contractiles ; mais ce n'est pas là une disposition constante et nous rappellerons à ce sujet que dans les organes érectiles à type parfait, dans les corps caverneux de l'homme notamment, les aréoles possèdent une tunique musculeuse plus ou moins développée. Il a fait remarquer aussi, et c'est là un fait d'une importance considérable, que le tissu qui forme le pourtour de l'orifice artério-aréolaire est très élastique et que l'orifice en question, grâce à cette élasticité, est constamment fermé dans les conditions ordinaires, c'est-à-dire lorsque l'organe érectile est à l'état de flaccidité.

En tenant compte de ces faits histologiques, nous pouvons expliquer l'érection de la façon suivante. Dans les conditions ordinaires, l'orifice artério-aréolaire étant fermé, le sang des bouquets érectiles ne pénètre pas dans les aréoles et celles-ci sont plus ou moins vides. Survienne l'excitation nerveuse qui doit avoir pour résultat l'érection : l'orifice s'ouvre, soit par le fait de la contraction des fibres longitudinales du ramuscule artériel qui le précède, soit par le fait d'une action inhibitrice sur ses fibres circulaires formant sphincter. Le sang artériel avec sa haute pression, se projette alors librement dans les aréoles et les distend : de là, la turgescence progressive de l'organe tout entier et, finalement, cette rigidité qui caractérise l'érection.

2° **Veines**. — Les veines de la verge forment deux systèmes, l'un superficiel, l'autre profond. Ces deux systèmes diffèrent nettement par leur origine, par leur trajet et par leur terminaison.

a. *Système veineux superficiel.* — Les veines superficielles tirent leur origine des enveloppes de la verge, y compris le prépuce. Quelques-unes d'entre elles, celles qui répondent à la partie la plus reculée de la face inférieure de la verge, se réunissent aux veines du scrotum dont elles partagent ensuite le mode de terminaison. Les autres, et c'est le plus grand nombre, convergent vers la face dorsale et s'y résument en un canal collecteur commun, qui chemine d'avant en arrière en suivant assez exactement la ligne médiane : ce canal commun est la *veine dorsale superficielle* (fig. 302,1). Comme son nom l'indique, elle est située dans le tissu cellulaire sous-cutané immédiatement au-dessous du dartos. Elle est parfois remplacée, dans toute son étendue ou dans une partie seulement de son trajet, par deux veines latérales, égales ou inégales, cheminant côte à côte et plus ou moins anastomosées entre elles.

Arrivée à la racine de la verge, la veine dorsale superficielle entre en relation avec le réseau veineux de la paroi abdominale. Puis s'infléchissant en dehors, elle vient se terminer dans la saphène interne, soit du côté droit, soit du côté gauche, souvent encore (après s'être bifurquée ou quand elle est primitivement double) dans la saphène de l'un et de l'autre côtés. Je l'ai vue plusieurs fois se rendre directement à la fémorale en traversant l'un des orifices du fascia cribriformis.

b. *Système veineux profond.* — Les veines profondes du pénis proviennent des organes érectiles. Elles tirent leur origine à la fois du réseau nourricier et du réseau fonctionnel. Nous envisagerons séparément celles du corps spongieux et celles des corps caverneux :

1° Les *veines du corps spongieux* émergent çà et là sur toute la longueur de ce manchon érectile depuis le bulbe jusqu'au gland. — Les *veines du gland* se dirigent vers l'excavation que présente la base de cet organe et y forment un plexus, le *plexus rétro-balanique* (fig. 301,2). Les rameaux efférents de ce plexus se portent en haut et en arrière et, arrivés au niveau de la couronne, se réunissent en un tronc unique, impair et médian, qui est la *veine dorsale profonde* (1). Nous connaissons déjà cette veine pour l'avoir étudiée en angéiologie (voy. t. I) : elle chemine d'avant en arrière dans le sillon médian supérieur des corps caverneux,

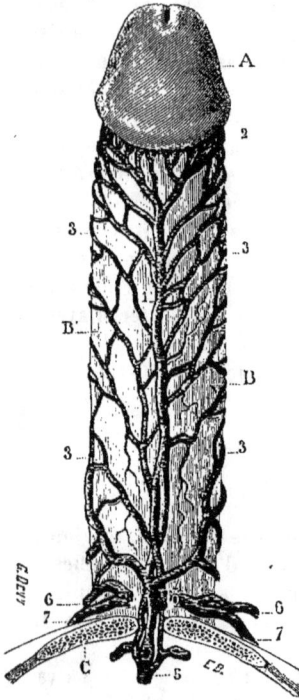

Fig. 301.

La veine dorsale profonde et ses affluents.

A, gland. — B, B, corps caverneux. — C, coupe du pubis, pratiquée un peu au-dessous de la symphyse.

1, veine dorsale profonde. — 2, son origine en arrière du gland (plexus rétro-balanique). — 3, 3, ses affluents, provenant du corps caverneux et du corps spongieux. — 4, la veine dorsale, bifurquée et disposée en une sorte de plexus, le plexus sous-pubien. — 5, plexus de Santorini. — 6, 7, anastomoses de la veine dorsale superficielle avec les honteuses externes et l'obturatrice.

immédiatement au-dessous du fascia penis qui la sépare de la veine dorsale superficielle ; elle arrive ainsi à la racine de la verge, traverse l'aponévrose périnéale moyenne, un peu au-dessous de la symphyse et disparaît dans le plexus de Santorini (5), dont elle constitue l'une des principales origines. Nous allons indiquer dans un instant les nombreux affluents que reçoit ce tronc veineux. — Les *veines du bulbe*, parfois très volumineuses, se portent dans l'intervalle qui sépare les racines des corps caverneux et, après avoir traversé l'aponévrose périnéale moyenne, se jettent dans le plexus de Santorini ou dans les veines honteuses internes. — Les *veines issues de la portion moyenne du corps spongieux* (fig. 302), se divisent en supérieures et en inférieures : les premières (6) émanent de la partie supérieure du corps spongieux et, peu après leur origine, s'unissent aux veines inférieures des corps caverneux (voy. plus bas) ; les secondes (7) naissent de la partie inférieure de cet organe et, comme les veines du bulbe avec lesquelles elles se confondent plus ou moins, elles aboutissent au plexus de Santorini.

2° Les *veines des corps caverneux* traversent l'albuginée sur quatre points principaux : en haut, en bas, en avant et en arrière. De là leur division en supérieures, inférieures, antérieures et postérieures. — Les *veines supérieures* (fig. 302,3), au sortir de l'albuginée, se trouvent dans le sillon médian supérieur des corps caverneux. Elles y rencontrent la veine dorsale profonde et s'ouvrent, après un trajet toujours très court, sur la paroi adhérente de ce vaisseau. — Les *veines inférieures* (4), beaucoup plus importantes que les précédentes, débouchent dans le sillon médian inférieur, entre ce sillon et l'urèthre. Elles reçoivent tout d'abord, comme nous l'avons vu, les veines issues de la partie supérieure du corps spongieux. Puis, se portant en dehors et en haut, elles contournent à droite et à gauche les corps caverneux, recueillent chemin faisant quelques veinules issues de leurs parties latérales (5) et, finalement, viennent se jeter dans la veine dorsale profonde. — Les *veines antérieures*, comme leur nom l'indique, naissent du sommet des corps caverneux. Elles s'unissent aussitôt aux veines du gland et, comme elles, se jettent dans les origines de la veine dorsale. — Les *veines postérieures*, enfin, émergent à la partie postérieure des corps caverneux, dans l'angle de réunion de leur racine. Ces veines, toujours multiples, ordinairement très volumineuses, constituent les principaux efférents des corps caverneux. Elles perforent sur des points divers la portion sous-symphysienne de l'aponévrose périnéale moyenne (fig. 315) et viennent se terminer, soit dans le plexus de Santorini, soit dans les veines honteuses internes, qui, comme on le sait, émanent de ce plexus.

c. *Anastomoses entre les deux systèmes.* — Au total, les veines de la verge se disposent comme celles des membres en deux réseaux, un réseau superficiel et un réseau profond. — Les *veines superficielles* tirent leur origine des enveloppes de la verge, cheminent dans le tissu cellulaire sous-cutané et aboutissent à la veine dorsale superficielle, laquelle à son tour se jette dans la saphène interne et, de là, dans la fémorale. — Les *veines profondes* émanent des organes érectiles, cheminent entre ces organes et le fascia penis et se rendent pour la plupart à la veine dorsale profonde, l'un des principaux affluents du plexus de Santorini. Celles qui ne vont pas à la veine dorsale aboutissent directement, comme cette dernière, au plexus de Santorini ou aux veines honteuses internes. — Quoique séparés l'un de l'autre par le fascia penis, les deux systèmes veineux précités communiquent largement entre eux, en arrière du gland, au niveau des origines des deux veines dorsales et peuvent ainsi se suppléer mutuellement. J'ai vu plusieurs fois, et cette disposition est peut-être constante, les deux veines dorsales s'anastomoser également au-devant de la symphyse. Nous devons ajouter que les veines de la verge, au cours de leur trajet, présentent de nombreuses valvules, complètes ou incomplètes, d'où la difficulté qu'on éprouve à les remplir par une injection poussée des troncs vers les rameaux d'origine.

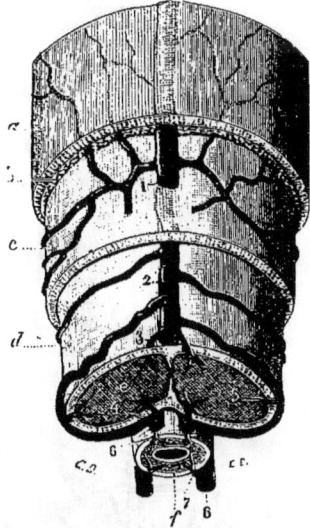

Fig. 302.

Schéma représentant la circulation veineuse de la verge.

1, veine dorsale superficielle, avec ses affluents provenant des enveloppes de la verge. — 2, veine dorsale profonde, avec ses affluents provenant des corps caverneux : 3, veines supérieures ; 4, veines inférieures ; 5, veines latérales. — 6, veines supérieures des corps spongieux, allant aux veines inférieures des corps caverneux (4). — 7, veines inférieures du corps spongieux allant aux veines bulbo-uréthrales 8.

a, peau et dartos. — b, tissu cellulaire sous-cutané. — c, fascia penis. — d, albuginée des corps caverneux. — e, corps caverneux. — f, corps spongieux de l'urèthre.

3° **Lymphatiques**. — Les lymphatiques de la verge se divisent comme les veines en superficiels et profonds :

a. *Lymphatiques superficiels.* — Les lymphatiques superficiels proviennent des téguments. Ils forment deux réseaux principaux, l'un sur le prépuce, l'autre sur le raphé médian. — Du réseau préputial s'échappe un certain nombre de troncules qui se réunissent presque aussitôt en un tronc collecteur commun, le *lymphatique dorsal superficiel* (fig. 303, 1'). Ce tronc suit exactement le même trajet que la veine dorsale superficielle. Arrivé à la racine de la verge, il se bifurque ordinairement pour venir se jeter, à droite et à gauche, dans les ganglions de l'aine, dans le ganglion le plus élevé du groupe supéro-interne. — Le réseau du raphé donne également naissance à huit ou dix troncules, lesquels contournent en demi-cercle les faces latérales de la verge, pour gagner sa face dorsale. Là, quelques-uns d'entre eux s'abouchent dans le lymphatique dorsal ;

les autres, conservant leur indépendance, se rendent isolément aux ganglions inguinaux internes les plus élevés.

Il est à remarquer que le tronc lymphatique dorsal est souvent double. Dans ce cas, il n'est pas rare de voir les deux canaux s'entre-croiser en X et aboutir, celui

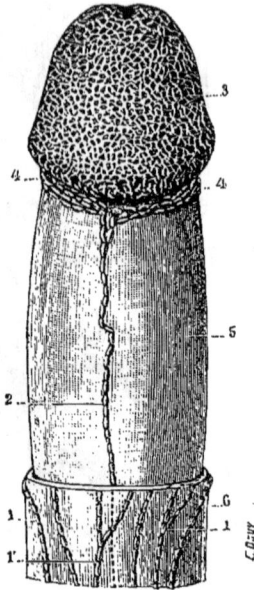

Fig. 303.

Les lymphatiques de la verge (en partie d'après MARCHANT).

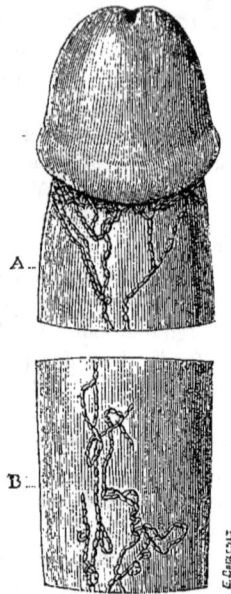

Fig. 304.

A et B, flexuosités des lymphatiques de la verge (d'après MARCHANT).

1, lymphatiques superficiels, avec 1', le tronc dorsal médian superficiel. — 2, tronc dorsal médian profond. — 3, réseaux du gland. — 4, collerette lymphatique jetée tout autour de la couronne. — 5, albuginée des corps caverneux. — 6, fascia penis.

du côté droit à un ganglion de l'aine gauche et, vice versa, celui du côté gauche à un ganglion de l'aine droite. Cet entre-croisement peut s'observer encore pour ceux des troncules du raphé qui ne sont pas tributaires du tronc lymphatique médian.

J. MARCHANT a signalé tout récemment (1889) sur le trajet des lymphatiques dorsaux l'existence de flexuosités nombreuses, qui se montrent surtout aux changements de direction et qui revêtent, suivant les cas, la forme d'anse simple, de huit de chiffre, de véritables pelotons. Ces flexuosités (fig. 304, A et B), qui rappellent jusqu'à un certain point la disposition hélicine des artères, ont certainement leur origine dans les changements de volume que présente l'organe sur lequel elles se développent : elles permettent aux canaux lymphatiques de s'adapter aux dimensions nouvelles qu'acquiert le pénis en passant de l'état de flaccidité à l'état d'érection.

b. *Lymphatiques profonds.* — Les lymphatiques profonds prennent naissance sur le gland où ils forment un double réseau : un réseau superficiel à mailles très étroites, situé dans la muqueuse ; un réseau profond à mailles beaucoup plus larges, situé au-dessous d'elle. Ces deux réseaux communiquent largement, au niveau du méat, avec le réseau de l'urèthre. Ils entrent aussi en relation, en arrière de la couronne, avec le réseau du feuillet muqueux du prépuce, lequel communique à son tour, sur le pourtour de l'orifice préputial, avec le réseau tégumentaire.

Du réseau sous-muqueux partent de nombreux rameaux, qui se dirigent vers les fossettes du frein et y constituent deux petits plexus, les *plexus latéraux du frein* de Panizza. Les troncules efférents de ces deux plexus se portent obliquement en haut et en arrière, en suivant à droite et à gauche la partie correspondante du sillon balano-préputial. Ils forment ainsi, tout autour de la couronne, une sorte de collerette qui est très visible sur les figures 303 et 304. Arrivés sur le dos de la verge, les troncules du côté droit et ceux du côté gauche se jettent dans un tronc commun impair et médian, le *lymphatique dorsal profond* (2). Ce tronc chemine, à côté de la veine homonyme, au-dessous du fascia penis et se bifurque, au niveau de la racine de la verge, pour se rendre au groupe supéro-interne des ganglions inguinaux.

Comme le lymphatique dorsal superficiel, le lymphatique dorsal profond peut ne pas se bifurquer, auquel cas il se rend en totalité à un seul groupe ganglionnaire, celui du côté gauche le plus souvent (Marchant). D'autre part, il est quelquefois double dans toute son étendue et les deux canaux peuvent, ici encore, s'entre-croiser en X sur la ligne médiane, pour aboutir à un ganglion situé du côté opposé à celui dont ils proviennent.

4° **Nerfs.** — Les enveloppes de la verge, y compris le double feuillet muqueux qui tapisse la cavité balano-préputiale, reçoivent leurs nerfs de la branche génitale du génito-crural (*plexus lombaire*) et des branches pénienne et périnéale inférieure du honteux interne (*plexus sacré*). Ces nerfs se distribuent à la fois au feuillet tégumentaire et au dartos. Leurs ramifications présentent, dans la muqueuse du gland, une richesse toute particulière. Elles s'y terminent, en partie par des extrémités libres, en partie par des corpuscules de Krause. Schweiger-Seidel a rencontré des corpuscules de Pacini en arrière du gland, près de l'artère dorsale de la verge.

Les organes érectiles sont, eux aussi, très riches en nerfs. Ces nerfs, à la fois sensitifs et moteurs, proviennent de deux sources, du système sympathique et du système cérébro-spinal. Les premiers tirent leur origine du plexus hypogastrique ; ils arrivent aux organes érectiles en accompagnant les artères (tout particulièrement l'artère caverneuse) et en formant autour d'elles des plexus. Les seconds émanent du nerf dorsal de la verge et du nerf périnéal superficiel, deux branches du honteux interne. Le mode de terminaison des nerfs dans la trame érectile n'est pas encore nettement élucidé. Kölliker a signalé la présence, dans les trabécules des corps caverneux, de filets nerveux composés à la fois de tubes minces et de fibres de Remak. La plupart de ces filets se distribuent vraisemblablement aux éléments musculaires qui entourent les vaisseaux ou qui sont annexés aux trabécules.

Voyez, au sujet de la verge, parmi les travaux récents (1880-92) : Frey, *Ueber die Einschaltung der Schwellkörper in das Gefässsystem*, Arch. f. Anat. u. Physiol., 1880 ; — Beauregard et Boulart, *Rech. sur les organes génito-urinaires des Balænides*, Journ. de l'Anat., 1882 ; — Duplouy, *Commencement d'ossification de la cloison des corps caverneux*, Ann. de Guyon, 1885 ; — Finger, *Beitrag zur Anatomie des männlichen Genitale*, Sitz. d. Wien. Akad., 1885 ; — Retterer, *Texture des tissus érectiles dans les organes d'accouplement*, Soc. de Biologie, 1887 ; — Valenti, *Fossettes latérales du frein du prépuce*, Arch. ital. de Biologie, 1887 ; — Nicolas, *Sur l'appareil copulateur du bélier*, Journ. de l'Anat., 1887 ; — Du même, *Note sur les capillaires des organes érectiles*, Soc. de Biologie, 1887 ; — Eichbaum, *Untersüch. über die Entwick. der Schwellkörper u. der Harnröhre*, Deutsche Zeitschr. f. Thiermed. u. vergl. Path., 1888 ; — During, *Beiträge zur Anat. des Penis*, Monatsschr. f. prakt. Dermatol., 1888 ; — Retterer et Roger, *Anat. des org. génito-urinaires d'un chien hypospade*, Journ. de l'anat. 1889 ; — Marchant, *Rech. sur les lymphatiques des téguments des organes génitaux de l'homme*, Bull. de la Soc. anat., 1889 ; — Zeissl und Horowitz, *Ein Beitrag zur Anat. der Lymphgefässe der männlichen Geschlechtsorgane*, Verhandl.

d. deutsch. dermatol. Gesellsch., Congr. zur Prag, 1889 ; — Retzius, *Ueber die Endigungsweise der Nerven in den Genitalnervenkörperchen des Kaninchens*, Intern. Monatsschr. f. Anat. u. Physiol., 1890 ; — Retterer, *Note sur la valeur morphologique du gland des mammifères*, Mém. de la Soc. de Biol., 1890 ; — Du même, *Sur le développement du pénis et du clitoris chez le fœtus humain*, Journ. de l'anat. 1892 ; — Thiéry, *Notes sur trois cas de valvules de la muqueuse préputiale*, Bull Soc. Anat., 1891.

ARTICLE V

GLANDES ANNEXÉES A L'APPAREIL GÉNITAL DE L'HOMME

A l'appareil génital de l'homme se trouvent annexés deux organes glandulaires, la *prostate* et les *glandes de Cowper*. Ces glandes sécrètent un liquide qui, au moment de l'éjaculation, se mêle au contenu des vésicules séminales, apporté dans l'urèthre par les canaux éjaculateurs. Elles fournissent ainsi au liquide spermatique un certain nombre de ses éléments et, à ce titre, appartiennent bien manifestement à l'appareil génital.

§ I. — Prostate

La prostate (προστάτης, défenseur, de πρὸ, devant et στάω, repose) est un organe blanchâtre, de nature glandulaire, qui se développe autour de la portion initiale de l'urèthre. La plupart des auteurs, à tort selon moi, la décrivent avec la portion prostatique de l'urèthre : cette glande, en effet, se rattache manifestement par ses fonctions à l'appareil sexuel. Les observations de Hunter et d'Owen, confirmées tout récemment par celles de Griffiths, nous apprennent que chez certains mammifères, notamment chez la taupe et le hérisson, la prostate, toute petite pendant l'hiver quand la fonction génitale est pour ainsi dire endormie, s'accroît au printemps quand renaît la période d'activité génésique et acquiert alors, comme les testicules du reste, un volume relativement considérable. Par contre, on l'a vue, dans certains cas, s'atrophier chez l'homme à la suite de la castration. La signification que nous lui avons attribuée ci-dessus n'est donc pas douteuse et ainsi se trouve justifiée la place que nous lui assignons dans cet ouvrage.

1° **Situation**. — La prostate, organe impair et médian, est située au-dessous de la vessie, au-dessus de l'aponévrose périnéale moyenne, derrière la symphyse pubienne, en avant de l'ampoule rectale. Elle est contenue là dans une loge fibreuse, la *loge prostatique*, que nous décrirons plus loin.

2° **Forme**. — La prostate a une forme très irrégulière, assez difficilement comparable à un volume géométrique déterminé. Nous pouvons cependant la considérer comme un cône, qu'on aurait légèrement aplati d'avant en arrière et dont la base serait dirigée en haut, du côté de la vessie. Son axe, représenté par la ligne fictive qui réunirait le sommet au milieu de la base, n'est pas exactement vertical, mais oblique de haut en bas et d'arrière en avant : il forme avec la verticale un angle de 20 à 25°.

3° **Volume et poids**. — Son volume varie beaucoup suivant les âges. Rudimentaire chez le nouveau-né et chez l'enfant, la prostate s'accroît subitement à l'époque de la puberté, comme les autres formations génitales, atteint son complet développement à l'âge de vingt à vingt-cinq ans et paraît ensuite rester stationnaire jusqu'à l'âge de quarante-cinq à cinquante ans. Elle mesure alors, en moyenne, 28 millimètres de longueur, sur 40 millimètres de largeur et 25 millimètres d'épaisseur. Son poids absolu est de 20 à 25 grammes; son poids spécifique, de 1,045. Après soixante ans, souvent plus tôt, la prostate s'accroît de nouveau et peut acquérir ainsi un volume double ou triple de celui qu'elle nous présente à l'état adulte. Cette hypertrophie sénile de la prostate porte, suivant les cas, soit sur la totalité de la glande, soit sur l'une de ses parties seulement, l'un des lobes latéraux ou le lobe médian.

4° **Rapports.** — La prostate a des rapports très importants. Nous examinerons successivement : 1° ceux qu'elle présente avec les organes qui sont situés en dehors d'elle (*rapports extérieurs*) ; 2° ceux qu'elle présente avec les organes qui la traversent (*rapports intérieurs*).

A. RAPPORTS EXTÉRIEURS DE LA PROSTATE, LOGE PROSTATIQUE. — La prostate, avons-nous dit plus haut, a la forme d'un cône aplati d'avant en arrière. Nous pouvons par conséquent lui considérer une base, un sommet, une face antérieure, une face postérieure et deux faces latérales :

a. *Face postérieure.* — La face postérieure regarde en arrière et en bas ; elle est inclinée sur l'horizontale de 40° à 45° environ. Elle nous présente sur la ligne médiane un sillon vertical, plus ou moins marqué suivant les sujets, qui divise l'organe en deux lobes, l'un droit, l'autre gauche. Ce sillon aboutit en haut, du côté de la base, à une échancrure toujours très accusée, ce qui donne à notre face postérieure une certaine ressemblance avec un cœur de carte à jouer. Envisagée au point de vue de ses rapports, la face postérieure de la prostate repose sur la paroi antérieure du rectum, dont elle est séparée par une lame, à la fois fibreuse et musculeuse, qui, du feuillet supérieur de l'aponévrose moyenne du périnée, s'étend jusqu'au cul-de-sac vésico-rectal : c'est l'*aponévrose prostato-péritonéale* de DENONVILLERS (voy. *Aponévroses du périnée*, p. 540).

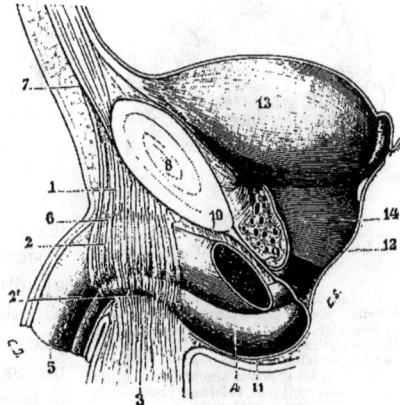

Fig. 305.

La prostate, vue en place par sa face latérale gauche.

1, ligament suspenseur de la verge (*en jaune*). — 2, sa moitié gauche, contournant le corps caverneux correspondant et se réunissant en 2', avec celui du côté opposé. — 3, fibres de ce ligament descendant dans la cloison des bourses. — 4, portion périnéale de la verge. — 5, sa portion libre. — 6, angle pénien. — 7, ligne blanche abdominale. — 8, symphyse pubienne. — 9, aponévrose périnéale moyenne. — 10, ligament fibreux du pénis. — 11, aponévrose périnéale inférieure. — 12, aponévrose prostato-péritonéale. — 13, vessie. — 14, prostate.

b. *Face antérieure.* — La face antérieure regarde la symphyse, d'où le nom de face pubienne sous lequel la désignent certains auteurs. Elle diffère de la précédente en ce qu'elle est plus courte et que sa direction, tout en étant un peu oblique, se rapproche beaucoup de la verticale. Elle est séparée des pubis, en haut par les ligaments antérieurs de la vessie (p. 418) et au-dessous d'eux par le plexus veineux de Santorini.

c. *Faces latérales.* — Les faces latérales répondent au releveur de l'anus. Elles sont séparées de ce muscle par une lame, moitié fibreuse, moitié musculeuse, à laquelle on donne le nom d'*aponévrose latérale de la prostate*. Cette lame, comme nous le verrons plus tard (p. 544), est une dépendance de l'aponévrose du releveur : elle n'est autre que la zone inférieure, un peu modifiée dans sa structure, de cette dernière aponévrose. De forme quadrilatère, placée de champ, elle s'attache en avant sur le corps du pubis et, en arrière, sur la paroi latérale du rectum : de là le nom d'*aponévrose pubo-rectale* que lui donnent encore certains auteurs, après Denonvilliers (fig. 307, 7'). Le bord inférieur de cette aponévrose repose sur le feuillet supérieur de l'aponévrose périnéale moyenne et se confond avec lui. Son bord supérieur se continue de même avec la zone supérieure de l'aponévrose du releveur et, de plus, il est réuni à celui du côté opposé par une lame fibreuse à direction horizontale, qui n'est autre que le ligament antérieur de la vessie ou ligament pubo-vésical. Nous devons ajouter que, entre les faces latérales de la prostate et l'aponévrose pubo-rectale, se trouvent de nombreux canaux veineux disposés en plexus : ce sont les *plexus vésico-prostatiques*.

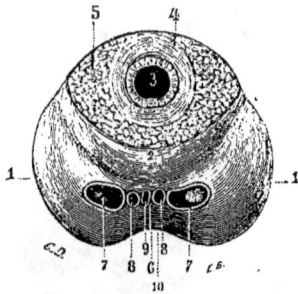

Fig. 306.
La prostate, vue par sa base
(imitée de Sappey).

1, 1, lobes latéraux. — 2, lobe médian. — 3, orifice postérieur du canal de l'urèthre. — 4, sphincter vésical. — 5, coupe des fibres longitudinales de la vessie à leur insertion sur la prostate. — 6, dépression séminale, avec : 7, 7, les vésicules séminales ; 8, 8, les canaux déférents ; 9, l'utricule prostatique. — 10, échancrure postérieure.

d. *Base*. — La base de la prostate est très obliquement coupée de haut en bas et d'arrière en avant. Elle est très irrégulière et, de ce fait, nous pouvons la diviser en trois zones, que nous distinguerons en antérieure, moyenne et postérieure (fig. 306). — La *zone antérieure* répond au col de la vessie. Elle nous présente l'orifice postérieur de l'urèthre et, tout autour de cet orifice, les fibres circulaires qui constituent le sphincter vésical, entourées elles-mêmes par les fibres longitudinales superficielles de la vessie qui viennent s'implanter sur la prostate. — La *zone moyenne*, placée en arrière de la précédente, se soulève en une saillie médiane, oblongue, transversale : c'est le *lobe moyen* de la prostate (2), dont le développement varie beaucoup suivant les individus et suivant les âges. Nous y reviendrons dans un instant. — La *zone postérieure*, enfin, nous présente une large fossette dans laquelle se logent les vésicules séminales et les canaux déférents (7 et 8). Au fond de cette fossette, se voient deux orifices, l'un droit, l'autre gauche, qui ne sont autres que les canaux éjaculateurs pénétrant dans la masse prostatique. Entre les deux canaux déférents se trouve parfois, faisant une saillie plus ou moins considérable, l'extrémité postérieure de l'utricule (p. 446).

e. *Sommet*. — Le sommet, encore appelé *bec de la prostate*, est ordinairement situé à 3 ou 4 millimètres au-dessous de l'horizontale menée par l'extrémité inférieure de la symphyse pubienne. Un intervalle de 15 à 20 millimètres le sépare de cette symphyse. Il est continué en avant, du côté de l'aponévrose périnéale moyenne, par la portion membraneuse de l'urèthre.

f. *Loge prostatique*. — Si, maintenant, résumant la description qui précède, nous jetons un coup d'œil d'ensemble sur les rapports de la prostate, nous voyons qu'elle est contenue dans une cavité, en partie aponévrotique, en partie osseuse, connue sous le nom de *loge prostatique* (fig. 307). Cette loge a naturellement six parois : une paroi antérieure, formée par les pubis ; une paroi postérieure, constituée par l'aponévrose prostato-péritonéale ; deux parois latérales formées par les deux aponévroses pubo-rectales ; une paroi inférieure, enfin, répondant à l'aponévrose périnéale moyenne. Quant à la paroi supérieure, elle est incomplète : elle n'est représentée que par les ligaments pubo-vésicaux. En arrière de ces ligaments, la loge est largement ouverte : par cette ouverture, la prostate est en rapport immédiat (fig. 304) avec la partie de la vessie qui entoure le col, avec les vésicules séminales et avec les canaux déférents.

B. Rapports intérieurs de la prostate. — La prostate est traversée de haut en bas et d'arrière en avant : 1° par l'urèthre ; 2° par les deux canaux éjaculateurs. Les rapports que présentent ces divers canaux avec la masse prostatique ont été déjà indiqués et le lecteur voudra bien se reporter, à ce sujet, aux pages 443 et 496. Nous rappellerons encore que le *verumontanum* et l'*utricule prostatique*, que la plupart des auteurs décrivent avec la prostate, ont été déjà étudiés à propos de l'urèthre prostatique (p. 446).

5° **Constitution anatomique.** — La prostate a une coloration gris rougeâtre. Elle est dure au toucher et oppose en général une grande résistance aux efforts qui tendent à la déchirer. Vue extérieurement, elle nous apparaît comme étant constituée par deux lobes, l'un droit, l'autre gauche : cette disposition bilobée nous est

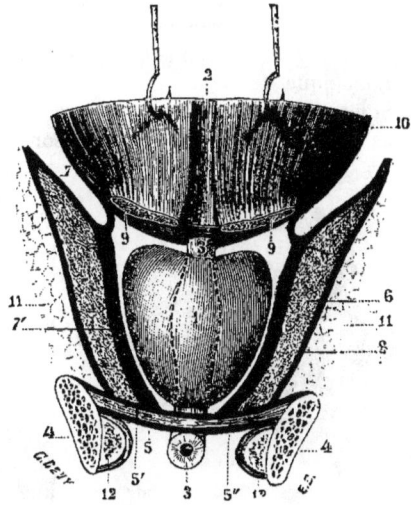

Fig. 307.

La loge prostatique, vue sur une coupe vertico-transversale du bassin passant immédiatement en avant de la prostate (*schématique*).

1, prostate, vue par sa face antérieure. — 2, vessie érigée en arrière. — 3, urèthre. — 4, branches ischio-pubiennes. — 5, feuillet superficiel de l'aponévrose périnéale moyenne. — 5', son feuillet profond. — 5'', le muscle de Guthrie. — 6, releveur de l'anus. — 7, son aponévrose supérieure, s'épaississant au niveau des faces latérales de la prostate pour former 7' les ligaments pubo-rectaux. — 8, aponévrose inférieure du releveur. — 9, ligaments pubo-vésicaux ou ligaments antérieurs de la vessie. — 10, expansion fibreuse, remontant de l'aponévrose du releveur sur la vessie (partie inférieure de l'aponévrose ombilico-prévésicale). — 11, fosses ischio-rectales. — 12, racines des corps caverneux.

nettement indiquée en arrière par le sillon médian postérieur décrit plus haut et par l'échancrure qui le surmonte. A ces deux lobes, *lobes latéraux*, la plupart des auteurs en ajoutent un troisième, appelé *lobe médian* ou *lobe moyen :* il comprendrait toute la portion de la prostate qui se trouve comprise entre l'urèthre et les deux canaux éjaculateurs. Ainsi entendu, le lobe moyen est constant ; mais il s'en faut de beaucoup que sa différenciation soit toujours aussi nette sur le sujet qu'elle l'est dans les descriptions. Sur certains sujets, en effet, surtout sur les sujets jeunes, rien ne révèle, soit à l'extérieur, soit à l'intérieur, l'existence de ce troisième lobe. Chez d'autres, il est simplement représenté par cette saillie médiane, éminemment variable par sa forme et par ses dimensions, tantôt oblongue et transversale, tantôt semi-hémisphérique, le plus souvent petite et tout extérieure, que nous avons signalée plus haut sur la base de la prostate entre les deux zones vésicale et séminale. Enfin, dans certains cas, il atteint des dimensions beaucoup plus considérables et, comme il répond au col de la vessie, il soulève plus ou moins à son niveau la paroi inférieure de l'orifice qui fait communiquer le réservoir urinaire avec le canal de l'urèthre. Il fait ainsi, à l'entrée de l'urèthre, une saillie plus ou moins accusée, qui a été désignée par LIEUTAUD sous le nom de *luette vésicale* et contre laquelle peut venir buter la sonde dans l'opération du cathétérisme. Nous devons ajouter que cette saillie, conséquence de l'hypertrophie du lobe moyen de la prostate, n'existe habituellement que chez les sujets âgés et qu'elle est même considérée par beaucoup d'auteurs comme de nature pathologique.

Si maintenant nous divisons la prostate en coupes minces et portons ces coupes sous le microscope, nous reconnaissons dans sa masse, abstraction faite des deux sphincters interne et externe qui sont décrits ailleurs (p. 444 et 532), deux éléments bien distincts : un stroma et des formations glandulaires.

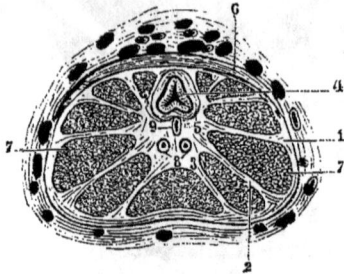

Fig. 308.

Coupe transversale de la prostate pour montrer ses divers éléments (*schématique*).

1, enveloppe extérieure ou coque prostatique. — 2, cloisons. — 3, noyau central. — 4, urèthre, entouré par sa gaîne vasculaire. — 5, sphincter lisse ou interne. — 6, sphincter strié ou externe. — 7, 7, lobules glandulaires. — 8, canaux éjaculateurs. — 9, utricule prostatique.

a. *Stroma.* — Le stroma est formé par un mélange de tissu conjonctif et de fibres musculaires lisses. Les éléments musculaires y tiennent une place importante et, à eux seuls, ils représentent une bonne moitié de la masse prostatique. Le stroma forme tout d'abord, autour de la prostate, une enveloppe continue, une sorte de capsule ou coque à couches concentriques, dans l'épaisseur de laquelle se logent une multitude de canaux veineux, plus ou moins anastomosés en plexus (fig. 308,1). Ces vaisseaux, avec la gangue conjonctive et musculaire qui les entoure, constituent dans leur ensemble une sorte de système caverneux, auquel aboutissent les veines prostatiques et la plupart des veines vésicales.

Par sa surface extérieure, la coque prostatique est en rapport avec les différentes parois de la loge prostatique et se confond en partie avec elles. Sa surface intérieure donne naissance à un système de cloisons, qui se dirigent en rayonnant vers le centre de l'organe et s'y condensent en une masse plus ou moins considérable, qui porte le nom de *noyau central* (fig. 308,3). Ce noyau central est traversé par l'utricule prostatique et les canaux éjaculateurs ; le canal de l'urèthre passe un peu au-dessus.

Les cloisons précitées circonscrivent entre elles un certain nombre de loges qui, sur des coupes transversales, affectent la forme de triangles à base périphérique. C'est dans ces loges que se tassent les éléments glandulaires et chacune d'elles, contenant et contenu, acquiert la valeur d'un lobule (fig. 308,7).

b. *Éléments glandulaires.* — Les éléments glandulaires de la prostate appartiennent au groupe des glandes en grappe et, comme tels, se composent essentiellement d'acini, auxquels font suite des canaux excréteurs.

Ces glandes, au nombre de 30 à 40, se disposent en rayons tout autour du canal de l'urèthre. Elles sont très inégales en volume : les plus considérables sont situées dans le segment postérieur ou rétro-uréthral de la prostate ; viennent ensuite, par ordre de volume décroissant, les glandes latérales et les glandes antérieures.

Ces dernières sont toujours de très petites dimensions et parfois même font complètement défaut. L'urèthre, dans ce cas, se creuse dans la masse prostatique une simple gouttière et non un canal complet.

Les conduits excréteurs des glandes prostatiques varient dans leurs dimensions, comme les corps glandulaires dont ils proviennent. Les plus petits sont cylindriques ; les plus volumineux sont irrégulièrement calibrés, bosselés, tortueux. Mais, quelles que soient leur forme et leurs dimensions, ils se dirigent tous obliquement vers la muqueuse uréthrale et s'ouvrent à la surface libre de cette muqueuse par de petits orifices arrondis, que l'on ne peut bien voir qu'à l'aide d'une loupe. Les plus étroits occupent la paroi antérieure de l'urèthre ; les plus larges se voient dans la fosse prostatique de l'urèthre ou se disposent en séries irrégulières dans les deux gouttières qui longent latéralement le verumontanum (fig. 310, 7). Il n'est pas rare de voir plusieurs canaux s'ouvrir côte à côte dans le fond d'une fossette qui leur est commune et qui revêt de ce fait l'aspect d'un petit crible. Parmi les canaux excréteurs de la prostate, on en rencontre ordinairement deux, plus volumineux que les autres (*canaux principaux de la prostate*), qui tirent leur origine de la base de l'organe et viennent s'ouvrir à droite et à gauche de l'extrémité postérieure du verumontanum.

Histologiquement, les culs-de-sac glandulaires sont irréguliers, ovoïdes ou piriformes, mesurant en moyenne 150 à 250 μ de longueur, sur une largeur de 100 à 120 μ. Leur paroi se compose d'une couche de tissu conjonctif dense, tapissée intérieurement par un épithélium sécréteur. Cet épithélium repose directement sur la couche précédente, sans interposition de membrane basale. Les histologistes ne sont pas d'accord sur la nature de l'épithélium prostatique. Les uns, avec KÖLLIKER, le considèrent comme formé par des cellules polyédriques, de 9 à 11 μ de hauteur, disposées en une seule rangée. Les autres, avec LANGERHANS, décrivent au contraire deux assises cellulaires : l'une profonde, comprenant des cellules de petites dimensions, à contours arrondis,

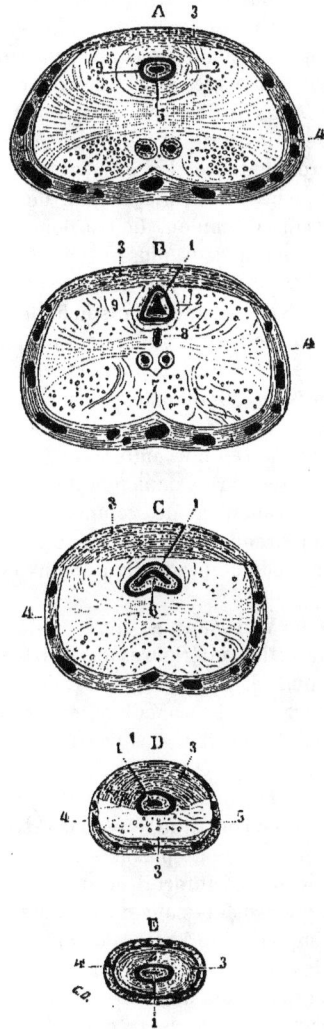

Fig. 309.

Coupes transversales de la prostate passant : A, à 6 millimètres au-dessous du col ; B, à 15 millimètres du col ; C, à 25 millimètres du col ; D, par le sommet de la prostate ; E, par la partie postérieure de l'urèthre membraneux (homme de 40 ans, grandeur nature).

1, canal de l'urèthre. — 2, sphincter lisse ou sphincter interne (*en rose*). — 3, sphincter strié ou sphincter externe (*en rouge*). — 4, enveloppe de la prostate (coque prostatique). — 5, noyau central. — 6, verumontanum. — 7, canaux éjaculateurs. — 8, utricule prostatique. — 9, tunique vasculaire de l'urèthre.

munies d'un gros noyau ; l'autre, superficielle, formée par des cellules cylindriques, hautes de 50 μ en moyenne, renfermant dans leur intérieur des granulations jaunes ou plus ou moins brunâtres.

Quant aux canaux excréteurs, ils se composent, comme les acini, de deux couches : une couche externe, formée par du tissu conjonctif, auquel vient s'ajouter, d'après ROBIN, une quantité au moins égale de fibres musculaires lisses ; une couche interne ou épithéliale, constituée par une seule rangée de cellules cylindriques. Ces cellules, dans les gros canaux excréteurs, seraient pourvues de cils vibratiles (ROBIN).

A partir de vingt à vingt-cinq ans, il se dépose dans les culs-de-sac glandulaires de la prostate de petites concrétions arrondies, dont le nombre et le volume s'accroissent avec les progrès de l'âge. Ces petits calculs sont formés par plusieurs couches concentriques et, de ce fait, présentent une grande analogie avec des grains d'amidon. Ils ont pour substance fondamentale une matière azotée, qui se dissout avec la plus grande facilité dans l'acide acétique. Quand elles sont de formation récente, et par conséquent de petit volume, les concrétions prostatiques flottent librement dans le liquide de l'acinus ; elles passent même, avec ce liquide, dans les canaux excréteurs et, de là, dans l'urèthre. Mais, à un stade plus avancé de leur développement, quand elles ont acquis sur place des dimensions supérieures au diamètre des canaux excréteurs, elles restent emprisonnées dans l'acinus ; d'autre part, comme elles continuent à s'accroître, elles arrivent finalement à remplir entièrement ce dernier et même à l'agrandir en refoulant peu à peu ses parois dans une direction excentrique. La prostate tout entière augmente naturellement de volume, en même temps que se dilatent ses acini, et l'on comprend sans peine qu'un pareil processus constitue un facteur important dans le mode de production de l'hypertrophie sénile de la prostate.

6° **Vaisseaux et nerfs.** — Les *artères* destinées à la prostate proviennent des vésicales inférieures et des hémorroïdales moyennes. Très variables dans leur nombre, mais en général de petit calibre, elles se ramifient dans l'épaisseur de l'organe et forment autour des culs-de-sac glandulaires un réseau capillaire à mailles polygonales très serrées. — Les *veines* issues des réseaux prostatiques se dirigent pour la plupart en dehors et se jettent dans ces canaux veineux, toujours très développés, qui se voient sur les faces latérales de la prostate et dont l'ensemble constitue le *plexus vésico-prostatique*. Nous avons déjà vu, à propos de la vessie, que ce plexus vésico-prostatique communique largement, en avant avec le plexus de Santorini, en arrière avec le plexus séminal (fig. 252). — Les *lymphatiques* de la prostate sont extrêmement nombreux. Ils ont été décrits, en 1854, par SAPPEY, auquel j'emprunte les détails suivants. Ces lymphatiques naissent autour des parois des culs-de-sac glandulaires. De là, ils se dirigent vers la surface extérieure de l'organe où ils forment un réseau, qui est surtout développé sur la face postérieure. De ce réseau partent ensuite quatre troncs principaux, deux supérieurs et deux latéraux : les deux troncs supérieurs, en général assez grêles, se rendent à un ganglion qui se trouve situé entre le trou sous-pubien et la partie correspondante du détroit supérieur ; les deux troncs latéraux, plus volumineux, se dirigent transversalement en dehors pour venir se terminer dans un ganglion situé sur les parties latérales et inférieures de l'excavation. — Les *nerfs* émanent du plexus hypogastrique. Ils cheminent à côté des artères ou isolément et présentent toujours sur leur trajet un certain nombre de ganglions minuscules. On ne connaît pas encore leur mode de terminaison.

7° **Liquide prostatique.** — En comprimant la prostate après la mort, on fait sourdre dans le canal de l'urèthre, au niveau des orifices des canaux excréteurs de la glande, un liquide d'aspect laiteux, filant, de réaction acide : c'est le liquide prostatique. C'est là le seul moyen de se le procurer à l'état de pureté. Chez le vivant, en effet, il ne s'échappe de la glande qu'au moment de l'éjaculation et se mêle immédiatement au sperme. Examiné au microscope, le liquide précité nous présente tout d'abord de nombreuses cellules épithéliales, qui proviennent, les unes des culs-de-sac glandulaires, les autres des canaux excréteurs. Robin a fait remarquer que ces cellules épithéliales, tenues en suspension dans le liquide prostatique, sont d'autant plus nombreuses que les sujets sont morts depuis plus long-temps ; il nous paraît rationnel d'en conclure qu'il n'en est pas de même pendant la vie et que leur présence, dans le liquide recueilli après la mort, est un fait purement cadavérique. Le liquide prostatique renferme encore des granulations graisseuses et un grand nombre de ces petits calculs à angles arrondis, de coloration jaunâtre ou brun rougeâtre, que nous avons vus se former dans la cavité même des culs-de-sac.

§ II. — Glandes de Cowper

Déjà signalées en 1684 par Méry (*Journ. des Savants*, n° 17, p. 304), ces glandes ont été minutieusement décrites, dix-huit ans plus tard par Cowper (*Philosoph. Transact.*, t. XXI, p. 364), qui a eu la bonne fortune de leur attacher son nom.

Elles ont été bien étudiées à nouveau, en 1849, par Gubler (*Th. de Paris*), sous le nom de *glandes bulbo-uréthrales*.

1° **Conformation extérieure et rapports.** — Les glandes de Cowper, glandes de Méry, glandes bulbo-uréthrales, se présentent sous la forme de petites masses arrondies, d'une consistance ferme, d'une coloration blanchâtre, situées en arrière de la base du bulbe, dans l'espace angulaire que forme cette base avec la portion membraneuse de l'urèthre (fig. 258, 17). Leur volume varie de la

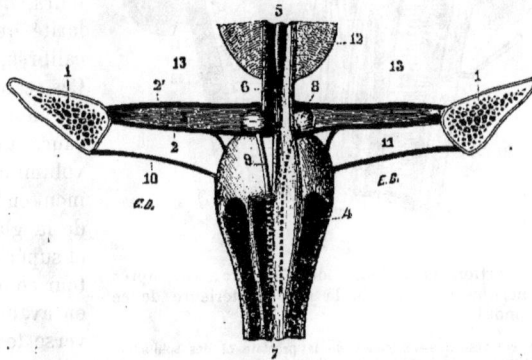

Fig. 310.

Coupe horizontale du périnée passant par l'urèthre pour montrer les rapports des glandes de Cowper (*schématique*).

1, 1, branches ischio-pubiennes. — 2, 2', feuillet inférieur et feuillet supérieur de l'aponévrose périnéale moyenne. — 3, muscle de Guthrie ou transverse profond. — 4, bulbe de l'urèthre. — 5, 6, 7, portions prostatique, membraneuse et spongieuse du canal de l'urèthre. — 8, glandes de Cowper. — 9, leur canal excréteur. — 10, aponévrose périnéale superficielle. — 11, loge inférieure du périnée. — 12, extrémité inférieure ou sommet de la prostate. — 13, 13, espace pelvi-rectal supérieur.

grosseur d'une lentille à celle d'une petite noisette. Haller les comparait à un pois, Winslow à un noyau de cerise.

Au nombre de deux, l'une droite, l'autre gauche, elles se disposent symétriquement de chaque côté de la ligne médiane : un intervalle de 5 ou 6 millimètres les sépare ordinairement l'une de l'autre. Cet intervalle est toutefois fort variable, et il est à noter que les corps glandulaires sont d'autant plus rapprochés qu'ils sont plus volumineux. Il n'est pas extrêmement rare de les voir, quand ils sont très développés, arriver au contact l'un de l'autre par leur côté interne, au point d'en imposer pour une glande unique, impaire et médiane.

Les glandes de Cowper sont placées dans l'épaisseur de l'aponévrose périnéale moyenne (fig. 310,8). Elles sont donc en rapport : en bas, avec le feuillet inférieur de cette aponévrose qui les sépare du bulbe ; en haut, avec son feuillet supérieur qui les sépare de la prostate et de la loge prostatique. Tout autour d'elles se disposent les faisceaux du muscle transverse profond du périnée : le corps glandulaire est pour ainsi dire englobé dans la partie postérieure de ce muscle.

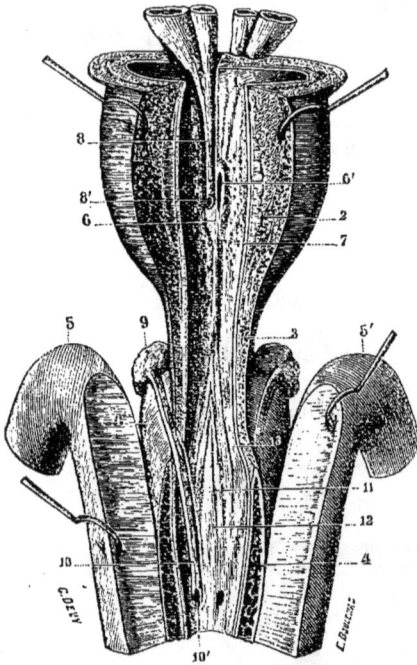

Fig. 311.

La portion postérieure de l'urèthre, vue après incision médiane de la paroi antérieure de ce conduit.

1, col vésical. — 2, coupe de la prostate et des sphincters uréthraux. — 3, coupe de l'urèthre membraneux. — 4, coupe de l'urèthre spongieux. — 4', bulbe. — 5, 5', les deux corps caverneux. — 6, verumontanum, avec 6', orifice de l'utricule prostatique. — 7, paroi postérieure de l'urèthre prostatique avec ses orifices glandulaires. — 8, canal éjaculateur droit mis à nu, avec 8' son orifice. — 9, glande de Cowper. — 10, son canal excréteur mis à nu. — 10', orifice de ce canal. — 11, plis longitudinaux de la muqueuse de l'urèthre. — 12, cul-de-sac du bulbe. — 13, collet du bulbe.

2° **Constitution anatomique, canalicules excréteurs.** — Par leur constitution anatomique, les glandes de Cowper appartiennent à la classe des glandes en grappe et, comme telles, se décomposent successivement en lobules et acini. — Aux acini font suite des canaux excréteurs, qui présentent cette particularité qu'ils sont très larges, mal calibrés, plus ou moins bosselés. Ces canalicules se réunissent les uns aux autres pour donner naissance à des canaux de plus en plus volumineux et finalement se résument en un canal unique, qui émerge de la glande sur son côté antérieur et supérieur. —De là, le canal excréteur commun se porte obliquement en avant et un peu en dedans, traverse le feuillet inférieur de l'aponévrose périnéale moyenne, s'engage peu après dans l'épaisseur du bulbe, arrive sous la muqueuse uréthrale, glisse quelque temps au-dessous d'elle, et finit par la perforer pour s'ouvrir sur la paroi postérieure de l'urèthre au niveau de la partie antérieure du cul-de-sac du bulbe (fig. 311,10'). Sa longueur, relativement considérable, est de 30 à 40 millimètres, dont 10 ou 15 pour la portion intra-bulbaire, 20 ou 25 pour sa portion sous-muqueuse. — Dans ce long trajet, les deux canaux excréteurs, celui du côté gauche et celui du côté droit, séparés à leur origine par l'intervalle qui sépare les glandes elles-mêmes, se rapprochent graduellement l'un de l'autre, arrivent bientôt au contact sur la ligne médiane et, à partir de ce point, cheminent parallèlement jusqu'à leurs orifices terminaux. — Ces orifices sont tout petits, le plus souvent peu ou point visibles. De plus, ils se disposent différemment sur la paroi uréthrale, selon que les canaux excréteurs ont une longueur égale ou inégale : dans le premier cas, ils sont placés côte à côte, à droite et à gauche de la ligne médiane ; dans le second, ils sont situés l'un en avant de l'autre et à une distance qui peut varier de 1 à 15 millimètres. Sur un sujet étudié par SAPPEY, les deux canaux excréteurs s'ouvraient sur la muqueuse par un orifice commun.

3° **Structure microscopique.** — Les acini de la glande de Cowper ne paraissent pas avoir de membrane propre, à moins qu'on prenne comme telle une enveloppe réticulée de nature conjonctive qui se confond avec le tissu conjonctif lâche situé autour des lobules. — Leurs parois sont formées par des cellules pyramidales, mesurant 12 μ de hauteur et disposées sur une seule rangée. Au-dessous d'elles, cependant, se trouve un certain nombre d'éléments, que quelques auteurs considèrent comme constituant une deuxième couche de cellules et qui paraissent comparables aux croissants signalés par GIANUZZI dans les glandes salivaires. — Quant aux canaux excréteurs, ils sont constitués par une enveloppe propre, relativement épaisse, très riche en fibres élastiques. Sur sa face externe s'étale une double couche de fibres musculaires lisses, les unes longitudinales, les autres circulaires. Sa face interne est revêtue par un épithélium à deux couches, finement granuleux (STILLING). — Les glandes de Cowper sécrètent un liquide transparent, de consistance visqueuse, de nature albuminoïde. Comme la prostate et les vésicules séminales, elles se vident dans l'urèthre au moment de l'éjaculation et fournissent ainsi au sperme l'un de ses éléments.

Signification morphologique. — Les glandes de Cowper existent chez la plupart des mammifères et, chez quelques-uns d'entre eux, notamment chez les cheiroptères, chez quelques carnassiers, chez quelques insectivores et chez les singes, elles présentent des dimensions qui sont relativement beaucoup plus considérables que chez l'homme. C'est chez les monotrèmes et les marsupiaux qu'elles paraissent atteindre leur plus haut degré de développement : on en compte deux paires chez la sarigue, trois paires chez le phalanger, trois paires également chez le kangouroo. — D'autre part, un certain nombre de faits établissent nettement que, comme la prostate, ces glandes appartiennent bien aux fonctions génitales : c'est ainsi que nous les voyons se développer à l'âge de la puberté, se réduire pendant l'hiver chez les animaux hibernants et augmenter de volume à l'époque du rut, s'atrophier à la suite de la castration, etc. SCHNEIDEMÜHL a constaté que l'épithélium sécréteur des glandes de Cowper présentait des différences structurales très nettes, suivant que les sujets étaient émasculés ou non. — De son côté, STILLING, examinant comparativement les glandes de Cowper du lapin après un isolement de quatre ou six semaines et immédiatement après l'accouplement, a noté les faits suivants : dans le premier cas, les cellules des acini sont volumineuses, nettement isolées les unes des autres et présentent un protoplasma très clair ; dans le second cas, c'est-à-dire après l'accouplement, elles sont plus petites, mal délimitées, finement granuleuses, et quant aux canalicules excréteurs, d'arrondis qu'ils étaient, ils sont maintenant plus ou moins aplatis et présentent sur des coupes des contours plus ou moins sinueux.

A consulter au sujet de la prostate et des glandes de Cowper : MERCIER, *Rech. anat. sur la prostate des vieillards*, Bull. Soc. anat., 1836-7 ; — LEROY d'ÉTIOLLES, *Consid. anat. et chirurg. sur la prostate*, Paris, 1840 ; — GUBLER, *Des glandes de Méry et de leurs maladies*, Th. Paris, 1849 ; — THOMPSON, *Some observ. on the anatomy and pathology of the adult prostate*, Méd. chir. Transact., London, 1857 ; — MESSER, *Report on the condition of the prostate in old age*, ibid., 1860 ; — LUSCHKA, *Das vordere mittelstück der Prostata*. Arch. f. path. Anat., 1865 ; — PETTIGREW, *On the muscular arrangements of the bladder and prostate*, etc., Philos. Trans. London, 1867 ; — REINERT, *Ueber Ganglienzellen der Prostata*, Zeitschr. f. rat. Méd., 1869 ; — PATRUBAN, *Ueber das Verhalten der Harnröhre zur Prostata*, Allg. Wien. Zeit , 1871 ; — LANGERHANS, *Ueber die accessor. Drüsen der Geschlechtsorgane*, Virchow's Arch., 1874 ; — IVERSEN, *Prostatas normale anatomi*, Nord. med. Ark., 1874 ; — SCHNEIDEMÜHL, *Vergl.-anatom. Untersuch. über den histol. Bau der Cowper'schen Drüsen*, Deutsche Zeitschr. f. Thiermedicin, 1880 ; — RÜDINGER, *Zur Anat. der Prostata, des Uterus masculinus und der Ductus ejaculatorii*, München, 1883 ; — STILLING, *Beobacht. über Function der Prostata*, etc., Virchow's Arch., 1884 ; — DU MÊME, *Ueber die Cow.*

per'schen Drüsen, Virchow's Arch., 1885 ; — ENGLISCH, Ueber Anat. u. Pathol. der Cowper'schen
Drüsen, Wien. méd. jahrb., 1885 ; — HARRISON, The prostate muscle, Lancet, 1886 ; — GRIFFITHS,
Observ. on the anatomy of the prostate, Journ. of Anat. and Physiol., 1889 ; — DU MÊME, Observ.
on the function of the prostate gland, etc., ibid., 1889 ; — DU MÊME, The prostate gland, etc.,
ibid., 1890 ; — REGNAULD, Étude sur l'évolution de la prostate chez le chien et chez l'homme,
Journ. de l'Anatomie, 1892.

ARTICLE VI

MUSCLES ET APONÉVROSES DU PÉRINÉE CHEZ L'HOMME

Le bassin est fermé en bas, au niveau de son détroit inférieur, par des parties
molles, de valeur diverse, dont l'ensemble constitue le *périnée*. Cette région a la
forme d'un losange dont le grand axe, dirigé d'avant en arrière, s'étend de l'angle
sous-pubien au sommet du coccyx et dont le petit axe, dirigé transversalement,
unit l'une à l'autre les deux tubérosités ischiatiques. Le petit axe, représenté par
la ligne bi-ischiatique, divise le périnée en deux moitiés, l'une et l'autre triangulaires : une moitié antérieure ou *périnée antérieur*, une moitié postérieure ou
périnée postérieur. L'étude méthodique des différents plans qui entrent dans la
constitution du périnée appartient à l'anatomie topographique. Nous devons nous
contenter ici de décrire :

1° Les *muscles* qui se développent dans cette région ;
2° Les *lames aponévrotiques* qui leur sont annexées.

§ I. — MUSCLES DU PÉRINÉE

Les muscles du périnée, chez l'homme, se répartissent en deux groupes. — Les
uns, situés dans le périnée antérieur, appartiennent plus spécialement à l'appareil
génito-urinaire. Ce sont : le *transverse du périnée*, l'*ischio-caverneux*, le *bulbo-
caverneux*, le *muscle de Guthrie*, le *muscle de Wilson* et le *sphincter externe de
l'urèthre*. De ces six muscles, les trois premiers sont pairs et symétriques ; les trois
autres sont impairs et occupent la ligne médiane. — Les muscles du deuxième
groupe appartiennent au périnée postérieur ou région ano-coccygienne. Ils sont au
nombre de trois : le *sphincter de l'anus*, le *releveur de l'anus* et l'*ischio-coccygien*. — Tous les muscles du périnée, qu'ils appartiennent à l'un ou à l'autre
groupe, sont des muscles striés.

1° **Transverse du périnée.** — Le muscle transverse du périnée (*transverse
superficiel* de CRUVEILHIER) s'étend transversalement, comme son nom l'indique,
de la tubérosité de l'ischion à la ligne médiane (fig. 312, 3). Il revêt ordinairement
la forme d'une lame triangulaire, dont la base est en dedans et le sommet en dehors.

a. *Insertions.* — Le transverse du périnée naît sur la face interne de la tubérosité ischiatique, entre les insertions de l'ischio-caverneux et celles de l'obturateur
interne. De là, il se porte en dedans et un peu en avant et vient se terminer sur un
raphé fibreux, le *raphé prérectal* ou *ano-bulbaire*, qui s'étend de la partie antérieure de l'anus au bulbe de l'urèthre. Cette cloison médiane, fort variable dans
son développement, est néanmoins constante : elle sépare l'un de l'autre les deux
muscles homonymes, et il n'est pas exact de dire, comme le font quelques auteurs,
qu'un certain nombre de faisceaux du transverse croisent la ligne médiane pour se
continuer avec ceux du côté opposé.

Indépendamment des faisceaux précités, à insertion franchement médiane, la plupart des anatomistes décrivent au transverse quelques faisceaux qui, en atteignant le raphé, s'infléchissent soit en avant, soit en arrière, et qui paraissent se continuer, les premiers avec le bulbo-caverneux, les seconds avec le sphincter de l'anus. Ces faisceaux existent en effet sur bien des sujets et, s'ils se continuent réellement avec le bulbo-caverneux et le sphincter anal, ce qui me paraît très

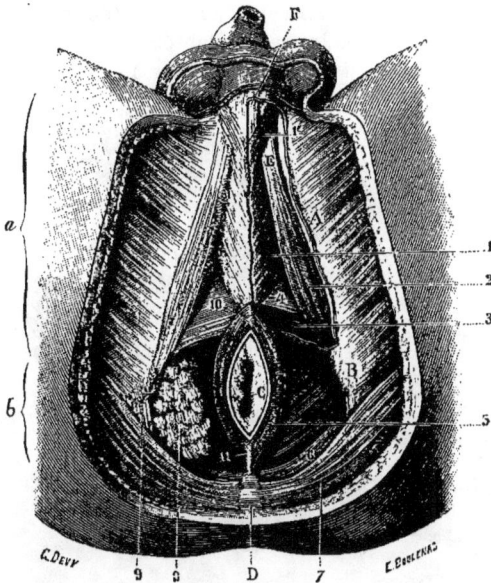

Fig. 312.

Muscles du périnée chez l'homme (*plan superficiel*).

(L'aponévrose superficielle a été conservée sur le côté gauche du sujet.)

a, périnée antérieur. — *b*, périnée postérieur.

A, branche ischio-pubienne. — B, ischion. — C, anus. — D, coccyx. — E, corps caverneux de la verge. — F, corps spongieux de l'urèthre.

1, muscle bulbo-caverneux, avec 1' muscle de Houston. — 2, muscle ischio-caverneux. — 3, muscle transverse superficiel. — 4, aponévrose moyenne du périnée. — 5, sphincter externe de l'anus. — 6, muscle ischio-coccygien. — 7, grand fessier. — 8, tissu cellulo-graisseux de la fosse ischio-rectale. — 9, ligament sacro-sciatique. — 10, raphé ano-bulbaire. — 11, raphé ano-coccygien. — 12, releveur de l'anus.

difficile à établir par la dissection, ils constituent pour ces derniers muscles des faisceaux surajoutés à insertion ischiatique.

b. *Rapports*. — Le muscle transverse du périnée, par son bord antérieur, constitue le côté postérieur d'un triangle, le *triangle ischio-bulbaire*, dont les deux autres côtés sont formés, l'interne par le bulbo-caverneux, l'externe par l'ischio-caverneux. — Son bord postérieur sert de limite aux deux régions périnéale postérieure et périnéale antérieure. — Sa face inférieure ou superficielle répond à la peau, dont elle est séparée par l'aponévrose périnéale superficielle. — Quant à sa face supérieure ou profonde, elle est en rapport immédiat avec l'aponévrose périnéale moyenne.

c. *Action*. — Les deux muscles transverses, agissant de concert, semblent avoir pour action de tendre le raphé fibreux sur lequel ils s'insèrent. Ils favorisent ainsi l'action des bulbo-caverneux qui, trouvant un point fixe sur ce raphé, pourront ensuite agir plus fructueusement sur les corps caverneux de la verge.

2° Ischio-caverneux. — L'ischio-caverneux est un petit muscle allongé, couché sur la branche ischio-pubienne et s'étendant de la tubérosité de l'ischion à la racine de la verge (fig. 312, 2).

a. *Insertions.* — Il prend naissance en arrière : 1° par un faisceau interne, sur la face interne de l'ischion, immédiatement au-dessous des origines du transverse ; 2° par un faisceau externe, sur la branche ischio-pubienne. Ces deux faisceaux, plus ou moins distincts à leur origine, ne tardent pas à se fusionner pour former le

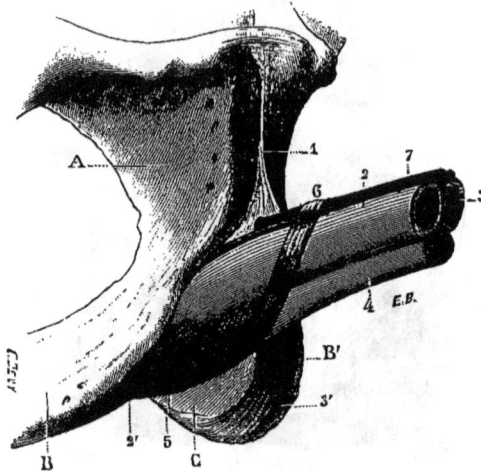

Fig. 313.

Les muscles de la racine de la verge (vue latérale droite).

A, corps du pubis. — B, B', branches ischio-pubiennes. — C, ischion gauche.
1. ligament suspenseur de la verge. — 2, corps caverneux droit, avec 2' sa racine recouverte par le muscle ischio-caverneux. — 3, corps caverneux gauche, avec 3' le muscle ischio-caverneux du même côté. — 4, corps spongieux. — 5, muscle bulbo-caverneux, avec : 6, ses faisceaux antérieurs constituant le muscle de Houston. — 7, artère dorsale et veine dorsale profonde de la verge.

corps musculaire. Celui-ci se dirige obliquement de bas en haut, d'arrière en avant et de dehors en dedans, et vient se fixer, à l'aide d'un large tendon aponévrotique, sur la racine du corps caverneux correspondant. Cette aponévrose, véritable tendon terminal du muscle, se confond insensiblement avec l'enveloppe fibreuse du corps caverneux.

b. *Rapports.* — Le muscle ischio-caverneux est, comme le précédent, un muscle superficiel. — Sa face antérieure, légèrement convexe, est recouverte par l'aponévrose périnéale superficielle, le tissu cellulaire sous-cutané et la peau. — Sa face profonde, plus ou moins creusée en gouttière, embrasse successivement dans sa concavité la branche ischio-pubienne et le corps caverneux. — Son bord externe répond à l'origine pelvienne des adducteurs de la cuisse. — Son bord interne, suivi d'arrière en avant, forme tout d'abord le côté externe du triangle ischio-bulbaire ; puis, il prend contact avec le bulbo-caverneux et répond à ce muscle jusqu'à sa terminaison.

c. *Action.* — Quand les muscles ischio-caverneux se contractent, ils portent la verge en bas et en arrière. De plus, en comprimant l'origine des corps caverneux, ils tendent à chasser vers la portion antérieure de la verge le sang artériel qui afflue dans ces deux organes érectiles et concourent ainsi à l'érection.

3° **Bulbo-caverneux.** — Le bulbo-caverneux est, comme les deux précédents, un muscle pair, situé en avant du sphincter de l'anus de chaque côté de la ligne médiane (fig. 312,1). Couché sur la partie spongieuse de l'urèthre, il forme à cette dernière une sorte de demi-gaine, qui s'étend depuis la partie la plus reculée du bulbe jusqu'au voisinage de la symphyse pubienne.

a. *Insertions.* — Les fibres qui le constituent prennent naissance, en arrière, sur le raphé médian ano-bulbaire. De là, elles se portent toutes obliquement en dehors, en avant et en haut, en décrivant des sortes de courbes à concavité interne. — Le plus grand nombre d'entre elles, après avoir contourné la face latérale du bulbe, arrivent sur sa face supérieure et s'y terminent par un système de petits tendons, qui s'entre-croisent sur la ligne médiane avec les tendons similaires du côté opposé. — Les fibres les plus antérieures, beaucoup plus longues, contournent de la même façon la portion spongieuse de l'urèthre d'abord, puis le corps caverneux correspondant et, arrivées sur la face dorsale de la verge, s'entre-croisent sur la ligne médiane avec celles du côté opposé. Ce dernier faisceau à insertion sus-pénienne, aplati et mince, très variable dans son développement, constitue le *muscle de Houston* (312,1' et 314,6). Il est fourni dans certains cas par l'ischio-caverneux.

b. *Rapports.* — On peut considérer au bulbo-caverneux deux faces, que l'on distingue en interne et externe, et deux extrémités, l'une antérieure, l'autre postérieure. — La face interne ou concave embrasse successivement la moitié correspondante du bulbe uréthral, la portion spongieuse de l'urèthre et, au niveau du muscle de Houston, la portion initiale du corps caverneux. — La face externe ou convexe répond tout d'abord au triangle ischio-bulbaire, puis au muscle ischio-caverneux, qui est situé immédiatement en dehors d'elle. Elle est recouverte, comme ce dernier muscle, par l'aponévrose périnéale superficielle, le tissu cellulaire sous-cutané et la peau. — L'extrémité postérieure est en rapport avec le sphincter anal qui la recouvre en partie. — L'extrémité antérieure est située sur le dos de la verge, immédiatement en avant du ligament suspenseur. A ce niveau, le muscle repose sur la veine dorsale, rapport important, comme nous le verrons tout à l'heure.

c. *Action.* — Les deux muscles bulbo-caverneux ne sont séparés l'un de l'autre, sur la ligne médiane, que par un simple raphé fibreux souvent même peu visible. Aussi la plupart des auteurs considèrent-ils les deux muscles comme confondus et les décrivent-ils comme un seul muscle impair et médian. Quelque inexacte que soit une pareille conception au point de vue anatomique, elle est admissible en physiologie. Le muscle unique forme alors une sorte de cylindre qui engaine le bulbe et, comme ses fibres sont obliquement circulaires, elles compriment cet organe au moment de leur contraction. Cette compression, qui s'exerce à la fois

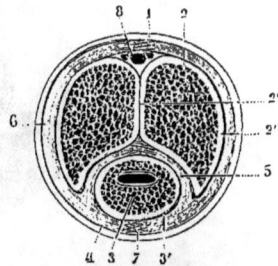

Fig. 314.

Coupe schématique transversale de la verge, pour montrer les insertions du bulbo-caverneux.

1, fascia penis. — 2, corps caverneux, avec : 2' sa tunique albuginée ; 2", sa cloison médiane. — 3, corps spongieux, avec 3' son albuginée. — 4, muscle bulbo-caverneux. — 5, ses fibres postérieures. — 6, ses fibres antérieures ou muscle de Houston. — 7, raphé sous-uréthral. — 8, veine dorsale profonde, artères et nerfs dorsaux de la verge.

sur toute la périphérie du bulbe a un double effet : 1° au moment de la miction et de l'éjaculation, elle chasse vers le méat urinaire l'urine et le sperme accumulés dans le cul-de-sac bulbaire, d'où le nom d'*accelerator urinæ et seminis* que les anciens auteurs donnaient au muscle bulbo-caverneux ; 2° elle chasse le sang que

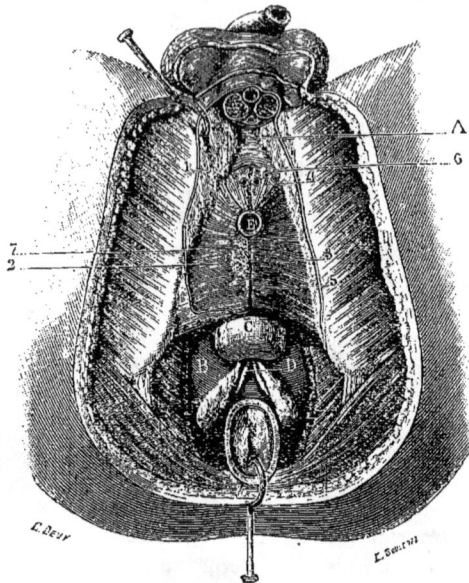

Fig. 315.

Les muscles du périnée chez l'homme (plan profond).

(Du côté gauche du périnée antérieur, les trois muscles de la couche superficielle ont été enlevés, en même temps qu'on a réséqué les corps caverneux et le bulbe uréthral ; à droite, le feuillet inférieur de l'aponévrose moyenne a été enlevé ; au niveau du périnée postérieur, on a pratiqué une large fenêtre dans le releveur anal et l'ischio-coccygien, et le rectum a été fortement attiré en arrière pour découvrir les organes profonds.)

A, symphyse pubienne. — B, bas-fond de la vessie. — C, prostate. — D, vésicules séminales et canaux déférents. — E, urèthre coupé transversalement.

1, aponévrose superficielle, réséquée en partie et rejetée en dehors. — 2, aponévrose moyenne (feuillet inférieur). — 3, muscle de Guthrie ou transverse profond. — 4, feuillet supérieur de l'aponévrose moyenne, laissant voir par transparence le muscle de Wilson. — 5, glandes de Cowper, situées dans l'épaisseur du transverse profond. — 6, plexus veineux sous-pubien. — 7, partie de l'aponévrose moyenne en rapport avec le bulbe.

contiennent les aréoles du bulbe, dans la portion spongieuse de l'urèthre d'abord, et de là dans le gland. Le muscle bulbo-caverneux prend ainsi une part active à l'érection de ce dernier organe.

Le faisceau sus-pénien ou muscle de Houston, réuni à son homologue du côté opposé, forme une sorte de sangle qui, au moment de la contraction du muscle, comprime les parties latérales et supérieure du pénis. Elle comprime tout particulièrement la veine dorsale qui est immédiatement sous-jacente et, en arrêtant la circulation de retour, elle amène une stase sanguine dans tout le territoire de ce tronc veineux. Le muscle de Houston détermine ainsi la turgescence des organes érectiles et, de ce fait, concourt au phénomène de l'érection.

4° **Muscle de Guthrie.** — Le muscle de Guthrie ou *muscle transverse profond du périnée* est situé au-dessus et en avant du transverse superficiel, entre les deux feuillets de l'aponévrose périnéale moyenne. Aplati et fort mince, il comble d'une façon à peu près complète l'espace triangulaire qui se trouve limité en arrière par le muscle transverse superficiel, en dedans par la ligne médiane, en dehors par les branches ischio-pubiennes (fig. 316, 6).

a. *Insertions.* — Le muscle de Guthrie naît sur la lèvre postérieure des branches ischio-pubiennes, en partie par des fibres charnues, en partie par des fibres tendi-

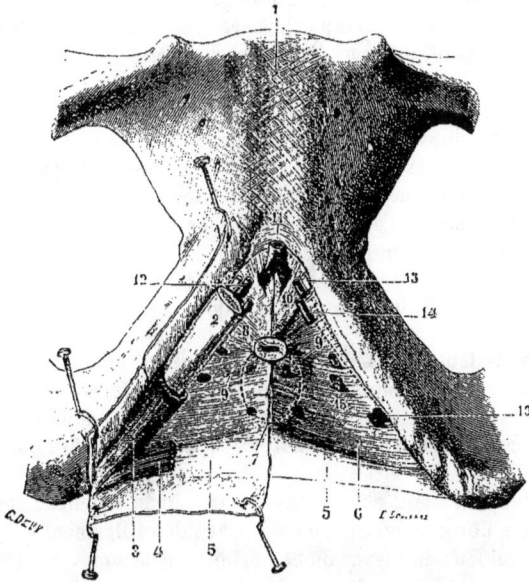

Fig. 316.

Le muscle de Guthrie et le muscle de Wilson, vus par leur face antérieure
(*demi-schématique*).

(Le feuillet inférieur de l'aponévrose périnéale moyenne a été enlevé dans la moitié droite de la figure. La portion membraneuse de l'urèthre a été réséquée immédiatement en arrière du bulbe ; la partie de ce dernier organe qui est en rapport de contact avec l'aponévrose périnéale moyenne est indiquée par une ligne pointillée.)

1, symphyse pubienne. — 2, racines des corps caverneux. — 3, ischio-caverneux. — 4, transverse superficiel du périnée. — 5, feuillet inférieur de l'aponévrose périnéale moyenne, se fusionnant en arrière du transverse avec l'aponévrose périnéale superficielle. — 6, muscle de Guthrie ou transverse profond. — 7, raphé sous-uréthral. — 8, urèthre. — 9, glandes de Cowper. — 10, muscle de Wilson. — 11, veine dorsale profonde de la verge. — 12, artère dorsale. — 13, nerf dorsal. — 14, artère caverneuse. — 15, veines postérieures des corps caverneux. — 16, artères et veines bulbeuses.

neuses. De là, il se porte en dedans et vient se terminer de la façon suivante : ses fibres postérieures, passant en arrière de l'urèthre, se fixent au raphé prérectal ; ses fibres antérieures s'insèrent sur les faces latérales et sur la face antérieure de la portion membraneuse de l'urèthre, immédiatement en arrière du bulbe. Nous devons ajouter qu'un certain nombre de faisceaux du transverse profond se fixent sur l'aponévrose périnéale moyenne au voisinage de la ligne médiane.

b. *Rapports.* — Considéré au point de vue de ses rapports, le muscle de Guthrie nous présente deux faces, l'une inférieure ou superficielle, l'autre supérieure ou profonde. — Sa face inférieure est recouverte par le feuillet superficiel de l'aponévrose périnéale moyenne. — Sa face supérieure est en rapport avec le feuillet profond de cette même aponévrose et, par son intermédiaire : 1° en haut, avec le muscle de Wilson ; 2° au-dessous de ce muscle, avec le plexus veineux de Santorini et parfois avec le sommet de la prostate. — Ses bords latéraux nous présentent une série de boutonnières (fig. 316), qui livrent passage aux veines profondes du pénis. — Enfin, son bord postérieur répond à la glande de Cowper et à son canal excréteur.

c. *Action*. — Réuni à celui du côté opposé, le muscle de Guthrie forme une sorte de diaphragme contractile, qui renforce l'aponévrose périnéale moyenne : il prend ainsi une part importante à la constitution de la portion antérieure du plancher pelvien. Sa signification physiologique me paraît assez obscure. — Par ses faisceaux postérieurs, tout d'abord, il fixe le raphé fibreux prérectal et, de ce fait, favorise bien évidemment le jeu des muscles qui s'y insèrent. — Mais ce n'est pas tout : le muscle de Guthrie comprime les veines qui le traversent ; or, comme ces veines proviennent pour la plupart des organes érectiles du pénis, il détermine la stase veineuse dans ces derniers organes et devient en conséquence l'un des agents de l'érection. — Il comprime encore la portion membraneuse de l'urèthre et doit vraisemblablement concourir à l'expulsion de l'urine et du sperme. — Il comprime, enfin, les glandes de Cowper qui, comme nous l'avons vu, sont plus ou moins englobées dans sa masse et, par cette compression, exprime dans le canal de l'urèthre le produit de sécrétion de cette glande.

5° Muscle de Wilson. — Le muscle de Wilson, rejeté à tort par certains auteurs, considéré par d'autres comme une dépendance du sphincter strié de l'urèthre, est un muscle impair, médian, symétrique, situé dans l'angle que forment en se réunissant l'une à l'autre les deux branches ischio-pubiennes (fig. 316, 10).

Sa base, dirigée en haut, s'insère en partie sur le ligament sous-pubien, en partie sur la lame fibreuse qui s'étale au-dessous de ce ligament et que traversent les gros canaux veineux du plexus de Santorini. Son sommet, dirigé en bas et en arrière, se perd sur les parois latérales et inférieure de la portion membraneuse de l'urèthre, principalement sur sa paroi inférieure.

Des deux faces du muscle de Wilson, la face inférieure repose sur le feuillet profond de l'aponévrose périnéale moyenne, qui la sépare du transverse profond. — Sa face supérieure répond au plexus de Santorini. — Sur les côtés, le muscle de Wilson est séparé des faisceaux antérieurs du releveur de l'anus par l'aponévrose latérale de la prostate ou aponévrose pubo-rectale.

Comme le muscle précédent, le muscle de Wilson renforce la portion sous-pubienne du plancher pelvien. En raison de la direction de ses fibres, il comprime de bas en haut la portion membraneuse de l'urèthre et l'élève vers la symphyse.

6° Sphincter externe de l'urèthre. — Le sphincter externe de l'urèthre ou sphincter strié occupe, comme le muscle de Wilson, l'intérieur de la loge prostatique (fig. 317, 5 et 5').

a. *Mode de constitution*. — Ce muscle s'étend en hauteur depuis l'aponévrose périnéale moyenne jusqu'au col de la vessie. Il répond, par conséquent, aux deux portions membraneuse et prostatique de l'urèthre, mais sa disposition est bien différente sur l'une et l'autre de ces deux portions.

Sur l'urèthre membraneux, il forme à celui-ci un anneau complet ou, si l'on veut, un véritable manchon engainant la couche des fibres musculaires lisses. Sur le sommet de la prostate, nous rencontrons encore un anneau complet. Mais, un peu plus haut, l'anneau, comme s'il ne pouvait s'adapter aux dimensions graduellement croissantes de la prostate, se brise sur les côtés et, à partir de ce moment, se trouve divisé en deux demi-anneaux, l'un postérieur situé en arrière de la prostate, l'autre

antérieur s'étalant sur la face antérieure de ce corps glandulaire (fig. 319, D).
De ces deux plans de fibres, le postérieur est peu développé et disparaît rapidement : on ne le rencontre guère que dans le quart ou le cinquième inférieur de la
prostate. Le plan antérieur, au contraire, se poursuit sans interruption jusqu'au
col de la vessie. Il est constitué par des fibres transversales qui vont d'un bord à
l'autre de la prostate : par leur extrémité externe, les plus longues s'insèrent sur
les travées fibreuses de la coque prostatique ; les autres, plus courtes, dispa-

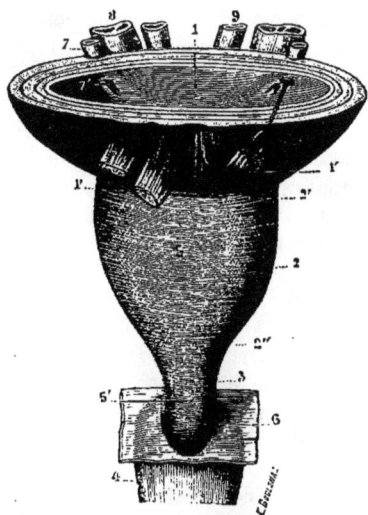

Fig. 317.

La prostate, vue par sa face antérieure ou
pubienne pour montrer le sphincter externe
de l'urèthre.

1, vessie, avec 1' ligaments pubo-vésicaux. — 2, prostate, avec 2' sa base, 2" son sommet. — 3, portion
membraneuse de l'urèthre. — 4, bulbe de l'urèthre. —
5, sphincter externe ou sphincter strié, avec 5' la
portion de ce muscle qui répond à l'urèthre membraneux (en rouge). — 6, aponévrose périnéale moyenne.
— 7, uretère, avec 7' son orifice vésical. — 8, vésicule
séminale. — 9, canal déférent.

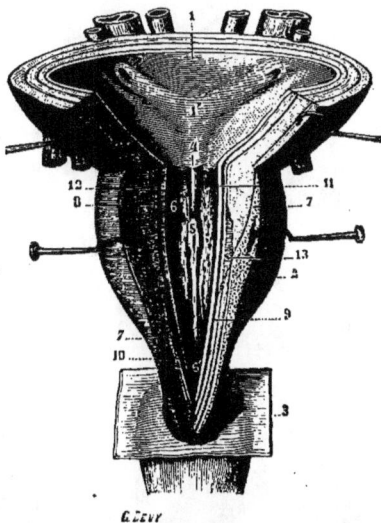

Fig. 318.

La même, après incision longitudinale du
canal de l'urèthre et écartement des deux
lèvres de l'incision.

1, vessie, avec 1' trigone de Lieutaud. — 2, prostate.—
3, aponévrose périnéale moyenne. — 4, col de la vessie.
— 5, verumontanum. — 6 et 6', portion prostatique et portion membraneuse de l'urèthre. — 7, 7, sphincter externe
ou strié. — 8, sphincter interne ou lisse. — 9, fibres
lisses longitudinales. — 10, fibres circulaires lisses de
l'urèthre membraneux. — 11, muqueuse uréthrale. —
12, couche spongieuse. — 13, glandules prostatiques.

raissent entre les faisceaux de fibres lisses ou même entre les éléments de la masse
glandulaire.

Le sphincter strié de l'urèthre mesure, sur la portion membraneuse, 4 ou 5 millimètres d'épaisseur. Sur la portion prostatique, le demi-anneau antérieur présente
également à son origine une épaisseur de 4 à 5 millimètres ; puis, il va en diminuant au fur et à mesure qu'il s'élève et se termine, au voisinage du col, par un
bord très mince. Nous rappellerons à ce propos que le sphincter lisse (p. 443)
s'atténue lui aussi graduellement, mais en sens inverse, je veux dire en allant de
haut en bas. Les deux sphincters de l'urèthre revêtent donc l'un et l'autre, sur des
coupes vertico-médianes (fig. 318, 7 et 8), l'aspect d'un triangle dont le sommet
est supérieur pour le sphincter strié, inférieur pour le sphincter lisse.

b. *Rapports*. — Vu par sa face antérieure ou pubienne (fig. 317, 5 et 5'), le
sphincter externe de l'urèthre nous apparaît sous la forme d'une large lame trian-

gulaire, dont la base confine à la vessie et dont le sommet, fortement tronqué, repose sur le feuillet supérieur de l'aponévrose périnéale moyenne. Ce feuillet le sépare du muscle de Guthrie et des glandes de Cowper.

1° *En avant*, il répond au muscle de Wilson et au plexus de Santorini, qui le sépare du pubis et des ligaments pubo-vési-caux (fig. 262, 11).

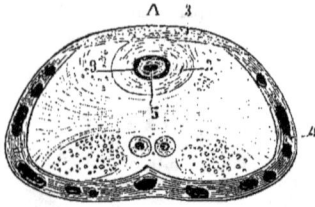

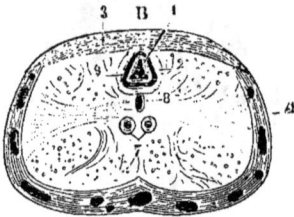

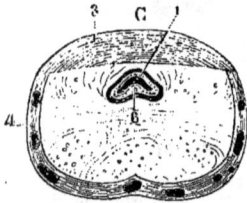

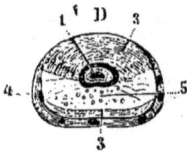

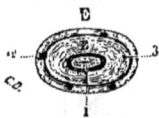

2° *En arrière*, la portion membraneuse du muscle (formée par des fibres annulaires) est en rapport avec l'aponévrose prostato-périto-néale, et il en est de même du demi-anneau postérieur de la portion prostatique. Quant au demi-anneau antérieur (formé par des fibres arciformes), il repose sur la face antérieure de la prostate et contribue ainsi, sur la ligne médiane, à renforcer la paroi antérieure du canal de l'urèthre. Tout à fait en haut, dans toute la portion du canal qui répond au sphinc-ter lisse, le sphincter strié repose directement sur ce dernier muscle et nous voyons mainte-nant que si la prostate (laquelle n'est que le produit d'une transformation locale du con-duit uro-génital) ne se développait pas, ce rap-port de contact immédiat entre le sphincter externe et le sphincter interne existerait dans toute la hauteur de ce dernier, sur sa face postérieure comme sur sa face antérieure. D'autre part, le sphincter externe conserverait jusqu'à son extrémité supérieure sa disposition annulaire et, dans ce cas, les deux sphincters ressembleraient exactement à deux manchons emboîtés l'un dans l'autre.

c. *Action.* — Grâce à sa disposition annulaire ou semi-annulaire, le sphincter externe de l'urèthre a bien évidemment pour attributions de resserrer l'urèthre et, par conséquent, de comprimer les matières liquides ou solides que peut renfermer ce canal. C'est lui qui bien sou-vent arrête la sonde dans le cathétérisme. C'est lui qui, fermant l'urèthre postérieur, quand la vessie est suffisamment distendue pour faire naître le besoin d'uriner, permet à ce réservoir de se distendre encore au delà des limites fixées par la résistance du sphincter lisse. Inter-venant enfin dans l'éjaculation, au moment où le sperme débouche des canaux éjaculateurs, il chasse brusquement ce liquide de la portion

Fig. 349.

Le sphincter externe de l'urèthre, vu sur des coupes transversales de la prostate passant : A, à 6 millimètres au-dessous du col ; B, à 15 millim. du col ; C, à 20 millim. du col ; D, par le sommet de la prostate ; E, par la partie postérieure de l'urèthre membraneux.

1, canal de l'urèthre. — 2, sphincter lisse ou sphincter interne (*en rose*). — 3, sphincter strié ou sphincter externe (*en rouge*). — 4, enveloppe de la prostate (coque prostatique). — 5, noyau central. — 6, veru montanum. — 7, canaux éjaculateurs. — 8, utricule prostatique. — 9, tunique vasculaire de l'urèthre.

prostatique dans la portion membraneuse, de la portion membraneuse dans la portion spongieuse et de celle-ci à l'extérieur. C'est vraisemblablement là le principal rôle du sphincter externe de l'urèthre et ce muscle acquiert ainsi une signification spéciale qui est en rapport avec les fonctions génitales. D'après GRIFFITHS, son développement marcherait parallèlement avec celui des testicules et, chez des animaux castrés, subirait une dégénérescence fibreuse.

7° **Sphincter externe de l'anus.** — Le sphincter externe de l'anus est un muscle orbiculaire, disposé tout autour de la partie inférieure du rectum. Il mesure de 20 à 25 millimètres de hauteur sur 8 ou 10 millimètres d'épaisseur. Lorsque l'anus est dilaté, soit par l'introduction d'un corps étranger, soit par le passage d'un cylindre fécal, le sphincter revêt la forme d'un anneau assez régulièrement circulaire. A l'état d'occlusion de l'anus, il est aplati latéralement et, par conséquent, beaucoup plus étendu dans le sens antéro-postérieur que dans le sens transversal (fig. 312, 5).

a. *Insertions.* — Les fibres constitutives du sphincter anal s'insèrent, en arrière, sur une lame fibreuse médiane, le *raphé ano-coccygien* (312, 11), qui s'étend de la pointe du coccyx à la partie postérieure de l'anus. Quelques-unes d'entre elles, les plus superficielles, s'attachent à la face profonde du derme, à la manière des muscles peauciers.

De cette origine elles se dirigent en avant et se partagent bientôt en deux moitiés, dont chacune, affectant la forme d'un demi-anneau, embrasse dans sa concavité la partie correspondante de l'anus. Elles arrivent ainsi à la partie antérieure de cet orifice et s'y terminent de la façon suivante : les fibres les plus superficielles se fixent aux téguments ; les autres, et c'est le plus grand nombre, se terminent, après s'être plus ou moins entre-croisées, sur une deuxième lame fibreuse, le *raphé ano-bulbaire* (312, 10), qui s'étend du bulbe de l'urèthre à la partie antérieure de l'anus. Un certain nombre de fibres, enfin, se continuent ordinairement, soit avec le transverse superficiel, soit avec le bulbo-caverneux.

b. *Rapports.* — La face externe du sphincter de l'anus est en rapport avec la couche cellulo-adipeuse qui remplit la fosse ischio-rectale. — Sa face interne répond successivement : 1° en haut, au sphincter interne (p. 145 et fig. 87) qu'il déborde en bas de 5 ou 6 millimètres ; 2° en bas, immédiatement au-dessous du sphincter interne, à la muqueuse du rectum et au plexus veineux hémorrhoïdal. — Sa circonférence supérieure est en rapport avec le releveur et se confond en partie avec les fibres de ce dernier muscle. — Sa circonférence inférieure répond à la peau du périnée.

c. *Action.* — Le sphincter anal a pour fonction de fermer le rectum à son extrémité inférieure (*constrictor ani*) et d'empêcher ainsi les matières fécales de s'échapper au dehors. Il agit ordinairement par sa seule tonicité. Il n'intervient par sa contraction que lorsqu'il s'agit de lutter contre l'action antagoniste des fibres musculaires du rectum et des muscles abdominaux.

8° **Releveur de l'anus.** — Le muscle releveur de l'anus est un muscle mince, aplati et fort large, qui s'étend de la paroi antéro-latérale du bassin à la région de l'anus (fig. 320, 8 et 321, 9).

a. *Insertions.* — Ce muscle prend naissance : 1° en avant, sur la face postérieure du corps du pubis, de chaque côté de la symphyse ; 2° en arrière, sur la face interne de l'épine sciatique ; 3° dans l'intervalle compris entre ces deux points extrêmes, sur une sorte d'arcade fibreuse, l'*arcus tendineus*, qui s'étend de l'un à l'autre (fig. 320, 11) et que l'on peut considérer comme résultant de l'épaississement à son niveau de l'aponévrose du muscle obturateur interne.

De cette longue ligne d'insertion, les faisceaux constitutifs du releveur se portent vers l'anus, en suivant un trajet qui varie pour chacun d'eux (fig. 320) : les faisceaux antérieurs ou pubiens se portent directement d'avant en arrière ; les faisceaux postérieurs sont transversaux ; les faisceaux moyens ont un trajet plus ou moins oblique, un trajet qui se rapproche d'autant plus de la direction transversale qu'ils sont plus postérieurs, d'autant plus de la direction antéro-postérieure qu'ils sont plus antérieurs. Indépendamment de cette inclinaison sur le plan médian, tous les faisceaux du releveur sont descendants; autrement dit, leur extrémité interne ou pelvienne est toujours située sur un plan plus élevé que celui qu'occupe leur extrémité opposée.

L'insertion mobile du releveur est assez complexe et, à cet effet, il y a lieu de diviser ces fibres en trois groupes : les fibres pré-rectales, les fibres post-rectales, et les fibres latéro-rectales. — Les *fibres pré-rectales*, comme leur nom l'indique, sont celles qui s'arrêtent en avant de l'anus ; elles s'insèrent sur le bord supérieur du raphé ano bulbaire. — Les *fibres post-rectales* arrivent à la ligne médiane entre l'anus et le coccyx. La plupart d'entre elles se fixent au raphé médian ano-coccygien. Les autres s'insèrent sur le sommet du coccyx à l'aide de fibres aponévrotiques toujours fort courtes. — Les *fibres latéro-rectales*,

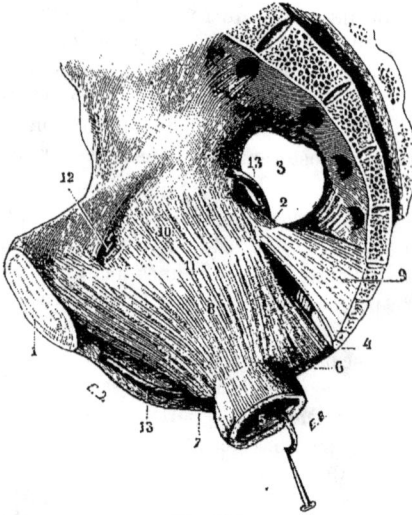

Fig. 320.
Le releveur de l'anus du côté droit,
vu par sa face interne.

1, symphyse pubienne. — 2, épine sciatique. — 3, grande échancrure sciatique. — 4, pointe du coccyx. — 5, rectum, érigné à gauche. — 6, raphé ano-coccygien. — 7, raphé ano-bulbaire. — 8, muscle releveur avec ses insertions pré-rectales, latéro-rectales et post-rectales. — 9, muscle ischio-coccygien. — 10, obturateur interne, revêtu de son aponé-vrose. — 11, arcus tendineus. — 12, orifice interne du canal sous-pubien. — 13, artère honteuse interne, contournant l'épine sciatique pour pénétrer dans la fosse ischio-rectale.

enfin, s'insinuent entre le sphincter externe et le rectum et semblent se confondre avec les fibres longitudinales de ce conduit. Cette continuité n'est qu'apparente : en réalité, les fibres du releveur se terminent à ce niveau sur la face externe d'une lame cellulo-fibreuse (SAPPEY), qui dépend de l'aponévrose périnéale supérieure et qui, par sa face interne, donne insertion aux fibres longitudinales les plus superficielles du rectum (voy. fig. 86, p. 144).

b. *Rapports*. — Ainsi entendu, le releveur de l'anus revêt la forme d'un vaste triangle et nous présente, en conséquence, deux faces et trois bords. — Sa face supérieure, concave, regarde en haut et en dedans. Elle est recouverte dans toute son étendue par une lame aponévrotique, l'*aponévrose supérieure du releveur*, qui la sépare du péritoine et des organes contenus dans l'excavation pelvienne. — Sa face inférieure, obliquement dirigée en bas et en dedans, s'écarte progressivement de la paroi latérale du bassin, en formant avec cette dernière un angle dièdre qui n'est autre que la *fosse ischio-rectale* de l'anatomie topographique (fig. 325, G).

Sur cette face, s'étale une mince masse aponévrotique, *l'aponévrose inférieure du releveur;* elle sépare le muscle de la lame cellulo-adipeuse qui comble la fosse ischio-rectale. — Son bord interne, étendu du pubis au coccyx, répond successivement en allant d'avant en arrière (fig. 321) : 1° à la prostate, dont il est séparé par l'aponévrose pubo-rectale (voy. plus loin) ; 2° au raphé ano-bulbaire ; 3° à la paroi latérale du rectum ; 4° au raphé ano-coccygien et à la pointe du coccyx. — Son bord externe, qui représente sa ligne d'insertion pelvienne, est en rapport

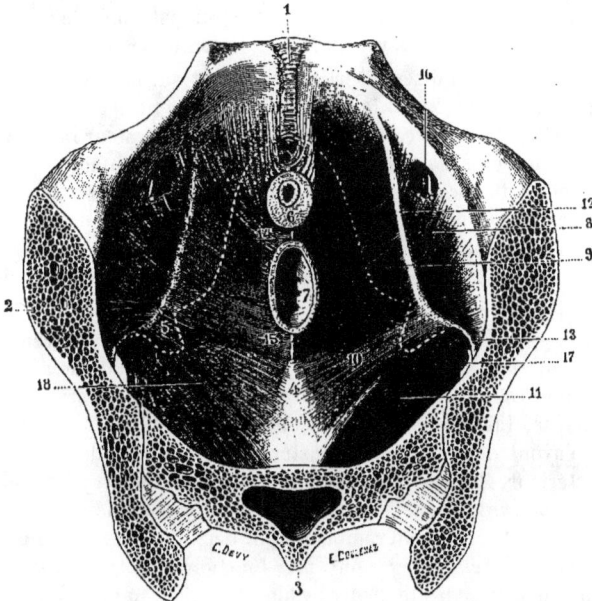

Fig. 321.

Le plancher musculaire du bassin, chez l'homme, vu d'en haut.

(L'aponévrose pelvienne, laissée en place sur la moitié gauche de l'excavation, a été enlevée sur sa moitié droite.)

1, symphyse pubienne. — 2, os iliaque, scié au-dessus de la grande échancrure sciatique. — 3, sacrum. — 4, coccyx. — 5, épine sciatique. — 6, prostate. — 7, partie inférieure du rectum. — 8, obturateur interne. — 9, releveur de l'anus. — 10, ischio-coccygien. — 11. pyramidal. — 12, arcus tendineus. — 13, bandelette présciatique. — 14, raphé ano-bulbaire. — 15, raphé ano-coccygien. — 16, canal sous-pubien. — 17, trou pour les vaisseaux fessiers supérieurs. — 18, bord du petit ligament sacro-sciatique.
Les lignes pointillées indiquent le contour osseux du détroit inférieur.

avec le pubis, l'obturateur interne (arcus tendineus) et l'épine sciatique. — Son bord postérieur, enfin, répond au bord antérieur du muscle ischio-coccygien, qui suit exactement la même direction. Une simple ligne celluleuse établit le plus souvent les limites respectives des deux muscles.

c. *Action.* — Les deux releveurs, réunis l'un à l'autre sur la ligne médiane, forment dans leur ensemble une sorte de diaphragme inférieur, dont la concavité, dirigée en haut, s'oppose à celle du diaphragme supérieur. Ce diaphragme pelvien, qui est complété en arrière par les muscles ischio-coccygiens, agit dans le phénomène de l'effort et, en redressant sa courbure, il produit un double résultat : 1° il diminue le diamètre vertical de la cavité abdomino-pelvienne et contribue, au même titre que le diaphragme supérieur et les muscles abdominaux, à comprimer les viscères ; 2° il soutient les organes pelviens et tout particulièrement le rectum que la contraction des muscles précités tend à refouler vers le bas.

Mais ce n'est pas tout. En raison de leur obliquité sur le plan horizontal, les releveurs élèvent la partie inférieure du rectum et, par un grand nombre de leurs fibres (celles que nous avons désignées sous le nom de latéro-rectales), ils contribuent à ouvrir l'orifice anal. Considérés à ce second point de vue, les releveurs deviennent les antagonistes du sphincter externe et prennent ainsi une large part à l'acte de la défécation (voy. les *Traités de physiologie*).

9° Ischio-coccygien. — L'ischio-coccygien est un petit muscle aplati et triangulaire, situé en arrière du releveur, qu'il semble continuer (fig. 320, 9 et 321, 10).

a. *Insertions.* — Il prend ses insertions fixes : 1° sur la face interne et les deux bords de l'épine sciatique ; 2° sur la face profonde du petit ligament sacro-sciatique ; 3° sur la partie la plus reculée de l'aponévrose de l'obturateur interne. — De là, il se porte en dedans, en s'élargissant à la manière d'un éventail, et vient se fixer à la fois sur le bord du coccyx et un peu sur sa face antérieure. Ses fibres les plus postérieures remontent ordinairement jusque sur le sommet du sacrum.

Ce muscle est constitué en partie par des fibres charnues, en partie par des fibres aponévrotiques. Il diffère ainsi, par son aspect extérieur, du releveur de l'anus qui ne comprend que des fibres charnues.

b. *Rapports.* — La face supérieure de l'ischio-coccygien, légèrement concave, inclinée en avant et en dedans, répond à l'aponévrose pelvienne et au rectum. — Sa face inférieure est en rapport avec le petit ligament sacro-sciatique, qui, dans sa partie externe, lui adhère d'une façon intime. — Son bord antérieur longe, comme nous l'avons déjà vu, le bord postérieur du releveur de l'anus. — Quant à son bord postérieur, il répond au bord inférieur du muscle pyramidal du bassin.

c. *Signification anatomique.* — Chez les mammifères à queue, les petits muscles que nous venons de décrire sont remplacés par deux muscles volumineux qui, sous le nom d'*abducteurs de la queue*, ont pour fonction de porter cet appendice alternativement à gauche et à droite. Notre ischio-coccygien, qui est l'homologue de cet abducteur de la queue, n'est qu'un organe dégénéré ou rudimentaire comme le segment squelettique sur lequel il s'insère : voilà pourquoi l'élément fibreux se mêle chez lui à l'élément musculaire et arrive même parfois à le remplacer d'une façon complète. Il n'a donc aucune fonction active. Tel qu'il est, il ne me paraît avoir d'autre rôle à remplir que celui qui est dévolu aux parois dites contractiles et je ne puis m'empêcher, en terminant, de faire remarquer l'analogie qui existe à ce point de vue entre l'ischio-coccygien et les muscles intercostaux, qui, comme lui, sont des muscles plus ou moins dégénérés.

§ II. — APONÉVROSES DU PÉRINÉE

Aux muscles que nous venons de décrire se trouvent annexées un certain nombre de lames aponévrotiques, que l'on désigne sous le nom générique d'*aponévroses du périnée*. Ces aponévroses sont au nombre de trois : leur situation respective nous permet de les distinguer en superficielle, moyenne et profonde.

1° Aponévrose périnéale superficielle. — L'aponévrose périnéale superficielle ou inférieure est la première que rencontre le scalpel en allant de la peau vers les muscles. Elle occupe l'espace angulaire que circonscrivent les deux branches ischio-pubiennes et revêt, de ce fait, la forme d'un triangle ayant exactement les dimensions de l'espace précité.

Les *bords latéraux* de l'aponévrose périnéale superficielle s'attachent, à gauche et à droite, sur la lèvre antérieure des branches ischio-pubiennes. — Son *sommet*, dirigé en avant, se continue, un peu en avant de la symphyse, avec l'enveloppe fibreuse du pénis. — Sa *base* s'étend d'un ischion à l'autre et, par conséquent, établit les limites respectives du périnée antérieur et du périnée postérieur. Elle se recourbe de bas en haut et, après avoir contourné le bord postérieur des deux muscles transverses, se fusionne avec le feuillet inférieur de l'aponévrose périnéale moyenne que nous étudierons dans un instant. — Sa *face inférieure* répond à la peau, dont elle est séparée par le tissu cellulaire sous-cutané et par une couche de fibres musculaires lisses qui n'est qu'un prolongement du dartos (p. 479). — Sa *face supérieure* s'étale sur les muscles transverses superficiels, ischio-caverneux et bulbo-caverneux. Elle fournit à ces muscles des gaines conjonctives, généralement très minces, qui se continuent profondément avec l'aponévrose périnéale moyenne. Dans l'intervalle des trois muscles précités (triangle ischio-bulbaire), les deux aponévroses périnéale superficielle et périnéale moyenne sont directement en rapport l'une avec l'autre et arriveraient au contact si elles n'étaient séparées par une couche de tissu cellulo-adipeux, dont l'épaisseur varie naturellement avec l'embonpoint des sujets : c'est dans cette couche celluleuse que cheminent les artères bulbo-uréthrales.

L'aponévrose périnéale superficielle est ordinairement fort mince et peu résistante. Elle se compose en grande partie de fibres transversales, que croisent sous des angles divers des fibres à direction antéro-postérieure ou oblique.

2° Aponévrose périnéale moyenne. — L'aponévrose périnéale moyenne est située immédiatement au-dessus des muscles transverse superficiel, ischio-caverneux et bulbo-caverneux. C'est le *ligament périnéal* de Carcassonne, le *ligament triangulaire de l'urèthre* de Colles, le *diaphragme uro-génital* des anatomistes allemands. Quel que soit le nom sous lequel on la désigne, l'aponévrose moyenne a la forme d'un triangle, comblant exactement l'espace ischio-pubien. — Son *sommet*, dirigé du côté de la symphyse, se continue avec le ligament sous-pubien. — Sa *base* répond à la ligne bi-ischiatique ou, ce qui revient au même, au bord postérieur des deux muscles transverses superficiels. — Ses *bords latéraux* s'attachent aux branches ascendante de l'ischion et descendante du pubis, non plus sur la lèvre antérieure comme pour l'aponévrose superficielle, mais sur la lèvre postérieure. Les deux aponévroses périnéales sont donc séparées l'une de l'autre, au niveau de leur insertion latérale, par toute l'épaisseur des branches ischio-pubiennes. — Des *deux faces* de l'aponévrose périnéale moyenne, la supérieure répond au muscle de Wilson, au sphincter externe de l'urèthre, au plexus de Santorini et à la prostate qui repose sur elle. La face inférieure est en rapport (fig. 324,5) : 1° en arrière, avec les muscles transverses superficiels ; 2° sur les côtés, avec les racines des corps caverneux et les muscles ischio-caverneux ; 3° sur la ligne médiane, avec le bulbe de l'urèthre, sur les faces latérales duquel l'aponévrose moyenne jette des expansions plus ou moins résistantes.

Envisagée au point de vue de sa structure, l'aponévrose périnéale moyenne se compose en réalité de deux feuillets superposés, l'un inférieur, l'autre supérieur. Tous les deux, du reste, ont la même configuration, les mêmes dimensions, les mêmes attaches ischio-pubiennes. Tous les deux encore se terminent au niveau de la ligne bi-ischiatique, mais d'une façon qui varie pour chacun d'eux. — Le *feuillet inférieur* contourne de haut en bas le bord postérieur des deux muscles transverses et se continue, comme nous l'avons vu plus haut, avec l'aponévrose périnéale superficielle. — Le *feuillet supérieur* se comporte différemment à sa partie moyenne et sur les côtés : sur les côtés, il cesse brusquement ou plutôt se perd dans le tissu cellulo-graisseux de la fosse ischio-rectale ; par sa partie moyenne, au contraire, il se continue avec une nouvelle aponévrose qui, se portant en haut entre la vessie et le rectum, vient se terminer sur le cul-de-sac vésico-rectal (fig. 322, 6).

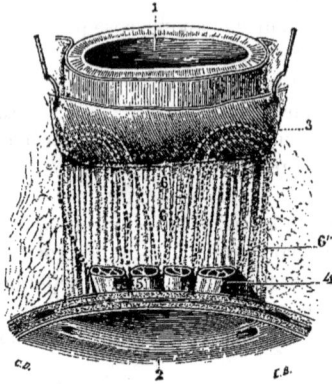

Fig. 322.

L'aponévrose prostato-péritonéale, vue en place par sa face antérieure.

(La vessie, les vésicules séminales et les canaux déférents ont été réséqués. Le feuillet antérieur du cul-de-sac vésico-rectal qui revêt la vessie est maintenu en place par deux petites érignes.)

1, rectum. — 2, vessie. — 3, cul-de-sac vésico-rectal. — 4, vésicule séminale. — 5, canal déférent. — 6, aponévrose prostato-péritonéale, avec : 6' son bord supérieur, inséré sur le cul-de-sac périnéal ; 6'' ses bords latéraux, se continuant insensiblement avec le tissu cellulaire du voisinage.

Cette aponévrose ascendante, qui fait suite à la portion médiane de l'aponévrose périnéale moyenne et qui remonte en haut jusqu'au péritoine, constitue l'*aponévrose prostato-péritonéale* de Denonvilliers, ainsi appelée du nom du chirurgien qui, le premier en 1837, l'a bien décrite. On la désigne encore plus simplement sous le nom d'*aponévrose de Denonvilliers*. — Elle a la forme d'une lame quadrilatère, obliquement dirigée d'avant en arrière et de bas en haut. — Les connexions de ses deux bords inférieur et supérieur nous sont déjà connues. Ses deux bords latéraux se perdent insensiblement dans le tissu cellulaire de l'excavation. — Quant à ses deux faces (fig. 290, 9), la postérieure repose sur le rectum ; l'antérieure répond successivement à la prostate, aux vésicules séminales, aux canaux déférents et, dans l'espace triangulaire qui sépare ces deux canaux, au bas-fond de la vessie. — L'aponévrose prostato-péritonéale est ordinairement très épaisse, quoique peu résistante. Histologiquement, elle se compose de fibres de tissu conjonctif, auxquelles vient se mêler une grande quantité de fibres musculaires lisses. Nous avons déjà vu, à propos des voies spermatiques, qu'elle jetait autour des vésicules séminales et des ampoules des canaux déférents, une sorte d'atmosphère musculeuse qui, en comprimant ces organes, devenaient pour le sperme un véritable muscle expulseur.

Les deux feuillets précités de l'aponévrose périnéale moyenne diffèrent dans leurs rapports réciproques, selon qu'on considère leur portion antérieure ou leur portion postérieure. — Immédiatement au-dessous de la symphyse et dans une hauteur de 5 ou 6 millimètres, les deux feuillets sont entièrement confondus. Ils ne forment en réalité qu'une seule membrane constituée par des fibres aponévrotiques très serrées : c'est le *ligament transverse du bassin* de Henle. — Plus bas, le feuillet superficiel et le feuillet profond s'écartent l'un de l'autre et, à partir de ce point jusqu'au niveau du muscle transverse, ils se trouvent séparés par un intervalle plus ou moins large, dans lequel nous rencontrons les organes suivants, organes qui maintenant nous sont bien connus : 1° une lame musculaire, qui n'est autre que le muscle de Guthrie ou transverse profond du périnée ; 2° les artères et veines honteuses internes, qui longent de bas en haut les branches ischio-pubiennes ;

3° les branches supérieures ou péniennes des nerfs honteux internes ; 4° les glandes de Cowper, qui, comme nous l'avons vu (p. 523), sont situées sur les côtés et en arrière du bulbe, plus ou moins englobées dans les faisceaux postérieurs du transverse profond.

Au total, l'aponévrose périnéale moyenne est constituée par deux portions de structure bien différente : une portion antérieure ou sous-symphysienne, toute petite, exclusivement fibreuse, c'est le *ligament transverse du bassin* de HENLE ; une portion postérieure, beaucoup plus étendue, représentant environ les 5/6 de l'aponévrose et formée par deux lames aponévrotiques, interceptant entre elles une lame musculaire. Nous ajouterons, pour en finir avec cette aponévrose, qu'elle est traversée d'avant en arrière par un certain nombre d'organes importants et qu'elle présente par conséquent un certain nombre d'orifices (fig. 316) : tout d'abord sur la ligne médiane et immédiatement au-dessous de la symphyse, nous trouvons la veine dorsale de la verge ; sur la ligne médiane encore, mais à 20 ou 26 millimètres au-dessous de la symphyse, nous rencontrons la portion membraneuse de l'urèthre (*orifice uréthral* de l'aponévrose moyenne) ; enfin, sur les côtés et sur des points plus ou moins rapprochés des branches ischio-pubiennes, nous constatons l'existence de nombreux orifices livrant passage au nerf dorsal de la verge, aux deux artères dorsale de la verge et caverneuse, à l'artère et aux veines bulbeuses, aux veines postérieures des corps caverneux.

3° Aponévrose périnéale profonde. — L'aponévrose périnéale profonde ou supérieure, encore appelée *aponévrose pelvienne* ou *fascia pelvia*, est la plus élevée des aponévroses du périnée. Beaucoup plus étendue que les précédentes, elle occupe à la fois le périnée antérieur et le périnée postérieur. Elle dépasse même les limites de la région périnéale, pour remonter sur les parois latérales du bassin et atteindre par places le détroit supérieur. Les relations de l'aponévrose pelvienne avec le contenu de l'excavation ont, dans la pratique, une importance considérable. Mais, avant de les étudier, il convient de bien se fixer sur les limites et sur le mode de constitution de cette aponévrose.

Si l'on examine par en haut l'excavation pelvienne après l'avoir soigneusement débarrassée des viscères qu'elle contient (fig. 321), on constate que cette excavation est fermée du côté du périnée par quatre muscles pairs et symétriques (huit en tout), qui sont : 1° pour la région médiane, les releveurs de l'anus, qui s'inclinent l'un vers l'autre et qui sont continués en arrière par les ischio-coccygiens ; 2° pour les régions latérales, les obturateurs internes en avant et les pyramidaux en arrière. Chacun de ces huit muscles est

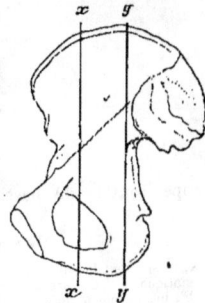

Fig. 323.

Os coxal droit, vu par sa face interne.

(Les lignes rouges *xx* et *yy* indiquent les plans suivant lesquels passent les deux coupes représentées dans les figures 324 et 325.)

recouvert, sur sa face pelvienne, par une aponévrose qui lui appartient en propre. Or, si par la pensée nous réunissons bord à bord ces huit lames aponévrotiques, nous avons une lame unique et continue : c'est notre aponévrose pelvienne, et nous voyons par ce simple énoncé qu'elle est constituée par la réunion de plusieurs aponévroses musculaires juxtaposées et soudées par leurs bords.

Ainsi entendue, l'aponévrose pelvienne revêt dans son ensemble la forme d'un entonnoir cylindro-conique, tout comme la cavité sur les parois de laquelle elle s'étale. Pour la commodité de la description, nous la diviserons en deux moitiés symétriques et nous considérerons à chacune d'elles un bord externe, un bord interne, une face supérieure et une face inférieure :

a. *Bord externe*. — Le bord externe de l'aponévrose périnéale supérieure, de forme demi-circulaire, répond à la ligne d'insertion pelvienne de cette aponévrose.
— En avant, il est situé sur la face postérieure du corps du pubis et de sa branche horizontale. Il présente à ce niveau une partie libre de 12 à 15 millimètres de longueur, qui forme le rebord interne et postérieur du canal sous-pubien (fig. 321, 16).
— En arrière de ce canal, il remonte jusqu'au détroit supérieur et s'insère sur la ligne innominée, en se fusionnant avec la portion correspondante du fascia iliaca. Cette insertion à la ligne innominée se prolonge jusqu'à la symphyse sacro-iliaque.
— Arrivé là, le bord externe de notre aponévrose pelvienne descend vers la grande

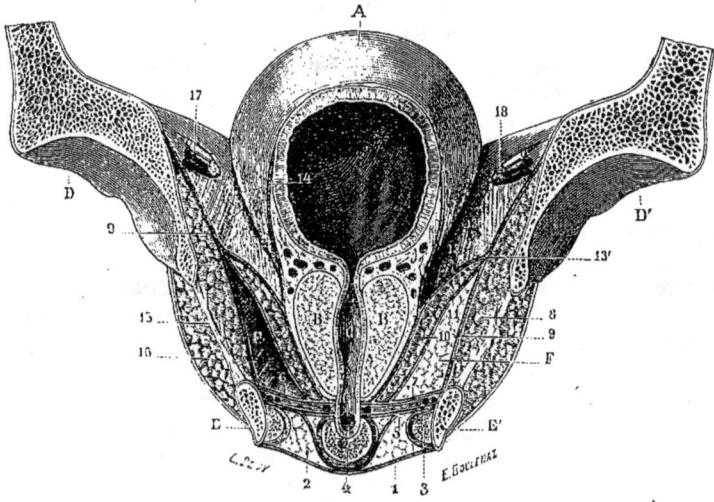

Fig. 324.

Coupe frontale du bassin de l'homme passant par le milieu des branches ischio-pubiennes (*demi-schématique*).

(La coupe des aponévroses périnéales est marquée par des traits bleus.)

A, vessie dont la partie postérieure a été abrasée par la coupe. — B, B', prostate. — C, paroi antérieure de l'urèthre prostatique. — C', urèthre membraneux. — D, D', cavités cotyloïdes. — E, E', branches ischio-pubiennes. — F, F', prolongement antérieur de la fosse ischio-rectale : à gauche le paquet cellulo-adipeux qui remplit ce prolongement a été culevé.

1, aponévrose périnéale inférieure ou superficielle. — 2, étage inférieur du périnée. — 3, 3, les corps caverneux, recouverts par les muscles ischio-caverneux. — 4, le bulbe uréthral, recouvert par le bulbo-caverneux. — 5, feuillet inférieur de l'aponévrose moyenne. — 6, son feuillet supérieur. — 7, espace compris entre les deux précédents feuillets et contenant : les vaisseaux et nerf honteux internes appliqués contre la branche ischio-pubienne, le muscle de Guthrie, l'urèthre membraneux et les glandes de Cowper. — 8, muscle obturateur interne. — 9, aponévrose obturatrice. — 10, muscle releveur de l'anus, avec : 11, son aponévrose inférieure ; 12, son aponévrose supérieure. — 13, arcus tendineus, avec 13' sa coupe. — 14, feuillet ascendant de l'aponévrose pelvienne, remontant sur les faces latérales de la vessie. — 15, membrane obturatrice. — 16, muscle obturateur externe. — 17, vaisseaux et nerf obturateurs. — 18, peloton adipeux.

échancrure sciatique, où il rencontre le pyramidal. Se réfléchissant alors en arrière et en dedans, il longe le bord supérieur de ce muscle et gagne avec lui la face antérieure de la première pièce sacrée. A la partie la plus élevée de la grande échancrure sciatique, il forme le rebord inférieur d'un nouvel orifice, par lequel s'échappent les vaisseaux et les nerfs fessiers supérieurs (fig. 324, 17). — Au niveau du point où le bord externe de l'aponévrose pelvienne se réfléchit de la paroi osseuse du bassin sur le bord supérieur du pyramidal, prend naissance une petite bandelette fibreuse qui descend ensuite vers l'épine sciatique et s'y termine en se confondant avec l'extrémité postérieure de l'arcus tendineus (p. 536). Cette bandelette sert de limite respective à l'aponévrose relativement épaisse qui recouvre l'obturateur interne et à l'aponévrose plus mince qui revêt le pyramidal : on peut la considérer comme résultant de la soudure à son niveau de ces deux aponévroses. Dans son trajet, elle longe le rebord antérieur de la grande échancrure sciatique : nous la désignerons, pour cette raison, sous le nom de *bandelette présciatique* ; c'est la *plica ischiatica* d'Hoffmann, la *bandelette ischiatique* de Bourgery.

b. *Bord interne.* — Le bord interne de l'aponévrose périnéale supérieure

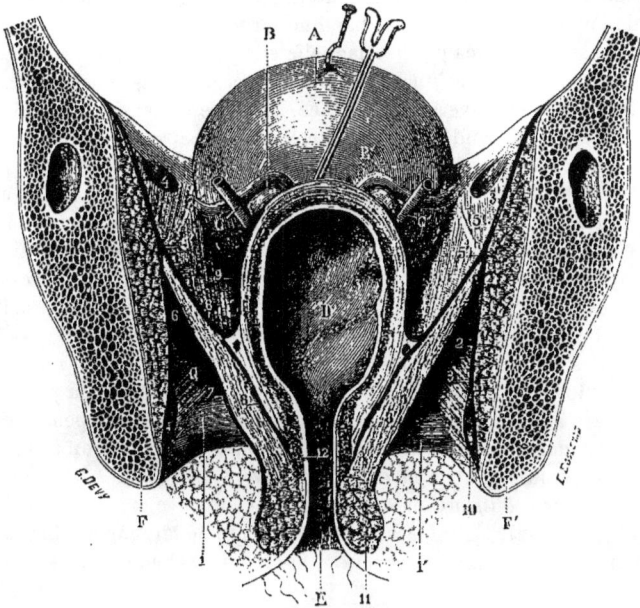

Fig. 325.

Coupe frontale du bassin de l'homme passant par l'anus (*demi-schématique*).

(La coupe des aponévroses périnéales est marquée par des traits bleus.)

A, vessie distendue. — B, B', vésicules séminales et canaux déférents. — C, C', uretère. — D, ampoule rectale. — E, anus. — F, F', coupe de l'ischion. — G, fosse ischio-rectale, débarrassée de son tissu cellulo-graisseux pour montrer le plancher de son prolongement antérieur.

1, muscle transverse. — 1', son bord postérieur, au niveau duquel les aponévroses superficielle et moyenne du périnée se confondent. — 2, muscle obturateur interne. — 3, aponévrose obturatrice. — 4, orifice interne du canal sous-pubien. — 5, arcus tendineus, avec 5', sa coupe. — 6, muscle releveur de l'anus, avec : 7, son aponévrose inférieure ; 8, son aponévrose supérieure. — 9, feuillet viscéral de l'aponévrose pelvienne, se détachant de l'aponévrose du releveur pour venir se terminer sur le rectum. — 10, vaisseaux et nerfs honteux internes. — 11, sphincter externe de l'anus. — 12, sphincter interne. — Une sonde cannelée est placée dans le cul-de-sac recto-vésical.

regarde la ligne médiane. Il est fort irrégulier et la façon dont se comporte à son niveau l'aponévrose diffère suivant les points que l'on examine. — A sa partie antérieure tout d'abord, l'aponévrose pelvienne, représentée ici par l'aponévrose supérieure du releveur de l'anus, ne tarde pas à rencontrer la prostate. Au lieu de s'insérer sur elle, elle descend le long de sa face latérale et vient se fixer, un peu en dehors de la ligne médiane, sur le feuillet supérieur de l'aponévrose périnéale moyenne (fig. 325,12). Il en résulte que, depuis la symphyse jusqu'au muscle transverse, les deux aponévroses du releveur (celle du côté gauche et celle du côté droit) n'arrivent point au contact l'une de l'autre : elles sont séparées par un intervalle dont la largeur diminue d'avant en arrière et, dans cet intervalle, le plancher fibreux du bassin est en réalité formé par l'aponévrose périnéale moyenne. Il résulte encore d'une pareille disposition que l'aponévrose du releveur peut être divisée en deux zones : une zone supérieure qui est située au-dessus de la prostate et une zone inférieure qui s'applique contre la face latérale de cette glande. Cette dernière zone a reçu le nom d'*aponévrose latérale de la prostate* ou d'*aponévrose pubo-rectale*. Elle s'étend, en effet, depuis le corps du pubis jusqu'au rectum et, en séparant la prostate du releveur, elle constitue la paroi latérale de la loge prostatique (fig. 307, 7'). D'ailleurs, l'aponévrose pubo-rectale se distingue du reste de l'aponévrose pelvienne par une structure particulière : comme l'aponévrose prostato-péritonéale, avec laquelle elle présente la plus grande analogie, elle se compose à la fois de fibres conjonctives et de fibres musculaires lisses. — Au delà du muscle transverse du périnée, entre ce muscle et le rectum, l'aponévrose du releveur descend jusqu'au raphé ano-bulbaire et se confond avec son homologue du côté opposé. — Plus loin, au niveau de l'anus, elle s'insinue entre le sphincter externe et la paroi latérale du rectum et constitue là cette lame fibreuse, déjà signalée plus haut, qui donne insertion à la fois, par sa face externe aux fibres moyennes du releveur, par sa face interne aux fibres longitudinales du rectum (voy. fig. 86, 4). — Plus loin encore, entre le rectum et le coccyx, l'aponévrose du releveur s'étend de nouveau jusqu'à la ligne médiane et, sur le bord supérieur du raphé ano-coccygien, se confond avec celle du côté opposé. — Enfin, sur le coccyx et le sacrum, le bord interne de l'aponévrose pelvienne, qui est formée à ce niveau par les aponévroses réunies de l'ischio-coccygien et du pyramidal, s'insère sur la face antérieure de la colonne sacro-coccygienne, un peu en dedans des attaches de ces deux derniers muscles. Ici, comme dans la région rétro-pubienne, les deux aponévroses gauche et droite n'arrivent pas jusqu'à la ligne médiane : entre leurs lignes d'insertion respectives, se trouve un intervalle dépourvu d'aponévrose (fig. 321, 4), intervalle qui augmente de largeur au fur et à mesure qu'on s'éloigne de la pointe du coccyx et dans lequel cheminent les deux cordons du sympathique sacré.

En résumé, les deux moitiés de l'aponévrose pelvienne n'arrivent au contact l'une de l'autre sur la ligne médiane que sur deux points, qui sont le raphé ano-bulbaire et le raphé ano-coccygien. Entre ces deux raphés, les deux aponévroses sont séparées l'une de l'autre par un large orifice qui livre passage au rectum. — En avant du raphé ano-bulbaire, elles sont séparées par un intervalle triangulaire, à base antérieure, lequel est constitué par l'aponévrose périnéale moyenne. — De même, en arrière du raphé ano-coccygien, il existe entre elles un nouvel espace triangulaire à base postérieure, lequel est comblé par un plan osseux, la portion médiane du sacro-coccyx.

c. *Face inférieure.* — La face inférieure de l'aponévrose pelvienne, convexe, repose directement sur les muscles sous-jacents. Elle leur est unie par une mince couche de tissu cellulaire, au sein duquel cheminent çà et là un certain nombre d'artères, de veines et de filets nerveux.

d. *Face supérieure.* — La face supérieure, concave, répond successivement en allant d'arrière en avant, à l'ampoule rectale, à la partie inférieure de la vessie, à la prostate, à la partie initiale de l'urèthre membraneux, au péritoine pelvien. Toutefois, le péritoine, en passant de la vessie et du rectum sur les parois du bassin, ne s'applique pas directement sur l'aponévrose pelvienne. Entre la lame fibreuse et la membrane séreuse s'interpose une couche, ordinairement très développée, de tissu cellulaire lâche, plus ou moins riche en graisse, lequel entoure la portion extra-péritonéale de la vessie et du rectum. Cette couche cellulo-graisseuse n'est qu'une dépendance du tissu cellulaire sous-péritonéal. L'espace qu'elle occupe constitue l'*espace pelvi-rectal supérieur*, ainsi appelé par opposition à la fosse ischio-rectale, que l'on désigne quelquefois sous le nom d'*espace pelvi-rectal inférieur*. Comme nous le montrent nettement les coupes frontales du bassin représentées dans les figures 324 et 325, les deux espaces pelvi-rectaux, le supérieur et l'inférieur ou fosse ischio-rectale, quoique très voisins, sont séparés l'un de l'autre par trois plans, qui sont en allant de haut en bas : 1° un premier plan fibreux, l'aponévrose pelvienne ; 2° un plan musculaire, formé par le releveur de l'anus et l'ischio-coccygien ; 3° un deuxième plan fibreux, celui-ci très mince, formé par les lames aponévrotiques qui tapissent la face inférieure de ces deux derniers muscles.

Voyez au sujet des muscles et aponévroses du périnée chez l'homme : Lesshaft, *Ueber einige die Urethra umgebenden Muskeln und Fascien*, Arch. f. Anat. u. Physiol., 1873 ; — Zuckerkandl, *Ueber die Fascia Perinei propria*, Med. Jahrb., Wien., 1875 ; — Cadiat, *Etude sur les muscles du périnée*, Journ. de l'Anat. et de la Physiol., 1877 ; — Paulet, *Rech. sur l'anatomie comparée du périnée*, Journ. de l'Anat. et de la Physiol., 1877 ; — Roux (W.). *Beiträge zur Kenntniss der Aftermuskulatur des Menschen*, Arch. f. mikr. Anat., 1881 ; — Holl, *Ueber der Verschluss des mannl. Beckens*, Arch. f. Anat. u. Physiol., 1881 ; — Quenu, *Muscles de Wilson et de Guthric*, in art. *Urèthre* du Dict. Encycl. des Sc. méd., 1886 ; — Cros, *Rech. anat. sur les muscles de Wilson et de Guthric*, Gaz. hebd. des Sc. méd. de Montpellier, 1887 ; — Rogie, *Note sur les aponévroses du périnée et du bassin*, Journ. des Sc. méd. de Lille, 1890.

CHAPITRE III

ORGANES GÉNITAUX DE LA FEMME

L'appareil génital de la femme, profondément situé dans l'excavation pelvienne, se distingue ainsi de celui de l'homme qui, presque tout entier, se développe au-dessous des téguments. Il se compose essentiellement de deux parties (fig. 326) : 1° d'un corps glandulaire, l'*ovaire*, dans lequel se forment les ovules ; 2° d'un long conduit, produit de la différenciation du canal de Müller, qui s'étend du voisi-nage de l'ovaire à la surface extérieure du corps et qui prend successivement les noms de *trompes de Fallope*, d'*utérus*, de *vagin*.

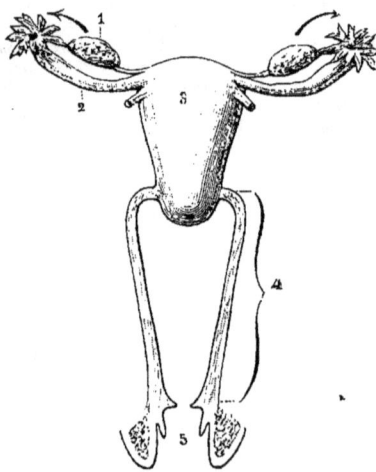

Fig. 326.

Appareil génital de la femme (*schématique*).

1, ovaire. — 2, trompe. — 3, utérus. — 4, vagin.
5, vulve.

Ces trois segments, du reste, sont nette-ment distincts au double point de vue morphologique et fonctionnel. — Les trompes de Fallope ou oviductes sont pour l'ovule de simples canaux vecteurs : ils le recueillent, au moment de la ponte, à la surface de l'ovaire et le conduisent dans l'utérus. — Celui-ci, sorte de poche à parois épaisses et contractiles, retient l'ovule fécondé, lui fournit les éléments nécessaires à son évolution et, quand il est arrivé à maturité, l'expulse au de-hors : c'est l'organe de la gestation. — Quant au vagin, qui fait immédiate-ment suite à l'utérus, il livre passage au moment de l'accouchement, au fœtus et à ses annexes. Mais ce n'est là, pour le conduit vaginal, qu'un rôle tout à fait secondaire : ce conduit est avant tout un organe d'accouplement, destiné à recevoir, au moment du coït, le pénis et le liquide fécondant qui s'en échappe.

Le vagin se termine du côté des téguments par des formations de valeur diverse, que l'on désigne généralement sous le nom d'*organes génitaux externes* : leur ensemble constitue la *vulve*.

Aux organes précités, ovaires, oviducte, utérus, vagin et vulve, qui consti-tuent les organes sexuels proprement dits, viennent se joindre, à titre d'annexes : 1° un certain nombre de *glandes ;* 2° des formations musculaires, homologues de celles que nous avons déjà étudiées chez l'homme et que nous décrirons, ici encore, sous le titre de *muscles et aponévroses du périnée*.

ARTICLE I

OVAIRE

Les ovaires ou glandes génitales de la femme sont des corps d'apparence glandulaire destinés à produire les ovules. Organes essentiels de l'appareil sexuel de la femme, ils sont à cet appareil ce que les testicules sont à l'appareil sexuel de l'homme, d'où le nom de *testes muliebres*, sous lequel les désignaient après GALIEN les anciens anatomistes

§ I. — CONSIDÉRATIONS GÉNÉRALES

1° Migration de l'ovaire. — Les ovaires, comme les testicules, sont situés primitivement dans la région lombaire, de chaque côté de la colonne vertébrale, en dedans du corps de Wolff. Ce n'est que plus tard, vers le troisième mois de la vie intra-utérine, qu'ils abandonnent cette région pour venir prendre, dans le bassin, la position qu'ils occuperont désormais d'une façon définitive. Habituellement, ils arrivent dans l'excavation dans le courant du neuvième mois.

Ce mouvement de descente, accompli par l'ovaire au cours du développement, est un peu moins étendu que celui du testicule : il est aussi un peu moins compliqué. Les dispositions embryologiques, d'ailleurs, sont les mêmes que chez l'homme : le corps de Wolff possède, comme chez ce dernier, un court *méso*, un *ligament diaphragmatique* et un *ligament inguinal*. L'ovaire naît sur le côté interne du corps de Wolff et après l'atrophie de ce dernier, atrophie qui, chez la femme, est beaucoup plus marquée que chez l'homme, lui emprunte son méso. Contrairement à ce qui se passe chez l'homme, ce méso ne s'atrophie pas, mais prend au contraire une grande importance : il forme le *ligament large*. Le ligament inguinal devient le *ligament rond*. Le processus vaginal prend aussi naissance, il constitue le *canal de Nuck*. La descente de l'ovaire est due à l'accroissement inégal de la région lombaire, combiné à la fixité du ligament large et du gubernaculum. Le ligament large subit une série de changements de forme et de position ; il contracte des rapports étroits avec la portion inférieure des canaux de Müller qui forment l'utérus.

Dans certains cas, l'ovaire imite le testicule dans sa migration et vient se loger sous la peau des grandes lèvres. Cela s'explique par l'identité des dispositions anatomiques des embryons des deux sexes. Le moindre trouble apporté dans l'évolution d'un sexe peut laisser se réaliser des dispositions qui appartiennent d'habitude à l'autre sexe.

2° Situation. — Leur mouvement de descente une fois effectué, les ovaires se trouvent situés dans le cavum rétro-utérin, sur les parties latérales de l'excavation pelvienne, en avant du rectum, en arrière du ligament large et de la trompe (fig. 327,7). On les rencontre habituellement à 15 ou 20 millimètres en avant de la symphyse sacro-iliaque, à 8 ou 10 millimètres au-dessous du détroit supérieur, à 1 ou 2 centimètres au-dessus et en avant du bord supérieur du muscle pyramidal. On peut les comprimer à travers la paroi abdominale, sur le milieu d'une ligne qui réunirait la symphyse pubienne à l'épine iliaque antéro-supérieure. On a noté que l'ovaire gauche se trouve sur un plan un peu antérieur à celui qu'occupe l'ovaire du côté opposé.

3° Moyens de fixité. — Leur bord antérieur, dans toute son étendue, adhère au ligament large à l'aide d'un court repli péritonéal, qui porte le nom d'aileron pos-

térieur et sur lequel nous aurons à revenir. Les ovaires se trouvent ainsi intimement unis au feuillet postérieur du ligament large. Ils sont en outre fixés dans la
position qu'ils occupent par trois faisceaux musculaires, que nous désignerons en
raison de leurs insertions, sous les noms de ligaments utéro-ovarien, tubo-ovarien,
lombo-ovarien. — Le *ligament utéro-ovarien* ou *ligament de l'ovaire* (fig. 329, 5')
est un cordon arrondi, mesurant 3 centimètres à 3 centimètres et demi de longueur
sur 3 ou 4 millimètres de diamètre, qui s'étend transversalement de l'extrémité
interne de l'ovaire à l'angle de l'utérus. Il occupe le bord libre de l'aileron postérieur et, par conséquent, chemine au-dessous du péritoine qui lui adhère d'une
façon intime. Histologiquement, le ligament utéro-ovarien se compose de fibres
musculaires lisses qui, comme lui, se dirigent transversalement et se confondent,
à leur extrémité interne, avec les fibres de la face postérieure de l'utérus. — Le
ligament tubo-ovarien ou *ligament de la trompe* (fig. 328) unit l'extrémité externe
de l'ovaire à l'orifice abdominal de la trompe. Sur son côté externe vient se fixer,
par sa face péritonéale, une frange du pavillon, la frange ovarique (voy. *Trompes*),
qui descend ordinairement, comme le ligament lui-même, jusqu'à l'ovaire. Quelquefois, cependant, la frange ovarique s'arrête un peu au-dessus de l'ovaire. Au-
dessous d'elle, le ligament tubo-ovarien, devenu entièrement libre, nous présente
alors une petite gouttière longitudinale, qui fait suite à la gouttière de même
direction, creusée sur la face externe de la frange précitée (fig. 335, 9). — Le
ligament lombo-ovarien (*ligament rond supérieur* de ROUGET, *ligament infundi-
bulo-pelvien* de HENLE) est, comme les précédents, un faisceau de fibres musculaires
lisses recouvert par le péritoine, qui naît en haut sur le fascia sous-péritonéal de
la région lombaire et qui, de là, se porte au bord adhérent de l'ovaire, en suivant
le trajet des vaisseaux ovariens (fig. 327, 10). Il est, pour l'ovaire, un véritable
ligament suspenseur. Ce ligament, dont nous devons la description à ROUGET
(*Journ. de Physiol.*, t. I, 1858, p. 429), est arrondi, chez la plupart des mammifères,
aplati et étalé en nappe chez la femme. Il n'est qu'un faisceau, le faisceau moyen,
d'une large lame musculaire, qui occupe pour ainsi dire toute l'étendue transversale du ligament large et dont les autres faisceaux se terminent sur la face postérieure de l'utérus, sur la trompe et sur son pavillon.

Malgré ces nombreux moyens de fixité, l'ovaire est un organe très mobile et il
ne saurait en être autrement : les ligaments précités, en effet, sont très extensibles
et ne sont jamais complètement tendus ; d'autre part, deux d'entre eux, l'utéro-
ovarien et le tubo-ovarien, rattachent l'ovaire, non pas à des parties fixes, mais à
des parties qui jouissent elles-mêmes d'une grande mobilité.

Tout d'abord, l'ovaire, adhérant au ligament large par son bord antérieur seulement, libre partout ailleurs, oscille de bas en haut et de haut en bas autour de ce
bord adhérent avec la même facilité que se meut un volet autour de sa charnière.
D'autre part, il se meut avec l'utérus, lorsque celui-ci est écarté de sa position
normale par les variations volumétriques de la vessie ou par l'action des anses
intestinales.

Ce sont là de simples oscillations sur place, qui doivent se produire à chaque
instant et qui sont sans conséquence pour le fonctionnement de l'organe. Mais
l'ovaire nous présente parfois de véritables déplacements. Chacun sait qu'il accompagne l'utérus gravide et qu'il s'élève avec lui dans la cavité abdominale, où il
occupe successivement l'hypogastre et la région lombaire. Après l'accouchement,
il redescend assez rapidement dans la fosse iliaque et, de là, dans l'excavation
SCHULTZE, chez douze accouchées, a constaté que l'ovaire avait déjà repris sa place

au vingtième jour qui suit la parturition. Le déplacement précité est donc à la fois physiologique et temporaire. Toutefois, dans cette longue excursion en dehors du bassin, l'ovaire peut contracter des adhérences sur les différents points avec lesquels il est successivement en contact et son déplacement devient ainsi définitif : c'est une ectopie acquise, une ectopie pathologique. Ce qui en fait la gravité, c'est que cet organe a perdu ses rapports de contiguïté avec le pavillon de la trompe

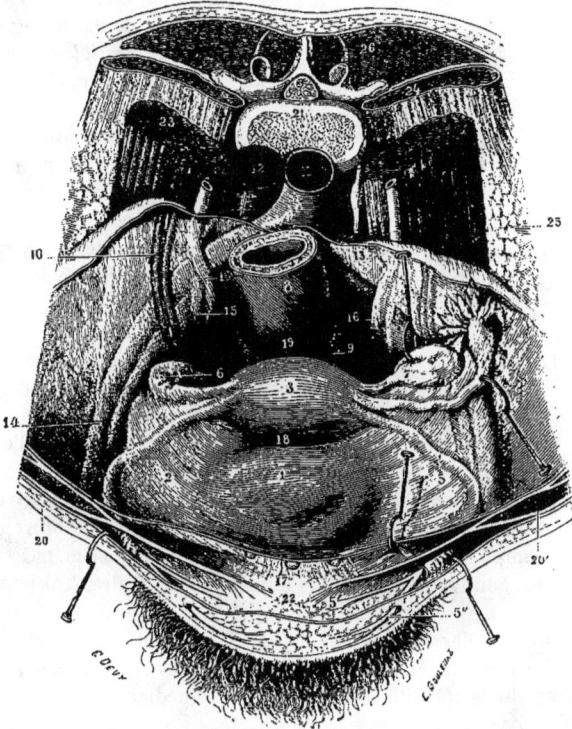

Fig. 327.

Les viscères intra-pelviens de la femme, vus d'en haut par le détroit supérieur.

(Du côté gauche, l'ovaire et la trompe ont été érignés en haut vers la fosse iliaque.)

1, vessie. — 2, fossettes paravésicales. — 3, fond de l'utérus. — 4, ligament large. — 5, ligament rond, s'engageant dans le canal inguinal et se bifurquant pour venir s'attacher au pubis par ses faisceaux internes (5'), sur le pénil et la grande lèvre par ses faisceaux externes (5"). — 6, trompe droite en place, plongeant en arrière dans la fossette ovarique. — 7, ovaire gauche. — 8, portion terminale du côlon ilio-pelvien, se continuant en bas avec le rectum. — 9, ligaments utéro-sacrés. — 10, vaisseaux utéro-ovariens. — 11, aorte. — 12, veine cave inférieure. — 13, vaisseaux iliaques primitifs. — 14, vaisseaux iliaques externes. — 15, vaisseaux iliaques internes. — 16, uretère. — 17, péritoine. — 18, cul-de-sac vésico-utérin. — 19, cul-de-sac recto-vaginal ou cul-de-sac de Douglas. — 20, paroi abdominale. — 20', petit oblique. — 21, quatrième vertèbre lombaire. — 22, pubis. — 23, psoas. — 24, carré des lombes. — 25, tissu cellulo-adipeux sous-péritonéal, compris dans l'angle que forme le psoas et le muscle iliaque. — 26, masse sacro-lombaire.

et que les ovules, au sortir des vésicules de Graaf, se perdront désormais dans la cavité abdominale. Si le déplacement est bilatéral, la stérilité en sera naturellement la conséquence. ·

Dans un autre ordre de faits, tout à fait en dehors de la grossesse et par le seul fait du relâchement de son appareil ligamenteux, l'ovaire peut descendre dans le fond du cavum rétro-utérin ou même s'échapper de la cavité abdomino-pelvienne.

C'est ainsi qu'on a constaté sa présence dans des hernies inguinales, dans des hernies crurales, et jusque dans des hernies ischiatiques.

4° **Nombre.** — Les ovaires, comme les testicules, sont au nombre de deux, l'un pour le côté droit, l'autre pour le côté gauche. Des ovaires surnuméraires peuvent se développer au voisinage de l'organe principal, de préférence le long de son bord antérieur (fig. 327, S S),

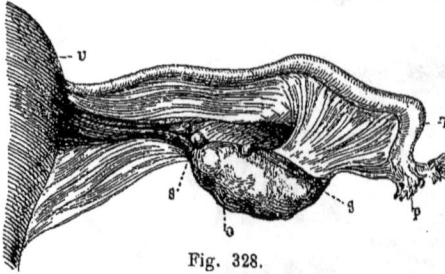

Fig. 328.

Ovaires surnuméraires (d'après BEIGEL).

U, portion de l'utérus, vu par sa face postérieure. — T, trompe. — P, pavillon de la trompe, rattaché à l'ovaire par le ligament tubo-ovarien. — O, ovaire droit. — S, S, ovaires surnuméraires.

et si l'on s'en rapporte aux observations de BEIGEL (*Pathol. Anatomie der weibl. Unfruchtbarkeit*, Braunschweig, 1878), qui en a rencontré 23 fois sur 500 autopsies de sujets adultes, les faits de cette nature ne seraient pas extrêmement rares. Toutefois, pour l'ovaire comme pour le testicule, il ne faut accepter qu'avec une extrême réserve des observations non suivies d'examen microscopique. On peut rencontrer, en effet, dans la région de l'ovaire de petits corps ovoïdes, qui présentent tous les caractères extérieurs des ovaires surnuméraires et qui, en réalité, ne sont que des masses conjonctives, des kystes, des fibromes minuscules.

Par contre, la littérature anatomique renferme un certain nombre d'observations relatives à des ovaires rudimentaires ou non développés. L'absence de l'ovaire est unilatérale ou bilatérale. Mais l'absence des deux ovaires est excessivement rare. Cette anomalie coïncide d'ordinaire avec des malformations de nature atrophique, portant sur la trompe, sur l'utérus, sur le ligament large et même sur le vagin. Quant aux organes génitaux externes, ils présentent ordinairement leur conformation normale.

Dans les cas où l'un des ovaires fait défaut, l'ovulation persistant pour l'autre, le sujet peut être fécondé. L'absence des deux ovaires, on le conçoit, entraîne fatalement après elle la stérilité et une stérilité irrémédiable.

5° **Volume.** — Le volume des ovaires varie beaucoup suivant les âges. PUECH, qui en a étudié un grand nombre aux différentes époques de leur évolution, est arrivé, en ce qui concerne leurs dimensions, aux moyennes suivantes :

			OVAIRE DROIT	OVAIRE GAUCHE	MOYENNE
1° *A la naissance.*	{	Longueur.	19,8 millim.	18,2 millim.	19 millim.
	{	Largeur.	6	»	6
	{	Épaisseur.	2,5	»	2,5
2° *Chez l'enfant.*	{	Longueur.	26,7	24	25,3
	{	Largeur.	9	8,4	8,7
	{	Épaisseur.	4,1	4,4	4,2
3° *A la puberté.*	{	Longueur.	29,6	25	27,3
	{	Largeur.	16	14	15,
	{	Épaisseur.	10	9,3	9,6
4° *Chez l'adulte.*	{	Longueur.	36,5	25	36,2
	{	Largeur.	18	16,7	17,3
	{	Épaisseur.	13,7	11;3	12,5

Nous voyons par ces chiffres que l'ovaire, analogue en cela à tous les organes génitaux, augmente graduellement de volume depuis la naissance jusqu'à l'âge adulte. — Cet accroissement porte à la fois sur ses trois diamètres, mais d'une façon fort inégale. En effet, tandis que la longueur devient double, la largeur acquiert des dimensions trois fois plus grandes. Mais c'est surtout l'épaisseur qui se modifie : de 2 à 3 millimètres qu'elle mesure chez l'enfant, elle s'élève chez l'adulte à 12 millimètres et demi, soit un chiffre cinq fois plus considérable. — Après la ménopause, l'ovaire, devenu organe inutile, s'atrophie peu à peu et ses trois diamètres diminuent alors dans des proportions qui sont très variables suivant les sujets. — Le tableau précité nous apprend encore que les deux ovaires présentent dans leurs dimensions une légère différence et que cette différence est en faveur de celui du côté droit.

Certaines conditions physiologiques, la menstruation et la grossesse par exemple, ont sur les dimensions de l'ovaire une influence considérable. C'est ainsi que, pendant la menstruation, celui des deux ovaires qui doit donner l'ovule acquiert un volume double ou même triple de celui qu'il avait avant la période menstruelle. De même, pendant les trois premiers mois de la grossesse, l'ovaire sur lequel se trouve le corps jaune est beaucoup plus volumineux que celui du côté opposé : cette différence peut atteindre 4 millimètres pour l'épaisseur, 7 à 18 millimètres pour la largeur, 10 à 15 millimètres pour la longueur (Rouget). Après la grossesse, comme après la menstruation, l'organe producteur des ovules revient peu à peu à ses dimensions ordinaires.

6° **Poids.** — Le poids de l'ovaire varie naturellement comme son volume. Il est de 50 à 60 centigrammes chez le nouveau-né, de 2 ou 3 grammes chez l'enfant, de 4 ou 5 grammes à l'âge de la puberté, de 6 ou 8 grammes chez l'adulte. Ce dernier chiffre, représentant le poids de l'ovaire à sa période d'état, se maintient sans changement notable tant que dure, pour la femme, la période de fécondité. Plus tard, après la ménopause, il se réduit graduellement et peut, dans certains cas, retomber à 2 grammes, 1 gramme et même moins.

Le poids spécifique de l'ovaire est de 1,051.

7° **Couleur et consistance.** — D'un blanc rosé chez l'enfant, l'ovaire nous présente chez la femme adulte une coloration rouge, qui s'accentue pendant les périodes menstruelles, par suite de l'hyperhémie plus ou moins considérable dont la glande génitale est alors le siège. Il est ferme, rénitent, d'une consistance qui rappelle jusqu'à un certain point celle du testicule, mais un peu moindre cependant.

Après la ménopause, l'ovaire prend une teinte grisâtre ou gris jaunâtre. En même temps, sa consistance augmente et l'organe, dans toute son étendue, acquiert peu à peu cette dureté toute spéciale, qui caractérise les corps fibreux. Ordonez, sur des ovaires appartenant à de vieilles femmes, a rencontré des follicules infiltrés de concrétions calcaires.

8° **Mode d'orientation.** — Le mode d'orientation des ovaires a soulevé dans ces derniers temps de nombreuses controverses. Sappey, dans son traité d'anatomie, nous enseigne que l'ovaire est horizontal, comme le ligament qui l'unit à l'utérus. His, au contraire, en basant son opinion sur l'étude de coupes congelées, le considère comme ayant une direction verticale. D'après Hasse, le grand axe de l'ovaire serait oblique de haut en bas, de dehors en dedans et d'avant en arrière, tandis que, pour Schultze et pour Vallin, ce grand axe serait dirigé d'avant en arrière, l'extrémité utérine regardant en avant. Comme on le voit, ces différentes opinions sont on ne peut plus contradictoires et, comme chacune d'elles concorde avec un certain nombre de faits, nous devons en conclure que l'ovaire, dans des conditions entièrement physiologiques, occupe les positions les plus diverses, ce que pouvaient nous faire prévoir, du reste, la laxité de ses ligaments et son extrême mobi-

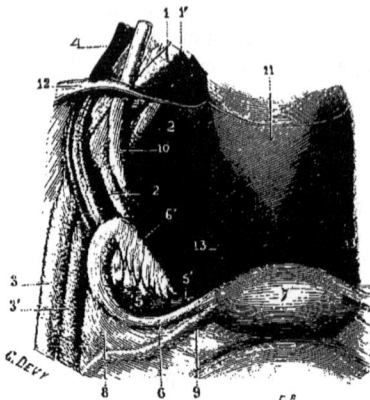

Fig. 329.

L'ovaire droit, vu en place.

1, 1', vaisseaux iliaques primitifs. — 2, 2', vaisseaux iliaques internes. — 3, 3', vaisseaux iliaques externes. — 4, vaisseaux utéro-ovariens. — 5, ovaire, avec 5', son ligament utéro-ovarien. — 6, trompe, avec 6', son pavillon — 7, l'utérus vu par son fond. — 8, aileron supérieur du ligament large. — 9, origine du ligament rond. — 10, uretère. — 11, portion prérectale du côlon ilio-pelvien. — 12, péritoine. — 13, repli de Douglas.

lité. Pour ma part, j'ai examiné l'ovaire en place sur un grand nombre de sujets de tout âge et j'ai constaté dans la situation de l'organe une telle variabilité, qu'il me paraît bien difficile de dégager de ces observations une formule quelque _peu précise. Il m'a semblé cependant que, dans le plus grand nombre des cas, l'ovaire se dispose dans la partie supéro-externe du cavum rétro-utérin d'une façon telle que son grand axe, tout en se rapprochant beaucoup de la verticale, est dirigé obliquement de haut en bas, de dehors en dedans et un peu d'arrière en avant. Les grands axes des deux ovaires, prolongés, se rencontreraient donc, non pas en arrière de l'utérus, comme le veut HASSE, mais en avant de cet organe. J'ai représenté cette disposition dans la figure ci-dessus (fig. 329); mais je dois ajouter que ce n'est là qu'une position moyenne, qui se modifie très fréquemment et dans

des limites très étendues, non seulement suivant les sujets, mais, sur le même sujet, d'un côté à l'autre.

§ II. — CONFORMATION EXTÉRIEURE ET RAPPORTS

Considéré dans sa période d'état chez un sujet de vingt à quarante ans, l'ovaire revêt la forme d'un ellipsoïde aplati, dont le grand axe mesure deux fois environ la longueur du petit axe. On l'a comparé, non sans raison, à une amande. Nous pouvons, en conséquence, lui considérer deux faces, deux bords et deux extrémités :

1° **Face supérieure.** — La face supérieure, convexe, regarde habituellement en haut, en avant et en dedans. Elle répond à l'aileron supérieur du ligament large qui, selon les cas, se rabat sur elle d'avant en arrière ou en est séparé par un angle aigu ouvert en haut, dans lequel s'amassent les anses intestinales.

2° **Face inférieure.** — La face inférieure, convexe comme la précédente, mais orientée en sens inverse, repose sur les parois latérales de l'excavation. KRAUSE, en 1841, a décrit à ce niveau une dépression, qu'il a désignée sous le nom de *fossette ovarienne.* Cette fossette, que j'ai vue très accusée chez certains sujets, fait très souvent défaut. Quand elle existe, elle est limitée : 1° en arrière, par les vaisseaux hypogastriques et l'uretère ; 2° en avant, par l'attache pelvienne du ligament large ; 3° en haut, par les vaisseaux iliaques externes qui la séparent du psoas; 4° en bas, par une artère à direction antéro-postérieure qui est l'artère ombilicale ou bien un tronc commun à l'ombilicale et à l'utérine. Quant au fond de la fossette ovarienne, il est formé par le péritoine doublé d'une couche cellulo-adipeuse, au sein de laquelle cheminent le nerf et les vaisseaux obturateurs.

3° Bord antérieur. — Le bord antérieur, à peu près rectiligne, donne attache à un repli du ligament large, qui constitue l'*aileron postérieur*. C'est à son niveau que l'ovaire reçoit les fibres musculaires du ligament lombo-ovarien. C'est à son niveau aussi que passent les vaisseaux et les nerfs qui arrivent à l'organe ou qui en partent : le bord antérieur devient ainsi le *hile de l'ovaire*. Le péritoine, contrairement aux assertions anciennes, ne se prolonge pas sur l'ovaire, mais s'arrête au niveau du hile suivant une ligne festonnée, toujours très nette, où l'on voit l'endothélium de la séreuse cesser brusquement et être remplacé par l'épithélium ovarien. Il résulte d'une pareille disposition, nettement représentée sur la figure 340, d'une part que l'ovaire tout entier, sauf son bord antérieur, baigne en plein dans la cavité péritonéale et, d'autre part, que la membrane séreuse se trouve réellement interrompue à ce niveau comme elle l'est sur le pourtour du pavillon de la trompe.

4° Bord postérieur. — Le bord postérieur de l'ovaire, convexe, est libre dans toute son étendue. Il répond aux circonvolutions intestinales.

5° Extrémité externe. — L'extrémité externe ou tubaire, qui serait mieux dénommée extrémité supérieure, est plus ou moins recouverte par la trompe. Elle donne naissance, comme on sait, au ligament qui unit l'ovaire à ce dernier conduit (fig. 335, 9).

6° Extrémité interne. — L'extrémité interne ou utérine, que l'ovaire soit vertical ou oblique, est toujours placée à un niveau inférieur à celui qu'occupe l'extrémité tubaire, d'où le nom d'extrémité inférieure que lui donnent avec raison certains auteurs. Sur elle s'insère le ligament utéro-ovarien.

Chez la jeune fille, avant l'établissement de la fonction menstruelle, la surface extérieure de l'ovaire est lisse et unie. Dans certains cas cependant, on y observe des dépressions linéaires et parfois même de véritables sillons, indices d'une segmentation incomplète de l'organe. Chez l'adulte, cette surface devient inégale, fendillée, bosselée. Une pareille disposition est due à ce double fait : 1° qu'un certain nombre de follicules de Graaf, très avancés dans leur évolution, sont plus ou moins proéminents ; 2° que ceux d'entre eux qui se sont déjà rompus laissent après eux une cicatrice. Ces cicatrices, irrégulièrement étoilées (fig. 335, 4), augmentent naturellement de nombre au fur et à mesure que le sujet avance en âge. Après la ménopause, l'ovaire en est littéralement criblé : sa surface extérieure, irrégulièrement plissée, alternativement déprimée et saillante, revêt une configuration toute spéciale (*ovaire sénile*) qui, suivant la comparaison de Raciborsky, rappelle celle d'un noyau de pêche.

§ III. — Constitution anatomique

L'ovaire, considéré au point de vue de sa constitution anatomique, se compose de deux parties : 1° un noyau central conjonctivo-vasculaire, qui se continue avec la substance du hile, la *substance médullaire* (*bulbe de l'ovaire* de certains auteurs) ; 2° une écorce, qui en fait tout le tour et s'arrête au niveau du hile, la *substance corticale.*

1° Substance médullaire. — La substance médullaire, observée sur le frais, est rouge vif. Elle est contractile (His), ce qui tient à la présence de nombreuses fibres musculaires lisses. Elle se compose essentiellement de nombreux vaisseaux et d'une certaine quantité de tissu conjonctif. Les artères, hélicines, arrivent par le hile et se répandent dans la substance médullaire ; les veines qui la parcourent sont intimement soudées avec elle, de sorte qu'elles restent béantes sur la coupe. Nous reviendrons plus loin sur ces vaisseaux.

Du noyau central de la substance médullaire partent des cloisons fibreuses qui se dirigent vers la périphérie, se croisant et se coupant dans tous les sens pour former la charpente de la substance corticale. Arrivées vers la surface de l'ovaire, ces cloisons se réunissent les unes aux autres en une sorte de capsule fibreuse qui entoure l'ovaire et que l'on désigne sous le nom d'*albuginée*. Cette capsule très mince, et qui n'existe pas d'ailleurs dans les premiers temps de la vie, ne mérite guère d'être comparée à l'albuginée du testicule. Pour éviter toute méprise, il convient de l'appeler *fausse albuginée*. Elle est recouverte en dehors par l'épithélium ovarien.

2° Substance corticale. — La substance corticale nous présente les trois éléments suivants : 1° l'épithélium ovarien ; 2° l'albuginée et la charpente conjonctive ; 3° les éléments caractéristiques de la glande femelle, les *follicules de Graaf* ou *ovisacs.*

a. *Épithélium ovarien.* — L'épithélium ovarien (*épithélium germinatif* de Wal-dever) est formé d'une seule couche de cellules cylindriques et se continue, au niveau du hile, avec l'endothélium péritonéal. Il repose directement sur la fausse albuginée et représente seul le revêtement péritonéal ou séreux de la glande. Il n'y a pas à la surface de l'ovaire, comme on l'a dit quelquefois, de membrane séreuse isolable par le scalpel.

b. *Albuginée et charpente.* — L'albuginée et la charpente conjonctive, formées par des expansions du tissu conjonctif du bulbe, ont été décrites avec ce dernier.

c. *Follicules de Graaf.* — Les follicules de Graaf ou ovisacs se trouvent dans l'ovaire à des états de développement très divers. Un grand nombre d'entre eux, très petits et de structure très simple, constituent les *follicules primordiaux.* Les autres sont les follicules vrais, et ils ont eux-mêmes une structure et une taille différentes suivant le degré de maturité auquel ils sont arrivés.

Les follicules primordiaux sont distribués dans une couche placée immédiatement au-dessous de la fausse albuginée. Ils se composent (fig. 331, A) d'un ovule nu, c'est-à-dire encore dépourvu de sa membrane vitelline, et d'une couche de cellules plates, rudiment de la membrane granuleuse, placée autour de l'ovule. Ce dernier est encore de très petite taille ; son protoplasma ne renferme que des granulations fines ; il ne possède pas encore de grains de vitellus. Ces caractères, joints à l'absence de la membrane vitelline, le différencient aisément des ovules plus avancés.

Les follicules primordiaux, en se développant, fournissent les follicules, plus ou moins voisins de la maturité, que l'on rencontre toujours dans l'ovaire et, pour cela, ils subissent les modifications suivantes : les cellules plates qui entouraient l'ovule dans le follicule primordial deviennent cubiques et forment autour de lui une couche épithéliale continue, d'abord simple (fig. 331, B), mais qui, par la multiplication incessante de ces cellules, devient bientôt pluristratifiée. Ce revêtement épithélial constitue la *membrane granuleuse (membrana granulosa)* du follicule. Peu de temps après que la membrane granuleuse est devenue pluristratifiée, la membrane vitelline se développe autour de l'ovule, et des grains de vitellus nutritif apparaissent au sein du protoplasma de ce dernier, qui prend peu à peu les caractères qu'il présente une fois arrivé à son entier développement (voy. EMBRYOLOGIE). En même temps, certaines cellules de la membrane granuleuse deviennent plus claires et plus volumineuses. NAGEL les considère comme des cellules nutritives chargées de pourvoir aux besoins de l'ovule. SEDGWICK MINOT, au contraire, pense qu'elles sont plutôt en rapport avec la formation du liquide folliculaire dont il sera question plus loin.

Le follicule de Graaf est donc constitué, dès maintenant (fig. 331, C), par un ovule entouré d'une couche de nature épithéliale, la membrane

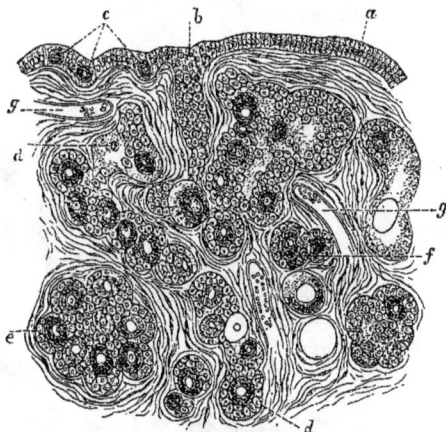

Fig. 330.

Coupe verticale de l'ovaire d'une enfant nouveau-née
(d'après WALDEYER).

a, épithélium germinatif. — *b* et *d*, tubes de Pflüger (pour leur signification, voy. EMBRYOLOGIE). — *c*, ovule primordial. — *e*, amas ou nids de follicules primordiaux. — *f*, follicules primordiaux isolés. — *g*, vaisseaux sanguins.

granuleuse. A cette dernière vient s'ajouter une enveloppe extérieure fournie par le tissu conjonctif de la charpente, la *theca folliculi*.

La theca folliculi présente une structure assez complexe. Elle comprend tout d'abord deux couches : l'une externe, fibreuse, la *tunica fibrosa* de HENLE ; l'autre interne, plus molle, la *tunica propria* de HENLE. En outre, au-dessous de la tunica propria, entre elle et la membrane granuleuse, se trouve une sorte de membrane basale, la *membrana propria* de WALDEYER. — La *tunique fibreuse* (C, 5), comme son nom l'indique, est formée de tissu fibreux. Elle renferme les gros troncs sanguins et lymphatiques du follicule. — La *tunique propre* (C, 4) est constituée principalement par des cellules du tissu conjonctif et par des réseaux capillaires, tant sanguins que lymphatiques, qui entourent étroitement la membrane propre. HIS a montré que ces réseaux vasculaires manquent au niveau du pôle périphérique du follicule qui, à la maturité, fait saillie à la surface de l'ovaire. A cet endroit, la theca folliculi, dépourvue de vaisseaux, présente une petite surface blanchâtre, le *stigma*, au niveau duquel se fait la déhiscence du follicule. D'après SLAVIANSKY (*Arch. de Physiol.*, 1874), les enveloppes conjonctives du follicule se transforment de bonne heure en un tissu réticulé, qui renferme un grand nombre de globules blancs, et au sein duquel cheminent les vaisseaux sanguins. Il en résulte que le follicule est plongé dans une atmosphère lymphatique. — La *membrane propre* est une membrane basale. Sa surface est recouverte, d'après SLAVIANSKY, d'un endothélium imprégnable par l'argent.

Le follicule, pendant qu'il subissait les changements de structure qui l'ont amené de l'état de follicule primordial à celui que nous venons de décrire, a beaucoup grossi et s'est enfoncé graduellement dans la profondeur de la substance corticale jusque dans les parties superficielles de la substance médullaire. Il subit encore de nouvelles modifications dans sa structure avant d'atteindre l'état parfait. Au milieu des couches stratifiées de la membrane granuleuse apparaît à un moment donné une fente qui divise cette membrane en deux feuillets, dont l'un

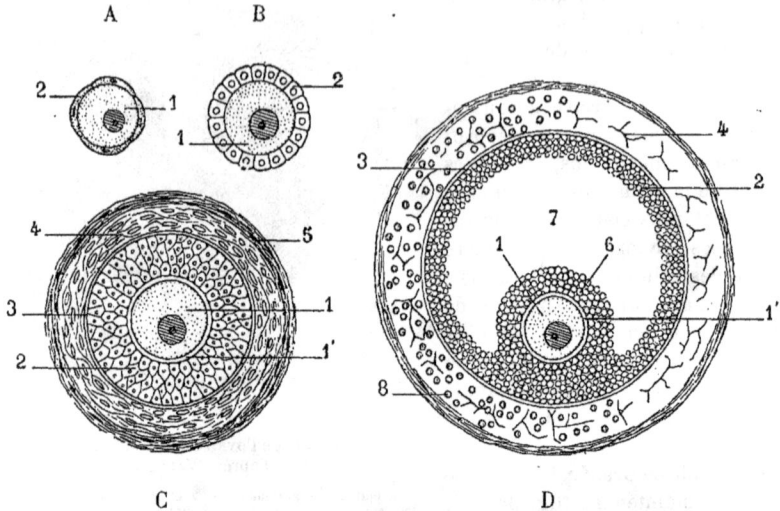

Fig. 331.

Follicules de Graaf : A, follicule primordial ; B, C, D, follicules à divers stades de leur développement (*schématique*).

1, ovule. — 1' (fig. C), membrane vitelline de l'ovule. — 2, membrane granuleuse du follicule. — 3, membrana propria (basale). — 4, tunique propre. — 4' (fig. D), tissu réticulé substitué à la tunique propre. — 5, tunique fibreuse. — 6, cumulus proligère. — 7, liquor folliculi. — 8, globules blancs dans le tissu réticulé : ces globules ne sont représentés que dans la moitié gauche du follicule (fig. D) ; dans la moitié droite, ils ont été chassés pour laisser voir le tissu réticulé.

reste appliqué sur l'ovule, tandis que l'autre s'accole à la membrane propre. Cette fente ne fait pas tout le tour de l'ovule, de sorte que ce dernier reste toujours rattaché par un point à la portion de la granuleuse qui tapisse la membrane propre. Il est donc fixé à la paroi interne du follicule et se trouve, en ce point, logé au milieu des cellules de la membrane granuleuse qui forment un petit amas, le *cumulus proligère* ou *ovigère*. La fente créée au sein de la membrane granuleuse s'agrandit ; elle est remplie par un liquide clair, légèrement albumineux, le *liquide folliculaire* (*liquor folliculi*).

Le follicule atteint bientôt toute sa taille (il peut mesurer jusqu'à 1 centimètre de diamètre) et il fait saillie à la surface de l'ovaire. Il forme alors une vaste vésicule remplie de liquide, composée : 1° d'une enveloppe lymphoïde (SLAVIANSKY), la theca folliculi transformée en tissu réticulé ; 2° d'une membrane propre ou basale ; 3° de la membrane granuleuse, en un point de laquelle l'ovule est attaché.

On trouve toujours, dans l'ovaire des femmes pubères, des follicules aux divers stades signalés ci-dessus, depuis les follicules primordiaux jusqu'aux vésicules saillantes et prêtes à s'ouvrir pour laisser s'échapper l'ovule qu'elles renferment. La rupture des follicules mûrs accompagne d'habitude la menstruation, mais elle n'est pas seulement limitée à cette époque. D'une manière générale, elle peut se produire sous l'influence de toutes les causes qui amènent une congestion intense de l'organe. La déhiscence du follicule se fait au niveau du *stigma*. Après leur rupture, les follicules subissent des transformations particulières et donnent naissance aux *corps jaunes*.

Corps jaunes. — Les corps jaunes sont produits par une prolifération de l'enveloppe conjonctive du follicule et non pas, comme on l'a dit souvent, par l'organisation d'un caillot sanguin qui remplirait l'ovisac rompu. Les globules blancs contenus dans cette enveloppe jouent un rôle important dans la formation des corps jaunes. Ces derniers sont constitués par des travées de tissu conjonctif rayonnant à partir du centre, par une substance propre jaune, molle, et enfin par un nombre considérable de capillaires sanguins. Leur substance propre se compose de deux sortes de cellules : de petites cellules fusiformes très semblables à des cellules conjonctives jeunes, et de grosses cellules volumineuses renfermant des granulations graisseuses jaunâtres.

Les corps jaunes n'ont qu'une existence temporaire. Après qu'ils ont atteint le degré de structure exposé ci-dessus, ils ne tardent pas à s'atrophier : la substance jaune disparaît peu à peu, et il ne reste plus à leur place qu'une petite cicatrice, qui se confond peu à peu avec le tissu de l'ovaire. Leur régression varie avec certaines conditions de vie de la femme ; elle est beaucoup plus lente à se faire pendant l'état de grossesse. De là, deux sortes de corps jaunes : les *corps jaunes vrais* ou corps jaunes de la grossesse, et les *corps jaunes faux*. Les corps jaunes vrais sont volumineux (1 centimètre de diamètre) ; ils persistent pendant toute la durée de la grossesse. Les corps jaunes faux sont plus petits, et leur régression s'accomplit en six ou huit semaines.

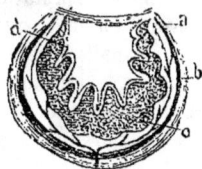

Fig. 332.

Coupe schématique d'un corps jaune récent (d'après BALDIANI).

a, stroma de l'ovaire. — *b*, feuillet fibreux ou externe du follicule de Graaf. — *c*, feuillet interne, hypertrophié et plissé. — *d*, reste de la membrane granuleuse. — *e*, vaisseau propre du follicule de Graaf.

Régression et atrésie des follicules de Graaf. — Les follicules primordiaux sont en nombre très considérable dans l'ovaire. Il y en a certainement plusieurs milliers, bien qu'il soit absolument impossible de déterminer, même approximativement, leur quantité. Beaucoup d'entre eux ne se développent pas ; mais, parmi ceux même qui se développent, beaucoup n'arrivent pas à maturité et disparaissent, soit par une sorte d'atrésie due à un processus assez voisin de celui qui aboutit à la formation des corps jaunes (SLAVIANSKY), soit par une sorte de dégénération (PALADINO). Pendant la régression d'un follicule, l'ovule qu'il renferme peut subir une segmentation imparfaite, comme s'il était le siège d'un développement parthénogénétique qui s'arrête d'ailleurs aussitôt (HENNEGUY).

§ IV. — VAISSEAUX ET NERFS

1° Artères. — Les artères, destinées à l'ovaire, proviennent de l'ovarienne, branche de l'aorte abdominale. Cette artère descend vers le bord externe du ligament large et aborde l'ovaire au voisinage de son angle externe.

Là (fig. 367,4), elle fournit habituellement une collatérale ascendante, l'*artère tubaire externe* (9), qui se dirige vers l'extrémité externe de la trompe, et que nous retrouverons à propos de ce dernier organe. Puis, s'infléchissant en dedans, elle longe le bord antérieur de l'ovaire et vient s'anastomoser avec une branche de l'utérine. De cette anastomose à plein canal de deux vaisseaux cheminant en sens inverse, résulte la formation d'une arcade transversale, plus ou moins flexueuse, où il est bien difficile de faire la part de ce qui revient à l'ovarienne et à l'utérine. — Un grand nombre d'auteurs, accordant un rôle prépondérant à l'ovarienne, poursuivent cette artère jusque sur l'utérus et placent son anastomose avec l'utérine sur les bords mêmes de ce dernier organe : ainsi comprise, l'artère en question est une artère utéro-ovarienne. — D'autres, au contraire, parmi lesquels nous citerons WEBER, réduisent l'ovarienne à des proportions minuscules et font provenir de l'utérine la presque totalité des rameaux destinés à l'ovaire. Tout récemment, en 1892, BRŒCKÆRT, après avoir étudié la disposition de l'artère utérine sur 23 sujets de tout âge, a cru devoir se ranger à cette dernière opinion : pour lui, l'artère utérine se distribue à l'utérus et à ses annexes, tandis que l'ovarienne, branche très grêle, se rend à l'extrémité externe de l'ovaire, mais ne va pas au delà. — Entre ces deux opinions extrêmes, il y a place pour une opinion intermédiaire qui consiste à dire que l'artère ovarienne irrigue l'ovaire sans irriguer l'utérus et que son anastomose avec l'utérine a lieu précisément dans l'intervalle qui sépare les deux organes, c'est-à-dire un peu en dedans de l'extrémité interne de l'ovaire. Une pareille interprétation a pour elle l'enseignement des faits embryologiques. Nous savons, en effet, que dans les premiers stades de son évolution, l'ovaire, situé alors dans la région lombaire, reçoit ses vaisseaux de l'artère ovarienne, tandis que l'utérus, qui occupe le bassin dès son origine, reçoit les siens de l'artère utérine. A ce moment-là, les deux artères sont complètement isolées et chacune d'elles irrigue l'organe auquel elle est destinée, en respectant l'autre. Plus tard, à la suite de la descente de l'ovaire, les deux vaisseaux se rapprochent, leurs deux réseaux arrivent au contact et s'unissent par des anastomoses qui les rendent pour ainsi dire solidaires. Mais ces anastomoses secondaires ou consécutives, quelque nombreuses qu'elles soient, ne détruisent jamais le type primordial et les deux artères, en perdant leur indépendance anatomique, n'en conservent pas moins leur domaine respectif. Voilà pourquoi je crois devoir placer la limite séparative des deux artères ovarienne et utérine, limite toute théorique du reste quand il s'agit de l'adulte, entre le bord de l'utérus et l'extrémité interne de l'ovaire.

C'est de l'arcade artérielle que nous venons de décrire, que se détachent les artères de l'ovaire. Au nombre de dix ou douze, elles se dirigent vers le bord antérieur de la glande et disparaissent dans son épaisseur où elles se ramifient. Ces artères, ainsi que leurs branches de division, sont éminemment flexueuses, contournées en spirale, plus ou moins pelotonnées sur elles-mêmes : ce sont de véritables *artères hélicines*. Après s'être anastomosées en arcades à la limite des deux portions médullaire et corticale, elles viennent se terminer, en partie dans l'albuginée, en partie et surtout sur les parois des follicules de Graaf, où elles forment deux réseaux, un réseau externe à larges mailles, un réseau interne plus serré qui touche la membrane granuleuse (KÖLLIKER).

2° Veines. — Les veines de l'ovaire, issues des réseaux précités, se dirigent vers la portion médullaire de l'organe et, en s'anastomosant fréquemment entre elles, y

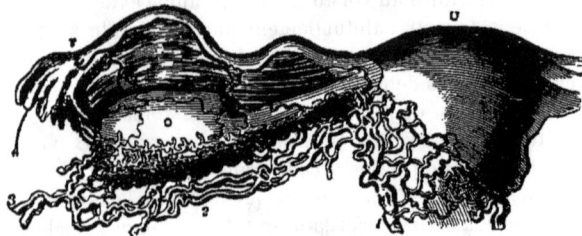

Fig. 333.
Bulbe de l'ovaire (d'après PLAYFAIR).

u, utérus. — o, ovaire et ligament utéro-ovarien. — r, trompe de Fallope.
1, veine utérine. — 2, paquet veineux sous-ovarien. — 3, origine de la veine utéro-ovarienne.

forment un riche réseau. Ces veines, toujours fort nombreuses, sont d'autre part d'un calibre irrégulier, plus ou moins variqueuses, diversement enroulées et pelotonnées. Unies aux artères et à des faisceaux de fibres lisses qui se continuent avec les ligaments de l'ovaire, elles forment au centre de l'organe et jusqu'au niveau du hile une masse considérable (*bulbe de l'ovaire*), que Rouget a cru devoir considérer comme une formation érectile. Les veines qui émanent de ce réseau sortent de l'ovaire au niveau du hile et, se mêlant à un certain nombre d'autres qui proviennent de l'utérus, remontent vers l'abdomen en formant le *plexus pampiniforme*. Nous savons, pour l'avoir vu en angéiologie (voy. t. I), que ce plexus aboutit à une veine unique, la *veine utéro-ovarienne*, et que cette veine vient ensuite s'ouvrir dans la veine rénale pour le côté gauche et, pour le côté droit, dans la veine cave inférieure.

3° **Lymphatiques**. — Les lymphatiques de l'ovaire ont été injectés par His sur la vache (*Ueber den Bau des Säugethieren-Eierstocks*, Arch. f. mikr. Anat. 1865). Ils prennent naissance, comme les veines, sur les parois des follicules, tout autour desquels ils forment un riche réseau. Ce réseau entoure le follicule dans toute son étendue, excepté sur son sommet, c'est-à-dire sur le point où se produira plus tard la rupture. Les lymphatiques sont également très multipliés sur les parois des corps jaunes.

Les troncs et troncules qui émanent des réseaux d'origine se portent vers la portion médullaire et de là vers le hile, où ils sont ordinairement condensés en cinq ou six troncs. Ces troncs, se mêlant au cordon vasculaire utéro-ovarien, remontent vers l'abdomen et, finalement, viennent se jeter dans les ganglions lombaires au niveau ou un peu au-dessous de l'extrémité inférieure des reins.

4° **Nerfs**. — Les nerfs proviennent du plexus ovarien qui accompagne l'artère de même nom : ils se composent en partie de fibres à myéline, en partie de fibres de Remak. Comme les vaisseaux, ils pénètrent dans l'ovaire au niveau du hile et se dirigent ensuite vers la couche corticale, en se divisant et se subdivisant en des rameaux de plus en plus ténus. La plupart d'entre eux se perdent sur les vaisseaux (Riese) ; d'autres se terminent vraisemblablement sur les faisceaux musculaires du bulbe. Enfin, un certain nombre se prolongent jusque sur les follicules. Ces filets folliculaires, déjà signalés en 1864 par Luschka (*Anat. des menschl. Beckens*, p. 333), ont été décrits à nouveau, en 1876, par Elischer (*Centralbl. der. médic. Wissensch.*), sur l'ovaire de la lapine, de la brebis et de la vache. Ce dernier auteur les a vus se disposer en réseau sur la couche externe de la membrane granuleuse, réseau d'où partaient ensuite des ramifications plus fines, présentant les varicosités caractéristiques des fibrilles terminales. Tout récemment (1892), Riese, utilisant tour à tour la méthode d'Erlich et celle de Golgi, a retrouvé ces fibrilles chez la brebis et chez le chat. Il les a même vues aboutir à des corpuscules ovalaires, situés entre les cellules de la membrane granuleuse : quelques-uns d'entre eux se terminaient en une sorte de pointe très fine, occupant exactement le pôle opposé à celui par lequel pénétrait la fibrille nerveuse.

A consulter, au sujet de l'ovaire, parmi les travaux récents : Hasse, *Beobacht. über die Lage der Eingeweide im weibl. Beckeneingänge*, Arch. f. Gynäk., 1875 ; — Schultze, *Zur Kenntniss von der Lage der Eingeweide im weibl. Becken*, Arch. f. Gynäk., 1878 ; — Mac Leod, *Contribution à l'étude de la structure de l'ovaire des mammifères*, Arch. de biol., 1880, p. 241, et 1881, p. 127 ; — Van Beneden, *Contribution à l'étude de la structure de l'ovaire des mammifères*, Arch. de biol., 1880, p. 475 ; — Chandelux, *Note sur la structure des corps jaunes*, Gaz. méd. de Paris, 1880 ; — Cadiat, *De la formation des ovules et de l'ovaire chez les mammifères*, C. R. Acad. des Sc., 1880 ; — Du même, *De la formation des ovules et des vésicules de Graaf*, Gaz. méd. de Paris, 1880 ; — Du même, *De la formation, chez l'embryon et chez l'adulte, des vésicules de Graaf*, Journ. de l'Anat., 1881 ; — Schulin, *Zur Morphol. des Ovariums*, Arch. f. mikr. Anat., 1881 ; — His, *Die Lage der Eierstocke in der weiblichen Leiche*, Arch. f. Anat. u.

Physiol. 1881 ; — DE SINÉTY, *De l'existence de cellules épithéliales à cils vibratiles à la surface de l'ovaire normal de la femme*, Gaz. méd. de Paris, 1882 ; — D'ANTIN, *De l'épithélium ovarien*. Th. Paris, 1882 ; — BERTE et CUZZI, *Contributo alla Anatomia dell'ovario della donna gravida*, Revista clinica di Bologna, 1884 ; — ROMITI, *Nuove osservazione sulla struttura dell'ovaia umana*, Soc. tosc. di Sc. nat., 1885 ; — SYMINGTON, *On the position of the uterus and ovaries*, etc., Edimb. med. Journ., 1886 ; — ROBINSON, *The position and peritoneal relations of the mammalian ovary*, Journ. of Anat. and Physiol., 1887 ; — VALLIN, *Situation et prolapsus des ovaires*. Th. Paris, 1887 ; — THOMPSON, *Ueber Veränderungen der Tuben und Ovarien in der Schwangerschaft und in Puerperium*. Zeitschr. f. Gebürtsh. u. Gynäkol., 1890 ; — NAGEL, *Zur Anat. des menschl. Eierstokes*, Arch. f. Gynäkol., 1890 , — PALADINO, *I ponti intercellulari tra l'uovo ovarico e le cellule follicolari e la formazione della zona pellucida*, Anat. Anzeiger, 1890 ; — PETIT-PIERRE. *Ueber das Eindringen von Granulosazellen durch die Zona pellucida menschl. Eier*, Dissert., Leipzig, 1890 ; — VEDELER. *Nerver i menneske-ovariet*, Norsk Magazin for laegevidenskaben. 1890 ; — REISE, *Die feinsten Nervenfasern und ihre Endigungen im Ovarium der Säugethiere u. des Menschen*, Anat. Anzeiger, 1891 ; — BÜYS, *Rech. expériment. sur la sensibilité de l'ovaire*, Acad. de Bologne, 1891.

ARTICLE II

TROMPES UTÉRINES OU OVIDUCTES

Les trompes utérines ou trompes de Fallope sont deux conduits, l'un droit, l'autre gauche, qui s'étendent de l'extrémité externe de l'ovaire à l'angle supérieur de l'utérus. Ils ont pour fonction, au moment de la ponte, de recueillir l'ovule à la surface de l'ovaire et de le transporter ensuite dans la cavité utérine, où il se fixe et se développe s'il a été fécondé, d'où il est expulsé au dehors dans le cas contraire. La trompe devient ainsi pour la glande génitale un véritable canal excréteur : de là le nom d'*oviducte* (de *ovum*, œuf et *ducere*, conduire), qu'on lui donne en anatomie comparée et qui tend de plus en plus à s'introduire en anatomie humaine.

§ I. — CONSIDÉRATIONS GÉNÉRALES

1° Situation et moyens de fixité. — La trompe utérine est située dans l'aileron supérieur du ligament large, entre l'ovaire qui est en arrière et le ligament rond qui est en avant. C'est elle, comme nous le verrons plus loin (p. 571), qui constitue le bord supérieur du ligament large. Tandis que son extrémité interne se continue avec l'utérus, son extrémité externe donne naissance à un tout petit cordon, moitié musculaire, moitié conjonctif, qui l'unit à l'ovaire et que nous avons déjà signalé à propos de ce dernier organe : c'est le *ligament tubo-ovarien* (fig. 335, 9). La trompe est donc maintenue en position : 1° par sa continuité avec l'utérus ; 2° par son emprisonnement entre les deux feuillets du ligament large ; 3° par son ligament tubo-ovarien.

Ainsi fixées, les trompes utérines ne peuvent, dans les conditions physiologiques ordinaires, abandonner la position qu'elles occupent. Mais elles sont très mobiles sur place, surtout dans leur portion externe : c'est ainsi qu'elles se portent en arrière quand le réservoir urinaire se dilate, qu'elles s'abaissent quand des anses intestinales remplies de matières fécales pèsent sur elles, qu'elles se déplacent en avant quand ces mêmes anses intestinales s'amassent dans le cavum rétro-utérin, etc. Nous ajouterons que, dans la grossesse, les trompes, comme l'ovaire, s'élèvent avec le fond de l'utérus dans la cavité abdominale pour redescendre, après l'accouchement, dans la fosse iliaque d'abord, puis dans l'excavation pelvienne.

2° **Direction.** — Suivies de leur extrémité interne à leur extrémité externe, les trompes nous présentent tout d'abord une direction nettement transversale, et cela jusqu'à la partie moyenne de l'ovaire. Là, elles s'infléchissent en arrière et, après un trajet fort court, elles deviennent de nouveau transversales pour se porter de dehors en dedans. Elles décrivent ainsi dans leur partie externe une sorte d'anse, dont la concavité, dirigée en dedans et en bas, embrasse l'extrémité correspondante de l'ovaire (fig. 334,8).

Rectilignes dans leur tiers interne, les oviductes nous présentent, dans le reste de leur étendue, des ondulations et même de variables flexuosités, qui, d'abord légères, s'exagèrent au fur et à mesure qu'on se rapproche de l'extrémité externe du conduit. Ces flexuosités varient beaucoup suivant les sujets : elles sont, en général, beaucoup plus prononcées chez l'enfant que chez l'adulte.

3° **Dimensions.** — Les oviductes, flexueux dans la plus grande partie de leur étendue et contournés en crosse à leur extrémité externe, présentent naturellement des dimensions longitudinales bien supérieures à l'intervalle qui sépare l'angle supérieur de l'utérus des parois latérales du bassin. — Leur longueur est, en moyenne, de 10 à 12 centimètres. BEIGEL, dans de nombreuses mensurations pratiquées sur le cadavre, a trouvé comme minimum 4 centimètres, et

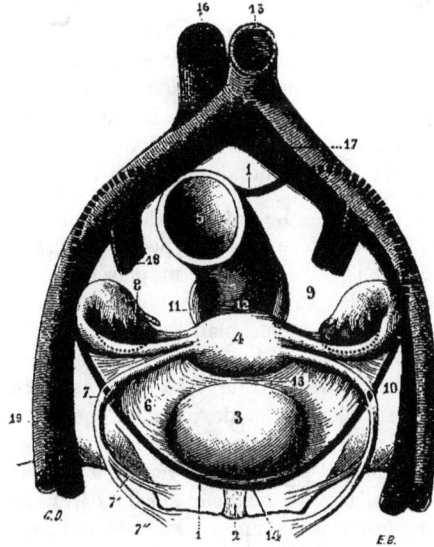

Fig. 334.

L'utérus et la trompe, vus d'en haut (schéma de la figure 329, page 552).

1, détroit supérieur. — 2, symphyse pubienne. — 3, vessie. — 4, utérus. — 5, rectum. — 6, cavum pré-utérin. — 7, ligament rond, avec : 7', sa branche pubienne ; 7'', sa branche inférieure. — 8, trompe et son pavillon. — 9, cavum rétro-utérin. — 10, ligament large. — 11, ligaments utéro-sacrés. — 12, cul-de-sac de Douglas. — 13, cul-de-sac vésico-utérin. — 14, cul-de-sac prévésical. — 15, aorte. — 16, veine cave inférieure. — 17, vaisseaux iliaques primitifs. — 18, vaisseaux hypogastriques. — 19, vaisseaux iliaques externes.

comme maximum 17 centimètres. De son côté, BARKOW, sur 40 oviductes, en a trouvé cinq qui mesuraient de 52 à 78 millimètres, sept de 78 à 105 millimètres, vingt-cinq de 105 à 150 millimètres, trois enfin de 150 à 180 millimètres. — Leur diamètre, qui est de 2 ou 4 millimètres au voisinage de l'utérus, augmente graduellement en allant de dedans en dehors ; il atteint, au voisinage de l'extrémité externe ou ovarienne, 6 à 8 millimètres

§ II. — CONFORMATION EXTÉRIEURE ET RAPPORTS

FALLOPE comparait l'oviducte à une trompette, d'où le nom de trompe qu'il lui a donné et qu'il porte encore aujourd'hui. Comme ce dernier instrument, en effet, le conduit tubuleux qui constitue le canal excréteur de la glande génitale s'élargit progressivement d'une de ses extrémités à l'autre et se termine, du côté de l'ovaire, par une partie évasée en forme d'entonnoir, que l'on désigne, du reste, sous le nom de pavillon (fig. 335,6). On distingue à la trompe de Fallope trois parties : 1° une extrémité interne ou *portion interstitielle;* 2° une portion moyenne ou *corps;* 3° une extrémité externe, qui n'est autre que le *pavillon.*

1° Portion interstitielle. — La portion interstitielle ou intra-utérine de la trompe est située, comme l'indique son nom, dans l'épaisseur de la paroi de l'utérus. Sur une coupe frontale de ce dernier organe (fig. 352,6), on constate qu'elle établit la limite respective du bord supérieur et du bord latéral correspondant. On constate en même temps qu'elle est légèrement ascendante et qu'elle forme, avec le corps de la trompe qui lui fait suite (6'), un angle très obtus dont l'ouverture regarde en bas et en dehors. La trompe débouche dans l'utérus par un petit orifice arrondi de 1 millimètre de diamètre : cet orifice (*ostium uterinum*) s'ouvre au sommet de l'infundibulum qui constitue l'angle supérieur de la cavité utérine.

2° Corps. — Le corps de la trompe, qui continue la portion interstitielle, se dégage de l'utérus entre le point d'émergence du ligament rond et celui du ligament de l'ovaire, mais sur un plan un peu plus élevé. Nous verrons d'autre part, dans l'article suivant (p. 585), que cette implantation de la trompe sur l'utérus est située sur le même plan que le fond de cet organe chez la nullipare, à 10 ou 12 millimètres au-dessous chez la multipare.

Le corps de la trompe se subdivise lui-même en deux parties distinctes qui diffèrent d'aspect et de volume : une partie interne, appelée isthme ; une partie externe, à laquelle HENLE a donné le nom d'ampoule. — L'*isthme*, ainsi appelé en raison de son petit calibre, répond à la partie rectiligne du conduit. Il mesure 3 ou 4 centimètres de longueur sur 3 ou 4 millimètres de diamètre. Il est cylindrique, dur au toucher, d'une consistance qui rappelle jusqu'à un certain point celle du canal déférent. — L'*ampoule*, beaucoup plus large, puisqu'elle atteint jusqu'à 8 et 9 millimètres de diamètre, est également plus longue : elle mesure, en effet, 7 ou 8 centimètres, soit les deux tiers de la longueur totale de l'oviducte. Elle se distingue encore de l'isthme par la constitution de sa paroi qui est plus mince et par sa consistance qui est beaucoup plus molle. Elle en diffère enfin, morphologiquement, en ce qu'elle est un peu aplatie d'avant en arrière, irrégulièrement calibrée, fortement flexueuse et parfois même, surtout dans le jeune âge, plus ou moins enroulée sur son axe à la manière du tube d'un limaçon.

3° Pavillon. — Le pavillon (*morsus diaboli* des anciens anatomistes) revêt la forme d'un large entonnoir dont l'ouverture, par suite des diverses inflexions que décrit le segment externe de la trompe, regarde habituellement en bas, en arrière et en dedans. Du reste, il représente la partie la plus mobile de la trompe et sa position varie beaucoup suivant les sujets. C'est lui qui, au moment de la rupture d'une vésicule de Graaf, se porte vers la région de l'ovaire occupée par cette vésicule, pour y recueillir l'ovule et le diriger ensuite vers la portion tubuleuse de l'oviducte. Le pavillon de la trompe, en raison de sa forme (fig. 335,6), nous offre à considérer une surface extérieure, une surface intérieure, un sommet et une base :

a. *Surface extérieure.* — La surface extérieure continue la surface extérieure du corps de la trompe. Comme cette dernière, elle est lisse et unie, d'une coloration blanchâtre, partout recouverte par le péritoine viscéral.

b. *Surface intérieure.* — La surface intérieure, qui fait suite à la cavité de l'ampoule, est beaucoup plus irrégulière que la précédente. Elle s'en distingue, en outre, en ce qu'elle a une coloration rosée et qu'elle est tapissée, non plus par le péritoine, mais par une muqueuse, continuation de celle qui revêt l'intérieur de la trompe proprement dite.

c. *Sommet*. — Le sommet du pavillon est représenté par un orifice arrondi qui nous conduit dans l'ampoule. Cet orifice (fig. 335,7) large de 2 ou 3 millimètres, est l'orifice abdominal de la trompe (*ostium abdominale*). Il s'ouvre, comme on le voit,

en pleine cavité péritonéale et nous présente ainsi ce fait singulier (fait unique dans l'économie, du reste) d'une cavité séreuse communiquant avec une cavité muqueuse et, par elle, avec l'extérieur. Cette communication entre la cavité péritonéale et le conduit tubo-utéro-vaginal nous explique comment il se fait que les sper-matozoïdes remontent parfois, à travers la trompe et son pa-villon, jusque sur la glande génitale. Elle nous explique en même temps la possibilité, pour une injection médica-menteuse poussée dans le va-gin ou l'utérus, de suivre le même chemin et d'arriver ain-si sur la surface libre du péri-toine. Nous ajouterons que l'ostium abdominale de la trompe a un diamètre bien inférieur à celui du pavillon

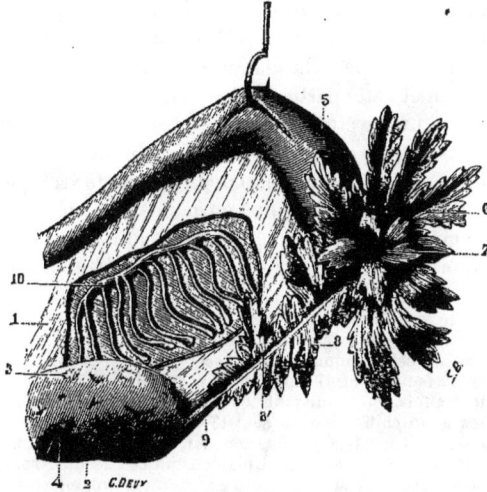

Fig. 335.

Le pavillon de la trompe, vu par sa face interne ou muqueuse (côté droit).

1, ligament large, vu par sa face postérieure. — 2, ovaire, avec : 3, vésicules de Graaf; 4, cicatrices. — 5, ampoule de la trompe. — 6, pavillon, avec deux cercles concentriques de franges. — 7, ostium abdominale. — 8, frange ovarique, avec 8', sa gouttière longitudinale. — 9, ligament tubo-ovarien, sur lequel se continue la gouttière longitu-dinale de la frange ovarique. — 10, organe de Rosenmüller.

qui le précède et à celui de l'ampoule qui le suit : il représente donc comme une sorte de détroit situé entre deux cavités beaucoup plus larges.

d. *Base*. — La base ou circonférence de la trompe est fort irrégulière : tantôt elle est simplement festonnée, tantôt, et c'est le cas le plus habituel, elle est pro-fondément découpée en une série de languettes qui, elles-mêmes, sont plus ou moins dentelées sur leurs bords et qui, pour cette raison, ont reçu le nom de *franges* (fig. 335,6).

La longueur des franges varie ordinairement de 10 à 15 millimètres. Leur forme est le plus souvent lancéolée, avec une base répondant à l'ampoule et un sommet flottant librement dans la cavité abdominale. Leur nombre, d'après la plupart des auteurs, varierait de dix à quinze ; mais ce nombre est généralement très difficile à déterminer, en raison des franges secondaires qui viennent se greffer sur les franges principales. Quant à leurs rapports réciproques, elles se juxtaposent toutes par leur bord en formant ainsi une rangée unique ; ou bien, elles se disposent en deux ou trois cercles concentriques. Dans l'un et dans l'autre cas, elles constituent par leur ensemble une sorte de corolle, toujours irrégulière et capricieuse, mais aussi toujours élégante, au fond de laquelle vient s'ouvrir l'ostium abdominale.

Parmi les franges que nous venons de décrire, il en est une, plus longue que les autres (20 à 30 millimètres de longueur), qui, de la partie inférieure de l'ampoule, se porte vers l'extrémité externe de l'ovaire (fig. 335,8) : c'est la *frange ovarique (fimbria ovarica)*. Elle suit exactement le même trajet que le ligament tubo-ovarien, contre lequel elle s'applique par sa face externe et auquel elle adhère intimement. Sa face opposée, entièrement libre, est creusée en son milieu d'un sillon longitudinal (8'), qui occupe toute sa longueur et qui aboutit en haut à l'ostium abdominale. Du reste, la frange ovarique descend jusque sur l'ovaire ou bien s'arrête à quelques millimètres au-dessus. Dans ce dernier cas, le sommet de la frange est relié à la glande génitale par la portion terminale du ligament tubo-ovarien et cette partie du ligament, ainsi devenue libre, nous présente sur son côté interne un revêtement muqueux et un sillon longitudinal qui continue, du côté de l'ovaire, celui que nous avons signalé plus haut sur la frange ovarique (fig. 335,9). Autrement dit, l'ostium abdominale de la trompe est relié à l'extrémité externe de l'ovaire par un sillon plus ou moins marqué, qui occupe successivement, quand la frange ovarique ne s'étend pas jusqu'à l'ovaire, le milieu de cette frange ovarique d'abord, puis l'extrémité inférieure du ligament tubo-ovarien.

On rencontre assez fréquemment sur la moitié externe du corps de la trompe, de préférence dans le voisinage du pavillon, des *pavillons surnuméraires* ou *accessoires*. J. RICHARD (*Anatomie des trompes de l'utérus chez la femme*, Th. Paris, 1851), auquel nous devons une excellente étude de cette anomalie, l'a observée cinq fois sur 30 sujets. De son côté, SAPPEY, sur 164 sujets (77 femmes et 87 fœtus) qu'il a examinés à cet effet, n'a rencontré de pavillons accessoires que dix fois. En réunissant ces deux statistiques, bien différentes comme on le voit, nous arrivons à un chiffre moyen de 1/13 comme représentant le degré de fréquence de l'anomalie en question. Il n'existe, le plus souvent, qu'un seul pavillon accessoire ; plus rarement, on en rencontre deux ; il y en avait trois dans un cas de RICHARD. Quand ils existent, les pavillons accessoires présentent la même configuration et la même structure que le pavillon ordinaire : comme ce dernier, ils revêtent la forme d'un entonnoir, dont les parois sont plus ou moins découpées en franges et dont le sommet s'ouvre par un orifice arrondi dans l'ampoule de la trompe.

§ III. — CONFORMATION INTÉRIEURE

Les trompes utérines sont creusées intérieurement et dans toute leur longueur d'une cavité tubuleuse, dont le diamètre augmente, comme celui de la trompe elle-même, en allant de l'ostium uterinum vers l'ostium abdominale. Dans la portion interstitielle et au niveau de l'isthme, ce diamètre est de 1 millimètre à 1 millimètre et demi ; à peine permet-il l'introduction d'une soie de sanglier. L'ampoule, au contraire, plus large, plus extensible, se laisse facilement pénétrer par une sonde de moyen calibre.

La cavité tubaire ne possède aucune valvule ou formation équivalente : les liquides ou les corpuscules solides peuvent donc y circuler dans les deux sens. Par contre, elle nous présente sur sa paroi un système de plis longitudinaux, à disposition bien spéciale, qui s'étendent sans interruption de son extrémité interne à son extrémité externe (fig. 336). Dans la portion interstitielle, ces plis, encore peu accusés, se réduisent à de simples crêtes, à peine saillantes et séparées les unes des autres par des sillons peu marqués. Elles augmentent graduellement en nombre et en dimensions en passant dans la région de l'isthme et acquièrent, dans l'ampoule, leur maximum de développement. Arrivées à l'ostium abdominale, elles le franchissent pour venir se continuer avec les franges du pavillon.

Les plis longitudaux des trompes sont très variables dans leurs dimensions et certains auteurs les divisent à cet égard en petits, grands et moyens. Les plus petits sont de simples saillies linéaires à peine marquées. Les plus grands atteignent 3 ou 4 millimètres de hauteur et même plus : on en voit toujours un certain nombre dépasser plus ou moins l'axe du conduit tubaire et s'élever parfois jusqu'à la paroi opposée à celle qui leur a donné naissance. Ces derniers plis présentent sur l'une et l'autre de leurs deux faces des plis secondaires qui, à leur tour, se hérissent de plis plus petits encore. Il en résulte que, sur une coupe transversale

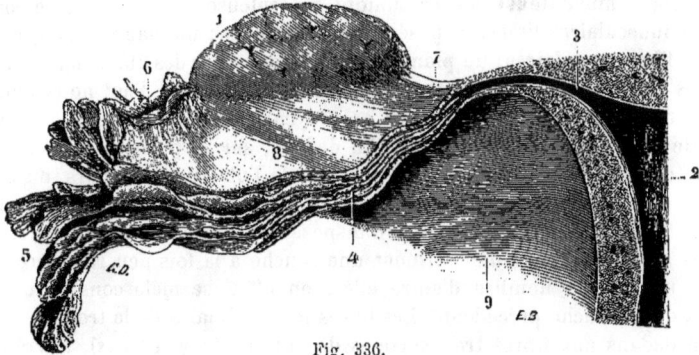

Fig. 336.

Replis longitudinaux de la trompe (en partie d'après Richard).

(Les segments antérieurs de la trompe et de l'utérus ont été réséqués.)

1, ovaire droit. — 2, utérus. — 3, orifice interne de la trompe droite. — 4, canal tubaire. — 5, pavillon de la trompe. — 6, frange ovarique. — 7, ligament utéro-ovarien. — 8, aileron supérieur du ligament large ou mésosalpinx. — 9, ligament large.

de la trompe, les plis précités, par suite de leurs divisions et subdivisions successives, revêtent une forme plus ou moins arborescente.

Sur certains sujets, les plis que nous venons de décrire sont peu développés, mais le fait est rare. Le plus souvent, ils sont tellement multipliés qu'ils remplissent à eux seuls toute la cavité tubaire et que celle-ci n'est plus représentée que par les fentes étroites que laissent entre eux les plis en question.

La signification anatomique de ces plis ne nous est pas encore connue. Mais, en obstruant partiellement le conduit tubaire, en le transformant en un système de fentes étroites et tortueuses, ils ont certainement pour effet, sinon pour but, de ralentir la marche de l'ovule et du spermatozoïde qui cheminent l'un vers l'autre, et d'augmenter ainsi les chances de contact entre ces deux éléments, contact d'où résultera la fécondation.

§ IV. — CONSTITUTION ANATOMIQUE

La trompe, considérée au point de vue de sa structure, se compose de trois tuniques superposées : une tunique externe ou séreuse, une tunique moyenne ou musculeuse, une tunique interne ou muqueuse.

1° **Tunique séreuse**. — La tunique séreuse est une dépendance des ligaments larges, une dépendance du péritoine par conséquent. Elle tapisse le corps de la trompe dans toute sa longueur et sur tout son pourtour, le bord inférieur excepté. Le long de ce bord, le feuillet séreux qui descend sur le côté postérieur de la trompe et celui qui tapisse son côté antérieur s'adossent l'un à l'autre pour former à l'organe une sorte de méso, que l'on désigne généralement aujourd'hui sous le nom de *méso-salpinx* (fig. 342,2).

En dedans, le péritoine tubaire se confond avec celui qui revêt l'utérus. En dehors, du côté du pavillon, il s'étale sur la face externe des franges et se continue, sur les bords de celle-ci, avec la muqueuse qui tapisse leur face interne.

Le péritoine adhère à la trompe à l'aide d'un tissu cellulaire peu serré, renfermant quelques fibres élastiques et un grand nombre de vaisseaux.

2° Tunique musculeuse. — La tunique musculeuse de la trompe se compose de fibres musculaires lisses, disposées sur deux plans : un plan profond, comprenant des fibres circulaires; un plan superficiel, formé par des fibres longitudinales.

a. Les *fibres circulaires*, disposées en anneau, comme leur nom l'indique, forment une couche épaisse de $0^{mm},2$ en moyenne, qui s'étend sans interruption sur toute la longueur de la trompe. En dedans, sur la portion interstitielle du conduit, ces fibres se fusionnent avec celles de l'utérus. En dehors, du côté du pavillon, elles s'arrêtent au niveau de l'ostium abdominale, en formant tout autour de cet orifice une sorte de petit anneau disposé à la manière des sphincters.

b. Les *fibres longitudinales* forment une couche à la fois peu régulière et mal isolée : un certain nombre d'entre elles, en effet, se mêle constamment aux anneaux de la couche précédente. Les fibres longitudinales de la trompe, qui font suite en dedans aux fibres transversales de l'utérus (voy. *Utérus*), s'arrêtent en dehors, comme les fibres circulaires, à l'origine du pavillon. Un faisceau, cependant, descend dans le ligament tubo-ovarien et contribue ainsi à former ce ligament.

c. Indépendamment des fibres longitudinales externes, WILLIAMS a décrit tout récemment (1892) une nouvelle couche de fibres longitudinales, située en dedans de la couche des fibres circulaires. Cette couche de *fibres longitudinales internes*, toutefois, serait très mince, et, de plus, se trouverait circonscrite à la portion de la trompe qui avoisine l'utérus.

3° Tunique muqueuse. — La tunique muqueuse tapisse intérieurement la tunique musculeuse et lui adhère intimement sans interposition d'une couche conjonctive spéciale. C'est elle qui, en se soulevant, forme les plis longitudinaux que nous avons décrits plus haut dans la cavité de la trompe. Dans les intervalles de ces plis, la muqueuse mesure de $0^{mm},1$ à $0^{mm},2$ d'épaisseur.

Histologiquement, la muqueuse de la trompe se compose, comme toutes les muqueuses, d'un chorion et d'une couche épithéliale. Elle est entièrement dépourvue de glandes. — Le *chorion* muqueux est constitué par une trame conjonctive assez serrée, aux éléments de laquelle vient se mêler par places un certain nombre de fibres musculaires lisses. Ces fibres lisses sont une dépendance de la tunique musculeuse sous-jacente et ne constituent, en aucune façon, une muscularis mucosæ analogue à celle que l'on rencontre sur la muqueuse intestinale. — L'*épithélium* est formé par une seule rangée de cellules prismatiques, hautes de 15 à 20 μ et surmontées de cils vibratiles. Ces cils se meuvent de dehors en dedans et favorisent, par conséquent, la progression de l'ovule dans la cavité utérine.

La muqueuse tubaire se continue, à travers l'ostium uterinum, avec celle de l'utérus. Au niveau de l'ostium abdominale, elle traverse cet orifice et s'étale alors sur la face interne des franges du pavillon. C'est le long des bords de ces franges ou plus exactement à $0^{mm},12$ ou $0^{mm},15$ au delà de ces bords (TOURNEUX et HERRMANN), sur la face externe du pavillon par conséquent, que se fait la transition entre l'épithélium cylindrique cilié de la muqueuse tubaire et l'épithélium plat de la séreuse péritonéale. Cette transition, quoique graduelle, est cependant assez brusque : elle s'effectue dans un espace relativement très restreint, 15 μ en moyenne (Tourneux et Herrmann).

§ V. — Vaisseaux et nerfs

1° Artères. — Les artères de l'oviducte proviennent de deux sources : de l'utérine et de l'ovarienne (fig. 367). — L'*utérine* (1), après s'être anastomosée avec l'ovarienne au niveau de l'angle supérieur de l'utérus, se prolonge au-dessus de la trompe en une petite artère flexueuse et à direction transversale, que nous désignerons sous le nom d'*artère tubaire interne* (2). — L'*ovarienne* (4), arrivée à l'angle externe de l'ovaire, abandonne une collatérale ascendante, qui se porte d'abord du côté du pavillon, puis s'infléchit en dedans pour suivre, le long de la trompe, un trajet transversal : nous l'appellerons, pour la distinguer de la précédente, l'*artère tubaire externe* (9).

Ces deux artères tubaires, cheminant en sens inverse, s'anastomosent à plein canal et forment ainsi au-dessous de la trompe, entre les deux feuillets du mésosalpinx, une longue arcade, l'*arcade sous-tubaire*, dans laquelle il est habituellement impossible d'indiquer la part respective qui revient à l'utérine et à l'ovarienne. De cette arcade partent deux ordres de rameaux : les uns, descendants, pour l'ovaire ; les autres, ascendants, pour la trompe. Ces derniers rameaux abordent la trompe par son bord inférieur et pénètrent tout d'abord dans la tunique musculeuse, où ils suivent un trajet flexueux et plus ou moins spiroïde qui rappelle exactement celui des artères utérines. Ils se terminent dans la muqueuse en formant dans la couche la plus superficielle du chorion, tout près de l'épithélium par conséquent, un riche réseau capillaire à mailles polygonales.

2° Veines. — Les veines issues des réseaux capillaires des deux tuniques musculeuse et muqueuse se dirigent vers le méso-salpinx et y forment, par leurs anastomoses, un réseau à mailles très larges, allongées parallèlement à l'axe de la trompe (fig. 340). Finalement, elles se jettent dans les veines utéro-ovariennes.

3° Lymphatiques. — Les réseaux lymphatiques de la trompe naissent vraisemblablement, comme sur l'utérus, des trois tuniques du conduit, mais leurs réseaux d'origine n'ont pas encore été exactement étudiés. Les troncs qui en émanent descendent, comme les veines, dans le méso-salpinx. Arrivés au bord antérieur de l'ovaire, ils rencontrent les lymphatiques issus de ce dernier organe et ceux qui proviennent du corps de l'utérus. Ils se mêlent à eux et remontent dans l'abdomen pour aboutir aux ganglions lombaires.

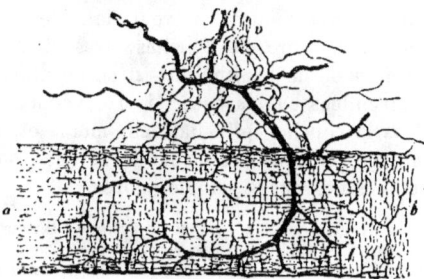

Fig. 337.
Vue d'ensemble des nerfs de la trompe
chez un rat nouveau-né (d'après Jacques).

v, bouquet d'artérioles, abordant la trompe. — f, faisceaux nerveux, provenant des plexus périvasculaires. — p, plexus nerveux, situé dans le ligament de la trompe. — a, réseau péritonéal. — b, plexus intra-musculaire.

4° Nerfs. — Les nerfs de la trompe, toujours fort nombreux, proviennent des plexus qui entourent les deux artères utérine et ovarienne. Leur parcours et leur mode de terminaison dans les parois de la trompe ne sont pas encore nettement

.élucidés. Mais, tout récemment (1894), M. Jacques, à la suite de nombreuses recherches poursuivies chez de jeunes animaux à la fois par la méthode d'Ehrlich et la méthode de Golgi, nous a fait connaître à ce sujet un certain nombre de faits nouveaux que nous allons résumer (fig. 337 et 338).

Tout d'abord, les filets nerveux destinés à la trompe forment en dehors de l'organe, dans le tissu cellulaire sous-péritonéal, un premier plexus, à travées volumineuses, à mailles irrégulières, constitué en grande partie par des fibres de Remak et assez pauvre en noyaux : c'est le *plexus fondamental*, et nous ferons remarquer que sa situation est un peu plus superficielle que celle des vaisseaux.

De ce plexus fondamental se détachent, abstraction faite des filets exclusivement vaso-moteurs, trois ordres de rameaux, savoir : des rameaux destinés au péritoine ; des rameaux qui se rendent à la tunique musculeuse ; des rameaux destinés à la muqueuse. — Les *rameaux destinés au péritoine* se dirigent vers la séreuse et viennent former, au-dessous de l'endothélium, un plexus à mailles allongées dans le sens de l'axe de la trompe. Les fibrilles qui les constituent sont à la fois très fines et fortement variqueuses, suivant pour la plupart une direction longitudinale. — Les *rameaux musculaires* pénètrent dans l'épaisseur de la tunique musculeuse et y forment un deuxième plexus, le *plexus intra-musculaire*, à fibres extrêmement nombreuses, ramifiées, parallèles entre elles et perpendiculaires à celles du réseau péritonéal. Leurs plus fines ramifications se terminent par des extrémités variqueuses entre les fibres musculaires lisses. — Les *rameaux muqueux*, après avoir traversé la couche musculeuse, arrivent dans le chorion muqueux et s'y divisent en un certain nombre de fibrilles, très fines et variqueuses. Ces fibrilles arrivent au-dessous de l'épithélium et se terminent dans son voisinage par des extrémités renflées en massues. M. Jacques n'a jamais vu de fibres nerveuses pénétrer dans la couche épithéliale elle-même et, d'autre part, il nous apprend qu'il n'a jamais rencontré, soit sous la séreuse, soit dans la paroi tubaire elle-même, des cellules nerveuses ganglionnaires.

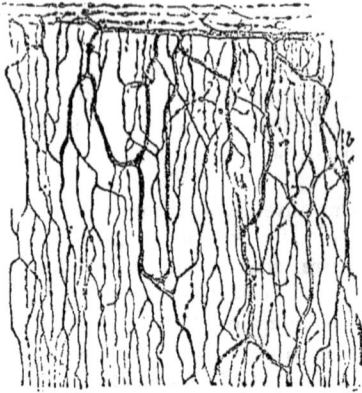

Fig. 338.

Plexus intra-musculaire, vu sur une coupe tangentielle parallèle à l'axe de la trompe (d'après Jacques).

a, fibrilles du réseau péritonéal, allongées suivant l'axe.
b, fibres intra-musculaires.

Voyez, au sujet des trompes de Fallope : Richard, *Anat. des trompes de l'utérus chez la femme*, Th. de Paris, 1851 ; — Hélie, *Rech. sur la structure des trompes utérines*, etc., J. de la Soc. acad. de la Loire-Inf., Nantes, 1858 ; — Paneck, *Die organische Verbindung der Tuba mit dem Eierstocke beim Menschen und den Thieren*, St-Pétersb. méd. Zeitschr., 1862 ; — Kehrer, *Ueber den Pank'schen tubo-ovarialen Bandapparat*, etc., Zeitschr. f. rat. Medic., 1863 ; — Erbstein, *Sur la structure des trompes*, St-Pétersbourg, 1864 ; — Meyerstein, *Ueber die Eileiter einiger Säugethieren*, Zeitschr. f. rat. Medic., 1865 ; — Chassinat, *Perméabilité des trompes utérines*, Soc. des Sc. méd. de Lyon, 1869 ; — Hennig, *Ueber die Blindgänge der Eileiter*, Arch. f. Gynäk., 1878 ; — Beigel, *Pathol. Anatomie der weibl. Unfruchtbarkeit*, 1878 ; — Frommel, *Beitrag zur Histologie der Eileiter*, Arch. f. Gynäk., 1886 ; — Klein, *Zur Anatomie der schwangeren Tube*, Arch. f. Gynäk., 1890 ; — Nicolas, *Note préliminaire sur la constitution de l'épithélium des trompes utérines*, Journ., intern. d'Anat., 1890 ; — Moreau, *Du revêtement épithélial du péritoine tubo-ovarique et de sa transformation physiologique*, Soc. de Biol., 1891 ; — Ballantyne et Williams, *The histo-*

logy and pathology of the fallopian tubes, Brit. med. Journ., 1891 ; — Williams, *Contrib. to the normal and path. histology of the fallopian tubes*, Amer. Journ. of med. Sc., 1891 ; — Popoff, *Morphol. et hist. des trompes et du parovarium pendant la vie intra- et extra-utérine*, Arch. f. Gynäk, 1893 ; — Jacques, *Distribution et terminaisons des nerfs dans la trompe utérine*, Bibliogr. anat., Nancy, 1894.

ARTICLE III

UTÉRUS

L'utérus, vulgairement appelé matrice, est un organe creux, à parois épaisses et contractiles, destiné à servir de réceptacle à l'ovule après la fécondation. Il reçoit ce dernier au sortir de la trompe, le retient dans sa cavité pendant toute la durée de son évolution et, quand il est arrivé à sa maturité, contribue par ses contractions à l'expulser au dehors. L'utérus devient ainsi l'organe de la gestation et de la parturition. On le rencontre chez tous les animaux dont les œufs ne portent pas en eux-mêmes les matériaux nutritifs nécessaires au développement de l'embryon et du fœtus : il fait défaut, par conséquent, chez les oiseaux, les reptiles, les batraciens et les poissons ; mais son existence est constante dans toute la série des mammifères depuis les monotrèmes jusqu'aux primates.

§ I. — Considérations générales

1° Situation. — L'utérus (fig. 345,16) occupe la partie moyenne de l'excavation pelvienne, autrement dit, l'espace compris entre le réservoir urinaire et le segment terminal du tube digestif. Il est situé en dedans des trompes de Fallope, auxquelles il fait suite, au-dessus du vagin qui le continue, au-dessous du paquet intestinal qui roule non seulement sur son fond, mais sur la plus grande partie de sa surface extérieure.

2° Forme générale et division. — La forme de l'utérus est celle d'un cône aplati d'avant en arrière, dont la base regarde en haut et dont le sommet, fortement tronqué, s'engage plus ou moins dans l'orifice supérieur du vagin (fig. 348). Un rétrécissement circulaire, situé un peu au-dessous de sa partie moyenne, a permis aux anatomistes, comme aussi aux chirurgiens et aux accoucheurs, de diviser l'organe en deux parties : une partie supérieure ou *corps*, qui, seule, répond à l'aspect conoïde indiqué ci-dessus ; une partie inférieure ou *col*, différant de la précédente en ce qu'elle est plus courte, moins large et à peu près cylindrique. La ligne de démarcation entre le corps et le col a reçu le nom d'*isthme de l'utérus*. Assez prononcé chez l'enfant, il s'atténue à la puberté et s'efface plus ou moins chez la femme qui a eu plusieurs grossesses.

3° Nombre. — L'utérus, dans l'espèce humaine comme chez tous les primates, est un organe unique, médian, symétrique. Dans certains cas, on l'a vu, frappé d'atrophie, se réduire à des proportions minuscules ou même faire entièrement défaut : toutefois, les faits d'absence totale de l'utérus sont excessivement rares et, parmi ces faits, il n'en est peut-être aucun, comme le fait remarquer Sappey, qui soit exposé en termes assez explicites pour lever tous les doutes. Par contre, la littérature anatomique renferme un certain nombre de cas bien constatés d'utérus double.

Cette duplicité de l'utérus est plus apparente que réelle, et l'anomalie à laquelle on a donné ce nom résulte bien plutôt d'un arrêt de développement que de l'apparition d'une formation surnuméraire. — Le conduit utéro-vaginal, en effet, comme nous le verrons plus tard en embryologie, est primitivement constitué par deux conduits latéraux, tous les deux de même valeur, et, comme ces conduits sont à leur origine complètement indépendants, il existe alors deux vagins et deux utérus. — Bientôt, ces deux conduits s'adossent et se confondent sur la ligne médiane : aux deux organes pairs de tout à l'heure, a succédé un organe unique, impair et médian. Toutefois, si les deux conduits sont confondus extérieurement, leurs deux cavités persistent encore, séparées l'une de l'autre par une cloison médiane et antéro-postérieure, qui répond au plan de soudure des deux tubes primitifs ; l'organe est unique, mais cloisonné. — Plus tard, cette cloison disparaît peu à peu par résorption et, à leur tour, les deux cavités tubuleuses qu'elle séparait l'une de l'autre se fusionnent en une cavité unique, impaire et médiane comme l'organe au sein duquel elle se trouve creusée. Or, comme cette résorption de la cloison médiane se fait de bas en haut, de la vulve vers le fond de l'utérus, nous avons successivement les trois dispositions suivantes : 1° vagin cloisonné et utérus cloisonné ; 2° vagin simple et utérus cloisonné ; 3° vagin simple et utérus simple, type de l'adulte.

Mais, ce processus formateur peut, dans certaines conditions que nous n'avons pas à examiner ici, s'arrêter à l'un quelconque de ces divers stades et créer ainsi des malformations qui, morphologiquement, varieront suivant le stade où survient l'arrêt de développement. — S'il survient tout au début, on observera deux vagins et deux utérus. — Si l'évolution s'arrête plus tard, on aura,

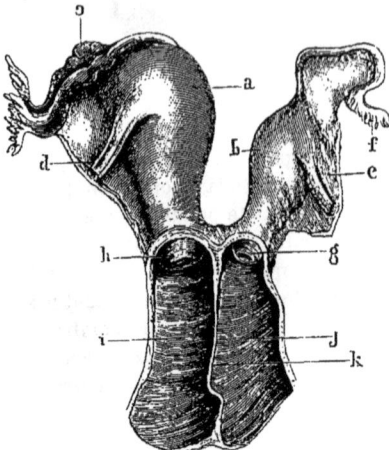

Fig. 339.

Utérus et vagin doubles, femme de quarante-deux ans ayant eu cinq grossesses (d'après OLLIVIER).

a, cavité droite. — b, cavité gauche. — c, ovaire droit. — d, ligament rond du côté droit. — e, ligament rond du côté gauche. — f, trompe gauche. — g, col gauche. — h, col droit. — i, vagin droit. — j, vagin gauche. — k, cloison médiane séparant les deux vagins.

suivant les cas, les types suivants : 1° vagin cloisonné avec double utérus ; 2° vagin cloisonné avec utérus également cloisonné ; 3° vagin unique avec utérus cloisonné. — Enfin, dans certains cas, les deux utérus primitifs, tout en étant confondus inférieurement, restent indépendants par leur extrémité supérieure : c'est à l'utérus ainsi conformé qu'on donne le nom d'*utérus bifide* ou d'*utérus bicorne*.

Toutes ces anomalies, on le voit, ne sont que des formes embryonnaires qui ont persisté. J'ajoute que chacune d'elles est la reproduction d'un type qui est constant dans la série des mammifères. C'est ainsi que nous rencontrons un double vagin et un utérus également double chez les marsupiaux et les monotrèmes ; un seul vagin et un utérus double, chez le lapin, le lièvre, l'écureuil, etc. ; un seul vagin et un utérus profondément bicorne chez le cobaye, chez le rat, etc. ; un seul vagin et un utérus légèrement bicorne chez les solipèdes, les ruminants, les carnassiers ; un seul vagin et un utérus à peine bicorne chez les chéiroptères et quelques singes inférieurs. Chez les primates, l'utérus est toujours simple comme le vagin et présente à peu de chose près la même configuration générale que chez l'homme.

4° Moyens de fixité, ligaments de l'utérus. — L'utérus est maintenu en position par six ligaments, disposés symétriquement : deux latéraux, les ligaments larges ; deux antérieurs, les ligaments ronds ; deux postérieurs, les ligaments utéro-sacrés.

A. LIGAMENTS LARGES. — Les deux feuillets péritonéaux qui revêtent la face antérieure et la face postérieure de l'utérus, arrivés aux bords latéraux de cet organe, s'appliquent l'un à l'autre pour se porter ensuite vers les parois latérales du bassin. Ils forment ainsi, à gauche et à droite, deux cloisons transversales qui unissent l'utérus aux parois de l'excavation : c'est à ces replis péritonéaux, renfermant entre eux des fibres musculaires lisses et une couche plus ou moins épaisse de tissu cellulaire, qu'on donne le nom de ligaments larges (fig. 340,10).

1° *Direction*. — Leur direction dans le sens de la hauteur est oblique de haut en bas et d'avant en arrière, comme l'utérus lui-même ; dans le sens de la largeur, elle n'est pas exactement transversale, mais un peu oblique en dehors et en arrière. Considérés dans leur ensemble, les deux ligaments larges, réunis l'un à l'autre par l'utérus, divisent la cavité pelvienne en deux grands compartiments (fig. 334) : l'un

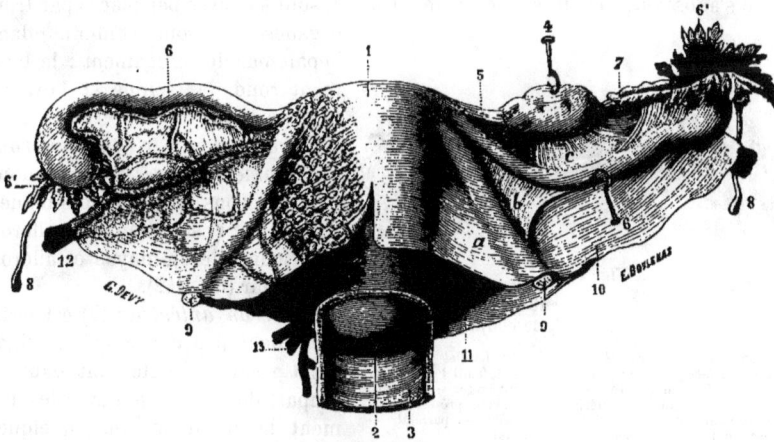

Fig. 340.

L'utérus et ses annexes, vus par leur face antérieure.

(Du côté gauche, la trompe est réclinée en bas, pour montrer l'ovaire qui a été légèrement attiré en haut.)

1, corps de l'utérus, recouvert par le péritoine. — 2, son col, avec l'orifice externe. — 3, vagin, dont la paroi antérieure a été réséquée. — 4, ovaire gauche. — 5, ligament utéro-ovarien. — 6, trompe, avec 6', son pavillon. — 7, frange ovarique et ligament tubo-ovarien. — 8, hydatide de Morgagni. — 9, ligament rond. — 10, ligament large, avec a, b, c, ses trois ailerons. — 11, feuillet postérieur du ligament large. — 12, vaisseaux utéro-ovariens. — 13, vaisseaux utérins. — (On aperçoit par transparence, sous le péritoine, les ramifications des veines utérines et utéro-ovariennes.)

postérieur ou *cavum rétro-utérin* (9), destiné au rectum ; l'autre antérieur ou *cavum pré-utérin* (6), occupé par la vessie.

2° *Forme et rapports.* — Chacun des ligaments larges revêt une forme quadrilatère et nous présente à étudier, par conséquent, deux faces et quatre bords. — La *face antérieure* regarde en bas et en avant : elle est en rapport avec la vessie. Le feuillet péritonéal qui la constitue est soulevé par le ligament rond. — La *face postérieure* regarde en haut et en arrière : elle est en rapport avec le rectum. Ici encore, le feuillet péritonéal qui constitue cette face se soulève pour envelopper une portion de l'ovaire et ses ligaments. — Le *bord supérieur*, entièrement libre, répond à la trompe. Il présente exactement la même direction et la même longueur que cette dernière. — Le *bord inférieur*, très large, repose sur le plancher de l'excavation pelvienne ou, plus exactement, sur la couche de tissu cellulaire qui double ce plancher. — Le *bord externe*, relativement mince, répond à la paroi latérale de l'excavation. Dans sa partie toute supérieure, entre le pavillon de la trompe et l'extrémité externe de l'ovaire, il est libre et flottant comme le bord supérieur. Au-dessous de l'ovaire, au contraire, il adhère intimement à la paroi pelvienne, revêtue à ce niveau par le muscle obturateur interne et son aponévrose. — Le *bord interne*, enfin, répond au bord de l'utérus et présente naturellement la même épaisseur que ce bord. Il est donc beaucoup plus épais que le précédent, ce qui fait que, vu en coupe horizontale (fig. 341,4), le ligament large revêt la forme d'un triangle isocèle dont la base est située sur l'utérus, le sommet sur la paroi du bassin. Au niveau du point où il prend contact avec

l'utérus, le ligament large est en rapport avec l'artère utérine et le plexus veineux, toujours si développé, qui entoure cette artère.

3° *Ailerons.* — Comme nous venons de le voir, les deux feuillets péritonéaux
qui, en s'adossant, constituent le ligament large, sont soulevés par places par trois
organes qui sont contenus dans
l'épaisseur de ce ligament : le ligament rond, la trompe et l'ovaire.
Les portions de la séreuse ainsi
soulevées ont reçu le nom d'*ailerons
des ligaments larges.* Il existe donc
trois ailerons que l'on distingue,
d'après leur situation, en aileron
antérieur, aileron moyen et aileron
postérieur (fig. 342).

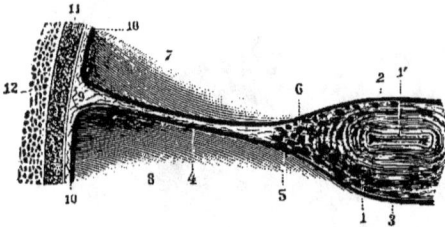

L'*aileron antérieur* (3) est ordinairement peu développé, le ligament rond se contentant dans la
plupart des cas de soulever légèrement le péritoine. Sur quelques
sujets, cependant, on voit la séreuse
l'envelopper presque entièrement en formant en arrière de lui une sorte de méso.

Fig. 341.

Coupe horizontale du ligament large (côté droit,
segment inférieur de la coupe).

1, corps de l'utérus, avec 1' sa cavité. — 2, feuillet péritonéal
recouvrant la face postérieure de l'utérus. — 3, feuillet péritonéal
recouvrant sa face antérieure. — 4, ligament large. — 5, artère
utérine. — 7, cavum rétro-utérin. — 8, cavum pré-utérin. —
9, tissu cellulaire sous-péritonéal. — 10, péritoine pariétal. —
11, muscle obturateur interne. — 12, os coxal.

L'*aileron moyen* ou *supérieur* (2) renferme la trompe de Fallope. C'est lui qui
forme le bord supérieur du ligament large. Le péritoine, comme nous l'avons vu
dans l'article précédent, revêt la trompe sur tout son pourtour et, en s'adossant à
lui-même au-dessous d'elle, il forme un mince repli qui, sous le nom de *méso-
salpinx*, descend jusqu'à l'ovaire.

L'*aileron postérieur* (4), situé en arrière et au-dessous du précédent, répond à
l'ovaire et à ses annexes. Il s'étend depuis l'angle de l'utérus jusqu'à l'orifice péritonéal de la trompe et se divise en trois portions : une portion interne, pour le ligament utéro-ovarien ; une portion externe, pour le ligament tubo-ovarien une portion
moyenne, enfin, pour l'ovaire lui-même. Nous avons déjà vu, à propos de l'ovaire,
et nous nous contenterons de le rappeler ici, que le péritoine, au lieu d'envelopper
cet organe comme il enveloppe la trompe et le ligament rond, s'arrête au niveau de
son bord antérieur et, par conséquent, ne recouvre en réalité que son pédicule.

4° *Structure.* — Envisagés au point de vue de leur structure, les ligaments
larges se composent essentiellement de deux feuillets séreux appliqués l'un contre
l'autre. Ces deux feuillets, comme cela a été dit plus haut, ne sont que la continuation des deux feuillets péritonéaux qui revêtent les faces antérieure et postérieure de l'utérus. — En haut, ces deux feuillets se continuent l'un avec l'autre
en enveloppant la trompe. — En dehors, ils s'écartent l'un de l'autre pour se porter,
l'un en avant, l'autre en arrière, et tapisser les parois correspondantes de l'excavation (fig. 341). — En bas, ils s'écartent de même pour se diriger : le postérieur
sur le rectum, l'antérieur sur le réservoir urinaire. Nous devons ajouter que le
feuillet postérieur descend beaucoup plus bas que le feuillet antérieur (fig. 342).
Cette disposition est la conséquence du mode d'étalement de la membrane
séreuse sur l'utérus : nous verrons plus tard, en effet, que le péritoine tapisse la
face postérieure de l'utérus dans toute sa hauteur, tandis que, sur la face antérieure, il s'arrête à l'union du corps et du col.

Les deux feuillets péritonéaux qui constituent les ligaments larges sont tapissés

sur leur face profonde par des fibres musculaires lisses, diversement entre-
croisées, mais affectant pour la plupart une direction transversale. Ces fibres, dont
Rouget nous a donné une bonne description, existent dans toute la hauteur du
ligament large, l'aileron supérieur excepté. Elles proviennent de la couche superficielle de l'utérus au même titre que le ligament rond et le ligament utéro-sacré :
ce sont de simples expansions latérales
du muscle utérin, comme nous le montre
nettement la figure 341.

Entre les deux feuillets séreux ainsi
doublés d'une lame musculaire se dispose
une nappe de tissu cellulaire, plus ou
moins riche en graisse, au sein de laquelle
cheminent des vaisseaux sanguins et lymphatiques : c'est le *tissu cellulaire des
ligaments larges (lame cellulo-vasculaire*
de quelques auteurs). Cette couche est
assez bien marquée au-dessous de la
trompe, dans la partie toute supérieure
du méso-salpinx. Puis, elle devient très
mince et reste telle dans toute la hauteur
de ce dernier repli. A partir du ligament
de l'ovaire, elle s'épaissit graduellement
et atteint au voisinage du plancher pelvien un développement remarquable.
En même temps, elle change d'aspect,
sinon de nature : le tissu conjonctif, plus
serré et plus dense, présente maintenant
les caractères du tissu fibreux; à leur
tour, les fibres musculaires forment des
faisceaux plus ou moins volumineux, qui
se dirigent dans tous les sens en s'en-
chevêtrant avec les faisceaux conjonctifs
et les vaisseaux. Au niveau de la base

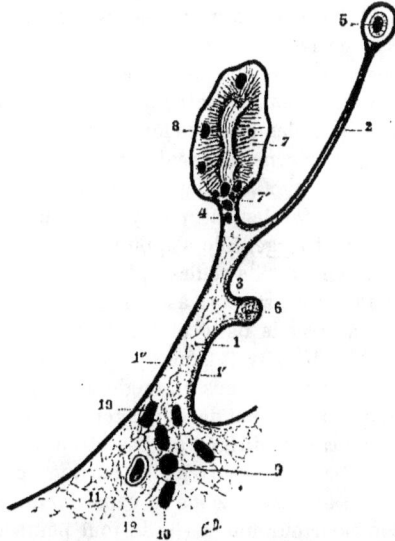

Fig. 342.

Coupe sagittale du ligament large (côté droit,
segment interne de la coupe).

1, ligament large, avec : 1', son feuillet antérieur ;
1", son feuillet postérieur. — 2, aileron supérieur ou
méso-salpinx. — 3, aileron antérieur. — 4, aileron postérieur. — 5, trompe. — 6, ligament rond. — 7, ovaire,
avec 7', son hile et ses vaisseaux. — 8, vésicules de
Graaf. — 9, artère utérine. — 10, veines utérines. —
11, tissu cellulaire du bassin. — 12, uretère.

du ligament large, la lame fibro-vasculaire, qui forme comme le squelette de ce
ligament, se continue avec le tissu cellulaire qui recouvre l'aponévrose pelvienne
et, par conséquent, avec celui qui entoure la vessie, le vagin et le rectum.
De plus, elle entre en relation, d'une part avec la fosse iliaque interne au niveau
du détroit supérieur, d'autre part avec la région fessière par la partie la plus
élevée de la grande échancrure sciatique. Cette continuité du tissu cellulaire du
ligament large avec les couches cellulo-adipeuses du voisinage nous explique les
directions diverses que peuvent prendre les collections liquides, primitivement
développées dans l'épaisseur de ce ligament.

Outre les trois organes qui déterminent la formation de ce ligament, les ligaments larges renferment encore au sein de leur couche celluleuse : 1° les deux
artères ovarienne et utérine et les riches plexus qui les accompagnent ; 2° des
lymphatiques, provenant de l'utérus, de l'ovaire et de la trompe ; 3° l'uretère, se
dirigeant obliquement vers le bas-fond de la vessie ; 4° enfin, une formation
embryonnaire, l'*organe de Rosenmüller*, que nous décrirons plus loin (p. 601),
avec quelques formations similaires.

B. Ligaments ronds. — Les ligaments ronds s'étendent des parties antéro-latérales de l'utérus à la région prépubienne (fig. 327,5 et 340,9). Aplatis d'avant en arrière à leur origine, ils diminuent de hauteur au fur et à mesure qu'ils s'éloignent de l'utérus et prennent peu à peu la forme plus ou moins cylindrique qui leur a valu leur nom. Leur longueur est de 12 à 14 centimètres ; leur diamètre moyen, de 5 ou 6 millimètres.

1° *Trajet et rapports.* — Ils prennent naissance sur la partie antérieure et latérale de l'utérus, un peu au-dessous de la trompe. Ils se portent ensuite obliquement en avant et en dehors vers l'orifice interne du canal inguinal, s'engagent dans ce canal, le parcourent dans toute son étendue et, finalement, se terminent à la base des grandes lèvres. Ils occupent donc successivement le bassin, la fosse iliaque interne, le canal inguinal et la vulve. De là, leur division en quatre portions, pelvienne, iliaque, inguinale et vulvaire. — La *portion pelvienne*, d'abord aplatie latéralement, puis plus ou moins cylindrique, chemine dans l'épaisseur du ligament large. Elle s'applique plus spécialement contre le feuillet antérieur de ce ligament, qu'elle soulève plus ou moins en formant l'aileron antérieur. Le ligament rond est en rapport à ce niveau, en avant avec la vessie, en arrière avec l'ovaire, en bas avec le tissu cellulaire de la base du ligament large. — La *portion iliaque* s'étend du détroit supérieur à l'orifice interne du canal inguinal. Elle croise successivement et sous un angle très aigu la veine iliaque externe et l'artère de même nom. Au moment de s'engager dans le canal inguinal, elle décrit une courbe dont la concavité, dirigée en bas et en dedans, embrasse la courbe de sens contraire que forme à ce niveau la portion initiale de l'artère épigastrique. — La *portion inguinale* occupe le canal inguinal, qui lui est destiné. Elle abandonne sur son pourtour une série de tout petits tendons qui s'attachent, d'autre part, aux parois antérieure, inférieure et postérieure de ce canal et qui ont bien certainement pour effet de fixer le ligament rond dans sa position. — Enfin, dans sa *portion vulvaire*, le ligament rond, à peine dégagé du canal inguinal, se résout en de nombreux filaments conjonctifs qui divergent aussitôt à la manière d'un éventail. De ces filaments, sortes de tendons minuscules, les uns se rendent à l'épine du pubis ou même à la face antérieure de la symphyse (fig. 327,5'). Les autres, et ce sont les plus nombreux (5"), se perdent dans la couche cellulo-adipeuse du mont de Vénus et des grandes lèvres.

2° *Fossette inguinale externe, canal de Nuck.* — Dans son long trajet, le ligament rond est accompagné par le péritoine jusqu'à l'orifice interne du canal inguinal seulement : là, la séreuse l'abandonne pour passer sur la paroi abdominale antérieure, en formant au-devant de l'orifice précité une petite dépression qui constitue la *fossette inguinale externe* (voy. *Péritoine*). Chez le fœtus, au contraire, du quatrième au huitième mois, le péritoine se prolonge sur le ligament rond jusqu'à l'épine du pubis : il forme ainsi un long diverticule qui occupe toute l'étendue du canal inguinal et que l'on désigne sous le nom de *canal de Nuck*. Ce canal, entièrement analogue à celui qui, chez l'homme, descend dans les bourses, s'oblitère peu à peu à partir du sixième ou du septième mois et n'existe ordinairement plus au moment de la naissance. La persistance du canal de Nuck n'est pourtant pas très rare : Cruveilhier nous apprend que, pendant son séjour comme médecin à l'hospice de la Salpêtrière, il l'a observé assez souvent chez les femmes les plus avancées en âge, et Zuckerkandl, sur des enfants de un à douze ans, l'a rencontré avec une proportion de 21 p. 100. Ayant examiné à ce sujet quatorze femmes âgées de vingt à soixante ans, j'ai constaté sur treize d'entre elles la disparition complète et bilatérale du canal de Nuck. Sur une seule, une femme âgée de vingt-six ans, le canal persistait à droite et à gauche, avec une pointe de hernie du côté droit.

3° *Structure.* — Considéré au point de vue de sa structure, le ligament rond se compose essentiellement de fibres musculaires lisses, qui se confondent, à leur origine, avec celles de l'utérus. A ces fibres lisses viennent se joindre, dans la partie antérieure du ligament, un faisceau de fibres striées (fig. 343,4). Ce faisceau, homologue du crémaster, prend naissance sur l'épine pubienne et s'engage ensuite dans le canal inguinal, où il est renforcé, dans la plupart des cas, par un certain nombre de fibres issues du petit oblique et du transverse. Ainsi constitué, le faisceau strié se jette sur le ligament rond et remonte avec lui du côté de l'abdomen. Il se termine d'ordinaire sur la portion iliaque; mais il s'arrête assez fréquemment sur sa portion inguinale, comme aussi, dans certains cas, on le voit se prolonger sur sa portion pelvienne et se rapprocher plus ou moins de l'utérus.

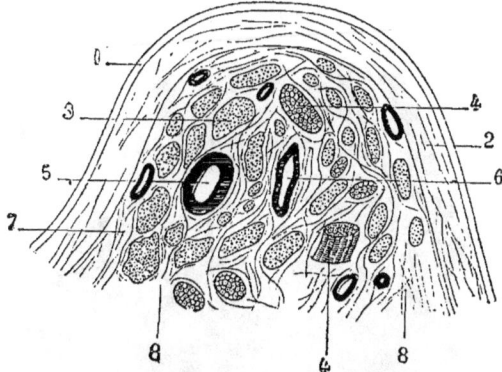

Fig. 343.

Coupe transversale du ligament rond (côté droit, segment postérieur de la coupe).

1, péritoine. — 2, tissu cellulaire sous-péritonéal. — 3, faisceaux de fibres musculaires lisses. — 4, faisceaux de fibres musculaires striées. — 5, artère du ligament rond. — 6, veines du ligament rond, — 7, tissu cellulaire interstitiel. — 8, 8, tissu cellulaire sous-jacent.

4° *Vaisseaux et nerfs.* — Le ligament rond est accompagné par une artère, des veines, des lymphatiques et des nerfs. — L'*artère* (*artère du ligament rond*) provient de l'épigastrique. Très grêle, mais constante, elle chemine d'avant en arrière dans l'épaisseur du ligament (fig. 343,5) et remonte ainsi jusqu'à l'angle de l'utérus, où elle s'anastomose avec l'utérine et l'ovarienne. — Les *veines* (6), issues du riche plexus péri-utérin, cheminent, les unes à la surface du ligament rond, les autres dans son épaisseur. Elles s'anastomosent fréquemment entre elles au cours de leur trajet et forment ainsi un véritable plexus. Les plus volumineuses sont munies de valvules et ces valvules sont disposées de telle sorte que le bord concave regarde en avant, ce qui nous indique nettement que la circulation s'y effectue de l'utérus vers la paroi abdominale. Les veines du ligament rond n'ont pas toutes la même terminaison : les unes (veines courtes) se jettent dans l'épigastrique ou dans l'iliaque externe ; les autres (veines longues) s'engagent dans le canal inguinal, le parcourent dans toute son étendue et, se mêlant aux veines de la paroi·abdominale et des grandes lèvres, viennent s'ouvrir avec elles dans la fémorale. Assez petites chez l'enfant et même chez l'adulte dans les conditions ordinaires, les veines du ligament rond se développent graduellement au cours de la grossesse et deviennent ainsi, pour le dégorgement des réseaux utérins, une voie suppléante qui peut, dans certains cas où les voies ordinaires sont plus ou moins obstruées, acquérir une importance considérable. — Les *lymphatiques* du ligament rond aboutissent, soit aux ganglions iliaques, soit aux ganglions de l'aine. — Les *nerfs* proviennent du rameau génital de la branche génito-crurale.

5° *Résistance*. — Le ligament rond, malgré son faible diamètre, possède une résistance considérable : il peut supporter, sans se rompre, des poids de 500 ou 600 grammes. BEURNIER, dans de nombreuses expériences, l'a vu se rompre entre 600 et 900 grammes, mais rarement au-dessous de 600 grammes. Au moment de la rupture, laquelle se produit ordinairement au voisinage de l'orifice externe du canal inguinal, sa longueur s'était accrue de 2 à 4 centimètres.

C. LIGAMENTS UTÉRO-SACRÉS. — Les ligaments utéro-sacrés (fig. 344,9), encore appelés *ligaments postérieurs* ou *replis de Douglas*, s'étendent de la partie postéro-inférieure de l'utérus à la paroi postérieure du bassin.

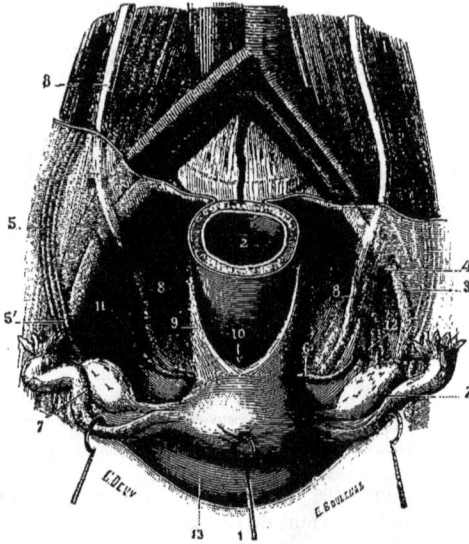

Fig. 344.
Les replis de Douglas chez la femme.

1, utérus, érigué en avant. — 2, rectum en place. — 3, vaisseaux iliaques externes. — 4, vaisseaux iliaques internes. — 5, vaisseaux utéro-ovariens. — 6, artère utérine. — 7, ovaire et trompe. — 8, uretère. — 9, replis utéro-sacrés ou replis de Douglas. — 10, cul-de-sac de Douglas. — 11, artère obturatrice. — 12, artère vésico-vaginale. — 13, vessie.

1° *Trajet*. — Ils prennent naissance en avant, sur la face postérieure du col un peu au-dessous de l'isthme. De là, ils se portent en arrière et en haut, contournent les parties latérales du rectum et viennent s'attacher sur la troisième, la deuxième ou la première vertèbre sacrée, immédiatement en dedans de l'articulation sacro-iliaque. On les voit parfois s'élever jusqu'au promontoire et même plus haut encore, jusqu'à la cinquième lombaire, d'où le nom de *ligaments utéro-lombaires* que leur avait donné HUGUIER. D'autres fois (et ce fait m'a paru assez fréquent, mais non constant), il existe au-dessus et en dehors du repli utéro-sacré, un deuxième repli, sur lequel VALLIN a appelé l'attention et qui, partant de la face postérieure de l'utérus à 8 ou 10 millimètres au-dessus de l'origine du repli utéro-sacré, se porte en haut et en dehors pour venir s'insérer sur le côté de la cinquième vertèbre lombaire. Ce repli utéro-lombaire est vraisemblablement celui décrit par HUGUIER et, si nous le signalons à nouveau, c'est pour indiquer qu'il peut coexister, sur le même sujet, avec le repli utéro-sacré. Il possède, du reste, la même structure que ce dernier

2° *Forme et rapports*. — Morphologiquement, chaque ligament utéro-sacré revêt l'aspect d'un repli falciforme avec deux faces et deux bords. — Des *deux faces*, l'une, supérieure, se continue avec le feuillet postérieur du ligament large; l'autre, inférieure, répond à la partie moyenne du rectum. — Les *deux bords* se distinguent en interne et externe. L'externe, convexe, est mal délimité : à son niveau, le ligament utéro-sacré se continue avec le ligament large et avec le feuillet péritonéal qui revêt les parois latérales du bassin. L'interne, libre et concave, régulièrement falciforme, délimite avec celui du côté opposé une ouverture ovalaire qui embrasse le rectum et au-dessous de laquelle se trouve une sorte d'arrière-cavité, profonde de 4 ou 5 centimètres, le *cul-de-sac de Douglas* (fig. 344,10). Ce cul-de-sac descend toujours plus bas chez le fœtus que chez l'adulte. Nous savons déjà qu'il représente la partie là plus déclive de la cavité abdominale.

J'ai dit plus haut que des replis utéro-lombaires peuvent coexister, sur un même sujet, avec des replis utéro-sacrés. Dans ce cas, le plan incliné qui forme la paroi externe du cavum rétro-utérin est en réalité constitué par trois étages, qui sont, en allant de bas en haut : 1° un étage inférieur, situé au-dessous du repli utéro-sacré ; il n'est autre que le cul-de-sac de Douglas ; 2° un étage moyen, compris entre le repli utéro-sacré et le repli utéro-lombaire ; 3° un étage supérieur, enfin, qui s'étend du repli utéro-lombaire au détroit supérieur du bassin. C'est dans ce dernier étage que se loge l'ovaire.

3° *Structure.* — Envisagés au point de vue de leur structure, les ligaments utéro-sacrés sont formés, comme les ligaments larges, par deux feuillets périto-néaux interceptant entre eux des faisceaux de fibres musculaires lisses. — *En avant*, ces faisceaux musculaires se continuent, en partie avec ceux de l'utérus, en partie avec ceux du vagin ; les plus internes s'entre-croisent sur la ligne médiane avec ceux du côté opposé. — *En arrière*, un certain nombre d'entre eux, en passant à côté du rectum, se terminent sur ce conduit ; les autres vont s'attacher à la colonne sacrée, constituant ainsi, pour le muscle utérin, une insertion squelettique qui rappelle jusqu'à un certain point celle que les fibres antérieures de la vessie prennent sur les pubis.

4° *Vaisseaux et nerfs.* — Tous ces faisceaux musculaires du ligament rond baignent dans une atmosphère celluleuse, au sein de laquelle cheminent de nombreux vaisseaux, principalement des veines, qui sont autant de traits d'union entre le réseau vasculaire du rectum et celui de l'utérus. On y rencontre encore un certain nombre de filets nerveux, provenant du plexus hypogastrique.

Voyez au sujet de l'appareil ligamenteux de l'utérus, parmi les travaux récents : SCHLESINGER, *Anat. und. klin. Untersuch. über extraperiton. Exsd. im weibl. Becken*, Wien. med. Jahrb., 1878 ; — LE BEC, *Contrib. à l'étude des ligaments larges*, Gaz. heb. des Sc. méd., Paris, 1881 ; — LALLE-MENT, *Anat. et pathol. des ligaments larges*, Th. Paris, 1881 ; — FREUND, *Das Bindegewebe im weibl. Becken u. seine pathol. Veränderungen*, etc., Freund's, Gynäk. Klinik, I, 1885 ; — HORN-BURGER, *Ueber die Beziehung der Stärke des Ligamenta rotunda zur Leistung der Uterusmuscula-tur*, ibid., 1885 ; — WIEGER, *Ueber die Entstehung u. Entwickelung der Bänder des weibl. Genital-apparates beim Menschen*, Arch. f. Anat., 1885 ; — BEURNIER, *Ligaments ronds de l'utérus*, Th. Paris, 1886 ; — CHARPY, *De la structure des ligaments larges et de leurs abcès*, Lyon méd., 1886 ; — HEIKEN, *Anatom. Untersuch. über die Muskulatur der breiten Mutterbänder*, Th. de Kiel, 1890.

5° **Direction**. — S'il est en splanchnologie une question controversée, c'est bien certainement celle qui a pour objet de définir la position normale de l'utérus. On a écrit sur ce sujet de volumineux mémoires. Les observations qui servent de base à ces mémoires sont toujours très nombreuses, recueillies sur des sujets de tout âge et étudiées avec toute la compétence désirable. Mais la question n'en est guère plus avancée pour cela. Le désaccord persiste et le problème est toujours là, attendant sa solution. Cette solution comporte la réponse aux deux questions suivantes : 1° quelle est la direction de l'utérus en elle-même, c'est-à-dire indépendamment de ses rapports avec les parois de l'excavation pelvienne, l'organe étant considéré à l'état d'isolement ; 2° quelle est la direction de l'utérus en place ou, ce qui revient à peu près au même, sa direction par rapport aux parois pelviennes, par rapport au plan horizontal.

Sur la première question, les auteurs s'accordent généralement à admettre que l'axe du corps et celui du col ne sont pas exactement dans la même direction, mais qu'ils s'inclinent très légèrement l'un sur l'autre, de façon à former par leur ensemble une ligne courbe dont la concavité regarde la symphyse pubienne (fig. 345,16). L'inclinaison réciproque des deux axes du corps et du col est mesu-

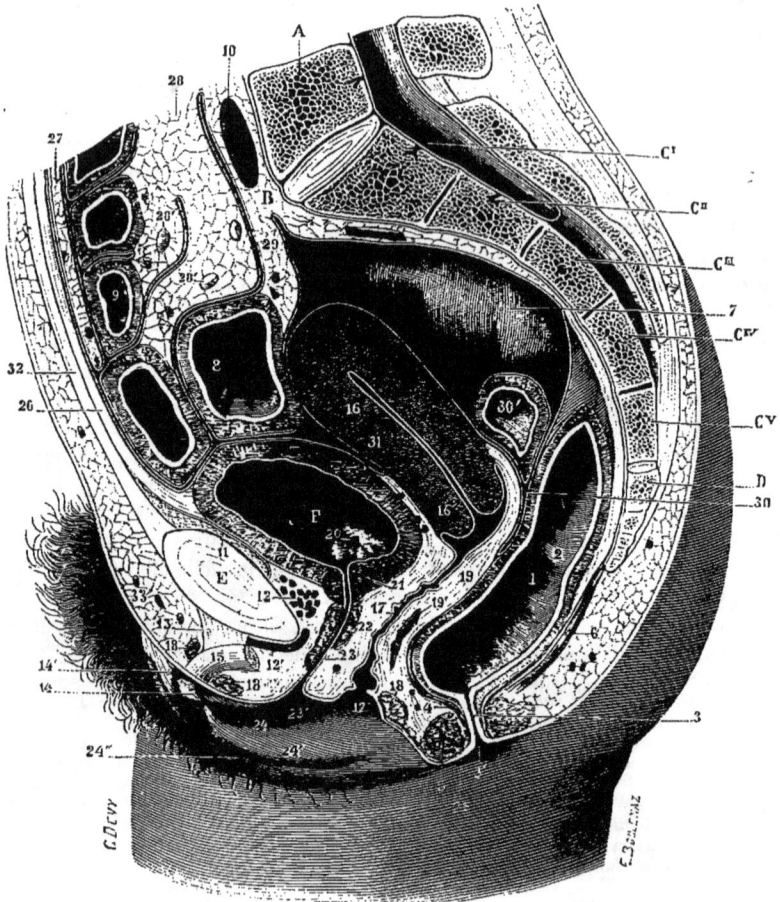

Fig. 345.

Coupe vertico-médiane de la partie inférieure du bassin chez la femme, pour montrer les rapports de l'utérus avec le vagin, la vessie et le rectum.

A, cinquième vertèbre lombaire. — B, promontoire. — C¹, C¹¹, C¹¹¹, C¹ᵛ, C, les cinq vertèbres sacrées. — D, coccyx. — E, symphyse pubienne. — F, vessie.

1, ampoule rectale. — 2, valvule de Houston. — 3, portion anale du rectum. avec 3', anus. — 4, sphincter interne. — 5, sphincter externe. — 6, faisceaux ischio-coccygiens du releveur de l'anus. — 7, portion terminale du côlon pelvien (première portion du rectum des auteurs). — 8, coupe de l'anse pelvienne du côlon. — 9, intestin grêle. — 10, veine iliaque primitive gauche. — 11, espace prévésical. — 12, plexus veineux de Santorini, avec 12', veine dorsale du clitoris. — 13, ligament suspenseur du clitoris. — 14, clitoris, avec 14', son capuchon. — 15, sa racine gauche. — 16, corps de l'utérus, avec 16' son col. — 17, vagin, avec 17', son orifice. — 18, constricteur de la vulve. — 19, cloison recto-vaginale, avec 19', faisceaux rétro-vaginaux du releveur de l'anus. — 20, orifice inférieur de l'uretère. — 21, sphincter vésical. — 22, sphincter uréthral. — 23, urèthre, avec 23' méat urinaire. — 24, vulve, avec : 24', petite lèvre ; 24'', grande lèvre. — 25, périnée. — 26, ouraque. — 27, grand épiploon. — 28, mésentère. avec : 28', ganglions mésentériques. — 29, méso-côlon ilio-pelvien. — 30, cul-de-sac recto-vaginal, avec 30', une anse intestinale descendue dans ce cul-de-sac. — 31, cul-de-sac vésico-utérin. — 32, paroi abdominale. — 33, mont de Vénus.

rée par l'angle que forment ces deux axes en se rencontrant. Cet angle, que l'on pourrait appeler *angle d'incurvation de l'utérus*, est toujours très obtus, du moins

à l'état normal : il oscille ordinairement entre 140 et 170°. On rencontre assez fréquemment des angles beaucoup moins ouverts, des angles de 120 à 100° ; mais des
inflexions aussi prononcées ne me paraissent pas normales : elles sont forcées ou
pathologiques. Quoi qu'il en soit du degré d'ouverture de l'angle d'incurvation de
l'utérus, cet angle est à peu près constant : BOULARD l'a observé 98 fois sur 107
sujets, et, d'autre part, les recherches de PANAS (*Arch. de méd.*, 1869) et de CRÉDÉ
(*Arch. f. Gynäkol.*, 1870) nous apprennent que l'utérus rectiligne, je veux dire
l'utérus sans courbure antérieure, ne s'observerait que dans le tiers des cas.

En ce qui concerne la deuxième question, la direction de l'utérus par rapport à
l'excavation pelvienne, nous nous trouvons en présence des opinions les plus contradictoires. Les uns, avec CRUVEILHIER, SAPPEY, LANGER, BANDL, KÖLLIKER, enseignent
que l'axe de l'utérus se confond avec celui de l'excavation. D'autres admettent que
l'utérus, fortement incliné en avant, presque horizontal, repose sur la face postérieure de la vessie ; cette opinion, ardemment défendue par SCHULTZE, est encore
acceptée par HIS et par WALDEYER. Enfin, pour un grand nombre d'anatomistes et
de gynécologistes, parmi lesquels je citerai CLAUDIUS, LUSCHKA, BRAUNE et RÜDINGER,
l'utérus, au lieu de s'incliner en avant comme tout à l'heure, se renverserait en
arrière pour s'appliquer contre le rectum. Adoptant une opinion mixte, TSCHAUSSOW
conclut de nombreuses recherches, entreprises sur des sujets de différents âges,
que l'utérus est incliné en avant chez l'enfant et la femme nullipare, incliné en
arrière chez la femme multipare. Comme on le voit, le désaccord est on ne peut
plus complet.

De pareilles divergences peuvent-elles s'expliquer par la diversité des méthodes
employées, par les conditions différentes où se sont placés les observateurs, par
cette part individuelle que chacun, même sans le vouloir, apporte dans l'appréciation d'un fait ? Évidemment non. La position d'un organe aussi volumineux que
l'utérus est facile à déterminer. D'autre part, les auteurs cités plus haut sont tous
des professeurs d'université, habitués par une longue pratique aux observations
scientifiques, et on ne saurait mettre en doute l'exactitude de leurs descriptions :
toutes les dispositions qu'ils décrivent et qu'ils nous donnent comme représentant
l'état normal, ils les ont vues et bien vues. Qu'en conclure, si ce n'est que l'utérus
n'a pas une situation fixe, qu'il est au contraire extrêmement mobile, qu'il peut
être vertical ou horizontal et, entre ces deux positions extrêmes, occuper toutes
les positions intermédiaires. Cette extrême mobilité de l'utérus est bien connue des
gynécologistes qui, sur le même sujet, mais à des moments différents, rencontrent
l'utérus dans des positions également différentes. Elle est la conséquence de la
laxité de ses ligaments et l'étude que nous avons faite précédemment de cet appareil ligamenteux devait nous la faire prévoir. Sans doute, le col est assez bien fixé,
d'une part par ses ligaments postérieurs ou utéro-sacrés, d'autre part par les
connexions intimes qui le rattachent au vagin et à la vessie et, par leur intermédiaire, au plancher pelvien. Mais il n'en est pas de même du corps. Celui-ci ne
possède, en fait de moyens de fixité, que les ligaments larges et les ligaments
ronds. Les ligaments larges, étant solidaires l'un de l'autre, peuvent bien, surtout
quand ils n'ont pas été distendus par la grossesse, empêcher l'utérus de s'incliner
fortement à droite et à gauche ; mais ils sont impuissants à le retenir lorsqu'une
cause quelconque tend à le déplacer dans le sens du plan médian, c'est-à-dire à
l'incliner du côté de la vessie ou du côté du rectum. Quant aux ligaments ronds,
nous savons qu'ils sont toujours incomplètement tendus et qu'ils jouissent, du
reste, d'une grande extensibilité : de l'aveu de tous, ils méritent assez mal le nom

qu'on leur donne et,, en tout cas, ils ne sauraient gêner le corps utérin dans ses déplacements antérieurs ou postérieurs. Il en résulte que le corps de l'utérus est pour ainsi dire en équilibre instable et, de ce fait, obéit à toutes les sollicitations, quelque légères qu'elles soient, qui le poussent en avant du côté de la vessie ou en arrière du côté du rectum.

Or, ces sollicitations sont pour ainsi dire continuelles. Elles proviennent de la vessie, du rectum et de la masse intestinale. — La *vessie*, en passant de l'état de vacuité à l'état de distension, repousse en arrière l'utérus qui se rapproche peu à peu de la verticale, l'atteint et même la dépasse. Puis, quand le réservoir urinaire revient sur lui-même au moment de la miction, l'utérus lui aussi revient à sa position initiale, s'inclinant d'autant plus en avant que la vessie se réduit davantage. Le corps de l'utérus se déplace donc, sous l'influence des changements de volume de la vessie, alternativement d'avant en arrière et d'arrière en avant : ces déplacements s'effectuent suivant un arc de cercle qui est placé dans le plan médian et qui peut atteindre, suivant les cas, de 60 à 70°. — Le *rectum*, distendu par les matières fécales, peut à son tour refouler l'utérus en avant. Mais ce déplacement, d'origine rectale, est à la fois peu prononcé et momentané : peu prononcé, parce que les changements de volume que subit l'ampoule rectale ne sont pas comparables à ceux que nous présente le réservoir urinaire ; momentané, parce que les matières fécales, une fois descendues dans le rectum, sont bien vite expulsées au dehors par l'acte de la défécation. — Les *anses intestinales*, anses grêles et côlon pelvien, ont dans la statique de l'utérus une importance considérable, sur laquelle, à tort selon moi, on n'a pas suffisamment insisté : sur plusieurs coupes de sujets congelés où l'utérus était manifestement déplacé, j'ai rencontré sur son pourtour des anses intestinales, remplies ou non de matières fécales, dont la situation expliquait nettement le déplacement précité. Les anses intestinales, en effet, qui pèsent de tout leur poids sur les viscères contenus dans le bassin, peuvent, en comprimant de haut en bas le fond de l'utérus, modifier plus ou moins son angle de courbure. D'autre part, elles s'insinuent partout où elles trouvent un espace pour les recevoir : c'est ainsi que nous les voyons descendre, suivant les circonstances, tantôt dans le cul-de-sac vésico-utérin, tantôt dans le cul-de-sac recto-vaginal. Or, il est à peine besoin de faire remarquer que, dans le premier cas, elles refoulent le corps de l'utérus en arrière, tandis que, dans le second cas, elles l'inclinent en avant du côté de la vessie.

Dans ces déplacements passifs que subit l'utérus sous l'influence des organes voisins, trois ordres de faits peuvent se produire, constituant ce qu'on appelle des versions, des flexions et des torsions. — Dans les *versions*, l'utérus bascule autour d'un axe horizontal passant entre le corps et le col : il en résulte naturellement que les deux extrémités de l'organe se portent en sens inverse. Suivant que le corps de l'utérus se déplace en avant, en arrière ou sur les côtés, le déplacement prend le nom d'*antéversion*, de *rétroversion* et de *latéroversion*, cette dernière se subdivisant naturellement en deux variétés, la *latéroversion droite* et la *latéroversion gauche*. — Dans les *flexions* par déplacement du corps, celui-ci s'incline plus ou moins sur le col en formant un angle, l'*angle de flexion*, dont l'ouverture diminue au fur et à mesure que l'inclinaison augmente. Ici encore, suivant l'orientation de l'angle précité, on distingue les quatre variétés suivantes : l'*antéflexion*, la *rétroflexion*, la *latéroflexion droite* et la *latéroflexion gauche*, dénominations suffisamment expressives par elles-mêmes pour ne pas avoir besoin de définition. — Enfin, dans les *torsions*, l'utérus subit un mouvement de spire à axe vertical, mouvement de spire en vertu duquel ses deux extrémités se portent en sens opposé. Du reste, cette torsion peut se faire à droite ou à gauche, créant ainsi deux variétés, la *dextrotorsion* quand la face antérieure de l'utérus regarde à droite et la *lævotorsion* quand elle regarde à gauche. Les torsions de l'utérus existent rarement seules : elles coïncident le plus souvent avec l'un des déplacements précités, principalement avec les rétroversions. — Aux déplacements que nous venons d'indiquer, il convient d'ajouter une dernière variété, dans laquelle l'utérus tout entier, le col comme le corps, se porte à droite ou à gauche de la ligne médiane. J'en ai observé tout récemment (janvier 1894) un exemple très net sur une femme de quarante-cinq ans. Je pratiquai sur ce sujet, après l'avoir congelé, une coupe vertico-médiane et je constatai, à mon grand étonnement, que le trait de scie, quoique passant par la symphyse, n'avait pas intéressé l'utérus : celui-ci, tout entier, se trouvait dans le segment gauche de la coupe. Ce fait est d'autant plus instructif, dans l'espèce, que la femme chez laquelle je l'ai observé était vierge encore, malgré ses quarante-cinq ans, et qu'on ne pouvait attribuer à une grossesse antérieure le relâchement considérable que présentait chez elle le ligament large du côté droit. D'autre part, l'excavation pelvienne, dans sa moitié droite, était remplie par des anses intestinales et c'est vraisemblablement ce paquet intestinal qui, en descendant sur la droite de l'utérus, l'avait refoulé du côté opposé.

L'utérus étant un organe en équilibre instable, un organe dont la direction est pour ainsi dire à la merci des viscères qui le surmontent ou qui l'entourent, il paraît bien difficile d'indiquer quelle est sa position normale, c'est-à-dire *la position qu'il prend de lui-même lorsque, le sujet étant debout, le rectum à peu près vide et la vessie modérément distendue, la masse intestinale n'exerce sur lui aucune influence.* Le fait suivant, que j'ai observé il y a déjà trois ans, va

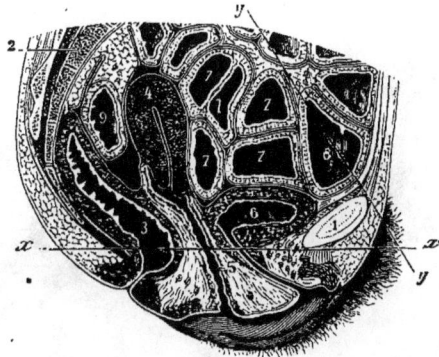

Fig. 346.

Coupe vertico-médiane d'un sujet congelé (femme de vingt-quatre ans) ; l'utérus, fortement repoussé en arrière par des anses intestinales remplies de matières fécales, est en rétroversion.

1, symphyse pubienne. — 2, sacrum. — 3, rectum. — 4, utérus. — 5, vagin. — 6, vessie. — 7, 7, 7, anses intestinales remplies de matières fécales. — 8, 8, anses intestinales remplies de gaz. — 9, côlon pelvien. — 10, repli de Douglas. *xx*, horizontale passant au-dessous de la symphyse. — *yy*, plan du détroit supérieur.

nous permettre de déterminer cette position d'une façon aussi satisfaisante qu'inattendue.

Pendant le semestre d'hiver 1890-1891, je pratiquai sur le cadavre préalablement congelé d'une fille vierge, âgée de vingt-huit ans, une coupe verticale et médiane que j'ai fait représenter dans la figure 346. Comme on le voit, le corps de l'utérus est fortement renversé en arrière et il serait très probablement arrivé au contact du sacrum si le côlon pelvien, distendu par des matières stercorales, n'était venu s'interposer entre sa face postérieure et le rectum. On voit aussi, qu'en avant de l'utérus et directement appliquées contre sa paroi antérieure, se trouvent quatre anses intestinales remplies de matières fécales. Ces anses grêles remplissent le cul-de-sac vésico-utérin qui, de ce fait, est représenté par un angle dièdre de 95°

d'ouverture. Je dois ajouter que le sujet avait été placé, pour la congélation, dans l'attitude verticale, ce qui nous autorise à penser que la situation occupée par les viscères abdomino-pelviens sur notre coupe était exactement la même que celle qu'ils présentaient pendant la vie. Après avoir pris le calque de la coupe, je déposai celle-ci, toute congelée encore, dans un bassin rectangulaire à fond plat rempli d'alcool. Le lendemain, lorsque je voulus reprendre la pièce pour l'étudier en détail, je ne fus pas peu surpris de constater que l'utérus avait complètement changé de position et cela *spontanément*, car personne n'avait touché à la coupe depuis qu'elle avait été placée dans l'alcool. Voici ce qui s'était passé : les anses intestinales remplies de matières fécales qui remplissaient le cul-de-sac vésico-utérin, étant devenues libres après la décongélation, étaient remontées à la surface du liquide. L'utérus, à son tour, débarrassé du contact de ce bloc anormal qui l'avait refoulé en arrière, s'était incliné peu à peu du côté de la vessie et, de lui-même, sans aucune intervention étrangère, avait pris la position qui est représentée dans la figure 347 : son grand axe, oblique maintenant de haut en bas et d'avant en arrière, était sensiblement parallèle à l'axe de l'excavation.

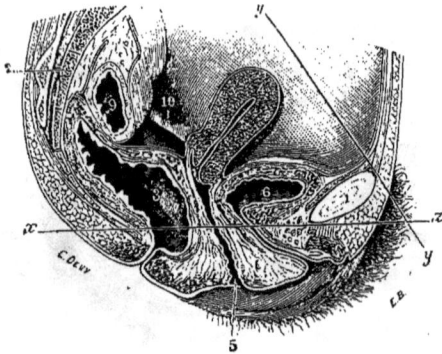

Fig. 347.

La même, après décongélation dans un bain d'alcool ; les intestins étant remontés à la surface du liquide et n'influençant plus l'utérus, celui-ci a pris de lui-même sa position normale.

(Même légende que pour la figure précédente.)

Cette position nouvelle, qu'a prise l'utérus quand il n'a plus été en contact avec les anses grêles accumulées dans le cul-de-sac vésico-utérin, est bien celle qui répond à notre définition de tout à l'heure : *la position que prend de lui-même l'utérus lorsque les anses intestinales n'exercent sur lui aucune influence.* Je crois donc devoir la considérer comme représentant la position normale de l'organe, et je formulerai, en manière de conclusions, les trois propositions suivantes : 1° l'axe du corps et l'axe du col ne sont pas situés sur la même ligne droite, mais s'inclinent très légèrement l'un sur l'autre ; ils se continuent réciproquement suivant une courbe adoucie qui, dans certains cas cependant, peut se transformer en un angle à sommet nettement marqué ; 2° l'axe total de l'utérus (axe du corps et axe du col réunis) est une ligne continue et légèrement arquée, dont la concavité regarde la face antérieure de l'organe : le corps de l'utérus est donc un peu incliné sur le col ; ce n'est pas une antéflexion vraie, mais, pour employer l'expression classique, une antécourbure ; 3° cet axe, quand l'utérus est en position normale, répond à l'axe de l'excavation : sa concavité par conséquent regarde la symphyse pubienne, tandis que le fond de l'utérus se dirige en haut et en avant du côté de l'ombilic.

Nous devons ajouter que, sur la plupart des sujets adultes, surtout après de nombreuses grossesses, l'utérus s'incline un peu du côté droit ou du côté gauche, mais de préférence du côté droit. A cette déviation latérale (*latéroversion droite*), s'ajoute ordinairement un léger mouvement de torsion sur l'axe, en vertu duquel l'angle supérieur gauche de l'utérus est situé sur un plan un peu antérieur à celui qu'occupe l'angle supérieur droit ; autrement dit, la face antérieure de l'organe regarde légèrement à droite, la face postérieure légèrement à gauche (*dextro-torsion*). Pour expliquer cette disposition, on a invoqué la présence du rectum à gauche, hypothèse peu conciliable avec ce fait, déjà énoncé dans le livre précédent (p. 127), que dans la grande majorité des cas l'origine du rectum est à droite et non à gauche. Il me paraît plus rationnel de la rattacher à l'influence du côlon pelvien qui, comme on le sait, se porte de gauche à droite et d'avant en arrière, direction qui répond exactement aux déviations précitées du corps de l'utérus.

6° Dimensions extérieures. — Les dimensions extérieures de l'utérus diffèrent sensiblement suivant que la femme a eu ou n'a pas eu de grossesse. Des mensurations comparatives fort nombreuses ont été faites à ce sujet sur des utérus nullipares et multipares. Nous consignons les principales dans le tableau suivant :

		HUSCHKE	ARAN	DUBOIS	HENLE	RICHET	SAPPEY
Nullipares	Longueur	67	70	67	70	63	62
	Largeur	40	30	46	45	45	40
Multipares	Longueur	91	70	75	95	68	68
	Largeur	60	44	49	60	47	43

Nous voyons par ce tableau que l'utérus mesure en moyenne : 1° chez les nullipares, 6 ou 7 centimètres de longueur sur 4 centimètres de largeur ; 2° chez les multipares, 7 ou 8 centimètres de longueur sur 5 centimètres de largeur.

Les dimensions respectives des deux segments de l'utérus, le corps et le col, varient beaucoup selon les âges. — Chez le fœtus et chez l'enfant, le col est plus développé que le corps : il représente environ les trois cinquièmes de la longueur totale de l'utérus. — A l'âge de la puberté, le corps s'élargit et s'allonge, de telle sorte qu'à l'âge adulte, chez la nullipare, il présente une longueur égale et même un peu supérieure à celle du col. — Chez la multipare, le corps possède des dimensions plus considérables encore : sa longueur, toujours supérieure à celle du col, représente maintenant les trois cinquièmes de celle de l'utérus. C'est, comme on le voit, la même proportion que chez l'enfant, avec cette différence essentielle que le corps a pris la place du col et vice versa.

L'épaisseur de l'utérus, à l'état de vacuité de l'organe, mesure de 25 à 30 millimètres.

7° Poids. — L'utérus nullipare pèse, en moyenne, 40 à 50 grammes. Chez la femme qui a eu des enfants, il est beaucoup plus lourd : son poids moyen est de 60 à 70 grammes. Le poids spécifique du tissu utérin est de 1,052.

8° Consistance. — Après la mort, l'utérus prend une consistance ferme, comme tout corps musculaire qui passe à l'état de rigidité cadavérique. Mais, pendant la vie, cette consistance est beaucoup plus faible : les parois de l'organe sont alors assez molles et assez malléables pour permettre aux intestins, remplis de matières fécales ou simplement dilatés par des gaz (Depaul), d'y laisser leur empreinte.

§ II. — Conformation extérieure et rapports

L'utérus présente avec le bassin et son contenu des rapports importants. Nous les examinerons successivement pour chacun de ses deux segments, le corps et le col :

A. Corps. — Le corps de l'utérus, de forme triangulaire, nous présente à étudier deux faces, deux bords latéraux et deux extrémités :

1° La *face antérieure*, légèrement convexe, est recouverte dans toute son étendue par le péritoine qui lui donne un aspect lisse et uni. Elle répond à la vessie, dont elle est séparée par le *cul-de-sac vésico-utérin* (fig. 345, 31). Les deux organes sont immédiatement contigus lorsque la vessie est à l'état de réplétion. Entre les deux s'interpose habituellement, quand la vessie est vide, un paquet plus ou moins volumineux d'anses intestinales descendues dans le cul-de-sac précité (fig. 346,7).

2° La *face postérieure* est plus convexe que l'antérieure. Mais, comme cette dernière, elle est régulièrement lisse et recouverte par le péritoine dans toute son étendue. Une crête mousse, disposée sur la ligne médiane, la partage en deux moitiés latérales, qui s'inclinent légèrement, l'une à droite, l'autre à gauche, pour rejoindre les bords de l'organe. L'utérus, par sa face postérieure, est en rapport avec le rectum, dont il est séparé par un nouveau cul-de-sac du péritoine, le *cul-de-sac recto-vaginal*. Ce cul-de-sac est ordinairement vide et, dans ce cas, l'utérus et

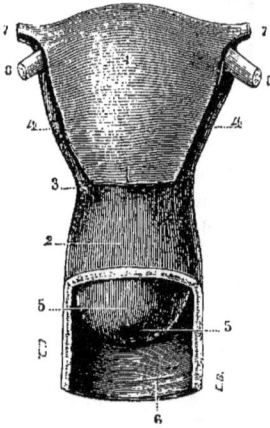

Fig. 348.

L'utérus d'une femme vierge, vu par face antérieure.

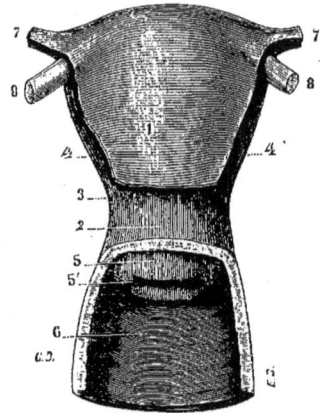

Fig. 349.

L'utérus d'une femme multipare, vu par sa face antérieure.

1, corps de l'utérus, recouvert par le péritoine. — 2, partie extra-vaginale du col. — 3, isthme. — 4, bords de l'utérus. — 5, partie intra vaginale du col ou museau de tanche, avec 5', son orifice externe. — 6, paroi postérieure du vagin. — 7, 7, trompes utérines. — 8, 8, ligaments ronds.

le rectum sont directement appliqués l'un contre l'autre. Mais ce n'est pas là, en dépit des assertions contraires de certains auteurs, une disposition constante : sur bien des sujets, en effet, surtout quand la vessie est vide ou modérément distendue, les anses intestinales viennent se placer dans leur intervalle. J'y ai rencontré dans bien des cas le côlon pelvien (fig. 346,9).

3° Les *bords latéraux*, légèrement concaves de haut en bas, convexes d'avant en arrière, répondent à l'insertion interne des ligaments larges. Ils sont longés, dans toute leur étendue, par l'artère utérine et les riches plexus veineux qui accompagnent cette artère.

4° L'*extrémité inférieure* se confond avec le col au niveau de l'isthme.

5° L'*extrémité supérieure*, plus connue sous le nom de *fond de l'utérus*, représente la partie la plus large de l'organe. En se continuant sur les côtés avec les bords latéraux, elle forme deux angles, les *angles de l'utérus*, sur lesquels prennent naissance les trompes. Sa direction varie beaucoup suivant les âges : légèrement

concave chez le fœtus et chez l'enfant, elle est rectiligne chez la vierge et la nullipare, fortement convexe chez la multipare ; elle s'élève, chez cette dernière, à 10
ou 15 millimètres au-dessous de la ligne d'insertion des trompes. Le fond de l'utérus,
en dehors de la gestation, est ordinairement situé à 2 ou 3 centimètres au-dessus du
plan passant par le détroit supérieur du bassin. Par contre, une horizontale menée
par l'extrémité supérieure de la symphyse rencontre toujours l'utérus et le rencontre
même très bas, au niveau de son tiers inférieur ou même plus bas encore au voisinage de son extrémité inférieure. Le fond de l'utérus est revêtu par le péritoine dans
toute son étendue ; il est en rapport avec la masse intestinale qui repose sur lui.

B. Col. — Le col de l'utérus revêt la forme d'un cylindre légèrement renflé à sa
partie moyenne : COURTY le comparait à un barillet rétréci dans le haut et effilé
surtout dans le bas. L'insertion du vagin, qui se fait sur son pourtour à l'union
de ses deux tiers supérieurs avec son tiers inférieur,
nous permet de le diviser en trois segments (fig. 350) :
un segment supérieur ou extra-vaginal (*a*); un segment
moyen ou vaginal (*b*); un segment inférieur ou intra-
vaginal (*c*).

1° Le *segment extra-vaginal* ou *sus-vaginal* mesure
de 15 à 20 millimètres de longueur. Il est en rapport : en avant, avec la vessie, à laquelle il est uni
par une couche de tissu conjonctif lâche ; en arrière,
avec le rectum, dont il est séparé par le cul-de-sac
recto-vaginal ; sur les côtés, avec le bord interne des
ligaments larges et les plexus utérins.

2° Le *segment vaginal* correspond à l'insertion supérieure du vagin. Cette insertion se fait sur tout le pourtour du col, mais suivant un plan qui est fortement
oblique de haut en bas et d'arrière en avant (fig. 350, *b*) :
autrement dit, le vagin remonte sur la face postérieure
du col beaucoup plus haut que sur sa face antérieure.
L'union du col et du vagin répond à une zone qui mesure de 6 à 8 millimètres de hauteur, quelquefois plus.
A son niveau la couche musculeuse du vagin se continue avec celle de l'utérus : les connexions entre les
deux organes sont, par conséquent, intimes.

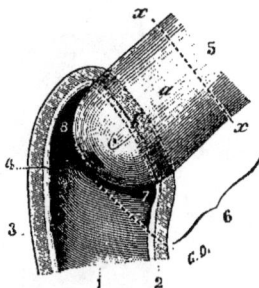

Fig. 350.

L'insertion supérieure du vagin et les trois segments
du col (*schématique*).

(La coupe du vagin est ombrée en
rouge.)

1, vagin, avec : 2, sa paroi antérieure ; 3, sa paroi postérieure ; 4, sa
muqueuse. — 5, corps de l'utérus. —
6, col de l'utérus, avec : *a*, sa portion
extra-vaginale ; *b*, sa portion vaginale ; *c*, sa portion intra-vaginale ou
museau de tanche. — 7, cul-de-sac
antérieur. — 8, cul-de-sac postérieur.

xx, limite respective du corps et
du col de l'utérus.

3° Le *segment intra-vaginal* constitue ce qu'on appelle le *museau de tanche*
(*os tincæ*) : c'est lui qu'on aperçoit dans le fond du spéculum. Il a la forme d'un
cône dont le sommet, dirigé en bas, serait tronqué et arrondi. Sa longueur
est de 8 à 12 millimètres ; sa largeur et son épaisseur, sensiblement égales, mesurent chacune 2 centimètres à 2 centimètres et demi. — Le museau de tanche est
circonscrit au niveau de sa base, par un cul-de-sac circulaire, beaucoup plus profond en arrière qu'en avant, dont les différentes portions constituent les culs-de-
sac antérieur, postérieur et latéraux du vagin (voy. *Vagin*). — Son sommet est
percé d'un orifice, ordinairement arrondi, plus rarement en forme de fente transversale, qui nous conduit dans la cavité utérine. C'est l'*orifice inférieur du col*.
Cet orifice, dont le diamètre est de 4 à 6 millimètres, divise le col en deux moitiés
ou lèvres, l'une antérieure, l'autre postérieure : la lèvre antérieure est à la fois
plus épaisse et plus proéminente que la postérieure ; par contre, elle est beaucoup

plus courte, le vagin s'élevant moins haut en avant qu'en arrière. — Enfin, le museau de tanche nous présente, dans les conditions physiologiques, une surface régulière, une coloration blanc rosé et une consistance ferme, qui donne au doigt qui l'explore une sensation analogue à celle que produit le lobule du nez (A. Dubois).

Le museau de tanche, tel que nous venons de le décrire, est celui de la femme vierge (fig. 351, A). Les rapports sexuels le modifient peu. Nous devons cependant signaler, comme une conséquence du coït et surtout du coït répété, une diminution dans sa consistance, une coloration grisâtre se substituant peu à peu à sa coloration rosée et, avant tout, un aplatissement de son sommet, d'où il résulte que la portion intra-vaginale du col, de conique qu'elle était, revêt maintenant une forme plus ou moins cylindrique.

Mais c'est surtout la grossesse qui imprime à la configuration extérieure du col des modifications profondes. Chez la multipare, en effet (fig. 351, C), le museau

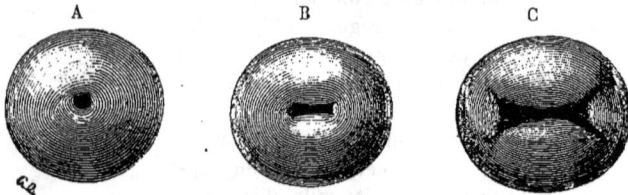

Fig. 351.
Le museau de tanche et son orifice : A, chez la femme vierge ; B, chez la primipare ; C, chez la multipare.

de tanche a beaucoup perdu de cette consistance ferme qui le caractérise chez la femme vierge ; en même temps, sa surface est moins régulière et sa proéminence dans le vagin moins considérable. Ses deux diamètres transverse et antéro-postérieur se sont accrus, et il convient de faire remarquer que le premier l'emporte toujours sur le second, ce qui revient à dire que le col est aplati d'avant en arrière. De son côté, l'orifice qui occupe son sommet s'est considérablement agrandi ; puis, au lieu d'être circulaire, il revêt la forme d'une fente transversale mesurant de 10 à 15 millimètres de largeur : c'est maintenant que les parties qui le circonscrivent en avant et en arrière, méritent véritablement le nom de *lèvres*. Enfin, le pourtour de cet orifice, inégal et plus ou moins déchiqueté, présente à ses deux extrémités, mais principalement à son extrémité gauche, un certain nombre de sillons cicatriciels, restes des déchirures qui se sont produites au moment de l'accouchement.

Tous ces caractères s'exagèrent au fur et à mesure que les grossesses se multiplient, notamment la diminution de la saillie du col et l'élargissement de son orifice. Il n'est pas rare de voir, chez les femmes qui ont eu huit ou dix enfants, le col entièrement effacé, et le conduit vaginal se continuer directement avec la cavité de l'utérus sans autre ligne de démarcation qu'un simple bourrelet, lequel peut disparaître à son tour d'une façon complète : le vagin se termine alors à sa partie supérieure par une dépression hémisphérique, par une sorte de coupole présentant à son centre l'orifice inférieur de l'utérus.

§ III. — Conformation intérieure, cavité de l'utérus

L'utérus est creusé d'une cavité centrale, aplatie d'avant en arrière, excessivement étroite, virtuelle pour ainsi dire en dehors de la grossesse, qui se continue en haut avec les trompes et qui s'ouvre en bas dans le vagin. Nous l'examinerons successivement sur le corps et sur le col.

A. Cavité du corps. — La cavité du corps, de forme triangulaire comme le corps de l'utérus lui-même, nous présente à étudier deux faces, trois bords et trois angles (fig. 352 et 353) :

1° Les *deux faces* se distinguent en antérieure et postérieure. Elles sont planes, régulièrement lisses, immédiatement appliquées l'une contre l'autre. Elles nous présentent parfois sur la ligne médiane une sorte de raphé plus ou moins accentué,

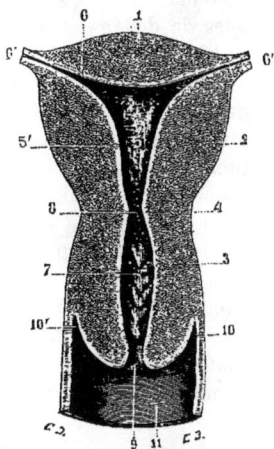

Fig. 352.

Coupe frontale de l'utérus d'une femme nullipare (segment postérieur de la coupe).

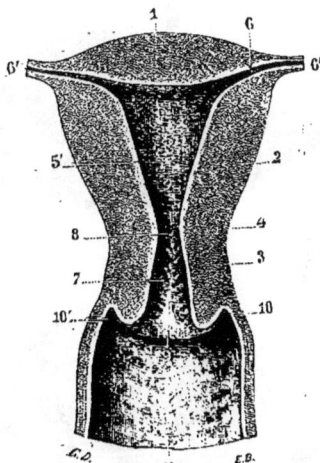

Fig. 353.

Coupe frontale de l'utérus d'une femme multipare (segment postérieur de la coupe).

1, fond de l'utérus. — 2, parois latérales du corps. — 3, col. — 4, isthme. — 5, cavité du corps, avec : 5', ses bords latéraux ; 6, ses angles supérieurs se continuant par l'ostium uterinum, avec l'extrémité interne des trompes de Fallope (6'). — 7, arbre de vie, dont l'axe est légèrement incliné en haut et à gauche. — 8, orifice interne du col. — 9, son orifice externe. — 10, 10', culs-de-sac latéraux du vagin. — 11, paroi postérieure de ce conduit.

qui rappelle le développement de l'utérus aux dépens de deux moitiés latérales et symétriques.

2° Des *trois bords*, l'un est supérieur, les deux autres latéraux. Chez la jeune fille vierge ou même chez la femme nullipare, ces bords sont curvilignes, leur convexité se dirigeant du côté de la cavité. Chez la femme qui a eu des enfants, ils sont plutôt rectilignes et quelquefois même légèrement concaves en dedans.

3° Les *trois angles* se distinguent en supérieurs et inférieur. Chacun d'eux est marqué par un orifice. — Les deux orifices qui s'ouvrent aux angles supérieurs (6), répondent à l'abouchement des trompes dans la cavité utérine. Ces orifices, toujours fort étroits (voy. *Trompes*), sont précédés du côté de l'utérus par une sorte d'entonnoir, moins large chez la nullipare que chez la multipare, qui résulte de la convergence réciproque des deux bords correspondants. A leur niveau, se voient de petits replis muqueux qui prolongent ceux des trompes : ces plis, en rétrécissant l'orifice ou en s'appliquant contre lui, peuvent vraisemblablement faire obstacle au passage des liquides de l'utérus dans la trompe. Mais dans aucun cas, contrairement aux assertions de GRAAF et de WHARTON, ils n'acquièrent la signification de véritables valvules. — L'orifice inférieur (9), plus large que les précédents, nous conduit dans la cavité du col.

B. Cavité du col. — La cavité du col ou cavité cervicale est fusiforme, c'est-à-dire renflée à sa partie moyenne et rétrécie à ses deux extrémités. On lui considère deux faces, deux bords et deux orifices (fig. 352 et 353) :

1° Les *deux faces*, comme celles de la cavité du corps, sont planes et appliquées l'une contre l'autre. Chacune d'elles nous présente en son milieu une saillie longitudinale sur laquelle s'implantent latéralement, à droite et à gauche, des saillies secondaires obliquement dirigées de dedans en dehors et de bas en haut. — Ces saillies, disons-le par anticipation, sont déterminées par des faisceaux musculaires de même direction, qui sont situés au-dessous d'elles et qui, à leur niveau, soulèvent la muqueuse. Leur ensemble, qui rappelle plus ou moins les nervures d'une feuille à axe médian (7), constitue ce que les anciens anatomistes ont désigné sous le nom d'*arbre de vie*, dénomination qui est encore employée de nos jours. — Il existe deux arbres de vie, l'un sur la paroi antérieure, l'autre sur la paroi postérieure. L'un et l'autre sont plus développés chez la nouveau-née que chez la femme adulte : chez la première, en effet, les saillies principales se prolongent en bas jusqu'à l'orifice externe du col, tandis que chez la femme adulte elles s'arrêtent d'ordinaire à 6 ou 7 millimètres au-dessus de cet orifice. — Suivant la remarque fort juste de Guyon, les deux saillies longitudinales des arbres de vie n'occupent pas

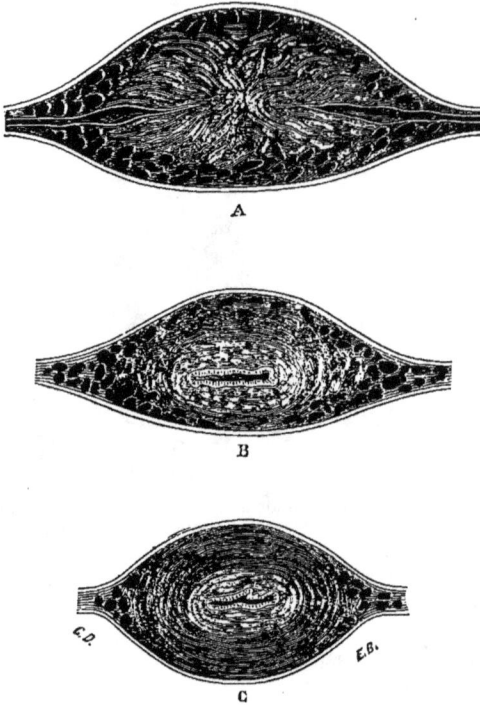

Fig. 354.

Coupes transversales de l'utérus passant : A, par la partie supérieure du corps au niveau de l'abouchement des trompes ; B, par la partie moyenne du corps ; C, par la partie moyenne du col (femme de trente-sept ans, multipare, grandeur nature).

Les segments de l'utérus, représentés dans les figures A, B, C, sont vus de haut en bas, la face antérieure de l'organe dirigée en avant (partie inférieure de la figure), la face postérieure en arrière.

exactement la ligne médiane, mais se dévient légèrement en dehors et en sens opposé : l'antérieure s'incline à droite, tandis que la postérieure se renverse à gauche. Il résulte d'une pareille disposition que les deux saillies, au lieu de se superposer, se juxtaposent, celle de la paroi antérieure étant placée à droite de celle de la paroi postérieure. Il en est à peu près de même pour les saillies transversales : chacune d'elles répond, sur la paroi opposée, non pas à une saillie, mais à un sillon déterminé par deux saillies voisines. Comme on le voit, les deux parois antérieure et postérieure de la cavité du col, en s'appliquant l'une contre l'autre, s'engrènent réciproquement.

2° Les *deux bords* de la cavité du col, régulièrement courbes, se regardent par leur concavité. Le long de ces bords, les saillies secondaires des arbres de vie arrivent au contact de celles du côté opposé et nous ferons remarquer, à ce sujet, que celles de la paroi antérieure ne se continuent pas avec celles de la paroi postérieure, mais s'entre-croisent avec ces dernières et vice versa.

3° Les *deux orifices* se distinguent en supérieur ou interne et inférieur ou externe. — L'*orifice interne* (8) répond à l'isthme de l'utérus. Il mesure 5 ou 6 millimètres de hauteur, sur 4 ou 5 millimètres de diamètre. Ce n'est donc pas un simple trou, mais plutôt un canal rétréci, autrement dit une sorte de détroit jeté entre la cavité du corps et celle du col. Les saillies longitudinales de l'arbre de vie se prolongent jusqu'à son extrémité supérieure et contribuent naturellement à diminuer encore son calibre. Cependant, sur un utérus parfaitement sain, il se laisse facilement franchir par une sonde de 3 ou 4 millimètres de diamètre (BANDL). Après la ménopause, et probablement parce qu'il n'est plus traversé par le flux menstruel, l'orifice interne du col se rétrécit graduellement et parfois même s'oblitère d'une façon complète. Cette oblitération, déjà signalée par MAYER, en 1826, a été étudiée à une époque plus récente par le professeur GUYON (*Étude sur les cavités de l'utérus à l'état de vacuité*, Th. de Paris, 1858), qui l'a rencontrée treize fois sur vingt femmes, âgées de cinquante-cinq à soixante-dix ans, soit une proportion de 65 p. 100. Ce chiffre est vraisemblablement trop élevé. SAPPEY, sur douze femmes, âgées de soixante à soixante-quinze ans, n'en a rencontré que deux, sur lesquelles l'orifice du col était entièrement oblitéré. — L'*orifice externe* (9) a été décrit plus haut, à propos de la portion intra-vaginale du col (voy. p. 585).

C. Dimensions de la cavité utérine. — 1° Le *diamètre vertical* de la cavité utérine est, en moyenne, de 50 à 55 millimètres chez la femme nullipare. Il n'est que de 45 à 50 millimètres chez la jeune fille vierge et atteint, chez la multipare, de 55 à 65 millimètres. — La longueur respective de la cavité du col et de celle du corps varie dans les mêmes conditions que la longueur respective du col et du corps prise à la surface extérieure de l'organe. Chez la vierge, la longueur de la cavité cervicale dépasse celle de la cavité du corps de 3 ou 4 millimètres. Chez la nullipare, les deux cavités ont à peu près la même longueur et, s'il existe une différence, cette différence est toujours légère et en faveur de la cavité du corps. Enfin, chez la multipare, la cavité du corps, considérablement agrandie au détriment de celle du col, l'emporte sur cette dernière de 4 ou 5 millimètres. — En chiffres ronds, la cavité du col mesure en hauteur 28 millimètres chez la vierge, 25 millimètres chez la nullipare et 22 millimètres chez la multipare, ce qui nous donne pour la cavité du corps : 22 à 26 millimètres pour la jeune fille vierge, 25 à 27 millimètres pour la femme nullipare, 30 à 40 millimètres pour la multipare.

2° Le *diamètre transversal* de la cavité de l'utérus, pris au niveau de la base, est à peu près la moitié du diamètre vertical. GUYON, qui a mesuré ce diamètre sur dix-sept femmes, dont trois vierges, trois nullipares et onze multipares, est arrivé aux chiffres suivants : pour la vierge et la nullipare, de 20 à 24 millimètres ; pour la multipare, de 30 à 33 millimètres.

3° La *capacité* de l'utérus, en dehors de la gestation, est environ de 3 ou 4 centimètres cubes chez la vierge et la nullipare, de 5 ou 6 centimètres cubes chez la multipare.

L'épaisseur de la paroi utérine étant en moyenne de 10 millimètres, il est toujours possible, grâce à un procédé que nous devons à Richet, de déterminer sur le vivant les diamètres extérieurs de l'utérus. Pour cela, on devra tout d'abord mesurer à l'aide du cathéter gradué la longueur de la cavité utérine : soit x cette longueur. — Pour déterminer le diamètre vertical extérieur de l'utérus (Dv), il suffira alors d'ajouter à la valeur de x l'épaisseur de la paroi, soit 10 millimètres ($Dv = x + 10$ millimètres). — D'autre part, la largeur de la cavité utérine étant la moitié de sa longueur, on aura cette largeur en divisant la longueur par 2 $\left(= \frac{x}{2}\right)$. Cette largeur une fois connue, on obtiendra le diamètre transverse extérieur de l'utérus (Dt), en lui ajoutant deux fois l'épaisseur de la paroi utérine $\left(Dt = \frac{x}{2} + 10 + 10\right)$. — Il est à remarquer, cependant, que l'épaisseur de l'utérus est un facteur qui varie beaucoup suivant les sujets et, d'autre part, que le rapport indiqué ci-dessus entre le diamètre vertical de la cavité utérine et son diamètre transversal, est également fort variable. Pour ces deux raisons, les formules précitées, tout en étant utiles dans la pratique, ne fourniront jamais, quant aux dimensions réelles de l'utérus, que des chiffres approximatifs.

§ IV. — CONSTITUTION ANATOMIQUE

Envisagé au point de vue de sa constitution anatomique, l'utérus se compose de trois tuniques superposées qui sont, en allant de dehors en dedans : une tunique séreuse, une tunique musculeuse et une tunique muqueuse.

A. — TUNIQUE SÉREUSE

La tunique séreuse est une dépendance du péritoine pelvien. Après avoir revêtu la face postérieure de la vessie, le péritoine se réfléchit sur l'utérus, qu'il rencontre ordinairement au niveau de l'isthme, quelquefois 2 ou 3 millimètres plus haut ou plus bas. Il s'étale alors, de bas en haut, sur la face antérieure de ce dernier organe et la recouvre dans toute son étendue. En passant de la vessie sur l'utérus, la séreuse forme un premier cul-de-sac, le *cul-de-sac antérieur* ou *vésico-utérin* (fig. 355,11).

Arrivé sur le fond de l'utérus, le péritoine le contourne et descend alors sur sa face postérieure jusqu'au niveau de l'insertion du vagin. Il se prolonge même sur ce dernier conduit dans une étendue de 15 à 20 millimètres et, finalement, se réfléchit sur le rectum, en constituant un deuxième cul-de-sac, bien plus profond que le précédent, le *cul-de-sac postérieur* ou *recto-vaginal :* on le désigne encore sous le nom de *cul-de-sac de Douglas* (fig. 355,12). Un peu au-dessus de la partie la plus déclive de ce cul-de-sac, le péritoine rencontre les deux faisceaux de fibres lisses qui constituent les ligaments utéro-sacrés (p. 576) ; il revêt successivement leur face supérieure, leur bord interne et leur face inférieure, et forme ainsi à droite et à gauche, entre le col utérin et

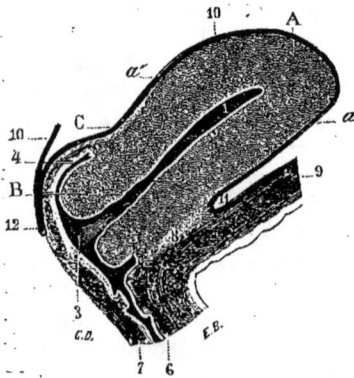

Fig. 355.

Coupe sagittale de l'utérus (femme multipare), pour montrer le mode d'étalement du péritoine.

A, corps de l'utérus, avec : a, sa face antérieure ; a', sa face postérieure. — B, col. — C, isthme. 1, cavité du corps. — 2, orifice interne du col. — 3, orifice externe. — 4, cul-de-sac postérieur du vagin. — 5, cul-de-sac antérieur. — 6, paroi vaginale antérieure. — 7, paroi vaginale postérieure. — 8, cloison vésico-utérine. — 9, paroi de la vessie. — 10, péritoine (en bleu). — 11, cul-de-sac vésico-utérin. — 12, cul-de-sac recto-vaginal ou cul-de-sac de Douglas.

les parties latérales du rectum, deux petits replis falciformes appelés *replis de Douglas* (fig. 344,9).

Au niveau des bords latéraux de l'utérus (fig. 341), le feuillet péritonéal qui revêt la face antérieure de cet organe et celui qui tapisse sa face postérieure, s'adossent l'un à l'autre et tous les deux se portent transversalement en dehors, en constituant ces deux vastes replis que nous avons décrits plus haut (voy. p. 570) sous le nom de ligaments larges.

Au total, le péritoine utérin tapisse successivement : 1° la face antérieure du corps ; 2° le fond ou bord supérieur ; 3° la face postérieure du corps ; 4° la face postérieure de la portion sus-vaginale du col. Plus simplement, il recouvre toute la surface extérieure de la portion sus-vaginale de l'utérus, sauf les bords latéraux et la face antérieure du col.

L'adhérence du péritoine à la tunique musculeuse de l'utérus varie suivant les régions que l'on examine. Sur le fond et sur les deux tiers supérieurs du corps, principalement dans la zone qui répond au plan médian, cette adhérence est intime. Sur les autres points, c'est-à-dire au voisinage des bords latéraux, sur le tiers inférieur du corps et sur la face postérieure du col, il s'interpose, entre la séreuse et la musculeuse, une couche de tissu cellulaire lâche, le *tissu cellulaire sous-péritonéal* (*tissu paramétrique* de Virchow), qui permet à son niveau l'isolement des deux tuniques. Cette couche celluleuse, très mince en haut, s'épaissit graduellement en descendant et acquiert son maximum de développement au niveau du col : elle forme tout autour de lui une sorte de manchon, qui se continue en bas avec le tissu cellulaire péri-vaginal et dont l'épaisseur atteint parfois 10 et 15 millimètres.

Parmi les anomalies intéressantes se rapportant au mode d'étalement du péritoine sur l'utérus, nous devons signaler les variations de son point de réflexion vésico-utérin. Nous avons dit plus haut que ce point était situé ordinairement au niveau de l'isthme. Sur certains sujets, surtout chez les multipares, on le voit se rapprocher plus ou moins de l'insertion du vagin et quelquefois même descendre jusqu'à ce dernier organe. Dans ce cas, on le conçoit, le réservoir urinaire a perdu tout rapport immédiat avec la face antérieure de l'utérus.

B. — TUNIQUE MUSCULEUSE

La tunique musculeuse, remarquable par son développement, forme à elle seule la presque totalité de l'épaisseur de l'utérus. Elle se compose essentiellement de fibres musculaires lisses, dont l'ensemble constitue le *muscle utérin*. Nous étudierons tout d'abord leur mode d'agencement, puis leur structure histologique.

1° **Mode d'agencement des fibres utérines.** — Les coupes pratiquées en divers sens sur un utérus à l'état de vacuité nous révèlent, entre la séreuse et la muqueuse, la présence d'un tissu gris blanchâtre, très dense et très résistant, criant presque sous le scalpel. Par places apparaissent quelques orifices vasculaires ; mais, en aucun point, il n'est possible de saisir des variations d'aspect ou de texture suffisamment tranchées pour permettre de décomposer le muscle utérin en couches multiples et superposées. Aussi, pour s'éclairer un peu au milieu de ce chaos, il est indispensable de mettre à profit les modifications que subit la tunique musculeuse au cours de la grossesse. Dans ce nouvel état physiologique, les fibres augmentent à la fois en nombre et en volume. De plus, elles prennent une coloration rouge et les faisceaux qu'elles forment, plus gros et partant plus distincts, se prêtent plus facilement à la dissection. C'est le procédé qui a été mis en usage par les observateurs anciens, SUE en 1753, CALZA en 1807, Mme BOIVIN en 1824, DEVILLE en 1844 et, à une époque plus rapprochée de la nôtre (1864), par Hélie et Chenantais, dont la description est aujourd'hui classique. Avec ces deux derniers auteurs, nous diviserons la tuniqne musculeuse de l'utérus en trois couches, une couche externe, une couche moyenne et une couche interne. Disons tout de suite que ces trois couches ne sont pas entièrement indépendantes, qu'elles n'ont pas, en tout cas, l'indépendance que nous leur attribuons dans nos descriptions. Entre elles s'effectue toujours un échange considérable de fibres et même de faisceaux, qui rend leur isolement à peu près impossible et qui, au point de vue physiologique, solidarise leur action.

a. *Couche externe.* — La couche externe (fig. 356) comprend elle-même deux ordres de fibres, les unes longitudinales, les autres transversales :

Les *fibres longitudinales* (5) forment un faisceau aplati, large de 10 à 25 milli-

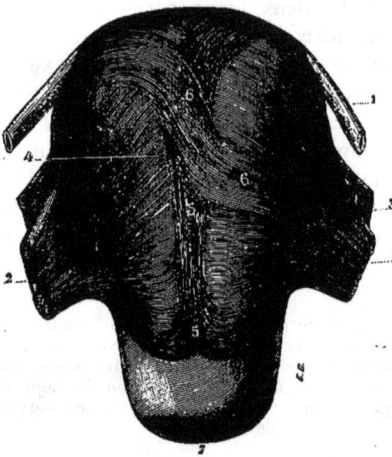

Fig. 356.

Couche musculaire externe de l'utérus, vue sur la face antérieure de l'organe (en partie d'après Bonamy).

1, trompe. — 2, origine du ligament rond. — 3, origine du ligament de l'ovaire. — 4, fibres transversales. — 5, fibres longitudinales, formant la branche antérieure du faisceau ansiforme. — 6, un faisceau disposé en Z. — 7, orifice externe du col.

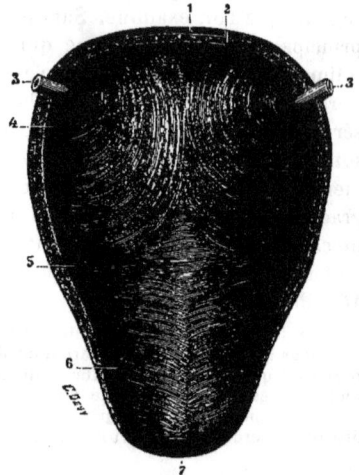

Fig. 357.

Couche musculaire interne de l'utérus, vue après l'ablation des deux couches superficielles.

1, couche musculaire externe, sectionnée. — 2, couche musculaire moyenne, également sectionnée. — 3, trompes. — 4, faisceaux circulaires de l'angle externe. — 5, faisceaux circulaires de l'isthme. — 6, faisceaux circulaires du col. — 7, orifice externe du col.

mètres, qui répond à la zone médiane de l'utérus et qui occupe successivement sa face antérieure, son fond et sa face postérieure. Il revêt donc dans son ensemble l'aspect d'un fer à cheval, dont la partie moyenne embrasse le fond de l'organe à la manière d'une anse : c'est le *faisceau ansiforme* de Hélie. Il est constitué, sur la face antérieure comme sur la face postérieure, par des fibres primitivement transversales qui proviennent des parties latérales de l'utérus et qui, à un moment donné, se redressent plus ou moins brusquement pour devenir verticalement ascendantes. Arrivées sur le fond de l'utérus, les fibres constitutives du faisceau ansiforme suivent une double direction : les unes passent directement de la face antérieure de l'utérus sur sa face postérieure et vice versa ; les autres, s'infléchissant en dehors pour devenir de nouveau transversales, se dirigent vers l'orifice des trompes. Parmi ces dernières fibres, il y en a presque toujours un certain nombre qui, en s'infléchissant, croisent la ligne médiane et, par conséquent, passent du côté opposé à celui où elles ont pris naissance (fig. 356,6) : leur direction, considérée dans leur ensemble, rappelle assez bien celle d'un Z allongé (*fibres en Z*). Nous ajouterons que le faisceau ansiforme descend toujours un peu plus bas en arrière qu'en avant : en arrière, en effet, il se prolonge jusque sur le tiers supérieur du col et quelquefois même jusque sur son tiers moyen, tandis qu'en avant il s'arrête ordinairement à l'union du corps et du col.

Les *fibres transversales* (fig. 356,4), situées immédiatement au-dessous des précédentes, forment un plan continu et régulier dans toute la hauteur du corps de l'utérus. Comme l'indique leur nom, elles se portent d'un côté à l'autre de l'organe en suivant une direction horizontale ou légèrement oblique. Parvenues aux bords latéraux, un certain nombre d'entre elles, se recourbant en arc, passent de la face antérieure à la face postérieure et vice versa ; elles sont traversées à ce niveau par de nombreux vaisseaux artériels et veineux, tout autour desquels elles forment des sortes d'anneaux arrondis ou elliptiques. Les autres, dépassant les limites de l'organe, disparaissent dans l'épaisseur du ligament large, où elles constituent, comme nous l'avons déjà vu plus haut : 1° les lames musculaires qui doublent les deux feuillets péritonéaux de ce dernier ligament ; 2° le ligament rond ; 3° le ligament utéro-ovarien ; 4° la couche externe de la tunique musculeuse de la trompe. — Les fibres transversales de la couche musculaire externe se prolongent sur le col utérin, en conservant leurs mêmes caractères. Leur disposition y est même plus simple : elles n'y forment pas de faisceau ansiforme et suivent presque toutes la même direction, une direction un peu oblique de dehors en dedans et de haut en bas. — Ces fibres présentent quelques connexions, en avant, avec les fibres vésicales correspondantes. — En arrière, elles donnent naissance à deux faisceaux distincts qui se dirigent vers le sacrum et qui nous sont bien connus (p. 576), les *faisceaux* ou *ligaments utéro-sacrés.* — Enfin en bas, du côté du vagin, elles se continuent en partie avec la tunique musculeuse de ce dernier conduit.

La couche musculaire externe ne se prolonge guère au-dessous de l'insertion supérieure du vagin : le museau de tanche en effet, comme nous le verrons tout à l'heure, emprunte presque exclusivement ses éléments à la couche musculaire interne.

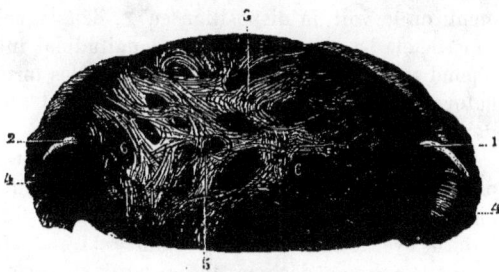

Fig. 358.

Couche musculaire moyenne de l'utérus, vue sur le fond de l'organe au niveau de l'insertion du placenta (imitée de Hélie et Chenantais).

1, trompe gauche. — 2, trompe droite. — 3, fond de l'utérus. — 4, couche musculaire superficielle, incisée et érignée en dehors. — 5, faisceaux plexiformes de la couche moyenne. — 6, intervalles circulaires ou elliptiques occupés par les sinus utérins.

b. *Couche moyenne.* — La couche moyenne (fig. 358) est la plus épaisse des trois : à elle seule, elle représente la moitié environ de la tunique musculeuse. Elle est constituée par un système de faisceaux ou de bandes de largeur variable, qui suivent toutes les directions et s'entre-croisent dans tous les sens, d'où le nom de *couche plexiforme* donné à cette couche par quelques auteurs.

Ce qui caractérise encore la couche moyenne, c'est la présence, dans les mailles que circonscrivent les faisceaux précités, de nombreux canaux veineux que l'on désigne ordinairement sous le nom de *sinus utérins*. Sur ces sinus, le vaisseau sanguin a perdu la plus grande partie des éléments de sa paroi : il se trouve réduit, en effet, à sa couche endothéliale, laquelle est fortement adhérente aux faisceaux musculaires qui l'environnent. Ceux-ci se disposent en arc autour des sinus et comme chacun de ces arcs est croisé à ses deux extrémités par un arc orienté en sens inverse, il s'ensuit que chaque sinus se trouve en définitive entouré par un anneau musculaire (fig. 358,6). Ces anneaux musculaires, pour employer une expression de PINARD, sont des sortes de ligatures vivantes, ne gênant en rien, quand elles sont à l'état de repos, la circulation des sinus, mais susceptibles par leur contraction de fermer la voie à tout écoulement sanguin : c'est, du reste, le rôle qui leur est assigné, après l'accouchement, au moment de la délivrance.

La couche plexiforme appartient exclusivement au corps de l'utérus, on n'en trouve aucune trace sur le col.

c. *Couche interne*. — La couche interne (fig. 357) offre une grande analogie avec la couche externe déjà décrite, avec ce caractère distinctif cependant qu'elle n'envoie aucune expansion en dehors de l'utérus. Si nous examinons cette couche par sa surface interne, nous observons tout d'abord, immédiatement au-dessous de la muqueuse, aussi bien sur la paroi antérieure que sur la paroi postérieure, deux faisceaux de fibres musculaires à direction longitudinale, revêtant chacun la forme d'un triangle dont la base, dirigée en haut, s'étend d'une trompe à l'autre. Ici, comme pour la couche externe, ce faisceau longitudinal est constitué par des fibres primitivement transversales qui, au voisinage de la ligne médiane, se recourbent brusquement en haut pour devenir verticales et qui, après un certain parcours, s'infléchissent de nouveau en dehors pour gagner par un trajet transversal le côté de l'utérus opposé à celui qui leur a donné naissance : c'est exactement, on le voit, la disposition en **Z**, déjà signalée pour le faisceau longitudinal superficiel. La base du faisceau longitudinal interne, avons-nous dit plus haut, répond au fond de l'utérus : ses deux angles forment deux languettes, à direction naturellement transversale, qui disparaissent à droite et à gauche dans la paroi des trompes.

Extérieurement à ce premier plan de fibres longitudinales, se trouve un deuxième plan de fibres horizontales, qui passent d'un côté à l'autre et d'une face à l'autre, qui par conséquent sont circulaires. Ces fibres forment, à l'union du corps de l'utérus avec le col, un anneau régulier et très épais (fig. 357,5), que certains auteurs ont improprement désigné sous le nom de *sphincter de l'isthme*. Au niveau des angles de l'organe, elles se disposent en une série d'anneaux concentriques (fig. 357,4), dont les plus petits entourent l'orifice interne de la trompe, tandis que les plus grands viennent jusque sur la ligne médiane s'adosser à ceux du côté opposé.

Les deux ordres de fibres qui constituent la couche musculaire interne du corps se prolongent sur le col. — Les fibres longitudinales les plus superficielles par rapport à la cavité utérine y forment deux faisceaux médians avec ramifications latérales obliques, et ce sont précisément ces faisceaux qui, en soulevant la muqueuse, déterminent la formation des arbres de vie dont il a été question plus haut (p. 588). — Quant aux fibres circulaires, elles forment une couche régulière et très épaisse, qui occupe toute la hauteur du col et qui, à elle seule, constitue la presque totalité du museau de tanche.

2° **Structure microscopique des fibres utérines.** — Le muscle utérin a pour éléments essentiels des fibres musculaires lisses, mesurant, sur un utérus à l'état de vacuité, de 50 à 70 μ de longueur et orientées différemment suivant les points où on les considère. Ces fibres sont plongées dans une gangue conjonctive et élas-tique, d'autant plus développée qu'on se rap-proche davantage de la portion vaginale du col. La présence de ce tissu élastique mérite une mention spéciale, car, d'après certains auteurs (ACCONCI, DÜHRSEN), ce tissu jouerait un grand rôle dans la dilatation du col utérin au moment de l'accouchement. Les éléments élastiques apparaissent et sont surtout abon-dants au-dessous de la séreuse. Ils forment là un réseau assez serré qui se prolonge ensuite dans l'épaisseur de la tunique musculeuse. Ce réticulum élastique intra-musculaire est particulièrement bien développé dans la portion cervicale.

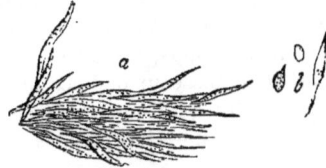

Fig. 359.
Fibres musculaires de l'utérus à l'état de vacuité (d'après FARRE).
a, fibres unies par du tissu conjonctif. — b, fibres isolées et corpuscules élémentaires.

C. — TUNIQUE MUQUEUSE

La tunique muqueuse revêt régulièrement toute la surface intérieure de l'utérus. En haut, au niveau de l'ostium uterinum des trompes, elle se continue avec la muqueuse de ces derniers conduits. En bas, au niveau de l'orifice externe du col, elle s'étale régulièrement sur le museau de tanche, en prenant tous les caractères de la muqueuse vaginale ; elle se continue, du reste, avec cette dernière dans la partie la plus élevée des culs-de-sac vaginaux. La muqueuse utérine diffère d'as-pect et de structure, suivant qu'on l'envisage dans la cavité du corps ou dans la cavité du col.

1° Muqueuse du corps. — La muqueuse du corps nous présente une coloration blanc rosé. Elle adhère intimement à la couche musculaire sous-jacente ; mais elle est très friable et, par conséquent, s'altère facilement. Son épaisseur, mesurée à la partie moyenne de la cavité du corps, où elle atteint son maximum, est de 1 ou 2 millimètres ; de là, elle diminue graduellement en allant, soit vers le col, soit vers les angles supérieurs ; au niveau de l'embouchure des trompes, elle est à peine de 1/2 millimètre. Sa surface est lisse et unie ; on y remarque cependant une multitude de petites dépressions infundibuliformes, qui sont les orifices d'autant de glandules. Cette surface, même à l'état normal, est recouverte par un liquide demi-transparent, à réaction alcaline, tenant en suspension des leucocytes et des cellules épithéliales détachées de la muqueuse. Histologiquement, la muqueuse du corps nous offre à considérer un épithélium, un derme ou chorion et des glandes :

a. *Epithélium.* — L'épithélium consiste en une couche unique de cellules allon-gées, revêtant par pression réciproque la forme de prismes à cinq ou six pans. Ces cellules sont ciliées ; toutefois les cils, dont l'existence est aujourd'hui incontes-table chez l'adulte, n'apparaissent qu'après la puberté, pour disparaître très pro-bablement après la ménopause (MÖRICKE, SINÉTY). Leurs mouvements s'effectuent de haut en bas, je veux dire du fond de l'utérus vers le col, en sens inverse par conséquent de la direction que suivent les spermatozoïdes.

b. *Chorion.* — Le chorion muqueux est constitué par du tissu conjonctif, mais par un tissu conjonctif jeune et pour ainsi dire embryonnaire. La couche la plus superficielle, celle qui est située immédiatement au-dessous de l'épithélium, est presque exclusivement formée par des cellules arrondies, à noyau volumineux, baignant dans une petite quantité de substance amorphe et réunies les unes aux autres par de minces prolongements protoplasmiques anastomosés en réseaux (*cellules embryoplastiques* de ROBIN). Plus profondément, ces cellules deviennent plus rares et sont remplacées peu à peu par des cellules fusiformes ou étoilées. En même temps, les fibres conjonctives deviennent plus abondantes et se disposent en faisceaux ondulés, qui se continuent, à la limite externe de la muqueuse, avec les travées conjonctives de la tunique musculeuse.

c. *Glandes*. — Les glandes du corps de l'utérus sont des glandes en tube, souvent tortueuses ou même spiroïdes, surtout dans leur partie profonde. Leur fond, légèrement renflé, parfois bifurqué ou même trifurqué, repose ordinairement sur la tunique musculeuse sous-jacente; plus rarement, il se creuse une loge entre les faisceaux de fibres musculaires. Les tubes glandulaires traversent la muqueuse suivant une direction perpendiculaire ou légèrement oblique. Ils sont tapissés intérieurement par une rangée unique de cellules prismatiques, mesurant de 20 à 30 μ de hauteur sur 6 à 8 μ de largeur et présentant à leur extrémité libre un mince plateau garni de cils vibratiles. Ces cils, qui ont été bien étudiés par NYLANDER, par LOTT (1871) et plus récemment par MÖRICKE (1882), se meuvent du fond de la glande vers son embouchure. La sécrétion des glandes du corps de l'utérus ne diffère vraisemblablement pas de celle du reste de la muqueuse et l'on comprend l'opinion de certains auteurs qui refusent à ces formations la signification de véritables glandes.

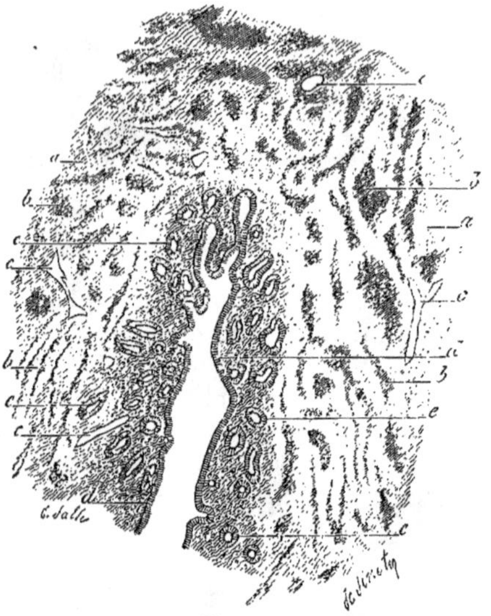

Fig. 360.

Coupe de la muqueuse du corps de l'utérus en dehors de la période menstruelle (d'après SINÉTY).

a, a, tissu conjonctif. — *b, b*, faisceaux de fibres musculaires lisses coupés en différents sens. — *c, c*, coupes des vaisseaux. — *d, d*, revêtement épithélial. — *e, e*, coupes des glandes.

2° **Muqueuse du col**. — La muqueuse du col diffère de celle du corps en ce qu'elle est plus pâle, moins épaisse et beaucoup plus consistante. Elle en diffère encore en ce que sa surface libre, au lieu d'être lisse et unie, est rendue très inégale par les saillies arborescentes qui constituent les arbres de vie. Elle en diffère, enfin, par la structure de son épithélium, de son chorion et de ses formations glandulaires :

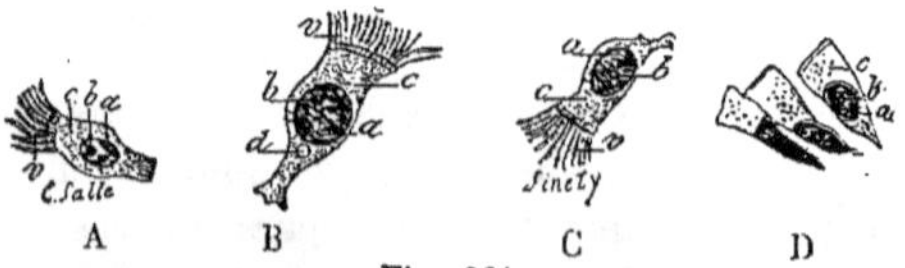

A   B   C   D

Fig. 361.

Épithélium de la muqueuse du col : A, B, C, cellules cylindriques à cils vibratiles ; D, cellules caliciformes (d'après SINÉTY).

a, noyau. — *b*, nucléole. — *c*, corps de la cellule formant une cavité ; *v*, cils vibratiles.

a. *Épithélium*. — L'épithélium appartient au même type, le type cylindrique cilié, mais il est plus élevé (35 à 65 μ au lieu de 25 à 35 μ) et les cils qui se dressent à sa surface sont également plus longs. Un noyau volumineux, arrondi ou ovoïde, fortement coloré par le carmin, occupe sa portion basale. — Entre les cellules cylindriques se trouvent par places un certain nombre de cellules calici-formes, destinées à sécréter du mucus. — En haut, dans la région de l'isthme, l'épithélium cylindrique du col se continue graduellement avec celui du corps, qui n'en diffère pour ainsi dire que par ses dimensions. — En bas, du côté du vagin, l'épithélium du col utérin change complètement de nature ; il diminue de hauteur, perd ses cils et se dispose en plusieurs couches, dans lesquelles les cellules sont hé-rissées de pointes et d'autant plus aplaties qu'elles sont plus superficielles. En d'autres termes, il prend tous les caractères de l'épi-thélium à type épidermique, type que nous rencontrerons dans le vagin. — La limite séparative entre l'épithélium cilié et l'épithélium pavimenteux stratifié est indiquée par une ligne irrégulièrement festonnée, laquelle remonte plus ou moins haut suivant les sujets : chez la jeune fille, elle est située au niveau même de

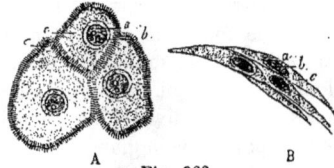

Fig. 362.

Épithélium pavimenteux du col utérin :
A, vu de face ; B, vu de profil (d'après
SINÉTY).

a, noyaux. — *b*, nucléole. — *c*, corps de la cellule. — *e*, dentelures s'engrenant les unes dans les autres.

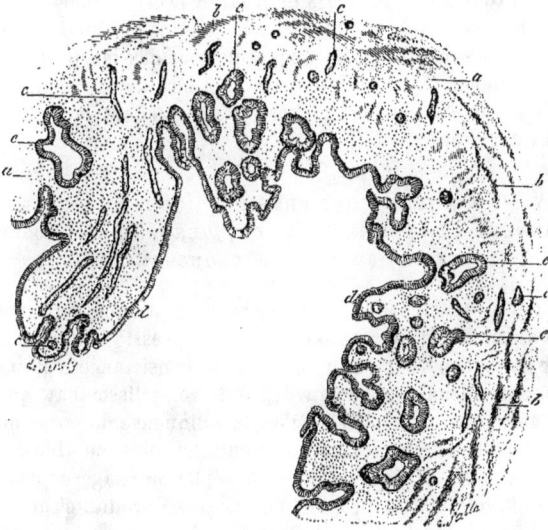

Fig. 363.

Coupe de la muqueuse du col de l'utérus (d'après SINÉTY).

a, a, tissu conjonctif. — *b, b*, coupes des faisceaux des fibres musculaires lisses. — *c, c*, coupes des vaisseaux. *d, d*, revêtement épithélial à cils vibratiles. — *e, e*, coupes des glandes à cellules caliciformes.

l'orifice utéro-vaginal ou à quelques millimètres au-dessus ; elle s'élève un peu à la suite d'une première grossesse et peut remonter, chez la femme qui a eu de nombreux enfants, jusqu'à la partie moyenne de la cavité cervicale.

b. *Chorion.* — Le chorion muqueux, moins riche en éléments cellulaires que sur la muqueuse du corps, plus riche au contraire en éléments fibrillaires, offre plus nettement le type du tissu conjonctif adulte. En outre, il possède dans sa trame quelques fibres élastiques et présente dans sa moitié inférieure de nombreuses papilles, deux caractères qui font défaut sur la muqueuse du corps.

c. *Glandes.* — Les glandes du col sont fort nombreuses, 10.000 environ, d'après Tyler Smith. Elles existent sur toute la hauteur de la cavité cervicale, mais elles sont à la fois plus rares et moins développées au voisinage de l'orifice utérovaginal. Leur forme est des plus diverses : les unes sont de simples dépressions de la muqueuse ou cryptes, d'autres de véritables glandes en tube ; d'autres enfin, par suite de la division de leur partie profonde en culs-de-sac multiples, réalisent le type parfait de la glande en grappe. Mais, quelle que soit leur forme, les glandes du col présentent toutes la même structure : elles se composent essentiellement d'une membrane anhyste ou vitrée tapissée intérieurement par une rangée unique de cellules caliciformes. Ces cellules caliciformes, plus allongées et moins globuleuses que celles de l'intestin grêle (Sinéty), se continuent graduellement, à l'embouchure de la glande, avec l'épithélium cylindrique cilié de la muqueuse. Elles sécrètent un mucus épais, transparent, gélatiniforme, très visqueux, qu'on détache avec peine lorsqu'à travers un spéculum on cherche à nettoyer le col.

On rencontre assez fréquemment sur la muqueuse du col et parfois aussi sur celle du corps, de petites vésicules hémisphériques, de 1 ou 2 millimètres de diamètre, que Naboth autrefois avait prises à tort pour des ovules. Il est universellement admis aujourd'hui que les *œufs de Naboth* (c'est le nom que leur donnent encore tous les auteurs) ne sont autre chose que des productions kystiques, renfermant un liquide muqueux au sein duquel flottent des leucocytes et des cellules épithéliales desquamées. Elles résultent de l'oblitération accidentelle des glandes ci-dessus décrites qui, ne pouvant plus rejeter au dehors leur produit de sécrétion, se laissent distendre par lui.

§ V. — Modifications physiologiques de l'utérus au moment de la menstruation, pendant la grossesse et a la suite de l'accouchement

Au moment de la menstruation, l'utérus se congestionne, devient turgescent et présente pour ainsi dire, pour employer une expression de Rouget, une sorte d'érection. Par suite, son volume augmente et sa consistance s'atténue ; les lèvres du col, notamment, offrent un certain degré de ramollissement, que l'on perçoit facilement à l'aide du toucher. Mais, c'est la muqueuse du corps qui subit, pendant la période menstruelle, les changements les plus notables. L'hyperhémie active dont elle est alors le siège amène une réplétion exagérée des capillaires et finalement leur effraction. Dès lors, l'hémorrhagie se produit et un sang noir, visqueux, mêlé de cellules épithéliales, s'écoule à l'orifice externe du col d'abord, puis à la vulve.

Pendant la grossesse, l'utérus subit une hypertrophie considérable, qui modifie naturellement son volume, sa forme, sa direction, sa situation et ses rapports. Qu'il nous suffise, pour donner une idée de cette augmentation volumétrique, de dire que sa capacité qui, à l'état normal, est de 2 ou 3 centimètres cubes, atteint au terme de la grossesse 6.000 et 7.000 centimètres cubes. Cette hypertrophie, dite *gravidique*, intéresse les trois tuniques de l'organe, mais à des degrés divers. — La *tunique séreuse*, accompagnant la paroi utérine dans son mouvement d'expansion, augmente en surface, mais ne change pas notablement de structure. — La *tunique musculeuse* présente une augmentation à la fois volumétrique et numérique de ses fibres musculaires. La longueur de celles-ci, qui normalement est de 50 à 70 μ, s'élève progressivement au cours de la grossesse à 150 μ, 300 μ et même 500 μ (fig. 364). De plus, une multitude de fibres nouvelles apparaissent dans la couche musculaire interne, présentant toutes les formes transitoires entre les fibres jeunes et les fibres complètement développées. Toutefois, cette genèse de fibres musculaires ne s'observerait, d'après KÖLLIKER, que dans les six premiers mois qui suivent la fécondation : à partir de la vingt-sixième semaine, en effet, ce dernier histologiste n'a trouvé dans le muscle utérin que des fibres musculaires adultes sans aucune trace de fibres embryonnaires. D'après RANVIER, les fibres utérines présentent à la fin de la grossesse, chez la femme et chez les femelles du chien et du

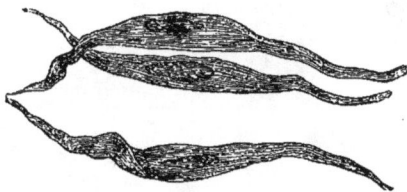

Fig. 364.

Fibres musculaires hypertrophiées de l'utérus gravide (d'après WAGNER).

lapin, une striation évidente, mais bien moins nette cependant que sur les muscles striés de la vie de relation. Malgré l'hypertrophie considérable de sa tunique contractile, la paroi utérine n'augmente pas d'épaisseur : cette épaisseur diminue au contraire par le fait de l'expansion de l'organe et chacun sait qu'au moment de l'accouchement la poche utérine est beaucoup plus mince qu'avant la conception. — Quant à la *tunique muqueuse*, qui prendra désormais le nom de *caduque* (voy. EMBRYOLOGIE), elle devient réellement méconnaissable. Tout d'abord, l'épithélium cylindrique qui revêt sa surface disparaît, aussitôt que l'ovule se trouve greffé sur la paroi utérine. Ses glandes perdent, elles aussi, leur épithélium du moins dans leur partie superficielle ; leur partie profonde, en effet, conserve ce revêtement, mais elle devient flexueuse et s'élargit au point que les culs-de-sac glandulaires forment à eux seuls la presque totalité de la couche profonde de la caduque. A leur tour, les cellules du chorion muqueux, augmentant à la fois de nombre et de volume, se disposent en des assises multiples. Du reste, ces cellules ne sont pas uniformes, mais diffèrent d'aspect suivant qu'on les considère dans les couches superficielles ou dans les couches profondes (fig. 365) : dans les couches superficielles (3), elles sont arrondies et globuleuses (*cellules rondes* de FRIEDLÄNDER) ; dans les couches profondes (4), elles sont aplaties, fusiformes, terminées en pointes par conséquent (*cellules à aiguilles* de FRIEDLÄNDER).

Au moment de l'accouchement, la caduque, on le sait, suit l'expulsion de l'œuf, et c'est précisément à cette destinée (de *caduca*, qui tombe) que cette membrane est redevable de son nom. Toutefois, la caduque ne s'en va pas tout entière de façon à laisser la tunique musculeuse entièrement à nu. — Une portion seulement, sa portion superficielle, formée par la couche des cellules rondes et une partie des cellules à aiguilles, est expulsée au dehors avec les annexes du fœtus (fig. 365, *a*). — L'autre portion, la portion profonde, formée par les culs-de-sac glandulaires et par une partie des cellules à aiguilles, reste adhérente à la tunique musculeuse et c'est aux dépens de cette portion profonde (*portion spongieuse* de FRIEDLÄNDER) que s'effectue, après la délivrance, un travail de reconstitution qui aboutira au développement de nouveaux tubes glandulaires, d'un chorion muqueux et d'un épithélium de revêtement, comme autrefois cylindrique et cilié. Ce travail de reconstitution dure environ trois semaines, de telle sorte que ce n'est que du vingt et unième au vingt-cinquième jour après la parturition que la cavité utérine se trouve de nouveau en possession d'une muqueuse vraie, en tout semblable à celle qui tapissait sa paroi au moment de la conception.

Tout ce qui précède s'applique à la muqueuse du corps. La muqueuse du col, qui reste pour ainsi dire insensible à l'influence de la menstruation, ne subit également, du fait de la grossesse, que des modifications peu importantes. Du côté

Indication des différentes couches de la paroi utérine pendant la grossesse,

Point où se fait la séparation de l'œuf et de la paroi utérine au moment de l'accouchement.

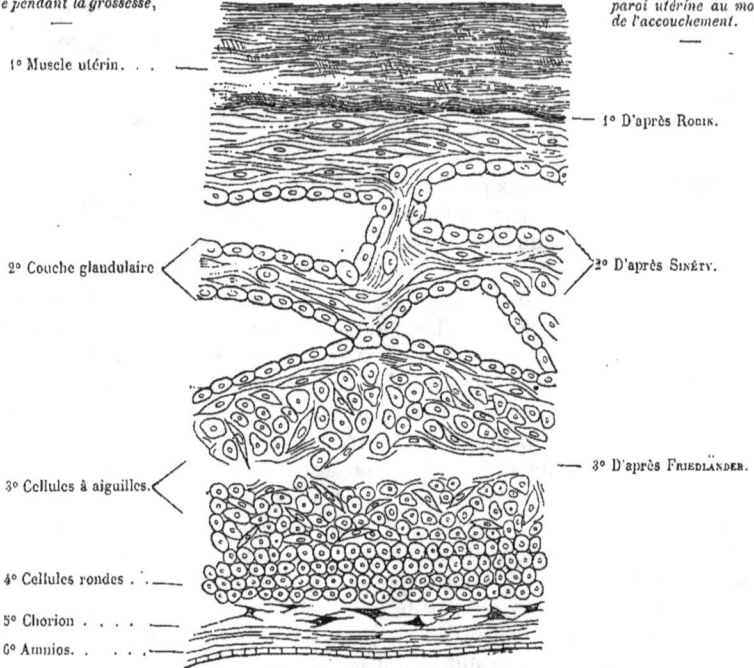

1° Muscle utérin. . .

1° D'après Robin.

2° Couche glandulaire

2° D'après Sinéty.

3° D'après Friedländer.

3° Cellules à aiguilles.

4° Cellules rondes . .

5° Chorion . . . .

6° Amnios. . . . .

Fig. 365.
Coupe schématique de l'utérus gravide (imitée de Friedländer).

du chorion, nous observons dans les intervalles qui séparent les éléments histologiques une infiltration d'une substance amorphe, homogène, transparente, à peu près dépourvue de granulations. Du côté de l'épithélium, Lott a signalé une hypertrophie véritable, portant à la fois sur les cellules pavimenteuses qui avoisinent l'orifice utéro-vaginal et sur les cellules cylindriques ou caliciformes qui revêtent le reste de la cavité cervicale. Le mucus sécrété par ces derniers éléments s'amasse dans la cavité du col et la remplit à la manière d'un bouchon, le *bouchon gélatineux* de la grossesse.

Comment, après la parturition, la tunique musculeuse revient-elle à sa constitution ordinaire, je veux dire à l'état qui la caractérise sur un utérus non gravide ? On a cru longtemps que, vers le troisième ou le quatrième jour des couches, la plus grande partie des fibres du muscle utérin subissaient une dégénérescence granulo-graisseuse qui permettait la résorption lente de ses éléments ; les lames musculaires ainsi disparues se reconstituaient ensuite aux dépens des lames restées intactes. Des recherches récentes ont démontré (Sænger) que les fibres musculaires ne subissent pas une pareille destruction, mais qu'une partie seulement de leur masse protoplasmique est frappée de dégénérescence graisseuse, cette dégénérescence laissant intacts le noyau et la partie du protoplasma qui l'entoure. C'est donc à une atrophie partielle des éléments musculaires, non à leur destruction, qu'est dû le retour de la tunique musculeuse à ses dimensions normales.

Débris embryonnaires annexés à l'appareil sexuel de la femme. — Au voisinage de l'utérus et de ses annexes se voient, comme chez l'homme autour du testicule, un certain nombre d'organes rudimentaires, longtemps énigmatiques, considérés aujourd'hui avec raison comme des formations embryonnaires qui ne se sont pas développées. Ce sont le corps de Rosenmüller ou épovarium, le parovarium, l'hydatide pédiculée de Morgagni et le canal de Gartner :

1° *Corps de Rosenmüller.* — Le corps de Rosenmüller (*épovarium* de HIS, *époophoron* ou *époophore* de WALDEYER) est situé entre l'ovaire et la trompe, dans l'épaisseur de l'aileron supérieur du ligament large (fig. 366). Il est constitué par des canalicules verticaux, au nombre de 12 à 20, qui prennent naissance au voisinage du hile de l'ovaire et, de là, se dirigent vers la trompe. Ces canalicules décrivent

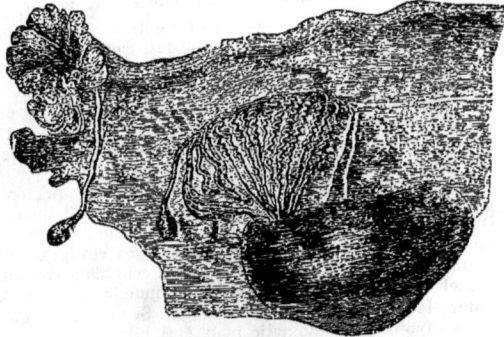

Fig. 366.
Organe de Rosenmüller (d'après KOBELT).

dans leur trajet des flexuosités nombreuses ; de plus, ils sont irrégulièrement calibrés, je veux dire renflés sur certains points et comme étranglés sur d'autres. Fermés en cæcum à leur extrémité inférieure, ils s'ouvrent, par leur extrémité opposée, dans un canal collecteur commun, le *canal de l'époophore*, qui se trouve situé un peu au-dessous de la trompe et dont la direction est transversale, comme celle de ce dernier conduit. Du reste, le canal de l'époophore s'arrête d'ordinaire aux limites interne et externe de ses canalicules afférents et, d'autre part, se termine en dedans comme en dehors par une extrémité fermée en cul-de-sac.

Les canaux que nous venons de décrire forment par leur ensemble un petit système triangulaire, dont le sommet répond à l'ovaire et la base à la trompe ou, ce qui revient au même, au canal collecteur commun. On l'aperçoit par transparence dans l'aileron supérieur du ligament large, ou mieux encore en enlevant délicatement le feuillet péritonéal qui le recouvre (fig. 366). Sa longueur, mesurée par la distance qui sépare son extrémité interne de son extrémité externe, varie ordinairement de 3 à 4 centimètres ; sa hauteur de 1 à 2 centimètres. Ses dimensions, relativement peu considérables chez le fœtus, augmentent avec l'âge, comme le démontre le tableau suivant que j'emprunte à TOURNEUX :

	LONGUEUR DU CANAL DE L'ÉPOOPHORE	LONGUEUR DES VAISSEAUX AFFÉRENTS
Fœtus de 6 mois.	5 millim.	2,5 millim.
Fillette de 13 jours.	13 —	7 —
Fillette de 6 ans.	17 —	12 —
Femme de 20 à 30 ans.	40 —	18 —

Après la ménopause, l'organe de Rosenmüller s'atrophie progressivement. Chez une femme de quatre-vingts ans, disséquée par TOURNEUX, il ne mesurait plus que 12 millimètres de largeur, tandis que les canaux afférents n'atteignaient même pas 10 millimètres.

Histologiquement, les canaux du corps de Rosenmüller, canalicules afférents et canal collecteur, se composent essentiellement d'une tunique fibreuse ou conjonctive, épaisse de 45 à 50 μ et tapissée intérieurement par un épithélium cylindrique à cils vibratiles. Ils renferment un liquide transparent, incolore ou légèrement teinté en jaune.

Le corps de Rosenmüller représente la portion sexuelle du corps de Wolff et la partie supérieure du canal de Wolff. Il a pour homologue, chez l'homme, le canal de l'épididyme, les cônes efférents, le rete vasculosum du corps d'Highmore et les canaux droits.

2° *Parovarium.* — On donne le nom de parovarium (*paroophoron* ou *paroophore* de WALDEYER) à une série de grains, ordinairement colorés en jaune, qui sont situés également dans l'aileron supérieur du ligament large, un peu en dedans du corps de Rosenmüller. Le parovarium, assez fréquent (constant peut-être) chez le fœtus et chez l'enfant, ferait complètement défaut chez l'adulte, d'après TOURNEUX. Il a pour homologue, chez l'homme, le paradidyme ou corps de Giraldès et, comme ce dernier, représente une partie non utilisée du corps de Wolff, la partie infé-rieure ou urinaire.

3º *Hydatide pédiculée de Morgagni.* — L'hydatide pédiculée de Morgagni (fig. 340,8) est une petite vésicule arrondie ou piriforme, suspendue par un pédicule plus ou moins long, tantôt au bord externe de l'aileron supérieur, tantôt à l'une des franges du pavillon. Son volume varie de la grosseur d'un grain de millet à celle d'une petite noisette. — Le pédicule de l'hydatide est plein. L'hydatide elle-même, sorte de vésicule remplie d'un liquide transparent, se compose d'une enveloppe conjonctive tapissée sur sa face interne par un épithélium cylindrique cilié. — L'hyda-tide pédiculée de la femme a, comme on le voit, la même structure que la formation homonyme que nous avons vue, chez l'homme (p. 468), se détacher de la tête de l'épididyme. Sa significa-tion est encore la même : c'est un débris, soit du corps de Wolff, soit de son canal.

4º *Canal de Gartner.* — La partie inférieure des canaux de Wolff persiste chez certains mam-mifères, notamment chez les solipèdes, sous la forme de deux conduits, l'un droit, l'autre gauche, qui longent les parois latérales de l'utérus et du vagin et viennent s'ouvrir à l'extré-mité inférieure de celui-ci, au voisinage du méat urinaire : ce sont les canaux de Gartner. Ils sont particulièrement bien développés chez la vache et chez la truie, où ils ont été bien décrits, par GARTNER d'abord en 1822, et plus tard, en 1825, par BLAINVILLE. Au point de vue histolo-gique, ils sont constitués par une tunique musculeuse (FOLLIN, RIEDER) tapissée sur sa face interne par un épithélium cylindrique.

Chez la femme, la portion du canal de Wolff qui, en se développant, constituerait le canal de Gartner, s'atrophie de bonne heure et disparaît même complètement dans la plupart des cas. On en rencontre. cependant, des vestiges chez l'adulte et même chez le vieillard, dans la pro-portion de 1 fois sur 3, d'après RIEDER. Ces vestiges revêtent, selon les cas, la forme d'un tube épithélial sans tunique musculeuse ou celle d'un cordon musculaire sans revêtement épithélial, lequel est plus ou moins englobé, comme le canal de Gartner chez les solipèdes, dans la paroi antéro-latérale de l'utérus et du vagin. Si nous nous en rapportons aux observations de RIEDER, nous voyons que l'anomalie peut être bilatérale ou unilatérale et, dans ce dernier cas, que le canal se montre plus fréquemment à droite qu'à gauche. DOHRN avait déjà établi, dans ses recherches sur l'évolution du canal de Wolff, que c'était celui du côté gauche qui, le premier, présentait des phénomènes d'atrophie régressive. Du reste, RIEDER a toujours rencontré les ves-tiges du canal de Gartner sur le col de l'utérus ou sur la partie supérieure du vagin. Il n'a jamais observé la portion inférieure du canal et il explique qu'à. cela par le développement consi-dérable que prend, à son niveau, la cloison uréthro-vaginale.

Un certain nombre d'auteurs, notamment WASSILIEFF, ont voulu voir le segment terminal des canaux de Gartner dans deux petits conduits, décrits par SKENE en 1880, qui viennent s'ouvrir à la vulve, côte à côte et immédiatement en arrière du méat urinaire. Mais nous verrons plus tard, à propos des glandes annexées à l'appareil sexuel de la femme, que cette homologie n'est pas acceptable, les canaux de Skene n'étant pas de simples conduits terminés en cul-de-sac, mais de véritables glandes en grappe (voy. p. 634).

Voyez, au sujet des canaux de Gartner et autres débris embryonnaires annexés à l'appareil sexuel de la femme : GARTNER, Meckel's Arch., 1822 ; — BLAINVILLE, *Note sur les doubles canaux de la matrice des mammifères parongulés, découverts par* M. GARTNER, Bull. Soc. philom., 1825 ; — FOLLIN, *Rech. sur le corps de Wolff*, Th. Paris, 1850 ; — BEIGEL. *Zur Entwick. der Wolff'schen Korpers beim Menschen*, Centr. f. med. Wissensch., 1876 ; — VIAULT, *Le corps de Wolff*, Th. d'agrég., 1880 ; — DOHRN, *Ueber die Gartner'schen Kanäle beim Weibe*, Arch. f. Gynäk., 1883 ; — WASSILIEFF, *Betreffend die Rudimente der Wolff'schen Gänge beim Weibe*, Arch. f. Gynäk., 1883 ; — VALENTI, *Variela dell'organi di Rosenmüller e rudimenti del canale di Gartner nella donna*, Bollet. della Soc., etc., in Siena, 1883 ; — DU MÊME, *Alcune generalita sopra gli organi rudimentali, sopra l'organo di Rosenmüller*, etc., Att. della R. Accad. di fisiocr. di Siena, 1885 ; — FISCHEL, *Ueber das Vorkommen von Resten des Wolff'schen Ganges in der Vaginalportion*, Arch. f. Gynäk., 1884 ; — RIEDER, *Ueber die Gartner'schen Kanäle beim menschl. Weibe*, Virchow's Arch., 1884 ; — TOURNEUX, *L'organe de Rosenmüller et le parovarium chez les mammifères*, Journ. de l'Anat., 1888.

§ VI. — VAISSEAUX ET NERFS

1º **Artères.** — Les réseaux vasculaires de l'utérus sont alimentés par trois artères : une artère principale, l'utérine: deux artères accessoires, l'ovarienne et l'artère du ligament rond.

a. L'artère utérine (fig. 367,1), branche de l'hypogastrique, descend dans la base du ligament large et se porte ensuite transversalement vers les parties laté-rales du col, qu'elle atteint ordinairement au niveau de l'insertion vaginale, quelquefois, surtout chez les multipares, à 10 ou 15 millimètres au-dessous de cette insertion. Là, elle se réfléchit de bas en haut en formant une sorte de crosse et, longeant désormais le bord correspondant de l'utérus, elle s'élève jusqu'à son angle supérieur, où elle se divise en deux branches : une branche inférieure, qui se porte en dehors pour s'anastomoser à plein canal (3) avec l'artère ovarienne ; une branche supérieure, l'*artère tubaire interne*, qui se dirige également en dehors et se distribue à la trompe. De ces deux branches, la dernière doit être considérée comme la continuation de l'utérine ou, si l'on veut, comme la branche terminale de cette artère ; la branche inférieure, malgré son volume qui est presque toujours plus considérable, n'en est qu'une simple collatérale (voy. *Ovaire*, p. 557).

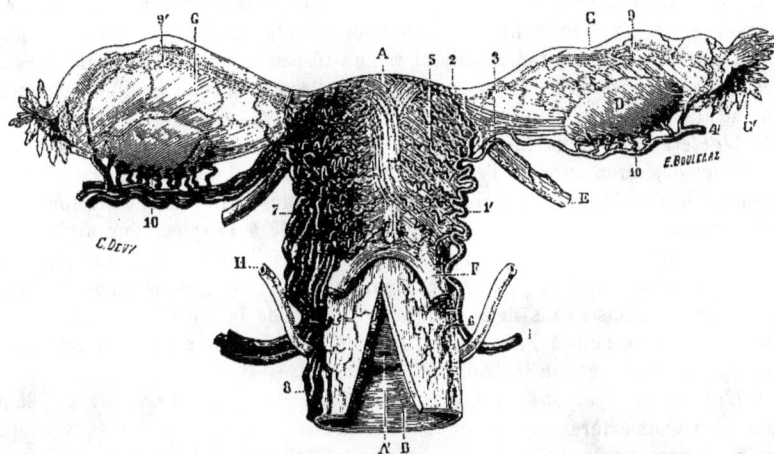

Fig. 367.

Vaisseaux de l'utérus et de ses annexes, vue postérieure.

A, fond de l'utérus. — A', museau de tanche. — B, vagin, ouvert par sa paroi postérieure. — C, trompe de Fallope, avec C'. son pavillon. — D, ovaire. — E, ligament rond. — F, ligaments utéro-sacrés. — G, aileron supérieur du ligament large ou méso-salpinx. — H, uretère.

1, artère utérine, avec 1', sa portion ascendante. — 2, branche terminale de l'utérine. — 3, anastomose par inosculation entre l'artère utérine et l'artère ovarienne 4. — 5, artères hélicines du corps de l'utérus. — 6, artères vaginales supérieures. — 7, plexus veineux utérin. — 8, plexus veineux vaginal. — 9, 9', artère et veine tubaires. — 10, vaisseaux du hile de l'ovaire.

Au moment de sa réflexion, l'artère utérine abandonne à la face inférieure de la vessie et à la partie supérieure du vagin un certain nombre de petites branches dites *vésico-vaginales* (6). Puis, dans son trajet ascendant, elle jette sur les deux faces de l'utérus de nombreuses branches, à direction transversale ou légèrement oblique, qui disparaissent bientôt dans l'épaisseur de la tunique musculeuse. Ces branches, éminemment flexueuses, contournées en tire-bouchon, rappellent jusqu'à un certain point les artères hélicines que l'on rencontre dans les tissus érectiles et ROUGET, frappé de cette analogie, n'a pas hésité à considérer l'espèce de turgescence que présente l'utérus pendant la période menstruelle et probablement aussi au moment du coït, comme une véritable érection. Mais ici, comme pour l'ovaire, une pareille interprétation n'est pas acceptable, au point de vue anatomique tout au moins : on ne trouve nulle part, en effet, dans l'utérus ce tissu à disposition et à structure spéciales, qui caractérise essentiellement les formations érectiles, les corps caverneux du pénis, par exemple.

HUGUIER a signalé, à l'union du corps et du col, l'existence d'un cercle artériel, résultant des anastomoses, sur les faces antérieure et postérieure de l'organe, des branches artérielles du côté droit avec celles du côté gauche. Ce cercle, *cercle d'Huguier*, n'est pas constant.

Les divisions de l'artère utérine disparaissent, avons-nous dit plus haut, dans la tunique musculeuse. Elles se ramifient dans la couche moyenne ou stratum vasculosum et s'y anastomosent, d'une part avec les artères du même côté, d'autre part avec celles du côté opposé. Du réseau ainsi formé naissent deux ordres de rameaux, les uns externes, les autres internes. — Les *rameaux externes* se rendent à la couche musculaire superficielle et, de là, au revêtement péritonéal. — Les *rameaux internes*, suivant une direction inverse, traversent la couche musculaire profonde, à laquelle ils abandonnent de nombreux ramuscules, et arrivent ainsi à la muqueuse. Ils s'y terminent en formant un double réseau : un réseau profond, qui entoure les culs-de-sac glandulaires ; un réseau superficiel, à mailles très serrées, qui se dispose dans les couches superficielles du chorion muqueux, immédiatement au-dessous de l'épithélium.

b. L'*artère ovarienne* (fig. 367,4), branche de l'aorte abdominale, a été déjà décrite avec la circulation de l'ovaire. Après avoir fourni des branches à ce dernier organe, elle s'anastomose à plein canal avec l'une des branches de l'utérine et peut, par conséquent, bien que primitivement destinée à l'ovaire, devenir une voie d'apport importante pour les réseaux vasculaires de l'utérus. C'est pour cette raison sans doute que la plupart des anatomistes prolongent cette artère jusque sur le corps. Nous avons déjà indiqué à propos de l'ovaire (p. 557) les raisons qui nous déterminent à l'arrêter en deçà de l'utérus, au niveau de son anastomose (3) avec la branche inférieure de l'utérine.

c. L'*artère du ligament rond*, branche de l'épigastrique, est de beaucoup la plus petite des trois artères qui se rendent à l'utérus. Elle n'est le plus souvent qu'un tout petit rameau destiné principalement aux éléments histologiques du ligament rond. Elle chemine d'avant en arrière dans l'épaisseur de ce ligament (fig. 343,5) et remonte ainsi jusqu'à l'angle supérieur de l'utérus où elle s'anastomose avec les divisions de l'utérine.

2° **Veines.** — Les veines de l'utérus, remarquables à la fois par leur nombre et par leur volume, entièrement dépourvues de valvules, tirent leur origine des réseaux capillaires des trois tuniques séreuse, musculeuse et muqueuse. Elles convergent tout d'abord vers la couche musculaire moyenne et s'y collectent dans un système de canaux spéciaux, très volumineux (surtout pendant la grossesse), réduits à leur revêtement endothélial, comme creusés dans la tunique musculeuse et, de ce fait, restant béants sur les coupes : ce sont les *sinus utérins*. Ils sont particuliers au corps et sont principalement développés dans la région qui avoisine les angles supérieurs.

De la couche musculaire moyenne, les sinus veineux précités se dirigent transversalement en dehors vers les bords latéraux de l'utérus et forment là, à droite et à gauche, deux importants plexus, les *plexus utérins*, qui se logent entre les deux feuillets du ligament large et s'étendent sans interruption depuis le plexus ovarique jusqu'au plexus vaginal (fig. 367,7).

Ces plexus, à leur tour, donnent naissance de chaque côté à trois voies efférentes : 1° en bas, aux *veines utérines*, habituellement au nombre de deux pour chaque artère, qui, suivant le même trajet que l'artère homonyme, se rendent à la veine hypogastrique ; 2° en haut, à une série de branches qui se réunissent aux branches issues de l'ovaire et du ligament large pour constituer le *plexus utéro-ovarien* ou *pampiniforme*, lequel se porte ensuite vers la région lombaire et vient s'aboucher, à droite dans la veine cave inférieure, à gauche dans la veine rénale; 3° en haut et en avant, aux *veines du ligament rond*, qui, comme nous l'avons déjà vu, se jettent en partie dans la veine épigastrique, en partie dans la veine fémorale.

3° **Lymphatiques.** — Les lymphatiques de l'utérus proviennent, comme les veines, des trois tuniques muqueuse, musculeuse et séreuse qui entrent dans la constitution de cet organe. — Les *lymphatiques de la muqueuse* existent sans discontinuité sur toute l'étendue de cette membrane, depuis l'orifice du col jusqu'aux orifices des trompes. D'après LEOPOLD (*Die Lymphgefässe des normalen, nicht schwangeren Uterus*, Arch. für Gynäk., 1874), dont les conclusions à ce sujet ont été contrôlées par SINÉTY (*Traité de Gynécologie*, 1884, p. 290), ils ont leur origine dans un système de fentes et de lacunes situées dans le chorion muqueux. Ces espaces communiquent, d'une part, avec des gaines lymphatiques qui se disposent tout autour des vaisseaux sanguins; d'autre part, ils donnent naissance, dans la trame même de la muqueuse, à un véritable réseau caniculé, le réseau lymphatique muqueux, lequel est beaucoup plus riche sur la muqueuse du col que sur la muqueuse du corps. — Les *lymphatiques de la tunique musculeuse* forment trois plans (FIOUPE, *Lymphatiques utérins*, Th. de Paris, 1876), qui correspondent aux trois couches du muscle utérin : un plan interne, comprenant des vaisseaux à direction transversale; un plan externe, dont les vaisseaux suivent au contraire une direction longitudinale; un plan moyen, formé par de larges canaux, successivement dilatés et rétrécis, munis de valvules, fortement flexueux et à direction oblique. — Les *lymphatiques de la tunique séreuse* paraissent avoir été injectés pour la première fois par MIERZEJEWSKI (*Rech. sur les lymphatiques de la couche sous-séreuse de l'utérus*, Journal de l'Anatomie, 1879). Ils forment, presque immédiatement au-dessous de l'endothélium, dont ils ne sont séparés que par la membrane basale et vitrée, un réseau capillaire d'une extrême richesse, qu'il faut bien se garder de confondre avec les lymphatiques sous-séreux. MIERZEJEWSKI a décrit et figuré à la surface libre du péritoine utérin des sortes de stomates qui, comme les puits lymphatiques du centre phrénique, feraient communiquer la cavité péritonéale avec les lymphatiques sous-jacents. Mais il convient d'ajouter que ces stomates n'ont pas été retrouvés, que je sache, par d'autres histologistes.

Les troncules et les troncs, émanant des trois réseaux muqueux, musculaire et séreux que nous venons de décrire, se dirigent vers la surface extérieure de l'utérus et forment tout autour de l'organe un riche réseau, que nous désignerons sous le nom de *réseau périphérique* ou de *réseau sous-séreux*. Il est situé, comme son nom l'indique, dans la couche de tissu cellulaire qui sépare la membrane séreuse de l'organe sous-jacent.

Ce réseau périphérique, à son tour, donne naissance, comme le réseau veineux, à trois groupes d'efférents : les lymphatiques supérieurs, les lymphatiques inférieurs et les lymphatiques du ligament rond. — Les *lymphatiques supérieurs* résument assez bien la circulation lymphatique du corps de l'utérus. Au nombre de deux ou trois, ils se séparent de l'organe au niveau de son angle latéral, pénètrent dans l'épaisseur du ligament large en suivant le trajet des veines utéro-ovariennes, remontent avec elles dans la cavité abdominale et, finalement, se jettent dans les ganglions lombaires. En passant au-dessous du hile de l'ovaire, les lymphatiques supérieurs de l'utérus rencontrent les lymphatiques ovariens qui, à partir de ce moment, suivent exactement le même trajet. Nous ferons remarquer, à ce sujet, que dans toute leur portion pelvienne les lymphatiques utérins et les lymphatiques ovariens, quoique juxtaposés et cheminant côte à côte, conservent réciproquement leur indépendance. Ce n'est que plus haut, en regard de la cinquième vertèbre lombaire (POIRIER), que les deux groupes de lymphatiques s'anastomosent entre eux ou même se fusionnent pour déverser leur lymphe dans des canaux communs. — Les *lymphatiques inférieurs* proviennent de la portion du réseau périphérique qui entoure le col. Au nombre de trois ou quatre, ils se détachent de la partie latérale du col et presque immédiatement après s'accolent aux vaisseaux utérins, dont ils suivent la direction. Comme ces derniers, ils cheminent tout d'abord de dedans en dehors dans la base du ligament large ; puis, s'infléchissant en haut et en arrière, ils gagnent la paroi latérale du bassin et viennent se terminer dans un groupe de deux ou trois ganglions qui sont placés dans l'angle de bifurcation de l'iliaque primitive. Quelques lymphatiques du col se rendraient encore, d'après CRUVEILHIER et A. GUÉRIN, à un petit ganglion situé à l'entrée du canal sous-pubien. Ce ganglion, figuré dans leur atlas par BOURGERY et JACOB, existe bien certainement, mais il doit être bien rare : POIRIER, au cours de ses nombreuses injections de lymphatiques utérins, ne l'aurait rencontré qu'une fois. De son côté, LUCAS-CHAMPIONNIÈRE (*Lymphatiques utérins*, Th. de Paris, 1870) a décrit, « pour l'avoir vu souvent », un petit ganglion qui serait situé sur le côté et en arrière du col, un peu au-dessus du cul-de-sac latéral du vagin. Ce ganglion, SAPPEY, FIOUPE, POIRIER l'ont vainement cherché. Ce qu'on rencontre assez fréquemment sur le point indiqué par LUCAS-CHAMPIONNIÈRE, c'est une sorte de pelotonnement des lymphatiques efférents du col, et peut-être LUCAS-CHAMPIONNIÈRE a-t-il pris pour un ganglion la petite masse lymphatique formée par ce pelotonnement. — Les *lymphatiques du ligament rond*, ordinairement peu nombreux et très grêles, suivent le même trajet que les veines homonymes. Partis des angles de l'utérus, ils se dirigent avec le ligament rond vers l'orifice interne du canal inguinal et viennent se terminer, soit dans les ganglions iliaques externes, soit (après avoir traversé le canal inguinal) dans les ganglions du pli de l'aine.

4° **Nerfs.** — L'utérus reçoit tout d'abord les filets nerveux, d'origine sympathique, que lui apportent les deux artères utérine et ovarienne : le *plexus utérin*, qui provient du plexus hypogastrique, et le *plexus utéro-ovarien*, qui émane du plexus lombo-aortique. Il reçoit, en outre, de nombreux filets qui sont entièrement indépendants des vaisseaux et qui tirent leur origine, les uns du plexus hypogastrique, les autres des troisième et quatrième nerfs sacrés. De ces filets nerveux à trajet indépendant, quelques-uns seulement pénètrent directement dans la paroi utérine ; tous les autres convergent vers les parties latérales du col et là, au voisinage de l'insertion du vagin, forment un important plexus, long de 6 à 10 millimètres, large de 2 ou 3 : c'est le *plexus fondamental de l'utérus* ou *plexus latéro-cervical*. Sur ses mailles se disposent de nombreux ganglions de forme et de volume fort variables ; plus rarement on rencontre, au lieu et place de cette lame plexiforme, un ganglion unique, le *ganglion de Franckenhaüser*.

Le plexus latéro-cervical, tout en étant plus particulièrement destiné à l'utérus, envoie toujours quelques filets aux organes voisins : à la trompe, à la vessie, au vagin et même au rectum. Les rameaux qui se rendent à l'utérus sont constitués, en partie par des fibres à myéline, en partie par des fibres de Remak : ils présentent encore sur leur trajet, comme les branches constitutives du plexus fondamental, un certain nombre de ganglions minuscules ou tout simplement des cellules nerveuses isolées ou réunies en petits groupes de 2 ou 3 (Rein). Ces rameaux se distribuent vraisemblablement à la séreuse, aux trois couches musculaires et à la muqueuse ; mais leur mode de terminaison n'est pas encore nettement élucidé. Les filets musculaires se termineraient pour certains auteurs par un plexus, pour d'autres (Elischer, *Arch. für Gynäkol.*, 1876) par des extrémités libres. Il nous paraît rationnel d'admettre qu'ils se terminent ici, comme sur les autres muscles lisses, par des arborisations formant ce que Ranvier a désigné sous le nom de taches motrices. En ce qui concerne les filets muqueux, Patenko (1880), en utilisant l'emploi du chlorure d'or et de l'acide osmique, les a suivis jusque sur les culs-de-sac glandulaires, tout autour desquels ils forment un riche plexus. De ce plexus périacineux partiraient ensuite de très fines fibrilles, qui pénétreraient dans l'intervalle des cellules glandulaires ou même dans l'intérieur de ces cellules.

A consulter, au sujet de l'utérus, parmi les travaux récents (1880-1893) : Hoggan (G.) and Hoggan (F.-E.), *Comparative anatomy of the lymphatics of the uterus*, Journ. of Anat. and Physiol. 1880, vol. XVI, p. 50 ; — Balin, *Ueber das Verhalten der Blutgefässe im Uterus*, etc., Arch. f. Gynäk., 1880 ; — Fischel. *Beiträge zur Morphol. der Portio vaginalis Uteri*, Arch. f. Gynäk., 1880 et 1881 ; — Möricke, *Verhalten der Uterusschleimhaut während der Menstruation*, Centr. f. Gynäk., 1880 ; — Patenko, *Ueber die Nervenendigungen in der Uterinschleimhaut des Menschen*, ibid., 1880 ; — Ellenberger, *Vergleich. anatom. Untersuchungen über die histol. Einrichtung des Uterus der Thiere*, Berlin, 1880 ; — Leishman, *The cavity of the cervix uteri in the last Months of Pregnancy*, The Glascow med. Journ. 1880 ; — Koberlin, *Anatom. Beitrag zum Verhalten des Cervix Uteri während der Schwangerschaft*, Diss. Erlangen, 1880 ; — Weit, *Zur normalen Anatomie der Portio vaginalis Uteri*, Zeitschr. f. Geburtshülfe u. Gynäk., 1880 ; — Jastreboff, *Anat. norm. et pathol. du ganglion cervical de l'utérus*, Th. Saint-Pétersbourg, 1881 ; — Razumowski, *Ueber die Nerven der Schleimhaut des schwang. Uterus bei Säugethieren*, Th. Saint-Pétersbourg, 1881 ; — Langer, *Ueber den Situs der weibl. Beckenviscera*, Anzeig. d. k. k. Gesellsch. der Aerzte in Wien, 1881 ; — Kölliker, *Ueber die Lage der Organe im weibl. Becken*, Sitz. d. Würzburger phys.-med. Gesellsch., 1881 ; — Rein, *Plexus nervous fondamental de l'utérus*, Arch. de Biol., 1882 ; — Wyder, *Das Verhalten der Mucosa Uteri während der Menstruation*, Zeitsch. f. Geburtsh. u. Gynäk., 1883 ; — Tourneux et Legay, *Mémoire sur le développement de l'utérus et du vagin*, Journ. de l'anat., 1884 ; — Küstner, *Notiz zur Metamorphose des Uterusepithels*, Gynäk. Centralbl., 1884 ; — Du même, *Norm. und pathol. Lagen u. Bewegungen des Uterus*, Stuttgart, 1885 ; — Stratz, *Die normale Lage des Uterus*, Zeitschr. f. Geburtsh. u. Gynäk., 1886, et *Zur Lage des Uterus*, Arch. f. Gynäk., 1886 ; — Waldeyer, *Die Lage der inneren weibl. Beckenorgane bei Nulliparen*, Anat. Anz., 1886 ; — Pillet, *Texture musculaire de l'utérus des mammifères*, Bull. Soc. zool., Paris, 1886 ; — Schröder, *Der schwangere u. kreissende Uterus*, Bonn, 1886 ; — Williams, *On the circulation in the uterus*, etc.. Transact. of the obstetr. Soc. of London, 1886 ; — Ricard, *De quelques rapports de l'artère utérine à propos de l'hystérectomie vaginale*, Sem. méd., 1887 ; — Varnier, *Le col et le segment inférieur de l'utérus à la fin de la grossesse, pendant et après le travail de l'accouchement*, Ann. de Gynécologie, 1886 ; — Tschaussow, *Ueber die Lage des Uterus*, Anat. Anzeiger, 1887 ; — Bardeleben, *Ueber die Lage der weibl. Beckenorgane*, Anat. Anzeiger, 1888 ; — Borde, *Sur le mode de distribution et de terminaison des fibres nerveuses dans l'utérus de quelques mammifères*, La Riforma medica, 1888 ; — Blanc, *Rech. hist. sur la structure du segment inférieur de l'utérus à la fin de la grossesse*, Arch. de Physiol., 1888 ; — Rossignol, *De l'absence ou de l'état rudimentaire de l'utérus*, Th. Paris, 1890 ; — Staurenghi, *Di un cadavere congelato nel sesto mese lunare della gravidanza*, Soc. med.-chirurg. di Pavia, 1889 ; — Duval, *De la régénération de l'épithélium des cornes utérines après la parturition*, Soc. de Biol., 1890 ; — Romiti, *Sull' anatomia dell' utero gravido*, Monit. zool. ital., 1890 et 1891 ; — Acconci, *Contrib. à l'étude de l'anat. et de la physiol. de l'utérus gravide*, Arch. de tocol., 1890 ; — Helme, *Histol. observations on the muscul. fibres and connective tissus of the uterus during the pregnancy and the puerperium*, Transact. of the roy. Soc. of Edinburgh, 1890 ; — Kazzander, *Ueber die Pigmentation der Uterinschleimhaut des Schafes*, Arch. f. mikr. Anat., 1890 ; — Boldt, *Beitr. zur Kenntniss der norm. Gebärmutterschleimhaut*, Deutsch. med. Wochenschr., 1890 ; — Poirier, *Lymphatiques des organes génitaux de la femme*, Progrès médical, 1890 ; — Wallich, *Rech. sur les vaisseaux lymphatiques sous-séreux de l'utérus gravide et non gravide*, Th. de Paris, 1891 ; — Nagel, *Ueber die Lage des Uterus im menschl. Embryo*, Arch. f. Gynäk., 1891 ; — Sobotta, *Beiträge zur vergleich. Anat. und Entwickelung. der Uterusmusculatur*, Arch. f. mikr. Anat., 1891 ; — Waldeyer, *Beiträge zur Kenntnis der Lage der weibl. Beckenorgane nebst Beschreibung eines frontalen Gefrierschnittes des Uterus gravidus in situ*, Bonn, 1892 ; — Testut et Blanc,

Anatomie de l'utérus : section vertico-médiane d'un sujet congelé, au sixième mois de la grossesse, Paris, 1893, avec six planches en chromolith., grandeur nature ; — HOFMEIER, *Zur Kenntniss der normalen Uterusschleimhaut,* Centralbl. f. Gynäk., 1893.

ARTICLE IV

VAGIN

Le vagin est un conduit musculo-membraneux, à la fois très long, très large et très extensible, qui s'étend de l'utérus à la vulve. Continuation de la cavité utérine, il livre passage au flux menstruel, aux produits de sécrétion de l'utérus et, au moment de l'accouchement, au fœtus et à ses annexes. Mais ce n'est là, pour le conduit vaginal, qu'une fonction tout à fait accessoire. Son principal rôle est de recevoir le pénis au moment du coït : il est l'organe de la copulation chez la femme.

§ I. — CONSIDÉRATIONS GÉNÉRALES

1° Situation et moyens de fixité. — Organe impair et médian, chez l'homme comme chez la plupart des mammifères, le vagin est situé dans l'excavation pelvienne, entre la vessie et le rectum.

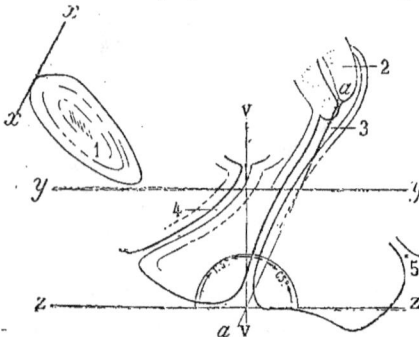

Fig. 368.

Direction du vagin sur une coupe sagittale de sujet congelé (fille vierge de vingt-quatre ans, moitié de grandeur naturelle).

1, symphyse pubienne. — 2, col de l'utérus. — 3, vagin. — 4, urèthre. — 5, anus.

xx, plan du détroit supérieur. — *yy*, horizontale sous-pubienne. — *zz*, horizontale passant par l'orifice inférieur du vagin. — *vv*, verticale passant par cet orifice. — *aa*, axe du vagin, s'inclinant de 65° sur l'horizontale.

Il est maintenu en position : 1° à son extrémité supérieure, par sa continuité avec le col utérin ; 2° à son extrémité inférieure, par ses connexions avec les parties correspondantes du périnée et de la vulve ; 3° en avant et en arrière, par les relations plus ou moins intimes qui l'unissent, d'une part au réservoir urinaire, d'autre part au segment terminal du gros intestin.

2° Direction. — Le vagin, comme l'urèthre, se porte obliquement de haut en bas et d'arrière en avant. Il forme avec l'horizontale menée par son extrémité inférieure un angle, ouvert en arrière, qui mesure en moyenne de 65 à 75 degrés (fig. 368) :

sa direction est donc sensiblement parallèle à celle du détroit supérieur. Ces chiffres sont ceux que j'ai observés sur des coupes de sujets jeunes et bien conformés ; ils me paraissent représenter la direction normale du conduit vaginal. Sur certains sujets, cependant, ce conduit, se redressant sur son axe, se rapproche beaucoup de la verticale, l'atteint ou même la dépasse, pour suivre, dans ce dernier cas, une direction oblique de haut en bas et d'avant en arrière ; mais ces cas sont exceptionnels.

L'axe du vagin, quelle que soit la situation qu'il occupe par rapport à la verticale, n'est pas exactement rectiligne, mais légèrement courbe, à concavité postérieure. Toutefois, cette concavité n'est pas constante et, quand elle existe, elle est peu prononcée. Si l'on réunit par une ligne droite les deux extrémités du vagin, on constate que cette droite n'est séparée de l'axe du conduit, à sa partie moyenne (distance maxima), que par un intervalle de 4 à 6 millimètres.

D'autre part, le vagin ne continue pas exactement la direction de l'utérus. Les axes des deux organes s'inclinent l'un sur l'autre de façon à former un angle dont l'ouverture regarde la symphyse. Cet angle varie naturellement avec la direction de l'utérus, laquelle se modifie, comme nous l'avons vu, dans les conditions les plus diverses : il mesure en moyenne, la vessie étant à l'état de demi-réplétion, de 90 à 110 degrés.

3° **Forme**. — Le vagin a la forme d'un conduit cylindrique, qu'on aurait aplati d'avant en arrière. Dans les conditions physiologiques, je veux dire en l'absence de toute dilatation du conduit par un corps étranger, les parois antérieure et postérieure s'appliquent directement l'une contre l'autre et, par suite, la cavité vaginale est entièrement virtuelle.

Vue sur une coupe horizontale de l'organe, la cavité vaginale se présente sous la forme d'une fente transversale, tantôt rectiligne, tantôt curviligne, sa concavité, dans ce dernier cas, se dirigeant ordinairement en arrière, du côté du rectum. Sur certains sujets, cette fente transversale représente à elle seule toute la cavité vaginale ; sur d'autres, elle tombe perpendiculairement, à l'une et à l'autre de ses deux extrémités, sur une nouvelle fente beaucoup plus petite et à direction antéro-postérieure (369, V) : la cavité vaginale, on le voit, rappelle assez bien alors l'image d'un **H** majuscule.

La disposition en cylindre aplati que nous venons de décrire s'observe dans presque toute la hauteur du vagin. Toutefois, elle se modifie considérablement en haut et en bas pour s'adapter aux parties voisines : en bas, au niveau de la vulve, le vagin s'aplatit dans le sens transversal et, de ce fait, son ouverture est une fente elliptique à grand axe antéro-postérieur ; en haut, du côté de l'utérus, le conduit occupé par le col se moule exactement sur ce dernier organe et, par conséquent, revêt une forme régulièrement cylindrique.

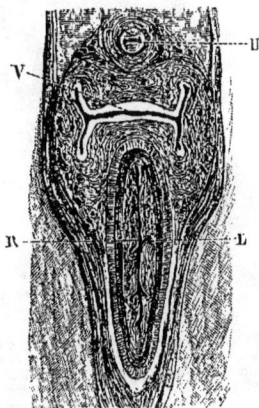

Fig. 369.

Coupe transversale du vagin (imité de HENLE).

L, muscle releveur de l'anus. — R, rectum. — U, urèthre coupé très obliquement. — V, vagin.

4° **Dimensions**. — La longueur du vagin, de son orifice vulvaire au sommet du col, est en moyenne de 6 centimètres et demi à 7 centimètres. Mesurée sur les parois, cette longueur, par suite de la proéminence du col et de la formation des culs-de-sac vaginaux, est naturellement un peu plus considérable ; elle est de 7 centimètres et demi pour la paroi antérieure ; de 8 centimètres à 8 centimètres et demi pour la paroi postérieure. Ces dimensions sont bien différentes, on le voit, de celles qu'atteint le pénis au moment de l'érection. Mais nous ne devons pas oublier que dans l'acte du coït le membre viril, à cause de l'obstacle apporté à son introduction par la symphyse pubienne, ne pénètre jamais en totalité dans le vagin et, d'autre part, que ce dernier conduit s'allonge assez facilement alors de 3 ou 4 centimètres.

Certains auteurs assignent au vagin une longueur de 10 à 14 centimètres (*vagins longs*). Ces vagins démesurément allongés existent sans doute, mais sont tout à fait exceptionnels. Par contre, on rencontre quelquefois des conduits vaginaux dont la longueur, bien inférieure à la moyenne indiquée ci-dessus, mesure à peine 5 centimètres ou même 4 centimètres (*vagins courts*). Une pareille brièveté congénitale, qu'il ne faut pas confondre avec une brièveté apparente due à un abaissement du col utérin, n'est pas sans avoir des conséquences fâcheuses. Tout d'abord, elle rend le coït plus ou moins douloureux et expose la femme, surtout quand ce

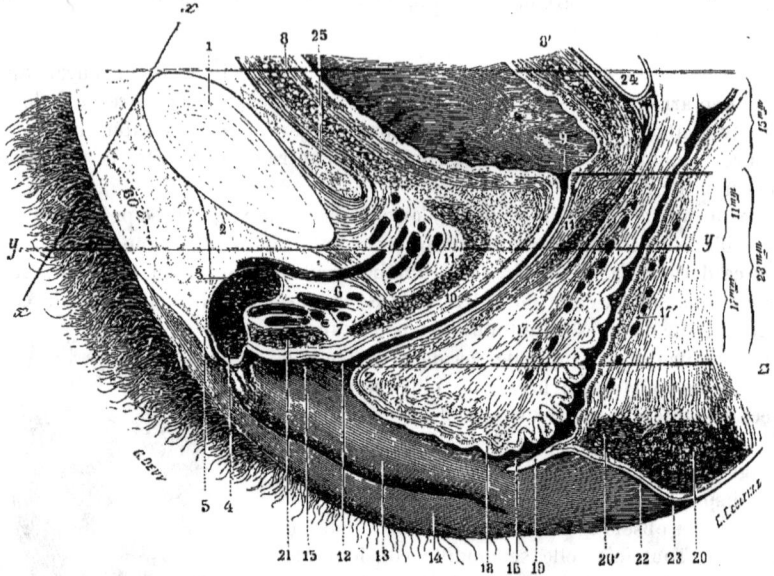

Fig. 370.

Coupe vertico-médiane du bassin chez la femme (sujet congelé, vingt-quatre ans, grandeur nature).

1, symphyse pubienne. — 2, ligament suspenseur du clitoris. — 3, corps caverneux du clitoris. — 4, extrémité antérieure du clitoris ou gland. — 5, son capuchon ou prépuce. — 6, veine dorsale du clitoris. — 7, plexus veineux intermédiaire au clitoris et au bulbe. — 8, 8', parois antérieure et postérieure de la vessie. — 9, col de la vessie. — 10, urèthre. — 11, sphincter externe de l'urèthre. — 12, méat urinaire. — 13, petite lèvre. — 14, grande lèvre. — 15, vestibule. — 16, orifice intérieur du vagin. — 17, 17', colonne antérieure et colonne postérieure du vagin. — 18, tubercule vaginal. — 19, hymen. — 20, sphincter externe de l'anus. — 20', constricteur de la vulve. — 21, faisceaux de ce dernier muscle intermédiaires au clitoris et à l'urèthre. — 22, fosse naviculaire. — 23, fourchette. — 24, cul-de-sac vésico-utérin. — 25, espace prévésical.

x, x, plan du détroit supérieur. — y, y, horizontale menée par le bord inférieur de la symphyse. — z, z, horizontale menée par le méat urinaire.

coït est fréquemment répété et pratiqué sans ménagement, à des inflammations utérines ou péri-utérines. Mais ce n'est pas tout : le pénis, heurtant le col avant que son introduction soit complète, glisse en arrière de lui dans le cul-de-sac postérieur ; il le dilate peu à peu et, finalement, le transforme en une sorte de vagin artificiel, que Pajot, dans son langage imagé, désignait sous le nom de *fausse route vaginale*. Or, comme il y projette le sperme, au lieu de le déposer sur l'orifice du col, la disposition en question peut devenir, pour la femme qui la présente, une cause de stérilité.

Le cylindre vaginal est loin d'être régulièrement calibré. Très étroit à son extrémité vulvaire, il s'élargit ensuite graduellement en allant de bas en haut et atteint au voisinage de l'utérus ses plus grandes dimensions. Sa largeur varie donc suivant les points que l'on considère : mesurée à la partie moyenne du conduit et sur une coupe horizontale, elle est en moyenne de 24 ou 25 millimètres. Du reste, les parois du vagin sont très extensibles et sa capacité, on peut le dire, a pour dimensions celles du corps étranger qui s'y trouve introduit. Ces dimensions sont parfois énormes : le vagin, on le sait, permet l'introduction des plus forts spéculums ; il livre passage à la main et à l'avant-bras dans certaines manœuvres obstétricales ; enfin, au moment de l'accouchement, quand la tête fœtale est descendue sur le périnée et apparaît à la vulve, il a pour ainsi dire les mêmes dimensions que l'excavation elle-même. Nous ajouterons que le vagin est non seulement très extensible, mais encore éminemment élastique et que ses parois, après le retrait ou l'expulsion du corps étranger qui les avait momentanément écartées, reviennent d'elles-mêmes à leur position habituelle.

§ II. — Conformation extérieure et intérieure, rapports

Le vagin, comme tous les conduits tubuleux, nous offre à étudier une surface extérieure, une surface intérieure et deux extrémités, l'une supérieure et l'autre inférieure.

1° **Surface extérieure**. — La surface extérieure, à son tour, nous présente une face antérieure, une face postérieure et deux bords latéraux :

a. *Face antérieure*. — La face antérieure regarde en avant et un peu en haut. — Dans sa moitié supérieure, elle est en rapport avec la vessie, qui repose sur elle par son trigone et par une petite partie de son bas-fond (fig. 370). Les deux organes sont unis l'un à l'autre par une couche de tissu cellulaire assez lâche, qui permet leur isolement par la dissection. Dans cette couche celluleuse, entre le bas-fond de la vessie et la partie toute supérieure du vagin, chemine obliquement le segment terminal de l'uretère (fig. 373,2). De l'adossement des deux parois vésicale et vaginale, résulte une cloison, la *cloison vésico-vaginale*, dont l'épaisseur mesure en moyenne 8 ou 10 millimètres. — Dans sa moitié inférieure, la paroi antérieure du vagin répond au canal de l'urèthre, qui lui est unie, dans ses trois quarts inférieurs tout au moins, d'une façon absolument intime (voy. *Urèthre*, p. 449). Les deux parois uréthrale et vaginale, ainsi fusionnées, constituent entre les deux conduits une cloison séparative, connue sous le nom de *cloison uréthro-vaginale* (fig. 370).

b. *Face postérieure*. — La face postérieure, suivie de haut en bas, est recouverte tout d'abord par le péritoine, qui descend sur elle dans une étendue de 15 à 20 millimètres, puis se réfléchit sur le rectum en formant le *cul-de-sac recto-vaginal* (372,11). — Au-dessous de ce cul-de-sac, le vagin s'applique immédiatement contre la paroi antérieure du rectum. Étroitement unies l'une à l'autre par une couche de tissu cellulaire plus ou moins dense, les deux parois vaginale et rectale forment, entre les deux conduits, une cloison membraneuse très résistante, la *cloison recto-vaginale* (fig. 345,19). — Le rectum et le vagin restent ainsi accolés jusqu'au plancher périnéal. Plus bas, par suite du déplacement en arrière du rectum anal, les deux organes se trouvent séparés par un espace triangulaire à base inférieure (fig. 345), dans lequel nous rencontrons, baignant en plein dans une atmosphère cellulo-adipeuse, le sphincter anal, le constricteur du vagin et le transverse du périnée, plus un certain nombre de fibres longitudinales du rectum.

c. *Bords.* — Les deux bords du vagin sont longés, comme ceux de l'utérus, par un riche plexus veineux, le *plexus vaginal* (fig. 367,8). Ils répondent successivement en allant de haut en bas : 1° à la partie la plus inférieure des ligaments larges ; 2° au tissu-cellulo-adipeux de l'excavation pelvienne ; 3° à l'aponévrose périnéale supérieure ; 4° aux faisceaux les plus internes du releveur qui, sans prendre aucune insertion sur le vagin, adhèrent intimement à sa gaine conjonctive ; 5° enfin, au bulbe du vagin (voy. *Vulve*).

2° **Surface intérieure.** — La surface intérieure du vagin nous présente, sur l'une et l'autre de ses deux parois (fig. 371), un système de plis transversaux,

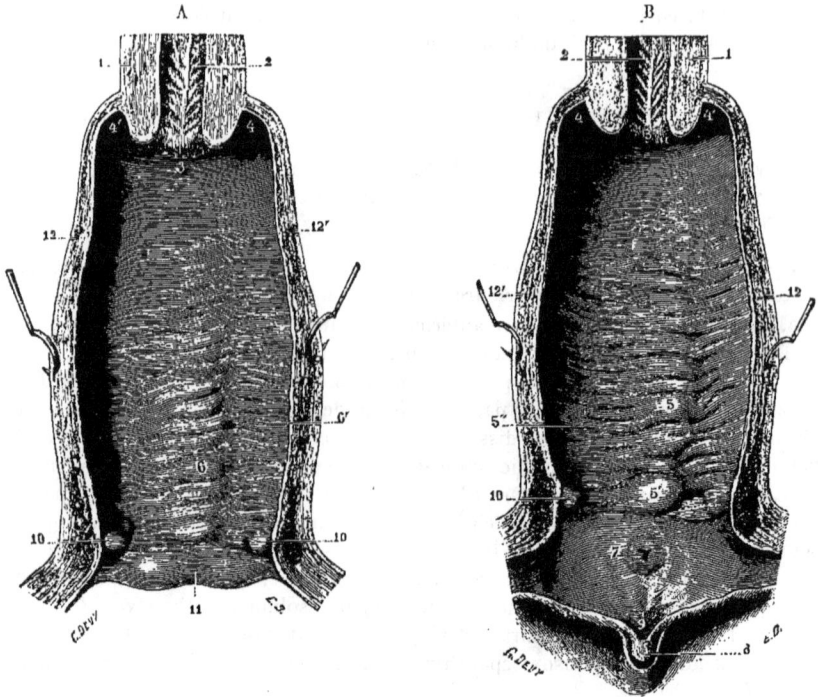

Fig. 371.

Coupe du vagin passant le long de ses bords : A, segment postérieur de la coupe, montrant la paroi postérieure de l'organe ; B, segment antérieur de la coupe, montrant sa paroi antérieure.

1, col utérin. — 2, sa cavité, avec les saillies de l'arbre de vie. — 3, orifice du museau de tanche. — 4, 4', culs-de-sac latéraux du vagin. — 5, colonne antérieure, avec 5' le tubercule vaginal et 5'' les plis transversaux de la paroi antérieure, — 6, colonne postérieure, avec 6' plis transversaux de la paroi postérieure. — 7, méat urinaire. — 8, clitoris. — 9, vestibule. — 10, 10, caroncules myrtiformes. — 11, fosse naviculaire. — 12, 12', coupe des parois droite et gauche du vagin.

connus sous le nom de *plis* ou *rides du vagin*. Les plis du vagin s'épaississent à leur partie moyenne et ces parties ainsi épaissies, en s'échelonnant de bas en haut, forment sur la ligne médiane deux saillies longitudinales, arrondies et mousses : ce sont les *colonnes du vagin*.

a. *Colonnes du vagin.* — Les colonnes du vagin, très variables suivant les sujets, mesurent en largeur de 5 à 15 millimètres. — Celle qui occupe la paroi antérieure (371,5) prend naissance à l'entrée du vagin par une sorte de renflement, qui porte le nom de *tubercule vaginal* (ё') : il est situé un peu au-dessous de l'orifice extérieur du canal de l'urèthre et sert de guide au chirurgien dans le cathétérisme de ce conduit. A partir du tubercule vaginal, la colonne antérieure se porte en haut, en s'atténuant graduellement, et disparaît vers la partie moyenne du vagin. Elle est ordinairement simple. Sur certains sujets cependant, une dépression médiane, plus ou moins profonde et plus ou moins étendue en longueur, la divise en deux moitiés latérales. — La colonne de la paroi postérieure (fig. 371,6) est un peu moins développée que la précédente. Comme elle, elle commence à l'entrée du vagin et se perd insensiblement dans le tiers moyen du conduit. Comme elle encore, elle peut être double. — Les deux colonnes du vagin n'ocupent pas exactement la ligne médiane, mais sont situées un peu en dehors de cette ligne, l'une à droite, l'autre à gauche. Il en résulte que, dans l'état d'occlusion du vagin, les deux saillies en question, comme les arbres de vie du col utérin, se trouvent juxtaposées et non superposées.

b. *Rides transversales du vagin.* — Les rides transversales du vagin, comme les colonnes, présentent leur plus grand développement dans la partie inférieure du vagin. Elles diminuent ensuite de hauteur au fur et à mesure qu'on s'éloigne de la vulve et font généralement défaut dans le tiers supérieur ou même dans la moitié supérieure du conduit. Elles s'atténuent également en allant de dedans en dehors et sont souvent remplacées, au voisinage des bords, par une série de saillies mamelonnées ou rugueuses, lesquelles sont disposées en séries linéaires ou irrégulièrement disséminées.

Les rides du vagin varient beaucoup suivant les âges. Aux deux derniers mois de la vie fœtale et chez la nouveau-née, elles occupent toute la hauteur du conduit et, par leurs grandes dimensions, rappellent jusqu'à un certain point les valvules conniventes de la surface intestinale. Puis, elles subissent graduellement une sorte d'atrophie régressive : elles diminuent chez la jeune fille, diminuent encore chez l'adulte nullipare et disparaissent en grande partie sous l'influence de la grossesse. C'est ainsi que, chez un grand nombre de multipares, elles se trouvent réduites à quelques saillies mamelonnées situées au voisinage de la vulve ; partout ailleurs, le vagin est parfaitement lisse.

L'étude comparative des rides vaginales dans la série des mammifères et chez la femme aux différents âges, ne nous a pas encore nettement fixés sur la signification exacte de ces saillies. Certains auteurs les considèrent comme de simples replis de la muqueuse, destinés à s'effacer lors de l'accouchement et à faciliter ainsi l'ampliation énorme que présente à ce moment la muqueuse vaginale ; mais l'histologie nous apprend que les rides du vagin, au lieu d'être constituées, comme le sont les valvules conniventes, par des replis de la muqueuse, ne sont que des épaississements locaux de cette membrane et, comme tels, ne peuvent se prêter à un déplissement quelconque. Pour d'autres, les rugosités qui hérissent la surface intérieure du vagin auraient été placées là par une nature prévoyante pour favoriser l'éjaculation en multipliant les frottements sur le passage du pénis et, l'éjaculation une fois produite, pour retenir le sperme qui, par son propre poids, tend à s'échapper par la vulve. Une pareille explication, outre qu'elle rappelle un peu trop la doctrine aujourd'hui surannée des causes finales, est peu conciliable, on en conviendra, avec ce double fait indiqué ci-dessus : d'une part, que les rugosités en question présentent leur maximum de développement au huitième mois de la vie fœtale, alors qu'il ne saurait être question pour elles de la fonction tout hypothétique énoncée plus haut ; d'autre part, qu'elles disparaissent par atrophie régressive juste au moment où elles devraient être appelées à remplir cette fonction.

Trigone vaginal. — Lorsqu'on examine attentivement la paroi antérieure du vagin, après l'avoir tendue, soit sur le vivant, soit sur le cadavre, on constate dans sa partie toute supérieure, à 25 ou 30 millimètres au-dessous de l'orifice externe du col, l'existence d'un repli muqueux transversal, légèrement courbe, à convexité dirigée en avant. On constate, d'autre part, que la colonne antérieure du vagin, arrivée à la partie moyenne du conduit, se divise en deux branches divergentes qui, s'écartant l'une de l'autre sous un angle de 60° environ, vont rejoindre les extrémités du pli transversal précité. Ces trois replis délimitent ainsi une petite région triangulaire, dont les côtés, sensiblement égaux, mesurent, en moyenne, de 25 à 35 millimètres : c'est le *trigone vaginal* de PAWLIK. Il répond assez bien, ligne pour ligne, au trigone vésical de LIEUTAUD (fig. 246) : son angle antérieur correspond à l'extrémité vésicale de l'urèthre ; ses deux angles postérieurs indiquent le point où les deux uretères débouchent dans la vessie. Il est à remarquer, cependant, que, dans la plupart des cas, le repli transversal qui forme le bord supérieur du trigone de PAWLIK se trouve situé sur un plan un peu postérieur à celui qu'occupe le bourrelet interurétérique.

3° **Extrémité supérieure.** — L'extrémité supérieure du vagin est, comme nous l'avons déjà vu à propos de l'utérus (p. 585), un orifice circulaire, taillé obliquement de haut en bas et d'arrière en avant, qui embrasse le col à l'union de son tiers inférieur avec ses deux tiers supérieurs. A ce niveau, tandis que la tunique musculeuse du vagin se fusionne avec la tunique homonyme de l'utérus, sa tunique muqueuse se réfléchit de haut en bas sur le museau de tanche et l'enveloppe régulièrement jusqu'à son sommet, où elle se continue, à travers l'orifice externe du col, avec la muqueuse utérine. En se réfléchissant ainsi sur le col, la muqueuse vaginale détermine tout autour de ce dernier organe la formation d'une rigole circulaire, que l'on désigne indistinctement sous les noms de *voûte du vagin*, de *fornix*, d'*ampoule vaginale*, de *culs-de-sac du vagin*. Cette rigole péricervicale se divise en quatre parties, une antérieure, une postérieure et deux latérales, qui constituent ce que l'on appelle les culs-de-sac antérieur, postérieur et latéraux du vagin :

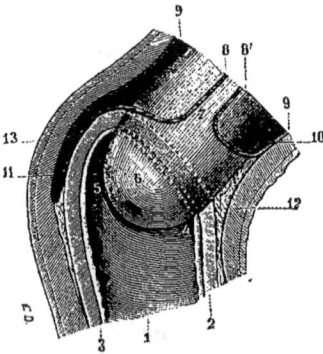

Fig. 372.

Le col utérin et l'extrémité supérieure du vagin dans leurs rapports avec le péritoine (la coupe du vagin est ombrée en rouge).

1, vagin. — 2, sa paroi antérieure. — 3, sa paroi postérieure. — 4, cul-de-sac antérieur du vagin. — 5, son cul-de-sac postérieur. — 6, museau de tanche. — 7, portion extra-vaginale du col. — 8, 8', les deux feuillets antérieur et postérieur du ligament large. — 9, péritoine rectal. — 9', péritoine vésical. — 10, cul-de-sac vésico-utérin. — 11, cul-de-sac recto-vaginal. — 12, paroi postérieure de la vessie. — 13, paroi antérieure du rectum.

a. *Cul-de-sac antérieur.* — Le cul-de-sac antérieur (fig. 372,4) est peu profond ; il se réduit, dans certains cas où l'insertion du vagin se fait très bas sur le col, à une simple gouttière transversale. Sur lui repose le bas-fond de la vessie, séparé du vagin par une couche de tissu cellulaire, au sein de laquelle cheminent quelques branches artérielles, ordinairement de petit calibre, les artères vésico-vaginales.

b. *Cul-de-sac postérieur.* — Le cul-de-sac postérieur (fig. 372,5), en raison même de l'obliquité de l'insertion vaginale, est beaucoup plus profond que le précédent : il mesure, suivant les cas, de 10 à 25 millimètres. En arrière de lui, se trouve le cul-de-sac recto-vaginal ou espace de Douglas (fig. 372,11) et, au delà de ce cul-de-sac, la face antérieure du rectum. Nous avons déjà dit que le péritoine vaginal se prolonge sur le vagin dans une étendue de 15 à 20 millimètres, rarement plus bas. Entre le feuillet séreux et la paroi vaginale, s'interpose une couche celluleuse, parfois assez épaisse, qui se continue en haut avec le tissu cellulaire péricervical et dans laquelle se trouvent des veines plus ou moins anastomosées en plexus, servant de traits d'union entre le système veineux utéro-vaginal et le système veineux du rectum.

c. *Culs-de-sac latéraux.* — Les culs-de-sac latéraux, situés, comme leur nom l'indique, sur les côtés du col, relient l'un à l'autre, à droite et à gauche, le cul-de-sac antérieur et le cul-de-sac postérieur. Ils sont longés par l'uretère, par la partie

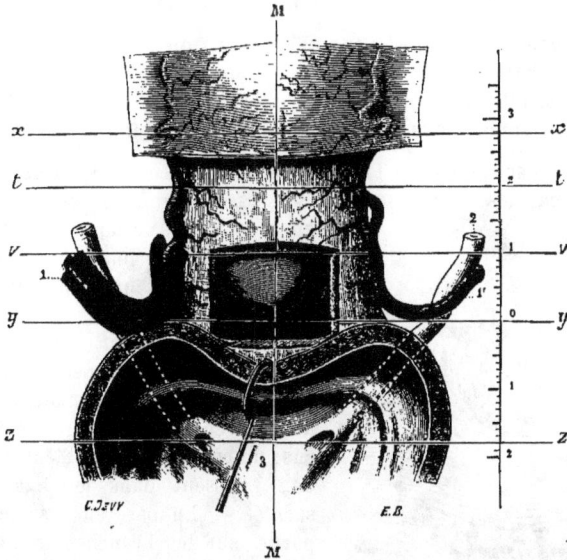

Fig. 373.

Rapports de l'artère utérine avec l'uretère et le col de l'utérus (primipare, trente-deux ans).

(Une fenêtre a été pratiquée dans la paroi antérieure du vagin, au niveau du col utérin, la vessie ayant été préalablement décollée et attirée fortement en bas.)

tt, ligne horizontale passant par le cul-de-sac postérieur du vagin. — *vv*, ligne passant par le cul-de-sac antérieur. — *xx*, ligne passant par l'isthme. — *yy*, ligne passant par le sommet du museau de tanche. — *zz*, ligne interurétérique. — *MM*, ligne médiane.
1, artère utérine et veines utérines droites. — 1', artère utérine gauche. — 2, uretère gauche. — 3, trigone vésical. — 4, corps de l'utérus, revêtu par le péritoine.

la plus élevée du plexus vaginal, par trois ou quatre canaux lymphatiques issus du col et, dans certains cas, quand cette artère est abaissée, par l'artère utérine : un intervalle de 10 à 15 millimètres sépare ordinairement l'artère utérine du cul-de-sac latéral. Enfin, on rencontre quelquefois (1 fois sur 3 d'après RIEDER), dans la paroi même du vagin, au niveau des culs-de-sac latéraux, des vestiges des conduits de Gartner (voy. p. 602).

4° **Extrémité inférieure.** — L'extrémité inférieure du vagin est un orifice par lequel ce conduit s'ouvre à la vulve : c'est l'*orifice vulvo-vaginal*, plus ou moins rétréci chez la femme vierge par la membrane hymen (fig. 375, 9). Nous le décrirons dans l'article suivant à propos de la vulve. Nous nous contenterons d'indiquer ici : 1° que l'orifice vulvo-vaginal a la forme d'une ellipse à grand axe antéro-postérieur; 2° qu'il constitue la partie la plus étroite et la moins dilatable du vagin; 3° qu'il est entouré par les deux muscles constricteurs, qui se disposent autour de lui à la manière d'un anneau, l'*anneau vulvaire*, et dont la contracture (*vaginisme inférieur*) rend le coït douloureux et parfois même impossible.

§ III. — CONSTITUTION ANATOMIQUE

La paroi vaginale mesure 3 ou 4 millimètres d'épaisseur. Elle se compose de trois tuniques concentriques : une tunique externe ou conjonctive, une tunique moyenne ou musculeuse et une tunique interne ou muqueuse (fig. 374).

1° Tunique conjonctive. — La tunique externe ou conjonctive, très mince, de coloration blanchâtre, se confond extérieurement avec le tissu cellulaire des régions voisines. Elle se compose essentiellement de faisceaux de fibres conjonctives, auxquels viennent se mêler un certain nombre de fibres élastiques.

2° Tunique musculeuse. — La tunique musculeuse, de coloration rougeâtre, est constituée par des fibres musculaires lisses, mesurant en moyenne 90 μ. de longueur sur 6 μ. de largeur et disposées sur deux plans : un plan superficiel de fibres longitudinales et un plan profond de fibres circulaires.

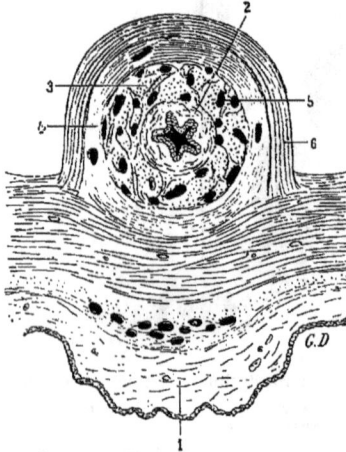

Fig. 374.

Coupe transversale du vagin et de l'urèthre, pour montrer les rapports et la constitution anatomique de ces deux conduits.

1, colonne antérieure du vagin, avec : *a*, muqueuse ; *b*, couche musculeuse ; *c*, couche fibreuse de la paroi vaginale. — 2, muqueuse de l'urèthre. — 3, couche des fibres lisses longitudinales. — 4, couche des fibres lisses circulaires. — 5, canaux veineux, disséminés dans les deux couches de fibres lisses. — 6, sphincter externe de l'urèthre ou sphincter strié.

a. Les *fibres longitudinales*, comme leur nom l'indique, se disposent parallèlement à l'axe du vagin. — En haut, elles se continuent avec les fibres superficielles de l'utérus ; un certain nombre d'entre elles, cependant, passent dans les ligaments utéro-sacrés. — En bas, elles se terminent, en partie sur les branches ischio-pubiennes, en partie sur les aponévroses du périnée et dans l'épaisseur des petites lèvres.

b. Les *fibres circulaires* forment pour la plupart des anneaux dont la direction est exactement perpendiculaire à celle des fibres longitudinales ; d'autres sont obliques et diversement entre-croisées. — Les fibres de la couche profonde se continuent en haut, comme les fibres superficielles, avec la tunique musculeuse du col. — En bas, elles s'arrêtent à l'orifice vulvaire et forment tout autour de cet orifice une sorte de sphincter, le *sphincter lisse du vagin*. — En dehors de lui, KOBELT, chez certains animaux, et LUSCHKA, chez la femme, ont décrit un deuxième sphincter formé par des fibres striées. Ce sphincter strié, qui constitue le *constricteur profond du vagin*, appartient aux muscles du périnée et sera décrit plus loin (voy. *Muscles du périnée*, p. 638).

3° Tunique muqueuse. — La tunique muqueuse est épaisse de 1 millimètre environ : elle représente, comme on le voit, le tiers ou le quart de l'épaisseur totale de la paroi du vagin. Grisâtre ou légèrement rosée dans les conditions ordinaires, elle prend une coloration rouge au moment de la menstruation, une coloration rouge foncé ou même violacée pendant la grossesse. Du reste, elle est très résistante, très extensible et très élastique.

Histologiquement, la muqueuse du vagin se compose, comme toutes les muqueuses, de deux couches : le chorion muqueux et l'épithélium. — Le *chorion muqueux*, très riche en fibres élastiques, adhère intimement par sa face profonde à la tunique musculeuse, sans interposition d'une couche sous-muqueuse spéciale. Sa face superficielle est surmontée de papilles vasculaires, coniques ou filiformes, qui sont beaucoup plus développées dans la partie inférieure du conduit que dans sa partie supérieure, plus développées aussi (SINÉTY) chez la nouveau-née que chez la femme adulte ayant eu des rapprochements sexuels et des accouchements. — L'*épithélium* est pavimenteux stratifié. Il présente jusqu'à 180 et 200 µ d'épaisseur et efface entièrement, en les recouvrant, les saillies que forment les papilles.

La muqueuse vaginale présente parfois, d'après HENLE, principalement dans sa partie supérieure et sur le col utérin, un certain nombre de follicules clos, mais elle est totalement dépourvue de glandes : par conséquent, le liquide qui s'écoule du vagin est le produit, non d'une sécrétion, mais de l'exsudation et de la desquamation épithéliale de la muqueuse. Dans certains cas, cependant, on a rencontré de véritables glandes aux deux extrémités de la muqueuse vaginale : en haut, sur la muqueuse des culs-de-sac, en bas, sur celle qui avoisine l'orifice bulbaire. Ces formations glandulaires sont entièrement anormales. Elles doivent être considérées, sur la muqueuse des culs-de-sac, comme des glandes erratiques de la muqueuse du col utérin. De même, les glandes rétro-vulvaires ne sont vraisemblablement que de simples lobules de la glande de Bartholin, qui se sont isolés de cette dernière glande pour s'ouvrir par des canaux excréteurs distincts dans la partie inférieure du vagin.

§ IV. — VAISSEAUX ET NERFS

1° Artères. — Les artères du vagin sont fournies en grande partie par l'artère vaginale, branche de l'hypogastrique. Mais le vagin reçoit encore un certain nombre de branches des artères voisines : de l'utérine, de la vésicale inférieure, de l'hémorrhoïdale moyenne et de la honteuse interne. Ces branches, comme celles issues de la vaginale, se jettent, les unes sur la face antérieure du vagin, les autres sur sa face postérieure. Elles pénètrent tout d'abord dans la tunique musculeuse, à laquelle elles abandonnent de nombreux rameaux, et viennent se terminer dans la tunique muqueuse par un riche réseau capillaire dont les mailles occupent les parties les plus superficielles du chorion. Dans chaque papille de la muqueuse s'élève une anse simple, plus rarement des anses multiples.

2° Veines. — Les veines, remarquables à la fois par leur nombre et par leur volume, tirent leur origine des réseaux de la muqueuse et de la musculeuse. Elles se dirigent vers les bords latéraux de l'organe et y forment, de chaque côté, un important plexus, le *plexus vaginal.* Ce plexus, qui occupe toute la hauteur du vagin, communique avec tous les réseaux du voisinage : en haut, avec le plexus utérin, en bas avec les veines du bulbe, en avant avec le plexus vésical, en arrière avec le système des veines hémorrhoïdales. Les troncs qui en émanent aboutissent, à droite et à gauche, à la veine hypogastrique.

3° Lymphatiques. — Les lymphatiques du vagin se disposent en deux réseaux, l'un dans le chorion muqueux, l'autre dans la tunique musculeuse. Ces deux réseaux, du reste, communiquent entre eux par de nombreuses anastomoses. Ils donnent naissance à de nombreux troncules que l'on distingue, d'après leur origine, en supérieurs, moyens et inférieurs. — Les *lymphatiques supérieurs* se séparent du vagin dans la région des culs-de-sac et, se mêlant aux lymphatiques du col, aboutissent aux ganglions situés dans l'angle de bifurcation de l'iliaque primitive. — Les *lymphatiques moyens*, au nombre de deux ou trois, s'accolent à l'artère vaginale et aboutissent, comme les précédents, aux ganglions latéraux de l'excavation pelvienne. — Les *lymphatiques inférieurs* tirent leur origine de la partie tout inférieure du vagin, de cette portion du conduit qui précède l'hymen ou les caroncules hyménéales. Ils se portent en bas et en avant, pour s'unir aux lymphatiques de la vulve et gagner avec eux les ganglions du pli de l'aine.

4° Nerfs. — Les nerfs émanent du plexus hypogastrique. Ils se distribuent bien certainement aux deux tuniques musculeuse et muqueuse ; mais leur mode de terminaison ne nous est pas encore connu.

A consulter, au sujet du vagin, parmi les travaux récents : Veith, *Vaginalepithel und Vaginaldrüsen*, Virchow's Arch., 1889 ; — Condorelli, *Vagin double, avec hymen double, etc.*, Giorn. ital. della malattie veneree, 1889 ; — Farabeuf et Varnier, *Partie génitale du canal pelvi-génital, filière vagino-périnéo-vulvaire*, Ann. de Gyn., 1891 ; — Retterer, *Evolution de l'épithélium du vagin*, Soc. de Biol., 1892.

ARTICLE V

VULVE

La vulve, le *pudendum* des anatomistes anglais et allemands, est un terme général, servant à désigner l'ensemble des organes génitaux externes de la femme. C'est une saillie ovoïde à grand axe antéro-postérieur, qui confine en avant à la paroi antérieure de l'abdomen, en arrière au périnée, latéralement à la face interne des cuisses. Elle comprend les parties suivantes : 1° des replis tégumentaires en forme de lèvres, les *formations labiales ;* 2° un espace médian, limité latéralement par ces replis, l'*espace interlabial* ou *fente vulvaire ;* 3° un *appareil érectile.*

§ I. — FORMATIONS LABIALES

Les replis cutanés ou lèvres qui constituent la plus grande partie de la vulve sont au nombre de quatre, deux de chaque côté, disposés symétriquement. On les distingue en externes ou *grandes lèvres* et internes ou *petites lèvres*. Aux formations labiales nous rattacherons le *pénil* ou *mont de Vénus*, qui surmonte les grandes lèvres, et c'est par lui que nous commencerons notre description.

1° Pénil ou mont de Vénus. — Le pénil ou mont de Vénus est cette saillie arrondie et plus ou moins proéminente suivant les sujets que l'on voit à la partie antérieure de la vulve (fig. 375,1).

a. *Configuration extérieure et rapports.* — Située au-devant de la symphyse pubienne, limitée à droite et à gauche par le pli de l'aine, elle se continue en haut et en bas, sans ligne de démarcation bien nette, d'une part avec l'hypogastre, d'autre part avec les grandes lèvres. Son épaisseur, très variable, est en rapport avec le degré d'embonpoint des sujets : de 2 ou 3 centimètres chez les femmes d'un embonpoint ordinaire, elle atteint chez les sujets obèses 7 ou 8 centimètres et même plus. Glabre chez le fœtus et chez l'enfant, le mont de Vénus se couvre à l'âge de la puberté de poils longs et raides qui, comme les poils du pubis chez l'homme, présentent habituellement la même coloration que les cheveux et sont plus ou moins frisés avec tendance à l'enroulement.

b. *Structure*. — Envisagé au point de vue de sa constitution anatomique, le mont de Vénus se compose essentiellement d'un revêtement cutané, surmontant

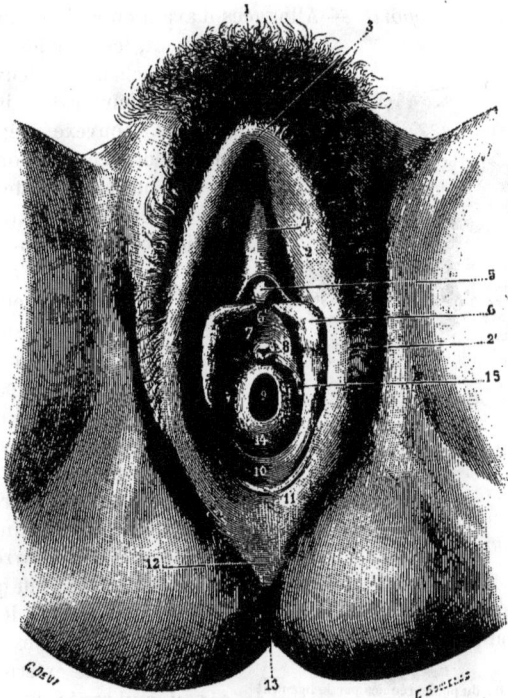

Fig. 375.

Vulve de vierge.

(Les grandes lèvres et les petites lèvres ont été écartées de la ligne médiane.)

1, pénil ou mont de Vénus. — 2 et 2, surface interne et surface externe des grandes lèvres. — 3, commissure antérieure de la vulve. — 4, capuchon du clitoris. — 5, clitoris. — 6, petites lèvres, avec 6' leur racine postérieure naissant de la face postérieure du clitoris (frein du clitoris). — 7, vestibule. — 8, méat urinaire. — 9, ouverture du vagin. — 10, fosse naviculaire. — 11, fourchette. — 12, périnée. — 13, anus. — 14, hymen. — 15, orifice extérieur du canal excréteur des glandes de Bartholin.

un paquet volumineux de tissu cellulaire et de graisse. Cet amas cellulo-adipeux renferme dans sa masse un système de lames élastiques, qui naissent de la ligne blanche et de l'aponévrose abdominale et qui viennent, d'autre part, se terminer à la face profonde du derme. Nous allons, tout à l'heure, retrouver ce tissu élastique dans l'épaisseur des grandes lèvres.

c. *Vaisseaux et nerfs*. — Les *artères* du mont de Vénus proviennent des honteuses externes, branches de la fémorale. — Les *veines* se portent vers le triangle de Scarpa et se jettent, soit dans la saphène interne, soit directement dans la fémorale. — Les *lymphatiques* se rendent aux ganglions superficiels de l'aine. —

Les *nerfs* émanent des branches génitales du plexus lombaire, qui débouchent, comme on le sait, par l'orifice externe du canal inguinal.

2° Grandes lèvres. — Les grandes lèvres sont deux replis cutanés, situés en arrière du mont de Vénus et constituant avec cette dernière saillie le plan superficiel de la vulve. Elles mesurent, en moyenne, 7 ou 8 centimètres de longueur sur 2 ou 3 centimètres de largeur. Leur épaisseur, mesurée à leur partie moyenne, est de 15 à 20 millimètres.

a. *Configuration et rapports.* — Allongées d'avant en arrière, aplaties transversalement, les grandes lèvres nous présentent chacune deux faces, deux bords et deux extrémités. — La *face externe*, convexe, répond à la face interne de la cuisse dont elle est séparée par un sillon nettement accusé, le *sillon génito-crural* (fig. 376,1). Elle a une coloration foncée qui rappelle celle du scrotum, et est recouverte de poils analogues à ceux du mont de Vénus, mais cependant plus rares et plus courts. — La *face interne*, plane ou légèrement concave, est en rapport, quand la vulve est fermée, en partie avec la grande lèvre du côté opposé, en partie avec la petite lèvre correspondante. Un sillon profond, le *sillon labial* (4), sépare l'une de l'autre la grande et la petite lèvre. Dans sa moitié inférieure, la peau qui revêt la face interne des grandes lèvres présente à peu près les mêmes caractères que celle de la face externe : elle est foncée et ombragée de poils ; ces poils, toutefois, sont à la fois beaucoup plus rares et plus courts que sur la face opposée. Dans sa moitié supérieure au contraire, elle est rosée, lisse, humide ; de plus, elle est ordinairement glabre ou ne possède que quelques poils follets. — Le *bord supérieur* ou *bord adhérent* répond aux branches ischio-

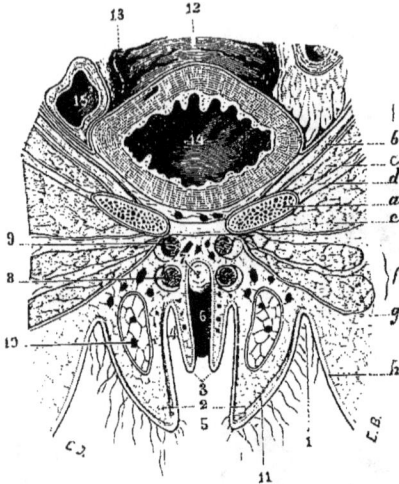

Fig. 376.

Coupe transversale de la vulve, faite perpendiculairement à la longueur des grandes lèvres et passant immédiatement au-dessus du méat (segment postérieur de la coupe, vu par sa face antérieure).

a, branches descendantes du pubis, réunies par le ligament sous-pubien. — *b*, releveur de l'anus, avec son aponévrose. — *c*, obturateur interne avec son aponévrose. — *d*, aponévrose du trou ischio-pubien. — *e*, obturateur externe. — *f*, adducteurs de la cuisse. — *g*, aponévrose fémorale. — *h*, peau de la cuisse.

1, sillon génito-crural. — 2, grandes lèvres. — 3, petites lèvres. — 4, sillon labial. — 5, espace inter:labial. — 6, orifice inférieur du vagin. — 7, méat urinaire. — 8, bulbe du vagin, recouvert en dehors par le constricteur de la vulve. — 9, racine des corps caverneux, recouverte en partie par l'ischio-caverneux. — 10, sac élastique des grandes lèvres, comblé par un paquet graisseux. — 11, dartos vulvaire. — 12, vagin. — 13, plexus veineux du vagin. — 14, vessie. — 15, une anse intestinale.

pubiennes, auxquelles il est rattaché par de nombreux tractus conjonctifs. A son niveau, la grande lèvre se confond avec les parties molles des régions voisines. — Le *bord inférieur* ou *bord libre*, plus mince que le précédent, est arrondi, légèrement convexe d'avant en arrière, recouvert de poils comme la face externe. C'est lui qui, en s'adossant sur la ligne médiane avec le bord homonyme de la grande lèvre du côté opposé, délimite superficiellement la fente vulvaire. — Les *deux extrémités* se distinguent en antérieure et postérieure (supérieure et inférieure quand le sujet repose dans le décubitus dorsal). En se réunissant deux à deux sur la ligne médiane, ces extrémités constituent ce qu'on appelle les *commissures de la vulve*. La commissure antérieure, relativement épaisse, arrondie en forme d'arcade, assez peu marquée, se continue avec la partie postérieure du mont de Vénus. La commissure postérieure, plus connue sous le nom de *fourchette*, est mince, mieux détachée et partant beaucoup plus apparente. Au-devant d'elle, du côté du vagin, se voit une petite dépression appelée *fossette naviculaire* (fig. 375,10).

Les grandes lèvres varient beaucoup dans leur aspect extérieur, suivant l'âge et le degré d'embonpoint des sujets. Chez les enfants et les jeunes filles vierges, de même que chez les adultes qui jouissent d'un certain embonpoint, elles sont épaisses, fermes, résistantes ; elles sont, dans ce cas, directement appliquées l'une contre l'autre et la fente vulvaire est complètement fermée. Au contraire, chez les femmes âgées et chez les femmes amaigries, surtout chez celles qui ont eu de nombreuses grossesses, les grandes lèvres sont minces, flasques, comme flétries et, de ce fait, l'espace qui les sépare est constamment entre-bâillé.

b. *Structure*. — Au point de vue de leur structure, les grandes lèvres se composent de cinq couches distinctes et superposées. En allant de dehors en dedans, nous rencontrons tout d'abord le revêtement cutané, remarquable par ses longs poils, par un épiderme mince et fortement pigmenté dans sa couche profonde, par sa richesse en glandes sudoripares et en glandes sébacées.

La peau est doublée sur sa face interne par une couche de fibres musculaires lisses, qui sont les homologues des fibres dartoïques du scrotum et qui, par leur ensemble, constituent ce que l'on appelle le *dartos de la femme* ou *dartos labial*. Toutefois, ce plan musculaire est moins épais que chez l'homme. Il est aussi moins étendu. On ne le rencontre, en effet, que sur une partie de la surface extérieure des grandes lèvres : sa face externe, son bord inférieur et une partie seulement de sa face interne.

Au-dessous du dartos, nous rencontrons une couche de tissu cellulaire plus ou moins riche en graisse et, au-dessous de cette nappe cellulo-adipeuse, une couche de faisceaux élastiques diversement entre-croisés et formant membrane. Cette membrane élastique, que Broca avait prise à tort pour l'équivalent du dartos, me paraît être l'homologue chez la femme de cette membrane, à la fois fibreuse et élastique, que nous avons décrite chez l'homme sous le nom de tunique fibreuse des bourses. Elle se dispose ici, dans l'épaisseur de la grande lèvre, sous la forme d'une poche allongée d'arrière en avant (fig. 376,10), dont le fond est situé au voisinage de la fourchette et dont l'ouverture répond à l'orifice externe du canal inguinal : nous la désignerons, avec Sappey, sous le nom de *sac élastique* de la grande lèvre.

Ce sac élastique renferme dans son intérieur une masse de tissu cellulo-adipeux, qui est plus ou moins abondant suivant les sujets, mais qui ne disparaît jamais entièrement, même chez les femmes les plus amaigries. Il est à peine besoin de faire remarquer que c'est aux variations quantitatives de cette masse adipeuse, distendant plus ou moins le sac élastique qui les contient, que sont dues les variations de consistance, indiquées ci-dessus, que nous présentent les grandes lèvres aux divers âges et chez les femmes d'embonpoint différent. Dans le tissu cellulo-adipeux du sac élastique de la grande lèvre, vient se terminer, en grande partie, l'éventail tendineux du ligament rond (p. 574). On y trouve encore parfois, à sa partie supérieure et chez le fœtus seulement, l'extrémité interne de ce canal séreux, dépendance du péritoine, que l'on désigne sous le nom de canal de Nuck (p. 574).

c. *Vaisseaux et nerfs*. — Les *artères*, destinées aux grandes lèvres, proviennent

de deux sources : des honteuses externes, branches de la fémorale ; de l'artère
périnéale inférieure, branche de la honteuse interne. — Les *veines* se distinguent
en superficielles et profondes : les veines superficielles accompagnent les artères
précitées et se rendent, les unes à la fémorale, les autres à la honteuse interne ;
les veines profondes, suivant un trajet ascendant, s'unissent aux veines du bulbe
et, avec celles-ci, se jettent dans le plexus vaginal. Nous rappellerons en passant
qu'à la partie antérieure des grandes lèvres aboutissent les veines du ligament
rond, lesquelles à ce niveau s'anastomosent avec les veines de la paroi abdominale
et avec les honteuses externes. — Les *lymphatiques* se rendent aux ganglions
superficiels de l'aine. — Les *nerfs* des grandes lèvres émanent, en partie de la
branche périnéale du honteux interne, en partie des branches génitales du plexus
lombaire.

3° **Petites lèvres.** — Les petites lèvres, encore appelées *nymphes*, sont deux
replis cutanés, aplatis transversalement, situés en dedans des grandes lèvres
(fig. 375,6). Leur longueur est en moyenne de 30 à 35 millimètres, leur largeur de
10 à 15 millimètres, leur épaisseur de 4 ou 5 millimètres.

a. *Configuration extérieure et rapports.* — Orientées dans le même sens que
les grandes lèvres, les petites lèvres nous offrent à étudier, comme ces dernières,
deux faces, deux bords et deux extrémités. — La *face externe*, plane ou légèrement convexe, répond à la face interne de la grande lèvre correspondante, dont
elle est séparée par le sillon labial. — La *face interne*, plane également, répond
à la fente vulvaire et s'applique directement, quand cette fente est fermée, contre
la petite lèvre du côté opposé. — Le *bord supérieur* ou *bord adhérent*, adossé au
bulbe du vagin, se continue avec les parties molles du voisinage. — Le *bord inférieur* ou *bord libre*, plus mince que le précédent, est convexe, irrégulièrement
dentelé, flottant librement dans la fente vulvaire. — L'*extrémité antérieure*, un
peu avant d'atteindre le clitoris, se divise en deux feuillets secondaires, l'un antérieur, l'autre postérieur (fig. 375) : le postérieur (6') , relativement court, se
dirige vers la face postérieure du clitoris et s'y insère en formant, avec celui du
côté opposé, le *frein du clitoris ;* l'antérieur, beaucoup plus long, passe en avant
du clitoris et, en se réunissant sur la ligne médiane avec le repli similaire du côté
opposé, forme à l'organe érectile une sorte d'enveloppe demi-cylindrique que
l'on désigne sous le nom de *capuchon du clitoris* ou *prépuce* (4). Ce repli préputial est relativement peu développé dans nos races européennes. Chez certains
peuples de l'Asie et de l'Afrique, il atteint une longueur beaucoup plus considérable et l'on sait que quelques-uns d'entre eux, notamment les Abyssins, pratiquent
la circoncision chez la femme aussi bien que chez l'homme. — L'*extrémité
postérieure*, plus mince que l'antérieure, comme effilée, se perd insensiblement
sur la face interne de la grande lèvre correspondante, le plus souvent à sa partie
moyenne ou à l'union de son tiers moyen avec son tiers postérieur. Plus rarement,
elle s'étend jusqu'à la commissure postérieure et se réunit sur la ligne médiane
avec celle du côté opposé, formant alors la petite dépression que nous avons
signalée plus haut sous le nom de fossette naviculaire.

Les petites lèvres présentent, quant à leurs dimensions, de nombreuses variétés. — Elles varient tout d'abord suivant les âges : c'est ainsi que, chez la nouveau-née, elles débordent en bas les grandes lèvres, tandis que plus tard, comme
nous l'avons vu, elles sont débordées par elles. — Elles varient ensuite suivant les
individus : sur la plupart des sujets, elles répondent à la partie profonde des

grandes lèvres ; sur quelques-uns, cependant, elles descendent jusqu'au bord libre de ces dernières ; sur d'autres, elles le dépassent. A propos de ce dernier cas, nous ferons remarquer que la partie de la petite lèvre qui s'est ainsi extériorisée, qu'on me permette cette expression, présente tous les caractères du tégument externe et, comme la face externe de la grande lèvre, revêt une coloration brune que Paul Dubois comparait à celle de l'aréole du sein pendant la grossesse. — Les petites lèvres sont encore sujettes à des variations ethniques : on connaît ces peuplades du sud de l'Afrique, les Boschimans, où les replis en question atteignent 15 ou 20 centimètres de longueur et, sous le nom impropre de *tablier des Hottentotes*, descendent parfois jusqu'à mi-cuisse.

b. *Structure*. — Les petites lèvres sont formées par un double feuillet tégumentaire, emprisonnant au centre du repli une mince couche de tissu conjonctif, riche en fibres élastiques, mais dépourvu de graisse. Quant à l'enveloppe tégumentaire elle-même, les histologistes sont loin d'être d'accord sur sa nature. Les uns, avec Kölliker et Gerlach, la considèrent comme muqueuse ; d'autres, comme Carrard (1884), la rattachent franchement à la peau. En réalité, la membrane de revêtement des nymphes est une membrane de transition entre la muqueuse du vestibule et la peau des grandes lèvres. Comme telle, elle emprunte ses caractères à l'une et à l'autre : par sa coloration rosée, par son aspect lisse et humide, par l'absence de poils et de glandes sudoripares, par l'absence au-dessous d'elle d'une couche graisseuse, elle appartient aux formations muqueuses ; d'autre part, elle se rattache nettement au tégument externe par la nature de son épithélium, dont les cellules superficielles ou desquamantes sont lamelleuses et dépourvues de noyau, par la présence dans quelques-unes de ses papilles de véritables corpuscules du tact, et enfin par sa richesse en glandes sébacées.

Ces glandes, qui paraissent plus particulièrement développées chez les femmes brunes, occupent à la fois les deux faces des petites lèvres Toutefois, elles sont plus nombreuses sur la face externe. Martin et Léger (*Arch. gén. de Médecine*, 1862), sur cette dernière face, en ont rencontré 135 en moyenne par centimètre carré, tandis que la face interne n'en présentait, dans un même espace, que 28. Elles sont très volumineuses et offrent ce caractère remarquable, bien mis en lumière par les recherches de Wertheimer, qu'elles apparaissent tardivement, restent stationnaires jusqu'à la puberté, augmentent alors de volume et atteignent leur plus grand développement pendant la grossesse. Comme celles des grandes lèvres, elles sécrètent une matière épaisse, blanchâtre, onctueuse, rappelant le smegma préputial et jouant vraisemblablement chez les animaux le rôle d'excitant génésique.

c. *Vaisseaux et nerfs*. — Les *artères* des petites lèvres proviennent des mêmes sources que celles des grandes lèvres Pas plus que dans ces dernières, elles ne présentent la disposition qui les caractérise dans les tissus érectiles. — Les *veines* forment entre les deux feuillets tégumentaires un réseau qui est ordinairement très développé. Elles se mêlent en partie aux veines superficielles des grandes lèvres, en partie à celles du bulbe du vagin. — Les *lymphatiques*, extrêmement multipliés, se rendent aux ganglions de l'aine. — Les *nerfs* émanent de la branche périnéale du honteux interne. Leur mode de terminaison n'est pas encore nettement élucidé. On trouve dans le chorion muqueux des petites lèvres, outre des terminaisons nerveuses libres, des corpuscules de Meissner et des corpuscules de Krause. Carrard y a signalé encore la présence de corpuscules nerveux spéciaux, présentant une grande analogie avec ceux qui ont été décrits par IHLDER dans la langue des oiseaux.

§ II. — ESPACE INTERLABIAL

Entre les formations labiales que nous venons de décrire, se trouve un espace que nous désignerons sous le nom d'*espace interlabial* ou *canal vulvaire*. C'est l'orifice d'entrée des voies génitales. Cet espace, limité latéralement par la face interne des grandes et des petites lèvres, est circonscrit en avant par le clitoris, en arrière par la commissure postérieure de la vulve surmontée de la fossette naviculaire. Dans les conditions ordinaires, lorsque la vulve est fermée, l'espace interlabial, purement virtuel, se trouve réduit à une simple fente allongée d'avant en arrière. Lorsque au contraire les formations labiales ont été fortement écartées les unes des autres, il revêt la forme d'un large entonnoir (fig. 375), mesurant à sa base 6 à 7 centimètres de longueur sur 20 à 25 millimètres de largeur. Le fond de l'entonnoir vulvaire, de forme elliptique ou ovalaire, nous présente successivement en allant d'avant en arrière : 1° le *vestibule;* 2° le *méat urinaire;* 3° l'*orifice inférieur du vagin*, rétréci chez la femme vierge par l'*hymen*.

1° Vestibule. — On donne le nom de vestibule à une petite région triangulaire (fig. 375, 7), délimitée à droite et à gauche par les petites lèvres, en avant par le clitoris, en arrière par le méat urinaire et l'orifice inférieur du vagin. Cette région, lisse et unie, de coloration rosée, rectiligne d'avant en arrière, concave dans le sens transversal, est formée par une muqueuse dermo-papillaire qui se continue insensiblement, d'une part avec le revêtement cutané des petites lèvres, d'autre part avec les muqueuses de l'urèthre et du vagin. Au-dessus d'elle, se trouvent deux formations essentiellement vasculaires, le bulbe et le clitoris.

En regardant attentivement la région du vestibule, on distingue assez fréquemment sur la ligne médiane, entre le clitoris et le méat urinaire, une bandelette longitudinale qui a été signalée par Pozzi, en 1884, sous le nom de *bride masculine du vestibule*. — Elle est si mince et si bien incrustée dans le derme vestibulaire qu'elle ne fait, dans la plupart des cas, aucun relief. Elle se distingue assez bien, cependant, par sa teinte un peu plus pâle que celle des tissus avoisinants et aussi par la netteté rectiligne de ses bords, bien différents des sillons irréguliers produits par le plissement de la muqueuse. Sa largeur est de 4 ou 5 millimètres. — La bride masculine de Pozzi est à peu près constante chez l'enfant nouveau-née et chez la jeune femme dont la vulve n'a pas encore été déformée par les accouchements. En haut, elle s'étend jusqu'aux corps caverneux du clitoris ; en bas elle se dédouble à la manière d'un Y renversé (**Λ**), pour entourer le méat urinaire et se continuer ensuite, quand l'hymen existe, avec la partie supérieure de cette dernière formation. Elle présente parfois une rainure médiane, dont l'étendue et la profondeur varient beaucoup suivant les sujets. — Quant à sa signification morphologique, la bride vestibulaire doit être considérée (Pozzi) comme l'homologue chez la femme de la partie antérieure du corps spongieux de l'urèthre qui, chez elle, ne s'est pas développée en canal (l'urèthre de la femme n'ayant pas de portion spongieuse) et n'est pas devenue érectile.

La muqueuse du vestibule est entièrement dépourvue de glandes qui lui appartiennent en propre. On en trouve bien un certain nombre au voisinage du méat urinaire. Mais ces glandes, homologues des glandes prostatiques de l'homme, appartiennent, de ce fait, à la muqueuse uréthrale. Nous les retrouverons dans l'article suivant (voy. p. 633).

2° Méat urinaire. — Le méat urinaire a été décrit plus haut (voy. *Urèthre*, p. 450). Nous rappellerons ici seulement : 1° que c'est un orifice arrondi, de 3 ou 4 millimètres de diamètre ; 2° qu'il occupe la ligne médiane ; 3° qu'il est situé immédiatement en arrière du vestibule ; 4° qu'au-dessous de lui, à une distance de 2 ou 3 millimètres seulement, se trouve une saillie arrondie, le *tubercule vaginal*, repère important pour le chirurgien quand il s'agit de pratiquer le cathétérisme de l'urèthre sans découvrir la femme.

3° Orifice inférieur du vagin, hymen. — Cet orifice, par lequel le vagin s'ouvre dans le canal vulvaire, diffère beaucoup, quant à son aspect extérieur, suivant qu'on l'examine chez la femme vierge ou chez la femme déflorée. Chez cette dernière, surtout après un premier accouchement, c'est un orifice ovalaire à grand axe antéro-postérieur, sur le pourtour duquel la muqueuse vaginale se continue directement, d'une part avec la muqueuse du vestibule, d'autre part avec le revêtement cutané des formations labiales. Chez la femme vierge, au contraire, on voit surgir de la ligne de soudure vulvo-vaginale une sorte de membrane qui se porte ensuite vers le centre de l'orifice et le rétrécit d'autant : cette membrane a reçu le nom d'hymen.

a. *Conformation extérieure de l'hymen.* — L'hymen (de ὑμήν, membrane) est donc une cloison incomplète qui se dresse à la limite respective des deux conduits

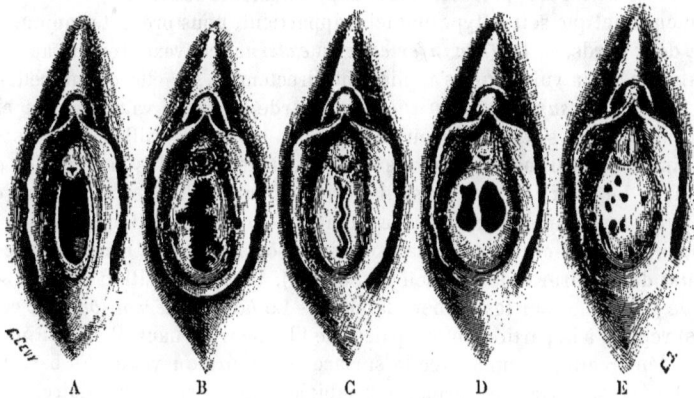

Fig. 377.

Variations morphologiques de l'hymen : A, hymen semi-lunaire ou falciforme ; B, hymen frangé (d'après Luschka) ; C, hymen bi-labié ; D, hymen bi-perforé (d'après Roze) ; E, hymen cribriforme (d'après Roze).

vaginal et vulvaire, placée horizontalement quand le sujet est debout, verticalement quand celui-ci repose dans le décubitus dorsal.

Sa forme, comme celle de tous les organes à fonctions mal définies, est éminemment variable. Nous pouvons cependant ramener le plus grand nombre de ces variétés à l'un des trois types suivants : le type semi-lunaire, le type annulaire, et le type labié. — L'*hymen semi-lunaire* ou *falciforme* (fig. 377, A) a la forme d'un croissant à concavité antérieure, dont le bord convexe occupe, selon les cas, la moitié, les deux tiers ou les trois quarts de l'orifice vulvo-vaginal. Ses

deux extrémités ou cornes se perdent insensiblement à droite et à gauche du tubercule vaginal, séparées de ce tubercule par un intervalle qui varie naturellement
avec le degré de développement de la membrane. Il n'est pas rare de voir les deux
extrémités du croissant arriver au contact l'une de l'autre sur la ligne médiane,
le plus souvent au-dessous du méat urinaire, quelquefois au-dessus de cet orifice.
Cette disposition sert de transition au type suivant. — L'*hymen annulaire* ou *circulaire* (fig. 375, 14) revêt, comme son nom l'indique, la forme d'un diaphragme
percé d'un trou. Cet orifice, *orifice hyménéal* (9), occupe le centre de la membrane
ou se trouve situé sur un point plus ou moins excentrique : dans ce dernier cas, il
est placé habituellement entre le centre et le tubercule vaginal, ce qui fait que
l'hymen, tout en étant circulaire, est plus large dans son segment postérieur que
dans son segment antérieur. Quant à ses dimensions, l'orifice hyménéal n'est pas
moins variable : sur certains sujets, il présente à peine 2 ou 3 millimètres de diamètre ; sur d'autres, il a, à peu de choses près, les mêmes dimensions que l'orifice
vulvo-vaginal lui-même et, dans ce cas, l'hymen se trouve réduit à un simple bourrelet de la muqueuse disposé en forme d'anneau sur le pourtour de l'orifice précité. — L'*hymen labié* ou *bi-labié* (fig. 377, C) se compose de deux parties latérales ou lèvres, séparées l'une de l'autre par une fente médiane à direction
antéro-postérieure. Ces lèvres, on le conçoit, sont d'autant plus mobiles que la
fente qui les sépare est plus étendue en longueur. Quand cette fente s'étend de la
fourchette au tubercule vaginal, elles flottent librement à l'entrée du vagin, se
rabattent, soit en dedans, soit en dehors, à la manière de volets et peuvent ainsi,
sans subir de déchirure, permettre les rapprochements sexuels.

L'hymen, quel que soit le type auquel il appartient, nous présente toujours deux
faces et deux bords. — La *face inférieure* ou *externe*, convexe, répond aux formations labiales de la vulve, qui s'appliquent directement sur elle quand celle-ci est
fermée. — La *face supérieure* ou *interne* regarde la cavité vaginale. Sur elle, se
continuent, mais en s'atténuant toujours plus ou moins, les saillies rugueuses, soit
longitudinales, soit transversales, que nous avons décrites plus haut sur les parois
du vagin. — Le *bord libre* circonscrit l'orifice hyménéal. Il est mince, rarement
uni, le plus souvent irrégulièrement festonné ou dentelé, quelquefois même divisé
en franges multiples qui, si on n'était prévenu, pourraient être considérées comme
le résultat de déchirures de l'hymen (fig. 377, B). Cette disposition frangée se rencontre de préférence sur les hymens labiés. — Le *bord adhérent* (*base* de certains
auteurs) répond à la partie la plus épaisse de l'hymen. En haut, il se continue sans
ligne de démarcation aucune avec la surface intérieure du vagin. En bas, du côté
de la vulve, il est séparé des formations labiales par un sillon circulaire, le *sillon
vulvo-hyménéal*. Ce sillon, toujours très accusé, est souvent interrompu, de distance en distance, par de petites brides transversales et plus ou moins saillantes,
qui vont des petites lèvres à l'hymen et qui, quand elles sont très rapprochées,
circonscrivent entre elles de petites dépressions en cæcum, les *fossettes vulvo-
hyménéales*.

Parmi les nombreuses anomalies que présente l'hymen, nous rappellerons les suivantes. —
L'hymen peut avoir deux orifices égaux ou inégaux. Ces deux orifices sont ordinairement juxtaposés dans le sens transversal et séparés l'un de l'autre par une bandelette médiane (fig. 377, D).
Une pareille disposition coïncide dans bien des cas, le plus souvent peut-être, avec un vagin
double ou cloisonné. Accompagné ou non d'un vagin cloisonné, l'hymen bi-perforé trouve son
explication dans ce fait que la cloison médiane résultant de la soudure des extrémités inférieures des canaux de Müller, au lieu de se résorber et de disparaître, a persisté chez l'adulte. —
Dans un cas de vagin bi-perforé observé par Delens (*Ann. d'hyg. et de méd. légale*, 1877) les
deux orifices étaient superposés au lieu d'être juxtaposés. Chacun d'eux mesurait 7 ou 8 milli-

mètres de largeur. — On a vu l'orifice hyménéal remplacé par une série de petits orifices irrégulièrement disséminés à la surface de l'hymen (fig. 377, E), qui, de ce fait, revêtait l'aspect d'un crible ou d'une pomme d'arrosoir (*hymen cribriformis*). — Par contre, on rencontre parfois des hymens imperforés. Une pareille malformation, en s'opposant à l'écoulement du flux menstruel, peut entraîner des conséquences graves. Dans un cas de ce genre, une incision cruciale de l'hymen pratiquée par TILLAUX donna issue à 4 litres et demi d'un sang noirâtre, analogue à celui des hématocèles. — Enfin, il résulte de quelques faits bien constatés que l'hymen peut congénitalement faire défaut, fait très important, que devra toujours avoir présent à l'esprit le médecin légiste, quand il s'agira de déclarer si une femme a eu ou n'a pas eu de rapports sexuels.

b. *Structure de l'hymen.* — L'hymen est formé par un repli muqueux, entre les deux feuillets duquel s'interpose une couche de tissu conjonctif très riche en fibres élastiques. Cette couche fibro-élastique, qui constitue comme le squelette de l'hymen, renferme dans sa trame de nombreux vaisseaux, des ramifications nerveuses et, d'après certains auteurs (LEDRU, BUDIN), des fibres musculaires lisses, qui se continuent en haut avec la tunique musculeuse du vagin. Toutefois, l'existence de ces éléments contractiles n'est pas admise par tous les histologistes. TOURNEUX et HERRMANN, notamment, considèrent l'hymen comme un simple repli muqueux, entièrement dépourvu de fibres musculaires.

Les deux feuillets muqueux, qui constituent l'hymen, appartiennent l'un et l'autre aux muqueuses dermo-papillaires. Ils présentent de nombreuses papilles, de forme conique, simples ou ramifiées, mesurant de 150 à 300 μ de longueur, et sont recouverts sur leur face libre par un épithélium pavimenteux stratifié. L'hymen, analogue en cela au vagin, ne possède aucune trace de glandes.

La couche fibro-élastique de l'hymen varie beaucoup quant à son développement. A côté des hymens minces, peu résistants, se déchirant avec la plus grande facilité au moment des premiers rapprochements sexuels, on rencontre des hymens épais et charnus, remarquables par leur résistance, cédant difficilement à la pression du membre viril et parfois même nécessitant une intervention chirurgicale.

Destinée de l'hymen, formation des caroncules myrtiformes. — Au moment des premiers rapprochements sexuels, l'orifice hyménéal, quand la membrane hymen est souple et élastique, peut se dilater d'une façon suffisante pour que la pénétration du pénis s'effectue avec facilité et sans douleur. Dans ce cas, on le conçoit, il n'y a pas d'écoulement sanguin et l'hymen persiste, quoique atténué dans ses dimensions, jusqu'au premier accouchement. J'ajouterai que les faits de ce genre sont beaucoup moins rares qu'on ne le pense généralement et je n'en veux pour preuve que cette statistique de BUDIN qui, dans l'espace de trois mois, à la clinique d'accouchement de la faculté de médecine de Paris, a constaté 13 fois la présence d'un hymen intact sur 75 primipares. Que devient alors cette croyance si profondément enracinée dans l'esprit des masses que la présence d'un hymen est pour la femme un signe certain de sa virginité, et n'est-ce pas le cas de répéter que cette virginité n'est pas une formation anatomique, mais, comme l'a dit BUFFON, « un être moral, une vertu qui ne consiste que dans la pureté du cœur ».

Les choses, cependant, ne se passent pas toujours ainsi. Le plus souvent même, l'hymen se déchire au premier coït, qui devient ainsi plus ou moins douloureux et s'accompagne d'un écoulement sanguin plus ou moins considérable, quelquefois même d'une véritable hémorrhagie. Mais, contrairement à l'opinion émise par bon nombre d'auteurs, l'hymen n'est nullement détruit et, comme dans les cas où il n'a eu à subir aucune déchirure, il persiste, partiellement du moins, jusqu'au premier accouchement. A ce moment, la tête fœtale, agrandissant démesurément l'orifice vulvo-vaginal, déchire à son tour la membrane hymen. Mais les déchirures faites par la tête du fœtus, au moment de l'accouchement, sont

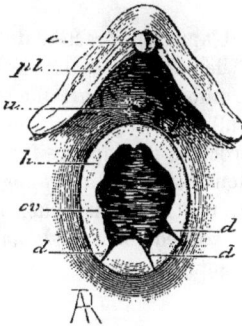

Fig. 378.

Éclatement de l'hymen après les premiers rapprochements sexuels. (d'après BUDIN).

c. clitoris. — *pl*, petites lèvres.— *u*, méat urinaire. — *h*. extrémité antérieure du vagin.— *d*. *d*, trois déchirures. — *ov*, orifice vaginal.

autrement profondes que celles produites par le pénis lors du premier ou des premiers rapprochements sexuels : elles s'étendent jusqu'à la vulve et le plus souvent même intéressent cette dernière.

D'autre part, l'hymen n'a pas été seulement déchiré. Avant que la déchirure se produise, il a été fortement distendu et contusionné par suite de la pression plus ou moins prolongée, exercée sur lui par les parties fœtales en présentation. De ce fait, la plus grande partie des lambeaux se gangrènent et tombent, laissant à leur place une plaie qui se cicatrise à plat. Les parties de l'hymen qui échappent à cette destruction gangréneuse se rétractent et forment sur le pourtour de l'orifice vulvo-hyménéal un certain nombre de formations irrégulières, les unes mamelonnées et par conséquent peu saillantes, les autres plus allongées, demi-flottantes, parfois plus ou

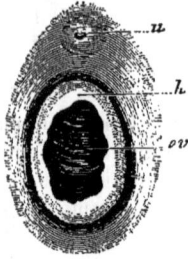

Fig. 379.

Orifice hyménéal avant l'accouchement (d'après Budin).

u. méat urinaire. — *h,* hymen, dont les bords, malgré les rapprochements sexuels, ne présentent aucune déchirure. — *ov,* orifice hyménéal.

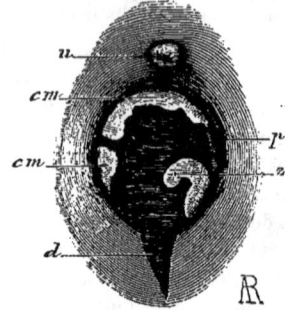

Fig. 380.

Orifice hyménéal après l'accouchement (d'après Budin).

u. méat urinaire. — *d,* déchirure à la partie postérieure de la vulve. — *z,* lambeau hyménéal, détaché et flottant. — *cm,* caroncules myrtiformes. — *p,* plaie.

moins pédiculées, etc. C'est à ces débris cicatriciels de l'hymen qu'on donne le nom de *caroncules myrtiformes* ou *hyménéales* (fig. 380, *cm*).

Le nombre et la situation des caroncules n'est pas moins variable que leur forme. Le plus souvent, il en existe une médiane et une ou plusieurs latérales, occupant, comme leur nom l'indique, la première la partie médiane antérieure ou médiane postérieure de l'anneau vulvo-vaginal, les autres les parties latérales de cet anneau.

§ III. — Organes érectiles

L'appareil érectile de la vulve comprend : 1° un organe médian, le *clitoris;* 2° deux organes latéraux, les *bulbes du vagin.* Nous verrons au cours de notre description, d'une part que le clitoris répond assez bien au pénis, d'autre part que les bulbes du vagin représentent chacun une moitié du bulbe de l'urèthre. Les organes érectiles de l'appareil génital sont donc disposés suivant le même type dans les deux sexes. L'embryologie, du reste, nous démontre qu'ils ont une origine identique et, s'il existe chez l'adulte des différences si marquées, ces différences sont la conséquence d'adaptations fonctionnelles s'effectuant au cours du développement.

A. — Clitoris

Le clitoris est un organe érectile impair et médian, situé à la partie supérieure et antérieure de la vulve. Il est, chez la femme, l'homologue considérablement réduit du pénis de l'homme.

1° **Conformation extérieure.** — Si nous suivons le clitoris d'arrière en avant, de son extrémité profonde vers son extrémité superficielle, nous constatons qu'il prend naissance par deux moitiés latérales qui constituent ce que l'on appelle ses *racines.* Ces racines, effilées en forme de cône comme celles des corps caverneux de l'homme, occupent la loge inférieure du périnée, où elles se fixent par

leur bord supérieur à la lèvre antérieure des branches ischio-pubiennes. Obliquement ascendantes, elles convergent l'une vers l'autre, arrivent au contact sur la
ligne médiane et s'adossent alors pour former un organe unique de forme cylindrique : c'est le *corps* du clitoris.

Ainsi constitué, le corps du clitoris suit pendant quelque temps encore la direction de ses racines, je veux dire qu'il se porte obliquement en haut et en avant.
Puis, se coudant brusquement, un peu en avant de la symphyse, il se dirige en
bas et en arrière, diminue graduellement de volume et se termine par une extrémité mousse et légèrement renflée, à laquelle on donne le nom de *gland*. La portion pré-symphysienne du clitoris forme donc avec la portion initiale, comme le
pénis du reste, un angle à sinus postéro-inférieur, que nous désignerons sous le
nom d'*angle clitoridien*. A ce niveau, le clitoris est maintenu en position par un
ligament suspenseur qui, par sa disposition et par sa structure, rappelle exactement celui de l'homme : ici encore (fig. 345, 13), il se détache de la symphyse
pubienne et de la ligne blanche abdominale, descend vers le clitoris, se dédouble
en atteignant cet organe, le contourne latéralement, se reconstitue au-dessous de
lui et, finalement, se perd sur les parois du sac élastique des grandes lèvres.

Du reste, le corps du clitoris revêt une forme assez régulièrement cylindrique.
Il présente parfois sur sa surface inférieure un sillon médian qui peut s'étendre
jusqu'à son extrémité antérieure et rend celle-ci bifide. Ce sillon est évidemment
l'équivalent de la gouttière uréthrale du pénis, et nous rappellerons que c'est à
son niveau que se développe la bride masculine de Pozzi, signalée ci-dessus (p. 624)
comme étant l'homologue de l'urèthre spongieux.

2° **Dimensions.** — Le clitoris, à l'état de flaccidité, mesure en moyenne de 60 à
70 millimètres, qui se répartissent ainsi : 30 à 35 millimètres pour les racines,
25 à 30 millimètres pour le corps, 6 ou 7 millimètres pour le gland. Son diamètre
est de 6 ou 7 millimètres.

Le clitoris est, comme les corps caverneux de la verge, susceptible d'entrer en
érection. Mais cette érection est incomparablement moins parfaite que chez
l'homme : l'organe, s'il devient turgescent, n'acquiert jamais cette rigidité qui
caractérise le pénis à l'état d'érection ; ses dimensions se modifient peu et sa courbure persiste.

Comme on le voit, le clitoris est une formation bien rudimentaire, si on la
compare aux corps caverneux de l'homme. Dans certains cas, cependant, on l'a
vu acquérir des dimensions insolites : la portion libre mesurait 5 centimètres de
longueur dans un cas de Cruveilhier, et elle pourrait atteindre, d'après Tarnier
et Chantreuil, jusqu'à 13 centimètres. C'est à des anomalies de ce genre qu'on doit
attribuer la plupart des cas de prétendu hermaphrodisme.

3° **Rapports.** — Envisagé au point de vue de ses rapports, le clitoris se divise en
deux portions : une portion cachée et une portion libre. — La *portion cachée*
comprend les racines et la partie postérieure du corps. Elle est profondément
située au-dessus des grandes lèvres, immédiatement en rapport avec le squelette
de la région. — La *portion libre*, formée par le gland et par une toute petite partie du corps, est recouverte en avant et sur les côtés par un repli cutané qui
dépend des petites lèvres et qui constitue le *capuchon* ou *prépuce* du clitoris
(fig. 375, 4). Les relations réciproques du gland clitoridien et de son prépuce
rappellent exactement ce que l'on observe chez l'homme. Tout d'abord, le prépuce
recouvre le gland mais sans lui adhérer : ici, comme chez l'homme, il existe entre

les deux formations une sorte de cavité, la *cavité préputiale*. De plus, le gland est enveloppé par une muqueuse dermo-papillaire qui, à la partie postérieure de l'organe, se réfléchit sur le prépuce pour tapisser sa face profonde. Enfin, pour compléter l'analogie, la face postérieure du clitoris donne naissance à un repli qui, sous le nom de *frein* (fig. 375, 6'), rattache le cylindre érectile aux petites lèvres.

4° **Structure.** — Le clitoris se compose de deux moitiés symétriques, les *corps caverneux du clitoris*, lesquels présentent la même structure que ceux de la verge. Comme ces derniers, ils sont essentiellement constitués par une enveloppe fibreuse ou albuginée, renfermant dans son intérieur un tissu érectile (voy. *Verge*, p. 501). Comme ces derniers encore, ils sont séparés l'un de l'autre par une cloison médiane incomplète, à travers les fissures de laquelle le système vasculaire d'un côté communique librement avec celui du côté opposé.

Le gland du clitoris est constitué par un noyau central de nature conjonctive, recouvert extérieurement par une muqueuse dermo-papillaire. Ainsi constitué, il diffère des corps caverneux, qui appartiennent manifestement aux formations érectiles. Il diffère également du gland du pénis qui, lui aussi, est un organe érectile ; mais il n'est pas exact de dire, assertion que l'on trouve un peu partout dans les auteurs, qu'il n'est nullement l'équivalent morphologique de ce dernier. L'embryologie nous démontre, en effet, comme l'ont établi les recherches récentes de RETTERER, que le gland se délimite, du côté des corps caverneux, exactement de la même manière chez la femme et chez l'homme. Sans doute, le gland féminin n'a ni urèthre ni corps spongieux, deux formations que nous rencontrons dans le gland masculin, mais il en possède tous les autres éléments : l'extrémité antérieure des corps caverneux et le manchon tégumentaire (voy. p. 505). Ces deux éléments anatomiques, pour être mal différenciés et rudimentaires, n'en existent pas moins avec leur signification nette et précise. Le gland du clitoris est donc l'homologue du gland du pénis : s'il ne représente pas la totalité de ce dernier, il en représente une bonne partie, sa partie supérieure ou dorsale.

Quant au prépuce, il est formé, comme chez l'homme, par un feuillet cutané, doublé sur sa face profonde d'un feuillet muqueux, qui n'est que la continuation de la muqueuse du gland. Quelques auteurs ont même décrit, dans la muqueuse balano-préputiale de la femme, des formations glandulaires analogues aux glandes de Tyson (p. 509), mais l'existence de ces glandes est encore incertaine : TOURNEUX et HERRMANN les rejettent formellement.

5° **Vaisseaux et nerfs.** — *a.* Les *artères* destinées au clitoris et à son prépuce sont au nombre de quatre, deux de chaque côté : ce sont les *artères caverneuses* et les *artères dorsales du clitoris*, branches terminales de la honteuse interne. Ces artères, quoique bien plus petites, nous présentent le même mode de distribution que chez l'homme.

b. Les *veines* présentent dans leur origine, dans leur trajet et dans leur terminaison, la plus grande analogie avec la disposition qu'on observe chez l'homme. Ici encore, nous pouvons les diviser en supérieures, inférieures, antérieures et postérieures. — Les *supérieures* forment deux plans, un plan superficiel et un plan profond, aboutissant chacun à une veine dite dorsale. La *veine dorsale superficielle* aboutit à la saphène interne et, de là, à la fémorale. La *veine dorsale profonde* se rend, à travers l'aponévrose périnéale moyenne, au plexus de Santorini. — Les *inférieures*, ordinairement de petit calibre, descendent dans un plexus veineux qui se trouve situé entre le clitoris et le bulbe du vagin (*plexus intermédiaire* de

Kobelt). — Les *antérieures*, issues de l'extrémité libre des corps caverneux, se rendent en partie aux veines dorsales ; les autres se mêlent aux veines inférieures et, comme elles, aboutissent aux plexus intermédiaires. — Les *postérieures* proviennent des racines des corps caverneux et de leur angle de réunion ; elles se rendent, en partie aux veines bulbeuses, en partie au plexus de Santorini.

c. Les *nerfs* émanent du honteux interne. Sous le nom de *nerfs dorsaux du clitoris*, ils cheminent d'arrière en avant sur la face dorsale de l'organe, abandonnent chemin faisant quelques fins rameaux aux corps caverneux et viennent se terminer dans le gland, où semble s'être concentrée la sensibilité exquise, toute spéciale du reste, dont jouit le clitoris. On a signalé dans le gland, comme appareils nerveux terminaux, des corpuscules de Pacini, des corpuscules de Meissner, des corpuscules de Krause et, enfin, des corpuscules spéciaux qui ont été décrits pour la première fois par Krause et auxquels Finger a donné plus tard le nom de *corpuscule de la volupté* (*Wollustkörpchen*). Ces derniers corpuscules, longs de 150 à 200 μ, occupent la base des papilles. Ils sont remarquables en ce qu'ils ont une enveloppe très épaisse et présentent des espèces d'étranglements qui donnent à leur surface un aspect irrégulier et comme mamelonné.

B. — Bulbes du vagin

Au nombre de deux, l'un droit, l'autre gauche, les bulbes du vagin sont des formations érectiles, développées sur les parties latérales de l'urèthre et du vagin (fig. 381 et 382,5). A eux deux, ils représentent le bulbe uréthral de l'homme qui, chez la femme, a été séparé en une moitié droite et une moitié gauche par l'interposition du conduit vaginal. Nous savons du reste que, même chez l'homme, le bulbe se trouve divisé par un septum médian en deux moitiés latérales.

1° **Dimensions.** — Le volume des bulbes vaginaux varie beaucoup suivant les sujets. Leurs dimensions moyennes sont les suivantes : leur longueur, 30 à 35 millimètres ; leur largeur ou hauteur, 12 à 15 millimètres ; leur épaisseur, représentée par leur diamètre transversal, 8 à 10 millimètres.

2° **Conformation extérieure et rapports.** — Kobelt compare les bulbes à deux sangsues gorgées de sang. Chacun d'eux revêt assez bien la forme d'un ovoïde à base postérieure, légèrement aplati de dehors en dedans. Il nous offre à étudier par conséquent deux faces, deux bords et deux extrémités. — La *face externe*, convexe, regarde les branches ischio-pubiennes, dont elle est séparée par une distance moyenne de 8 à 10 millimètres. Elle est recouverte par le muscle constricteur du vagin. — La *face interne*, concave, embrasse successivement dans sa concavité le canal de l'urèthre, l'orifice inférieur du vagin et enfin, tout à fait en arrière, la glande vulvo-vaginale. — Le *bord antérieur* répond à la base des petites lèvres. — Le *bord postérieur* repose dans toute son étendue sur l'aponévrose périnéale moyenne, à laquelle il est uni par des tractus conjonctifs. — L'*extrémité postérieure* ou *base*, assez régulièrement arrondie, descend ordinairement jusqu'au voisinage de la fosse naviculaire. Assez souvent, le bulbe s'arrête au niveau d'une ligne transversale passant par le milieu de l'orifice vaginal, comme aussi, dans certains cas, on le voit, atteignant des dimensions insolites, dépasser la limite de la fosse naviculaire et se prolonger plus ou moins loin dans l'épaisseur du périnée. — L'*extrémité supérieure* ou *sommet*, très mince et comme effilée, est située dans la région vestibulaire, entre le méat urinaire et le clitoris. A ce niveau, le bulbe se continue directement avec celui du côté opposé ou lui est uni tout au moins par des canaux veineux qui vont de l'un à l'autre. Il existe là, entre les bulbes et le clitoris, un riche réseau, que KOBELT a désigné sous le nom de *réseau intermédiaire* (fig. 381,5), et à la constitution duquel concourent à la fois des veines bulbeuses et des veines clitoridiennes. Ce plexus établit ainsi de larges

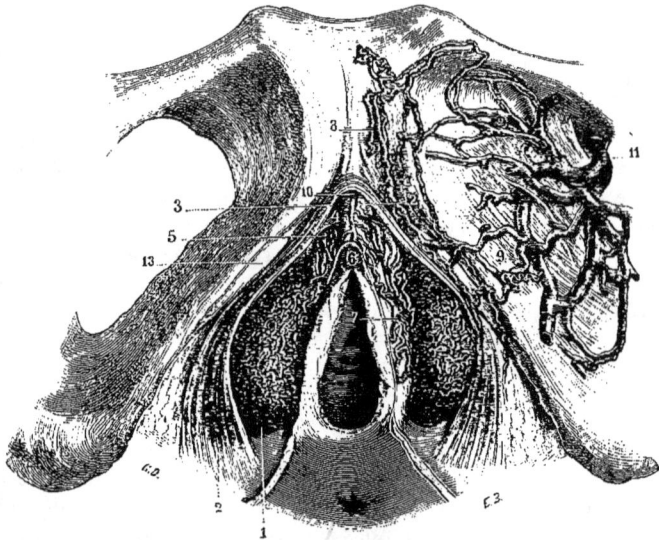

Fig. 381.

Le bulbe du vagin et le système veineux du clitoris, vus de face (imitée de KOBELT).

1, bulbe du vagin. — 2, muscle constricteur de la vulve. — 3, portion antérieure de ce muscle. — 4, sa portion postérieure passant sous le clitoris. — 5, réseau intermédiaire. — 6, gland du clitoris. — 7, veines qui viennent des petites lèvres. — 8, veines qui montent vers les veines sous-tégumenteuses de l'abdomen. — 9, veines communiquant avec la veine obturatrice. — 10, veine dorsale du clitoris. — 11, veine obturatrice. — 12, racine droite du clitoris. — 13, corps caverneux.

communications entre la circulation veineuse du bulbe et celle du clitoris et, de ce fait, rend ces deux circulations plus ou moins solidaires l'une de l'autre.

3° **Structure.** — Le bulbe du vagin est un organe érectile, mais un organe érectile beaucoup moins parfait que le clitoris et surtout que les corps caverneux de l'homme. Il diffère de ces derniers en ce que son albuginée est très mince, réduite parfois pour ainsi dire à une simple enveloppe conjonctive. Il en diffère encore en ce que ses éléments contractiles sont bien moins abondants et que ses canaux veineux ne présentent pas exactement la disposition et la structure qui les caractérisent dans les vrais tissus érectiles. Le bulbe du vagin est donc un appareil érectile imparfait et si, dans certaines conditions physiologiques, il devient plus ou moins turgescent sous l'influence de la réplétion sanguine, il ne présente jamais d'érection au sens précis du mot.

4° **Vaisseaux et nerfs.** — Le bulbe vaginal reçoit une *artère bulbeuse*, branche de la honteuse interne. — Les *veines* se disposent en deux réseaux (GUSSENBAUER) : un réseau superficiel, constitué par un lacis de veines très volumineuses ; un réseau profond, formé par des vaisseaux beaucoup plus fins. Les veines bulbeuses communiquent largement avec tous les réseaux du voisinage, réseau vaginal, réseau du clitoris, réseaux des grandes et des petites lèvres, etc. Elles se condensent d'ordinaire en cinq ou six troncs, véritables veines efférentes du bulbe, qui se séparent de l'organe au niveau de son bord postérieur et surtout au voisinage de sa base et qui se rendent, après avoir perforé l'aponévrose périnéale moyenne, à la veine honteuse interne. — Des *nerfs*, remarquables par leur ténuité, sont apportés au bulbe par l'artère bulbeuse. Ils se terminent sur les fibres musculaires lisses et sur les vaisseaux.

Voyez, au sujet de la vulve et de l'hymen, parmi les travaux récents (1879-1892) : BUDIN, *Rech. sur l'hymen et l'orifice vaginal*, Progr. méd., 1879 ; — DU MÊME, *Nouvelles rech. sur l'hymen et l'orifice vaginal*, et *Sur une disposition particulière des petites lèvres chez la femme*, in Obstétrique et Gynécologie, 1886, p. 322 et 331 ; — MARTINEAU, *Des déformations de la vulve produites par la défloration*, Union méd., 1880 ; — KLEINWACHTER, *Zur Anat. und Pathol. des Vestibulum Vaginæ*, Prag. méd. Wochenschr., 1883 ; — WERTHEIMER, *Rech. sur la structure et le développement des organes génitaux externes de la femme*, Journ. de l'Anatomie, 1883 ; — POZZI, *De la bride masculine du vestibule chez la femme et de l'origine de l'hymen*, etc. Bull. de la Soc. de Biologie, 1884, p. 42 et Mém. de la Soc. de Biologie, 1884, p. 21 ; — KÖLLIKER u. BENDER, *Zur Anat. der Clitoris*, Sitz. d. Wurzb. phys.-méd. Gesellsch., 1884 ; — CARRARD, *Beitrag zur Anat. und Pathol. der kleinen Labien*, Zeitschr. f. Geburtsh. u. Gynäk., 1884 ; — DOHRN, *Die Bildungsfehler des Hymens*, Zeitschr. f. Geburtsh. u. Gynäk., 1885 ; — DE ROCHEBRUNE, *De la conformation des organes génitaux externes chez les femelles des singes anthropomorphes du genre Troglodytes*, C. R. Acad. des Sc., 1886 ; — BALLANTYNE, *The labia minora and hymen*, Edinb. med. Journal, 1888 ; — EICHBAUM, *Untersuch. über den Bau u. die Entwick. der Clitoris der weibl. Haussthiere*, Arch. f. wiss. u. prakt. Thierheilkunde, 1886 ; — KRYSINSKI, *Eine seltene Hymenanomalie*, Wirchow's Arch., 1888 ; — WEBSTER, *The nerve-endings in the labia minora and clitoris*, Edinb. med. Journ., 1891.

ARTICLE VI

GLANDES ANNEXÉES A L'APPAREIL GÉNITAL DE LA FEMME

A l'appareil génital de la femme se trouvent annexées, comme chez l'homme, un certain nombre de formations glandulaires. Ce sont : 1° les *glandes uréthrales* et *péri-uréthrales*, qui, comme leur nom l'indique, se développent dans la paroi uréthrale ou dans son voisinage ; 2° les *glandes vulvo-vaginales*, qui occupent les parties postéro-latérales de l'orifices inférieur du vagin.

§ I. — GLANDES URÉTHRALES ET PÉRI-URÉTHRALES
(*Prostate femelle.*)

Sur la surface intérieure de l'urèthre, de préférence sur sa paroi inférieure et ses parois latérales, viennent s'ouvrir de nombreuses formations glandulaires, appelées *glandes uréthrales*.

1° Disposition générale, forme et rapports. — Ces glandes se disposent en rangées linéaires, dirigées parallèlement à l'axe du canal : chaque rangée comprend trois, cinq, huit et jusqu'à dix orifices. La forme de ces glandes est très variable : les unes ne sont que de simples dépressions de la muqueuse, les autres des glandes en grappe parfaitement développées ; entre ces deux types extrêmes, se rencontrent toutes les variétés intermédiaires. Nous ajouterons que c'est au voisinage du méat qu'elles sont à la fois le plus nombreuses et le plus développées : elles peuvent atteindre dans cette région jusqu'à 2 millimètres et demi et 3 millimètres de longueur. Leur extrémité profonde se trouve située, suivant les dimensions de la glande, dans le chorion muqueux, sur la tunique musculeuse ou même dans l'épaisseur de cette tunique.

Les glandes uréthrales se rencontrent dans toute l'étendue du canal. Elles le dépassent même en avant et l'on en trouve toujours un certain nombre dans la région du vestibule, tout autour du méat. Nous désignerons ces dernières, pour les distinguer des précédentes, sous le nom de *glandes péri-uréthrales*.

2° **Structure.** — Du reste, quelles que soient leur forme et leur situation topographique, les glandes précitées présentent partout la même structure : ce sont des masses épithéliales, arrondies ou tubuleuses, simples ou lobulées, à surface mamelonnée, creusées suivant leur axe d'une lumière centrale très étroite. Leurs parois, assez épaisses en général, mesurent dans certains cas 120 et même 150 μ. Elles sont formées de petites cellules sphériques ou allongées perpendiculairement à la surface, étroitement tassées les unes contre les autres, et limitées du côté de la lumière centrale, soit par des cellules pavimenteuses, soit par une couche de cellules prismatiques, rappelant exactement celles qui revêtent la muqueuse uréthrale (TOURNEUX et HERRMANN).

3° **Signification morphologique.** — Morphologiquement, ces glandes présentent la plus grande analogie avec les glandes prostatiques arrêtées dans leur développement et nous devons les envisager comme constituant chez la femme les homologues de ces dernières. Elles forment par leur ensemble la *prostate femelle :* une prostate, toutefois, étalée en surface et tout à fait rudimentaire. L'embryologie, du reste, établit cette homologie d'une façon indiscutable, comme l'a démontré TOURNEUX, et d'autre part, les observations de VIRCHOW (*Arch. für path. Anat.*, 1853) nous apprennent que les glandes uréthrales de la femme peuvent, tout comme les glandules prostatiques de l'homme, devenir le siège de ces concrétions azotées que nous avons déjà décrites à propos de la prostate et qui constituent de véritables calculs intra-glandulaires.

Canaux juxta-uréthraux ou canaux de Skene. — Indépendamment des glandes péri-uréthrales ci-dessus décrites, on rencontre encore sur la plupart des sujets, dans la région du vestibule qui avoisine l'urèthre, deux conduits, l'un droit, l'autre gauche, qui viennent s'ouvrir au voisinage de la demi-circonférence postérieure du méat, tantôt sur les lèvres mêmes de cet orifice, tantôt au sommet de deux petites éminences placées un peu en arrière.

Ces *canaux juxta-uréthraux*, signalés par SKENE en 1880, ont été bien étudiés depuis par SCHÜLLER en 1883 et par ALMASOFF, en 1890. Ils existent déjà chez la nouveau-née et même chez le fœtus, s'accroissent avec l'âge, atteignent chez l'adulte leur période d'état et s'atrophient après la ménopause, mais sans disparaître complètement. SCHÜLLER, en effet, les a rencontrés sur des sujets de soixante à quatre-vingts ans. D'après les observations d'ALMASOFF, elles augmenteraient de volume pendant la grossesse et ce serait au moment de la parturition qu'elles atteindraient leur maximum de développement. Leur existence est à peu près constante : KOCHS les a rencontrés dans une proportion de 80 p. 100. Sur 90 sujets examinés par ALMASOFF, les canaux de Skene existaient à droite et à gauche sur 83 et faisaient défaut sur 3 seulement. Les quatre autres sujets ne possédaient qu'un seul canal. Suivant leur degré de développement, les canaux de Skene permettent l'introduction d'une sonde n° 1, n° 2 ou n° 3 de l'échelle de Bowman ; dans un cas exceptionnel, ALMASOFF a pu introduire le n° 7. Leur profondeur varie ordinairement de 4 à 20 millimètres.

Un certain nombre d'anatomistes considèrent les canaux juxta-uréthraux de SKENE comme représentant les extrémités inférieures des canaux de Wolff, comme homologues par conséquent des canaux de Gartner. Mais, comme le fait remarquer SCHÜLLER avec juste raison, une pareille interprétation est peu conciliable avec ce double fait, que les conduits juxta-uréthraux font complètement défaut chez l'embryon et que, chez l'adulte, il en existe quelquefois trois dont deux latéraux et un médian. Nous savons, d'autre part, que les canaux de Gartner (p. 602), quand ils persistent, doivent s'ouvrir dans le vagin et non à la vulve, au-dessus de l'hymen et non au-dessous.

L'étude histologique des canaux juxta-uréthraux, minutieusement faite par ALMASOFF, nous révèle dans ces formations de véritables glandes en grappe. On voit, en effet, le canal principal se diviser, un peu au delà de son orifice extérieur, en un certain nombre de branches secondaires, lesquelles aboutissent à des acini, avec membrane basale et revêtement épithélial caractéristique. Ces glandes se rattachent donc, par leur structure comme par leur situation, au groupe des glandes péri-uréthrales. Elles en diffèrent seulement par leur développement qui est plus considérable ; leur signification est exactement la même.

§ II. — Glandes vulvo-vaginales

Les glandes vulvo-vaginales (Huguier), encore appelées glandes de Bartholin du nom de l'anatomiste qui les a le premier signalées dans l'espèce humaine, sont des glandes mucipares qui débouchent dans le fond du canal vulvaire (fig. 382,6). Elles sont, chez la femme, les homologues des glandes de Cowper.

1° Conformation extérieure et rapports. — Au nombre de deux, l'une droite, l'autre gauche, les glandes de Bartholin sont situées sur les parties latérale et postérieure du vagin, à 1 centimètre environ au-dessus de l'orifice inférieur de ce conduit. Elles reposent en partie dans l'espace angulaire que forment en s'adossant l'un à l'autre le vagin et le rectum.

Relativement petites chez l'enfant, les glandes vulvo-vaginales augmentent rapidement de volume à l'âge de la puberté, présentent leur maximum de développement chez l'adulte et s'atrophient ensuite graduellement dans la vieillesse, au fur et à mesure que s'éteint l'activité sexuelle : ces formations glandulaires ont donc une signification nettement génitale. Leur volume varie de celui d'un pois à celui d'une petite amande ; il est souvent différent à droite et à gauche. Elles mesurent, en moyenne, 12 ou 15 millimètres de long sur 8 ou 10 millimètres de large. Leur poids est de 4 ou 5 grammes.

Les glandes vulvo-vaginales ont la forme d'un ovoïde un peu aplati transversalement. Elles nous présentent, par conséquent, une face interne et une face externe. — La *face interne* répond au vagin, auquel elle est unie par un tissu cellulaire dense. — La *face externe* est en rapport : 1° avec le bulbe du vagin, qui souvent se creuse en fossette pour recevoir la glande ; 2° en arrière du bulbe, avec les faisceaux arqués du muscle constricteur.

Le canal excréteur de la glande de Bartholin, large de 2 millimètres, long de 1 centimètre et demi à 2 centimètres, se dirige obliquement de haut en bas, d'arrière en avant et de dehors en dedans. Il vient s'ouvrir, par un orifice arrondi (fig. 382,8), dans le sillon qui sépare les petites lèvres de l'hymen ou de ses débris

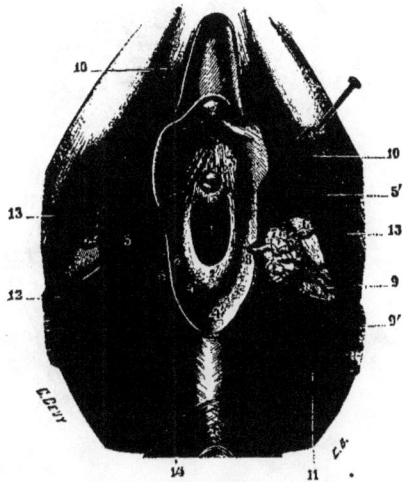

Fig. 382.

La glande vulvo-vaginale ou glande de Bartholin.

(Le pointillé bleu indique les limites du bulbe du vagin.)

1, orifice inférieur du vagin. — 2, hymen. — 3, méat urinaire. — 4, sillon labio-hyménéal ; 4', fosse naviculaire. — 5, 5', bulbe du vagin, dont la partie inférieure a été réséquée à gauche pour découvrir : 6, la glande vulvo-vaginale ; 7, son conduit excréteur ; 8, orifice de ce conduit. — 9, 9', artères de la glande. — 10, constricteur de la vulve, réséqué en partie dans sa moitié gauche. — 11, transverse superficiel. — 12, ischio-bulbaire. — 13, ischio-caverneux. — 14, sphincter anal.

càronculaires : on le rencontre d'ordinaire à la partie moyenne de l'orifice vaginal ou à l'union de son tiers postérieur avec ses deux tiers antérieurs. Cet orifice ordinairement tout petit, souvent même peu visible, est dans certains cas, au contraire, très apparent et suffisamment large pour permettre l'introduction d'un petit stylet. Il résulte de quelques observations (MARTIN et LÉGER, LANG, TROST) que le canal excréteur de la glande de Bartholin peut être double.

2° **Structure.** — Les glandes vulvo-vaginales sont des glandes en grappe et, comme telles, se décomposent en lobules et acini. Les lobules glandulaires (fig. 383, a) sont disséminés dans une gangue conjonctive, relativement très

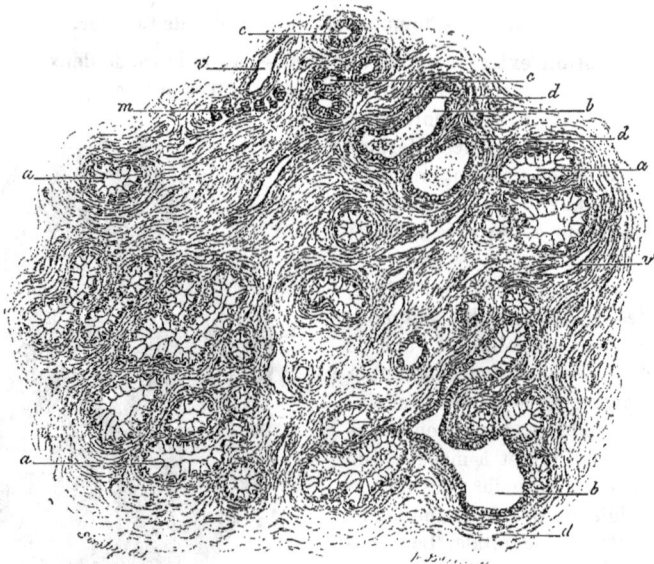

Fig. 383.
Coupe de la glande vulvo-vaginale (d'après Sixéty).

a, culs-de-sac glandulaires, tapissés d'épithélium caliciforme. — b, sinus, dans lesquels débouchent les acini glandulaires. c, canaux excréteurs. — d, fibres musculaires lisses. — e, fibres musculaires striées. — v, vaisseaux.

développée, qui se continue, à la périphérie de la glande, avec le tissu cellulaire du voisinage et dans l'épaisseur de laquelle se trouvent de nombreuses fibres musculaires lisses. On y rencontre même, par places, quelques faisceaux striés dépendant du muscle constricteur.

Intérieurement, les lobules sont revêtus par une couche d'épithélium caliciforme, se rapprochant beaucoup de celui qui tapisse les glandes du col utérin. Ces lobules débouchent par un point rétréci dans des espèces de sinus revêtus d'épithélium cubique et ces sinus à leur tour donnent naissance à des canaux excréteurs, à lumière assez étroite, tapissés par une seule rangée d'épithélium cylindrique (Sixéty). Quant au canal excréteur commun, qui résulte de la réunion de tous les canaux excréteurs secondaires, il présente un épithélium prismatique, disposé sur plusieurs couches et se transformant peu à peu, au voisinage de son orifice extérieur, en épithélium pavimenteux stratifié.

Le produit de la sécrétion des glandes de Bartholin est un liquide filant, onctueux, incolore ou légèrement opalin. Ce liquide, qui s'écoule principalement au moment du coït, a pour usages de lubrifier les parties génitales.

Dans un travail récent (1889), Kuljabko a noté que l'épithélium sécréteur de la glande vulvo-vaginale était différent suivant que l'organe était à l'état de repos ou à l'état d'activité : dans le premier cas, cet épithélium serait plus haut que celui du canal excréteur ; dans le second, il serait au contraire plus bas. Suivant le même auteur, les glandes vulvo-vaginales renfermeraient, chez le rat, de véritables croissants de Gianuzzi.

3° **Vaisseaux et nerfs.** — Les *artères*, destinées à la glande de Bartholin, proviennent de la honteuse interne, soit directement, soit par l'intermédiaire de la bulbeuse. — Les *veines*, plus ou moins plexiformes, se rendent en partie aux veines honteuses, en partie aux plexus veineux du vagin et du bulbe — Les *lymphatiques* aboutissent aux ganglions placés sur les côtés du rectum. — Les *nerfs* sont fournis par la branche périnéale du nerf honteux interne.

Voyez, au sujet des glandes vulvo-vaginales et des glandes uréthrales et péri-uréthrales : Robert, *Mémoire sur l'inflammation des follicules muqueux de la vulve*, Arch. génér. de médecine, 1841 ; — Huguier, *Appareil sécréteur des organes génitaux externes chez la femme et chez les animaux*, Ann. des Soc. naturelles, 1850 ; — Martin et Léger, *Rech. sur l'anat. et la pathol. des organes génitaux externes chez la femme*, Arch. génér. de méd., 1862 ; — Sinéty, *Histologie de la glande vulvo-vaginale*, Bull. de la Soc. de Biol., 1880 ; — Wassilieff, *Ueber den histol. Bau der in den äusseren Urogenitalorganen des Menschen u. der Thiere Vorkommenden Drüsen*, Warschau, 1880 ; — Skene, *The anat. and pathol. of two importants glands of the female urethra*, Amer. Journ. of Obstetrics, 1880 ; — Schüller, *Ein Beitrag zur Anatomie der weibl. Harnröhre*, Virchow's Arch., 1883 ; — Lang, *Bartholini'schen Drüsen mit doppelten Ausführungsgängen*, Wien. med. Jahrb., 1887 ; — Trost, *Bartholini'sche Drüse mit doppelten Ausführungsgänge*, Wien. med. Blätter, 1888 ; — Tourneux, *Sur la structure des glandes uréthrales (prostatiques) chez la femme*, etc., Bull. Soc. de Biol., 1888 ; — Kuljabko, *Ueber den Bau der Bartholini'schen Drüsen*, Saint-Pétersbourg, 1889 ; — Almasoff, *Ueber periurethrale Drüsen beim Weibe*, Tiflis, 1890.

ARTICLE VII
MUSCLES ET APONÉVROSES DU PÉRINÉE CHEZ LA FEMME

Le périnée de la femme présente la même forme et les mêmes limites que celui de l'homme. Il présente aussi la même constitution fondamentale et, si nous y observons un certain nombre de différences, ces différences ne sont jamais suffisamment profondes pour masquer les homologies. Elles sont naturellement inhérentes aux modifications que subit, dans cette région, l'appareil uro-génital et dont les principales sont la disparition de la prostate, l'apparition du vagin et son ouverture à la vulve, l'absence de l'urèthre antérieur, la division du bulbe en deux moitiés latérales, etc. Nous étudierons séparément, comme nous l'avons fait pour l'homme :

1° Les *muscles du périnée;*
2° Leurs *aponévroses.*

§ I. — Muscles du périnée

Les muscles du périnée chez la femme sont au nombre de neuf comme chez l'homme. Ils présentent, du reste, la même situation et portent le même nom.

1° **Transverse du périnée.** — Ce muscle, comme son homonyme chez l'homme, prend naissance sur la face interne de la tubérosité ischiatique par des fibres aponévrotiques auxquelles font suite les fibres musculaires. De là, il se porte en dedans et, arrivé sur la ligne médiane, se termine sur le raphé fibreux qui s'étend de l'anus à la commissure postérieure de la vulve, le *raphé préanal* ou *ano-vulvaire*. En se contractant de concert avec celui du côté opposé, il tend ce raphé fibreux et fournit ainsi un point fixe au muscle bulbo-caverneux, qui y prend la plus grande partie de ses insertions d'origine.

2° **Ischio-caverneux.** — Le muscle ischio-caverneux (*ischio-clitoridien* de certains auteurs) s'insère, en arrière, sur l'ischion et sur la branche ischio-pubienne qui lui fait suite. De là, il se porte obliquement en avant et en dedans, embrasse dans une sorte de demi-gaine la racine du corps caverneux correspondant et vient se terminer sur le clitoris au niveau de son coude : ses fibres s'insèrent à la fois sur la face supérieure et sur la face latérale de cet organe. L'ischio-caverneux abaisse le clitoris et, au moment du coït, applique le gland clitoridien contre la face dorsale du pénis.

3° **Bulbo-caverneux.** — Le bulbo-caverneux prend naissance, en arrière, sur le raphé ano-vulvaire, où ses faisceaux d'origine s'entremêlent toujours avec ceux du

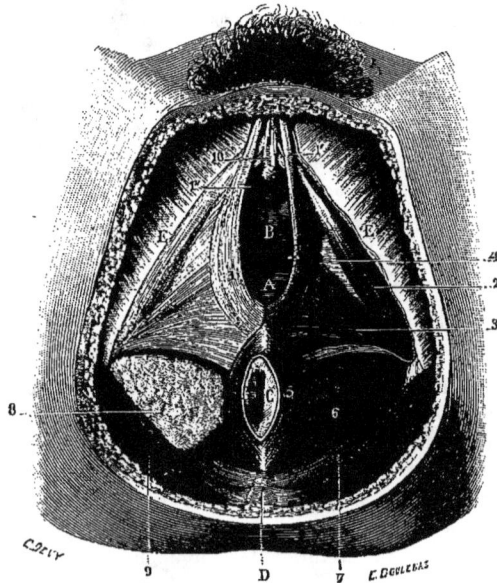

Fig. 384.

Muscles du périnée de la femme.
(L'aponévrose superficielle a été conservée du côté gauche du sujet.)

A, vagin. — B, urèthre. — C, anus. — D, coccyx. — E, branches ischio-pubiennes.
1, constricteur vulvaire, avec : 1' ses faisceaux internes et 1" ses faisceaux externes. — 2, muscle ischio-caverneux, recouvrant les racines du clitoris. — 3, muscle transverse. — 4, aponévrose périnéale moyenne. — 5, sphincter externe de l'anus. — 6, releveur de l'anus. — 7, ischio-coccygien. — 8, tissu cellulo-graisseux de la fosse ischio-rectale. — 9, grand fessier. — 10, clitoris.

sphincter de l'anus. Du raphé ano-vulvaire, le muscle se dirige en avant, recouvre successivement la glande de Bartholin et le bulbe de l'urèthre et arrive au coude du clitoris où il se termine en fournissant deux languettes tendineuses : l'une, inférieure, qui s'insère sur la face dorsale du clitoris ; l'autre, supérieure, qui se fixe sur le côté correspondant du ligament suspenseur. Au-dessous du clitoris, le bulbo-caverneux présente un certain nombre d'autres insertions, qui se font sur les parties latérales du bulbe et sur la muqueuse vulvaire dans l'espace compris entre le clitoris et le méat.

Le bulbo-caverneux revêt dans son ensemble la forme d'un faisceau arqué, dont la concavité regarde la ligne médiane. Réunis l'un à l'autre, celui du côté droit et celui du côté gauche constituent un muscle impair et médian de forme annulaire qui embrasse l'extrémité inférieure du vagin, comme le sphincter anal embrasse celle du rectum : c'est le *muscle constricteur du vagin*, l'*orbicularis vaginæ*, le *constrictor cunni*, le *compressor bulborum*. Tous ces termes sont synonymes

Les muscles bulbo-caverneux ont pour action : 1° de comprimer la veine dorsale du clitoris et de favoriser ainsi l'érection de cet organe ; 2° de l'abaisser et d'appliquer son extrémité libre contre le pénis dans l'acte de la copulation ; 3° de comprimer latéralement le bulbe et de chasser le sang qu'il contient du côté du vestibule, où se trouve, comme nous l'avons vu plus haut, le réseau veineux intermédiaire de KOBELT ; 4° de comprimer la glande de Bartholin et d'exprimer ainsi son produit de sécrétion dans le canal excréteur ; 5° de rétrécir l'orifice inférieur du vagin et par conséquent, d'étreindre comme dans un anneau le corps étranger qui peut s'y trouver au moment de sa contraction (le pénis dans l'acte du coït). La contraction spasmodique du constricteur du vagin constitue ce qu'on désigne, en pathologie, sous le nom de *vaginisme inférieur*. Le resserrement de l'orifice vaginal est parfois tellement prononcé qu'on éprouve les plus grandes difficultés à introduire même le doigt. Quant aux rapprochements sexuels, ils sont particulièrement douloureux ou même tout à fait impossibles.

Constricteur profond du vagin. — En dedans du constricteur formé par les deux bulbo-caverneux, KOBELT a décrit chez certains animaux (jument, chatte, chienne, etc.), un deuxième constricteur, que LUSCHKA, qui a signalé son existence chez la femme, a désigné sous le nom de *constrictor cunni profundus*. Ce muscle n'est pas constant, mais LESSHAFT déclare l'avoir toujours trouvé chez les femmes nullipares. — Il prend naissance, en arrière, sur le raphé anovulvaire, ainsi que sur la paroi postérieure du vagin. Puis, il se dirige en avant, passe en dedans de la glande de Bartholin et du bulbe et vient se terminer, en partie sur la paroi antérieure du vagin, en partie sur le tissu cellulaire qui unit cette paroi à l'urèthre. D'après LESSHAFT, quelques-uns de ses faisceaux se prolongent jusque sur l'extrémité antérieure des bulbes du vagin. — Comme le constricteur superficiel, le constricteur profond de LUSCHKA a pour action de resserrer l'orifice vulvo-vaginal.

Ischio-bulbaire. — On donne ce nom à un petit muscle, inconstant, qui s'insère sur la tubérosité de l'ischion ou sur sa branche ascendante et qui, de là, se porte sur la face latéral du bulbe. LESSHAFT, sur 80 sujets l'a rencontré 57 fois, 11 fois des deux côtés, 46 fois d'un côté seulement. Le muscle ischio-bulbaire s'observe également chez l'homme.

4° Muscle de Guthrie.

— Il existe chez la femme, entre les deux feuillets de l'aponévrose périnéale moyenne, des fibres musculaires striées qui sont les homologues de celles qui constituent, chez l'homme, le muscle de Guthrie. Au muscle qu'elles forment nous donnerons le même nom qu'à celui de l'homme. HENLE le décrit sous le nom de *transverse profond*.

Les fibres constitutives de ce muscle prennent naissance, comme chez l'homme, sur les branches ischio-pubiennes. Quelques-unes d'entre elles, cependant, semblent tirer leur origine de l'aponévrose périnéale moyenne.

Des branches ischio-pubiennes, ces fibres se dirigent en dedans, en suivant un trajet transversal ou plus ou moins oblique. Nous les distinguerons, d'après leur situation, en postérieures, moyennes et antérieures. — Les *fibres postérieures* (*transversus profondus* de LESSHAFT) se portent en arrière du vagin, prennent contact sur la ligne médiane avec celles du côté opposé, s'entre-croisent plus ou moins avec elles et, finalement, se fixent sur l'aponévrose périnéale moyenne. — Les *fibres moyennes* se dirigent vers les côtés du vagin : c'est le *transversus vaginæ* de Führer. Pour Lesshaft, le transversus vaginæ est un faisceau oblique, qui se rend à la paroi antérieure du vagin, entre ce canal et l'urèthre. Ce dernier anatomiste ne l'a rencontré que 17 fois sur 70 sujets. — Les *fibres antérieures*, enfin, se portent en avant de l'urèthre : elles constituent le *transversus urethræ* de Lesshaft.

5° **Muscle de Wilson.** — Wilson a retrouvé chez la femme le muscle qu'il avait décrit chez l'homme et qui porte son nom. Ici encore, ce muscle prend naissance, en partie sur le ligament sous-pubien, en partie sur les faisceaux fibreux qui entourent les veines du plexus de Santorini. De là, ses fibres se dirigent vers l'urèthre et viennent s'entre-croiser (Lesshaft) avec leurs homologues du côté opposé, immédiatement au-dessous de l'urèthre, entre ce canal et la paroi antérieure du vagin. Elles se terminent là sur le tissu conjonctif de la région, exactement sur le point où se termine le transversus vaginæ.

6° **Sphincter externe de l'urèthre.** — Le sphincter externe de l'urèthre ou *sphincter strié* commence en haut au niveau du col vésical et s'étend de là jusqu'au méat. Il a par conséquent la même longueur que l'urèthre lui-même, mais sa disposition est bien différente dans sa partie supérieure et dans sa partie inférieure (fig. 267, p. 452). — En haut, sur toute la portion libre de l'urèthre, il entoure complètement ce canal à la manière d'un manchon ou d'un anneau, emboîtant exactement le manchon ou anneau plus petit formé par le sphincter lisse. — Plus bas, quand l'urèthre adhère intimement au vagin, le segment postérieur de l'anneau disparaît et le sphincter externe, réduit désormais à sa moitié antérieure, revêt la forme d'un demi-anneau, dont la concavité embrasse la partie antérieure de l'urèthre et dont les deux extrémités s'insèrent, à droite et à gauche, sur la paroi du vagin (fig. 385,6). — Comme on le voit, le sphincter externe de l'urèthre présente une configuration inverse chez l'homme et chez la femme : chez l'homme (p. 532), par suite du développement de la prostate, il est annulaire à sa partie inférieure, demi-annulaire à sa partie supérieure ; chez la femme,

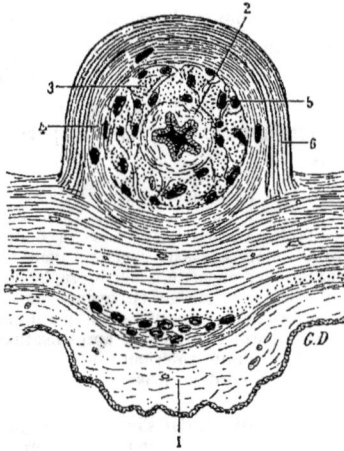

Fig. 385.

Le sphincter externe de l'urèthre chez la femme, vu sur une coupe transversale passant par la partie moyenne du canal de l'urèthre.

1, colonne antérieure du vagin, avec : *a*, muqueuse ; *b*, couche musculeuse ; *c*, couche fibreuse de la paroi vaginale. — 2, muqueuse de l'urèthre. — 3, couche des fibres lisses longitudinales. — 4, couche des fibres lisses circulaires. — 5, canaux veineux, disséminés dans les deux couches de fibres lisses. — 6, sphincter externe de l'urèthre ou sphincter strié.

au contraire, à cause de la présence du vagin, il est annulaire en haut et demi-annulaire en bas.

7° **Sphincter externe de l'anus.** — Le sphincter externe de l'anus représente, comme chez l'homme, une sorte d'anneau disposé tout autour de la partie inférieure du rectum. D'après Cruveilhier, ce muscle serait un peu plus développé chez la femme que chez l'homme. Mais sa configuration, ses rapports, son mode d'origine et de terminaison sont exactement les mêmes dans les deux sexes.

8° Ischio-coccygien. — L'ischio-coccygien ne présente, chez la femme, aucune particularité digne d'être notée.

9° Releveur de l'anus. — Le releveur de l'anus, lui aussi, présente les plus grandes analogies avec celui de l'homme. Il a tout d'abord la même situation, la même forme, les mêmes insertions. Ses rapports sont également les mêmes, sauf pour ses faisceaux antérieurs ou pubiens qui, au lieu de longer les parties latérales de la prostate, croisent perpendiculairement les parties latérales du vagin à 2 ou 3 centimètres au-dessus de la vulve.

Sur les points où ils entrent en contact avec le vagin, les faisceaux pubiens du releveur, sans prendre insertion sur la paroi de cet organe, lui adhèrent d'une façon intime. On verrait même, d'après Cruveilhier, un certain nombre de fibres longitudinales du vagin, pénétrer entre les faisceaux correspondants du muscle releveur. Comme, d'autre part, ces faisceaux, ceux du côté droit et ceux du côté gauche, vont s'insérer sur la ligne médiane immédiatement en arrière du vagin, ce conduit se trouve inclus dans une sorte de boutonnière musculaire qui l'entoure sur tout son pourtour, excepté en avant où les faisceaux précités, au lieu de se rejoindre, restent séparés par un intervalle de 25 à 30 millimètres.

Il résulte d'une pareille disposition que, lorsque les releveurs de l'anus se contractent, le vagin, dans sa partie correspondant à ce muscle, se trouve comprimé latéralement, tandis que sa paroi postérieure est rapprochée de la symphyse pubienne. Si à ce moment le conduit vaginal est distendu par un corps quelconque, ce corps est nécessairement comprimé sur tout son pourtour, en arrière et sur les côtés par le muscle contracté, en avant par le bord inférieur de la symphyse. Budin, en introduisant dans le vagin des cylindres en cire à modeler et en les retirant ensuite, après avoir recommandé au sujet en expérience de contracter ses releveurs, a constaté tout autour des cylindres précités une sorte d'étranglement produit par la contraction du muscle. Dans un premier cas, le diamètre antéropostérieur du cylindre, de 37 millimètres qu'il mesurait avant son introduction, se trouvait réduit à 26 millimètres. Dans un deuxième cas, il ne mesurait plus que 24 millimètres. Quant au diamètre transversal, il avait subi des réductions moins fortes, ce qui nous indique clairement que la compression produite sur le vagin par le releveur s'exerce principalement dans le sens antéropostérieur.

C'est à la contracture des faisceaux pubiens du releveur que l'on doit vraisemblablement rattacher le *vaginisme supérieur*. Budin rapporte un certain nombre de faits relatifs à des jeunes femmes chez lesquelles la contraction momentanée ou persistante du releveur empêchait l'introduction d'un spéculum, du doigt, du pénis. L'une d'elles, qui pourtant avait déjà eu deux accouchements à terme, pouvait même, pendant les rapports sexuels, en se contractant fortement, empêcher la sortie du membre viril (*penis captivus*). Hildebrandt, de son côté, dans les *Arch. für Gynäkologie* de 1872, rapporte l'histoire d'un mari qui, « juste au moment où il croyait terminer un coït jusque-là régulier, sentit tout à coup sa verge ou, pour mieux dire, son gland retenu fortement au fond du vagin, étreint et comme emprisonné dans un anneau. Chaque tentative qu'il faisait pour s'échapper restait infructueuse. Enfin, au bout de combien de minutes ? (le mari ne pouvait le dire, car le temps de son emprisonnement lui avait semblé interminable), l'obstacle disparut de lui-même : il était libre. » Hildebrandt ajoute que, « en examinant la femme plusieurs semaines après, il ne constata rien d'anormal dans le vagin ». Il s'agissait donc là, bien certainement, de la contraction spasmodique d'un des anneaux musculaires qui entourent le vagin, probablement des faisceaux pubiens du releveur.

La contracture du releveur peut même dans certains cas, comme l'établissent plusieurs faits rapportés par Budin, devenir une complication de l'accouchement en faisant obstacle à la sortie du fœtus.

§ II. — Aponévroses du périnée

Les aponévroses du périnée de la femme présentent, comme les muscles, une homologie parfaite avec celles de l'homme. Ici, comme chez l'homme, nous rencontrons trois lames aponévrotiques, que l'on distingue en superficielle, moyenne et profonde.

1° **Aponévrose périnéale superficielle.** — L'aponévrose périnéale superficielle, de forme triangulaire, s'insère par ses bords latéraux sur la lèvre antérieure des branches ischio-pubiennes. — Sa *base*, qui forme la limite réciproque du périnée antérieur et du périnée postérieur, se réfléchit de bas en haut en arrière des deux muscles transverses, pour se continuer, au-dessus de ces muscles, avec l'aponévrose périnéale moyenne. — Son *sommet*, dirigé en avant, se perd insensiblement dans le tissu cellulaire du mont de Vénus. — Sa *face inférieure* répond au fascia superficialis et à la peau. — Sa *face supérieure* recouvre les racines du clitoris et les muscles transverse, ischio-caverneux et bulbo-caverneux. — Sa *partie médiane*, enfin, nous présente un large orifice, allongé d'arrière en avant et destiné à livrer passage au conduit vulvo-vaginal. Les bords de cet orifice, situés immédiatement en dedans des deux muscles bulbo-caverneux ou muscle constricteur du vagin, se perdent sur les parois de la vulve.

2° **Aponévrose périnéale moyenne.** — L'aponévrose périnéale moyenne ou ligament de Carcassonne s'insère, comme chez l'homme, sur la lèvre postérieure des branches ischio-pubiennes. Comme chez l'homme encore, elle se compose de deux feuillets, l'un supérieur, l'autre inférieur, dans l'intervalle desquels se trouvent les vaisseaux honteux internes et un certain nombre de faisceaux musculaires, à direction transversale ou oblique, que nous avons décrits plus haut. L'*orifice uréthral*, tout petit chez l'homme, acquiert chez la femme des dimensions considérables, car, outre l'urèthre, il laisse passer le vagin : il devient l'*orifice uréthro-vaginal*.

4° **Aponévrose périnéale profonde.** — L'aponévrose périnéale profonde ou pelvienne présente exactement la même disposition que chez l'homme, avec cette variante, cependant, que la prostate est remplacée ici par le vagin. Sur les points où elle entre en contact avec le vagin, l'aponévrose périnéale profonde adhère intimement à la tunique fibreuse de ce dernier conduit.

Voyez, au sujet des muscles et aponévroses du périnée chez la femme : Luschka, *Die Muskulatur am Boden des weibl. Beckens*, Wien., 1861 ; — Hildebrandt, *Ueber Krampf des Levator ani beim Coïtus*, Arch. f. Gynäkol., 1872 ; — Morel, *Appareil musculaire du canal de l'urèthre chez la femme*, etc., Revue méd. de l'Est, 1877, p. 27 ; — Budin, *Quelques remarques sur la contraction physiologique et pathologique du muscle releveur de l'anus chez la femme*, Progr. méd., 1881 ; — Lesshaft, *Ueber die Muskeln und Fascien der Dammgegend beim Weibe*, Morphol. Jahrb., 1884 ; — Varnier, *Du détroit inférieur musculaire du bassin obstétrical*, Th. Paris, 1880 ; — Falot, *Anat. obstétricale de l'orifice pubio-périnéal*, Th. Lyon, 1889.

CHAPITRE IV

MAMELLES

Les mamelles, que l'on désigne encore sous le nom de seins, sont des organes glanduleux destinés à sécréter le lait. Ce sont elles qui, pendant toute la période que dure l'allaitement, assurent l'alimentation du nouveau-né et nous pouvons, à ce titre, les considérer comme de véritables annexes de l'appareil de la génération. Elles font défaut chez les ovipares ; mais on les rencontre invariablement chez tous les vivipares, c'est-à-dire chez tous les animaux dont les petits, en naissant, non seulement sont incapables de se procurer eux-mêmes leur nourriture, mais encore ne sauraient se contenter des substances qui forment la base de l'alimentation de l'adulte et ont réellement besoin d'un liquide nourricier spécial, élaboré et apporté dans leur tube digestif par les générateurs.

L'existence des mamelles constitue, en zoologie, un caractère sériaire d'une importance considérable : leur présence, on le sait, caractérise tous les animaux qui forment la première classe des vertébrés, les *mammifères*.

Les mamelles existent à la fois chez l'homme et chez la femme, mais avec des dimensions et une signification morphologique bien différentes. Nous les étudierons séparément dans l'un et l'autre sexe.

§ I. — La mamelle chez la femme

La femme, comme nous l'avons vu plus haut, retient dans son utérus l'ovule fécondé et lui fournit, pendant toute la durée de la gestation, les matériaux nécessaires à son développement. C'est encore à la femme, et à la femme seule, qu'incombe le soin d'alimenter le nouveau-né. Aussi l'appareil mammaire, en raison même de la fonction bien définie et essentiellement active qui lui est dévolue, arrive-t-il chez elle à un état de développement parfait, bien différent de celui de l'homme qui, comme nous le verrons plus loin, n'existe qu'à l'état rudimentaire.

A. — Considérations générales

1° **Situation.** — Les mamelles sont situées, chez la femme, sur la partie antérieure et supérieure de la poitrine, à droite et à gauche du sternum, en avant des muscles grand et petit pectoral, dans l'intervalle compris entre la troisième et la septième côte. Placées à la hauteur des bras, elles sont admirablement disposées pour que l'enfant, porté par sa mère, puisse facilement prendre la mamelon.

2° **Nombre.** — Le nombre des mamelles varie beaucoup suivant les espèces et il est à remarquer 'qu'il y a presque toujours une concordance entre ce nombre et celui des petits faits à chaque portée : on admet généralement qu'il existe autant de paires de mamelles que de petits, mais ce n'est pas là une règle absolue. Chez certains animaux de l'ordre des marsupiaux ou des rongeurs, on rencontre jusqu'à six ou sept paires de mamelles. On en compte cinq paires chez le chat, trois paires chez le blaireau et l'ours, deux paires seulement chez le lion et la loutre. Chez les singes, notamment chez les singes anthropoïdes, il n'en existe qu'une seule paire. L'homme ne nous présente également que deux mamelles symétriquement placées, l'une pour le côté droit, l'autre pour le côté gauche.

La réduction du nombre des mamelles est un fait tout à fait exceptionnel dans l'espèce humaine ; par contre, les mamelles surnuméraires sont relativement assez fréquentes. Cette augmentation numérique des organes sécréteurs du lait peut porter sur le mamelon seul ou sur la glande tout entière : l'anomalie, dans le premier cas, est appelée *polythélie* (de πολὺς, beaucoup et θηλή, mamelon); elle a reçu, dans le second, le nom de *polymastie* (de πολὺς, beaucoup et μαστός, mamelle).

Dans la *polythélie*, le ou les mamelons surnuméraires donnent du lait comme le mamelon principal. Tantôt, ils sont situés sur l'aréole même, à côté du mamelon principal (*polythélie sus-aréolaire*); tantôt ils se développent en dehors de l'aréole, entre celle-ci et la circonférence de la glande (*polythélie exo-aréolaire* ou *sus-mammaire*).

La *polymastie*, encore appelée *multimammie*, est caractérisée, comme son nom l'indique, par l'apparition d'une ou plusieurs mamelles surnuméraires. Ces mamelles surajoutées sont toujours très variables dans leur développement : rudimentaires dans certains cas, elles atteignent dans d'autres des dimensions relativement considérables. Le plus souvent, pendant la période de lactation, elles augmentent de volume et sécrètent du lait comme les mamelles principales.

Un des traits caractéristiques des mamelles surnuméraires, c'est qu'elles se développent, non pas dans des régions quelconques, mais sur des points qui, chez les animaux, présentent des mamelles normales : la polymastie, chez la femme, devient ainsi la reproduction d'un type qui est constant dans la série zoologique et, de ce fait, acquiert toute la signification des anomalies dites réversives. A cet effet, et pour indiquer les différents sièges des mamelles surnuméraires, WILLIAMS a créé un sujet hypothétique qui posséderait sept paires de mamelles. Ces mamelles, toutes théoriques à l'exception de deux, occupent les points suivants, en allant de haut en bas :

1° *La première paire*.	Dans le creux de l'aisselle ;
2° *La deuxième paire*.	Sur le bord antérieur de l'aisselle ;
3° *La troisième paire*.	Immédiatement au-dessus et un peu en dehors des mamelles normales ;
4° *La quatrième paire*	Sur le grand pectoral (ce sont les mamelles normales) ;
5° *La cinquième paire*	Au-dessous et un peu en dehors des mamelles normales ;
6° *La sixième paire*	Sur le thorax, entre les précédentes et l'ombilic ;
7° *La septième paire*.	Sur la paroi abdominale.

Il existe donc, quant au siège, six paires de mamelles surnuméraires dont trois se développent au-dessus des mamelles normales et trois au-dessous. La littérature anatomique renferme aujourd'hui un nombre considérable de faits qui se rapportent à l'une ou l'autre des six paires sus-indiquées. — Les mamelles axillaires ou préaxillaires ont été observées par LEICHTENSTERN, QUINQUAUD, HAUSEMANN, D'OUTREPONT, PERREYMOND. Les mamelles surnuméraires, qui répondent par leur situation à la cinquième paire de WILLIAMS, sont de beaucoup les plus fréquentes : j'en ai publié moi-même un fait (fig. 386) dans le *Bull. de la Soc. d'Anthropologie de Paris* de 1883. — HAMY et SINÉTY ont observé chacun un cas de mamelles surnuméraires se rapportant à la sixième paire de WILLIAMS. — Quant aux mamelles abdominales, elles sont relativement très rares. TARNIER en a signalé un cas des plus remarquables : il s'agit d'une femme qui portait à la partie supérieure de l'abdomen, à peu près sur le trajet d'une verticale passant par les seins normaux, deux mamelles parfaitement développées. BRUCE et MORTILLET ont observé des faits analogues chez l'homme.

Les limites assignées par le schéma de WILLIAMS aux mamelles surnuméraires sont de beaucoup trop étroites. On peut, en effet, rencontrer ces formations anormales, d'une part au-dessus de la première paire, d'autre part au-dessous de la septième. — Parmi les faits appartenant au premier groupe, nous signalerons les deux observations de KLOB et de PUECH, relatives à des mamelles surnuméraires situées sur l'épaule. Nous signalerons aussi, quoique un peu anciens peut-être, les deux cas de mamelles dorsales observés par PAULINUS et par SALEWSKY. — Au deuxième groupe (mamelles situées au-dessous de la septième paire hypothétique de WILLIAMS) appartient le fait de ROBERT, relatif à une femme qui présentait une mamelle sur la face externe de la cuisse, un peu au-dessous du grand trochanter. J'ai observé moi-même, en 1885, chez une femme d'une quarantaine d'années, une petite mamelle surnuméraire, située sur la face antéro-interne de la cuisse droite, à 65 millimètres au-dessous du pli de l'aine sur le trajet d'une verticale passant par l'épine du pubis. A ces deux faits de mamelles crurales, il convient d'ajouter le fait, jusqu'ici unique, signalé par Hartung, d'un masse glandulaire de la grosseur d'un œuf d'oie située dans l'épaisseur de la grande lèvre gauche : elle possédait un mamelon rudimentaire et, d'ailleurs, l'examen microscopique révéla dans la glande précitée la même structure que dans la mamelle normale.

Toutes les variétés de mamelles surnuméraires que nous venons de signaler sont relatives à des formations latérales, je veux dire à des formations situées à gauche ou à droite de la ligne médiane. Des mamelles surnuméraires développées exactement sur la ligne médiane ont été observées, chez la femme, par Gorré et par Percy. Bartels en a signalé un cas chez l'homme.

Nous avons dit plus haut que les mamelles surnuméraires, chez la femme, se montraient sur des points où, chez les animaux, se développent les mamelles normales. Ceci est manifeste pour celles des mamelles surnuméraires qui répondent aux six paires hypothétiques de Williams. Il suffit, pour s'en convaincre, de jeter les yeux sur certaines espèces de l'ordre des insectivores, qui présentent deux rangées de mamelles allant de la région de l'aisselle à la région inguinale. Mais la formule précitée est encore applicable aux formations plus rares qui se développent au-dessus et au-dessous des paires de Williams. C'est ainsi que nous rencontrons des mamelles dorsales chez quelques rongeurs, notamment chez le *Capromys Fournieri*, chez le *Myopotamus coypus*, chez le *Lagostomus trichodatylus*. Les mamelles scapulaires existent normalement chez l'*Hapalemur griseus* (Beddard). Nous rencontrons des mamelles crurales chez le *Capromys Fournieri*. La mamelle vulvaire d'Hartung peut être considérée comme l'homologue de mamelles, semblablement placées, que l'on rencontre chez beaucoup de cétacés. Enfin, il n'est pas jusqu'aux mamelles médianes qui n'aient leurs formations correspondantes dans la série animale : on rencontre, en effet, des mamelles médianes chez quelques didelphiens, notamment chez le *Didelphys virginiana* (oppossum de Virginie).

Considérées au point de vue de leur nombre, les mamelles surnuméraires se réduisent le plus souvent à une seule glande, quelquefois à deux, beaucoup plus rarement à trois. Mais on peut en observer un plus grand nombre et nous rappellerons, à ce sujet, le cas

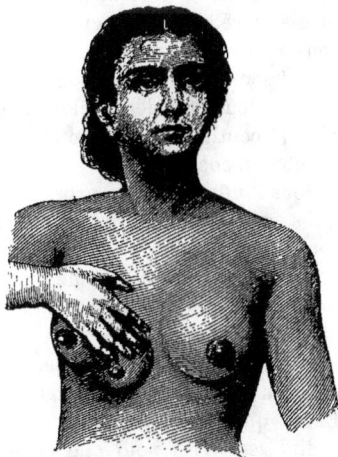

Fig. 386.

Mamelle surnuméraire, située au-dessous du sein droit (jeune femme de vingt-quatre ans).

remarquable de Neugebauer qui, sur le même sujet, a rencontré jusqu'à huit mamelles surnuméraires, dont six au-dessus des mamelles normales et deux au-dessous. Toutes ces mamelles, y compris les normales, fournissaient du lait.

Le mode de fréquence des différentes variétés topographiques de la polymastie nous est indiqué par la statistique suivante que j'emprunte en grande partie aux mémoires de Leichtenstern et de Laloy. Sur 113 mamelles surnuméraires, 100 étaient placées sur le thorax, 5 dans l'aisselle, 2 dans le dos, 2 sur l'épaule, 2 sur la cuisse, 1 sur les grandes lèvres. Des 100 cas de mamelles thoraciques, 93 (la presque totalité par conséquent) étaient situées au-dessous des mamelles normales ; 2 se trouvaient à la hauteur des normales et 4 au-dessus ; enfin, dans un cas, celui de Neugebauer, les mamelles surnuméraires étaient placées, comme nous l'avons déjà vu, en partie au-dessus, en partie au-dessous.

La polymastie n'a pas été observée seulement dans nos races européennes. Les mamelles surnuméraires ont été signalées encore dans de nombreuses races exotiques, notamment chez une négresse, une Malaise, une Mongole, une Hindoue, etc. Il est probable que cette anomalie existe dans toutes les races, et il me paraît même rationnel d'admettre que, comme les anomalies réversives, elle est plus fréquente dans les races inférieures que dans nos races civilisées. Mais, sur ce dernier point, nous manquons encore d'obervations suffisamment nombreuses pour asseoir une conclusion quelque peu précise.

Enfin, des faits relativement nombreux tendent à démontrer que la polymastie, analogue en cela à un grand nombre d'anomalies, est héréditaire. Cette influence de l'hérédité se manifesterait environ dans 1/3 des cas, d'après les observations analysées par Leichtenstern. Pour ne citer qu'un seul fait, nous rappellerons cette famille observée par Pétrequin, dans laquelle le père, ses trois fils et ses deux filles portaient chacun une mamelle thoracique surnuméraire.

Voyez, au sujet des mamelles surnuméraires, chez la femme et chez l'homme : Gruber, *Ueber die männl. Brustdrüse*, Mém. de l'Acad. imp. de Saint-Pétersbourg, 1866 ; — Handyside, Journ. of Anat. and Physiol., 1872 ; — Hartung, *Ueber einen Fall von Mamma accessoria*, Th. Erlangen, 1875 ; — Leichtenstern, Virchow's Arch., 1878, t. LXXIII, p. 222 ; — Notta, Arch. de tocologie, 1882 ; — Rapin, Revue méd. de la Suisse romande, 1882 ; — G. de Mortillet, Bull. de la Soc. d'Anthrop., 1883 ; — Hamy, Bull. de la Soc. d'Anthrop., 1885 ; — Blanchard, *Sur un cas de polymastie et sur la signification des mamelles surnuméraires*, Bull. de la Soc. d'Anthrop., 1885 ; —

Du même, *Sur un cas remarquable de polythélie héréditaire*, ibid., 1886; — Fauvelle, *Origine de la polymastie*, Bull. de la Soc. d'Anthrop., 1886; — Edwards, Philos. med. News, 1886; — Neugebauer, Centrabl. f. Gynäkol., 1886; — Sinéty, *Deux cas de polymastie chez la femme*, Gaz. méd. de Paris, 1887; — Hausemann, Zeitschr. f. Ethnologie, 1890; — Hennig, *Ueber menschl. Polymastie und über Uterus bicornis*, Archiv. f. Anthrop., 1890; — Evelt, *Ein Fall von Polymastie*, Arch. f. Anthrop., 1891; — Williams, *Polymastism with special reference to Mammæ erraticæ*, Journ. of Anat. and Physiol., 1891; — Testut, *Note sur un cas de mamelle surnuméraire*, Bull. de la Soc. d'Anthrop., 1883; — Du même, *Sur un cas de mamelle crurale*, ibid., 1891; — Laloy, *Un cas nouveau de Polymastie*, L'Anthropologie, 1892.

3° **Volume.** — A la naissance, les mamelles ne mesurent que 8 à 10 millimètres de diamètre. Elles sont encore, comme on le voit, tout à fait rudimentaires et elles conservent ce caractère jusqu'à la puberté. A ce moment, elles présentent un accroissement brusque, comme les organes génitaux, et arrivent en très peu de temps à leur état de développement parfait. Elles mesurent alors, en moyenne, 10 à 11 centimètres de hauteur sur 12 ou 13 centimètres de largeur et 5 ou 6 centimètres d'épaisseur.

Sous l'influence de la grossesse, les seins augmentent de volume. Ce gonflement, qui se manifeste d'ordinaire peu de temps après la fécondation, disparaît souvent vers le quatrième ou le cinquième mois, pour reparaître à la fin de la gestation (Tarnier). Vers le deuxième ou troisième jour qui suit l'accouchement, la sécrétion lactée s'établit et la glande mammaire entre véritablement alors dans sa période d'activité : le lait s'accumulant dans les alvéoles et dans les canaux excréteurs, elle devient plus dure, plus lourde, plus volumineuse. Elle peut acquérir ainsi un volume double ou même triple de celui qu'elle avait avant la grossesse. Enfin, quand l'allaitement est terminé, la mamelle revient à ses dimensions ordinaires. C'est pour elle la période de repos et elle restera comme endormie jusqu'au jour où surviendra une deuxième grossesse, entraînant pour elle une nouvelle période de gonflement et de sécrétion.

Après la ménopause, la glande mammaire, devenue inutile, subit l'atrophie qui frappe à ce moment la plupart des organes génitaux. Ses éléments histologiques, les éléments sécréteurs surtout, disparaissent en grande partie et, quand ils ne sont pas remplacés par de la graisse, la glande tout entière subit dans ses dimensions une réduction considérable. Elle se trouve, dans certains cas, tellement réduite, qu'elle n'est plus représentée que par une petite masse de consistance fibreuse, située immédiatement au-dessous de la peau et rappelant jusqu'à un certain point le type infantile.

Comparées l'une à l'autre, les deux mamelles ne présentent que très rarement des dimensions identiques : l'inégalité est pour ainsi dire la règle. La différence volumétrique que l'on observe entre les deux organes, différence qui est tantôt en faveur du droit, tantôt en faveur du gauche, est parfois considérable : chacun sait qu'il existe des femmes qui ne nourrissent que d'un seul sein.

Les mamelles présentent dans leurs dimensions des variations ethniques, certainement très étendues, mais encore mal étudiées. En général, elles sont plus volumineuses dans les climats chauds que dans les climats froids, plus volumineuses aussi dans les contrées marécageuses et dans les vallées que dans les pays secs et montagneux (Huschke). Parmi les races que caractérise un développement remarquable des seins, nous signalerons les peuplades de l'Afrique méridionale. Les boschimanes notamment, quand elles allaitent, ont des mamelles pendantes, plus ou moins pédiculées, suffisamment longues pour leur permettre de les rejeter par-dessus les épaules et de les donner ainsi à leur nourrisson qu'elles portent sur le dos.

Le volume des mamelles nous présente encore de nombreuses variations individuelles, mais ces variations individuelles ne nous sont guère mieux connues que les variations ethniques. Il ressort, cependant, des quelques observations recueillies à ce sujet, que le développement des mamelles n'est en rapport, ni avec la taille, ni avec la constitution du sujet : on voit des femmes de haute taille et de constitution robuste, avec des seins d'un développement médiocre et, par contre, on observe assez fréquemment des femmes petites, maigres, d'aspect chétif, qui possèdent des seins dépassant la moyenne. Du reste, hâtons-nous de le dire, on aurait grand tort de juger une nourrice exclusivement d'après le volume du sein. Le sein se compose, en effet, comme nous le verrons plus loin, de deux éléments de valeur bien différente : un élément essentiel, qui est la glande mammaire elle-même ; un élément tout à fait accessoire, qui est le tissu adipeux. Or, ces deux éléments ne se mélangent pas toujours dans une proportion égale et bien définie : sur certains sujets, la graisse est excessivement rare et la mamelle alors est presque entièrement constituée par la glande (*mamelle glandulaire*) ; sur d'autres, au contraire, la glande est peu développée et la graisse domine manifestement (*mamelle graisseuse*). On conçoit, par conséquent, qu'à volume égal, une mamelle à type glandulaire aura toujours des aptitudes fonctionnelles supérieures à celles d'une mamelle à type graisseux. On conçoit même qu'une mamelle qui est relativement petite, mais qui possède peu de graisse, puisse fournir plus de lait qu'une mamelle qui est beaucoup plus volumineuse, mais dans laquelle domine l'élément adipeux.

Un fait intéressant que l'on trouve énoncé un peu partout et qui ressort de l'examen comparatif des femmes des villes et des femmes de la campagne, c'est que ces dernières ont des seins plus développés et incomparablement beaucoup plus aptes à l'allaitement. Ce fait provient de deux causes. — La première, c'est que les femmes des villes (je parle bien entendu de la femme qui occupe une certaine position sociale et non de la femme d'ouvrier), en consacrant la plus grande partie de leur temps, jusqu'à l'âge de seize à dix-huit ans, à leur éducation intellectuelle, dérivent ainsi, au profit de leur appareil cérébral, un certain nombre d'éléments qui auraient dû servir au développement des autres appareils, tout particulièrement de l'appareil génital. On arrivera certainement un jour à reconnaître qu'il y a comme une sorte de balancement entre le développement des fonctions cérébrales et celui des fonctions sexuelles et que tout ce que l'on fait en faveur de l'un de ces deux facteurs est au détriment de l'autre. — La deuxième cause, c'est que, tandis que toutes les femmes de la campagne allaitent elles-mêmes leurs enfants, les femmes de la ville, pour une raison ou pour une autre, les nourrissent au biberon ou les confient à des nourrices mercenaires. Dans l'un et l'autre cas, leurs seins ne fonctionnent pas et, de ce fait, subissent naturellement le sort qui attend tous les organes devenus inutiles : ils s'atrophient. Sans doute, cette atrophie, si on la considère sur un seul sujet, est fort légère, peut-être même peu visible. Mais, l'hérédité aidant, elle se transmet de générateurs à descendants et, au bout d'un certain nombre de générations, devient très appréciable. « Nous avons eu l'occasion, écrit SINÉTY, d'observer des familles dont les enfants étaient nourris au biberon depuis plusieurs générations et dont les femmes, quoique belles et vigoureuses en apparence, avaient des seins très peu développés. » Que de médecins, que d'accoucheurs pourraient confirmer les observations de SINÉTY ! Les mamelles s'atrophient donc peu à peu quand elles ne remplissent pas les fonctions qui leur sont dévolues, et il n'est pas irrationnel de penser que si nos femmes des villes continuent à ne pas allaiter leurs enfants, un jour viendra où leurs seins, leurs glandes mammaires tout au moins, se trouveront réduites aux proportions minuscules que nous présentent aujourd'hui celles de l'homme. Ce sera la conséquence fatale de cette grande loi morphologique, qui régit l'évolution des êtres, qu'un organe qui perd sa fonction, qui devient inutile par conséquent, s'atténue peu à peu phylogénétiquement et finit par disparaître.

4° Poids. — Le poids de la mamelle varie naturellement comme son volume. A la naissance, elle ne pèse que 30 à 60 centigrammes (Puech). Chez la jeune fille, en dehors de la lactation, leur poids moyen est de 150 à 200 grammes. Chez la nourrice, ce poids oscille d'ordinaire entre 400 et 500 grammes ; mais il peut atteindre jusqu'à 800 et 900 grammes.

5° Consistance. — Les mamelles sont fermes et élastiques chez la jeune fille vierge et chez la jeune femme nullipare. Elles perdent de leur consistance sous l'action des attouchement répétés et principalement sous l'influence des grossesses, surtout quand chacune de ces grossesses a été suivie d'une période d'allaitement. Chez les femmes qui ont eu de nombreux enfants, elles sont molles, flasques, plus ou moins pendantes au-devant de la poitrine.

B. — Conformation extérieure et rapports

La mamelle revêt l'aspect d'une demi-sphère, reposant sur le thorax par sa face plane et présentant sur le milieu de sa face convexe une saillie en forme de papille, appelé *mamelon*. Cette forme fondamentale nous offre de nombreuses variétés. Le diamètre antéro-postérieur, tout d'abord, peut s'allonger ou se réduire : dans le premier cas, nous avons la mamelle *conique* et la mamelle *piriforme ;* dans le second cas, la mamelle *aplatie* ou *discoïdale.* Chez certains sujets, principalement chez les femmes grasses et chez les multipares, la mamelle, au lieu de se terminer en pointe, conserve jusqu'à son extrémité libre un diamètre à peu près invariable : elle revêt alors une forme plus ou moins *cylindrique.* Quelquefois même, la mamelle présente son plus petit diamètre au niveau de sa base et, dans ce cas, se trouve rattachée à la poitrine par une sorte de pédicule : elle est dite *pédiculée.* Quelle que soit sa forme, la mamelle nous offre toujours à considérer une face postérieure, une face antérieure et une circonférence.

1° Face postérieure. — La face postérieure, plane, repose sur le grand pectoral et souvent aussi, par sa partie inféro-externe, sur le grand dentelé. La glande est séparée de ces muscles par leurs aponévroses d'abord, puis par le fascia superficialis auquel elle adhère intimement. Le fascia superficialis, à son tour, est uni à l'aponévrose sous-jacente par une couche de tissu cellulaire, qui, suivant les sujets, est très serré ou excessivement lâche : dans le premier cas, la mamelle est solidement fixée à la paroi thoracique, tandis que dans le second elle jouit de mouvements fort étendus. C'est cette couche de tissu cellulaire lâche, aréolaire, à grandes mailles, que Chassaignac a décrite comme une bourse séreuse, la *séreuse rétromammaire* ou *séreuse du sein.*

2° Face antérieure. — La face antérieure ou cutanée, fortement convexe, répond à la peau. Dans la plus grande partie de son étendue, cette face est lisse et unie, de coloration blanchâtre, recouverte de poils de duvet. A sa partie moyenne se voit une région spéciale, formée par l'*aréole* et le *mamelon :*

a. *Aréole.* — L'aréole ou auréole (fig. 386,2) est une région régulièrement circulaire, de 15 à 25 millimètres de diamètre, située à la partie la plus proéminente de la mamelle. Elle se distingue nettement des régions voisines par sa coloration, qui est plus foncée. Elle s'en distingue encore par la présence, à sa surface extérieure, d'un certain nombre de petites saillies ou élevures, douze à vingt en

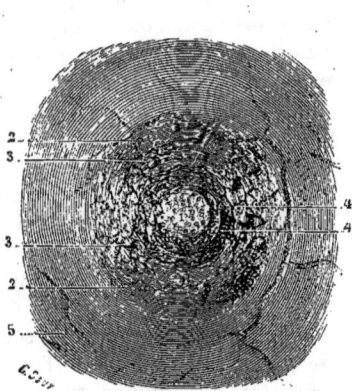

Fig. 387.   Fig. 387 bis.
Le mamelon et son aréole, chez une femme   Le mamelon et son aréole, chez une femme
vierge.   enceinte.

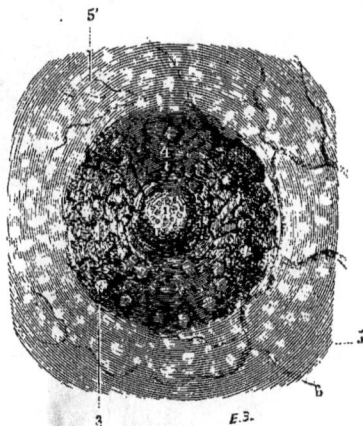

1, mamelons. — 2. aréole. — 3. tubercules de Morgagni (fig. 3 7) et tubercules de Montgomery (fig. 387 bis). — 4, sillons à la base du mamelon. — 5, peau du sein. — 5', aréole secondaire. — 6, cercle veineux de Haller.

moyenne, que l'on désigne sous le nom de *tubercules de Morgagni*. Ces élevures, qui donnent à l'aréole un aspect rugueux, sont ordinairement disséminées d'une façon irrégulière ; sur certains sujets, cependant, on les voit se disposer suivant une ligne circulaire dont le mamelon occupe le centre. Mais, quelle que soit leur disposition, les tubercules de Morgagni ont toujours la même signification : ce sont des glandes sébacées, qui présentent ici un développement tout particulier et qui, à leur niveau, soulèvent le tégument. Au centre de chacune d'elles se trouve un poil, presque toujours de petites dimensions.

L'aréole subit, sous l'influence de la grossesse, des modifications importantes. — Tout d'abord, elle change de couleur : rosée chez la jeune fille et chez la femme nullipare, elle prend, peu de temps après la fécondation, une teinte plus foncée, teinte qui varie, suivant les sujets, du jaune brun au brun noirâtre ; elle est, chez la négresse, d'un beau noir d'ébène. — Puis, tout autour d'elle en apparaît une autre, qui s'étend plus ou moins loin du côté de la circonférence de la mamelle. Cette deuxième aréole (*aréole secondaire* des accoucheurs) se distingue de l'aréole décrite plus haut (*aréole primitive* ou *aréole vraie* des accoucheurs) en ce que sa coloration est un peu moins foncée et surtout moins uniforme. Si on la regarde de près, en effet, on constate qu'elle est parsemée çà et là de petits îlots de peau non pigmentée, formant autant de taches plus ou moins circulaires : de là les noms divers d'*aréole tachetée, mouchetée, tigrée, pommelée*, que l'on donne indistinctement à l'aréole secondaire. — Enfin, sous l'influence de la grossesse, les tubercules de Morgagni deviennent plus volumineux et forment à la surface de l'aréole des saillies semi-hémisphériques, qui mesurent de 2 à 5 millimètres de diamètre : les accoucheurs les désignent alors sous le nom de *tubercules de Montgomery*. Vers la fin de la grossesse, ces tubercules laissent sourdre, quand on les presse latéralement, un liquide qui présente tous les caractères du colostrum, ce qui a déterminé un grand nombre d'auteurs à les considérer comme des glandes mammaires rudimentaires ou bien comme des formations intermédiaires entre la glande mammaire et les glandes sébacées ordinaires. — Ils persistent pendant tout le temps que dure l'allaitement.

b. *Mamelon.* — Le mamelon (fig. 386,1 et 388,3) se dresse, comme une grosse papille, au centre de l'aréole : il se dirige obliquement d'arrière en avant et un peu de dedans en dehors.

Considéré au point de vue de sa forme, il revêt ordinairement l'aspect d'un cylindre ou d'un cône, arrondi à son extrémité libre. Mais ce n'est pas là une disposition constante : on voit des mamelons semi-hémisphériques, des mamelons aplatis ou discoïdes, des mamelons plus volumineux à leur extrémité libre qu'à leur base, plus ou moins pédiculés par conséquent. D'autres fois, son sommet, au lieu d'être convexe, nous présente une dépression plus ou moins accusée, qui est le résultat d'une sorte d'invagination du tégument. Cette disposition peut s'exagérer et, dans ce cas, le mamelon tout entier est rentré dans la glande mammaire sous-jacente : à son lieu et place, l'œil ne rencontre plus qu'une excavation plus ou moins profonde (*mamelon rentré*), rappelant assez bien la dépression ombilicale.

Les dimensions du mamelon ne sont pas moins variables. Habituellement, son développement est proportionnel à celui de la glande elle-même, mais ce n'est pas là une règle absolue : on voit assez souvent de tout petits mamelons surmonter des mamelles bien développées et, vice versa, des mamelons volumineux coïncider avec des mamelles de petites dimensions ou même rudimentaires. Le mamelon nous présente, en moyenne, une longueur de 10 à 12 millimètres; sa largeur, mesurée au niveau de la base, est de 9 ou 10 millimètres.

Extérieurement, le mamelon est irrégulier, rugueux, parfois même comme crevassé. Il doit cet aspect à une multitude de rides et de papilles qui se dressent à sa surface. Sur son sommet se voient douze à vingt orifices, qui ne sont autres que les embouchures des canaux galactophores.

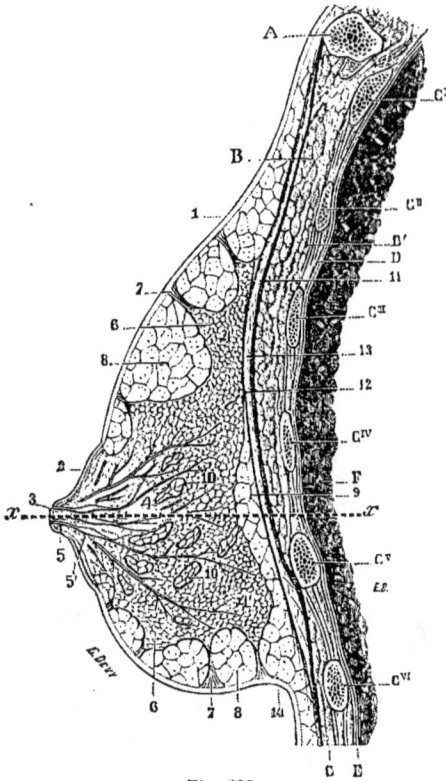

Fig. 388.

Coupe verticale et antéro-postérieure de la mamelle droite (sujet congelé, vingt-deux ans ; segment externe de la coupe).

C^I, C^{II}, C^{III}, C^{IV}, C^V, C^{VI}, première, deuxième, troisième, quatrième, cinquième et sixième côtes. — A, clavicule. — B, grand pectoral. — B', petit pectoral. — C, grand oblique. — D, intercostaux. — E, plèvre. — F, poumons. — *xx*, plan horizontal, passant par le mamelon.

1, peau de la mamelle. — 2, aréole. — 3, mamelon. — 4, glande mammaire (portion centrale), avec 4' sa portion périphérique. — 5, canaux galactophores, avec 5' leur sinus. — 6, crêtes de la glande mammaire. — 7, les cloisons fibreuses qui les continuent jusqu'au derme cutané. — 8, loges adipeuses, remplies de graisse. — 9, couche graisseuse rétro-mammaire. — 10, traînées graisseuses intra-mammaires. — 11, aponévrose du grand pectoral. — 12, fascia superficialis (ligament suspenseur de la mamelle). — 13, couche de tissu cellulaire lâche, située entre le fascia superficialis et l'aponévrose sous-jacente (séreuse de la mamelle). — 14, sillon sous-mammaire.

3° Circonférence. — La circonférence de la mamelle sépare la face antérieure de la face postérieure. A sa partie inférieure, elle répond à un sillon demi-circulaire, le *sillon sous-mammaire* (fig. 388,14). A sa partie supérieure, rien ne l'indique extérieurement : à ce niveau, en effet, la face antérieure de la mamelle se continue insensiblement, dans la plupart des cas tout au moins, avec la paroi thoracique.

C. — CONSTITUTION ANATOMIQUE

La mamelle se compose essentiellement des trois parties suivantes : 1° une glande, la *glande mammaire proprement dite;* 2° une *enveloppe cutanée;* 3° une *enveloppe cellulo-graisseuse.*

1° Glande mammaire proprement dite.

— La glande mammaire, une fois débarrassée par la dissection des parties molles qui l'entourent, se présente à nous sous la forme d'une masse aplatie d'avant en arrière, à contour irrégulièrement circulaire, plus épaisse à sa partie moyenne qu'à la périphérie, plus épaisse aussi à sa partie inférieure qu'à sa partie supérieure (fig. 388), revêtant en un mot la même configuration générale que la mamelle elle-même. Sa surface extérieure, fortement accidentée, nous présente çà et là des excavations plus ou moins profondes, séparées les unes des autres par des parties saillantes en forme de crêtes. Parties déprimées et parties saillantes sont partout recouvertes par une couche de tissu conjonctif ; mais cette couche n'est ni suffisamment épaisse, ni suffisamment isolable pour mériter le nom, que lui donnent certains auteurs, d'*enveloppe fibreuse de la mamelle.* Si maintenant on divise la masse

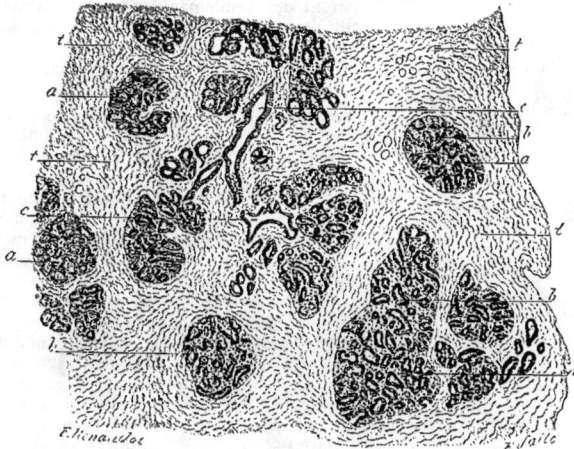

Fig. 389.

Coupe de la mamelle d'une femme adulte en lactation
(d'après SINÉTY).

a, lobule de la glande. — b, acini tapissés d'une couche d'épithélium cubique.
c, conduit excréteur. — t, stroma formé de tissu conjonctif.

glandulaire en deux segments par une coupe horizontale ou verticale passant par le mamelon, on distingue sur la surface de coupe deux parties bien différentes : une partie périphérique, de coloration jaunâtre ou rougeâtre, molle, friable, formée manifestement par des grains glandulaires ; une partie centrale, de coloration blanchâtre, comprenant, avec des grains glandulaires beaucoup plus rares, du tissu conjonctif et les conduits excréteurs de la glande.

a. *Lobes, lobules, acini.* — La glande mammaire est une glande en grappe. Unique en apparence, elle se compose en réalité d'un certain nombre de glandes distinctes, que l'on désigne ordinairement sous le nom de *lobes.* Ces lobes, au nombre de douze à vingt, sont en contact réciproque par leur surface extérieure. Ils se pénètrent même plus ou moins par leur périphérie ; mais ils n'en conservent pas moins leur indépendance fonctionnelle et chacun d'eux, du reste, possède un canal excréteur qui lui appartient en propre. Les lobes à leur tour, comme dans toutes les glandes en grappe, se subdivisent en *lobules* et ceux-ci en *acini.*

Les acini de la glande mammaire se présentent sous la forme de petites masses, sphériques ou piriformes, mesurant en moyenne 130 à 150 μ de diamètre. Chacun d'eux est muni d'un canal excréteur, à l'extrémité duquel il est suspendu comme un fruit à son pédicule. Envisagés au point de vue de leur structure, les acini se composent d'une paroi propre, mince et hyaline, tapissée intérieurement par une seule rangée de cellules épithéliales. Ces cellules sont aplaties, pavimenteuses par conséquent, et possèdent à leur centre un noyau arrondi ou ovoïde. Elles subissent, à la fin de la grossesse et pendant toute la période de la lactation, des transformations spéciales qui aboutissent, suivant les cas, soit à la formation des corpuscules du colostrum, soit à la production des globules du lait.

Chez le fœtus à terme et même chez l'enfant, les acini glandulaires n'existent pas et la glande mammaire, à ce stade de son évolution, se trouve réduite à ses canaux galactophores et à leurs ramifications, peu nombreuses encore et terminées en cul-de-sac. A l'âge de la puberté, les ramifications des galactophores se multiplient par une sorte de bourgeonnement des parties déjà formées et, à leurs extrémités, apparaissent des renflements, qui sont les rudiments des futurs acini. Les acini, en effet, n'acquièrent leur complet développement que dans la première grossesse, alors qu'ils ont à se préparer au rôle important qui leur incombera après l'accouchement.

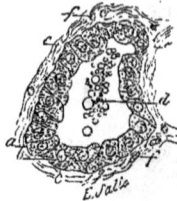

Fig. 390.

Acinus de la mamelle d'une femme en lactation (d'après SINÉTY).

a, cellules épithéliales. — *b*, noyau. — *c*, nucléole. — *d*, globule du lait. — *e*, fibres conjonctives. — *f*, cellules de tissu conjonctif.

a. *Formation du colostrum.* — Dans les derniers temps de la grossesse, le mamelon laisse sourdre une quantité plus ou moins considérable d'un liquide clair, d'une coloration jaunâtre, d'une consistance légèrement visqueuse : ce liquide a reçu le nom de *colostrum*. Sa production continue deux ou trois jours encore après l'accouchement, jusqu'au moment où s'établit franchement la sécrétion lactée. Si nous examinons le colostrum au microscope, nous y reconnaissons, baignant dans un liquide séreux, les deux éléments suivants (fig. 391, A) : 1° des globules graisseux, analogues à ceux que l'on rencontre dans le lait normal ; ils diffèrent de ces derniers, cependant, en ce qu'ils sont un peu plus volumineux et ont une tendance plus grande à s'accoler les uns aux autres ; 2° des corps granuleux, sphériques ou ovoïdes, de 3 à 25 μ de diamètre, auxquels HENLE a donné le nom de *corpuscules du colostrum*. Ces corpuscules sont constitués par des amas de gouttelettes graisseuses, entourés ou non d'une enveloppe albuminoïde. Un certain nombre d'entre eux, ordinairement les plus petits, possèdent un noyau, qui, comme le corpuscule lui-même, est arrondi ou ovalaire.

La signification des globules du colostrum a soulevé de nombreuses controverses et, malgré toutes les recherches entreprises sur ce sujet, la question n'est pas encore complètement résolue. On ne cite plus aujourd'hui que pour mémoire l'opinion émise par HENLE, qui considérait les corpuscules du colostrum comme de simples amas de granulations graisseuses, sans enveloppe et sans noyau. Ces corpuscules, en effet, à l'un de leurs stades évolutifs, présentent toujours un noyau, et, de ce fait, ont manifestement une origine cellulaire. Pour les uns (RAUBER), ce seraient des leucocytes, ayant subi la dégénérescence graisseuse. Pour d'autres, ce seraient des cellules de l'épithélium glandulaire lui-même, dont le protoplasma serait bourré de granulations graisseuses, et ici encore nous nous trouvons en présence de deux opinions : l'une soutenue par HEIDENHAIN, d'après laquelle les cellules épithéliales précitées absorbent ces

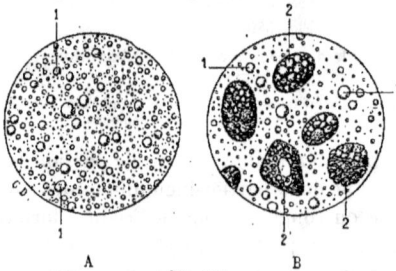

Fig. 391.

Produits de la glande mammaire : A, une goutte de lait ; B, une goutte de colostrum.

1, 1, globules du lait. — 2, 2, corpuscules du colostrum. — 2' un corpuscule du colostrum, au centre duquel se voit le noyau de la cellule primitive.

granulations par une sorte d'intussusception ; l'autre qui considère ces granulations comme se développant sur place dans l'épaisseur même du protoplasma cellulaire.

De ces différentes opinions, la dernière nous paraît de beaucoup la plus rationnelle : c'est aussi celle qui est le plus généralement acceptée. Dans les derniers temps de la grossesse, l'épithélium des acini glandulaires se multiplie de manière à remplir entièrement l'acinus. Les cellules centrales produisent au sein de leur protoplasma des granulations graisseuses qui, augmentent graduellement de nombre et de volume, finissent par occuper tout le corps cellulaire et masquer le noyau. En même temps que les cellules superficielles subissent cette dégénérescence graisseuse, il apparaît autour d'elles un liquide séreux sécrété par les cellules profondes. Ce liquide séreux, avec les cellules précitées transformées en corps granuleux, n'est autre que le colostrum. Il occupe tout d'abord la cavité même de l'acinus ; puis, il s'engage dans les canaux excréteurs et, de proche en proche, gagne l'area cribrosa du mamelon pour s'écouler au dehors.

L'écoulement du colostrum s'effectue sous l'influence d'une sorte de vis à tergo, à laquelle s'ajoute plus tard, lors de l'allaitement, la succion exercée par le nouveau-né. L'acinus, une fois débarrassé des corpuscules du colostrum qui remplissaient sa cavité, ne renferme plus qu'une seule rangée de cellules appliquées contre sa paroi. Ce sont elles qui vont sécréter le lait.

b. *Sécrétion du lait.* — Le lait, comme nous le verrons plus loin, se compose essentiellement d'un liquide séreux en suspension des globules de graisse. Ces globules prennent naissance dans le protoplasma des cellules glandulaires. Tous les auteurs sont assez bien d'accord sur ce point ; mais les divergences commencent quand il s'agit d'expliquer la manière suivant laquelle ces globules, primitivement emprisonnés dans la cellule, s'en échappent pour tomber dans le sérum du lait. A ce sujet, deux opinions principales se partagent les faveurs des histologistes.

La première assimile la glande mammaire, fonctionnellement du moins, à une glande sébacée. Les cellules glandulaires se multiplieraient pendant toute la durée de la lactation, les profondes repoussant les superficielles. Celles-ci produiraient des globules graisseux ; puis, une fois bourrées de ces globules, se détacheraient et éclateraient, jetant leur contenu dans la lumière de l'acinus. Le passage des globules graisseux dans le lait aurait donc pour conséquence la destruction complète des cellules dans lesquelles ces globules ont pris naissance. Une pareille explication est peu compatible avec le fait histologique, énoncé plus haut, que l'acinus, durant la période de lactation, ne possède qu'une seule rangée de cellules.

La deuxième opinion, soutenue par HEIDENHAIN et par PARTSCH, peut être résumée comme suit. Les globules graisseux se développent de préférence dans la partie interne

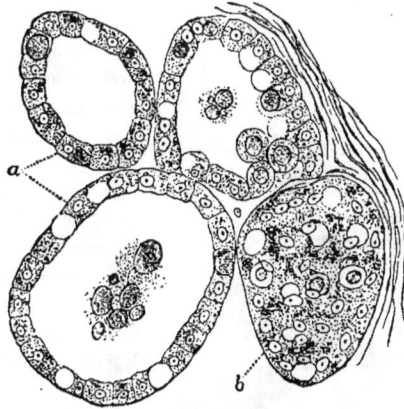

Fig. 302.

Coupe transversale d'une glande mammaire de chatte à un degré avancé de gravidité (d'après KLEIN).

a, cellules épithéliales revêtant les alvéoles, vues de profil. — *b*, les mêmes, vues de face (plusieurs cellules épithéliales renferment un globule graisseux ; dans la cavité de quelques-uns des alvéoles se voient des globules du lait et de la substance granuleuse).

ou centro-acineuse de la cellule, entre son noyau et son extrémité libre. Cette partie de la cellule, au fur et à mesure que les globules se développent, se gonfle et fait saillie dans la lumière de l'acinus. Puis, quand sa distension a atteint son maximum et que cette distension dépasse la résistance du corps cellulaire, celui-ci s'entr'ouvre à son point culminant et déverse son contenu adipeux dans la lumière de l'acinus. Mais la cellule ne meurt pas pour cela : le dégagement graisseux une fois effectué, le protoplasma se reforme au-devant du noyau et de nouveau apparaissent des granulations graisseuses qui subiront le même sort que les précédentes, je veux dire, augmenteront de volume, feront dans la lumière de l'acinus une saillie graduellement croissante et, finalement s'échapperont de la cellule à travers une rupture de sa partie centro-acineuse. Nous devons ajouter que, dans certains cas, les globules graisseux, en sortant de la cellule où ils ont pris naissance, entraînent après eux une portion du protoplasma cellulaire, qui les recouvre alors à la manière d'une petite calotte. Le noyau cellulaire lui-même peut, dans certains cas où il est très rapproché de l'extrémité libre de la cellule, suivre les globules graisseux et tomber dans l'acinus, où il ne tarde pas à disparaître par un processus régressif spécial, auquel FLEMMING et NISSEN ont donné le nom de *chromatolyse*. Il est probable que, dans ce cas, un deuxième noyau se forme dans la partie de la cellule qui est restée au contact de la paroi glandulaire ; ou bien encore, suivant l'opinion de NISSEN, le noyau, avant la rupture de la cellule, se divise en deux noyaux secondaires, l'un superficiel qui tombera dans l'acinus en même temps que les globules graisseux, l'autre profond qui restera pour constituer la cellule nouvelle.

b. *Canaux excréteurs.* — Les canaux excréteurs, au sortir des acini, se réunissent les uns aux autres pour former des canaux plus volumineux. Chaque lobule donne ainsi naissance à un canal excréteur unique, dit *canal lobulaire*. A leur tour, tous les canaux lobulaires se jettent, pour un même lobe, dans un canal collecteur commun : ce canal collecteur commun, qui résume, comme son nom l'indique, toute la circulation d'un lobe, est appelé *canal galactophore* (de γάλα, lait et φέρω, je porte).

Les canaux galactophores (fig. 393,1), au nombre de douze à vingt comme les lobes glandulaires dont ils émanent, se dirigent tous vers la base du mamelon. Un peu avant de l'atteindre, chacun d'eux présente une dilatation fusiforme de 12 à 15 millimètres de long sur 6 à 8 de large : c'est l'*ampoule* ou le *sinus galactophore*. Le lait s'y amasse dans l'intervalle de l'allaitement et l'ensemble de ces sinus représente jusqu'à un certain point le réservoir que l'on rencontre sur le trajet de certains canaux excréteurs, l'uretère et les canaux biliaires par exemple.

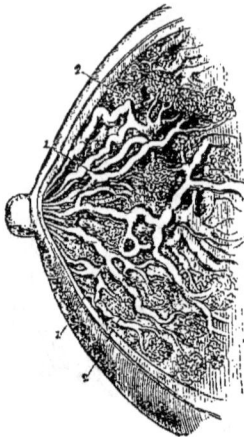

Fig. 393.

Les globules de la glande mammaire et les conduits galactophores (d'après PLAY- FAIR).

1, conduits galactophores.
2, lobules de la glande mammaire.

Au sortir de leur sinus, les canaux galactophores s'engagent dans le mamelon, le parcourent dans toute son étendue en suivant un trajet rectiligne et, finalement, viennent s'ouvrir à son sommet par des orifices arrondis, dont le diamètre est toujours inférieur à celui des canaux eux-mêmes. L'ensemble de ces orifices constitue, au sommet du mamelon, une sorte de crible ou de pomme d'arrosoir qui présente la plus grande analogie avec ce que l'on observe au sommet des papilles ou mamelons du rein : on pourrait l'appeler l'*area cribrosa* du mamelon.

Les canaux galactophores sont dépurvus de valvule. Contrairement aux assertions anciennes de Nuck et de Verheyen, émises de nouveau à une époque plus récente par Dubois et par J. Duval, ces canaux ne paraissent pas s'anastomoser entre eux au cours de leur trajet. Sappey, en se basant sur les résultats de nombreuses injections, rejette formellement l'existence de ces anastomoses et je partage entièrement sa manière de voir sur ce point : les canaux galactophores sont tout aussi indépendants que les lobes mammaires où ils prennent leur origine. Chez beaucoup de mammifères, le sommet du mamelon présente, comme chez l'homme, des orifices multiples. Chez la vache, tous les canaux galactophores débouchent au contraire dans un réservoir central, lequel s'ouvre à l'extérieur par un orifice commun.

Histologiquement, les canaux excréteurs de la glande mammaire se composent de deux couches, l'une externe, l'autre interne. — La *couche externe* est formée par du tissu conjonctif, entremêlé d'un certain nombre de fibres élastiques. Quelques auteurs ont décrit autour d'elle ou dans son épaisseur des fibres musculaires lisses. Mais ces fibres ont été vainement cherchées par Ebertu, par Henle et par Kölliker : leur existence est donc très incertaine. — La *couche interne* est constituée par des cellules épithéliales, disposées en une seule rangée et séparées de la couche conjonctive par une basale fort mince. Ces cellules épithéliales, examinées dans les canaux galactophores, sont franchement cylindriques : elles mesurent de 15 à 20 µ de hauteur et laissent au conduit une lumière relativement fort large. Dans les canaux excréteurs secondaires, elles sont polyédriques. Enfin, dans la partie des canaux excréteurs qui fait immédiatement suite à l'acinus, l'épithélium est pavimenteux, comme dans l'acinus lui-même.

c. *Tissu conjonctif interstitiel.* — Tous les éléments constitutifs de la glande mammaire sont unis les uns aux autres par un tissu conjonctif dense, de coloration blanchâtre, qui s'étend jusque dans les intervalles des acini. Il sert de substratum aux vaisseaux et aux nerfs. Ce tissu conjonctif renferme toujours des cellules adipeuses, souvent même, chez les sujets doués d'un certain embonpoint, de véritables lobules adipeux (fig. 388, 10). Il renferme aussi un certain nombre de leucocytes mono- ou polynucléés.

Ces derniers éléments se multiplient pendant la grossesse : on les voit alors traverser la membrane propre et venir se loger, soit entre les cellules de l'épithélium glandulaire, soit dans la lumière même de l'acinus. Nous rappellerons, à ce sujet, que les leucocytes, ainsi émigrés, avaient été considérés par quelques histologistes comme devant former plus tard, à la suite d'une dégénérescence graisseuse, les corpuscules du colostrum.

Le stroma conjonctif de la mamelle ne s'accroît pas, durant la grossesse, comme le font les éléments essentiellement glandulaires. Les recherches de STEINHAUS, confirmées tout récemment par celles de DUCLERT, nous démontrent, au contraire, qu'il diminue d'importance. Il se réduit, entre les acini, à de rares fibrilles et à quelques cellules, et il arrive même que deux acini voisins sont directement au contact l'un de l'autre.

2° **Enveloppe cutanée.** — La peau recouvre la face antérieure de la glande mammaire dans toute son étendue. Arrivée au niveau de la circonférence, elle ne passe pas sur sa face postérieure, mais se continue sans ligne de démarcation aucune avec la peau du thorax : c'est donc, pour la glande, une enveloppe incomplète. Envisagée au point de vue structural, la peau de la mamelle est très différente suivant la région que l'on examine et, à cet effet, il convient de la diviser en trois zones concentriques : 1° une zone périphérique, comprenant toute la partie de la peau qui se trouve située en dehors de l'aréole; 2° une zone aréolaire, répondant à l'aréole; 3° une zone mamillaire, comprenant la peau qui recouvre le mamelon.

a. *Zone périphérique.* — Dans sa zone périphérique, la peau de la mamelle ne nous offre aucune particularité importante : elle est mince, souple, très adhérente à la couche sous-jacente, doublée d'une forte couche de graisse que nous décrirons plus loin. Elle présente dans toute son étendue des follicules pileux de petites dimensions, auxquels sont annexés des muscles érecteurs bien développés et des glandes sébacées rudimentaires.

b. *Zone aréolaire, muscle aréolaire.* — La peau de l'aréole diffère de la précédente en ce qu'elle est plus mince, plus fortement pigmentée, le plus souvent dépourvue de graisse sur sa face profonde. Mais ce qui caractérise essentiellement la peau de l'aréole, c'est qu'elle est doublée en dedans, du côté de la glande par conséquent, d'une couche de fibres musculaires lisses dont l'ensemble constitue le *muscle sous-aréolaire* ou *muscle de l'aréole.*

Ce muscle, de coloration blanc grisâtre ou rouge jaunâtre, a la même forme et la même étendue que l'aréole. Très développé au niveau de la base du mamelon, où son épaisseur mesure de 1 millimètre 1/2 à 2 millimètres, il s'atténue graduellement au fur et à mesure qu'il s'en éloigne et se termine sur le pourtour de l'aréole par un bord très mince. Les faisceaux qui le constituent, pour la plupart circulaires, forment des anneaux concentriques à la base du mamelon. A ces faisceaux circulaires s'en ajoutent un certain nombre d'autres disposés en sens radiaire et croisant les précédents sous des angles divers. Toutes ces fibres, fibres circulaires et fibres radiées, s'insèrent à la face profonde du derme : le muscle de l'aréole devient ainsi un muscle peaucier à fibres lisses, analogue au dartos. Envisagé au point de vue de son action, ce muscle, qui se contracte sous les influences les plus diverses (froid, émotion, simple attouchement), fronce la peau de l'aréole qui se rapproche alors du mamelon en formant des plis circulaires. En même temps, principalement par ses faisceaux centraux, il comprime le mamelon au niveau de sa base et le projette en avant, phénomène auquel J. Duval (*Th. de Paris*, 1861) a donné le nom de *thélothisme* (de θηλή, mamelon et ὠθέω, pousser, d'où ὠθισμός, action de pousser en avant). Le muscle aréolaire agit aussi bien certainement, dans la période de lactation, sur les canaux galactophores : si ces canaux sont distendus, le muscle, par ses contractions rythmiques, tend à chasser le lait vers l'area cribrosa ; si le muscle vient à se contracter spasmodiquement, il comprime les canaux galactophores comme le ferait un véritable sphincter et arrête ainsi l'écoulement du lait pendant tout le temps que dure sa contraction.

L'aréole nous présente des glandes fort nombreuses. Elles sont de trois ordres : glandes sudoripares, glandes sébacées, glandes mammaires accessoires. — Les *glandes sudoripares* sont situées au-dessous de la peau, entre la peau et le muscle de l'aréole. Elles sont remarquables par leur volume, par le degré d'enroulement de leur portion glomérulaire et par l'aspect variqueux de leur canal excréteur. — Les *glandes sébacées*, également très volumineuses, occupent les couches les plus superficielles du derme cutané. Ce sont elles qui, en s'hypertrophiant dans la grossesse, constituent ces élevures que nous avons décrites plus haut sous le nom de tubercules de Montgomery. Elles sont pour la plupart à lobules multiples et chacune d'elles possède, à titre d'annexe, un follicule pileux rudimentaire. — Les *glandes mammaires accessoires*, signalées depuis longtemps déjà par Meckel et Huschke, décrites à une époque plus récente par Duval, Henle, Luschka, Sappey, Sinéty, sont profondément situées au-dessous du muscle aréolaire, entre ce muscle et les lobules de la glande mammaire principale. Leur nombre varie beaucoup suivant les sujets : sur 60 femmes examinées à ce point de vue par Pinard, 54 possédaient des glandes mammaires accessoires et leur nombre était, en moyenne, de quatre pour chaque sein. Leurs dimensions sont également fort variables : Delmas (*Mém. sur l'anat. et la pathol. du mamelon*, Bordeaux, 1860) les a vues atteindre le volume d'un grain de groseille. Quant à leur structure, elle est exactement la même que celle de la glande principale : comme cette dernière, elle se compose d'un certain nombre d'acini à épithélium cubique, auxquels fait suite un canal excréteur, revêtu intérieurement par un épithélium cylindrique, Pour compléter l'analogie, ce canal excréteur présente au cours de son trajet une dilatation ampullaire qui rappelle assez bien, avec des dimensions moindres bien entendu, le sinus ou ampoule des canaux galactophores. Les glandes mammaires accessoires deviennent ainsi des organes de transition entre les glandes sébacées de l'aréole et les lobes de la glande mammaire principale qui, comme nous le verrons en embryologie, ne sont eux-mêmes que des glandes sébacées à un degré de différenciation plus élevé.

c. *Zone mamillaire, muscle mamillaire*. — La peau qui recouvre le mamelon, très mince comme celle de l'aréole, est remarquable par la multiplicité et le volume de ses papilles. Elle ne renferme ni follicules pileux, ni glandes sudoripares. Par contre, on y rencontre un grand nombre de glandes sébacées, composées chacune de plusieurs lobes.

Au-dessous des téguments se voit, comme sur l'aréole, un système de fibres musculaires lisses, dont l'ensemble constitue le *muscle mamillaire*. Ces fibres sont de deux ordres, les unes horizontales, les autres verticales. — Les *fibres horizontales* (fig. 394, *m*) se disposent perpendiculairement à la direction des canaux galactophores. Elles forment tout d'abord au-dessous de la peau une couche continue que l'on retrouve sur toute la hauteur du mamelon. Cette couche, qui se compose presque exclusivement de fibres circulaires, se continue en bas avec les fibres circulaires de l'aréole, de telle sorte que le muscle aréolaire et le muscle mamillaire représentent en réalité, non pas deux formations différentes, mais deux portions différentes d'une seule et même formation. Par sa surface extérieure, la couche musculaire précitée répond à la peau et aux glandes sébacées, qui se creusent dans son épaisseur une loge plus ou moins profonde (MARCACCI). De sa surface intérieure partent de nombreux faisceaux qui, se portant de la péri-

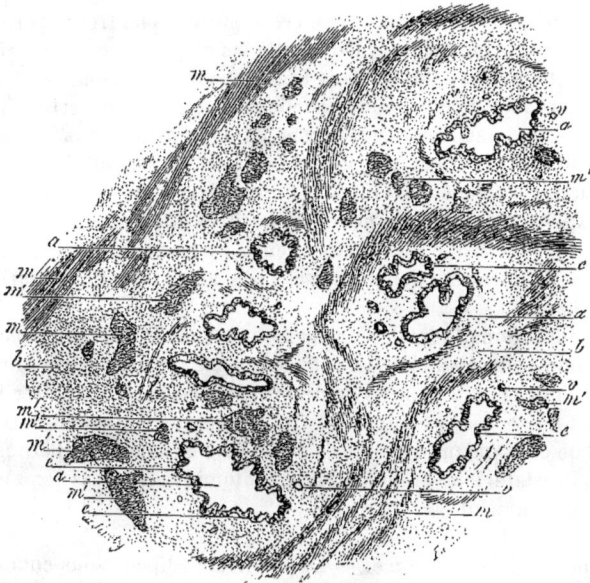

Fig. 394.
Coupe transversale du mamelon (d'après SINÉTY).

a, coupes des canaux galactophores. — *e*, épithélium cylindrique qui les revêt. — *b*, tissu conjonctif. — *m*, faisceaux musculaires coupés dans le sens de leur longueur (*faisceaux horizontaux*). — *m'*, faisceaux musculaires coupés transversalement (*faisceaux verticaux* ou *longitudinaux*.) — *v*, coupe des vaisseaux.

phéric au centre, s'entre-croisent dans tous les sens, de façon à former dans leur ensemble une sorte de treillis dans les mailles duquel passent les canaux galacto-phores. — Les *fibres verticales* ou *longitudinales* (fig. 394, *m'*) prennent nais-sance dans le tissu cellulaire de la base du mamelon et, de là, s'étendent jusqu'à son sommet, où elles se terminent à la face profonde du derme. On les voit très nettement, sur des coupes horizontales du mamelon, sous la forme de faisceaux coupés en travers. Ces faisceaux, comme nous le montre la figure 394, sont très différents de forme et de volume, mais ils cheminent tous dans le tissu cellulaire qui unit les uns aux autres les canaux galactophores. Nous devons ajouter que l'existence de ces faisceaux longitudinaux, s'étendant sans discontinuité de la base au sommet du mamelon, est mise en doute par MARCACCI. Ce physiologiste, n'ayant pas rencontré ces fibres à tous les niveaux, incline à penser qu'elles ne sont que des fibres horizontales qui, à un moment donné, se seraient infléchies pour suivre quelque temps une direction verticale.

Des deux ordres de fibres qui entrent dans la constitution du muscle mamillaire, les fibres horizontales compriment les canaux galactophores et, de ce fait, ont les mêmes attributions que les fibres du muscle aréolaire : suivant leur mode de contraction, elles expulsent le lait ou remplissent, par rapport aux canaux précités, le rôle d'un véritable sphincter. D'autre part, en portant les parties périphériques du mamelon vers le centre, elles diminuent son diamètre, et augmentent sa consistance, autrement dit, elles le rendent à la fois plus petit et plus dur : elles prennent ainsi une large part au phénomène que nous avons désigné plus haut (p. 656) sous le nom de thélothisme. Il est à peine besoin de faire remarquer que le thélothisme n'est nullement un phénomène d'érection : nous ne trouvons rien, en effet, dans la structure du mamelon, qui rappelle les dispositions caractéristiques des formations érectiles. Sans doute, dans le thélotisme, le mamelon se projette en avant et acquiert même cette rigidité particulière que l'on observe sur un organe à l'état d'érection ; mais, en même temps, il se rapetisse, tandis que les vrais organes érectiles augmentent toujours de volume en passant de l'état de repos à l'état d'érection. Ce fait, à lui tout seul, ruine l'hypothèse d'une érection véritable pour expliquer les changements de position et de consistance que subit le mamelon dans le thélotisme. Ces changements, comme nous l'avons déjà dit, sont la conséquence de la contraction du muscle aréolaire et des fibres horizontales du muscle mamillaire.

Quant aux fibres longitudinales du mamelon, leur contraction a pour résultat d'attirer le sommet du mamelon du côté de la base, de déterminer sur ce sommet la formation d'une cupule et, à un degré plus avancé, de faire rentrer le mamelon tout entier au-dessous des téguments. Ces faisceaux longitudinaux sont donc les antagonistes de ceux qui produisent le thélothisme et nous rappellerons, à ce sujet, que Sinéty a constaté leur prédominance anatomique sur des femmes atteintes de rétraction du mamelon.

3° **Enveloppe cellulo-adipeuse.** — Le pannicule adipeux sous-cutané, en atteignant la glande mammaire, se divise en deux lames d'un développement fort inégal : une lame postérieure, plus mince, qui s'insinue entre la base de la glande et le fascia superficialis (fig. 388 et 395) ; une lame antérieure, beaucoup plus épaisse, qui s'étale sur la face convexe de la glande, entre elle et la peau. Cette dernière lame s'atténue graduellement, comme nous le montrent les figures précitées, en allant de la circonférence vers le mamelon et disparaît complètement en atteignant l'aréole : le muscle aréolaire, ainsi que nous l'avons dit plus haut, repose directement sur les lobules glandulaires.

Il résulte d'une pareille disposition que la glande mammaire, sauf la partie qui répond à l'aréole, se trouve comprise dans un dédoublement de la couche cellulo-adipeuse sous-cutanée. Cette couche cellulo-adipeuse périmammaire se dispose suivant une modalité un peu spéciale, sur laquelle il importe d'être bien fixé, parce qu'elle nous donne l'explication d'un certain nombre de faits pathologiques. Nous avons vu plus haut (p. 651) que la surface extérieure de la glande mammaire, au lieu d'être lisse et unie, nous présentait des dépressions ou *fossettes* alternant avec des parties saillantes appelées *crêtes*. Les crêtes donnent naissance à des lames conjonctives qui viennent s'insérer d'autre part, pour la face antérieure de la glande à la face profonde du derme cutané, pour la face postérieure au fascia superficialis. Ces lames conjonctives ont pour résultat tout d'abord de fixer la glande mammaire au tégument externe et au fascia superficialis, lequel, fixé de son côté à l'aponévrose sous-jacente et au bord antérieur de la clavicule, devient pour la mamelle une sorte d'appareil suspenseur. Mais elles ont pour résultat aussi de délimiter tout autour de la glande mammaire un système de loges, qui sont surtout bien développées sur sa face antérieure, mais qui existent aussi sur sa face postérieure (fig. 388

et 395,8). C'est dans ces loges (*fosses adipeuses* de Duret) que se tasse le tissu adipeux.

Les loges adipeuses péri-mammaires, contenant et contenu, sont pour la plupart indépendantes, condition anatomique qui nous explique nettement ce double fait qu'un abcès sous-cutané reste habituellement circonscrit à la loge où il a pris naissance et que deux abcès sous-cutanés, quoique très voisins, se portent tous les deux vers la peau, au lieu de s'ouvrir l'un dans l'autre. Dans bien des cas, cependant, les blocs adipeux contenus dans les loges précitées, au lieu de s'arrêter à la lame conjonctive qui, dans le fond de la loge, recouvre la glande

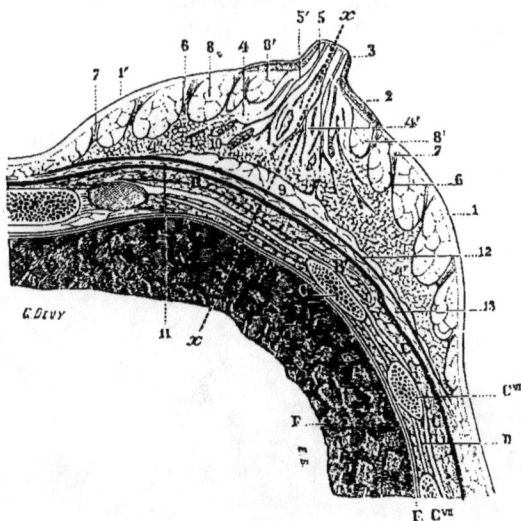

Fig. 395.

Coupe horizontale de la mamelle droite (sujet congelé, vingt-deux ans ; segment inférieur de la coupe).

CV, CVI, CVII, cinquième, sixième et septième côtes. — *xx*, plan vertical passant par l'axe du mamelon.

A, sternum. — B, grand pectoral. — B', petit pectoral. — C, grand dentelé. — D, intercostaux. — E, plèvre. — F, poumon.

1, peau de la mamelle (bord axillaire). — 1', peau de la mamelle (bord sternal). — 8, 8', loges adipeuses sous-aréolaires. — Les autres chiffres comme dans la figure 388, p. 650.

mammaire, pénètrent dans l'épaisseur de la glande elle-même : ils s'insinuent entre les lobules voisins et s'étendent parfois jusqu'à la couche adipeuse rétro-mammaire. Cette dernière disposition nous explique comment il se fait qu'un abcès superficiel, primitivement localisé dans sa loge adipeuse, fuse peu à peu, à travers les éléments de la glande, jusqu'à sa face postérieure, constituant alors cette variété d'abcès *en bouton de chemise*, dans laquelle deux poches, l'une sous-cutanée, l'autre sous-mammaire, communiquent ensemble par un couloir intermédiaire creusé en plein tissu glandulaire.

D. — Vaisseaux et nerfs

1° Artères. — Les artères, destinées à la mamelle, proviennent de trois sources (fig. 396) : de la mammaire interne, de la mammaire externe et des inter-costales aortiques. — La *mammaire interne* (1), branche de la sous-clavière, est l'artère principale de la mamelle. Elle émet deux ou trois rameaux qui, après avoir perforé les muscles intercostaux et le grand pectoral, se portent vers la partie supéro-interne de la glande et se ramifient sur ses deux faces. — La *mammaire* *externe* ou *thoracique inférieure* (3), branches de l'axillaire, abandonne au côté externe de la glande deux ou trois rameaux, ordinairement plus petits que les précédents. A ces rameaux, s'ajoutent parfois quelques ramuscules (2') issus de la thoracique supérieure (2). — Les *intercostales*, enfin, fournissent à la mamelle un certain nombre de rameaux perforants, toujours très courts et très grêles. Ils abordent la glande par sa face postérieure.

Les branches artérielles précitées, plus ou moins flexueuses, se ramifient et s'anastomosent entre elles dans la couche cellulo-adipeuse qui entoure la glande

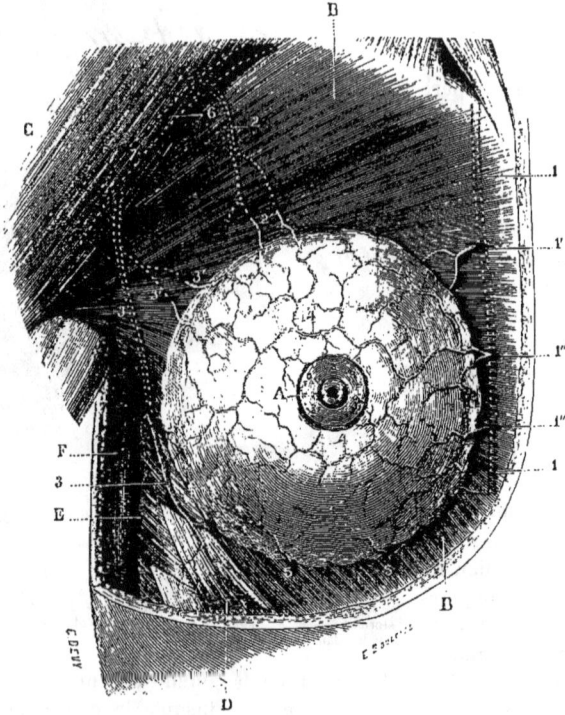

Fig. 396.

Artères de la mamelle.

A, mamelon. — B. B, grand pectoral. — C, deltoïde. — D. grand oblique. — E. grand dentelé. — F. grand dorsal. 1, 1, artère mammaire interne, suivant à l'intérieur de la cage thoracique le bord externe du sternum. — 1', branche perforante de cette artère, passant ensuite entre le grand pectoral et la face profonde de la glande. — 1'', 1''', deux branches perforantes, abordant la mamelle par son bord interne. — 2, artère thoracique supérieure. — 2', branches de la thoracique supérieure. — 3. artère thoracique inférieure ou mammaire externe, avec 3', 3', deux rameaux destinés à la mamelle. — 4, 4, cercle vasculaire entourant l'aréole. — 5, 5, deux rameaux provenant des intercostales. — 6, artère axillaire.

mammaire, de façon à former à la surface extérieure de la glande un premier réseau à mailles irrégulières et fort larges. Ce réseau périmammaire, nettement représenté dans la figure ci-dessus, donne naissance ensuite à deux ordres de rameaux, les uns cutanés, les autres glandulaires. Les rameaux cutanés, extrêmement grêles, se distribuent à la peau et à ses dépendances. Les rameaux glandulaires, de beaucoup les plus importants, pénètrent dans l'épaisseur de la glande elle-même, se divisent et se subdivisent dans les cloisons conjonctives interlobulaires et, finalement, se résolvent en un réseau capillaire très serré dont les mailles entourent les acini.

2° Veines. — Les veines, issues du réseau capillaire précité, se dirigent vers la face antérieure de la glande où elles forment, au-dessous de la peau, un réseau à larges mailles, très visible pendant la période de lactation. A ce réseau aboutissent encore les nombreuses veinules provenant de la peau. Sous l'aréole, les veines superficielles se disposent ordinairement en une sorte de cercle, complet ou incomplet, connu sous le nom de *cercle veineux de Haller* (fig. 387 *bis*, 6).

Le réseau sous-cutané de la mamelle communique largement, en haut avec le réseau superficiel du cou, en bas avec celui de la paroi abdominale. Les veines qui en émanent suivent le même trajet que les artères : les unes, se portant en dehors, aboutissent à la veine axillaire ; les autres, obliquant en haut et en dedans, se rendent à la veine mammaire interne.

A ces veines superficielles, veines principales, il convient d'ajouter un certain nombre de veines moins importantes, qui se dégagent de la face profonde de la glande et se jettent, après avoir traversé les plans musculaires sous-jacents, dans les veines intercostales correspondantes.

3° Lymphatiques. — Les lymphatiques de la mamelle se divisent en deux groupes, les lymphatiques glandulaires et les lymphatiques cutanés. — Les *lymphatiques glandulaires* naissent autour des acini (WALDEYER, KOLESSNIKOFF, CREIGHTON), par un système de *fentes* creusées dans le tissu conjonctif interstitiel. D'après les observations de LABBÉ et COŸNE, ces fentes lymphatiques seraient séparées de l'épithélium sécréteur par une couche conjonctive entièrement dépourvue de lymphatiques. Au système de fentes précitées font suite des canaux lymphatiques vrais, lesquels forment autour des lobules un riche réseau, le *réseau lobulaire*. Les troncules qui émanent de ce réseau se dirigent ensuite vers l'aréole et s'y condensent en un deuxième réseau, constitué par des canaux très volumineux, le *réseau sous-aréolaire*. — Les *lymphatiques cutanés* tirent leur origine de la peau du mamelon et de l'aréole où ils forment un réseau très fin, d'autant plus riche qu'on se rapproche davantage du mamelon. Les nombreux troncules qui naissent au sein de ce réseau aboutissent, après un trajet très court, au réseau sous-aréolaire ci-dessus décrit.

Le réseau sous-aréolaire est donc le rendez-vous commun des lymphatiques glandulaires et des lymphatiques cutanés. A son tour, il donne naissance à deux troncs, quelquefois trois, qui se dirigent en dehors du côté de l'aisselle. Ces troncs atteignent bientôt le bord inférieur du grand pectoral, le contournent, entrent dans le creux axillaire et s'y terminent dans un groupe de ganglions qui se trouvent situés sur la paroi thoracique, à la partie inférieure de l'angle dièdre formé par la rencontre des muscles pectoraux et grand dentelé.

Outre les troncs lymphatiques précités, qui aboutissent aux ganglions axillaires et qui sont décrits par tous les auteurs, la mamelle nous présente encore un certain nombre d'autres lymphatiques qui se dirigent en dedans vers l'extrémité interne des espaces intercostaux, traversent ces espaces, pénètrent ainsi dans le thorax et se jettent alors dans les ganglions mammaires internes. Ces lymphatiques, signalés depuis déjà longtemps par CRUIKSHANK, HUSCHKE, HYRTL, ARNOLD, HENLE, ont été injectés tout récemment (1890) par RIEFFEL. On peut les désigner sous le nom de *lymphatiques mammaires internes*, par opposition aux précédents qui, se dirigeant vers l'aisselle, constituent les *lymphatiques mammaires externes*. Leur origine n'est pas encore nettement élucidée : les injections sus-indiquées de RIEFFEL, cependant, paraissent établir qu'ils naissent de la partie interne de la glande mammaire et peut-être aussi des téguments qui la recouvrent.

A propos des lymphatiques cutanés, nous ferons remarquer qu'un certain nombre d'entre eux peuvent franchir la ligne médiane et aboutir ainsi aux ganglions axillaires du côté opposé (RIEFFEL). Une disposition semblable existe sur bien des régions et nous l'avons décrite plus haut pour les lymphatiques de la verge. En ce qui concerne la mamelle, elle nous explique le retentissement possible d'un néoplasme de cette glande sur les ganglions axillaires du côté opposé. VOLKMANN en a rapporté un exemple, qui est on ne peut plus démonstratif à cet égard. Il s'agit d'un noyau carcinomateux qui s'était développé sur la partie interne du sein gauche et qui, tandis que les ganglions axillaires du côté gauche étaient restés indemnes, avait déterminé l'infection de ceux du côté droit. L'examen histologique révéla, du reste, que l'infection ganglionnaire était exactement de la même nature que la tumeur primitive.

4° **Nerfs**. — Les nerfs de la mamelle, abstraction faite des filets sympathiques qui se rendent à la glande avec les artères, proviennent de trois sources : 1° des deuxième, troisième, quatrième, cinquième et sixième intercostaux ; 2° de la branche sus-claviculaire du plexus cervical ; 3° des branches thoraciques du plexus brachial. Ces nerfs se terminent vraisemblablement dans la peau, dans les fibres musculaires lisses de l'aréole et du mamelon, sur les vaisseaux et sur les éléments propres de la glande mammaire. Mais leur mode de distribution, comme aussi leur mode d'action sur la sécrétion lactée, nous est encore inconnue. WINKLER, qui a étudié les nerfs de la mamelle sur la lapine et sur la souris, les a vus se rendre aux vaisseaux et aux canaux excréteurs d'un certain volume, mais il n'a pu les suivre jusque sur les acini. Nous ne savons donc pas s'il existe ici, comme pour les autres glandes, des nerfs sécréteurs indépendants des nerfs vasculaires : la chose est probable, mais non démontrée.

§ II. — LA MAMELLE CHEZ L'HOMME

L'homme possède, comme la femme, deux mamelles pectorales. Ces deux mamelles ont la même origine embryonnaire que chez la femme et, jusqu'à l'âge de treize ou quatorze ans, évoluent de la même façon. Deux ou trois jours après la naissance, et cela pendant deux ou trois semaines, elles produisent un liquide blanchâtre, connu sous le nom de lait des nouveau-nés ; puis, elles restent à peu près stationnaires jusqu'à l'âge de la puberté. A ce moment, elles deviennent le siège d'un travail intérieur, qui se traduit par un gonflement plus ou moins douloureux et par l'excrétion d'une petite quantité de liquide analogue au colostrum. Mais, tandis que ce travail aboutit chez la femme à la formation d'un organe parfait, il avorte entièrement chez l'homme : la glande, après cet effort impuissant vers une organisation supérieure, revient à ses dimensions infantiles et les conserve durant toute la vie. Chez l'enfant, le sein masculin est un organe non encore développé ; chez l'adulte, c'est un organe atrophié, rudimentaire. Il mesure à peine 20 à 25 millimètres de largeur, sur 3 ou 4 millimètres d'épaisseur.

Telle qu'elle est, la mamelle de l'homme nous présente, quoique avec des dimensions fort réduites, les mêmes parties fondamentales que celle de la femme : 1° un mamelon de 2 ou 3 millimètres de hauteur sur 4 ou 5 millimètres de diamètre, susceptible de présenter le phénomène de thélothisme ; 2° une aréole, circulaire ou elliptique, de 20 à 25 millimètres de diamètre, plus ou moins garnie de poils, possédant comme chez la femme des tubercules de Morgagni ; 3° au-dessous de la peau, une couche de fibres musculaires lisses, occupant à la fois l'aréole (*muscle aréolaire*) et le mamelon (*muscle mamillaire*) ; 4° une couche cellulo-adipeuse, dont l'épaisseur varie suivant l'embonpoint du sujet ; 5° enfin, un corps glandulaire, aplati en forme de disque, d'une coloration grisâtre et d'une consistance fibreuse.

L'examen histologique nous révèle dans cette glande mammaire rudimentaire des canaux galactophores, courts, étroits, peu ou point ramifiés, s'ouvrant au sommet du mamelon par des orifices minuscules et se terminant à leur extrémité opposée par de petits renflements pleins. Nulle part on ne trouve d'acini bien caractérisés.

La présence des mamelles rudimentaires chez le mâle est un fait constant dans toute la série des mammifères. Il nous paraît rationnel d'admettre, avec DARWIN, que c'est là un fait d'atavisme et que primitivement les deux sexes, le mâle comme la femelle, ont pris part à l'allaitement des nouveau-nés. Une pareille hypothèse n'a rien que de très naturel. Actuellement encore, ne voyons-nous pas un certain nombre de poissons, de batraciens, d'oiseaux faire éclore les œufs pondus par les femelles ? Ne voyons-nous pas encore, chez le pigeon (HUNTER) et peut-être aussi chez l'ibis d'Egypte (MILNE-EDWARDS), le mâle, comme la femelle, sécréter dans son jabot un produit particulier, assez analogue au lait, qu'il dégorge ensuite dans le bec de ses petits. Même dans la classe des mammifères, chez les didelphiens, nous rencontrons quelques espèces où les mâles possèdent aujourd'hui encore des rudiments de poches, indices manifestes qu'ils ont dû autrefois porter les petits comme les portent actuellement les femelles.

Enfin, il n'est pas inutile de rappeler que dans certains cas, assez rares il est vrai, mais parfaitement constatés, on a vu l'appareil mammaire du mâle présenter le même développement que chez la femelle et sécréter du lait. Le fait a été noté chez le bouc par ARISTOTE, par GEOFFROY SAINT-HILAIRE et par quelques autres observateurs. Il a été même observé chez l'homme, non pas seulement chez des sujets qui présentaient des signes plus ou moins accusés d'hermaphrodisme, mais chez des sujets parfaitement conformés d'ailleurs. MURAT et PATISSIER, dans leur article *Mamelles* du Dictionnaire en 60 volumes, rapportent l'histoire d'un marin qui, ayant perdu sa femme et se trouvant en pleine mer avec son enfant encore à la mamelle, cherchait à le tranquilliser en lui présentant le sein ; au bout de trois ou quatre jours, il vit ses mamelles se gonfler et sécréter du lait. HUMBOLD, dans son voyage au nouveau continent, a rencontré un laboureur dont les mamelles, dans des circonstances à peu près semblables, se mirent à sécréter du lait. Cet homme avait un enfant, qui était nourri par sa femme. Celle-ci étant tombée malade et ayant dû interrompre l'allaitement, il prit lui-même l'enfant et lui donna le sein. Peu à peu, ses mamelles augmentèrent de volume et sécrétèrent du lait en quantité suffisante pour lui permettre de nourrir pendant cinq mois.

Nous ne pouvons pour l'instant indiquer les conditions dans lesquelles les mâles ont cessé d'aider leurs femelles dans l'allaitement des petits et, de ce fait, ont vu leurs mamelles s'atrophier comme organes devenus inutiles. On a pensé que ce pouvait être à la suite d'une diminution dans le nombre des petits : une pareille explication est toute hypothétique sans doute : mais elle n'est pas irrationnelle et mérite d'être signalée.

§ III. — LAIT

1° Caractères physiques. — Le lait, produit de sécrétion de la glande mammaire, est un liquide opaque, blanc bleuâtre, de saveur douce, d'odeur fade, de densité voisine de 1,030, de réaction très légèrement acide.

Il est constitué par un liquide parfaitement transparent, jaune ambre comme de la lymphe, tenant en suspension : 1° des globules butyreux, dont le diamètre varie de 1 μ à 10 μ, et qui paraissent enveloppés d'une membrane albuminoïde, la *membrane haptogène*, dont l'existence est d'ailleurs contestée ; 2° de fines particules de matières protéiques à l'état de granulations ; 3° du phosphate tricalcique en suspension à l'état de grains extrêmement fins. C'est ce phosphate qui se dépose au fond des vases, dans lesquels on a abandonné longtemps du lait à l'abri des germes extérieurs ; on voit alors se former lentement une couche parfaitement blanche de phosphate tribasique pur.

2° Composition chimique. — Malgré le nombre très considérable de recherches dont le lait a été l'objet, sa constitution chimique n'est encore que très imparfaitement connue. On trouvera ci-dessous les analyses de lait de femme effectuées par un certain nombre d'auteurs :

	TIDY	FILHOL ET JOLY	BIEL
Eau.	86,27	87,8	86,32
Matières albuminoïdes	2,95	2,17	1,68
Graisse	5,37	4,5	2,59
Sucre de lait	5,13	5,5	5,79
Sels	0,22	0,18	0,23

a. *Matières albuminoïdes*. — Il paraît exister dans le lait, malgré les affirmations contraires de certains auteurs, plusieurs matières albuminoïdes, savoir : la *caséine*, qui se coagule sous l'influence de la présure et de l'acide acétique, entraînant un peu de nucléine (pour le lait de femme les phénomènes sont beaucoup plus compliqués) ; 2° la *lactalbumine*, coagulable par la chaleur, et qui existe dans le petit lait préparé à froid par simple séparation de la caséine ; 3° une matière albuminoïde capable de fluidifier l'empois sans le saccharifier, la *galactozymase* de Béchamp ; 4° enfin des corps très voisins des peptones et peut-être identiques avec elles.

b. *Matières grasses*. — Dans le lait abandonné au repos, elles forment une couche blanche, surnageant le reste du liquide : c'est la *crème* que le barattage transforme en *beurre*. Le beurre est constitué à peu près exclusivement par des corps gras, dont le mélange est chez la femme plus fluide que chez la vache. Ces corps gras comprennent de l'oléine, une proportion élevée de palmitine, de la caproïne, de la caprine, de la capryline, de la butyrine, un peu de stéarine et de myristine.

c. *Sucre de lait ou lactose*. — Cette substance cristaline, blanche, dure, un peu sucrée, soluble dans l'eau, a pour formule $C^{12}H^{22}O^{11} + H^2O$. Elle provient de l'union, avec élimination d'une molécule d'eau, d'un glucose particulier, la *galactose*, avec la glucose ordinaire ou sucre de raisins. Dans l'aliment complet qu'est le lait, la lactose représente seule la grande classe des hydrates de carbone.

d. *Matières extractives*. — Le lait renferme encore des traces d'urée, de créatinine, d'alcool, d'acide acétique, d'acide lactique, etc., etc.

e. *Sels du lait*. — Voici des analyses des sels du lait de femme que Bunge a effectuées au cours de ses belles recherches sur la nutrition minérale. Elles ont trait à deux échantillons :

	1er SUJET	2e SUJET
Potasse.	0,78	0,71
Soude	0,23	0,26
Chaux	0,33	0,31
Magnésie.	0,06	0,06
Oxyde de fer	0,0003	0,006
Anhydride phosphorique	0,47	0,47
Chlore	0,13	0,14

Bunge a posé en principe que les variations dans la composition minérale des laits des diverses espèces animales étaient parallèles aux variations de la composition minérale de l'organisme entier des jeunes animaux.

A consulter, au sujet de la mamelle chez l'homme et chez la femme, outre les mémoires déjà indiqués plus haut (p. 645) à propos des mamelles surnuméraires : Langer, *Ueber den Bau und d. Entwickel. der Milchdrüse*, Denk. d. Wien. Akad. 1851 ; — Luschka, *Die Anatomie der männl. Brüstdrüsen*, Müller's Arch. f. Anat. 1852 ; — Duval (J.), *Du mamelon et de son aréole*, Th. de Paris, 1861 ; — Hennig, *Ein Beitrag zur Morphol. der weibl. Milchdrüse*, Arch. f. Gynäk., 1871 ; — Schvalbe, *Ueber der membran der Milchkügelchen*. Arch. f. mikr. Anat., 1872 ; — Gegenbaur,

Bemerk. über die Milchdrüsenpapillen der Säugethiere, Jen. Zeitschrift, 1873 ; — Du même, *Zur genaueren Kenntniss der Zitzen der Säugethiere*, Morphol. Jahrb, 1875 ; — Coyne, *Lymphatiques mammaires*, Soc. de Biol., 1874 et Sud-Ouest méd., Bordeaux, 1880 ; — Brès (M.), *De la mamelle et de l'allaitement*, Th. de Paris, 1875 ; — Puech, *Les mamelles et leurs anomalies*, Paris, 1876 ; — Sinéty, *Des causes anatomiques de la rétraction des mamelons*, Soc. de Biol., 1876 ; — Du même, *Sur le développ. et l'histol. comparés de la mamelle*, ibid., 1877 ; — Kolessnikow, *Die Histologie der Brustdrüsen in der Kuh*, Virchow's Arch. 1877 ; — Schmidt, *Zur Lehre von d. Milchsecr.*, Würzburg, 1877 ; — Pinard, *Notes pour servir à l'histoire des glandes aréolaires*, Bull. Soc. anat. 1877 ; Winkler, *Beitr. zur Histologie und Nervenvertheilung in der Mamma*, Arch. f. Gynäk., 1877 ; — Buchholtz, *Das Verhalten der Colostrumkörper bei unterlassener Säugung*, Göttingen, 1877 ; — Creigthon, *Contrib. to the physiol. and pathol. of the breast*, London, 1878 ; — Rauber, *Ueber den Ursprung der Milch.*, etc., Leipzig, 1879 ; — Jakowski, *Ueber der Milchdrüse des Menschen u. Thiere*, Warschau, 1880 ; — Partsch, *Ueber den feineren Bau der Milchdrüse*, Diss. Breslau, 1880 ; — Songius, *Die Lymphgefässe der weibl. Brustdrüse*, Th. de Strasbourg, 1880 ; — Moullin, *The membrana propria of the mammary gland*, Journ. of Anat. and Physiol., 1881 ; Sæfftigen, *Anat. des glandes lactifères pendant la période de lactation*, Bull. de l'Acad. imp. des Sc. de Saint-Pétersbourg, 1881 ; — Duret, *Notes sommaires sur certaines particularités anatomiques de la glande mammaire*, Bull. Soc. anat., 1882 ; — Kitt, *Zur Kenntniss der Milchdrüsenpapillen unserer Hausthiere*, Deutsch. Zeitschr. f. Thiermedicin, 1882 ; — Talma, *Beitrag zur Histogenese der weibl. Brustdrüse*, Arch. f. mikr. Anat., 1882 ; — Marcacci, *Il musculo areolo-capezzolare*, Giorn. della R. Accad. di. Med. di Torino, 1883 ; — Klaatsch, *Zur Morphol. der Säugethierzitzen*, Morph. Jahrb, 1883 ; — Nissen, *Ueber das Verhalten der Kerne in den Milchdrüsenzellen*, Arch. f. mikr. Anat., 1886 ; — Coen, *Beitr. zur norm. u. pathol. Histol. der Milchdrüse*, Zeigler's Beiträge, 1887 ; — Rieffel, *De quelques points relatifs aux récidives et aux généralisations des cancers du sein chez la femme*, Th. de Paris, 1890 ; — Duclert, *Etude histol. sur la sécrétion du lait*, Montpellier, 1893.

CHAPITRE V

PÉRITOINE

Le péritoine (περιτόναιον, de περί, autour et τείνω, tendre, qui se tend autour) est une membrane séreuse, tapissant à la fois les parois de la cavité abdomino-pelvienne et la surface extérieure des organes qui y sont contenus. Il a pour fonctions, tout d'abord de faciliter le glissement de ces organes, soit sur la paroi, soit sur la plupart des organes voisins. D'autre part, par les nombreux replis qu'il jette sur leur surface, il les maintient en position, ne leur permettant que des excursions peu étendues, de simples mouvements sur place. La séreuse abdomino-pelvienne nous est en grande partie connue. En étudiant en effet, dans les deux livres précédents, les organes digestifs et génito-urinaires, nous avons décrit, à propos de chacun de ces organes, la portion du péritoine qui s'y rattache. Nous avons donc étudié cette séreuse partie par partie et il nous suffira maintenant, pour avoir une notion exacte du tout, de réunir méthodiquement les descriptions éparses dans les pages qui précèdent. Cette description générale et synthétique nous montrera que le péritoine, comme toutes les autres séreuses, constitue une seule et unique membrane, partout continue à elle-même. Nous étudierons successivement :

1° Sa *disposition générale* ;
2° Son *trajet* et ses *rapports* ;
3° Sa *constitution anatomique* ;
4° Ses *vaisseaux* et ses *nerfs*

§ I. — DISPOSITION GÉNÉRALE

La séreuse abdomino-pelvienne est, de toutes les séreuses viscérales, la plus vaste et la plus compliquée. Tandis que les autres séreuses, l'arachnoïde, les plèvres, le péricarde, n'enveloppent pour ainsi dire qu'un seul organe, la séreuse péritonéale est en relation avec une foule de viscères, qui sont très dissemblables par leur forme, leur volume, leurs moyens de fixité, leurs rapports avec les parois de la cavité qui les contient, etc. Aux uns, comme l'iléon, le péritoine fournit une gaine à peu près complète ; aux autres, comme aux reins, une simple lame de revêtement, s'étalant sur l'une de leurs deux faces sans prendre contact avec l'autre. D'autres organes ont avec la séreuse des rapports moins étendus encore ; tels sont la vésicule séminale et l'ovaire : la vésicule séminale, qui n'est revêtue par elle qu'au niveau de sa base ; l'ovaire, qui ne lui est rattaché que par son bord antérieur. Malgré cette complexité, réelle et profonde, le péritoine nous présente dans sa disposition générale tous les caractères des membranes séreuses, telles que les a définies Bichat : c'est un sac sans ouverture, enveloppant plus ou moins les viscères abdominaux et pelviens sans les recevoir dans sa cavité.

Pour prendre une bonne idée de la manière dont se comporte le péritoine par rapport à la cavité abdominale et à son contenu, figurons-nous pour un instant que cette cavité soit dépourvue de séreuse et qu'elle renferme néanmoins tous ses viscères, chacun d'eux occupant la position que nous lui connaissons, chacun d'eux se trouvant rattaché à la paroi abdominale, soit par des ligaments conjonctifs ou musculaires, soit par ses vaisseaux artériels et veineux. Supposons maintenant qu'une main, armée d'un pinceau, pénètre dans la cavité précitée et recouvre d'un vernis toutes les surfaces qui s'offriront à elle, c'est-à-dire : 1° les parois elles-mêmes ; 2° la partie de la surface extérieure des viscères qui sera libre dans la cavité ; 3° enfin, les pédicules ligamenteux ou vasculaires qui s'étendent du viscère à la paroi. Nous aurons ainsi, l'opération une fois terminée, une couche de vernis partout continue, d'une part revêtant par sa surface extérieure les parois abdominales et les viscères avec leurs pédicules, d'autre part délimitant par sa surface intérieure une cavité parfaitement close. Eh bien, cette couche de vernis mince et transparente, que l'on peut facilement se représenter comme étant une membrane, est l'image, toute schématique mais assez exacte, de la séreuse péritonéale.

Ainsi entendu, le péritoine, analogue en cela à toutes les séreuses, comprend deux portions : l'une pariétale, qui tapisse les parois de la cavité abdomino-pelvienne ; l'autre, viscérale, qui s'étale sur la surface extérieure des viscères. Ces deux portions sont habituellement désignées sous le nom de *feuillet pariétal* et de *feuillet viscéral*. Le feuillet pariétal et le feuillet viscéral sont réunis ensemble, sur les points les plus divers, par des lames de même nature qui engainent les ligaments et les pédicules vasculaires et qui, en s'étendant de l'un à l'autre, ramènent la membrane à l'unité.

Les viscères abdominaux et pelviens se trouvent ainsi rattachés à la paroi abdomino-pelvienne par des replis péritonéaux, qui sont toujours très variables dans leur forme et leurs dimensions, mais qui tous présentent ce caractère fondamental : qu'ils sont formés par deux feuillets séreux, interceptant entre eux du tissu conjonctif et des vaisseaux et se continuant, d'une part avec le péritoine viscéral, d'autre part avec le péritoine pariétal. — De ces replis séreux, les uns vont de la paroi abdominale à un segment quelconque du tube digestif. Chacun d'eux est désigné par un nom, formé d'un préfixe générique, *méso* (de μέσος, *milieu, qui est au milieu*), auquel on ajoute le nom même de l'organe avec lequel

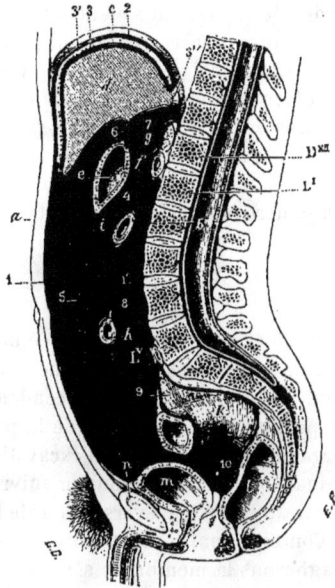

Fig. 397.

Le péritoine, chez l'homme, vu sur une coupe vertico-médiane du tronc (segment droit de la coupe).

a, paroi abdominale antérieure. — !b, paroi abdominale postérieure. — c, diaphragme. — d, foie. — e, estomac. — f, duodénum. — g, pancréas. — h, intestin grêle. — i ,côlon transverse. — k, côlon ilio-pelvien. — l, rectum. — m, vessie. — n, symphyse pubienne.

1, 1', péritoine pariétal antérieur et postérieur. — 2, péritoine diaphragmatique. — 3, péritoine hépatique, avec 3' ligament suspenseur et 3'', ligament coronaire. — 4, mésocôlon transverse. — 5, grand épiploon. — 6, épiploon gastro-hépatique. — 7, arrière-cavité des épiploons. — 8, mésentère. — 9, mésocôlon ilio-pelvien. — 10, cul-de-sac vésico-rectal.

il est en rapport : c'est ainsi que le repli qui rattache le côlon ascendant à la paroi postérieure de l'abdomen est appelé *mésocôlon ascendant ;* que le repli qui unit l'intestin grêle (ἔντερον) à la colonne lombaire a reçu le nom de mésentère (μεσοἔντερον), etc., etc. — Les autres replis, ceux qui de la paroi abdomino-pelvienne se rendent aux viscères qui ne sont pas des segments du tube digestif, portent tout simplement le nom de *ligaments :* c'est ainsi, pour donner deux exemples, que ceux qui rattachent le foie aux parois abdominales sont désignés sous le nom de *ligaments du foie;* que ceux qui vont de la paroi pelvienne à l'utérus constituent les *ligaments de l'utérus,* etc., etc.

Outre les ligaments et les méso, le péritoine nous présente encore un troisième ordre de replis, qui s'étendent non plus de la paroi aux viscères, mais d'un viscère à un autre viscère : ce sont les *épiploons* (de ἐπί, sur et πλέω , je *flotte,* qui *flotte sur*). C'est ainsi que le large repli péritonéal qui unit la petite courbure de l'estomac à la face inférieure du foie est appelé *épiploon gastro-hépatique.* Nous trouverons de même un *épiploon gastro-splénique* entre la grosse tubérosité de l'estomac et le hile de la rate, un *épiploon gastro-colique* entre la grande courbure de l'estomac et le côlon transverse et, enfin, un *épiploon pancréatico-splénique* entre la queue du pancréas et la hile de la rate.

§ II. — Trajet et rapports

Pour étudier dans son ensemble le mode d'étalement du péritoine, soit sur la paroi, soit sur les viscères, nous le prendrons au niveau de l'ombilic et, suivant tout d'abord un trajet descendant, nous l'accompagnerons successivement sur la portion sous-ombilicale de la paroi abdominale antérieure et sur les différents organes qui remplissent l'excavation pelvienne. Puis, remontant sur la paroi abdominale postérieure, nous le suivrons le long de cette paroi jusqu'au bord antérieur du côlon transverse. Nous le laisserons là pour le moment et nous reviendrons à l'ombilic, notre point de départ. — Cheminant alors en sens inverse, nous accompagnerons la membrane séreuse sur la portion sus-ombilicale de la paroi abdominale antérieure, sur la voussure diaphragmatique, sur les nombreux viscères qui occupent l'abdomen supérieur et nous arriverons ainsi sur le bord antérieur du côlon transverse, où nous souderons notre péritoine sus-ombilical avec celui déjà étudié dans l'abdomen inférieur ou sous-ombilical. — Ce double trajet effectué, nous nous reporterons au-dessous du foie, sur le point où se trouve l'hiatus de Winslow et, pénétrant dans cet orifice avec la séreuse, nous étudierons le vaste diverticulum qu'elle forme en arrière de l'estomac et que l'on désigne généralement sous le nom d'arrière-cavité des épiploons. — Au cours de cette excursion, très longue et très complexe, nous rencontrerons à chaque pas des parties déjà connues et seulement quelques parties nouvelles. Nous insisterons surtout sur ces dernières. Sur les autres, nous passerons rapidement, pour éviter des redites inutiles ; nous aurons soin, du reste, d'indiquer par des chiffres placés entre parenthèses les pages de ce volume où le lecteur trouvera des descriptions plus détaillées.

1° **Péritoine sous-ombilical.** — Le péritoine sous-ombilical s'étale successivement sur la paroi abdominale antérieure, sur l'excavation pelvienne, sur la paroi abdominale postérieure :

A. *Sur la paroi abdominale antérieure.* — En partant de l'ombilic, le péritoine descend vers l'excavation pelvienne, en tapissant régulièrement toute la portion sous-ombilicale de la paroi abdominale antérieure (fig. 398). Dans cette première partie de son trajet, il passe en arrière de l'ouraque et des deux cordons fibreux qui, chez l'adulte, résultent de l'oblitération des artères ombilicales. Soulevé par ces trois cordons, l'un médian (1), les deux autres latéraux (2,2), il forme trois replis falciformes, les *petites faux du péritoine*, qui prennent naissance au niveau de l'ombilic et, de là, s'étendent en divergeant jusqu'à la partie supérieure de la vessie. Un peu au-dessus de la partie moyenne de l'arcade fémorale, le péritoine est encore soulevé, mais d'une façon moins sensible, par la portion initiale de l'artère épigastrique (4), qui, comme on le sait, décrit à ce niveau une courbe à concavité supéro-externe.

Si nous examinons maintenant par sa face postérieure la portion de la paroi

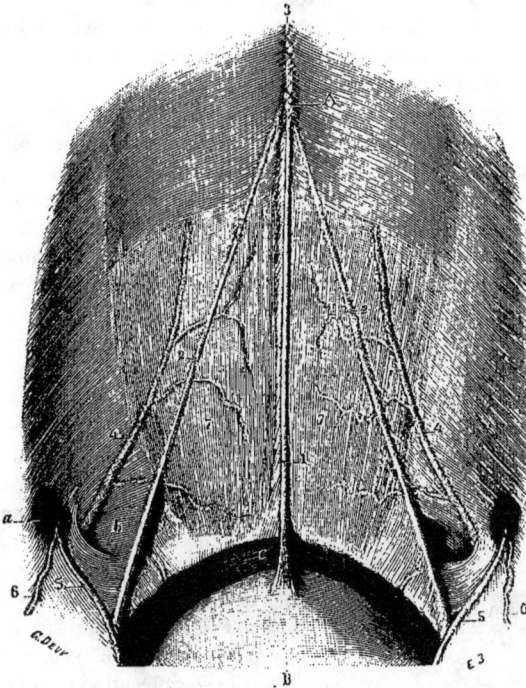

Fig. 398.

La paroi abdominale antérieure, vue par sa face péritonéale.

A, ombilic. — B, vessie.
1, ouraque. — 2, 2, cordon de l'artère ombilicale oblitérée. — 3, cordon de la veine ombilicale (ligament falciforme). — 4, artère épigastrique. — 5, canal déférent. — 6, artère spermatique. — 7, face postérieure du muscle grand droit de l'abdomen, recouverte par le péritoine.
a, fossette inguinale externe. — b, fossette inguinale moyenne. — c, fossette inguinale interne ou vésico-pubienne.

abdominale qui s'étend des pubis à l'orifice interne du canal inguinal (fig. 378), nous constatons, dans l'intervalle des replis formés par les trois cordons précités, un certain nombre de dépressions, plus ou moins profondes, que l'on désigne sous le nom de *fossettes inguinales*. Ces fossettes, au nombre de trois de chaque côté, se distinguent d'après leur situation en interne, moyenne et externe. — La *fossette inguinale interne* (c) est située entre le repli séreux formé par l'ouraque et celui déterminé par le cordon fibreux de l'artère ombilicale. Il répond à l'intervalle compris entre la ligne médiane et l'épine du pubis : on l'appelle encore, pour cette raison, *fossette sus-pubienne* ou *vésico-pubienne*. — La *fossette inguinale moyenne* (*b*) est située immédiatement en dehors du cordon fibreux de l'artère ombilicale. — La *fossette inguinale externe* (*a*), la plus externe de toutes comme son nom l'indique, se trouve placée en dehors et au-dessus de l'anse que forme l'artère épigastrique. Elle répond exactement à l'orifice interne du canal inguinal. A sa partie inférieure et interne se voient par transparence les éléments constitutifs du cordon spermatique qui, de la cavité abdominale, passent dans le canal inguinal.

La connaissance de cette région trouve en chirurgie des applications importantes. C'est, en effet, par l'une des trois fossettes sus-indiquées, véritables points faibles de la paroi abdominale, que s'échappe l'intestin pour constituer les hernies dites inguinales, et nous voyons immédiatement qu'on peut diviser ces hernies, suivant la fossette qui leur livre passage, en trois grandes variétés : la *hernie inguinale interne*, la *hernie inguinale moyenne* et la *hernie inguinale externe* s'engageant chacune dans la fossette de même nom.

B. *Dans l'excavation pelvienne.* — En abandonnant la paroi abdominale antérieure, le péritoine se jette sur la vessie, dont il revêt la face postérieure et la partie la plus élevée de ses faces latérales (p. 417). A droite et à gauche du réservoir urinaire, le péritoine vésical se réfléchit sur les parois latérales de l'excavation pelvienne et, après les avoir tapissées de bas en haut, passe dans la fosse iliaque interne : il la revêt dans la plus grande partie de son étendue et, à sa partie supérieure, se soude au péritoine cæcal.

A la partie postérieure de la vessie, le péritoine se comporte différemment chez l'homme et chez la femme. — *Chez l'homme* (fig. 397), après avoir recouvert la base des vésicules séminales dans une étendue de 10 à 15 millimètres (p. 493), il se jette sur le rectum en formant le *cul-de-sac vésico-rectal.* Ce cul-de-sac, qui représente la partie la plus inférieure de la cavité abdominale est limité sur les côtés et en haut par deux petits replis de forme semi-lunaire qui, comme le cul-de-sac lui-même, s'étendent de la vessie au rectum : ce sont les *replis de Douglas*, désignés encore quelquefois sous le nom de *ligaments postérieurs de la vessie* (p. 418 et fig. 247,8). — *Chez la femme* (fig. 399), le péritoine en quittant la vessie se réfléchit sur l'utérus, en formant le *cul-de-sac vésico-utérin* (p. 590). Il rencontre ordinairement l'utérus au niveau de l'isthme. De là, se portant de bas en haut, il tapisse la face antérieure du corps de l'organe dans toute son étendue, arrive à son extrémité supérieure ou fond, le contourne d'avant en arrière, s'étale ensuite de haut en bas sur sa face postérieure, rencontre la paroi postérieure du vagin et, après l'avoir revêtue dans une étendue de 15 à 20 millimètres, se réfléchit sur le rectum en formant le

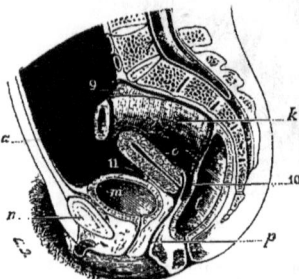

Fig. 399.

Le péritoine, chez la femme, vu sur une coupe vertico-médiane du bassin (segment droit de la coupe).

o, utérus. — *p*, vagin. — 10, cul-de-sac recto-vaginal. — 11, cul-de-sac vésico-utérin. Les autres indications (chiffres et lettres) comme dans la figure 397.

cul-de-sac recto-vaginal (p. 590 et fig. 355.) Au niveau des bords latéraux de l'utérus, les deux feuillets péritonéaux qui tapissent la face antérieure et la face postérieure de cet organe, s'adossent l'un à l'autre et tous deux, ainsi réunis en une lame unique, se portent transversalement en dehors pour venir se fixer d'autre part sur les parois latérales de l'excavation : ce sont les *ligaments larges* (p. 570), avec leur *aileron supérieur* enveloppant la trompe (p. 565), leur *aileron antérieur* recouvrant le ligament rond (p. 574), leur *aileron postérieur* revêtant à la fois le pédicule de l'ovaire et les deux ligaments utéro-ovariens (p. 572). A la partie postérieure et inférieure de l'utérus, un peu au-dessus du cul-de-sac recto-vaginal, le péritoine forme deux replis semi-lunaires, l'un droit, l'autre gauche, qui, partant de la région de l'isthme, se portent sur la troisième, la deuxième ou la première vertèbre sacrée : ce sont les *replis de Douglas* ou *ligaments utéro-sacrés* (p. 576 et fig. 344). Morphologiquement, ces replis utéro-sacrés présentent la plus grande analogie avec les replis, ci-dessus décrits, qui unissent la vessie au rectum. Ils en diffèrent, cependant, en ce qu'ils sont plus résistants et qu'ils renferment entre leurs deux feuillets séreux un paquet plus ou moins développé de fibres musculaires lisses, qui constituent pour l'utérus un véritable ligament postérieur. On rencontre assez fréquemment, un peu en dehors du repli utéro-rectal, un deuxième repli, le *repli utéro-lombaire* (p. 576) qui, se détachant de la face postérieure de l'utérus, à 8 ou 10 millimètres au-dessus de l'origine du précédent, se porte en haut et en dehors pour venir s'insérer sur le côté correspondant de la cinquième vertèbre lombaire.

Arrivé sur le rectum, le péritoine revêt tout d'abord sa face antérieure, puis ses deux faces latérales (p. 143). Nous rappellerons, à ce sujet, que la séreuse n'est en relation qu'avec la moitié supérieure de la première portion du rectum (fig. 85). La moitié inférieure de cette première portion et toute la portion anale n'ont aucune relation avec le péritoine.

C. *Sur la paroi abdominale postérieure.* — Au-dessus du rectum et de l'excavation pelvienne, le péritoine tapisse de bas en haut la paroi postérieure de l'abdomen jusqu'à la hauteur du côlon transverse. Si cette paroi ne présentait aucun viscère, la séreuse s'y étalerait d'une façon simple et régulière comme sur la paroi antérieure. Mais elle y rencontre sur le milieu le jéjuno-iléon et, sur les côtés, les portions ascendante et descendante du gros intestin. Il se soulève à leur niveau, de façon à les envelopper dans une partie plus ou moins considérable de leur circonférence :

a. Au jéjuno-iléon le péritoine fournit une gaine à peu près complète : il le

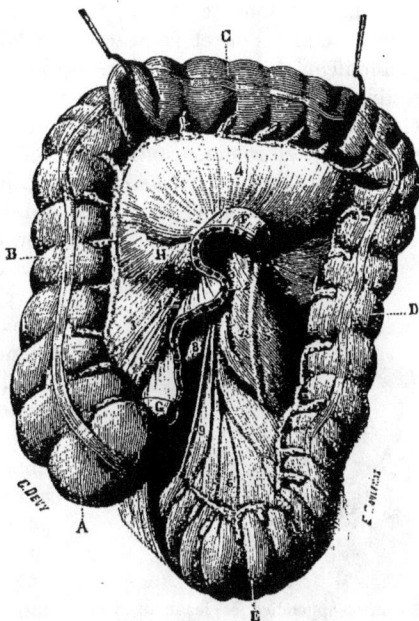

Fig. 400.

Les mésocôlons et le mésentère, vue antérieure après résection de la plus grande partie de l'intestin grêle.

A, cæcum. — B, côlon ascendant. — C, côlon transverse. — D, côlon descendant. — E, côlon ilio-pelvien. — F, jéjunum. — G, portion terminale de l'iléon. — H, saillie du duodénum.

1, bord postérieur du mésentère. — 2, coupe du mésentère. — 3, mésocôlon ascendant. — 4, mésocôlon transverse. — 5, mésocôlon descendant. — 6, mésocôlon ilio-pelvien. — 7, uretère. — 8, artère iliaque primitive. — 9, artère sigmoïde.

revêt, en effet, sur tout son pourtour, son bord postérieur excepté. Au niveau de
ce bord postérieur, les deux feuillets péritonéaux qui tapissent les deux faces latérales du conduit s'adossent l'un à l'autre, en formant ainsi, en arrière de l'intestin,
un large repli, qui vient se fixer d'autre part sur la paroi postérieure de la cavité
abdominale, suivant une ligne oblique qui s'étend depuis le côté gauche de la
deuxième vertèbre lombaire (angle duodéno-jéjunal) jusqu'au côté interne du
cæcum : ce repli, c'est le *mésentère* (p. 95). — Tandis que son bord antérieur
présente exactement la même longueur que le jéjuno-iléon auquel il se fixe, son
bord postérieur ou vertébral, beaucoup plus court, ne mesure que 16 à 18 millimètres. Ce bord postérieur répond successivement, en allant de haut en bas,
(fig. 400) : 1° au côté interne de la quatrième portion du duodénum ; 2° au duodénum lui-même, qu'il croise, en même temps que l'artère mésentérique, au point
de jonction de la troisième et de la quatrième portion ; 3° à l'aorte abdominale ;
4° à la veine cave et aux vaisseaux iliaques primitifs du côté droit. — Le mésentère, comme tous les méso, se compose de deux feuillets, l'un droit, l'autre
gauche, étalés l'un et l'autre sur les faces latérales de l'éventail vasculaire du
jéjuno-iléon. Ces deux feuillets, qui se séparent en avant pour envelopper l'intestin, se séparent aussi en arrière pour fuir la ligne médiane et s'étaler de dedans
en dehors sur la paroi postérieure de la cavité abdominale. Nous les suivrons
séparément en commençant par le droit.

  b. Le feuillet droit du mésentère (fig. 400), après avoir revêtu la partie moyenne
de l'aorte abdominale, la veine cave inférieure, le psoas, l'uretère, les vaisseaux
spermatiques, la partie inférieure du rein droit,
les artères et les veines coliques droites, arrive
à la portion ascendante du gros intestin, constitué en bas par le cæcum, en haut par le côlon
ascendant. — *Au niveau du cæcum*, le péritoine, dans la grande majorité des cas, recouvre
l'organe sur tout son pourtour (p. 136). Plus
rarement, la séreuse forme en arrière du cæcum un repli plus ou moins développé, le *mésocæcum*, qui le rattache à la fosse iliaque.
Enfin, dans des cas plus rares encore, elle passe
tout simplement sur la face antérieure de l'organe et l'applique ainsi contre l'aponévrose
iliaque. Sur l'appendice cæcal, le péritoine se
comporte exactement comme sur une anse
d'intestin grêle (p. 136) : il l'entoure sur presque tout son pourtour et, s'adossant à lui-
même au niveau de l'un de ses bords, il forme
un véritable méso, le *méso-appendice*, qui rat-

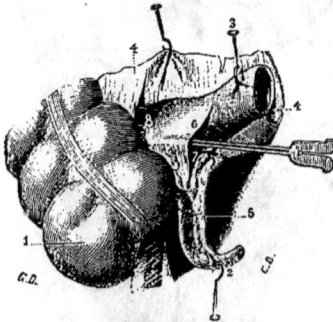

Fig. 401.

Le méso-appendice et les deux fossettes cæcales supérieure et inférieure.

1, cæcum. — 2, appendice cæcal érigné en
bas. — 3, iléon érigné en haut. — 4, mésentère.
— 5, méso-appendice. — 6, repli iléo-appendiculaire. — 7, fossette cæcale inférieure ou iléo-
appendiculaire. — 8, fossette cæcale supérieure.

tache le conduit en question, d'une part au côté interne du cæcum, d'autre part à
la partie tout inférieure du mésentère. Rappelons en passant que le mésentère, en
se réfléchissant de l'intestin grêle sur le cæcum, forme deux replis spéciaux, lesquels déterminent l'apparition de deux fossettes, la *fossette cæcale supérieure* et
la *fossette cæcale inférieure* (voy. p. 137). Rappelons encore qu'on rencontre assez
fréquemment, à la partie postérieure et supérieure du cæcum, au niveau du point
où le péritoine se réfléchit de la fosse iliaque sur ce dernier organe, une ou deux
autres fossettes en forme de cul-de-sac, les *fossettes rétro-cæcales* (p. 138). —

Au niveau du côlon ascendant (fig. 400), le péritoine, abandonnant la paroi pour se jeter sur cet organe, revêt successivement sa face interne, sa face antérieure et sa face externe; puis, il se jette de nouveau sur la paroi. La face postérieure du côlon, respectée comme on le voit par la séreuse, repose directement sur les organes sous-jacents. C'est là la disposition ordinaire : on la rencontre 64 fois sur 100, d'après Treves. Plus rarement, le péritoine forme au côlon ascendant un court méso, le *mésocôlon ascendant* (voy. p. 139).

c. Le *feuillet gauche du mésentère*, après avoir tapissé de même de dedans en dehors le muscle psoas, l'uretère, les vaisseaux spermatiques, la partie moyenne et inférieure du rein gauche, les vaisseaux coliques gauches, arrive à la portion descendante du gros intestin. Il se comporte différemment sur le côlon descendant et sur le côlon ilio-pelvien. — *Au niveau du côlon descendant*, le péritoine enveloppe ce conduit comme il l'a déjà fait pour le côlon ascendant. Le plus souvent (75 p. 100), il se contente de revêtir ses trois faces interne, antérieure et externe, sa face postérieure reposant directement sur la paroi abdominale ; plus rarement (25 p. 100), il forme au conduit un court méso, le *mésocôlon descendant* (p. 566). — *Au niveau du côlon ilio-pelvien*, le péritoine se comporte comme suit. Sur la première portion du conduit, entre la crête iliaque et le bord externe du psoas (fig. 402), il présente la même disposition que sur le côlon descendant. Sur toutes les autres portions du côlon iliopelvien, il se comporte absolument comme sur l'intestin grêle : il revêt successivement la face supérieure de l'intestin, son bord antérieur ou bord libre, sa face inférieure et, s'adossant à lui-même au niveau du bord postérieur, il forme un long et large repli, le *mésocôlon ilio-pelvien* ou *sigmoïde* (fig. 402,6), qui vient se fixer d'autre part à la paroi postérieure de la cavité abdomino-pelvienne. Cette insertion pariétale, très irrégulière

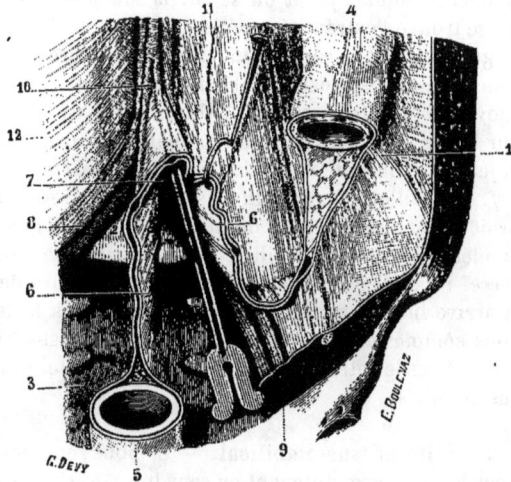

Fig. 402.

Insertion pariétale du mésocôlon ilio-pelvien.

1, crête iliaque. — 2, cinquième vertèbre lombaire. — 3, troisième sacrée. — 4, côlon descendant, sectionné à son extrémité inférieure. — 5, rectum, sectionné à son extrémité supérieure. — 6, mésocôlon ilio-pelvien. — 7, fossette intersigmoïde. — 8, vaisseaux iliaques primitifs. — 9, vaisseaux iliaques externes. — 10, artères sigmoïdes. — 11, uretère gauche. — 12, feuillet inférieur ou feuillet gauche du mésentère.

mais entièrement fixe, est représentée par une ligne deux fois coudée sur elle-même, en forme d'*S* par conséquent, qui s'étend du bord externe du psoas à la face antérieure de la troisième vertèbre sacrée, là où commence le rectum. Nous rappellerons, en passant, qu'au voisinage de l'insertion pariétale du côlon ilio-pelvien, au niveau de l'artère iliaque primitive gauche et un peu au-dessus de sa bifurcation, se trouve un orifice circulaire qui nous conduit dans une cavité en forme d'entonnoir : c'est la *fossette intersigmoïde* (p. 142 et fig. 84).

d. Au delà des portions ascendante et descendante du gros intestin, le péritoine, devenu pariétal, tapisse les parois latérales droite et gauche de la cavité abdominale et se confond bientôt avec le feuillet de même nature, décrit précédemment, qui revêt la paroi antérieure.

e. Revenons maintenant en dedans des côlons ascendant et descendant et voyons comment se comporte le péritoine au niveau du côlon transverse. — Arrivé au niveau de la troisième vertèbre lombaire, le péritoine pariétal, représenté par les deux feuillets droit et gauche du mésentère, se réfléchit d'arrière en avant et de haut en bas pour se porter sur le bord postérieur du côlon transverse : il constitue ainsi le feuillet inférieur d'un large repli, le *mésocôlon transverse* (fig. 397,4), qui unit ce dernier intestin à la paroi abdominale postérieure. — Dans ce trajet, le feuillet droit du mésentère revêt la face correspondante (la face inférieure) de la troisième portion du duodénum. Le feuillet gauche revêt de même dans sa moitié antérieure ou dans ses deux tiers antérieurs la quatrième portion ou portion ascendante de ce même duodénum, et nous rappellerons à ce sujet qu'il forme sur le flanc gauche de ce conduit deux petits replis falciformes, circonscrivant deux fossettes : ce sont les *fossettes duodénales*, que l'on distingue, d'après leur situation, en supérieure et inférieure (p. 96 et fig. 51). — Au niveau de l'angle duodéno-jéjunal, point où se fait la soudure du duodénum avec le jéjuno-iléon et où se trouve l'extrémité supérieure ou racine du mésentère, les deux feuillets droit et gauche de ce dernier repli, jusque-là entièrement indépendants quoique adossés l'un à l'autre, se fusionnent en une lame unique (fig. 52), qui constitue la partie moyenne du côlon transverse. Juste au niveau du point où s'effectue cette fusion, sur le dos de l'angle duodéno-jéjunal, se trouve dans certains cas (une fois sur six sujets environ) une nouvelle fossette, la *fossette duodéno-jéjunale* (p. 97).

f. Le feuillet inférieur du mésocôlon transverse est donc constitué par le feuillet droit et le feuillet gauche du mésentère, réunis l'un à l'autre au-dessus de l'angle duodéno-jéjunal. Ce feuillet, en atteignant le bord postérieur du côlon transverse, revêt d'arrière en avant la face inférieure de cette portion du gros intestin et arrive bientôt sur son bord antérieur. Nous le laisserons là pour le moment ; nous sommes arrivés, du reste, à la limite postérieure de notre région sous-ombilicale. Nous le retrouverons tout à l'heure, en terminant la description du péritoine sus-ombilical.

2° Péritoine sus-ombilical. — Si nous reprenons le péritoine à l'ombilic et si nous le suivons maintenant en sens inverse, c'est-à-dire de bas en haut et d'arrière en avant (fig. 397), nous le voyons d'abord tapisser toute la portion sus-ombilicale de la paroi abdominale antérieure et, de là, passer sur la face inférieure de la voussure diaphragmatique.

a. Au niveau même de l'ombilic, il est soulevé, chez le fœtus, par la veine ombilicale et, chez l'adulte, par le cordon fibreux qui a remplacé ce vaisseau. Cet obstacle apporté au libre étalement de la séreuse a pour résultat la formation d'un vaste repli, orienté à peu près dans le sens sagittal, qui s'étend de la paroi antéro-supérieure de l'abdomen à la convexité du foie et qui constitue le *ligament suspenseur* de ce dernier organe ; on le désigne encore sous le nom de *grande faux du péritoine* (p. 189). Ce repli ligamenteux, de forme triangulaire, nous présente deux bords, un sommet et une base : 1° un bord supérieur, convexe, qui s'insère successivement, d'abord sur la paroi abdominale à partir de l'ombilic, puis sur le diaphragme ; 2° un bord inférieur, concave, qui se fixe à la face convexe du foie ; 3° un sommet, tronqué, qui répond au côté antérieur de la veine cave inférieure ; 4° une base ou bord libre, qui s'étend obliquement d'avant en arrière et un peu de gauche à droite, depuis l'ombilic jusqu'au bord antérieur du foie. C'est précisément le long de ce dernier bord et dans l'intervalle des deux feuillets séreux, que chemine la veine ombilicale ou le cordon fibreux qui la remplace chez l'adulte : ce cordon fibreux (fig. 114,5), ainsi enveloppé par le péritoine, constitue le *ligament rond du foie* ou *ligament hépato-ombilical* (p. 190).

b. Sur le diaphragme, le péritoine tapisse d'avant en arrière la face inférieure de ce muscle, de chaque côté du ligament suspenseur, jusqu'au niveau du bord postérieur du foie. Là, il descend sur le foie en constituant le feuillet supérieur du ligament coronaire et des deux ligaments triangulaires droit et gauche. Se réfléchissant alors d'arrière en avant, il tapisse la face supérieure du foie jusqu'à son bord antérieur, contourne ce bord et, après l'avoir contourné, s'étale d'avant en arrière sur la face inférieure du viscère.

c. Sur la face inférieure du foie, la séreuse péritonéale se comporte différemment sur la zone moyenne, sur la zone latérale droite et sur la zone latérale gauche (p. 624). — *Sur la zone latérale gauche*, c'est-à-dire à gauche du hile, le péritoine revêt régulièrement d'avant en arrière toute la face inférieure du lobe gauche du foie. Arrivé au niveau du bord postérieur, il le contourne de bas en haut, s'avance sur la face supérieure du foie dans une étendue de quelques millimètres seulement et y rencontre la ligne d'insertion hépatique du feuillet supérieur du ligament coronaire. Se réfléchissant alors en arrière et s'adossant à ce dernier feuillet, il se porte vers la paroi postérieure de l'abdomen en constituant le feuillet inférieur du *ligament coronaire* (moitié gauche) et du *ligament triangulaire gauche* (p. 192 et fig. 118, B). Arrivé à la paroi abdominale, il se réfléchit une dernière fois, cette fois de haut en bas, pour tapisser le diaphragme. Nous ajouterons qu'à sa partie la plus interne, immédiatement à gauche de l'épiploon gastro-hépatique, il rencontre l'œsophage et descend sur lui d'abord, puis sur la face antérieure de l'estomac où nous le retrouverons. — *Sur la zone latérale droite*, c'est-à-dire à droite du hile, le péritoine tapisse de même la face inférieure du foie, y compris la face libre de la vésicule biliaire (p. 217), jusqu'à son bord postérieur. Là, il se réfléchit en bas et passe sur la paroi abdominale postérieure, en constituant le feuillet inférieur du *ligament coronaire* (moitié droite) et du *ligament triangulaire droit* (p. 192 et fig. 118, A). En atteignant la paroi abdominale, ce feuillet s'étale sur de nombreux organes (fig. 403), qui sont en allant de dehors en dedans : 1° la partie du diaphragme qui est située au-dessous du ligament triangulaire droit ; 2° la face antérieure du rein droit, dans sa partie supéro-externe seulement (*ligament hépato-rénal*) ; 3° la face antérieure de la capsule surrénale ; 4° la face antérieure de la deuxième portion du duodénum ; 5° la face antérieure de la veine cave inférieure. Au niveau de la partie inférieure du rein droit, le péritoine se réfléchit brusquement en avant et se porte vers le bord postérieur de la portion transversale du côlon, en constituant une partie, la partie droite, du feuillet supérieur du mésocôlon transverse (p. 140). Rappelons en passant que le mésocôlon transverse donne naissance, à chacune de ses extrémités, au moment où il va se continuer avec le péritoine des côlons ascendant et descendant, à deux petits replis triangulaires, comme lui disposés horizontalement et sur lesquels viennent se placer : sur celui du côté droit, la partie correspondante du foie (*sustentaculum hepatis* ou *ligament phrénico-colique droit*) ; sur celui du côté gauche, l'extrémité inférieure de la rate (*sustentaculum lienis*, *ligament phrénico-colique gauche* ou *ligament pleuro-colique*). — *Sur la zone moyenne*, c'est-à-dire en regard du hile, le péritoine revêt la face inférieure du foie jusqu'au niveau du sillon transverse et du sillon du canal veineux. Là, au lieu de se prolonger, comme sur les deux zones précédentes, jusqu'au bord postérieur de l'organe, il se réfléchit en bas, s'applique sur le côté antérieur des nombreux canaux qui forment le pédicule hépatique et gagne la petite courbure de l'estomac, ainsi que le bord supérieur de la première portion du duodénum, en constituant le feuillet antérieur de l'*épiploon gastro-hépatique* ou *petit épiploon* (p. 76 et 119). Nous verrons bientôt quelle est la provenance du feuillet postérieur.

d. Le feuillet péritonéal, qui constitue le feuillet antérieur du petit épi-

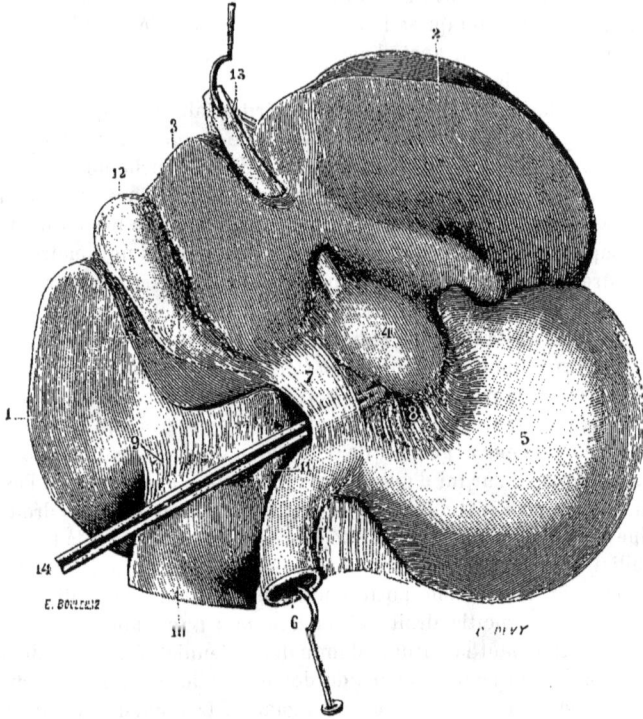

Fig. 403.

L'épiploon gastro-hépatique, vu par sa face antérieure après soulèvement du foie.

1, lobe droit. — 2. lobe gauche. — 3, lobe carré. — 4, lobule de Spigel, vu par transparence à travers l'épiploon gastro-hépatique. — 5, estomac. — 6, duodénum. — 7, zone de l'épiploon gastro-hépatique, contenant le pédicule du foie. — 8, zone absolument transparente du même épiploon, ne contenant ni vaisseaux, ni graisse (*pars flaccida*). — 9, ligament hépato-rénal. — 10, rein droit. — 11, capsule surrénale droite. — 12, vésicule biliaire. — 13, veine ombilicale. — 14, sonde cannelée pénétrant, par l'hiatus de Winslow, dans l'arrière-cavité des épiploons.

ploon, arrive sur la face antérieure de l'estomac au niveau de la petite courbure (fig. 403). Il s'étale sur cette face, la recouvre dans toute son étendue et, arrivé à ses limites périphériques, se comporte comme suit. — *En haut*, au niveau du cardia, il se continue avec le feuillet péritonéal qui tapisse l'œsophage. — *A droite*, au niveau du pylore, il se continue de même avec le feuillet qui revêt la face antérieure de la première portion du duodénum. — *A gauche*, au niveau de la grosse tubérosité, le péritoine qui revêt la face antérieure de l'estomac se comporte différemment dans la région qui est placée en regard de la rate et dans région qui est placée au-dessus. Dans la région qui répond à la rate, il rencontre les vasa breviora (voy. Angéiologie) et, s'appliquant sur leur côté antérieur, il se porte vers la lèvre antérieure du hile de la rate en constituant le feuillet antérieur de l'*épiploon gastro-splénique* (p. 243). Puis, se réfléchissant en avant, il tapisse successivement la partie antérieure de la face interne de ce dernier organe, son bord antérieur, sa face externe, son bord postérieur et la partie postérieure de sa face interne, jusqu'à la lèvre postérieure du hile. Là, abandonnant la rate, il se porte en arrière en longeant le côté postérieur de la queue du pancréas et des vaisseaux spléniques, atteint la paroi abdominale au niveau du rein et, finalement, se recourbe de dedans en dehors pour tapisser le diaphragme. Entre le hile de la rate et la paroi abdominale postérieure, le feuillet péritonéal que nous venons de décrire constitue le feuillet postérieur du *ligament postérieur de la rate* (p. 243), dont le *ligament phrénico-splénique* (p. 243) et l'*épiploon pancréatico-splénique* (p. 243) ne sont que des dépendances. Au-dessus de la rate, dans l'intervalle qui sépare l'extrémité supérieure de cet organe du cardia, le feuillet péritonéal qui revêt la face antérieure de l'estomac se porte directement de la grande courbure à la partie correspondante du diaphragme, en constituant le feuillet supérieur du *ligament phrénico-gastrique*. Ce ligament continue en haut jusqu'à l'œsophage les deux ligaments ci-dessus décrits : l'épiploon gastro-splénique et le ligament phrénico-splénique. — *En bas*, au niveau de la grande courbure, le même feuillet péritonéal qui tapisse la face antérieure de l'estomac abandonne cet organe et descend vers le pubis en constituant le feuillet antérieur de l'*épiploon gastro-colique* ou *grand épiploon* (p. 76). Arrivé au pubis ou au voisinage du pubis (car le niveau auquel il s'arrête est très variable), il se recourbe en arrière et en haut et remonte jusqu'au bord antérieur du côlon transverse (fig. 405,5). Il y rencontre le péritoine sous-ombilical que nous y avons laissé (p. 674) : il se soude à lui, et ainsi se trouve établie, en arrière, la continuité entre les deux portions sous-ombilicale et sus-ombilicale de notre péritoine.

3° Péritoine intérieur de l'arrière-cavité des épiploons. — Lorsqu'on soulève le foie (fig. 403), on aperçoit entre le sillon transverse de cet organe et le duodénum, immédiatement en arrière de la veine porte et du cholédoque, un orifice ovalaire, l'*hiatus de Winslow* (14), dans lequel on introduit facilement la pointe du doigt. Le péritoine, que nous avons laissé à dessein, dans nos descriptions précédentes, sur le pourtour de cet orifice, s'y invagine de droite à gauche, pour aller former en arrière de l'estomac un vaste diverticulum, connu sous le nom d'*arrière-cavité des épiploons* (fig. 405,7). Ce feuillet péritonéal, ainsi invaginé dans l'hiatus de Winslow, en même temps qu'il forme le revêtement intérieur de cette cavité, constitue, comme nous le verrons au cours de notre description, le feuillet postérieur des trois épiploons gastro-hépatique, gastro-splénique et gastro-colique. Nous étudierons successivement : 1° l'hiatus de Winslow ; 2° le trajet du feuillet péritonéal qui s'y invagine ; 3° l'arrière-cavité qu'il circonscrit ; 4° les trois épiploons.

A. Hiatus de Winslow. — L'hiatus de Winslow (fig. 403, 14 et 404, 11) est un orifice allongé de bas en haut, regardant à droite, mesurant dans son plus grand diamètre de 20 à 30 millimètres. Il est limité : 1° en avant, par la veine porte et le cholédoque ou, ce qui revient au même, par le bord droit de l'épiploon gastro-hépatique ; 2° en arrière, par la veine cave inférieure ; 3° en haut, par la face inférieure du foie, représentée à ce niveau par le prolongement antérieur du lobe de Spigel (β de la fig. 111) ; 4° en bas, par la première portion du duodénum et par la portion horizontale de l'artère hépatique qui, pour venir se placer dans l'épaisseur de l'épiploon gastro-hépatique, contourne d'arrière en avant la partie inférieure de l'orifice en question.

B. Péritoine intérieur de l'arrière-cavité. — Pour prendre une notion exacte de la disposition du feuillet péritonéal qui tapisse l'arrière-cavité des épiploons, nous allons faire deux fois le tour de cette cavité : la première fois, suivant un plan horizontal passant par l'hiatus de Winslow ; la seconde fois, suivant un plan vertical, passant par la ligne médiane ou dans son voisinage.

a. Pour le premier tour, partons du bord antérieur de l'hiatus et reprenons-y le feuillet antérieur de l'épiploon gastro-hépatique que nous y avons laissé. Ce feuillet, après avoir contourné d'avant en arrière, la veine porte et le cholédoque (fig. 404, B), se porte de droite à gauche vers le côté gauche de l'œsophage et la petite courbure de l'estomac en formant le feuillet postérieur de l'épiploon précité. Arrivé sur l'estomac, il s'étale sur sa face postérieure et la recouvre dans toute son étendue. Au niveau de la grosse tubérosité, il abandonne l'estomac, s'applique sur le côté postérieur des vasa breviora et, avec eux, gagne le hile de la rate en constituant le feuillet postérieur de l'épiploon gastro-splénique. Avant d'aller plus loin, nous ferons remarquer que, au-dessus de la rate, dans l'intervalle compris entre le sommet de cet organe et l'œsophage, le péritoine gastrique se porte directement sur le diaphragme en formant le feuillet inférieur du *ligament phrénico-gastrique*, dont nous avons étudié plus haut (p. 677) le feuillet supérieur. Du hile de la

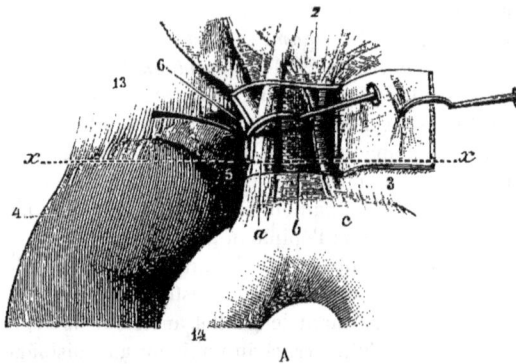

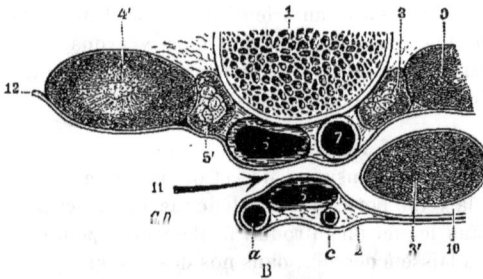

Fig. 404.

L'hiatus de Winslow et l'épiploon gastro-hépatique : A, vue antérieure ; B, vus sur une coupe horizontale.

(La ligne *xx*, dans la figure A, indique le point sur lequel a été faite la coupe représentée dans la figure B.)

1, corps vertébral. — 2, épiploon gastro-hépatique, avec : *a*. canal cholédoque ; *b*, veine porte ; *c*, artère hépatique. — 3, lobule de Spigel, recouvert en avant par l'épiploon gastro-hépatique. — 3', le même, coupé en travers et entouré par le péritoine. — 4, rein droit. — 4', sa coupe. — 5, capsule surrénale droite. — 5', sa coupe. — 6, veine cave inférieure. — 7, aorte. — 8, capsule surrénale gauche. — 9, rein gauche. — 10, arrière-cavité des épiploons. — 11, hiatus de Winslow. — 12, feuillet pariétal du péritoine, tapissant la paroi abdominale postérieure. — 13, ligament hépato-rénal. — 14, première portion du duodénum.

rate où nous l'avons laissé tout à l'heure, le péritoine se réfléchit en dedans et revêt tout d'abord la face antérieure du pancréas et des vaisseaux spléniques, en constituant le feuillet antérieur du *ligament postérieur de la rate* (p. 243). Il recouvre ensuite successivement la capsule surrénale gauche, l'aorte, la veine cave inférieure et atteint, au niveau de ce dernier organe, le bord postérieur de l'hiatus de Winslow, notre point de départ. Notre premier tour est effectué.

b. Pour le deuxième tour (fig. 405), partons de la face postérieure de l'estomac et dirigeons-nous de bas en haut et un peu de gauche à droite. Le péritoine, arrivé au niveau de la petite courbure, abandonne l'estomac et se porte alors vers la lèvre postérieure du hile du foie, en formant le feuillet postérieur de l'*épiploon gastro-hépatique* (p. 193). Là, il revêt d'avant en arrière le lobe de Spigel et, parvenu à son bord postérieur, se réfléchit en bas, le long de la paroi abdominale. Dans ce trajet descendant, il recouvre tout d'abord la face antérieure du pancréas. Puis, se réfléchissant en avant, il passe au-dessus des troisième et quatrième portions du duodénum et se porte vers le bord postérieur de la portion transversale du côlon, en constituant le feuillet supérieur du *mésocôlon transverse* (p. 140). Il revêt alors d'arrière en avant la face supérieure de cet intestin et arrive ainsi à son bord antérieur. Là, abandonnant le côlon transverse, il s'adosse au feuillet antérieur de l'*épiploon gastro-colique*, ci-dessus décrit, et suit exactement le même trajet que ce dernier, en constituant le feuillet postérieur de cet épiploon. C'est ainsi qu'il descend vers le pubis et remonte ensuite vers la grande courbure de l'estomac, au niveau de laquelle il se sépare du feuillet antérieur pour s'étaler sur la face postérieure de l'estomac, d'où nous sommes partis.

C. ARRIÈRE-CAVITÉ DES ÉPIPLOONS. — L'arrière-cavité des épiploons, circonscrite par le feuillet péritonéal dont nous venons d'étudier le trajet, est, comme on le voit, un vaste diverticulum de la cavité péritonéale, fortement aplati d'avant en arrière, qui s'étend en largeur depuis l'hiatus de Winslow jusqu'au hile de la rate et, en hauteur, depuis la partie la plus élevée du lobule de Spigel jusqu'à la partie la plus déclive du grand épiploon. Nous lui considérerons une partie principale et trois prolongements, que nous distinguerons, d'après leur situation, en inférieur, droit et gauche :

a. *Partie principale.* — La partie principale ou arrière-cavité proprement dite, se trouve située en arrière de l'estomac, entre la face postérieure de cet organe et la partie correspondante de la paroi abdominale postérieure.

b. *Prolongement inférieur.* — Le prolongement inférieur est l'espace compris entre les deux lames antérieure et postérieure de l'épiploon gastro-colique ou grand épiploon. Elle descend, par conséquent, comme l'épiploon lui-même, jusqu'au voisinage du pubis, parfois même jusque dans l'excavation pelvienne.

c. *Prolongement gauche.* — Le prolongement gauche est cette espèce de cul-de-sac, ordinairement peu développé, qui est situé entre la grosse tubérosité de l'estomac et le hile de la rate, à la face postérieure de l'épiploon gastro-splénique (fig. 409).

d. *Prolongement droit.* — Le prolongement droit, beaucoup plus important que les précédents, comprend tout l'espace qui est situé en arrière de l'épiploon gastro-hépatique. Il représente une sorte de couloir transversal qui, par l'intermédiaire de l'hiatus de Winslow, fait communiquer l'arrière-cavité proprement dite avec la grande cavité péritonéale. Nous le désignerons sous le nom de *vestibule de l'arrière-cavité des épiploons* (*atrium bursæ omentalis* de ILIS, *petite bourse épiploïque* de HUSCHKE).

Le vestibule de l'arrière-cavité des épiploons, très développé dans le sens vertical, s'étend depuis le duodénum jusqu'au bord postérieur du lobule de Spigel. Par contre, il est très étroit d'avant en arrière, ses deux parois antérieure et postérieure étant très rapprochées et même directement appliquées l'une contre l'autre. Son extrémité droite répond à un orifice, qui n'est autre que l'hiatus de Winslow.

Son extrémité gauche est représentée, en allant de haut en bas : 1° tout d'abord, par le côté gauche de l'œsophage et du cardia; 2° plus bas, par un repli séreux que nous décrirons tout à l'heure; 3° au-dessous de ce repli, par un orifice, le *foramen bursæ omentalis*, qui fait communiquer l'arrière-cavité proprement dite avec son vestibule. Pour bien voir cet orifice, il faut inciser transversalement le petit épiploon, saisir avec une pince la partie inférieure de la petite courbure et l'attirer en avant. On constate alors que l'orifice en question regarde en haut et à droite, qu'il est elliptique plutôt que circulaire et, surtout, qu'il est beaucoup plus étroit que les deux cavités entre lesquelles il se trouve situé : sur un enfant de trois ans, j'ai trouvé 30 millimètres pour son plus grand diamètre, tandis que la hauteur du vestibule, mesurée au même niveau, était de 75 millimètres.

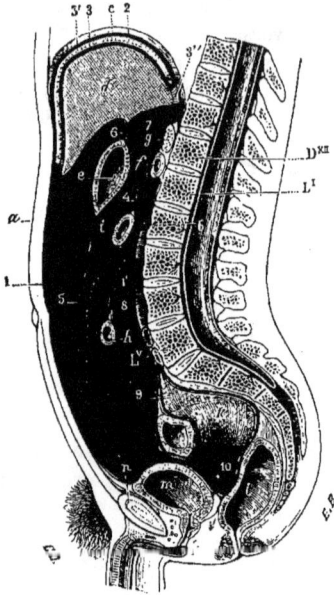

Fig. 405.

Le péritoine, chez l'homme, vu sur une coupe vertico-médiane du tronc (segment droit de la coupe).

a, paroi abdominale antérieure. — *b*, paroi abdominale postérieure. — *c*, diaphragme. — *d*, foie. — *e*, estomac. — *f*, duodénum. — *g*, pancréas. — *h*, intestin grêle. — *i*, côlon transverse. — *k*, côlon ilio-pelvien. — *l*, rectum. — *m*, vessie. — *n*, symphyse pubienne. 1, 1', péritoine pariétal antérieur et postérieur. — 2, péritoine diaphragmatique. — 3, péritoine hépatique, avec 3', ligament suspenseur et 3'', ligament coronaire. — 4, mésocôlon transverse. — 5, grand épiploon. — 6, épiploon gastro-hépatique. — 7, arrière-cavité des épiploons. — 8, mésentère. — 9, mésocôlon ilio-pelvien. — 10, cul-de-sac recto-vésical.

Le foramen bursæ omentalis est circonscrit : 1° en avant, par la moitié inférieure ou les deux tiers inférieurs de la petite courbure de l'estomac; 2° en bas et à droite, par un petit repli séreux qui s'étend de la première portion du duodénum à la face antérieure du pancréas et que je désignerai sous le nom de *ligament duodéno-pancréatique;* 3° en haut et en arrière, par un deuxième repli, celui-ci beaucoup plus important, qui s'étend de la partie supérieure de la petite courbure à la face antérieure du pancréas : c'est le ligament *gastro-pancréatique* de HUSCHKE. Envisagé au point de vue de son trajet et de ses connexions, le ligament gastro-pancréatique prend naissance sur le côté droit du cardia et sur la portion de la petite courbure qui lui fait suite. De là, il se porte obliquement de haut en bas et de gauche à droite et vient se terminer sur le pancréas, un peu à droite de la ligne médiane. Morphologiquement, il est le résultat d'un soulèvement du péritoine pariétal déterminé par le passage de l'artère coronaire stomachique qui, comme on le sait, se rend du tronc cœliaque à la petite courbure de l'estomac. L'artère, accompagnée de sa veine, suit naturellement le bord libre, concave en bas et en avant, qui délimite le foramen bursæ omentalis.

Le ligament gastro-pancréatique est quelquefois prolongé jusqu'au duodénum, soit par le repli duodéno-pancréatique signalé ci-dessus, soit par un autre repli, situé plus en dehors, qui répond à la portion horizontale de l'artère hépatique. Prolongé ou non à droite de la ligne médiane, ce ligament sépare à la manière d'une cloison le lobule de Spigel de la face postérieure de l'estomac et permet à ce dernier, comme le fait judicieusement remarquer HUSCHKE, de se mouvoir de haut en bas ou de bas en haut sans prendre contact avec le foie.

D. Épiploons. — Nous venons de voir, en étudiant le feuillet péritonéal invaginé dans l'arrière-cavité épiploïque, cette portion du péritoine constituer le feuillet postérieur des trois épiploons gastro-colique, gastro-hépatique et gastro-splénique, l'autre feuillet étant formé par le péritoine sus-ombilical. Nous pouvons, maintenant que nous connaissons tous les éléments de ces épiploons, étudier

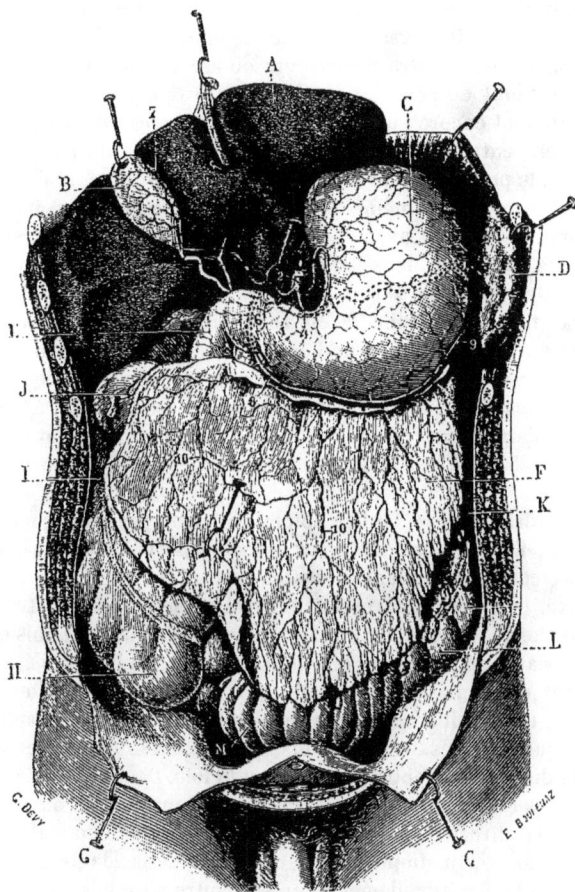

Fig. 406.

Le tablier des épiploons, vu en place après ouverture de la cavité abdominale.

A, foie, érigné en haut. — B, vésicule biliaire. — C, estomac. — D, rate, érignée en dehors. — E, duodénum. — F, grand épiploon. — G, parois de l'abdomen, érignées en bas. — H, cæcum.
1, aorte. — 2, tronc cœliaque. — 3, artère coronaire stomachique. — 4, artère splénique. — 5, artère hépatique. — 6, artère pylorique. — 7, artère cystique. — 8, gastro-épiploïque droite. — 9, gastro-épiploïque gauche. — 10, 10, rameaux artériels du grand épiploon.

dans une sorte de description synthétique, leur forme, leur disposition, leurs rapports et compléter ainsi la description, naturellement un peu sommaire, que nous en avons donnée à propos de l'appareil digestif.

a. *Epiploon gastro-colique ou grand épiploon.* — L'épiploon gastro-colique est ce long repli du péritoine qui relie l'estomac au côlon transverse. Il prend naissance (fig. 405,5) au niveau de la grande courbure, où il est formé par l'adosse-

ment des deux feuillets péritonéaux qui tapissent les deux faces antérieure et
postérieure de l'estomac. De là, il se porte en bas, entre la paroi abdominale
antérieure et le paquet des anses intestinales. Arrivé au pubis, il se réfléchit d'a-
vant en arrière et de bas en haut et gagne le bord antérieur du côlon transverse.
A ce niveau, ses deux feuillets constitutifs, jusque-là adossés, se séparent l'un de
l'autre pour envelopper le côlon et former en arrière de lui le mésocôlon transverse.

Ainsi entendu, l'épiploon gastro-colique se compose de deux lames, l'une antérieure ou descendante, l'autre postérieure ou ascendante, qui se continuent réciproquement au point de réflexion de l'épiploon. Comme, d'autre part, ces deux
lames se continuent encore l'une avec l'autre au niveau de leurs bords latéraux,
elles interceptent entre elles un large espace en forme de cul-de-sac, qui n'est
autre chose que le prolongement inférieur de l'arrière-cavité, ci-dessus décrit.

Chez le nouveau-né et même chez l'enfant, l'espace précité existe réellement et se laisse insuffler avec la plus grande facilité par l'hiatus de Winslow. Mais plus tard, les deux lames descendante et ascendante, qui le circonscrivent, s'unissent peu à peu par leurs faces correspondantes et finissent
même par se fusionner d'une façon complète ou à peu près complète. La
cavité primitive a disparu et le grand épiploon se trouve maintenant réduit à une
lame unique, traversée de sa face antérieure à sa face postérieure par de nombreux orifices, plus ou moins surchargée de graisse et tombant à la manière d'un
tablier (*tablier épiploïque, grand tablier des épiploons*) au-devant de la masse
intestinale (fig. 406, F). C'est là la disposition qui le caractérise chez l'adulte et
chez le vieillard.

De forme quadrilatère, le tablier épiploïque nous présente quatre bords : un
bord supérieur, fixé à la grande courbure de l'estomac ; deux bords latéraux,
répondant aux côlons ascendant et descendant ; un bord inférieur, enfin, généralement convexe, très irrégulier, parfois plus ou moins sinueux, descendant un peu
plus bas à gauche qu'à droite, flottant librement au-dessus des pubis et des arcades
crurales. Sur beaucoup de sujets, le grand épiploon, au lieu de s'étaler régulièrement au-devant de la masse intestinale, se déjette plus ou moins à droite ou à
gauche. Ou bien encore, il se replie sur lui-même et s'insinue en partie ou en totalité entre les anses grêles. D'autres fois, il se renverse en haut et vient se loger
au-dessous du diaphragme entre ce muscle et le foie. Dans ces différents cas, on le
conçoit, les anses coliques et les anses grêles, n'étant plus recouvertes par l'épiploon, se trouvent directement en contact avec la paroi abdominale antérieure.

Le processus en vertu duquel les deux lames descendante et ascendante de
l'épiploon se soudent graduellement l'une à l'autre n'est pas encore parfaitement
élucidé. D'après Zörner, ce travail de soudure serait la conséquence du mode d'accroissement de l'épiploon. Sous l'influence de l'extension considérable et rapide
que prennent les lames épiploïques, la couche endothéliale, dont le développement
est beaucoup plus lent, présente de loin en loin des solutions de continuité. A leur
niveau, les faisceaux conjonctifs sous-jacents, ainsi mis à nu, se trouvent en contact avec les faisceaux conjonctifs de la lame opposée, privés eux aussi de leur
revêtement endothélial. Des relations vasculaires s'établissent alors entre les deux
couches conjonctives et ces deux couches n'en forment bientôt plus qu'une seule.
Baraban, qui récemment a repris la question, considère lui aussi comme une condition indispensable de la soudure des deux lames épiploïques la chute préalable
de l'endothélium. Mais, pour lui, cette chute de l'endothélium, considérée comme
normale par Zörner, se produirait toujours sous une influence pathologique. Or,

comme la soudure des deux lames épiploïques est pour ainsi dire la règle, du moins chez l'adulte, nous devrions, si le fait énoncé par BARABAN était exact, conclure qu'il n'existe qu'un très petit nombre de sujets qui possèdent un épiploon normal.

Nous avons dit plus haut que la lame postérieure ou ascendante du grand épiploon se fixait sur le bord antérieur du côlon transverse. C'est bien là, en effet, la disposition que nous rencontrons chez l'adulte et même chez le nouveau-né (fig. 405,5). Mais il n'en est pas de même chez l'embryon. Chez ce dernier (fig. 407), nous voyons la lame ascendante de l'épiploon passer au-dessus du côlon transverse et de son méso, et venir se fixer sur la paroi abdominale, suivant une ligne transversale passant par le pancréas. Là, ses deux feuillets s'écartent, le supérieur se portant en haut pour tapisser l'arrière-cavité des épiploons, l'inférieur se réfléchissant en bas et

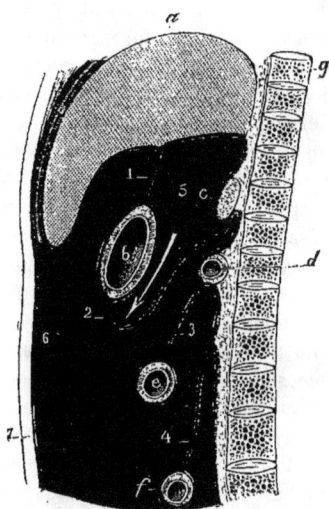

Fig. 407.

Le grand épiploon et le côlon transverse, considérés chez l'embryon.

Fig. 407 *bis*.

Le grand épiploon et le côlon transverse, considérés chez l'adulte.

a, foie. — *b*, estomac. — *c*, pancréas. — *d*, duodénum. — *e*, côlon transverse. — *f*, intestin grêle. — *g*, colonne vertébrale. — 1, épiploon gastro-hépatique. — 2, mésogastre (futur épiploon gastro-colique). — 3, mésocôlon transverse primitif. — 4, mésentère. — 5, arrière-cavité des épiploons. — 6, péritoine hépatique.

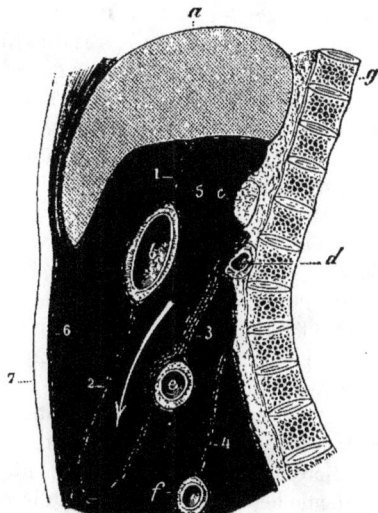

a, foie. — *b*, estomac. — *c*, pancréas. — *d*, duodénum. — *e*, côlon transverse. — *f*, intestin grêle. — *g*, colonne vertébrale. — 1, épiploon gastro-hépatique. — 2, épiploon gastro-colique. — 3, mésocôlon transverse. — 4, mésentère. — 5, arrière-cavité des épiploons. — 6, péritoine hépatique.

(On voit nettement sur ces deux figures que le mésocôlon transverse de l'adulte (3) est le mésocôlon transverse primitif fusionné avec la partie correspondante de la lame ascendante du grand épiploon, et que, de ce fait, il est formé par quatre feuillets intimement accolés ; par suite de cet accolement, le grand épiploon semble venir se fixer sur le bord antérieur du côlon transverse.)

en avant pour former le feuillet supérieur du mésocôlon transverse. — A ce stade du développement embryonnaire, la partie toute postérieure ou racine du grand épiploon repose sur le mésocôlon transverse, mais en conservant toute son indépendance, je veux dire en ne présentant avec le mésocôlon précité que de simples rapports de contiguïté. — Plus tard, les deux formations s'unissent peu à peu par un phénomène dit d'*accolement* ou de *coalescence*, et finissent par se fusionner jusqu'au niveau du bord antérieur du côlon transverse. Cet accolement débute, d'après TOLDT, dans la deuxième moitié du troisième mois et se fait de haut en bas et de droite à gauche. Il est habituellement terminé au commencement du cinquième mois, souvent plus tôt. — Par suite de cette transformation, représentée schématiquement dans la figure 407 *bis*, l'insertion supérieure du grand épiploon se trouve reportée de la paroi abdominale postérieure au bord antérieur du côlon transverse. Mais cette insertion, comme nous le montre nettement la figure précitée, n'est qu'une insertion consécutive, qu'une insertion apparente. En réalité, elle est toujours située sur la paroi abdominale, et le feuillet supérieur du mésocôlon transverse, en dépit des apparences qui nous le présentent comme un feuillet simple, se compose de trois feuillets superposés et intimement fusionnés, savoir : 1º le feuillet antérieur de la lame ascendante du grand épiploon ; 2º le feuillet postérieur de cette même lame ascendante ; 3º enfin, le feuillet supérieur du mésocôlon primitif.

b. *Épiploon gastro-hépatique ou petit épiploon*. — L'épiploon gastro-hépatique est une lame mince, placée en direction frontale, qui s'étend de la face inférieure du foie à la face supérieure du duodénum et à la petite courbure de l'estomac (fig. 403,7 et 8). Il a une forme quadrilatère et nous présente, par conséquent, deux faces, l'une antérieure, l'autre postérieure, et quatre bords, que l'on distingue en supérieur, inférieur, droit et gauche. — La *face antérieure*, plane, continue la direction de la face antérieure de l'estomac. Elle est recouverte par le foie et ne peut être bien étudiée qu'à la condition de soulever ce dernier organe. — La *face postérieure*, également plane, délimite en avant le vestibule de l'arrière-cavité des épiploons. Elle est en rapport, dans la plus grande partie de son étendue, avec le lobule de Spigel. — Le *bord supérieur* s'insère successivement, en allant de droite à gauche : 1° sur les deux lèvres du sillon transverse du foie (hile) ; 2° sur cette partie du sillon antéro-postérieur qui loge le canal veineux ou, plus simplement, sur le sillon du canal veineux ; 3° sur cette portion du diaphragme qui se trouve comprise entre l'extrémité postérieure de ce dernier sillon et le côté droit de l'œsophage. L'épiploon gastro-hépatique, à son insertion supérieure, a, comme on le voit, un trajet très irrégulier. Il change, en effet, deux fois de direction : transversal dans sa portion initiale, il se dirige d'avant en arrière dans sa portion moyenne et, de nouveau, devient transversal dans sa portion terminale. — Le *bord inférieur* s'attache à la partie supérieure de la première portion du duodénum dans une étendue de 4 ou 5 centimètres. C'est le chiffre moyen que j'ai obtenu en mesurant l'étendue de cette insertion duodénale sur un certain nombre de sujets de vingt-cinq à soixante ans. J'ai rencontré comme minimum 43 millimètres, et comme maximum 52 millimètres. — Le *bord gauche*, sensiblement vertical, s'insère tout d'abord sur le côté droit de l'œsophage, puis sur la petite courbure de l'estomac depuis le cardia jusqu'au pylore. — Le *bord droit*, entièrement libre, forme la demi-circonférence antérieure de l'hiatus de Winslow. Il répond, par conséquent, au pédicule hépatique, plus particulièrement au canal cholédoque et, au-dessus de ce canal, au col de la vésicule biliaire (fig. 404).

Un grand nombre d'auteurs donnent le nom de *ligament hépato-duodénal* à la portion du petit épiploon qui avoisine l'hiatus de Winslow et qui s'étend de la première portion du duodénum au hile du foie. De même, on désigne parfois sous le nom de *ligament phrénico-œsophagien* la portion de ce même épiploon qui se trouve comprise entre le diaphragme et l'œsophage. Un pareil morcellement du petit épiploon ne répond à aucun besoin et les désignations précitées me paraissent devoir être abandonnées.

Le bord libre du petit épiploon est parfois prolongé sur la droite par un nouveau repli qui s'étend de la vésicule biliaire au côlon et qui, de ce fait, a été appelé *ligament hépato-colique* ou *cystico-colique*. Ce ligament se rencontre habituellement, à des degrés de développement divers, une fois sur six sujets. Il prend naissance en haut, comme son nom l'indique, sur le corps de la vésicule biliaire, un peu au-dessus du col. De là, il se porte en bas, croise la face antérieure du duodénum et vient se fixer sur le côlon transverse, soit au niveau de son coude hépatique, soit un peu en dedans de ce coude. Ainsi entendu, le ligament cystico-colique nous présente deux bords : un bord droit, qui est entièrement libre ; un bord gauche, qui se continue avec le bord libre du petit épiploon. Nous ajouterons qu'à son extrémité inférieure, le bord gauche se fusionne, dans certains cas, avec la portion correspondante du grand épiploon, avec cette portion qui se porte vers le coude hépatique du côlon et que HALLER, pour cette raison, a désignée sous le nom d'*épiploon colique*.

Le petit épiploon se compose, comme nous l'avons déjà vu, de deux feuillets adossés qui se continuent réciproquement au niveau du bord libre et qui se séparent au niveau des trois autres bords, en haut pour tapisser la face inférieure du foie, en bas et à droite pour s'étaler sur les deux faces antérieure et postérieure de l'estomac. Entre ces deux feuillets et immédiatement en dedans du bord libre de l'épiploon, cheminent les canaux cholédoque et cystique, la veine porte, la veine hépatique, un certain nombre de canaux lymphatiques et de filets nerveux (fig. 404) tous organes qui se rendent au foie ou qui en proviennent et qui, par leur ensemble, constituent le pédicule de cet organe. A gauche du pédicule hépatique, les deux feuillets péritonéaux sont directement adossés l'un à l'autre et, de ce fait, l'épiploon nous apparaît sous la forme d'une lame excessivement mince, suffisamment mince, surtout chez le nouveau-né, pour laisser voir par transparence le lobule de Spigel qui est situé en arrière (fig. 403,4). Cette partie moyenne du petit épiploon (8), qui s'étale au-devant du lobule de Spigel, à la manière d'un rideau mince et flottant, a été appelé par Toldt la *pars flaccida* de l'épiploon gastro-hépatique. La partie la plus élevée de ce même épiploon, celle qui est située immédiatement à droite du cardia et de l'œsophage, étant à la fois plus épaisse et plus fortement tendue, a reçu du même auteur le nom de *pars condensa*.

c. *Épiploon gastro-splénique.* — L'épiploon gastro-splénique unit la grosse tubé-

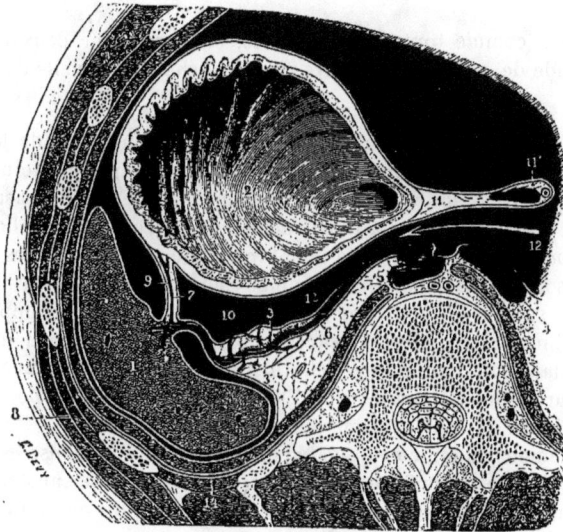

Fig. 408.

Le péritoine gastrique et le péritoine splénique, vus sur une coupe horizontale du tronc passant par le hile de la rate.

1, rate. — 2, estomac. — 3, queue du pancréas. — 4, veine cave inférieure. — 5, aorte. — 6, artère splénique. — 7, vaisseaux courts. — 8, paroi thoraco-abdominale. — 9, épiploon gastro-splénique. — 10, épiploon pancréatico-splénique. — 11, épiploon gastro-hépatique, avec 11', le pédicule du foie. — 12, hiatus de Winslow. — 13, arrière-cavité des épiploons. — 14, plèvre gauche.

rosité de l'estomac à la face interne de la rate. Il nous présente deux faces et quatre bords (fig. 408). — De ses *deux faces*, l'une est antérieure, l'autre posté-

rieure : la première constitue une portion de la paroi de la grande cavité péritonéale et, de ce fait, se trouve en rapport avec les anses intestinales ; la seconde
délimite, dans l'intervalle compris entre l'estomac et la rate, l'arrière-cavité des
épiploons. — Les *quatre bords* se distinguent en interne, externe, supérieur et
inférieur : l'interne répond à la grosse tubérosité de l'estomac ; l'externe au hile
de la rate ; l'inférieur se continue avec la portion gauche du grand épiploon ;
le supérieur se continue, de même, avec la portion correspondante du ligament
phrénico-gastrique.

L'épiploon gastro-splénique se compose, comme tous les épiploons, de deux
feuillets adossés, entre lesquels cheminent les vaisseaux courts et l'artère gastro-
épiploïque gauche. Ces deux feuillets se distinguent, ainsi que nous l'avons vu
précédemment, en antérieur ou superficiel et postérieur ou profond. Au niveau de
la grosse tubérosité, ils s'écartent l'un de l'autre pour tapisser les faces homonymes
de l'estomac. Au niveau de la rate, ils se séparent de même pour s'étaler, l'antérieur
sur la partie de la face interne de la rate qui est placée en avant du hile, le postérieur sur le côté antérieur du pancréas et des vaisseaux spléniques.

L'embryologie nous démontre nettement que l'épiploon gastro-splénique,
comme le grand épiploon et le ligament phrénico-gastrique, est une dépendance
du mésogastre primitif.

§ III. — CONSTITUTION ANATOMIQUE

Le péritoine, comme toutes les séreuses, est formé par deux couches : une
couche profonde de nature conjonctive ; une couche superficielle de nature endothéliale.

1° Couche conjonctive. — La couche conjonctive ou trame de la séreuse est
fort mince : elle mesure, en moyenne, de 100 à 110 μ pour le péritoine pariétal, de
50 à 60 μ pour le péritoine viscéral. Sa face superficielle sert de base à l'endothélium ; sa face profonde répond à une couche de tissu conjonctif lâche, le *tissu cellulaire sous-péritonéal*, qui unit la membrane séreuse aux organes sous-jacents.
Cette couche sous-péritonéale, plus ou moins riche en graisse, varie beaucoup dans
son épaisseur suivant les points où on la considère : assez développée en général
sous le péritoine pariétal, elle est beaucoup plus mince au niveau des viscères et
fait même défaut, en tant que couche distincte, sur quelques-uns d'entre eux,
notamment sur le foie et sur la rate. Elle manque également, pour le péritoine
pariétal, au niveau du centre phrénique.

Histologiquement, la lame conjonctive du péritoine se compose essentiellement
de fibres conjonctives et de fibres élastiques, réunies par une substance amorphe :

a. Les *fibres conjonctives* se groupent en faisceaux plus ou moins volumineux,
disposés parallèlement à la surface libre de la membrane. Ces faisceaux se bifurquent et s'entre-croisent un peu dans tous les sens, mais sans jamais s'anastomoser
au sens propre du mot. Sur certains points répondant aux parties épaisses de la
séreuse, les faisceaux conjonctifs se disposent sur plusieurs plans. Sur d'autres,
notamment sur le grand épiploon où la membrane est très mince, ils ne forment
plus qu'un plan unique. Encore convient-il d'ajouter que ce plan n'est pas continu :
les faisceaux, plus ou moins écartés les uns des autres, circonscrivent entre eux de
nombreux intervalles, au niveau desquels la trame de la séreuse se trouve réduite
en réalité à une mince couche de substance amorphe. Aux faisceaux précités

s'ajoutent çà et là des cellules de tissu conjonctif, d'autant plus nombreuses que la trame est plus épaisse : elles sont très rares ou font même complètement défaut sur le grand épiploon.

b. Les *fibres élastiques* minces, ramifiées et fréquemment anastomosées entre elles, forment dans leur ensemble un riche réseau, dont les mailles sont généralement d'autant plus étroites qu'elles sont elles-mêmes plus minces et plus effilées. Ce réseau se rencontre dans toute l'épaisseur de la trame péritonéale, mais c'est au niveau de sa face profonde qu'il présente son maximum de développement. Il forme là comme une sorte de couche spéciale dont l'épaisseur varie de 10 à 30 μ. Cette *couche élastique sous-séreuse*, signalée depuis longtemps déjà par Robin (*Journal de l'Anatomie*, 1864) et décrite à nouveau à une époque plus récente par Bizzozero et Salvioli (*Struttura delle sierose*, 1876) est d'autant plus épaisse que les parties sur lesquelles elle repose se trouvent plus exposées à des déplacements ou à des changements de forme : c'est ainsi qu'elle présente un développement considérable au niveau de l'intestin et qu'elle disparaît, au contraire, au niveau des organes qui, comme le foie, ne changent pas notablement de volume (Robin).

c. La *substance amorphe* remplit exactement tous les intervalles compris entre les éléments précédents. Elle forme à la surface libre de la trame conjonctive une mince couche hyaline (*basement membrane* de Todd et Bowman), épaisse de 1 à 3 μ. C'est à cette couche limitante hyaline, bien plus encore qu'au pavé endothélial qui la surmonte, que la séreuse est redevable de son aspect lisse et poli. Car, comme le fait remarquer Robin avec beaucoup de raison, cet aspect s'observe encore sur le cadavre après la chute de l'endothélium.

2° Couche endothéliale. — La couche endothéliale du péritoine est formée, comme sur toutes les séreuses, par des cellules aplaties, minces, transparentes, à contours polygonaux, disposées sur une seule rangée (fig. 409). Leurs bords, très irréguliers, sont tantôt rectilignes, tantôt ondulés ou même plus ou moins sinueux. Leur hauteur mesure à peine 1 ou 2 μ ; leur largeur est, en moyenne, de 45 à 50 μ. Chacune d'elles nous présente, soit à son centre, soit sur un point plus ou moins rapproché de ses bords, un noyau ovalaire, mesurant de 10 à 12 μ de longueur sur 4 ou 5 μ d'épaisseur. La hauteur du noyau est, comme on le voit, bien supérieure à celle de la cellule elle-même : il en résulte que celle-ci se renfle au niveau de son noyau et, de ce fait, revêt, quand on la regarde de profil, un aspect plus ou moins fusiforme.

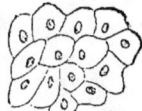

Fig. 409.

Endothélium du mésentère du chat (d'après Klein).

Au milieu des cellules endothéliales que nous venons de décrire, on rencontre de loin en loin d'autres cellules beaucoup plus petites, arrondies ou ovalaires, isolées ou disposées par groupes : comme les précédentes, elles se juxtaposent exactement par leurs bords et ne laissent entre elles aucun espace libre (fig. 410, *b*). Ces cellules, bien décrites par Klein, par Tourneux et Herrmann, ne sont pas des éléments spéciaux, mais se rattachent génétiquement aux plaques endothéliales au milieu desquelles elles se trouvent comme enclavées ; si elles en diffèrent si notablement par leurs formes et par leurs dimensions, c'est qu'elles sont à un stade évolutif différent. Ce sont des centres de proliférations (*cellules germinatrices* de certains auteurs) et, comme telles, elles peuvent bourgeonner, soit intérieurement du côté de la cavité séreuse, soit extérieurement du côté du plan sous-péritonéal : dans le premier cas, les bourgeons épithéliaux se traduisent à la surface de la séreuse par des sortes de nodules ou de villosités, disposition qui est fréquente sur le grand épiploon ; dans le second, ils forment ces petites dépressions qui criblent le péritoine du centre phrénique et auxquelles Ranvier a donné le nom de *puits lymphatiques* (voy. Angéiologie).

Les cellules endothéliales des séreuses forment, on le sait, une nappe partout continue, je veux dire ne présentant aucune solution de continuité. La séreuse péritonéale, tout en se conformant à la règle dans la plus grande partie de son étendue, présente deux exceptions remarquables : son revêtement endothélial se

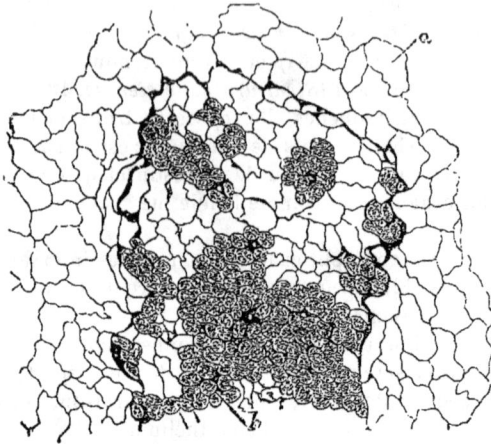

Fig. 410.

Épiploon de lapin, imprégné au nitrate d'argent (d'après Klein).

a, cellules endothéliales ordinaires. — *b*, cellules germinatrices.

trouve interrompu, en effet, d'une part au niveau du hile de l'ovaire et, d'autre part, sur la circonférence du pavillon de la trompe. Nous avons déjà signalé plus haut (p. 859 et 863) cette double disposition et nous ne saurions y revenir ici sans tomber dans des redites.

La séreuse péritonéale nous présente, sur certains points de son étendue, quelques particularités structurales que nous allons brièvement faire connaître :

a. *Grand épiploon.* — Chez le fœtus, et même chez le nouveau-né, le grand épiploon se compose de deux lames, l'une antérieure, l'autre postérieure, contiguës, mais entièrement indépendantes et s'écartant facilement l'une de l'autre par l'insufflation de l'arrière-cavité des épiploons. D'autre part, chacune d'elles est continue, c'est-à-dire ne présente aucune interruption, soit dans sa trame conjonctive, soit dans son endothélium. Plus tard, comme nous l'avons vu (p. 681), les deux lames en question se soudent plus ou moins entre elles, en même temps qu'il s'y forme des trous. Ces trous, d'abord tout petits, s'agrandissent ensuite, de telle sorte que, lorsqu'ils ont atteint leurs plus grandes dimensions, l'épiploon se trouve transformé en une sorte de membrane fenêtrée ou réticulée.

Ranvier, qui a étudié minutieusement la forme, la situation, le mode d'origine et d'évolution des trous de l'épiploon, les attribue à l'action mécanique des cellules lymphatiques. Ces cellules, toujours en grand nombre dans la cavité péritonéale, se fixent, à un moment donné, sur l'une des faces de l'épiploon. Puis, elles pénètrent dans son épaisseur et, poursuivant leur marche en avant, s'échappent par la face opposée, laissant après elles une solution de continuité ou trou, qui répond exactement au chemin qu'elles ont suivi pour traverser de part en part la membrane.

Les rapports des trous épiploïques avec les cellules endothéliales qui revêtent l'une et l'autre des deux faces de l'épiploon sont très variables et, à cet effet, Ranvier admet les trois types suivants : 1° une ligne noire (après une imprégnation d'argent) marque la circonférence du trou, et sur cette ligne viennent se terminer les cellules marginales, soit de la face antérieure, soit de la face postérieure de l'épiploon ; 2° il n'existe pas de ligne noire sur la circonférence du trou et, dans ce cas, les cellules marginales de l'une des faces de la membrane se replient au niveau de cette circonférence pour aller tapisser la zone marginale de la face opposée ; 3° sur l'une des faces de l'épiploon, les cellules marginales se terminent exactement sur le pourtour du trou, tandis que, sur la face opposée, le trou se trouve situé au centre même d'une des plaques endothéliales de cette face. Ces différentes variétés s'expliquent nettement par le mode de progression des cellules lymphatiques à travers la membrane épiploïque : dans le *premier type*, on le conçoit sans peine, la cellule lymphatique a pénétré dans l'épaisseur de la membrane au niveau d'un interstice cellulaire et, après avoir traversé la trame conjonctive, est sortie sur la face opposée au niveau d'un nouvel interstice ; dans le *troisième type*, la cellule lymphatique, après avoir pénétré dans l'épaisseur de la membrane, comme tout à l'heure, au niveau d'un interstice cellulaire, en est sorti en traversant une cellule ; quant au *deuxième type*, qui est de beaucoup le plus commun, il ne peut se comprendre, d'après RANVIER, qu'en admettant un remaniement consécutif du revêtement endothélial qui avoisine le trou. Nous ferons remarquer, en terminant, que les trous que nous venons de décrire se produisent toujours sur des points où il n'existe ni travées conjonctives, ni vaisseaux, par conséquent sur les parties les moins résistantes de l'épiploon, là où la membrane n'est, en réalité, constituée que par deux couches endothéliales interceptant entre elles une mince couche de substance amorphe.

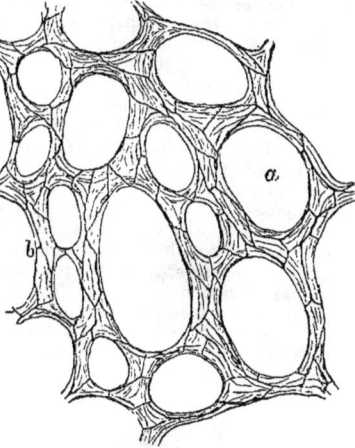

Fig. 411.

Portion de l'épiploon du chat, vu de face après imprégnation d'argent (d'après KLEIN).

a, fenêtres ou trous ; *b*, trabécules conjonctives, recouvertes par l'endothélium.

Les cellules endothéliales ne nous présentent que leurs contours marqués par des lignes noires (lignes argentées) ; les noyaux, n'ayant pas été colorés, ne sont pas visibles.

Les trous épiploïques, une fois produits, peuvent sans doute se refermer par une sorte de soudure des parties momentanément écartées. Mais, le plus souvent, ils persistent pour devenir définitifs. Ils s'agrandissent alors par résorption des parties minces qui les circonscrivent, et ainsi s'établit, par un travail lent, mais continu, cette disposition fenêtrée ou réticulée qui caractérise l'épiploon de l'adulte.

Au point de vue structural, le grand épiploon présente encore cette particularité, mise en lumière par BARABAN, que les fibres élastiques paraissent y faire complètement défaut chez le nouveau-né. Mais elles s'y développent plus tard et on les y rencontre constamment chez l'adulte, non seulement à la surface des travées principales, mais aussi sur les travées les plus minces, sur celles qui sont dépourvues de vaisseaux et réduites à un seul faisceau conjonctif.

b. *Centre phrénique.* — Au niveau du centre phrénique (fig. 412), le péritoine repose directement, sans interposition d'une couche sous-séreuse distincte, sur les faisceaux tendineux du diaphragme, dans les interstices desquels cheminent, on le sait, de nombreux lymphatiques. C'est au niveau de ces interstices que la séreuse se déprime en doigt de gant pour former les *puits lymphatiques* de RANVIER, que nous avons déjà étudiés à propos des lym-

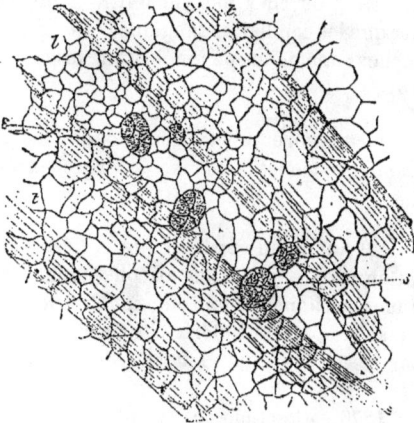

Fig. 412.

Portion de la surface péritonéale du tendon central du diaphragme du lapin, après imprégnation d'argent (d'après KLEIN).

s, stomates. — *t*, canaux lymphatiques. — *l*, faisceaux tendineux.

phatiques (voy. ANGÉIOLOGIE) et sur lesquels nous n'avons pas à revenir.

c. *Taches laiteuses.* — On rencontre, sur le grand épiploon d'un grand nombre d'animaux jeunes, des formations plus ou moins régulièrement circulaires, qui tranchent nettement par leur opacité relative sur la transparence de la membrane séreuse. Ranvier les a désignées sous le nom de *taches laiteuses*. Elles paraissent formées par des amas de cellules conjonctives auxquelles viennent se mêler une grande quantité de cellules lymphatiques. De ces taches laiteuses, les unes sont entièrement dépourvues de vaisseaux. Les autres, au contraire, nous présentent à leur surface et dans leur épaisseur un riche réseau capillaire. Ces capillaires, qui forment des anses caractéristiques, sont reliés aux réseaux du voisinage par une veine et une artère souvent uniques. « Pour donner naissance au réseau capillaire de la tache laiteuse, dit Ranvier, les artérioles se divisent, se subdivisent et aboutissent à des ramifications terminales qui se continuent à plein calibre avec les capillaires du réseau, de sorte que ce dernier semble être une émanation directe de l'artériole. Du côté des veines, il en est tout autrement et, entre celles-ci et les capillaires qui s'y rendent, il y a toujours une limite tranchée. Au point où un capillaire débouche dans une veinule, celle-ci présente d'habitude une légère dilatation, ou plutôt la veinule, conservant son calibre jusqu'à son extrémité, le capillaire vient s'y ouvrir, de telle sorte que dans ce point il y a entre les deux vaisseaux une différence notable de diamètre.

On n'est pas encore bien fixé sur la signification anatomique des taches laiteuses. Tandis que certains histologiques (Ranvier) rattachent ces formations au système lymphatique, d'autres, basant leur opinion sur ce fait que les cellules conjonctives qui les constituent se transforment plus tard en vésicules adipeuses, les considèrent comme des lobules adipeux à la première période de leur évolution. Il résulte d'expériences faites par Kiener que, sur des animaux rendus tuberculeux, les taches laiteuses aboutissent à des tubercules.

§ IV. — Vaisseaux et nerfs

1° Artères. — Les artères nourricières du péritoine n'appartiennent pas en propre à cette membrane, mais leur sont fournies : 1° pour le feuillet pariétal, par les branches du voisinage ; 2° pour le feuillet viscéral, par les branches viscérales sous-jacentes. Elles forment tout d'abord, dans la couche conjonctive située au-dessous de la séreuse, un premier réseau visible à l'œil nu, le *réseau sous-séreux*. De ce réseau partent ensuite des vaisseaux très fins, qui pénètrent dans la trame même de la séreuse et s'y disposent en un deuxième réseau à mailles serrées, polygonales, régulièrement anguleuses, ayant trois ou cinq fois (Robin) le diamètre des capillaires limitants. Il est à remarquer que les capillaires sanguins n'atteignent jamais la limitante hyaline et s'en rapprochent même un peu moins que les capillaires lymphatiques.

2° Veines. — Les veines, issues du réseau capillaire précité, descendent dans la couche sous-séreuse et s'y terminent dans les troncs veineux, de provenances diverses, qui cheminent dans cette couche.

3° Lymphatiques. — Il est universellement admis aujourd'hui que le péritoine possède des lymphatiques lui appartenant en propre, distincts par conséquent des lymphatiques sous-séreux. Ces lymphatiques péritonéaux ont été signalés depuis longtemps déjà, sur le mésentère par Klein, sur le péritoine utérin par Mierzejewski, sur le péritoine du centre phrénique par Recklinghausen, Ludwig, Schweigger-Seidel, etc. (voy. t. II, p. 275).

Bizzozero et Salvioli, qui ont repris en 1876 cette étude des lymphatiques des séreuses, ont décrit et figuré sur le péritoine diaphragmatique, outre le réseau profond ou sous-séreux, un réseau superficiel placé dans la trame même de la séreuse, immédiatement au-dessous de la membrane limitante. Ce dernier réseau est constitué par des lacunes allongées, communiquant toutes les unes avec les autres à l'aide de canalicules très grêles, qui, pour la plupart, sont parallèles entre eux et disposés perpendiculairement au grand axe de la lacune. Bizzozero et Sal-

VIOLI, du reste, ont constaté sur les parois de leurs lacunes, un revêtement endothélial complet et caractéristique.

Du réseau lymphatique superficiel ou intra-séreux partent des canaux plus ou
moins volumineux, lesquels se rendent ensuite au réseau sous-séreux et, de là, à
leurs ganglions. Ces ganglions varient naturellement suivant les régions du péri
toine que l'on considère.

Quant aux relations intimes que présentent les lymphatiques superficiels avec
l'endothélium de la séreuse (*stomates, puits lymphatiques*), le lecteur voudra bien
se reporter à l'Angéiologie, où cette question a déjà été étudiée.

4° Nerfs. — Les nerfs du péritoine, signalés depuis longtemps par HALLER, par
GLISSON, par MALPIGHI, ont été décrits à nouveau à une époque plus récente par
LUSCHKA et par BOURGERY. CYON, en 1868, a rencontré dans la membrane rétro-
péritonéale de la grenouille des nerfs à double contour : ces nerfs, après s'être
dépouillés de leur myéline, formaient un plexus, d'où s'échappaient des fibrilles
terminales excessivement ténues. KLEIN, auquel j'emprunte cette dernière citation,
signale également l'existence de fibres nerveuses sur le mésentère et sur le péritoine diaphragmatique. ROBIN, de son côté, a rencontré des corpuscules de Pacini
dans le mésentère du chat. En 1872, L. JULLIEN a pu suivre jusqu'à leur terminaison
les nerfs péritonéaux, sur le grand épiploon et sur le feuillet qui recouvre la face
antérieure de l'estomac. Il a constaté tout d'abord, dans le derme de la séreuse,
l'existence de troncs nerveux, suivant généralement le trajet des vaisseaux, s'anastomosant très peu, mais se divisant fréquemment. Chaque branche subit ensuite
de nouvelles divisions, dont les plus ténues sont des fibres pâles de 2 ou 3 μ de
diamètre. De distance en distance, ces fibres pâles présentent des renflements
fusiformes, mesurant de 5 à 6 μ dans leur plus grande largeur, au delà desquels
elles reparaissent avec leur diamètre primitif, pour se renfler de nouveau un peu
plus loin et ainsi de suite. Finalement elles se résolvent en un certain nombre de
fibrilles d'une extrême ténuité, lesquelles se terminent par un renflement ovoïde
ou piriforme. Ce corpuscule terminal, à son tour, donne naissance, à son extrémité
opposée à celle qui est en continuité avec la fibrille nerveuse, à un ou plusieurs
filets très grêles, terminés eux-mêmes par un petit renflement.

A consulter, au sujet du péritoine, outre les travaux déjà signalés à propos des viscères
abdomino-pelviens (Livres VIII et IX) : BOCHDALECK, *Ueber den Peritonealüberzug der Milz und
das Ligamentum pleuro-colicum*, Reichert's Arch., 1867 ; — CLELAND, *On an abnormal arrangement of the peritoneum, with remarks on the development of the mesocolon*, Journ. of Anat. and
Physiol., 1868 ; — DU MÊME, *The peritoneum of human subject, illustrated with that of the
whombat*, ibid., 1869 ; — JULLIEN (L.), *Contrib. à l'étude du péritoine, ses nerfs et leurs terminaisons*, Lyon médical, 1872 ; — FARABEUF, *Le système séreux*, Th. d'agrég., Paris, 1876 ; —
BIZZOZERO et SALVIOLI, *Sulla struttura e sui linfatici delle sierose umane*, Arch. per le scienze
mediche, Torino, 1878 ; — ALTMANN, *Transformations de l'épithélium séreux sur le mésentère de
la grenouille*, Arch. f. med. Anat., 1879 ; — TOLDT, *Bau und Wachtumsveränderungen des Gekröse
des menschl. Darmkanales*,Wien., 1879 ; — ZÖRNER, *Bau und Entwickelungen des Peritoneum nebst
Beschreibung des Bauchfalles einiger Edentaten*, Halle, 1881 ; — WALSHAM, *Abnormal peritoneal
attachements of the small and large intestines*, St. Bartholomew's Hosp. Reports, 1881 ; — DUBAR
et REMY, *Absorption par le péritoine*, Journ. de l'anat. et de la physiol., 1882 ; — BLANCHARD,
Quelques considérations sur la séreuse péritonéale, Th. Lyon, 1882 ; — ANDERSON, *The arrangement
of the peritoneum in man and others animals*, The Dublin quat. Journal of med. Sciences, 1883 ;
— GRENET, *Des injections de sang dans la cavité péritonéale*, Th. Paris, 1883 ; — NIEMANN, *Ueber
den Processus vaginalis peritonei beim weibl. Geschlechte*, etc.,Th. de Göttingen, 1882 ; — AYERS,
Untersuch. über Pori abdominales,Morph. Jahrb., 1884 ; — BATELLI, *Dello adattamento di alcune
cellule endoteliali nelle membrane sierose*, Lo Sperimentale, 1884 ; — LOCKWOOD, *On the development
of the great omentum an transversum mesocolon*, Journ. of Anat. and Physiol., 1884 ; — DU MÊME,

The development of the arteries of the abdomen and their relations to the peritoneum, Proc. of roy. Soc. of London, 1885 ; — TREVES, *Lectures in the anatomy of the intestinal canal and peritoneum in man*, Brit. med. Journal, 1885 ; — FARABEUF, *Arrêt d'évolution de l'intestin*, Progr. méd., 1885 ; — BRICON, *De l'épiploon cystico-colique*, Progr. méd., 1888 ; — TOLDT, *Darmgekröse und Netze im gesetzmæssigen und in gesetzwidrigen Zustand*, Wien, 1889 ; — BARABAN, *Rech. sur la soudure des feuillets de l'épiploon humain*, Rev. méd. de l'Est, 1889 ; — ROGIE, *Note sur l'évolution de la portion infra-duodénale du tube digestif et de son mésentère*, Lille, 1889 ; — DU MÊME, *Anomalie d'évolution du péritoine chez le nouveau-né*, Bull. de la Soc. anat.-clin. de Lille, 1889 ; — DU MÊME, *Ligament pancréatico-splénique*, ibid., 1890 ; — ROGIE et PÉRIGNON, *Anomalie d'évolution du péritoine, etc.*, Lille, 1891 ; — ANDERSON, *The planes of subperitoneal and subpleural connective tissue with their extensions*, Journ. of Anat... and Physiol., 1890 ; — JABOULAY, *La torsion intestinale arrêtée dans son excursion*, Prov. méd., 1891 ; — PÉRIGNON, *Étude sur le développement du péritoine dans ses rapports avec l'évolution du tube digestif et de ses annexes*, Th. de Paris, 1892 ; — SYMINGTON, *The relations of the peritoneum to the descending colon in the human subject*, Journ. of Anat. and Physiol., 1892.

LIVRE X

EMBRYOLOGIE

On peut définir l'embryologie (de ἔμβρυον, embryon et λόγος, discours) : la science du développement des êtres. Le développement est la série des changements de forme par lesquels passe tout être vivant, pour arriver à l'état adulte, en partant d'un organisme très simple, l'œuf.

G.-F. Wolff, le créateur de l'embryologie, montra le premier (1759) que l'organisme est constitué au début par de simples lames planes, les *feuillets embryonnaires*, lesquels se recourbent sur eux-mêmes et se compliquent de mille manières pour engendrer les organes. C.-E. von Baer (1837) étendit et compléta l'œuvre de Wolff. Ses travaux, ceux de Pander, et plus tard ceux de Remak, conduisirent à la notion que le corps de l'embryon est formé de trois feuillets, un *feuillet externe* ou *ectoderme*, un *feuillet interne* ou *entoderme*, et enfin un feuillet intermédiaire aux deux précédents, le *feuillet moyen* ou *mésoderme*. En 1849, Huxley compara les deux couches cellulaires du corps des cœlentérés avec l'ectoderme et l'entoderme des embryons de vertébrés, et établit ainsi, le premier, que, même chez des animaux très éloignés les uns des autres, le corps est formé à l'aide de matériaux identiques ou tout au moins homologues. Cette idée fut développée ensuite avec beaucoup de succès par Hæckel dans sa théorie de la *Gastræa*, et l'on admet aujourd'hui que dans tout le règne animal, l'organisme procède de feuillets embryonnaires homologues entre eux.

En effet, chez tous les animaux métazoaires, les feuillets de même nom engendrent toujours des organes de la même catégorie : l'ectoderme produit partout le système nerveux et les organes des sens, ainsi que les épithéliums tégumentaires, en un mot des organes de la vie de relation ; le mésoderme engendre les muscles volontaires et le squelette, organes de la vie de relation, puis les muscles lisses, le système uro-génital qui se rattachent à la vie végétative ; l'entoderme donne exclusivement naissance à des organes de la vie végétative, système digestif, système respiratoire.

La place qui, dans cet ouvrage, est consacrée à l'embryologie ne comporte naturellement qu'un court résumé ; mais si j'ai dû être bref sur bien des points, je me suis néanmoins toujours efforcé de mettre en lumière les idées générales qui dominent l'embryologie actuelle.

Le présent livre est divisé en cinq articles : dans le premier nous étudierons l'*œuf et les premières phases du développement;* cet article renferme un grand nombre de faits empruntés à l'embryologie comparée, et qui ne se rapportent pas directement à l'homme, mais il était impossible de les passer sous silence, la nature intime des premiers phénomènes du développement, chez l'homme, ne pouvant être bien comprise que par une étude comparative ; le second article est consacré à la *formation du corps* et aux *annexes de l'embryon;* le troisième, aux *organes dérivés de l'ectoderme;* le quatrième, aux *organes dérivés de l'ento-derme;* le cinquième, aux *organes dérivés du mésoderme.*

En réalité, à quelques exceptions près, un organe ne provient jamais d'un seul feuillet, car il comprend toujours, avec un tissu spécial, venu de l'un ou de l'autre des feuillets, une charpente conjonctivo-vasculaire fournie par le mésoderme. Mais le tissu propre de l'organe le caractérise seul, il en est l'élément spécifique, tandis que la charpente conjonctivo-vasculaire n'est en quelque sorte qu'un élément banal. On peut donc rattacher génétiquement chaque organe à un seul feuillet, à celui des trois qui a produit ses éléments propres. Ainsi se trouve justifié le mode d'exposition que nous avons adopté, et qui, du reste, est celui de la plupart des auteurs.

ARTICLE I

L'ŒUF ET LES PREMIÈRES PHASES DU DÉVELOPPEMENT

L'ovule, qui est tout d'abord une simple cellule périssable comme les autres cellules du corps dont il fait partie, devient, par le fait même de la fécondation, un organisme unicellulaire; doué d'une vie nouvelle et capable d'évoluer d'une manière propre. On peut désigner cet organisme sous le nom d'*œuf* ou de *germe,* en réservant le nom d'*ovule* ou d'*œuf ovarien* pour la cellule femelle non fécondée.

Les produits sexuels, spermatozoïde et ovule, qui par leur conjugaison donnent le germe, ont déjà été étudiés (voy. p. 469 et 553). Nous ne reviendrons pas sur le spermatozoïde, mais l'ovule doit être décrit plus complètement que cela n'a été fait. Il est en effet le support, le substratum de tous les phénomènes embryologiques que le spermatozoïde met en train. Sa *structure* a une grande influence sur la marche de ces phénomènes, elle doit être bien connue.

L'ovule, avant d'être apte à la fécondation, doit subir une série de changements connus sous le nom de *maturation;* puis il s'unit avec le spermatozoïde, dans l'acte de la *fécondation,* et bientôt après devient le siège de divisions répétées, dont l'ensemble constitue la *segmentation.* Enfin, les cellules produites par ces divisions s'ordonnent entre elles pour former les couches cellulaires connues sous le nom de feuillets germinatifs, d'où dérivent tous les organes du corps.

En suivant cet ordre, qui est celui dans lequel les phénomènes se succèdent en réalité, nous étudierons dans ce chapitre : 1° la *structure de l'œuf ovarien;* 2° la *maturation de l'œuf ovarien;* 3° la *fécondation;* 4° la *segmentation;* 5° la *formation des feuillets.*

§ I. — Structure de l'œuf ovarien ou ovule

L'ovule est une simple cellule et, comme tel, possède une membrane d'enveloppe, un noyau et un corps protoplasmique. Nous étudierons d'abord l'ovule des vertébrés en général avec les différentes modifications qu'il peut présenter. Celles-ci sont en effet indispensables à connaître pour comprendre la segmentation et par suite la formation des feuillets. Cette étude faite, nous donnerons quelques détails particuliers sur l'ovule de l'homme.

1° Ovule en général. — La membrane d'enveloppe de l'ovule est généralement épaisse, transparente et assez solide. Elle peut être formée par une sécrétion de l'ovule lui-même, dans ce cas on l'appelle *membrane vitelline*, ou bien elle est sécrétée par les cellules folliculaires qui entourent l'ovule, c'est alors un *chorion*.

Le noyau (*vésicule germinative*) est volumineux ; il est pourvu d'une fine membrane, et renferme un contenu clair, qui ne se colore pas par les réactifs (*suc nucléaire*), au sein duquel est plongé un réseau de filaments renfermant une substance très facilement colorable, la chromatine ou nucléine. Sur divers points du réseau sont placées une ou plusieurs sphères colorables, ce sont les *taches germinatives* ou *nucléoles*.

Le corps protoplasmique a reçu le nom de *vitellus*. Il est formé de protoplasma renfermant une certaine quantité de matières nutritives que l'on a désignées, par opposition au protoplasma, sous le nom de *deutoplasma*. On dit aussi *vitellus formatif* ou *vitellus plastique* en parlant du protoplasma, *vitellus nutritif* en parlant du deutoplasma. Les matières nutritives contenues dans le vitellus sont des matières grasses et des mélanges de matières grasses et de matières albuminoïdes, contenant du phosphore et des sels minéraux. Elles se présentent sous les formes les plus diverses, tantôt avec l'apparence de petits grains semblables à des gouttes de graisse, mais doués de réfringences très diverses (mammifères), tantôt sous forme de petites plaques ou de tablettes (poissons), tantôt enfin sous la forme de sphères volumineuses et de structure compliquée (vitellus blanc des oiseaux). Le deutoplasma ne joue aucun rôle actif dans les phénomènes embryologiques, il est simplement destiné à pourvoir à l'alimentation du germe, il apporte même par sa présence au sein du protoplasma des obstacles aux mouvements moléculaires que ce dernier doit effectuer pour se diviser. Aussi la division d'un œuf, sa segmentation, est d'autant plus rapide et d'autant plus facile que cet œuf renferme moins de deutoplasma (BALFOUR).

La distribution du vitellus nutritif dans l'œuf ovarien a donc une grande importance, à cause de son influence sur la segmentation. On peut distinguer, chez les vertébrés envisagés en particulier, trois modes principaux de distribution du vitellus nutritif.

a. *Ovules alécithes*. — Les grains de deutoplasma manquent tout à fait, ou bien sont peu abondants et peu volumineux. Lorsqu'ils existent ils sont distribués à peu près uniformément au sein du protoplasma. En les considérant au point de vue de leur vitellus nutritif, BALFOUR avait donné à ces œufs le nom d'ovules *alécithes* (ἀ privatif et λήκυθος, substance grasse). Les ovules rigoureusement alécithes, au sens littéral du mot, sont très rares ; l'ovule des mammifères et de l'homme, que BALFOUR rangeait dans cette catégorie, est en réalité pourvu d'une quantité assez importante de vitellus nutritif. Il vaut donc mieux, pour éviter la confusion que l'étymologie pourrait faire naître, appeler cet ovule oligolécithe (ὀλίγος, peu nombreux et λήκυθος) comme l'a proposé PRENANT. Les ovules alécithes et oligolécithes sont toujours petits, leur diamètre ne dépasse guère 2 dixièmes de millimètre.

b. *Ovules télolécithes*. — Les grains vitellins sont plus volumineux et plus abondants. Ils ne sont pas répartis d'une manière uniforme dans le protoplasma, mais se pressent de préférence à un pôle de l'ovule, le pôle opposé ne renfermant que du protoplasma pur ou mélangé d'une très petite quantité de deutoplasma très finement divisé. L'ovule présente donc deux pôles, un pôle protoplasmique (*pôle germinatif* ou *pôle animal*), et un pôle dans lequel le protoplasma est très réduit en quantité par la surcharge de matières nutritives (*pôle nutritif* ou *végétatif*). Dans les descriptions, on place d'habitude le pôle germinatif en haut. L'accumulation du protoplasma dans un pôle entraîne cette conséquence que le noyau, qui se place toujours là où le protoplasma est le moins encombré de matières nutritives, abandonne le centre de l'œuf et se rapproche du pôle supérieur. Ces ovules ont reçu le nom de *télolécithes* (τέλος, fin pôle et λήκυθος). Toutefois, la distinction entre les deux pôles n'est pas absolue, puisqu'il y a encore du protoplasma au pôle nutritif, et ces œufs ne répondent qu'imparfaitement à leur définition de télolécithes. Ils sont plus grands que ceux de la première catégorie, leur diamètre atteint ou dépasse 1 millimètre (amphibiens, cyclostomes).

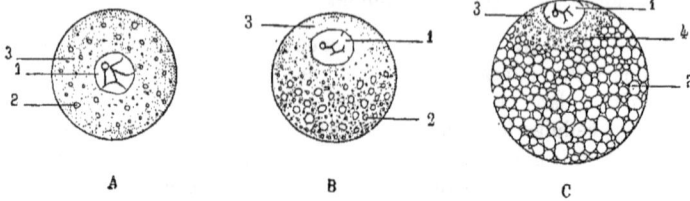

Fig 413.

Divers types d'ovules (*schématique*).

A, ovule alécithe. — B. ovule télolécithe. — C, ovule eutélolécithe.

1, vésicule germinative. — 2. vitellus nutritif (deutoplasma). — 3, vitellus formatif (protoplasma). — 4 zone intermédiaire entre le vitellus nutritif et le vitellus formatif.

c. *Ovules eutélolécithes.* — Il peut arriver que le deutoplasma remplisse entièrement le pôle inférieur de l'œuf qui ne renferme plus du tout de protoplasma. Ce dernier occupe exclusivement le pôle supérieur où il est disposé sous la forme d'un petit disque biconvexe que l'on appelle, dans l'œuf de la poule, la *cicatricule*. Dans ce cas la distinction entre les deux pôles est très nette ; le pôle végétatif ne renferme plus que des matières nutritives, le pôle animal ne renferme que du protoplasma. Nous avons affaire à un œuf télolécithe parfait ou *eutélolécithe*. Le diamètre de ces œufs est assez grand. Dans l'ovule de poule il mesure 30 millimètres.

2º Ovule de l'homme et des mammifères. — L'ovule des mammifères, découvert par von Baer, en 1827, est très semblable à celui de l'homme. Ce dernier est sphérique, de petite taille, $0^{mm},17$ (Nagel). Sa membrane d'enveloppe est épaisse et transparente, à un faible grossissement elle paraît homogène et forme autour de l'œuf une zone claire se détachant bien sur le vitellus, d'où le nom de

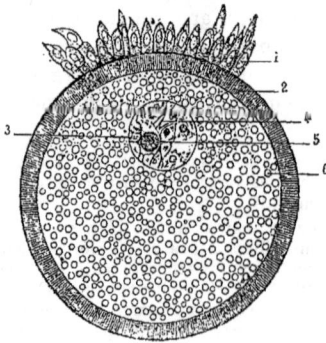

Fig. 414.

Ovule de mammifère (Waldeyer).

1, cellules de la corona radiata. — 2, zone radiée. — 3, vésicule germinative. — 4, réticulum nucléaire. — 5, tache germinative. — 6, vitellus.

zone pellucide (von Baer). A un grossissement d'environ cinq cents fois, elle présente des stries radiales très fines dirigées à travers son épaisseur. A cause de cela on l'appelle maintenant *zone radiée*. Autour d'elle les cellules de la membrane granuleuse du follicule sont disposées en une sorte de couronne rayonnante (*corona radiata*). La plupart des auteurs sont d'accord aujourd'hui pour considérer la membrane de l'ovule comme sécrétée par les cellules du follicule, c'est donc un chorion. Mais comme on a aussi donné le nom de chorion à une des membranes formées plus tard autour de l'embryon, on désigne la membrane qui entoure l'ovule sous le nom de *prochorion*. Au-dessous du prochorion, Ed. van Beneden a signalé, au moment de la maturation de l'œuf, une seconde membrane qui entoure directement le vitellus et qui, sécrétée par le vitellus lui-même, mérite véritablement alors le nom de membrane vitelline.

Le vitellus renferme une certaine quantité de deutoplasma situé principalement vers le centre de l'œuf, de manière à laisser à la périphérie le protoplasma à peu près pur constituer une sorte d'écorce. Les granulations du vitellus nutritif rendent l'ovule des mammifères très fortement granuleux et assez opaque ; chez l'homme, par exception, le vitellus est très transparent et laisse facilement étudier les détails de structure (NAGEL).

La vésicule germinative (noyau de l'ovule) a été retrouvée par COSTE, en 1833, dans l'ovule des mammifères peu de temps après que PURKINJE l'eut signalée pour la première fois dans l'œuf de la poule (en 1825). Son diamètre atteint presque le quart de celui de l'ovule. Elle renferme en général une tache germinative assez grosse, accompagnée de deux ou trois taches plus petites. Elle occupe généralement une position légèrement excentrique et tend à se rapprocher de la surface de l'ovule.

Ovule de la poule. — Comme le développement du poulet fournit des données très importantes à l'embryologie, nous dirons quelques mots sur la composition de l'œuf de poule. L'œuf de poule pondu présente, comme on le sait, trois parties : 1° la coquille ; 2° l'albumine, qui forme le blanc, et enfin 3° le jaune.

La coquille, organe de protection, est sécrétée par l'oviducte, de même que l'albumine qui sert à la nutrition. Le jaune seul correspond à l'œuf ovarien des mammifères. Il est enveloppé par une couche particulière d'albumine, prolongée de chaque côté par deux cordons tordus sur eux-mêmes, les *chalazes*, qui s'étendent au sein de l'albumine suivant le grand axe de l'œuf. Cette couche ou membrane chalazifère n'est pas une enveloppe propre de l'ovule. Au-dessous d'elle se trouve la véritable membrane ovulaire analogue à la zone radiée des mammifères. Le jaune est constitué par des couches concentriques d'une substance jaune d'or emboîtées les unes dans les autres et séparées par des lits très minces d'une substance plus pâle. Cette substance pâle, qui a reçu à cause de sa couleur le nom de *vitellus blanc*, recouvre toute la surface du jaune sous la forme d'une lame extrêmement mince, laquelle, arrivée au pôle supérieur de l'ovule, s'épaissit en une masse infundibuliforme, le *noyau de l'ander*, puis s'enfonce dans l'intérieur de l'œuf en formant un cordon étroit qui, arrivé au centre, se renfle en une sorte de sphère (*latebra*). Il y a dans l'épaisseur du jaune un certain nombre de lits de vitellus blanc, qui séparent comme on l'a vu les couches du jaune proprement dit ou vitellus jaune. Au pôle supérieur se trouve un petit amas lenticulaire de protoplasma, qui, dans un œuf pris dans l'ovaire, renferme la vésicule germinative. C'est la *cicatricule* de l'œuf, la partie principale, celle qui formera l'embryon. La cicatricule repose directement sur le vitellus blanc dont il est difficile de la délimiter exactement. En effet, à leur point de contact, protoplasma et vitellus blanc se mélangent et se pénètrent réciproquement, le protoplasma de la cicatricule se continuant sous la forme d'un réseau très délicat à travers une certaine épaisseur du vitellus blanc.

§ II. — MATURATION DE L'OVULE

L'ovule, tel qu'il a été décrit ci-dessus, c'est-à-dire pourvu de sa vésicule germinative, n'est pas propre à être fécondé. Il doit au préalable subir une série de modifications qui constituent les phénomènes de la maturation. L'intelligence de ces phénomènes suppose la connaissance préalable de la division cellulaire indirecte ou *karyokinèse*. Comme cette question n'a pas encore été traitée dans le cours de cet ouvrage, nous l'exposerons ici brièvement.

1° Division cellulaire. — Il y a deux modes principaux de division cellulaire : 1° la *division directe*, qui s'effectue directement par un simple étranglement du protoplasma et du noyau sans changements importants dans la structure de ces parties ; 2° la *division indirecte*, qui suppose au préalable une série de modifications dans la structure du noyau et dans celle du protoplasma. On donne souvent à la division indirecte le nom de *caryokinèse*, ou mieux, conformément à l'orthographe française, de *caryocinèse* (κάρυον, noyau et κίνησις, mouvement). On la désigne aussi quelquefois sous le nom de *mitose* (μίτος, filament) à cause de la structure filamenteuse que revêt à ce moment le noyau.

Pour étudier les phénomènes de la caryocinèse nous exposerons : 1° la structure du noyau à l'état de repos (*noyau quiescent*) ; 2° les phénomènes qui se rattachent plus directement à l'activité du noyau (*phénomènes nucléaires*); 3° ceux qui relèvent du protoplasma de la cellule (*phénomènes protoplasmiques*).

a. *Noyau quiescent*. — On peut décrire dans les noyaux au repos : 1° une *membrane d'enveloppe ;* 2° un contenu liquide clair, qui ne se colore pas par les réactifs (*suc nucléaire*) ; 3° une *charpente* formée par des filaments d'une matière protéique spéciale, la *plastine*, filaments qui renferment une substance très facilement et très énergiquement colorable par les réactifs, la *chromatine* (χρῶμα, couleur) ; 4° enfin des *nucléoles*.

On distingue deux sortes de nucléoles, les *nucléoles vrais* et les *nucléoles chromatiques*. Les nucléoles vrais sont des petits corps sphériques, très réfringents, et constitués par des substances diverses, autres que la chromatine ; ils jouent sans doute un rôle dans la nutrition, mais disparaissent comme par une sorte de fonte avant la division cellulaire. Les nucléoles chromatiques sont de petits corps irréguliers étoilés, résultant de l'accolement sur un même point de deux ou de plusieurs filaments de la charpente. Lorsque la charpente change de forme, les accolements des fils se défaisant, ces nucléoles disparaissent bien entendu, mais leur substance n'est pas détruite, elle se retrouve dans les fils chromatiques.

* La charpente du noyau peut revêtir des formes multiples, mais qui se laissent à peu près toutes ramener à deux types : 1° type de la *charpente réticulée ;* 2° type de la *charpente polarisée*. — Dans le premier type (fig. 415, A), les filaments, de grosseur variable, forment un

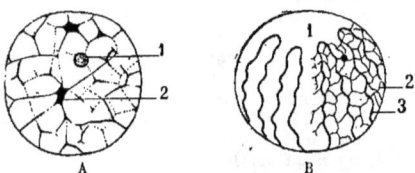

Fig. 415.

Noyaux quiescents (*schématique*).

A. noyau à charpente réticulée : 1, nucléole vrai ; 2, nucléole chromatique. — B, noyau à charpente polarisée : 1. champ polaire ; 2, filaments secondaires ; 3, anses primaires.

réseau qui traverse le suc nucléaire et vient s'insérer sur la paroi du noyau, qui est, elle aussi, constituée par de la chromatine. Le noyau renferme des nucléoles vrais et des nucléoles chromatiques. — Dans la seconde forme (fig. 415,B), les filaments chromatiques sont de deux ordres : les premiers, *filaments primaires*, plus gros, sont disposés en anses dont les convexités sont tournées toutes vers le même pôle du noyau, à une certaine distance duquel elles s'arrêtent, laissant libre autour du pôle un espace que RABL nomme le *champ polaire ;* les seconds, *filaments secondaires*, plus fins, se portent des branches

d'une anse aux branches voisines, créant ainsi entre les filaments primaires une foule d'anastomoses. Il en résulte que l'ensemble des filaments chromatiques forme ici aussi un réseau, mais les filaments principaux de ce dernier ont une orientation polaire ; le noyau possède alors un axe qui passe par le centre du noyau et par le centre du champ polaire.

b. *Phénomènes nucléaires*. — Le premier changement qui intervient dans le noyau lors de la caryocinèse est la disparition du réseau. Dans les cas où la char-

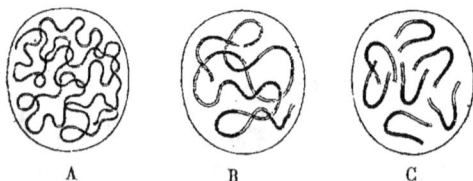

Fig. 416.

Charpente d'un noyau en voie de division (*schématique*).

A, peloton serré. — B, peloton lâche. — C, chromosomes libres.

pente a la forme réticulée tout se passe comme si les nœuds du réseau, comparables à ceux d'un filet, se défaisaient, rendant au fil qui les a formés sa continuité primitive. La chromatine se dispose alors en un long filament entortillé que l'on appelle le *spirème* (σπείρημα, entortillement) ou peloton. Au début les tours du filament sont très nombreux et

très serrés ; on dit alors que le noyau est au stade du peloton serré (fig. 416, A). Plus tard, le filament revient un peu sur lui-même, se raccourcit et devient plus large ; il forme par conséquent un peloton moins serré, c'est le peloton lâche (fig. 416, B). Enfin, ce peloton se sectionne lui-même en un certain nombre de fragments indépendants pliés en anses ou en V (fig. 416, C) appelés *chromosomes* (WALDEYER).

Dans le cas de noyaux à charpente polarisée les filaments secondaires se délient les uns des autres et rentrent dans les filaments primaires qui, devenus indépendants, constituent autant de chromosomes.

Il y a des cas où les chromosomes ne consistent pas en des anses, mais simplement en de petites sphérules ou en des bâtonnets larges et courts.

La membrane du noyau disparaît et l'on voit apparaître un *fuseau* formé par des filaments très délicats, hyalins, qui se colorent mal par les réactifs (*filaments achromatiques*). Les chromosomes se placent à l'équateur du fuseau (fig. 417, A) et y dessinent une figure qui représente soit une étoile, soit une couronne ou même une plaque, suivant qu'on la regarde de face ou de profil, et que les chromosomes sont plus ou moins rapprochés les uns des autres. C'est l'*astroïde* de FLEMMING, la *couronne* ou la *plaque équatoriale* d'autres auteurs. Les rapports qui existent entre les chromosomes et les fils du fuseau ne sont pas compris de la même façon par tout le monde ; pour les uns, chaque chromosome s'appuie par sa convexité sur un seul fil achromatique, et il y a juste autant de fils dans le fuseau que de chromosomes dans la plaque équatoriale ; pour les autres, plusieurs fils achromatiques s'attachent à une seule anse.

Après la constitution de la plaque équatoriale, intervient le phénomène fondamental de la caryocinèse : *chaque anse chromatique se divise longitudinalement en donnant naissance à deux anses jumelles parfaitement égales.* On regarde la formation des anses jumelles comme une sorte de reproduction des chromosomes (BOVERI).

Les anses jumelles se séparent l'une de l'autre en s'écartant d'abord par leur convexité, tandis qu'elles restent encore unies pour un certain temps par leurs extrémités libres (fig. 417, B) ; puis chacune d'elles se dirige vers l'un des pôles du fuseau. La plaque équatoriale s'est dédoublée en deux plaques ou couronnes *semblables* et *égales*, qui s'éloignent l'une de l'autre en se rapprochant des pôles du fuseau : ce sont les *couronnes polaires*. Comme il y en a deux dans la cellule, et qu'elles ressemblent étroitement à l'astroïde d'où elles dérivent, FLEMMING désigne le stade de la caryocinèse où on les rencontre sous le nom de *diastroïde*.

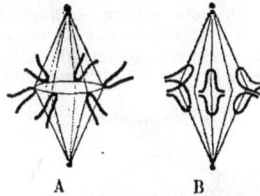

Fig. 417.

Fuseaux nucléaires (*schématique*).

A, chromosomes disposés en une couronne équatoriale (astroïde). — B, dédoublement des chromosomes.

Lorsque les couronnes polaires sont arrivées assez près des pôles du fuseau, la reconstitution du jeune noyau commence. Dans le cas de noyaux à charpente polarisée, les choses se passent d'une manière très simple : les chromosomes des couronnes polaires sont disposés de telle manière que leurs convexités, tournées vers le pôle fusorial, délimitent un champ polaire. Le fuseau disparaît, une membrane délicate se forme autour des chromosomes et individualise le jeune noyau. Entre les chromosomes qui représentent les filaments primaires, apparaissent des filaments secondaires anastomotiques qui achèvent de compléter la charpente. Dans ce cas, les filaments primaires du noyau fils proviennent directement des filaments primaires du noyau père ; on en a conclu que les chromosomes avaient une véritable individualité et qu'ils se transmettaient de génération en génération, sans perdre cette individualité (BOVERI, RABL).

Cette individualité des chromosomes est plus difficile à concevoir dans les noyaux à charpente réticulée. Dans ces derniers, les chromosomes des couronnes polaires s'unissent bout à bout en formant un filament continu et un peloton : on comprend, par suite, que chaque chromosome qui entre dans la constitution du peloton ne garde pas dans le noyau une place marquée comme cela a lieu dans le cas précédent. Le peloton ainsi formé est d'abord lâche, il devient ensuite plus serré et passe enfin à l'état de réseau.

Le noyau néoformé, pour se constituer, parcourt donc en sens inverse les mêmes étapes que le noyau préexistant a suivies pour se disloquer. On peut représenter la marche des faits dans le tableau suivant, qui se lit dans le sens des flèches :

	NOYAU PÈRE	NOYAU FILS	
Prophase	Charpente réticulée (*repos*).......	Charpente réticulée (*repos*)......	*Anaphase*
	Peloton serré...........	Peloton serré............	
	Peloton lâche..........	Peloton lâche...........	
	Formation des chromosomes.....	Bipartition des chromosomes.....	

PLAQUE ÉQUATORIALE
Métaphase.

On a donné le nom de *prophase* à l'ensemble des phénomènes de dislocation, celui d'*anaphase* à l'ensemble des phénomènes de reconstitution ; entre ces deux périodes, la phase de la plaque équatoriale (*métaphase*) peut être considérée comme un état d'équilibre et en quelque sorte de repos (BOVERI).

Le fuseau nucléaire est formé pour certains auteurs par le protoplasma cellulaire, pour d'autres par le noyau. Il agit soit en servant simplement de guide pour les chromosomes qui glissent le long de ses fils en se dirigeant de l'équateur vers les pôles, — dans ce cas le fuseau garde sa forme (fig. 418, A), — soit en entraînant mécaniquement les chromosomes par une contraction de ses fils. Dans ce cas, chacune des anses reçoit, de chaque pôle du fuseau, un certain nombre de fils achromatiques qui s'attachent à elle et la tirent vers les pôles comme pourraient le faire des fibres musculaires (BOVERI). Dès que les anses jumelles sont produites, ces contractions des fils les séparent l'une de l'autre. Entre les anses jumelles ainsi écartées mécaniquement (fig. 418, B), existe une substance ductile qui s'étire en un *filament d'union* étendu entre les chromosomes des deux couronnes polaires (ED. VAN BENEDEN, BOVERI).

o. *Phénomènes protoplasmiques.* — Aux deux pôles du fuseau se trouvent les

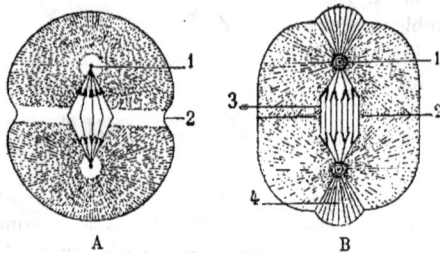

A   B
Fig. 418.
Division cellulaire indirecte : A, division de la cellule par un sillon de segmentation ; B, division de la cellule par une plaque cellulaire (*schématique*).

1, centrosome ; 1', sphère attractive. — 2, sillon de segmentation ; 2', plaque cellulaire. — 3, filaments d'union. — 4, cône antipode.

sphères attractives de ED. VAN BENEDEN. Ce sont des masses qui comprennent, d'après cet auteur, trois couches emboîtées : 1° une couche externe qui se colore assez bien (*zone corticale*) ; 2° une couche moyenne hyaline, incolore (*zone médullaire*) ; 3° un *corps central* sphérique, fortement coloré (fig. 418,1). Le corps central a reçu de BOVERI le nom de *centrosome*. Il m'a paru constituer la partie essentielle de la sphère attractive, les autres parties (zone médullaire et zone corticale), n'étant autre chose que des portions du protoplasma modifiées par l'action du centrosome lui-même, opinion acceptée depuis par BALBIANI.

Des sphères attractives partent une infinité de rayons protoplasmiques qui se dirigent tout autour d'elles comme les rayons lumineux qui émanent d'un astre, d'où le nom de soleils ou *asters* donné par Fol aux figures que l'on voit alors aux pôles du fuseau. Les rayons des asters se coupent suivant un plan qui passe par l'équateur du fuseau. Au niveau de leur intersection, les granulations protoplasmiques disparaissent, le protoplasma devient absolument hyalin ; en même temps, la trace du plan d'intersection des rayons protoplasmiques se montre à la surface de la cellule sous la forme d'un léger sillon, bien souvent observé dans le cours de la segmentation des œufs, *sillon de segmentation*. Bientôt au sillon de segmentation fait suite une section nette qui partage en deux la cellule. Dans d'autres cas, la division s'obtient au moyen d'une *plaque cellulaire ;* c'est une sorte de plaque formée par des épaississements des rayons protoplasmiques siégeant à leur point d'intersection (fig. 418, B).

Pendant que la division du protoplasma s'est effectuée, le fuseau s'est beaucoup allongé ; sa partie moyenne s'est détruite et les noyaux fils se sont fortement écartés du plan de section dont ils étaient tout d'abord assez voisins. Il semble que les rayons de l'aster opposés aux fils du fuseau, *cônes antipodes* de Ed. van Beneden (fig. 418, 4) n'ayant plus de contrepoids dans la résistance en sens inverse du fuseau ou des filaments d'union, tirent sur les centrosomes et les entraînent avec le noyau. Ce déplacement des noyaux s'effectue toujours suivant l'axe du fuseau prolongé, de sorte que les deux noyaux une fois arrivés à leur place définitive sont situés sur une ligne perpendiculaire au plan de division. Les centrosomes sont situés sur cette même ligne derrière les noyaux. Chaque cellule nouvellement formée possède donc un corps protoplasmique, un noyau, un centrosome. Au début, les cellules qui viennent de se diviser ne possèdent que la moitié du protoplasma, la moitié de la chromatine, la moitié des sphères attractives de la cellule mère, mais toutes ces parties se complètent par la nutrition, pendant le repos qui suit la division cellulaire, et arrivent à égaler en quantité celles de la cellule mère. Si deux divisions se succèdent sans interruption, les noyaux de la première génération étant divisés avant d'avoir eu le temps de récupérer toute leur chromatine, les noyaux de la deuxième ne posséderont jamais que la moitié de la chromatine du noyau grand-père, car leurs noyaux pères, ceux de la première génération, ne possédaient eux-mêmes que la moitié de la chromatine du noyau paternel. Deux divisions qui se succèdent sans intervalle de repos amènent donc une réduction dans la quantité de la chromatine des noyaux de la deuxième génération (Osc. Hertwig). On verra le rôle que joue cette réduction dans la maturation de l'ovule.

Lorsque la cellule fille doit se diviser à son tour, son centrosome se dédouble, ses deux moitiés se placent aux deux extrémités d'un même diamètre nucléaire et deviennent le lieu de formation des pôles d'un fuseau qui préside à la division nouvelle (Ed. van Beneden, Boveri, Vialleton, Kölliker, etc.). Soient deux cellules filles séparées l'une de l'autre par le plan de segmentation x x', et dont les centrosomes viennent de se dédoubler (fig. 419,A), si ces deux cellules doivent se diviser suivant un plan yy' parallèle au premier, les centrosomes se placeront comme en B, même figure, c'est-à-dire que l'un d'eux restant immobile, l'autre décrira au-tour du noyau un arc de 180°. Si au contraire

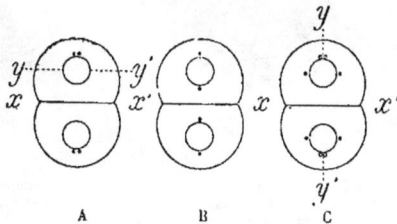

Fig. 419.

Dédoublement et migration des centrosomes *(schématique).*

A, dédoublement des centrosomes. — B. position des centro-somes dans le cas d'une division parallèle à la première (suivant le plan y, y'). — C. position des centrosomes dans le cas d'une division perpendiculaire à la première (suivant le plan y, y').

ces cellules doivent se diviser suivant un plan yy' perpendiculaire au premier (fig. 419, C), les centrosomes situés d'abord à la place où ils sont figurés par des cercles clairs devront se dis-tribuer comme l'indiquent les cercles noirs pleins, c'est-à-dire que chacun d'eux se déplacera de 90°.

Les centrosomes de la première cellule du germe proviennent des centrosomes de l'ovule et du spermatozoïde (Fol). Ils se transmettent, comme on a vu plus haut, de génération en géné-ration. Pour certains auteurs le centrosome paraît être un organe permanent de la cellule au même titre que le noyau (Ed. van Beneden). Pour Julin le centrosome est d'origine nucléaire, il disparaît généralement dès que la division cellulaire est achevée.

La position des centrosomes autour du noyau règle la place des fuseaux et par suite la direc-tion des plans de division des cellules. Cette position paraît être en partie déterminée (O. Hertwig) par la forme du corps cellulaire : (l'axe du faisceau coïncide avec le grand axe de la cellule, une cellule allongée se divise en travers). Cependant, d'autres influences peuvent agir aussi sur la position des centrosomes et leur faire prendre une situation tout autre que celle prévue par la loi ci-dessus.

2° Phénomènes généraux de la maturation.

— Les phénomènes de la maturation ont été observés de la manière la plus complète dans les œufs de certains échinodermes. Les voici, d'après Fol et O. Hertwig. Lorsque l'ovule approche de sa maturité, la vésicule germinative qui occupait tout d'abord le centre du vitellus gagne peu à peu la périphérie (fig. 420, A), en même temps, son contour primitivement arrondi et régulier devient moins net ; finalement elle semble disparaître, et à sa place on voit un fuseau présentant une plaque équatoriale formée par les chromosomes de la vésicule germinative.

Ce fuseau, *fuseau de direction*, est situé au pôle germinatif de l'ovule, son axe est d'abord horizontal ou si l'on veut parallèle à un plan tangent au point

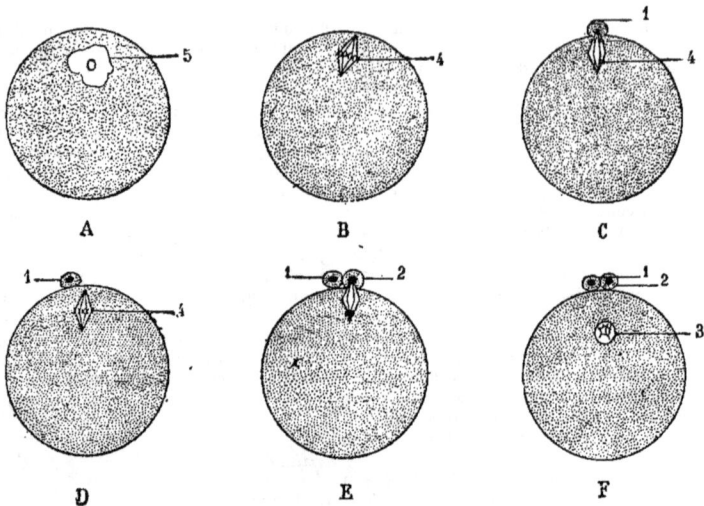

Fig. 420.

Les différentes phases de la maturation (*schématique*).

A à F, les différentes phases dans leur ordre de succession.
1, premier globule polaire. — 2, second globule polaire. — 3, pronucléus femelle. — 4, fuseau de direction. — 5, vésicule germinative.

de la surface dont il est le plus voisin. Peu à peu, le fuseau se redresse, c'est-à-dire qu'une de ses pointes se dirige vers la surface de l'ovule, tandis que l'autre abandonne la périphérie pour se porter vers le centre (fig. 420, B). Lorsque ce mouvement est achevé, la pointe du fuseau située à la périphérie se soulève légèrement au-dessus de la surface de l'œuf, entraînant au-devant d'elle une petite parcelle de protoplasma qui forme comme un léger bourgeon. La plaque équatoriale se divise alors comme dans la caryocinèse ordinaire, donnant lieu à deux couronnes polaires, l'une supérieure, l'autre inférieure. La couronne polaire supérieure se porte dans le petit bourgeon protoplasmique, dans lequel elle ne tarde pas à reconstituer un noyau vrai (fig. 420, C). Le bourgeon se sépare alors de l'ovule et constitue un corps cellulaire libre accolé à ce dernier : c'est le premier *globule polaire* (fig. 420, D). La couronne polaire inférieure ne constitue pas un noyau au repos, mais autour d'elle se forme un second fuseau dont elle devient la plaque équatoriale, et qui se comporte comme le premier, c'est-à-dire dont la couronne polaire supérieure va fournir le noyau d'un second *globule polaire* qui prendra place à côté du premier. La couronne polaire inférieure du second fuseau forme alors la charpente chromatique d'un noyau qui passe au stade de repos et gagne le centre de l'ovule où il constitue le noyau propre de l'ovule mûr (fig. 420, F). Ce noyau est le *pronucléus femelle*. A ce moment l'œuf est mûr. Sa maturation est liée, comme on le voit, à la formation des globules polaires, mais celle-ci n'est pas autre chose qu'une division cellulaire dans laquelle les deux cellules filles (ovule et globule polaire) sont d'un volume très inégal. Comme la seconde division cellulaire (formation du second globule polaire) commence avant que la chromatine de la couronne polaire inférieure du premier fuseau ait pu passer à l'état de noyau au repos, et récupérer pendant ce temps une quantité de chromatine égale à celle de la vésicule germinative, il en résulte que cette division a pour résultat d'enlever à l'ovule une certaine partie de la chromatine qu'il contenait primitivement. Le pronucléus femelle ne possède en effet que la moitié de la chromatine de la vésicule germinative, puisqu'il renferme la quantité de chromatine que possédait son noyau père, c'est-à-dire la couronne polaire inférieure de la première division et que celle-ci contenait exactement la moitié de la chromatine de la vésicule germinative. Cette réduction dans la quantité de substance chromatique que contenait l'ovule est le fait dominant de la maturation. Elle peut d'ailleurs s'effectuer par un procédé un peu différent de celui exposé ci-dessus. Nous verrons, après l'étude de la fécondation, quelle est sa portée physiologique.

Ed. van Beneden ne regarde pas la formation des globules polaires comme une division cellulaire du type régulier, mais bien comme un processus particulier, dans lequel le fuseau serait remplacé par une disposition spéciale à laquelle il donne le nom de *figure ypsiliforme ;* mais ces idées n'ont pas été adoptées.

Globules polaires. — Les globules polaires sont de véritables corps cellulaires, puisqu'ils possèdent un noyau. Ils sont d'ailleurs susceptibles de se diviser chez certains mollusques. Ils occupent d'habitude le point où la segmentation de l'œuf commence et a son maximum d'activité. On a supposé qu'ils pouvaient déterminer la direction du premier plan de segmentation et à cause de cela on leur a donné le nom de *globules directeurs* ou *vésicules directrices*. Dans certains cas, comme je l'ai fait voir pour la seiche, loin d'avoir une position fixe par rapport au premier plan de segmentation, ils ont avec ce dernier des relations très variables qui semblent bien indiquer qu'ils n'exercent pas sur lui une action véritablement directrice.

Fol les a appelés *corpuscules de rebut*. Ils ne jouent en effet aucun rôle dans la constitution du corps de l'embryon, et disparaissent de très bonne heure, en général avant la fin de la segmentation.

Maturation de l'ovule chez les vertébrés. — Ces phénomènes de maturation qui ont été observés principalement chez les animaux inférieurs se retrouvent aussi chez les vertébrés. Parmi les mammifères, Ed. van Beneden a observé chez le rat que la formation des globules polaires est en relation avec la disparition de la vésicule germinative. Le premier globule polaire se forme avant la rupture du follicule, et sa formation coïncide avec un retrait du vitellus qui détermine entre la zone pellucide et l'ovule un léger espace vide dans lequel se logent les globules polaires. Le second globule polaire se forme au moment où l'œuf entre dans les trompes.

§ III. — Fécondation

La fécondation consiste dans l'union de l'élément sexuel mâle avec l'élément sexuel femelle. Soupçonnée depuis longtemps déjà, cette union n'est bien connue dans ses phénomènes intimes que depuis une dizaine d'années. C'est aux recherches de Fol, de Selenka, de Hertwig, de Ed. van Beneden que l'on doit les notions actuelles. La fécondation a été observée directement chez les échinodermes. Lorsqu'un œuf mûr est mis en contact avec des spermatozoïdes, ceux-ci s'efforcent de pénétrer dans le vitellus en traversant la zone radiée (fig. A). Bientôt se forme à la surface du vitellus, en un point situé en face de la tête du spermatozoïde le plus profondément engagé dans la membrane vitelline, une petite protubérance (*cône d'attraction*) qui arrive finalement au contact du spermatozoïde. Ce dernier est pour ainsi dire attiré par le cône d'attraction qui rentre ensuite dans le vitellus, entraînant avec lui le spermatozoïde. A peine le spermatozoïde a-t-il pénétré dans le vitellus, qu'il se forme sur toute la surface de ce dernier une membrane mince destinée à empêcher la pénétration d'autres spermatozoïdes. La queue du filament séminal disparaît.

La tête du spermatozoïde arrivée dans le vitellus perd sa forme caractéristique pour prendre l'aspect d'un noyau auquel on donne le nom de *pronucléus mâle*, ou de noyau spermatique *Spermakern* (HERTWIG). Le pronucléus mâle se dirige de la périphérie, où il est situé tout d'abord, vers le centre du vitellus, où se trouve le *pronucléus femelle*. Ce dernier se déplace un peu à son tour et vient au-devant du pronocléus mâle. Lorsqu'ils se sont rejoints, ces deux noyaux restent quelque temps au contact, puis se fusionnent en un seul noyau au repos (c'est-à-dire pourvu d'une membrane et de chromatine à

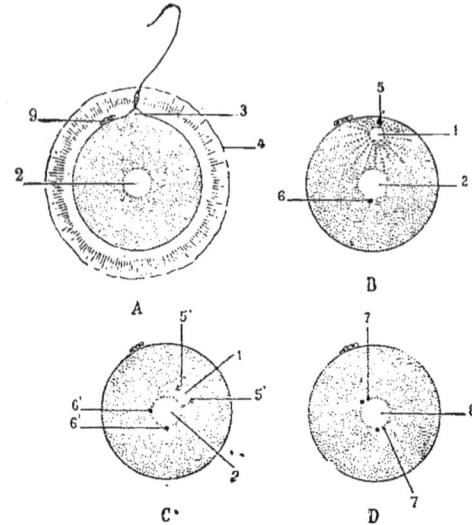

Fig. 421.

Fécondation (*schématique*).

A, B, C, D, différents stades de la fécondation.
1, pronucléus mâle. — 2, pronucléus femelle. — 3. cône d'attraction. — 4, membrane vitelline, — 5, spermocentre ; 5' 5', les deux moitiés du spermocentre. — 6, ovocentre ; 6' 6', les deux moitiés de l'ovocentre. — 7. 7, centrosomes du premier noyau de segmentation. — 8, premier noyau de segmentation. — 9, globules polaires.

l'état quiescent), et que l'on appelle le *premier noyau de segmentation*, parce qu'il va se diviser lors de la première segmentation de l'œuf.

Telles étaient les idées classiques admises à propos de la fécondation, lorsque FOL décrivit tout récemment (1890), chez les échinodermes, des phénomènes qui paraissent tenir une place importante dans l'acte de la fécondation, car GUIGNARD les a retrouvés peu après FOL chez certains végétaux. Il s'agit du rôle que les centrosomes des cellules sexuelles jouent dans la fécondation, rôle déjà soupçonné par FLEMMING, VEJDOWSKY, RABL, BOVERI, mais élucidé par FOL. Voici ce qui se passe. Le pronucléus femelle est accompagné d'un centrosome que nous appellerons avec l'auteur l'*ovocentre ;* le pronucléus mâle amène aussi avec lui un centrosome propre, le *spermocentre*. Au moment de la conjugaison des pronucléi, ces centrosomes se divisent chacun en deux, de sorte qu'il y a deux demi-ovocentres et deux demi-spermocentres. Chaque demi-centrosome s'unit à un demi-centrosome d'ordre opposé, c'est-à-dire un demi-ovocentre à un demi-spermocentre, et, comme tout cela se passe en même temps que la fusion des pronucléi s'opère, il en résulte que lorsque cette dernière est accomplie, le premier noyau de segmentation possède deux centrosomes mixtes (ovulo-spermatiques) qui deviennent les centres de la première division cellulaire. Les centrosomes se montrent donc comme des corps particuliers, des organes des cellules sexuelles, au même titre que les noyaux, et, comme ces derniers, se transmettent des géniteurs au descendant en se fusionnant entre eux.

La fusion des deux pronucléi en un noyau au repos n'est pas un phénomène indispensable dans la fécondation. ED. VAN BENEDEN a montré que chez l'ascaris megalocephala les deux pronucléi constitués chacun par deux anses chromatiques s'approchent l'un de l'autre, puis lorsqu'ils sont arrivés au contact, ils ne se fusionnent pas en un noyau au repos, mais leur membrane propre disparaît, en même temps un fuseau se forme, à l'équateur duquel les deux anses chromatiques de chaque pronucléus se disposent en formant une couronne équatoriale comme cela a lieu pour les divisions cellulaires ordinaires. Il n'y a donc pas ici de premier noyau de segmentation, mais bien un *premier fuseau de segmentation* dont la plaque équatoriale est formée à la fois des chromosomes du pronucléus mâle et de ceux du pronucléus femelle. Ce n'est pas une disposition fondamentalement opposée à celle dans laquelle on a affaire tout d'abord à un premier noyau de segmentation, le stade de repos de ce dernier est tout simplement sauté.

La fécondation ne coïncide pas avec le moment de la pénétration du spermatozoïde dans l'ovule ; en effet l'élément mâle peut pénétrer dans l'ovule avant que la maturation soit achevée. Dans ce cas le pronucléus mâle reste au repos dans le vitellus jusqu'au moment où le second globule polaire étant formé, le pronucléus femelle a pris naissance. Lorsque les deux pronucléi sont constitués, la fécondation est faite (ED. VAN BENEDEN).

Le premier noyau de segmentation a reçu autrefois le nom de *noyau vitellin*. Comme l'on ignorait son origine aux dépens du pronucléus mâle et du pronucléus femelle, transformation ultime de la vésicule germinative, qui disparaissait totalement, croyait-on, on avait admis que le noyau vitellin se formait de toutes pièces au sein du protoplasma par *genèse* (CH. ROBIN).

Bien avant les découvertes récentes qui ont fait connaître les phénomènes intimes de la fécondation, on avait vu des spermatozoïdes pénétrer à travers la membrane ovulaire (mammifères, BARRY, 1841), mais on ne les avait pas suivis plus loin.

Nombre d'observations faites tant chez des vertébrés que chez des invertébrés montrent que les phénomènes essentiels de la fécondation se passent partout à peu près de la manière ci-dessus décrite.

Théories de la fécondation. — On entend par théories de la fécondation les explications qui ont été proposées tant pour les phénomènes de la maturation (condition indispensable de la fécondation), que pour les phénomènes propres de la fécondation : nous examinerons les principales d'entre elles.

a. *Théorie de la sexualité des pronucléi.* — L'œuf fécondé résultant de l'union du spermatozoïde (mâle) et de l'ovule (femelle) peut être considéré comme hermaphrodite. Toutes les cellules du corps y compris les cellules sexuelles, dérivant de l'œuf, sont aussi hermaphrodites. La maturation consiste en ceci que les cellules sexuelles, jusqu'alors hermaphrodites, deviennent unisexuées en rejetant l'une des deux substances sexuelles qu'elles renfermaient. L'ovule rejette sa substance mâle sous la forme de globules polaires pour devenir purement femelle, et le spermatozoïde, par un phénomène analogue, devient exclusivement mâle. SEDGWICK MINOT est l'auteur de cette théorie, adoptée également par BALFOUR et ED. VAN BENEDEN. Pour ED. VAN BENEDEN, les pronucléus sont des demi-noyaux, des noyaux incomplets, qui doivent se compléter l'un par l'autre. Le complément que l'un d'eux apporte à l'autre a pour but de *remplacer* la substance que ce dernier a perdue au moment de la maturation. En un mot le pronucléus mâle apporte au pronucléus femelle la substance mâle que ce dernier a abandonnée aux globules polaires. La fécondation consiste dans le remplacement de la substance mâle de l'ovule par la substance mâle d'un autre individu, le spermatozoïde.

On a objecté à cette théorie qu'elle ne permet pas de comprendre comment une mère peut transmettre à son fils des caractères de ses propres ancêtres mâles, puisque son ovule aurait expulsé toute sa chromatine mâle.

b. *Théorie de Weismann.* — WEISMANN admet que l'ovule fécondé ou le germe renferme une substance spéciale, contenue dans le noyau et probablement représentée par la chromatine, substance qu'il nomme le *plasma germinatif*. Le plasma germinatif possède une structure très complexe ; il est formé par des particules appelées les *déterminants*. Les déterminants sont les éléments qui dirigent l'évolution d'une cellule dans tel ou tel sens, il y a donc autant de déterminants dans le germe qu'il y aura chez l'adulte d'espèces cellulaires distinctes ou même de variétés de ces espèces.

Dans le cours du développement le plasma germinatif se divise entre les cellules de segmentation de manière à former deux lots parfaitement égaux en qualité et en valeur. Mais ces deux lots ont une destinée bien différente. L'un d'eux passe dans les cellules qui vont former le corps, dirige leur évolution histologique, et forme ainsi les divers tissus. A ce titre, on pourrait l'appeler, ainsi que le faisait WEISMANN dans ses premiers travaux, le *plasma histogène*, tout en se rappelant qu'il ne diffère en rien du plasma germinatif. L'autre lot reste intact et passe sans avoir subi de modifications dans les cellules sexuelles où il est conservé pour être transmis aux descendants. Si la reproduction parthénogénésique (par œufs non fécondés) était la règle, chaque individu serait produit par l'évolution d'un plasma germinatif qui se serait conservé identique depuis l'origine de l'espèce et se serait transmis avec une continuité et une intégrité parfaites à travers tous les membres successifs de cette espèce. Mais la reproduction sexuelle intervient et entraîne des modifications importantes dans la constitution du plasma germinatif. On sait que cette reproduction s'effectue par l'union des éléments sexuels de deux individus différents. Si les plasmas germinatifs paternel et maternel passaient entiers dans le germe, le volume du plasma de ce dernier croîtrait à chaque génération, ce qui est absurde. Aussi, avant toute fécondation, l'ovule aussi bien que le spermatozoïde subissent chacun une réduction dans la quantité de leur plasma germinatif, dont une moitié est enlevée (maturation). Le produit créé par l'union des deux parents possède donc exactement la quantité de plasma germinatif qui est caractéristique pour l'espèce. La réduction portant sur les plasmas germinatifs fait varier énormément leur composition, même pour les éléments sexuels d'un individu donné, car la substance enlevée n'est pas toujours la même. Il en résulte une grande variabilité dans la composition du plasma des descendants, variabilité d'où découlent une foule de variations de forme dont la sélection naturelle s'empare pour faire des espèces.

c. *Théorie de Hertwig.* — L'ovule comme le spermatozoïde subissent une réduction dans la quantité de leur chromatine. Cette réduction résulte de ce que, au moment de la maturation des éléments sexuels, il se fait deux divisions caryocinétiques se succédant sans intervalle de repos (voir p. 701). Il n'y a pas lieu de rechercher si cette substance enlevée est mâle pour l'un des éléments et femelle pour l'autre. Il n'y a pas de substance mâle ni de substance femelle. Ce qu'on appelle la sexualité, bien loin d'être une propriété essentielle et primitive est un ensemble de propriétés secondaires et acquises. L'ovule et le spermatozoïde ne représentent pas un être femelle et un être mâle, mais deux individualités d'une même espèce, dont chacune possède des caractères propres (grosseur pour l'ovule, mobilité pour le spermatozoïde, etc.) en rapport avec son mode de fonctionnement. La fécondation est le mélange, la fusion de deux individualités, l'individualité paternelle et l'individualité maternelle. Les globules polaires sont des ovules abortifs, ils ont surtout la signification de souvenirs ancestraux comme l'avait déjà dit GIARD.

A propos du rôle des centrosomes dans la fécondation, il faut remarquer que le cas rapporté plus haut, dans lequel les deux centrosomes, ovulaire et spermatique, paraissent avoir la même valeur et jouer le même rôle, n'est peut-être pas le mode typique de l'action de ces corps. Pour BOVERI, le rôle de l'ovocentre est tout à fait subordonné ou même nul, c'est le spermocentre qui est le seul important, et c'est lui qui fournit les centrosomes du premier noyau de segmentation.

§ IV. — SEGMENTATION

La segmentation de l'œuf est un simple phénomène de caryocinèse ; elle emprunte toutefois un caractère particulier aux relations qui existent entre la direction des plans de division et l'axe de l'œuf. L'axe de l'œuf est déterminé dans les œufs télolécithes par la distribution du vitellus nutritif et du vitellus formatif (voir p. C95), dans les œufs alécithes il est représenté par le diamètre de l'œuf à l'extrémité supérieure duquel sont situés les globules polaires.

Les plans de division qui interviennent pour segmenter l'œuf ont deux directions principales : les uns passent par l'axe de l'œuf considéré comme vertical, on les appelle plans *méridiens*, les autres passent soit par l'équateur, soit par des cercles de latitude, on les appelle plans *équatoriaux*. Comme une des premières marques de la division cellulaire est la formation d'un sillon à la surface de la cellule (voy. p. 701), on donne souvent aux plans de segmentation le nom de *sillons* de segmentation, en prenant la partie pour le tout et en sous-entendant que ces sillons traversent toute l'épaisseur de l'œuf.

Étudions quelques cas de segmentation.

1° Segmentation dans les œufs alécithes. — C'est le cas le plus simple (fig. 422). Le premier stade de la segmentation est caractérisé par l'apparition d'un sillon méridien *a*, qui partage l'œuf en deux moitiés hémisphériques, accolées par leur face plane. Au second stade, apparaît un plan également méridien, *b*, mais perpendiculaire au précédent et qui divise l'œuf en quatre quartiers parfaitement égaux. Au troisième stade, deux cas peuvent se présenter : deux plans méridiens *c c* (fig. 422, D) se coupant à angle droit, divisent l'œuf en huit tranches égales, ou bien un plan équatorial *d* (fig. 422, C), passant par l'équateur de l'œuf, divise en deux moitiés, une supérieure et une inférieure, les quatre quartiers existant au second stade.

Si les plans de division du troisième stade ont été méridiens comme dans le premier cas relaté ci-dessus, on trouve toujours au quatrième stade une division s'effectuant suivant une direction équatoriale (fig. 422, E) et, à partir de ce moment, plans méridiens et plans équatoriaux se succèdent régulièrement dans la segmentation, partageant l'œuf en une série de fragments de plus en plus petits. Le premier plan équatorial passe seul par l'équateur, les suivants passent par des cercles de latitude et se forment simultanément deux par deux, de même que les deux sillons *c c* dans un stade antérieur.

On appelle les cellules produites par la segmentation *blastomères*, ou encore *sphères de segmentation*, parce qu'elles prennent bien vite une forme sphérique au lieu de garder la forme de quartiers de sphères qu'elles possèdent tout d'abord.

Dans le cas où on a affaire à des œufs alécithes, tous les blastomères sont égaux entre eux, et comme l'œuf tout entier s'est divisé en blastomères, on dit que la segmentation est *totale* et *égale*, l'œuf est dit *holoblastique* (ὅλος entier, et βλαστός germe). Dans les œufs oligolécithes les blastomères qui résultent de la segmentation sont parfois légèrement inégaux entre eux ; la segmentation est dite alors *totale* et *subégale*.

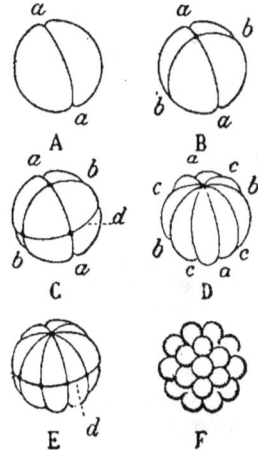

Fig. 422.

Segmentation d'un œuf alécithe (*schématique*).

A à F, les différentes phases de la segmentation dans leur ordre de succession. — *a, a*, premier sillon méridien. — *b, b*, second sillon méridien. — *c, c*, troisième sillon méridien. — *d*, sillon équatorial.

Comme on le voit, les divisions de l'œuf se font suivant des directions bien déterminées, mais à part ce caractère, elles s'accomplissent en suivant exactement les lois de la caryocinèse. En effet, lorsqu'on dit qu'au second stade un plan *b* divise l'œuf en quatre quartiers, c'est tout simplement une expression commode et brève pour exprimer le résultat obtenu ; mais il n'y a pas en réalité un seul plan agissant sur toute l'étendue de la sphère comme le fait un couteau qui tranche un fruit, et chacune des deux cellules présentes à ce stade se divise, *indépendamment de l'autre*, par un plan vertical et méridien. Comme ces deux cellules sont hémisphériques, rigoureusement égales entre elles, et qu'elles doivent, suivant les lois de la caryocinèse, se diviser en deux moitiés égales aussi, il en résulte que le plan de division de l'une doit forcément coïncider avec le plan de division de l'autre. De même, au troisième stade, dans le premier cas, il n'y a pas seulement deux plans *c c*, mais bien quatre plans de division appartenant à quatre divisions cellulaires, et qui, pour les mêmes raisons que ci-dessus, coïncident deux à deux ; dans le second cas, le plan équatorial *d* résulte évidemment de quatre divisions partielles qui se confondent dans un même plan, parce que tous les éléments qu'elles partagent sont égaux entre eux.

2° Segmentation dans les œufs télolécithes.

— Dans les œufs télolécithes tels que ceux des batraciens, la segmentation s'effectue comme dans le cas précédent suivant des méridiens et des cercles de latitude, elle est totale, mais les blastomères sont inégaux, les uns sont plus petits (*micromères*), les autres plus gros (*macromères*).

L'inégalité des segments résulte de deux causes qui dépendent elles-mêmes toutes deux de la distribution relative du vitellus formatif et du vitellus nutritif. Ces deux causes sont : 1° la position excentrique du premier noyau de segmentation ; 2° la quantité du vitellus nutritif à l'hémisphère inférieur de l'œuf. On sait que le premier noyau de segmentation est situé sur l'axe au-dessus du centre. Les noyaux des sphères de segmentation engendrés par les premiers sillons méridiens sont situés à la même hauteur que le premier noyau de segmentation (fig. 423, B). car ils résultent de divisions de ce noyau s'effectuant au moyen de fuseaux horizontaux placés perpendiculairement sur l'axe de l'œuf, à la hauteur du premier noyau de segmentation. Ces noyaux se trouvent donc sur un cercle de latitude situé assez près du pôle supérieur. La première division qui s'effectuera suivant un plan équatorial, passant par ces noyaux, divisera donc les quartiers de sphère engendrés par les plans verticaux, et égaux jusqu'alors, en deux moitiés inégales : une supérieure plus petite, une inférieure plus grosse.

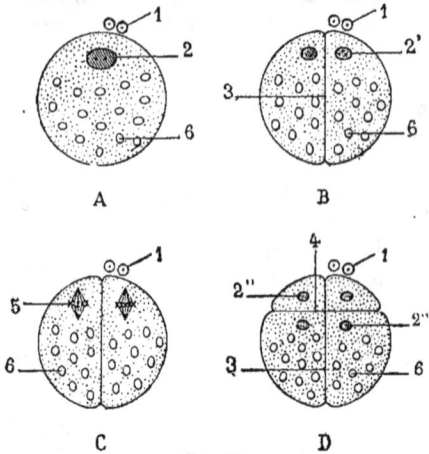

Fig. 423.

Segmentation d'un œuf télolécithe (schématique).

A, l'œuf avant la division. — B, l'œuf divisé par un sillon vertical. — C, formation des fuseaux qui vont présider à la première division équatoriale. — D, première division équatoriale.
1, globules polaires. — 2, premier noyau de segmentation ; 2', noyaux des blastomères engendrés par les sillons méridiens ; 2'', noyaux des micromères ; 2''', noyaux des macromères. — 3, sillon méridien. — 4, sillon équatorial. — 5, fuseaux. — 6, vitellus nutritif.

Un autre facteur intervient pour produire l'inégalité des blastomères dans les œufs télolécithes; c'est le vitellus nutritif. BALFOUR a montré que la segmentation d'un œuf est d'autant plus rapide que la portion qui se segmente renferme moins de vitellus nutritif. Les micromères du pôle supérieur, ne renfermant que peu ou pas de deutoplasme, se diviseront donc plus rapidement et un plus grand nombre de fois dans un temps donné, que les macromères bourrés de vitellus nutritif, ce qui maintiendra et accroîtra l'inégalité entre ces deux ordres de blastomères.

De tels œufs sont dits œufs à segmentation totale et inégale.

3° **Segmentation dans les œufs eutélolécithes.** — Si l'on applique à ces œufs la loi de BALFOUR sur la relation qui existe entre la rapidité de la segmentation et la quantité du vitellus nutritif, on voit que la quantité du vitellus nutritif étant ici infinie, puisque le pôle nutritif est uniquement composé de deutoplasma, la segmentation devra non seulement être très ralentie, mais encore cesser entièrement en dehors du pôle formatif qui renferme seul du protoplasma. En d'autres termes, le pôle supérieur de l'œuf se segmente seul, la segmentation est partielle. La figure 424 offre un exemple de segmentation partielle; elle montre que dans ce cas l'œuf segmenté possède les parties suivantes : 1° une couche de cellules superficielles répondant aux micromères et qui formeront plus tard l'ectoderme ; 2° une cavité de segmentation (voy. ce mot, p. 710);

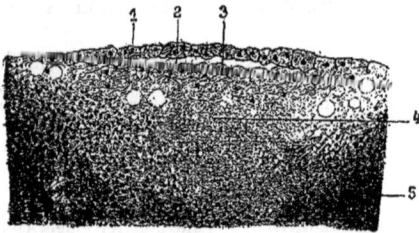

Fig. 424.

Segmentation de l'œuf d'un oiseau, coupe verticale de la cicatricule, MATHIAS DUVAL.

1, ectoderme. — 2, cavité de segmentation. — 3, entoderme primitif. — 4, noyau de Pander. — 5, vitellus.

3° une ou deux rangées de cellules répondant aux macromères. Ces cellules formeront plus tard à la fois l'entoderme et une partie des éléments mésodermiques; à cause de cela on donne à la couche qu'elles constituent le nom d'entoderme primitif. A la limite entre le vitellus nutritif et le germe segmenté, on trouve une couche de noyaux qui semblent libres, c'est-à-dire qui sont semés au milieu de la masse de l'œuf, et n'appartiennent pas à des cellules isolables, ce sont les *noyaux vitellins.* Les noyaux vitellins sont les frères des noyaux de segmentation qui appartiennent aux cellules sus-jacentes, c'est-à-dire qu'ils sont nés de ces derniers par division ; seulement comme ils sont placés dans une zone de l'œuf très pauvre en protoplasma, ce dernier, gêné par le vitellus nutritif, ne peut pas se diviser en territoires spéciaux autour de chaque noyau pour constituer comme dans le reste du germe des cellules de segmentation. Les noyaux vitellins sont surtout répandus à la périphérie du germe où ils forment avec le vitellus une lame épaisse qui se continue avec l'entoderme proprement dit, et constitue le *bourrelet entodermo-vitellin* (MATH. DUVAL). La structure de ce bourrelet est importante à connaître (voy. fig. 475), elle résulte du mélange de deux parties : 1° le protoplasma entourant les noyaux vitellins ; 2° les grains de vitellus. Le protoplasma forme un réseau spongieux aux nœuds duquel se trouvent les noyaux vitellins, et qui n'est pas divisible en territoires cellulaires distincts, c'est-à-dire appartient au groupe histologique des *plasmodies*. Dans les mailles du réseau sont contenues les sphères de vitellus qui ne tardent pas à être digérées par le protoplasma pour servir à la nutrition. On désigne souvent les éléments anatomiques (protoplasma et noyaux) du bourrelet entodermo-vitellin sous le nom de *parablaste*.

La segmentation partielle se rencontre, parmi les vertébrés, dans les œufs des sélaciens, des téléostéens, des reptiles et des oiseaux. Les œufs qui présentent ce mode de division ont reçu le nom de *méroblastiques* (μερος, partie).

Il résulte des exemples signalés ci-dessus que la segmentation consiste simplement en une série de divisions caryocinétiques, dont la direction est fixe par rapport à l'axe de l'œuf, et dont la marche est fortement influencée par la présence du vitellus nutritif.

Remarques sur le premier plan de segmentation. — Le premier plan de division est, on l'a vu, méridien. On s'est demandé si ce plan pouvait passer par un méridien quelconque de l'œuf ou s'il était assujetti au contraire à suivre une direction déterminée. W. Roux a montré que chez la grenouille ce plan passe par la ligne de copulation des deux pronucléi, c'est-à-dire par la ligne qui joint ces deux noyaux marchant l'un vers l'autre. J'ai signalé chez la seiche un certain nombre de faits qui appuient aussi cette manière de voir. La direction du premier plan de segmentation paraît donc déterminée par les deux conditions suivantes : 1° le premier plan de segmentation passe par un méridien de l'œuf ; 2° le méridien choisi est celui par lequel passe la ligne de copulation des pronucléi.

Pour un certain nombre d'animaux (ascidies, CHABRY ; batraciens, ROUX, etc.), on sait que le premier plan de segmentation coïncide avec le plan de symétrie du corps, c'est-à-dire que l'une des sphères de segmentation qu'il détermine fournit les matériaux de toute une moitié du corps, la moitié gauche par exemple, tandis que l'autre sphère fournit les matériaux de la moitié droite. La bilatéralité du corps existerait donc dès la première segmentation. Chez la seiche, l'ensemble des cellules de segmentation, disposées sur une seule couche et formant une mince membrane isolable (*blastoderme*), présente une symétrie régulière par rapport au premier plan de segmentation.

Des expériences de CHABRY et de W. ROUX avaient montré que si dans les œufs d'ascidies et de batraciens possédant deux blastomères (1er stade de segmentation), on tuait un des blastomères sans empêcher le développement de l'autre, ce dernier resté vivant produisait une *demi-larve*, c'est-à-dire un embryon réduit à sa moitié droite ou à sa moitié gauche, suivant que c'était le blastomère gauche ou le blastomère droit qui avait été détruit. Ces expériences pouvaient autoriser CHABRY à dire : « que chaque blastomère contient en puissance certaines parties dont sa mort entraîne la perte irrémédiable, et que *les différentes parties de l'animal sont préformées dans les différentes parties de l'œuf* », loi que HIS soutient de son côté dans sa conception des *territoires organogènes du germe*.

Mais DRIESCH a montré récemment par de nouvelles expériences qu'un seul des deux premiers blastomères pouvait parfaitement, sans le concours de son congénère, produire une *larve entière*. Seulement, le volume total de cette larve est alors un peu inférieur à celui d'une larve produite dans les conditions ordinaires.

La loi de la préformation des parties est donc fortement compromise par les expériences de DRIESCH. Il semble que, dans le cas de la destruction de certains blastomères, les blastomères restants suppléent à ceux qui ont été détruits. CHABRY laissait d'ailleurs prévoir un peu cela lorsqu'il ajoutait dans le travail cité : « Il m'a paru... que par la mort d'une cellule, *la puis-*

sance des survivantes était changée et qu'elles donnaient alors naissance à des parties que sans cela elles n'auraient pas produites. »

§ V. — Résultats de la segmentation : formation des feuillets

Lorsque la segmentation est achevée, le germe est devenu un corps pluricellulaire qui se transforme peu à peu en un organisme très simple, la gastrula, laquelle est formée de deux couches cellulaires, l'ectoderme et l'entoderme. La gastrula très simple des animaux inférieurs se complique, chez les vertébrés, par l'apparition d'une ligne axiale, la ligne primitive, au niveau de laquelle se forme la majeure partie d'une lame cellulaire nouvelle, le mésoderme, interposée à l'ectoderme et à l'entoderme. Une fois le mésoderme constitué, les trois feuillets germinatifs, base de l'organisation future, sont présents et les premiers stades du développement sont achevés.

Pour exposer les phénomènes qui succèdent à la segmentation nous étudierons : 1° les premières formes de l'embryon et la gastrula ; 2° la formation de l'ectoderme et de l'entoderme ; 3° la formation de la gastrula dans l'œuf de poule pris comme type de celui des vertébrés supérieurs ; 4° la ligne primitive et les feuillets ; 5° l'origine du feuillet moyen ; 6° les feuillets germinatifs ; et enfin 7° les particularités de développement propres à l'œuf des mammifères.

1° Premières formes de l'embryon ; gastrula. — A la fin de la segmentation, un œuf alécithe consiste en une masse sphérique de cellules, toutes égales entre elles (fig. 422, F). Ces cellules étant arrondies (sphères de segmentation), la surface de l'œuf segmenté n'est pas lisse, mais mamelonnée comme la surface d'une mûre, c'est pourquoi on donne à l'œuf arrivé à ce stade du développement le nom de *morula* (morula, petite mûre).

Bientôt au sein de la morula apparaît une cavité remplie de liquide, qui occupe le centre de l'œuf et qui s'accroît de plus en plus, de telle sorte que, finalement, elle est limitée par les cellules de segmentation disposées sur une seule couche. On donne alors à l'œuf le nom de *blastula* (*blastula*, petite vésicule). La cavité de la blastula s'appelle *cavité de segmentation* ou *cavité de von Baer*. D'une manière générale, on peut dire que la cavité de segmentation se développe à partir du point où apparaît le premier sillon équatorial, qui intervient, comme on sait, au troisième ou au quatrième stade de la segmentation. Ainsi dans les œufs alécithes, où le premier sillon équatorial passe exactement par l'équateur, la cavité de segmentation est très exactement centrale, au contraire, dans les œufs télolécithes, où le premier sillon équatorial est excentrique, c'est-à-dire passe par un cercle de latitude, la cavité de segmentation est excentrique aussi, et la blastula possède une paroi supérieure mince et une paroi inférieure plus épaisse. Dans les œufs à segmentation partielle tels que celui du poulet, Duval place aussi la cavité de segmentation au point où est apparu le premier sillon équatorial (fig. 424).

Lorsque la blastula est achevée, les cellules de l'hémisphère inférieur (opposé aux globules polaires) s'invaginent dans l'hémisphère supérieur, et l'on voit apparaître au pôle inférieur de la blastula une dépression, comme si on refoulait la paroi dans la cavité de segmentation. Cette dépression s'accentue de plus en plus, la cavité de segmentation s'efface et, finalement, la portion déprimée de la paroi blastuléenne vient s'accoler à la paroi restée inactive. Ce mouvement d'invagination peut s'expliquer principalement par des phénomènes de nutrition. Les cellules qui s'invaginent absorbent le liquide qui remplit la cavité de segmentation et créent ainsi au-devant d'elles une sorte de vide qu'elles viennent remplir elles-mêmes. Cette absorption est mise en évidence : 1° par la disparition du liquide qui remplissait la cavité de segmentation ; 2° par cela même que si elle n'avait pas lieu, la présence du liquide s'opposerait d'une manière invincible à l'invagination ; et 3° par les caractères histologiques des cellules invaginées qui se montrent fortement granuleuses, chargées de matériaux nutritifs comme toutes les cellules qui sont le siège de mouvements nutritifs importants. Enfin, il ne faut pas oublier que ces cellules sont celles qui seront plus tard, dans l'animal adulte, chargées des fonctions de digestion et d'absorption.

A la blastula sphérique a donc succédé une forme particulière semblable à une coupe largement ouverte et à double paroi, l'une externe répondant à l'hémisphère inactif de la blastula, l'autre interne répondant à l'hémisphère invaginé. L'ouverture de cette coupe se rétrécit un peu, et la forme générale de l'embryon devient celle d'un ovoïde ouvert à l'un des pôles. On donne à cette forme le nom de *gastrula* (*gastrula*, petit estomac). La gastrula

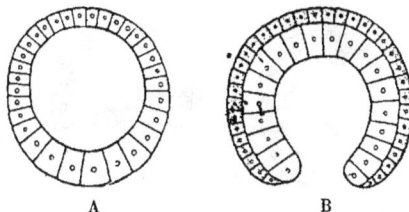

A   B
Fig. 425.
Blastula et gastrula d'amphioxus (d'après HATSCHECK, *schématique*).

A, blastula. — B, gastrula.

est un sac à double paroi renfermant une cavité spacieuse, *cavité gastrique primitive* ou *archentéron* (ἀρχή, commencement et ἔντερον, intestin), qui communique avec l'extérieur par l'orifice déjà indiqué, et que l'on nomme *blastopore* (βλαστός, germe et πόρος, pore), ou *prostome* (πρό, pour πρῶτος, premier et στόμα, bouche).

La lame cellulaire qui forme la paroi externe de la gastrula a reçu le nom d'*ectoderme* (ἐκτός, en dehors et δέρμα, peau), et celle qui constitue la paroi interne, celui d'*entoderme* (ἐντός, en dedans). L'ectoderme et l'entoderme sont les deux premiers feuillets germinatifs de l'embryon ; le mésoderme naît plus tard, comme on le verra page 716.

Certains auteurs, et notamment les embryologistes anglais désignent les feuillets germinatifs par les noms d'*épiblaste*, de *mésoblaste* et d'*hypoblaste* ou encore d'*ecto*, *méso* et *entoblaste*, termes qui n'ont pas besoin d'être expliqués ici.

Dans certains cas la gastrula abandonne les enveloppes de l'œuf et vit librement au dehors comme un petit individu particulier. Les cellules de sa paroi externe qui ont acquis des cils vibratiles fonctionnent comme appareil sensitivo-moteur, les cellules de sa paroi interne digèrent les aliments introduits dans l'archentéron par le blastopore. La gastrula peut donc être considérée comme un animal réduit à son tube digestif, d'où son nom ; ou, plus exactement, on peut dire qu'elle représente une forme animale très simple, constituée par un petit corps sacciforme muni d'une bouche (blastopore) et dont la paroi se compose de deux couches distinctes, l'extérieure ou *ectoderme* étant plus spécialement chargée des fonctions de relation, l'interne ou *entoderme* étant dévolue aux fonctions nutritives.

Certaines formes animales vivantes reproduisent à très peu de chose près, à leur état adulte, le type de la gastrula. Les hydres d'eau douce, par exemple, peuvent être considérées comme des gastrulas autour du blastopore desquelles se sont développés des *tentacules*, simples prolongements digitiformes de la paroi du corps. Les couches limitantes du corps de l'hydre (ectoderme et entoderme), possèdent différentes sortes de cellules (*cellules neuro-musculaires, cellules urti-cantes, cellules reproductrices*, etc.), dont l'apparition est liée à une division du travail bien plus avancée qu'elle ne l'était au début dans la gastrula simple. Beau-coup d'auteurs à la suite de Hæckel considèrent la gastrula comme la reproduc-tion dans le cours du développement de l'espèce ou *ontogénie* (ὄντος, être et γένεσις, naissance) d'une des formes sous lesquelles ont vécu les ancêtres des animaux qui la présentent dans leur développement, alors qu'ils évoluaient dans le cours des âges, *phylogénie* (de φῦλον, rameau et γένεσις, naissance).

Dans le cas d'œufs alécithes, la gastrula se forme par invagination de l'hémi-

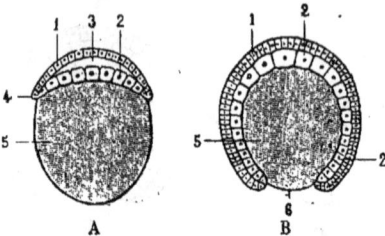

Fig. 426.

Formation de la gastrula épibolique
(*schématique*).

A et B, deux stades successifs.
1, ectoderme. — 2, entoderme vitellin. — 2', ento-derme gastruléen. — 3, cavité de segmentation. — 4, bord d'enveloppement. — 5, vitellus nutritif. — 6, blas-topore.

sphère inférieur dans l'hémisphère supé-rieur de la blastula, comme si l'hémi-sphère inférieur était poussé ou refoulé en dedans de l'autre. On dit alors que la gastrula s'est formée par *embolie* (ἐν, en dedans et βάλλω, je lance). Mais il est des cas où l'embolie est irréali-sable. Ainsi, dans les œufs télolécithes, les cellules de l'hémisphère inférieur étant beaucoup plus volumineuses que celles de l'hémisphère supérieur et la cavité de segmentation étant très petite, la moitié inférieure de l'œuf ne peut pas s'invagi-ner dans l'autre moitié, qui est incapable de la contenir.

Ceci est vrai à fortiori pour les œufs méroblastiques, aussi dans ces derniers comme dans les œufs télolécithes la formation de la gastrula s'opère par un pro-cédé un peu différent de celui que nous venons de décrire. Voici ce qui se passe : soit un œuf méroblastique, sa partie segmentée est constituée par deux couches de cellules dont la supérieure représente l'hémisphère supérieur de la blastula, tandis que l'inférieure avec le vitellus sous-jacent à elle représente l'hémisphère inférieur. Ces deux couches cellulaires forment au pôle supérieur de l'œuf une petite calotte cellulaire dont le bord, *bord d'enveloppement*, s'accroît incessam-ment et s'étend peu à peu vers le pôle inférieur de l'œuf à une certaine distance duquel il s'arrête, laissant une petite ouverture circulaire par laquelle le jaune est directement en rapport avec l'extérieur. Il en résulte une gastrula comme aupara-vant, mais une gastrula pleine, dont l'archentéron est rempli de vitellus nutritif. Plus tard, ce dernier sera absorbé et la cavité gastrique apparaîtra par là même. Dans ce cas, la gastrula est formée par extension des cellules à la surface du jaune. et par recouvrement de ce dernier, ou par *épibolie* (ἐπί, sur et βάλλω, je lance).

2° Formation de l'ectoderme et de l'entoderme. — Les deux modes de forma-tion de la gastrula exposés ci-dessus permettent de comprendre comment naissent les deux premiers feuillets germinatifs, l'ectoderme et l'entoderme. O. Hertwig, partant de la blastula typique d'un œuf alécithe, fait remarquer que primitivement toutes les cellules de la blastula sont identiques et que ce n'est qu'après l'achève-ment de l'invagination que l'on peut distinguer deux couches différentes dont les caractères s'opposent de plus en plus. Pour lui, par conséquent, l'entoderme n'existe qu'après l'invagination, il est constitué par la portion de la blastula qui, invaginée, entoure la cavité gastrique.

Contrairement à cette manière de voir, nous pouvons faire remarquer que, dans nombre de cas, la distinction des éléments destinés à former l'entoderme est facile à faire dès les premières segmentations, avant tout commencement d'invagination. On sait, en effet, que même dans des blastulas typiques, comme celle de l'amphioxus, on peut distinguer les cellules destinées à s'invaginer et à devenir l'entoderme, parce qu'elles sont plus volumineuses et plus granuleuses que les autres. Dans les œufs télolécithes cette distinction devient encore plus nette; dans ces œufs les micromères forment l'ectoderme tandis que les macromères forment l'entoderme. On peut donc dans quelques cas distinguer de bonne heure, et avant tout commencement d'invagination, les matériaux destinés à former les deux feuillets, mais il faut ajouter que l'entoderme reçoit aussi des éléments qui lui sont apportés par l'invagination d'une partie des cellules de la surface. Dans la formation d'une gastrula épibolique telle que celle des œufs méroblastiques, les cellules de la couche profonde qui répondent aux macromères se multiplient moins rapidement que celles de la couche externe. Il en résulte que certaines cellules de la couche externe se reploient en dessous en se mettant en continuité avec les cellules de la couche profonde ou, en d'autres termes, que les cellules superficielles du bord d'enveloppement s'invaginent dans l'épibolie. De même dans les cas d'embolie, les cellules granuleuses et de grande taille qui représentent les macromères, ne s'invaginent pas seules, mais sont suivies dans ce mouvement par des micromères.

Le feuillet interne d'une gastrula ou l'entoderme est donc formé par deux parties : 1° par les macromères ou les cellules qui leur correspondent (on donne à cette partie de l'entoderme le nom d'*entoderme vitellin*); 2° par des micromères invaginés constituant l'entoderme d'invagination ou l'entoderme *gastruléen* (voy. fig. 426).

3° Formation de la gastrula dans l'œuf de poule.

— Nous avons étudié jusqu'ici des gastrulas appartenant à des animaux inférieurs, voyons maintenant comment est constituée la gastrula dans l'œuf de la poule qui est pris si souvent comme type dans le développement des animaux supérieurs. L'œuf de poule subit une segmentation partielle que la figure 424, empruntée à MATHIAS DUVAL, fait suffisamment comprendre, et il arrive, à un moment donné, à l'état d'une gastrula épibolique. Mais il faut remarquer que dans cette gastrula la cavité occupée par le jaune ne répond pas seulement à la cavité intestinale de l'embryon, mais aussi à l'énorme espace destiné à loger le vitellus nutritif emmagasiné dans l'œuf pour subvenir aux premiers besoins de l'embryon isolé du monde extérieur par sa coquille. En d'autres termes, la cavité archentérique de la gastrula épibolique du poulet comprend à la fois la cavité digestive de l'animal futur et la cavité d'un vaste sac vitellin appendu comme une annexe à la face ventrale de l'embryon; le petit poulet se développe en effet sur un point très restreint de cette vaste gastrula, dont la majeure partie forme un sac, *sac vitellin, vésicule ombilicale*, renfermant le vitellus nutritif. Il existe une modification spéciale de l'épibolie, en relation avec la formation du corps en un point localisé et restreint de la gastrula tout entière. Au début du processus d'épibolie, alors que les feuillets sont réduits à une petite calotte cellulaire, *blastoderme*, qui recouvre le sommet du jaune, en un point du bord d'enveloppement qui correspond à l'endroit où se formera la région postérieure du corps de l'embryon, on voit se produire une invagination spéciale qui crée dans ce bord une petite échancrure (fig. 427, A). A mesure que le blastoderme s'étend, cette échancrure s'allonge de plus en plus de manière à former comme une entaille linéaire dans le bord postérieur du blastoderme. Comme le montrent les figures successives de l'enveloppement du jaune de A à F, on voit que les deux bords de cette échancrure se réunissent bientôt et se soudent en formant un raphé longitudinal qui reste uni pendant un certain temps avec le bord d'enveloppement et continu avec lui. A un certain moment ce raphé cesse d'être continu avec le bord d'enveloppement et se trouve isolé au sein du blastoderme, dans lequel il se montre sous la forme d'une ligne allongée que l'on appelle *la ligne primitive*. La formation de la ligne primitive aux dépens d'une échancrure du bord d'enveloppement de la gastrula épibolique montre bien qu'elle n'est pas

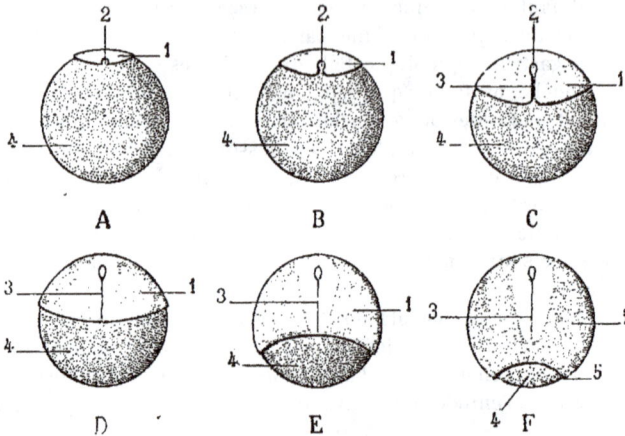

Fig. 427.

Formation de la gastrula dans l'œuf de poule (*schématique*).

A à F, stades successifs de l'enveloppement du jaune par le blastoderme.
1, blastoderme. — 2, échancrure du blastoderme (futur canal neurentérique). — 3, ligne primitive (gastropore). — 4, jaune. — 5, lécithopore.

autre chose qu'une partie spécialisée de ce bord d'enveloppement ou du blastopore. Dans l'œuf de poule, le blastopore se dédouble donc en quelque sorte en un blastopore appartenant à la gastrula énorme remplie de vitellus nutritif, c'est le blastopore du vitellus ou *lécithopore* (λήκυθος, vitellus) et un blastopore propre à l'embryon, lié à la formation du tube digestif de ce dernier et que l'on appelle *gastropore*. Aussi bien au niveau du gastropore qu'au niveau du lécithopore se forme une certaine quantité d'entoderme gastruléen.

4° La ligne primitive et les feuillets chez le poulet. — Nous avons vu quelle est la signification morphologique de la ligne primitive, il faut étudier maintenant de plus près ses rapports avec les feuillets cellulaires qui s'étendent sur le vitellus. Ces feuillets réunis constituent une lame assez mince, facile à isoler du jaune et que l'on appelle le *blastoderme*. Le blastoderme détaché du vitellus et examiné à l'œil nu ou à l'aide de faibles grossissements présente à considérer trois parties qui sont, en allant de dehors en dedans : 1° l'*aire opaque;* 2° l'*aire transparente ;* 3° la *ligne primitive*. L'aire opaque est une zone annulaire située à la périphérie du blastoderme, vue par transparence elle laisse difficilement passer la lumière et paraît sombre, de là son nom. L'opacité de cette zone est due à l'épaisseur plus grande de l'entoderme à son niveau. En effet, l'entoderme, constitué dans l'aire transparente par des cellules plates, est formé en dehors de cette dernière par des cellules cubiques puis cylindriques, de plus en plus hautes à mesure que l'on se dirige vers la périphérie, et qui, bourrées de grains de vitellus, ont un aspect sombre et granuleux. Enfin, en dehors de ces cellules cylindriques, se trouve le bourrelet entodermo-vitellin qui, constitué par une lame épaisse, mélange de noyaux vitellins et de grains de vitellus, est également opaque (fig. 475).

En dedans de l'aire opaque se trouve l'aire transparente, dont le contour est ovale ou piriforme; contrairement à la précédente, l'aire transparente laisse facilement passer la lumière et se détache en clair sur le blastoderme.

La ligne primitive est située au milieu de l'aire transparente, elle marque en

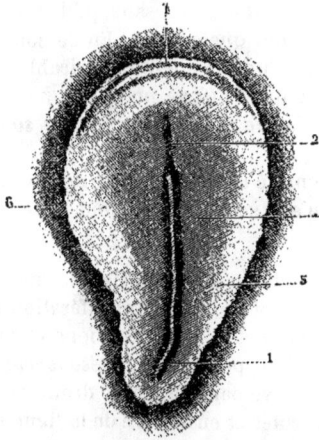

Fig. 428.

Blastoderme de poulet, vu de face.

1, ligne primitive. — 2, prolongement céphalique de la ligne primitive. — 3, mésoderme vu par transparence et formant une zone plus foncée autour de la ligne primitive. — 4, replis semi-lunaires de l'aire transparente. — 5, aire transparente. — 6, aire opaque.

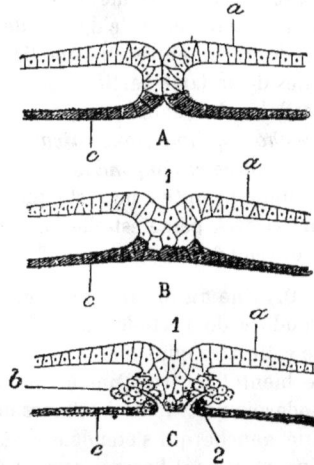

Fig. 429.

Structure de la ligne primitive et formation du mésoderme (*schématique*).

A à C, stades successifs du développement de la ligne primitive. — a, ectoderme. — b, mésoderme. — c, entoderme.

1, sillon primitif. — 2, sacs cœlomiques.

quelque sorte l'axe de symétrie du blastoderme. Elle a la forme d'une crête basse, assez large, rectiligne ou légèrement coudée, parcourue dans toute sa longueur par un sillon étroit, le *sillon primitif*. Partant du bord postérieur de l'aire transparente, la ligne primitive médiane traverse cette dernière suivant sa plus grande longueur, mais elle n'atteint jamais son bord antérieur dont elle reste toujours séparée par un certain intervalle. La ligne primitive occupe environ les trois quarts postérieurs du grand diamètre de l'aire transparente.

Il résulte de son mode de formation (voir plus haut, p. 714), que l'on trouve à son extrémité antérieure un petit canal court qui traverse toute l'épaisseur du blastoderme et s'ouvre d'une part en dehors à la surface de l'ectoderme, d'autre part en dedans à la face interne de l'entoderme, ou, si l'on préfère, qui conduit de l'extérieur sur le vitellus. Dans la suite du développement l'ouverture externe de ce canal se trouve englobée dans la formation du système nerveux central. Il en résulte que le canal en question conduit alors de la cavité neurale de l'animal dans sa cavité digestive située à la face interne de l'entoderme, d'où le nom de *canal neurentérique* (νεῦρον, nerf et ἔντερον, intestin) qu'on lui a donné.

Nous étudierons maintenant la structure de la ligne primitive sur des coupes transversales. On voit que la ligne primitive consiste en deux moitiés, ou deux lèvres accolées l'une à l'autre (fig. 429, A). Au niveau de chaque lèvre l'ectoderme se reploie en dessous pour se continuer avec le feuillet profond, en formant un entoderme gastruléen. Supposons les deux lèvres arrivées au contact l'une de l'autre, leurs bords contigus accolés forment une lame cellulaire verticale qui va de l'ectoderme à l'entoderme. Lorsque la soudure entre les deux lèvres est effectuée, elle est si intime que les cellules de l'une s'entremêlent et se confondent avec celles de l'autre, si bien qu'il n'est plus possible de distinguer ce qui appartient à chacune des deux moitiés. On a alors une figure telle que 429, B, dans laquelle on voit l'ectoderme présentant un léger sillon (sillon primitif) et confondu en dessous avec une lame verticale de cellules qui se continuent avec lui sans qu'il soit possible de tracer entre eux une ligne de démarcation quelconque. En dessous les cellules de la lame verticale se confondent aussi d'une manière inextricable avec les cellules de l'entoderme, ce qui revient à dire que la *ligne primitive n'est pas autre chose qu'une ligne suivant laquelle l'ectoderme et l'entoderme sont soudés l'un à l'autre et confondus.*

La ligne primitive ne reste que très peu de temps à l'état simple que nous venons de décrire. A peine est-elle formée, en effet, qu'elle se complique pour engendrer un nouveau feuillet germinatif, le mésoderme.

5° Origine du feuillet moyen. — De chaque côté de la lame axiale formée par la soudure de l'ectoderme et de l'entoderme on voit naître par prolifération une lame cellulaire qui s'insinue entre le feuillet externe et le feuillet profond et constitue bientôt un troisième feuillet interposé aux deux premiers, le *mésoderme*. Le mésoderme naît donc des flancs de la ligne primitive par une moitié droite et une moitié gauche qui s'étendent assez vite sur les côtés et en arrière de la ligne primitive, mais dont l'accroissement dans la région antérieure est plus lent. Il résulte de ce mode d'accroissement qu'à un moment donné, le mésoderme qui s'est étendu largement sur les côtés et en arrière, manque encore sur une aire assez large, en avant de l'extrémité antérieure ou céphalique de l'embryon.

Après qu'elle a donné naissance au feuillet moyen, on peut distinguer dans la ligne primitive, trois parties : une partie antérieure, une partie moyenne et une partie postérieure (fig. 437). Les rapports des feuillets ne sont pas les mêmes dans ces trois parties.

a. *Partie antérieure*. — Cette partie répond au canal neurentérique ; à ce niveau l'ectoderme passe directement dans l'entoderme, c'est un des points où se forme, comme on l'a dit plus haut, de l'entoderme gastruléen. Il y a donc en ce point continuité manifeste des feuillets interne et externe, c'est la seule particularité que nous signalerons pour le moment.

b. *Partie moyenne*. — Cette région répond à la plus grande longueur de la ligne primitive, dont elle occupe au moins les trois quarts, immédiatement en arrière du canal neurentérique. A ce niveau les trois feuillets, ecto, méso et entoderme, sont confondus et il est impossible de fixer leurs limites respectives, la ligne primitive est épaisse (fig. 437, 6).

c. *Partie postérieure*. — En arrière, la ligne primitive devient moins épaisse par suite de l'absence du mésoderme sur une certaine étendue. On donne à cette partie de la ligne primitive le nom de *membrane anale* parce qu'elle sera employée plus tard à la formation de l'anus. La membrane anale est constituée par l'accolement de l'ectoderme et de l'entoderme, elle est limitée en arrière, à droite et à gauche par le mésoderme divisé en deux lames, l'une accolée à l'ectoderme, l'autre à l'entoderme.

Il est très facile de se rendre compte que le mésoderme naît par prolifération des flancs de la ligne primitive, mais lorsqu'on veut préciser lequel des deux feuillets, ectoderme ou entoderme, joue le rôle principal dans sa production, on se heurte à des difficultés considérables qui font que les embryologistes ne sont pas tous d'accord sur ce sujet. Nous exposerons tout d'abord la manière de voir adoptée par un grand nombre d'auteurs, et d'après laquelle le mésoderme naît du feuillet interne, mais il ne faut pas se dissimuler que cette opinion, au lieu de s'appuyer sur des données objectives, est surtout basée sur la conviction que la marche du développement est essentiellement la même chez tous les vertébrés, et qu'elle doit copier ce qui se passe dans le développement de l'amphioxus, si bien étudié par A. Kowalewsky et par Hatscheck. Osc. Hertwig est actuellement le principal défenseur de cette théorie, que son traité d'embryologie a rendue classique.

Dans l'amphioxus, après que l'embryon a atteint le stade gastrula, on voit naître sur les côtés de l'entoderme, à droite et à gauche de la ligne médiane, une série de

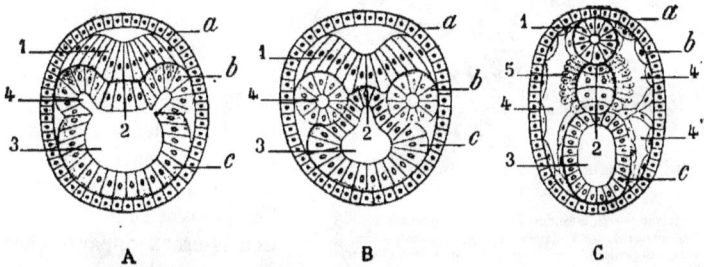

Fig. 430.

Formation du feuillet moyen chez l'amphioxus (d'après Hatscheck, schématique).

A, B, C, trois stades successifs du développement. — a, ectoderme. — b, mésoderme. — c, entoderme.
1, moelle épinière. — 2, corde dorsale. — 3, intestin. — 4, cavité cœlomique ; 4', portion supérieure (protovertébrale) de cette cavité ; 4", portion inférieure (péritonéale) de la même. — 5, ébauche des muscles.

diverticules creux produits par des évaginations de ce feuillet (fig. 430). Ces diverticules représentent les *segments* ou *métamères* dont le corps des vertébrés est formé, ils s'isolent bientôt de l'entoderme et constituent alors de petits sacs, *sacs cœlomiques* (cœlome, de κοῖλον, creux), interposés entre le feuillet externe et le feuillet interne. Ces sacs s'accroissent, leur cavité grandit, ils s'étendent sur les côtés depuis le système nerveux, en haut, jusque vers la ligne médiane en bas. Ils se divisent alors en deux moitiés superposées, l'une dorsale et l'autre ventrale (fig. 430, C). La moitié supérieure ou dorsale forme ce que l'on appelle une protovertèbre qui donnera plus tard les muscles du tronc, la moitié inférieure reste creuse et présente à étudier deux feuillets : l'un externe appliqué en dedans de l'ectoderme et que l'on peut appeler lame *fibro-cutanée* ou *somatique* (σῶμα, corps) et l'autre interne accolé à l'entoderme et qui constitue la lame *fibro-intestinale* ou *splanchnique* (σπλάγχνον, viscère). La cavité comprise entre les deux lames fibro-intestinale et fibro-cutanée, et qui résulte du développement de la cavité des sacs cœlomiques, n'est pas autre chose que la cavité péritonéale. La paroi des sacs cœlomiques fournit donc chez l'amphioxus les protovertèbres et les lames fibro-intestinale et fibro-cutanée, c'est-à-dire le mésoderme qui dérive par conséquent de deux diverticules pairs de l'entoderme.

Le feuillet moyen apparaît chez les animaux supérieurs, comme deux expansions latérales de la ligue primitive (fig. 431). Il n'est pas difficile de comprendre comment ces expansions peuvent tirer leur origine d'un processus semblable à celui qui a produit les sacs cœlomiques. Imaginons, en effet, que le feuillet moyen naisse comme chez l'amphioxus par deux diverticules entodermiques. Ces diverticules se formant chez les vertébrés supérieurs au niveau de la ligne primitive, on aurait la figure 429, C, dans laquelle les sacs cœlomiques sont représentés par des masses cellulaires creusées d'une cavité très étroite, réduite à une sorte de fente. Supposons nulle la cavité des sacs cœlomiques, le feuillet moyen se présentera alors sous la forme de deux amas cellulaires massifs, rattachés aux flancs de la ligne primitive, et qui par leur accroissement propre, s'insinueront entre les deux feuillets primitifs, sous la forme de lames, ce qui est d'ailleurs la disposition réelle comme le montre la figure 431. On voit donc qu'il est facile de passer des cas où le mésoderme naît des sacs cœlomiques, à ceux dans lesquels il provient des flancs de la ligne primitive, et le raisonnement suivi pour opérer ce rapprochement est facile à justifier : en effet, effacer peu à peu la cavité des sacs cœlomiques revient simplement à dire que le mésoderme qui naît chez l'amphioxus sous la forme de diverticules creux apparaît chez les amniotes sous la forme de bourgeons

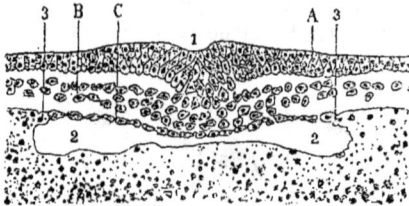

Fig. 431.
Coupe transversale de la ligne primitive du poulet
(d'après Mathias Duval).

A, ectoderme. — B, mésoderme. — C, entoderme.
1, sillon primitif. — 2, cavité sous-germinale (portion de la future cavité digestive). — 3, bourrelet entodermo-vitellin.

pleins. On sait que dans nombre de cas les ébauches d'un même organe peuvent être, chez différents animaux, des invaginations creuses ou des bourgeons pleins, et que cette différence de structure n'a jamais été un obstacle sérieux à la comparaison et à l'homologation entre eux des organes qui la présentent. Il en est de même ici. On peut donc comparer l'ébauche massive du mésoderme des amniotes aux diverticules cœlomiques du feuillet interne, et dire que le feuillet moyen est produit, chez tous les vertébrés, par des bourgeons pleins ou creux de l'entoderme. Il est juste d'ajouter que Hertwig a décrit chez le triton des dispositions intermédiaires entre celles de l'amphioxus et celles des vertébrés supérieurs, de sorte que la comparaison entre les termes extrêmes de la série de ces animaux est plus solide et moins artificielle qu'elle pourrait le paraître d'après notre description.

L'origine entodermique du feuillet moyen n'est pas acceptée par tous les auteurs. Kölliker soutient que le mésoderme est engendré au niveau de la ligne primitive par prolifération de l'ectoderme. Bonnet et Keibel admettent aussi la participation de ce feuillet à la formation du mésoderme. Il est incontestable qu'une grande part du mésoderme naît par prolifération des cellules superficielles de la ligne primitive (fig. 431) que l'on pourrait regarder comme ectodermiques, mais les partisans de l'origine entodermique du feuillet moyen répondent que la ligne primitive est un point de passage entre l'ectoderme et l'entoderme, une zone neutre, et que ces cellules superficielles n'appartiennent pas, à proprement parler, à l'ectoderme (Balfour, Math. Duval).

Il faut noter aussi que certaines parties du mésoderme ne naissent pas de la ligne primitive, et apparaissent assez loin de cette dernière. Elles proviennent de l'entoderme. En effet, au début, chez le poulet, le feuillet interne est représenté par une masse de cellules non disposées en un feuillet (*entoderme primitif*), et qui se séparent plus tard par une sorte de clivage ou de délamination en deux portions, l'une supérieure qui fournit les éléments mésodermiques dont il vient d'être question, l'autre inférieure qui donne l'entoderme définitif.

Le rôle et l'importance de ces parties mésodermiques nées par délamination de l'entoderme primitif sont encore mal connus : peut-être se confondent-elles plus ou moins avec une partie du mésenchyme primaire (voy. ci-dessous), peut-être aussi forment-elles une grande partie du mésoderme dont nous avons attribué plus haut l'origine aux sacs cœlomiques.

Enfin, KLEINENBERG refuse au feuillet moyen la valeur d'un véritable feuillet blastodermique comparable à l'ectoderme et à l'entoderme, et le regarde simplement comme résultant de la fusion — très prononcée surtout chez les animaux supérieurs — d'un certain nombre d'ébauches organiques venues de l'ectoderme ou de l'entoderme. Ainsi, le système musculaire qui répond à une grande partie du mésoderme des auteurs, dérive, pour KLEINENBERG, de l'ectoderme, ainsi qu'il l'a montré pour les Annélides, et comme semblent le prouver les données de KÖLLIKER rapportées plus haut. On verra, en effet, que les muscles naissent de cette partie du mésoderme qui tire son origine des cellules superficielles de la ligne primitive : or, l'on est parfaitement en droit de considérer cette partie de la ligne primitive comme ectodermique, car elle donnera le système nerveux (voir plus loin).

On peut résumer de la manière suivante les vues principales émises par les auteurs sur l'origine et sur la nature du feuillet moyen :

1° Le feuillet moyen dérive de l'entoderme, soit par l'intermédiaire des sacs cœlomiques, soit par délamination de l'entoderme primitif (BALFOUR, HATSCHECK, MATH. DUVAL, etc., etc.);

2° Le feuillet moyen dérive en grande partie de l'ectoderme (KÖLLIKER) ;

3° Le feuillet moyen n'est pas un feuillet véritable, comparable aux deux autres feuillets, l'ectoderme et l'entoderme, mais il est le résultat de la fusion d'une série d'ébauches venues des deux autres feuillets (KLEINENBERG). His le premier (1868) fit remarquer que le feuillet moyen n'est pas un et homogène, on trouvera ci-dessous, dans la théorie du mésenchyme et dans celle du parablaste, quelques détails à ce sujet.

Théorie du mésenchyme. — Les cellules qui constituent la paroi des sacs cœlomiques sont disposées en rangées continues, à la manière des cellules épithéliales. Les frères HERTWIG donnent le nom de mésoderme proprement dit ou de *mésoblaste* à la portion du feuillet moyen qui possède cette structure épithéliale, et ils réservent le nom de *mésenchyme* à une portion du même feuillet, qui est constituée par des cellules étoilées ne se disposant jamais en un épithélium.

Chez certains animaux, la distinction entre le mésenchyme et le mésoblaste est facile à faire, ainsi chez les échinodermes, pendant que la gastrula se forme, on voit naître sur certains points des feuillets primordiaux, et notamment au niveau du blastopore, des cellules qui se détachent une à une et isolément de leur point d'origine, et, sous la forme d'éléments ramifiés et étoilés, se répandent dans la cavité de segmentation qui n'a pas été oblitérée entièrement par la formation de l'archentéron. L'ensemble de ces cellules étoilées constitue le *mésenchyme primaire*, ainsi nommé parce qu'il existe dès le début du développement, et pour le distinguer du mésenchyme qui naît plus tard par un procédé analogue du mésoblaste épithélial. Ce dernier mésenchyme tardivement formé reçoit le nom de *mésenchyme secondaire*.

Dans l'embryon des amniotes, le mésoderme né le long de la ligne primitive répond au mésoderme épithélial ou mésoblaste. Le mésenchyme primaire est représenté par des cellules qui naissent à la périphérie du blastoderme dans le bourrelet entodermo-vitellin (USKOW), et s'insinuent entre ce dernier et l'ectoderme, puis se confondent avec le bord périphérique du mésoderme épithélial arrivé jusqu'à leur niveau. Nous verrons plus tard comment naît le mésenchyme secondaire.

Pour Osc. et R. Hertwig les différences qui existent entre le mésoblaste et le mésenchyme sont essentielles. En effet, le mésoblaste est un feuillet épithélial qui engendrera plus tard le revêtement épithélial du cœlome, l'épithélium des nombreuses glandes qui naissent de ce dernier (glandes génitales, urinaires, etc.), en même temps que les muscles dits épithéliaux (voir plus loin).

Au contraire, le mésenchyme est un tissu formé de cellules étoilées plongées au sein d'une substance fondamentale molle et amorphe. Il engendrera exclusivement les tissus de substance conjonctive et le sang en même temps que les vaisseaux qui le renferment.

La distinction faite par les Hertwig est très justifiée en tant qu'elle sépare des ébauches distinctes (ébauche vasculo-conjonctive et épithélium péritonéal par exemple) que l'on avait jusqu'alors plus ou moins confondues dans un même feuillet, mais elle paraît moins bonne si l'on ne considère que sa valeur histologique, car il est évident que certaines parties qui auront, à un moment donné, une structure épithéliale, peuvent avoir, au début, un aspect mésenchymateux, comme cela arrive, par exemple, pour le mésoblaste des amniotes qui est constitué au début par des cellules étoilées.

De plus, le mésenchyme ne peut pas être considéré comme une unité morphologique car il provient de sources diverses ; ainsi Julia Platt a montré récemment (1894) que le mésenchyme céphalique du necturus (amphibien) naît en partie de l'ectoderme de la tête.

La notion du mésenchyme n'est donc pas à l'abri de la critique, néanmoins comme elle est très commode au point de vue de l'enseignement on peut la conserver, et distinguer dans le feuillet moyen deux parties principales, l'une épithéliale (mésoblaste), l'autre non épithéliale (mésenchyme). Comme le terme mésoblaste est employé par les embryologistes anglais pour désigner le feuillet moyen tout entier, il est bon de le remplacer par celui de *mésothélium* qu'a proposé Sedgwick Minot.

Théorie du parablaste. — Dans son grand ouvrage sur le développement du poulet, His, 1868, distingua dans le germe deux parties principales, l'*archiblaste* et le *parablaste*. L'archiblaste, ou germe principal, correspondait à tout le blastoderme tel qu'il a été décrit page 714, moins le bourrelet entodermo-vitellin, c'est-à-dire à l'ectoderme, à la ligne primitive et à la partie centrale de l'entoderme formée de cellules plates. Il fournissait à l'embryon l'ensemble des tissus nerveux, les muscles striés et lisses, les véritables épithéliums et le tissu glandulaire. Le parablaste ou germe accessoire répondait au bourrelet entodermo-vitellin, il donnait le mésenchyme et le sang. Le parablaste était absolument distinct de l'archiblaste, en ce sens qu'il provenait plus ou moins directement des globules blancs de la mère, émigrés dans l'œuf pendant le séjour de ce dernier dans l'ovaire, et l'embryon venait ainsi de deux sources diverses. Actuellement on sait que les cellules du parablaste ne sont que des cellules de segmentation modifiées par la présence du vitellus nutritif (p. 709), et il ne reste de l'ancienne conception de His que la distinction très réelle entre la partie centrale du feuillet moyen qui naît au niveau de la ligne primitive et répond au mésothélium, et sa partie périphérique qui naît au niveau du parablaste et comprend le mésenchyme et les germes vasculaires. On a fait rentrer dans cette dernière partie (mésenchyme) les muscles lisses que His rattachait à l'archiblaste.

6° Les feuillets germinatifs.

— Les trois feuillets d'où dérivent tous les organes sont désormais formés. Il importe de bien préciser la notion de ce qu'il faut entendre par le terme de feuillet, et de fixer la valeur morphologique des feuillets eux-mêmes. Les feuillets sont des lames cellulaires desquelles naissent certains organes, toujours les mêmes pour un même feuillet donné dans tous les types d'animaux ; ainsi le système nerveux naît toujours et partout de l'ectoderme. Il ne faudrait pas croire toutefois que les feuillets soient des organes histologiques primordiaux, donnant naissance chacun à des types cellulaires bien déterminés et spécifiquement distincts, bien loin de là, car les mêmes éléments histologiques peuvent provenir aussi bien de l'un que de l'autre des feuillets, les muscles lisses naissent de l'ectoderme (muscles des glandes sudoripares) ou du mésoderme (musculature de l'intestin), le mésenchyme vient, comme on l'a vu, à la fois de l'entoderme et de l'ectoderme, etc., etc.

La valeur morphologique des feuillets a été indiquée pour la première fois par Huxley, lorsqu'il compara l'ectoderme et l'entoderme aux deux couches cellulaires qui constituent le corps des cœlentérés inférieurs. L'ectoderme et l'entoderme d'une gastrula répondent donc respectivement à la paroi du corps et à la paroi digestive des premières formes animales, et comme ces deux couches suffisent à elles seules pour constituer un animal (hydre d'eau douce), on peut les considérer comme les éléments primordiaux, à la fois nécessaires et suffisants pour former l'organisme des métazoaires. Mais bientôt des systèmes organiques qui étaient confondus dans un même feuillet se séparent les uns des autres, ainsi le système musculaire primitivement formé par les prolongements contractiles de cellules ectodermiques se sépare de l'ectoderme, d'autres appareils font de même, dès lors, chez les animaux supérieurs, l'ectoderme et l'entoderme représentent les parois primitives du corps des formes initiales, moins certaines parties qui, nées de ces parois, s'en sont séparées et constituent les éléments d'un troisième feuillet interposé aux deux précédents. Ces considérations nous éclairent sur la position du feuillet moyen vis-à-vis des deux autres feuillets. Comme on vient de le voir, le feuillet moyen apparaît tardivement, il ne peut donc sortir que de l'un ou de l'autre des deux feuillets préexistants. Pour la plupart des auteurs, il vient de l'entoderme, et se divise de bonne heure en deux parties, le mésothélium et le mésenchyme, mais cette division précoce mise à part, il est assez communément regardé comme un et homogène, et comme équivalent aux deux feuillets primordiaux, l'ectoderme et l'entoderme. C'est là l'opinion classique que nous adopterons, au moins dans la division de notre texte, pour rester fidèle à l'esprit de ce livre, essentiellement classique lui-même, mais il ne faut pas se dissimuler que l'on peut envisager le feuillet moyen d'une toute autre façon, comme le montre l'exemple suivant : nous avons vu plus haut que l'épithélium de la protovertèbre et l'épithélium péritonéal, ne sont que deux parties d'un même sac cœlomique, et que, par conséquent, l'ébauche du système musculaire et celle de l'épithélium des séreuses ne sont que deux parties d'un même tout. Bien que classique, cette donnée n'est pourtant pas absolument établie, et si l'on tient compte des vues soutenues par KLEINENBERG dans son *Origine des Annélides*, il est bien plus naturel de penser que ces deux ébauches sont distinctes et ne viennent pas d'un même feuillet, l'ébauche musculaire devant être rattachée à l'ectoderme, l'autre à l'entoderme. S'il en est ainsi, le mésoderme n'est plus un tout homogène, mais bien un ensemble formé par la réunion d'une série d'ébauches organiques distinctes. Dès lors le terme de feuillet moyen n'est, suivant le mot très heureux de BONNET, qu'une expression topographique.

7° **Développement de l'œuf des mammifères.** — L'œuf des mammifères est, comme on sait, pauvre en vitellus (oligolécithe). Sa segmentation est totale ou sub-égale (ED. VAN BENEDEN) c'est-à-dire que l'œuf tout entier se divise en segments légèrement inégaux.

La première division engendre deux blastomères qu'il est aisé de distinguer l'un de l'autre. L'un est clair, transparent, et plus volumineux que l'autre, qui possède en outre un aspect granuleux caractéristique. Ces deux blastomères se divisent à leur tour, et, le troisième stade de la segmentation une fois accompli, l'œuf consiste en huit blastomères, quatre clairs plus gros et quatre granuleux plus petits. Les blastomères clairs se multiplient alors plus rapidement que les autres ; ils deviennent naturellement plus petits et tendent à envelopper l'ensemble des blastomères granuleux. Ils se comportent à peu près dans ce mouvement comme des micromères enveloppant une masse de vitellus par épibolie, et ils forment une couche externe qui s'étend peu à peu sur toute la surface de l'amas granuleux constitué par les blastomères de l'autre catégorie (fig. 432, A).

Pendant que ce mouvement épibolique s'effectue, il existe un point de la surface de l'œuf qui n'est pas encore occupé par les blastomères externes et qui rappelle

d'une manière frappante le blastopore d'une gastrula épibolique. C'est pourquoi
Ed. van Beneden a regardé cette forme lorsqu'il l'a décrite, comme représentant le
stade gastrula dans l'évolution des mammifères. Il est plus exact de considérer
cette disposition comme une ressemblance fortuite avec une gastrula, ressemblance
due à la marche de la segmentation et au mode de groupement des blastomères.

Les blastomères clairs s'étendent finalement au-dessus du prétendu blastopore
qui est ainsi comblé, et les sphères granuleuses sont alors complètement enfermées
dans un sac clos dont elles occupent le centre. La segmentation peut être considérée comme terminée, elle s'est effec-
tuée en soixante-dix heures environ,
et pendant que l'œuf, toujours entouré de sa membrane vitelline ou
prochorion, parcourait l'oviducte.

A la fin de la segmentation, l'œuf
arrive dans l'utérus.

Les cellules externes continuant
alors à se multiplier, la sphère formée par elles s'accroît considérablement et devient une grande vésicule
close dans l'intérieur de laquelle les
cellules granuleuses restées à peu
près inactives, et dont le nombre
s'est peu accru, forment en un point
de la paroi une petite masse connue, depuis Bischoff, sous le nom
d'*amas résiduel* de la segmentation
(fig. 432 B). L'œuf constitue alors la
vésicule blastodermique. Cette vésicule atteint bientôt un diamètre de
1 millimètre 5 dixièmes à 2 millimètres. Alors les cellules de l'amas
résiduel au lieu de rester groupées
en une masse compacte, tendent à

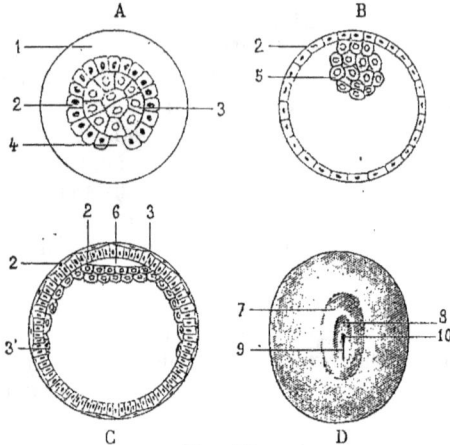

Fig. 432.
Développement de l'œuf des mammifères
(*schématique*).

A, œuf en voie de segmentation (Ed. van Beneden). — B et C,
coupes de vésicules blastodermiques à différents stades de segmentation. — D, vésicule blastodermique avec aire embryonnaire,
vue de face.

1, enveloppe de l'œuf. — 2, ectoderme primitif. — 2', couche
de Rauber. — 3, entoderme primitif. — 3', entoderme envahis-
sant la vésicule blastodermique. — 4, faux blastopore. —
5, amas résiduel. — 6, cavité de segmentation — 7 aire embryonnaire. — 8. gouttière médullaire. — 9, ligne primitive. —
10, bouton de Hensen.

s'étaler en dedans de la paroi de la vésicule blastodermique et à la doubler en
quelque sorte.

Finalement, la vésicule blastodermique comprend une paroi formée de deux
couches, une couche externe composée de cellules claires représentant l'ectoderme
et une couche interne granuleuse qui représente l'entoderme primitif.

Au point de la vésicule blastodermique où s'attachait au début l'amas résiduel
la paroi reste plus épaisse sur une certaine étendue, formant une aire ovale dans
laquelle se développe plus tard l'embryon, et qui a reçu pour cela le nom d'aire
embryonnaire. On voit bientôt apparaître sur l'aire embryonnaire une ligne primitive dont l'extrémité antérieure porte un petit renflement (*bouton de Hensen*) au
niveau duquel existe souvent un canal neurentérique (fig. 432 D).

L'œuf de mammifère arrivé à ce stade de développement correspond évidemment à l'œuf de poule au stade décrit plus haut (p. 714). Il suffirait en effet de
remplir de vitellus nutritif la cavité de la vésicule blastodermique d'un mammifère pour obtenir une disposition exactement semblable à celle de l'œuf des oiseaux.
La vésicule blastodermique est donc parfaitement comparable à l'œuf des oiseaux,

l'absence de vitellus nutritif qui la distingue seule de ce dernier peut s'expliquer par la présence du placenta, qui, fournissant aux besoins de nutrition de l'embryon au fur et à mesure qu'ils se produisent, rend inutile l'accumulation dans l'œuf de matériaux nutritifs, tandis que leur présence est nécessaire dans l'œuf d'oiseau.

Il est à noter que l'ectoderme de la vésicule blastodermique, au niveau de l'embryon, ne fournit pas l'ectoderme de l'animal. Il forme simplement un ectoderme provisoire (*couche de Rauber*) (fig. 432 C), qui tombe et est remplacé par un ectoderme définitif fourni par l'amas résiduel qui renferme par conséquent les éléments de tous les feuillets de l'embryon.

Si l'on veut retrouver dans le développement des mammifères les formes embryonnaires (gastrula et blastula) que nous avons décrites, il est clair que la gastrula devra se chercher au niveau de la ligne primitive (voy. *Développement de la gastrula du poulet*, p. 713). Quant à la blastula, elle est représentée non pas, comme on l'a cru un moment, par la vésicule blastodermique, dont la cavité ne peut être une cavité de segmentation, puisqu'elle correspond à la cavité remplie par le jaune dans l'œuf de poule, mais bien par une petite fente (fig. 432 C, 6) située au sein de l'amas résiduel (LIEBERKÜHN) et correspondant évidemment à la cavité de segmentation que DUVAL a décrite dans la blastula lenticulaire du poulet (fig. 424). Il résulte de tout cela que la forme gastrula de ED. VAN BENEDEN, qui n'a aucune relation directe avec la formation de la ligne primitive, et qui précède la blastula véritable représentée au sein de l'amas résiduel, ne peut pas être considérée comme une gastrula vraie. Il faut lui attribuer la valeur qui lui a été donnée plus haut (p. 722). ED. VAN BENEDEN a d'ailleurs abandonné lui-même son ancienne opinion et sa manière de voir actuelle se rapproche beaucoup de celle qui est suivie ici.

Nous avons décrit la gastrula de l'œuf de poule — considéré comme type de celui des vertébrés supérieurs — conformément aux idées de BALFOUR, de HATSCHECK, etc., mais beaucoup d'embryologistes conçoivent cette gastrula d'une tout autre manière. La notion de la gastrula chez les amniotes est encore en voie d'évolution et ne peut être fixée pour le moment. Quoi qu'il en soit, et c'est là un point très important, tous les embryologistes qui admettent dans l'évolution des amniotes un stade gastrula sont d'accord pour regarder la ligne primitive comme représentant le blastopore gastruléen.

ARTICLE II

DÉVELOPPEMENT DU CORPS DE L'EMBRYON ET DE SES ANNEXES

Chez les mammifères comme chez les oiseaux, les feuillets forment une grande vésicule, *vésicule blastodermique*, remplie par le jaune (oiseaux), ou par un liquide qui en tient la place (mammifères). Une région très limitée de cette vésicule est employée à la formation du corps de l'embryon, on la désigne sous le nom d'*aire embryonnaire*. Le reste de la vésicule blastodermique (*aire extra-embryonnaire*) fournit les *annexes* de l'embryon. Nous étudierons dans ce chapitre : 1° la formation du corps ; 2° les annexes de l'embryon.

§ I. — FORMATION DU CORPS

La formation du corps se laisse comprendre aisément si l'on divise son étude en trois points : 1° différenciation des feuillets ; 2° rôle de la ligne primitive ;

3° formation des parois ventrales. Ces points connus, nous ajouterons quelques mots sur le développement des membres.

1° Différenciation des feuillets. — On entend, par différenciation des feuillets, les changements de structure qui se produisent dans les différents points de l'étendue d'un même feuillet germinatif, doué jusqu'alors d'une structure identique dans toutes ses parties.

Un des premiers phénomènes de différenciation consiste dans l'apparition d'une petite tige cylindrique, qui, partant de l'extrémité antérieure de la ligne primitive, au-devant du canal neurentérique, se dirige en avant en se glissant entre l'ectoderme et l'entoderme. C'est le *prolongement céphalique* de la ligne primitive, qui va former la *corde dorsale* (fig. 428,2 et 433,3)

Bientôt au niveau du prolongement céphalique se dessine à la surface du blastoderme une gouttière dont la corde dorsale occupe l'axe, et qui, limitée en avant par une ligne courbe à convexité antérieure, se continue en arrière autour de la portion antérieure de la ligne primitive qu'elle embrasse entre ses deux bords latéraux sur une assez grande longueur (fig. 433,1). Cette gouttière est formée par l'ectoderme qui s'est épaissi, et de plan qu'il était jusqu'alors, s'est déprimé sur la ligne médiane, tandis que de chaque côté de cette dernière il s'est relevé en formant des sortes de crêtes ou de replis appelés *lames dorsales*. Elle constitue

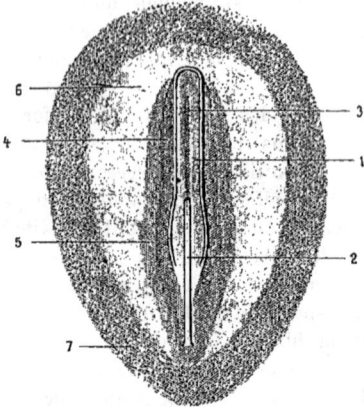

Fig. 433.

Blastoderme de poulet, après 24 heures d'incubation, vu de face (*schématique*).

1. gouttière médullaire. — 2, ligne primitive, avec 3, son prolongement céphalique (corde dorsale). — 4. zone rachidienne. — 5, zone pariétale. — 6, aire transparente. — 7, aire opaque.

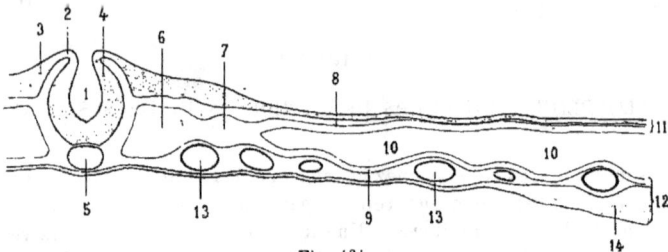

Fig. 434.

Coupe transversale d'un embryon de poulet (*schématique*).

Ectoderme (*en noir*). — Mésoderme (*en rose*). — Entoderme (*en bleu*).

1, gouttière médullaire. — 2, lame dorsale, avec 3, sa lèvre ectodermique, et 4, sa lèvre médullaire. — 5, corde dorsale. — 6, lame protovertébrale. — 7, lame moyenne. — 8, lame somatique. — 9, lame splanchnique. — 10, cavité pleuro-péritonéale. — 11, somatopleure. — 12, splanchnopleure. — 13, vaisseaux. — 14, bourrelet entodermo-vitellin.

la première ébauche du système nerveux central, et a reçu à cause de cela le nom de gouttière nerveuse ou de *gouttière médullaire*.

La gouttière médullaire se transforme bientôt en un tube, le *tube médullaire*, par le mécanisme suivant. Les lames dorsales sont formées de deux feuillets réunis à angle aigu, l'un externe mince se continue avec l'ectoderme général, c'est le feuillet ectodermique, l'autre interne épais est le feuillet médullaire (voy. fig. 434, 4). Ces lames s'accroissent en s'avançant l'une vers l'autre sur la ligne médiane, de manière à refermer en dessus la gouttière qu'elles circonscrivent ; lorsqu'elles sont arrivées au contact, leurs feuillets de même nom s'unissent entre eux, les feuillets externes se fusionnent et recouvrent d'une lame continue les feuillets médullaires qui se sont soudés entre eux de leur côté et forment un tube clos qui se détache bientôt entièrement de l'ectoderme et se place au-dessous de lui (voy. fig. 468).

La fermeture de la gouttière médullaire commence au niveau de la région cervicale, elle continue ensuite à s'opérer à partir de ce point tant en avant qu'en arrière.

La portion antérieure du tube médullaire s'élargit au niveau de trois points placés les uns derrière les autres et séparés par des régions restées étroites,

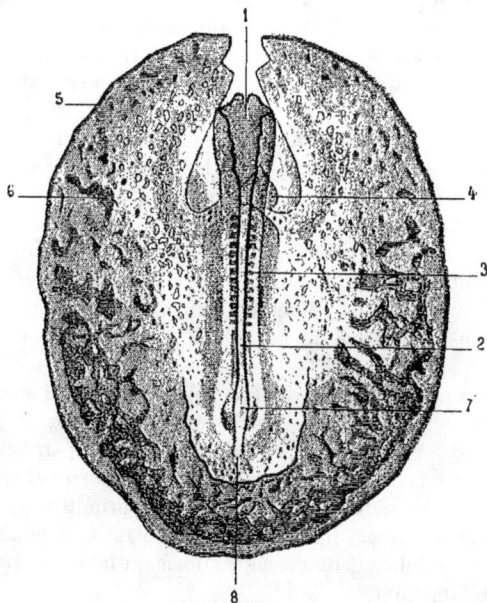

Fig. 435.

Embryon de poulet de 36 heures, vu de face.

1, vésicules cérébrales. — 2, tube médullaire. — 3, protovertèbre. — 4, cœur. — 5, sinus terminal.
6, ilot de Wolff. — 7, sinus rhomboïdal. — 8, ligne primitive.

constituant autant d'étranglements (fig. 435). Ces élargissements forment : 1° la *vésicule cérébrale antérieure* ; 2° la *vésicule cérébrale moyenne* ; 3° la *vésicule cérébrale postérieure*.

La portion postérieure encore ouverte de la gouttière médullaire dessine, autour de la ligne primitive qu'elle embrasse, une figure ovalaire allongée que l'on appelle le *sinus rhomboïdal* (fig. 435,7) bien qu'elle n'ait rien à faire avec la dilatation connue sous ce nom et que l'on trouve au niveau de la moelle lombaire chez l'adulte.

Autour de la gouttière médullaire le mésoderme subit un épaississement assez marqué qui se traduit sur les embryons vus par transparence par une zone foncée circonscrivant la gouttière ; c'est la *zone rachidienne* (voy. fig. 433), d'où naîtront plus tard diverses parties du rachis. En dehors d'elle s'en trouve une autre moins marquée, et qui correspond aux flancs de l'animal, c'est la *zone pariétale*. Sur les coupes transversales, ces zones répondent à des épaississements bien distincts du feuillet moyen. On voit en effet (fig. 434) de chaque côté de la gouttière médullaire la zone rachidienne marquée par l'épaississement du mésoderme qui a reçu le nom de *lame protovertébrale*, tandis que les *lames latérales* représentent la zone pariétale. Entre la lame protovertébrale et la lame latérale, d'un même côté, existe une bande étroite de mésoderme désignée par KÖLLIKER sous le nom de *lame moyenne*, et qui joue, comme on le verra plus tard, un grand rôle dans le développement de l'appareil excréteur.

Les lames latérales vont en s'amincissant graduellement vers la périphérie, de telle sorte qu'il n'existe pas d'abord de limite bien nette entre ce qui sera employé à la formation du corps de l'embryon, et les parties extra-embryonnaires, mais plus tard il apparaît sur les bords de l'aire pariétale un léger sillon, le *sillon marginal* (fig. 469, 13), qui, se creusant de plus en plus, circonscrit nettement l'embryon.

De très bonne heure, au sein du mésoderme de la lame protovertébrale, se différencient de petites masses cubiques paires, les *protovertèbres*. La première paire de protoverbères naît un peu en avant de l'extrémité antérieure de la ligne primitive. Il s'en forme ensuite d'autres en avant et en arrière d'elle, de sorte que la zone rachidienne est bientôt constituée dans sa partie moyenne par une certaine quantité de segments cubiques, tandis que ses extrémités restent encore indivises. Les segments protovertébraux répondent aux unités morphologiques ou métamères dont le corps est formé, ils reçoivent souvent à cause de cela le nom de *somites* (σῶμα, corps).

Un phénomène important intervient ensuite, c'est le clivage du mésoderme. Les lames latérales formées jusqu'alors de plusieurs strates de cellules disposées en une seule masse compacte se divisent par un plan parallèle à la surface du corps en deux lames distinctes dont l'une, la lame *fibro-cutanée* ou *somatique*, s'accole à l'ectoderme pour former avec lui la paroi primitive du corps ou *somatopleure* (σῶμα, corps, et πλευρά, flanc), tandis que l'autre, la lame *fibro-intestinale* ou *splanchnique*, s'accole à l'entoderme en formant la *splanchnopleure* ou paroi primitive du tube intestinal.

La fente comprise entre ces deux lames est la grande cavité *pleuro-péritonéale* ou *cœlome*. Le cœlome n'apparaît pas d'un seul coup sur toute l'étendue des lames latérales, il ne se forme pas non plus d'une manière graduelle à partir d'un point, mais il résulte de la fusion d'une série de petites cavités fissurales qui naissent indépendamment les unes des autres au sein du feuillet moyen. La formation du cœlome ne se limite pas à l'étendue du corps de l'embryon, mais se prolonge au sein du mésoderme de l'aire extra-embryonnaire, de sorte que la cavité pleuro-péritonéale se poursuit bien au delà du corps, formant ce que l'on appelle le cœlome externe.

En se fondant sur l'embryologie des vertébrés inférieurs on a établi un schéma de la disposition du feuillet moyen et du cœlome, qui est considéré par certains auteurs comme représentant la constitution du vertébré idéal, pris comme type de ce groupe d'animaux. Voici quel est ce schéma que la figure 436 fait suffisamment comprendre. On a vu page 717 que le feuillet moyen est représenté par l'épithé-lium des sacs cœlomiques disposés métamériquement les uns derrière les autres. Chacun de ces sacs correspond à une des unités morphologiques (métamères) dont le corps des vertébrés est composé. Chez les sélaciens chaque sac cœlomique se divise en trois chambres. La supérieure ou dorsale a reçu le nom d'*épimère*, la moyenne s'appelle *mésomère*, l'inférieure ou ventrale *hypomère*. Chacune de ces chambres renferme une partie de la cavité cœlomique primitive que l'on désigne suivant la chambre à laquelle elle appartient sous les noms d'épi, méso et hypo-cœlome. Au début les trois parties d'un même sac communiquent entre elles, (fig. 436, 1), mais bientôt elles se séparent plus ou moins complètement les unes des autres et évoluent chacune de leur côté.

Les épimères se séparent du reste du sac et constituent une série de petits corps cubiques disposés métamériquement, les *protovertèbres*. Comme les protovertèbres

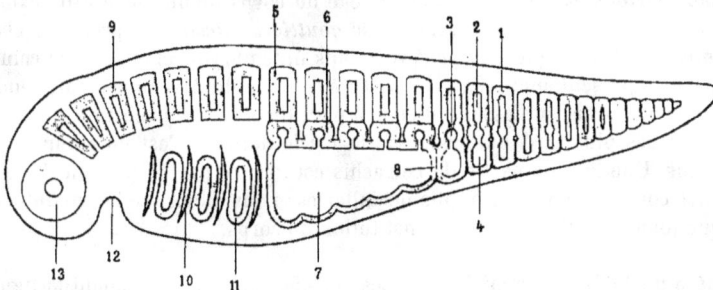

Fig. 436.

Segments d'un vertébré type dans la théorie des sacs cœlomiques (*schématique*).

1, sac cœlomique commençant à se diviser en : 2, épimère (myotome). — 3, mésomère (néphrotome). — 4, hypomère (cœlotome). — 5, myotome, et 6, néphrotome, devenus indépendants l'un de l'autre. — 7, cœlome. — 8, parois adjacentes de deux cœlotomes, en voie de disparition. — 9, segment céphalique. — 10, fente branchiale. — 11, bran-chiomère. — 12, stomodœum. — 13, œil.

engendrent les muscles il s'ensuit que chaque épimère fournit en définitive un segment du système musculaire, d'où le nom de *myotome* sous lequel on le dési-gnera désormais, en réservant le nom de *myocœle* à la petite cavité, portion du cœlome primitif qu'il renferme. Epimère, protovertèbre et myotome sont donc en somme trois termes différents pour désigner une seule et même chose.

Les mésomères séparés de bonne heure des épimères restent encore un certain temps en relation avec les hypomères. Ils fournissent les matériaux du système excréteur ou rénal et ont reçu à cause de cela le nom de *néphrotomes* (RÜCKERT). Leur cavité est le *néphrocœle* qui devient ultérieurement la lumière des canali-cules excréteurs du corps de Wolff, elle communique, au moins chez les vertébrés inférieurs, avec l'hypocœlome. Chez les amniotes les néphrotomes, au lieu de rester distincts comme les myotomes, se soudent les uns aux autres dans le sens longitudinal et forment une masse continue, la *lame moyenne*, dont il a été question plus haut.

Pour suivre jusqu'au bout la nomenclature appliquée ci-dessus, on a donné aux hypomères le nom de *cœlotomes* parce que chacun d'eux forme un segment du cœlome définitif. La cavité d'un cœlotome s'appelle *splanchnocœle*, mot qui est pris aussi quelquefois dans un sens plus large pour désigner la cavité pleuro-péritonéale tout entière. Les cœlotomes perdent bien vite leur individualité, parce que leurs parois au contact se soudent et disparaissent (fig. 436,8), et les cavités de ces différents sacs se fusionnent en une seule, le cœlome ou cavité pleuropéritonéale.

L'embryon n'est au début, qu'un épaississement local des feuillets. La partie antérieure se détache plus nettement de la surface générale de l'œuf à cause de la saillie que forment à ce niveau les vésicules cérébrales. L'ectoderme de l'embryon, soulevé par elles, s'infléchit brusquement au niveau du bord antérieur de la première vésicule pour redevenir ensuite horizontal et se continuer avec l'ectoderme extra-embryonnaire. La tête de l'embryon, qui commence à s'indiquer au niveau des renflements antérieurs du tube médullaire, forme ainsi un relèvement brusque de la surface des feuillets, et dont le bord antérieur surmonte à pic l'ectoderme extra-embryonnaire. Au niveau de l'extrémité postérieure du corps, le relief de l'embryon est bien moins marqué, et le profil du dos s'abaisse peu à peu et régulièrement sur la surface générale de l'œuf. L'entoderme est plan partout et ne présente au niveau du corps qu'une légère inflexion formant une gouttière ouverte en dessous, la *gouttière intestinale*, première ébauche de l'intestin futur et que l'on peut voir dans un embryon plus âgé que celui dont nous parlons présentement (fig. 441, A, 7). A ce stade du développement, l'embryon est largement ouvert en dessous et étalé à plat. Il n'a ni paroi ventrale, ni aucun des organes situés plus tard au-devant de la corde dorsale, c'est un animal réduit à son rachis. Une grande partie de ce rachis est formée par la portion de la ligne primitive comprise entre les replis médullaires; nous allons étudier maintenant le rôle que joue cette ligne dans la constitution du corps.

2° **Rôle de la ligne primitive**. — Les anciens auteurs, confondant la ligne primitive avec la gouttière médullaire, ne lui attribuaient naturellement aucun rôle

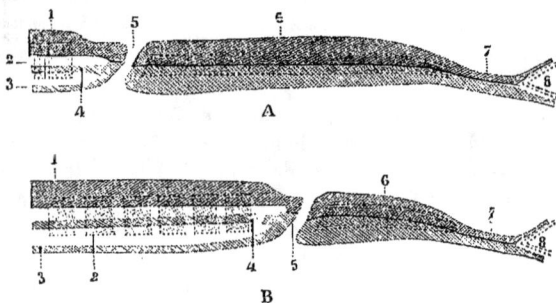

Fig. 437.

Recul de la ligne primitive, coupes longitudinales : A, premier stade ; B, second stade (*schématique*).

(Le pointillé rose représente la projection sur la ligne médiane par laquelle passent les coupes des parties mésodermiques qui existent de chaque côté de cette ligne.)

1, gouttière médullaire. — 2, protovertèbres. — 3, entoderme digestif. — 4, corde dorsale. — 5, canal neurentérique. — 6, ligne primitive (partie moyenne). — 7, membrane anale (partie postérieure de la ligne primitive). — 8, cœlome.

particulier. Dursy, le premier, apprit à distinguer ces deux organes l'un de l'autre. Il montra que la gouttière médullaire se développe en avant de la ligne primitive, et, poussant les choses à l'extrême, il admit que l'embryon se forme tout entier au-devant de cette dernière, qui ne prend aucune part à sa constitution. Cependant His, Waldeyer, Kölliker, tout en reconnaissant qu'une partie de l'embryon naît en avant de la ligne primitive, attribuaient à cette dernière la formation d'une grande partie du tronc, lorsque parut le traité de Balfour. Cet auteur voyant avant tout, dans la ligne primitive, le blastopore de la gastrula, lui refusa de nouveau une part dans la constitution du corps de l'embryon qui, pour lui, se développait exclusivement en avant de la ligne primitive et sans son concours.

Actuellement, on est revenu à une notion plus exacte de la valeur embryogénique de la ligne primitive, et l'on sait qu'elle forme une grande partie du rachis. Deux choses le prouvent : 1° le fait qu'elle est en grande partie englobée dans les replis médullaires ; 2° le mouvement de recul qu'elle subit au fur et à mesure du développement. — Le premier fait est très probant, il est clair que tout ce qui est compris entre les replis médullaires est employé à la formation du système nerveux central. — Le *mouvement de recul de la ligne primitive* est aussi très significatif. Beaucoup d'auteurs en ont parlé : on peut avec Osc. Hertwig le décrire de la manière suivante : « la ligne primitive se trouve, suivant le développement des blastodermes, dans la région cervicale, dans la région dorsale, dans la région lombaire, c'est-à-dire que son éloignement de la portion antérieure du tube médullaire s'accroît de plus en plus avec l'âge des embryons. » Ce mouvement de recul est dû à ce que la région antérieure de la ligne primitive se transforme sans cesse en les organes situés au-devant d'elle : tube médullaire, corde, protovertèbres. Sa masse, compacte, formée par les trois feuillets, ectoderme, mésoderme et entoderme confondus, se clive sur la ligne médiane en une portion supérieure qui se rattache au système nerveux central, et une portion inférieure qui passe dans la corde et dans l'entoderme, sur les côtés elle engendre les masses protovertébrales. A mesure que, dans sa portion antérieure, elle se transforme de cette manière, elle s'accroît à sa portion postérieure (*zone d'accroissement*) par la formation de nouvelles cellules embryonnaires. Le tube médullaire, la corde, la zone segmentée du rachis s'allongent donc de plus en plus en empruntant les matériaux de cet accroissement à la ligne primitive. Le canal neurentérique qui siège primitivement à l'extrémité antérieure de cette ligne recule au fur et à mesure de ces transformations et occupe successivement des points différents.

La première et la seconde portion de la ligne primitive concourent seules à former les organes axiaux que nous venons de nommer, la portion postérieure (membrane anale), au niveau de laquelle manque d'ailleurs le mésoderme, ne participe jamais à cette formation. La membrane anale reste telle qu'elle était au début.

La ligne primitive est donc, au point de vue fonctionnel, une région spéciale, constituée par une masse compacte de cellules embryonnaires, et qui en avant fournit les organes axiaux (névraxe, corde, protovertèbres) par une différenciation progressive, tandis qu'en arrière elle s'accroît sans cesse par une sorte de bourgeonnement. Elle n'est pas sans analogie avec la région postérieure du corps de certaines annélides qui, constituée par une masse cellulaire insegmentée, bourgeonne incessamment de nouveaux segments qui entrent dans la composition du corps.

Le rôle de la ligne primitive dans la production du système nerveux et des protovertèbres montre aussi que l'on peut justement la considérer avec Kleinenberg comme une ébauche neuromusculaire, c'est-à-dire comme le germe commun du système musculaire et du système nerveux.

S'il est incontestable que la ligne primitive fournit par différenciation une grande partie du tronc, il n'en est pas moins vrai que l'on ne s'entend pas parfaitement sur la longueur du rachis qui lui doit son origine. O. Hertwig regarde le prolongement céphalique comme une simple transformation de la ligne primitive, qui, pour lui, s'étend en avant jusqu'au niveau du cerveau moyen. La portion du corps formée en avant de la ligne primitive consiste donc pour Hertwig simplement dans le cerveau antérieur ; à partir du cerveau moyen toute la longueur du corps en arrière provient de la ligne primitive. Nous ferons remarquer que, s'il en est ainsi, toute la portion segmentée du corps — commençant justement au niveau du cerveau moyen, — répond à la région formée par la ligne primitive.

Kölliker regarde bien le prolongement céphalique comme une dépendance de la ligne primitive, mais il ne le considère pas cependant comme une simple transformation de cette dernière. Les somites qui apparaissent autour de ce prolongement, et toute la portion du corps qu'ils forment peuvent donc être considérés comme nés en avant de la ligne primitive. Cette région somatique formée en avant de la ligne primitive est, soit la portion postérieure de la tête, qui est segmentée comme on sait, soit à la fois cette portion de la tête et une longueur indéterminée de la région cervicale. Il est impossible de préciser davantage tant que l'on ne saura pas exactement le nombre des segments qui entrent dans la composition de la tête et le nombre des segments nés en avant de la ligne primitive. En somme, dans cette opinion, la portion insegmentée de la tête (cerveau antérieur) et un nombre indéterminé des segments qui suivent cette portion, se forment en avant de la ligne primitive.

Théorie de la concrescence. — S'appuyant sur ce fait que la ligne primitive donne naissance à une grande partie du corps, et qu'elle-même est formée de deux moitiés d'abord séparées qui se réunissent ensuite sur la ligne médiane (voy. p. 714), Osc. HERTWIG considère la formation du corps comme le résultat d'un phénomène de *concrescence*. Il veut dire par là que chacune des moitiés droite et gauche du corps se forme indépendamment de sa congénère sur la lèvre correspondante du blastopore allongé que représente la ligne primitive, puis se soude à l'autre moitié en même temps que le blastopore se ferme. D'habitude la soudure du blastopore précède de beaucoup l'apparition des organes et est achevée avant qu'aucune trace d'organes (protovertèbres, moelle) soit visible. Mais il peut arriver qu'elle ne s'effectue pas, et l'animal est alors formé de deux moitiés séparées l'une de l'autre par une fente longitudinale s'étendant sur une longueur du corps plus ou moins considérable, monstruosité assez fréquente chez les poissons osseux.

La théorie de la concrescence a été formulée pour la première fois par HIS dans ses recherches sur le développement des téléostéens. Elle a été combattue par plusieurs auteurs, notamment par BALFOUR, mais, comme on vient de le voir, elle a été reprise tout récemment par O. HERTWIG. Elle est également admise par SEDGWICK MINOT. Cette conception avait déjà été soutenue, d'une manière purement théorique, il est vrai, par l'anatomiste français SERRES dans sa *Loi du développement centripète*.

3° Formation des parois ventrales.

— La formation des parois ventrales complète le corps de l'embryon qui prend ainsi peu à peu l'aspect qu'il aura chez l'adulte. Elle est précédée par la différenciation des extrémités céphalique et caudale, et elle est due principalement aux changements de forme d'un orifice dit *ombilic cutané*. Nous étudierons donc successivement pour comprendre l'origine des parois ventrales : 1° la différenciation de l'extrémité céphalique ; 2° la différenciation de l'extrémité caudale ; 3° l'ombilic cutané ; 4° la fermeture de l'ombilic cutané.

a. Différenciation de l'extrémité céphalique. — Au début, la tête est simplement indiquée par une légère saillie de l'ectoderme soulevé par les vésicules cérébrales. Le bord antérieur de cette saillie est perpendiculaire au plan des feuillets ; la tête a une paroi antérieure, une paroi supérieure, mais elle n'a point encore de paroi ventrale ou de front. Bientôt la vésicule cérébrale antérieure s'accroît beaucoup, et, toujours recouverte par l'ectoderme, fait une forte saillie en avant et au-dessus des feuillets. On peut alors distinguer à la tête une face frontale qui s'avance bien au delà du point où l'ectoderme de l'embryon se continue avec l'ectoderme extra-embryonnaire, et surplombe au-dessus de ce point ; la tête s'isole ainsi et se différencie. La formation de l'extrémité céphalique résulte à la fois d'un accroissement des parties préexistantes et d'un bourgeonnement de parties nouvelles.

L'accroissement consiste dans une augmentation de volume des vésicules qui grandissent beaucoup sans changer très sensiblement de forme, il s'accompagne de flexions des vésicules cérébrales les unes sur les autres, dont l'étude est renvoyée plus loin. Le bourgeonnement consiste dans la production de parties nouvelles par une prolifération cellulaire intense se faisant en des points limités, au niveau desquels les cellules ne présentent pas encore de différenciation histologique avancée et ne sont pas disposées de manière à constituer une région de forme déterminée et persistante. On observe, chez le poulet, un bourgeonnement semblable au niveau de l'extrémité antérieure de la gouttière médullaire dont la longueur se trouve, grâce à ce travail de prolifération, considérablement augmentée. On voit donc que, aussi bien en avant (extrémité antérieure de la gouttière médullaire) qu'en arrière (zone d'accroissement de la ligne primitive) le bourgeonnement joue un grand rôle dans la formation du corps qui par conséquent n'est pas exclusivement due à un simple accroissement des parties de l'embryon, comme on est quelquefois tenté de le croire. L'accroissement est beaucoup plus rapide du côté dorsal que du côté ventral, ce qui force en quelque sorte l'embryon à se replier sur son axe transversal, de telle manière que son front et son extrémité caudale viennent presque au contact l'un de l'autre en avant. En même temps l'embryon, par suite de l'inégalité d'accroissement de ses deux moitiés latérales, subit aussi une torsion sur son axe longitudinal. L'ensemble des courbures qu'il décrit se rattache donc à une spire.

b. *Différenciation de l'extrémité caudale.* — Lorsque l'extrémité antérieure du corps a ainsi pris naissance, la postérieure se forme à son tour. Par suite de l'accroissement constant de la ligne primitive, la membrane anale change de position, tout se passe comme si cette membrane basculait en dessous et en avant autour de son extrémité antérieure comme charnière (fig. 438), et à la suite de ce phénomène l'embryon possède une extrémité saillante en arrière, extrémité dont la face dorsale est formée par la ligne primitive, et la face ventrale par la membrane anale. L'extrémité postérieure du corps renferme un cul-de-sac entodermique que l'on appelle l'*intestin postérieur*. L'intestin postérieur est très court, il communique avec la cavité de l'entoderme par un orifice (fig. 438, 5) : l'*aditus posterior*. En avant de la membrane anale, sur la face ventrale de l'intestin postérieur, naît un

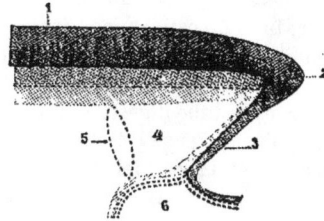

Fig. 438.

Coupe longitudinale de la partie postérieure du corps : la membrane anale a basculé en dessous et en avant (*schématique*).

(Le pointillé rose représente la projection du mésoderme sur la ligne médiane.)

1, ligne primitive. — 2, bourgeon caudal. — 3, membrane anale. — 4, intestin postérieur. — 5, aditus posterior. — 6, cœlome.

bourgeon entodermique creux : la vésicule allantoïde. L'intestin postérieur devient alors une sorte de carrefour commun dans lequel débouchent à la fois l'intestin proprement dit et l'allantoïde. On le désigne dès ce moment sous le nom de *cloaque interne* ou de *bursa pelvis* (His).

La membrane anale et la ligne primitive se rejoignent d'abord à l'extrémité postérieure du corps sous un angle aigu (fig. 438), mais plus tard le bourgeonnement de la ligne primitive continuant toujours, cette dernière forme en arrière et au-dessus de la membrane anale un prolongement épais, le *prolongement* ou *bourgeon caudal* (fig. 439).

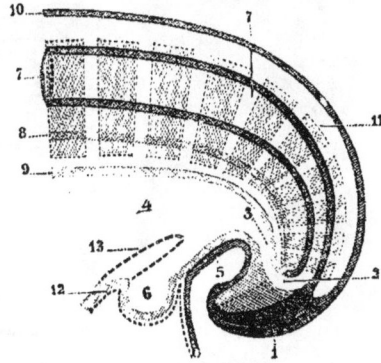

La différenciation de la ligne primitive s'effectue dans le prolongement caudal comme dans le tronc, et l'on y trouve bientôt un tube médullaire, une corde dorsale, des protovertèbres, qui, bien différenciés en avant, se confondent en arrière avec la ligne primitive encore compacte. La queue renferme donc tous les éléments qui entrent dans la constitution du rachis. Elle renferme aussi un prolongement de l'intestin qui est situé au-devant de la corde dorsale. Ce prolongement peut être creux, il constitue alors l'*intestin post-anal* qui s'ouvre en arrière dans le canal neural par le canal neurentérique (fig. 439, 3). Mais O. Hertwig le considère plutôt comme un cordon plein ne fonctionnant jamais comme canal intestinal et auquel il donne le nom de *cordon entodermique*.

Fig. 439.

Coupe longitudinale d'un embryon (*schématique*).

(Le pointillé rose représente la projection sur la ligne médiane par laquelle passe la coupe des parties mésodermiques qui existent de chaque côté de cette ligne.)

1, bourgeon caudal. — 2, canal neurentérique. — 3 intestin post-anal. — 4, intestin postérieur. — 5, membrane anale. — 6, allantoïde. — 7, tube médullaire. — 8, corde dorsale. — 9, paroi dorsale de l'intestin. — 10, ectoderme. — 11, protovertèbre. — 12, éperon périnéal. — 13, trajet de l'éperon périnéal dans sa descente.

c. *Ombilic cutané.* — Au point où nous en sommes arrivés, la face dorsale de l'embryon, ainsi que ses extrémités, sont bien distinctes, mais sa face ventrale n'existe pas encore et se confond avec la vésicule blastodermique. En effet, du côté ventral, l'embryon est rattaché à cette vésicule par une sorte de pédicule à la fois très large et très surbaissé, qui s'insère sur le corps suivant une ligne passant, en avant au-dessous de la bouche, en arrière au-devant de la membrane anale, sur les côtés au milieu des flancs. Si l'on coupe ce pédicule de manière à détacher l'embryon de la vésicule blastodermique, on voit un large orifice ventral, qui a exactement l'étendue du pédicule lui-même, et à travers lequel les organes internes, cœur, tube digestif, apparaissent à nu. Cet orifice est l'*ombilic cutané*. A travers l'ombilic cutané passent des organes annexes du tube digestif, la vésicule ombilicale et la vésicule allantoïde, que nous étudierons plus loin ; pour le moment, nous décrirons le tube digestif qui a pris une forme typique. On sait qu'au début l'entoderme forme dans l'embryon une gouttière largement ouverte en dessous, la *gouttière intestinale;* bientôt, à partir de l'extrémité antérieure, les deux moitiés latérales de cette gouttière s'infléchissent sur la ligne médiane (fig. 477), s'accolent l'une à l'autre et forment enfin un tube clos qui fournira plus tard la portion,

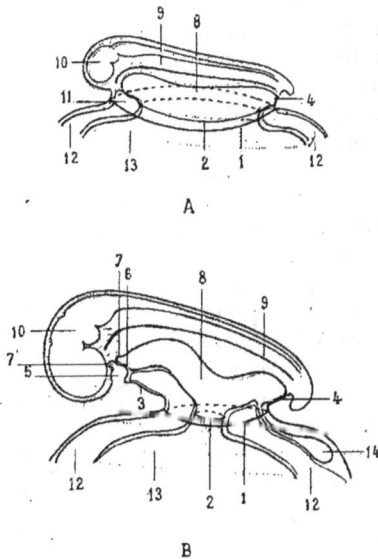

Fig. 440.

Formation des parois ventrales (*schématique*).

A et B, deux stades successifs.

1, ombilic cutané. — 2. ombilic intestinal. — 3, paroi thoracique primitive. — 4, membrane anale. — 5. stomodœum. — 6, membrane pharyngienne. — 7, poche de Seessel. — 7', poche de Rathke. — 8, intestin. — 9, corde dorsale. — 10, système nerveux. — 11, fosse cardiaque. — 12, cœlome externe. — 13, vitellus nutritif. — 14, allantoïde.

antérieure du tube digestif, c'est l'*intestin antérieur* ou *pharyngien.* L'intestin pharyngien est clos en avant et s'appuie par cette extrémité borgne contre une fossette de la face ventrale qui donnera plus tard naissance à la cavité buccale. En arrière, il se continue par l'*aditus anterior* avec la portion moyenne du tube digestif, au-dessous de laquelle se trouve appendu un vaste sac : *sac vitellin* ou.

vésicule ombilicale, formé par l'entoderme extra-embryonnaire. Par suite de la fermeture en dessous de la gouttière intestinale, il se forme sur la face ventrale de l'intestin pharyngien une lame, *mésentère ventral*, résultant de l'accolement des deux moitiés de cette gouttière. Le sac vitellin est rattaché à l'intestin de l'embryon par un canal d'abord très large et très court : le *canal vitellin* (fig. 440). Il est facile de passer de la vésicule ombilicale dans les extrémités antérieure et postérieure du tube digestif de l'embryon par l'intermédiaire de l'aditus anterior ou de l'aditus posterior, à cause de cela on donne souvent au premier de ces orifices le nom d'orifice pharyngo-ombilical, au second celui d'orifice intestino-ombilical. On appelle *ombilic intestinal* la section transversale du canal vitellin.

L'ombilic intestinal passe librement à travers l'ombilic cutané. Entre ces deux ombilics règne un espace annulaire qui les sépare l'un de l'autre et qui représente le jeu qui existe entre ces deux formations emboîtées l'une dans l'autre. Comme les deux ombilics ne sont pas exactement concentriques, il en résulte que l'espace annulaire dont nous venons de parler n'a pas en avant et en arrière les mêmes dimensions. En avant, il est large et constitue une sorte de loge divisée en deux moitiés, droite et gauche, par le mésentère ventral au sein duquel se développe bientôt le cœur, d'où le nom de *fosse cardiaque* donné à cette cavité (fig. 440,11). En arrière, l'intervalle qui sépare l'ombilic intestinal de l'ombilic cutané est beaucoup plus réduit ; il constitue simplement une fente étroite à travers laquelle passe le pédicule de l'allantoïde.

d. *Fermeture de l'ombilic cutané.* — Sur un embryon plus âgé que le précédent, le canal vitellin s'est fortement contracté, diminuant ainsi l'étendue de l'ombilic intestinal. L'ombilic cutané s'est aussi rétréci, comme si le pédicule ectodermique qui, au stade précédent, rattachait l'embryon à la vésicule blastodermique, avait été fortement serré par un lien circulaire. A mesure que cette constriction s'opérait, la base du pédicule ectodermique s'est refermée au-dessus des viscères, jusque-là à découvert, et leur a fourni une membrane recouvrante, premier rudiment de la paroi ventrale. Cette dernière est formée par la somatopleure, elle se présente sous l'aspect d'une membrane mince, la *membrana reuniens inferior* de Rathke, à laquelle on donne le nom de paroi primitive du corps. Les muscles et les os, qui entrent plus tard dans la constitution de la paroi définitive du corps, se développent au sein de la lame fibro-cutanée, en partant des protovertèbres, et se rapprochent graduellement de la ligne médiane ventrale. En pénétrant dans la lame fibro-cutanée, ces parties secondaires (os, muscles, etc., qui constituent ce que l'on appelait jadis les produits de la protovertèbre), la divisent en deux lames distinctes, entre lesquelles elles s'interposent. La lame externe fournit le derme cutané, l'interne donne le péritoine pariétal.

Nous avons considéré la formation de la paroi ventrale primitive comme résultant de la fermeture de l'ombilic cutané. En réalité il est infiniment probable que cet orifice ne se ferme pas et garde à peu près toujours les dimensions qu'il a au début, mais l'embryon s'accroît vigoureusement de part et d'autre de l'ombilic cutané, et c'est à la suite de cet accroissement que se forment les parois ventrales, par le développement interstitiel de la bande de somatopleure qui rattache l'embryon à la vésicule blastodermique, ou, si l'on veut, à l'ombilic cutané. L'explication que nous avons admise plus haut (fermeture de l'ombilic cutané) ne doit donc pas être prise au pied de la lettre et doit être considérée simplement comme un moyen facile d'exprimer les changements de forme qui se succèdent. En tous cas la formation des parois ventrales ne résulte pas, comme on l'a cru, du reploiement en dessous et de l'accolement des flancs droit et gauche qui se réuniraient sur la ligne médiane, ainsi que l'ont fait les deux bords de la gouttière pharyngienne. En effet, l'ombilic cutané n'est pas régulièrement ovale, mais un peu échancré en avant comme un cœur de cartes à jouer (Mathias Duval). Il se ferme donc plus rapidement sur la ligne médiane que sur les côtés, ce qui est incompatible avec le rabattement en dessous des flancs.

L'ombilic cutané devient de plus en plus étroit. Il laisse passer un certain nombre d'organes qui sont : 1° en avant, le pédicule du sac vitellin ; 2° en arrière, le pédicule de l'allantoïde, auquel s'accolent les gros vaisseaux ombilicaux qui se rendent au placenta. Ces vaisseaux au nombre de trois sont englobés avec le pédicule de l'allantoïde dans une masse de mésoderme qui se soude au mésoderme du bord postérieur de l'orifice ombilical. Entre cette masse vasculo-allantoïdienne et le bord antérieur de l'ombilic règne un espace plus ou moins vaste suivant le stade du développement, et par lequel on peut passer aisément du cœlome interne, ou cavité pleuro-péritonéale, dans le cœlome externe.

Cet espace se réduit de plus en plus, le pédicule du sac vitellin s'atrophie entièrement, ainsi que celui de l'allantoïde. Le bord antérieur de l'ombilic se soude à la masse connectivo-vasculaire qui occupe le bord postérieur, et l'ombilic se réduit à un petit espace circulaire, comblé par la masse mésodermique que traversent les vaisseaux placentaires.

4° Développement des membres. — Balfour a montré que chez les sélaciens les membres apparaissent comme une différenciation d'une crête cutanée latérale (*crête de Wolff*), courant le long des flancs, et formant une sorte de nageoire comparable à la nageoire impaire qui règne le long du bord dorsal et du bord ventral chez ces animaux. Sur cette crête deux épaississements saillants se forment et se projettent en dehors, tandis que la portion de la crête qui est interposée entre eux s'atrophie et disparait. Ces épaississements correspondent au membre antérieur et au membre postérieur. Chacun d'eux est en rapport avec plusieurs somites, qui fournissent tous quelque chose au membre définitif. En effet, la musculature des membres vient des protovertèbres, comme cela a été démontré pour certains reptiles par Kleinenberg, leur squelette est en rapport avec le squelette du tronc, et leurs nerfs appartiennent toujours à plusieurs paires rachidiennes.

Chez l'homme, les membres apparaissent sous la forme de petites saillies arrondies, constituées par une masse de tissu embryonnaire revêtue d'une couche ectodermique continue. Dans la masse embryonnaire qui constitue leur axe, il est impossible de distinguer tout d'abord les éléments qui deviendront musculaires des éléments squelettiques. Toutes les cellules se ressemblent étroitement et ne se distinguent que plus tard, par leur différenciation propre. Par conséquent, il ne peut être question de retrouver ici des ébauches musculaires distinctes, venues des protovertèbres, comme cela a été possible ailleurs.

Chez l'embryon de cinq semaines, l'ébauche du membre est divisée en deux parties, une partie distale qui deviendra la main ou le pied, et sur laquelle on distingue de légères incisures longitudinales indiquant la trace des doigts, et une partie proximale. A six semaines, la partie proximale se divise en deux segments qui sont le bras et l'avant-bras, ou au membre postérieur, la cuisse et la jambe.

Les deux membres ont à ce moment la même direction. Le bord radial du membre supérieur et le bord tibial du membre postérieur, sont tournés du côté de la tête de l'embryon. Plus tard, ils tournent en sens inverse autour de leur axe longitudinal, et de telle manière que la face d'extension du bras se dirige en arrière, et celle de la cuisse en avant (pour la torsion des membres, voy. t. 1). Cinq somites probablement participent à la formation des membres; en effet, Schwalbe a montré que les nerfs de la région radiale (axillaire et musculo-cutané) reçoivent leurs fibres des cinquième, sixième et septième nerfs cervicaux, tandis que ceux de la région cubitale (brachial cutané interne et cubital) les tirent du huitième nerf cervical et du premier nerf thoracique.

Dans le développement du squelette des membres, les pièces proximales (voisines de la racine du membre) se développent avant les pièces distales. La première phalange est différenciée avant la première apparition de la seconde et de la troisième.

§ II. — Annexes de l'embryon

Les annexes de l'embryon sont fournies par toute la portion des feuillets qui n'est pas employée à la formation du corps. Elles se séparent de l'animal au moment de sa naissance et sont rejetées dans le monde extérieur. Parmi les annexes on trouve des organes vésiculeux (sac vitellin, allantoïde), et des membranes qui entourent l'embryon. On peut décrire avec les annexes les parties qui, chez les mammifères, établissent les relations nutritives entre la mère et l'œuf, à savoir les caduques et le placenta. Nous étudierons dans ce paragraphe : 1° la vésicule ombilicale ; 2° l'allantoïde ; 3° les membranes fœtales ; 4° les caduques, et 5° le placenta.

1° Vésicule ombilicale. — Cette vésicule est formée par la portion de l'entoderme qui n'a pas été employée à la constitution du tube digestif. Elle est unie à ce dernier par un pédicule, le *canal vitellin*. Au début la vésicule ombilicale est étroitement accolée à l'ectoderme de la vésicule blastodermique, parce que le feuillet moyen ne s'étend encore qu'à une petite distance en dehors de l'embryon (fig. 441, A). Plus tard ce feuillet, s'accroissant de plus en plus, s'interpose entre

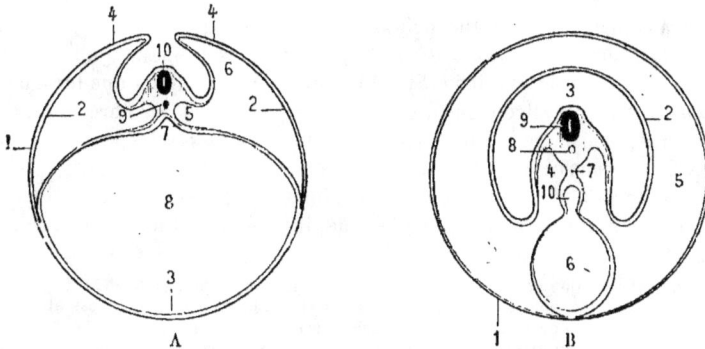

Fig. 441.

Développement des enveloppes fœtales. Coupes transversales de l'œuf (*schématique*).

Fig. A : 1, ectoderme. — 2, mésoderme. — 3, entoderme. — 4, replis latéraux de l'amnios. — 5, cœlome intra-embryonnaire. — 6, cœlome externe. — 7, gouttière intestinale. — 8, vésicule ombilicale. — 9, corde dorsale. — 10, moelle épinière.

Fig. B : 1, chorion. — 2, amnios. — 3, cavité amniotique. — 4, cœlome intra-embryonnaire. — 5, cœlome externe. — 6, vésicule ombilicale. — 7, mésentère. — 8, corde dorsale. — 9, moelle épinière. — 10, gouttière intestinale.

l'ectoderme et l'entoderme sur toute l'étendue de l'œuf. Il est constitué chez les mammifères par du tissu connectif muqueux renfermant une substance fondamentale abondante semée de cellules étoilées. L'ectoderme s'écarte de plus en plus du sac vitellin, par suite de l'accroissement de la vésicule blastodermique, et le tissu muqueux remplit tout l'intervalle qui existe entre la paroi de cette vésicule d'une part, le sac vitellin et l'allantoïde d'autre part, d'où le nom de *tissu interannexiel* (DASTRE) qui lui a été donné. Dans nos figures qui se rapportent plutôt au poulet, le tissu interannexiel n'existe pas et le mésoderme est représenté par une simple lame qui se clive en deux (fig. 441, A).

Bientôt le clivage du mésoderme qui a commencé au niveau de l'embryon se continue vers la périphérie, à travers le tissu interannexiel, qu'il divise en deux lames, l'une externe qui se rattache à l'ectoderme, l'autre interne qui s'accole à la vésicule ombilicale. Cette dernière se trouve ainsi séparée de l'ectoderme par une fente (*cœlome externe*) qui grandit de plus en plus, tant à cause de l'accroissement continu de la paroi de la vésicule blastodermique que par suite de la diminution de volume de la vésicule ombilicale, résultant de l'absorption de son contenu.

Le vitellus nutritif renfermé dans le sac vitellin joue un grand rôle dans la nutrition des embryons qui ne sont pas, comme celui de l'homme, reliés à leur mère pendant tout le cours de leur développement. Contrairement à ce que l'on pourrait penser, le vitellus nutritif ne passe pas par le canal vitellin dans le tube digestif pour y être digéré directement ; il est toujours absorbé par les nombreux vaisseaux qui rampent sur la vésicule ombilicale, après une sorte de digestion préalable que lui font subir les cellules entodermiques interposées entre lui et les vaisseaux absorbants. Il existe d'ailleurs chez des animaux de types très différents, poissons osseux, céphalopodes, etc., une disposition qui s'oppose au passage direct du vitellus dans le tube digestif : le canal vitellin est fermé par une lame de cellules entodermiques spéciales (*membrane péri-vitelline*, céphalopodes). La vésicule ombilicale finit par s'atrophier complètement. Son pédicule, le canal vitellin, qui s'insère vers l'iléon, disparaît aussi sans laisser de traces.

2° Allantoïde. — La vésicule ombilicale se rencontre chez tous les embryons provenant d'œufs méroblastiques, tant invertébrés que vertébrés ; les mammifères en possèdent une parce qu'ils dérivent d'animaux à œufs méroblastiques — actuellement encore, l'œuf de l'ornithorhynque est méroblastique. — Au contraire, la vésicule allantoïde est propre aux reptiles, aux oiseaux et aux mammifères, d'où le nom d'animaux *allantoïdiens* sous lequel on réunit ces trois groupes, en les opposant aux batraciens et aux poissons qui n'ont jamais de vésicule allantoïde développée, animaux *anallantoïdiens* (α privatif). Les animaux qui possèdent une allantoïde ont aussi un amnios (voy. plus loin ce mot), tandis que les anallantoïdiens en manquent ; il en résulte que l'on désigne les vertébrés allantoïdiens (mammifères, oiseaux et reptiles) sous le nom d'*amniotes* et les vertébrés anallantoïdiens (batraciens et poissons) sous celui d'*anamniotes*.

L'allantoïde naît sur la face ventrale de l'intestin postérieur, sous la forme d'un bourgeon creux, placé sur la ligne médiane, juste en avant de la membrane anale (fig. 439, 6).

Contrairement à ce que l'on a dit, ce bourgeon est unique, impair et médian. Il peut prendre naissance avant même que la membrane anale ait basculé en dessous ; il est alors placé en arrière du corps, et au lieu d'être tourné en bas, il est dirigé en haut. Dans ce cas, l'allantoïde, située immédiatement en arrière de la membrane anale, est placée dans le prolongement de la ligne primitive, aussi plusieurs auteurs la rattachent-ils à cette dernière.

Bientôt l'allantoïde s'allonge, s'engage à travers l'ombilic cutané, en arrière du canal vitellin et fait saillie dans le cœlome externe. On peut alors lui considérer deux parties : une partie renflée et un pédicule. La partie renflée est située dans le cœlome externe, en dehors de l'embryon ; le pédicule, au contraire, est placé dans l'abdomen.

Le pédicule paraît un et simple, il importe cependant de lui distinguer deux segments, un segment antérieur et un segment postérieur. Le segment antérieur est formé par la partie de l'allantoïde située en avant de la membrane anale. C'est un tube entodermique doublé extérieurement de mésoderme, et qui traverse la cavité abdominale au-devant de l'intestin en s'accolant à la paroi abdominale antérieure. Le segment postérieur se forme de la manière suivante : au début, l'allantoïde, née en avant de la membrane anale, débouche dans le cloaque interne, au niveau de l'extrémité postérieure de cette membrane. Entre l'allantoïde et l'intestin existe un repli (fig. 439, 12), l'*éperon périnéal*. Dans la suite du développement l'éperon périnéal s'accroît en arrière et divise le cloaque interne en une partie intestinale et une partie allantoïdienne. Cette dernière répond précisément au segment postérieur du pédicule allantoïdien. Sa paroi postérieure est formée par le repli périnéal, sa paroi antérieure par la membrane anale (KEIBEL).

Le rôle de l'allantoïde est double. Sa portion vésiculeuse contribue à former le placenta chez les mammifères, un vaste sac respiratoire chez les oiseaux, elle disparaît avec les annexes. Le pédicule persiste en partie et forme un organe important de l'adulte, la vessie urinaire. Le segment postérieur de ce pédicule contribue sans doute à former une certaine partie du sac vésical (KEIBEL).

3° Membranes fœtales. — Ces membranes sont au nombre de deux, l'amnios et le chorion, elles enveloppent complètement l'embryon. Leur mode de formation est très simple ; il convient d'étudier d'abord l'amnios.

a. *Amnios.* — Dès que l'embryon a acquis la forme représentée dans la figure 442, 11, il s'enfonce un peu dans l'œuf. L'ectoderme, se relevant pour se continuer avec la vésicule blastodermique, forme autour de lui un repli circulaire qui est l'amnios. Si l'on examine des coupes longitudinales (fig. 442, A et B), on voit que, vers la tête, l'ectoderme forme une sorte de croissant ou mieux de calotte qui enveloppe peu à peu la tête comme le ferait un capuchon, c'est le *capuchon céphalique* de l'amnios. Il en est de même vers la queue où l'on peut distinguer bientôt un repli analogue, *capuchon caudal*. Sur les côtés des replis

analogues, mais moins marqués, prennent naissance, ce sont les *capuchons latéraux*. Chaque capuchon amniotique formé par l'ectoderme doublé du feuillet
cutané du mésoderme, comprend deux lames, l'une interne, *amnios proprement
dit*, l'autre externe, *faux amnios*, et qui n'est autre chose que l'ectoderme de la
vésicule blastodermique. Ces deux lames se réunissent sous un angle aigu qui
forme le bord du capuchon. Les capuchons s'accroissent en recouvrant de plus en

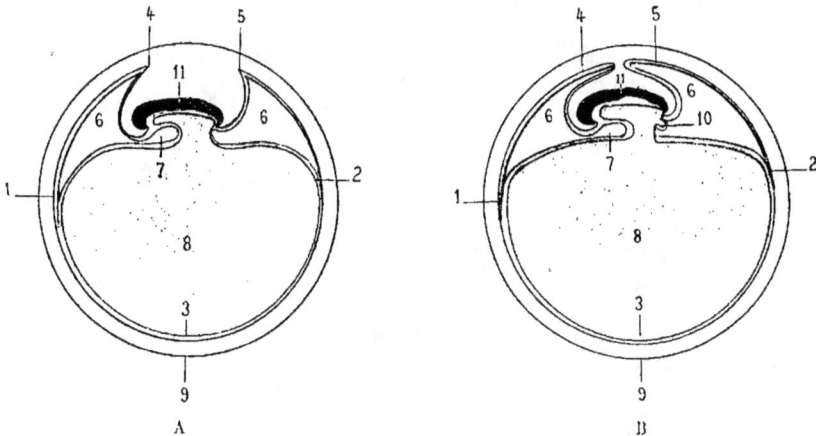

Fig. 442.

Enveloppes fœtales : coupes longitudinales de l'œuf à deux stades successifs A et B (*schématique*).

1, ectoderme. — 2, mésoderme. — 3, entoderme. — 4, capuchon céphalique de l'amnios. — 5, capuchon caudal
de l'amnios. — 6, cœlome externe. — 7, fosse cardiaque. — 8, vésicule ombilicale. — 9, membrane vitelline. —
10, vésicule allantoïde. — 11, embryon.

plus l'embryon et finissent par arriver au contact. Ils se soudent alors, leurs lames
internes se mettent toutes en continuité les unes avec les autres, et forment ainsi
un sac clos qui renferme l'embryon (*sac amniotique* ou *amnios*); leurs lames
externes, également soudées entre elles, forment une lame continue au-dessus de
l'amnios, et ce dernier avec l'embryon se trouve ainsi inclus dans une grande
sphère dont la paroi n'est autre que celle de la vésicule blastodermique énormément agrandie. Cette membrane, qui est ainsi devenue l'enveloppe la plus externe
de l'embryon enfermé dans la cavité qu'elle circonscrit, a reçu de von BAER le nom
de *membrane séreuse;* TURNER l'appelle *membrane subzonale* parce qu'elle est
située immédiatement sous la membrane vitelline ou zone radiée.

La réunion des capuchons amniotiques se fait au-dessus de la face dorsale de
l'embryon. En marchant les uns vers les autres, ces capuchons circonscrivent un
orifice appelé *ombilic amniotique* ou encore *ombilic dorsal* (fig. 446, 5). Au moment
de la soudure des capuchons amniotiques l'ombilic dorsal se clôt, l'amnios reste
encore rattaché à la membrane séreuse par un pédicule court, mais ce dernier se
rompt bientôt et l'amnios devient libre au sein de la cavité circonscrite par la
membrane séreuse.

L'amnios est un sac clos qui renferme l'embryon, et qui s'insère sur ce dernier
au niveau de l'ombilic cutané. Il est d'abord presque accolé au corps de l'embryon,
mais bientôt sa cavité se développe par l'apparition d'un liquide qui la remplit, le
liquide amniotique.

Le *liquide amniotique, eau de l'amnios*, est assez voisin comme composition chimique du sérum sanguin très dilué : il renferme des chlorures de sodium et de potassium, des phosphates terreux, de l'albumine, du sucre ; il contient aussi de l'urée. Son poids spécifique est de 1007 à 1010. Le liquide amniotique est sans doute produit par le fœtus lui-même, puisqu'il existe chez les oiseaux qui se développent dans leur coquille, à l'abri de tout apport extérieur, mais il est possible que, chez les mammifères, la mère prenne une part plus ou moins directe à sa formation.

L'amnios est constitué par une lame ectodermique doublée extérieurement de mésoderme. Sa couche mésodermique renferme quelques vaisseaux venus des artères allantoïdiennes, et des fibres lisses contractiles.

Le mode de formation de l'amnios est bien, d'une manière générale, tel que nous l'avons décrit ci-dessus, mais, envisagé dans ses détails, il présente de nombreuses variétés suivant les diverses espèces.

Chez le lapin, et chez d'autres amniotes, le capuchon céphalique n'est formé au début que par l'ectoderme, — non doublé d'une lame mésodermique — et auquel l'entoderme s'accole sur un certain trajet pendant un certain temps. On le distingue à cause de cela sous le nom de *proamnios* (Ed. van Beneden et Julin). La formation du proamnios est liée à l'absence du mésoderme au devant de la tête de l'embryon (voy. p. 716). Le proamnios enveloppe la tête de l'embryon comme le faisait le capuchon céphalique, mais à mesure que le développement se poursuit, il disparaît, et cela par deux procédés différents : ou bien le capuchon caudal s'accroît d'une manière prépondérante et le remplace peu à peu ; ou bien le mésoderme l'envahit et le transforme en amnios vrai. Dans certains cas les capuchons amniotiques se développent d'une manière inégale, et leur réunion, au lieu de se faire vis-à-vis du milieu du dos de l'embryon, a lieu sur les côtés. Si les capuchons céphalique et caudal se développent moins rapidement que les capuchons latéraux, l'ombilic dorsal au lieu d'être circulaire est allongé, et la suture amniotique est linéaire, etc., etc.

b. *Chorion.* — Le chorion peut être considéré comme formé par la somatopleure extra-embryonnaire. D'après Kölliker, sa formation est liée au développement de

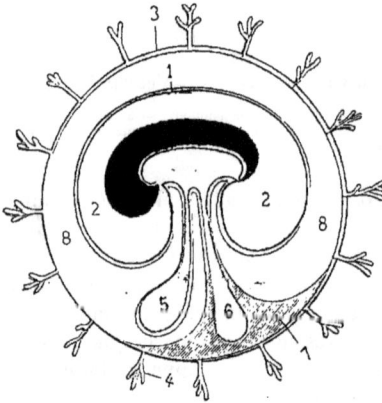

Fig. 443.
Enveloppes fœtales : coupe longitudinale de l'œuf.

1, amnios. — 2, cavité amniotique. — 3, chorion. — 4, villosité choriale. — 5, vésicule ombilicale. — 6, vésicule allantoïde. — 7, mésoderme allantoïdien. — 8, cœlome externe.

l'allantoïde, qui, pendant que le sac vitellin s'atrophie, grandit de plus en plus. A un moment donné, l'allantoïde atteint la face interne de la membrane séreuse ; alors la couche du tissu conjonctif qui la double en dehors, s'étend en dedans de la membrane séreuse et s'accole avec elle, formant le *chorion*. Ce dernier est donc constitué histologiquement par une lame externe épithéliale (l'ectoderme de la membrane séreuse), et par une lame mésodermique (tissu conjonctif de l'allantoïde), qui devient très rapidement vasculaire. La portion vésiculaire de l'allantoïde, appliquée en dedans de la membrane séreuse, s'atrophie bientôt, et il ne reste de l'allantoïde, en dehors de l'embryon, que le tissu mésodermique dont elle a doublé l'ectoderme. Le chorion se couvre de villosités, sortes de prolongements en doigt de gant qui hérissent sa surface, et qui sont constitués par un revêtement externe épithélial (l'ectoderme de la membrane séreuse), et par un axe de tissu connectivo-vasculaire fourni par le mésoderme de l'allantoïde. La distribution de ces villosités à la surface du chorion n'est pas homogène, ce qui permet de distinguer à cette membrane une portion riche en villosités touffues, ramifiées et bien vascularisées, le *chorion villeux, chorion touffu, chorion frondosum*, et une portion dans laquelle les villosités courtes et rares contrastent fortement avec celles du chorion villeux, ce qui lui a valu le nom de *chorion lisse, chorion læve*.

4° **Membranes maternelles, caduques**. — Chez les oiseaux, le chorion est la plus externe des membranes de l'œuf; chez les mammifères, ce dernier est enveloppé par une membrane plus extérieure, fournie par la mère et qui est rejetée au dehors en même temps que les membranes fœtales, d'où le nom de *caduque*, *decidua*, sous lequel on l'a désignée.

La caduque présente plusieurs parties, ou, si l'on veut, on peut décrire plusieurs caduques : la *caduque vraie*, la *caduque réfléchie*, la *caduque sérotine* ou simplement *sérotine*.

Voici comment se forment ces membranes : lorsque l'œuf arrive dans l'utérus, la muqueuse utérine est fortement gonflée et épaissie; l'œuf s'attache par ses villosités en un point de cette muqueuse, — en général vers le fond de l'utérus, — à laquelle il adhère bientôt assez fortement. Tout autour de lui, la muqueuse utérine bourgeonne de manière à former une couche continue qui recouvre extérieurement le chorion et enveloppe l'œuf tout entier. La portion de la muqueuse utérine qui tapisse l'utérus en dehors du point d'attache de l'œuf s'appelle la *caduque vraie*, *decidua vera*, la portion de cette membrane qui se prolonge sur l'œuf et l'enveloppe est la *caduque réfléchie*, *decidua reflexa;* enfin la partie de la muqueuse comprise entre l'œuf lui-même et la matrice a reçu le nom de *sérotine*. L'origine de ces dénominations est la suivante : les anciens auteurs croyaient que la cavité de l'utérus était tapissée par une sorte d'exsudat plastique qui s'organisait et formait la caduque. Cet exsudat s'étendait sur toute la cavité utérine obturant l'ouverture des trompes, de sorte que, l'œuf arrivant par une de ces dernières, devait repousser au-devant de lui la caduque, la décoller d'avec la paroi utérine proprement dite et s'interposer entre elles deux. La portion repoussée prit le nom de caduque réfléchie, le reste constituait la caduque vraie. Par le mécanisme même que nous venons de décrire, on comprend qu'au début il n'y avait pas de membrane caduque entre l'œuf et la paroi utérine, mais il s'en formait une plus tard, d'où le nom de sérotine (tardive, de *sero*, tardivement) qui lui fut donné.

Au début, l'œuf ne remplit pas entièrement la cavité de l'utérus, et il existe entre la caduque vraie et la caduque réfléchie un assez large espace (fig. 444). Plus tard, avec l'accroissement de l'œuf, cet espace s'efface et la caduque réfléchie s'accolant à la caduque vraie ne forme plus avec elle qu'une seule membrane, laquelle est expulsée avec le délivre et constitue la couche la plus externe des membranes de l'œuf.

La caduque vraie présente une structure assez différente de celle de la muqueuse utérine. En premier lieu le revêtement épithélial de cellules cylindriques à cils vibratiles de cette dernière a disparu, la surface utérine est nue et privée d'épithélium. D'autre part les glandes utérines se sont énormément développées et s'enfoncent profondément dans le derme de la muqueuse très épaissi, dans lequel on trouve en outre de nombreuses cellules de forme particulière qui ont reçu le nom de *cellules de la caduque* ou *cellules déciduales*. Ce sont de gros éléments mesurant 30 à 40 μ, sphériques, à contours nets et qui rappellent parfois les cellules épithéliales. Les cellules de la caduque sont répandues un peu partout dans son épaisseur, mais elles sont plus abondantes vers la surface. Il résulte de cela que l'on peut distinguer dans la caduque vraie deux couches : 1° une couche externe qui regarde la cavité utérine et qui est formée principalement par les cellules de la caduque, c'est la *couche cellulaire* ou *couche compacte;* 2° une couche profonde renfermant les culs-de-sac des glandes utérines énormément développés et qui lui donnent un aspect spongieux, c'est la *couche spongieuse*. La caduque vraie est pourvue de vaisseaux.

La caduque réfléchie se compose essentiellement des mêmes éléments, toutefois elle ne renferme des glandes qu'au niveau où elle se continue avec la caduque vraie. Ailleurs elle n'en possède pas ou n'en montre que des vestiges insignifiants. Elle est donc surtout formée par des cellules déciduales semées au sein d'un tissu conjonctif particulier qui forme sa partie fondamentale ; elle contient moins de grosses cellules que la caduque vraie. Dès le milieu de la grossesse elle ne renferme plus de vaisseaux.

Les deux caduques s'accolent intimement. La membrane caduque qui revêt extérieurement le chorion et l'accompagne lorsque celui-ci est expulsé avec le délivre, après l'accouchement, est composée à la fois de la caduque réfléchie et de la couche interne ou cellulaire de la caduque vraie intimement unie à la première. En effet, au moment de la délivrance la caduque vraie se fend au niveau de la limite de ses deux couches, sa couche externe s'en va avec le délivre, sa couche interne ou spongieuse demeure en place et régénère la muqueuse utérine avec sa structure normale.

Les particularités de structure de la sérotine seront étudiées ci-dessous, avec le placenta.

5° Placenta. — Le placenta a la forme d'un gâteau circulaire présentant une face inférieure ou fœtale, lisse, tapissée par l'amnios et au milieu de laquelle s'insère le cordon ombilical, et une face supérieure ou maternelle, convexe, formée d'un tissu rougeâtre un peu mou, et divisée en lobes polygonaux que l'on appelle cotylédons. Il est formé par l'intrication des villosités choriales du fœtus avec le tissu maternel de la sérotine. On peut donc lui décrire une partie fœtale et une partie maternelle.

La partie fœtale du placenta est constituée par les villosités choriales qui, dès leur base, se ramifient un grand nombre de fois, formant des arborisations touffues. Le chorion touffu prend seul part à la formation du placenta, les villosités du chorion lisse s'atrophient. Les villosités placentaires se terminent de deux façons : 1° par des prolongements libres ; 2° par des prolongements qui se soudent au placenta maternel, les *crampons*. Les prolongements libres sont de formes très variées, cylindriques, piriformes, enroulés en crosse, etc., etc. ; leur longueur est également très variable. Ces prolongements sont excessivement nombreux et serrés les uns contre les autres, de sorte qu'ils forment à eux seuls presque toute la masse du placenta. Ils plongent dans de grandes lacunes sanguines que l'on étudiera bientôt et dont ils occupent presque toute l'étendue. Les *crampons* consistent en des tractus filiformes qui partent des villosités et se portent jusqu'au placenta utérin avec lequel ils se soudent d'une manière solide, de telle sorte qu'on ne peut pas séparer le placenta fœtal du placenta maternel. Ces crampons, bien étudiés par LANGHANS, se portent aussi bien latéralement sur les cloisons fournies par le tissu maternel et qui séparent entre eux les cotylédons placentaires, que verticalement vers la voûte du placenta formée par la sérotine et que nous apprendrons bientôt à connaître sous le nom de *membrane basale*.

Les villosités sont constituées par un revêtement épithélial externe, fourni par la membrane séreuse et de nature ectodermique, recouvrant un axe conjonctif dans lequel sont contenus les vaisseaux. Ceux-ci consistent en une artériole et en une veinule qui parcourent toute la longueur de la villosité, et arrivées à son extrémité, s'anastomosent en boucle. De distance en distance, l'artère émet de petites branches qui viennent former au-dessous de la surface de la villosité un réseau capillaire extrêmement riche qui s'étend sur toute la longueur de cette dernière. Tous les vaisseaux forment un système parfaitement clos et indépendant.

Le placenta maternel est formé par la sérotine, il comprend deux lames principales, la lame basale et la lame obturante, reliées l'une à l'autre par des cloisons verticales (parois des cotylédons). La *lame* ou *membrane basale* est une couche de tissu de la sérotine qui se détache de l'utérus avec le placenta dont elle constitue la voûte. De cette lame partent des cloisons verticales qui descendent entre les

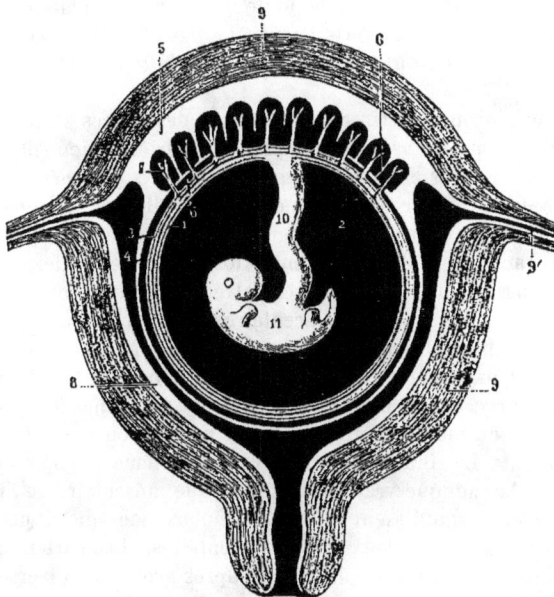

Fig. 444.

Utérus gravide (*schématique*).

1, amnios. — 2. cavité amniotique. — 3, chorion. — 4, caduque réfléchie. — 5, lame basale de la sérotine. — 6, lame obturante de la sérotine. — 7, villosité placentaire. — 8, caduque vraie. — 9, paroi de l'utérus. — 9', trompe. — 10, cordon ombilical. — 11, embryon.

villosités choriales et les séparent en un certain nombre de touffes distinctes renfermées dans autant d'alvéoles, dont elles constituent les parois concurremment avec les lames basale et obturante. Les grands alvéoles correspondent aux cotylédons, ils peuvent être cloisonnés par des lames plus minces et plus courtes en alvéoles secondaires.

La *lame obturante* de WINKLER est une couche de tissu maternel qui, partant du bord du placenta, s'avance vers le centre de cet organe, sans toutefois l'atteindre, d'après KÖLLIKER, de telle sorte qu'elle a la forme d'une membrane circulaire percée à son centre, ou d'un diaphragme d'optique. La lame obturante s'applique immédiatement en dessus du chorion. Les villosités la traversent, sans jamais s'en coiffer. Les cloisons intercotylédonaires descendues de la voûte du placenta viennent s'insérer sur la membrane obturante, de sorte que là où cette dernière existe, les villosités sont contenues dans des loges entièrement limitées par le placenta maternel, puisque leur toit, leurs parois latérales et leur plancher sont des parties de la sérotine.

La structure de toutes ces lames, basale, obturante, etc., est la même que celle de la couche cellulaire de la caduque vraie, mais on y rencontre en outre un élément histologique particulier, qui consiste dans des cellules géantes ou à noyaux multiples. Ce sont de grandes cellules qui peuvent mesurer jusqu'à plus d'un dixième de millimètre de diamètre, et qui renferment de nombreux noyaux arrondis. Dans ces derniers temps, on a signalé dans le placenta des rongeurs la présence non pas seulement de cellules géantes, mais d'une seule cellule géante énorme et formant à elle seule toute la partie du placenta considérée ci-dessus (CREIGHTON, LAULANIÉ, MATHIAS DUVAL). Le tissu formé par cette cellule est un *plasmodium*, ou, comme on dit encore, un *symplaste* (formé de cellules soudées, συν, avec).

Les vaisseaux du placenta utérin consistent dans des artères et dans des veines qui présentent des dispositions très spéciales. Les artères viennent des artères spirales de l'utérus; arrivées dans la caduque placentaire, elles perdent leur paroi musculaire, et, réduites à leur tunique endothéliale, elles se ramifient un grand nombre de fois dans les cloisons placentaires, puis, tout à coup, sans jamais se continuer par des capillaires, elles s'ouvrent dans les alvéoles renfermant les villosités. Les veines naissent directement de ces alvéoles, elles reçoivent le sang par des trous percés à travers les cloisons placentaires dans l'épaisseur desquelles elles cheminent, et qui criblent leurs parois. Les unes accompagnent à peu près les artères et ressortent par la face convexe du placenta, mais le plus grand nombre se portent vers la marge de cet organe, où elles sont recueillies par un sinus veineux circulaire, plus ou moins continu, le sinus veineux ou *sinus coronaire* qui fait le tour du placenta. Le sinus coronaire déverse lui-même le sang qu'il renferme dans les veines de la caduque vraie et de la tunique musculaire de l'utérus. Les veines du placenta qui aboutissent au sinus veineux sont distribuées en deux groupes; les unes naissent dans les cloisons placentaires, elles partent quelquefois de points assez voisins du centre du placenta et, après avoir suivi diverses cloisons, viennent s'ouvrir librement dans le sinus; les autres naissent du plancher des alvéoles, elles forment de grandes lacunes anastomosées, situées au-dessous des pieds des villosités (*réseau veineux des lacunes sous-choriales*). La marche générale du sang maternel dans le placenta se fait de la face supérieure convexe à la face inférieure plane, et du centre vers la périphérie.

La description qui précède est faite principalement d'après les données de KÖLLIKER. La nature des alvéoles dans lesquelles sont contenus les villosités fœtales et le sang maternel (*lacunes placentaires*) a donné lieu à de nombreuses discussions. Pour KÖLLIKER ce sont des lacunes creusées par les villosités au sein de la sérotine ; elles ne sont pas limitées par un endothélium vasculaire et n'ont d'autre paroi que celle qui leur est fournie par les cellules de la sérotine elle-même. Le sang maternel en les parcourant cesse donc d'être contenu dans un système clos, et elles constituent un territoire spécial du système vasculaire, sans analogue dans le reste de l'économie. Pour d'autres auteurs, ces lacunes ne seraient que des capillaires maternels énormément dilatés, comparables en plus grand à ceux des systèmes érectiles (LÉOPOLD, O. HERTWIG, etc.). En faveur de cette opinion, KEIBEL a montré récemment, sur un fœtus humain de quatre semaines, que les villosités choriales présentaient en dehors de leur épithélium ectodermique et le recouvrant, un endothélium vasculaire répondant à la paroi des capillaires maternels. Cet endothélium semble disparaître dans le cours du développement.

Dans une étude très complète de l'évolution et de l'histogénèse du placenta des Rongeurs, MATHIAS DUVAL a montré que le tissu plasmodial, qui, dans ce placenta, correspond aux lames et aux cloisons fournies par la sérotine chez l'homme, dérive non pas du tissu maternel, *mais de l'épithélium de la membrane séreuse du fœtus.* Il lui donne, à cause de cela, le nom d'*ectoplacenta* (placenta ectodermique). L'ectoplacenta aborde le derme de la muqueuse utérine dépouillée de son épithélium, l'envahit et entoure directement les vaisseaux maternels. Puis, dans son épaisseur pénètrent les capillaires fœtaux venus des artères allantoïdiennes et qui ne sont séparés ainsi des vaisseaux maternels que par une très mince couche de tissu ectoplacentaire. Les données actuelles ne permettent pas de dire s'il en est de même chez l'homme. Les placentas des divers mammifères, « quoique servant tous à l'hématose, n'ont peut-être que des analogies histologiques très éloignées les uns avec les autres » (Mathias Duval).

6° Cordon ombilical. — A mesure que l'ombilic cutané se rétrécit, l'amnios qui s'insère sur lui, distendu par le liquide amniotique, forme autour du canal vitellin et du pédicule de l'allantoïde une sorte de manchon cylindrique, *gaine du cordon* (fig. 443). Au début, ce manchon délimite une cavité, dépendance du cœlome externe, qui renferme : en avant, le canal vitellin, libre pendant tout son trajet dans la gaine du cordon, en arrière le pédicule de l'allantoïde entouré des vaisseaux placentaires et soudé sur toute sa longueur à la gaine. Dans les premiers temps de la vie fœtale, une ou plusieurs anses de l'intestin pénètrent dans la cavité du cordon, mais elles ne l'occupent que temporairement. Bientôt cette cavité s'efface, la couche mésodermique de la gaine amniotique se soude au mésoderme très puissant qui entoure les vaisseaux placentaires et qui constitue le tissu particulier connu sous le nom de gelée de Wharton. A ce moment le cordon est constitué.

Etudié sur une coupe, le cordon présente en dehors un revêtement épithélial qui lui est fourni par l'ectoderme de l'amnios, en dedans la gelée de Wharton au sein de laquelle on trouve toujours les deux artères et la veine ombilicales, et si l'examen est fait de bonne heure, deux canaux étroits tapissés d'épithélium entodermique, qui répondent aux pédicules de la vésicule ombilicale et de l'allantoïde, mais bientôt les lumières des canaux s'effacent, leur épithélium disparaît et l'on ne trouve plus dans l'épaisseur du cordon que les vaisseaux ombilicaux. Ces derniers sont au nombre de trois : une veine et deux artères qui s'enroulent en spirale autour d'elle. Le cordon ombilical ne renferme ni lymphatiques ni nerfs. Il a une longueur variant de 50 à 60 centimètres, mais qui peut atteindre jusqu'à 1ᵐ,20. Le cordon s'insère d'habitude au milieu du placenta. Lorsqu'il s'attache au bord de ce dernier, on dit que l'on a affaire à un *placenta en raquette*. Enfin les vaisseaux ombilicaux en arrivant vers le placenta peuvent, au lieu de rester réunis en une colonne unique, s'écarter plus ou moins les uns des autres. La substance du cordon s'étale alors en une membrane qui les réunit et le cordon s'insère sur le placenta par cette membrane. On a alors une *insertion vélamenteuse* du cordon.

7° Particularités propres à l'embryon humain. — Les descriptions que nous avons faites jusqu'ici représentent en quelque sorte une moyenne du développement, mais l'embryologie de chaque espèce prise en particulier montre des particularités intéressantes. A ce point de vue l'homme mérite une mention spéciale.

Les premiers stades de l'évolution de l'homme n'ont pas été suivis d'une manière régulière, la raison en est facile à comprendre; néanmoins on possède assez de renseignements sur ce sujet pour affirmer que, d'une manière générale et dans ses traits essentiels, le développement de l'homme procède de la même façon que celui des amniotes.

L'œuf a la forme d'une petite sphère, de diamètre variable, suivant le moment du développement. Les plus petits œufs observés avaient un diamètre de 5 à 6 millimètres. La surface de l'œuf est entièrement recouverte par des villosités (Allen

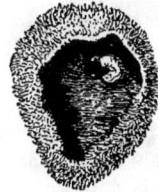

Fig. 443.
Œuf humain, troisième semaine
(A. Thompson).

Thompson, fig. 443), ou bien les villosités se trouvent seulement sur une zone assez large de part et d'autre de l'équateur, les deux pôles de la sphère sont nus (Reichert, Keibel).

Cette membrane villeuse qui limite l'œuf représente le chorion. Si l'on ouvre le chorion on tombe dans une très vaste cavité renfermant un tout petit embryon rattaché par sa partie postérieure à un point de la paroi. L'embryon porte appendu à sa face ventrale un sac vitellin volumineux; il est enveloppé par un amnios encore étroitement appliqué contre le corps. La cavité limitée par le chorion n'est autre que le cœlome externe; on voit que, dans ce cas, ce dernier est excessivement développé.

L'amnios présente une particularité importante : le capuchon céphalique est très long et recouvre tout le corps, le capuchon caudal est au contraire peu développé. L'ombilic amniotique est reporté en arrière du corps, et la cavité amniotique, très restreinte encore, est effilée en arrière (fig. 446).

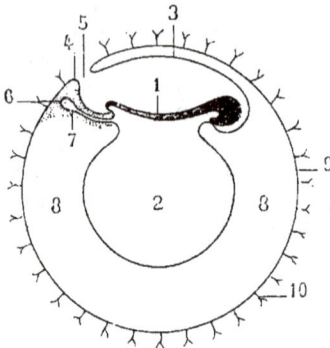

Fig. 446.

Œuf humain (d'après His, un peu modifié).

1, embryon. — 2, vésicule ombilicale. — 3, capuchon céphalique de l'amnios. — 4, capuchon caudal. — 5, ombilic amniotique. — 6, allantoïde. — 7, pédicule ventral. — 8, cœlome externe. — 9, chorion. — 10, villosité choriale.

L'allantoïde, au lieu de faire saillie librement dans le cœlome externe comme nous l'avons vu plus haut, s'applique contre le capuchon caudal de l'amnios, et, glissant le long de ce dernier, arrive facilement jusqu'à la paroi de l'œuf contre laquelle elle s'étale.

Il résulte de cette disposition que l'embryon est rattaché au chorion par un pédicule, le *pédicule ventral* (*Bauchstiel* de His), formé par la masse mésodermique qui accompagne l'allantoïde et ses vaisseaux, accolée au capuchon caudal de l'amnios.

Le pédicule ventral est d'abord très court, mais plus tard il s'allonge beaucoup et l'embryon perd les rapports si particuliers qu'il présentait avec le chorion. En effet, à mesure que l'embryon se développe, le pédicule ventral, situé d'abord en arrière du corps et dans son prolongement, est reporté sur la face ventrale, se mettant à peu près à angle droit avec la position qu'il occupait au début, et passe dans la constitution du cordon ombilical dont il forme la moitié postérieure. Tout ce que nous avons dit de la formation du cordon ombilical est applicable à l'homme, il suffit de se rappeler simplement que l'allantoïde est toujours accolée à la gaine amniotique du cordon en arrière. Dans un embryon humain de 2 millimètres Spee a signalé la présence d'un canal neurentérique.

Comme les autres embryons, l'embryon humain présente une courbure générale à concavité ventrale, ce qui tient à ce que son bord dorsal se développe plus activement. Cependant, à un moment donné du développement, il existe une courbure particulière, à concavité dorsale, siégeant à peu près vers le milieu du corps (His), mais elle s'efface bientôt. La figure 446 indique un peu cette concavité dorsale, mais cette dernière est en réalité bien plus marquée que ce dessin ne le montre.

ARTICLE III

ORGANES DÉRIVÉS DE L'ECTODERME

Les organes dérivés de l'ectoderme sont : 1° le système nerveux tout entier, central et périphérique ; 2° les parties épithéliales des divers organes des sens (œil, oreille, organe olfactif); 3° la partie épithéliale de la peau et les formations épithéliales (poils, glandes, etc.) qui s'y rattachent.

§ I. — Système nerveux

Le système nerveux central naît, comme on l'a vu, de l'ectoderme, par le reploiement en dessus et la transformation en un tube des lames médullaires. Au niveau de ces dernières l'ectoderme a subi des transformations particulières qui en ont fait un *neuro-épithélium*, c'est-à-dire un épithélium de nature nerveuse. Il s'est épaissi, ses cellules conservent encore l'ordonnance régulière caractéristique des épithéliums, mais leurs noyaux placés à diverses hauteurs et disposés sur deux ou plusieurs rangées, indiquent déjà une multiplication active, suivie d'un commencement de stratification des cellules, première étape des changements nombreux que va subir le neuro-épithélium pour engendrer les tissus qui entrent dans la constitution du névraxe. En se refermant sur elles-mêmes, les lames médullaires circonscrivent un canal qui court dans toute la longueur du système nerveux central et qui est le *canal de l'épendyme*.

Chez l'amphioxus le névraxe reste sur toute sa longueur à l'état d'un tube uniforme et d'égal diamètre; chez tous les vertébrés il se différencie en deux portions, l'une antérieure formée de plusieurs vésicules et qui donnera l'encéphale, l'autre postérieure tubulaire qui fournira la moelle (fig. 447). A l'axe cérébro-spinal ainsi constitué se rattache le système nerveux périphérique qui a avec lui d'étroites relations génétiques.

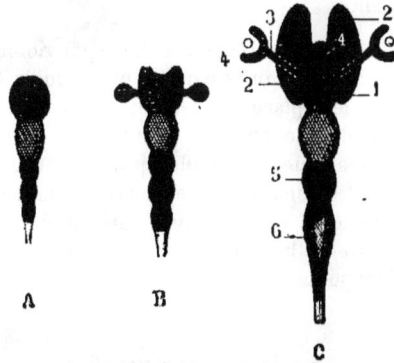

Fig. 447.

Les trois premières vésicules cérébrales et les parties qu'elles engendrent : A, B, C, trois stades successifs du développement (*schématique*).

La première vésicule (*cerveau antérieur*) est colorée en rouge : la deuxième vésicule (*cerveau moyen*) en violet ; la troisième (*cerveau postérieur*) en bleu.

1, cerveau intermédiaire (*thalamencéphale*). — 2, hémisphères cérébraux. — 3, vésicule optique. — 4, trou de Monro. — 5, cervelet. — 6, quatrième ventricule.

Le tube médullaire n'est pas parfaitement cylindrique, mais présente sur les côtés une série de constrictions très peu marquées, qui se reproduisent à des intervalles réguliers sur toute sa longueur, et lui donnent un aspect légèrement segmenté. Cette segmentation est particulièrement marquée, dans les premiers stades du développement, au niveau du cerveau postérieur où nous l'avons indiquée schématiquement, figure 447 A et B; elle ne tarde pas à disparaître remplacée en ce point par les vésicules définitives (fig. 447, C). On donne aux segments nerveux dont nous venons de parler le nom de *neuromères* ou de *neurotomes*. Les neurotomes existent aussi bien au niveau du cerveau qu'à celui de la moelle; s'étendent-ils toutefois jusque sur la vésicule cérébrale antérieure qui répondrait dès lors à un ou plusieurs d'entre eux ? C'est une question encore débattue, comme celle de la composition morphologique de la tête à laquelle elle est étroitement liée.

Nous étudierons dans le développement du système nerveux : 1° le développement de la moelle ; 2° le développement de l'encéphale ; 3° le développement du système nerveux périphérique.

A. — Développement de la moelle

La moelle épinière a primitivement la forme d'un tube qui sur une section transversale présente un contour ovale (fig. 468,1). Le neuro-épithélium qui constitue les parois de ce tube, est plus épais sur les côtés que sur les bords ventral et dorsal, de sorte que la voûte (répondant au bord dorsal), et le plancher (bord ventral) de la moelle, restent assez minces. En dehors du neuro-épithélium se trouve une membrane basale très mince, la *membrana prima* de HENSEN. A ce moment, la moelle est tout entière constituée par les cellules du neuro-épithélium, mais bientôt apparaissent en son sein des différenciations qui permettent d'y distinguer trois sortes d'éléments : 1° les spongioblastes ; 2° les neuroblastes ; 3° les faisceaux blancs.

1° Spongioblastes. — Les spongioblastes sont des éléments cellulaires. Ils ont été ainsi nommés par HIS parce qu'ils forment un réseau spongieux dans lequel prennent place les éléments nerveux proprement dits, cellules et fibres. Ils possèdent des noyaux peu volumineux, leur corps protoplasmique émet une série de prolongements ramifiés qui, se soudant aux prolongements similaires venus des cellules voisines, constituent les mailles du réseau. Les spongioblastes forment en somme ce qui sera plus tard la névroglie (cellules et fibres). Ils dérivent du neuro-épithélium, la névroglie est donc elle-même d'origine épithéliale comme l'ont soutenu RENAUT, RANVIER, VIGNAL. Le réseau formé par les spongioblastes est particulièrement serré à la périphérie de la moelle où il forme une couche spéciale dépourvue de noyaux et que HIS désigne sous le nom de *voile marginal (Randschleier)*. C'est dans l'épaisseur du voile marginal que se développent plus tard, par l'arrivée des cylindraxes, les faisceaux blancs de la moelle.

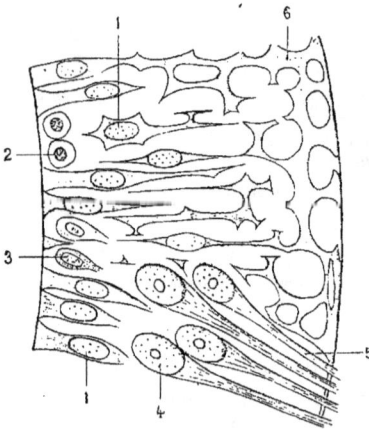

Fig. 448.

Fragment de la paroi du tube médullaire en voie de développement (*schéma* fait en combinant diverses figures de HIS).

1, spongioblastes. — 2, cellule germinale. — 3, neuroblaste jeune. — 4, neuroblaste. — 5, prolongement cylindraxile des neuroblastes. — 6, voile marginal.

Parmi les spongioblastes, les cellules qui limitent le canal de l'épendyme gardent pendant toute la vie un caractère très nettement épithélial. Elles forment une couche continue, *couche épendymaire*, sur tout le pourtour du canal épendymaire. Elles sont allongées, et se terminent en dedans par une base plane qui forme la paroi du canal, en dehors par un sommet étiré en une fibre (*fibre radiale*), qui traverse l'épaisseur de la moelle dans le sens d'un rayon et sur laquelle viennent s'appuyer les fibres du tissu spongieux. Elles peuvent porter des cils vibratiles bien développés qui font saillie dans la cavité épendymaire.

2° Neuroblastes. — Les neuroblastes sont des cellules ovales, munies d'un prolongement cylindraxile qui va contribuer à former un nerf. Ils naissent de cellules que l'on distingue de bonne heure parmi les cellules du neuro-épithélium sous le nom de *cellules germinales*. Munis tout d'abord de leur seul prolongement cylindraxile, les neuroblastes émettent par la suite une série de prolongements répondant aux prolongements ramifiés des cellules nerveuses dont ils possèdent dès lors tous les caractères.

Les cellules germinales placées au début dans la couche la plus interne de la moelle, au milieu des éléments qui formeront ultérieurement la couche épendymaire, abandonnent leur lieu d'origine, se portent en dehors, et finalement, les neuroblastes qu'elles ont engendré forment une couche, *couche palléale* de SEDGWICK MINOT, située entre le voile marginal et les cellules épendymaires. La couche palléale engendre la substance grise de la moelle.

Tous ces éléments commencent à se développer avant l'arrivée des vaisseaux sanguins dans la moelle, mais plus tard ces vaisseaux pénètrent au milieu d'eux et apportent un puissant secours à leur nutrition et à leur développement ultérieur.

Après l'arrivée des vaisseaux, RAMON Y CAJAL a démontré l'existence, en dehors des cellules névrogliques d'origine épithéliale, de certains éléments de névroglie *d'origine vasculaire*, qui commencent à se développer à partir des parois des vaisseaux.

3° **Faisceaux blancs**. — Les faisceaux blancs de la moelle paraissent se développer, indépendamment les uns des autres, au sein du réseau fibrillaire périphérique engendré par les spongioblastes. Ils sont formés par le concours des cylindraxes venus des neuroblastes.

Le développement de la moelle s'accentue surtout sur les côtés, tandis qu'il reste en retard sur la ligne médiane. Il en résulte que les parties latérales débordent bien vite la voûte et le plancher de la moelle qui restent cachés au fond des sillons antérieur et postérieur produits par ce développement exubérant des côtés.

Le bord ventral de la moelle est constitué par des faisceaux transversaux de fibres commissurales qui forment au-devant du canal épendymaire une couche assez épaisse, la commissure blanche. En arrière vers le côté dorsal il n'y a pas de substance blanche. Le canal de l'épendyme change beaucoup de forme dans le cours du développement. Après avoir été aplati latéralement, et par suite allongé dans le sens dorso-ventral, sur les coupes, il devient circulaire. KÖLLIKER pense que sa moitié postérieure se détruit ; peut-être forme-t-elle le sillon postérieur ?

Au point de vue de la formation de la moelle il faut se rappeler qu'une grande partie du névraxe naît en arrière de la gouttière médullaire par une transformation de la ligne primitive. A ce niveau le système nerveux ne se forme pas par un reploiement en dessus des lames médullaires, il naît aux dépens de la partie superficielle de la ligne primitive par une sorte de clivage de l'épaississement puissant que forme l'ectoderme au niveau de cette dernière. Cet épaississement n'est pas occupé par un large canal central, comme le reste du névraxe l'est par le canal de l'épendyme, mais on trouve simplement à sa partie supérieure un léger sillon (sillon primitif), et lorsque ce dernier s'est fermé, un petit canal étroit qui contrairement à l'épendyme est situé excentriquement dans le névraxe. Ce canal s'agrandira par la suite, sans doute par des glissements de cellules qui, abandonnant le côté ventral du névraxe, se porteront sur ses côtés latéraux. Ce mode de développement d'une partie de la moelle présente quelque analogie avec la formation de cet organe chez les poissons osseux.

La moelle est d'abord aussi longue que le rachis, elle dépasse même un peu la longueur du canal vertébral et se replie sur elle-même en S dans sa partie postérieure. Cette dernière toutefois reste à l'état de neuro-épithélium, constituant un tube délié qui formera la partie épithéliale du *filum terminale*.

Plus tard le rachis s'allonge beaucoup, la moelle s'accroît d'une quantité bien moindre, il en résulte que sa partie terminale et les racines rachidiennes qui en naissent, tirées vers le haut, parce que le point de passage de la moelle à travers le trou occipital peut être considéré comme un point fixe, remontent bien au delà du point où elles se trouvaient primitivement. C'est là ce que l'on a appelé l'*ascension* de la moelle. De l'ascension de la moelle résulte la formation de la queue de cheval qui est suffisamment expliquée par les données ci-dessus.

Le filum terminale, à un moment où les vertèbres les plus postérieures ne sont pas encore formées, est en rapports étroits avec la peau de la région coccygienne dont ne le sépare aucune lame osseuse. Après l'ascension de la moelle il peut rester quelques traces de cette disposition sous la forme de traînées épithéliales qui siègent dans la profondeur de la peau et peuvent être l'origine de tumeurs mixtes (*tératomes*) de cette région (TOURNEUX et HERRMANN).

B. — DÉVELOPPEMENT DE L'ENCÉPHALE

La partie antérieure du névraxe, déjà renflée en trois vésicules, se courbe sur elle-même, ses parois se différencient, les vésicules primitives se compliquent et enfin chacune des parties qui résultent de cette complication, *vésicule secondaire*, donne naissance à une ou plusieurs des parties définitives de l'encéphale. Nous étudierons successivement : 1° les courbures de l'encéphale ; 2° la différenciation de ses parois ; 3° la formation des vésicules secondaires ; 4° le développement ultérieur de chacune de ces vésicules ; 5° le développement des méninges.

1° Courbures de l'encéphale. — La longueur de l'encéphale s'accroît considérablement, surtout du côté dorsal dont l'accroissement est le plus marqué chez l'embryon, et, comme l'espace dans lequel il est contenu (crâne primordial) ne s'accroît pas dans les mêmes proportions, l'encéphale subit forcément une série de courbures ou de flexions.

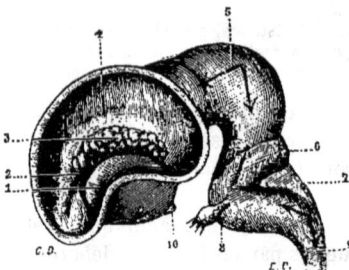

Fig. 449.

Cerveau d'un embryon de veau de 5 centimètres de longueur, vue latérale (MIHALCOVICS).

1, corps strié. — 2, trou de Monro. — 3, plexus choroïdes des ventricules latéraux. — 4, pli d'Ammon. — 5, cerveau moyen. — 6, cervelet. — 7. toit du quatrième ventricule. — 8, pont de Varole. — 9, bulbe rachidien. — 10, infundibulum.

La flèche supérieure indique la courbure apicale : la moyenne, la courbure pontique ; l'inférieure, la courbure nuchale.

La première en allant d'avant en arrière est la courbure *faciale* ou *apicale*. Elle se forme de la manière suivante : la base de la vésicule antérieure, au lieu de rester dans le prolongement de celle de la seconde vésicule, s'infléchit en dessous, en formant avec cette dernière un angle aigu ouvert en bas (fig. 449). Par suite de cette flexion, le cerveau antérieur est abaissé et le cerveau moyen occupe le sommet de l'encéphale ; on appelle *éminence apicale* la saillie qu'il forme à ce niveau. La seconde courbure ou courbure *pontique* (KÖLLIKER) est dirigée en sens inverse de la première, c'est-à-dire est ouverte en dessus, elle siège au niveau de ce qui deviendra le pont de Varole, d'où son nom. Enfin la troisième courbure, courbure *nuchale*, porte sur le point où l'encéphale se continue avec la moelle. Elle est ouverte en dessous comme la courbure faciale ; mais, moins prononcée que cette dernière, elle forme simplement un angle obtus.

Il est clair que la courbure pontique, dirigée en sens inverse des deux autres, est jusqu'à un certain point compensatrice de ces dernières. Les courbures sont d'autant plus marquées que l'être est plus élevé dans la série des vertébrés.

2° Différenciation des parois. — Les parois de l'encéphale sont formées comme celles de la moelle par un neuro-épithélium, limité en dehors par la membrana prima de Hensen. Les différenciations histologiques sont les mêmes que dans la moelle, bien que les éléments qui en résultent soient groupés un peu autrement. Les cellules nerveuses de forme spéciale que l'on trouve dans l'encéphale (*cellules de Purkinje, cellules pyramidales*), se développent assez tard. Les premières sont reconnaissables dans le cervelet au sixième mois ; les cellules pyramidales possèdent tous leurs caractères vers le huitième mois (VIGNAL).

On a déjà vu que dans la moelle les formations nerveuse et névroglique se développent entre l'épithélium épendymaire d'une part et la membrana prima d'autre part, qu'elles tendent à écarter beaucoup l'un de l'autre. Il en est de même dans l'encéphale, mais à certains points ces différenciations ne se produisent pas et les parois de l'encéphale restent minces et réduites à une simple lame épithéliale qui forme l'épithélium des plexus choroïdes ou des toiles choroïdiennes.

Tandis que dans la moelle la substance blanche formait une écorce continue autour de la substance grise, dans le cerveau elle est réduite à des faisceaux de fibres plus ou moins puissants interposés entre des amas gris centraux (corps opto-striés) siégeant immédiatement en dehors de l'épithélium épendymaire et un manteau gris continu qui revêt toute la surface externe du cerveau.

3° Formation des vésicules secondaires. — Les trois premières vésicules se compliquent par la production de bourgeons ou par la formation de constrictions qui apparaissent à leur surface et les subdivisent en partie ; simultanément s'indiquent les ventricules cérébraux.

a. *Première vésicule.* — La première vésicule émet d'abord au niveau de son plancher deux bourgeons creux, les *vésicules optiques primitives*, qui passent dans la constitution de l'œil et que nous laisserons de côté pour le moment ; puis on voit apparaître sur la surface de cette vésicule deux replis transversaux, siégeant l'un à droite, l'autre à gauche. Ces replis divisent la première vésicule en deux moitiés, l'une tout à fait antérieure, *cerveau antérieur proprement dit*, l'autre postérieure, *cerveau intermédiaire* ou *thalamencéphale*. Le cerveau antérieur ne reste pas longtemps simple, ses moitiés droite et gauche s'accroissent d'une manière prépondérante, tandis que son développement au niveau de la ligne médiane est presque nul. Il en résulte que le cerveau antérieur forme bientôt deux vésicules, *vésicules des hémisphères*, qui semblent implantées sur l'extrémité antérieure et supérieure du cerveau intermédiaire. Ces vésicules donneront les hémisphères cérébraux. La *lame terminale, lamina terminalis*, qui, en avant, réunit ces vésicules, représente la partie médiane et antérieure du cerveau antérieur ; pour d'autres auteurs, elle appartient au cerveau intermédiaire. Dans ce cas on regarde les vésicules des hémisphères cérébraux comme développées indépendamment l'une de l'autre, sous la forme de deux bourgeons creux de la partie antérieure du cerveau intermédiaire. Ceci n'a en fait pas d'importance pratique. Quoi qu'il en soit, les vésicules des hémisphères se développent bientôt énergiquement et dépassent le cerveau intermédiaire en avant, en dessus et en arrière, de sorte que celui-ci se trouve tout à fait entre elles et caché par elles.

b. *Seconde vésicule.* — La seconde vésicule, ou *cerveau moyen*, ne subit pas de changement.

c. *Troisième vésicule.* — La troisième vésicule se divise par une constriction transversale en deux parties, l'une antérieure qui est en contact avec le cerveau moyen, c'est le *cerveau pénultième*, l'autre postérieure, c'est le *cerveau postérieur proprement dit*.

d. *Ventricules cérébraux.* — Le canal de l'épendyme se poursuit dans toutes les vésicules cérébrales, il présente à leur niveau les dispositions suivantes : en arrière, dans le cerveau postérieur, il s'élargit fortement et forme le quatrième ventricule. Dans la seconde vésicule, cerveau moyen, il reste cylindrique et peu développé, formant l'aqueduc de Sylvius, passage étroit (*iter a tertio ad quartum ventriculum*) qui conduit du quatrième ventricule dans le troisième situé au-devant de lui. Le troisième ventricule, ou ventricule moyen, est une cavité épendymaire creusée dans le cerveau intermédiaire. Il communique de chaque côté avec des cavités de même nature, développées dans les hémisphères cérébraux, et qui constituent les ventricules latéraux. On appelle *trous de Monro* les ouvertures qui permettent de passer du ventricule moyen dans les ventricules latéraux. Ces trous répondent primitivement à l'insertion des vésicules des hémisphères sur le cerveau intermédiaire, ils sont d'abord allongés d'avant en arrière et relativement très grands, et deviennent peu à peu circulaires et très étroits.

4° Développement ultérieur des vésicules secondaires. — Après la formation des vésicules secondaires, le cerveau comprend cinq divisions consécutives qui sont, en allant d'avant en arrière : le cerveau antérieur, le cerveau intermédiaire, le cerveau moyen, le cerveau pénultième et le cerveau postérieur. Nous étudierons les transformations de chacune de ces parties en allant d'arrière en avant, du simple au composé :

A. Cerveau postérieur. — Ses transformations sont très simples. Le plancher et les côtés latéraux s'épaississent beaucoup et forment la masse de substance nerveuse qui constitue le bulbe rachidien, dont les diverses parties, olives, corps restiformes, etc., se différencient peu à peu.

La voûte reste très mince sur la plus grande partie de son étendue où elle n'est formée que par son épithélium épendymaire accompagné de la membrana prima. Cet épithélium forme la membrane recouvrante, *membrana tectoria* du

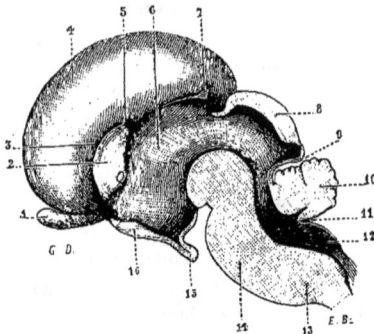

Fig. 450.

Cerveau d'un embryon de veau de 15 centimètres en coupe vertico-médiane (MIHAL-KOWICS).

1, lobe olfactif. — 2, septum lucidum. — 3, corps calleux. — 4, hémisphère. — 5, trou de Monro. — 6, couche optique. — 7, glande pinéale. — 8, tubercules quadrijumeaux. — 9, voile médullaire antérieur. — 10, cervelet. — 11, voile médullaire postérieur. — 12, toile choroïdienne du quatrième ventricule. — 13, bulbe rachidien. — 14, pont de Varole. — 15, infundibulum. — 16, chiasma des nerfs optiques.

4e ventricule ; il est doublé en dehors d'une couche connectivo-vasculaire, venue de la pie-mère, et qui fournit le plexus choroïde inférieur. Sur les côtés, la tectoria peut présenter des épaississements qui forment d'une part les bandelettes, *tænias*, et d'autre part les pédoncules des lobules du pneumogastrique. En avant, la voûte du cerveau postérieur forme le *velum medullare posterius* (fig. 450,11) qui unit le cervelet au plexus choroïde inférieur et dans lequel se différencie la valvule de Tarin ; en arrière, elle constitue le *verrou*.

B. CERVEAU PÉNULTIÈME. — Il s'épaissit beaucoup sur tout son pourtour. Sa base fournit la protubérance annulaire ou pont de Varole, ses parois latérales donnent les pédoncules cérébelleux moyens, sa voûte forme le cervelet. En avant de ce dernier une partie de la voûte demeure mince, elle forme le *velum medullare anterius* (fig. 450,9) qui unit le cervelet au cerveau moyen, et donne la valvule de Vieussens.

C. CERVEAU MOYEN. — Il subit peu de modifications. Son plancher et ses parois latérales fournissent la substance perforée postérieure et les pédoncules cérébraux. Sa voûte d'abord mince (lame quadrijumelle), s'épaissit ensuite et se divise d'abord (3e mois) en deux moitiés droite et gauche par un sillon longitudinal et médian, puis plus tard (5e mois), en quatre lobes, les tubercules quadrijumeaux, formés par l'apparition d'un sillon transversal qui tombe sur le premier à angle droit.

D. CERVEAU INTERMÉDIAIRE. — Ses transformations, très importantes, sont étroitement liées à celles du cerveau antérieur, et ce n'est qu'artificiellement qu'on peut les étudier à part. Son plancher reste mince et forme l'*infundibulum*, dont le sommet est en rapport avec l'hypophyse. Ses parois latérales s'épaississent beaucoup et forment les couches optiques. Sa voûte reste simplement constituée par l'épithélium épendymaire qui forme la tectoria du ventricule moyen. Cet épithélium revêt les plexus choroïdes du ventricule moyen. Enfin, deux organes particuliers, l'*épiphyse* ou *glande pinéale* et l'*hypophyse* ou *corps pituitaire* se rattachent le premier à la voûte, le second au plancher du cerveau intermédiaire.

L'*épiphyse* se développe comme une évagination en doigt de gant qui part de la voûte du cerveau intermédiaire au niveau où celle-ci se continue avec la lame quadrijumelle. Cette évagination se dirige d'avant en arrière et se renverse pour ainsi dire sur les tubercules quadrijumeaux.

Son extrémité aveugle engendre un grand nombre de petits bourgeons clos (follicules), qui forment le corps de la glande ; son pédicule forme sa base. — (Pour la signification morphologique de l'épiphyse, voy. t. II, *Glande pinéale*.)

L'*hypophyse* naît de deux parties : 1° une partie fournie par l'ectoderme buccal ; 2° une partie venue de l'infundibulum. La première consiste en un diverticule creux de l'ectoderme buccal, qui, né en avant de la membrane pharyngienne, se dirige de bas en haut et se place au-devant de l'extrémité antérieure de la corde dorsale légèrement infléchie à ce niveau (fig. 451). Ce diverticule (*poche hypophysaire* ou de RATHKE) se sépare de l'ectoderme, et, vers la fin du deuxième mois, chez l'homme (His), il engendre une série de tubes épithéliaux qui constituent le lobe antérieur de l'hypophyse. La seconde partie (lobe postérieur) vient du plancher du cerveau intermédiaire sous la forme d'un petit diverticule creux dirigé en sens inverse du diverticule ectodermique, c'est-à-dire de haut en bas. — (Voy. pour plus de détails, t. II, *Corps pituitaire*.)

E. CERVEAU ANTÉRIEUR. — Les hémisphères cérébraux dépassent bientôt en avant, en dessus et en arrière le thalamencéphale, qui se trouve ainsi situé au milieu d'eux. La portion de la paroi interne des hémisphères qui est en contact avec la paroi latérale du thalamencéphale, se soude avec elle et ne forme qu'une seule couche (fig. 453, 3) dans laquelle il est difficile de distinguer ce qui appartient au cerveau intermédiaire de ce qui vient du cerveau antérieur.

Les hémisphères sont séparés l'un de l'autre sur la ligne médiane par une fente (*scissure interhémisphérique*), qui pour le moment conduit jusque sur la voûte du thalamencéphale (fig. 453).

La paroi latérale externe de chaque hémisphère présente vers son bord inférieur une fossette profonde, *fosse de Sylvius* (fig. 452, 2), dont le fond se rapproche des parties situées sur la ligne médiane, si bien que les organes qui naîtront des transformations des couches profondes des parois de cette fossette, se rattacheront aux organes axiaux de l'encéphale. Nous distinguerons donc avec O. HERTWIG dans le cerveau antérieur des parties axiales, et des parties latérales ou mieux palléales, ainsi nommées parce qu'elles forment un manteau (pallium) autour des autres. Les parties axiales viennent de deux sources : 1° de la partie antérieure et médiane du cerveau antérieur qui unit en avant les deux hémisphères, c'est la lame terminale fournissant plus tard la lame susoptique ; 2° des parois de la fosse de Sylvius, ce sont les corps striés.

La portion palléale du cerveau antérieur a la forme d'un demi-anneau ouvert en dessous, et qui entoure la fosse de Sylvius. On lui distingue bientôt quatre lobes (frontal, pariétal, sphénoïdal et occipital) qui correspondent aux mêmes lobes de l'adulte. Un autre lobe très

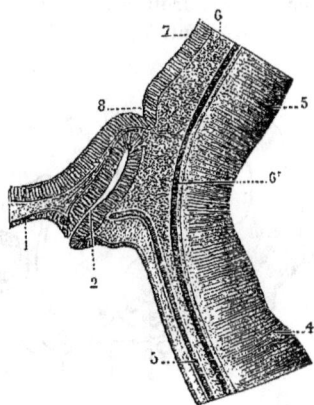

Fig. 451.

Coupe vertico-médiane d'un embryon de lapin de 12 millimètres de longueur (MIHALKOWICS).

1, ectoderme. — 2, invagination hypophysaire. — 3, corde dorsale. — 4, plancher du cerveau postérieur. — 5, plancher du cerveau moyen. — 6, mésoderme de la base du crâne. — 6', artère basilaire. — 7, plancher du cerveau intermédiaire. — 8, infundibulum.

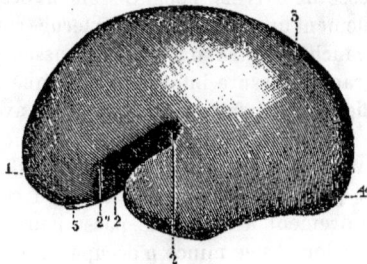

Fig. 452.

Cerveau d'un fœtus humain du cinquième mois, face externe (MIHALKOVICS).

1, lobe frontal. — 2, fosse de Sylvius, avec 2', sa branche postérieure, 2", sa branche antérieure. — 3, lobe pariétal. — 4, lobe occipital. — 5, lobe olfactif.

important, le *lobe olfactif*, apparaît à la cinquième semaine (His) sur le plancher du lobe frontal. Il est d'abord creux et très volumineux, plus tard il cesse de s'accroître, sa cavité disparaît, et au lieu de former un lobe véritable, il ne constitue plus chez l'homme que le nerf olfactif. Les cavités contenues dans les hémisphères droit et gauche forment les ventricules latéraux. Il convient d'examiner séparément, à propos du développement des hémisphères : 1° les transformations des parois ; 2° la formation des plexus choroïdes ; 3° l'apparition des commissures entre les deux hémisphères.

a. *Transformations des parois.* — Les parois des hémisphères s'épaississent beaucoup et le neuro-épithélium qui les forme se différencie en les diverses sortes d'éléments que nous connaissons déjà. — L'épaississement le plus marqué est celui qui se fait au niveau de la fosse de Sylvius qui proémine d'abord fortement dans la cavité du ventricule latéral (fig. 453, 8), puis se soude avec la paroi opposée (fig. 453 *bis*, 8), et entre en connexion avec les couches optiques. En cet endroit on trouve une série de noyaux gris, couche optique, noyau caudé et noyau lenticulaire du corps strié, avant-mur, enfin écorce du lobule de l'insula, séparés les uns des autres par

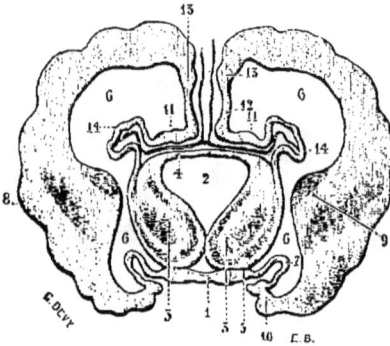

Fig. 453.

Coupe schématique du cerveau d'un embryon du troisième mois (d'après M. Duval).

1. paroi inférieure du thalamencéphale. — 2, vésicule du thalamencéphale. — 3. ses parois latérales. — 4. sa paroi supérieure. — 6. cavité des vésicules des hémisphères. — 7. refoulement de la paroi cérébrale à la partie interne de la future corne sphénoïdale. — 8, paroi cérébrale. — 9. son épaississement pour la formation du corps strié. — 10, formation de la corne d'Ammon. — 11. région du trigone. — 12, région de la cloison transparente. — 13. région du corps calleux. — 14. refoulement de la paroi cérébrale par la pie-mère (plexus choroïdes) en dehors du trigone.

des faisceaux de substance blanche, c'est l'un des points où la distribution des divers éléments nés du neuro-épithélium est le plus compliquée. Au-dessus de la fosse de Sylvius, l'épaississement des parois est moins marqué, et il se forme simplement une couche grise externe (manteau gris) et une masse interne de substance blanche (centre ovale de Vieussens). — La portion des parois qui regarde la grande scissure interhémisphérique reste encore mince dans sa partie inférieure (fig. 453, 12), fait qui est en rapport avec la formation ultérieure du septum lucidum.

b. *Formation des plexus choroïdes.* — Les plexus choroïdes des ventricules latéraux sont formés par une portion restée mince de la paroi des hémisphères, et qui revêt un bourrelet de tissu conjonctif rempli de vaisseaux sanguins. Contrairement à ce qui se passe pour les troisième et quatrième ventricules, cette portion restée mince n'occupe pas une surface étendue, mais bien une ligne étroite dessinant une sorte de fente. Cette fente dans laquelle s'engage le tissu connectivo-vasculaire des plexus est marquée sur le cerveau par une ligne qui, partant du trou de Monro, en avant, se dirige en arrière et suit le bord interne du lobe sphénoïdal jusqu'à son extrémité antérieure, en contournant les pédoncules cérébraux. On peut distinguer à cette ligne deux portions, l'une, antérieure (fig. 453, 14), répond au sillon choroïdien qui divise la face supérieure des couches optiques en une partie externe et une partie interne ; l'autre, postérieure (fig. 453, 7), répond à la partie latérale de la *grande fente cérébrale de Bichat*.

c. *Apparition des commissures.* — Les commissures sont des ponts de subslance qui s'établissent entre les deux hémisphères. Jusqu'ici il était facile d'arriver jusque sur la voûte du thalamencéphale, en suivant la grande scissure interhémisphérique. Bientôt cela ne se peut plus parce que le corps calleux apparaît, formé par une bande de fibres transversales, se portant d'un hémisphère à l'autre (fig. 453 *bis*, 13). En même temps un peu au-dessous du corps calleux naît un autre plan constitué par des fibres transversales et surtout longitudinales, le *trigone* (fig. 453 *bis*, 11). Entre le corps calleux et le trigone, les parois primitives des hémisphères restées très minces, forment une cloison, le *septum lucidum*, interposé aux deux ventricules latéraux. La cavité médiane qui siège dans cette cloison et que l'on a appelée parfois ventricule du septum n'est pas autre chose qu'une portion isolée de la fente interhémisphérique, elle n'a rien de commun avec les cavités épendymaires connues sous le nom de ventricules cérébraux, ce n'est pas un ventricule. Les formations commissurales, corps calleux et trigone, dont nous venons de parler, sont des organes de perfectionnement qui n'apparaissent que chez les membres les plus élevés de la série des vertébrés. Les oiseaux n'ont pas de corps calleux.

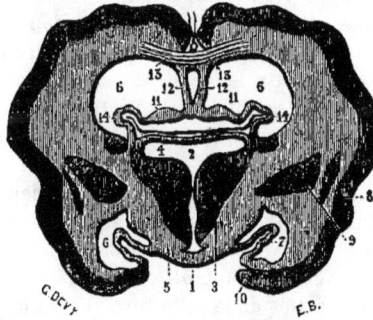

Fig. 453 *bis.*

Transformation définitive des parties représentées dans la figure précédente (d'après M. Duval).

1, paroi inférieure du thalamencéphale. — 2, vésicule du thalamencéphale. — 3, ses parois latérales. — 4, sa paroi supérieure. — 6, ventricules latéraux. — 7, refoulement de la paroi cérébrale à la partie interne de la future corne sphénoïdale. — 8, paroi cérébrale. — 9, corps strié. — 10, corne d'Ammon. — 11, trigone. — 12, septum lucidum. 13, corps calleux. — 14, plexus choroïdes des ventricules latéraux.

Deux autres commissures transversales se développent encore, ce sont la *commissure blanche antérieure* qui naît de la voûte du cerveau antérieur, et la *commissure blanche postérieure* formée dans la voûte du thalamencéphale. La commissure grise n'est pas une commissure véritable.

Au-dessous du trigone se trouve une cavité aplatie de bas en haut, à laquelle on peut décrire une paroi supérieure et une paroi inférieure. La paroi supérieure est formée par la face inférieure du trigone, la paroi inférieure est formée par plusieurs parties différentes qui sont : sur la ligne médiane, la voûte du troisième ventricule, sur les côtés, la partie interne de la face supérieure des couches optiques, limitée par la membrana prima de Hensen. Ces deux parois se réunissent latéralement sous un angle très aigu (voy. t. II, Névrologie), dans lequel s'engage le tissu connectivo-vasculaire des plexus choroïdes des ventricules latéraux. Cette cavité est en partie remplie par le tissu lâche de la pie-mère et par des vaisseaux (veines de Galien), elle répond à la partie moyenne de la grande fente cérébrale de Bichat, telle qu'elle est décrite dans cet ouvrage, t. II. Le développement montre clairement que cette cavité n'est qu'une portion de la fente interhémisphérique primitive isolée par le trigone.

La surface externe des hémisphères cérébraux se complique beaucoup par l'apparition des circonvolutions. Pour le développement de ces dernières, voyez t. II.

5° Développement des méninges.

— Bien que les méninges soient d'origine mésodermique, nous traiterons ici de leur développement, trop intimement lié à celui du système nerveux central pour pouvoir en être séparé.

Les méninges se forment aux dépens du squelette membraneux. On verra plus loin qu'au début de son apparition le squelette consiste en un tissu mésodermique mou, qui forme une gaine continue autour de la moelle et de l'encéphale. Bientôt, dès avant l'apparition du cartilage au sein du squelette membraneux, les couches internes de ce dernier prennent la structure du tissu conjonctif muqueux et forment ainsi une couche gélatiniforme qui est le premier rudiment de la *pie-mère.*

Après la séparation de la pie-mère d'avec le squelette membraneux, il reste une lame conjonctive qui est à la fois la matrice du squelette proprement dit, et de la *dure-mère*. Cette dernière ne devient distincte qu'après la formation des os, c'est-à-dire vers le troisième mois. L'*arachnoïde* naît de la pie-mère assez tardivement, car on ne peut le distinguer que dans les derniers mois de la vie fœtale.

Il n'y a rien d'important à dire sur le développement des méninges rachidiennes ; celui des méninges crâniennes mérite au contraire d'attirer l'attention. Voici comment il s'opère : la face interne du crâne membraneux émet une série de prolongements lamellaires qui fournissent à la fois les lames méningées interposées entre les différentes parties de l'encéphale, et les plexus choroïdiens qui se rattachent aux méninges. Ces prolongements membraneux partent les uns de la base, les autres de la voûte du crâne.

Les premiers sont au nombre de deux : 1° un prolongement situé au niveau de la future selle turcique, c'est le *pilier antérieur* du crâne de KÖLLIKER (*pilier moyen* de RATHKE); 2° un prolongement situé au point où la base du crâne se continue avec le rachis, *pilier postérieur* (KÖLLIKER). Le pilier antérieur fournit certaines parties de la selle turcique, et la portion de la tente du cervelet qui s'insère sur cette dernière ; le pilier postérieur s'atrophie presque entièrement.

Les seconds, nés de la voûte crânienne, sont de deux ordres : les uns sont transversaux, ce sont les plus nombreux, un est longitudinal. Les lames transversales sont au nombre de trois : 1° une antérieure, placée entre le thalamencéphale et le cerveau moyen, fournit les méninges interposées à ces deux régions du cerveau ; 2° une moyenne située entre le cerveau moyen et le cerveau postérieur, donne plus tard la tente du cervelet, et s'unit sur les côtés au pilier antérieur ; 3° une postérieure, peu développée, est destinée à fournir les plexus choroïdes du quatrième ventricule. Les deux premières de ces lames cloisonnent la cavité crânienne en trois chambres : une antérieure limitée en arrière par la lame antérieure et destinée au cerveau antérieur ; une moyenne comprise entre la lame antérieure et la lame moyenne, réservée au cerveau moyen ; enfin une chambre postérieure située en arrière et en dessous de la lame moyenne, et mal limitée en arrière à cause du peu d'importance de la lame postérieure qui ne la ferme pas complètement. La lame longitudinale située sur la ligne médiane est très développée. Elle constitue la *faux primitive* du cerveau. La faux primitive naît de la partie antérieure et supérieure de la voûte crânienne, et se dirige verticalement sur la voûte du thalamencéphale qu'elle atteint avant la formation du septum lucidum. Arrivée sur cette voûte, elle se divise en deux lames divergentes qui enveloppent la partie postérieure du thalamencéphale et se glissent entre ce dernier et la paroi interne des hémisphères cérébraux, puis viennent se confondre avec le tissu de la base du crâne. La formation du septum lucidum divise la faux primitive en deux parties, l'une supérieure qui va devenir la faux définitive, l'autre inférieure qui fournira les méninges des portions correspondantes de l'encéphale, la toile choroïdienne du troisième ventricule et la partie connective des plexus choroïdiens des ventricules latéraux.

C. — DÉVELOPPEMENT DU SYSTÈME NERVEUX PÉRIPHÉRIQUE

L'étude de ce développement peut être divisée en quatre parties : 1° développement des ganglions spinaux ; 2° développement des racines rachidiennes et des nerfs en général; 3° développement des nerfs crâniens ; 4° développement du système grand sympathique.

1° Développement des ganglions spinaux. — Jusque vers 1875, on croyait que les ganglions spinaux se développaient aux dépens de la portion interne des proto-vertèbres, c'est-à-dire du mésoderme ; on sait maintenant (MARSHALL, BALFOUR) qu'ils naissent de l'ectoderme.

Au sujet de leur origine il y a deux opinions principales : 1° les ganglions spinaux naissent directement du tube médullaire ; 2° ils se forment indépendamment de ce dernier.

La première opinion, qui est celle de BALFOUR, de MARSHALL et d'un grand nombre d'auteurs, admet que, suivant la ligne de réunion des replis médullaires sur la face dorsale de la moelle, il se forme une lame cellulaire engendrée par la prolifération des cellules de la moelle. Cette lame, *crête neurale*, s'étend sur toute la longueur de la moelle, et même sur l'encéphale, où elle cesse vraisemblablement au niveau du cerveau moyen. Elle engendre de chaque côté une série de bourgeons pleins, disposés métamériquement en face de chaque proto-vertèbre, et qui sont les rudiments des ganglions spinaux. Ces derniers sont donc reliés entre eux au début, dans le sens longitudinal, par la crête neurale ; plus tard, la crête neurale s'atrophiant, ils deviennent indépendants les uns des autres.

La seconde opinion est soutenue par BEARD. Pour cet auteur, les ganglions spinaux apparaissent déjà comme ébauches, avant la fermeture des lames médullaires. Ils naissent de l'ectoderme qui occupe l'angle formé par le passage des replis médullaires dans l'ectoderme général, et se montrent sous la forme de petits amas ganglionnaires métamériques, indépendants les uns des autres dans le sens longitudinal. Plus tard, lorsque le tube médullaire se ferme, ces ébauches ganglionnaires se séparant de l'ectoderme restent unies à la moelle. Sur un embryon humain possédant treize protovertèbres, LENHOSSÉK a vu les ganglions spinaux se former de la façon que nous venons de décrire (voy. fig. 454).

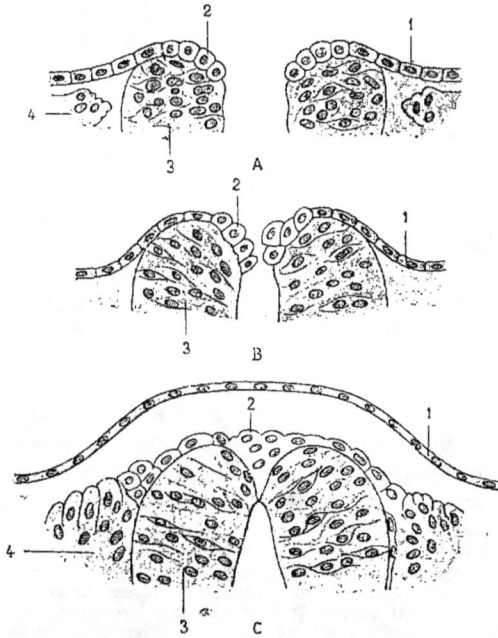

Fig. 454.

Développement des ganglions spinaux, chez un embryon humain possédant 13 protovertèbres (d'après LENHOSSÉK).

A, B, C, stades successifs.

1, ectoderme. — 2, ébauche ganglionnaire. — 3, moelle. — 4, protovertèbre

L'opinion de BEARD se rapproche jusqu'à un certain point de la manière de voir de HIS, qui fait provenir les ganglions spinaux d'une bande ectodermique intermédiaire au tube médullaire et à l'ectoderme général, le *cordon intermédiaire* ou *Zwischenstrang*, mais BEARD soutient que ce que HIS appelle cordon intermédiaire n'a rien à faire avec les ganglions spinaux.

Quoi qu'il en soit, les ganglions spinaux viennent toujours de l'ectoderme soit directement (HIS, BEARD), soit indirectement par l'intermédiaire des replis médullaires (MARSHALL, BALFOUR). Ils consistent en de petits amas cellulaires, placés entre la moelle et les protovertèbres (fig. 454, 2) et sont rattachés primitivement à la moelle par une mince traînée cellulaire qui disparaît plus tard.

2° Développement des racines rachidiennes et des nerfs en général. — La racine antérieure apparaît la première, sous la forme d'un cordon partant de la moelle. La racine postérieure se forme ensuite. On avait primitivement pensé que la traînée cellulaire, qui rattache l'ébauche du ganglion à la moelle, formait la racine postérieure, mais on sait actuellement que cette racine n'a aucun rapport génétique avec la traînée cellulaire en question. Elle est formée par des fibres venues du ganglion spinal, et qui relient à nouveau la moelle et le ganglion après que ce dernier s'est séparé du tube médullaire.

. L'étude du développement des racines a fourni des données importantes pour l'histogenèse des nerfs. On sait que chez les vertébrés supérieurs, la racine antérieure est formée par les prolongements cylindraxiles des neuroblastes qui se groupent en un faisceau uniquement composé, au début, de fibrilles très fines. On admet que c'est là le mode ordinaire de genèse des nerfs, et que ces derniers peuvent être considérés comme des prolongements partis des cellules des centres et qui gagnent peu à peu la périphérie en végétant pour ainsi dire comme les rameaux d'un arbre qui grandit. D'après les travaux embryologiques de His, et en tenant compte des données histologiques actuelles, on distingue deux espèces de nerfs : 1° les nerfs médullaires ; 2° les nerfs ganglionnaires. Les nerfs médullaires nés de la moelle sont caractérisés par ce fait que la cellule nerveuse occupe l'un des bouts de la fibre, est terminale, tandis que dans les nerfs ganglionnaires, nés des ganglions spinaux, la cellule est située sur le trajet de la fibre.

Nous avons vu qu'au début les nerfs sont uniquement composés de cylindraxes nus. Bientôt à la surface et dans l'épaisseur des faisceaux nerveux on distingue des cellules mésenchymateuses qui formeront, les superficielles, la gaine du nerf dont le développement est assez tardif, les interstitielles, l'enveloppe propre à chaque fibre nerveuse. Pour former cette enveloppe, les cellules mésenchymateuses s'appliquent étroitement sur le cylindraxe nu et l'entourent, puis leur protoplasma s'étend assez loin de part et d'autre du noyau, jusqu'à ce qu'il rencontre une autre cellule chargée d'envelopper un autre segment du nerf. Chacune de ces cellules forme ainsi une portion de la gaine nerveuse répondant à un segment interannulaire de Ranvier. La myéline se forme ensuite dans le protoplasma de la cellule engainante. Elle apparaît d'abord dans la partie proximale du nerf. Enfin la gaine de Schwann se forme et la structure que l'on trouve chez l'adulte se réalise entièrement.

La formation des nerfs par végétation des cylindraxes est admise par la majorité des auteurs, cependant nous rapporterons ici quelques faits qui cadrent mal avec elle et qui montrent combien il y a encore d'obscurité dans le développement des nerfs. BALFOUR ayant constaté que les racines antérieures des embryons de sélaciens étaient composées de cellules, admit que ces cellules étaient venues de la moelle et se transformaient peu à peu sur place en fibres nerveuses. Ces données ont été confirmées récemment par divers auteurs, entre autres par BEARD, pour qui les fibres nerveuses sont des sécrétions de cellules disposées en cordons, à peu près comme le sont les fibres musculaires. D'autre part, une nouvelle donnée doit entrer en ligne de compte dans l'histogenèse des nerfs, c'est le rôle que peuvent jouer dans la production de ces derniers des parties de l'ectoderme très éloignées du système nerveux central. GÖTTE, SEMPER, VAN WIJHE et BEARD ont montré que l'ectoderme de la ligne latérale forme le nerf sous-jacent à cette dernière (nerf latéral, branche du pneumogastrique, ichtyopsidés). FRORIEP et surtout BEARD ont fait voir en outre que certains ganglions crâniens (ganglions du facial, du glosso-pharyngien, du vague) s'unissent à certains épaississements de l'ectoderme de la région branchiale (organes des sens branchiaux) et que cet ectoderme épaissi contribue puissamment à former les branches nerveuses qui se rattachent à ces ganglions.

3° Développement des nerfs crâniens.

— Un certain nombre de nerfs crâniens naissent à peu près comme les ganglions spinaux, tels sont le trijumeau, le facial et l'acoustique fusionnés ou acoustico-facial, le glosso-pharyngien et le pneumogastrique. Ces nerfs se composent d'un tronc nerveux et d'un ganglion, mais leur tronc ne s'épuise pas toujours dans le ganglion correspondant et peut renfermer un certain nombre de fibres qui n'entrent pas dans le ganglion et vont se terminer plus loin, telle la petite racine du trijumeau. D'autres naissent du plancher de l'encéphale, sans être accompagnés de ganglions, à peu près comme les racines antérieures, ce sont : l'oculo-moteur commun, le pathétique, l'oculo-moteur externe, l'accessoire de Willis et l'hypoglosse.

On a fait des tentatives pour grouper ces nerfs par paires analogues aux paires rachidiennes, en tenant compte de ce fait que certains nerfs purement moteurs (hypoglosse) peuvent avoir transitoirement des racines sensitives pourvues d'un ganglion (Froriep). Mais on se heurte toujours à cette difficulté que certains nerfs moteurs (branche masticatrice du trijumeau, nerf facial) naissent manifestement au niveau de nerfs correspondant à des racines postérieures et par une ébauche commune avec ces derniers. Van Wijhe a proposé une explication assez séduisante de ce fait : on sait que les muscles de la tête viennent d'une double source : 1° des protovertèbres céphaliques analogues aux protovertèbres du reste du corps ; 2° des segments musculaires (*branchiomères*) formés par le mésoderme des lames latérales au niveau des arcs branchiaux. Or, les nerfs moteurs aberrants, trijumeau (pars) et facial, innervent seulement les muscles dérivés des branchiomères ; tous les autres nerfs moteurs, disposés suivant le type régulier, innervent des muscles protovertébraux. La présence de branches motrices spéciales et aberrantes serait donc en rapport avec l'existence dans la tête, de certaines parties fournies par l'appareil branchial. Pour His les nerfs crâniens sont disposés comme les nerfs rachidiens, c'est-à-dire par paires comprenant des fibres sensitives et des fibres motrices, mais celles-ci, au lieu d'être groupées en un seul tronc comparable à la racine antérieure, forment deux faisceaux distincts, l'un supérieur accolé à la racine sensitive dont il est quelquefois très difficile de le distinguer, c'est la *racine latérale*, l'autre inférieur situé sur le plancher de l'encéphale, *racine ventrale*. Ces trois éléments, racine sensitive avec son ganglion, racine latérale et racine ventrale, qui constituent une paire crânienne typique, sont rarement tous présents chez l'adulte, les uns ou les autres disparaissant, et certains nerfs craniens sont formés uniquement par l'un d'entre eux. Ainsi le moteur oculaire externe et l'hypoglosse représentent des racines ventrales ; l'oculomoteur, le pathétique et le spinal ne sont que des racines latérales ; le trijumeau, l'acoustico-facial et le vague comprennent à la fois la racine sensitive et la racine latérale. Le nerf olfactif et le nerf optique ne sont pas comparables aux autres nerfs crâniens.

4° Développement du système grand sympathique. — Pour Remak, le système nerveux grand sympathique, comme tout le système nerveux périphérique du reste, était d'origine mésodermique. Bien que cette idée ne soit plus admise, on peut, avec Remak, distinguer chez le poulet quatre ébauches principales pour le système sympathique, ce sont : les *cordons limitrophes*, le *grand nerf intestinal*, les *nerfs médians* et les *nerfs génitaux*, formations qui seront définies ci-dessous par leur rôle embryogénique. Ces ébauches sont d'abord indépendantes les unes des autres, puis elles se réunissent entre elles et avec le système nerveux central. Chacune d'elles donne naissance à une partie déterminée du système sympathique : les cordons limitrophes fournissent la chaîne ganglionnaire sympathique ; le grand nerf intestinal qui s'étend le long de l'insertion du mésentère sur l'intestin, du duodénum au cloaque, donne les nerfs et les ganglions intestinaux ; les nerfs médians servent à établir une connexion entre le grand nerf intestinal et le plexus cœliaque, et, par l'intermédiaire de ce dernier, le relient avec la chaîne ganglionnaire elle-même ; enfin, les nerfs génitaux, siégeant à la partie interne du corps de Wolff, fournissent des nerfs aux capsules surrénales, aux organes génitaux, etc., etc.

Balfour, ayant vu que, chez les sélaciens, les ganglions de la chaîne du sympathique consistent au début en de petits amas cellulaires appendus aux nerfs spinaux, admit qu'ils étaient produits par un bourgeonnement de ces derniers (opinion facile à concevoir puisque Balfour regardait les nerfs comme formés par des chaînes de cellules), puis qu'ils engendraient à leur tour le reste du système sympathique.

Schenck et Birdsall, Onodi, Beard font dériver le sympathique de la partie inférieure des ganglions spinaux qui se détacherait de ces derniers et formerait une série de petites ébauches qui, placées les unes derrière les autres, d'avant en arrière en série discontinue, ne tarderaient pas à se relier entre elles pour former les cordons limitrophes. Cette manière de voir, bien que différant un peu de celle de Balfour, aboutit comme elle à cette conclusion que le sympathique naît du système nerveux central, et, par l'intermédiaire de ce dernier, de l'ectoderme. On peut donc admettre à la suite de cela que tout le système nerveux, central, périphérique et sympathique est formé par le feuillet externe.

Cependant des recherches récentes de Fusari sur l'origine du sympathique chez les oiseaux et les mammifères donnent des résultats un peu différents ; voici leurs principales conclusions : les premières ébauches des cordons limitrophes sont indépendantes des ganglions spinaux et se développent probablement aux dépens des protovertèbres. Elles forment un cordon continu. Les *rami communicantes* naissent plus tard par un prolongement cellulaire qui va du cordon limitrophe vers les nerfs spinaux. La structure des ganglions spinaux diffère beaucoup de celle des ganglions sympathiques. Le grand nerf intestinal apparaît indépendamment des ébauches du sympathique avec lesquelles il entre ultérieurement en rapport. L'aspect de ce nerf est très différent de celui des cordons sympathiques. Peut-être le nerf intestinal constitue-t-il un système primitivement indépendant tant du système encéphalo-rachidien que du grand sympathique.

D'autre part, PATERSON a montré récemment que chez les mammifères le système sympathique naît indépendamment du système nerveux central, aux dépens de cellules mésenchymateuses, de sorte qu'il semble que l'on soit tenu de revenir à l'opinion de REMAK sur l'origine mésodermique du sympathique. Mais HIS admettant que des cellules nerveuses émigrées une à une des ganglions spinaux viennent se mélanger intimement au mésenchyme pour former ultérieurement les ganglions de la chaîne, permet de rattacher finalement le système sympathique au feuillet externe.

§ II. — ORGANE DE LA VISION

L'œil est formé en grande partie par l'ectoderme ; en effet, sa membrane sensorielle, la rétine, et le plus important de ses systèmes dioptriques, le cristallin, viennent tous deux de ce feuillet, soit directement (cristallin), soit indirectement par l'intermédiaire du système nerveux central (rétine).

Nous avons vu que de la base du thalamencéphale naissent deux vésicules latérales, les *vésicules optiques primitives*, qui se dirigent en dehors vers l'ectoderme de la tête. Ces vésicules sont creuses, et leur cavité communique par le pédicule également creux qui les rattache au cerveau intermédiaire, avec le troisième ventricule dont elle n'est qu'un prolongement. Au point où la vésicule optique vient toucher l'ectoderme, celui-ci forme une petite invagination en fossette, rudiment du cristallin, et simultanément la vésicule optique se transforme ; son fond, opposé à son pédicule, est refoulé en dedans, et peu à peu la vésicule optique prend l'aspect d'une coupe à double paroi, la *cupule optique*. Le cristallin vient s'enchâsser dans l'ouverture de cette coupe, dont les deux feuillets interne et externe s'accolent bientôt l'un à l'autre, effaçant entièrement la cavité dont la vésicule optique était creusée.

Les deux lames qui forment la paroi de la cupule ont une destinée différente, l'interne fournira la rétine, l'externe donnera la couche épithéliale pigmentée que l'on a longtemps rattachée à la choroïde et qui, par sa genèse, se lie, comme on le voit, à la rétine, puisqu'elle vient, comme cette dernière, de la vésicule optique primitive.

Le mésoderme se dispose autour de la cupule optique pour former les enveloppes soit vasculaire (choroïde), soit fibreuse (sclérotique) de l'œil. La peau située au-devant de la cupule optique se transforme en la cornée transparente ; enfin, des organes accessoires viennent compléter l'appareil de la vision. Nous étudierons plus en détail : 1° le cristallin ; 2° la cupule optique ; 3° le nerf optique ; 4° le corps vitré ; 5° les enveloppes de la cupule optique ; 6° les annexes de l'œil.

1° Cristallin. — Au point où va se former le cristallin, l'ectoderme s'épaissit, ses cellules deviennent plus hautes, et les noyaux se disposent suivant des lignes de stratification superposées. Bientôt cette région épaissie s'infléchit un peu en formant une fossette, *fossette cristallinienne*, qui devient de plus en plus profonde, et se transforme par la soudure de ses bords en une vésicule, la *vésicule cristallinienne*. Les parois de cette vésicule sont d'épaisseur inégale, l'antérieure est plus mince, la postérieure est beaucoup plus épaisse. La cavité comprise entre ces deux parois tend à se réduire de plus en plus par le développement exubérant de la paroi postérieure, et prend sur les coupes la forme d'un croissant à concavité tournée en arrière. Cette cavité finit par disparaître, et le cristallin forme alors une sphère pleine dans laquelle on peut distinguer deux parties, une partie antérieure (tournée vers l'ectoderme de la tête), constituée par une lame de cellules peu élevées, une partie postérieure, formée par des cellules allongées, prenant l'aspect de fibres plus ou moins longues, mais gardant toujours une disposition épithéliale, et se continuant par des transitions insensibles avec les cellules de la partie antérieure. Ces deux parties sont séparées l'une de l'autre par une ligne très nette. La couche des cellules antérieures devient de plus en plus mince, elle consiste chez l'adulte en cellules aplaties, disposées sur un seul rang et formant ce que l'on appelle l'*épithélium antérieur du cristallin* (fig. 456,17').

Le cristallin est enveloppé par une membrane anhiste, la cristalloïde, divisée en cristalloïde antérieure et cristalloïde postérieure, et que l'on peut considérer comme une sécrétion cuticulaire des cellules du cristallin.

2° **Cupule optique**. — Pour étudier le développement de la cupule optique il convient d'examiner d'abord son mode de formation et ensuite la différenciation de ses parois.

a. *Mode de formation*. — On a dit souvent que le cristallin déprimait le fond de la vésicule optique, comme on déprime avec le doigt un ballon de caoutchouc. En réalité, les choses ne sont pas si simples. Si, en effet, le cristallin s'enfonçait simplement dans la vésicule optique dans le sens de l'axe de cette dernière, il la transformerait bien en une cupule, mais la production de la fente choroïdienne (voy. plus loin) resterait incompréhensible.

Supposons, au contraire, que le cristallin au lieu de se développer au contact du pôle de la vésicule optique se forme un peu au-dessous de ce dernier (fig. 455, A),

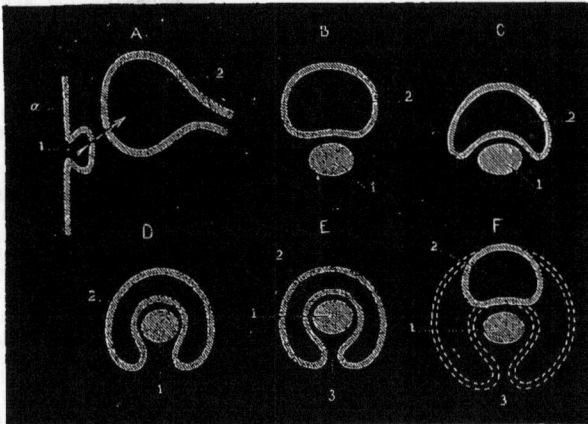

Fig. 455.

Formation de la fente choroïdienne (*schématique*).

A, coupe passant par l'axe du système optique ; B à F, coupes perpendiculaires à cet axe (voir le texte). *a*, ectoderme. — 1, cristallin. — 2, vésicule optique. — 3, fente choroïdienne.

et que la vésicule, d'abord petite, s'accroisse surtout par les bords latéraux (fig. 455, F), comme le montre le pointillé, de manière à embrasser le cristallin en dessous, la vésicule prendra alors la forme d'une cupule ouverte à la fois en avant, pour recevoir le cristallin, et en dessous suivant une ligne longitudinale au niveau de laquelle existe une fente plus ou moins large suivant le moment du développement (fig. 455,3), et qui conduit de l'extérieur dans la cavité de cette cupule, c'est la *fente choroïdienne*. Cette dernière s'étend non seulement sur toute la portion renflée des vésicules optiques, mais elle se prolonge encore sur leur pédicule, sous la forme d'une gouttière creusée à la face inférieure ou ventrale du pédicule.

Il y a d'autres manières de comprendre la formation de la fente choroïdienne. On peut l'expliquer en admettant que le cristallin, déprimant réellement la vésicule optique, effectue son mouvement de bas en haut et de dehors en dedans, comme l'indique la flèche dans la figure 455, A. Dans ce cas, la fente choroïdienne serait un reste du passage du cristallin. On a aussi rapporté l'origine de cette fente à l'intervention du corps vitré, masse mésodermique qui déprimerait la face inférieure de la vésicule optique depuis la partie antérieure ou voisine du cristallin jusque sur son pédicule. Dans ce cas, le cristallin se logerait à la fois dans l'ouverture de la cupule et dans la partie antérieure de cette fente, qu'il aurait pu contribuer d'ailleurs à former lui-même, concurremment avec le corps vitré. Si l'on admet cette double invagination du corps vitré et du cristallin, il faut bien se souvenir qu'elle se fait simultanément pour ces deux organes ; il n'y a *jamais invagination du corps vitré dans la cupule optique déjà formée*, comme on pourrait le croire d'après certaines descriptions ; car, s'il en était ainsi, la paroi de la cupule optique ne serait plus formée de deux, mais bien de quatre couches. Le corps vitré pénètre dans la cupule optique par la fente choroïdienne. A un moment donné, les bords de la fente choroïdienne s'affrontent l'un à l'autre et se soudent, mais le pigment qui entoure de toutes parts la cupule optique manque encore pendant quelque temps au niveau de la suture qui apparaît comme une étroite bande blanche sur la cupule optique foncée. Plus tard, le pigment se forme aussi à ce niveau, il ne reste plus de trace de la fente choroïdienne, sauf dans certains cas de malformation, *coloboma*, où cette fente persiste plus ou moins.

b. *Différenciation des parois.* — La cupule optique se divise en deux régions, l'une antérieure, *portion ciliaire*, qui répond au cristallin, l'autre postérieure, *portion rétinienne* en rapport avec son pédicule ; ces deux régions sont séparées l'une de l'autre chez l'adulte par la ligne ondulée connue sous le nom d'*ora serrata*.

La partie antérieure, située en avant de l'ora serrata, reste formée de deux feuillets cellulaires très minces répondant respectivement à la lame interne (rétinienne) et à la lame externe (pigmentaire) de la cupule optique. Ces deux feuillets ne subissent pas de différenciations histologiques importantes, et sont composés chacun d'un seul rang de cellules. Le feuillet externe se charge tout d'abord de pigment noir, puis le feuillet interne devient également pigmenté au moins dans sa portion la plus antérieure, en rapport avec ce qui formera plus tard l'iris. La portion antérieure de la cupule optique fournit la couche épithéliale pigmentée de l'iris (*uvée*) et la couche épithéliale du corps et des procès ciliaires.

Le fond de la cupule optique, en arrière de l'ora serrata, subit des modifications très grandes. Son feuillet externe reste mince et composé d'un seul plan de cellules qui se chargent de pigment noir, il constitue l'*épithélium pigmenté*, que l'on rattache à la rétine. Le feuillet interne devient au contraire très épais, ses cellules se disposent sur plusieurs rangées superposées, elles ne prennent jamais de pigment et se différencient en plusieurs formes cellulaires qui engendrent les couches de la rétine. Les couches de la rétine, que nous n'étudierons pas en détail, sont comprises entre deux lames anhistes très fines,

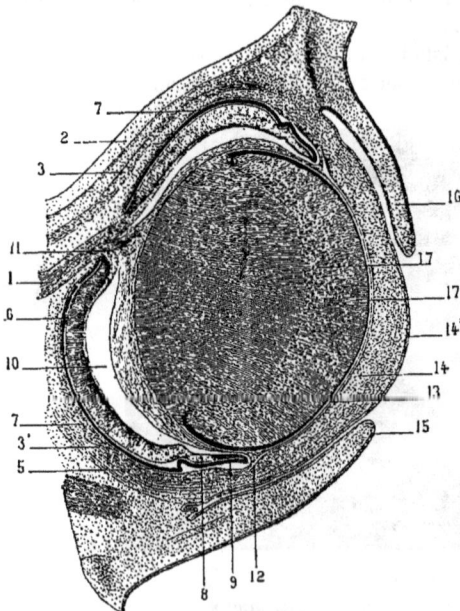

Fig. 456.

Coupe horizontale d'un œil de lapin âgé de dix-huit jours, d'après KÖLLIKER.

1, nerf optique. — 2, petite aile du sphénoïde. — 3, 3', muscles droits supérieur et inférieur. — 5, épithélium pigmenté de la rétine. — 6, portion rétinienne de la cupule optique. — 7, enveloppe conjonctive de la cupule optique. — 8, portion ciliaire de la cupule optique. — 9, ébauche du pigment de l'iris. — 10, corps vitré. — 11, passage de l'artère centrale de la rétine dans le corps vitré. — 12, rudiment de l'iris. — 13, membrane pupillaire. — 14, tissu propre de la cornée. — 14', épithélium antérieur de la cornée. — 15, paupière inférieure. — 16, paupière supérieure. — 17, cristallin. — 17', épithélium du cristallin.

la limitante interne en contact avec le corps vitré, la limitante externe qui regarde l'épithélium pigmenté. Si l'on veut comparer ces membranes aux formations homologues qui existent dans les centres nerveux, on voit que la limitante interne répond à la *membrana prima de Hensen*, tandis que la limitante externe représente la cuticule qui tapisse le canal de l'épendyme.

La couche des cônes et des bâtonnets se développe tard, dixième jour chez le poulet, et même après la naissance chez les chats et les lapins, qui naissent aveugles (MAX SCHULTZE). Les cônes et les bâtonnets apparaissent sous la forme de petites saillies situées sur l'extrémité périphérique des cellules visuelles.

3° **Nerf optique**. — Le nerf optique est formé par le pédicule de la vésicule optique. La formation de la fente choroïdienne et son prolongement sur le pédicule optique, font que la paroi inférieure du pédicule se continue directement avec le feuillet rétinien de la cupule optique, ce qui n'aurait pas lieu sans cela.

Dans la gouttière du pédicule prennent place du tissu conjonctif et un vaisseau ; la gouttière se referme, le vaisseau englobé par elle devient l'artère centrale de la rétine. Les parois du pédicule s'épaississent, leurs cellules prolifèrent et forment une masse cellulaire qui fournit le tissu de soutien du nerf, et peut-être même des fibres nerveuses, cependant la plupart des auteurs admettent que les fibres nerveuses du nerf ne se forment pas sur place, aux dépens des cellules du pédicule, mais qu'elles viennent du cerveau (HIS, KÖLLIKER), ou bien de la rétine elle-même (W. MÜLLER).

4° **Corps vitré**. — Le tissu mésodermique qui pénètre dans la cupule optique, fournit d'une part le corps vitré, d'autre part des vaisseaux qui forment la majeure partie de la membrane vasculaire du cristallin.

Le corps vitré peut être considéré comme du tissu connectif lâche dont la substance fondamentale, extrêmement abondante et très riche en eau, ne renferme que quelques rares cellules étoilées et des leucocytes.

Les vaisseaux situés dans la cupule optique y arrivent par plusieurs voies. L'un d'eux, le plus important peut-être, est l'artère hyaloïdienne, prolongement de l'artère centrale de la rétine qui traverse le corps vitré dans le canal de CLOQUET, et vient s'épanouir sur la face postérieure du cristallin. Les autres sont des anses vasculaires qui pénètrent soit par la fente choroïdienne, soit par la fente circulaire qui règne entre le bord antérieur de la cupule optique et le cristallin. Ces derniers sont en rapports étroits avec l'iris. Tous ces vaisseaux forment un lacis serré autour du cristallin, *membrane vasculaire péricristallinienne*, et contribuent puissamment à sa nutrition. La portion antérieure de la membrane vasculaire du cristallin, placée au niveau de la pupille et plus ou moins reliée à l'iris (par les vaisseaux signalés ci-dessus), a reçu le nom de *membrane pupillaire* (fig. 456,13). La couche vasculaire qui enveloppe le cristallin se flétrit et disparaît d'habitude avant la naissance, la membrane pupillaire peut cependant persister *(atrésie de la pupille)*. Au corps vitré se rattachent la membrane hyaloïde et la zone de Zinn dont le développement est mal connu.

5° **Enveloppes de la cupule optique**. — On comprend, sous le nom d'enveloppes de la cupule optique, la cornée transparente, la sclérotique et la choroïde :

a. *Cornée transparente*. — La cornée n'est pas autre chose, au point de vue morphologique, que la portion de la peau (épiderme et derme) qui est située au-devant du cristallin.

Chez les mammifères, lorsque le cristallin s'est séparé de l'ectoderme, il s'interpose entre eux une couche de mésoderme qui comble l'intervalle qui les séparait, et se continue d'une part avec le mésoderme, qui enveloppe la cupule optique, d'autre part avec celui qui va former le derme de la tête. A un moment donné une fente se produit au sein de cette lame mésodermique qui se divise en deux parties, l'une postérieure très mince, située au-devant du cristallin, contribue à former la membrane pupillaire, l'autre antérieure plus épaisse forme le tissu conjonctif de la cornée avec toutes ses différenciations. La fente ainsi produite devient la chambre antérieure primitive de l'œil, divisée plus tard par l'apparition de l'iris en chambre antérieure et chambre postérieure. L'épithélium qui tapisse les faces antérieure (cornéenne) et postérieure (irienne) de la chambre antérieure est formé par des cellules mésodermiques.

b. *Choroïde, sclérotique*. — Ces deux membranes, ainsi que la partie mésodermique de l'iris, sont produites par de simples différenciations histologiques du tissu connectif embryonnaire qui enveloppe la cupule optique.

L'histogenèse de la *choroïde* est peu connue ; toutefois on distingue de très

bonne heure sa couche vasculaire (*chorio-capillaire*), qui apparaît sous la forme
d'une lame mince constituée par des éléments mésenchymateux et par un grand
nombre de vaisseaux. Cette couche forme autour de la cupule optique un lacis
vasculaire continu avec celui qui enveloppe le cristallin au début.

Au niveau de la portion ciliaire de la cupule optique le mésenchyme s'épaissit
et forme le rudiment de l'iris mésodermique, au sein duquel se différencient plus
tard des éléments musculaires. Nous avons vu plus haut que les parties épithéliales de l'iris et du corps ciliaire viennent de la cupule optique. Les procès ciliaires
apparaissent vers le troisième mois sous la forme de replis rayonnants, constitués
par une lame mésenchymateuse axiale revêtue par l'épithélium de la cupule.

La *sclérotique* apparaît comme une condensation du tissu mésodermique qui
enveloppe la cupule optique. Elle est pendant longtemps assez mal délimitée d'avec
le mésoderme qui entoure l'œil. A la fin de la période fœtale elle est encore très
mince au voisinage de la cornée et à celui du nerf optique.

6° Annexes de l'œil. — Parmi les annexes de l'œil, nous décrirons seulement
les paupières, la glande lacrymale et les voies lacrymales.

a. *Paupières.* — Les paupières sont deux replis de la peau comprenant une
lame mésodermique centrale et un revêtement ectodermique sur leurs deux
faces. La lame mésodermique engendre toutes les parties, squelettiques (tarses),
vasculaires, musculaires qui entrent dans la constitution des paupières. L'ectoderme du bord libre engendre les glandes de Meibomius et les cils, suivant un
mode très voisin de celui qui est employé pour la formation des glandes sébacées
et des poils à la surface de la peau. Sur la face postérieure des paupières l'ectoderme prend des caractères particuliers et constitue l'épithélium conjonctival. Les
deux paupières apparaissent d'assez bonne heure, elles sont d'abord libres et très
écartées l'une de l'autre, elles s'accroissent ensuite, et s'étant rapprochées l'une de
l'autre, se soudent par leur bord libre (l'épithélium seul participe à la soudure),
puis elles se séparent à nouveau.

b. *Glande lacrymale.* — La glande lacrymale se forme par bourgeonnement de
l'épithélium conjonctival de l'angle externe de l'œil. Ses bourgeons, d'abord pleins,
se ramifient un grand nombre de fois et se creusent ensuite.

c. *Voies lacrymales.* — Le canal lacrymal se forme au niveau du *sillon lacrymal*,
étendu entre l'angle interne de l'œil et la cavité nasale, et situé entre le bourgeon
maxillaire supérieur et le bourgeon nasal externe (fig. 459, 2). Il apparaît chez les
mammifères sous la forme d'un cordon épithélial plein, engendré par l'épithélium
du fond du sillon, puis qui se sépare de ce dernier et se creuse ensuite d'une
lumière (Born, Legal). Les points lacrymaux dépendent du cordon qui engendre
le canal lacrymal.

§ III. — Organe auditif

L'appareil auditif comprend, on le sait, trois parties : l'oreille interne, l'oreille
moyenne et l'oreille externe. L'oreille interne en constitue la partie fondamentale.
Elle existe seule chez les poissons ; l'oreille moyenne et l'oreille externe sont des
appareils de perfectionnement qui se développent peu à peu dans les différents
groupes d'animaux et atteignent chez les mammifères leur état le plus parfait.
L'épithélium de l'oreille interne avec les cellules sensorielles qu'il renferme vient
de l'ectoderme, c'est pour cela que nous décrirons l'appareil auditif au nombre

des organes dérivés de ce feuillet. Nous étudierons d'abord : 1° l'oreille interne, puis 2° l'oreille moyenne et, enfin, 3° l'oreille externe.

1° Oreille interne. — La forme la plus simple d'un appareil auditif comparable à celui des vertébrés est celle que l'on rencontre chez les mollusques. Chez ces animaux l'oreille consiste en un petit sac clos, sphérique, *otocyste*, constitué par un épithélium cilié, doublé en dehors d'une couche conjonctive, et renfermant dans son intérieur des petites pierrules calcaires, *otolithes*. Ce sac auditif, placé assez profondément au-dessous de la peau, est rattaché par un long nerf aux ganglions cérébroïdes

Au début de sa formation, l'oreille interne des vertébrés se rapproche beaucoup des otocystes (fig. 457). Elle consiste en une petite fossette ectodermique qui s'enfonce de plus en plus dans le mésoderme, puis se sépare bientôt de l'ectoderme et prend place sur les côtés du cerveau postérieur, sous la forme d'une petite vésicule piriforme, la vésicule auditive. Cette dernière se complique bientôt par une série de bourgeonnements ou de plissements de sa paroi. Tandis que s'ébauche ainsi le rudiment épithélial de l'oreille interne, qui, doublé d'une lame conjonctive, constitue le labyrinthe membraneux, le mésoderme qui l'entoure subit aussi des différenciations importantes qui aboutissent à la formation du labyrinthe osseux et des espaces périlymphatiques. Nous étudierons donc dans le développement de l'oreille interne deux points principaux : 1° différenciation de l'ébauche épithéliale ; 2° différenciation du tissu mésodermique.

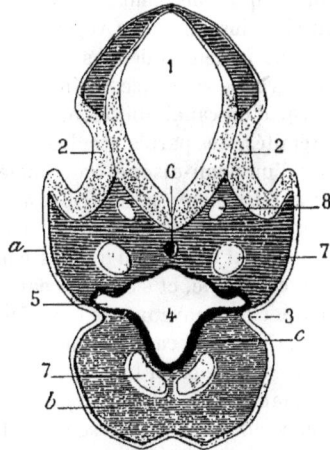

Fig. 457.

Coupe transversale de la tête d'un embryon de poulet.

a, ectoderme. — *b*, mésoderme. — *c*, entoderme.

1, cerveau postérieur. — 2, invagination ectodermique donnant l'oreille interne. — 3, sillon branchial et sa membrane clôturale. — 4, pharynx. — 5, poche branchiale. — 6, corde dorsale. — 7, 7, arc aortique. — 8, veine jugulaire primitive.

a. Différenciation de l'ébauche épithéliale. — La vésicule auditive est située sur le côté du cerveau postérieur. En dedans d'elle se trouvent le ganglion et le nerf acoustique nés, on s'en souvient (voy. p. 755), aux dépens du cerveau postérieur, de la même manière que naissent les racines postérieures et leurs ganglions. La vésicule auditive est piriforme, sa pointe est tournée en haut, sa partie supérieure, effilée, représente le pédicule qui la rattachait à l'ectoderme et devient plus tard le *recessus du labyrinthe* ou *canal endolymphatique*. Chez certains sélaciens, même à l'état adulte, le canal endolymphatique très allongé débouche à la surface de la tête par un petit orifice, de sorte que chez ces animaux l'oreille interne garde toujours ses connexions primitives avec l'ectoderme.

On peut considérer à la vésicule auditive deux parties, l'une inférieure, l'autre supérieure, qui se développent différemment. La partie inférieure pousse un diverticule conique qui, se recourbe bientôt sur lui-même, embrassant dans sa concavité le ganglion nerveux du nerf auditif ; c'est le *canal cochléaire*. Ce dernier s'allonge de plus en plus, se recourbe comme une sorte de corne, puis finalement s'enroule sur lui-même en décrivant les tours de spire caractéristiques du limaçon membraneux. La partie supérieure produit les canaux semi-circulaires. Ces canaux

se forment à l'aide d'un mécanisme très spécial, intéressant à connaître non seulement en lui-même, mais parce qu'il montre l'innombrable variété de moyens dont
le développement dispose pour réaliser la formation des organes. Chaque canal
se développe de la manière suivante : de la surface de la vésicule auditive s'élève
un diverticule aplati, semi-circulaire, ayant la forme d'un demi-disque assez
épais, implanté sur la vésicule elle-même. Bientôt les deux faces planes de ce
demi-disque s'accolent l'une à l'autre sur toute la partie de leur étendue comprise
entre leur insertion à la vésicule auditive et une ligne courbe parallèle à leur bord,
et située un peu en dedans de ce dernier. Cet accolement efface la cavité du disque
qui se trouve remplacé maintenant par une lame pleine, creusée suivant son bord
externe d'un canal qui débouche dans la cavité de l'oreille interne par ses deux
extrémités. Les parois accolées se fusionnent intimement, puis se résorbent. A la
place d'un demi-disque, on a finalement un canal libre disposé en anse sur la vésicule auditive (voy. p. suiv. fig. 458,13).

Les ébauches discoïdes des deux canaux semi-circulaires verticaux se confondent
en partie; il en résulte que les canaux qui leur succèdent ont une partie de leur
trajet commune, et s'ouvrent dans la cavité du vestibule par une ouverture unique.

La portion moyenne de la vésicule auditive qui reste après la formation du canal
cochléaire et des canaux semi-circulaires, se différencie à son tour. Elle est divisée
par une constriction transversale en deux parties, l'une supérieure en rapport avec
les canaux semi-circulaires, c'est l'*utricule*, l'autre inférieure en relation avec le
canal cochléaire, c'est le *saccule*. La séparation qui se fait ainsi entre l'utricule et
le saccule est complète, et isolerait absolument ces deux vésicules l'une de l'autre
si elles ne se trouvaient mises en rapport indirectement par le canal endolymphatique de la manière suivante : la constriction qui divise le labyrinthe se fait juste
en face du point d'abouchement du canal endolymphatique et se prolonge sur une
certaine longueur de ce dernier, le divisant en deux branches qui forment avec la
portion restée indivise un Y renversé. On peut passer de la cavité de l'utricule
dans la branche utriculaire, puis dans la branche droite de l'Y et de celle-ci dans
le saccule par la branche sacculaire (voy. fig. 458). Le saccule est rattaché au
canal cochléaire par un tube étranglé très fin, le *canalis reuniens* de HENSEN.
Toutes les cavités de l'oreille interne communiquent donc entre elles.

L'épithélium qui tapisse l'oreille interne est d'abord cylindrique, plus tard il devient cubique
bas, dans les points où il n'existe pas de terminaisons du nerf acoustique. Là au contraire où
doivent apparaître les éléments sensoriels (taches et crêtes acoustiques, organe de Corti), cet
épithélium s'épaissit beaucoup et engendre par simple différenciation histologique les diverses
formes de cellules que l'on rencontre. L'origine de la *poussière auditive* n'est pas connue. FOL
a observé chez les mollusques que les otolithes se forment dans des cellules épithéliales de la
paroi qui se chargent de calcaire, puis abandonnent leur place et tombent dans la cavité laby-
rinthique, mais on ne sait pas si ces données sont applicables aux vertébrés.

b. *Différenciation du mésoderme*. — L'oreille interne est enveloppée au début
de cellules mésodermiques toutes semblables entre elles. Plus tard, ces cellules se
groupent en couches spéciales présentant divers états de différenciation. On peut
alors reconnaître dans le mésoderme trois formations principales : 1° une couche
de cellules appliquée en dehors de l'épithélium et qui donnera plus tard la couche
fibreuse du labyrinthe membraneux ; 2° des amas de tissu conjonctif à l'état
muqueux, c'est-à-dire formé de rares cellules étoilées semées dans une substance
fondamentale très abondante, et possédant à cause de cela un aspect gélatineux ;
3° une couche de cellules mésodermiques située en dehors des amas muqueux et
se confondant plus ou moins avec la masse de tissu embryonnaire dans laquelle
va prendre naissance le rocher.

Il n'y a rien à dire sur la couche mésodermique qui forme la tunique fibreuse du labyrinthe.

Le tissu muqueux est, au contraire, d'une importance extrême car il préside à la formation des espaces périlymphatiques de l'oreille interne, et des rampes du limaçon. Il entoure le vestibule sur presque toute son étendue, et enveloppe en partie les canaux semi-circulaires et le canal du limaçon : étudions-le dans ces derniers points. Autour des canaux semi-circulaires, il forme une masse qui, sur les coupes transversales, a l'aspect d'un croissant embrassant le canal dans sa concavité. Il n'existe donc que sur la paroi inférieure et sur les parois latérales du canal et fait entièrement défaut au niveau de sa paroi supérieure. A un moment donné, ce tissu muqueux se creuse de vacuoles, puis se résorbe et disparaît, laissant à sa place un liquide, la *périlymphe*, contenu dans l'espace périlymphatique. L'espace périlymphatique a exactement la forme de la masse du tissu muqueux qui existait avant lui. Il n'est donc développé qu'en dessous du canal semi-circulaire, par sa paroi supérieure ce dernier est accolé au labyrinthe osseux (voy. *Oreille interne*); quelques restes du tissu connectif constituent les brides qui cloisonnent l'espace périlymphatique.

Au niveau du canal cochléaire, il apparaît deux bandes de tissu muqueux qui se placent sur deux faces opposées de ce canal et le suivent dans toute sa longueur, se réunissant l'une à l'autre au niveau de son extrémité. Sur les coupes du limaçon, ces bandes forment deux nodules situés de part et d'autre du canal cochléaire qui a pris un aspect légèrement triangulaire ; elles se résorbent, et à leur place se forment les rampes vestibulaire et tympanique du limaçon.

Le tissu mésodermique situé en dehors des espaces périlymphatiques et des rampes du limaçon se confond plus ou moins, avons-nous dit, avec le tissu embryonnaire du rocher, voici plus exactement quel est son rôle : lorsque le rocher devient cartilagineux, ce tissu mésodermique lui forme un périchondre, puis au sein de ce périchondre, et tandis que le cartilage du rocher s'ossifie, se développe de l'os fibreux qui forme une enveloppe propre au labyrinthe. Au début, cette formation osseuse est indépendante du rocher et peut facilement être énucléée chez les jeunes individus, où l'on peut extraire ainsi le labyrinthe osseux du rocher avec lequel il fait corps intimement plus tard.

L'axe du limaçon (columelle) est occupé par le nerf cochléen, le ganglion spiral, et par une masse de tissu connectif. Ce dernier se transforme partiellement en os fibreux et fournit ainsi la columelle osseuse et la lame spirale. La columelle osseuse, la lame des contours, la lame spirale sont donc des os d'origine fibreuse, c'est-à-dire nés dans le tissu conjonctif sans être précédés par du cartilage.

2° Oreille moyenne.

— L'oreille moyenne se développe aux dépens de la première fente branchiale. URBANTSCHITSCH a bien soutenu le contraire, mais son opinion n'a pas prévalu. L'oreille moyenne nous fournit donc un exemple du transfert d'un organe d'un appareil à un autre, cas du reste assez fréquent. La fente branchiale destinée primitivement à la respiration est passée au service de l'appareil auditif.

Comme on le verra plus loin, toute fente branchiale comprend une *poche branchiale*, diverticule entodermique du tube digestif qui s'avance vers l'extérieur et vient à la rencontre d'une

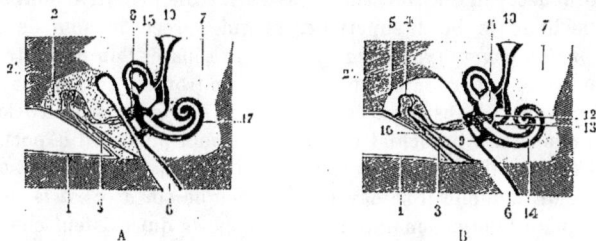

Fig. 458.

Développement de l'oreille moyenne : A, B, deux stades successifs (*schématique*).

1, ectoderme. — 2, tissu muqueux. — 2', mésoderme. — 3, muscle du marteau. — 4, marteau. — 5, entoderme. — 6, trompe d'Eustache. — 7, rocher. — 8, fenêtre ovale. — 9, fenêtre ronde. — 10, canal endolymphatique. — 11, utricule. — 12, saccule. — 13, canalis reuniens. — 14, limaçon — 15, canal semi-circulaire. — 16, membrane du tympan. — 17, rampes du limaçon.

petite fossette ectodermique d'habitude peu profonde, répondant au sillon branchial. Le fond de la poche branchiale s'accole à celui de la fossette ectodermique, puis la membrane commune qui résulte de cet adossement se perfore et l'on a ainsi un canal qui traverse latéralement le cou et fait communiquer le pharynx avec l'extérieur. Au niveau de la première fente branchiale, l'entoderme ne s'accole pas étroitement à l'ectoderme, mais ces deux feuillets sont séparés l'un de l'autre par une lame de tissu connectif, et il se forme ainsi entre l'oreille moyenne et l'extérieur une membrane qui, contrairement à celle qui clôt les fentes branchiales ne se perfore jamais, c'est la *membrane du tympan*. Le tissu connectif placé entre l'ectoderme et l'entoderme forme bientôt une masse gélatineuse de tissu muqueux qui se développe beaucoup et repousse l'épithélium entodermique du tympan contre les parois du labyrinthe, occupant ainsi l'espace dans lequel se creusera plus tard la *caisse* du tympan. Dans ce tissu connectif prennent place la corde du tympan et les osselets de l'ouïe qui se développent dans son épaisseur. A un moment donné, ce tissu muqueux se résorbe peu à peu et disparaît; l'entoderme pharyngien qu'il maintenait éloigné de l'ectoderme de la membrane du tympan se rapproche de ce dernier et tapisse la cavité qui se forme entre le labyrinthe et le tympan lui-même au fur et à mesure de la disparition du tissu muqueux. Dans ce mouvement, l'entoderme pharyngien recouvre les osselets de l'ouïe qui, dégagés du tissu muqueux, semblent libres au sein de la cavité de la caisse, mais qui, en réalité, sont revêtus par l'épithélium entodermique, comme l'intestin dans la cavité abdominale est revêtu par le péritoine.

3° Oreille externe. — L'oreille externe se forme d'une manière très simple. L'épaississement des parties avoisinant la fossette ectodermique dont nous avons parlé transforme cette fossette en un canal assez long, le *conduit auditif externe*, puis les bords de l'ouverture de ce canal, qui appartiennent respectivement, l'antérieur au premier arc branchial, le postérieur au second arc, fournissent par un développement propre le pavillon de l'oreille. Une série de six tubercules se développe sur le pourtour de l'orifice externe, et chacun de ces tubercules s'accroissant de plus en plus, et se fusionnant plus ou moins avec ses voisins forme une partie du pavillon définitif (tragus et antitragus, hélix, etc.).

§ IV. — Organe olfactif

L'appareil olfactif se développe, comme tous les organes des sens supérieurs, aux dépens de l'ectoderme. Il se montre au début sous la forme de deux épaississements de l'ectoderme de la face antérieure de la tête, *champs nasaux* de His, puis l'ectoderme ainsi différencié s'enfonce, formant deux petites fossettes, les *fossettes olfactives*. Ces fossettes, profondes dans leur partie supérieure, sont moins développées vers le bas, et se continuent de ce côté par une gouttière (*sillon nasal*) qui aboutit sur le bord supérieur de l'orifice buccal. Les lèvres de ce sillon s'épaississent et forment les *bourrelets nasaux externes* et *internes*. Ces derniers, *processus globulaires* de His, apparaissent comme des expansions latérales d'une lame médiane qui descend du front sur la cavité buccale primitive dont elle forme sur la ligne médiane le bord supérieur, et qui a reçu le nom de *bourgeon frontal* ou de *prolongement fronto-nasal*, ils sont séparés l'un de l'autre par une échancrure qui divise le bord inférieur du bourgeon frontal. Au-dessous du bourrelet nasal externe dont elle est séparée par le *sillon lacrymal*, se trouve la branche maxillaire du premier arc branchial destinée à former plus tard la portion de la face répondant au maxillaire supérieur. Le sillon lacrymal aboutit à la cavité des fosses nasales, dans laquelle il se déverse en quelque sorte; c'est là un rapport important expliquant bien dès maintenant les rapports qui existent chez l'adulte. Bientôt la branche maxillaire supérieure se développe, passe, à la manière d'un pont, au-devant de la gouttière nasale et vient s'accoler au bourgeon nasal interne. Il en résulte que la gouttière nasale est transformée en un canal (*canal nasal*), et que l'appareil olfactif présente deux ouvertures, l'une antérieure située à la surface de la tête et qui répond à l'orifice primitif de la fossette olfactive, l'autre postérieure située derrière la branche maxillaire du premier arc branchial et qui débouche dans la cavité buccale. Cette dernière ouverture peut être considérée comme l'ouverture postérieure des fosses nasales, elle est à ce moment située immédiatement en arrière du maxillaire supérieur, position qu'elle occupe chez certains animaux pendant toute leur vie. Dans ce cas, la cavité des fosses nasales, très réduite, n'est pas autre chose que celle du canal nasal. Mais, chez les embryons des animaux supérieurs, les choses ne restent pas en cet état. Les deux canaux nasaux se prolongent en dessus et se transforment en deux fentes étroites et allongées qui s'étendent d'avant en arrière. Ces deux fentes (*fentes palatines* de Dursy), séparées l'une de l'autre par la *cloison*, formée par la substance du bourgeon frontal intermédiaire aux deux fossettes primitives, s'ouvrent largement dans la bouche, de telle sorte qu'il existe une seule cavité naso-buccale, impaire et unique dans sa partie inférieure qui communique avec le dehors par la bouche,

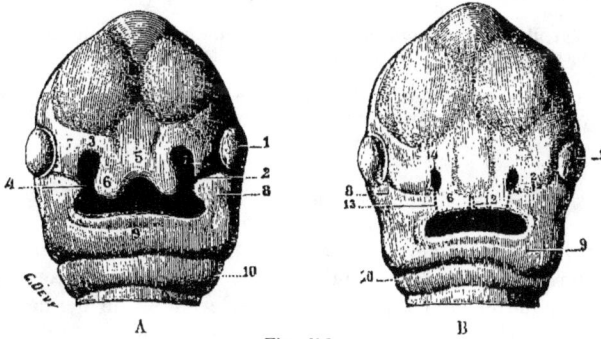

Fig. 459.

Développement de la face : A, premier stade ; B, second stade (*schématique*).

1, œil. — 2. sillon lacrymal. — 3, fossette olfactive. — 4, sillon nasal. — 5, prolongement fronto-nasal. — 6, processus globulaire. — 7, bourgeon nasal externe. — 8, branche maxillaire supérieure du premier arc viscéral. — 9, branche mandibulaire du même arc. — 10, second arc viscéral. — 11, bouche. — 12, ligne de soudure des deux processus globulaires. — 13, ligne de soudure du bourgeon maxillaire supérieur avec le processus globulaire du même côté. — 14, orifice externe des narines.

paire dans sa partie supérieure qui débouche à l'extérieur par les orifices externes de l'appareil olfactif. Deux lames horizontales, partant du bord interne de l'arc maxillaire supérieur pour se diriger en dedans vers la cloison, *lames palatines*, interviennent alors et cloisonnent la cavité naso-buccale en deux étages superposés, le supérieur répondant aux fosses nasales, l'inférieur à la bouche proprement dite. Les lames palatines ne s'étendent pas sur toute la longueur de la cavité naso-buccale, mais s'arrêtent en arrière à une certaine distance de la paroi postérieure de cette dernière. Il résulte de leur formation que l'orifice postérieur des fosses nasales, situé au début immédiatement en arrière du maxillaire supérieur, est reporté fortement en arrière.

Les lames palatines peuvent ne pas se souder sur la ligne médiane et l'on a la malformation connue sous le nom de *fissure palatine*. La cloison palatine ne sépare pas d'une manière absolue la cavité des fosses nasales d'avec la cavité buccale. Il existe chez la plupart des mammifères un étroit conduit faisant communiquer ces deux cavités, c'est le canal de Stenon représenté chez l'homme par le canal incisif qui, on le sait, n'existe que sur le squelette et est comblé pendant la vie par des parties molles.

La partie inférieure du champ nasal se différencie de bonne heure (His) en un petit organe particulier, ébauche de l'*organe de Jacobson*. Cette ébauche se sépare ensuite du champ nasal, prend place à la partie antérieure et inférieure de la cloison et forme enfin l'organe sensoriel sus-indiqué, innervé par une branche du nerf olfactif.

L'épithélium olfactif n'occupe, on le sait, que la portion supérieure des fosses nasales, c'est cette portion seulement qu'il convient de regarder comme l'organe olfactif. La cavité des fosses nasales est une voie d'entrée de l'air permettant à ce dernier de gagner l'appareil respiratoire sans passer par la bouche. Cette cavité, tapissée d'un épithélium ectodermique, se complique de deux manières 1° par l'apparition des cornets, prolongements de la paroi qui font saillie en dedans ; 2° par la formation des sinus, cavités creusées secondairement au sein du squelette des parois, et qui s'ouvrent dans la cavité nasale dont le revêtement muqueux s'étend sur elles et les tapisse.

Après que le bourgeon maxillaire supérieur a atteint le prolongement nasal interne et que l'orifice externe de l'appareil olfactif est ainsi formé, cet orifice est d'abord situé à fleur de tête, de même que le nez qui ne fait pas encore saillie. Bientôt cette saillie apparaît par le développement des prolongements nasaux externes et de la portion du bourgeon frontal située en dessus des prolongements nasaux internes. Ces derniers ne prennent en effet aucune part à la constitution du nez, et à cause de cela His a substitué au nom que nous leur avons donné jusqu'ici d'après Kölliker, le nom de *prolongements* ou *processus globulaires*. Les processus globulaires se réunissent sur la ligne médiane, comme nous le verrons plus loin (voyez *Face*), formant la portion médiane (incisive) du bord supérieur de la bouche. La portion du bourgeon frontal située au-dessus d'eux forme le dos du nez et sa cloison, les prolongements nasaux externes forment les parois latérales et les ailes du nez. Le sillon lacrymal, qui s'étendait d'abord entre le bourrelet nasal externe et l'arc maxillaire, s'efface après que l'épithélium de sa partie profonde a engendré le canal lacrymal et disparaît.

Tout récemment, Hochstetter, puis Keibel ont soutenu que les prolongements nasaux tels qu'ils ont été décrits ci-dessus n'étaient pas des formations distinctes et individualisées, mais de simples modulations de la surface du visage, et que les sillons qui les séparent sont artificiels et produits par la chute d'un épithélium qui les comble à l'état normal. Ainsi le sillon nasal n'existe pas sur le vivant et on peut le faire apparaître en balayant l'épithélium.

§ V. — Parties épithéliales de la peau et leurs dérivés

Après avoir fourni le système nerveux et les organes que nous avons déjà décrits, l'ectoderme forme le revêtement épithélial de la surface du corps, c'est-à-dire l'épiderme. L'épiderme, uni à une lame mésodermique (le derme), constitue la peau sur laquelle naissent une série d'organes soit saillants (poils, ongles), soit rentrants (glandes) que l'on peut considérer comme des annexes de la peau.

Nous étudierons tout d'abord le développement de la peau, puis celui de ses annexes.

1° **Développement de la peau.** — L'épiderme est une simple transformation de l'ectoderme primitif. Ce dernier consistait d'abord (fig. 468) en une seule couche de cellules hautes, mais bientôt il présente deux couches superposées : l'une, profonde, formée de cellules cubiques, répond à la couche génératrice et au corps muqueux de Malpighi, l'autre superficielle, formée de cellules plates, répond aux couches cornées de l'épiderme (Kölliker). L'épiderme s'épaissit par multiplication de ses strates ; dans la couche superficielle se rencontrent des cellules dont le noyau s'atrophie, et qui desquament, formant à la surface du corps un enduit onctueux, le *smegma embryonum* ou *vernix caseosa*. Une partie de ce vernis tombe dans le liquide amniotique avec des poils du lanugo, et ces débris, avalés avec l'eau de l'amnios par le fœtus, se retrouvent dans le méconium.

Le derme est constitué de prime abord par des cellules embryonnaires du tissu conjonctif. D'où viennent ces cellules ? Sur les flancs et du côté ventral, elles sont fournies par la couche la plus superficielle de la lame fibro-cutanée, qui à ce niveau est immédiatement accolée à l'épiderme ; du côté dorsal, au niveau des protovertèbres, le derme est formé par des cellules venues de la couche externe des protovertèbres (voy. p. 785).

Le derme est séparé de l'épiderme par une couche mince anhiste, *membrane basale*, qui, chez les vertébrés inférieurs, surtout, acquiert une réelle importance. Cette lame est au début parfaitement lisse, et la face externe du derme embryonnaire, supposée dépouillée de l'épiderme qui la revêt, se montrerait absolument plane sur toute son étendue ; mais bientôt cette surface se hérisse d'une série de prolongements coniques, les papilles. Toutes les formations papillaires que l'on rencontre dans le derme ne sont pas saillantes à sa surface, il en est qui sont situées profondément dans son épaisseur, ce sont les papilles des poils.

2° **Annexes de la peau.** — Les annexes de la peau sont, chez l'homme : les poils, les ongles, les glandes sudoripares, les glandes sébacées et enfin les mamelles.

Les dents rentrent aussi parmi ces organes, mais nous rattacherons leur étude ainsi que celle de la bouche (invagination ectodermique), à l'histoire du tube digestif.

a. *Poils*. — A partir du troisième mois de la vie fœtale, chez l'homme, on voit naître de la face profonde de la couche de Malpighi des bourgeons épithéliaux pleins, cylindriques ou légèrement renflés à leur partie terminale, et qui s'enfoncent dans l'épaisseur du derme. Ces bourgeons sont destinés à fournir les poils ; leur extrémité enfoncée dans le derme se met bientôt en contact avec un petit nodule du tissu mésodermique qui va constituer la papille du poil. Ce nodule est formé de cellules rondes, embryonnaires, il semble déprimer le fond du bourgeon épidermique et s'en coiffer comme d'une calotte ; bientôt il présente à son intérieur des vaisseaux sanguins, et la papille est ainsi définitivement constituée. Le germe épithélial, bourgeon du corps muqueux, subit de son côté des changements importants. A sa périphérie, les cellules qui se continuent d'ailleurs avec celles du corps muqueux prennent la forme et la distribution des éléments de ce dernier, et constituent la gaine externe du poil ; parmi les cellules centrales, celles qui se trouvent immédiatement au-dessus de la papille se multiplient avec une grande énergie et forment un faisceau d'éléments allongés, qui se groupent en une tige cylindrique, la tige du poil. Cette dernière s'accroît incessamment par la prolifération des cellules qui coiffent la papille, et qui engendrent, en même temps que la tige, les gaines internes du poil. Les cellules de l'axe du germe pileux, situées au-dessus du poil naissant sur la papille, se chargent de graisse et disparaissent, faisant ainsi une sorte de chemin pour l'éruption du poil (GÖTTE).

Les poils sont caducs, ils meurent par atrophie de la papille et tombent, soit arrachés, soit repoussés au dehors par un poil de remplacement qui, profitant de leur gaine externe, suit le même chemin qu'eux.

Les premiers poils qui apparaissent chez le fœtus (cinquième mois) sont extrêmement fins et délicats (poils follets, *lanugo*), ils sont très répandus à la surface du corps, mais ne tardent pas à tomber, soit pendant le cours même de la vie fœtale, soit après la naissance.

Les poils de remplacement naissent d'habitude sur un germe formé par une prolifération de la gaine externe de la racine de l'ancien poil et qui se développe comme l'a fait le premier germe pileux. On comprend facilement alors comment il se fait que le poil de remplacement emprunte la gaine de celui qui l'a précédé. Ce mode de développement des poils de nouvelle formation présente de grandes analogies avec la production des dents de la seconde dentition.

GÖTTE et KÖLLIKER ont aussi prétendu que, même après la naissance, des poils peuvent se former directement par des germes venus du corps muqueux de Malpighi, comme lors de la première apparition du système pileux ; il est incontestable qu'il en est bien ainsi dans la peau qui couvre la ramure des cerfs et qui se renouvelle avec cette dernière (KÖLLIKER).

b. *Ongles*. — Les ongles commencent à se former vers le troisième mois de la vie intra-utérine, un peu plus tôt dans les extrémités antérieures (mains) que dans les extrémités postérieures. Leur apparition est précédée par la formation *du lit de l'ongle*, c'est-à-dire de l'aire sur laquelle va se développer la lame unguéale. Cette aire est limitée par des bourrelets, antérieur latéraux et postérieur, formés par des replis de la peau ; le repli postérieur est le plus marqué, c'est à son niveau que se formera la racine de l'ongle. L'épiderme du fœtus, dans l'étendue du lit de l'ongle, subit des modifications très importantes, son corps muqueux s'épaissit beaucoup, ses couches cornées sont aussi très épaisses et forment une membrane particulière qui recouvre entièrement le lit de l'ongle jusqu'au cinquième mois, où elle disparaît, c'est l'*éponychium* de UNNA. Le *périonyx* est un reste de l'éponychium. Entre le corps muqueux et l'éponychium, au quatrième mois, apparaît une mince lame cornée que l'on peut considérer comme le premier rudiment de l'ongle ; cette lame est très mince, souple, à peine plus résistante que les couches cornées elles-mêmes, elle est formée de cellules du corps muqueux imprégnées de kératine,

fournie elle-même par de l'éléidine située dans les cellules superficielles du corps
muqueux (CURTIS). Cette lame sera remplacée par une série d'autres qui évolue-
ront successivement, de la même manière qu'elle, disparaissant avec l'éponychium.
L'ongle définitif est formé par une couche répondant au stratum lucidum de l'épiderme (CURTIS), sa substance cornée provient non pas de l'éléidine, mais bien
d'une matière particulière dite *onychogène* (RANVIER).

En somme, le développement de l'ongle se réduit à une différenciation histologique se produisant au niveau d'une aire spéciale limitée par des bourrelets et connue sous le nom de lit de l'ongle.

   c. *Glandes sudoripares.* — Les glandes sudoripares apparaissent au cinquième
mois sous la forme de bourgeons épithéliaux de la couche profonde de l'épiderme.
Ces bourgeons, cylindriques, pleins, s'enfoncent dans le derme assez profondément. Arrivée dans la partie inférieure du derme, leur extrémité se recourbe en
crosse, puis l'accroissement continuant avec énergie, elle se replie sur elle-même
un grand nombre de fois, formant le peloton connu sous le nom de glomérule de
la glande sudoripare. La lumière de ces glandes se creuse assez tard, au septième
mois.

   d. *Glandes sébacées.* — Les glandes sébacées sont, en règle générale, des annexes
des poils. Elles naissent comme des bourgeons latéraux sur les germes pileux alors
que ces derniers ont déjà atteint un développement assez avancé, c'est-à-dire présentent une papille bien formée. Elles apparaissent sous la forme de renflements
latéraux de l'épithélium de la gaine externe des poils. Ces renflements sont d'abord
pleins et formés par des cellules toutes semblables entre elles, puis les cellules
centrales se chargent de graisse et fournissent la matière sébacée qui imprègne le
poil.

   Des glandes sébacées peuvent naître directement de l'ectoderme, c'est-à-dire sans être annexées
à des germes pileux. C'est ainsi que les glandes sébacées de la muqueuse des lèvres, du prépuce et du gland apparaissent comme des bourgeons pleins de l'épithélium cutané, qui se ramifient un certain nombre de fois, et prennent l'aspect d'une petite glande en grappe. Ces glandes
fournissent une transition toute naturelle vers les glandes mammaires.

   e. *Glandes mammaires.* — D'après un travail récent de O. SCHULTZE, les
mamelles ne se développent pas isolément sur les points de la peau où on les trouve
plus tard, mais elles naissent sur une ébauche épithéliale commune, qui a la forme
d'une ligne saillante étendue sur les parois latérales du corps, de la racine du
membre antérieur (aisselle) jusqu'à celle du membre postérieur (pli de l'aine).
Cette ligne, formée par un épaississement du corps de Malpighi, a reçu de SCHULTZE
le nom de *ligne mammaire* (*Milchlinie*). Elle présente bientôt des renflements
ovalaires qui la rendent moniliforme, puis, les ponts épithéliaux formés par la
ligne mammaire et qui unissaient ces différents renflements disparaissant, ces derniers deviennent indépendants les uns des autres et constituent les *points mammaires*. Au niveau de chacun d'eux, l'épiderme forme une dépression à la constitution de laquelle prennent part non seulement ses couches profondes, comme cela
avait lieu dans les glandes que nous avons étudiées jusqu'ici, mais encore ses
couches superficielles cornées. Cette dépression a reçu le nom de *champ glandulaire* (HUSS). De la face profonde de l'épiderme du champ glandulaire naissent çà
et là des bourgeons pleins qui se ramifient et se développent largement, formant
une série de lobes glandulaires (glandes mammaires), qui débouchent isolément
les uns à côté des autres dans l'étendue du champ glandulaire. Chez l'homme, le
champ glandulaire, d'abord légèrement déprimé, comme on l'a vu, forme après la

naissance une saillie assez marquée qui constitue le mamelon et son aréole ; chez les animaux pourvus d'un pis, il se creuse au contraire davantage et forme la cavité du pis (KLAATSCH).

ARTICLE IV

ORGANES DÉRIVÉS DE L'ENTODERME

Dans l'embryon très jeune, l'entoderme forme un tube clos à ses extrémités antérieure et postérieure, et à la face ventrale duquel se trouvent les vésicules ombilicale et allantoïde (voy. art. II, fig. 440). Bientôt, le tube digestif se met en communication avec l'extérieur de la manière suivante : à la face inférieure de la tête se forme une fossette ectodermique dirigée d'avant en arrière, et dont le fond ne tarde pas à s'accoler au cul-de-sac pharyngien, c'est l'*invagination buccale* ou le *stomodœum* (στόμα bouche, δύω j'enfonce).

Le fond du stomodœum accolé à l'entoderme pharyngien forme d'abord une cloison membraneuse, la *membrane pharyngienne*, mais cette membrane se résorbe bientôt et dès lors l'intestin communique librement avec l'extérieur par la bouche.

Au niveau de l'extrémité postérieure de l'embryon une communication s'établit aussi avec le dehors par un procédé que l'on a souvent comparé schématiquement à celui qui détermine la formation de la bouche, en disant que, de même que l'ectoderme fournit le stomodœum en avant, il donne en arrière le *proctodœum* (πρωκτός, anus), mais en réalité l'ouverture postérieure se forme d'une manière un peu spéciale, comme nous le verrons plus loin. Bien que le stomodœum et le proctodœum soient d'origine ectodermique, nous rattacherons leur étude à celle du feuillet interne, car leurs relations avec ce dernier sont trop intimes pour qu'il soit possible de les en séparer.

Le tube digestif, maintenant ouvert à ses deux extrémités, subit une série de transformations. Sa région antérieure ou pharyngienne devient le

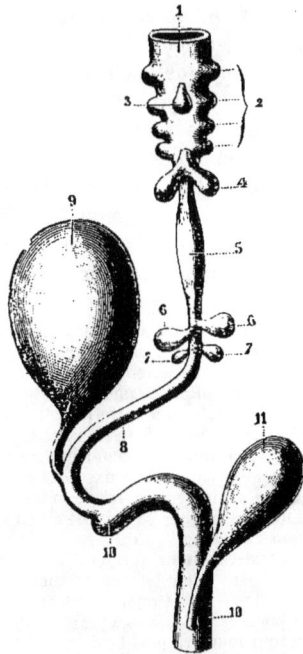

Fig. 460.

Vue d'ensemble des formations entodermiques (*schématique*).

1, pharynx. — 2, poches branchiales. — 3, ébauche impaire de la glande thyroïde. — 4, poumons. — 5, estomac. — 6, 6, bourgeons hépatiques. — 7, 7, bourgeons pancréatiques. — 8, intestin grêle. — 9, vésicule ombilicale. — 10, 10, gros intestin. — 11, allantoïde.

siège de la production d'une série de fentes, *fentes branchiales*, en relation avec les arcs branchiaux dont l'importance est si grande dans la formation de la face et du cou. En arrière de la région pharyngienne, la portion digestive du canal intestinal subit des changements importants dans son calibre et dans sa longueur, suivant les différents points. Enfin une série d'organes annexes apparaissent comme des appendices du tube entodermique, ce sont les poumons, le foie, le pancréas. On peut aussi décrire parmi les organes dérivés de l'entoderme la corde dorsale qui joue un rôle important avant la constitution du squelette définitif.

Renvoyant pour l'étude de l'entoderme dans les premiers stades à l'article II (p. 730-733), nous étudierons successivement ici : 1° la bouche et le stomodœum ; 2° l'anus et le proctodœum ; 3° les arcs branchiaux en général ; 4° les arcs branchiaux chez l'homme et leurs dérivés : *a*, face ; *b*, cou ; *c*, organes annexes de la cavité buccale ; *d*, organes annexes des poches branchiales ; 5° la portion digestive proprement dite du tube entodermique ; 6° les organes annexes de ce dernier, le poumon, le foie et le pancréas ; 7° la corde dorsale.

§ I. — LA BOUCHE ET LE STOMODŒUM

Le stomodœum est une fossette légèrement aplatie de haut en bas, située entre ce qui sera plus tard la base du crâne et le plancher du premier arc branchial. On lui donne quelquefois le nom de bouche primitive, celui de stomodœum convient mieux : 1° parce qu'il évite toute confusion avec le blastopore ou bouche primitive qui n'a rien à faire avec l'invagination buccale ; 2° parce que le stomodœum ne répond pas intégralement à ce qui sera plus tard la bouche définitive, et qu'il importe de ne pas identifier absolument ces deux parties l'une avec l'autre.

Limité en haut et en bas comme il a été dit ci-dessus, le stomodœum est borné en arrière par la membrane pharyngienne formée par l'accolement intime de l'épithélium ectodermique de l'invagination buccale avec l'épithélium entodermique du pharynx, entre lesquels n'existe aucun élément mésodermique.

Sur les coupes verticales passant par le plan médian, on voit la membrane pharyngienne s'insérer sur la base du crâne. En avant de cette insertion se trouve, sur la voûte du stomodœum, une fossette ectodermique dirigée de bas en haut, la *poche hypophysaire* ou *de Rathke*, qui forme ultérieurement le lobe antérieur de l'hypophyse. En arrière de la membrane pharyngienne existe une autre fossette, parallèle à la poche de Rathke, mais de nature entodermique, c'est la *poche de Seessel* (voy. fig. 440, 7 et 7').

La membrane pharyngienne se perce bientôt en son centre d'un trou qui fait communiquer la bouche avec le pharynx, mais cette communication est encore étroite, et .le reste de la membrane pharyngienne forme entre ces deux cavités une sorte de diaphragme, le *voile pharyngien*. Enfin ce dernier se résorbe à son tour, et la bouche et le pharynx se continuent sans interruption l'un dans l'autre.

Le stomodœum formera à la fois les fosses nasales (les fossettes olfactives s'ouvrent en effet largement dans le stomodœum et se confondent en partie avec lui) et la cavité buccale de l'adulte ; voyons quelle part on peut lui attribuer dans la constitution de la bouche définitive. Il y a à ce sujet deux opinions. Pour KÖLLIKER, la membrane pharyngienne s'insère au niveau de ce qui fournira plus tard les piliers postérieurs du voile du palais, par conséquent le stomodœum, comme la bouche définitive, est limité en arrière par les piliers du voile du palais, et la bouche et le stomodœum ont à peu près la même étendue. Pour His, le stomodœum est beaucoup moins vaste, la membrane pharyngienne, en effet, loin de s'insérer au niveau des piliers, s'attache bien plus en avant, au plancher de l'arc maxillaire inférieur, de sorte que la bouche définitive est formée non seulement par le stomodœum, mais par une partie du pharynx entodermique située derrière celui-ci.

§ II. — L'ANUS ET LE PROCTODŒUM

L'ouverture postérieure du tube digestif ne se forme pas au moyen d'une invagination ectodermique allant au-devant du cul-de-sac intestinal, mais bien aux dépens de la *membrane anale* (voy. p. 716 et 730). Cette membrane forme la paroi antérieure du cloaque interne, lequel est une sorte de carrefour commun où aboutissent, d'une part le tube digestif, d'autre part le pédicule de la vésicule allantoïde et les conduits génitaux. De mince qu'elle était au début, la membrane anale est devenue très épaisse et forme comme un bouchon qui ferme en avant le cloaque interne, c'est le *bouchon cloacal* de TOURNEUX (fig. 461, 1). Le cloaque interne se divise à un moment donné en deux canaux situés l'un devant l'autre ; le canal postérieur continue le trajet du tube digestif dont il constitue la partie terminale, l'antérieur (canal *uro-génital*) fait suite au pédicule de la vésicule allantoïde. A ce dernier se rattachent les conduits génitaux dont on parlera plus loin. Ces deux canaux intestinal et uro-génital conduisent sur la face interne du bouchon cloacal qui les ferme en avant.

Par le fait du cloisonnement du cloaque, le bouchon cloacal est divisé en deux parties : 1° une partie uro-génitale ; 2° une partie anale.

Bientôt les deux parties uro-génitale et anale du bouchon cloacal disparaissent, et on voit à leur place les orifices correspondants, lesquels se forment tous deux de la même façon et en particulier de la manière suivante : le bouchon cloacal est constitué par des cellules étroitement serrées les unes contre les autres, et qui, formées aux dépens de la membrane anale, viennent à la fois de l'ectoderme et de l'entoderme ; bientôt quelques lacunes apparaissent dans l'épaisseur du bouchon cloacal, comme si les cellules qui constituent ce dernier s'écartaient les unes des autres ;

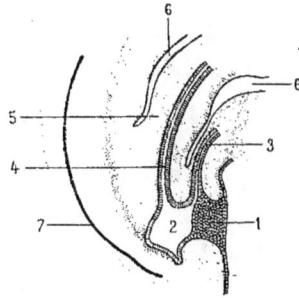

Fig. 461.

Coupe sagittale d'un embryon de mouton de 7mm,5 (d'après Tour-neux).

1. bouchon cloacal. — 2. cloaque interne. — 3. allantoïde. — 4. intestin. — 5. couche mésodermique de l'intestin. — 6. cavité péritonéale. — 7. corde dorsale.

ces lacunes grandissent, s'unissent à d'autres semblables, et finalement forment au sein du bouchon cloacal une lumière qui fait communiquer la cavité de l'intestin avec l'extérieur ; l'orifice anal est constitué.

L'orifice anal est situé au fond d'une petite dépression formée par des bourrelets sur lesquels Retterer a appelé l'attention. Ces bourrelets sont constitués par un épaississement mésodermique revêtu de l'ectoderme. Retterer en distingue deux principaux : un postérieur, le *repli anal postérieur*, qui entoure la moitié postérieure de l'orifice ; un antérieur, le *repli anal antérieur*, fourni par la lame qui sépare l'orifice uro-génital de l'anus, et à laquelle cet auteur donne le nom de repli *ano-génital*. La dépression constituée par ces bourrelets représente l'invagination ectodermique correspondant, jusqu'à un certain point, à l'invagination buccale, et que l'on a appelée *proctodæum*. Chez les mammifères le proctodæum est très court.

§ III. — Arcs branchiaux en général

Les arcs branchiaux sont produits par des différenciations des parois du cou. Le cou est d'abord extrêmement court, néanmoins pour mieux faire comprendre la formation des arcs branchiaux nous lui avons donné dans les schémas (fig. 462) une grande longueur. Comme le montrent ces schémas, qui sont faits d'après des coupes frontales, le cou comprend une cavité (cavité du pharynx) et une paroi. Sur les faces antérieure et latérales, cette paroi, très mince, peut être considérée au début comme formée par l'accolement de l'entoderme pharyngien à l'ectoderme du corps, ces deux feuillets n'étant séparés l'un de l'autre que par une quantité insignifiante de mésoderme. A ce moment la paroi du cou est lisse et unie aussi bien en dehors sur sa face ectodermique qu'en dedans sur sa face entodermique ; bientôt, sur les côtés du cou, le mésoderme s'épaissit fortement en certains points, soulevant en dehors l'ectoderme, refoulant en dedans l'entoderme, tandis que ces deux feuillets restent encore accolés l'un à l'autre en dessus et en dessous du point où l'épaississement mésodermique s'est produit. Ces épaississements prennent naissance sur les côtés du cou suivant des lignes transversales régulièrement espacées et disposées d'avant en arrière, de l'extrémité céphalique vers l'extrémité caudale. Ils forment sur les côtés du cou une série de bourrelets saillants séparés les uns des autres par des sillons, ce sont les arcs branchiaux ou viscéraux (fig. 463). Sur les coupes frontales (fig. 462), les arcs se montrent comme des cercles pleins entre

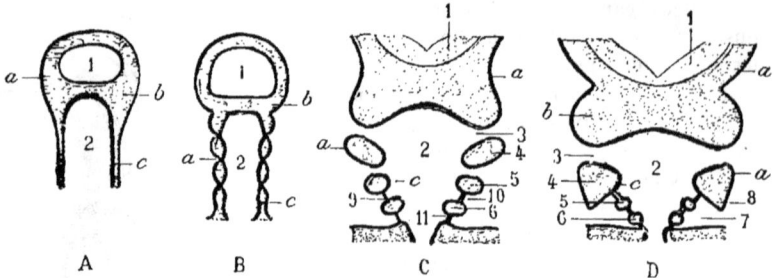

Fig. 462.

Arcs branchiaux : A, paroi primitive du cou, mince et lisse ; B, épaississements mésodermiques dans la paroi, formation des arcs ; C, arcs branchiaux, période d'état ; D, régression des arcs, formation de la paroi définitive du cou (schématique).

a, ectoderme. — b, mésoderme. — c, entoderme.
1, cerveau. — 2, pharynx. — 3, fente branchiale. — 4, 5, 6, deuxième, troisième et quatrième arcs branchiaux. — 7, sinus précervical. — 8, opercule. — 9, membrane clôturale de la fente branchiale. — 10, sillon branchial. — 11, poche branchiale.

lesquels on distingue de petites lames formées par une membrane résultant de l'accolement de l'entoderme et de l'ectoderme, et que l'on appelle la *membrane clôturale* parce qu'elle ferme le sillon situé entre deux arcs consécutifs. De part et d'autre de la membrane clôturale se trouvent deux fossettes : en dehors une fossette ectodermique peu profonde, qui répond au sillon branchial, en dedans une fossette entodermique beaucoup plus développée, et à laquelle on donne le nom de *poche branchiale*.

La membrane clôturale se résorbe d'habitude, et le sillon branchial, qu'elle fermait, est remplacé par une *fente branchiale* qui conduit de l'extérieur dans la cavité du pharynx.

Un arc branchial est, en somme, constitué par une masse de mésoderme entourée par un épithélium, ectodermique du côté externe, entodermique du côté interne. Ces masses mésodermiques que l'on retrouve dans chaque arc peuvent être considérées comme des segments distincts du feuillet moyen, plus ou moins comparables aux protovertèbres. On a donné à ces segments le nom de *branchiomères* (βράγχια, branchie; μέρος, partie) (voy. fig. 436, 11). Chacun d'eux engendre des muscles spéciaux, les muscles branchiaux, qui, contrairement aux autres muscles striés, ne dérivent pas des protovertèbres, et méritent par conséquent, une place spéciale dans la musculature du corps. De plus, chaque arc viscéral possède un squelette propre formé par une ceinture cartilagineuse ou osseuse composée de plusieurs pièces placées bout à bout, et un gros vaisseau sanguin (*arc aortique*).

On voit par là que l'ensemble des arcs viscéraux forme un système autonome qui possède ses muscles propres, son squelette et ses vaisseaux. On donne souvent à ce système le nom de système des arcs viscéraux, ou, brièvement, de système viscéral ou branchial.

Chez les animaux qui respirent par des branchies, des lamelles très fines et très vascularisées naissent sur la surface des poches branchiales et servent à l'hématose du sang qui leur est apporté par l'arc aortique correspondant. Chez l'homme il n'y a jamais de branchies, néanmoins le système viscéral, dont les différentes parties sont profondément modifiées et ont changé de fonction, fournit à l'organisme un nombre important de pièces.

§ IV. — ARCS BRANCHIAUX CHEZ L'HOMME ET LEURS DÉRIVÉS

Chez l'homme, comme chez les mammifères, il y a quatre arcs branchiaux. Le premier, le plus antérieur, a reçu le nom d'arc maxillaire ou d'arc facial. Il est bifurqué en avant et présente deux branches, entre lesquelles est située l'ouverture buccale (voy. fig. 459). La branche supérieure, courte, forme la partie externe du bord supérieur de la bouche, dont la partie moyenne est formée par le bourgeon frontal, c'est la *branche maxillaire supérieure* du premier arc. La branche inférieure forme le bord inférieur de la bouche, on lui donne le nom de *branche maxillaire inférieure* ou *mandibulaire* du premier arc. La fente qui sépare l'arc maxillaire du suivant est la première fente branchiale. Le second arc est désigné sous le nom d'*arc hyoïdien ;* le troisième et le quatrième n'ont pas de noms particuliers et sont désignés par leur numéro d'ordre. La seconde fente branchiale est située entre le deuxième et le troisième arc et ainsi de suite. On discute encore pour savoir si les fentes branchiales existent bien réellement chez l'homme, ou bien s'il n'y a que des sillons branchiaux, la membrane clôturale ne se résorbant pas. Il est probable que les deux premières fentes, au moins, existent.

Le premier arc du côté droit se réunit sur la ligne médiane ventrale à celui du côté gauche ; il en est de même, d'après KÖLLIKER, pour le

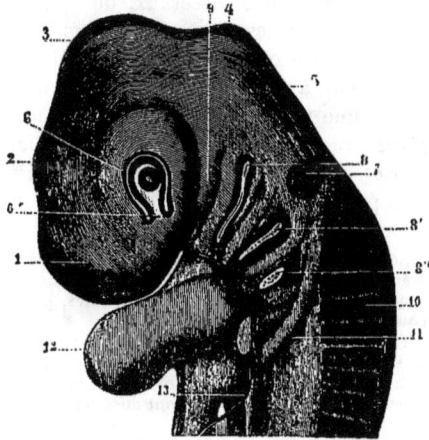

Fig. 463.

Partie antérieure d'un embryon de poulet âgé de trois jours (d'après KÖLLIKER).

1, région du cerveau antérieur. — 2, région du cerveau intermédiaire. — 3, région du cerveau moyen. — 4, région du cerveau postérieur. — 5, région de l'arrière-cerveau. — 6, œil. — 6', fente choroïdienne. — 7, vésicule auditive. — 8, 8', 8'', première, deuxième et troisième fentes branchiales. — 9, premier arc branchial. — 10, protovertèbre. — 11, veine jugulaire. — 12, cœur. — 13, bord de la paroi antérieure recouvrant le cœur.

second arc, mais les suivants ne s'étendent jamais aussi loin en avant, et ils laissent entre eux, sur la ligne médiane, un espace, *espace mésobranchial* (His) dans lequel la paroi est restée lisse et a conservé sa structure primitive.

1° Formation de la face. — La face résulte du développement du bourgeon fronto-nasal et du premier arc viscéral. On a vu (développement de l'appareil olfactif, art. III, p. 765) que le bourgeon fronto-nasal possède deux prolongements, les *processus globulaires* (His), qui, séparés tout d'abord, viennent se réunir sur la ligne médiane, pour former la portion moyenne du bord supérieur de l'ouverture buccale. Les portions externes de ce dernier sont formées, à droite et à gauche, par les branches maxillaires supérieures, qui, passant au-devant du sillon nasal, viennent se souder aux processus globulaires. Le bord inférieur de la bouche est constitué en entier par les branches maxillaires inférieures, droite et gauche, du premier arc, qui sont réunies l'une à l'autre sur la ligne médiane. Ceci montre que, dans la face, le système viscéral fournit les parties qui correspondent sur le crâne osseux au maxillaire supérieur et à la mandibule, tandis que la région répondant à l'os intermaxillaire ou incisif est fournie par le prolongement fronto-nasal.

Lorsque la branche maxillaire supérieure est arrivée au contact des processus globulaires, elle peut ne pas se souder avec eux, et la lèvre supérieure reste fendue (*bec-de-lièvre latéral*), ou bien il peut arriver aussi que les deux processus

globulaires ne se soudent pas sur la ligne médiane, et on a un *bec de lièvre médian*.
Le bec de lièvre est dit *simple* lorsque la malformation ne porte que sur les lèvres,
compliqué si elle s'étend aux os de la face.

2° **Formation du cou.** — Le cou se forme aux dépens des deuxième, troisième
et quatrième arcs viscéraux, de la manière suivante. Le développement et les
dimensions de ces arcs sont de plus en plus réduits en allant d'avant en arrière,
de telle sorte que l'arc hyoïdien déborde beaucoup les deux arcs suivants, qui
paraissent, à cause de cela, enfoncés dans une dépression située entre l'arc hyoïdien d'une part, la paroi du corps d'autre part, et à laquelle on donne le nom de
sinus précervical (His). De l'arc hyoïdien part bientôt un petit prolongement, le
processus operculaire (fig. 462, D), qui, passant au-devant du sinus précervical,
finit par se souder à la paroi du corps, fermant ainsi le sinus et le transformant
en une cavité close de toutes parts.

Le processus operculaire, comme l'opercule des poissons osseux, recouvre les derniers arcs
branchiaux qui ne sont dès lors plus visibles extérieurement. La forme extérieure du cou est
achevée. Des parties importantes, muscles, pièces squelettiques apparaissent dans l'épaisseur du
cou, nous les étudierons plus loin.

Tant que la soudure de l'opercule à la paroi du corps n'est pas achevée, on peut pénétrer dans
le sinus précervical par un trou plus ou moins large. Ce trou persiste dans certains cas, après
la naissance, et on a la malformation connue sous le nom de *fistule congénitale*. Les tumeurs
appelées kystes branchiaux sont aussi en relation avec les fentes branchiales.

3° **Organes annexes de la cavité buccale.** — Nous décrirons sous ce titre
d'annexes, la langue, les glandes salivaires, les amygdales et les dents.

a. *Langue*. — La langue se forme au moyen de deux ébauches qui naissent sur
le plancher de la bouche. La première, antérieure, a reçu de His le nom de *tubercule impair*. Le tubercule impair se forme aux dépens du premier arc viscéral et
engendre toute la partie de la langue située en avant du V lingual. La seconde,
ébauche postérieure, est constituée par deux bourrelets qui apparaissent au niveau
des deuxième et troisième arcs branchiaux, elle forme la racine de la langue. Ces
deux ébauches se réunissent l'une à l'autre suivant le V lingual. A la pointe du V
se trouve une dépression profonde, le *foramen cæcum*, qui est en rapport avec le
développement de la glande thyroïde (His).

b. *Glandes salivaires*. — Les glandes salivaires se forment au moyen de bourgeons épithéliaux pleins qui, partis de l'épithélium buccal, s'enfoncent dans le
tissu mésodermique sous-jacent, se ramifient un grand nombre de fois et se creusent ultérieurement d'une lumière. La sous-maxillaire apparaît chez l'homme vers
la sixième semaine, la parotide vers la huitième et la sublinguale un peu plus tard.
Les glandules de la muqueuse des lèvres, de la langue et du palais n'apparaissent
que plus tard, vers le quatrième mois.

c. *Amygdales*. — Les amygdales se développent au niveau de la deuxième fente
branchiale. D'après Retterer, elles sont formées par une prolifération de l'épithélium buccal, qui s'enfonce dans le mésoderme sous la forme d'un bourgeon
plein. Ce bourgeon épithélial est ensuite séparé du tissu qui lui a donné naissance par des végétations de tissu conjonctif et de vaisseaux, qui le sectionnent
en outre en territoires distincts formant les follicules. Il y a donc à ce niveau
une intrication et un mélange des éléments épithéliaux et des éléments mésodermiques.

d. *Dents*. — Les dents peuvent être considérées comme des papilles de la
muqueuse buccale-ossifiées (O. Hertwig). Elles se développent toujours au niveau

d'un organe particulier, l'*organe adamantin* ou organe de l'émail, fourni par l'épithélium buccal, et qui engendre l'émail dont elles sont revêtues.

Au début, les bords de l'ouverture buccale sont simples, c'est-à-dire qu'au lieu d'être subdivisés en lèvres et en gencives, ils consistent en un bourrelet indivis répondant à l'arc viscéral par lequel ils sont formés. Bientôt on voit apparaître sur ce bourrelet un sillon qui le divise en deux moitiés parallèles : l'une, antérieure, est la lèvre ; l'autre, postérieure, est le bourrelet gingival. Le sillon labio-gingival est formé, d'après Pouchet et Chabry, par le clivage d'une lame épithéliale qui, partie de la surface du bourrelet primitif, s'est enfoncée dans la profondeur de ce dernier, le subdivisant en deux moitiés, et à laquelle ils donnent le nom de *mur plongeant* (fig. 464, A). Si l'on poursuit le mur plongeant sur les côtés du maxillaire, on voit qu'il se continue avec un épaississement épithélial qui, lui, n'est plus situé entre la lèvre et la gencive comme l'était le précédent, mais bien sur le bourrelet gingival lui-même. C'est la *crête dentaire*, bien connue. Soit du mur plongeant, soit de la crête dentaire, mais toujours en définitive de l'épithélium buccal dont ces organes ne sont que des modifications locales, on voit partir une lame épithéliale continue, la *lame dentaire* qui s'enfonce dans le méso-derme. Cette lame porte à son bord libre des épaississements disposés régulièrement les uns derrière les autres et qui sont les ébauches des organes adamantins. Les organes adamantins possèdent tout d'abord une forme assez analogue à celle d'une gourde ; puis chacun d'eux se met en rapport avec une petite masse de tissu mésodermique, véritable papille embryonnaire, qui soulève au-devant d'elle le fond de la gourde dont elle se coiffe pour ainsi dire comme d'un bonnet. A partir

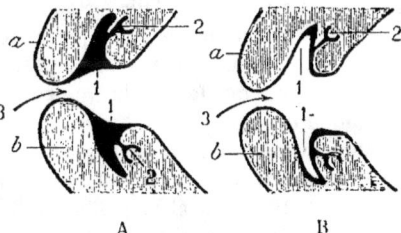

Fig. 464.

Formation des lèvres, des gencives et des dents (d'après Pouchet et Chabry, *schématique*).

A. bourrelet entourant l'orifice buccal. — *a*, ectoderme. — *b*, mésoderme. — 1, mur plongeant. — 2, 2, germes dentaires. — 3, orifice buccal.

B. bourrelet différencié en lèvre et en gencive. — *a*, ectoderme. — *b*, mésoderme. — 1, 1, sillon labio-gingival. — 2, 2, germes dentaires. — 3, orifice buccal.

de ce moment on trouve les ébauches des parties principales de la dent : 1° l'*organe adamantin*, 2° la *papille dentaire*.

L'*organe adamantin* présente un corps élargi et une partie effilée, ou *col*, qui le rattache à l'épithélium buccal. Le corps est formé de deux parois, l'une interne, l'autre externe et d'un contenu. La paroi interne, celle qui est appliquée contre la papille, est constituée par un épithélium cylindrique à cellules hautes, d'une admirable régularité ; ce sont ces cellules qui sécrètent l'émail. La paroi externe est formée par un épithélium dont les cellules sont moins hautes et se colorent plus fortement par les réactifs que celles de la paroi interne. Il y a d'ailleurs entre ces deux ordres de cellules des transitions ménagées au niveau du point où la paroi interne se continue avec l'externe. Le contenu de l'organe de l'émail, *masse muqueuse* de Huxley, est formé par des cellules étoilées, dont l'aspect rappelle un peu celui des cellules conjonctives, mais qui sont en réalité de véritables cellules épithéliales, comme le prouve leur origine aux dépens de la masse, tout entière épithéliale, du germe de l'émail.

La *papille* comprend, en allant de dehors en dedans : 1° une couche amorphe, membrane préformative de Raschkow ; 2° une couche formée de cellules spéciales, les *odontoblastes*, dans laquelle on ne trouve jamais de vaisseaux, et enfin 3° une masse centrale de tissu mésodermique embryonnaire, abondamment pourvue de vaisseaux sanguins.

La membrane préformative répond à une membrane basale ou vitrée. Malgré son nom, elle ne joue aucun rôle dans la formation de la dent (Kölliker).

La couche des odontoblastes (ὀδούς, dent et βλαστός, germe) est constituée par des cellules d'abord arrondies, placées les unes à côté des autres à la surface de la papille, de manière à former à celle-ci un revêtement continu. Ces cellules présentent plusieurs analogies avec les ostéoblastes que l'on trouve dans le développement du tissu osseux. Quittant leur forme arrondie, elles émettent par leur pôle périphérique un prolongement fin d'où partent des branches latérales qui se dirigent en dehors parallèlement les unes aux autres, en traversant une substance claire qui s'interpose, au fur et à mesure de leur développement, entre l'émail et la rangée des odontoblastes. Cette couche claire va devenir l'ivoire, les prolongements fins (*fibres de Tomes*) des odontoblastes qui la traversent, occupent dans l'ivoire des canalicules très fins (*canalicules de l'ivoire*). La couche des odontoblastes ne renferme jamais de vaisseaux.

Ces derniers sont confinés, avec les nerfs de la dent, dans la partie centrale de la papille qui devient ultérieurement la pulpe dentaire.

A partir d'un certain moment, l'organe adamantin et la papille sont enveloppés sous une membrane commune de tissu conjonctif qui se développe autour d'eux (*follicule dentaire*). Le follicule isole l'organe adamantin de l'épithélium qui lui a donné naissance en sectionnant pour ainsi dire son col.

Le germe dentaire se développe ensuite davantage et la dent fait éruption (voy. p. 42). Le cément est fourni par le périoste alvéolo-dentaire.

La dent dont nous venons de parler est une dent de lait. Les dents de remplacement se forment par un procédé identique ; leur organe adamantin est fourni par un bourgeon épithélial qui naît sur le col de l'organe de l'émail de la dent de lait et évolue comme l'a fait ce dernier, c'est-à-dire forme avec le concours d'une papille un germe dentaire qui se place en dedans du précédent et se développe comme lui.

4° Organes annexes des fentes branchiales. — Sous ce nom sont compris le thymus et la glande thyroïde qui dérivent en grande partie de l'épithélium ento-dermique des poches branchiales. Les fentes branchiales sont toutes homologues entre elles au début de leur formation ; plus tard elles présentent des différences dans leur développement qui permettent de les diviser en deux groupes assez distincts : l'un antérieur, l'autre postérieur. Le groupe antérieur comprend la première fente qui fournit la trompe d'Eustache, et la seconde en relation avec la formation des amygdales. Le groupe postérieur est constitué par les fentes bran-chiales situées en arrière de la seconde, et qui sont parfaitement homologues entre elles (Prenant). Ce groupe est réduit chez les mammifères à deux poches bran-chiales : la troisième et la quatrième.

Chacune de ces poches est munie de deux branches, dont l'une se pro-

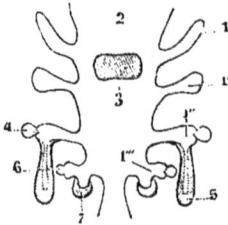

Fig. 465.

Organes annexes des po-ches branchiales (d'après DE MEURON, *modifié*).

1, 1', 1'', 1''', première, deuxiè-me, troisième et quatrième po-ches branchiales. — 2, pharynx. — 3, ébauche impaire du corps thyroïde. — 4, glande caroti-dienne. — 5, ébauche du thy-mus. — 6, glandule thyroïdienne. — 7, ébauche paire du corps thyroïde.

longe en un diverticule ventral puissant qui, dans la troisième poche devient le thymus, et dans la quatrième donne l'ébauche latérale de la thyroïde. De plus, à l'angle de bifurcation des branches des poches branchiales naît un organe spécial plein formé par prolifération de l'épi-thélium. Cet organe est pour la troisième poche une petite glande vasculaire sanguine, la *glande carotidienne*, qui chez les mammifères n'est pas indépendante, mais s'incor-pore dans le thymus. A l'angle de la quatrième poche se forme un autre organe glandulaire, la *glandule thyroï-dienne* comparable, d'après Prenant, à la glande caroti-dienne et qui s'unit au corps thyroïde en se plaçant sur le bord du hile de cet organe.

Laissant de côté la glande carotidienne et la glandule thyroïdienne, nous étudierons seulement ici le développe-ment du thymus et de la glande thyroïde, sans dissimuler toutefois qu'à part les données générales sur le premier développement de ces organes tel que nous venons de l'exposer, données qui sont d'ailleurs hors de conteste, le développement histologique de ces formations est trop controversé et trop mal connu pour pouvoir être résumé brièvement.

a. *Thymus.* — Chez les poissons, le thymus est formé par l'épithélium de la portion dorsale des fentes branchiales, qui constitue des cordons glandulaires, distincts au début, mais bientôt fusionnés en un cordon longitudinal. Chez les mammifères, il naît de l'épithélium de la portion ventrale de la troisième poche branchiale (P. de Meuron). Le thymus présente au début la forme d'un cordon à parois très épaisses et creusé d'une lumière très fine. Ce cordon s'allonge de haut en bas, et son extrémité inférieure, dépourvue de lumière et massive, vient se mettre en contact avec le péricarde. Sur cette extrémité apparaissent une série de bourgeons pleins, semblables aux acini d'une glande en grappe, puis, peu à peu, ce mode de bourgeonnement se propage jusqu'à l'extrémité supérieure du thymus dont l'ensemble offre à ce moment l'aspect d'une véritable glande en grappe. Bientôt le tissu conjonctif et les vaisseaux sanguins pénètrent entre les différents acini et les séparent les uns des autres ; du tissu lymphoïde se développe autour des acini, formant la majeure partie de l'organe complètement développé, tandis que les restes de l'épithélium, réduits en quelque sorte à un rôle subordonné, constituent les *corpuscules* de Hassal.

Telle est la manière de voir de beaucoup d'auteurs (His) ; pour Tourneux et Herrmann, au contraire, le tissu adénoïde se développe au sein même du tissu épithélial sans que ce dernier disparaisse ; car il est représenté dans le thymus développé par les cellules contenues dans les mailles du tissu adénoïde. Il y a là un cas de pénétration réciproque de tissu épithélial et de tissu connectif, comme cela se voit dans les amygdales. Pour certains auteurs (Afanassiew, Cornil et Ranvier) les corpuscules de Hassal, au lieu de représenter les restes du thymus épithélial, seraient dus à des transformations spéciales des vaisseaux. Le thymus s'accroît chez l'homme jusque vers la deuxième année, puis il s'atrophie.

His avait pensé à un moment donné que le thymus était fourni par l'ectoderme du sinus précervical ; depuis il s'est rallié à l'origine entodermique de cet organe.

b. *Glande thyroïde.* — La glande thyroïde naît aux dépens d'une ébauche impaire à laquelle se réunissent deux autres ébauches paires. L'*ébauche impaire* consiste en une petite fossette épithéliale de la paroi antérieure du pharynx, située sur la ligne médiane, au niveau du deuxième arc branchial. Cette fossette se détache ensuite de l'épithélium qui lui a donné naissance, et se transforme en une vésicule épithéliale à parois épaisses, dont la lumière disparaît par la suite, et qui fournit, après des changements histologiques importants survenus dans sa constitution primitive, la partie moyenne (isthme) de la glande thyroïde (His). — Les *ébauches paires* sont de simples évaginations de l'épithélium de la quatrième poche branchiale, qui se détachent bientôt de cette dernière et viennent se mettre en relation avec l'ébauche impaire. Elles forment les lobes latéraux du corps thyroïde (His).

L'ébauche impaire reste pendant un certain temps en communication avec la surface de la langue par un canal, le *canal thyréoglosse*. Plus tard, ce canal disparaît, sauf au niveau de son embouchure où il persiste sous la forme d'un trou borgne, le foramen cæcum. Kastschenko soutient que l'ébauche impaire fournit la majeure partie du corps thyroïde (isthme et lobes latéraux), et que les ébauches paires ne jouent qu'un rôle insignifiant. Pour Christiani, ces dernières seraient l'origine des glandes thyroïdes accessoires bien connues. Prenant n'a pas pu trancher la question de savoir si les ébauches thyroïdiennes latérales fournissent des vésicules au corps thyroïde définitif, et tend à considérer ces ébauches comme représentant un canal excréteur de la thyroïde qui a perdu sa fonction.

§ V. — Portion digestive de l'entoderme

Au début, le tube entodermique est très court. Sa portion moyenne se porte légèrement en avant formant un angle ou un V ouvert en arrière (fig. 440), et dont le sommet est occupé par la vésicule ombilicale. Les deux branches du V sont très courtes. L'une d'elles qui répond à la moitié supérieure du tube digestif présente à considérer de haut en bas la bouche, la région pharyngienne percée par les fentes branchiales, et enfin une portion assez courte tout d'abord, s'étendant entre l'ébauche de l'appareil respiratoire et la vésicule ombilicale. Dans cette dernière portion vont se développer l'œsophage, l'estomac, le duodénum et une grande partie de l'intestin grêle. L'autre branche du V présente moins de parties différentes sur son trajet. Après avoir regagné la paroi dorsale de l'abdomen, elle ne tarde pas à se jeter dans le vaste cloaque interne, auquel His donne le nom de *bursa pelvis*. Cette branche fournit la fin de l'intestin grêle et tout le gros intestin ; il ne faut pas oublier toutefois que la portion terminale de ce dernier naît, sur une étendue difficile à préciser, du dédoublement du cloaque interne en canal intestinal et en canal uro-génital.

1° Œsophage. — L'œsophage se développe par un accroissement interstitiel de la portion comprise entre l'estomac et le pharynx, car au début ces deux dernières régions se suivent presque immédiatement.

2° Estomac. — L'estomac apparaît sous la forme d'un renflement présentant un bord postérieur convexe, et un bord antérieur légèrement concave. Ces deux bords répondent respectivement à la grande et à la petite courbure.

Primitivement, ces deux courbures sont donc situées dans le plan vertical médian antéropostérieur et les deux moitiés de l'estomac sont symétriques par rapport à ce plan. Plus tard, l'estomac subit une torsion à la suite de laquelle son bord postérieur convexe (grande courbure) est porté à gauche, tandis que son bord antérieur concave (petite courbure) est tourné à droite. En même temps, les faces latérales de l'estomac deviennent l'une antérieure et l'autre postérieure, et les nerfs pneumogastriques qui les longent, les suivant dans leur déplacement, perdent leur disposition paire primitive, et se placent l'un en avant, l'autre en arrière de l'estomac. Ce mouvement de torsion a eu en même temps pour effet de porter légèrement à droite la partie initiale de l'intestin grêle (duodénum). Les diverses parties du mésentère qui rattachent ces différents segments du tube digestif à la colonne vertébrale s'allongent plus ou moins ou au contraire se rétractent pour se prêter à leur disposition nouvelle.

3° Intestin. — L'intestin se développe aux dépens de la portion du tube entodermique qui est située au-dessous de l'estomac. Au tube disposé en V a fait suite une anse allongée à concavité postérieure (fig. 460), et dont le sommet dirigé en avant est contenu dans la cavité du cordon ombilical. ,

Les deux branches de cette anse, parallèles entre elles, se continuent l'une dans l'autre au niveau de son sommet, marqué par l'insertion du canal vitellin devenu très étroit. On peut distinguer une branche supérieure en rapport avec l'estomac et une branche inférieure qui se continue avec le cloaque interne. La branche supérieure est d'un calibre égal dans toute son étendue. A quelque distance de l'insertion du canal vitellin, la branche inférieure se renfle bientôt, et présente un léger cul-de-sac, première ébauche du cæcum. Toute la partie de la branche inférieure comprise en dessous de ce cul-de-sac se transformera en gros intestin.

L'anse ainsi constituée se tord bientôt sur elle-même, de telle manière que la branche inférieure devient supérieure et croise l'autre à laquelle elle était jusqu'ici parallèle. Le gros intestin se place ainsi en avant de l'intestin grêle ; le point d'entre-croisement correspond au duodénum. A partir de ce moment, la disposition réalisée chez l'adulte commence à se dessiner, et l'on voit que le gros intestin forme une sorte de courbe dans laquelle sont comprises les anses de l'intestin grêle, qui se développent peu à peu par simple allongement de ce dernier. Toutefois, la portion initiale du gros intestin, au lieu de se trouver entièrement à droite, est encore assez voisine de la ligne médiane, et de plus elle se trouve située dans l'abdomen à une hauteur bien plus grande que chez l'adulte, car le cæcum est placé à ce moment sous le foie. En d'autres termes, il n'y a pas de côlon ascendant. Ce dernier se développe par un accroissement interstitiel de la partie comprise entre le côlon transverse et le cæcum. De plus, le cæcum lui-même s'accroît en longueur, de sorte que les rapports qui existent chez l'adulte ne tardent pas à se réaliser. L'appendice vermiculaire a d'abord le même diamètre que le cæcum luimême, ce n'est que peu à peu, et après la naissance qu'il arrive à présenter avec ce dernier les différences de volume que l'on sait.

Développement histologique des tuniques du tube digestif. — Des trois tuniques intestinales l'épithélium de la muqueuse seul et l'épithélium des glandes dérivent de l'entoderme. Le derme de la muqueuse, les muscles et le revêtement péritonéal proviennent de différenciations histologiques effectuées au sein de la lame fibro-intestinale du mésoderme.

Cette lame est d'abord très épaisse. Un des premiers indices de la différenciation consiste dans l'apparition des vaisseaux, venus de l'aorte, puis les muscles annulaires se forment les premiers, et ensuite les muscles longitudinaux (troisième et quatrième mois). En même temps, la couche péritonéale devient distincte, enfin, entre les deux couches musculaires on voit se dessiner une assise spéciale qui est peut-être l'origine du *plexus myentérique* d'AUERBACH, et que KÖLLIKER propose d'appeler à cause de cela *tunica nervea*.

L'épithélium est au début formé d'un seul plan de cellules pavimenteuses qui se transforment plus tard en cellules cylindriques disposées sur une seule assise. Cet épithélium cylindrique se stratifie ensuite, puis finalement redevient simple et unistratifié.

Les glandes de l'estomac et de l'intestin commencent à se montrer à partir du troisième mois. Elles se produisent d'une manière très particulière. Des plis, entrecoupés dans divers sens, s'élèvent à la surface de l'épithélium, et ne tardent pas à se souder entre eux par leur base, circonscrivant ainsi de petites fossettes tapissées par l'épithélium (KÖLLIKER). Peu à peu la soudure des plis entre eux gagne leur extrémité libre et amène la formation d'une série de tubes épithéliaux placés les uns à côté des autres. Lorsque les plis se soudent ainsi jusqu'à leur extrémité, la surface interne de la muqueuse est criblée par une infinité de trous, orifices des tubes épithéliaux glandulaires, mais elle ne présente pas de villosités (estomac, gros intestin). Au contraire, il est des portions du tube digestif (intestin grêle) où les plis se développent énormément et ne se réunissent entre eux que par leurs parties profondes, d'où il résulte que leurs sommets libres forment une série de prolongements (villosités) implantés sur les intervalles qui séparent entre eux les tubes glandulaires.

Quoi qu'il en soit, on voit que les glandes gastriques et intestinales sont toujours, à quelque stade du développement qu'on les considère, constituées par des tubes creux, contrairement aux autres glandes, dont la première ébauche consiste en un germe plein.

§ VI. — ORGANES ANNEXES DU TUBE ENTODERMIQUE

Ces organes (organes respiratoires, foie, pancréas) présentent dans leur développement de nombreux traits communs. Tous trois se forment à la manière des glandes, par le bourgeonnement répété d'un tube épithélial né sur l'entoderme.

1° Organes respiratoires. — En arrière de l'ébauche impaire de la glande thyroïde, on voit le tube pharyngien très large, se diviser peu à peu par une constriction effectuée sur ses faces latérales en deux tubes placés l'un au-devant de l'autre. Le tube postérieur (voisin de la colonne vertébrale) est l'œsophage, l'antérieur est le premier rudiment de l'appareil respiratoire. Bientôt la constriction latérale s'accuse, et finalement elle sépare entièrement ces deux tubes l'un de l'autre, sauf en haut où le tube respiratoire s'ouvre dans le tube digestif. L'ébauche de l'appareil respiratoire pousse par sa partie postérieure deux petits diverticules creux, pairs, rudiments des poumons, et l'on peut alors distinguer dans cet appareil deux parties : en haut un conduit impair et médian qui fournira le larynx et la trachée, en bas ou en arrière, deux petits sacs creux, légèrement lobés à leur surface, aux dépens desquels se développeront à la fois les bronches et les alvéoles pulmonaires, et que l'on peut considérer comme les poumons proprement dits.

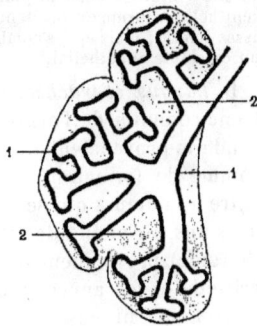

Fig. 466.

Développement du poumon
(*schématique*).

1, poumon épithélial. — 2, poumon conjonctif et sanguin.

a. *Poumons.* — Les rudiments pulmonaires sont des petits sacs creux, dont la paroi est formée par un épithélium cylindrique régulier, qui conserve le même aspect dans toute l'étendue de l'appareil respiratoire, aussi bien dans le tube trachéen que dans le fond des diverticules pulmonaires. Cet épithélium fournira tous les revêtements épithéliaux que l'on rencontre dans le poumon adulte (épithélium bronchique et endothélium alvéolaire), il constitue le *poumon épithélial* par opposition au poumon conjonctif et sanguin fourni par le mésoderme. En effet le rudiment épithélial du poumon est revêtu par un feuillet mésodermique, portion de la lame splanchnique, au sein duquel il se développe. Ce feuillet mésodermique donnera naissance à tous les tissus non épithéliaux que l'on trouve dans le poumon adulte, c'est-à-dire aux vaisseaux, au tissu conjonctif, aux muscles et aux cartilages des bronches, et enfin à la plèvre viscérale, dont nous reparlerons à propos des séreuses.

Les petits sacs pulmonaires primitifs portent à leur surface des bourgeons creux faisant une légère saillie (*vésicules primitives*), et qui sont au nombre de trois sur le poumon droit, de deux seulement sur le poumon gauche. Chacune de ces vésicules produisant par bourgeonnement un grand nombre de vésicules secondaires qui se ramifient à leur tour, engendre un des lobes du poumon de l'adulte. On voit donc que le nombre de ces derniers est déjà indiqué, pour chaque poumon, dès le début de l'évolution, puisqu'il y a autant de vésicules primitives que de lobes futurs.

Le bourgeonnement des vésicules pulmonaires se fait avec une grande régularité. Sur chaque vésicule naît un diverticule creux qui s'allonge bientôt et prend la forme d'un Y ou d'un T, dont les extrémités supérieures sont légèrement renflées en boules. Chacune de ces extrémités donne lieu à un bourgeonnement analogue, et ce phénomène se poursuivant, le poumon se développe ainsi par un procédé qui rappelle beaucoup la formation des glandes en grappe, à ceci près, que chez ces dernières il s'agit de bourgeons pleins, tandis que les ramifications du poumon sont toujours creuses.

A un moment donné, le bourgeonnement s'arrête et le poumon est constitué par une série de tubes creux de calibre décroissant, terminés par de petites ampoules. Les portions tubulaires deviennent les bronches; les vésicules renflées qui terminent ces dernières répondent aux *infundibula*. Sur leurs parois naissent une série de bourgeons qui, cette fois, ne se pédiculisent plus, mais communiquent largement avec la cavité de l'infundibulum tout autour de laquelle ils forment une série de logettes alvéolaires, les *alvéoles pulmonaires*.

Simultanément ont eu lieu, dans les différentes régions de l'appareil, des changements de forme de l'épithélium qui, resté cylindrique dans les bronches, s'est en outre stratifié et muni de cils vibratiles dans la plus grande partie du parcours de ces dernières. Dans les alvéoles, l'épithélium forme un revêtement pavimenteux de cellules, disposées sur un seul rang, et d'abord assez hautes, mais qui s'aplatissent considérablement au moment de la naissance et prennent un caractère endothélial.

b. *Larynx et trachée.* — Le larynx et la trachée se développent aux dépens du tronc commun de l'arbre respiratoire. On s'est demandé si les cartilages de ces conduits provenaient du squelette viscéral, ou bien s'ils devaient être considérés comme de formation spéciale. Bien qu'il y ait à ce sujet quelques divergences entre les auteurs qui se sont occupés de la question, l'on peut admettre que quelques-uns au moins des cartilages du larynx (cartilages aryténoïdes et cartilage thyroïde) proviennent de l'appareil squelettique des derniers arcs viscéraux. Le cricoïde et les anneaux cartilagineux de la trachée sont des différenciations de l'enveloppe fibreuse de la muqueuse respiratoire, et n'ont rien à faire avec le squelette viscéral. Les muscles intrinsèques du larynx dérivent de la musculature primitive du tube digestif (WILDER).

2° **Foie.** — Le foie naît sur la face ventrale du tube digestif, immédiatement en avant de l'insertion sur ce dernier de la vésicule ombilicale. Au moment de son apparition, troisième jour (poulet), le tube digestif est encore très court et la vésicule ombilicale communique avec lui par un orifice très large. L'ébauche du foie est donc comprise dans la très courte portion du tube digestif, située entre le cœur en avant et l'orifice pharyngo-ombilical ou aditus anterior en arrière. A ce niveau l'entoderme est entouré par une masse de mésoderme très épaisse à laquelle on a donné quelquefois le nom de *renflement hépatique* (KÖLLIKER), et dans laquelle vont se développer les tubes hépatiques épithéliaux venus de l'entoderme.

Cette masse mésodermique est fournie par le feuillet fibro-intestinal, elle s'étend en avant et se soude à la paroi antérieure du corps formant le *mésentère antérieur* ou ventral. Elle donnera le tissu conjonctif hépatique, peu abondant d'ailleurs, au sein duquel les veines et les capillaires veineux se développent par bourgeonnement des parois de la veine omphalo-mésentérique (KÖLLIKER), elle fournira en outre la capsule de Glisson, le revêtement péritonéal, et enfin les ligaments du foie.

Il y a donc dans le foie comme dans le poumon une intrication de parties épithéliales et de parties mésodermiques, mais ici l'intrication va plus loin encore, car

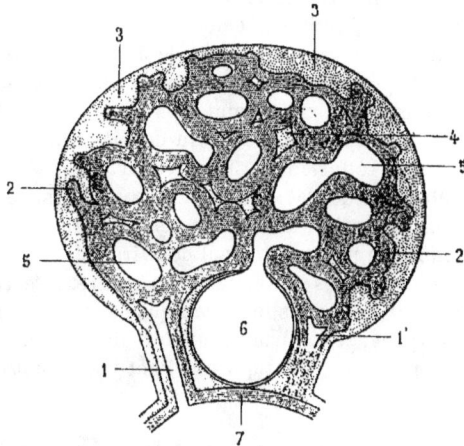

Fig. 467.

Développement du foie (*schématique*).

1, 1', tubes hépatiques primitifs. — 2, 2, cordons de cellules hépatiques. — 3, mésoderme hépatique (renflement hépatique). — 4, îlot mésodermique. — 5, vaisseaux. — 6, veine omphalo-mésentérique. — 7, intestin.

les parties épithéliales perdent finalement leur continuité entre elles et sont en quelque sorte fragmentées et séparées les unes des autres par les vaisseaux et le tissu conjonctif.

La première ébauche épithéliale du foie est un tube creux aveugle, *tube hépatique primitif*, qui pousse sur la paroi ventrale du tube digestif en s'enfonçant au sein du mésentère ventral. Bientôt un second tube pareil au premier naît à quelque distance au-dessous de lui. Entre les deux passe la veine omphalo-mésentérique. Ces deux tubes engendrent par leur extrémité aveugle des cordons épithéliaux pleins qui se ramifient au sein du mésoderme et s'anastomosent entre eux ; les cordons venus de l'un des tubes hépatiques s'unissent à ceux fournis par l'autre, en passant au-devant de la veine omphalo-mésentérique qui se trouve ainsi englobée en quelque sorte dans le foie. Ainsi se forme au sein du mésentère ventral un organe constitué par un réseau de cordons épithéliaux, *foie réticulaire*, dans les mailles duquel se trouvent les capillaires veineux bourgeonnés par la veine omphalo-mésentérique, et un peu de tissu conjonctif.

Bientôt le réseau hépatique est transformé par des cellules qui pénètrent çà et là dans l'épaisseur de ses travées, dont elles interrompent plus ou moins la continuité. Ces cellules engendrent des capillaires sanguins, qui découpent en quelque sorte les cordons hépatiques dans lesquels ils sont logés, et détruisent ainsi le réseau primitif. A la suite de ces phénomènes, les cellules hépatiques se groupent en lobules suivant le mode connu chez l'adulte.

Tous les cordons hépatiques du réseau primitif ne se transforment pas en lobules hépatiques, un grand nombre d'entre eux fournissent l'épithélium des canaux biliaires situés en dehors des lobules. Les anastomoses bien connues que l'on trouve au niveau du hile du foie, entre les gros canaux biliaires, répondent précisément aux anastomoses des cordons primitifs dont ces canaux dérivent.

Les deux tubes hépatiques primitifs forment, chez l'adulte, les canaux hépatiques droit et gauche qui viennent s'ouvrir dans le canal cholédoque.

D'après l'opinion commune, ce dernier ne vient pas de l'ébauche hépatique, il est fourni par une évagination en doigt de gant du point de la muqueuse intestinale où aboutissaient les tubes hépatiques primitifs. C'est en réalité un diverticule de l'intestin sur lequel la vésicule biliaire se forme ensuite. Contrairement à cette manière de voir, on sait que la vésicule biliaire se développe chez le poulet sous la forme d'un diverticule né sur l'un des deux canaux hépatiques primitifs qui devient le canal cholédoque (MATH. DUVAL, FÉLIX).

3° Pancréas. — Le pancréas apparaît un peu après le foie, il naît sous la forme de trois ébauches distinctes, une dorsale et deux ventrales, qui se fusionnent généralement entre elles.

Chez l'homme il naît (Hamburger) de deux diverticules épithéliaux de l'entoderme, qui forment deux ébauches distinctes d'inégale grosseur, comprenant chacune : 1° un petit renflement, rudiment de la glande, et 2° un pédicule, rudiment du canal excréteur. Le pédicule de la plus petite ébauche d'abord séparé du canal cholédoque ne tarde pas à s'unir à lui. Le pédicule de la plus grande débouche un peu plus haut, en un point plus rapproché du pylore.

Dans la seconde moitié du deuxième mois les portions glandulaires des deux ébauches se fusionnent l'une avec l'autre, en même temps que le conduit excréteur de la plus grande s'atrophie, ou bien s'il persiste forme le canal excréteur accessoire ou de Santorini, tandis que celui de la petite ébauche devient le canal excréteur unique, ou principal, canal de Wirsung.

Les ébauches épithéliales du pancréas se ramifient et s'anastomosent comme celles du foie, mais le réseau qu'elles forment n'est jamais aussi complet que dans cet organe, et l'on trouve toujours des cordons libres terminés en cul-de-sac. Enfin les cordons pancréatiques ne sont jamais entièrement découpés par les vaisseaux sanguins.

§ VII. — Corde dorsale

Il a déjà été question de la corde dorsale dans le second article de ce livre (voy. p. 724 et 728), nous ajouterons ici quelques mots sur son origine, puis sur les rapports et sur la structure qu'elle présente pendant le court espace de temps où elle constitue le seul rudiment du squelette. Les phénomènes de régression qu'elle subit ensuite seront examinés à propos du développement de la colonne vertébrale.

La corde dorsale est généralement rattachée à l'entoderme. Chez l'amphioxus (fig. 430, p. 717), l'entoderme présente sur la ligne médiane dorsale une gouttière qui se transforme en un cylindre plein (corde dorsale), et se détache du feuillet qui l'a engendrée (Hatscheck). Il en est de même chez les vertébrés anallantoïdiens. On considère la portion du feuillet interne consacrée à la formation de la corde comme un territoire à part dans ce feuillet, et on lui donne le nom d'entoderme chordal ou de *chordentoblaste*.

Chez les animaux supérieurs, l'entoderme ne se plisse pas sur la ligne médiane pour former la corde, mais cette dernière naît en avant du canal neurentérique, et très probablement aux dépens de l'entoderme gastruléen invaginé, sous la forme d'un cordon cellulaire, le prolongement céphalique de la ligne primitive, présentant à sa partie postérieure un canal très court, le *canal cordal*, lequel disparaît bientôt en se fusionnant avec la cavité digestive. Le prolongement céphalique forme la partie antérieure de la corde dorsale. La partie postérieure et aussi une grande longueur de la corde proviennent du clivage de la ligne primitive (voy. p. 728). Conformément à ce qui existe pour les vertébrés inférieurs, on rattache généralement la corde dorsale à la partie profonde ou entodermique de la ligne primitive, cependant quelques auteurs la rapportent à la partie superficielle de la ligne primitive, c'est-à-dire à la portion ectodermique de cette dernière (Keibel).

Quoi qu'il en soit, la corde consiste en une tige cylindrique pleine, formée de cellules épithéliales, et qui s'étend de l'extrémité postérieure du corps à son extrémité antérieure. Cette tige est placée sur la ligne médiane entre la gouttière nerveuse en dessus et l'entoderme en dessous (fig. 434). Au début, son extrémité antérieure se soude avec l'entoderme du cul-de-sac pharyngien au niveau de l'extrémité antérieure de ce dernier, du côté dorsal. En s'appuyant sur l'autorité des embryologistes qui font dériver la corde de l'entoderme on peut considérer cette soudure comme répondant à un point où la séparation de ces deux organes ne s'est pas encore effectuée. Plus tard l'extrémité antérieure de la corde se sépare de l'entoderme et devient libre, puis elle s'unit de nouveau à l'épithélium de la poche de Rathke, ou peut-être, d'après d'autres auteurs, à la poche de Seessel, située en arrière de la précédente. Mais cette union est très éphémère, et bientôt la corde perd toute relation avec ces parties, parce que sa portion unie avec elles disparaît en se transformant en mésenchyme (Saint-Rémy). Cette disparition précoce de la partie antérieure de la corde, qu'il ne faut pas confondre avec la régression tardive de cet organe au sein de la colonne vertébrale, et qui s'effectue d'ailleurs par un tout autre procédé, explique les divergences de vues sur la limite antérieure de la corde dorsale et sur la question de savoir si elle s'étend réellement sur toute la longueur de la tête, ou bien seulement sur sa partie postérieure, en d'autres termes s'il y a une région cordale et une région précordale dans le crâne, question qui est loin d'être résolue.

La tige cordale est le premier rudiment du squelette, elle constitue même le seul squelette axial de l'amphioxus. Chez les vertébrés vrais elle s'entoure d'une gaine mésodermique matrice des pièces cartilagineuses ou osseuses du squelette définitif, mais elle joue encore un rôle important dans la constitution du squelette de certains d'entre eux (lamproies) chez lesquels elle persiste pendant toute la vie. Chez l'homme, après avoir servi en quelque sorte de directrice à la formation du squelette membraneux, elle disparaît de bonne heure (voy. p. 801).

ARTICLE V

ORGANES DÉRIVÉS DU MÉSODERME

Quelle que soit la valeur réelle de la théorie du mésenchyme des frères Hertwig, il est commode de diviser avec eux le feuillet moyen en deux parties : 1° une partie formée d'un tissu épithélial, le *mésoblaste* des Hertwig, *mésothélium* de Sedgwick Minot qui limite le cœlome et ses divers compartiments (myotomes, néphrotomes) ; 2° une partie formée d'un tissu lâche, à cellules étoilées, le *mésenchyme* (O. et R. Hertwig). De ces deux parties naissent des organes bien différents. Le mésothélium engendre les muscles striés volontaires, les épithéliums des organes génito-urinaires, l'endothélium des séreuses. Le mésenchyme donne naissance uniquement aux tissus du groupe conjonctif (tissu conjonctif proprement dit, tissus fibreux et squelettique), et au tissu musculaire lisse. On a attribué aussi au mésenchyme l'origine du système vasculaire, mais il est plus probable que ce système provient de germes spéciaux distincts du mésenchyme proprement dit.

Le mésenchyme doit être distingué en *mésenchyme primaire* qui apparaît au moment de la formation des feuillets (p. 719), et en *mésenchyme secondaire* né par prolifération du mésothélium. Nous verrons en effet que dans tous les points de son étendue l'épithélium mésodermique peut engendrer du tissu mésenchymateux. Conformément à cette subdivision nous étudierons : 1° les dérivés du mésoderme épithélial (mésothélium) ; 2° les dérivés du mésenchyme ; 3° en appendice, le système vasculaire.

§ I. — Dérivés du mésoderme épithélial ou mésothélium

Les dérivés du mésoderme épithélial sont : 1° le système musculaire fourni par l'épithélium des myotomes ; 2° les organes génito-urinaires dérivés des néphrotomes ; et, 3° enfin, le système séreux formé par l'épithélium du cœlome.

A. — Système musculaire

Les muscles striés proviennent des protovertèbres ou myotomes. Dans les conceptions embryologiques basées sur les données de Hatscheck (amphioxus) et développées par O. Hertwig, van Wijhe, etc., le myotome est la portion supérieure ou dorsale des sacs cœlomiques. Il renferme chez les vertébrés inférieurs une cavité d'une durée très éphémère, le *myocœle*. Les protovertèbres des amniotes

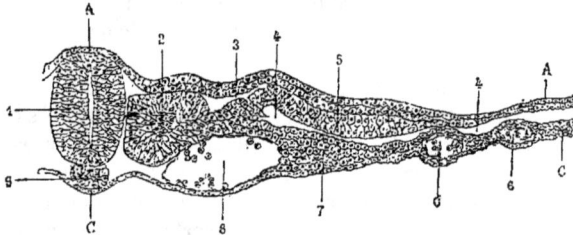

Fig. 468.

Coupe transversale de la région dorsale d'un embryon de poulet de quarante-cinq heures, réduite (d'après Balfour).

A, ectoderme. — C. entoderme.
1. moelle épinière. — 2. protovertèbre. — 3. canal de Wolff. — 4, 4. cœlome (cavité pleuro-péritonéale). — 5. lame somatique du feuillet moyen. — 6, 6, vaisseaux. — 7, lame splanchnique du feuillet moyen. — 8, aorte. — 9, corde dorsale.

sont de petits corps cubiques comprenant une paroi épithéliale (fig. 468, 2), et une masse centrale de cellules rondes, le noyau de la protovertèbre. Les transformations nécessaires pour passer de la protovertèbre aux muscles définitifs peuvent être distribuées dans trois stades : 1° stade épithélial ; 2° stade de la plaque musculaire ; 3° stade de la formation histologique des fibres musculaires.

1° **Stade épithélial**. — C'est celui que nous venons de décrire plus haut, et dans lequel la protovertèbre est en effet uniquement épithéliale.

2° **Stade de la plaque musculaire**. — Ce stade résulte de ce que le bord inférieur de la protovertèbre perd sa constitution épithéliale et engendre par prolifération une assez grande masse de cellules arrondies que surmonte comme une voûte la paroi protovertébrale supérieure, restée épithéliale (fig. 469,3). Cette voûte épithéliale se replie légèrement en dessous, de manière à se continuer avec la masse des cellules rondes, puis, celles de ces dernières cellules qui sont en contact avec elle se modifient et forment une lame spéciale distincte, la *plaque musculaire*. La protovertèbre est donc formée maintenant, en allant du côté dorsal au côté ventral : 1° d'une lame épithéliale ; 2° de la plaque musculaire ; 3° d'une masse de mésenchyme qui fournira le squelette et répond au *sclérotome* (voir plus loin, *squelette*).

La plaque musculaire est formée de cellules allongées, fibroïdes, dirigées dans le sens de la longueur de l'embryon. Elle s'accroît incessamment par l'apport que lui fournissent les bords reployés de la lame épithéliale. C'est elle qui donnera les muscles par simple différenciation de ses cellules.

La lame épithéliale perd à un moment donné sa disposition régulière et son caractère histologique spécial, et ses cellules se transforment en cellules mésenchymateuses qui engendrent le derme cutané dans la région dorsale. Comme on le voit par la description qui précède, la protovertèbre est un des points du mésothélium où se forme le plus de mésenchyme secondaire, en effet la lame épithéliale qui forme la voûte de la protovertèbre se transforme en tissu mésenchymateux destiné à fournir le derme cutané de la région dorsale, et sa base se comporte de même en formant le mésenchyme qui va donner le squelette axial.

3° Stade de la formation histologique des fibres.

— Les grandes cellules allongées des plaques musculaires présentent bientôt la forme de cylindres protoplasmiques possédant un ou plusieurs noyaux. Dans les couches périphériques de ces cylindres apparaissent comme de fines baguettes les fibrilles musculaires primitives, qui à partir de ce moment se développent graduellement jusque vers le centre, de telle manière que le corps cellulaire tout entier est envahi par la substance contractile, le protoplasma étant réduit à de petites masses périnucléaires.

Les plaques musculaires de chaque moitié du corps s'accroissent beaucoup par leurs bords dorsal et ventral, et elles viennent au contact l'une de l'autre sur la ligne médiane du dos, tandis que du côté ventral elles s'enfoncent dans la lame somatique, qu'elles clivent (voy. p. 732), pour atteindre aussi le milieu des parois ventrales. Il se forme ainsi des masses musculaires dorso-ventrales qui rappellent la disposition permanente des muscles chez les vertébrés inférieurs (poissons). C'est aux dépens de ces masses musculaires que se développent les muscles de l'adulte. Les muscles des membres viennent de bourgeons envoyés dans ces derniers par les plaques musculaires (KLEINENBERG).

Il y a des protovertèbres dans la région céphalique. Elles paraissent fournir plusieurs muscles de la tête, tels que les muscles moteurs des yeux, et quelques-uns des muscles qui vont du crâne à la ceinture scapulaire. Les autres muscles de la tête, et en particulier ceux des mâchoires et de l'appareil hyoïdien, viennent des arcs viscéraux.

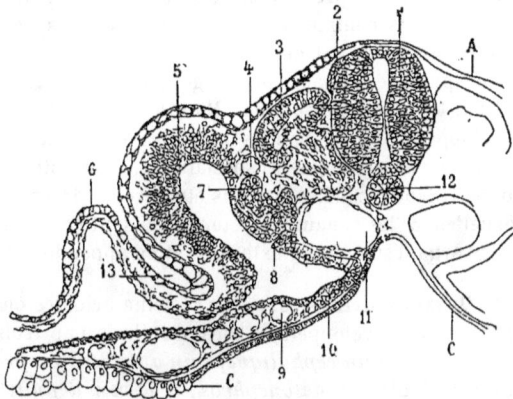

Fig. 469.

Coupe transversale du tronc d'un embryon de canard pourvu de 24 protovertèbres environ (réduite d'après BALFOUR).

A, ectoderme. — C, entoderme.
1. moelle. — 2. ganglion spinal. — 3. portion épithéliale de la protovertèbre. — 4. veine cardinale. — 5. lame somatique du mésoderme. — 6. amnios. — 7. canal de Wolff. — 8, canal du corps de Wolff avec son ouverture péritonéale. — 9. vaisseau. — 10. mésoderme qui va former la suture mésentérique. — 11. aorte. — 12. corde dorsale. — 13, sillon marginal.

Nous avons vu (p. 773) qu'en se développant les arcs branchiaux isolent certaines parties du mésoderme des lames latérales. La formation de ces arcs a lieu parfois après que le cœlome s'est déjà développé dans cette partie. Il en résulte que l'on trouve dans chaque arc, une cavité, portion du cœlome, limitée par l'épithélium cœlomique. Cette masse mésodermique isolée, *branchiomère*, se comporte comme une protovertèbre et engendre les muscles dont nous venons de parler.

Dans la région céphalique on trouve donc à la fois du côté dorsal des protovertèbres, et du côté ventral des branchiomères. Ces derniers ne coïncident pas avec les protovertèbres, mais alternent avec elles. La correspondance entre la segmentation générale du corps, et la segmentation particulière à la région branchiale, est une question encore à l'étude.

B. — SYSTÈME URO-GÉNITAL

Les organes génitaux et les organes urinaires sont si étroitement unis entre eux qu'il y a avantage à décrire leur développement simultanément. Pour ce qui regarde le *système urinaire* ou excréteur, l'embryologie des vertébrés inférieurs a fourni de précieuses données sur sa constitution typique chez tous les vertébrés. Elle a montré que le système excréteur consiste en une série de tubes à parois glandulaires comparables aux tubes segmentaires des annélides, et qui s'ouvrent comme eux dans la cavité péritonéale par un pavillon cilié. Mais tandis que chez les annélides les tubes segmentaires débouchent isolément à la surface des anneaux, chez les vertébrés les canaux excréteurs de chaque moitié droite ou gauche du corps se jettent dans un long canal collecteur qui emporte leurs produits au dehors et qui s'ouvre soit à la surface de la peau de l'abdomen, soit dans le cloaque. Embryologiquement le système excréteur naît, ou tout au moins ses parties glandulaires naissent de cette portion spéciale du feuillet moyen qui forme les *néphrotomes*. Il est possible que le canal collecteur provienne de l'ectoderme, disposition que l'on expliquera plus loin. Les *glandes génitales* qui comme chez les annélides empruntent leurs voies d'excrétion au système urinaire, sont engendrées par certains points spécialisés de l'épithélium cœlomique qui limite la cavité péritonéale, et en particulier par la portion de cet épithélium située entre le système excréteur et la racine du mésentère. Certains auteurs ont pensé que les glandes génitales provenaient de parties bien distinctes du mésoderme, disposées par segments comme le sont d'autres parties de ce même feuillet (myotomes, néphrotomes), et ont désigné ces segments hypothétiques sous le nom de *gonotomes*, puis, réunissant chaque gonotome au segment urinaire correspondant, en ont fait le *gono-néphrotome*. Mais les données les plus récentes sur le premier développement des glandes génitales ne permettent pas de les faire dériver de parties aussi étroitement spécialisées, et la notion du gonotome doit être abandonnée (SEDGWICK MINOT). Nous étudierons : 1° les organes urinaires, 2° les glandes sexuelles, 3° les canaux excréteurs qui sont communs à ces deux sortes d'organes, 4° les organes génitaux externes, et en appendice, 5° les capsules surrénales.

1° Organes urinaires. — Le système urinaire ou excréteur est représenté dans le cours du développement des vertébrés par trois sortes d'organes qui se succèdent : 1° le *rein céphalique, rein antérieur* ou *pronéphros* ; 2° le *rein primitif, corps de Wolff* ou *mésonéphros* ; 3° le *rein définitif* ou *métanéphros*.

a. *Pronéphros.* — Le pronéphros consiste en un canal longitudinal (*canal segmentaire, canal du pronéphros*) étendu depuis le cœur en avant, jusque vers le cloaque dans lequel il s'ouvre. L'extrémité antérieure de ce canal présente un certain nombre (de 1 à 6) de tubes ciliés placés à angle droit sur son trajet et qui s'ouvrent librement dans la cavité péritonéale par une sorte d'entonnoir pourvu de cils. Au voisinage de l'ouverture de ces tubes se trouve un renflement saillant de la paroi abdominale dans lequel est contenu un riche bouquet vasculaire ; c'est le *glomérule* du pronéphros. Il est à remarquer que ce glomérule est indépendant des tubes ciliés et simplement placé dans leur voisinage.

Le pronéphros s'observe à l'état adulte chez quelques poissons osseux, il est très développé dans les embryons qui mènent une vie larvaire d'assez grande durée, tels que les embryons d'amphibiens. Chez les amniotes l'existence de sa partie antérieure est très éphémère, et l'on peut dire qu'il est représenté simplement par son canal excréteur longitudinal.

Ce canal, qui est chez les amniotes la première ébauche du système excréteur, apparaît de très bonne heure, il a reçu le nom de *canal de Wolff*. Le canal de Wolff se présente chez l'embryon de poulet de deux jours sous la forme d'un cordon cellulaire plein, rattaché à la lame moyenne (fig. 468,3). Aussi l'a-t-on considéré pendant longtemps comme une simple différenciation funiculaire du feuillet moyen. Cependant, plusieurs auteurs depuis HENSEN (1866) ont trouvé des relations étroites entre l'ectoderme et lui, et toute une série d'embryologistes le regardent comme d'origine ectodermique.

Il n'est pas difficile de comprendre comment la partie glandulaire du système excréteur étant d'origine mésodermique, le canal collecteur peut cependant venir du feuillet externe. Supposons qu'au début, chez les ancêtres des vertébrés, les canaux excréteurs aient débouché comme chez les annélides à la surface du corps, mais que leurs ouvertures aient été placées dans deux sillons longitudinaux de l'ectoderme, on peut admettre avec suffisamment de vraisemblance que ces sillons se sont déprimés de plus en plus et que chacun d'eux s'est finalement transformé en un tube ectodermique placé dans l'épaisseur du corps.

b. *Mésonéphros.* — En arrière de l'extrémité antérieure du pronéphros, on voit apparaître, dans l'épaisseur de la *lame moyenne*, une série de tubes disposés métamériquement dans les cas typiques. Ces tubes, *tubes du corps de Wolff*, se forment par des invaginations de l'épithélium péritonéal qui s'enfoncent dans le mésenchyme en se recourbant en S. Dans la figure 469,8, on voit un de ces tubes encore relié à la surface péritonéale sur laquelle il s'ouvre par une légère fente appelée le *néphrostome.*

Chez les vertébrés inférieurs, le néphrostome est très développé et peut persister pendant toute la vie, mais chez les amniotes il disparaît ; les tubes du corps de Wolff se séparent de la surface péritonéale et se logent dans le mésenchyme subjacent. Ils se soudent ensuite par une de leurs extrémités au canal de Wolff, tandis que sur leur extrémité opposée (extrémité juxta-péritonéale), se développe un glomérule de Malpighi. Chez l'homme, on distingue dans les tubes du corps de Wolff deux parties, l'une plus large, formée de grandes cellules, commence au glomérule, c'est la partie sécrétante ; l'autre plus étroite, limitée par un épithélium cubique, est un véritable canal excréteur qui débouche dans le canal de Wolff (NAGEL). Les tubes du corps de Wolff se compliquent

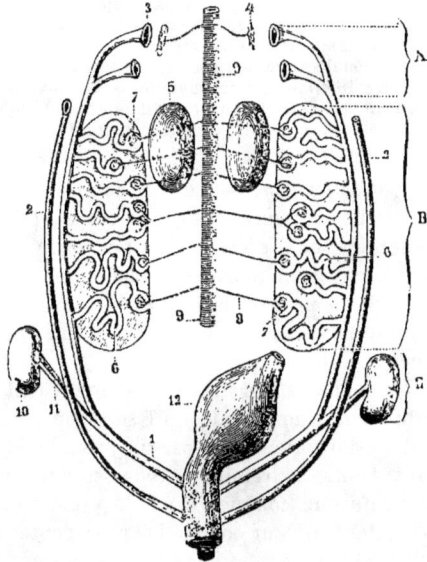

Fig. 470.

Ensemble des divers appareils excréteurs qui se succèdent dans le cours du développement (*schématique*).

A, pronéphros. — B, mésonéphros (corps de Wolff). — C, métanéphros (rein définitif).

1, canal de Wolff. — 2, canal de Müller. — 3, entonnoir péritonéal du pronéphros. — 4, glomérule du pronéphros. — 5, glande génitale. — 6, canalicule du mésonéphros. — 7, glomérule du mésonéphros. — 8, artère du mésonéphros. — 9, aorte. — 10, ébauche du rein. — 11, uretère. — 12, vessie urinaire (allantoïde).

beaucoup, soit par un simple allongement, soit par la production de tubes secondaires ou même tertiaires, de sorte que le nombre de ces tubes est finalement beaucoup plus grand que celui des segments du corps dans la région correspondante.

En somme, le corps de Wolff est formé par une série de tubes flexueux, munis d'un glomérule, et qui rappellent les tubes contournés du rein. Il constitue un organe allongé qui occupe toute la longueur de la cavité abdominale et qui persiste pendant toute la vie chez les vertébrés anallantoïdiens où il forme l'appareil rénal ; chez les amniotes il ne fonctionne que pendant une courte période de la vie embryonnaire et ne tarde pas à s'atrophier, à peu près entièrement dans sa partie inférieure (*urinaire*) dont les restes constituent le parovarium et le paradidyme, moins complètement dans sa partie supérieure (*génitale*) d'où viennent le corps de Rosenmüller et le rete testis.

Chez les sélaciens, les tubes du corps de Wolff sont formés par une simple différenciation des néphrotomes, la cavité de ces derniers (néphrocœle) devient la lumière des tubes, et leurs parois forment l'épithélium sécréteur (Rückert).

Les glomérules de Malpighi se forment de la manière suivante : un bouquet de capillaires se met en rapport avec une anse du tube wolffien contourné en S ; celle-ci l'entoure et se referme peu à peu sur lui de manière à ne plus laisser qu'un étroit passage pour le pédicule des vaisseaux. Ces derniers se trouvent alors, par rapport à l'épithélium du tube, dans la même situation qu'un organe par rapport à sa séreuse, c'est-à-dire qu'ils sont recouverts par une lame épithéliale (lame viscérale de la séreuse) et font saillie dans une cavité (lumière du tube), limitée par la lame pariétale de la séreuse représentée ici par l'épithélium de la face opposée du tube excréteur. L'épithélium qui recouvre les vaisseaux s'aplatit, l'épithélium pariétal fait de même, et l'on a un véritable glomérule, c'est-à-dire un bouquet de capillaires, revêtu d'un épithélium plat (endothélium), et faisant saillie dans un tube glandulaire qui s'est dilaté en forme d'ampoule pour le recevoir.

c. *Métanéphros.* — Le rein définitif existe chez les seuls amniotes, il apparaît de très bonne heure, dès que le corps de Wolff est constitué, et il naît du canal de ce dernier sous la forme d'un bourgeon creux qui se dirige en haut. Le pédicule de ce bourgeon fournira l'uretère, sa partie supérieure engendre le rein. Elle s'élargit en prenant la forme du bassinet du rein, puis elle produit un certain nombre de bourgeons secondaires, qui ont la forme de canaux greffés sur le bassinet.

Ces canaux s'accroissent et se branchent en Y ou en T. L'une des extrémités de la branche transversale du T se recourbe en crosse et devient le siège de la formation d'un glomérule par un procédé identique à celui que nous avons vu plus haut, l'autre extrémité se redresse dans le sens de la barre droite du T, s'allonge et se bifurque comme l'a fait la première. Les branches de bifurcation se comportent à leur tour comme les précédentes et ainsi se forment sur le parcours des tubes rénaux des glomérules qui siègent à différentes hauteurs. Les tubes contournés de la substance corticale sont produits par une différenciation des tubes papillaires dont ils ne sont que la partie terminale (Kölliker).

D'autres auteurs, A. Sedgwick, Balfour, pensent que les tubes contournés naissent *indépendamment* des conduits papillaires, par une différenciation du tissu de la *lame moyenne* dans laquelle plongent ces derniers auxquels ils se rattachent ensuite. O. Hertwig faisant observer que le développement indépendant et isolé des tubes sécréteurs (*canaux contournés*) et des tubes excréteurs (*canaux papillaires*) du rein rappellerait ce qui a lieu pour le corps de Wolff dans lequel les tubes excréteurs naissent indépendamment du canal, adopte aussi cette manière de voir.

2° **Glandes sexuelles.** — A leur première apparition, les glandes sexuelles sont identiques dans les deux sexes. Leur ébauche consiste dans ce que l'on appelle l'*éminence germinale*, ou *génitale*, sorte de repli saillant situé de chaque côté du mésentère, entre ce dernier et le corps de Wolff. L'éminence germinale est constituée par une masse mésodermique revêtue d'une couche épithéliale, portion de l'épithélium cœlomique, dont elle se distingue du reste par des caractères histologiques spéciaux. Cet épithélium, *épithélium germinatif* (Waldeyer), est en effet formé de cellules cylindriques hautes qui lui donnent une assez grande épaisseur, et entre lesquelles on trouve des cellules volumineuses arrondies, les *ovules primordiaux*. A l'état indifférent, représenté par l'ébauche que nous venons de décrire, fait bientôt suite une période de différenciation sexuelle, et l'éminence génitale fournit soit un ovaire, soit un testicule.

a. *Ovaire*. — Pour constituer l'ovaire, les ovules primordiaux entourés de cellules de l'épithélium germinatif s'enfoncent dans le mésoderme de l'éminence génitale en formant des cordons pleins, les *cordons glanduleux* de VALENTIN et de PFLÜGER. Ces ovules primordiaux peuvent se multiplier par division (KÖLLIKER), et forment des cordons de plus en plus allongés, composés d'une file axiale d'ovules primordiaux superposés, et d'un revêtement de cellules épithéliales fourni par les cellules de l'épithélium germinatif qui ont accompagné les ovules primordiaux. Les cordons de Pflüger se multiplient et se soudent les uns aux autres en formant un réseau dont les lacunes sont occupées par du tissu conjonctif. Leur production peut se prolonger jusqu'à la naissance, mais en général elle cesse plus tôt. L'épithélium germinatif, après qu'il a engendré ces cordons glanduleux, perd toute relation avec eux et prend des caractères histologiques plus simples ; il forme à la glande génitale un revêtement de cellules cylindriques dans lequel on ne trouve plus d'ovules primordiaux.

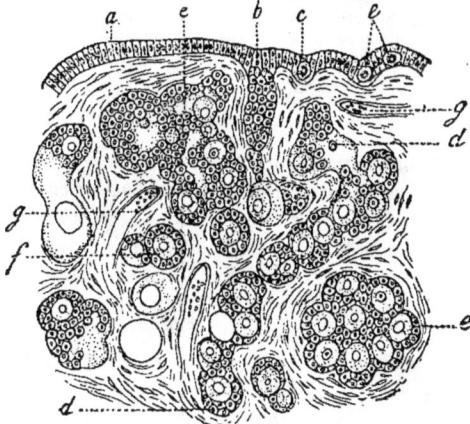

Fig. 471.

Coupe de l'ovaire d'un enfant nouveau-né
(d'après WALDEYER).

a, épithélium germinatif. — *b*, tube ovarique à son début. — *c*, ovule primitif dans l'épithélium. — *d, d*, tube ovarique renfermant des follicules en voie de formation. — *e. e*, groupe d'ovules sur le point de se séparer en follicules. — *f*, follicule déjà isolé. — *g, g*, vaisseaux.

Les cordons de Pflüger sont découpés en courts segments contenant chacun trois ou quatre ovules primordiaux revêtus de leur enveloppe épithéliale (*nids d'ovules*). Ce morcellement des cordons continue jusqu'à ce qu'ils soient enfin réduits à des segments très simples formés d'un seul ovule primordial toujours pourvu de son revêtement épithélial, et qui constituent les *follicules de Graaf*. D'après le mode de développement qui a été décrit ci-dessus, l'épithélium qui revêt l'ovule, et qui fournira plus tard la *membrane granuleuse* du follicule, viendrait comme l'ovule lui-même de l'épithélium germinatif.

Une opinion toute différente a été émise sur son origine. KÖLLIKER a fait remarquer que l'on peut trouver des groupes d'ovules primordiaux *nus*, c'est-à-dire en contact direct avec le stroma de l'ovaire. D'autre part, il trouve dans le hile de cet organe et dans la substance médullaire, des cordons formés de petites cellules épithéliales semblables à celles de la membrane granuleuse. Ces cordons, *cordons médullaires*, sont anastomosés entre eux ; ils s'avancent par leur extrémité périphérique vers la substance corticale, et viennent se mettre en rapport avec les groupes d'ovules primordiaux nus, auxquels ils fournissent leur revêtement épithélial. Dans cette manière de voir l'ovule et la membrane granuleuse du follicule proviendraient de deux sources différentes, l'ovule de l'épithélium germinatif, et la membrane granuleuse des cordons médullaires venus eux-mêmes par bourgeonnement du corps de Wolff.

b. *Testicule*. — Dans le sexe mâle comme chez la femelle on trouve un épithélium germinatif (WALDEYER). Ce dernier prolifère abondamment et forme de nombreux cordons cellulaires renfermant de grosses cellules volumineuses identiques aux ovules primordiaux, mais que l'on appelle les *spermatomères*. Ces cordons deviennent plus tard les canalicules séminifères. Chez l'homme, où NAGEL a pu observer les faits relatés ci-dessus, il existe de très bonne heure une grande différence entre les deux sexes qui sont très aisément reconnaissables.

Les *tubes droits* et le *réseau de Haller* sont engendrés par des cordons cellulaires venus du corps de Wolff, et identiques aux cordons médullaires de l'ovaire.

C'est là l'opinion adoptée par la majorité des auteurs, mais la part exacte que prend l'épithélium germinatif à la formation des tubes séminifères n'est pas encore entièrement déterminée. KÖLLIKER pense que l'épithélium germinatif ne fournit que les spermatomères tandis que les cellules indifférentes des canalicules séminifères proviendraient des cordons cellulaires fournis par le corps de Wolff. Il y aurait dans ce cas quelque chose de comparable à ce qui a été décrit dans l'ovaire, les cellules indifférentes, homologues des cellules folliculaires, viendraient du corps de Wolff, les cellules sexuelles proprement dites de l'épithélium germinatif.

3° Canaux excréteurs. — Dès les premiers temps de l'existence du corps de Wolff un canal spécial, le *canal de Müller*, se développe, en connexion étroite avec lui. Le canal de Müller, lorsqu'il est complètement constitué, part de l'extrémité antérieure du corps de Wolff, sur le bord interne de ce dernier où il s'ouvre dans le péritoine par un ou deux orifices infundibuliformes. Il se place ensuite sur le bord externe du corps de Wolff, en dehors du canal de ce nom, et parcourt toute la longueur du rein primitif. Arrivé à la partie inférieure de ce dernier, il passe en arrière du canal de Wolff et s'accole à son congénère du côté opposé.

Le canal de Müller peut être considéré théoriquement comme produit par un dédoublement du canal de Wolff, et en réalité c'est bien ainsi qu'il se forme chez les vertébrés inférieurs, mais chez les mammifères son mode de développement est assez peu connu. Pour KÖLLIKER, EGLI, il naît sous la forme d'un cordon plein partant de l'épithélium péritonéal, au niveau de ce qui sera plus tard son extrémité antérieure et qui s'allonge peu à peu par un accroissement propre de son extrémité postérieure. Pour WALDEYER, il apparaît sous la forme d'une gouttière péritonéale courant sur la face externe du corps de Wolff et qui se ferme par la suite. D'après A. SEDGWICK, il naît, au moins dans sa partie postérieure, par une sorte de dédoublement du canal de Wolff.

Quoi qu'il en soit, avec le canal de Müller, la constitution des canaux sexuels est achevée ; en effet, le canal de Wolff cessant de servir à l'évacuation des produits sécrétés, au fur et à mesure que le rein primitif s'atrophie, devient un conduit exclusivement génital, et se partage avec le canal de Müller la fonction d'évacuer au dehors les produits sexuels. Nous étudierons successivement la formation des conduits sexuels : 1° chez le mâle ; 2° chez la femelle.

a. Sexe mâle. — Dans le sexe mâle le sperme est évacué par les canaux de Wolff. Ces derniers qui débouchaient primitivement dans l'intestin cloacal, se trouvent reportés par le cloisonnement du cloaque sur le pédicule de l'allantoïde dans lequel ils s'ouvrent, vers ce qui deviendra le *veru montanum*.

Les premières voies d'excrétion du sperme, c'est-à-dire les conduits qui unissent les canalicules séminifères au canal déférent (tubes droits, rete testis et cônes vasculeux), sont formées par des canalicules du corps de Wolff, persistants. Le canal de Wolff proprement dit, fournit le canal de l'épididyme et le canal déférent. A sa partie inférieure, il présente de légers diverticules qui donnent plus tard les vésicules séminales et les canaux éjaculateurs. Le canal de Müller resté sans usage s'atrophie, sauf à sa partie supérieure qui persiste formant l'hydatide non pédiculée, et à sa partie inférieure qui constitue l'utricule prostatique ou *utérus mâle*.

b. *Sexe femelle*. — Chez la femelle c'est le contraire qui se produit, le canal de Wolff s'atrophie dans sa majeure partie tandis que le canal de Müller persiste. L'ouverture péritonéale de ce dernier forme le pavillon de la trompe, sa partie moyenne forme la trompe, sa partie inférieure l'utérus et le vagin.

Le détail du développement est le suivant : les conduits de Wolff et ceux de Müller lorsqu'ils sont arrivés en dessous du corps de Wolff, se placent sur la ligne médiane et réunis les uns aux autres par une masse conjonctive épaisse forment un cordon connu sous le nom de *cordon génital*. Dans ce cordon les deux canaux de Müller accolés l'un à l'autre occupent exactement le milieu ; les canaux de Wolff écartés l'un de l'autre marchent isolément de chaque côté. Les deux conduits de Müller se soudent l'un à l'autre dans la partie moyenne de leur segment terminal, et si on les suit en commençant par en bas on voit qu'ils sont tout d'abord séparés et distincts, puis en remontant plus haut on les trouve unis et confondus en un seul, plus haut encore ils sont de nouveau séparés. Enfin leur soudure s'achève dans leur portion terminale et ils sont confondus dans toute leur partie inférieure qui forme l'utérus et le vagin.

Les canaux de Müller seuls engendrent donc toutes les voies génitales chez la femme, de même que ce rôle était dévolu aux seuls canaux de Wolff chez l'homme. Mais de même que chez le mâle on trouve encore quelques traces du canal perdu (canal de Müller), on rencontre aussi chez la femelle des restes du canal de Wolff. Ce sont le canal longitudinal de *l'organe de Rosenmüller* et les *canaux de Gartner* qui ont été déjà étudiés à propos des organes génito-urinaires (voy. p. 601 et 602).

Pour le mode de terminaison en dehors des conduits génitaux, nous renvoyons à l'étude des organes génitaux externes.

4° Organes génitaux externes. — Nous traiterons, avec ces organes, de quelques points qui n'ont été qu'indiqués jusqu'ici, et en particulier du développement de la vessie urinaire. On a vu que l'éperon périnéal cloisonne le cloaque interne, et le divise en deux conduits, l'un antérieur qui répond en grande partie

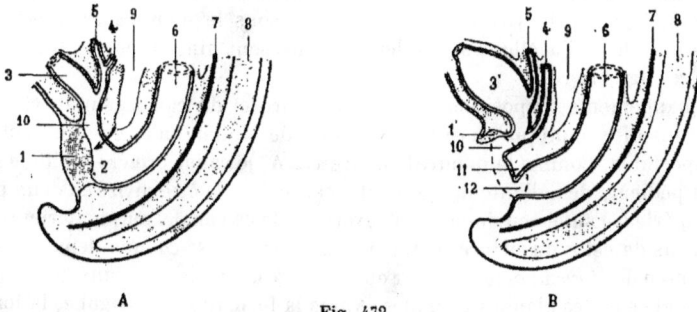

Fig. 472.

Développement du système uro-génital, coupe sagittale de l'embryon (*schématique*).

A et B, deux stades successifs.

1, bouchon cloacal. — 1', lame uréthrale du même. — 2, cloaque interne. — 3, allantoïde. — 3', vessie. — 4, canal de Wolff. — 5, uretère. — 6, intestin. — 7, corde dorsale. — 8, moelle. — 9, cavité péritonéale. — 10, sinus uro-génital. — 11, périnée. — 12, anus.

au pédicule de l'allantoïde, l'autre postérieur qui est en rapport avec l'intestin. Ce cloisonnement peut se suivre aisément sur les figures 472, A et B.

D'après ces figures qui représentent des coupes passant par le plan vertical médian, il semble que le cloisonnement résulte de l'abaissement graduel de l'éperon périnéal, et c'est effectivement ainsi qu'il a été souvent expliqué.

Tout récemment, RETTERER a montré que conformément aux anciennes données de RATHKE, le cloisonnement du cloaque est produit par la fusion de deux replis verticaux nés sur les côtés du cloaque interne, les *replis de Rathke*, qui s'avancent l'un vers l'autre comme deux rideaux et divisent la cavité cloacale en deux chambres, l'une antérieure, uro-génitale, l'autre postérieure, intestinale. Ces replis se soudent l'un à l'autre, et leur soudure s'opère graduellement de haut en bas, ce qui explique bien l'apparence d'abaissement de l'éperon périnéal, ce dernier correspondant précisément à la portion soudée des *replis de Rathke*. L'existence des replis de Rathke chez l'homme a été démontrée par KEIBEL.

La portion de l'allantoïde qui est comprise dans le corps de l'embryon subit alors des modifications importantes, et se renfle dans sa portion moyenne pour former la vessie urinaire, laquelle se continue en haut par un canal très fin, l'*ouraque*, dû à la persistance de la portion du canal allantoïdien comprise entre la vessie et l'ombilic. L'ouraque se dirige vers l'ombilic à travers lequel il s'engage. Il est encore quelquefois perméable à la naissance, ou même plus tard dans certaines anomalies, mais d'habitude il se transforme en un cordon fibreux qui devient le ligament moyen de la vessie. La partie inférieure de l'allantoïde fournit le canal de l'urèthre tout entier chez la femme ou seulement une portion de ce canal chez l'homme.

La figure 472 permet de comprendre ces transformations. Dans un premier stade (fig. 472, A), on voit que l'uretère et le canal de Wolff se réunissent à leur partie inférieure pour déboucher dans l'allantoïde par un canal commun très court, disposition due à ce que, ainsi qu'on l'a vu plus haut (p. 789), l'uretère naît sur le canal de Wolff par un simple bourgeonnement de ce dernier. Dans le cours du développement, le canal commun uretéro-wolffien devient très court et finit par disparaître, de telle sorte que l'uretère et le canal de Wolff s'ouvrent côte à côte dans l'allantoïde. Plus tard, la portion de la paroi allantoïdienne comprise entre l'embouchure de ces deux canaux et qui est d'abord presque nulle s'accroît beaucoup, formant la région vésicale connue sous le nom de *trigone*, puis la portion initiale de l'urèthre, et les deux canaux sont ainsi reportés très loin l'un de l'autre (fig. 472 B).

Ces changements de position du canal urinaire et du canal génital, car ce que nous avons dit s'applique aussi bien au canal de Müller qu'à celui de Wolff, sont très importants. Comme le montre la figure 472 A, le canal uretéro-wolffien s'ouvre dans le pédicule de l'allantoïde qui peut à cause de cela être divisé en deux parties, l'une supérieure située en dessus de l'ouverture de ce canal, l'autre inférieure située en dessous de cette ouverture. Cette dernière partie est connue depuis J. MÜLLER sous le nom de *sinus uro-génital*, car elle reçoit à la fois les produits de la sécrétion urinaire et ceux des glandes génitales. Après la formation du trigone, la longueur *relative* du sinus est beaucoup diminuée, puisque l'ouverture génitale est reportée bien en dessous de l'ouverture urinaire (fig. 472, B). Le sinus uro-génital est alors représenté par la portion du cloaque qui, dans les stades antérieurs était occupée par le bouchon cloacal de TOURNEUX. Au fur et à mesure que ce dernier s'est détruit, il s'est produit à sa place une fossette ouverte à l'extérieur et au fond de laquelle débouche le sinus uro-génital, dont elle devient l'ouverture externe. Cette fossette constitue le *vestibule uro-génital*. Le vestibule uro-génital correspond à la partie inférieure du sinus de même nom. C'est la portion la plus fixe de ce sinus, celle qui est le moins modifiée par les changements évolutifs, et qui répond toujours à la définition d'un canal collecteur commun aux organes génitaux et aux organes urinaires.

Autour de l'ouverture du vestibule uro-génital apparaissent d'importants replis de la peau qui vont former les organes génitaux externes. Ce sont : 1° une petite saillie conique située au-dessus du vestibule, le *tubercule génital ;* 2° deux gros bourrelets saillants qui, partant du tubercule génital, bordent latéralement le vestibule et viennent se confondre en arrière avec le périnée, les *bourrelets génitaux*.

Le tubercule génital est impair et médian, il est situé juste au-dessus du bouchon cloacal. Ce dernier lui envoie un prolongement sous la forme d'une lame verticale, *lame uréthrale* de Tourneux, qui s'enfonce dans la moitié inférieure du tubercule et la parcourt dans toute sa longueur. La lame uréthrale est composée, comme le bouchon cloacal, par une masse de cellules venues de la membrane anale. Elle se comporte comme le bouchon cloacal lui-même, c'est-à-dire qu'elle se désagrège en partie, et il se forme à sa place un sillon, le *sillon génital*, qui parcourt la face inférieure du tubercule génital. Le sillon génital qui se continue en arrière dans le vestibule uro-génital, dont il n'est en somme qu'un prolongement, est limité par deux replis saillants, les *replis génitaux*.

Le périnée est formé par la partie inférieure des replis de Rathke, à laquelle Retterer donne le nom de replis *ano-génitaux*, nom justifié par ce fait que toutes les parties qui se développent à leur niveau (bourrelets génitaux, repli anal antérieur) paraissent étroitement liées entre elles au point de vue de leur développement.

En prenant comme point de départ l'état ci-dessus décrit, il est facile de comprendre la formation des organes génitaux externes dans les deux sexes. — *Chez la femme*, les choses changent peu et ce sont surtout de simples différenciations histologiques qui ont à se produire pour aboutir à l'état parfait. Le tubercule génital se développe peu, il forme le *clitoris*. Son extrémité antérieure renflée constitue le *gland*, autour duquel un repli cutané se dispose en une sorte de *prépuce*. A leur tour, les bourrelets génitaux forment les *grandes lèvres*, les replis génitaux, les *petites lèvres*. L'*hymen* est formé par l'extrémité antérieure du vagin, saillante dans le vestibule, le vestibule uro-génital devient le vestibule du vagin, les *glandes de Bartholin* proviennent d'un bourgeonnement épithélial de ses parois. — *Chez l'homme*, le développement est un peu plus compliqué. Le tubercule génital s'accroît beaucoup, la lame uréthrale prend une importance considérable. Elle forme sur les coupes transversales une cloison verticale allant du milieu du tubercule jusqu'à son bord inférieur. Cette lame se détruit, et ainsi se forme un vaste sillon ou mieux une gouttière profonde parcourant la face inférieure du tubercule devenu le *pénis*. Tout le long de cette gouttière les replis génitaux qui la bordent se soudent l'un à l'autre transformant la gouttière en un canal qui constitue la portion spongieuse du *canal de l'urèthre*. Les replis génitaux se comportent de même au niveau du vestibule uro-génital pour former l'*urèthre membraneux*. Les bourrelets génitaux se soudent sur la ligne médiane et constituent le *scrotum*. La *prostate* apparaît sur la portion initiale de l'urèthre vers le deuxième mois. Quant aux *glandes de Cowper*, elles sont des productions de la paroi du vestibule uro-génital.

5° **Capsules surrénales.** — Le développement des capsules surrénales est encore peu connu. Pour beaucoup d'auteurs les deux substances, médullaire et corticale, qui les constituent auraient une origine différente. La substance médullaire viendrait des ganglions du sympathique, la substance corticale du tissu mésodermique situé à l'extrémité antérieure du corps de Wolff (Balfour, Kölliker, etc.). D'autres auteurs (Janosik, Mihalkowics) pensent que la substance corticale est formée par des produits de l'épithélium du cœlome, et en particulier de l'épithélium situé en avant du corps de Wolff et de l'éminence génitale. Weldon, allant plus loin encore, admet que les tubes de la portion antérieure du corps de Wolff participent à la formation des capsules surrénales. Ceci justifie la place que nous avons donnée à ces organes, à la suite des organes génito-urinaires.

C. — Système des séreuses

Dans le système séreux nous décrirons à la fois les séreuses vraies, péritoine, péricarde et plèvres, et le diaphragme. Ce dernier par sa musculature striée mériterait peut-être une place à part, mais il est si intimement lié par son développement aux séreuses vraies qu'il y a tout avantage à le décrire avec elles.

Nous étudierons tout d'abord le péritoine, puis le diaphragme, et enfin, simultanément, le péricarde et les plèvres.

1° Péritoine. — Le péritoine pariétal est fourni par la lame la plus interne de la somatopleure, après que les produits de la protoverbère (muscles et os) ont envahi cette dernière. Le péritoine viscéral provient des couches superficielles de la lame splanchnique. Il y a en outre à décrire dans le péritoine les *mésentères*. Embryologiquement on distingue deux mésentères : 1° le mésentère vrai, *mésentère dorsal*, et 2° le *mésentère ventral*.

a. *Mésentère dorsal, rate.* — Au début, la gouttière intestinale est directement appliquée contre la corde dorsale (fig. 468), il n'y a donc pas de mésentère.

Plus tard, ainsi que l'on peut le voir indiqué dans la figure 469,10, une lame mésodermique s'insinue de chaque côté du corps entre l'aorte primitive et l'entoderme. Ces deux lames s'avancent régulièrement l'une vers l'autre, et arrivées sur la ligne médiane, au-devant de la corde, elles se soudent, formant la *suture mésentérique* (Kölliker).

La suture mésentérique, une fois achevée, développe une lame mésodermique plus ou moins étendue, qui rattache l'intestin au rachis, c'est le mésentère vrai ou dorsal. Ce dernier s'étend depuis le cardia en haut jusque vers la partie terminale du gros intestin, mais en plusieurs points il peut rester très court, tandis qu'il atteint ailleurs des dimensions considérables. Il est très développé au niveau de l'estomac où il forme le mésogastre postérieur, dans lequel se développe la rate, par simple différenciation d'un amas de cellules mésodermiques.

Certains auteurs (Kupffer) rattachent la rate à l'entoderme, et en particulier à l'entoderme du pancréas, dans ce cas la rate, comme d'autres organes folliculaires (amygdales), serait en rapport génétique avec un feuillet épithélial (Retterer) et non simplement avec le mésenchyme.

Le mésogastre postérieur est d'abord vertical et médian comme l'estomac lui-même, puis il suit ce dernier dans son mouvement de torsion, et s'allonge beaucoup pour se prêter à ce mouvement. Il constitue alors une sorte de voile flottant, *rudiment du grand épiploon*, attaché d'une part à la ligne médiane de la paroi abdominale postérieure, d'autre part à la grande courbure de l'estomac, et, comme l'estomac s'est tordu de manière à diriger sa face latérale droite en arrière, entre cette face et la paroi postérieure du cœlome il existe dès maintenant une cavité, limitée à gauche et en bas par le grand épiploon. C'est une partie de l'arrière-cavité des épiploons. Le grand épiploon forme en somme comme une bourse aplatie, dont le bord inférieur libre et flottant dépasse très peu la grande courbure de l'estomac. Cette bourse se compose naturellement de deux lames ou de deux feuillets. Bientôt son bord inférieur s'allonge par un accroissement propre de ses deux feuillets, et passe au-dessus des anses intestinales qu'il recouvre à la manière d'un tablier.

L'épiploon contracte ultérieurement des adhérences avec le côlon transverse, et le reste du mésentère dorsal subit de grandes modifications dans son étendue et dans son importance. Tous ces détails ont été étudiés dans le chapitre v.

b. *Mésentère ventral.* — Le mésentère ventral consiste en une lame mésodermique allant du bord ventral du tube digestif à la paroi ventrale. Il ne s'étend jamais au-dessous de l'ombilic. On peut lui considérer deux portions : 1° une portion *cardiaque* dont la formation est en rapport avec celle du cœur, et qui disparait de très bonne heure sans jouer aucun rôle dans le développement des parties qui nous occupent ; 2° une portion *hépatique*, bien plus importante, et qui se forme de la manière suivante : le foie épithélial repousse au-devant de lui une masse de mésoderme splanchnique, le *renflement hépatique* (KÖLLIKER), lequel vient s'unir à la somatopleure qui constitue la paroi ventrale primitive. D'après MATHIAS DUVAL, cette union ne se fait pas tout d'abord sur la ligne médiane, mais à droite et à gauche de cette dernière. Elle s'opère par l'intermédiaire de villosités mésodermiques qui recouvrent le renflement hépatique. Après qu'elle est achevée, la masse mésodermique qui constituait le renflement hépatique se divise en deux parties : l'une, supérieure, prend la forme d'une cloison transversale épaisse, située entre le cœur d'une part, et le foie d'autre part, c'est la *masse transverse* qui va constituer une partie du diaphragme ; l'autre inférieure, verticale, est tendue entre la paroi antérieure du tube digestif et la paroi ventrale, c'est le *mésentère ventral* dans l'épaisseur duquel se développera le foie. La portion hépatique du mésentère ventral s'étend en haut jusqu'à la masse transverse, en bas elle s'arrête d'une part à l'ombilic, d'autre part au duodénum.

Le mésentère ventral peut être considéré comme une lame verticale tendue entre le bord antérieur de l'estomac (du cardia au pylore) d'une part, le diaphragme et la paroi ventrale d'autre part. Le foie prend place au milieu et dans l'épaisseur du mésentère ventral qui lui forme son enveloppe conjonctive (capsule de Glisson), il le divise en deux parties : une antérieure comprise entre la paroi ventrale, le diaphragme et le foie lui-même, c'est le *ligament falciforme* ou *suspenseur* du foie, une postérieure comprise entre le foie et l'estomac, qui forme l'*épiploon gastro-hépatique* ou *mésogastre antérieur*.

L'épiploon gastro-hépatique participe à la torsion de l'estomac, il est donc dirigé transversalement. Son bord inférieur délimite avec le foie et le duodénum un petit orifice, l'*hiatus de Winslow*, qui conduit dans l'arrière-cavité des épiploons.

2° Diaphragme.

— La première ébauche du diaphragme est formée par la réunion d'une série de lames mésodermiques que nous connaissons déjà en partie et qui sont : 1° la *masse transverse* formée par le renflement hépatique ; 2° les *mésocardes latéraux*. Ces derniers seront étudiés avec le cœur (voy. p. 807) ; ils servent de chemin aux veines (*canaux de Cuvier*) qui ramènent le sang du corps au sinus veineux. Les mésocardes latéraux forment avec la masse transverse une lame épaisse, le *diaphragme primaire*, dont ils occupent les bords droit et gauche, tandis que la masse transverse en forme le centre.

Le diaphragme primaire constitue donc une cloison située en dessous du cœur, et qui va de l'intestin à la paroi antérieure du corps à laquelle elle se soude sur une étendue plus ou moins grande en avant et sur les côtés. En arrière, cette cloison n'atteint pas les parois dorsales de la cavité générale, et laisse, de chaque côté de la colonne vertébrale, un espace libre par lequel il est facile de passer de la portion antérieure ou thoracique de cette cavité dans sa portion postérieure ou abdominale (fig. 473, 3). Plus tard, des parois postérieures du tronc partent des replis, *les piliers* de USKOW, qui se soudent en avant au diaphragme primaire et obturent les orifices que ce dernier présentait en arrière. Les poumons qui jusqu'alors pouvaient, grâce à ces orifices, s'étendre dans la cavité abdominale, sont maintenant entièrement enfermés dans la cavité thoracique. L'origine des fibres musculaires du diaphragme est peu connue.

Le foie se développe au sein du renflement hépatique. Toujours revêtu par le mésoderme, il se développe exclusivement du côté abdominal du renflement hépatique, en faisant de plus en plus saillie dans la cavité ventrale. Au fur et à mesure de son développement, il se dégage de plus en plus du diaphragme primaire, sans toutefois perdre jamais ses relations avec ce dernier ni avec la ligne médiane des parois ventrales ; il leur reste constamment uni par des lames de tissu mésodermique qui constituent son *ligament suspenseur* et son *ligament coronaire*.

3° Péricarde et plèvres. — Ces deux parties sont en relation étroite entre elles, et leur développement doit être étudié simultanément.

Les canaux de Cuvier, contenus dans le diaphragme primaire, ont au début la même direction que ce dernier, c'est-à-dire se dirigent horizontalement de dehors en dedans. Mais bientôt ils se relèvent, entraînant avec eux une lame mésodermique empruntée au diaphragme primaire et qui s'élève au-dessus de lui. Il se forme ainsi deux lames verticales, membranes *pleuro-péricardiques* de Schmidt (fig. 473, 4), constituant deux rideaux verticaux qui tendent à se fermer en arrière du cœur. Effectivement ces deux membranes, arrivées sur la ligne médiane, se soudent au tissu du médiastin et forment en arrière du cœur une cloison complète qui divise la cavité thoracique en deux chambres, dont l'une, simple, renferme le cœur, tandis que l'autre, formée de deux moitiés séparées par la colonne vertébrale et le médiastin, contient les poumons.

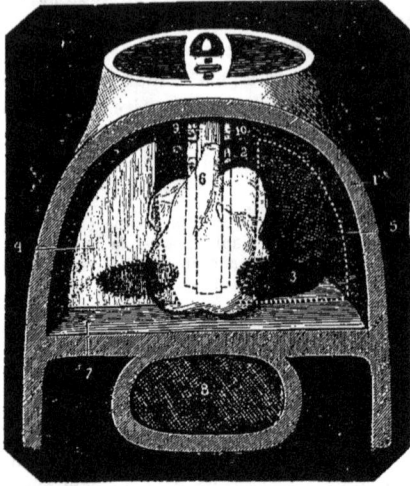

Fig. 473.

Formation du diaphragme et du péricarde : région thoracique d'un embryon après ablation de sa paroi ventrale (*schématique*).

1, coupe de la paroi thoracique. — 2, gouttière costo-vertébrale. — 3, orifice postérieur du diaphragme primaire. — 4, membrane pleuro-péricardique. — 5, insertion de la membrane pleuro-péricardique qui a été enlevée. — 6, contours du cœur. — 7, diaphragme primaire. — 8, foie. — 9, œsophage. — 10, colonne vertébrale.

Les cavités pleurales communiquent encore pendant un certain temps par les orifices que nous avons signalés plus haut dans le diaphragme primaire avec la cavité abdominale, mais elles s'en séparent bientôt par le développement des *piliers* de Uskow.

Dès maintenant les *chambres pleurales* et *péricardique* sont constituées. Leurs parois sont formées par la paroi thoracique primitive, par le diaphragme, et enfin par la membrane *pleuro-péricardique* qui est commune à toutes deux. Elles prennent peu à peu la forme, les dimensions et les rapports qu'elles ont chez l'adulte.

Les plèvres pariétales sont formées à la fois par la couche la plus interne de la somatopleure de la cavité thoracique primitive, comme le péritoine, et par les faces pleurales du diaphragme et de la membrane pleuro-péricardique de Schmidt. Les plèvres viscérales naissent de la couche superficielle de la lame splanchnique qui enveloppe le poumon épithélial.

Le péricarde pariétal est formé en majeure partie par la membrane pleuro-péricardique et le diaphragme. Le péricarde viscéral vient des couches superficielles du mésoderme formant le tube cardiaque.

§ II. — Dérivés du mésenchyme

Les organes dérivés du mésenchyme sont les muscles lisses et les tissus squelettiques, en comprenant sous ce nom tous les tissus du groupe conjonctif, c'est-à-dire le tissu conjonctif lâche aussi bien que les tissus cartilagineux et osseux.

A. — Système musculaire lisse

Le tissu musculaire lisse mérite à peine une mention spéciale, car son développement est purement histologique et paraît se faire par une simple différenciation de cellules mésenchymateuses. Cependant, His distingue avec soin les ébauches des fibres musculaires lisses d'avec celles du tissu conjonctif, et récemment Erick Müller a montré que la partie interne des protovertèbres fournit une ébauche distincte pour le tissu musculaire lisse de l'aorte. Dans les autres points de l'économie on n'a pas encore pu distinguer d'aussi bonne heure les ébauches musculaires lisses d'avec le mésenchyme ordinaire.

B. — Système squelettique

On peut envisager le système squelettique d'une manière plus large qu'on ne le fait d'habitude en anatomie descriptive, et comprendre sous ce nom, à la fois la charpente solide du corps et des organes (squelette proprement dit et tissu fibreux), et la charpente délicate qui entoure les parties élémentaires de l'organisme et leur sert à la fois de soutien et de milieu nutritif (tissu conjonctif lâche ou de la nutrition).

Le développement de ce dernier tissu est très simple. Partout où un organe se forme par bourgeonnement d'une surface épithéliale, ce qui est le mode le plus répandu, il s'enfonce dans l'épaisseur de la lame somatique ou de la lame splanchnique du feuillet moyen et s'y ramifie. Les cellules mésenchymateuses qui constituent ces lames occupent ainsi dès le début même de la formation des organes les intervalles compris entre leurs différents lobes ou lobules qu'elles séparent les uns des autres ; elles évoluent ensuite et forment le tissu connectif de l'organe auquel elles sont annexées. Le développement du tissu conjonctif lâche est une question purement histologique, qui ne peut être traitée ici.

Dans l'étude du squelette proprement dit nous envisagerons successivement : 1° le squelette du tronc ; 2° le squelette de la tête ; 3° le squelette viscéral ; 4° le développement des articulations.

1° Squelette du tronc. — Le squelette naît, chez les vertébrés inférieurs, d'ébauches bien distinctes. Rabl a montré, en effet, que chez les sélaciens, au niveau de la partie inférieure et interne de chaque protovertèbre, la lame splanchnique forme un petit bourgeon creux, le *sclérotome*, qui se glisse entre la protovertèbre d'une part, et la moelle et la corde d'autre part. Bientôt ce bourgeon devient plein et massif, puis les cellules qui le constituent se multiplient activement et se transforment en éléments mésenchymateux qui se répandent entre la protovertèbre et le système nerveux. Le sclérotome a dès lors perdu la forme d'un bourgeon indépendant et l'on ne trouve plus à sa place qu'un amas de mésenchyme, destiné à fournir les tissus squelettiques.

Chez les mammifères on n'observe pas de sclérotomes distincts, mais le mode de développement du squelette n'est qu'une abréviation de celui que nous avons décrit ci-dessus. En effet, au niveau de leur bord inférieur en contact avec la corde et l'aorte, les protovertèbres perdent leur aspect épithélial et engendrent par prolifération une grande quantité de cellules mésenchymateuses qui se répandent entre le reste de la protovertèbre d'une part, et la corde et la moelle d'autre part (fig. 469). Ces cellules continuant à se multiplier abondamment forment une masse épaisse tout autour de la corde dorsale (*investissement de la corde*). Une fois l'investissement de la corde achevé, celle-ci se trouve placée au milieu d'un amas de cellules embryonnaires, le *fourreau de la corde*. En même temps, d'autres cellules mésenchymateuses, venues comme les premières de la protovertèbre, se glissent entre cette dernière et le tube médullaire, et se disposent en une lame

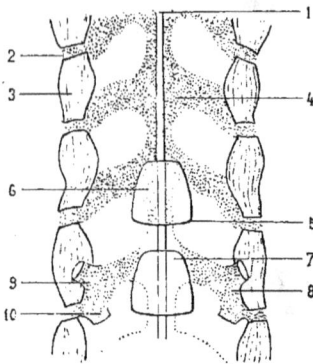

Fig. 474.

Développement de la colonne vertébrale (*schéma* fait avec plusieurs figures de FRORIEP).

La partie supérieure du dessin représente des stades plus jeunes, la partie inférieure des stades plus avancés.

1, corde dorsale. — 2, ligament inter-musculaire. — 3, plaque musculaire. — 4, arc vertébral primitif. — 5, corps cartilagineux de la vertèbre. — 6, sangle hypocordale (vue par transparence). — 7, partie atrophiée de l'arc vertébral primitif. — 8, partie persistante de cet arc, avec 9, rudiment de l'arc neural, et 10, rudiment de l'arc hémal.

mince entourant le système nerveux central. Cette lame répond aux *arcs vertébraux membraneux* de KÖLLIKER, à la *membrana reuniens superior* de RATHKE.

Ainsi s'est constitué le *squelette membraneux* comprenant à la fois le fourreau de la corde et les arcs vertébraux. Les transformations qui conduisent de ce squelette membraneux à la colonne vertébrale définitive ont été bien étudiées par FRORIEP. D'après cet auteur, le mésenchyme qui forme le squelette membraneux ne reste pas homogène sur toute la longueur de ce dernier, mais subit régulièrement de distance en distance une condensation de ses éléments qui donne lieu à des bandes bien reconnaissables sur les coupes à leur teinte plus foncée. Ce sont ces bandes qui sont représentées dans la figure 474,4; les parties intermédiaires à elles sont constituées par du mésenchyme plus lâche qui n'est pas figuré. Ces condensations de tissu se produisent au niveau de chaque protovertèbre, où le mésenchyme forme une lame courbe, l'*arc vertébral primitif* de FRORIEP. L'arc primitif est situé tout entier du côté ventral de la moelle, c'est-à-dire dans la région où naîtront plus tard les corps des vertèbres; comme son nom l'indique, il constitue un arc dont l'ouverture est tournée du côté caudal. Son sommet répond au milieu de la protovertèbre ou même le dépasse un peu; ses extrémités atteignent l'interligne qui sépare la protovertèbre à laquelle il appartient de la suivante. A ce niveau le mésenchyme constitue une lame située entre les deux plaques musculaires qui ont succédé aux protovertèbres correspondantes. Cette lame, *cloison musculaire*, délimite avec ses congénères des cases successives dans lesquelles les muscles nés des protovertèbres sont contenus. Les cloisons musculaires fournissent plus tard les *ligaments intermusculaires* qui chez les vertébrés inférieurs servent d'insertion aux muscles du tronc.

Le corps vertébral naît indépendamment de l'arc primitif par la transformation en cartilage d'une partie du mésenchyme qui entoure la corde. Le cartilage apparaît (deuxième mois) en deux points distincts, symétriquement placés de part et d'autre de la corde et qui ne tardent pas à se réunir en formant une masse unique cylindro-conique, le *corps cartilagineux de la vertèbre* (fig. 474, 5). Le corps vertébral cartilagineux est entouré en dessous et en avant par la portion médiane de l'arc primitif qui le sous-tend à la manière d'une embrasse et à laquelle on peut donner le nom de *sangle hypocordale* (*hypochordal Spange* de FRORIEP) (fig. 474, 6). A partir de ce moment, l'arc primitif, qui s'est graduellement compliqué, présente à considérer les parties suivantes : 1° une partie médiane, la sangle hypocordale ; 2° deux parties latérales ou *cornes* (fig. 474, 8) qui émettent du côté dorsal et du côté ventral des prolongements minces, rudiments des arcs neuraux et hémaux (fig. 474, 9 et 10).

Chacune des parties que nous venons de décrire a dans la constitution de la vertèbre cartilagineuse un rôle spécial. Chez les mammifères, dans toutes les vertèbres autres que l'atlas, la sangle hypocordale disparaît, ou, comme les autres parties du squelette membraneux qui ne deviennent pas cartilagineuses, se transforme en ligaments intervertébraux. Les cornes de l'arc primitif persistent au contraire, se transforment en cartilage et se soudent au corps vertébral, de manière à former avec lui une pièce unique : la vertèbre cartilagineuse. Les prolongements dorsaux de ces cornes, devenus cartilagineux, formeront les lames vertébrales cartilagineuses, lesquelles envahissent peu à peu les arcs membraneux constitués par la membrana reuniens superior. Cet envahissement se fait assez lentement, de sorte que le canal rachidien, limité en avant et sur les côtés par du cartilage, n'est fermé en arrière que par une lame membraneuse, disposition qui, si elle persiste par arrêt de développement, donne lieu à la malformation connue sous le nom de *spina bifida*. Ce n'est que vers le quatrième mois que le cartilage atteint là ligne médiane et ferme en arrière le canal rachidien.

Les prolongements ventraux des cornes de l'arc forment les côtes. Au début, la lame mésenchymateuse qui va fournir la côte est continue avec le mésenchyme de l'arc primitif, mais au moment de la transformation en cartilage, la côte apparaît distincte de la vertèbre et forme une petite tige cartilagineuse qui se dirige du côté ventral pour en atteindre la ligne médiane. Au niveau du thorax, l'extrémité libre de chaque côte se soude à celle des autres côtes de la même région, de de sorte que les côtes d'un même côté sont réunies longitudinalement les unes aux autres par une bande cartilagineuse continue qui constitue l'une des moitiés du *sternum*. Par suite de l'accroissement incessant des côtes, les deux moitiés du sternum se rapprochent de plus en plus de la ligne médiane sur laquelle elles se soudent ; il peut arriver cependant qu'elles restent plus ou moins écartées l'une de l'autre pendant toute la vie, et l'on a alors une *fissure sternale*.

Au niveau de la première vertèbre cervicale, la sangle hypocordale persiste, devient cartilagineuse et forme l'*arc antérieur* de l'atlas ; le corps vertébral se forme aussi, seulement, il ne se soude pas avec les cornes de l'arc primitif, comme il le fait dans les autres vertèbres, mais reste indépendant et forme l'*apophyse odontoïde*, qui se soude ultérieurement à l'axis (FRORIEP).

Au coccyx, les arcs vertébraux ne se développent que très peu ou même pas, et les dernières vertèbres se fusionnent latéralement pendant qu'elles sont encore à l'état cartilagineux (ROSENBERG). Les vertèbres sacrées se fusionnent aussi.

REMAK a fait remarquer que, chez le poulet, la segmentation du rachis cartilagineux ne correspond pas du tout à celle des protovertèbres, mais alterne avec elle, les disques intervertébraux répondant au milieu des protovertèbres. Il a donné à ce phénomène le nom de *resegmentation* (*Neugliederung*) du squelette. Ce terme est impropre, il n'y a pas resegmentation puisque le squelette primitif n'est pas segmenté, il y a simplement une segmentation ne coïncidant pas avec celle des protovertèbres. Quant à l'alternance de ces deux segmentations, elle donne lieu encore à de nombreuses discussions. On a regardé cette alternance comme nécessaire pour que les muscles nés d'un même segment puissent s'appuyer sur deux segments squelettiques consécutifs, condition indispensable à leur action ; mais il faut remarquer que cette condition se réaliserait cependant, alors même que la segmentation des plaques musculaires dérivées des protovertèbres et celle des corps vertébraux coïncideraient au début, et cela pour plusieurs raisons : 1° parce que les muscles s'insèrent pour la plupart sur les ligaments intermusculaires qui

alternent avec les vertèbres, 2° parce que l'accroissement des plaques musculaires et des segments squelettiques étant très inégal, ces deux formations arrivent nécessairement à se croiser,
3° parce que les différents points d'une vertèbre ne restent pas dans le plan du segment primitif
dont ils dérivent mais se déplacent plus ou moins (obliquité des apophyses épineuses, etc., etc.).

La corde conserve sa forme au début, dans le rachis cartilagineux, mais bientôt elle s'atrophie
dans l'épaisseur du corps des vertèbres, tandis qu'elle reste bien développée dans les disques
intervertébraux et prend, pour cela, un aspect moniliforme. A mesure que le développement
progresse, ses parties comprises dans le corps des vertèbres s'atrophient entièrement; au contraire, les renflements qu'elle présente au niveau des disques intervertébraux s'accroissent, et
leurs éléments cellulaires subissent une modification particulière. Ils se transforment en une
sorte de gelée molle et muqueuse qui occupe la cavité centrale, sphérique ou ovoïde creusée dans
chaque disque intervertébral. Les parties gélatineuses de la corde persistent d'autant plus longtemps que les vertèbres s'ossifient plus tard. Dans l'apophyse odontoïde, la base du crâne et le
coccyx qui restent longtemps cartilagineux, on en rencontre encore à la naissance (H. Müller).

2° Squelette crânien.

— Le crâne est, comme la colonne vertébrale, d'abord
membraneux, puis il devient cartilagineux et enfin osseux. Nous avons déjà vu
(t. I) qu'il existe des protovertèbres dans la région céphalique. Ces protovertèbres
contribuent à former le squelette crânien.

Au début, ce dernier a la forme d'une capsule membraneuse que l'on appelle le
crâne primordial. Le crâne primordial possède, comme celui de l'adulte, une base
et une voûte, et, bien qu'il n'y ait pas unanimité à ce sujet, on peut lui distinguer
un segment *précordal* dans lequel la corde dorsale n'existe pas, et un segment
cordal contenant l'extrémité antérieure de la corde. Au début le segment précordal est très court, parce que la vésicule cérébrale antérieure à laquelle il
correspond est peu développée, mais il grandit plus tard avec elle.

Vers le deuxième mois de la vie fœtale commence la transformation cartilagineuse du crâne membraneux. Elle s'effectue d'un seul bloc pour toute la base et
les parties latérales du crâne, mais ne s'étend jamais à la voûte qui reste toujours
membraneuse.

La lame cartilagineuse qui, à un moment donné représente la base du crâne,
peut, bien qu'elle forme une plaque unique, être divisée en deux parties : l'une
postérieure, répondant à la région dans laquelle s'étend la corde dorsale ; l'autre
antérieure située en avant de l'extrémité de cette dernière. Le cartilage de la partie
postérieure se développe par deux moitiés distinctes placées à droite et à gauche
de la corde dorsale et qui constituent les *cartilages paracordaux*, lesquels se
fusionnent ensuite en une pièce unique. Dans la partie antérieure, le plancher
membraneux du crâne reste à l'état mou sur une région ovalaire située exactement au-devant de la corde, et ne se transforme en cartilage qu'au pourtour de
cette région, formant deux bandes minces, les *trabécules du crâne* ou *piliers
latéraux* (Ratuke). Huxley considérait les trabécules comme représentant des arcs
branchiaux, mais Kölliker et Balfour se sont élevés contre cette manière de voir,
qui est abandonnée. C'est au niveau de l'espace compris entre les trabécules que
se développe la *poche hypophysaire*, qui peut ainsi passer de la cavité buccale
dans la cavité crânienne.

Le crâne cartilagineux est tout d'abord indivis, tous les segments que l'on distinguera plus
tard chez l'enfant dans la base du crâne forment maintenant un tout continu. Le cartilage
s'étend sur toutes les parties ci-dessous : 1° occipital tout entier, moins l'écaille ; 2° sphénoïde
avec ses ailes ; 3° temporal (rocher) ; 4° ethmoïde ; 5° cartilages du nez. Le frontal, le pariétal,
l'écaille de l'occipital et celle du temporal naîtront directement de la voûte membraneuse sans
exister jamais à l'état cartilagineux (voyez *Ossification*, t. I).

La part qui revient au cartilage dans la constitution du crâne primordial est très variable ;
ainsi, chez le cochon, la voûte est en majeure partie cartilagineuse (Sröndli).

Le crâne primordial présente un certain nombre de cloisons membraneuses qui divisent
incomplètement sa cavité et qui sont en parfaite continuité de substance avec lui. L'une de ces
cloisons, transversale, très peu développée, est située en avant du trou occipital, c'est le *pilier*

postérieur du crâne. Plus en avant, au niveau de la terminaison de la corde, on en distingue une autre, le *pilier moyen* de Rathke ou *pilier antérieur* de Kölliker. Ces piliers formeront plus tard les lames méningées qui s'interposent entre les diverses parties de l'encéphale. et dont le développement a été étudié page 753. Le pilier antérieur fournit en partie la tente du cervelet. Une lame analogue aux piliers, mais longitudinale, se forme aux dépens de la partie antérieure de la voûte crânienne et donne la faux du cerveau.

3° **Squelette viscéral.** — Le squelette de la face est en grande partie fourni par les arcs viscéraux ; en effet, en dehors des os du nez et de l'os incisif qui viennent du bourgeon frontal, le maxillaire supérieur et le maxillaire inférieur sont fournis par les deux branches de premier arc branchial.

Le squelette de la branche mandibulaire du premier arc consiste au début en un long style cartilagineux, le *cartilage de Meckel*, qui s'étend de la cavité tympanique en arrière, jusqu'à la symphyse mandibulaire en avant. Ce cartilage semble jouer le rôle d'un tuteur pour le maxillaire inférieur qui se développe en dehors de lui comme un os de revêtement ou de membrane. Toutefois, à sa partie antérieure, le cartilage de Meckel s'ossifie en même temps que le maxillaire inférieur et se confond avec lui.

La partie postérieure du cartilage de Meckel donne naissance à deux des osselets de l'ouïe, l'*enclume* et le *marteau* (Salensky).

Le bourgeon frontal donne naissance aux cartilages du nez ; le bourgeon nasal interne fournit l'intermaxillaire et le vomer, le bourgeon nasal externe le labyrinthe ethmoïdal, l'os unguis et les os propres du nez.

Les os que fournit le bourgeon maxillaire supérieur (maxillaire supérieur, palatin, lame interne de l'apophyse ptérygoïde), sont des os de revêtement par rapport aux cartilages des cavités naso-buccales, c'est-à-dire se développent dans une lame fibreuse (os membraneux) placée en dehors de ces cartilages et leur fournissant un revêtement. De plus, le palatin et la lame interne de l'apophyse ptérygoïde se développent dans le tissu fibreux d'une *membrane muqueuse*, la muqueuse buccale ; on peut les distinguer des os de revêtement de la voûte crânienne qui proviennent en somme de plaques dermiques ossifiées, sous le nom d'os de revêtement *muqueux*.

Le deuxième arc branchial (arc hyoïdien) possède une tige cartilagineuse identique au cartilage de Meckel, c'est le *cartilage de Reichert* qui s'appuie en arrière sur la capsule cartilagineuse de l'appareil auditif, tout près du point où s'attache à cette dernière le cartilage de Meckel.

La partie postérieure du cartilage de Reichert se fusionne avec le rocher cartilagineux duquel elle sort sous la forme de l'apophyse styloïde. Les ligaments qui rattachent cette apophyse aux petites cornes de l'os hyoïde proviennent de la partie moyenne du cartilage de Reichert devenue fibreuse. Les petites cornes sont formées par sa partie inférieure.

Le cartilage de Reichert fournit donc les petites cornes de l'os hyoïde, ou, comme on les appelle chez les animaux, les cornes antérieures. On sait que ces cornes sont composées chez beaucoup d'animaux d'une série d'osselets s'étendant de l'apophyse styloïde au corps de l'hyoïde. Cette disposition peut se rencontrer anormalement chez l'homme.

On a pensé que la partie postérieure du cartilage de Reichert pouvait fournir quelques-uns des osselets de l'ouïe. Huxley, s'appuyant sur des faits d'anatomie comparée, admettait que l'étrier et même l'enclume provenaient du squelette du deuxième arc branchial. Mais Parker et Salensky ont montré que l'étrier naît indépendamment du squelette viscéral par une différenciation de la capsule auditive et que la portion postérieure du cartilage de Reichert se fusionne avec le rocher. On a vu plus haut que l'enclume vient du cartilage de Meckel.

Le troisième arc branchial fournit le corps de l'os hyoïde et ses grandes cornes ou cornes postérieures des animaux.

L'ossification des différentes pièces cartilagineuses dont il a été question ici a été déjà étudiée à propos du squelette (voy. t. I, Ostéologie).

4° Articulations. — Le développement des articulations a été déjà indiqué dans le tome I, à propos des articulations en général (voy. Arthrologie). Nous ne saurions y revenir ici sans tomber dans des redites.

§ III. — Système vasculaire

Le système vasculaire est généralement rattaché au feuillet moyen, suivant l'opinion de Remak et de Kölliker, qui le considéraient comme une simple différenciation du mésoderme. Plusieurs auteurs et en particulier His ont soutenu que le système vasculaire se forme, au contraire, aux dépens d'une ébauche spéciale, aussi vieille que le feuillet moyen lui-même. Il paraît probable aujourd'hui que l'on peut rattacher génétiquement cette ébauche à l'entoderme. Bien que la question soit encore très controversée, nous appuyant sur l'autorité de divers embryologistes, tels que Mathias Duval et sur les travaux de Uskow, nous adopterons cette dernière opinion. Le système lymphatique doit naturellement être examiné après le système sanguin.

Nous étudierons successivement : 1° l'*origine des vaisseaux et du cœur* ; 2° le *développement ultérieur des vaisseaux et du cœur* chez l'embryon et chez le fœtus ; 3° l'*origine du sang* ; 4° le *développement du système lymphatique.*

A. — Origine des vaisseaux et du cœur

Le cœur n'est, comme on sait, qu'une portion du système vasculaire spécialisée à un très haut degré. Il naît, comme les vaisseaux eux-mêmes, aux dépens d'ébauches spéciales, les *germes vasculaires* d'Uskow. Nous étudierons d'abord le développement des vaisseaux qui se forment les premiers.

1° Vaisseaux. — Les germes vasculaires, origine des vaisseaux, consistent en de petits amas protoplasmiques multinucléés de la nature des plasmodies, et qui prennent la forme de cordons cylindriques ou noueux. Ces cordons, d'abord isolés les uns des autres, se fusionnent ensuite en formant un réseau continu. Les germes vasculaires naissent chez le poulet dans le bourrelet entodermo-vitellin (fig. 475) et dans la zone qui fait transition entre ce dernier et l'entoderme aplati de l'aire transparente. Ils se glissent ensuite entre la lame splanchnique du feuillet moyen et le feuillet interne. Au début, ils sont tout à fait indépendants du mésoderme, qui passe au-dessus d'eux sans leur fournir aucune enveloppe (fig. 475, 8). Plus tard ce feuillet les entoure entièrement et leur forme une gaine complète (même figure, 12). A partir de ce moment ils sont situés en plein dans le feuillet moyen dont il est impossible de les séparer, c'est sous cet état qu'ils ont paru à Remak et à Kölliker être des cordons pleins formés de cellules mésodermiques.

Les germes vasculaires sont au début isolés et forment des îlots irréguliers, les *îlots de Wolff* (voy. fig. 435, 6). Mais ils ne tardent pas à s'allonger, à pousser des ramifications latérales et à s'unir les uns avec les autres, de manière à former un vaste réseau qui s'étend sur une grande partie du blastoderme.

Ce réseau est fort irrégulier tout d'abord. Il est formé de cordons de dimensions très variables ; à ses nœuds se trouvent les îlots de Wolff du stade précédent, réunis maintenant les uns aux autres par des isthmes étroits. Ses mailles sont occupées par le tissu embryonnaire du feuillet moyen constituant ce que l'on a appelé les *îlots de substance* (fig. 475, 11). Les cordons protoplasmiques nucléés qui forment le réseau sont désormais complètement entourés par les éléments du feuillet moyen. En même temps que s'opère la jonction des îlots de Wolff, la lumière des futurs vaisseaux commence à se former en leur sein par la production de vacuoles qui, nées çà et là dans l'épaisseur des germes vasculaires (fig. 475, 8), ne tardent pas à se fusionner entre elles. Simultanément, la substance des germes vasculaires se réduit à une lame mince semée de noyaux, qui forme la paroi endothéliale du vaisseau. La lumière des vaisseaux se forme indépendamment de toute action mécanique du courant sanguin, elle est au début fort irrégulière, elle est même, par places, presque entièrement obstruée par des amas protoplasmiques multinucléés, restes de la substance des germes vasculaires appendus en un point de la

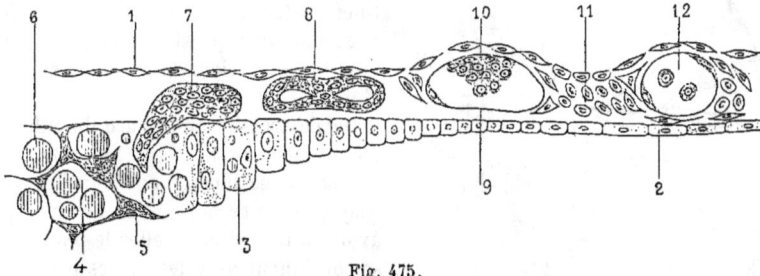

Fig. 475.

Origine des vaisseaux sanguins (*schématique*).

1, lame splanchnique. — 2, entoderme. — 3, cellule entodermique contenant des grains vitellins. — 4, parablaste. — 5, réseau protoplasmique nucléé. — 6, grains de vitellus. — 7, germe vasculaire encore engagé dans le parablaste. — 8, germe vasculaire libre entre la lame splanchnique et l'entoderme et commençant à présenter une lumière. — 9, germe vasculaire partiellement enveloppé par le mésoderme. — 10, berceau des globules sanguins. — 11, îlot de substance. — 12, vaisseau entièrement enveloppé par le mésoderme et renfermant deux globules sanguins libres.

paroi endothéliale (fig. 475, 10). Ces amas correspondent à ce que KÖLLIKER nomme les *berceaux des globules sanguins*. Ils font saillie dans la lumière des premiers vaisseaux et sont particulièrement volumineux et abondants dans la moitié postérieure de l'aire vasculaire chez le poulet.

En résumé, les premiers vaisseaux sont constitués par des canaux dont la paroi très mince est formée par une lame protoplasmique multinucléée. Cette lame, gardant les caractères histologiques du germe dont elle est provenue, n'est pas divisible en cellules distinctes, mais est absolument continue ; on lui donne néanmoins le nom de membrane endothéliale du vaisseau. Pour plus de simplicité nous conserverons le nom, tout en rappelant qu'il ne s'agit pas d'un endothélium vrai.

Les premiers vaisseaux forment un réseau étendu sur une aire arrondie ou ovale, l'*aire vasculaire*, limitée par un vaisseau circulaire, le *sinus terminal*. L'aire vasculaire s'étend à la fois sur l'aire transparente et sur une partie de l'aire opaque, elle empiète aussi légèrement sur le corps de l'embryon.

Dans l'embryon de poulet que l'on peut prendre pour type, l'aire vasculaire est formée de deux moitiés ayant chacune la forme d'un demi-cercle, et placées symétriquement sur le côté droit et sur le côté gauche de l'embryon. Chaque demi-cercle présente à considérer un arc, formé par la moitié correspondante du sinus terminal, et une corde. La corde comprend deux moitiés distinctes, l'une antérieure constituée par un vaisseau (veine vitelline antérieure) qui vient du sinus terminal et aboutit au cœur en longeant la tête de l'embryon, l'autre postérieure formée par un vaisseau longitudinal placé dans le corps de l'embryon, au-devant des protovertèbres, parallèlement à la corde dorsale et un peu en dehors d'elle, l'*aorte primitive*.

L'aorte primitive constitue le bord interne de la partie de l'aire vasculaire, comprise dans l'embryon ; le sang qu'elle renferme passe aisément dans cette aire par l'intermédiaire des nombreux vaisseaux situés sur son bord externe. Après avoir parcouru l'aire vasculaire, il est repris par le sinus terminal et par différentes veines qui aboutissent toutes à la veine omphalo-mésentérique du même côté, laquelle se jette dans l'extrémité postérieure du cœur. Les veines qui se rendent dans la veine omphalo-mésentérique sont : 1° les veines vitellines antérieures ; 2° les veines vitellines latérales ; 3° les veines vitellines postérieures (l'une de ces dernières peut manquer, c'est la droite, la veine vitelline postérieure gauche existe seule alors).

De l'extrémité antérieure du tube cardiaque part un vaisseau (*bulbe artériel*), qui se divise bientôt en deux branches, lesquelles se recourbent en arrière, après avoir embrassé entre elles le pharynx, et se continuent avec les aortes primitives. Tel est le système très simple que parcourt le sang pendant les premiers moments du développement; on désigne cette circulation du début de la vie sous le nom de première circulation ou circulation de la veine omphalo-mésentérique.

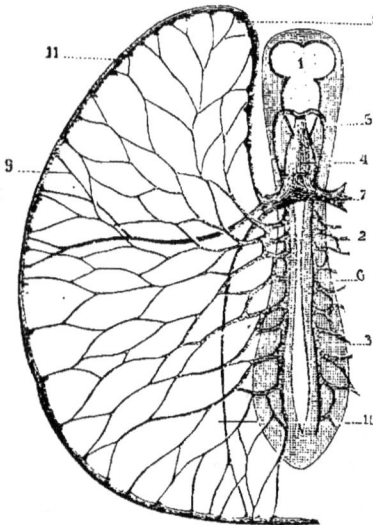

Fig. 476.
Aire vasculaire de l'embryon du poulet
(*schématique*).

1, vésicule cérébrale antérieure. — 2, moelle. — 3, corps de l'embryon. — 4, cœur. — 5, arc aortique. — 6, aorte primitive. — 7, veine omphalo-mésentérique. — 8, veine vitelline antérieure. — 9, veine vitelline latérale. — 10, veine vitelline postérieure. — 11, sinus terminal.

Au fur et à mesure que le corps se délimite de mieux en mieux et que ses parois ventrales se forment, les aortes primitives que nous avons considérées comme le bord interne de l'aire vasculaire se séparent de plus en plus de cette dernière et ne communiquent plus avec elle que par un gros tronc, l'artère *omphalo-mésentérique* ou *vitelline*.

Le premier système vasculaire s'est formé tout entier aux dépens des germes vasculaires aussi bien dans sa partie *intra-embryonnaire* que dans sa partie extra-embryonnaire (pour plus de détails, voy. VIALLETON, *Journ. de l'Anat.*, 1892).

Les vaisseaux de l'aire vasculaire sont surtout destinés à l'absorption des matières nutritives contenues dans le sac vitellin, ils servent aussi à la respiration chez les oiseaux où ils sont très développés. Ces vaisseaux s'atrophient en même temps que la vésicule ombilicale se flétrit, ils disparaissent donc de bonne heure et ne jouent aucun rôle chez l'animal adulte

2° Cœur. — L'étude du cœur peut être subdivisée en plusieurs points : 1° les rudiments cardiaques ; 2° le tube cardiaque ; 3° la situation topographique du cœur.

a. *Rudiments cardiaques.* — Le cœur se forme, comme les vaisseaux, aux dépens de germes vasculaires situés dans la splanchnopleure. Il peut apparaître dans cette lame, alors qu'elle est encore plane et ne s'est pas rabattue en dessous pour former le pharynx (fig. 477, A). Dans ce cas, de chaque côté on voit un germe vasculaire placé entre l'entoderme et la lame splanchnique du mésoderme qu'il soulève fortement, et qui s'est épaissie à ce niveau. C'est le premier rudiment cardiaque constitué par un tube creux comprenant une lumière (future cavité cardiaque) limitée par une paroi mince *l'endothélium cardiaque*, fourni par le germe vasculaire, et une lame mésodermique épaisse qui donne plus tard naissance à tous les tissus du cœur (portion conjonctive de l'endocarde, muscle cardiaque et péricarde viscéral). Sur certains blastodermes observés de face et par transparence, ces rudiments se voient aisément sous la forme de canaux placés au voisinage de la tête (lapin, KÖLLIKER).

Lorsque la splanchnopleure se rabat en dessous pour constituer le pharynx, les deux rudiments cardiaques, d'abord séparés, se rapprochent l'un de l'autre, puis se soudent entre eux sur la ligne médiane (fig. 477, C). Leurs parois endothéliales s'accolent, puis la lame unique formée par leur accolement se résorbe et disparaît, et les cavités des deux rudiments se fusionnent en une seule.

Il arrive souvent que les rudiments cardiaques ne se développent qu'après le pharynx. Ils sont alors d'emblée accolés l'un à l'autre sur la ligne médiane, au-devant du pharynx, et la dualité primitive du cœur est bien moins facile à saisir, d'autant plus que la fusion de leurs deux lumières s'effectue de très bonne heure. Tel est le cas de l'embryon du poulet chez lequel DARESTE a eu le mérite de montrer, pour la première fois, la double origine du cœur.

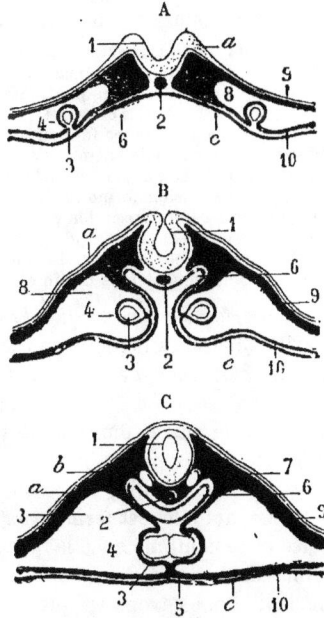

Fig. 477.

Coupes transversales de la région cervicale d'un embryon montrant le développement du cœur : A, premier stade ; B, deuxième stade ; C, troisième stade (*schématique*).

a, ectoderme. — b, mésoderme. — c, entoderme.

1, moelle épinière. — 2, corde dorsale. — 3, paroi endothéliale du cœur. — 4, paroi mésodermique du cœur. — 5, mésentère cardiaque (mésocarde ventral). — 6, pharynx. — 7, arc aortique. — 8, cavité pleuro-péritonéale (cavité pariétale). — 9, lame somatique du mésoderme. — 10, lame splanchnique du mésoderme.

b. *Tube cardiaque.* — Une fois la fusion de ses deux moitiés opérée, le cœur a la forme d'un tube légèrement plié en S, et qui a deux extrémités. L'une, antérieure, donne naissance au système aortique, l'autre, postérieure, reçoit par les veines omphalo-mésentériques le sang de l'aire vasculaire. De par son mode de formation, le cœur est relié à la fois au pharynx par une lame qui lui forme un véritable mésentère, le *mésocarde postérieur* ou *dorsal*, et à la paroi antérieure du corps par un mésentère analogue, *mésocarde antérieur* ou *ventral* (fig. 477, 5).

Les mésocardes antérieur et postérieur disparaissent bientôt par résorption sur toute l'étendue du tube cardiaque, qui dès lors est libre dans la plus grande partie de sa longueur, n'étant fixé à la paroi ventrale du pharynx que par ses deux extrémités.

Outre les mésocardes antérieur et postérieur, il existe de chaque côté un pont de substance qui relie la partie postérieure du cœur située dans la splanchnopleure à la paroi postéro-latérale du corps formée par la somatopleure dans laquelle se trouvent les veines propres de l'embryon, c'est le *mésocarde latéral* découvert par KÖLLIKER, et qui a une importance considérable, parce qu'il est la voie que suivent les vaisseaux pour ramener au cœur le sang de l'embryon.

L'origine du mésocarde latéral est assez discutée. Pour USKOW, il est formé par un point du mésoderme primitif qui a échappé au clivage destiné à engendrer le cœlome. Il est donc tout naturel que ce point forme un pont entre la lame somatique et la lame splanchnique du feuillet moyen, pont dans lequel s'engagera plus tard le tronc veineux qui ramènera au cœur le sang de l'embryon. Pour RAVN, sa formation est un peu différente : lorsque la veine omphalo-mésentérique se développe, elle fait à la surface de la splanchnopleure une telle saillie que, traversant toute la cavité du cœlome à cet endroit, elle arrive à toucher la lame somatique et à s'unir à elle. Le point de fusion forme le mésocarde latéral.

On peut considérer l'ensemble des mésocardes antérieur et postérieur comme une seule lame verticale placée au-devant du pharynx et formant à ce dernier un mésentère ventral, au sein duquel se développe le cœur. Le mésentère ventral au niveau du cœur est formé par l'accolement des splanchnopleures droite et gauche.

c. *Situation topographique du cœur*. — Le cœur est logé dans une portion de la cavité générale à laquelle on a donné le nom de *cavité pariétale* ou mieux, surtout lorsqu'il s'agit des premiers stades du développement, de *fosse cardiaque* (*fovea cardiaca*). La fosse cardiaque est constituée par la partie antérieure de l'espace situé entre l'ombilic intestinal et l'ombilic cutané (fig. 440, 11), elle est limitée en dessus par la paroi ventrale du pharynx, en arrière par la paroi antérieure du canal vitellin, en dessous par la paroi supérieure de la vésicule ombilicale. En avant elle est fermée par la somatopleure. Sur les côtés, elle n'est pas fermée et se continue avec la portion annulaire du cœlome qui entoure le canal vitellin. La fosse cardiaque est divisée en deux moitiés par le mésentère ventral dans lequel nous avons vu que se développe le cœur.

Plus tard, au fur et à mesure que l'ombilic cutané se referme (voy. Art. II, p. 733), la paroi ventrale qu'il constitue se substitue à la paroi inférieure primitive de la fosse cardiaque qui était formée par une partie de la vésicule ombilicale, et le cœur se trouve alors logé dans la *cavité pariétale*, entre la paroi thoracique antérieure et le pharynx.

B. — DÉVELOPPEMENT ULTÉRIEUR DES VAISSEAUX ET DU CŒUR

Nous étudierons successivement : 1° les vaisseaux en général ; 2° le système artériel ; 3° le système veineux ; 4° le cœur.

1° **Vaisseaux en général.** — Les vaisseaux du corps de l'embryon peuvent prendre naissance de plusieurs manières : 1° ou bien des germes vasculaires faisant partie du réseau intra-embryonnaire primitif et qui ne passent pas dans la constitution de l'aorte primitive sont employés à former les autres vaisseaux ; 2° ou bien ces derniers se forment par des pointes d'accroissement analogues à celles qui ont été observées dans les vaisseaux de la queue des têtards, et qui partent toutes des aortes primitives ; enfin, 3° les vaisseaux peuvent naître des cellules vaso-formatives de RANVIER.

Les vaisseaux se forment dans l'ordre suivant : premièrement les artères (aortes primitives), secondement les veines reliées aux premières par des troncs courts auxquels on ne peut guère donner le nom de capillaires. Les réseaux capillaires proprement dits ne se forment que tard, au fur et à mesure que les organes auxquels ils appartiennent se développent.

Mathias Duval a représenté dans son *Atlas d'Embryologie* (Pl. XVII, fig. 269) un germe vasculaire plein reliant l'aorte, perméable, à la veine cardinale perméable aussi. Ce germe en se creusant va devenir en ce point l'intermédiaire entre le système artériel et le système veineux. C'est aux dépens de pareils troncs communicants très courts que se développeront plus tard un grand nombre des rameaux collatéraux des troncs primitifs.

Les capillaires peuvent se développer dans les différents organes par des éléments propres, indépendants du système vasculaire primitif, les *cellules vaso-formatives* de Ranvier. Ce sont des éléments allongés, de forme variable, souvent munis de branches latérales. Ces éléments s'unissent entre eux en formant un réseau d'abord plein, interposé entre une artériole et une veinule du voisinage. Ils se creusent ensuite d'une lumière, et deviennent ainsi des canaux perméables au sang. En même temps les cellules vaso-formatives engendrent dans leur sein des globules rouges sans noyau.

Les cellules vaso-formatives ont été étudiées surtout dans l'épiploon des jeunes mammifères. Elles diffèrent des germes vasculaires par leur forme et surtout par leur propriété d'engendrer des globules rouges sans noyau contrairement aux premiers qui donnent naissance à des globules nucléés. Ramon y Cajal a fait remarquer que ces cellules n'étaient peut-être que des fragments de réseaux capillaires en voie d'atrophie, et il n'est pas douteux qu'en nombre de cas cela ne soit vrai. Cependant la cellule vaso-formative décrite par Ranvier et Schäfer joue certainement un rôle dans le développement des capillaires, mais elle n'est pas le seul élément capable d'engendrer ces derniers. O. van der Stricht a fait remarquer que les nouveaux capillaires qui se développent dans le foie naissent aux dépens d'amas de cellules *distinctes* et *séparables*, dont les unes se jettent à la périphérie pour former la paroi, tandis que les centrales donnent les globules contenus dans le vaisseau. Les cellules vaso-formatives sont surtout dévolues à la formation des réseaux capillaires, elles n'engendrent pas de gros troncs.

2° **Système artériel**. — Le système artériel est représenté au début par le seul système aortique qui revêt la forme suivante : de l'extrémité antérieure du cœur naît un tronc artériel court, le *bulbe artériel*, qui se divise bientôt en deux branches, lesquelles s'écartent l'une de l'autre, embrassent chacune un des côtés du pharynx et se portent en arrière de ce dernier en décrivant à partir de leur origine un arc à concavité tournée en arrière, *arc aortique*. Arrivé en arrière du pharynx, chaque arc aortique se continue dans un vaisseau placé au-devant des protovertèbres, et par conséquent un peu en dehors de la ligne médiane, l'*aorte primitive*. Il y a donc au début deux aortes primitives, absolument indépendantes l'une de l'autre, le système aortique est pair.

Les aortes paires communiquent largement au début avec les vaisseaux de l'aire vasculaire à laquelle elles se laissent aisément rattacher (voy. p. 806), mais peu à peu elles se séparent de cette dernière et forment deux troncs indépendants. En effet une portion de la lame splanchnique du feuillet moyen se glisse au-dessous et en avant des aortes pour aller former le mésentère (fig. 469, 10) et simultanément elle sépare les aortes d'avec le reste de l'aire vasculaire en les enfermant en quelque sorte dans le corps de l'embryon auquel elles appartiennent en propre désormais (voy. VIALLETON JOUM., *Anat.*, 1892).

Les deux aortes sont constituées au début simplement par leur paroi endothéliale née des germes vasculaires, et ne possèdent aucune enveloppe mésodermique. Bientôt elles se rapprochent l'une de l'autre et se soudent sur la ligne médiane. La cloison formée par l'accolement de leurs parois endothéliales venues au contact persiste encore quelque temps, puis elle disparaît et il n'y a plus qu'un seul tronc aortique volumineux, impair et médian, auquel le mésoderme forme plus tard une enveloppe complète, origine des tuniques musculaire et adventice. La fusion commence en avant, un peu au-dessous des arcs aortiques et se continue peu à peu en arrière, où elle ne s'accomplit qu'assez tard.

En arrière du premier arc aortique, il s'en forme une série d'autres qui naissent comme des anastomoses transversales établies entre la portion dorsale et la portion ventrale de l'arc décrit par l'aorte (fig. 478).

Les arcs aortiques ne gardent leur disposition primitif que chez les poissons.

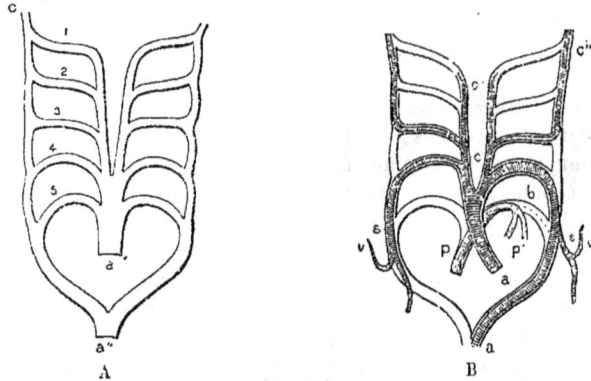

Fig. 478.

Arcs aortiques : A, disposition primitive ; B, état définitif (d'après RATHKE).

A : 1 à 5, les cinq arcs aortiques. — *a*, bulbe artériel. — *a''*, aorte descendante. — *c*, carotide.
B : *a*, tronc aortique. — *b*, canal artériel. — *c*, carotide primitive. — *c'*, carotide externe. — *c''*, carotide interne. — P, artère pulmonaire. — *p*, ses branches. — *s*, artère sous-clavière. — *v*, artère vertébrale.

Chez ces animaux chacun d'eux forme le vaisseau afférent d'une branchie dans laquelle s'effectue l'hématose. Chez les autres animaux, ils subissent une série de transformations ; certaines de leurs parties s'atrophient, les autres persistent et forment quelques-uns des principaux troncs artériels.

On décrit habituellement chez les mammifères cinq paires d'arcs aortiques ; les figures 478 A et B montrent comment s'opèrent leurs transformations. Pour exposer clairement celles-ci, on peut diviser chaque arc en trois parties : premièrement une partie ventrale située au-devant du pharynx et reliée au bulbe artériel ; secondement une partie transverse placée sur les côtés du pharynx et numérotée de 1 à 5 dans la figure 478 A, enfin une partie dorsale, reliant les différents arcs les uns aux autres et à l'aorte primitive, en arrière du pharynx.

On voit par la figure 478 B que la portion transverse des deux premiers arcs s'atrophie, leur portion ventrale forme la *carotide externe*, et leur portion dorsale, la *carotide interne*. La partie transverse du troisième arc fournit le tronc (très court chez l'homme) qui unit la carotide interne à la carotide externe, et la partie

ORGANES DÉRIVÉS DU MÉSODERME 811

ventrale du même arc donne le tronc commun des deux carotides du même côté, c'est-à-dire la *carotide primitive*. Les artères nées de ces trois premiers arcs forment un groupe particulier, le *groupe antérieur*, qui, perdant toute relation avec les arcs situés en arrière, par suite de l'atrophie de la portion dorsale du système primitif comprise entre le troisième et le quatrième arc de chaque côté, porte le sang exclusivement à la tête.

Les arcs situés en arrière de ceux-ci, *groupe postérieur*, distribuent le sang à tout le reste du corps. Le quatrième arc a une destinée bien différente à droite et à gauche. A droite il persiste dans ses trois parties, ventrale, transverse et dorsale, et se continue même avec la portion dorsale du cinquième arc en arrière et en dessous, sur un très court trajet (fig. 478, B, s), mais la partie transverse du cinquième arc et la portion dorsale qui relie les arcs du côté droit à l'aorte s'atrophiant, le vaisseau qui provient de la branche droite du quatrième arc reste isolé et indépendant, il constitue l'artère *sous-clavière droite* dont le tronc d'origine réuni à celui de la carotide primitive du même côté forme le *tronc brachio-céphalique*. A gauche, le quatrième arc aortique se conserve dans son intégrité, de plus il se continue en dessous avec la portion dorsale des arcs qui relie ces derniers à l'aorte, et comme c'est le seul qui aboutisse à ce vaisseau, tous les autres s'atrophiant dans l'une ou l'autre de leur partie, il devient la voie unique du cœur à l'aorte et constitue la *crosse aortique*. — Le cinquième s'atrophie, sauf du côté gauche, où il forme un tronc conduisant du bulbe artériel dans la crosse de l'aorte. Sur ce tronc naissent les *artères pulmonaires* comme deux collatérales. La portion du cinquième arc, comprise entre l'origine des pulmonaires et la crosse aortique, persiste pendant toute la vie fœtale, c'est le *canal artériel*, dont on a vu la destinée, tome II.

Le développement des troncs artériels qui ne dérivent pas des arcs aortiques est moins connu. Au début l'aorte émet des branches latérales disposées métamériquement. Ce sont les *artères intersegmentaires*, ainsi nommées parce qu'elles passent entre les segments consécutifs. Beaucoup de ces artères s'atrophient tandis que quelques-unes prennent un développement considérable. Ainsi, l'artère sous-clavière (dans le prolongement de sa portion fournie par les arcs aortiques) est formée par la sixième artère intersegmentaire cervicale (HOCHSTETTER), tandis que les cinq autres avortent. Les intercostales représentent des artères intersegmentaires persistantes. L'aorte donne en arrière deux grosses branches, les *artères ombilicales*, qui gagnent l'allantoïde et passent par l'ombilic pour se rendre au placenta. Au début, ces artères émettent deux branches collatérales, les *iliaques internes*, qui se distribuent aux viscères du bassin, et les *iliaques externes*, qui vont aux membres inférieurs. L'aorte se termine par un vaisseau grêle, l'artère *sacrée moyenne*. Après la naissance, les artères ombilicales s'atrophient, sauf dans leur partie située entre l'aorte et les artères iliaques, partie qui devient l'*iliaque primitive*.

Le tronc artériel placé en avant du cœur et qui fournit tous les arcs aortiques (*bulbe artériel*) se divise bientôt en deux troncs accolés, dont l'un conduit dans le cinquième arc aortique seul, et devient plus tard l'artère pulmonaire, et dont l'autre aboutit aux arcs situés en avant et forme l'origine de l'aorte.

Nous avons admis jusqu'ici la présence de cinq arcs aortiques seulement. Plusieurs auteurs en comptent six. Dans ce cas les transformations s'opèrent comme nous l'avons dit pour les quatre premiers, le cinquième s'atrophie entièrement à droite et à gauche et ne fournit rien à l'adulte, et c'est le sixième qui joue le rôle attribué dans notre description au cinquième, c'est-à-dire qui fournit l'artère pulmonaire et le canal artériel. Théoriquement chaque arc aortique répond à un arc branchial : on voit que chez les mammifères ces derniers ont subi une réduction de nombre bien plus considérable que celle qui a porté sur les arcs aortiques.

3° Système veineux. — Ce système comprend des troncs veineux appartenant en propre à l'embryon et des vaisseaux venant des annexes de ce dernier, la vésicule ombilicale et la vésicule allantoïde. — La première veine, en date, est la veine omphalo-mésentérique, laquelle, née à la surface de la vésicule ombilicale, forme un énorme tronc pair qui passe dans la partie postérieure du cœur. Les veines propres du corps consistent en deux troncs longitudinaux antérieurs pairs qui reçoivent le sang de la tête (*veines jugulaires*) (fig. 479, 3), et en deux troncs également pairs qui amènent le sang de la partie postérieure du corps, les *veines cardinales*. A la hauteur du cœur, les jugulaires et les cardinales se jettent dans un tronc transversal, le *canal de Cuvier* (fig. 479, 2), qui, passant par le mésocarde latéral, vient se jeter dans le tronc omphalo-mésentérique. — Au fur et à mesure que l'allantoïde se développe, de grosses veines se forment, *veines allantoïdiennes* ou *ombilicales*, et, suivant les parois latérales du corps, viennent se jeter dans le tronc résultant de la réunion des autres veines. Il y a donc en somme quatre paires de veines, une antérieure (veines jugulaires), et trois postérieures (veines cardinales, veines omphalo-mésentériques, veines ombilicales). La portion du tronc veineux commun comprise entre l'oreillette du cœur et le point d'abouchement des canaux de Cuvier des veines ombilicales et omphalo-mésentériques constitue le *sinus veineux* ou *sinus reuniens* de His. Comme les troncs des veines ombilicale et omphalo-mésentérique sont beaucoup moins importants que les canaux de Cuvier, ils peuvent être considérés comme de simples rameaux collatéraux de ces derniers. — Nous étudierons d'abord les changements subis par les veines du corps, puis ensuite ceux qui portent sur les veines des annexes.

a. *Veines du corps.* — Les veines jugulaires persistent, formant le tronc commun des différentes jugulaires. Les canaux de Cuvier forment les *veines caves supérieures* qui, au début, sont au nombre de deux, et se réduisent ensuite à une seule, celle de droite. Ils deviennent à peu près verticaux, d'horizontaux qu'ils étaient tout d'abord, et ils descendent dans le sinus veineux qui s'ouvre dans la portion droite de l'oreillette encore unique. Par leur redressement, les canaux de Cuvier forment avec le sinus une sorte de croissant à concavité supérieure dont ils constituent les cornes. Les deux cornes ne sont pas rigoureusement égales, ni semblablement disposées. La corne droite plus volumineuse forme la *veine cave supérieure*, la gauche, plus petite, contourne le cœur et se loge dans le sillon coronaire de ce dernier. Une anastomose transversale s'établit entre les deux canaux de Cuvier, conduisant le sang de celui de gauche dans celui de droite ; aussi la portion de la veine cave supérieure gauche comprise entre cette anastomose et le sinus veineux perd de son importance et s'atrophie peu à peu. Ainsi disparaît la veine cave supérieure gauche, remplacée fonctionnellement par l'anastomose décrite ci-dessus, qui devient le tronc veineux *brachio-céphalique*. Toutefois la portion de la veine cave supérieure gauche qui contournait le sillon coronaire ne disparaît pas, elle reçoit les veines coronaires et forme le *sinus coronaire* qui conduit dans l'oreillette droite le sang veineux du cœur.

Les veines cardinales droite et gauche ont une destinée un peu différente ; la partie inférieure de la veine cardinale droite entre dans la constitution de la veine cave inférieure ; la partie correspondante de la veine cardinale gauche s'atrophie. La moitié supérieure de cette veine, qui était primitivement en connexion avec le canal de Cuvier gauche ne pourrait plus servir de voie de retour du sang, après l'atrophie du canal de Cuvier, mais elle se réunit avec la moitié correspondante de la veine cardinale droite par une anastomose transversale ou légèrement oblique, et constitue la veine *hémi-azygos* dont le sang est conduit par la *veine azygos* (moitié supérieure de la veine cardinale droite), dans la veine cave supérieure droite.

Le développement de la *veine cave inférieure* a été bien étudié par HOCHSTETTER ; d'après cet auteur, il importe de considérer à cette veine deux moitiés : l'une supérieure, l'autre inférieure. La moitié supérieure est constituée par un vaisseau d'abord très grêle qui naît sur la partie supérieure du *canal d'Arantius* (voyez plus loin la signification de ce terme) et qui passe entre l'aorte et les deux reins. Ce vaisseau atteint la veine cardinale droite au niveau du point où naît la veine rénale, et se fusionne avec elle (fig. 479, C). A partir de ce moment, la partie inférieure de la

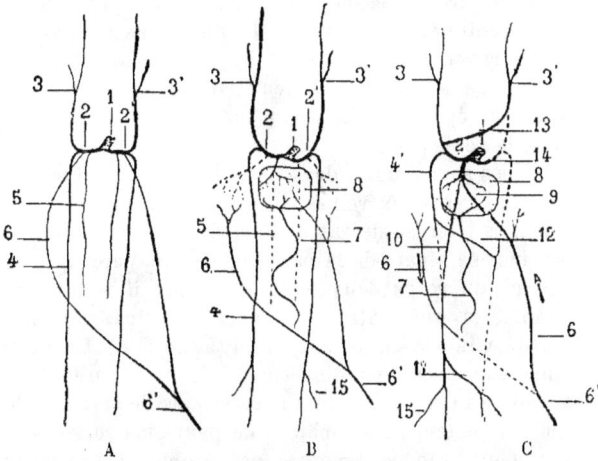

Fig. 479.

Développement des veines : A, état primitif, système veineux symétrique ; B, formation de la veine porte ; C, état définitif, système veineux asymétrique (*schématique*).

1, sinus veineux. — 2, canal de Cuvier droit avec 2' canal de Cuvier gauche. — 3, 3', veines jugulaires droite et gauche. — 4. veine cardinale. — 4', veine azygos. — 5, veine omphalo-mésentérique. — 6, veine ombilicale droite et gauche. — 6', veine ombilicale dans le cordon. — 7, veine porte. — 8, foie. — 9, canal d'Arantius. — 10, veine cave inférieure. — 11, anastomose entre la partie inférieure des veines cardinales (iliaque primitive gauche). — 12, anastomose entre la partie supérieure des veines cardinales (hémi-azygos). — 13, anastomose entre les canaux de Cuvier (tronc brachio-céphalique gauche). — 14, sinus coronaire. — 15, 15, veines des membres inférieurs. (Le pointillé indique les parties qui s'atrophient.)

veine cardinale droite est séparée de sa moitié supérieure qui forme comme nous l'avons vu l'azygos, et elle devient la voie principale de retour du sang de la partie postérieure du corps. En effet, les veines des membres postérieurs qui n'étaient au début que des rameaux insignifiants des veines cardinales deviennent très grosses. Une anastomose transversale s'établit entre la veine iliaque gauche née sur la veine cardinale du même côté et la veine cardinale droite (fig. 479, 11). Cette anastomose (*veine iliaque primitive gauche*) permet le passage du sang du membre gauche dans la veine cardinale droite, et la moitié inférieure de la veine cardinale gauche s'atrophie consécutivement.

Il arrive parfois que cette anastomose s'établit assez haut, au niveau de la veine rénale. Toute la partie de la veine cardinale gauche située en dessous de la veine rénale persiste alors et l'on a deux veines caves inférieures, anomalie qui n'est pas très rare.

Comme on le voit, trois anastomoses transversales, établies entre les deux moitiés du système veineux primitivement pair, ont permis le transport du sang de la moitié gauche du corps dans la moitié droite et la formation d'un système veineux impair, ce sont : 1° l'anastomose qui apparaît entre les deux canaux de Cuvier (*tronc brachio-céphalique*); 2° l'anastomose entre les deux moitiés supérieures des. veines cardinales (*hémi-azygos*), et enfin 3° l'anastomose entre les deux moitiés postérieures des veines cardinales (*veine iliaque primitive gauche*).

b. *Veines des annexes.* — Les veines des annexes ont une évolution très compliquée. Nous la décrirons brièvement d'après His. Au début les deux veines omphalo-mésentériques étaient les plus volumineuses de l'économie. Au fur et à mesure que le sac vitellin s'atrophie, leur importance diminue et elles forment finalement deux simples troncs accolés au tube intestinal (fig. 479, A). Ces deux troncs s'anastomosent entre eux, puis une partie du plexus ainsi engendré s'atrophie et il reste une seule veine, *la veine porte* (fig. 479, B). Le foie qui se développe sur le trajet de cette veine la sectionne en deux parties réunies par des capillaires qui se ramifient dans son épaisseur. La partie supérieure forme les veines sus-hépatiques, l'inférieure la veine porte.

Les veines ombilicales sont réunies dans le cordon en un seul tronc qui, arrivé vers les flancs, se divise en deux veines, lesquelles suivent les parois latérales du corps et viennent se jeter au-dessus du foie dans le sinus veineux. La partie supérieure de ces veines se sépare de la partie inférieure, parce que au niveau où elles passent des parois du corps dans le sinus veineux, il se développe sur leur trajet un réseau capillaire, qui, s'atrophiant plus tard plus ou moins complètement, peut aller jusqu'à interrompre leur cours (fig. 479, B). Le sort de chacune des deux veines ombilicales est assez différent. La droite, séparée entièrement du sinus veineux par le réseau capillaire dont nous venons de parler et dont la portion moyenne s'est complètement atrophiée, ne peut plus servir à ramener le sang du placenta au cœur du fœtus. En outre, par atrophie de sa partie inférieure, elle cesse bientôt d'être reliée à la veine ombilicale gauche pour s'unir au système veineux général, et forme dès lors une veine épigastrique; dans sa lumière, le sang prend un cours opposé à celui qu'il avait jusqu'alors, c'est-à-dire va d'avant en arrière, du foie vers le bassin (fig. 479, C).

La veine ombilicale gauche, par l'intermédiaire du réseau capillaire développé sur son trajet, entre en connexion avec le tronc-porte à son entrée dans le foie, et se prolonge par un canal indépendant, le *canal veineux d'Arantius* jusque dans le sinus veineux. La veine cave inférieure qui débute dans sa partie supérieure comme un simple rameau du canal d'Arantius, devient ensuite le tronc principal qui reçoit le sang de ce dernier et le conduit dans le sinus veineux, puis dans l'oreillette. La veine ombilicale gauche et le canal d'Arantius qui lui fait suite s'oblitèrent après la naissance.

Pour bien comprendre le mode de terminaison de ces veines, il importe d'avoir présentes à l'esprit les modifications qui se passent au niveau de l'oreillette et qui sont exposées ci-dessous.

4° **Cœur.** — Après que les mésocardes antérieur et postérieur ont disparu, la portion moyenne du tube cardiaque s'allonge beaucoup, prend la forme d'une anse tournée du côté droit de l'embryon, et se divise par des constrictions transversales en une série de chambres qui sont : 1° en arrière vers l'extrémité veineuse, l'*oreillette primitive;* 2° le *ventricule primitif*, répondant à la portion moyenne, et enfin, 3° en avant, vers l'extrémité antérieure, le tronc artériel dont la partie initiale renflée porte le nom de *bulbe artériel.*

L'oreillette primitive, continue en arrière avec le sinus veineux, est séparée du ventricule par un étranglement bien marqué, le *canal auriculaire;* de même entre le ventricule et le bulbe se trouve un rétrécissement observé par HALLER sur le cœur vivant de l'embryon du poulet, et que l'on appelle pour cela le *détroit de Haller.* C'est au niveau de ce dernier que se formeront les valvules sigmoïdes.

Le cœur ainsi différencié s'allonge de plus en plus, et, pour trouver place dans la cavité pariétale, se recourbe sur lui-même d'une manière compliquée. Son extrémité veineuse s'élève en même temps et vient se placer à la même hauteur que l'extrémité artérielle. Les courbures du cœur représentent à peu près une S horizontale, ∽, comprenant une moitié postérieure ou auriculaire et une moitié

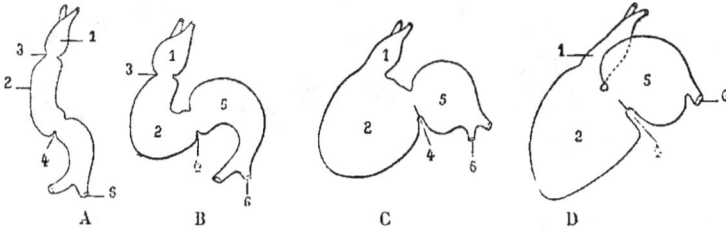

Fig. 480.

Développement du cœur : courbures du tube cardiaque (*schématique*).

1, extrémité artérielle du cœur (bulbe artériel). — 2, ventricule. — 3, détroit de Haller. — 4, canal auriculaire. 5, oreillette. — 6, extrémité veineuse du cœur.

antérieure ventriculaire, mais les deux moitiés de l'S ne sont pas contenues dans un même plan, et l'antérieure forme avec l'autre un angle plus ou moins aigu. Pour plus de simplicité, dans les schémas de la figure 480, nous avons supposé toutes ces courbures dans le même plan.

Pour former le cœur définitif, le tube cardiaque subit une série de transformations, que nous étudierons dans l'ordre suivant : 1° transformations de l'oreillette primitive; 2° transformations du ventricule primitif; 3° transformations du bulbe artériel; transformations histologiques de la paroi.

a. *Transformations de l'oreillette primitive.* — L'oreillette primitive est une simple dilatation ampullaire du tube cardiaque, bientôt elle devient bilobée et chacun de ses lobes, se séparant finalement de son congénère, répond à l'une des deux oreillettes de l'adulte. Le sinus veineux, qui se trouvait tout d'abord sur la ligne médiane, est reporté sur le côté droit, et s'ouvre désormais dans l'oreillette droite. L'oreillette gauche ne reçoit aucun vaisseau, sauf le tronc commun des veines pulmonaires, encore peu important.

Les phénomènes qui se passent au niveau de l'oreillette sont très complexes. Les cavités des deux oreillettes communiquent d'abord largement entre elles. Bientôt au niveau de l'étranglement qui sépare l'oreillette droite de la gauche, et en particulier sur le côté supérieur et postérieur de cet étranglement, apparaît une lame saillante qui s'apprête à cloisonner la cavité auriculaire et à séparer ainsi les deux oreillettes, c'est le *septum superius* de HIS, le *septum primum* de BORN.

Le septum primum s'abaisse peu à peu dans la cavité auriculaire, son bord inférieur tourné vers le canal auriculaire est échancré en croissant, de telle sorte qu'il existe entre lui et le *septum intermedium* de His, qui cloisonne le canal auriculaire, un petit orifice qui fait communiquer les deux oreillettes, et que l'on a souvent pris pour la première trace du trou ovale, qui pendant la vie fœtale établit un passage entre les deux oreillettes. Mais Born admet que cette ouverture n'a rien à faire avec le trou ovale futur et l'appelle *ostium primum*. L'ostium primum s'oblitère, en effet, parce que le bord inférieur du septum primum atteint enfin le septum intermedium et se soude à lui. Déjà, avant que cette oblitération se soit effectuée, une perforation secondaire, *ostium secundum* (Born), se fait dans

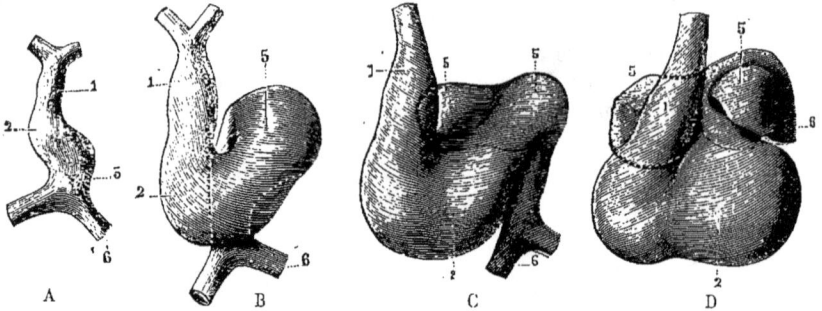

Fig. 481.

Développement du cœur, vu de face : A, B, C, D, quatre stades successifs (*schématique*).

1, bulbe artériel. — 2, ventricule. — 3, dans les figures A et B, oreillette primitive. — 5, 5, oreillettes. 6, extrémité veineuse du cœur.

la partie supérieure du septum primum. L'ostium secundum répond au *trou ovale*. Ce dernier s'oblitère à la naissance par le développement d'une lamelle *septum secundum* (Born), qui part de son bord supérieur et antérieur.

Le cloisonnement du canal auriculaire s'effectue par le *septum intermedium* de His, qui se forme de la manière suivante : le canal auriculaire s'enfonce dans la cavité ventriculaire comme le ferait un tube de lorgnette dans un autre ; il est entouré dès lors par le tissu épais de la paroi ventriculaire et en même temps s'aplatit d'avant en arrière. Sur chacune de ses faces, antérieure et postérieure, se forme un repli, le *bourrelet endocardique* (Schmidt), qui se dirige vers le repli du côté opposé, l'atteint et se soude à lui. La lame formée par l'union de ces deux replis est le septum intermedium qui divise le canal auriculaire en deux canaux répondant chacun à l'un des orifices auriculo-ventriculaires. Le cloisonnement du canal auriculaire est étroitement lié à celui de l'oreillette, et ne s'effectue pas lorsque la cloison inter-auriculaire ne s'est pas entièrement développée. Le cloisonnement de l'oreillette primitive est terminé, voyons maintenant comment se comportent les vaisseaux qui y aboutissent.

Le sinus veineux se jette dans l'oreillette droite, ses parois latérales, saillantes dans l'intérieur de cette dernière, forment deux replis valvulaires, l'un droit, l'autre gauche, placés de chaque côté de l'orifice du sinus veineux. Dans leur partie supérieure, ces valvules s'unissent, formant une lame verticale, la fausse cloison auriculaire, *septum spurium* de His. Le sinus veineux passe peu à peu dans la constitution de l'oreillette et forme la partie de la paroi postérieure de cette dernière, dans laquelle il n'existe pas de muscles pectinés (His). L'absorption du sinus veineux par l'oreillette s'étend jusqu'au niveau de l'orifice de la veine cave inférieure, qui, dès lors, au lieu de déboucher avec la veine cave supérieure dans le sinus veineux, pénètre dans l'oreillette par un orifice propre situé au-dessous de celui de la veine cave supérieure. Pour la même raison, le sinus de la veine coronaire s'ouvre directement dans l'oreillette. Des valvules qui bordaient l'ouverture du sinus, la gauche a disparu en entier, la droite s'atrophie dans sa partie supérieure, tandis que sa partie moyenne fournit la *valvule d'Eustache*, et sa partie inférieure la *valvule de Thebesius*.

b. *Transformations du ventricule primitif.* — Le cloisonnement du ventricule s'opère par une lame épaisse de tissu musculaire, *cloison interventriculaire*, qui s'élève de la partie inférieure du ventricule primitif dans l'intérieur de ce dernier. La place de cette cloison est indiquée extérieurement sur la surface du cœur par un léger sillon, *sillon interventriculaire*. En arrière, la cloison interventriculaire se soude au septum intermedium, et dès lors la séparation du ventricule en deux moitiés répond à la division identique de l'oreillette ; mais en avant la cloison interventriculaire légèrement échancrée n'atteint pas encore la cloison du bulbe (voy. plus loin), et laisse entre cette dernière et son bord supérieur un petit orifice, *ostium interventriculare*, qui permet de passer d'un ventricule dans l'autre. Ce petit orifice répond au *pertuis de Panizza* du cœur des reptiles. Chez l'homme il se ferme bientôt par suite de la formation d'une lame membraneuse qui prolonge en haut la cloison interventriculaire et la complète.

c. *Transformations du bulbe.* — Nous avons déjà vu que le bulbe artériel donne naissance à la fois à la partie initiale de l'aorte et à l'artère pulmonaire. La formation de ces vaisseaux est due à l'apparition d'une lame qui cloisonne la lumière du tronc primitif. Cette lame commence à se développer dans la partie supérieure du bulbe, puis elle descend peu à peu en se tordant sur elle-même en spirale (ce qui explique la torsion de l'aorte et de l'artère pulmonaire), et arrive au contact de la cloison interventriculaire à laquelle elle se soude. La cloison bulbaire est disposée de telle manière que, le cloisonnement une fois achevé, le vaisseau qui est en rapport avec le ventricule droit conduit exclusivement dans le cinquième arc aortique, tandis que le vaisseau en rapport avec le ventricule gauche conduit dans les arcs aortiques situés en avant du cinquième.

Il peut arriver que la cloison du bulbe ne se soude pas à la cloison interventriculaire, alors le pertuis de Panizza persiste, avec son bord supérieur formé par le bord inférieur de la cloison du bulbe, et son bord inférieur limité par l'échancrure de la cloison interventriculaire (reptiles). Chez l'homme, ce pertuis s'oblitère toujours comme on l'a vu ci-dessus, mais il ne se forme jamais de fibres musculaires à son niveau, et l'on peut reconnaître sa situation par le point de la paroi interventriculaire où ces fibres manquent.

d. *Transformations histologiques de la paroi, formation des valvules.* — Les parois du cœur sont formées par l'endothélium et par une couche de mésoderme. Le tissu mésodermique engendre le tissu conjonctif de l'endocarde, le muscle cardiaque et le péricarde viscéral. Les fibres musculaires sont disposées en travées lâches, séparées les unes des autres par des fentes entre lesquelles s'enfonce l'endothélium. Il se fait ainsi un tissu spongieux dont les cavités sont toujours limitées par l'endothélium cardiaque et sont remplies par du sang. Peu à peu ces cavités diminuent et disparaissent, peut-être sont-elles représentées chez l'adulte par ce qu'on appelle les *fentes de Henle*. Quoi qu'il en soit, la paroi devient compacte, mais sur sa face interne, on distingue toujours un réseau de faisceaux musculaires saillants (piliers des divers ordres), qui rappellent la structure primitive.

Les valvules auriculo-ventriculaires sont formées en majeure partie par du tissu musculaire devenu fibreux (BERNAYS, GEGENBAUR). Ainsi les cordages tendineux qui rattachent la face inférieure des valvules aux muscles papillaires ne sont que des faisceaux musculaires ayant subi la transformation fibreuse, et à leur niveau le cœur garde encore des traces évidentes de sa structure primitive, puisque ces cordages cloisonnent la cavité ventriculaire comme le faisaient les premières travées musculaires. La partie lamellaire des valvules est formée aussi par des plans musculaires transformés : le bord seul de ces valvules (*bordure marginale membraneuse*) est fourni par un bourrelet endocardique (BERNAYS, GEGENBAUR).

Les valvules sigmoïdes naissent au moyen de bourrelets endocardiques. Avant le cloisonnement du bulbe, elles sont au nombre de quatre : deux latérales, une antérieure et une postérieure. La cloison bulbaire coupe par leur milieu les valvules latérales. Chaque orifice a alors trois valvules dont l'une répond à la valvule antérieure ou à la valvule postérieure du bulbe, tandis que les deux autres sont formées par une moitié des valvules latérales. Ainsi l'artère pulmonaire possède une valvule antérieure qui n'est autre que la valvule correspondante du bulbe, et deux valvules postéro-latérales formées par la moitié antérieure des valvules latérales du stade précédent. De même l'aorte possède deux valvules antéro-latérales formées par la moitié postérieure des valvules latérales du bulbe et une valvule postérieure qui lui vient directement de ce dernier vaisseau dans lequel elle occupait la même position.

Circulation fœtale. — Les données anatomiques exposées ci-dessus permettent de résumer brièvement la circulation fœtale. Le sang arrive à l'oreillette droite par deux voies, la veine cave supérieure et la veine cave inférieure, on peut négliger le sinus coronaire. La veine cave supérieure ramène le sang veineux des parties antérieures. La veine cave inférieure contient du sang veineux fourni par les extrémités postérieures, par le foie, et du sang *artériel* venu du placenta par la veine ombilicale et le canal d'Arantius. — Le sang veineux de la veine cave supérieure passe directement dans le ventricule droit et de là dans les poumons en très petite quantité, tandis que sa majeure partie passe par le canal artériel dans la portion de l'aorte située en dessous de ce dernier. — Le sang mixte de la veine cave inférieure guidé par la valvule d'Eustache traverse le trou ovale, pénètre dans l'oreillette gauche où il se mêle avec la quantité insignifiante de sang veineux venu des veines pulmonaires, passe dans le ventricule gauche et dans l'aorte, d'où il se distribue à tout le corps. De ce que le canal artériel s'ouvre en dessous des principaux vaisseaux artériels de l'extrémité antérieure de l'embryon, il résulte que cette extrémité reçoit uniquement le sang mixte venu de la veine cave inférieure, tandis que tous les vaisseaux situés en dessous de lui reçoivent ce sang mixte additionné de la quantité de sang veineux, fourni par la veine cave supérieure et qui traverse le cœur droit.

C. — ORIGINE DU SANG

Le sang, on le sait, se compose de deux parties : 1° une partie liquide, le *plasma ;* 2° une partie constituée par des éléments figurés, les *globules.*

1° **Plasma.** — Le plasma est produit par le liquide des vacuoles qui se creusent au sein des germes vasculaires pour former la lumière des vaisseaux (voy. ci-dessus, p. 803). Etant donné la contiguïté immédiate, au début, des cellules entodermiques bourrées de grains de vitellus qu'elles digèrent, et des germes vasculaires, il n'est pas douteux que chez le poulet, le plasma est dû en grande partie à une élaboration du jaune par les cellules entodermiques qui transmettent aux premiers vaisseaux le liquide ainsi élaboré.

2° **Globules.** — Pour ce qui touche aux globules sanguins, laissant de côté les *plaquettes de Bizzozero*, nous ne parlerons que des globules rouges et des globules blancs.

a. Globules rouges. — Il y a, dans le cours de l'évolution de l'homme, deux sortes de globules rouges : 1° les *globules nucléés*, qui existent seuls chez l'embryon et que l'on rencontre encore jusque pendant le deuxième mois de la vie fœtale ; 2° les *globules sans noyaux*, qui existent à partir de cette époque et caractérisent le sang de l'adulte.

L'origine des globules rouges nucléés est très claire, ils naissent au niveau des *berceaux des globules sanguins* dans les îlots de Wolff (fig. 475, 10). La formation des globules rouges sans noyaux est plus complexe.

Pour former les globules nucléés, les masses protoplasmiques multinucléées qui, dans les îlots de Wolff, constituent les berceaux des globules, se fragmentent peu à peu en petits corps globulaires munis chacun d'un noyau et qui tombent dans le plasma ambiant. Ces petits corps sont les premiers globules rouges, leur protoplasma peu abondant renferme des granulations nutritives et de l'hémoglobine. Ces globules rouges se multiplient activement par division indirecte, et leur multiplication par ce procédé suffit à l'accroissement de nombre qu'ils doivent présenter. Leur multiplication est d'ailleurs facilitée par ce fait qu'ils se trouvent dans d'excellentes conditions pour qu'elle se produise abondamment, c'est-à-dire : 1° une immobilité presque absolue due à la lenteur du courant sanguin dans les capillaires de l'aire vasculaire où ils se rencontrent en grand nombre ; 2° la présence de riches matériaux nutritifs fournis par le jaune, conditions qui favorisent manifestement les divisions cellulaires (O. van der Stricht)..

L'origine des globules sans noyau est plus controversée. On peut admettre plusieurs sources pour ces globules, ce sont : 1° les *cellules vaso-formatives*. On a vu que dans ces cellules, des globules rouges se forment au sein du protoplasma et tombent dans le courant sanguin. 2° Les *cellules bourgeonnantes* de Malassez. Cet auteur a décrit dans la moelle osseuse des jeunes animaux (moelle rouge) des cellules arrondies ou ovales, possédant un noyau et un protoplasma chargé d'hémoglobine. Par leur périphérie, ces cellules émettent des bourgeons protoplasmiques globuleux, également chargés d'hémoglobine et qui, se détachant de leur cellule mère, vont constituer les globules rouges du sang. 3° Les *érythroblastes*. On donne ce nom à des cellules du sang, formées d'un noyau et d'un protoplasma hyalin incolore ou chargé d'hémoglobine. Ces cellules, qui peuvent se multiplier un grand nombre de fois par division indirecte, expulsent leur noyau à un moment donné (O. van der Stricht), et forment ainsi des globules sans noyau. Pour van der Stricht, les organes dits hématopoiétiques (foie embryonnaire, rate fœtale, moelle rouge des os) ne contiendraient pas des cellules bourgeonnantes de Malassez, mais bien des îlots d'érythroblastes qui, se trouvant dans d'excellentes conditions de reproduction (ralentissement du courant sanguin, abondance des matériaux nutritifs) se multiplieraient incessamment et engendreraient ensuite des globules rouges par expulsion de leur noyau.

b. Globules blancs. — On savait depuis longtemps que le sang circulant ne renferme pas de globules blancs pendant les premiers jours de la vie. On sait maintenant que les globules blancs sont engendrés par des cellules mésodermiques, qui, situées d'abord en dehors des vaisseaux, soit dans les *îlots de substance* de l'aire vasculaire, soit dans les îlots mésodermiques compris entre les travées épithéliales du foie primitif, se déplacent et pénètrent dans l'intérieur des vaisseaux (van der Stricht).

D. — Développement du système lymphatique

On a peu de données sur l'origine du système lymphatique. D'après Kölliker, les vaisseaux lymphatiques se développent dans la queue du têtard aux dépens de cellules du mésenchyme qui se creusent et s'unissent les unes avec les autres.

Dans l'œuf du poulet en incubation, A. Budge, sans fournir de données précises sur leur mode de formation, a signalé des vaisseaux lymphatiques qu'il rattache à deux systèmes distincts : 1° le système de l'aire vasculaire ou de la vésicule ombilicale ; 2° le système de la vésicule allantoïde. — Le système de la vésicule ombilicale apparaît dans l'aire vasculaire des embryons dès le deuxième jour, sous la forme de canaux qui accompagnent plus ou moins exactement les ramifications vasculaires et se terminent comme celles-ci dans un sinus lymphatique circulaire placé en dedans du sinus veineux. Ces canaux communiquent avec le cœlome intra-embryonnaire par lequel il est facile de les injecter, mais ils n'ont aucune relation avec le système veineux. Leur formation se rattache à celle du cœlome qui est due, comme on le sait (voy. p. 726), à l'apparition d'une série de lacunes ou de canaux creusés dans le mésoderme. Ces lacunes et ces canaux cœlomiques communiquant entre eux, correspondent aux lymphatiques de BUDGE. Dans l'aire vasculaire, les vaisseaux sanguins et lymphatiques sont étroitement accolés, cependant leur position relative les uns par rapport aux autres est fixe, les vaisseaux sanguins sont inférieurs (plus près de l'entoderme), les lymphatiques sont supérieurs. Dans l'aire embryonnaire ces deux ordres de vaisseaux sont séparés l'un de l'autre par la lame splanchnique, de sorte que les vaisseaux sanguins siègent entre l'entoderme et la lame splanchnique, les lymphatiques entre cette dernière et la lame fibro-cutanée. — Les vaisseaux lymphatiques de la vésicule allantoïde sont plus importants à cause de leur communication avec le système veineux. Chez le poulet de 10 à 20 jours d'incubation, ils forment autour de chaque grosse artère ombilicale ou allantoïdienne deux troncs principaux qui courent parallèlement au vaisseau sanguin et sont réunis l'un à l'autre par une série d'anastomoses transversales passant au-dessous et au-dessus de ce dernier qui se trouve ainsi complètement enveloppé par un réseau de voies lymphatiques. Les réseaux ainsi constitués autour des artères ombilicales accompagnent celles-ci jusqu'à l'aorte puis se continuent autour de cette dernière en formant deux grands conduits lymphatiques pairs, réunis l'un à l'autre par des anastomoses transversales. Arrivés vers la partie supérieure du thorax ces deux conduits se fusionnent en un seul qui se divise bientôt de nouveau pour déboucher par deux ouvertures dans le système veineux. Le vaisseau lymphatique ombilical droit s'atrophie.

Les ganglions lymphatiques naissent par des différenciations locales du mésenchyme, ils sont reconnaissables chez un embryon humain de trois mois (ganglions inguinaux, CHIEWITZ), et à trois mois et demi on distingue leur substance médullaire de la substance corticale.

BIBLIOTHÈQUE
IMPRIMÉS

TABLE DES MATIÈRES

DU TOME TROISIÈME

———

LIVRE VII

APPAREIL DE LA DIGESTION

LIVRE VIII

APPAREIL DE LA RESPIRATION
ET DE LA PHONATION

LIVRE IX

APPAREIL URO-GÉNITAL

LIVRE X

EMBRYOLOGIE

FIN DU TOME TROISIÈME ET DERNIER

Une table alphabétique de l'ouvrage complet paraîtra avec la fin du tome II.

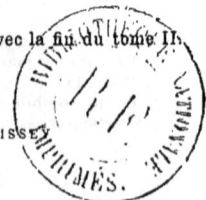

ÉVREUX, IMPRIMERIE DE CHARLES HÉRISSEY

A LA MÊME LIBRAIRIE

TESTUT (L.), professeur d'anatomie à la Faculté de médecine de Lyon, et BLANC (Em.), ancien chef de clinique obstétricale à la même Faculté. — **Anatomie de l'utérus pendant la grossesse et l'accouchement ; 1** vol. in-folio cartonné, contenant, avec le texte à deux colonnes, six planches tirées à 12 couleurs, représentant *de grandeur naturelle* deux coupes de la femme enceinte et quatre coupes du fœtus, exécutées d'après la section vertico-médiane d'un sujet congelé au sixième mois de la grossesse. . . . . 60 fr.

TESTUT (L.). — **Les anomalies musculaires considérées au point de vue de la ligature des artères ;** 1 vol. in-4°, avec 12 planches hors texte chromolithographiées. . . . . 8 fr.

TESTUT (L.). — **Recherches anthropologiques sur le squelette quaternaire de Chancelade** (Dordogne) ; 1 vol. in-8° de 122 pages, avec 14 planches dont 4 en photogravure hors texte, 1889. . . . . 5 fr.

VIAULT et JOLYET, professeurs à la Faculté de médecine de Bordeaux. — **Traité de physiologie humaine,** 2° édition très augmentée, 1 beau vol. grand in-8° de 940 pages, avec plus de 400 figures dans le texte. . . . . 16 fr.

ATLAS D'ANATOMIE TOPOGRAPHIQUE DU CERVEAU ET DES LOCALISATIONS CÉRÉBRALES, par E. GAVOY, médecin principal à l'hôpital militaire de Versailles, 1 magnifique volume in-4°, en carton, contenant 18 planches chromolithographiques (8 couleurs), exécutées d'après nature, représentant de grandeur naturelle toutes les coupes du cerveau, avec 200 pages de texte.
     En carton . . . . 36 fr.
     Relié en maroquin rouge, tête dorée. . . . . 42 fr.

AUFFRET (Ch.), professeur d'anatomie et de physiologie à l'École de médecine navale de Brest, ancien chef des Travaux anatomiques. — **Manuel de dissection des régions et des nerfs.** 1 vol. in-18, cartonné diamant, de 471 pages, avec 60 figures originales dans le texte exécutées, pour la plupart, d'après les préparations de l'auteur. . 7 fr.

DUVAL (Mathias), membre de l'Académie de médecine, professeur à la Faculté de Paris, professeur à l'École des Beaux-Arts. — **Leçons sur la Physiologie du Système nerveux (Sensibilité),** recueillies par D. DASSY, revues par le professeur. In-8° de 130 pages, avec 30 figures dans le texte. . . . . 3 fr.

FORT (D' A.), professeur libre d'anatomie à Paris. — **Anatomie descriptive et Dissection.** 5° édition, corrigée et augmentée, trois forts volumes in-18 jésus, formant 2,500 pages, avec 1,316 figures. . . . . 30 fr.

FOSTER et LANGLEY. — **Cours élémentaire et pratique de physiologie générale.** Traduit sur la 5° édition anglaise, par F. PRIEUR. 1 vol. in-18 jésus de 450 pages, avec 115 figures . . . . 5 fr.

FRANCK (François), membre de l'Académie de médecine, professeur remplaçant au Collège de France. — **Leçons sur les fonctions motrices du cerveau** (réactions volontaires et organiques) et sur l'épilepsie cérébrale, précédées d'une préface du professeur CHARCOT, 1 vol. gr. in-18 de 578 pages, avec 83 figures . . . . 12 fr.

JULIEN (Alexis), répétiteur d'anatomie. — **Aide-mémoire d'anatomie** (muscles, ligaments, vaisseaux, nerfs), avec figures, cartonnage toile, 2° édition. . . . . . 3 fr. 50

KLEIN (E.), professeur adjoint d'anatomie générale et de physiologie à l'École médicale de Saint-Bartholomew's Hospital, Londres. — **Nouveaux éléments d'histologie,** traduits sur la 5° édition anglaise et annotés par G. VARIOT, préparateur des travaux pratiques d'Histologie à la Faculté de médecine de Paris, chef de clinique à l'hôpital des Enfants-Malades, et précédés d'une préface de M. le professeur Ch. ROBIN, 1 vol. in-18 jésus, cartonné diamant, de 540 pages, avec 185 figures dans le texte, 2° édition française, corrigée et augmentée. . . . . 8 fr.

LANGLOIS (P.), chef du Laboratoire de physiologie à la Faculté de médecine de Paris, et H. DE VARIGNY, docteur ès sciences. — **Nouveaux éléments de physiologie humaine,** précédés d'une introduction à l'étude de la physiologie de M. le professeur RICHET. 1 fort volume in-18 jésus, cartonné diamant, de 950 pages, avec 152 figures dans le texte. . . . . 10 fr.

LEE et HENNEGUY. — **Traité des méthodes techniques de l'anatomie microscopique,** avec une préface de M. le professeur RANVIER. 1 vol. in-8° de 500 pages . 12 fr.

ÉVREUX, IMPRIMERIE DE CHARLES HÉRISSEY

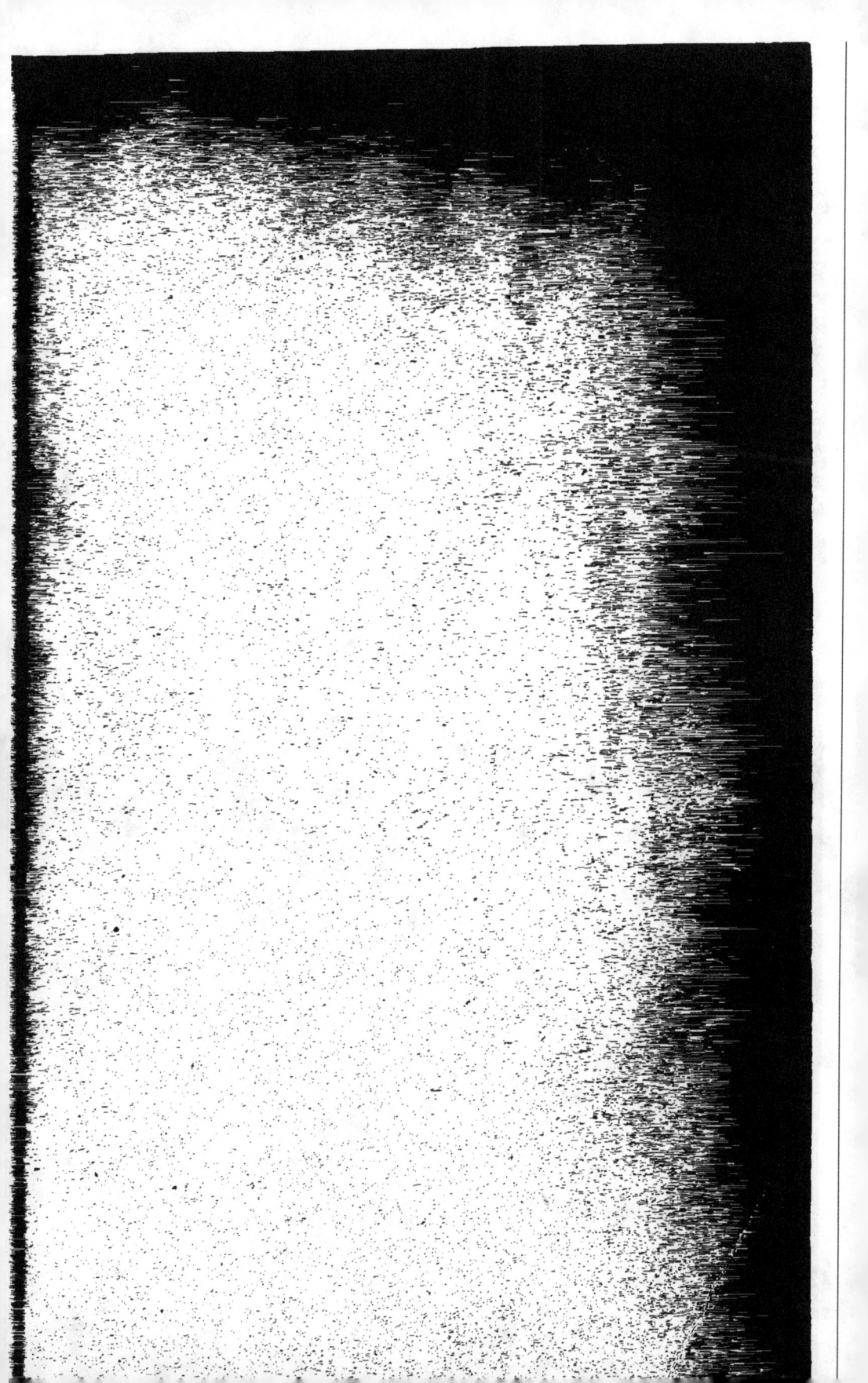

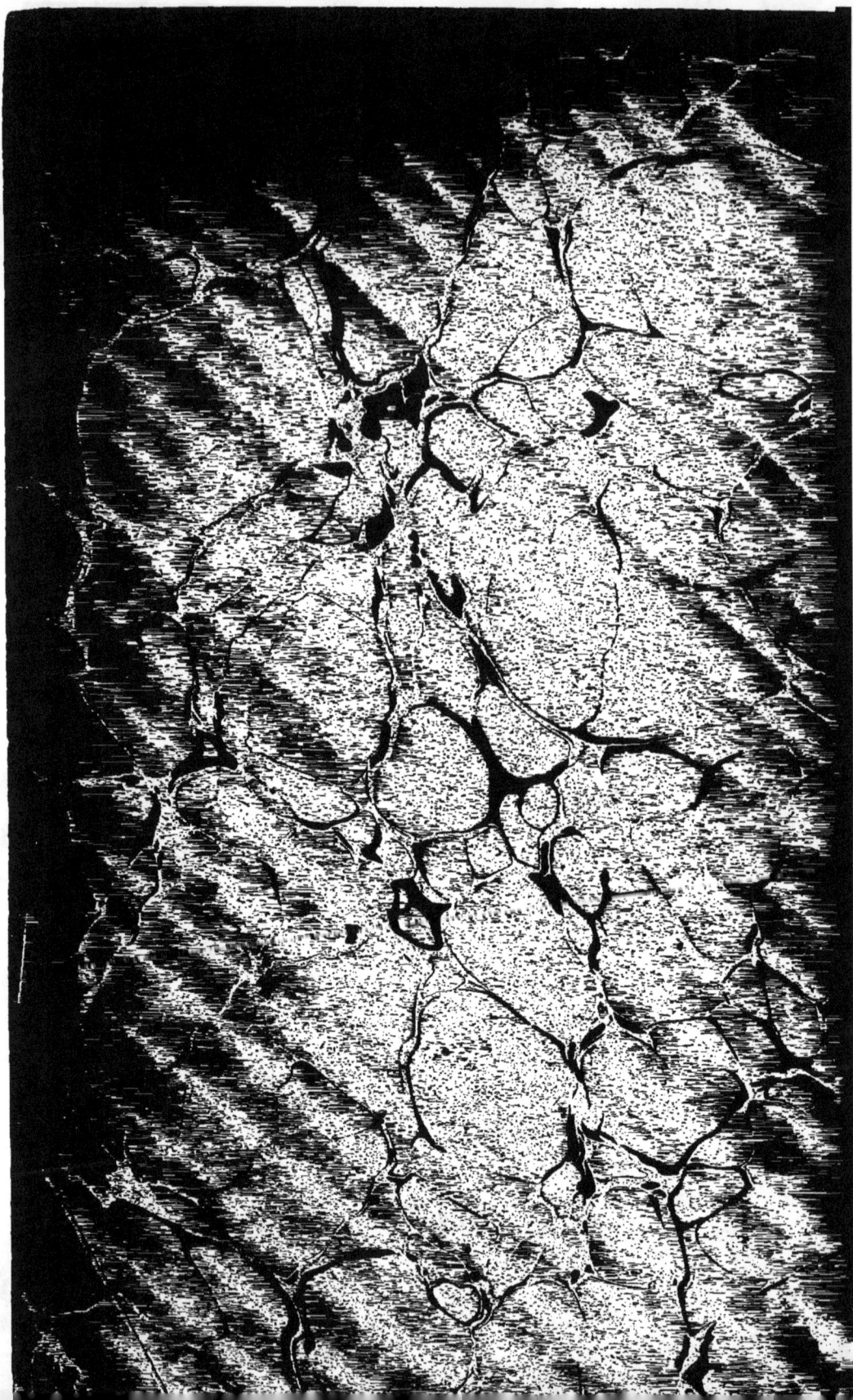

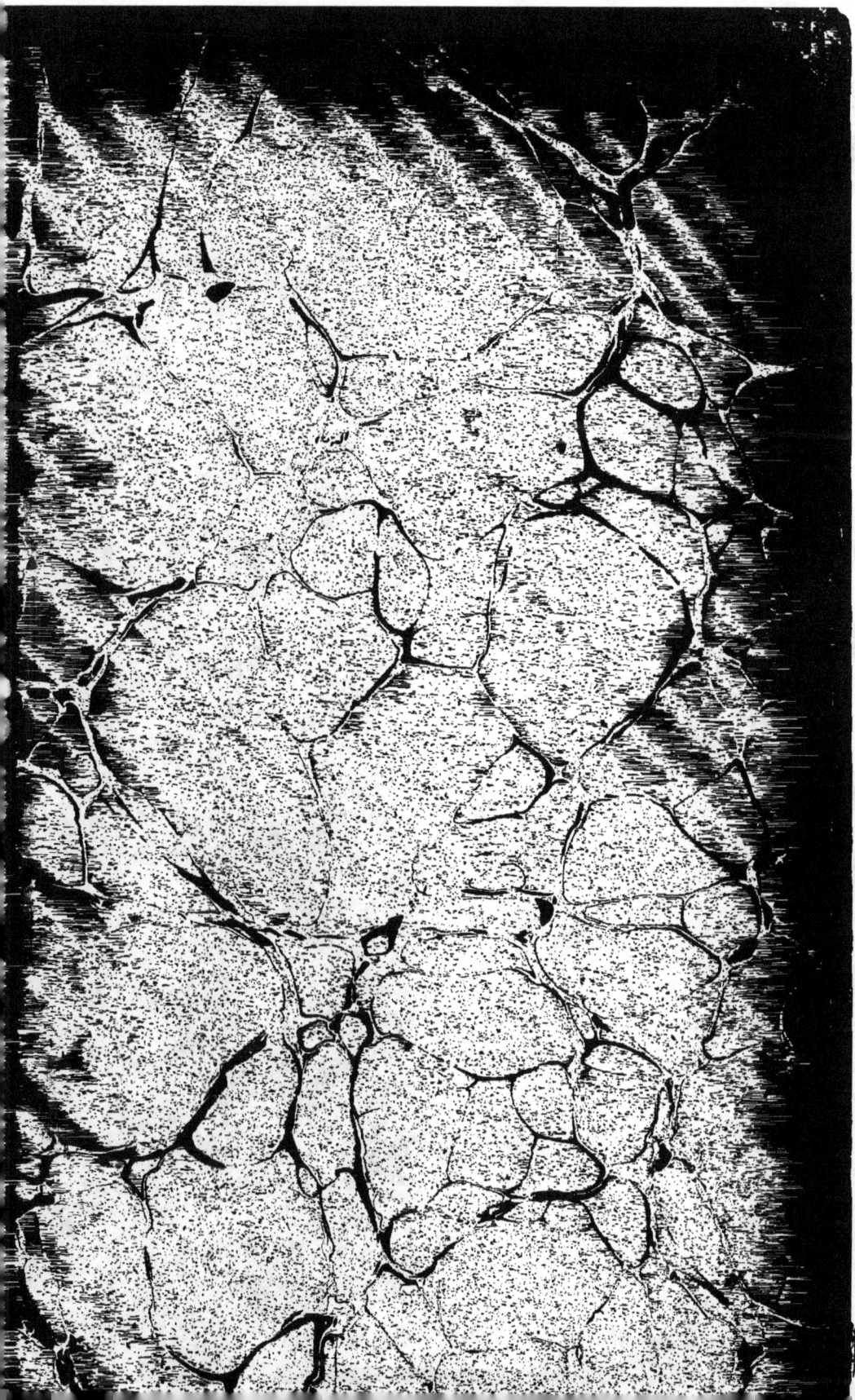

BIBLIOTHEQUE NATIONALE DE FRANCE

3 7531 03286974 6

www.ingramcontent.com/pod-product-compliance
Lightning Source LLC
Chambersburg PA
CBHW060442240326
41598CB00087B/2139